CB047123

Ecocardiografia
E IMAGEM CARDIOVASCULAR

Thieme Revinter

Ecocardiografia
E IMAGEM CARDIOVASCULAR

Editores

José Luiz Barros Pena
Professor Adjunto da Pós-Graduação *Stricto Sensu* da Faculdade Ciências Médicas de Minas Gerais (FCM-MG)
Coordenador da Residência e Especialização em Ecocardiografia do Hospital Felício Rocho – Belo Horizonte, MG
Coordenador do Conselho de Ex-Presidentes do Departamento de Imagem Cardiovascular da Sociedade Brasileira de Cardiologia (DIC-SBC) – Gestão: 2020-2021
Presidente do Departamento de Imagem Cardiovascular da Sociedade Brasileira de Cardiologia (DIC-SBC) – Gestão: 2010-2011
Doutor em Cardiologia pela Faculdade de Medicina da Universidade de São Paulo (FMUSP)
Mestre em Medicina pela Universidade Federal de Minas Gerais (UFMG)

Marcelo Luiz Campos Vieira
Professor Livre-Docente em Cardiologia da Faculdade de Medicina da Universidade de São Paulo (FMUSP)
Presidente do Departamento de Imagem Cardiovascular da Sociedade Brasileira de Cardiologia (DIC-SBC) – Gestão: 2018-2019
Presidente de la Asociación de Ecocardiografía de la Sociedad Interamericana de Cardiologia (ECOSIAC, atual SISIAC, Sociedad de Imágenes Cardiovasculares de la Sociedad Interamericana de Cardiología) – Gestão: 2016-2017
Médico do Setor de Ecocardiografia do Instituto do Coração da Faculdade de Medicina da Universidade de São Paulo (InCor – FMUSP)
Médico do Setor de Ecocardiografia do Hospital Israelita Albert Einstein, São Paulo

Thieme
Rio de Janeiro • Stuttgart • New York • Delhi

**Dados Internacionais de
Catalogação na Publicação (CIP)**

P397e

Pena, José Luiz Barros
 Ecocardiografia e Imagem Cardiovascular/José Luiz Barros Pena & Marcelo Luiz Campos Vieira – 1. Ed. – Rio de Janeiro – RJ: Thieme Revinter Publicações, 2021.

 702 p.: il; 23 x 31,4 cm.
 Inclui Índice Remissivo e Bibliografia.
 ISBN   978-65-5572-000-6
 eISBN 978-65-5572-001-3

 1. Ecocardiografia. 2. Morfologia. 3. Instrumentação. 4. Cardiologia. I. Vieira, Marcelo Luiz Campos. II. Título.

CDD: 616.1207543
CDU: 616.12-07

Contato com os autores:
José Luiz Barros Pena
jlpena.bh@terra.com.br

Marcelo Luiz Campos Vieira
mluiz766@terra.com.br

Nota: O conhecimento médico está em constante evolução. À medida que a pesquisa e a experiência clínica ampliam o nosso saber, pode ser necessário alterar os métodos de tratamento e medicação. Os autores e editores deste material consultaram fontes tidas como confiáveis, a fim de fornecer informações completas e de acordo com os padrões aceitos no momento da publicação. No entanto, em vista da possibilidade de erro humano por parte dos autores, dos editores ou da casa editorial que traz à luz este trabalho, ou ainda de alterações no conhecimento médico, nem os autores, nem os editores, nem a casa editorial, nem qualquer outra parte que se tenha envolvido na elaboração deste material garantem que as informações aqui contidas sejam totalmente precisas ou completas; tampouco se responsabilizam por quaisquer erros ou omissões ou pelos resultados obtidos em consequência do uso de tais informações. É aconselhável que os leitores confirmem em outras fontes as informações aqui contidas. Sugere-se, por exemplo, que verifiquem a bula de cada medicamento que pretendam administrar, a fim de certificar-se de que as informações contidas nesta publicação são precisas e de que não houve mudanças na dose recomendada ou nas contraindicações. Esta recomendação é especialmente importante no caso de medicamentos novos ou pouco utilizados. Alguns dos nomes de produtos, patentes e design a que nos referimos neste livro são, na verdade, marcas registradas ou nomes protegidos pela legislação referente à propriedade intelectual, ainda que nem sempre o texto faça menção específica a esse fato. Portanto, a ocorrência de um nome sem a designação de sua propriedade não deve ser interpretada como uma indicação, por parte da editora, de que ele se encontra em domínio público.

© 2021 Thieme
Todos os direitos reservados.
Rua do Matoso, 170, Tijuca
20270-135, Rio de Janeiro – RJ, Brasil
http://www.ThiemeRevinter.com.br

Thieme Medical Publishers
http://www.thieme.com

Capa: Paulo Vermelho e Thieme Revinter Publicações Ltda.

Impresso no Brasil por BMF Gráfica e Editora Ltda.
5 4 3 2 1
ISBN 978-65-5572-000-6

Também disponível como eBook:
eISBN 978-65-5572-001-3

As informações de cada capítulo são da responsabilidade dos autores dos respectivos capítulos.

Todos os direitos reservados. Nenhuma parte desta publicação poderá ser reproduzida ou transmitida por nenhum meio, impresso, eletrônico ou mecânico, incluindo fotocópia, gravação ou qualquer outro tipo de sistema de armazenamento e transmissão de informação, sem prévia autorização por escrito.

DEDICATÓRIA

À minha família, que me mostrou as maiores qualidades do ser humano com exemplo próprio.
Aos ecocardiografistas brasileiros, verdadeiros heróis que diariamente contribuem para salvar vidas.

José Luiz Barros Pena

Dedico este livro àqueles com quem aprendo todos os dias, alguns dos quais observo desde o primeiro suspiro, e espero que estejam até o meu último, Stella, André, Paulo, Pedro, Leda e Maria Teresa, e Ailton Pinto Alves.

Marcelo Luiz Campos Vieira

APRESENTAÇÃO E AGRADECIMENTOS

Este é um momento de grande relevância e extremo significado para a história do Departamento de Imagem Cardiovascular (DIC) da Sociedade Brasileira de Cardiologia (SBC). Estamos concluindo a convergência de conceitos e ideias das diversas modalidades de investigação diagnóstica deste departamento plural, que representa, em 2020, expressivo número de associados da SBC. O Departamento de Imagem Cardiovascular teve início em 2010 como resultado da necessidade da associação das informações das diversas modalidades de investigação diagnóstica em cardiologia, resultando em análise mais ampla para o entendimento da multiplicidade de situações fisiopatológicas nas enfermidades cardiovasculares. Esta ideia segue a visão mundial atualmente, mais abrangente em relação à investigação diagnóstica em cardiologia. Neste sentido, a produção de um livro do DIC, que documentasse a experiência e vivência clínica de seus associados em suas múltiplas áreas de atuação, fez-se necessária e, decorridos 10 anos de sua fundação, tornou-se realidade este primeiro esforço conjunto e coletivo. O livro do DIC, em seus 70 capítulos, divididos em nove diferentes partes abrangendo aspectos técnicos relacionados com as diferentes modalidades de diagnóstico e envolvendo diferentes cardiopatias e situações médicas, tem por objetivo inicial a divulgação da aplicação das modalidades de investigação diagnóstica por imagem, nos diferentes cenários das cardiopatias e em situações médicas diversas. Desta forma, este livro visa ao melhor conhecimento da Fisiologia, Fisiopatologia, assim como à demonstração e discussão da indicação e acompanhamento dos pacientes ao longo do tempo em relação às possibilidades propedêuticas e terapêuticas das cardiopatias.

A realização de um livro é sempre um ato honroso e prazeroso. Neste sentido, agradecemos, de forma mais que especial, a confiança a nós depositada pelos associados do DIC e pela honra de estarmos como editores desta obra. Foi realmente uma oportunidade única poder conviver, de forma mais próxima, com os autores deste manuscrito maiúsculo, representativo de tão importante departamento da SBC. Nosso mais afetuoso agradecimento aos coordenadores das nove partes do livro, que trabalharam de forma incansável, proporcionando equilíbrio, temperança, brilhantismo e energia às suas páginas. Reservamos também agradecimento indelével aos autores dos diversos capítulos do livro, que nos trouxeram sua pena, vivência e talento como expressão de sua luta diária para o melhor cuidado dos pacientes. Por mais de um ano, acompanhamos momentos distintos da vida destes autores, momentos de maior felicidade e alguns de adversidades, e eles se mantiveram firmes em relação à conclusão deste documento, de forma que, a eles, segue reverência maior.

Nosso agradecimento especial à Editora Thieme Revinter Publicações Ltda., nas pessoas do Sr. Sérgio Dortas, grande amigo e incentivador de muitos anos, Sra. Renata Barcellos Dias, chefe editorial e de produção, Sra. Lucy Silva, assistente de produção, Sra. Teresa Leal, assistente de produção, e Sr. Leonardo Dortas, supervisor de produção, solidários e incansáveis nas diversas etapas desta obra.

Esperamos que este livro seja útil aos médicos em suas múltiplas áreas de atuação associadas às cardiopatias e que possa ser motivo de incentivo aos estudantes e jovens que trilham e buscam o conhecimento no fascinante mundo do coração e vasos.

Grande e especial abraço,

José Luiz Barros Pena
Marcelo Luiz Campos Vieira

PREFÁCIO

Após o impacto do asteroide Chicxulub, que atingiu a península de Yucatan 66 milhões de anos atrás, foram-se extinguidos os dinossauros e uma grande parte da fauna e flora terrestre. O milênio seguinte assistiu à expansão dos mamíferos não só em variedade de espécies, ocupando a grande maioria dos nichos ecológicos, mas também em tamanho e habilidade cognitiva. O fator que mais contribuiu para o sucesso dos mamíferos, o contínuo desenvolvimento cognitivo, foi habilitado, em grande parte, pela capacidade de ver melhor em três dimensões, e discernir com muito mais clareza, causa e efeito no mundo natural.

Em Cardiologia, a capacidade de representar o coração por métodos de imagem habilitou o desenvolvimento dos primeiros procedimentos cirúrgicos para a correção de defeitos cardiovasculares congênitos e, mais tarde, para o tratamento de doença coronária obstrutiva por meio da revascularização miocárdica. Contudo, o salto que mais habilitou a capacidade cognitiva da Cardiologia moderna foi, sem dúvida, o desenvolvimento dos métodos de imagem não invasivos, permitindo ao cardiologista a caracterização da grande maioria dos processos que incapacitam o coração e o sistema cardiovascular humano, sem requerer procedimentos invasivos.

O futuro para a imagem cardiovascular como área de concentração parece ainda mais brilhante que o passado. A caracterização completa da doença coronariana obstrutiva pela combinação de técnicas que incluem a tomografia computadorizada, ressonância magnética e imagem molecular pode ser claramente vislumbrada em um futuro não muito distante. A revolução causada pela ecocardiografia, possibilitando o discernimento não invasivo de processos patológicos valvulares, congênitos e miocárdicos, além de tantos outros, habilitou o desenvolvimento de estratégias de terapia que continuam a se expandir, abrangendo a maior parte do universo das moléstias do coração e grandes vasos. Em termos de desenvolvimento tecnológico, ao mesmo tempo em que as máquinas se miniaturizam e tornam-se mais acessíveis ao médico clínico, a capacidade dos equipamentos de imagem mais sofisticados continua a aumentar em todas as direções e em todas as modalidades de imagem clínica. Em paralelo, o desenvolvimento de técnicas de inteligência artificial aplicada à imagem cardiovascular anuncia possibilidades completamente diversas das técnicas, habilidades e procedimentos aos quais nos habituamos. A utilização correta dessas tecnologias dependerá, como sempre, da capacidade humana de orientar o progresso científico e tecnológico para o benefício do paciente com doença cardiovascular, e dos professionais responsáveis pela sua saúde, sobrevivência e qualidade de vida. Portanto, existem no horizonte enormes oportunidades para cardiologistas, radiologistas, técnicos e cientistas envolvidos em imagem cardiovascular para melhorar a realidade humana.

Há muitos anos, assim como os pequenos mamíferos que sobreviveram ao impacto do asteroide Chicxulub, foi a visão do ventrículo esquerdo contraindo-se e relaxando durante um ventriculograma por cateterismo, realizado no Hospital de Clínicas da UFBA, que me levou à Cardiologia. Hoje, jovens cardiologistas vivenciam um mundo extremamente diferente e sofisticado, onde a representação da realidade natural se entrelaça com a criatividade virtual a todo instante, desde quando ainda crianças. Ver o coração batendo pode não ser mais uma experiência tão determinante como foi para mim e muitos outros colegas da minha geração. Contudo, minha experiência diária como professor e médico sugere o contrário; a mágica do coração em movimento continua a ser central para aqueles que se dedicam à imagem cardiovascular, e o maior armamentário tecnológico atual tem proporcionado a jovens médicas e médicos, cientistas e técnicos, uma capacidade muito maior de gerar conhecimento científico, praticar medicina de excelência e instruir colegas e estudantes em quase todos os aspectos da medicina cardiovascular. O livro *Ecocardiografia e Imagem Cardiovascular do DIC-SBC* vem contribuir, de forma significativa, com nossa missão médica, em um momento extremamente importante para a imagem cardiovascular. Portanto, é para mim um grande privilégio a oportunidade de registrar este momento e encorajar o leitor jovem ou experiente a descobrir ou redescobrir, ao vivo, como funcionam os componentes mais importantes do sistema cardiovascular humano.

João Augusto C. Lima, MD
Professor de Medicina e Radiologia
Hospital Johns Hopkins

PREFÁCIO

O adensamento de competências adquiridas na prática clínica no decorrer de décadas propicia a sua consolidação em momento oportuno, de tal modo que a experiência construída frutifique na multidimensional cultura médico-científica, permitindo sua difusão. Deste modo, desperta-se o impulso para o nascimento de um livro no âmbito da Sociedade Brasileira de Cardiologia.

Livros evolvem-se sobre pilares múltiplos e de natureza diversa, entre eles o conteúdo do qual tratam os editores e autores que compartilham o conhecimento adquirido quando se ocupam dos temas designados nas respectivas áreas e capítulos, e os leitores para quem o livro se destina.

O conteúdo desta obra trata do grande salto no conhecimento médico mais recente, graças à incorporação de tecnologias que utilizam a ultrassonografia e outros métodos de imagem na prática médica cardiológica. Particularmente para os doentes sob avaliação da saúde, sob suspeita ou com o diagnóstico de doença cardiovascular, a possibilidade de avaliação clínica não invasiva ou menos invasiva por meio dos métodos de imagem acrescentou enorme benefício para os pacientes, especialmente quando avaliam questões específicas decorrentes do exame clínico e são usados de modo judicioso. Tais recursos permitem ampliar e aprofundar, na prática médica e de modo não invasivo ou pouco invasivo, a avaliação da anatomia e da fisiologia e de suas alterações patológicas, o diagnóstico, o acompanhamento no transcorrer de realização de intervenções percutâneas ou cirúrgicas, a avaliação de resultados imediatos das intervenções, bem como o acompanhamento de pacientes em longo prazo. Mais recentemente, dimensões celulares, subcelulares e moleculares, entre outras possibilidades, descortinam-se.

Os dois editores que lideram esta iniciativa – Prof. Dr. Marcelo Luiz Campos Vieira e Prof. Dr. José Luiz Barros Pena – primam por sólida formação clínica e científica, têm larga experiência profissional na área, produção científica e participaram da construção desse cabedal de conhecimento. Eles aglutinaram editores de áreas que são colegas igualmente competentes em cada campo de atuação designado. Os autores, por sua vez, puderam sintetizar sua experiência em capítulos mais específicos.

Dados o panorama epidemiológico atual e a abrangência dos conteúdos aqui reunidos, o presente volume certamente é do interesse não só dos profissionais que atuam diretamente no tratamento de pacientes, mas também dos estudiosos e demais interessados na ecocardiografia e no uso de métodos de imagem cardiovascular.

Alfredo José Mansur
Diretor de Corpo Clínico
Instituto do Coração (InCor) do Hospital das Clínicas da FMUSP

COLABORADORES

ADENALVA LIMA DE SOUZA BECK
Doutora em Ciências (Área Cardiologia) pela Universidade de São Paulo (USP)
Coordenadora do Laboratório de Ecocardiografia em Adulto do Instituto de Cardiologia do Distrito Federal da Fundação Universitária de Cardiologia
Médica Ecocardiografista do Hospital Sírio-Libanês – Unidade Brasília, DF

ADRIANA MELLO RODRIGUES DOS SANTOS
Mestre em Ciências da Saúde da Criança e do Adolescente pela Universidade Federal de Minas Gerais (UFMG)
Especialização em Pediatria pela Sociedade Brasileira de Pediatria (SBP-AMB)
Especialização em Cardiologia Pediátrica pela Sociedade Brasileira de Pediatria e pela Sociedade Brasileira de Cardiologia (SBP e SBC-AMB)
Habilitação em Ecocardiografia pela SBC e AMB
Habilitação em Neonatologia pela AMB, SBP e CFM

ALESSANDRA JOSLIN OLIVEIRA
Título de Especialista em Cardiologia e Ecocardiografia pelo Departamento de Imagem Cardiovascular da Sociedade Brasileira de Cardiologia (DIC-SBC)
Médica Assistente do Setor de Ecocardiografia do Hospital Israelita Albert Einstein e do Grupo Fleury

ALESSANDRO CAVALCANTI LIANZA
Doutor em Ciências pelo Hospital das Clínicas da Faculdade de Medicina da Universidade de São Paulo (HCFMUSP)
Cardiologista e Ecocardiografista Pediátrico e Fetal do Hospital Israelita Albert Einstein, Hospital do Coração e Instituto da Criança do HCFMUSP

ALEX FELIX
Médico Especialista em Cardiologia e Ecocardiografia pelo Departamento de Imagem Cardiovascular da Sociedade Brasileira de Cardiologia (DIC-SBC)
Staff do Setor de Ecocardiografia do Instituto Nacional de Cardiologia, RJ
Coordenador do Programa de Residência Médica e da Pós-Graduação em Ecocardiografia
Coordenador de Cardiologia da DASA, RJ
Coordenador de Ecocardiografia do Americas Medical City, RJ

ANA CLARA TUDE RODRIGUES
Médica Assistente de Ecocardiografia do Hospital Israelita Albert Einstein
Médica Assistente de Ecocardiografia do Instituto de Radiologia do Hospital das Clínicas da Faculdade de Medicina da Universidade de São Paulo (InRad – HCFMUSP)
Doutor em Cardiologia pelo Instituto do Coração (Incor – HCFMUSP)
Fellowship do Massachusetts General Hospital – Boston, EUA
Fellowship do OLV Hospital – Aalst, Bélgica

ANA CLÁUDIA GOMES PEREIRA PETISCO
Doutora em Medicina pelo Instituto Dante Pazzanense de Cardiologia da Universidade de São Paulo (IDPC – USP)
Especialista em Cardiologia e Ecocardiografia pela Sociedade Brasileira de Cardiologia (SBC-AMB)
Especialista em Ecografia Vascular com Doppler pela Sociedade Brasileira de Angiologia e de Cirurgia Vascular (SBACV), pelo Colégio Brasileiro de Radiologia (CBR/AMB)
Ultrassonografista Vascular e Ecocardiografista do Instituto Dante Pazzanese de Cardiologia da USP (IDPC)

ANA CRISTINA CAMAROZANO
Professora de Cardiologia da Universidade Federal do Paraná (UFPA)
Doutora e Mestre em Ciências da Saúde pela Universidade Federal do Rio de Janeiro (UFRJ)
Coordenadora da Especialização e Cursos em Ecocardiografia do Instituto Saber e Aprender, PR
Responsável pela Prolab – Centro Diagnóstico Cardiológico, PR
Responsável pelo Serviço de Ecocardiografia do Hospital Nossa Senhora das Graças

ANDRÉ LUIZ CERQUEIRA DE ALMEIDA
Especialista em Cardiologia pela Sociedade Brasileira de Cardiologia (SBC)
Habilitação em Ecocardiografia pelo Departamento de Imagem Cardiovascular da Sociedade Brasileira de Cardiologia (DIC-SBC)
Mestre em Medicina e Saúde Humana pela Escola Bahiana de Medicina e Saúde Pública, BA
Doutor em Medicina e Saúde Humana pela Escola Bahiana de Medicina e Saúde Pública, BA
Pós-Doutor pelo Johns Hopkins Hospital – Baltimore, EUA
Coordenador da Escola de Ecocardiografia da Bahia
Coordenador do Serviço de Ecocardiografia do Hospital Dom Pedro de Alcântara da Santa Casa de Misericórdia de Feira de Santana, BA
Vice-Presidente de Ecocardiografia do DIC-SBC – Gestão: 2020-2021
Membro Titular da Academia de Medicina da Bahia (Cadeira 32)
Membro Titular da Academia de Medicina de Feira de Santana (Cadeira 02)

ANDREA DE ANDRADE VILELA
Doutora em Cardiologia pela Faculdade de Medicina da Universidade de São Paulo (FMUSP)
Especialista em Cardiologia e Ecocardiografia pela Sociedade Brasileira de Cardiologia (SBC)
Médica Assistente em Ecocardiografia no Instituto Dante Pazzanense de Cardiologia da Universidade de São Paulo (IDPC – USP)
Médica Assistente em Ecocardiografia do Grupo Fleury
Professora de Semiologia na Faculdade de Medicina Uninove

ANDRESSA FERREIRA CATHCART DE ARAUJO
Título de Especialista em Cardiologia e Ecocardiografia pelo Departamento de Imagem Cardiovascular da Sociedade Brasileira de Cardiologia (DIC-SBC)
Ecocardiografista do Hospital de Caridade e das Clínicas Cardiosport e Unicardio – Florianópolis, SC

ANDRESSA MUSSI SOARES
Residência em Cardiologista Pediátrica e Ecocardiografia pelo Instituto do Coração do Hospital das Clínicas da Faculdade de Medicina da Universidade de São Paulo (Incor – HCFMUSP)
Doutora em Cardiologia pelo HCFMUSP
Médica Responsável pelo Serviço de Cardiologia Pediátrica e Fetal do Hospital Evangélico de Cachoeiro de Itapemirim (HECI), ES
Médica Responsável pelo Serviço de Cardiologia Pediátrica e Fetal da Clínica CorImagem

ANGELE AZEVEDO ALVES MATTOSO
Doutora em Cardiologia pela Faculdade de Medicina da Universidade de São Paulo (FMUSP)
Especialista em Cardiologia e Ecocardiografia pela Sociedade Brasileira de Cardiologia (SBC)
Médica Assistente do Setor de Ecocardiografia do Hospital Santa Izabel – SCMBA

COLABORADORES

ANTONIO AMADOR CALVILHO JÚNIOR
Cardiologista pelo Instituto Dante Pazzanense de Cardiologia da Universidade de São Paulo (IDPC – USP)
Ecocardiografista pelo IDPC – USP
Doutor em Medicina pela USP

ANTONIO CARLOS LEITE DE BARROS FILHO
Médico Colaborador do Laboratório de Ecocardiografia do Hospital das Clínicas de Ribeirão Preto (HCRP)
Mestre em Medicina (Área de Cardiologia) pela Faculdade de Medicina de Ribeirão Preto da Universidade de São Paulo (FMRP-USP)
Membro DIC-SBC, ASE, EACVI-ESC

ANTÔNIO CARLOS SOBRAL SOUSA
Doutor em Medicina pela Faculdade de Medicina de Ribeirão Preto da Universidade de São Paulo (FMRP-USP)
Fellow no American College of Cardiology
Professor Titular do Departamento de Medicina e Programa de Pós-Graduação em Medicina da Universidade Federal de Sergipe (UFS)
Chefe da Unidade do Sistema Cardiovascular do Hospital Universitário da UFS/Empresa Brasileira de Serviços Hospitalares (EBSERH)
Coordenador do Centro de Ensino e Pesquisa e da ECOLAB do Hospital São Lucas – Aracaju, SE
Membro das Academias Sergipanas de Medicina e de Letras e do Instituto Histórico e Geográfico de Sergipe (IHGSE)

ANTONIO LUIZ PICCOLI JR.
Doutor em Ciências da Saúde-Cardiologia
Médico Cardiologista e Ecocardiografista Pediátrico e Fetal da Ecofetal – Ecografia e Medicina Fetal – Porto Alegre, RS

ARNALDO RABISCHOFFSKY
Honorary Fellow na American Society of Echocardiography
Coordenador do Serviço de Ecocardiografia do Hospital Pró-Cardíaco
Presidente do Departamento de Imagem Cardiovascular da Sociedade Brasileira de Cardiologia (SBC) – Gestão: 2014-2015
Sócio-Fundador do Departamento de Imagem Cardiovascular da Sociedade Brasileira de Cardiologia (DIC-SBC)

BIANCA SARAIVA SANTORO
Médica Assistente da Ecocardiografia Pediátrica e Congênita do Serviço de Ecocardiografia do Instituto do Coração do Hospital das Clínicas da Faculdade de Medicina da Universidade de São Paulo (InCor – HCFMUSP)
Médica Assistente da Ecocardiografia Fetal e Pediátrica do Hospital São Luiz e Grupo Fleury

BRÁULIO MUZZI RIBEIRO DE OLIVEIRA
Doutor em Ciências da Saúde pela Universidade Federal de Minas Gerais (UFMG)
Mestre em Medicina pela UFMG
Coordenador do Centro de Propedêutica Cardiovascular do Hospital Gov. Israel Pinheiro (IPSEMG) – Belo Horizonte, MG

BRIVALDO MARKMAN
Professor-Associado de Cardiologia da Universidade Federal de Pernambuco (UFPE)
Chefe do Serviço de Cardiologia da UFPE
Coordenador da Pós-Graduação em Ciências da Saúde do Centro de Ciências da Saúde (CCS) da UFPE

BRUNA CLEMENC ESTEVES CEZAR
Médica Assistente do Setor de Ecocardiografia Pediátrica do Instituto Dante Pazzanense de Cardiologia da Universidade de São Paulo (IDPC – USP)
Médica Assistente do Setor de Ecocardiografia Pediátrica do Hospital do Coração

BRUNA MORHY BORGES LEAL ASSUNÇÃO
Doutora em Cardiologia pela Escola Paulista de Medicina da Universidade Federal de São Paulo (EPM-Unifesp)
Médica Assistente do Setor de Ecocardiografia do Hospital Sírio-Libanês, SP
Médica Assistente do Setor de Ecocardiografia do Instituto do Câncer do Estado de São Paulo, SP

BRUNO DE FREITAS LEITE
Graduação pela Faculdade de Medicina da Universidade Federal da Bahia (UFBA)
Especialista em Cardiologia e em Ecocardiografia
Médico Assistente do Setor de Ecocardiografia do Hospital Aliança – Salvador, BA

BRUNO REZENDE PASSOS
Graduado em Medicina pela Universidade Federal de Juiz de Fora (UFJF)
Residência em Clínica Médica pela Universidade Federal de Minas Gerais (UFMG)
Residência em Cardiologia pela Universidade de Brasília (UnB)/Instituto de Cardiologia do Distrito Federal (ICDF)
Residência em Ecocardiografia no Hospital Felício Rocho – Belo Horizonte, MG
Especialista em Cardiologia pela Sociedade Brasileira de Cardiologia (SBC)
Especialista em Ecocardiografia pelo Departamento de Imagem Cardiovascular da Sociedade Brasileira de Cardiologia (DIC-SBC)

CAMILA ROCON DE LIMA ANDRETA
Doutora em Cardiologia pela Faculdade de Medicina da Universidade de São Paulo (FMUSP)
Cardiologista e Ecocardiografista Titulada pelo Departamento de Imagem Cardiovascular da Sociedade Brasileira de Cardiologia (DIC-SBC)
Ecografista Vascular Titulada pelo Colégio Brasileiro de Radiologia (CBR)
Coordenadora do Ambulatório de Cardiopatia e Gravidez do Hospital das Clínicas da UFMG
Cardiologista e Ecocardiografista Titulada pelo DIC-SBC
Professora Docente do Curso de Medicina do Centro Universitário de Belo Horizonte, MG

CARLOS ALBERTO DE JESUS
Doutor em Ciências pelo Programa de Pós-Graduação do Instituto Dante Pazzanense de Cardiologia da Universidade de São Paulo (IDPC – USP)
Especialista em Cardiologia pela Sociedade Brasileira de Cardiologia (SBC)
Médico da Seção de Ecocardiografia do IDPC – USP

CARLOS EDUARDO ROCHITTE
Médico Cardiologista
Professor Livre-Docente e Doutor em Medicina pela Faculdade de Medicina da Universidade de São Paulo (USP)
Coordenador de Ensino do Setor de Ressonância Magnética e Tomografia Computadorizada Cardiovascular do Instituto do Coração do Hospital das Clínicas da Faculdade de Medicina da Universidade de São Paulo (InCor – HCFMUSP)
Coordenador do Setor de Ressonância Magnética e Tomografia Computadorizada Cardiovascular do Hospital do Coração (HCOR), Associação Beneficente Síria – São Paulo, SP
Consultor do Setor de Ressonância Magnética e Tomografia Computadorizada Cardiovascular do Hospital Pró-Cardíaco, Américas Serviços Médicos, *United Health Group* – Rio de Janeiro, RJ
Editor Chefe dos Arquivos Brasileiros de Cardiologia, ABC Cardiol, da Sociedade Brasileira de Cardiologia (SBC)
Presidente do Departamento de Imagem Cardiovascular da Sociedade Brasileira de Cardiologia (DIC-SBC) – Gestão: 2020-2021

CARLOS EDUARDO SUAIDE SILVA
Coordenador do Serviço de Cardiologia da DASA, SP
Doutor em Ciências pela Universidade de São Paulo (USP)
Fellow do American College of Cardiology e da European Society of Cardiology

CAROLINA STANGENHAUS
Especialista em Cardiologia pelo Hospital Israelita Albert Einstein e pela Sociedade Brasileira de Cardiologia (SBC)
Especialista em Ecocardiografia pelo Hospital Israelita Albert Einstein e pelo Departamento de Imagem Cardiovascular da Sociedade Brasileira de Cardiologia (DIC-SBC)
Assistente do Setor de Ecocardiografia do Hospital Israelita Albert Einstein, SP

CECILIA BEATRIZ BITTENCOURT VIANA CRUZ
Médica Assistente do Serviço de Ecocardiografia do Instituto do Coração do Hospital das Clínicas da Faculdade de Medicina da Universidade de São Paulo (InCor – HCFMUSP)
Médica Ecocardiografista do Grupo Fleury e do Hospital Sírio-Libanês
Doutora em Medicina pela FMUSP

CÉLIA TOSHIE NAGAMATSU
Médica Coordenadora do Setor de Ecocardiografia Pediátrica e Fetal do Hospital BP, SP
Médica Assistente do Setor de Ecocardiografia Pediátrico e Fetal do Hospital Israelita Albert Einstein

CINTIA GALHARDO TRESSINO
Médica Assistente da Seção de Ecocardiografia do Instituto Dante Pazzanense de Cardiologia da Universidade de São Paulo (IDPC – USP)
Médica Cardiologista e Ecocardiografista dos Laboratórios do Grupo DASA

CLAUDIA COSENTINO GALLAFRIO
Cardiologista e Ecocardiografista Pediátrica e Fetal do Hospital Israelita Albert Einstein, Instituto de Oncologia Pediátrica IOP/GRAACC e do Instituto Dante Pazzanense de Cardiologia da Universidade de São Paulo (IDPC – USP)

CLAUDIA GIANINI MONACO
Médica Assistente da Ecocardiografia do Hospital Israelita Albert Einstein

CLÁUDIA MARIA VILAS FREIRE
Doutora em Saúde do Adulto pela Universidade Federal de Minas Gerais (UFMG)

CLÁUDIA REGINA PINHEIRO DE CASTRO GRAU
Médica Assistente da Ecocardiografia Pediátrica e Congênita do Serviço de Ecocardiografia Instituto do Coração do Hospital das Clínicas da Faculdade de Medicina da Universidade de São Paulo (InCor – HCFMUSP)
Coordenadora Médica da Cardiologia Fetal do Grupo Fleury e da Ecocardiografia Fetal/Pediátrica do Hospital São Luiz – Grupo Fleury
Doutora em Ciências pelo Departamento de Cardiologia da FMUSP

CLAUDIO HENRIQUE FISCHER
Coordenador Médico do Setor de Ecocardiografia do Hospital Albert Einstein
Doutor em Ciências pela Escola Paulista de Medicina da Universidade Federal de São Paulo (EPM-Unifesp)
Chefe do Setor de Ecocardiografia do Hospital São Paulo da Unifesp

CLÁUDIO LEINIG PEREIRA DA CUNHA
Professor Titular de Cardiologia da Universidade Federal do Paraná (UFPR)
Mestre em Cardiologia pela UFPR
Doutor em Cardiologia pela Universidade Federal do Rio de Janeiro (UFRJ)
Sócio-Fundador e Vice-Presidente do Departamento de Ecocardiografia da Sociedade Brasileira de Cardiologia (SBC) – Gestão: 1996-1998 e 2008-2009

CRISTIANE AKINA MONMA
Médica Plantonista da UTI Pediátrica do Hospital do Coração (HCor), SP
Médica Estagiária do Serviço de Ecocardiografia Fetal e Pediátrica do HCor, SP

DALTON DE SOUZA BARROS
Ecocardiografista do Instituto de Radiologia do Hospital das Clínicas da Faculdade de Medicina da Universidade de São Paulo (HCFMUSP)
Intensivista da UTI de Emergências Clínicas do HCFMUSP
Ecocardiografista do Hospital Sírio-Libanês
Docente do Curso de Medicina da Universidade Nove de Julho (UNINOVE) – *Campus* Osasco
Fellow em Ecocardiografia no Hospital Clínico San Carlos da Universidad Complutense de Madrid, Espanha

DANIELA DO CARMO RASSI FROTA
Doutora e Mestre em Ciências da Saúde pela Universidade Federal de Goiás (UFG)
Médica Ecocardiografista do Hospital São Francisco de Assis e Clínica CDI (Centro de Diagnóstico por Imagem) – Goiânia, GO

DANIELA LAGO KREUZIG
Médica Assistente do Setor de Ecocardiografia de Cardiologia Pediátrica e Cardiopatias Congênitas no Adulto do Instituto Dante Pazzanense de Cardiologia da Universidade de São Paulo (IDPC – USP) e do Hospital do Coração
Título de Especialista em Ecocardiografia pelo Departamento de Imagem Cardiovascular da Sociedade Brasileira de Cardiologia (DIC-SBC)

DANIELE ZIMMERMANN
Médica Assistente no Setor de Ecocardiografia Congênita e Pediátrica do Hospital do Coração – Associação Beneficente Síria – São Paulo
Médica Assistente no Setor de Ecocardiografia Fetal do Hospital do Coração – Associação Beneficente Síria – São Paulo
Título de Especialista em Pediatria pela Sociedade Brasileira de Pediatria (SBP)
Título de Habilitação em Cardiologia Pediátrica pelo Departamento de Cardiologia Pediátrica da Sociedade Brasileira de Cardiologia (SBC)

DANILO BORA MOLETA
Médico Cardiologista e Ecocardiografista do Instituto do Coração do Hospital das Clínicas da Faculdade de Medicina da Universidade de São Paulo (InCor – HCFMUSP)
Médico Ecocardiografista no Hospital Regional de São José dos Campos, Hospital Municipal de São José dos Campos, Hospital Vivalle – Rede D'Or São Luiz, Hospital Pio XII, Hospital Santos Dumont

DAVID COSTA DE SOUZA LE BIHAN
Médico Assistente da Seção de Ecocardiografia do Instituto Dante Pazzanense de Cardiologia da Universidade de São Paulo (IDPC – USP)
Coordenador dos Métodos Diagnósticos Leves em Cardiologia dos Laboratórios do Grupo DASA
Doutor em Ciências pela Universidade Federal de São Paulo (Unifesp)

DJAIR BRINDEIRO FILHO
Professor da Escola de Ecocardiografia de Pernambuco (ECOPE)
Membro do Conselho Editorial dos Arquivos Brasileiros de Cardiologia
Membro do Conselho Editorial dos Arquivos Brasileiros de Cardiologia Imagem Cardiovascular

EDGAR DAMINELLO
Cardiologista e Ecocardiografista pelo Instituto Dante Pazzanense de Cardiologia da Universidade de São Paulo (IDPC – USP)
Doutor em Cardiologia pela Faculdade de Medicina da Universidade de São Paulo (FMUSP)
Médico Assistente do Serviço de Ecocardiografia do Hospital Israelita Albert Einstein

EDGAR BEZERRA DE LIRA FILHO
Doutor em Medicina pela Universidade Federal de São Paulo (Unifesp)
Especialista em Cardiologia e Ecocardiografia
Médico Assistente do Setor de Ecocardiografia do Hospital Israelita Albert Einstein
Coordenador de Cardiologia do Hospital São Camilo – São Paulo, SP

ELIZA DE ALMEIDA GRIPP
Doutora em Cardiologia pela Universidade Federal do Rio de Janeiro (UFRJ)
Mestre em Cardiologia pela UFRJ
Especialista em Ecocardiografia pelo Departamento de Imagem Cardiovascular
Ecocardiografista do Hospital Pró-Cardíaco, RJ
Ecocardiografista do Hospital Universitário Antônio Pedro da Universidade Federal Fluminense (HUAP-UFF)
Ecocardiografista da Rede DASA

ELRY MEDEIROS VIEIRA SEGUNDO NETO
Cardiologista e Médico Nuclear
Médico *Staff* do Instituto Dante Pazzanense de Cardiologia da Universidade de São Paulo (IDPC – USP)
Médico do Corpo Clínico dos laboratórios Fleury e DIMEN – São Paulo, SP

ESTELA SUZANA KLEIMAN HOROWITZ
Cardiologista e Ecocardiografista Pediátrica
Mestre em Cardiologia
Responsável pelos Transplantes Cardíacos Pediátricos do Instituto de Cardiologia RS/Fundação Universitária de Cardiologia

EVELINE BARROSO CALADO
Médica do Setor de Imagem Cardíaca do Hospital das Clínicas da Universidade Federal de Pernambuco (UFPE)
Preceptora da Residência de Ecocardiografia do Hospital das Clínicas da UFPE
Especialização em Ressonância e Tomografia Cardíaca pelo DASA da Universidade Federal de São Paulo (Unifesp)
Especialista em Ecocardiografia pelo Departamento de Imagem Cardiovascular da Sociedade Brasileira de Cardiologia (DIC-SBC)
Mestre em Ciências da Saúde pela Faculdade de Ciências Médicas da Universidade de Pernambuco (FCM-UPE)

FÁBIO LUÍS DE JESUS SOARES
Mestre em Medicina Interna pela Escola Bahiana de Medicina e Saúde Pública (EBMSP)
Fellow da European Society of Cardiology
Título de Especialista pelo Departamento de Imagem Cardiovascular da Sociedade Brasileira de Cardiologia (DIC-SBC)
Coordenador Serviço Ecocardiografia Hospital Cardiopulmonar

COLABORADORES

FÁBIO VILLAÇA GUIMARÃES FILHO
Professor da Disciplina de Cardiologia da Faculdade de Medicina de Marília, SP
Responsável pelo Laboratório de Ecocardiografia do Instituto do Coração de Marília (ICM)
Visiting Clinician no Laboratório de Ecocardiografia da Emory University – Atlanta, USA

FERNANDA SAYURI OSHIRO
Fellow em Imagem Cardiovascular pelo DASA
Fellow em Imagem Cardiovascular pela Universidade Federal de São Paulo (Unifesp)

FERNANDO ANTÔNIO BOTONI
Programa de Pós-Graduação em Ciências da Saúde: Infectologia e Medicina Tropical
Departamento de Clínica Médica da Faculdade de Medicina da Universidade Federal de Minas Gerais (UFMG)

FERNANDO MELO NETTO
Especialista em Cardiologia e Ecocardiografia pela Faculdade de Medicina de Ribeirão Preto da Universidade de São Paulo (FMRP-USP) – DIC-SBC
Médico Assistente do Setor de Ecocardiografia do Hospital Sírio-Libanês – Brasília, DF
Sócio-Fundador da Echonova – Diagnósticos e Educação em Cardiologia

FREDERICO JOSÉ NEVES MANCUSO
Doutor em Cardiologia pela Escola Paulista de Medicina da Universidade Federal de São Paulo (EPM-Unifesp)
Médico Assistente da EPM-Unifesp

GABRIEL BLACHER GROSSMAN
Cardiologista e Médico Nuclear
Doutor em Cardiologia pela Universidade Federal do Rio Grande do Sul (UFRGS)
Fellow em Medicina Nuclear/Cardiologia Nuclear na Emory University, EUA
Médico da Clínica Cardionuclear, Instituto de Cardiologia – Porto Alegre, RS
Chefe do Serviço de Medicina Nuclear do Hospital Moinhos de Vento – Porto Alegre, RS

GABRIELA NUNES LEAL
Mestre e Doutora pelo Departamento de Pediatria da Faculdade de Medicina da Universidade de São Paulo (FMUSP)
Coordenadora do Serviço de Ecocardiografia Neonatal e Pediátrica do Instituto da Criança do HCFMUSP
Médica Ecocardiografista do Hospital Sirio-Libanês e do HCor

GEANNE MARIA HOLANDA DE MENEZES BARROSO
Mestre em Ciências da Saúde pela Universidade Federal de Sergipe (UFS)
Especialista em Ecocardiografia pelo Departamento de Imagem Cardiovascular da Sociedade Brasileira de Cardiologia (DIC-SBC)
Especialista em Cardiologia pela SBC
Referência Técnica do Serviço de Ecocardiografia do Hospital Primavera – Aracaju, SE

GLÁUCIA M. P. TAVARES
Médica Supervisora da Unidade de Ecocardiografia Pediátrica do Instituto do Coração do Hospital das Clínicas da Faculdade de Medicina da Universidade de São Paulo (InCor – HCFMUSP)
Médica Assistente do Serviço de Ecocardiografia do Hospital Israelita Albert Einstein
Mestre em Medicina pela FMUSP
Título de Especialista em Pediatria, Cardiologia Pediátrica e Ecocardiografia pelas Respectivas Sociedades Brasileiras

GUILHERME URPIA MONTE
Doutor em Ciências (Área Cardiologia) pela Universidade de São Paulo (USP)
Médico Supervisor da Cardiologia Clínica e da Radiologia Cardiovascular do Instituto de Cardiologia do Distrito Federal/Fundação Universitária de Cardiologia

HENRY ABENSUR
Doutor em Cardiologia pelo Instituto do Coração do Hospital das Clínicas da Faculdade de Medicina da Universidade de São Paulo (InCor – HCFMUSP)
Médico Cardiologista Especialista em Ecocardiografia pelo Departamento de Imagem Cardiovascular da Sociedade Brasileira de Cardiologia (DIC-SBC)
Chefe da Seção de Ecocardiografia do Hospital Beneficência Portuguesa de São Paulo

ISMÊNIA AMORIM
Especialista em Cardiologia e Ecocardiografia pelo Instituto do Coração do Hospital das Clínicas da Faculdade de Medicina da Universidade de São Paulo (InCor – HCFMUSP)
Médica Assistente do Serviço de Ecocardiografia do Instituto de Cardiologia, DF
Médica Assistente do Hospital Sírio-Libanês – Brasília, DF

IVAN ROMERO RIVERA
Doutor em Medicina pela Universidade Federal de São Paulo (Unifesp)
Professor-Associado de Cardiologia da Universidade Federal de Alagoas (UFAL)
Especialista em Cardiologia pela Sociedade Brasileira de Cardiologia (SBC/AMB)
Habilitação em Ecocardiografia pelo Departamento de Imagem Cardiovascular da Sociedade Brasileira de Cardiologia (DIC-SBC)
Habilitação em Cardiologia Pediátrica pelo DCC/CP da SBC/AMB
Secretário Científico do Conselho de Cardiologia Pediátrica da Sociedade Interamericana de Cardiologia
Médico Ecocardiografista Pediátrico da Santa Casa de Misericórdia de Maceió, AL

JEANE MIKE TSUTSUI
Professora Livre-Docente em Cardiologia pela Faculdade de Medicina da Universidade de São Paulo (FMUSP)
Médica Pesquisadora do Serviço de Ecocardiografia do Instituto do Coração do Hospital das Clínicas da Faculdade de Medicina da Universidade de São Paulo (InCor – HCFMUSP)
Diretora Executiva do Fleury Medicina e Saúde

JOÃO CARLOS MORON SAES BRAGA
Professor da Faculdade de Medicina de Marília (FAMEMA)
Especialização em Ecocardiografia na Cleveland Clinic, USA
Doutor em Medicina pela Universidade de São Paulo (USP)

JORGE EDUARDO ASSEF
Diretor dos Ambulatórios do Instituto Dante Pazzanense de Cardiologia da Universidade de São Paulo (IDPC – USP)
Doutor em Medicina pela USP
Docente do Programa de Pós-Graduação USP-IDPC: Medicina/Tecnologia e Intervenção em Cardiologia

JOSÉ ALDO RIBEIRO TEODORO
Especialista em Cardiologia e Ecocardiografia pela Sociedade Brasileira de Cardiologia (SBC/AMB)
Especialista em Ecografia Vascular com Doppler pelo Departamento de Imagem Cardiovascular da Sociedade Brasileira de Cardiologia (DIC-SBC) e pela SBACV/CBR/AMB
Ultrassonografista Vascular e Diretor do PRENOTÒ – Medicina Diagnóstica – Ribeirão Preto, SP

JOSÉ MARIA DEL CASTILLO
Doutor em Medicina
Especialista em Cardiologia com Área de Atuação em Ecocardiografia
Professor Voluntário da Especialização em Ecocardiografia do Pronto-Socorro Cardiológico de Pernambuco, da Universidade de Pernambuco
Coordenador da Pós-Graduação/Especialização em Ecocardiografia da Universidade Católica de Pernambuco
Diretor da Escola de Ecografia de Pernambuco

JOSÉ ROBERTO MATOS SOUZA
Professor Doutor da Faculdade de Medicina da Universidade Estadual de Campinas (Unicamp)
Coordenador do Serviço de Ecocardiografia do Hospital das Clínicas da Unicamp

JOSÉ SEBASTIÃO DE ABREU
Doutor em Cardiologia pela Universidade de São Paulo (USP)
Diretor Clínico da Clinicárdio de Fortaleza
Coordenador da Cardioexata – Fortaleza, CE

COLABORADORES

JOSELINA LUZIA MENEZES OLIVEIRA
Doutora em Medicina e Saúde pela Universidade Federal da Bahia (UFBA)
Pós-Doutora em Angiotomografia das Coronárias pela Instituto Dante Pazzanense de Cardiologia da Universidade de São Paulo (IDPC – USP)
Professora-Associada Nível III do Departamento de Medicina e Pós-Graduação em Ciências da Saúde da Universidade Federal de Sergipe (UFS)
Membro da Sociedade Brasileira de Cardiologia (SBC)
Membro do Departamento de Imagem Cardiovascular da Sociedade Brasileira de Cardiologia (DIC-SBC)
Ecocardiografista da ECOLAB – Laboratório de Ecocardiografia do Hospital São Lucas – Sergipe, com Atuação em Ecocardiografia sob Estresse Físico

JULIANA CARDOSO DÓRIA DANTAS
Especialista em Cardiologia pelo Instituto Dante Pazzanense de Cardiologia da Universidade de São Paulo (IDPC – USP) e pela Sociedade Brasileira de Cardiologia (SBC)
Especialista em Ecocardiografia pelo Hospital Israelita Albert Einstein e pelo Departamento de Imagem Cardiovascular (DIC-SBC)
Assistente do Setor de Ecocardiografia do Hospital Israelita Albert Einstein e do Hospital Samaritano Paulista, SP

JULIANA RODRIGUES SOARES OLIVEIRA
Mestre em Medicina Tropical pela Universidade Federal de Minas Gerais (UFMG)
Cardiologista e Ecocardiografista Titulada pelo Departamento de Imagem Cardiovascular da Sociedade Brasileira de Cardiologia (DIC-SBC)
Cardiologista do Pré-Natal de Alto Risco da Maternidade Odete Valadares/FHEMIG – Belo Horizonte, MG
Preceptora da Residência Médica de Cardiologia do Hospital São Francisco de Assis

JULIANO LARA FERNANDES
Médico Cardiologista
Pesquisador do Instituto de Ensino e Pesquisa José Michel Kalaf e Radiologia Clínica de Campinas
Graduado em Medicina pela Faculdade de Ciências Médicas da Universidade Estadual de Campinas (Unicamp)
Doutor em Medicina pela Faculdade de Medicina da Universidade de São Paulo (USP)
MBA em Gestão de Sistemas de Saúde pela Fundação Getúlio Vargas

KAREN SAORI SHIRAISHI SAWAMURA
Cardiologista e Ecocardiografista Pediátrica e Fetal do Hospital Israelita Albert Einstein, Hospital do Coração e Instituto da Criança do Hospital das Clínicas da Faculdade de Medicina da Universidade de São Paulo (HCFMUSP)

LARA C. TERRA F. CARREIRA
Cardiologista e Médica Nuclear
Diretora Científica do Grupo de Estudos em Cardiologia Nuclear do DERC/SBC
Diretora da Clínica Cardiologia Nuclear de Curitiba

LARISSA DE ALMEIDA DOURADO
Especialista em Cardiologia pela Sociedade Brasileira de Cardiologia (SBC)
Médica Assistente da Beneficência Portuguesa de São Paulo e da Clínica Pró-Coração

LILIAN M. LOPES
Diretora Médica da Clínica Ecokid de São Paulo
Responsável pelo Curso de Pós-Graduação em Cardiologia e Ecocardiografia Fetal do Instituto Lilian Lopes de Assistência, Unidade Filantrópica da Clínica Ecokid de São Paulo
Doutora em Medicina pela Faculdade de Medicina da Universidade de São Paulo (FMUSP)
Research Fellow no Laboratório de Ecocardiografia Pediátrica e Fetal da Universidade da Califórnia – São Francisco, EUA

LUCIANA MENEZES MARTINS
Médica Assistente dos Setores de Ecocardiografia Pediátrica do Instituto Dante Pazzanense de Cardiologia da Universidade de São Paulo (IDPC – USP) e do Hospital do Coração

LUCIANO BELÉM
Mestre em Cardiologia pela Universidade Federal do Rio de Janeiro (UFRJ)
Ecocardiografista do Instituto nacional do Coração (INC)
Professor do Curso de Pós-Graduação em Ecocardiografia do INC

LUIZ HENRIQUE SOARES NICOLOSO
Mestre e Doutor em Ciências da Saúde – Cardiologia
Cardiologista Fetal e Pediátrico da Unidade de Cardiologia Fetal do Instituto de Cardiologia do RS/FUC – Porto Alegre, RS
Diretor Administrativo do Departamento de Cardiopatias Congênitas e Cardiologia Pediátrica da Sociedade Brasileira de Cardiologia (SBC)

MANOEL OTÁVIO DA COSTA ROCHA
Programa de Pós-Graduação em Ciências da Saúde: Infectologia e Medicina Tropical no Departamento de Clínica Médica da Faculdade de Medicina da Universidade Federal de Minas Gerais (UFMG)

MANUELA BAIMA COSTA CABRAL
Médica Assistente da Divisão de Ecocardiografia e Cardiologia Pediátrica do Instituto de Cardiologia do Distrito Federal
Especialista em Ecocardiografia pela Sociedade Brasileira de Cardiologia (SBC)

MANUELA GONÇALVES TASCA
Cardiac Fellow do Heart Center na Universidade de Leipzig, Alemanha
Ecocardiologista do Eco-Doppler, Laboratório de Exames Cardiológicos – Rio de Janeiro, RJ

MARCELA CEDENILLA
Mestre em Ciências Cardiovasculares pelo Instituto Nacional de Cardiologia (INC)
Especialista em Cardiologia pela Sociedade Brasileira de Cardiologia (SBC)
Especialista em Ecocardiografia pela SBC
Residência Médica em Ecocardiografia pelo INC
Residência em Cardiologia pela Universidade do Estado do Rio de Janeiro (UERJ)
Graduação em Medicina pela UERJ

MARCELA MOMESSO PEÇANHA
Médica Assistente da Seção de Ecocardiografia do Instituto Dante Pazzanense de Cardiologia da Universidade de São Paulo (IDPC – USP)
Médica Cardiologista e Ecocardiografista dos Laboratórios do Grupo DASA e do Hospital Sírio-Libanês de São Paulo

MARCELO DANTAS TAVARES DE MELO
Título de Especialista de Cardiologia e Ecocardiografia pelo Departamento de Imagem Cardiovascular da Sociedade Brasileira de Cardiologia (DIC-SBC)
Doutor em Cardiologia pela Faculdade de Medicina da Universidade de São Paulo (FMUSP)
Pós-Doutorando em Cardiologia pela FMUSP
Professor Adjunto de Semiologia da Universidade Federal da Paraíba (UFPB)
Coordenador do Doutorado em Cardiologia DINTER UFPB/USP

MARCELO GOULART PAIVA
Doutor em Cardiologia pela Escola Paulista de Medicina da Universidade Federal de SãoPaulo (EPM-Unifesp)
Coordenador do Serviço de Ecocardiografia do Hospital 9 de Julho

MARCELO HAERTEL MIGLIORANZA
Médico Cardiologista e Ecocardiografista
Professor do Programa de Pós-Graduação e Coordenador do Laboratório de Pesquisa e Inovação em Imagem Cardiovascular e do Instituto de Cardiologia/Fundação Universitária de Cardiologia do Rio Grande do Sul
Doutor em Cardiologia pelo Instituto de Cardiologia/Fundação Universitária de Cardiologia do Rio Grande do Sul

MARCIA LICIENE GIMENES CARDOSO
Assistente do Serviço de Ecografia do Hospital do Coração (Hcor)

MARCIA DE MELO BARBOSA
Doutora em Cardiologia pela Universidade de São Paulo (USP)
Diretora Científica do Ecocenter, Belo Horizonte
Ex-Presidente do Departamento de Imagem Cardiovascular da Sociedade Brasileira de Cardiologia (DIC-SBC)
Ex-Presidente da Sociedade Interamericana de Cardiologia

MÁRCIA FERREIRA ALVES BARBERATO
Médica Cardiologista e Ecocardiografista Pediátrica e Fetal da Cardioeco – Centro de Diagnóstico Cardiovascular – Curitiba, PR

MÁRCIO MIRANDA BRITO
Coordenador Médico da UTI Pediátrica do Hospital Municipal de Araguaína, TO
Professor de Medicina da Universidade Federal do Tocantins e do UNITPAC
Título de Especialista em Ecocardiografia pelo Departamento de Imagem Cardiovascular da Sociedade Brasileira de Cardiologia (DIC-SBC)

MARCO STEPHAN LOFRANO ALVES
Doutor em Cardiologia pela Faculdade de Medicina da Universidade de São Paulo (FMUSP)
Especialista em Cardiologia com Área de Atuação em Ecocardiografia pela Sociedade Brasileira de Cardiologia (SBC)
Especialista em Insuficiência Cardíaca e Transplante pela USP
Médico do Serviço de Ecocardiografia da Universidade Federal do Paraná (UFPR)

MARCONI GOMES DA SILVA
Especialista em Cardiologia pela Sociedade Brasileira de Cardiologia (SBC)
Especialista em Medicina do Exercício e do Esporte pela Sociedade Brasileira de Medicina do Exercício e do Esporte (SBMEE)
Membro Diretor do Departamento de Ergometria, Exercício, Cardiologia Nuclear e Reabilitação Cardiovascular da Sociedade Brasileira de Cardiologia (DERC SBC) – Gestão: 2018-2019 (Comissão de Prevenção das Doenças Cardiovasculares)
Membro Diretor da Sociedade Mineira de Medicina do Exercício e do Esporte (SMEXE) e da Sociedade Mineira de Cardiologia (SMC)

MARCOS VALÉRIO COIMBRA DE RESENDE
Doutor em Ciências pela Faculdade de Medicina da Universidade de São Paulo (FMUSP)
Coordenador Serviço de Ecocardiografia Hospital Samaritano Paulista
Coordenador Ecocardiografia Hospitalar DASA-SP

MARIA CRISTINA COSTA DE ALMEIDA
Mestre em Saúde do Adulto pela Universidade Federal de Minas Gerais (UFMG)

MARIA DO CARMO PEREIRA NUNES
Professora-Associada do Departamento de Clínica Médica da Faculdade de Medicina da Universidade Federal de Minas Gerais (UFMG)
Orientadora Permanente do Programa de Pós-Graduação em Ciências da Saúde: Infectologia e Medicina Tropical da Faculdade de Medicina da UFMG
Coordenadora do Serviço de Ecocardiografia do Hospital das Clínicas da UFMG

MARIA EDUARDA MENEZES DE SIQUEIRA
Ecocardiografia pela Universidade Federal de São Paulo (Unifesp)
Especialista em Imagem Cardiovascular pela Ichan School of Medicine – Mount Sinai Hospital – New York, EUA
Médica Assistente do Setor de Imagem Cardiovascular do Hospital Santa Catarina e do Hospital Beneficência Portuguesa – São Paulo, SP
Doutora em Ciências pela Escola Paulista de Medicina (EPM-Unifesp)

MARIA EMILIA LUENEBERG
Título de Especialista em Cardiologia e Ecocardiografia pela Departamento de Imagem Cardiovascular da Sociedade Brasileira de Cardiologia (DIC-SBC)
Ecocardiografista do Instituto de cardiologia de Santa Catarina (ICSC) e da Clínica Unicardio
Chefe do Serviço de Ecocardiografia do ICSC

MARIA ESTEFÂNIA BOSCO OTTO
Doutora em Cardiologia pela Universidade de São Paulo (USP)
Pós-Doutora pela *Mayo Clinic Rochester* Mn
Coordenadora da Residência de Ecocardiografia do Instituto de Cardiologia, DF
Médica Assistente do Setor de Ecocardiografia do Hospital Sírio-Libanês, Brasília

MARIA LETICIA GABARDO HARGER
Fellow em Imagem Cardiovascular pelo DASA

MARIA VERÔNICA CÂMARA DOS SANTOS
Pediatra com Residência Médica pelo Hospital Barão de Lucena (INAMPS-PE) e Especialista pela Sociedade Brasileira de Pediatria (SBP)
Residência em Cardiologia Pediátrica pelo Instituto do Coração do Hospital das Clínicas da Faculdade de Medicina da Universidade de São Paulo (InCor-HCFMUSP)
Título de Especialista em Cardiologia Pediátrica pelo Departamento de Cardiopatias Congênitas e Cardiologia Pediátrica da Sociedade Brasileira de Cardiologia (DCC/CP-SBC)
Título de Habilitação em Ecocardiografia pelo Departamento de Imagem Cardiovascular da Sociedade Brasileira de Cardiologia (DIC-SBC)
Mestre em Cardiologia pela Universidade Federal de São Paulo (Unifesp)
Coordenadora do Grupo de Estudos em Cardio-Oncologia Pediátrica do DCC/CP-SBC
Coordenadora do Comitê de Cardio-Oncologia da Sociedade Brasileira de Oncologia Pediátrica (SOBOPE)
Membro do Grupo Inter Americano de Cardio-Oncologia Pediátrica (GIACOP/SIAC)
Coordenadora do Grupo Brasileiro de Cardio-Oncologia (GBCO)

MARIO JORGE GARCÍA
Jefe, División de Cardiología
Co-Director, Montefiore-Einsten Center for Heart and Vascular Care
Montefiore Medical Center, New York

MARLY UELLENDAHL
Professora Afiliada da Disciplina de Cardiologia da Universidade Federal de São Paulo (Unifesp)
Professora Adjunta da Faculdade de Ciências Médicas da Universidade de Pernambuco (UPE)
Médica da Área de Imagem Cardiovascular Não Invasiva dos Laboratórios DASA, SP

MARTA FERNANDES LIMA
Médica Assistente do Serviço de Ecocardiografia do Instituto do Coração do Hospital das Clínicas da Faculdade de Medicina da Universidade de São Paulo (InCor – HCFMUSP)
Médica Ecocardiografista do Serviço de Cardiologia Não Invasiva do Hospital Alemão Oswaldo Cruz
Doutora em Medicina pela FMUSP

MAURICIO SILVA SANTANA DE MELLO
Preceptor da Escola de Ecocardiografia da Bahia
Título de Especialista em Ecocardiografia pelo Departamento de Imagem Cardiovascular da Sociedade Brasileira de Cardiologia (DIC-SBC)
Título de Especialista em Cardiologia pela SBC
Médica Assistente da Unidade Clínica de Miocardiopatias e Doenças da Aorta do Instituto do Coração do Hospital das Clínicas da Faculdade de Medicina da Universidade de São Paulo (InCor – HCFMUSP)
Médica da Ecocardiografia do Fleury Medicina e Saúde

MERCEDES MALDONADO ANDRADE
Assistente do Serviço de Ecocardiografia do Hospital do Coração (Hcor) – São Paulo, SP
Assistente do Serviço de Ecocardiografia do Instituto Dante Pazzanense de Cardiologia da Universidade de São Paulo (IDPC – USP)

MIGUEL MORITA FERNANDES DA SILVA
Mestre em Saúde Pública pela Universidade de Harvard, EUA
Doutor em Cardiologia pela Universidade de São Paulo (USP)
Professor Adjunto na Universidade Federal do Paraná (UFPR)

MIGUEL OSMAN DIAS AGUIAR
Título de Especialista em Cardiologia e Ecocardiografia pelo Departamento de Imagem Cardiovascular da Sociedade Brasileira de Cardiologia (DIC-SBC)
Doutor em Ciências pelo Instituto do Coração do Hospital das Clínicas da Faculdade de Medicina da Universidade de São Paulo (InCor – HCFMUSP)
Médico Assistente do Setor de Ecocardiografia do Hospital Israelita Albert Einstein e do Grupo Fleury

COLABORADORES

MINNA MOREIRA DIAS ROMANO
Professora Doutora da Faculdade de Medicina de Ribeirão Preto da Universidade de São Paulo (FMRP-USP)
Coordenadora do Laboratório de Ecocardiografia em Adultos do Hospital das Clínicas da FMRP
Doutora em Medicina (Área Cardiologia) pela FMRP-USP
Pós-Doutora em Ecocardiografia pela Duke University

MIRIAN MAGALHÃES PARDI
Doutora em Cardiologia pela Faculdade de Medicina da Universidade de São Paulo (FMUSP)
Médica Assistente da Ecocardiografia do Instituto do Coração do Hospital das Clínicas da Faculdade de Medicina da USP (InCor – HCFMUSP)
Médica da Cardiologia do Fleury Medicina e Saúde

MOHAMED HASSAN SALEH
Doutor em Medicina, Tecnologia e Intervenção em Cardiologia pela Universidade de São Paulo (USP)
Especialista em Cardiologia e Ecocardiografia pela Sociedade Brasileira de Cardiologia (SBC/AMB)
Ultrassonografista Vascular e Ecocardiografista do Instituto Dante Pazzanense de Cardiologia da Universidade de São Paulo (IDPC – USP)

MÔNICA LUIZA DE ALCÂNTARA
Ecocardiografista do Americas Medical City, RJ
Ecocardiografista do Hospital Copa Star, RJ

NATHAN HERSZKOWICZ
Doutor em Ciências, Área de Concentração – Emergências Clínicas, pela Faculdade de Medicina da Universidade de São Paulo (FMUSP)
Responsável pelo Serviço de Ecocardiografia do Hospital Estadual Mário Covas (FMABC) – Santo André, SP

OSCAR FRANCISCO SANCHEZ OSELLA
Doutor em Medicina pela Universidade de Brasília e da Universidade Católica de Córdoba, Argentina
Especialista em Cardiologia e Ecocardiografia
Diretor de Unicardios – Centro de Estudos em Cardiologia e Ecocardiografia – Córdoba, Argentina

OSWALDO CÉSAR DE ALMEIDA FILHO
Médico Assistente do Laboratório de Ecocardiografia do Hospital das Clínicas da Faculdade de Medicina de Ribeirão Preto da Universidade de São Paulo (HCFMR-USP)
Doutor em Medicina (Área Cardiologia) pela Faculdade FMRP-USP
Diretor da Pró-Imagem Diagnósticos de Ribeirão Preto

PAULO ARTUR DE ARAÚJO AMORIM
Fellow de Cirurgia Cardíaca do Heart Center, Universidade de Leipzig, Alemanha
Cirurgião Cardiovascular do Instituto Nacional de Cardiologia (INC)
Doutor em Cirurgia Cardiovascular pela Universidade de São Paulo (USP)
Membro Especialista da Sociedade Brasileira de Cirurgia Cardiovascular (SBCCV)

PAULO MAGNO MARTINS DOURADO
Doutor em Ciências e Pós-Doutor em Cardiologia pela Universidade de São Paulo (USP)
Fellow do American College of Cardiology, American Heart Association, American Society of Ecocardiography e European Society of Cardiology
Médico Pesquisador do Laboratório de Hipertensão Experimental do Instituto do Coração do Hospital das Clínicas da Faculdade de Medicina da Universidade de São Paulo (InCor – HCFMUSP)
Diretor Médico da Clínica Pró-Coração

PAULO ROBERTO TOLEDO DE MIRANDA
Especialista em Cardiologia e Ecocardiografia pela Sociedade Brasileira de Cardiologia (SBC/AMB)
Especialista em Ecografia Vascular com Doppler pela SBACV/CBR/AMB
Ultrassonografista Vascular e Ecocardiografista e Diretor do ECOGRAF – Núcleo de Diagnóstico em Belo Horizonte, MG

PAULO ZIELINSKY
Doutor em Cardiologia
Professor Titular do Departamento de Pediatria da Universidade Federal do Rio Grande do Sul (UFRGS)
Chefe da Unidade de Cardiologia Fetal do Instituto de Cardiologia do RS/ FUC – Porto Alegre, RS
Diretor Clínico da Ecofetal – Ecografia e Medicina Fetal – Porto Alegre, RS

RAFAEL BONAFIM PIVETA
Médico de Setor de Ecocardiografia do Hospital Israelita Albert Einstein, SP
Mestre em Ciências da Saúde pela Sociedade Beneficente Israelita Brasileira Albert Einstein
Especialista em Cardiologia pela Sociedade Brasileira de Cardiologia (SBC)
Habilitação em Ecocardiografia pelo Departamento de Imagem Cardiovascular da SBC (DIC-SBC)

RAFAEL MODESTO FERNANDES
Doutor em Cardiologia pela Instituto Dante Pazzanense de Cardiologia da Universidade de São Paulo (IDPC – USP)
Especialista em Ecocardiografista pelo IDPC – USP
Professor Adjunto da Escola Bahiana de Medicina e Saúde Pública
Ecocardiografista do Hospital Aliança e do Hospital Ana Nery –Salvador, BA

RAFAEL RABISCHOFFSKY
Médico Ecocardiografista do Hospital Pró-Cardíaco, RJ
Médico do Hospital Pró-Cardíco, RJ
Título de Especialista em Cardiologia pela Sociedade Brasileira de Cardiologia (SBC)
Título de Habilitação em Ecocardiografia pelo Departamento de Imagem Cardiovascular da Sociedade Brasileira de Cardiologia (DIC-SBC)

RAPHAEL APARECIDO BARRETO DA SILVA
Médico Voluntário da Disciplina de Cardiologia da Faculdade de Medicina de Marília, SP
Médico do Laboratório de Ecocardiografia do Instituto do Coração de Marília (ICM)

RAPHAEL HENRIQUE DÉA CIRINO
Especialista em Cardiologia e Ecocardiografia pela Sociedade Brasileira de Cardiologia (SBC)
Doutor em Medicina Interna pela Universidade Federal do Paraná (UFPR)
Professor Adjunto da Disciplina de Clínica Médica da UFPR

RENATA DE SÁ CASSAR
Médica Assistente da Ecocardiografia Pediátrica e Congênita do Serviço de Ecocardiografia do Instituto do Coração do Hospital das Clínicas da Faculdade de Medicina da Universidade de São Paulo (InCor – HCFMUSP)
Médica Ecocardiografista Intervencionista e de Cardiopatias Congênitas do Hospital Sírio-Libanês, SP
Título de Especialista em Ecocardiografia pelo Departamento de Imagem Cardiovascular da Sociedade Brasileira de Cardiologia (DIC-SBC)

RENATO HORTEGAL
Médico-Especialista em Ecocardiografia pelo Departamento de Imagem Cardiovascular da Sociedade Brasileira de Cardiologia (DIC-SBC)
Médico do Setor de Ecocardiografia do Hospital Beneficência Portuguesa de São Paulo

ROBERTO CALDEIRA CURY
Diretor de Radiologia e Imagem Diagnóstica – DASA/SP

RODRIGO BELLIO DE MATTOS BARRETTO
Médico Assistente da Seção de Ecocardiografia do Instituto Dante Pazzanense de Cardiologia da Universidade de São Paulo (IDPC – USP)
Coordenador da Ecocardiografia dos laboratórios do Grupo DASA
Doutor em Medicina pela IDPC – USP

RODRIGO CORDOVIL PINTO LOBO DA COSTA
Especialista em Ecocardiografia pela Escola Paulista de Medicina da Universidade Federal de São Paulo (EPM-Unifesp)
Médico do Setor de Ecocardiografia do Hospital Israelita Albert Einstein
Pós-Graduando *Stricto-Sensu* no Instituto Israelita de Ensino e Pesquisa Albert Einstein

ROGÉRIO TASCA
Cardiac Fellow do Cardiothoracic Institute – Londres
Especialização em Cardiologia pela Sociedade Brasileira de Cardiologia (SBC)
Habilitação em Ecocardiologia pelo Departamento de Imagem Cardiovascular da Sociedade Brasileira de Cardiologia (DIC-SBC)
Chefe do setor de Ecocardiologia do Hospital da Lagoa, RJ
Diretor Médico do Eco-Doppler Laboratório de Exames Cardiológicos, RJ

SAMIRA SAADY MORHY
Gerente Médica do Setor de Cardiologia Diagnóstica do Hospital Israelita Albert Einstein
Mestre em Cardiologia Escola Paulista de Medicina (EPM-Unifesp)
Doutora em Medicina pela EPM-Unifesp
Docente do Curso de Pós-Graduação do Programa Acadêmico de Ciências da Saúde da Sociedade Beneficente Israelita Brasileira Albert Einstein (SBIBAE)

SANDRA MARQUES E SILVA
Especialista em Cardiologia pela Sociedade Brasileira de Cardiologia (SBC)
Especialista em Ecocardiografia pelo Departamento de Imagem Cardiovascular da Sociedade Brasileira de Cardiologia (DIC-SBC)
Mestre em Ciências Médicas pela Universidade de Brasília
Pós-Graduação em Cardiopatias Familiares pela Universidad Internacional Menéndez Pelayo, Espanha
Cardiologista e Ecocardiografista do Instituto Hospital de Base do Distrito Federal

SANDRA NÍVEA DOS REIS SARAIVA FALCÃO
Professora da Faculdade de Medicina da Universidade Federal do Ceará (UFC)
Professora Adjunta da Universidade de Fortaleza (Unifor)
Doutora em Ciências Médicas pela Faculdade de Medicina da Universidade de São Paulo (FMUSP)

SERGIO BARROS-GOMES
Fellowship Clínico e *Fellowship* de Pesquisa na Mayo Clinic – Mayo Clinic Level III em Ecocardiografia
Título de Especialista em Cardiologia e Ecocardiografia pelo Departamento de Imagem Cardiovascular da Sociedade Brasileira de Cardiologia (DIC-SBC)
Título de Especialista Americano em Ecocardiografia (NBE)
Médico Assistente do Setor de Ecocardiografia do Instituto do Coração do Hospital das Clínicas da Faculdade de Medicina da Universidade de São Paulo (InCor – HCFMUSP), do Hospital Israelita Albert Einstein e do Hospital Sírio-Libanês
Research Collaborator da Mayo Clinic

SILVIO HENRIQUE BARBERATO
Doutor em Ciências da Saúde pela Pontifícia Universidade Católica do Paraná (PUCPR)
Diretor do Serviço de Ecocardiografia da Clínica Quanta – Curitiba, PR
Diretor da CardioEco – Centro de Diagnóstico Cardiovascular – Curitiba, PR

SIMONE CRISTINA SOARES BRANDÃO
Cardiologista e Médica Nuclear
Doutora em Cardiologia pelo Instituto do Coração do Hospital das Clínicas da Faculdade de Medicina da Universidade de São Paulo (InCor – HCFMUSP)
Professor Adjunto de Medicina da Universidade Federal de Pernambuco (UFPE)
Chefe do Serviço de Medicina Nuclear do Hospital das Clínicas da UFPE

SIMONE ROLIM FERNANDES FONTES PEDRA
Chefe da Seção Médica de Cardiologia Pediátrica e Cardiopatias Congênitas no Adulto do Instituto Dante Pazzanense de Cardiologia da Universidade de São Paulo (IDPC – USP)
Coordenadora da Unidade Fetal do Hospital do Coração (HCor), SP
Doutora em Ciências pela USP

TÂMARA CORTEZ MARTINS
Coordenadora do Serviço de Ecocardiografia Congênita e Pediátrica do Hospital do Coração – Associação Beneficente Síria, SP
Doutora em Medicina pela Universidade de São Paulo (USP)
Especialista em Cardiologia pela Sociedade Brasileira de Cardiologia (SBC)
Título de Habilitação em Ecocardiografia, Cardiologia Pediátrica pelos Respectivos Departamentos da SBC

TATIANA BORNSCHEIN
Título de Especialista em Cardiologia e Ecocardiografia pelo Departamento de Imagem Cardiovascular da Sociedade Brasileira de Cardiologia (DIC-SBC)
Presidente do Departamento de Imagem Cardiovascular da Sociedade Catarinense de Cardiologia (SCC)
Diretora de Comunicação da Sociedade Brasileira de Cardiologia (SBC/SC) – Gestão: 2016-2017 / 2018-2019

THYAGO MONTEIRO DO ESPÍRITO SANTO
Especialista em Cardiologia pela Sociedade Brasileira de Cardiologia (SBC)
Especialista em Ecocardiografia pelo Departamento de Imagem Cardiovascular da Sociedade Brasileira de Cardiologia (DIC-SBC)
Preceptor e Médico Assistente do Serviço de Ecocardiografia da Escola de Ecocardiografia da Bahia

VALDIR AMBRÓSIO MOISES
Professor Adjunto Livre-Docente da Disciplina de Cardiologia da Escola Paulista de Medicina da Universidade Federal de São Paulo (EPM-Unifesp)

VANESSA AUGUSTO CANUTO NUNES
Doutora em Ciências pelo Programa de Pós-Graduação do Instituto Dante Pazzanense de Cardiologia da Universidade de São Paulo (IDPC – USP)
Especialista em Cardiologia Pediátrica pela Sociedade Brasileira de Cardiologia (SBC)
Médica Ecocardiografista Fetal e Pediátrica da Seção de Ecocardiografia do IDPC – USP e do Setor de Imagem do Hospital Universitário da USP

VERA MARCIA L. GIMENES
Coordenadora do Serviço de Ecocardiografia do Hospital do Coração (Hcor) – São Paulo, SP
Doutora em Medicina pela Universidade Estadual Paulista (Unesp)

VERA MARIA CURY SALEMI
Professora Livre-Docente em Cardiologia pela Faculdade de Medicina da Universidade de de São Paulo (FMUSP)
Professora Colaboradora do Departamento de Cardiopneumologia da FMUSP
Médica Assistente da Unidade Clínica de Insuficiência Cardíaca do Instituto do Coração do Hospital das Clínicas da Faculdade de Medicina da Universidade de São Paulo (InCor – HCFMUSP)

VICTOR TEATINI RIBEIRO
Médico do Grupo de Pesquisa em Estenose Mitral Reumática da Faculdade de Medicina da Universidade Federal de Minas Gerais (UFMG)

VITOR COIMBRA GUERRA
Cardiologista Pediátrico e Fetal do Sickids (The Hospital For Sick Children), Toronto
Assistant Professor da Pediatrics, University of Toronto
Doutor em Ciências pela Faculdade de Medicina da Universidade de São Paulo (FMUSP)

VIVIANE TIEMI HOTTA
Pós-Doutora em Cardiologia pelo Instituto do Coração do Hospital das Clínicas da Faculdade de Medicina da Universidade de São Paulo (InCor – HCFMUSP)

WALDINAI PEREIRA FERREIRA
Doutor em Ciências pela Universidade Federal de São Paulo (Unifesp)
Especialista em Ecocardiografia pelo Instituto Dante Pazzanese de Cardiologia
Médico do Departamento de Imagem do A. C. Camargo Câncer Center, SP

WILSON MATHIAS JUNIOR
Professor Livre-Docente em Cardiologia pela Faculdade de Medicina da Universidade de São Paulo (FMUSP)
Diretor do Serviço de Ecocardiografia do Instituto do Coração do Hospital das Clínicas da Faculdade de Medicina da Universidade de São Paulo (InCor – HCFMUSP)
Coordenador do Programa de *Fellow* em Cardiologia do Fleury Medicina e Saúde

ZILMA VERÇOSA DE SÁ RIBEIRO
Doutora em Ciências com Área de Concentração em Cardiologia pelo Instituto do Coração da Faculdade de Medicina da Universidade de São Paulo (USP)
Pediatria pela Sociedade Brasileira de Pediatria (SBP/AMB)
Especialista em Cardiologia Pediátrica pela SBP pela Sociedade Brasileira de Cardiologia (SBC/AMB)
Especialista em Ecocardiografia pela SBC/AMB

SUMÁRIO

MENU DE VÍDEOS xxv

ECOCARDIOGRAFIA: ONTEM, HOJE E AMANHÃ. PARA ONDE IREMOS? xlvii
José Roberto Matos Souza

PARTE I
INSTRUMENTAÇÃO E MODALIDADES I

1. **PRINCÍPIOS FÍSICOS DO ULTRASSOM E DOPPLER** 3
   Valdir Ambrósio Moises ▪ Frederico José Neves Mancuso

2. **ECOCARDIOGRAFIA TRANSTORÁCICA 2D, MODO M E DOPPLER** 9
   Rodrigo Bellio de Mattos Barretto ▪ David Costa de Souza Le Bihan
   Cintia Galhardo Tressino ▪ Marcela Momesso Peçanha

3. **ECODOPPLERCARDIOGRAFIA TRIDIMENSIONAL** 15
   Vera Marcia L. Gimenes ▪ Mercedes Maldonado Andrade
   Marcelo Luiz Campos Vieira ▪ Marcia Liciene Gimenes Cardoso

4. **ECOCARDIOGRAFIA TRANSESOFÁGICA** 36
   Mirian Magalhães Pardi ▪ Claudia Gianini Monaco

5. **ECOCARDIOGRAFIA TRANSESOFÁGICA INTRAOPERATÓRIA** . 45
   Arnaldo Rabischoffsky ▪ Tâmara Cortez Martins
   Daniele Zimmermann ▪ Rafael Rabischoffsky

6. **DEFORMAÇÃO MIOCÁRDICA** 55
   José Maria Del Castillo ▪ Carlos Eduardo Suaide Silva

7. **ECOCARDIOGRAFIA DE CONTRASTE COM MICROBOLHAS** ... 69
   Angele Azevedo Alves Mattoso ▪ Jeane Mike Tsutsui
   Wilson Mathias Junior

8. **ECOCARDIOGRAFIA SOB ESTRESSE: CRITÉRIOS DIAGNÓSTICOS, INTERPRETAÇÃO E PROGNÓSTICO** 77
   Ana Cristina Camarozano

9. **ULTRASSONOGRAFIA DO PULMÃO** 89
   Marcelo Haertel Miglioranza

PARTE II
INSTRUMENTAÇÃO E MODALIDADES II

10. **RESSONÂNCIA MAGNÉTICA CARDIOVASCULAR: PRINCÍPIOS E APLICAÇÕES** 95
    Juliano Lara Fernandes ▪ Carlos Eduardo Rochitte

11. **CARDIOLOGIA NUCLEAR: PRINCÍPIOS E APLICAÇÕES** 105
    Elry Medeiros Vieira Segundo Neto ▪ Gabriel Blacher Grossman
    Lara C. Terra F. Carreira ▪ Simone Cristina Soares Brandão

12. **TOMOGRAFIA COMPUTADORIZADA EM CARDIOLOGIA: PRINCÍPIOS E APLICAÇÕES** 119
    Maria Leticia Gabardo Harger ▪ Fernanda Sayuri Oshiro
    Roberto Caldeira Cury

13. **ULTRASSONOGRAFIA VASCULAR: MODALIDADES E APLICAÇÕES** 126
    Ana Cláudia Gomes Pereira Petisco ▪ Mohamed Hassan Saleh
    José Aldo Ribeiro Teodoro ▪ Paulo Roberto Toledo de Miranda

PARTE III
MORFOLOGIA CARDÍACA, FISIOLOGIA E HEMODINÂMICA

14. **VENTRÍCULO ESQUERDO: AVALIAÇÃO MORFOLÓGICA QUANTITATIVA E FUNÇÃO SISTÓLICA** 139
    Carolina Stangenhaus ▪ Juliana Cardoso Dória Dantas
    Ana Clara Tude Rodrigues

15. **VENTRÍCULO ESQUERDO: AVALIAÇÃO DA FUNÇÃO DIASTÓLICA** 147
    Jorge Eduardo Assef ▪ Antonio Amador Calvilho Júnior
    João Carlos Moron Saes Braga

16. **ÁTRIO ESQUERDO: AVALIAÇÃO MORFOLÓGICA E FUNÇÃO** ... 156
    Frederico José Neves Mancuso ▪ Rafael Modesto Fernandes

17. **VENTRÍCULO DIREITO: AVALIAÇÃO MORFOLÓGICA QUANTITATIVA E FUNÇÃO SISTÓLICA** 160
    Danilo Bora Moleta

18. **ÁTRIO DIREITO: AVALIAÇÃO MORFOLÓGICA E FUNÇÃO** 169
    Miguel Osman Dias Aguiar ▪ Alessandra Joslin Oliveira
    Sergio Barros-Gomes

PARTE IV
ABORDAGEM ECOCARDIOGRÁFICA DAS DOENÇAS – DOENÇA ISQUÊMICA E INSUFICIÊNCIA CARDÍACA

19. **DOENÇA ISQUÊMICA – SÍNDROME CORONARIANA AGUDA** ... 177
    Paulo Magno Martins Dourado ▪ Larissa de Almeida Dourado

20. **DOENÇA ISQUÊMICA – AUXÍLIO NO MANEJO DO INFARTO AGUDO NA UTI, DETECÇÃO DE COMPLICAÇÕES E PROGNÓSTICO** 181
    Arnaldo Rabischoffsky ▪ Eliza de Almeida Gripp
    Geanne Maria Holanda de Menezes Barroso

21. **INSUFICIÊNCIA CARDÍACA – DISFUNÇÃO SISTÓLICA DO VENTRÍCULO ESQUERDO** 189
    Minna Moreira Dias Romano ▪ Oswaldo César de Almeida Filho
    Antonio Carlos Leite de Barros Filho

22. **INSUFICIÊNCIA CARDÍACA COM FRAÇÃO DE EJEÇÃO PRESERVADA** 195
    Silvio Henrique Barberato ▪ Miguel Morita Fernandes da Silva

23. **INSUFICIÊNCIA CARDÍACA: ESTRATIFICAÇÃO DE RISCO E FATORES PROGNÓSTICOS** 200
    Daniela do Carmo Rassi Frota ▪ Viviane Tiemi Hotta

24. **INSUFICIÊNCIA CARDÍACA COM DISSINCRONIA CARDÍACA** 205
    Luciano Belém ▪ Ana Cristina Camarozano

25. **AVALIAÇÃO HEMODINÂMICA DA INSUFICIÊNCIA CARDÍACA** 213
    Antônio Carlos Sobral Sousa ▪ Joselina Luzia Menezes Oliveira

SUMÁRIO

PARTE V
CARDIOMIOPATIAS

26 CARDIOMIOPATIA DILATADA 219
Adenalva Lima de Souza Beck ■ Edgar Daminello ■ Guilherme Urpia Monte

27 CARDIOMIOPATIA HIPERTRÓFICA 235
Maria Estefânia Bosco Otto ■ Fernando Melo Netto ■ Ismênia Amorim

28 CARDIOMIOPATIA RESTRITIVA IDIOPÁTICA 245
Djair Brindeiro Filho

29 CARDIOMIOPATIAS INFILTRATIVAS 251
José Luiz Barros Pena ■ Sandra Marques e Silva ■ Eveline Barroso Calado

30 ENDOMIOCARDIOFIBROSE 259
Vera Maria Cury Salemi ■ Marcelo Dantas Tavares de Melo
Camila Rocon de Lima Andreta

31 NÃO COMPACTAÇÃO DO VENTRÍCULO ESQUERDO 264
Vera Maria Cury Salemi ■ Camila Rocon de Lima Andreta
Marcelo Dantas Tavares de Melo

32 DOENÇA DE CHAGAS 269
Maria do Carmo Pereira Nunes ■ Fernando Antônio Botoni
Manoel Otávio da Costa Rocha

**33 CARDIOMIOPATIA ARRITMOGÊNICA DO
VENTRÍCULO DIREITO** 274
Danilo Bora Moleta ■ Nathan Herszkowicz

34 SÍNDROME DE TAKOTSUBO 280
Brivaldo Markman ■ Eliza de Almeida Gripp ■ Fabio Luis de Jesus Soares

PARTE VI
ABORDAGEM ECOCARDIOGRÁFICA DAS DOENÇAS – VALVOPATIAS

35 ANATOMIA DA VALVA AÓRTICA 287
Andrea de Andrade Vilela

36 ESTENOSE AÓRTICA 292
Marcia de Melo Barbosa

37 INSUFICIÊNCIA AÓRTICA 299
Maria Emilia Lueneberg ■ Tatiana Bornschein
Andressa Ferreira Cathcart de Araujo

38 ANATOMIA E PATOLOGIA DA VALVA MITRAL 310
Cintia Galhardo Tressino ■ Marcela Momesso Peçanha
Rodrigo Bellio de Mattos Barretto ■ David Costa de Souza Le Bihan

39 ESTENOSE MITRAL 314
Maria do Carmo Pereira Nunes ■ Victor Teatini Ribeiro
Mario Jorge García

40 INSUFICIÊNCIA MITRAL 320
Marcela Momesso Peçanha ■ Cintia Galhardo Tressino
Rodrigo Bellio de Mattos Barretto ■ David Costa de Souza Le Bihan

41 ANATOMIA E PATOLOGIA DA VALVA TRICÚSPIDE 328
Marcelo Haertel Migliorana ■ Alex Felix

42 ESTENOSE E INSUFICIÊNCIA TRICÚSPIDE 333
Marcelo Haertel Migliorana ■ Mônica Luiza de Alcântara

43 ANATOMIA E PATOLOGIA DA VALVA PULMONAR 339
Bruna Clemenc Esteves Cezar ■ Luciana Menezes Martins
Simone Rolim Fernandes Fontes Pedra

44 ESTENOSE PULMONAR E INSUFICIÊNCIA PULMONAR 343
Carlos Alberto de Jesus ■ Vanessa Augusto Canuto Nunes
Waldinai Pereira Ferreira

45 DOENÇAS VALVARES MÚLTIPLAS E ASSOCIADAS 352
Luciano Belém ■ Marcela Cedenilla ■ Alex Felix

**46 AVALIAÇÃO ECOCARDIOGRÁFICA DAS PRÓTESES
VALVARES CARDÍACAS** 356
Rogério Tasca ■ Manuela Gonçalves Tasca ■ Paulo Artur de Araújo Amorim

47 ENDOCARDITE INFECCIOSA 378
Cláudio Leinig Pereira Da Cunha ■ Raphael Henrique Déa Cirino

PARTE VII
ABORDAGEM ECOCARDIOGRÁFICA DAS DOENÇAS – TÓPICOS ESPECIAIS E DOENÇAS DA AORTA

48 HIPERTENSÃO ARTERIAL SISTÊMICA 391
Sandra Nívea dos Reis Saraiva Falcão ■ Mauricio Silva Santana de Mello
Edgar Daminello

49 CORAÇÃO DE ATLETA 395
José Luiz Barros Pena ■ Marconi Gomes da Silva ■ Bruno Rezende Passos

50 CORAÇÃO NA GRAVIDEZ 405
Cláudia Maria Vilas Freire ■ Juliana Rodrigues Soares Oliveira
Maria Cristina Costa de Almeida

51 CORAÇÃO DO IDOSO 411
Bruno de Freitas Leite ■ Oscar Francisco Sanchez Osella
Edgar Bezerra de Lira Filho

**52 DOENÇAS COM MAIOR ACOMETIMENTO DOS
APARELHOS VALVARES** 417
Marcelo Dantas Tavares de Melo ■ Thyago Monteiro do Espírito Santo
Marcelo Goulart Paiva

**53 DOENÇAS COM MAIOR ACOMETIMENTO NA FUNÇÃO
VENTRICULAR DIREITA (DPOC, FIBROSE PULMONAR,
OBESIDADE, CIRROSE HEPÁTICA)** 429
Bruna Morhy Borges Leal Assunção ■ Bráulio Muzzi Ribeiro de Oliveira

54 CARDIOTOXICIDADE 436
André Luiz Cerqueira de Almeida ■ Maria Verônica Câmara dos Santos
Rafael Bonafim Piveta

55 DOENÇAS DA AORTA 442
Claudio Henrique Fischer ■ Rodrigo Cordovil Pinto Lobo da Costa
Maria Eduarda Menezes de Siqueira

PARTE VIII
MISCELÂNEAS

56 DOENÇAS DO PERICÁRDIO 455
Henry Abensur ■ Renato Hortegal

57 TUMORES E MASSAS 464
Fábio Villaça Guimarães Filho ■ Raphael Aparecido Barreto da Silva
Marly Uellendahl

**58 ECOCARDIOGRAFIA NA EMERGÊNCIA E UNIDADES DE
TERAPIA INTENSIVA** 479
Dalton de Souza Barros

59 ECOCARDIOGRAFIA NAS INTERVENÇÕES 494
Rodrigo Bellio de Mattos Barretto ■ David Costa de Souza Le Bihan
Cintia Galhardo Tressino ■ Marcela Momesso Peçanha
Marcelo Luiz de Campos Vieira ■ Sérgio Barros-Gomes
Claudio Henrique Fischer ■ Marcos Valério Coimbra de Resende

60 TRANSPLANTE CARDÍACO 513
Cecilia Beatriz Bittencourt Viana Cruz ■ Marco Stephan Lofrano Alves
Marcos Valério Coimbra de Resende

**61 AVALIAÇÃO DAS ARTÉRIAS CORONÁRIAS E
MEDIDA DO FLUXO** 520
José Sebastião de Abreu ■ Marta Fernandes Lima
Cecilia Beatriz Bittencourt Viana Cruz

62 ASSISTÊNCIA VENTRICULAR 526
Marco Stephan Lofrano Alves

63 DOENÇAS GENÉTICAS DETECTADAS POR ECOCARDIOGRAFIA FETAL E NO PERÍODO NEONATAL 534
Lilian M. Lopes

PARTE IX
CARDIOPATIAS CONGÊNITAS

64 NOMENCLATURA E ANÁLISE SEGMENTAR SEQUENCIAL 543
Karen Saori Shiraishi Sawamura ▪ Claudia Cosentino Gallafrio
Alessandro Cavalcanti Lianza

65 CARDIOPATIAS CONGÊNITAS COM HIPERFLUXO PULMONAR .. 549
Ivan Romero Rivera ▪ Adriana Mello Rodrigues dos Santos
Manuela Baima Costa Cabral ▪ Zilma Verçosa de Sá Ribeiro

66 CARDIOPATIAS CONGÊNITAS COM ANOMALIAS DAS VIAS DE SAÍDA DIREITA E ESQUERDA 571
Andressa Mussi Soares ▪ Gabriela Nunes Leal ▪ Cristiane Akina Monma

67 CARDIOPATIAS CONGÊNITAS CIANÓTICAS 587
Claudia Regina Pinheiro de Castro Grau
Simone Rolim Fernandes Fontes Pedra ▪ Renata de Sá Cassar
Daniela Lago Kreuzig ▪ Bianca Saraiva Santoro ▪ Márcio Miranda Brito

68 CARDIOPATIAS COMPLEXAS 603
Estela Suzana Kleiman Horowitz ▪ Gláucia M. P. Tavares
Célia Toshie Nagamatsu

69 ECOCARDIOGRAFIA FETAL 611
Paulo Zielinsky ▪ Luiz Henrique Soares Nicoloso
Márcia Ferreira Alves Barberato ▪ Antonio Luiz Piccoli Jr.

70 CARDIOPATIA CONGÊNITA NO ADULTO E AVALIAÇÃO PÓS-OPERATÓRIA TARDIA 622
Vitor Coimbra Guerra ▪ Samira Saady Morhy

ÍNDICE REMISSIVO 631

MENU DE VÍDEOS

Vídeo	QR Code	Vídeo URL
Vídeo 5-1 Corte esofágico médio de quatro câmaras. Na imagem à esquerda, nota-se a presença de ar no ápice e à direita com melhora após drenagem.		https://www.thieme.de/de/q.htm?p=opn/cs/20/7/12265052-ad9a1a46
Vídeo 5-2 Punção da veia jugular interna direita.		https://www.thieme.de/de/q.htm?p=opn/cs/20/7/12265053-09658770
Vídeo 5-3 Ateromatose importante da aorta descendente.		https://www.thieme.de/de/q.htm?p=opn/cs/20/7/12265054-7a2d09e6
Vídeo 5-4 Cânula de drenagem no ápice do VE, corretamente posicionada, apontando para a valva mitral nos dois cortes.		https://www.thieme.de/de/q.htm?p=opn/cs/20/7/12265055-a0fafdcb
Vídeo 5-5 Valva mitral na visão do cirurgião em imagem tridimensional. *Flail* do segmento P2.		https://www.thieme.de/de/q.htm?p=opn/cs/20/7/12265056-525d98a3
Vídeo 5-6 Corte esofágico médio de eixo longo da valva aórtica demonstrando avaliação pré-operatória de estenose valvar aórtica, com aceleração de fluxo ao mapeamento de fluxo em cores a partir do plano valvar aórtico.		https://www.thieme.de/de/q.htm?p=opn/cs/20/7/12265057-49039c3d
Vídeo 5-7 Corte esofágico médio de quatro câmaras evidenciando insuficiência discreta da valva tricúspide na avaliação intraoperatória após plastia.		https://www.thieme.de/de/q.htm?p=opn/cs/20/7/12265058-a1a212c8
Vídeo 5-8 Corte esofágico médio de quatro câmaras demonstrando à esquerda a valva tricúspide com implantação baixa da cúspide septal (anomalia de Ebstein) e dilatação do ventrículo direito. Na imagem à direita o resultado após o reparo cirúrgico da valva tricúspide pela técnica do Cone.		https://www.thieme.de/de/q.htm?p=opn/cs/20/7/12265059-94a9eaff
Vídeo 5-9 Corte esofágico médio de eixo curto da valva aórtica destacando comunicação interatrial *ostium secundum* com fluxo do átrio esquerdo para o direito ao mapeamento de fluxo em cores.		https://www.thieme.de/de/q.htm?p=opn/cs/20/7/12265060-5d9c116f

Vídeo	QR Code	Vídeo URL
Vídeo 5-10 Corte esofágico médio de eixo curto da valva aórtica intraoperatório após correção da comunicação interatrial com *patch* sem *shunt* residual.		https://www.thieme.de/de/q.htm?p=opn/cs/20/7/12265061-0462ae68
Vídeo 5-11 Corte esofágico médio de quatro câmaras intraoperatório após correção da comunicação interventricular com patch sem *shunt* residual.		https://www.thieme.de/de/q.htm?p=opn/cs/20/7/12265062-e8cd4624
Vídeo 5-12 Corte esofágico médio de eixo longo da valva aórtica intraoperatório após correção da comunicação interventricular com *patch* sem *shunt* residual.		https://www.thieme.de/de/q.htm?p=opn/cs/20/7/12265063-0c59830f
Vídeo 5-13 Corte esofágico médio de quatro câmaras na avaliação após saída de CEC de correção de defeito do septo atrioventricular com insuficiência discreta das valvas atrioventriculares direita e esquerda e estenose discreta da valva atrioventricular esquerda.		https://www.thieme.de/de/q.htm?p=opn/cs/20/7/12265064-28608620
Vídeo 5-14 Corte esofágico médio de quatro câmaras na avaliação após saída de CEC de correção de defeito do septo atrioventricular com insuficiência da valva atrioventricular esquerda por dois jatos ao mapeamento de fluxo em cores. Nota-se a presença de uma comunicação interatrial com fluxo bidirecional por causa da presença de hipertensão pulmonar.		https://www.thieme.de/de/q.htm?p=opn/cs/20/7/12265065-60ee1275
Vídeo 5-15 Avaliação intraoperatória após correção de Tetralogia de Fallot com discreta aceleração de fluxo na via de saída do ventrículo direito no vídeo superior direito.		https://www.thieme.de/de/q.htm?p=opn/cs/20/7/12265066-1be1de4f
Vídeo 6-1 Corte apical de 3 câmaras mostrando a captura das paredes do miocárdio pelo sistema de *speckle tracking*.		https://www.thieme.de/de/q.htm?p=opn/cs/20/7/12265067-aee2960c
Vídeo 6-2 Ecocardiograma bidimensional realizado pelo corte paraesternal longitudinal em paciente portador de amiloidose, observando-se o aumento de espessura das paredes com aspecto em "vidro fosco".		https://www.thieme.de/de/q.htm?p=opn/cs/20/7/12265068-64a92571
Vídeo 6-3 Infarto apical com aneurisma correspondendo à oclusão da artéria descendente anterior.		https://www.thieme.de/de/q.htm?p=opn/cs/20/7/12265069-6827092d
Vídeo 6-4 O mesmo paciente da Figura 6-25, mostrando grande aneurisma da região apical de origem chagásica.		https://www.thieme.de/de/q.htm?p=opn/cs/20/7/12265070-79fcb3f8
Vídeo 10-1 Ressonância magnética de um exemplo de miocardiopatia hipertrófica primária – vide Figura 10-3.		https://www.thieme.de/de/q.htm?p=opn/cs/20/7/12265071-64700b90

MENU DE VÍDEOS

Vídeo	QR Code	Vídeo URL
Vídeo 10-2 Ressonância magnética de miocardiopatia dilatada idiopática – vide Figura 10-3.		https://www.thieme.de/de/q.htm?p=opn/cs/20/7/12265072-417fe25b
Vídeo 10-3 Ressonância magnética de miocardiopatia restritiva – vide Figura 10-3.		https://www.thieme.de/de/q.htm?p=opn/cs/20/7/12265073-ca3cc4c0
Vídeo 10-4 Ressonância magnética de miocardiopatia isquêmica – vide Figura 10-3.		https://www.thieme.de/de/q.htm?p=opn/cs/20/7/12265074-39bf67cf
Vídeo 17-1 Análise da deformação miocárdica do ventrículo direito (VD) pelo *speckle tracking* em *software* específico (*4D-RV-Function 2.0, TOMTEC Imaging Systems Unterschleissheim*, Alemanha).		https://www.thieme.de/de/q.htm?p=opn/cs/20/7/12265075-19f13ea2
Vídeo 17-2 Exemplo de aquisição inicial do bloco volumétrico tridimensional do ventrículo direito, a partir da janela apical, com incidência de 4 câmaras focada em VD. Paciente com miocardiopatia arritmogênica, apresentando discinesia no segmento basal da parede livre.		https://www.thieme.de/de/q.htm?p=opn/cs/20/7/12265076-1ef8c32d
Vídeo 17-3 Exemplo de resultado final da análise de volumes tridimensionais e fração de ejeção 3D do VD.		https://www.thieme.de/de/q.htm?p=opn/cs/20/7/12265077-df04650e
Vídeo 17-4 Exemplo de visualização tridimensional do VD com *mesh* para facilitar visualização de alterações contráteis segmentares.		https://www.thieme.de/de/q.htm?p=opn/cs/20/7/12265078-00d6085b
Vídeo 20-1 Paciente com IAM de artéria coronária direita. À direita sem Doppler colorido e à esquerda com colorido no corte paraesternal longitudinal a IM grave, jato excêntrico, direcionado posteriormente por *tethering* do folheto posterior.		https://www.thieme.de/de/q.htm?p=opn/cs/20/7/12265079-d4b061b3
Vídeo 20-2 Paciente com IAM de artéria coronária direita. Corte de 4 câmaras evidenciando acinesia do septo inferior basal e a IM grave.		https://www.thieme.de/de/q.htm?p=opn/cs/20/7/12265080-daf0903f
Vídeo 20-3 Paciente com IAM de artéria coronária direita. Corte de 4 câmaras evidenciando acometimento com disfunção contrátil do ventrículo direito.		https://www.thieme.de/de/q.htm?p=opn/cs/20/7/12265081-9d9a2c8a
Vídeo 20-4 Paciente com IAM de artéria coronária direita. Corte de 2 câmaras, com acinesia da parede inferior segmento basal devido ao IAM de artéria coronária direita.		https://www.thieme.de/de/q.htm?p=opn/cs/20/7/12265082-059075a0

Vídeo	QR Code	Vídeo URL
Vídeo 20-5 Paciente com IAM de artéria coronária direita. Corte de 4 câmaras modificado com *zoom* na valva tricúspide mostrando a falha de coaptação dos folhetos.		https://www.thieme.de/de/q.htm?p=opn/cs/20/7/12265083-d6a0aaa5
Vídeo 20-6 Paciente com IAM de artéria coronária direita. Corte de 4 câmaras com *zoom* na valva tricúspide sem e com Doppler colorido evidenciando a insuficiência tricúspide grave.		https://www.thieme.de/de/q.htm?p=opn/cs/20/7/12265084-c21dbc8c
Vídeo 20-7 Aneurisma de toda a região média e apical do ventrículo esquerdo, com trombo séssil atapetando a região apical.		https://www.thieme.de/de/q.htm?p=opn/cs/20/7/12265085-e0a65ddb
Vídeo 20-8 Aneurisma de toda a região média e apical do ventrículo esquerdo, com trombo séssil atapetando toda a região apical e importante rêmora em seu interior.		https://www.thieme.de/de/q.htm?p=opn/cs/20/7/12265086-f61f6460
Vídeo 20-9 Corte apical de 4 câmaras evidenciando trombo arredondado com certa mobilidade, localizado na região apical do ventrículo esquerdo com aneurisma dessa região.		https://www.thieme.de/de/q.htm?p=opn/cs/20/7/12265087-031bffd5
Vídeo 20-10 Corte paraesternal longitudinal do ventrículo esquerdo evidenciando aumento da cavidade esquerda, com grave disfunção sistólica. Presença de imagem hiper-refringente compatível com trombo séssil localizado desde o septo anterior do segmento médio.		https://www.thieme.de/de/q.htm?p=opn/cs/20/7/12265088-caae9058
Vídeo 20-11 Corte transverso do ventrículo esquerdo ratificando a presença do trombo.		https://www.thieme.de/de/q.htm?p=opn/cs/20/7/12265089-4bbb01ed
Vídeo 20-12 Presença de trombo séssil em região apical com resolução (esquerda), após uso de anticoagulação oral (direita).		https://www.thieme.de/de/q.htm?p=opn/cs/20/7/12265090-710766a6
Vídeo 20-13 Ecodopplercardiograma 3D transtorácico evidenciando a localização da regurgitação mitral típica nos casos de IAM inferior, em que o folheto posterior, segmento P3, fica retraído por causa do deslocamento do músculo papilar posteromedial, gerando refluxo próximo à comissura medial.		https://www.thieme.de/de/q.htm?p=opn/cs/20/7/12265091-1d3265c9
Vídeo 20-14 *Zoom* da regurgitação mitral do caso do Vídeo 20-13.		https://www.thieme.de/de/q.htm?p=opn/cs/20/7/12265092-3a6d735e
Vídeo 24-1 Corte Apical 4 câmaras mostrando o movimento chamado "Rocking Apical" encontrado no BRE com dissincronismo.		https://www.thieme.de/de/q.htm?p=opn/cs/20/7/12265093-119b4d85

MENU DE VÍDEOS

Vídeo	QR Code	Vídeo URL
Vídeo 24-2 Imagens no formato Quad Screen; as duas superiores antes da colocação do MP ressincronizador. As duas inferiores após a colocação mostrando a acentuada melhora da função sistólica e da geometria do VE.		https://www.thieme.de/de/q.htm?p=opn/cs/20/7/12265094-d91af383
Vídeo 27-1 Projeção paraesternal longitudinal de paciente com diagnóstico de miocardiopatia hipertrófica com predomínio septal. Observa-se movimento anterior sistólico do folheto anterior da valva mitral em direção ao septo interventricular, causando obstrução dinâmica da via de saída do ventrículo esquerdo.		https://www.thieme.de/de/q.htm?p=opn/cs/20/7/12265095-238ad6d2
Vídeo 27-2 Projeção apical longitudinal de paciente com diagnóstico de miocardiopatia hipertrófica. Observa-se alongamento e movimento anterior sistólico do folheto posterior da valva mitral em direção ao septo interventricular, causando obstrução dinâmica da via de saída do ventrículo esquerdo. Há discreta hiper-refringência do septo, na região do contato mitral-septal, lesão provocada por fricção crônica do folheto à parede ventricular.		https://www.thieme.de/de/q.htm?p=opn/cs/20/7/12265096-06f70773
Vídeo 27-3 Ecocardiograma tridimensional de valva mitral de paciente com miocardiopatia hipertrófica apical, visão ventricular demonstrando repuxamento da valva mitral por músculo papilar anômalo.		https://www.thieme.de/de/q.htm?p=opn/cs/20/7/12265097-e8a7178d
Vídeo 29-1 Corte paraesternal eixo longo do VE demonstrando aumento significativo das paredes do VE e VD, com aumento da ecogenicidade e aspecto em granular *sparkling* em paciente portador de amiloidose comprovada.		https://www.thieme.de/de/q.htm?p=opn/cs/20/7/12265098-c17c1bfe
Vídeo 29-2 Corte apical 4 câmaras demonstrando aumento da espessura das paredes de ambos os ventrículos, principalmente do VE, com áreas de brilho sugerindo infiltração do ponto de vista ecográfico. Observe espessamento das valvas e do septo interatrial que pode ocorrer em casos de amiloidose.		https://www.thieme.de/de/q.htm?p=opn/cs/20/7/12265099-d1800f25
Vídeo 29-3 Corte apical 4 câmaras demonstrando aumento da espessura das paredes do VE em paciente portador de doença de Anderson-Fabry. Observe hipertrofia mais acentuada em músculo papilar anterolateral.		https://www.thieme.de/de/q.htm?p=opn/cs/20/7/12265100-bce25d16
Vídeo 29-4 Corte paraesternal eixo transversal ao nível dos ventrículos demonstrando aumento da espessura das paredes em paciente portador de doença de Anderson-Fabry. Observe duplo contorno mais nítido em paredes antero e inferosseptal.		https://www.thieme.de/de/q.htm?p=opn/cs/20/7/12265101-f90a44f0
Vídeo 29-5 Corte paraesternal eixo longitudinal do VE, em paciente portador de síndrome do PRKAG2, demonstrando aumento significativo da espessura das paredes de ambos os ventrículos, com pequenos pontos de ecogenicidade.		https://www.thieme.de/de/q.htm?p=opn/cs/20/7/12265102-ab971f9a
Vídeo 29-6 Corte paraesternal eixo transversal ao nível dos ventrículos demonstrando aumento significativo da espessura das paredes do VE em paciente portador de síndrome do PRKAG2.		https://www.thieme.de/de/q.htm?p=opn/cs/20/7/12265103-f751535b

MENU DE VÍDEOS

Vídeo	QR Code	Vídeo URL
Vídeo 29-7 Corte paraesternal eixo longitudinal do VE, em paciente portador de ataxia de Friedreich, demonstrando aumento da espessura das paredes de ambos os ventrículos, com ecogenicidade bastante aumentada, com aspecto de granular *sparkling*.		https://www.thieme.de/de/q.htm?p=opn/cs/20/7/12265104-7a71873d
Vídeo 29-8 Corte apical 4 câmaras, em paciente portador de ataxia de Friedreich, demonstrando aumento da espessura das paredes de ambos os ventrículos, com ecogenicidade bastante aumentada, com aspecto de granular *sparkling*.		https://www.thieme.de/de/q.htm?p=opn/cs/20/7/12265105-92cecc73
Vídeo 34-1 Corte 4 câmaras evidenciando hipercontratilidade nos segmentos basais com acinesia dos segmentos médios e apicais.		https://www.thieme.de/de/q.htm?p=opn/cs/20/7/12265106-6c83c758
Vídeo 34-2 Avaliação dos segmentos miocárdios através da captura de um *full volume* evidenciando contratilidade normal nos segmentos basais com acinesia dos segmentos médios e apicais.		https://www.thieme.de/de/q.htm?p=opn/cs/20/7/12265107-c245f990
Vídeo 34-3 Variante anatômica do Takotsubo: médio ventricular, com hipercontratilidade dos segmentos basal e apical visualizada no corte paraesternal longitudinal do ventrículo esquerdo.		https://www.thieme.de/de/q.htm?p=opn/cs/20/7/12265108-a919e65a
Vídeo 34-4 Variante anatômica do Takotsubo: médio ventricular, com hipercontratilidade dos segmentos basal e apical visualizada no corte duas câmaras do ventrículo esquerdo.		https://www.thieme.de/de/q.htm?p=opn/cs/20/7/12265109-4feeac49
Vídeo 34-5 Visualização da artéria descendente anterior segmento distal no corte 4 câmaras.		https://www.thieme.de/de/q.htm?p=opn/cs/20/7/12265110-b261fe6b
Vídeo 34-6 Doppler pulsado no segmento distal evidenciando fluxo sistodiastólico com predomínio na diástole.		https://www.thieme.de/de/q.htm?p=opn/cs/20/7/12265111-ae2cb270
Vídeo 34-7 O uso de contraste para avaliação da alteração segmentar em paciente com janela acústica inadequada. Corte 4 câmaras, com hipercontratilidade dos segmentos basais e acinesia médio e apical, com ausência de trombo.		https://www.thieme.de/de/q.htm?p=opn/cs/20/7/12265112-f137b499
Vídeo 36-1 Eixo curto paraestenal de VAo bicúspide, com espessamento de seus folhetos. Observa-se a abertura em boca da VAo, diferente da abertura triangular da VAo tricúspide normal.		https://www.thieme.de/de/q.htm?p=opn/cs/20/7/12265113-d7efdd42
Vídeo 36-2 Paciente do sexo masculino, 15 anos, com dupla lesão mitral e dupla lesão aórtica reumática. Observa-se o *doming*, com restrição leve da abertura da VAo e restrição importante da abertura da valva mitral e consequente aumento das câmaras esquerdas.		https://www.thieme.de/de/q.htm?p=opn/cs/20/7/12265114-ca24371e

MENU DE VÍDEOS

Vídeo	QR Code	Vídeo URL
Vídeo 36-3 Corte apical de 5 câmaras de paciente do sexo masculino com EAo importante e disfunção do VE.		https://www.thieme.de/de/q.htm?p=opn/cs/20/7/12265115-64b8f6f8
Vídeo 37-1 Valva aórtica bicúspide com rafe.		https://www.thieme.de/de/q.htm?p=opn/cs/20/7/12265116-d4917823
Vídeo 37-2 Valva aórtica bicúspide laterolateral.		https://www.thieme.de/de/q.htm?p=opn/cs/20/7/12265117-1bb317d9
Vídeo 37-3 Valva aórtica bicúspide anteroposterior.		https://www.thieme.de/de/q.htm?p=opn/cs/20/7/12265118-d9e245b9
Vídeo 37-4 Valva aórtica reumática.		https://www.thieme.de/de/q.htm?p=opn/cs/20/7/12265119-c6b19528
Vídeo 37-5 Endocardite.		https://www.thieme.de/de/q.htm?p=opn/cs/20/7/12265120-8e2dd6cf
Vídeo 37-6 Endocardite.		https://www.thieme.de/de/q.htm?p=opn/cs/20/7/12265121-cb1c90b4
Vídeo 37-7 Endocardite.		https://www.thieme.de/de/q.htm?p=opn/cs/20/7/12265122-35fe591c
Vídeo 37-8 Disseção transtorácica apical 3C.		https://www.thieme.de/de/q.htm?p=opn/cs/20/7/12265123-e3e2be17
Vídeo 37-9 Dissecção transtorácica paraesternal.		https://www.thieme.de/de/q.htm?p=opn/cs/20/7/12265124-73da6b65
Vídeo 37-10 Dissecção paraesternal color.		https://www.thieme.de/de/q.htm?p=opn/cs/20/7/12265125-c1e0171b

Vídeo	QR Code	Vídeo URL
Vídeo 37-11 Dissecção transtorácica supraesternal.		https://www.thieme.de/de/q.htm?p=opn/cs/20/7/12265126-4b6acfd6
Vídeo 37-12 Dissecção transesofágica.		https://www.thieme.de/de/q.htm?p=opn/cs/20/7/12265127-3a64bf1e
Vídeo 37-13 Paraesternal *color* IAo importante.		https://www.thieme.de/de/q.htm?p=opn/cs/20/7/12265128-421defa9
Vídeo 37-14 Paraesternal *color* 2 jatos IAo importante.		https://www.thieme.de/de/q.htm?p=opn/cs/20/7/12265129-e0687c98
Vídeo 37-15 Paraesternal transverso *color* área do jato.		https://www.thieme.de/de/q.htm?p=opn/cs/20/7/12265130-9f7f3cb2
Vídeo 37-16 Apical 5 câmaras *color* jato excêntrico.		https://www.thieme.de/de/q.htm?p=opn/cs/20/7/12265131-40e42b77
Vídeo 37-17 Apical 5 câmaras *color* IAo importante.		https://www.thieme.de/de/q.htm?p=opn/cs/20/7/12265132-8fdb0503
Vídeo 37-18 ETE *color* dissecção IAo importante.		https://www.thieme.de/de/q.htm?p=opn/cs/20/7/12265133-1fb232f0
Vídeo 37-19 ETE transgástrica *color* IAo moderada.		https://www.thieme.de/de/q.htm?p=opn/cs/20/7/12265134-e41a8295
Vídeo 37-20 *Color* fluxo reverso aorta descendente.		https://www.thieme.de/de/q.htm?p=opn/cs/20/7/12265135-b024c9f7
Vídeo 44-1 Corte paraesternal eixo curto de estenose pulmonar por fusão comissural. Dilatação de tronco pulmonar e artéria pulmonar esquerda.		https://www.thieme.de/de/q.htm?p=opn/cs/20/7/12265136-91288b2e

MENU DE VÍDEOS

Vídeo	QR Code	Vídeo URL
Vídeo 44-2 Estenose pulmonar por displasia valvar. Corte paraesternal eixo curto mostrando válvulas espessadas.		https://www.thieme.de/de/q.htm?p=opn/cs/20/7/12265137-6a11a484
Vídeo 44-3 Estenose pulmonar crítica. Corte subcostal coronal com *shunt* direita-esquerda através de comunicação interatrial.		https://www.thieme.de/de/q.htm?p=opn/cs/20/7/12265138-fb0ffacf
Vídeo 44-4 EP valvar crítica. Corte subcostal coronal mostrando VD hipertrófico, valva pulmonar estenótica e dilatação da artéria pulmonar pós-estenótica.		https://www.thieme.de/de/q.htm?p=opn/cs/20/7/12265139-7e09b4d7
Vídeo 44-5 ECO transesofágico em esôfago médio a 0°. Corte de 4 câmaras mostrando banda anômala do VD.		https://www.thieme.de/de/q.htm?p=opn/cs/20/7/12265140-b848366e
Vídeo 44-6 Banda anômala obstrutiva do VD. Corte subcostal sagittal, à esquerda observa-se hipertrofia ventricular direita e banda anômala proeminente dividindo o VD em duas cavidades; à direita o mesmo corte com Doppler colorido mostrando fluxo turbulento em região da banda muscular.		https://www.thieme.de/de/q.htm?p=opn/cs/20/7/12265141-d82e36a2
Vídeo 44-7 CIV e banda anômala do VD. Corte paraesternal eixo curtol (à esquerda) – demonstra banda anômala (à direita) – mesmo corte com Doppler colorido mostrando CIV perimembranosa e banda muscular.		https://www.thieme.de/de/q.htm?p=opn/cs/20/7/12265142-90103dd6
Vídeo 44-8 Agenesia da valva pulmonar. Corte subcostal coronal mostrando o desvio anterior do septo infundibular (característico da Tetralogia de Fallot), resquícios da valva pulmonar e dilatação aneurismática da artéria pulmonar.		https://www.thieme.de/de/q.htm?p=opn/cs/20/7/12265143-9d6b60fd
Vídeo 44-9 Agenesia da valva pulmonar. Doppler colorido mostrando a insuficiência pulmonar.		https://www.thieme.de/de/q.htm?p=opn/cs/20/7/12265144-4841c35d
Vídeo 44-10 Doppler colorido no corte paraesternal eixo curto mostrando IP discreta.		https://www.thieme.de/de/q.htm?p=opn/cs/20/7/12265145-7b6cf994
Vídeo 44-11 Doppler colorido no corte paraesternal eixo curto mostrando IP moderada.		https://www.thieme.de/de/q.htm?p=opn/cs/20/7/12265146-a4496bb8
Vídeo 44-12 Doppler colorido no corte paraesternal eixo curto mostrando IP importante.		https://www.thieme.de/de/q.htm?p=opn/cs/20/7/12265147-76a679ab

Vídeo	QR Code	Vídeo URL
Vídeo 44-13 Fluxo ascendente por turbilhonamento em forma de redemoinho na artéria pulmonar dilatada, que pode ser confundido com refluxo pulmonar. O diferencial é que esse fluxo ascendente ocorre predominantemente na sístole, enquanto o refluxo ocorre na diástole ventricular.		https://www.thieme.de/de/q.htm?p=opn/cs/20/7/12265148-f6378047
Vídeo 44-14 Retificação diastólica do septo interventricular no corte paraesternal eixo curto dos ventrículos.		https://www.thieme.de/de/q.htm?p=opn/cs/20/7/12265149-edcd9158
Vídeo 45-1 IT/PSAP pré-eco de esforço.		https://www.thieme.de/de/q.htm?p=opn/cs/20/7/12265150-80afce56
Vídeo 45-2 IT/PSAP pós-eco de esforço.		https://www.thieme.de/de/q.htm?p=opn/cs/20/7/12265151-58278db8
Vídeo 45-3 *Color* Doppler IT grave.		https://www.thieme.de/de/q.htm?p=opn/cs/20/7/12265152-d6d5e13c
Vídeo 45-4 CoreValve e IT leve.		https://www.thieme.de/de/q.htm?p=opn/cs/20/7/12265153-b2d8f09b
Vídeo 49-1 Atleta de elite, sexo masculino, 26 anos, lutador de MMA. Observe aumento global das câmaras cardíacas, hipertrofia miocárdica de ambos os ventrículos, contraste espontâneo no interior do VE.		https://www.thieme.de/de/q.htm?p=opn/cs/20/7/12265154-07eb1589
Vídeo 49-2 Atleta maratonista, 28 anos. Observe aumento e hipertrofia do ventrículo direito através da ecocardiografia tridimensional, obtida em *full-volume* com múltiplos batimentos (6 ciclos cardíacos).		https://www.thieme.de/de/q.htm?p=opn/cs/20/7/12265155-70d11fbb
Vídeo 65-1 Corte subcostal intermediário entre os eixos coronal e curto. Observam-se os folhetos da valva AV única com um orifício. O folheto ponte superior tem cordas que se inserem no topo do septo ventricular.		https://www.thieme.de/de/q.htm?p=opn/cs/20/7/12265156-58b9f4a0
Vídeo 65-2 Corte apical de quatro câmaras. DSAV com um orifício, CIA e CIV. Observa-se regurgitação discreta a moderada da valva AV, direcionada do VE para o AD e grande retorno venoso pulmonar, em consequência do hiperfluxo pulmonar.		https://www.thieme.de/de/q.htm?p=opn/cs/20/7/12265157-eee66faa
Vídeo 65-3 Corte apical quatro câmaras. DSAV com um orifício, CIA e CIV.		https://www.thieme.de/de/q.htm?p=opn/cs/20/7/12265158-d6ee5073

MENU DE VÍDEOS

Vídeo	QR Code	Vídeo URL
Vídeo 65-4 Corte subcostal coronal. DSAV com dois orifícios, CIA *ostium primum* ampla, funcionalmente átrio único.		https://www.thieme.de/de/q.htm?p=opn/cs/20/7/12265159-fe21bbb3
Vídeo 65-5 Corte subcostal intermediário. DSAV total tipo B de Rastelli: o folheto-ponte superior se estende mais em direção ao VD (suas cordas não estão aderidas ao septo ventricular e sim em músculo papilar anômalo à direita do septo ventricular).		https://www.thieme.de/de/q.htm?p=opn/cs/20/7/12265160-67253b96
Vídeo 65-6 Corte apical quatro câmaras. Mau alinhamento dos septos atrial e ventricular com dominância atrial direita.		https://www.thieme.de/de/q.htm?p=opn/cs/20/7/12265161-dcdb4f23
Vídeo 65-7 Ecocardiograma fetal em corte equivalente ao paraesternal longitudinal. Via de saída do VE alongada com imagem típica de *goose neck* (pescoço de ganso).		https://www.thieme.de/de/q.htm?p=opn/cs/20/7/12265162-2e2a57fd
Vídeo 65-8 Corte apical 5 câmaras demonstrando comunicação interventricular perimembranosa de via de entrada parcialmente ocluída por tecido acessório da valva tricúspide ao bidimensional e ao mapeamento de fluxo em cores.		https://www.thieme.de/de/q.htm?p=opn/cs/20/7/12265163-7f07db57
Vídeo 65-9 Corte eixo longo demonstrando comunicação interventricular perimembranosa de via de entrada parcialmente ocluída por tecido acessório da valva tricúspide ao 2D e ao mapeamento de fluxo.		https://www.thieme.de/de/q.htm?p=opn/cs/20/7/12265164-810e2bca
Vídeo 65-10 Corte eixo longo demonstrando comunicação perimembranosa de via de saída do VE, com prolapso da válvula coronariana direita da valva aórtica levando ao fechamento parcial da CIV e insuficiência aórtica.		https://www.thieme.de/de/q.htm?p=opn/cs/20/7/12265165-3920f72e
Vídeo 65-11 Corte eixo curto demonstrando desvio anterior do septo infundibular e obstrução da via de saída do ventrículo direito ao bidimensional e ao mapeamento de fluxo em cores.		https://www.thieme.de/de/q.htm?p=opn/cs/20/7/12265166-655320d5
Vídeo 65-12 Corte eixo longo demonstrando mau alinhamento septo membranoso e muscular com desvio posterior do septo e obstrução da via de saída do ventrículo esquerdo.		https://www.thieme.de/de/q.htm?p=opn/cs/20/7/12265167-3d493460
Vídeo 65-13 Corte apical 5 câmaras demonstrando comunicação interventricular perimembranosa de via de entrada.		https://www.thieme.de/de/q.htm?p=opn/cs/20/7/12265168-a50b7441
Vídeo 65-14 Corte coronal ao plano subcostal demonstrando comunicação perimembranosa de via de entrada e sua relação próxima com a valva tricúspide e valva aórtica.		https://www.thieme.de/de/q.htm?p=opn/cs/20/7/12265169-5f049f83

Vídeo	QR Code	Vídeo URL
Vídeo 65-15 Corte eixo curto demonstrando comunicação interventricular subarterial. Observe a localização próxima às valvas pulmonar e aórtica.		https://www.thieme.de/de/q.htm?p=opn/cs/20/7/12265170-2e825b7c
Vídeo 65-16 Corte apical 4 câmaras demonstrando comunicação interventricular de via de entrada com *straddling* da valva tricúspide e hipoplasia do ventrículo direito.		https://www.thieme.de/de/q.htm?p=opn/cs/20/7/12265171-6cdc40d8
Vídeo 65-17 Corte eixo longo demonstrando comunicações interventriculares musculares múltiplas ao bidimensional e ao mapeamento de fluxo em cores com fluxo VE-VD através das comunicações.		https://www.thieme.de/de/q.htm?p=opn/cs/20/7/12265172-4c551dcd
Vídeo 65-18 Corte apical 4 câmaras demonstrando comunicação interventricular muscular posterior. Observe a presença de tecido muscular logo abaixo das valvas atrioventriculares, separando-as da comunicação interventricular.		https://www.thieme.de/de/q.htm?p=opn/cs/20/7/12265173-9d050d22
Vídeo 65-19 Corte apical 4 câmaras demonstrando comunicação interventricular médio-septal ao mapeamento de fluxo em cores com *shunt* esquerda-direita.		https://www.thieme.de/de/q.htm?p=opn/cs/20/7/12265174-2688a2fc
Vídeo 65-20 Corte eixo longo demonstrando comunicação interventricular médio-septal ao bidimensional e ao mapeamento em cores com fluxo do ventrículo esquerdo – ventrículo direito.		https://www.thieme.de/de/q.htm?p=opn/cs/20/7/12265175-7045e805
Vídeo 65-21 Corte apical 4 câmaras demonstrando comunicação interventricular muscular apical com fluxo esquerda-direita. Observe que a comunicação interventricular está abaixo da banda moderadora do ventrículo direito.		https://www.thieme.de/de/q.htm?p=opn/cs/20/7/12265176-d5440e0b
Vídeo 65-22 Corte eixo longo demonstrando comunicação interventricular muscular apical com fluxo esquerda-direita. Confirme que a comunicação interventricular está abaixo da banda moderadora do ventrículo direito.		https://www.thieme.de/de/q.htm?p=opn/cs/20/7/12265177-561ba974
Vídeo 65-23 No eixo curto paraesternal, o canal pode ser visto surgindo da artéria pulmonar principal, lateralmente ao ramo pulmonar esquerdo e conectando-se à aorta torácica descendente na extremidade oposta.		https://www.thieme.de/de/q.htm?p=opn/cs/20/7/12265178-809558aa
Vídeo 65-24 Plano apical quatro câmaras no paciente prematuro em ventilação de alta frequência, mostrando dilatação das cavidades esquerdas e abaulamento do septo interatrial para direita.		https://www.thieme.de/de/q.htm?p=opn/cs/20/7/12265179-8acd69be
Vídeo 65-25 Paciente com atresia pulmonar e comunicações interventriculares múltiplas com canal arterial longo e serpenteante, visto no plano supraesternal eixo longo, com *shunt* bidirecional.		https://www.thieme.de/de/q.htm?p=opn/cs/20/7/12265180-1e8553d8

Vídeo	QR Code	Vídeo URL
Vídeo 66-1 Valva pulmonar displásica e estenótica, ao corte paraesternal eixo curto. Há discreta dilatação pós-estenótica de tronco pulmonar. Nota-se insuficiência pulmonar de grau discreto ao color Doppler. O fluxo retrógrado em tronco pulmonar é proveniente de um canal arterial pérvio.		https://www.thieme.de/de/q.htm?p=opn/cs/20/7/12265181-c2784e34
Vídeo 66-2 Valva pulmonar displásica e estenótica, ao corte subcostal coronal. O fluxo retrógrado em tronco pulmonar é pro-veniente de um canal arterial pérvio.		https://www.thieme.de/de/q.htm?p=opn/cs/20/7/12265182-16c0b2a6
Vídeo 66-3 Corte apical quatro câmaras em recém-nascido com estenose valvar pulmonar crítica: valva tricúspide displásica, com insuficiência de grau importante.		https://www.thieme.de/de/q.htm?p=opn/cs/20/7/12265183-05fc7520
Vídeo 66-4 Corte supraesternal: canal arterial pérvio, morfologia ductus dependente, em recém-nascido com estenose valvar pulmonar crítica.		https://www.thieme.de/de/q.htm?p=opn/cs/20/7/12265184-03014de0
Vídeo 66-5 Corte paraesternal eixo curto: atresia pulmonar membranosa. Nota-se uma valva pulmonar imperfurada, com hipoplasia do anel valvar.		https://www.thieme.de/de/q.htm?p=opn/cs/20/7/12265185-d021b3e1
Vídeo 66-6 Corte paraesternal eixo curto: atresia pulmonar muscular em recém-nascido. O fluxo para os ramos pulmonares é proveniente de um canal arterial pérvio.		https://www.thieme.de/de/q.htm?p=opn/cs/20/7/12265186-b0c2b872
Vídeo 66-7 Plano paraesternal transversal eixo curto monstrando valva aórtica bivalvular com válvulas com dimensões proporcionais.		https://www.thieme.de/de/q.htm?p=opn/cs/20/7/12265187-f3ec9878
Vídeo 66-8 Valva aórtica (VAo) bivalvular sem rafe com linha única de fechamento na diástole com orientação anteroposterior, ao plano paraesternal transversal.		https://www.thieme.de/de/q.htm?p=opn/cs/20/7/12265188-8b09b016
Vídeo 66-9 Plano paraesternal transversal eixo curto demonstrando valva aórtica bivalvular em sístole (com rafe e abertura em forma de boca de peixe (*fish–mouth shape*).		https://www.thieme.de/de/q.htm?p=opn/cs/20/7/12265189-0ca7e6ef
Vídeo 66-10 Plano paraesternal transversal eixo curto mostrando valva aórtica quadrivalvular com quatro linhas de fechamento diastólico formando um "X".		https://www.thieme.de/de/q.htm?p=opn/cs/20/7/12265190-b092e8d6
Vídeo 66-11 Plano paraesternal transversal eixo curto mostrando valva aórtica quadrivalvular. Em sístole, as válvulas abertas assumem uma configuração retangular.		https://www.thieme.de/de/q.htm?p=opn/cs/20/7/12265191-803b55ae

MENU DE VÍDEOS

Vídeo	QR Code	Vídeo URL
Vídeo 66-12 Plano paraesternal longitudinal demonstrando dilatação de aorta ascendente pós-estenótica.		https://www.thieme.de/de/q.htm?p=opn/cs/20/7/12265192-46fab9cd
Vídeo 66-13 Hipertrofia concêntrica ventricular esquerda secundária à estenose aórtica valvar no plano 4 câmaras.		https://www.thieme.de/de/q.htm?p=opn/cs/20/7/12265193-2f80c9d7
Vídeo 66-14 Hipertrofia concêntrica ventricular esquerda secundária à estenose aórtica valvar no plano 4 câmaras.		https://www.thieme.de/de/q.htm?p=opn/cs/20/7/12265194-7e2370b3
Vídeo 66-15 Ecocardiograma fetal demonstrando ventrículo esquerdo muito dilatado e com disfunção importante, diâmetros reduzidos de valva aórtica e de aorta ascendente, abertura valvar aórtica preservada e fluxo laminar transvalvar aórtico ao Doppler, caracterizando uma cardiomiopatia dilatada grave em feto já hidrópico.		https://www.thieme.de/de/q.htm?p=opn/cs/20/7/12265195-068167e2
Vídeo 66-16 Ecocardiograma fetal demonstrando ventrículo esquerdo muito dilatado e com disfunção importante, diâmetros reduzidos de valva aórtica e de aorta ascendente, abertura valvar aórtica preservada e fluxo laminar transvalvar aórtico ao Doppler, caracterizando uma cardiomiopatia dilatada grave em feto já hidrópico		https://www.thieme.de/de/q.htm?p=opn/cs/20/7/12265196-0b96c524
Vídeo 66-17 Ecocardiograma fetal demonstrando ventrículo esquerdo muito dilatado e com disfunção importante, diâmetros reduzidos de valva aórtica e de aorta ascendente, abertura valvar aórtica preservada e fluxo laminar transvalvar aórtico ao Doppler, caracterizando uma cardiomiopatia dilatada grave em feto já hidrópico.		https://www.thieme.de/de/q.htm?p=opn/cs/20/7/12265197-fdfd9e5c
Vídeo 66-18 Ecocardiograma fetal demonstrando ventrículo esquerdo muito dilatado e com disfunção importante, diâmetros reduzidos de valva aórtica e de aorta ascendente, abertura valvar aórtica preservada e fluxo laminar transvalvar aórtico ao Doppler, caracterizando uma cardiomiopatia dilatada grave em feto já hidrópico.		https://www.thieme.de/de/q.htm?p=opn/cs/20/7/12265198-201609cb
Vídeo 66-19 Ecocardiograma fetal demonstrando ventrículo esquerdo muito dilatado e com disfunção importante, diâmetros reduzidos de valva aórtica e de aorta ascendente, abertura valvar aórtica preservada e fluxo laminar transvalvar aórtico ao Doppler, caracterizando uma cardiomiopatia dilatada grave em feto já hidrópico.		https://www.thieme.de/de/q.htm?p=opn/cs/20/7/12265199-d20ae9ed
Vídeo 66-20 Ecocardiograma de recém-nascido com estenose valvar aórtica crítica, onde se observa ventrículo esquerdo com áreas de maior hiperrefringência (fibroelastose endocárdica) na base dos músculos papilares e ao longo do endocárdio ao plano 4 câmaras.		https://www.thieme.de/de/q.htm?p=opn/cs/20/7/12265200-d65a343e
Vídeo 66-21 Ecocardiograma de recém-nascido com estenose valvar aórtica crítica, onde se observa no plano paraesternal longitudinal fluxo transvalvar aórtico turbulento e discreta insuficiência mitral ao mapeamento em cores.		https://www.thieme.de/de/q.htm?p=opn/cs/20/7/12265201-4b726da2
Vídeo 66-22 Ecocardiograma de recém-nascido com estenose valvar aórtica crítica, onde se observa no plano paraesternal longitudinal fluxo transvalvar aórtico turbulento e discreta insuficiência mitral ao mapeamento em cores.		https://www.thieme.de/de/q.htm?p=opn/cs/20/7/12265202-62030aff

MENU DE VÍDEOS

Vídeo	QR Code	Vídeo URL
Vídeo 66-23 Mesmo caso do Vídeo 66-21.		https://www.thieme.de/de/q.htm?p=opn/cs/20/7/12265203-1adbd8e8
Vídeo 66-24 Estenose subaórtica fixa por membrana no plano paraesternal longitudinal ao bidimensional.		https://www.thieme.de/de/q.htm?p=opn/cs/20/7/12265204-2edfbb62
Vídeo 66-25 Estenose subaórtica fixa por membrana no plano paraesternal longitudinal ao mapeamento em cores.		https://www.thieme.de/de/q.htm?p=opn/cs/20/7/12265205-2aa3e4a7
Vídeo 66-26 Estenose subaórtica fixa por membrana no plano paraesternal longitudinal no plano 5 câmaras ao mapeamento em cores.		https://www.thieme.de/de/q.htm?p=opn/cs/20/7/12265206-bf55db16
Vídeo 66-27 Estenose subaórtica fixa por membrana no plano paraesternal longitudinal ao Doppler demonstrando gradiente sistólico e refluxo aórtico.		https://www.thieme.de/de/q.htm?p=opn/cs/20/7/12265207-4975b3fb
Vídeo 66-28 Plano paraesternal longitudinal onde se demonstra anel fibroso muscular em via de saída de ventrículo esquerdo (estenose subaórtica fixa).		https://www.thieme.de/de/q.htm?p=opn/cs/20/7/12265208-ff8ae977
Vídeo 66-29 Plano paraesternal longitudinal onde se demonstra anel fibroso muscular em via de saída de ventrículo esquerdo (estenose subaórtica fixa).		https://www.thieme.de/de/q.htm?p=opn/cs/20/7/12265209-170db337
Vídeo 66-30 Estenose subaórtica.		https://www.thieme.de/de/q.htm?p=opn/cs/20/7/12265210-1f05f0bd
Vídeo 66-31 Estenose subaórtica.		https://www.thieme.de/de/q.htm?p=opn/cs/20/7/12265211-c9d1b09e
Vídeo 66-32 Estenose subaórtica.		https://www.thieme.de/de/q.htm?p=opn/cs/20/7/12265212-78c3fd43
Vídeo 66-33 CIV estenose subaórtica.		https://www.thieme.de/de/q.htm?p=opn/cs/20/7/12265213-3405b1fd

MENU DE VÍDEOS

Vídeo	QR Code	Vídeo URL
Vídeo 66-34 CIV estenose subaórtica.		https://www.thieme.de/de/q.htm?p=opn/cs/20/7/12265214-73f2b47b
Vídeo 66-35 CIV estenose subaórtica.		https://www.thieme.de/de/q.htm?p=opn/cs/20/7/12265215-9ccc6a7d
Vídeo 66-36 Ecocardiografia no plano paraesternal longitudinal demonstrando tecido acessório de valva mitral causando obstrução subaórtica.		https://www.thieme.de/de/q.htm?p=opn/cs/20/7/12265216-fd8d9076
Vídeo 66-37 Criança de 8 anos com arterite de Takayassu com regurgitação aórtica em mapeamento em cores.		https://www.thieme.de/de/q.htm?p=opn/cs/20/7/12265217-c640a713
Vídeo 66-38 Criança de 8 anos com arterite de Takayassu dilatação importante de raiz aórtica e aorta ascendente ao plano paraesternal longitudinal bidimensional.		https://www.thieme.de/de/q.htm?p=opn/cs/20/7/12265218-eabaf810
Vídeo 66-39 Mapeamento em cores de criança de 8 anos com arterite de Takayassu.		https://www.thieme.de/de/q.htm?p=opn/cs/20/7/12265219-5f81241e
Vídeo 66-40 Ecocardiograma transesofágico em adolescente com síndrome de Marfan demonstrando aneurisma de raiz aórtica e de região sinotubular com 5,9 cm de diâmetro.		https://www.thieme.de/de/q.htm?p=opn/cs/20/7/12265220-2e95c3e5
Vídeo 66-41 Ecocardiograma transesofágico em adolescente com síndrome de Marfan demonstrando aneurisma de raiz aórtica e de região sinotubular com 5,9 cm de diâmetro.		https://www.thieme.de/de/q.htm?p=opn/cs/20/7/12265221-93f4c61d
Vídeo 66-42 Ecocardiograma transesofágico em adolescente com síndrome de Marfan demonstrando aneurisma de raiz aórtica e de região sinotubular com 5,9 cm de diâmetro, dissecção próxima ao seio de valsalva direito e hematoma intrapericárdico.		https://www.thieme.de/de/q.htm?p=opn/cs/20/7/12265222-a0563568
Vídeo 66-43 Dilatação importante de raiz neoaórtica em adolescente em pós-operatório tardio de cirurgia de Jatene no plano paraesternal longitudinal ao ecocardiograma transtorácico.		https://www.thieme.de/de/q.htm?p=opn/cs/20/7/12265223-5e4651d9
Vídeo 66-44 Dilatação importante de raiz neoaórtica em adolescente em pós-operatório tardio de cirurgia de Jatene no plano paraesternal longitudinal ao ecocardiograma transesofágico.		https://www.thieme.de/de/q.htm?p=opn/cs/20/7/12265224-d8a00e2e

MENU DE VÍDEOS

Vídeo	QR Code	Vídeo URL
Vídeo 66-45 Paciente com valva aórtica bivalvular com jato direcionado para cúspide anterior da valva mitral que apresenta mobilidade aumentada como demonstrado no plano 4 câmaras.		https://www.thieme.de/de/q.htm?p=opn/cs/20/7/12265225-3db4c2be
Vídeo 66-46 Paciente com valva aórtica bivalvular com regurgitação aórtica ao mapeamento em cores.		https://www.thieme.de/de/q.htm?p=opn/cs/20/7/12265226-80e8eafd
Vídeo 66-47 Paciente com valva aórtica bivalvular com regurgitação aórtica ao mapeamento em cores.		https://www.thieme.de/de/q.htm?p=opn/cs/20/7/12265227-df3b5346
Vídeo 66-48 Paciente com valva aórtica bivalvular.		https://www.thieme.de/de/q.htm?p=opn/cs/20/7/12265228-0d35d0e3
Vídeo 67-1 Ecocardiograma fetal com imagem de transposição das grandes artérias complexa em corte paraesternal longitudinal. Presença de comunicação interventricular subpulmonar com desvio anterior do septo infundibular.		https://www.thieme.de/de/q.htm?p=opn/cs/20/7/12265229-11f112f1
Vídeo 67-2 Corte subcostal com mapeamento em cores das vias de saída, evidenciando os vasos em discordância ventriculoarterial na transposição das grandes artérias simples. Nota-se discreto refluxo valvar pulmonar.		https://www.thieme.de/de/q.htm?p=opn/cs/20/7/12265230-02269516
Vídeo 67-3 Corte paraesternal eixo longo com mapeamento em cores demonstrando os grandes vasos em paralelo na transposição das grandes artérias simples.		https://www.thieme.de/de/q.htm?p=opn/cs/20/7/12265231-34f263a6
Vídeo 67-4 Corte paraesternal alto exemplificando a disposição habitual das grandes artérias nesta patologia: valva aórtica anterior e à direita da valva pulmonar.		https://www.thieme.de/de/q.htm?p=opn/cs/20/7/12265232-4ead011f
Vídeo 67-5 Corte subcostal com mapeamento em cores, evidenciando forame oval restritivo na transposição das grandes artérias simples.		https://www.thieme.de/de/q.htm?p=opn/cs/20/7/12265233-10537af1
Vídeo 67-6 Corte subcostal bidimensional para guiar a atriosseptostomia percutânea com cateter balão à beira leito em transposição das grandes artérias simples com forame oval restritivo.		https://www.thieme.de/de/q.htm?p=opn/cs/20/7/12265234-f5e1485a
Vídeo 67-7 Corte subcostal exemplificando anomalia de coronária mais comumente encontrada na transposição das grandes artérias: a artéria circunflexa origina-se da artéria coronária direita e tem trajeto retropulmonar.		https://www.thieme.de/de/q.htm?p=opn/cs/20/7/12265235-bb4b7cd4

Vídeo	QR Code	Vídeo URL
Vídeo 67-8 Corte paraesternal alto exemplificando anomalia de coronária mais comumente encontrada na transposição das grandes artérias: a artéria circunflexa origina-se da artéria coronária direita e tem trajeto retropulmonar.		https://www.thieme.de/de/q.htm?p=opn/cs/20/7/12265236-50b9e45b
Vídeo 67-9 Corte paraesternal eixo longo de transposição das grandes artérias complexa com comunicação interventricular, desvio posterior do septo infundibular e estenose subvalvar e valvar pulmonar.		https://www.thieme.de/de/q.htm?p=opn/cs/20/7/12265237-2defa7c8
Vídeo 67-10 Corte paraesternal alto com mapeamento em cores em paciente submetido à cirurgia de Jatene com manobra de LeCompte, em que as artérias pulmonares situam-se anteriormente à aorta.		https://www.thieme.de/de/q.htm?p=opn/cs/20/7/12265238-67b69a02
Vídeo 67-11 Plano apical cinco câmaras demonstrando pela imagem bidimensional posição da comunicação interventricular e sua relação com a aorta. Avaliação inicial do grau de cavalgamento de aproximadamente 50% da valva aórtica sobre a crista do septo ventricular.		https://www.thieme.de/de/q.htm?p=opn/cs/20/7/12265239-888d9aa5
Vídeo 67-12 Plano paraesternal eixo longo imagem bidimensional demonstrando o grau cavalgamento da valva aórtica em relação ao septo ventricular.		https://www.thieme.de/de/q.htm?p=opn/cs/20/7/12265240-c5c5fbd8
Vídeo 67-13 Plano paraesternal eixo longo mapeamento de fluxo em cores evidenciando o fluxo através da comunicação interventricular.		https://www.thieme.de/de/q.htm?p=opn/cs/20/7/12265241-6eab25d2
Vídeo 67-14 Plano subcostal coronal mapeamento de fluxo em cores demonstrando a aceleração acentuada do fluxo a partir da região infundibular.		https://www.thieme.de/de/q.htm?p=opn/cs/20/7/12265242-053d75fc
Vídeo 67-15 Plano supraesternal, eixo transversal demonstrando um raro caso de drenagem anômala total de veias pulmonares com trajeto realizado através da veia vertical direita ascendente drenando próximo da junção com a veia cava superior direita.		https://www.thieme.de/de/q.htm?p=opn/cs/20/7/12265243-1cca3df6
Vídeo 67-16 Plano supraesternal, eixo transversal, onde se identifica a confluência das veias pulmonares que segue por uma veia vertical anômala ascendente direcionando-se para a veia inominada e veia cava superior, formando a imagem clássica da "ferradura venosa" (CAVPT supracardíaca), sem pontos de aceleração de fluxo durante o trajeto.		https://www.thieme.de/de/q.htm?p=opn/cs/20/7/12265244-3b92aa7b
Vídeo 67-17 Plano subcostal, eixo longitudinal onde se evidencia coletor venoso drenado diretamente no átrio direito que se encontra dilatado. Não apresenta aceleração de fluxo ao mapeamento de fluxo em cores.		https://www.thieme.de/de/q.htm?p=opn/cs/20/7/12265245-9bd33ba7
Vídeo 67-18 Plano subcostal, eixo longitudinal posteriorizado com comparação de cores exemplificando coletor venoso conectado diretamente ao átrio direito na drenagem anômala de veias pulmonares intracardíaca.		https://www.thieme.de/de/q.htm?p=opn/cs/20/7/12265246-33953fad

Vídeo	QR Code	Vídeo URL
Vídeo 67-19 Plano subcostal, eixo longitudinal posteriorizado com comparação de cores, demonstrando coletor venoso conectado ao seio coronário que se encontra bastante dilatado, formando a imagem do "sinal da cauda da baleia", característico da drenagem anômala de veias pulmonares forma intracardíaca no seio coronário.		https://www.thieme.de/de/q.htm?p=opn/cs/20/7/12265247-df44ac99
Vídeo 67-20 Plano supraesternal evidenciando confluência das veias pulmonares em coletor situado atrás do átrio esquerdo (CAVPT infracardíaca).		https://www.thieme.de/de/q.htm?p=opn/cs/20/7/12265248-609e556d
Vídeo 67-21 Plano subcostal evidenciando conexão anômala de veias pulmonares na veia cava inferior através de ampla veia vertical descendente (CAVPT infracardíaca).		https://www.thieme.de/de/q.htm?p=opn/cs/20/7/12265249-95d8dab2
Vídeo 67-22 Plano subcostal evidenciando conexão anômala de veias pulmonares na veia cava inferior através de veia vertical descendente, sendo do tipo obstrutiva. Apresenta turbulência do fluxo ao mapeamento de fluxo em cores.		https://www.thieme.de/de/q.htm?p=opn/cs/20/7/12265250-cc3802ba
Vídeo 67-23 Recém-nascido de 2 dias de vida com conexão venosa pulmonar anômala total infracardíaca apresenta obstrução da veia vertical descendente (VVD). O ecocardiograma bidimensional evidencia a obstrução no local da VVD drenando para a veia cava inferior, o Doppler colorido mostra o fluxo turbulento nesse local e, o Doppler pulsátil da veia pulmonar anômala identifica fluxo de alta velocidade não fásico, presente nos casos onde a CATVP é obstrutiva.		https://www.thieme.de/de/q.htm?p=opn/cs/20/7/12265251-7b67256a
Vídeo 67-24 Vídeo do cateterismo cardíaco realizado em recém-nascido com diagnóstico ecocardiográfico de CAVPT infracardíaca do tipo obstrutiva, onde foi realizado dilatação com balão e implante de *stent* em local de estenose previamente à correção cirúrgica.		https://www.thieme.de/de/q.htm?p=opn/cs/20/7/12265252-b71c3a0d
Vídeo 67-25 Plano apical de quatro câmaras, com ventrículo direito hipoplásico, e assoalho fibromuscular em topografia de valva tricúspide. É possível notar a presença de seio coronário dilatado, sugerindo a presença de veia cava superior esquerda persistente.		https://www.thieme.de/de/q.htm?p=opn/cs/20/7/12265253-13ff506e
Vídeo 67-26 Corte paraesternal eixo curto, demonstrando ventrículo direito anterior, ventrículo esquerdo, posterior e comunicação interventricular ampla, com fluxo esquerda-direita.		https://www.thieme.de/de/q.htm?p=opn/cs/20/7/12265254-ca7764d9
Vídeo 67-27 Plano apical de quatro câmaras, com mapeamento de fluxo em cores, evidenciando comunicação interventricular com aceleração de fluxo, neste caso, tratava-se de comunicação interventricular restritiva.		https://www.thieme.de/de/q.htm?p=opn/cs/20/7/12265255-0d909546
Vídeo 67-28 Corte apical de quatro câmaras, em caso de levotransposição. Nota-se "inversão ventricular": ventrículo esquerdo, principal, à direita e ventrículo direito, hipoplásico, à esquerda, tratando-se de ausência de conexão atrioventricular a esquerda, sendo atresia tricúspide, em *situs solitus*.		https://www.thieme.de/de/q.htm?p=opn/cs/20/7/12264610-b80dedc9

MENU DE VÍDEOS

Vídeo	QR Code	Vídeo URL
Vídeo 67-29 Imagem em plano apical de quatro câmaras, com angulação anterior demonstrando aorta originando-se do ventrículo esquerdo e artéria pulmonar, mais anterior, originando-se do ventrículo direito.		https://www.thieme.de/de/q.htm?p=opn/cs/20/7/12265031-f6feb894
Vídeo 67-30 Corte supraesternal, onde notamos arco aórtico hipoplásico, com coarctação de aorta. Istmo conectado a amplo canal arterial.		https://www.thieme.de/de/q.htm?p=opn/cs/20/7/12265032-e096f7d4
Vídeo 67-31 Ecocardiograma fetal, corte de 4 câmaras, com hipoplasia do ventrículo direito e limitação de abertura da valva tricúspide em caso de atresia pulmonar com septo interventricular íntegro.		https://www.thieme.de/de/q.htm?p=opn/cs/20/7/12265033-2feb9c3e
Vídeo 67-32 Ecocardiograma fetal, eixo curto dos ventrículos, com hipoplasia do ventrículo direito e da valva tricúspide em caso de atresia pulmonar com septo interventricular íntegro.		https://www.thieme.de/de/q.htm?p=opn/cs/20/7/12265034-522c5338
Vídeo 67-33 Corte subcostal com mapeamento em cores evidenciando aumento do átrio direito, septo interatrial abaulado para a esquerda e fluxo preferencial direito-esquerdo no plano atrial.		https://www.thieme.de/de/q.htm?p=opn/cs/20/7/12265035-8a747a13
Vídeo 67-34 Corte paraesternal eixo longo bidimensional com abertura da via de entrada do ventrículo direito: valva tricúspide com dimensões reduzidas e ventrículo direito bastante hipertrófico.		https://www.thieme.de/de/q.htm?p=opn/cs/20/7/12265036-e3b1b42d
Vídeo 67-35 Corte apical 4 câmaras com mapeamento em cores demonstrando insuficiência tricúspide de grau moderado.		https://www.thieme.de/de/q.htm?p=opn/cs/20/7/12265037-fa70bcb8
Vídeo 67-36 Corte paraesternal eixo curto modificado com *zoom* da via de saída do ventrículo direito na atresia pulmonar com septo interventricular íntegro do tipo membranoso ao bidimensional e com mapeamento em cores. Nota-se valva pulmonar bem formada, sem fluxo anterógrado.		https://www.thieme.de/de/q.htm?p=opn/cs/20/7/12265038-aff33ff4
Vídeo 67-37 Corte apical 4 câmaras ao bidimensional evidenciando ventrículo direito hipoplásico e hipertrófico na atresia pulmonar com septo interventricular íntegro do tipo muscular.		https://www.thieme.de/de/q.htm?p=opn/cs/20/7/12265039-d2e1947a
Vídeo 67-38 Corte apical 4 câmaras ao bidimensional evidenciando ventrículo direito hipertrófico, com dimensão próxima ao normal e alteração morfológica da valva tricúspide na atresia pulmonar com septo interventricular íntegro do tipo membranoso.		https://www.thieme.de/de/q.htm?p=opn/cs/20/7/12265040-483e2320
Vídeo 70-1 Pós-operatório de Tetralogia de Fallot com prótese biológica pulmonar: plano paraesternal eixo curto, com mapeamento do fluxo em cores, demonstrando obstrução residual importante e refluxo discreto.		https://www.thieme.de/de/q.htm?p=opn/cs/20/7/12265041-7368bc7b

MENU DE VÍDEOS

Vídeo	QR Code	Vídeo URL
Vídeo 70-2 Pós-operatório de Tetralogia de Fallot com monocúspide pulmonar: plano paraesternal eixo curto, com mapeamento do fluxo em cores, demonstrando refluxo importante, sem obstrução significativa.		https://www.thieme.de/de/q.htm?p=opn/cs/20/7/12265042-dbfc8262
Vídeo 70-3 Pós-operatório de Cirurgia de Fontan, em paciente com atresia tricúspide, plano apical quatro câmaras, demonstrando refluxo mitral.		https://www.thieme.de/de/q.htm?p=opn/cs/20/7/12265043-4c409773
Vídeo 70-4 Pós-operatório de cirurgia de Senning, plano apical 4 câmaras, com mapeamento do fluxo em cores no túnel venoso pulmonar, demonstrando fluxo laminar, sem sinais de obstrução.		https://www.thieme.de/de/q.htm?p=opn/cs/20/7/12265044-aa9b5e5d
Vídeo 70-5 Pós-operatório de cirurgia de Senning, plano apical 4 câmaras, demonstrando os túneis venosos e boa função biventricular. Presença de abaulamento do septo interventricular em direção ao ventrículo esquerdo.		https://www.thieme.de/de/q.htm?p=opn/cs/20/7/12265045-a149e402
Vídeo 70-6 Transposição corrigida das grandes artérias, plano apical 4 câmaras com discordância atrioventricular. Observe as características anatômicas do ventrículo direito (VD): implantação mais apical da cúspide septal da valva tricúspide, que apresenta cordoalhas inseridas no septo interventricular e a presença de banda moderadora.		https://www.thieme.de/de/q.htm?p=opn/cs/20/7/12265046-8eac7720
Vídeo 70-7 Transposição corrigida das grandes artérias, plano paraesternal longitudinal com discordância ventrículoarterial. Observe a continuidade mitro-pulmonar.		https://www.thieme.de/de/q.htm?p=opn/cs/20/7/12265047-6c61ec31
Vídeo 70-8 Transposição corrigida das grandes artérias, plano paraesternal longitudinal com discordância ventrículoarterial. Aorta está posicionada paralela e anterior à pulmonar.		https://www.thieme.de/de/q.htm?p=opn/cs/20/7/12265048-d74ca8fa
Vídeo 70-9 Transposição corrigida das grandes artérias, plano paraesternal transversal alto, demonstrando a aorta anterior e à esquerda da pulmonar.		https://www.thieme.de/de/q.htm?p=opn/cs/20/7/12265049-167df1d4
Vídeo 70-10 Transposição corrigida das grandes artérias, plano paraesternal transversal dos ventrículos, demonstrando os ventrículos posicionados lado a lado, e o septo ventricular alinhado quase paralelo ao plano do feixe de ultrassom.		https://www.thieme.de/de/q.htm?p=opn/cs/20/7/12265050-5b85eee3
Vídeo 70-11 Transposição corrigida das grandes artérias, plano apical 4 câmaras demonstrando regurgitação tricúspide importante, com função do ventrículo morfologicamente direito (posicionado à esquerda) preservada.		https://www.thieme.de/de/q.htm?p=opn/cs/20/7/12265051-4ca3bb27

ECOCARDIOGRAFIA: ONTEM, HOJE E AMANHÃ – PARA ONDE IREMOS?

José Roberto Matos Souza

A ecocardiografia evolui desde o seu desenvolvimento inicial nos anos 1950,[1] no Brasil nos anos 1970, por caminhos que somente a área pôde percorrer.

Foi notável a miniaturização dos aparelhos, acompanhado do desenvolvimento tecnológico aparentemente ilimitado e os exames transesofágicos morfológicos e durante procedimentos de intervenção terapêutica.

O processo de redução do peso e estruturas das máquinas começou lentamente, com aparelhos pesando mais de 20 quilos, mas passíveis de transporte em enormes maletas. Sabemos que a ideia de portabilidade verdadeira já existia em protótipos nos anos 1970.[2] Dos primeiros aparelhos para os atuais, restritos a telas de celulares ou *tablets*, o universo de portabilidade foi expandido para aparelhos literalmente de bolso.[3] Com acesso ao Doppler colorido e medidas cavitárias confiáveis, pequenos aparelhos estão acessíveis em unidades de emergência e de terapia intensiva, bem como centros cirúrgicos e até mesmo enfermarias e consultórios.

Com a expansão da disponibilidade de imagens ecocardiográficas, sem necessariamente contar com a presença do ecocardiografista treinado, clínicos foram estimulados a dominarem as imagens básicas com orientação de especialistas, mas sem precisarem passar por extenso treinamento.[4]

As informações colhidas rapidamente e repetidas vezes se mostraram favoráveis ao paciente, que realmente ganhou maior atenção e acerto em diagnósticos.

Esta acessibilidade e disponibilidade é única entre os métodos de imagem cardíaca e coloca o ecocardiograma como a primeira imagem a ser realizada em um paciente suspeito de cardiopatia em ambientes tão diversos, como ambulatórios ou unidades de emergência. A ausência de radiação ou contraste e a possibilidade de repetição do exame a qualquer momento fazem dos aparelhos portáteis uma ferramenta sem igual para o médico.

Em outro caminho, mais ligado à evolução tecnológica e busca por análises mais amplas da fisiologia cardíaca, os aparelhos fixos ganharam qualidade de imagem e informações detalhadas da complexa relação entre a diástole e sístole.

Destaco o Doppler tecidual como grande adição ao método.[5] A alta taxa de quadros e a análise de movimentos do anel mitral e de segmentos musculares nos trouxe informações em tempo real da complexidade da contração ventricular, com sua torção e encurtamento longitudinal, como modalidades predominantes ao repouso em indivíduos normais.

Foram as pesquisas com Doppler tecidual na análise da deformação miocárdica que levaram aos estudos mais profundos da contração ventricular.[6] Os problemas de dependência de ângulo do Doppler foram logo superados por uma análise ainda mais direta da imagem, o *speckle tracking*. Validada como modalidade confiável da análise da contração,[7] estabeleceu um novo padrão de quantificação das informações do ciclo cardíaco e mesmo dos ciclos atriais isoladamente.

Atualmente padronizado como referência para análise de ventrículos em indivíduos submetidos à quimioterapia, a avaliação do *strain* avança para o estudo das valvopatias, diastologia e doença isquêmica segmentar.

Não é possível enxergar limites à aplicação do *speckle tracking* na ecocardiografia e seu desenvolvimento, inclusive no aspecto tridimensional; ainda está em passos iniciais e faz a ecocardiografia ambicionar a caracterização tecidual e funcional com a metodologia.

A evolução tecnológica incessante logo ambicionou gerar imagens em tempo real e tridimensionais.[8] As dificuldades técnicas a serem superadas eram, e são ainda, imensas. As limitações do espaço intercostal para insonação e a quantidade de dados processados por segundo nas imagens volumétricas em tempo real resultaram em transdutores com alta concentração de cristais piezoelétricos e processadores de dados com altíssima capacidade.

Apesar das dificuldades técnicas, não há dúvida que a análise da morfologia e função atingirá seu ápice com a imagem tridimensional. Em 2020, estamos muito próximos de incorporar o 3D na rotina dos laboratórios de ecocardiografia como exame indispensável e viável em todos os graus de acometimento do coração.

Outra vertente da ecocardiografia foi a modalidade transesofágica. Inicialmente voltada à obtenção de melhores imagens e maior detalhamento anatômico, nos últimos anos têm-se transformado em guia indispensável para intervenções, ocupando espaço na sala de cirurgia ou hemodinâmica. Especialmente com o advento das intervenções estruturais endovasculares, o exame transesofágico hoje é indispensável para a maioria dos procedimentos. Com o número de trocas valvares aórticas endoarteriais passando de 90 casos por milhão de habitante nos EUA,[9] adicionando o crescente número de MitraClips em desenvolvimento, a área de transesofágico intraprocedimento só pode crescer ainda mais, principalmente na modalidade tridimensional. Nesta modalidade, é fundamental pertencer à equipe de intervenção cardiovascular para opinar ativamente sobre a melhor abordagem.

Outras tecnologias, como a elastografia e caracterização tecidual dão passos iniciais e podem torna-se métodos de uso comum em alguns anos.[10,11]

O que podemos sugerir para o ecocardiografista com base na experiência do *site* EchoTalk desde 2003 convivendo com os executores e pesquisadores da área, com centenas de artigos citados?

Strain com *speckle-tracking* são fundamentais para a evolução do método e devem ser apoiados em laboratórios de qualquer volume no país.

Apesar do alto custo e da falta de ressarcimento a curto prazo, o tridimensional fará parte da rotina dos grandes laboratórios e a aquisição de uma máquina apta deveria ser natural em serviços acima de 500 exames mensais.

Mesmo serviços de médio porte, quando ligados a serviços de hemodinâmica, devem investir no exame intraprocedimento, como TAVR ou MitraClip, participando das decisões, ativamente, e dos procedimentos intervencionistas.

Os aparelhos ultraportáteis devem ser estimulados para a aquisição em instituições e pertencerem ao arsenal de áreas críticas como unidades de emergência, centros cirúrgicos e terapia intensiva. Cabe ao ecocardiografista de formação o controle da qualidade dos exames feitos por não especialistas.

Não existem limites à ecocardiografia no presente e futuro próximo, cabendo aguardar-se a evolução da inteligência artificial em modalidades de ecocardiografia.

REFERÊNCIAS BIBLIOGRÁFICAS

1. Singh S, Goyal A. The origin of echocardiography: a tribute to Inge Edler. Tex Heart Inst J. 2007;34(4):431-438.
2. Ligtvoet C, Rijsterborgh H, Kappen L, Bom N. Real time ultrasonic imaging with a hand-held scanner. Part I–technical description. Ultrasound Med Biol. 1978;4:91-92.
3. Chamsi-Pasha M, Sengupta P, and Zoghbi W. Handheld echocardiography. Circulation. 2017;136:2178-2188.
4. Spencer KT, Kimura BJ, Korcarz CE, Pellikka PA, Rahko PS, Siegel RJ. Focused cardiac ultrasound: recommendations from the American Society of Echocardiography. J Am Soc Echocardiogr. 2013;26:567-581.
5. Sutherland GR, Bijnens B, McDicken WN.Tissue Doppler Echocardiography: Historical perspective and technological considerations. Echocardiography. 1999 Jul;16(5):445-453
6. Urheim S, Edvardsen T, Torp H, Angelsen B, Smiseth OA. Myocardial strain by Doppler echocardiography. Validation of a new method to quantify regional myocardial function. Circulation. 2000 Sep 5;102(10):1158-64.
7. Helle-Valle T, Crosby J, Edvardsen T, Lyseggen E, Amundsen BH, Smith HJ, Rosen BD, Lima JA, Torp H, Ihlen H, Smiseth OA. New noninvasive method for assessment of left ventricular rotation: speckle tracking echocardiography. Circulation. 2005 Nov 15;112(20):3149-56.
8. von Ramm OT, Smith SW. Real-time volumetric ultrasound imaging system. J Digit Imaging 1990;3:261-266.
9. Gupta T, Kalra A, Kolte D, et al. Regional variation in utilization, in-hospital mortality, and healthcare resource use of transcatheter aortic valve implantation in the US. Am J Cardiol. 2017 Nov 15;120(10):1869-1876.
10. Strachinaru M, Bosch J , Dalen B, Gils L et al. Ultrasound in Medicine & Biology. August 2017;43(8):1596-1606.
11. Schnell F. et al. Mechanical Dispersion by Strain echocardiography: A novel tool to diagnose hypertrophic cardiomyopathy in athletes. J A S Echocardiography, 2017 March;251-261.

Parte I

Instrumentação e Modalidades I

Coordenador: José Maria Del Castillo

PRINCÍPIOS FÍSICOS DO ULTRASSOM E DOPPLER

CAPÍTULO 1

Valdir Ambrósio Moises ■ Frederico José Neves Mancuso

INTRODUÇÃO

Todas as modalidades da ecocardiografia são com base em ultrassom, usufruem das vantagens, mas estão sujeitas às limitações desta técnica. Por isto, para a utilização ampla e adequada da ecocardiografia é importante o conhecimento dos princípios físicos que regem a produção e a emissão das ondas de ultrassom e a formação das imagens. A ecocardiografia é possivelmente o método de imagem mais utilizado em cardiologia por não ter o risco da irradiação, ser portátil e ter custo menor que outros métodos como ressonância magnética, tomografia e medicina nuclear, e permitir o estudo da anatomia e função do coração de fetos, crianças e adultos.

Atualmente existem equipamentos de dimensões e capacidades variáveis com imagem em tempo real nos modos uni, bi ou tridimensional, associadas ao Doppler espectral de fluxo e tecidual, mapeamento de fluxo em cores e *speckle-tracking* nas modalidades transtorácica, transesofágica e mesmo intracardíaca. Há também equipamentos de dimensões muito reduzidas, também chamados de bolso, capazes de produzir imagens bidimensionais e com mapeamento de fluxo em cores.

ONDAS DE ULTRASSOM E GERAÇÃO DAS IMAGENS

As ondas de ultrassom seguem os mesmos princípios físicos das ondas sonoras que são transmitidas no meio por ondas mecânicas longitudinais com regiões de compressão e rarefação que se propagam com velocidade que depende da densidade do meio. A relação entre a frequência das ondas (f, em Hz – ciclos por segundo), o comprimento de onda (λ, em metros) e a velocidade de propagação (c, em m/s) pode ser expressa pela equação $c = f \times \lambda$. As ondas de ultrassom têm frequência acima de 20 KHz e em geral não são audíveis pelo ser humano. Nas aplicações médicas, incluindo ecocardiografia, a frequência das ondas transmitidas situa-se entre 1 e 12 MHz com comprimento de onda entre 0,8 a 0,16 mm com velocidade média de propagação nos diversos tecidos humanos em torno de 1.540 m/s. Considerando que a velocidade é constante, com base na equação escrita anteriormente, quanto mais alta a frequência das ondas transmitidas, menor deve ser o comprimento das ondas, o que melhora a resolução, porém diminui a penetração no tecido decorrente do maior atrito.[1-3]

A geração das imagens por ultrassom se inicia com pulsos elétricos produzidos pelos aparelhos e que atuam nos cristais piezoelétricos localizados nos transdutores. Com o pulso elétrico os cristais se deformam e produzem ondas de ultrassom de alta frequência. Estas ondas aplicadas a um tecido propagam na velocidade permitida pelo tecido. Neste processo de propagação as ondas encontram interfaces entre tecidos de densidades diferentes que causam reflexão especular (como entre sangue e endocárdio) e reflexão do tipo *scatter* que se origina de dentro de um tecido. Estas ondas de reflexão retornam ao transdutor e por meio de deformação dos cristais piezoelétricos geram estímulo elétrico que por processamento no aparelho é transformado em imagem. A intensidade do sinal recebido pode ser aumentada com o controle de ganho total do aparelho. A distância (profundidade) das estruturas na imagem gerada é determinada pelo tempo entre o pulso emitido e o retorno da onda refletida ao transdutor. Cada pulso forma uma linha de imagem. Para imagens em modo M, apenas uma linha é necessária. Para formação completa de uma imagem bidimensional as ondas de ultrassom devem ser emitidas em pulsos rápidos com intervalo suficiente entre eles, para que o sinal refletido chegue ao transdutor antes do início do pulso seguinte. A duração de um ciclo (pulso emitido e sinal recebido – ou eco) é de, aproximadamente, 200 μs, ou, aproximadamente, 5.000 pulsos por segundo ou mais nos equipamentos mais avançados. A taxa com que estes pulsos são repetidos é denominada de frequência de repetição de pulsos (PRF – do inglês: *pulse repetition frequency*). As principais variáveis que influenciam a PRF são o ângulo do setor, a profundidade e a associação de setor de mapeamento de fluxo em cores (Fig. 1-1). A amplitude do sinal recebido (modo A) é transformada

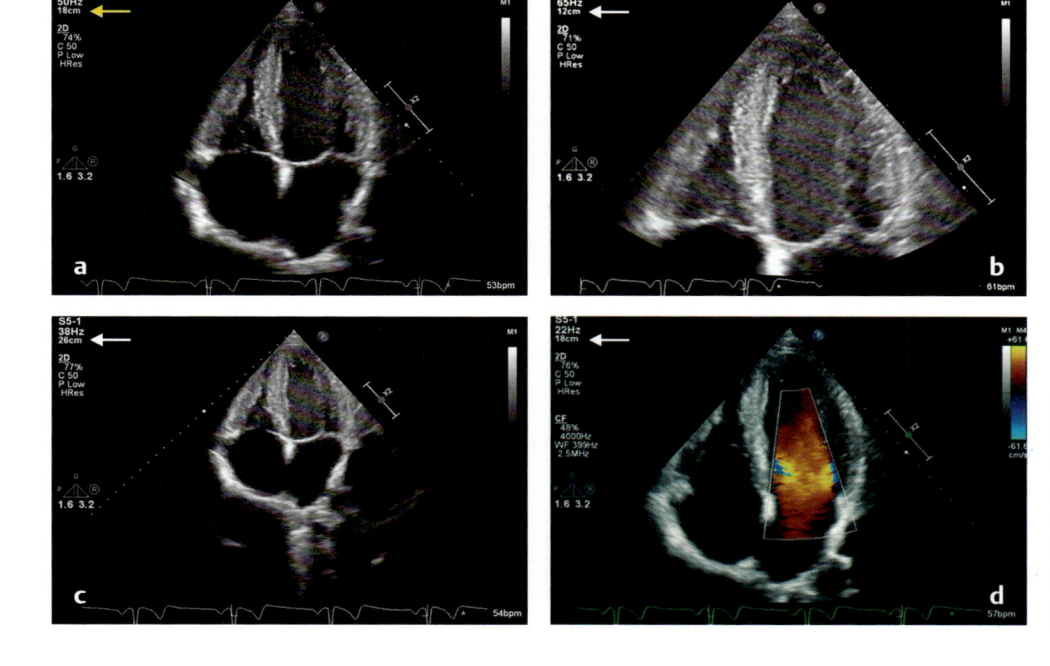

Fig. 1-1. (**a**) Imagem com profundidade habitual (18 cm, seta amarela) e frequência de repetição de pulsos (PRF) de 50 Hz (seta branca). (**b**) Na diminuição da profundidade para 12 cm, note o aumento da PRF para 65 Hz e (**c**) com aumento da profundidade para 26 cm a diminuição da PRF para 38 Hz. (**d**) Com profundidade de 18 cm (mesma da imagem **a**) a adição do mapeamento de fluxo em cores reduz a PRF para 22 Hz.

em brilho (modo B) em que a amplitude é mostrada em uma escala de cinzas.[2] A formação de imagens tridimensionais será descrita em capítulo específico.

IMAGEM EM SEGUNDA HARMÔNICA

O ecocardiograma usa habitualmente ultrassom com imagem fundamental que se caracteriza pelo recebimento e análise dos sinais com frequência igual à frequência transmitida. A propagação e a interação das ondas de ultrassom nos tecidos podem gerar frequências harmônicas da transmitida. Frequências harmônicas são múltiplos inteiros da frequência fundamental e que, processadas nos aparelhos por um sistema especial, produzem imagens com menos reverberação e artefatos, com melhor identificação das bordas do endocárdio.[3,4] Como neste tipo de operação os pulsos entre as ondas de ultrassom são mais longos, a resolução axial é reduzida, o que pode gerar aparência de que algumas estruturas têm espessura aumentada, em particular as valvas cardíacas (Fig. 1-2). Os sistemas de ecocardiografia atuais já incluem estes sistemas de imagem em segunda harmônica que são também utilizados para imagens com contraste por microbolhas.

RESOLUÇÃO DAS IMAGENS

A resolução das imagens deve ser analisada nos modos espacial e temporal. A resolução espacial é a menor distância que pode ser detectada entre dois pontos refletores a uma determinada profundidade e pode ser axial (ou longitudinal), se análise for paralela ao feixe de ultrassom, ou lateral, se perpendicular às ondas de ultrassom. A resolução axial é dependente da frequência da onda de ultrassom, portanto, do transdutor, e da duração dos pulsos emitidos, definidos em ciclos. A resolução é maior com frequências de transdutores maiores e ciclos menores. Então para obter melhor resolução, recomenda-se transdutor com frequência maior.[5,6]

Por outro lado, a resolução lateral é a capacidade de distinguir estruturas dispostas perpendicularmente ao feixe do ultrassom. Ao deixar o transdutor, o feixe de ultrassom tem uma redução do diâmetro até certa distância. Esta distância entre o transdutor e a região mais estreita (foco) é chamada de campo proximal e, a partir da região mais estreita, é chamada de campo distante. Transdutores de frequência mais alta têm campo proximal maior e distante menor, e os de baixa frequência o oposto. Desta forma, transdutores de baixa frequência produzem imagens de estruturas distantes com resolução lateral pior, porque o feixe de ultrassom no campo distante é mais divergente. A resolução lateral é maior quanto menor for a largura do feixe do ultrassom, que pode ser ajustada nos sistemas de ultrassom. A resolução lateral também pode ser melhorada com diminuição do ganho e por ajustes no foco da imagem. O aumento do número de pontos focais é uma alternativa para melhorar a resolução lateral, porém, em imagens em movimento, como no ecocardiograma, perde-se resolução temporal.[5,6]

A resolução temporal é a capacidade do aparelho em rastrear as estruturas ao longo do tempo. É o tempo entre o início da formação de uma imagem e da outra. É descrita em quadros por segundo ou *frame rate*. Quanto maior o número de quadros por segundo, melhor será a representação da movimentação das estruturas, especialmente daquelas que se movem rapidamente, como as valvas cardíacas. O número de quadros por segundo será maior com menor profundidade, menor número de regiões focais e menor largura do feixe de ultrassom (Fig. 1-1). A resolução de contraste é a capacidade de separar, nas imagens de ecocardiografia, as diferentes tonalidades de cinza provenientes de estruturas próximas entre si. Ajustes na resolução de contraste podem ser feitos com modificação da taxa de compressão.[5,6]

ARTEFATOS

Artefatos são imagens que podem aparecer no exame ecocardiográfico e causar a falsa impressão de uma anormalidade, dificultar a visibilização de uma estrutura real, ou que esta esteja, aparentemente, em local não esperado. A maioria dos artefatos ocorre por fenômenos físicos na reflexão ou refração do ultrassom, ou por propriedades do equipamento ou do feixe de ultrassom.[7-9] Os artefatos precisam ser reconhecidos durante o exame para evitar interpretações equivocadas.

A sombra acústica é um dos artefatos mais comuns na direção axial do feixe de ultrassom. Corresponde à ausência de imagens atrás de uma estrutura muito refletora de ultrassom que impede a progressão das ondas. Exemplos deste tipo de artefato são: diminuição ou ausência de sinal no átrio esquerdo no corte apical de 4 câmaras em paciente com prótese em posição mitral, ou na direção do anel, e que dificulta a visibilização de possível jato de regurgitação mitral ou massas no átrio esquerdo; eletrodos de dispositivos intracardíacos implantáveis e calcificações importantes (Fig. 1-3). Para evitar estes artefatos recomenda-se outros cortes e até mesmo ecocardiografia transesofágica na dependência da suspeita clínica.[8,9] Ao contrário, algumas estruturas são muito refratoras e pouco refletoras e podem causar aumento do sinal distal. Isto pode ser visibilizado nas imagens de órgãos com líquido no interior ou lesões císticas.[9]

A reverberação, também um artefato na direção axial, é a formação de mais de uma imagem da mesma estrutura, porém em um plano mais distante. Este fenômeno ocorre quando uma onda de ultrassom, após ser refletida pela estrutura em análise e no trajeto em direção ao transdutor, encontra um outro refletor que faz com que parte da onda volte até a estrutura, enquanto parte dela retorna normalmente ao transdutor. A onda que volta à estrutura é novamente refletida em direção ao transdutor e forma uma segunda imagem aparentemente mais distante por causa do atraso para chegar ao transdutor, e com menor intensidade do sinal. Uma das formas de reverberação pode ser observada na parede da aorta e simular dissecção e em outras localizações, mesmo na ecocardiografia transesofágica. Variações da posição do transdutor, mesmo que pequenas, utilização de outras janelas e ajustes no ganho do sinal podem ajudar na diferenciação. Outra forma de reverberação é o artefato do tipo cauda de cometa. O mecanismo é o mesmo, mas em geral causado por múltiplos refletores posicionados em paralelo como nas próteses valvares mecânicas em posição mitral com a observação do artefato no átrio esquerdo (Fig. 1-3).[8,9]

O artefato em espelho caracteriza-se por uma imagem duplicada que aparece como se estivesse atrás da estrutura real no plano axial. Esse artefato ocorre quando há superfícies fortemente refletoras. A onda de ultrassom refletida encontra uma superfície fortemente refletora que faz com que ela retorne à estrutura estudada,

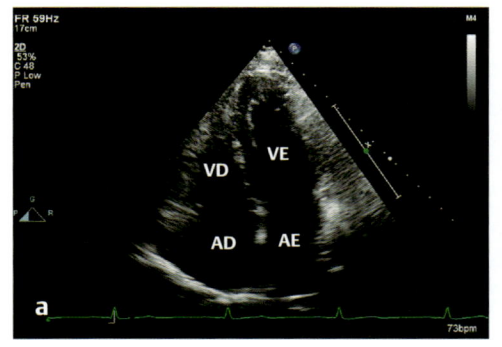

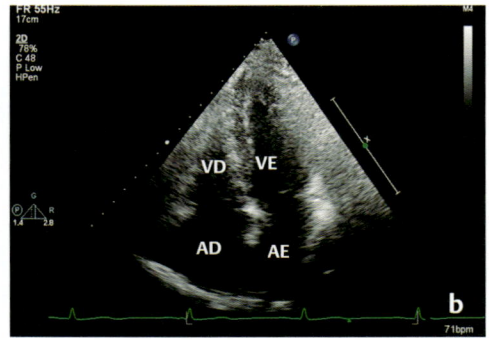

Fig. 1-2. Imagem apical das 4 cavidades cardíacas e das valvas atrioventriculares. (**a**) Com frequência fundamental e (**b**) com harmônica; observe o aumento automático do ganho e redução discreta da frequência de repetição de pulsos. VD: ventrículo direito; VE: ventrículo esquerdo; AD: átrio direito; AE: átrio esquerdo.

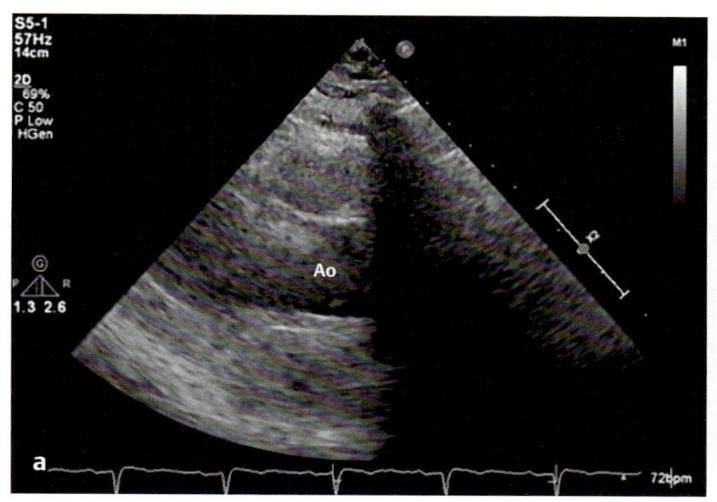

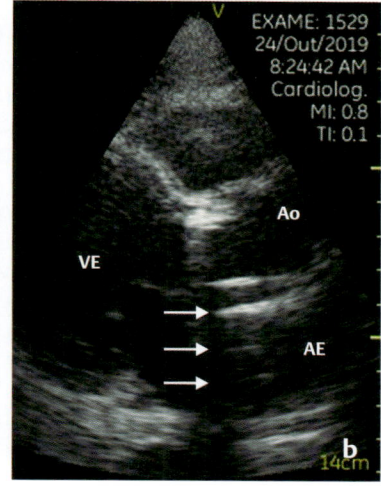

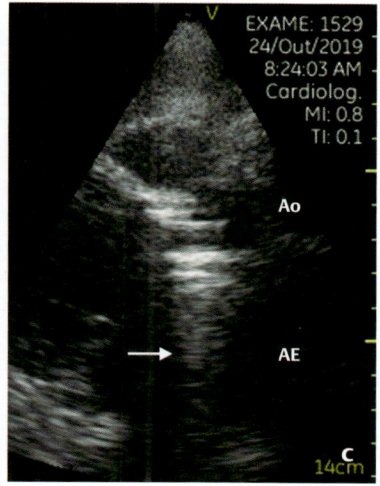

Fig. 1-3. (a) Exemplo de sombra acústica provocada, provavelmente, por cartilagem ou arco costal. (b) Reverberação (setas) no átrio esquerdo causada por prótese mecânica aórtica no plano paraesternal longitudinal. (c) Exemplo de reverberação do tipo cauda de cometa (seta) no átrio esquerdo provocada por prótese mecânica em posição aórtica no plano paraesternal longitudinal. Ao: aorta.

formando uma nova imagem dela. Esta onda duplamente refletida retorna tardiamente ao transdutor e é interpretada como uma nova estrutura, porém com imagem em espelho, ou seja, invertida. A redução do ganho do sinal ou modificação do plano de imagem podem ajudar na definição de artefato.[7-9]

Na direção lateral também há artefatos. Um destes é chamado de artefato de refração, que pode ser observado caso um dos pulsos de ultrassom encontre uma estrutura refratora que pode mudar o ângulo e reduzir a velocidade do feixe e atinge uma estrutura já analisada por outro pulso. Nesta situação a estrutura refratora atua como uma "lente". Este fenômeno resulta na duplicação (parcial ou total) do objeto estudado. O artefato é semelhante ao do espelho, porém neste a imagem duplicada está ao lado da imagem original. Geralmente é causado por estruturas extracardíacas, como cartilagem, fáscia, gordura, pleura ou pericárdio, nas janelas paraesternal e subcostal e mais frequentemente são observados nas imagens da raiz da aorta ou do ventrículo esquerdo no plano paraesternal transversal (Fig. 1-4). Estes artefatos são facilmente identificáveis e podem ser evitados, alterando o plano ou ângulo de incidência do ultrassom.[8,9]

Como explicado em outra parte deste capítulo as imagens são formadas ao longo de um feixe do ultrassom principal, que é capaz de focar apenas em uma determinada região, mas se alarga após a região focal com perda da resolução, à medida que se afasta dela. Caso um feixe lateral encontre uma estrutura muito refletora pode retornar ao transdutor. Como os aparelhos são construídos para entender que todo sinal que retorna está na região do feixe principal, uma imagem é colocada na região principal. Isto caracteriza o artefato de feixe lateral que provoca imagens que sugerem trombos ou massas. Exemplo deste tipo de artefato ocorre com próteses valvares e dispositivos intracardíacos. O ajuste do foco e utilização de ângulos menores do feixe de ultrassom ajudam a reduzir estes artefatos.[8,9]

O artefato do tipo lobo lateral, também na direção lateral, ocorre por pequenas quantidades de ondas de ultrassom que são direcionadas para as regiões laterais do feixe. Em geral, essas ondas não são refletidas e não formam imagens, porém, quando há um refletor forte na lateral do feixe, pode haver a reflexão de algumas ondas, que podem ser interpretadas com origem do feixe central do ultrassom. Frequentemente, essas imagens se sobrepõem à imagem real, formando um arco linear, que pode ser confundido com lâmina de dissecção aórtica ou massas no interior de uma cavidade. Diferente da lâmina real de dissecção, o artefato é uma imagem fixa, sem movimentação aleatória e muitas vezes não respeita a anatomia da aorta.[8-10]

O artefato de campo proximal ocorre pela interferência de oscilações da amplitude do sinal causada pelo próprio transdutor, prejudicando a formação de imagens próximas a ele. Isso pode prejudicar na definição de trombo na região apical do ventrículo esquerdo. Nestes casos, o uso de outros cortes e planos e do mapeamento de fluxo em cores pode ajudar na definição da imagem. A imagem harmônica e novos transdutores minimizam este tipo de artefato.[9,10]

Há também artefatos causados por equipamentos elétricos próximos ao aparelho de ecocardiograma. São mais frequentes quando a blindagem do transdutor, do aparelho de ecocardiografia ou ainda de um equipamento elétrico externo não está adequada. Estes artefatos são visibilizados como uma faixa na imagem bidimensional ou no mapeamento do fluxo em cores. Efeito semelhante é observado com equipamentos de cauterização próximo ao aparelho de ecocardiograma como nos exames intraoperatórios.[9]

TÉCNICAS DE DOPPLER

Atualmente é inquestionável a importância das técnicas de Doppler na detecção de fluxo anormal intracardíaco ou nos vasos e também na análise de parâmetros hemodinâmicos. Doppler também pode ser usado para analisar a velocidade do movimento dos tecidos (Doppler tecidual). Estas análises se baseiam no princípio de Doppler, descrito pelo físico austríaco, Christian Johann Doppler, em 1843, que estabelece que a frequência recebida é diferente da emitida quando a fonte acústica se move em direção ou se afasta do observador.[2] Um exemplo clássico é o aumento do timbre do som da sirene de uma viatura policial quando ela se aproxima do observador em relação ao que ocorre quando ela se afasta. Esta variação é chamada de frequência de Doppler. Na medicina, isto acontece quando um pulso de ultrassom, emitido com uma determinada frequência, encontra uma região de sangue em movimento; o sinal refletido terá uma frequência diferente da emitida. A variação de frequência (f_d) está relacionada com a frequência emitida (f_0), com a velocidade (V) e direção do fluxo e com o ângulo entre o feixe de ultrassom (θ) e o sangue. Estes três fatores se relacionam na equação de Doppler:

$$f_d = 2 f_0 V \cos \theta / c$$

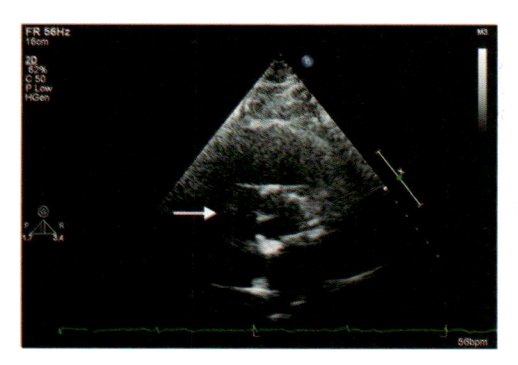

Fig. 1-4. Exemplo de artefato de refração. Note a imagem dupla da raiz da aorta (seta) num corte paraesternal transversal.

c: velocidade do ultrassom no meio (1.540 m/s)

Com modificações na equação acima, a velocidade do fluxo pode ser obtida da seguinte forma: V= c f_d/2 f_0 cos θ. A velocidade do fluxo pode ser demonstrada no formato espectral em função do tempo, e o sinal apresentado é um espectro de frequência e não uma linha única após transformação pelo sistema rápido de Fourier. Fluxo que se move em direção ao transdutor é registrado acima da linha de base e o que se afasta do transdutor, abaixo da linha de base. O parâmetro mais sujeito a erro na medida da velocidade do fluxo é o ângulo entre o feixe de ultrassom e o fluxo em análise. Para análise de fluxo há dois tipos básicos de Doppler espectral: Doppler pulsátil e Doppler contínuo.[2,11]

A técnica de Doppler pulsátil se caracteriza pela emissão de um pulso de ultrassom com intervalo para receber e analisar o sinal refletido. A técnica permite analisar a velocidade e o padrão de fluxo em determinado ponto da circulação ou do coração com a chamada amostra de volume o que confere boa resolução espacial. Em decorrência do intervalo entre o sinal emitido e o recebido há uma limitação para medir velocidades altas. O fenômeno de *aliasing*, ou sinal ambíguo, pode ocorrer e se caracteriza pelo aparecimento de sinal em sentido oposto ao sinal principal (Fig. 1-5). Para que a técnica possa medir velocidades um pouco mais altas, é possível aumentar o número de pulsos (PRF – do inglês: *pulse repetition frequency* – indica a taxa com que os pulsos de ultrassom são enviados e recebidos pelo transdutor) com a inserção de mais amostras de volume. Porém, com mais amostras de volume na mesma linha não se tem certeza do local de onde vem o sinal, portanto, há perda da resolução espacial. No Doppler contínuo, por sua vez, há cristais que emitem continuamente o sinal, e outros que recebem o sinal refletido também de forma contínua.[2,11] Desta forma a técnica permite medir velocidades muito altas mesmo em grandes profundidades, mas não consegue definir o local ao longo da linha de ultrassom em que velocidade está sendo medida. A inclusão do Doppler contínuo na imagem bidimensional, com ou sem a técnica de mapeamento de fluxo em cores, auxilia a posicionar e orientar melhor os locais onde se deseja medir a velocidade do fluxo e o gradiente de pressão. A capacidade das diferentes técnicas de Doppler espectral em medir a velocidade do fluxo foi confirmada em comparação a medidas de velocidade por *laser*.[12]

O sistema de mapeamento de fluxo em cores em tempo real disposto sobre imagem bidimensional foi inicialmente relatado, em 1985, no Japão pelo grupo do professor, Ryozo Omoto, usando a técnica de autocorrelação.[13] A técnica de mapeamento de fluxo em cores consiste em um conjunto de amostras de volume de Doppler pulsátil dispostas em linhas dentro do ângulo setorial da imagem do fluxo que permite a análise semiquantitativa da distribuição espacial da velocidade de fluxo com identificação da direção, sentido, variação de velocidade e padrão do fluxo codificados em cores. Conforme padronizado, o sentido da velocidade do fluxo é mostrado em vermelho se o fluxo vai em direção ao transdutor ou em azul se em direção oposta, segundo escala de cores. Em qualquer sentido do fluxo, o aumento da velocidade do fluxo é demonstrado com aumento do brilho da cor (vermelho ou azul). Fluxo anormal, turbulento e de alta velocidade é demonstrado com padrão de mosaico de cores.

O sinal refletido que retorna ao transdutor passa por um sistema de filtro de baixas frequências para eliminar os sinais produzidos pelo movimento das paredes cardíacas ou dos vasos e das valvas cardíacas. Depois passa por um detector de quadratura que converte a onda recebida em outra que está 90 graus defasada em relação à original. Neste processo é feito também o cálculo da variação de frequência recebida em relação à onda transmitida.[11] Este sinal é então analisado pelo sistema de autocorrelação que tem na memória modelos de soluções para variações de frequência de Doppler.[11,13] Este sistema calcula e compara a informação contida em cada amostra de volume ao longo de cada linha com as curvas em memória para obter o ajuste mais próximo para determinar a frequência (velocidade). A seguir é determinada a variação estatística entre o sinal recebido e a curva em memória que resulta na variância ou dispersão das frequências em torno da média. Isto é o que ocorre quando a região analisada tem fluxo turbulento.[14]

Da mesma forma que a imagem bidimensional e o Doppler pulsátil as ondas de ultrassom do mapeamento de fluxo em cores são transmitidas em pulsos. Portanto, o fenômeno de *aliasing* ocorre mais frequentemente no mapeamento de fluxo em cores, uma vez que a velocidade máxima do fluxo na escala de cores é geralmente menor em razão do maior número de linhas em análise. Um limite de velocidade maior ou menor (PRF ou limite de Nyquist) depende do ângulo setorial, do número de pulsos e da profundidade da amostra. A resultante da relação entre estas variáveis deve ser constante, de tal forma que o aumento de uma deve ser acompanhado da diminuição da outra. O fenômeno de *aliasing* ou inversão de cor na análise com mapeamento de fluxo em cores é caracterizado pelo aparecimento de cor que indica fluxo em sentido inverso ao esperado (Fig. 1-5). Embora seja uma limitação, esta característica pode ser potencialmente útil em algumas situações clínicas, como na quantificação de insuficiências valvares ou malformações cardíacas, como comunicações intracardíacas e coarctação da aorta.[14]

Imagem com Doppler Tecidual

Esta técnica foi desenvolvida para analisar a direção, o sentido e a intensidade da velocidade do movimento das estruturas cardíacas, em particular do miocárdio. As imagens são obtidas em análise espectral e também com escala de cores sobrepostas à imagem bi ou unidimensional. Para isto, a técnica usa os mesmos princípios de

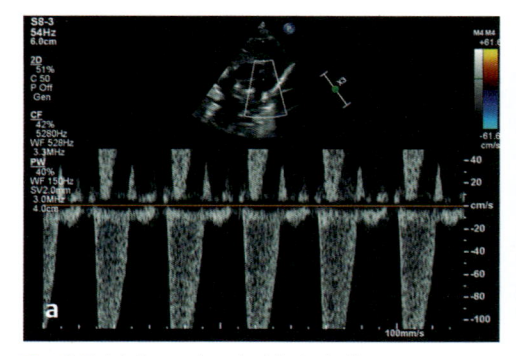

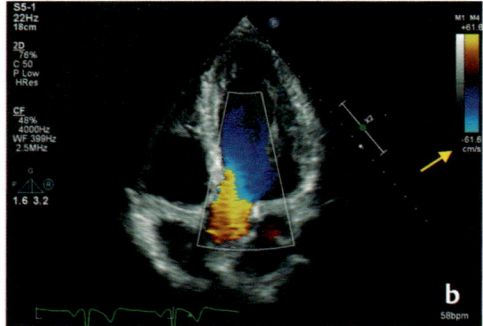

Fig. 1-5. (a) Curva de velocidade do fluxo no ramo esquerdo da artéria pulmonar esquerda de recém-nascido obtido com Doppler pulsátil no plano supraesternal. Note que parte da curva (maior velocidade) é registrada acima da linha de base, embora o fluxo se afaste do transdutor. (b) Imagem de mapeamento de fluxo em cores na via de saída do ventrículo esquerdo numa situação normal; note o aumento progressivo da velocidade do fluxo caracterizada por tons mais claros de azul e mudança para tons mais claros de vermelho (fenômeno de *aliasing*) e progride para tons mais escuros de vermelho, conforme a alça na escala de cores. No local onde ocorreu a mudança de azul mais claro para vermelho mais escuro, a velocidade do fluxo deve ter ultrapassado 61,6 cm/s que é o limite de Nyquist conforme a barra de cores (seta).

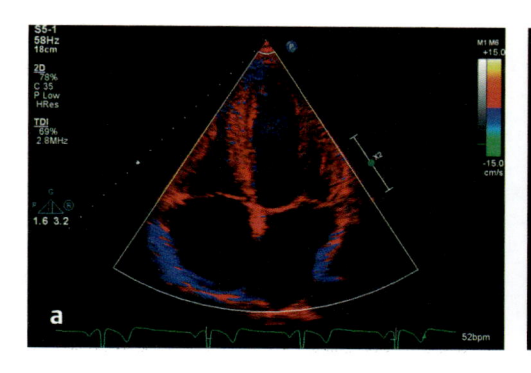

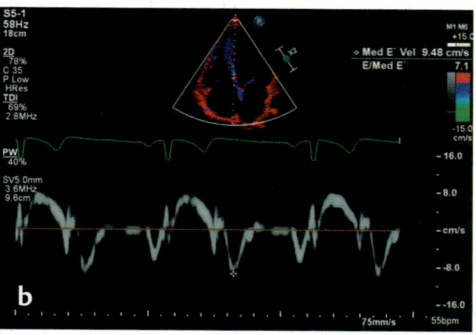

Fig. 1-6. (a) Exemplo de imagem bidimensional com Doppler tecidual em cores. (b) Exemplo de traçado de velocidade do movimento do anel mitral septal.

Doppler (Fig. 1-6). Ao contrário do fluxo sanguíneo em que as hemácias refletem sinais de baixa amplitude e frequência alta, o miocárdio tem sinais de alta amplitude e baixa frequência. Desta forma, os sistemas de Doppler tecidual são projetados para reduzirem os sinais de alta frequência, liberando os de baixa frequência.[15] Como outras técnicas de Doppler a principal limitação é a dependência do ângulo entre o movimento da estrutura e o feixe de ultrassom. A técnica também tem limitações para separar o movimento causado pelo encurtamento miocárdico dos movimentos de translação ou tração. As aplicações clínicas mais relevantes da técnica são na análise do movimento miocárdico para análise do sincronismo cardíaco e também da função diastólica do VE.[15,16]

Técnica de *Speckle Tracking*

Como descrito inicialmente, a incidência de ultrassom no miocárdio produz reflexão e refração, mas parte se espalha. Este sinal que se espalha produz pontos brilhantes que são chamados de *speckles* que compõem a imagem em escalas de cinza. Um *software*, chamado ecocardiografia com *speckle tracking*, foi desenvolvido para rastrear de forma automática estes *speckles* durante o ciclo cardíaco em diferentes direções. Tem sido usado para análise da deformação miocárdica em ambos os ventrículos e no átrio esquerdo, bem como para análise da torção e rotação do ventrículo esquerdo. A técnica é independente do ângulo de incidência do ultrassom, e os avanços no reconhecimento automático das bordas do endocárdio têm progressivamente tornado a técnica possível de ser realizada em todos os pacientes com boa qualidade de imagem de forma rápida e em tempo real.[17]

ASPECTOS GERAIS DE AJUSTES DAS IMAGENS E DOS SINAIS DE DOPPLER

Os sistemas de ultrassom, inclusive os utilizados em ecocardiografia, permitem a preparação de ajustes (ou *presets*) que podem ser salvos e utilizados na rotina. Entretanto, com frequência modificações em alguns parâmetros precisam ser aplicadas, particularmente em exames com imagens difíceis. Por isso, é importante conhecer as variáveis que podem ser ajustadas para melhorar a qualidade das imagens e dos sinais e curvas de Doppler em exames com imagem limitada. Os principais são: profundidade, ganho, ângulo do setor da imagem e de mapeamento de fluxo em cores, frequência do transdutor, filtro de baixas frequências, frequência de repetição de pulsos e imagem em harmônica.[18]

A profundidade necessita ser alterada em função do tamanho do tórax do paciente e deve ser ajustada para que a imagem cardíaca ocupe a maior parte do setor. Outro ajuste por vezes necessário é a redução ou aumento do ângulo de ultrassom. A redução é geralmente recomendada em exames com imagem difícil e em tórax grande (profundidade maior) para melhorar a frequência de repetição de pulsos, principalmente quando o mapeamento de fluxo em cores está em uso.

O controle de ganho total regula a intensidade do sinal recebido e deve ser ajustado para que todas as estruturas sejam bem visibilizadas, sem borrar o contorno. É comum associar as modificações no ganho total ao chamado controle de ganho e tempo, conhecido como TGC nos aparelhos, que permite ajuste localizado do ganho. É mais útil para melhorar o ganho das imagens mais profundas e distantes do transdutor, mas também para ajustes proximais, em particular da região apical do ventrículo esquerdo nos cortes em 2 e 4 câmaras; sinal atenuado pode dificultar a identificação de anormalidades, como hipertrofia ou trombo apical, massas ou anormalidades estruturais no átrio esquerdo.

Ajuste no filtro de baixa frequência é importante nas técnicas de Doppler. Nos sistemas de ultrassom, inclusive de ecocardiografia, a imagem do tecido ou das estruturas tem prioridade sobre o sinal de mapeamento de fluxo em cores. Ao analisar fluxo de baixa velocidade, como em veias sistêmicas ou pulmonares, é recomendado reduzir não só a velocidade de Nyquist (ou PRF), mas também o filtro de frequências para melhorar o sinal das velocidades mais baixas. No Doppler espectral pela técnica pulsátil a redução do filtro permite visualizar na curva as velocidades mais baixas e que ficam junto à linha de base; porém, pode aumentar a espessura do contorno das curvas e dificultar determinadas medidas. O uso do Doppler contínuo é fundamental para medir altas velocidades de fluxo; por isto requer muitas vezes o aumento do filtro de baixas frequências para priorizar os sinais de alta velocidade e ter limites da curva mais fáceis de medir. A velocidade de varredura dos traçados do Doppler espectral de fluxo ou de tecido e também a amplitude de variação de velocidade (limites de Nyquist) devem ser ajustados em alguns exames, conforme a frequência cardíaca do paciente e principalmente para facilitar as medidas.[14] Todos os parâmetros aqui descritos são mostrados na tela do aparelho.

REFERÊNCIAS BIBLIOGRÁFICAS

1. Aldrich JE. Basic Physics of Ultrasound Imaging. Crit Care Med. 2007;35[Suppl.]:S131-S137.
2. Vermilion RP. Basic Physical Principles. In: Snider RA, Serwer GA, Ritter SB. Echocardiography in pediatric heart disease. 2nd edition. London: Elsevier; 1997.
3. Anvari A, Forsberg F, Samir AE. A Primer on the Physical Principles of Tissue Harmonic Imaging A Primer on the Physical Principles of Tissue Harmonic Imaging. Radiographics. 2015;35(7):1955-1964.
4. Averkiou MA, Roundhill DR, Powers JE. A new imaging technique based on the nonlinear properties of tissues. Proc IEEE Ultrason Symp. 1997;2:1561-1566.
5. Ng A, Swanevelder J. Resolution in ultrasound imaging. Continuing Education in Anaesthesia, Critical Care & Pain. 2011;11(5):186-192.
6. Physics and intrumentation. In: Armstrong WF, Ryan T. Feigenbaum's Echocardiography. 7th ed. Lippincott; 2010.
7. Bertrand PB, Levine RA, Isselbacher EM, Vandervoort PM. Fact or Artifact in Two-Dimensional Echocardiography: Avoiding Misdiagnosis and Missed Diagnosis. J Am Soc Echocardiogr. 2016;29(5):381-91.
8. Le HT, Hangiandreou N, Timmerman R, Rice MJ, Smith WB, Deitte L, Janelle GM. Imaging Artifacts in Echocardiography. Anesth Analg. 2016;122(3):633-46.
9. Quien MM, Saric M. Ultrasound imaging artifacts: How to recognize them and how to avoid them. Echocardiography. 2018;35(9):1388-1401.
10. Barros e Silva PGM, Araújo AFC, Mathias Jr W. Princípios físicos do ultrassom. In: Mathias Jr W, Tsutsui JM. Ecocardiografia. São Paulo: Editora Manole; 2012.
11. Boote EJ. Doppler US Techniques: Concepts of Blood Flow Detection and Flow Dynamic. RadioGraphics. 2003; 23:1315-1327.

12. Valdez-Cruz LM, Yoganathan AP, Tamura T, Tomizuka F, Woo Y-R, Sahn DJ. Studies in vitro of the relationship between ultrasound and laser Doppler velocimetry and applicability of the simplified Bernoulli equation. Circulation. 1986;73(2):302-308.
13. Kasai C, Namekawa K, Koyano A, Omoto R. Real-time two-dimensional blood flow imaging using autocorrelation technique. IEEE Transactions on sonics and ultrasonics. 1985;32(3):458-464.
14. Sahn DJ. Instrumentation and Physical Factors Related to visualization of stenotic and regurgitant jets by Doppler color flow mapping. J Am Coll Cardiol. 1988;12(5):1354-65.
15. Kadappu KK, Thomas L. Tissue Doppler Imaging in Echocardiography: Value and Limitations. heart, Lung and Circulation. 2015;24:224-233.
16. Ho CY, Solomon SD. A Clinician's Guide to Tissue Doppler Imaging. Circulation. 2006;113:e396-e398.
17. Blessberger H, Binder T. Two-dimensional speckle tracking echocardiography. Basic principles. Heart. 2010;96:716e722.
18. Frota DCR. Parâmetros para a aquisição da imagem bidimensional. In: Mathias Jr W, Tsutsui JM. Ecocardiografia. São Paulo: Editora Manole; 2012.

ECOCARDIOGRAFIA TRANSTORÁCICA 2D, MODO M E DOPPLER

Rodrigo Bellio de Mattos Barretto ▪ David Costa de Souza Le Bihan
Cintia Galhardo Tressino ▪ Marcela Momesso Peçanha

INTRODUÇÃO

O ecocardiograma é o exame de imagem cardíaca mais frequentemente realizado na prática diária. Trata-se de um ultrassom cardíaco cujas características permitem uma análise ampla, rápida e precisa das condições do coração, assim como a sua relação com parâmetros, como a pré e pós-carga dos indivíduos.

CONCEITOS BÁSICOS

O exame ecocardiográfico utiliza-se de dois fatores: o primeiro é a física do som e, por consequência, do ultrassom e o segundo é a possibilidade de utilizar transdutores que tanto emitem ondas ultrassonoras como permitem fazer a recepção e leitura das ondas refletidas.

O som é representado por ondas que apresentam uma propagação a partir de sua emissão. As ondas são descritas em Hertz, que é uma medida que afere a frequência de quantas ondas o som tem por segundo.

O som tem a característica de propagação das ondas ultrassonoras e fenômenos como a sua atenuação (perda de energia sonora), sua refração (desvio da onda sonora sem retorno a fonte emissora do som – transdutor) e, especialmente, sua reflexão (retorno das ondas sonoras em direção a fonte emissora do som – transdutor), cujo processamento permite obter as mais diversas imagens. É importante destacar que em decorrência destas propriedades inerentes do som, há imagens de qualidade diferente. Temos, por exemplo, imagens habitualmente inadequadas se o ultrassom insona em área de alta atenuação, como, por exemplo, em pulmões, ou de alta reflexão quando o feixe de ultrassom encontra estrutura muito refletora, como os ossos.

O ultrassom não apresenta risco ao paciente, podendo ser realizado nos mais diversos perfis de pacientes e cenários clínicos. Somente os exames por via transesofágica ou aqueles de estresse, farmacológico ou com exercício, apresentam algumas restrições, discutidas nos capítulos pertinentes deste livro.

O ecocardiograma mais habitual é aquele por via transtorácica, constituindo o primeiro e o principal exame. Sua obtenção e análise baseiam-se em uma série de imagens que permitem a caracterização morfológica e funcional do coração. Dentre as técnicas utilizadas neste exame e nas demais modalidades, temos por ordem cronológica o modo M (unidimensional), o modo 2D (bidimensional), o Doppler, na sua modalidade convencional e tecidual, e o mapeamento de fluxo em cores, além de outras mais avançadas. As quatro primeiras ainda constituem o pilar do exame ecocardiográfico.[1,2]

IMAGEM 2D

O exame transtorácico é pautado por imagens bidimensionais, que orientam a utilização do modo M, do estudo Doppler e do mapeamento de fluxo em cores.

A imagem bidimensional foi uma evolução da técnica do ultrassom que foi aquela descrita como modo M,[3] que descrevemos a seguir.

A imagem bidimensional representa em um exame habitual a imagem que provê informações sobre a morfologia e função do coração. Reflete uma imagem tomográfica e realizada em sequência como uma imagem em movimento. Possibilitou uma maior compreensão da anatomia e desempenho cardíacos, que projetou o exame ecocardiográfico como o mais presente na análise de imagem do coração. Ela ainda permite guiar a obtenção de imagens modo M, Doppler, e as que tem o mapeamento de fluxo em cores. Para a sua aquisição, uma "série de imagens de modo M" são agrupadas, permitindo, assim, uma apresentação que tem altura e largura, e que em sua característica, quando realizada com um transdutor setorial, chama-se setor (Fig. 2-1).[4,5]

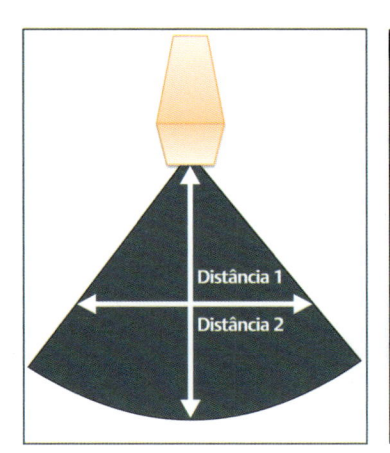

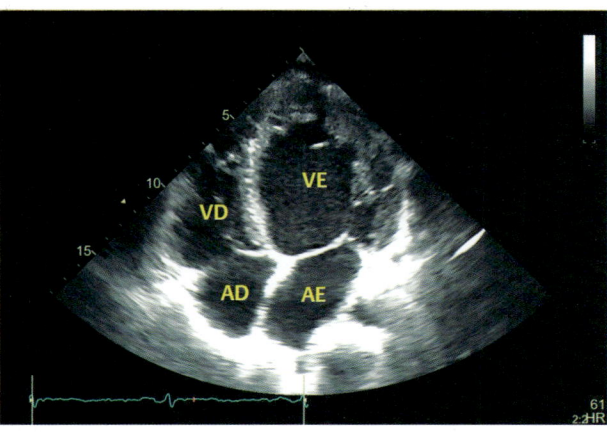

Fig. 2-1. Representação de obtenção de imagem bidimensional, com seus dois eixos (altura e largura) tendo como exemplo um corte apical de 4 câmaras. A imagem é obtida em série e seu sequenciamento propicia a observação de movimento. AE: átrio esquerdo; AD: átrio direito; VE: ventrículo esquerdo; VD: ventrículo direito.

O ecocardiograma transtorácico é assim realizado, em posições distintas no tórax, chamadas janelas acústicas, e investigam-se todas as estruturas, acrescendo as técnicas de modo M, Doppler, mapeamento de fluxo em cores ou mesmo a realização de imagens tridimensionais. Nestes locais, há uma maior possibilidade de interação entre o ultrassom e o coração, proporcionando uma série de imagens, onde são realizadas a identificação de estruturas, com pormenorizada descrição da presença e relação destas estruturas, possibilitando realizar medidas e uma alta reprodutibilidade das imagens. As principais janelas são quatro: paraesternal, apical, supraesternal e subcostal. As diretrizes internacionais estabeleceram uma série de imagens bidimensionais que podem ser obtidas nestas janelas acústicas.

O exame inicia-se, habitualmente, na janela paraesternal onde cortes no eixo longo e eixo curto do coração são realizados. Esta janela encontra-se entre o 3º e o 4º espaço intercostal do lado esquerdo. O plano de incidência também referido como ultrassom, No eixo longo, como mostrado na Figura 2-2, é possível visibilizar a parede livre do ventrículo direito, sua cavidade, o septo interventricular, a parede livre do ventrículo esquerdo, sua parede posterior, a aorta, a valva aórtica, com as suas válvulas coronariana direita e não coronariana, o átrio esquerdo e valva mitral, com suas cúspides anterior e posterior, de forma idêntica ao corte anatômico. É a imagem recomendada para medidas lineares dos ventrículos, espessura de parede, aorta e átrio esquerdo.[4,5]

Após a rotação em 90º no sentido horário, adquirem-se imagens no eixo transverso do coração rotineiramente em três cortes distintos: no plano da valva aórtica, da valva mitral e na altura dos músculos papilares.[4,5]

No plano da valva aórtica, pode-se identificar as três válvulas da valva aórtica, a origem das artérias coronárias e ainda os átrios com imagem do septo atrial, a via de entrada e saída do ventrículo direito, com a visibilização da valva pulmonar, como observado na Figura 2-3.[4,5]

Com uma báscula no sentido inferior, imageia-se o plano da valva mitral identificando suas cúspides, assim como os ventrículos esquerdo e direito (Fig. 2-4). Em um maior deslocamento do transdutor, há imagem no plano dos músculos papilares, anterolateral e posteromedial, e dos ventrículos direito e esquerdo (Fig. 2-5).[4,5]

Fig. 2-2. Imagem bidimensional de janela paraesternal no eixo longo do ventrículo esquerdo. AE: átrio esquerdo, Ao: aorta; VE: ventrículo esquerdo; VD: ventrículo direito.

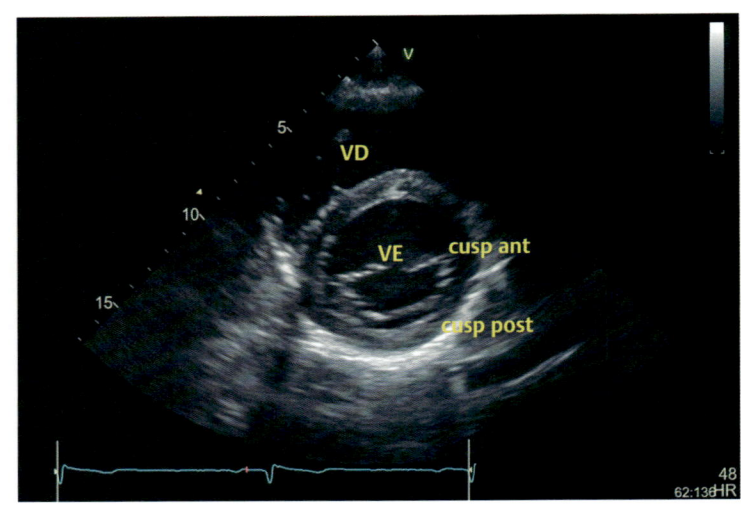

Fig. 2-4. Imagem bidimensional de janela paraesternal no seu eixo curto no plano da valva mitral. VD: ventrículo direito; VE: ventrículo esquerdo; cusp ant: cúspide anterior da valva mitral; cusp post: cúspide posterior da valva mitral.

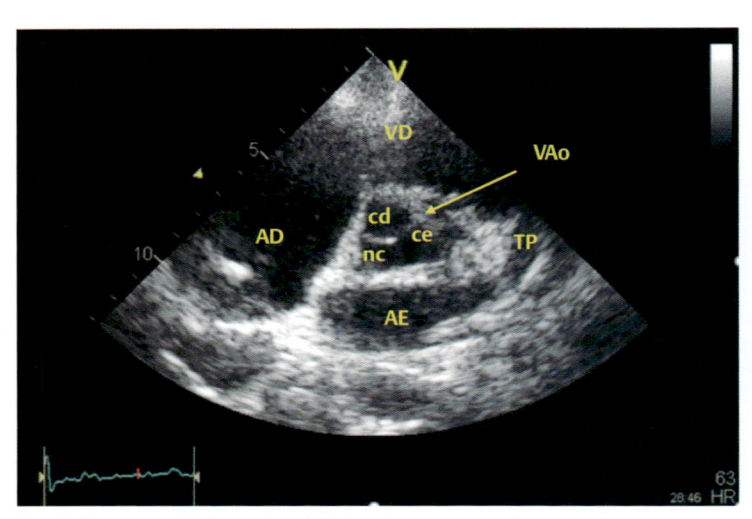

Fig. 2-3. Imagem bidimensional de janela paraesternal no seu eixo curto no plano dos vasos da base. AE: átrio esquerdo, AD: átrio direito; VD: ventrículo direito; VAo: valva aórtica; nc: válvula aórtica não coronariana; cd: válvula aórtica coronariana direita; ce: válvula aórtica coronariana esquerda; TP: tronco pulmonar.

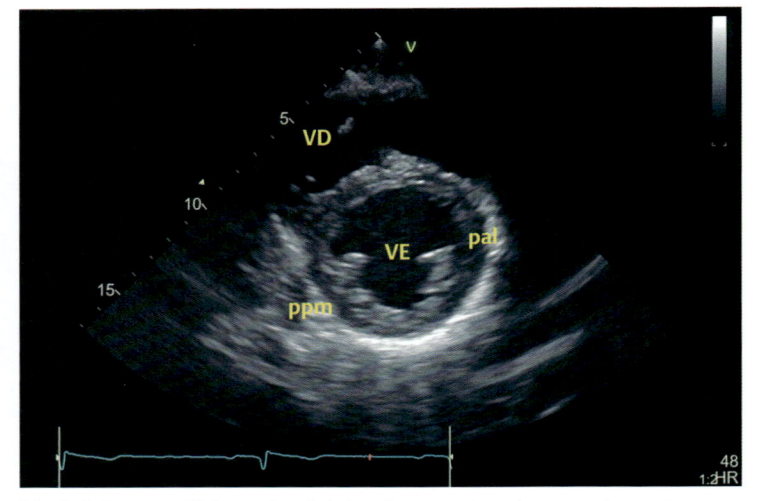

Fig. 2-5. Imagem bidimensional de janela paraesternal no seu eixo curto no plano dos músculos papilares. VD: ventrículo direito; VE: ventrículo esquerdo; pal: papilar anterolateral; ppm: papilar posteromedial.

Posteriormente segue-se a janela apical, com o transdutor posicionado próximo ao ictus cardíaco, direcionado a borda inferior da escápula direita. Nesta janela, há a aquisição das imagens de 4 câmaras, 2 câmaras, 5 câmaras e 3 câmaras, também denominada eixo longo apical do ventrículo esquerdo. Pode-se também obter imagem apical do ventrículo direito.[4,5]

Na imagem apical de 4 câmaras, é possível visibilizar as cavidades ventriculares e atriais. Também são observadas as valvas atrioventriculares. O ventrículo direito é caracterizado por sua maior trabeculação, pela banda moderadora e pela valva tricúspide com o implante mais apical. O átrio direito normal, por sua vez, não apresenta drenagem de veias pulmonares. Por outro lado, no lado esquerdo, o ventrículo apresenta paredes com menor grau de trabeculação, sendo visibilizadas as paredes septal e anterolateral nesse corte. A valva mitral encontra-se em posição mais superior que a tricúspide. É possível imagear, também, a drenagem de veias pulmonares no átrio esquerdo, como mostrado na Figura 2-6.[4,5]

A partir desta janela, pode-se, ainda, obter as imagens de 2 e 3 câmaras. Para tanto, é necessário fazer rotações de 60 graus, no sentido anti-horário, no transdutor. No corte de duas câmaras, observam-se o ventrículo esquerdo, com as paredes anterior e inferior, a valva mitral e o átrio esquerdo, frequentemente com a imagem de sua aurícula relacionada com a parede anterior, como demonstrado na Figura 2-7 No outro corte, o de três câmaras com rotação de 120 graus, há a imagem do ventrículo esquerdo com as paredes anterosseptal e inferolateral, da valva mitral e do átrio esquerdo, além da via de saída do ventrículo esquerdo, da valva aórtica e da porção proximal da aorta, como mostrado na Figura 2-8.[4,5]

Uma imagem semelhante a imagem de 3 câmaras é aquela conhecida como 5 câmaras. Para sua obtenção é necessário realizar uma báscula do transdutor no sentido anterior do tórax, evidenciando a "quinta câmara", que é a aorta. É uma janela frequentemente utilizada para se acoplar o Doppler e obter informações de velocidades da via de saída do ventrículo esquerdo e da valva aórtica (Fig. 2-9).[4,5]

Segue-se a investigação do exame bidimensional, com as imagens subcostais e supraesternal. Na primeira, objetiva-se imagem com foco em septo atrial, cavidades direitas e da veia cava inferior que provê informações importantes quanto a anatomia e funcionamento cardíaco. Já na janela supraesternal, o foco principal é a visibilização do arco aórtico, ramos pulmonares e drenagem de veias pulmonares.[4,5]

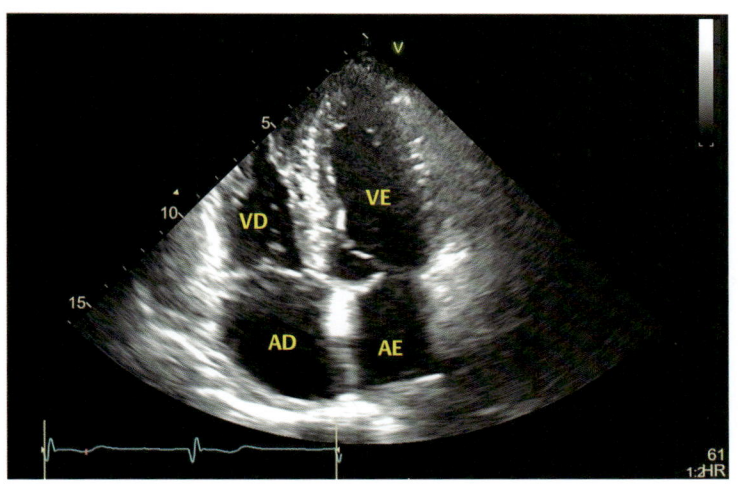

Fig. 2-6. Imagem bidimensional de janela apical de 4 câmaras. AE: átrio esquerdo; AD: átrio direito; VE: ventrículo esquerdo; VD: ventrículo direito.

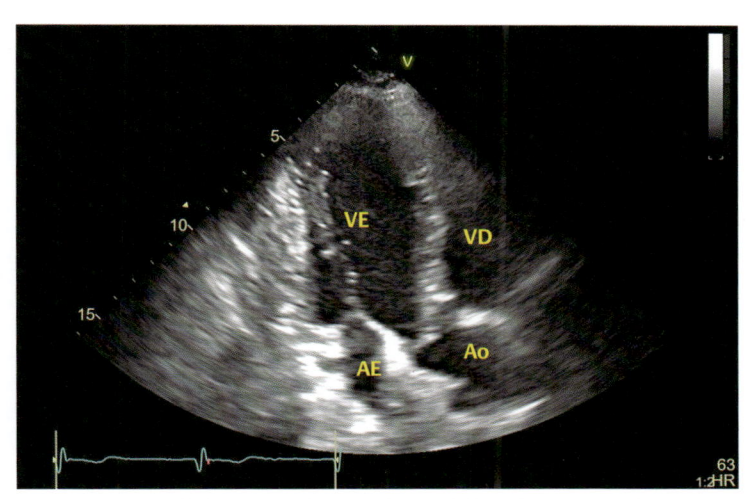

Fig. 2-8. Imagem bidimensional de janela apical de 3 câmaras. AE: átrio esquerdo; VE: ventrículo esquerdo; VD: ventrículo direito; Ao: aorta.

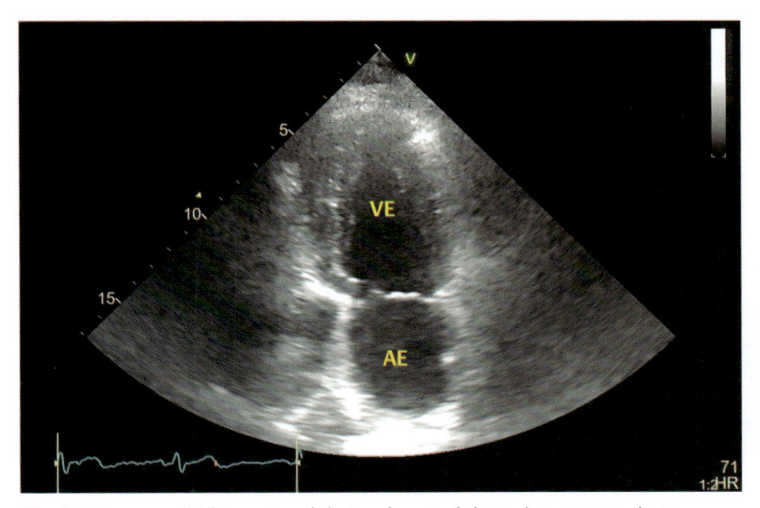

Fig. 2-7. Imagem bidimensional de janela apical de 2 câmaras. AE: átrio esquerdo; VE: ventrículo esquerdo.

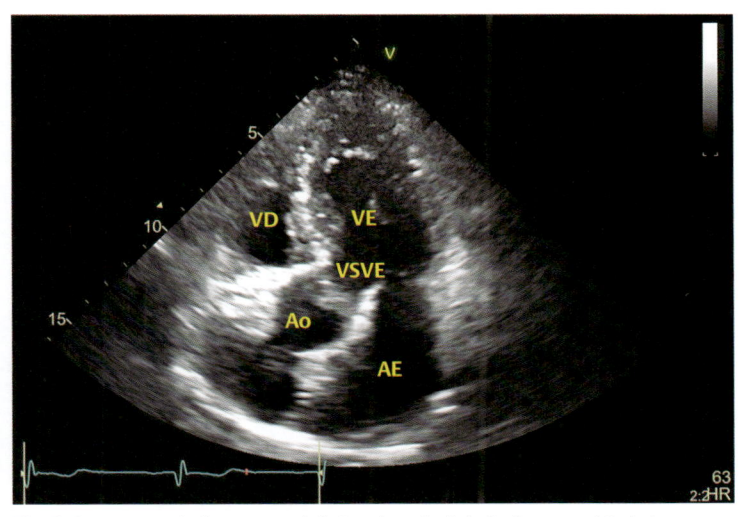

Fig. 2-9. Imagem bidimensional de janela apical de 5 câmaras. AE: átrio esquerdo; VE: ventrículo esquerdo; VD: ventrículo direito; Ao: aorta; VSVE: via de saída do ventrículo esquerdo.

A partir das imagens bidimensionais, obtemos a orientação necessária para imagens em modo M, Doppler e pela aplicação do mapeamento de fluxo em cores.[5]

MODO M

O coração foi alvo da primeira imagem médica do ultrassom com a demonstração em modo M da valva mitral, descrita por Edler e Hertz em 1954.[6] Entretanto, somente após 10 anos, houve a primeira descrição da utilidade prática do método, por Feingenbaum et al.,[7] quando houve o diagnóstico de derrame pericárdico, utilizando-se o modo M.

A técnica tem sido utilizada desde então com importante contribuição, mesmo atualmente, para o diagnóstico e diagnóstico diferencial em diversas condições.

De forma simplificada, a imagem obtida pelo modo M, expressa em distância a dimensão entre o transdutor, no tórax, e as interfaces acústicas do feixe de ultrassom em um sentido, fazendo uma varredura em tempo. Assim, graficamente, a imagem obtida tem na ordenada a distância e na abscissa o tempo, podendo-se derivar a variação de distância destas interfaces ao longo do tempo, alinhado aos fenômenos elétricos do ciclo cardíaco. Na Figura 2-10, observamos como a imagem é representada e um exemplo de uma de suas aplicações.

Trata-se de imagem com maior resolução temporal, haja vista que, para a representação de um segundo, mais de 1.500 imagens são obtidas. Tem como característica principal que a imagem é obtida sempre na direção do feixe de ultrassom, o que pode acarretar dificuldades de alinhamento para medidas de cavidades, por exemplo. Uma alternativa para esta situação é descrita como modo M anatômico, porém, nestes casos, a imagem apresenta resolução.

No ecocardiograma transtorácico, as imagens em modo M mais comumente obtidas são aquelas da valva aórtica, da valva mitral, das cavidades ventriculares e da valva pulmonar (Fig. 2-11).

DOPPLER

A implementação do Doppler tornou o ecocardiograma o método de eleição para a avaliação hemodinâmica de forma não invasiva do coração. A técnica deriva do conceito de que o som muda sua frequência dependendo da movimentação da estrutura refletida. Nas cavidades cardíacas e vasos, a onda ultrassonora encontra como a estrutura refletora, as hemácias, e dependendo de como estão vão ao encontro ou se afastam do transdutor a onda recebida pelo transdutor volta em frequências maiores ou menores. Neste fenômeno, a variação da frequência emitida e recebida denomina-se *Doppler shift*. Aplicando-se uma equação, pode-se calcular a velocidade e sentido de deslocamento da hemácia dependendo da reflexão do som, mais agudo (maior frequência), quando se aproxima, ou mais grave (menor frequência) quando se afasta, como mostrado na Figura 2-12.[8] Desta forma, podemos estimar as velocidades do sangue entre as câmaras cardíacas e vasos e realizar medidas combinadas que permitem estimar fluxos e volumes com precisão.

Para a realização das imagens Doppler, faz-se necessário que o feixe do transdutor esteja alinhado à direção do fluxo sanguíneo para que a variação de medida das frequências ultrassonoras possa ser convertida fielmente em velocidades (Fig. 2-13).

Utilizando-se o conceito proposto por Bernoulli, pode-se ainda calcular o gradiente pressórico entre os diferentes compartimentos a partir da medida de velocidades entre dois sistemas.[9,10] Para tal, toma-se a velocidade e eleva-se ao quadrado, multiplicando por quatro. Assim, por exemplo, a detecção de uma velocidade de 2 m/s na valva

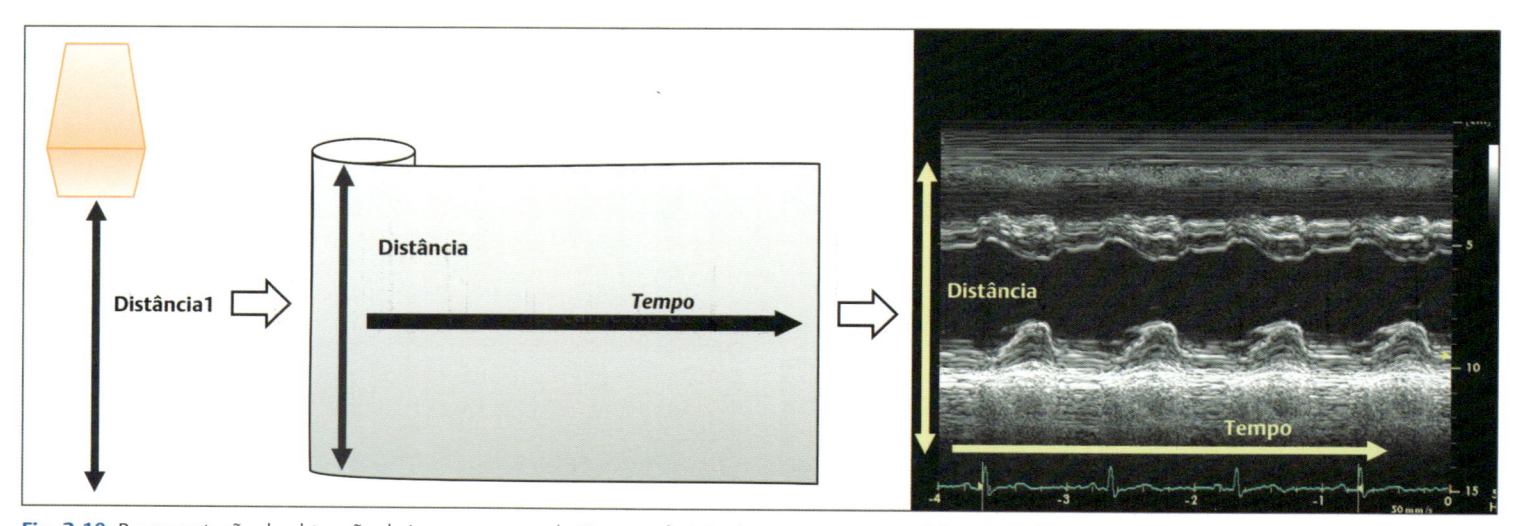

Fig. 2-10. Representação de obtenção de imagem no modo M, com aferição de somente um eixo (altura) tendo como exemplo uma imagem no plano das cavidades ventriculares.

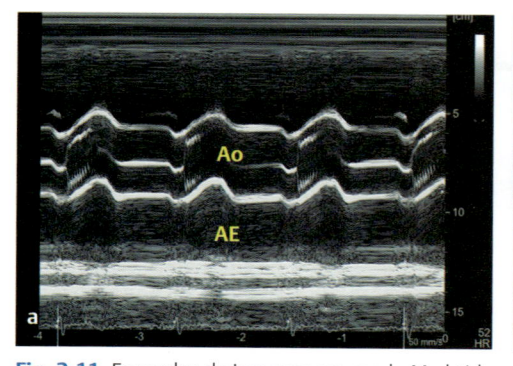

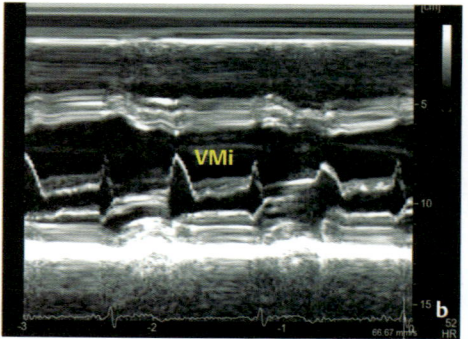

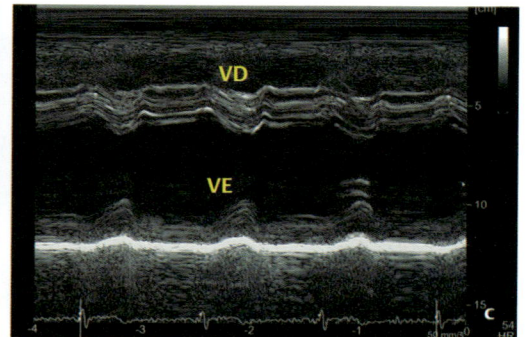

Fig. 2-11. Exemplos de imagens em modo M obtidos no ecocardiograma transtorácico: (**a**) no plano da valva aórtica; (**b**) no plano da valva mitral; (**c**) no plano das cavidades ventriculares. AE: átrio esquerdo, Ao: aorta; VMi: valva mitral; VE: ventrículo esquerdo; VD: ventrículo direito.

CAPÍTULO 2 ▪ ECOCARDIOGRAFIA TRANSTORÁCICA 2D, MODO M E DOPPLER

mitral em diástole demonstra que o gradiente entre o átrio esquerdo e o ventrículo esquerdo é igual a: $(2)^2 \times 4$, totalizando 16 mmHg.

Da mesma forma, se for insonado um tecido com o recurso Doppler pode-se estimar a velocidade de deslocamento do mesmo, denominado Doppler tecidual (Figs. 2-14 e 2-15).[11]

O Doppler pode ser realizado em duas formas. No pulsátil, o transdutor aguarda um período para a recepção da onda ultrassonora emitida. Este recurso possibilita a investigação de um local específico, denominado amostra volume. Contudo, quando a velocidade do sangue excede a capacidade do transdutor de detectar o sentido do fluxo, como observado em estenoses e regurgitações valvares, há o fenômeno de *aliasing*. Nesta situação, utiliza-se o Doppler contínuo, onde o transdutor faz a emissão e recepção das ondas de forma ininterrupta, permitindo medir todas as velocidades dentro do feixe de ultrassom, inclusive as altas, sem, entretanto, caracterizar o local.

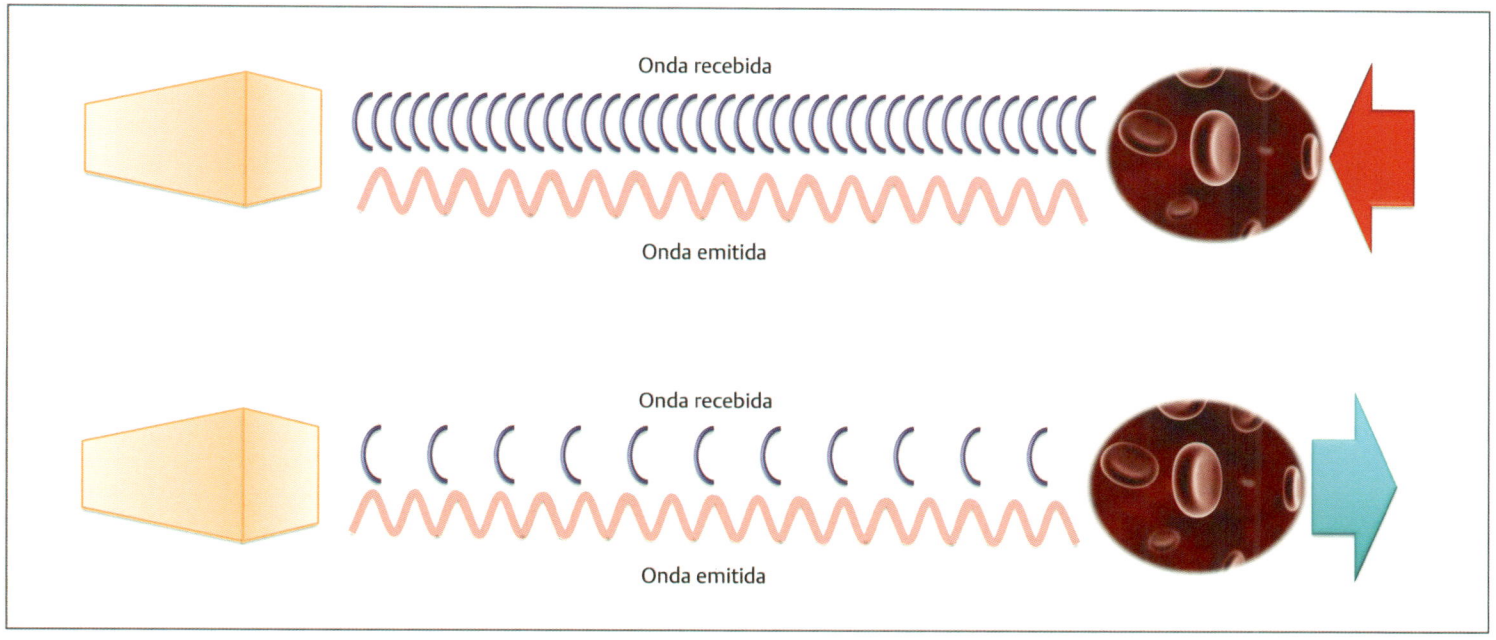

Fig. 2-12. Esquema representando a variação de frequência sonora emitida e recebida no estudo Doppler (Doppler *shift*), onde aquelas estruturas que se aproximam apresentam frequências mais altas do que a emitida, e as que se afastam, frequências mais baixas. A representação em cores das setas mostra como se codifica esta variação no mapeamento de fluxo em cores.

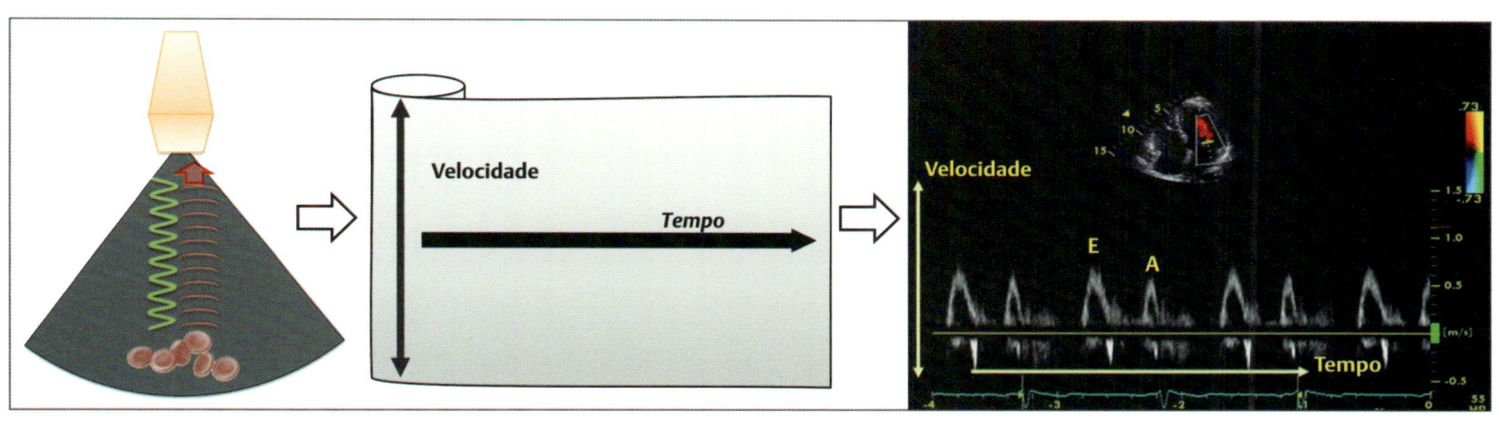

Fig. 2-13. Representação de obtenção de imagem Doppler, onde a variação da onda emitida e recebida são dispostas em um gráfico de velocidade *vs* tempo. No caso, trata-se do estudo Doppler da valva mitral, onde se pode observar o padrão bifásico de enchimento ventricular com as ondas E e A, caracterizadas quanto a presença, velocidade e temporalidade em relação aos fenômenos elétricos.

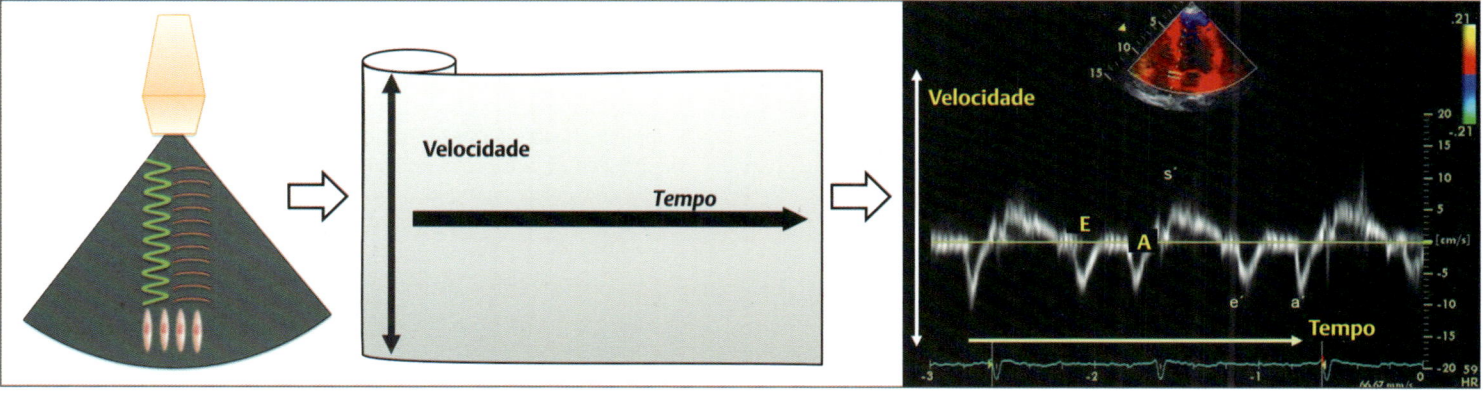

Fig. 2-14. Representação de obtenção de imagem Doppler tecidual, onde a variação da onda emitida e recebida são dispostas em um gráfico de velocidade *vs* tempo. No caso, trata-se do estudo Doppler da anel mitral no septo, onde se podem observar as ondas S', e', a.

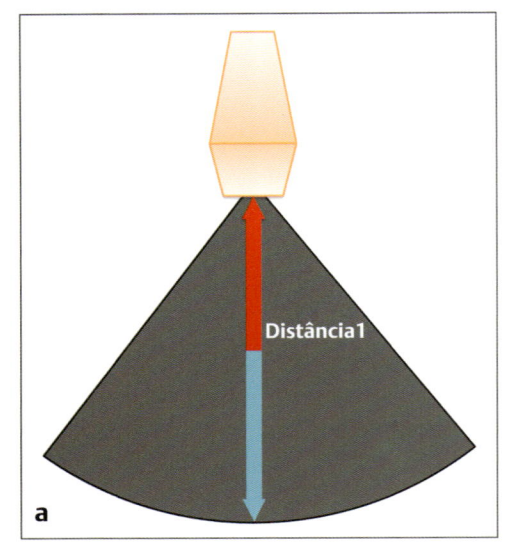

Fig. 2-15. (a) Representação de obtenção de imagem de mapeamento de fluxo em cores. A variação da onda emitida e recebida são dispostas junto a imagem bidimensional. **(b)** Um corte de 4 câmaras na janela apical em diástole, o fluxo sanguíneo aproxima-se do transdutor, portanto codificado em vermelho, e **(c)**, na sístole, em direção oposta, afastando-se do transdutor e codificado em azul, **(d)**, um corte de três câmaras em portador de miocardiopatia hipertrófica assimétrica com sinais de obstrução na via de saída do ventrículo esquerdo e regurgitação mitral (setas), onde se observa o fenômeno de *aliasing*, traduzido por um mapeamento do fluxo em cores em mosaico. AE: átrio esquerdo; AD: átrio direito; VE: ventrículo esquerdo; VD: ventrículo direito; Ao: aorta.

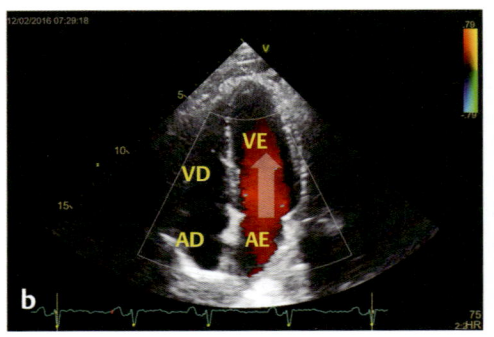

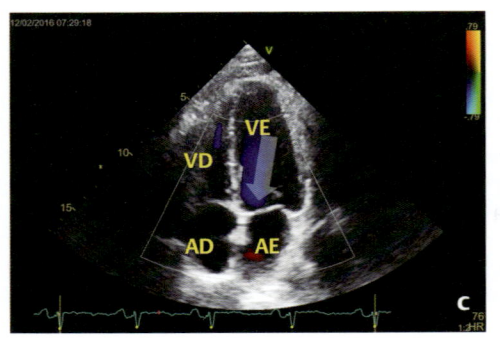

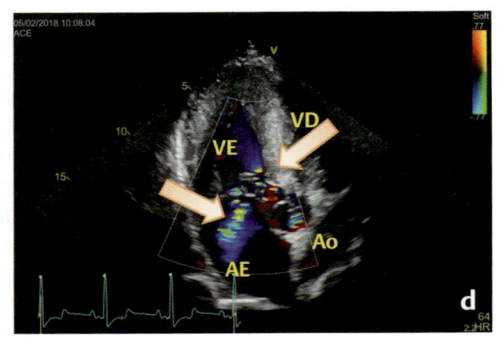

No exame transtorácico, o estudo Doppler está direcionado principalmente ao estudo das valvas cardíacas e veias pulmonares. Devem-se obter imagens a partir da janela apical para aferir velocidades das valvas atrioventriculares e da via de saída do ventrículo esquerdo e valva aórtica. A investigação da valva pulmonar é realizada comumente a partir da janela paraesternal, com a melhor imagem que proporcione o alinhamento do feixe de ultrassom com esta valva.

Um avanço do estudo Doppler foi o mapeamento de fluxo em cores que possibilitou a sobreposição da movimentação dos fluxos por meio de cores nas imagens bidimensionais e em modo M.[12] Incluído no estudo transtorácico convencional, é método de escolha para detecção e estimativa da gravidade de jatos regurgitantes, *shunts* e locais de obstrução, como estenoses. É uma técnica que se assemelha ao estudo Doppler pulsátil, tradicionalmente com o mapeamento de fluxos que se aproximam do transdutor, em vermelho, e os que se afastam, em azul. Quando se observam fluxos de alta velocidade, estes formam o fenômeno de *aliasing*, representado por um mosaico de cores.

Todos estes planos de corte constituem parte de uma exploração do potencial do ecocardiograma transtorácico. As diretrizes da Sociedade Americana de Ecocardiografia listam 54 imagens em movimento e 50 estáticas, com a explanação dos devidos planos de corte, a ser obtida em um exame convencional, devendo ser o guia para as mais diversas situações.[5] Contudo, esta totalidade de aquisições não reflete um exame de rotina, pois tornaria este impraticável, haja vista o tempo dispensado e a falta de critérios para o objetivo final do ecocardiograma.

REFERÊNCIAS BIBLIOGRÁFICAS

1. Edler I, Lindstrom K. The history of echocardiography. Ultrasound Med Biol. 2004;30(12):1565-644.
2. Feigenbaum H. Evolution of echocardiography. Circulation. 1996;93(7):1321-7.
3. Gramiak R, Waag RC, Simon W. Cine ultrasound cardiography. Radiology. 1973;107(1):175-80.
4. Lang RM, Badano LP, Mor-Avi V, Afilalo J, Armstrong A, Ernande L, et al. Recommendations for cardiac chamber quantification by echocardiography in adults: an update from the American Society of Echocardiography and the European Association of Cardiovascular Imaging. J Am Soc Echocardiogr. 2015;28(1):1-39 e14.
5. Mitchell C, Rahko PS, Blauwet LA, Canaday B, Finstuen JA, Foster MC, et al. Guidelines for performing a comprehensive transthoracic echocardiographic examination in adults: Recommendations from the American Society of Echocardiography. J Am Soc Echocardiogr. 2019;32(1):1-64.
6. Edler I, Gustafson A. Ultrasonic cardiogram in mitral stenosis; preliminary communication. Acta Med Scand. 1957;159(2):85-90.
7. Feigenbaum H, Waldhausen JA, Hyde LP. Ultrasound diagnosis of pericardial effusion. JAMA. 1965;191:711-4.
8. Baker DW, Rubenstein SA, Lorch GS. Pulsed Doppler echocardiography: principles and applications. Am J Med. 1977;63(1):69-80.
9. Hatle L, Angelsen BA, Tromsdal A. Non-invasive assessment of aortic stenosis by Doppler ultrasound. Br Heart J. 1980;43(3):284-92.
10. Holen J, Simonsen S. Determination of pressure gradient in mitral stenosis with Doppler echocardiography. Br Heart J. 1979;41(5):529-35.
11. Isaaz K, Thompson A, Ethevenot G, Cloez JL, Brembilla B, Pernot C. Doppler echocardiographic measurement of low velocity motion of the left ventricular posterior wall. Am J Cardiol. 1989;64(1):66-75.
12. Matsuo H, Morita H, Senda S, Kitabatake A, Asao M, Tanouchi J, et al. Detection and visualization of regurgitant flow in valvular diseases by pulsed Doppler technique. Jpn Circ J. 1982;46(4):377-88.

ECODOPPLERCARDIOGRAFIA TRIDIMENSIONAL

CAPÍTULO 3

Vera Marcia L. Gimenes ▪ Mercedes Maldonado Andrade
Marcelo Luiz Campos Vieira ▪ Marcia Liciene Gimenes Cardoso

O QUE O ECO 3D ACRESCENTOU AO ECO 2D

A ecodopplercardiografia tem evoluído muito rapidamente como método avaliador da função cardíaca. A cada modo, M, bidimensional (2D), Doppler, transesofágico, perfusão com contraste, tecidual, tridimensional (3D), *heart model* (um batimento) e transiluminação (*true view*).[1] Nenhum modo foi abandonado, mas foram-se agregando e fornecendo cada vez mais informações importantes no diagnóstico, conduta terapêutica e prognóstico do paciente.

O ecocardiograma (ECO) 2D usa os eixos horizontal (X) e o vertical (Y), e a imagem é como uma foto plana. O ECO 3D adicionou o eixo da profundidade (Z) nas imagens 2D, e a imagem é como uma escultura. A evolução do *probe* e da tecnologia da computação permitiu o surgimento da terceira dimensão que permite a rotação da imagem e a visibilização de múltiplas perspectivas (Fig. 3-1).

A principal razão do pedido de exame ecocardiográfico na prática clínica é para avaliar volumes e função do ventrículo esquerdo (VE). A avaliação mais comum da fração de ejeção (FE) é a qualitativa visual, seguida da quantificação pelo ECO 2D que requer modelo geométrico. A grande vantagem do ECO 3D em relação ao ECO 2D é a melhor acurácia e reprodutibilidade na avaliação das câmaras e dos volumes cardíacos, eliminando a necessidade de modelo geométrico e a dificuldade de análise do segmento apical do VE pelo ECO 2D. A tecnologia 3D superou a presunção geométrica e as limitações do ECO 2D na avaliação dos volumes, função global, função regional e massa do VE. Embora o ECO 3D tenha melhor correlação com a ressonância magnética cardíaca (RMC) e permita melhor avaliação dos volumes e função do VE, continua subestimando os volumes, porém, em menor grau que o ECO 2D. A causa seria o traçado na limitada resolução espacial do ECO 3D para diferenciar o miocárdio da trabécula endocárdica.[2] Com a detecção totalmente automática do contorno do endocárdio pelo ECO 3D, reduz-se o tempo de medida e melhora-se a correlação com volume e FE, mesmo nos pacientes com arritmia do tipo de fibrilação atrial. Os valores de referência dos volumes e FE do VE pelo ECO 3D foram incorporados no *Guideline* de 2015 da ASE e EACVI.[2]

A tecnologia 3D adicionou informações clínicas nas diferentes áreas, como valvopatias, volumes e função dos dois ventrículos, massas intracavitárias, além de possibilitar a monitorização dos novos procedimentos nas salas de cirurgia e hemodinâmica. Permite a visibilização das estruturas cardíacas de qualquer plano e de múltiplas perspectivas.

Rudox *et al.*,[3] em análise de 20 estudos comparativos, ECO 2D e ECO 3D, mostraram que: nos pacientes com ritmo cardíaco regular, quando é possível se obterem imagens de boa qualidade, o ECO 3D melhorou a acurácia e a reprodutibilidade das avaliações das valvopatias, dos volumes e da FE do ventrículo esquerdo.

O ECO 3D é a única técnica de imagem com base no fatiamento volumétrico capaz de mostrar estruturas em movimento no coração batendo, diferente das outras metodologias de imagem que o fazem na reconstrução pós-processamento.[4]

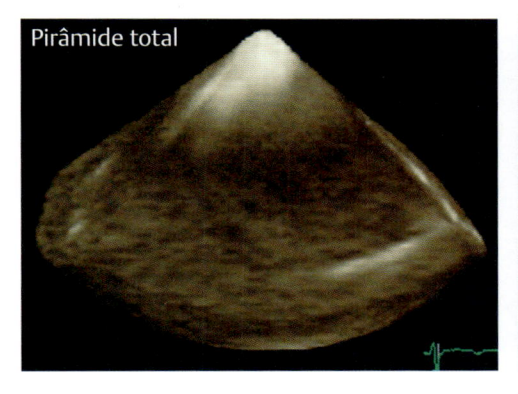

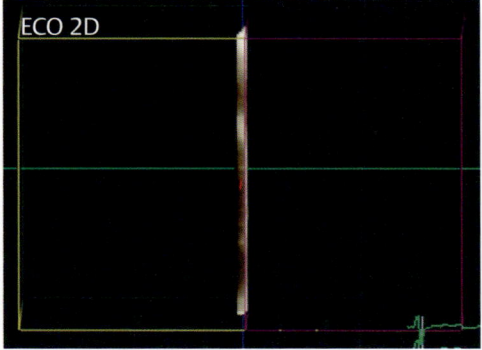

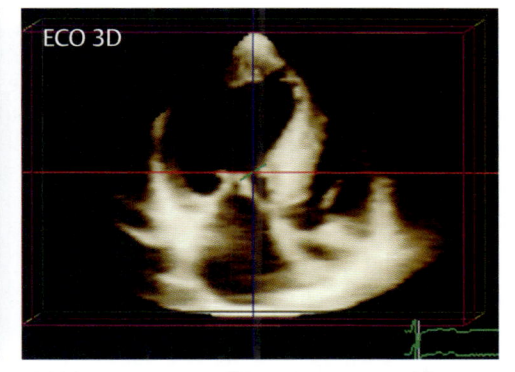

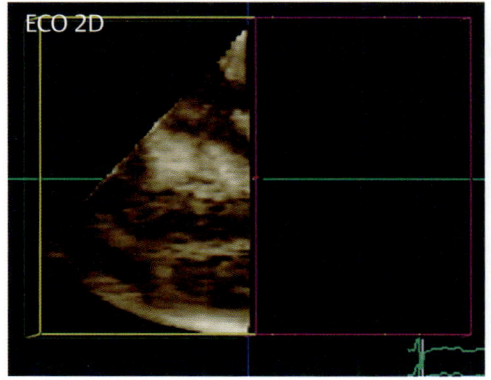

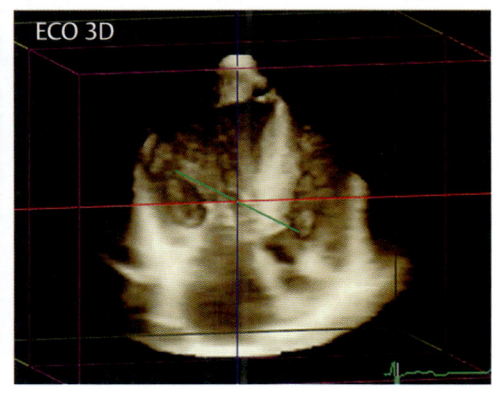

Fig. 3-1. Aquisição da imagem na pirâmide total. Corte 2D em fatia fina. Corte 3D em 2 fatias mostrando a profundidade.

15

O ECO 3D tem expandido cada vez mais sua aplicação na elucidação da mecânica ventricular, na avaliação do grau de disfunção das valvopatias, miocardiopatias, pericardiopatias e coronariopatias. O ECO 3D avalia as disfunções cardíacas em qualquer perspectiva, quantifica volume e FE sem assumir forma geométrica e volumes em geometria complexa. O ECO 2D no VE assume que o mesmo tem forma elipsoide, e os volumes são calculados com base nessa suposta geometria que, quando comparados aos valores da ressonância magnética cardíaca (RMC), são consistentemente subestimados, o que não acontece com o ECO 3D que tem a vantagem do *full volume* para melhor reprodutibilidade e acurácia.[5] Assim, o ECO 3D tem-se mostrado simples, acurado, reprodutível e versátil com capacidade superior ao ECO 2D na avaliação prognóstica dos cardiopatas.

ECO 3D – Fração de Ejeção e Volume do Ventrículo Esquerdo

A fração de ejeção é o parâmetro ecocardiográfico mais utilizado para avaliar a função do VE que é preditor independente de mortalidade e de uso de rotina no manuseio de paciente. Contudo, a avaliação da FE pelo ECO 2D, tanto qualitativa quanto quantitativa, é operador-dependente e do plano de imagem. Daí sua acurácia variar com a qualidade da imagem. Hoffman et al.,[6] avaliando 63 pacientes, mostraram que o ECO 2D e o ECO 3D subestimam os volumes e a FE quando comparados à RMC e que para reduzir a variabilidade interobservador para volumes e FE, o ECO 3D e o ECO 2D necessitam do uso de contraste. Badano et al.[4] mostram que os valores de FE e volume são subestimados em relação à RMC pela baixa resolução espacial e pela dificuldade de identificar a borda endocárdica/trabécula, sendo o traçado feito sangue/trabécula. Por outro lado, Spitzer et al.,[7] avaliando 1.198 pacientes em 28 estudos, mostraram que todas as medidas de ECO para análise de volume e FE são semiautomáticas e para olhos experientes, em 80% das imagens, o contorno automático necessita algum grau de correção. Não se deve esquecer que foram excluídos dos *trials* a hipertrofia septal assimétrica (HSA) e o Aneurisma do VE. Chahal et al.,[8] avaliando 2.300 pacientes em 58 centros, todos indivíduos normais entre 35 e 75 anos, quanto aos valores normais de volumes e FE do VE pelo ECO 2D e ECO 3D, observaram os seguintes resultados:

- *Fração de ejeção:* ECO 2D = 62 ± 6%; ECO 3D = 62 ± 5%.
- *Volume diastólico:* ECO 2D = 39 ± 10 mL/m²; ECO 3D = 44 ± 10 mL/m².
- *Volume sistólico:* ECO 2D = 15 ± 5 mL/m²; ECO 3D = 17 ± 5 mL/m².

Quadro 3-1. Valores da Fração de Ejeção do VE pelo ECO 3D. Limites de Valores Normais e Grau de Redução

	Normal	Redução discreta	Redução moderada	Redução importante
Homem	52-72%	41-51%	30-40%	< 30%
Mulher	54-74%	41-53%	30-40%	< 30%

J Am Coll Cardiol-Imag. 2012;5:1191-1197.[8]

Os valores normais da FE no ECO 3D e de redução discreta, moderada e importante estão no Quadro 3-1.

Na análise da função ventricular pelo ECO 3D temos a modalidade *full volume*, múltiplos batimentos, quatro batimentos e *heart model* ou batimento único. O *full volume* tem resolução temporal de 33 ± 8 volumes/segundo, enquanto o *heart model* tem resolução temporal de 7 ± 2 volumes/segundo. Quanto maior a resolução temporal, menor a resolução espacial, portanto, subestima o volume.[5] O modo 3D *Heart Model* tem por objetivo facilitar a análise da FE nos portadores de arritmia, desde que não seja bigeminismo ventricular e para pacientes com dificuldade em parar de respirar para melhor aquisição da imagem. Macron et al.,[9] comparando o ECO 3D e a RMC em 50 pacientes, na avaliação de volumes e FE, observaram excelente correlação entre os métodos independentemente do número de ciclos utilizados (4 ou 2 batimentos). Porém, com 1 batimento foi a menor acurácia na medida da FE do ventrículo esquerdo. A imagem com 2 batimentos foi a que teve menos artefatos para avaliar volumes e FE. A acurácia e a reprodutibilidade do ECO 2D para volumes e FE foram superadas pelo ECO 3D principalmente no modo *full volume* para os casos com limitação do ECO 2D para avaliação do VE esférico, com aneurisma e disfunção do ápice. No ECO 3D os volumes são medidos de forma semiautomática com ajuste manual, quando necessário. Se ainda houver dificuldade por trabécula ou má definição endocárdica por janela acústica inadequada, o uso de contraste pode ser útil. O ECO 3D elimina a presunção geométrica e o corte apical não verdadeiro que é causa de erro para os cálculos pelo ECO 2D.[10]

Para os acompanhamentos seriados de volume e FE do VE os estudos têm mostrado resultados mais consistentes do ECO 3D que do ECO 2D (Figs. 3-2 e 3-3).[11]

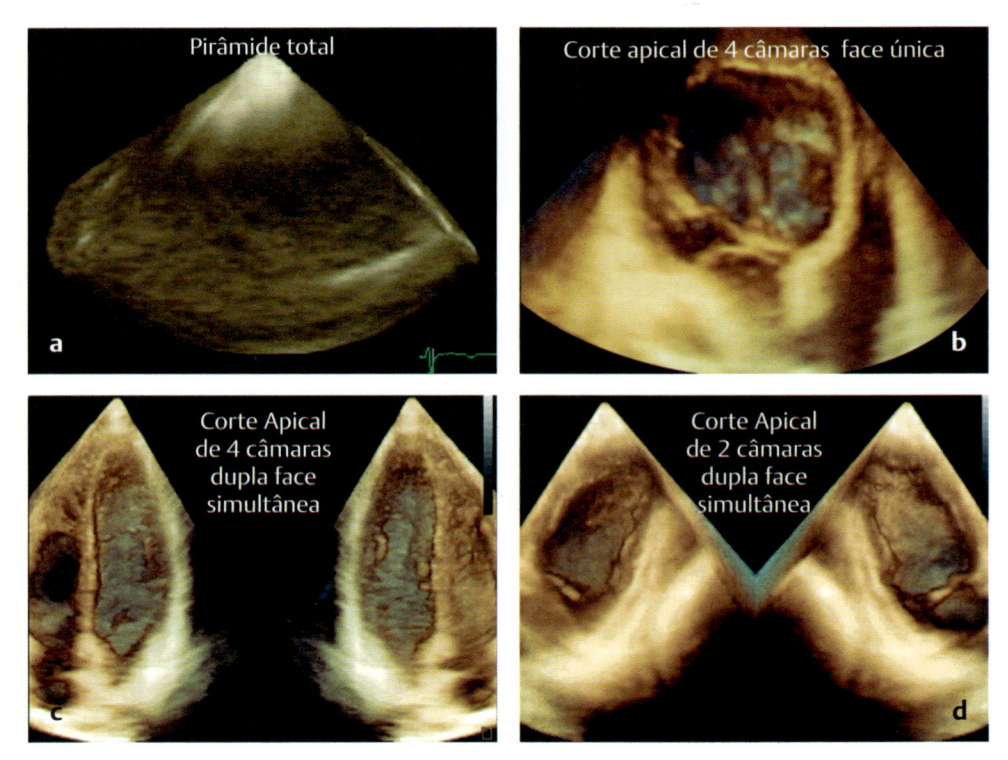

Fig. 3-2. (a-d) Cortes básicos da pirâmide total para ventrículo esquerdo.

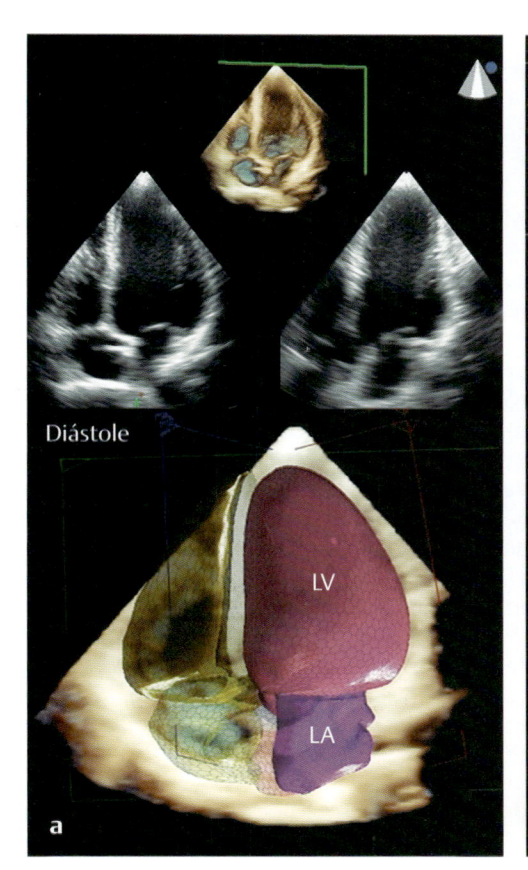

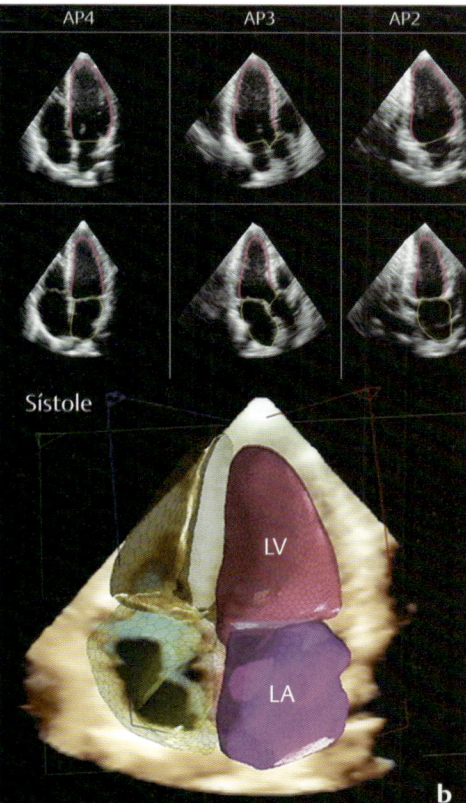

Fig. 3-3. ECO 3D: VE-FE e volume em um batimento (*heart model*).

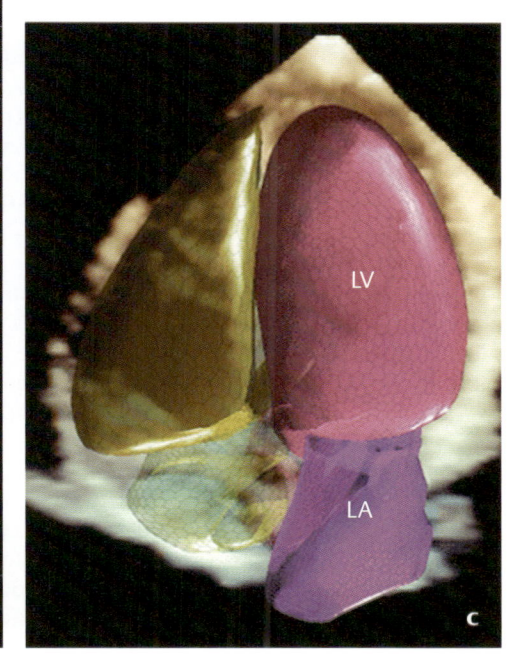

Massa do Ventrículo Esquerdo

A massa do VE é medida estabelecida como preditor independente de eventos cardíacos adversos e morte prematura. Dada a importância clínica da medida de massa do VE, é essencial ter um método confiável para sua medida, como o ECO 3D. O ECO 2D apresenta dificuldade na delimitação da borda epicárdica e pode ter medida subestimada pela posição incorreta da imagem. O ECO 3D supera estas limitações, pela melhor acurácia e reprodutibilidade, quando comparado a ECO 2D e modo M.[5] Este achado tem implicação clínica para medidas seriadas de massa dos pacientes com hipertrofia miocárdica por estenose valvar aórtica, hipertensão arterial ou hipertrofia septal assimétrica. O ECO 3D usa a medida direta do VE para estimativa da massa do VE e tem melhor concordância com a RMC com variação interobservador de 7% e intraobservador de 8%.[12] Na comparação à RMC, o ECO3D subestima a massa em 4 gramas. Porém, o ECO 3D depende da qualidade da imagem e do equipamento utilizado.[12]

Volume e Função do Átrio Esquerdo (AE)

Uma das áreas onde a vantagem do ECO 3D sobre o ECO 2D ficou bem estabelecida foi a quantificação das câmaras cardíacas quanto à função e tamanho dos ventrículos e dos átrios. O AE tem paredes mais espessas e menor volume que o átrio direito, formato cuboidal e apêndice com formato de triângulo. O ECO 2D mede diâmetro e área. Desde o *Guideline* de 2015 para quantificação de câmaras, o ECO 3D mostrou excelente acurácia e reprodutibilidade quando comparado à RMC, considerada padrão ouro, o que estimula o uso do ECO 3D na prática clínica, principalmente com o uso do *heart model* (Fig. 3-4).[13]

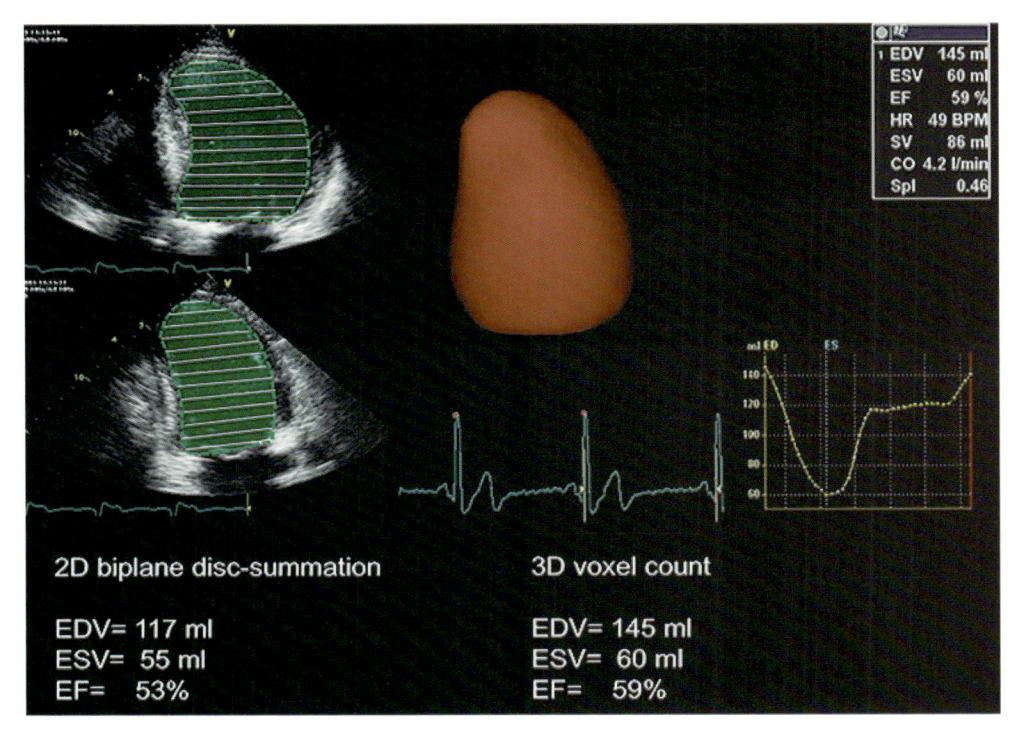

Fig. 3-4. Cálculo de volume do VE: ECO 2D biplano, por somatória de discos e ECO 3D por somatória *voxel*.

ECO 3D – Ventrículo Direito: Fração de Ejeção e Volume do Ventrículo Direito

É sempre um desafio o cálculo de volume do VD por sua forma complexa. A habilidade do ECO 3D em medir diretamente os volumes resultou em melhora da acurácia e reprodutibilidade dos volumes do VD. Os novos *softwares* específicos para quantificação dos volumes do VD mostram excelente concordância com a RMC com volumes discretamente subestimados pelo ECO 3D.[2] Estes valores foram incorporados no *Guideline* de 2015 da ASE e EACVI.[14]

No ECO 2D, quando se adquire a imagem do ventrículo direito, na imagem piramidal apical de 4 câmaras, aumente o *frame rate* estreitando o setor até eliminar a imagem do VE, não se esquecendo que na imagem apical de 2 câmaras no ECO 2D do VD, o ápice não é triangular, mas retangular. A causa de erro mais comum que resulta em área subestimada do VD é porque o traçado está muito longe da borda trabeculada, que pode excluir o ápice verdadeiro e medir a banda moderadora. Trabéculas e músculos papilares devem ser incluídos como parte do volume do VD. O ECO 3D é o método de escolha para medida de avaliação do VD para pacientes que necessitem exames seriados por sua aquisição e cálculos semiautomáticos.[15]

Os volumes e função do VD são determinantes da evolução clínica dos pacientes com cardiopatias, como infarto do miocárdio, trombo, embolia pulmonar, cardiopatia congênita, insuficiência cardíaca esquerda e dependentes de suporte mecânico. O VD, quando comparado ao VE, tem maior heterogeneidade na função regional. Além de ter paredes mais finas é muito trabeculado e tem dois tipos de contração: da base para o ápice (longitudinal) e de fora para dentro (radial). O método atual padrão ouro para análise do VD é a RMC. Por sua complicada estrutura e geometria, o ECO 2D não é capaz de estimar corretamente seus volumes e função, daí a recomendação pelos *Guidelines* do TAPSE e S', quando não houver alteração segmentar ou insuficiência valvar tricúspide. Pode ser usada a mudança de área que varia com o plano de imagem. O ECO 3D melhorou a aquisição da imagem com altas resoluções espacial e temporal, permitindo medir de forma mais acurada os volumes e função do VD. Sua reprodutibilidade permitiu sua inclusão nos Guidelines.[16] Comparando ao ECO 2D, o valor da fração de ejeção do VD pelo ECO 3D é sempre menor (Fig. 3-5).

ECO 3D Transesofágico

A tecnologia atual do ecocardiograma transesofágico tridimensional (ETE 3D) melhorou muito a conexão entre o transdutor e a imagem, permitindo excelente qualidade da mesma. A modalidade ETE 3D é a de escolha no perioperatório para planejamento de cirurgia e guia para procedimentos, pois permite a visibilização de detalhes anatômicos, volumétricos, de geometria, dinâmica valvar e septos que não o são no ECO 2D. O ETE 3D permite avaliar, nas próteses, complicações, como endocardite, insuficiências protética e paraprotética com medida direta da área do orifício de insuficiência. Nas próteses mitrais mecânicas ou biológicas, o anel e os folhetos podem ser visibilizados na maioria dos pacientes. Nas próteses aórticas mecânicas ou biológicas, anel e folhetos são menos visibilizados que as próteses mitrais independentes da perspectiva, na visão em face. As próteses aórticas são mais bem observadas na via de saída do VE e na perspectiva da aorta. Porém, as dificuldades do ECO 2D, para avaliar pacientes portadores de próteses simultâneas mitrais e aórticas, pelas reverberações, permanecem no ECO 3D.[10]

ECO 3D NA VALVOPATIA MITRAL

Anatomia da Valva Mitral

O aparelho mitral é uma estrutura tridimensional complexa, formada por 5 componentes distintos e altamente integrados e são: folhetos, comissuras, cordas tendíneas, anel e músculos papilares relacionados com as respectivas paredes do ventrículo esquerdo.

A valva mitral apresenta cúspides anterior e posterior, cada uma composta por 3 segmentos ou boceladuras, distintas, designadas

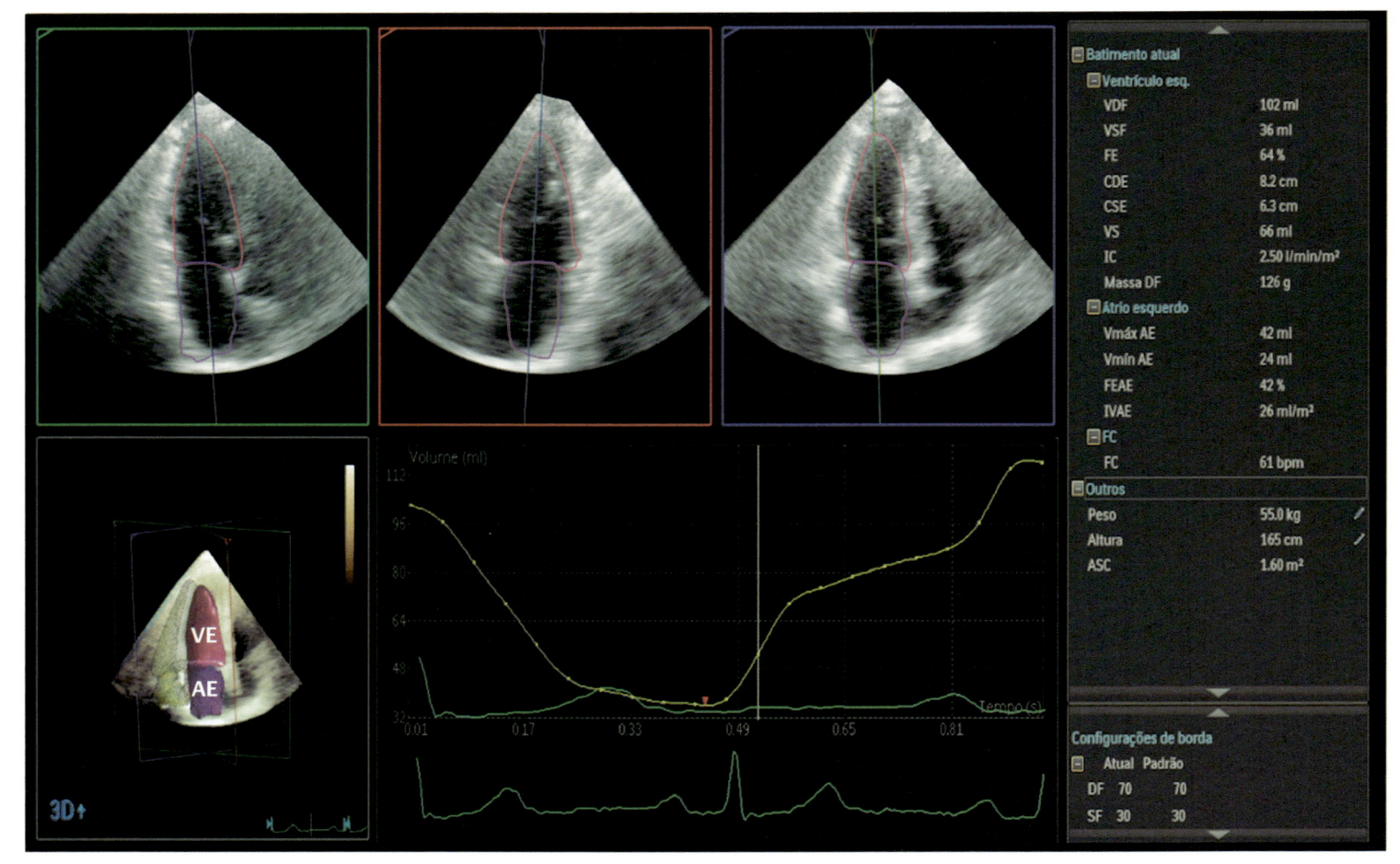

Fig. 3-5. *Heart model* – avaliação dos volumes e funções das câmaras esquerdas.

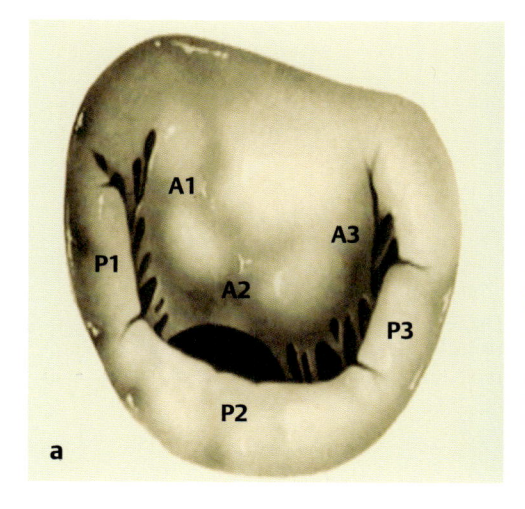

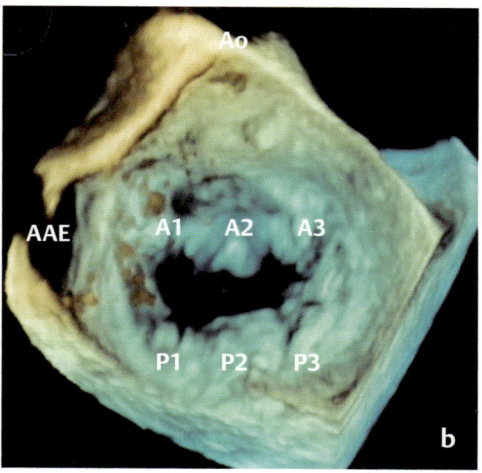

Fig. 3-6. (a) Esquema anatômico das cúspides com seus segmentos da valva mitral normal. (b) Ecocardiograma transesofágico tridimensional da valva mitral em visão atrial. AAE: apêndice atrial esquerdo; Ao: aorta; A1, A2 e A3: segmentos da cúspide anterior; P1, P2 e P3: segmentos da cúspide posterior.

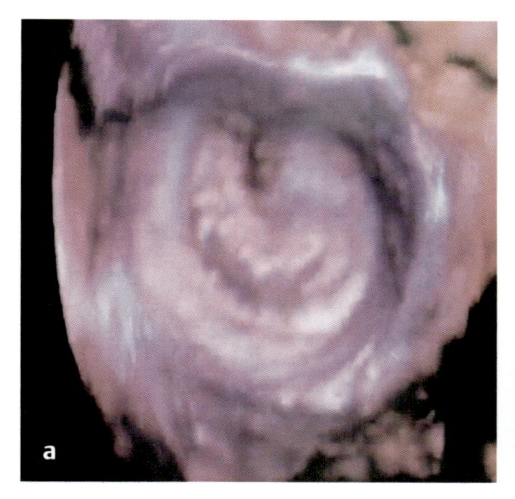

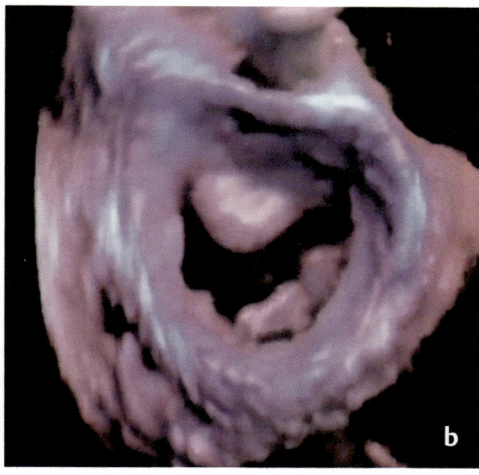

Fig. 3-7. ECOTE 3D da valva mitral normal. (a) Sístole; (b) diástole.

como A1, A2, A3 para a cúspide anterior, e P1, P2, P3 para a cúspide posterior, cada cúspide recebe cordas vindas dos músculos papilares anterolateral e posteromedial que desempenham papel central no complexo valvar mitral (Figs. 3-6 e 3-7), a competência da valva depende da ação integrada da valva e do seu aparato subvalvar. Durante a sístole, os músculos papilares contraem, aumentado a tensão das cordas, o que impede a eversão das cúspides na direção do átrio esquerdo.

A utilização da ecocardiografia tridimensional, principalmente a transesofágica tridimensional em tempo real (3D TR), ou por reconstrução por *full volume*, redefiniu a anatomia do anel e sua complexidade, fato que levou à modificação de certos critérios de diagnóstico do prolapso valvar mitral e mostrou ser superior ao bidimensional (2D) na adição de informação volumétrica, da geometria de superfície, de isovelocidade de convergência de fluxo e da veia contracta, assim como da área de orifício efetivo de insuficiência, com maior segurança diagnóstica.[17,18]

Avaliação Ecocardiográfica Tridimensional na Insuficiência Valvar Mitral

A insuficiência valvar mitral é a doença mais frequente na população, e sua prevalência aumenta com a idade, estimando-se que 0,7% da população maior que 75 anos tem uma insuficiência valvar mitral discreta.

Com relação ao mecanismo de insuficiência, Carpentier classifica em três as maiores causas. Tipo 1: dilatação do anel, ou por perfuração de folheto. Tipo 2: prolapso com degeneração mixomatosa. Tipo 3: restrição dos folhetos. Sua quantificação é feita pelo fluxo de insuficiência pelo Doppler colorido, incluindo a área de jato de insuficiência no átrio esquerdo, *vena contracta* e área de convergência de isovelocidade proximal de fluxo (PISA), usando os modos *zoom* e *full volume*, assim como a análise de remodelamento positivo do ventrículo esquerdo (volumes e medida da fração de ejeção do ventrículo esquerdo).

Estudos mostraram que a identificação do segmento prolapsado culpado da insuficiência nos pacientes com prolapso e com degeneração mixomatosa, feita pelo ECO tridimensional esofágico em TR, teve uma sensibilidade de 95%, 87,4% de especificidade, 97% valor preditivo negativo e 76,3% valor preditivo positivo.[18] A acurácia foi semelhante quando o diagnóstico incluiu um único segmento prolapsado, comparando os dois métodos ETE 2D *versus* ETE 3D (Figs. 3-8 a 3-10).

O ECO 3D TR contribuiu muito na avaliação do trajeto do jato da insuficiência valvar mitral, de etiologias dilatada e isquêmica, na primeira o jato é central por falha de coaptação por deslocamento simétrico dos músculos papilares, dilatação do anel e restrição progressiva das cordas tendíneas. Por outro lado, na insuficiência isquêmica, o jato é excêntrico, resultante do remodelamento ventricular esquerdo desequilibrado, após a contração anormal da parede inferior do ventrículo esquerdo desloca os músculos papilares de forma assimétrica (Fig. 3-11).[19]

O aporte de informação do ecocardiograma tridimensional transesofágico no diagnóstico e conduta na endocardite infecciosa e suas complicações têm sido amplas. Assim, nas perfurações valvares, comprometimento perianular e suas relações anatômicas com suas estruturas vizinhas, otimizando seu manejo clínico ou cirúrgico (Fig. 3-12).[20]

Cabe sinalizar que pela perspectiva fisiopatológica a ecocardiografia contribui com o diagnóstico anatômico da endocardite infecciosa, sendo um fato tardio no curso da doença, por este motivo novas técnicas de imagem têm sido incorporadas no diagnóstico precoce ao nível molecular e celular como uma técnica de PET-CT nos algoritmos de multi-imagem.[21]

A ecocardiografia tridimensional transesofágica é considerada método indispensável no tratamento da insuficiência valvar mitral

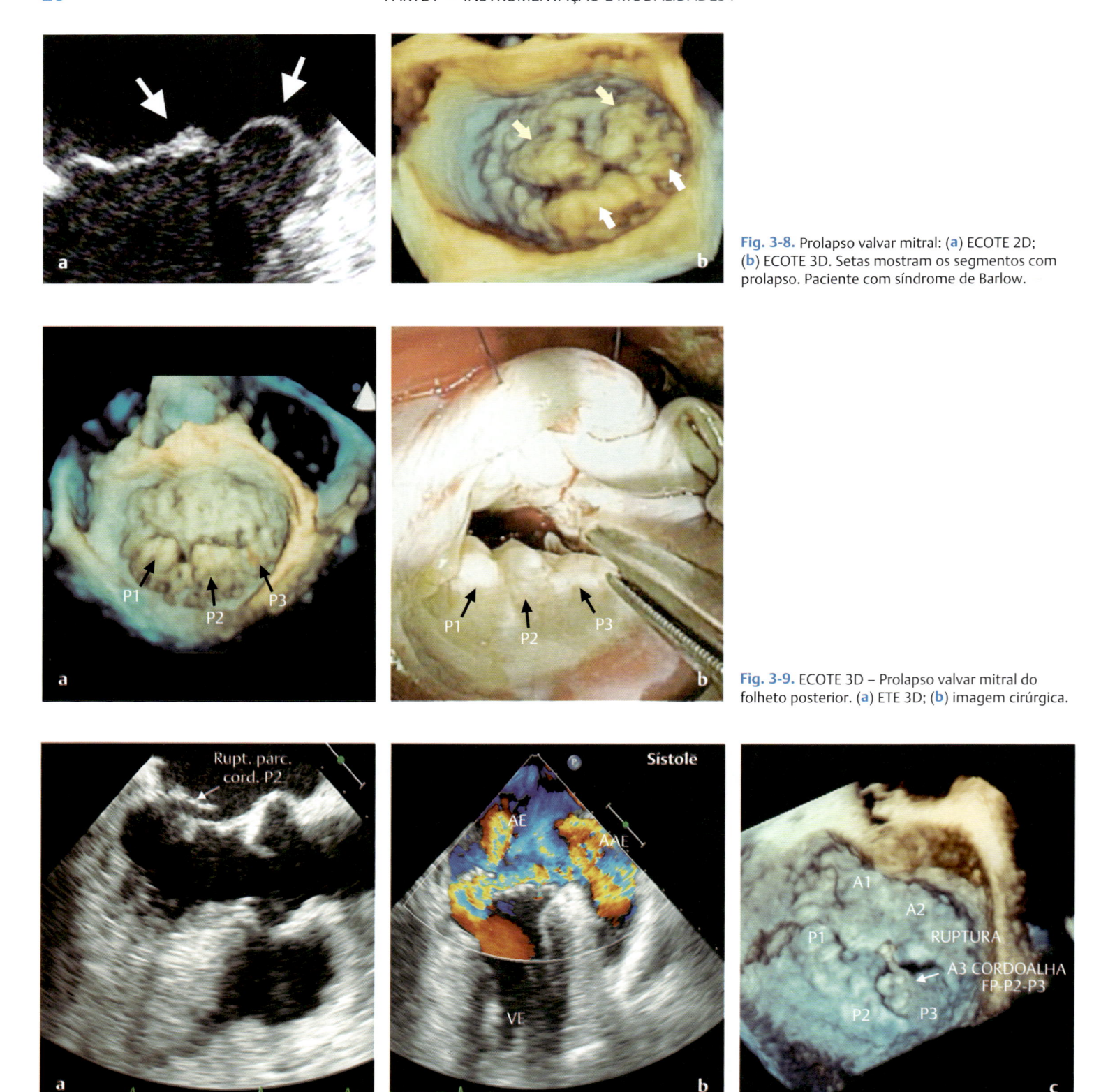

Fig. 3-8. Prolapso valvar mitral: (**a**) ECOTE 2D; (**b**) ECOTE 3D. Setas mostram os segmentos com prolapso. Paciente com síndrome de Barlow.

Fig. 3-9. ECOTE 3D – Prolapso valvar mitral do folheto posterior. (**a**) ETE 3D; (**b**) imagem cirúrgica.

Fig. 3-10. Ruptura parcial de cordoalha do segmento P2 da valva mitral. (**a**) ETE 2D. (**b**) ETE 2D – fluxo direcionado para o átrio e para o apêndice atrial esquerdos. (**c**) ETE 3D.

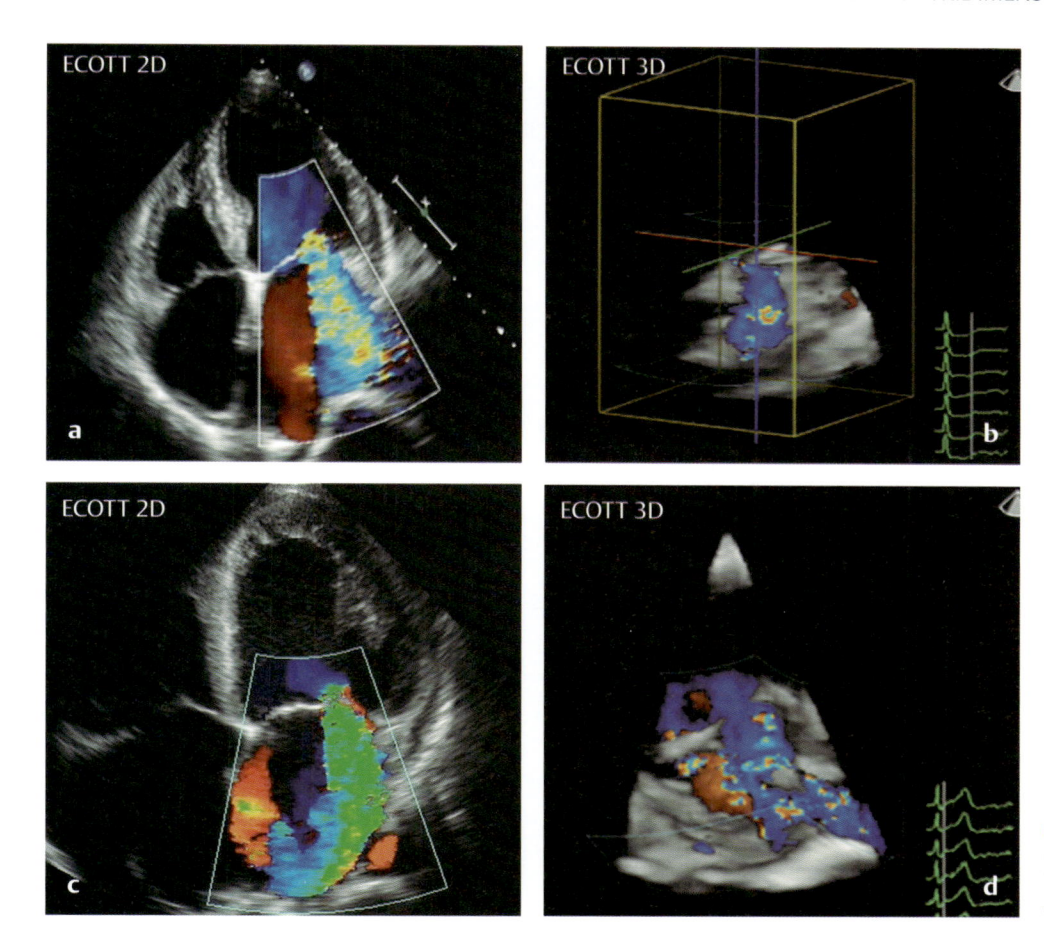

Fig. 3-11. Insuficiência valvar mitral isquêmica. (a) ETT 2D – insuficiência central. (b) ETT 3D – insuficiência central. (c) ETT 2D – insuficiência excêntrica. (d) ETT 3D – insuficiência excêntrica.

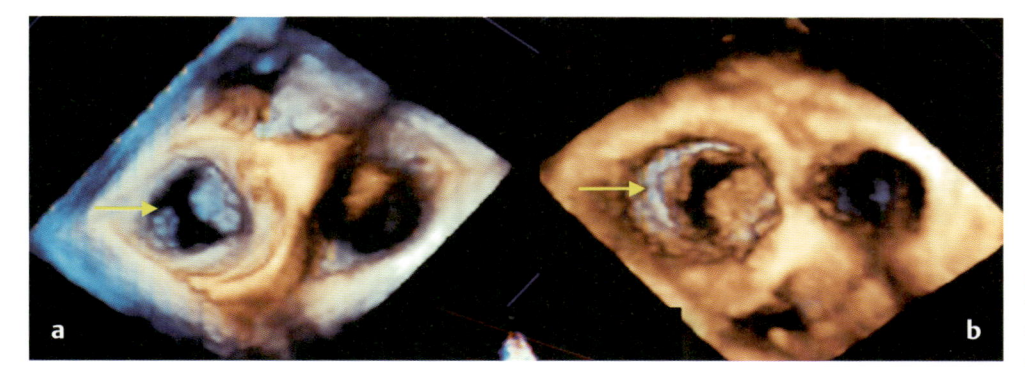

Fig. 3-12. Endocardite bacteriana – ECOTE 3D da valva mitral em diástole com vegetações: (a) visão do átrio esquerdo; (b) visão do ventrículo esquerdo. Setas mostram as vegetações nos folhetos.

importante por via percutânea, com implante de dispositivos, como o MitraClip (com base na técnica cirúrgica de fechamento borda a borda das valvas por Alfieri).[22] Na sala de hemodinâmica, o ECOTE 3D auxilia no acompanhamento durante todo o procedimento de colocação, como demostraram os estudos multicêntricos EVEREST I e EVEREST II (Fig. 3-13).[23,24]

O estudo EVEREST I incluiu 107 pacientes (79% com insuficiência valvar mitral degenerativa ou mista e 21% insuficiência valvar mitral funcional), com bons resultados em 74% dos pacientes aos 12 meses de acompanhamento com melhora da classe funcional de I para II, aos 3 anos de acompanhamento ou 70% não requereram cirurgia.

O EVEREST II, controlado aleatoriamente, comparou a segurança e eficácia do reparo valvar mitral percutâneo via *Mitra Clip vs.* cirúrgico. Os desfechos aos 12 meses de acompanhamento mostraram menor eficácia no grupo *Mitra Clip* quando analisadas as variáveis (ausência de morte, ausência de cirurgia e ausência de insuficiência valvar mitral maior que 3+), em 55% dos pacientes frente a 73% do grupo controle (p = 0,0007).

A mortalidade foi semelhante em ambos os grupos de 6% em cada grupo; os pacientes com MitraClip requereram intervenção cirúrgica precoce por disfunção valvar em 20% frente a 2,2% no grupo controle.

Os subgrupos com melhores resultados foram os dos pacientes maiores de 70 anos (p = 0,009) e/ou com insuficiência valvar mitral funcional *vs.* degenerativa (p = 0,02). Demonstrando que o ecocardiograma transesofágico tridimensional proporciona uma análise morfológica, funcional e patológica da valva mitral, facilitando a compreensão da forma e da relação espacial dos diferentes componentes da valva mitral.

Os volumes de insuficiência no átrio esquerdo observados no ECO 3D são menores que no ECO 2D. O ECO 3D mostrou que, na insuficiência valvar mitral, o verdadeiro fluxo convergente proximal é mais hemielíptico que hemisférico, como se acreditava.

Avaliação Ecocardiográfica Tridimensional da Estenose Valvar Mitral

A área normal da valva mitral medida pela ecocardiografia varia entre 4 a 6 cm^2. Sabe-se que quanto menor a área, mais grave é a estenose, maior a redução do orifício valvar. Como resultado da alteração anatômica e degenerativa de seus componentes, fusão e calcificação das comissuras, espessamento e perda de mobilidade de seus folhetos valvares e comprometimento do aparelho subvalvar. Tem como consequência a obstrução do fluxo sanguíneo através da mesma.

O ecocardiograma tridimensional permite a análise de forma fácil e rápida do comprometimento de cada um de seus componentes da valva estenosada, além de avaliar o tamanho do orifício valvar por meio da planimetria. Vários trabalhos têm mostrado sua precisão

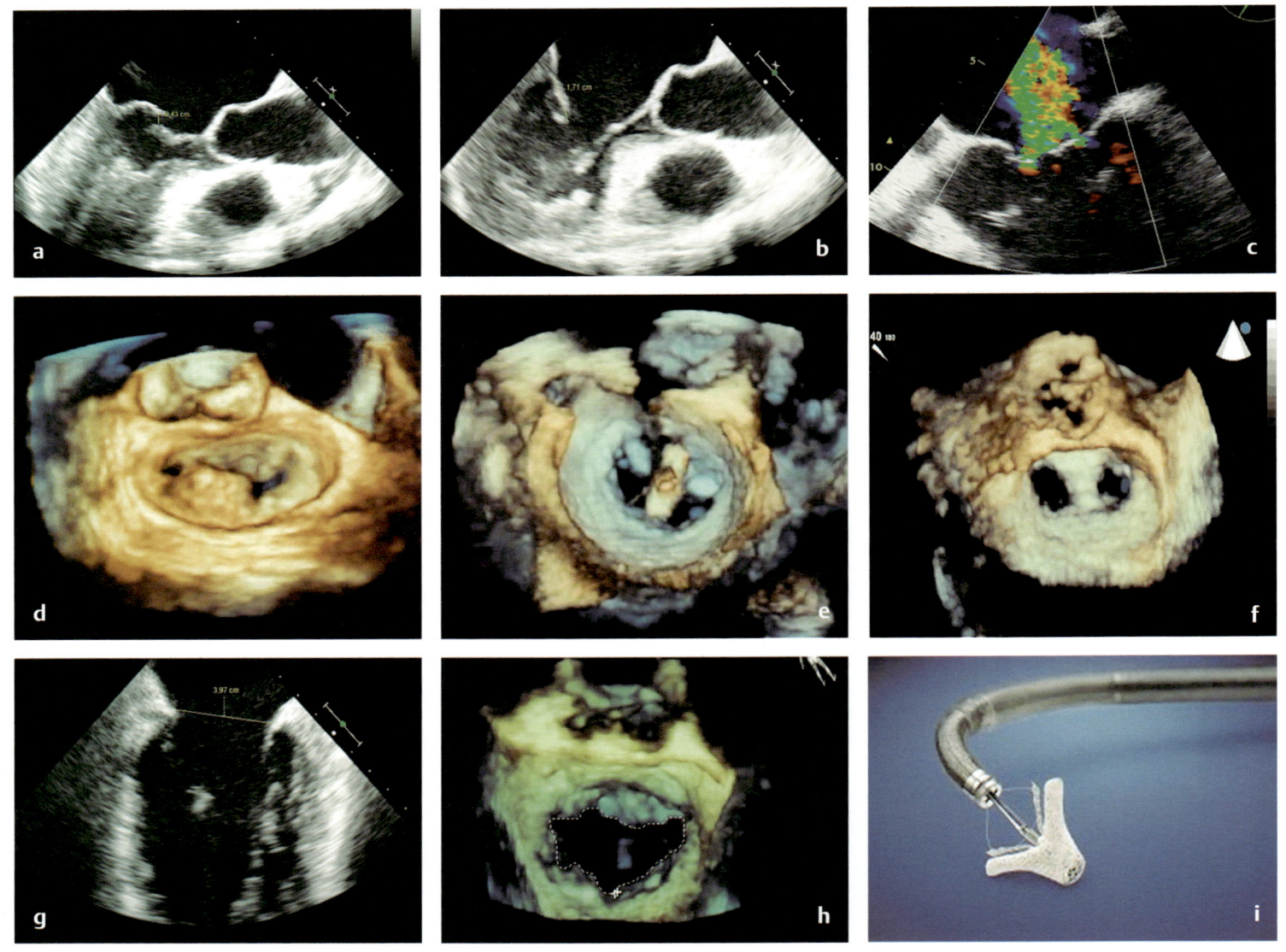

Fig. 3-13. (a-f) Sequência do procedimento de tratamento percutâneo de insuficiência valvar mitral importante por ruptura parcial de cordoalha do segmento P2 do folheto posterior. (g) Medida do anel valvar mitral. (h) Planimetria da área valvar mitral. (i) Dispositivo MitraClip.

na mensuração da área da estenose valvar mitral reumática, pois nos orienta em qualquer plano de corte para achar a menor área valvar; como na estenose valvar mitral a valva assume um aspecto em funil, nem sempre a varredura manual com o ecocardiograma bidimensional consegue o verdadeiro orifício estenosado a medir, eliminando assim as principais limitações da ECO 2D (Fig. 3-14).

A acurácia da planimetria pelo ecocadiograma tridimensional é superior ao método de Gorling (considerado método padrão invasivo),[25] demonstrando superioridade na comparação aos métodos tradicionais, como planimetria 2D, tempo de hemipressão – PHT e método de PISA (Fig. 3-15).[26]

Estudos mostraram que o ecocadiograma tridimensional transesofágico fornece vital informação na localização do cateter balão durante o procedimento da valvulotomia mitral percutânea, otimizando a punção transeptal, orientação espacial do balão no interior do átrio esquerdo, posicionamento do mesmo na região das comissuras valvares e visibilização da insuflação com o rompimento e separação das mesmas, avaliando de forma imediata seu resultado e o grau de gravidade de insuficiência valvar mitral residual pós-procedimento.[27,28]

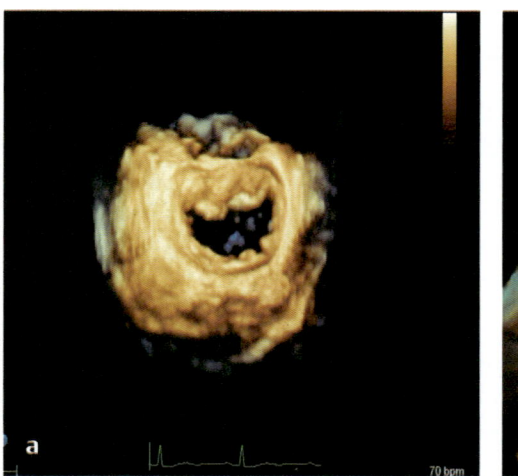

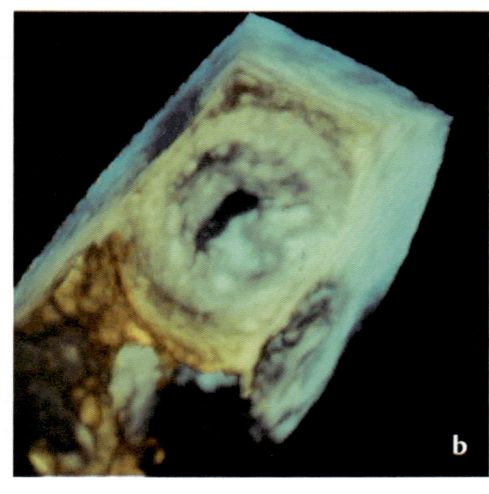

Fig. 3-14. Estenose valvar mitral – ECOTE 3D: Valva mitral em diástole: visão atrial. (a) Valva mitral normal; (b) valva mitral com estenose.

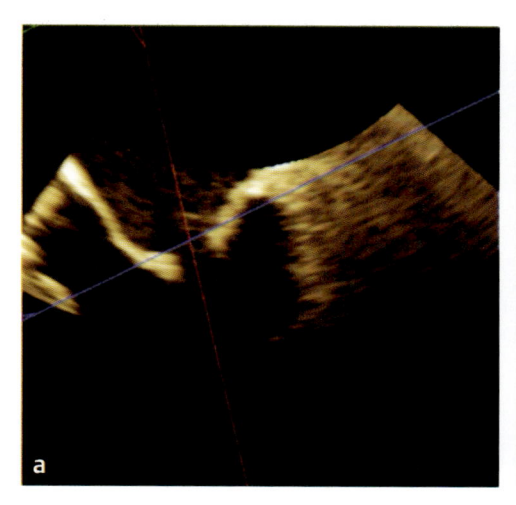

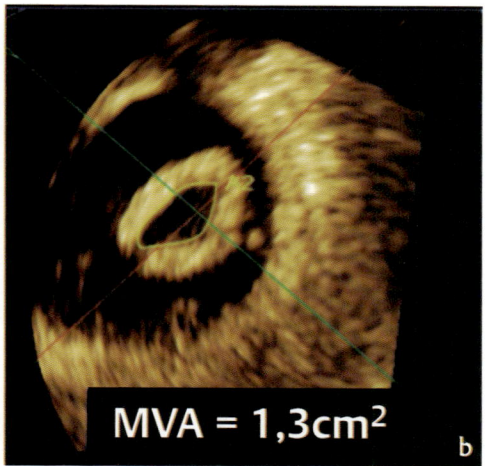

Fig. 3-15. ETE 3D com estenose valvar mitral.
(a) Corte longitudinal 60° intercomissural.
(b) planimetria da área valvar 3D.

ECO 3D NA VALVOPATIA AÓRTICA
Anatomia da Valva Aórtica

A melhor análise ecocardiográfica do complexo valvar aórtico requer bom entendimento da anatomia da valva aórtica, da via de saída do ventrículo esquerdo, dos elementos da valva aórtica (folhetos da valva aórtica, seios de Valsalva, triângulos fibrosos interfolhetos), da raiz da aorta torácica, da junção sinotubular, da aorta ascendente, assim como da função ventricular esquerda, do grau de remodelamento ventricular (hipertrofia ventricular, dilatação do ventrículo esquerdo) (Figs. 3-16 a 3-20). Também é importante o conhecimento das estruturas anatomicamente associadas, como o infundíbulo subpulmonar, a valva mitral (junção mitroaórtica) e a porção muscular do septo interventricular.

Habitualmente a valva aórtica é constituída por três folhetos valvares, apresentando disposição semilunar em relação ao eixo longo da raiz aórtica. A análise dos folhetos da valva aórtica e as suas variações anatômicas (valva bivalvular, quadrivalvular), assim como pequenas estruturas observadas em seus folhetos (excrescências de Lambl, nódulos de Arantius, fibroelastomas papilares e pequenas vegetações) (Fig. 3-21), são mais bem evidenciadas com o emprego da ecocardiografia tridimensional.

O anel valvar aórtico pode ser definido de forma cirúrgica ou ecocardiográfica. A análise cirúrgica define o anel aórtico, como estrutura semilunar similar a uma coroa, em que os limites inferiores são definidos a partir das dobras dos folhetos; já a análise ecocardiográfica define os limites inferiores, como a junção dos pontos mais basais dos folhetos aórticos. A identificação dos diferentes folhetos valvares leva em consideração a topografia das artérias coronárias (tronco coronariano para o folheto valvar esquerdo e óstio da coronária direita para o folheto coronariano direito) e do septo interatrial (folheto não coronariano).

O emprego da ecocardiografia tridimensional (sobretudo a análise transesofágica tridimensional) propicia a melhor identificação em tempo real ou após a reconstrução estrutural (análise por reconstrução de captura em *full volume*) dos elementos que compõem o complexo aórtico.[29-33] As medidas sofrem pequena variação tomando em consideração o momento do ciclo cardíaco (sístole-diástole), com maior medida do anel durante a sístole.[33] A medida da distância do ânulo aórtico até os óstios coronarianos é importante, por exemplo, para o implante transarterial de bioproteses para o tratamento da estenose aórtica. Investigações demonstram boa correlação entre as medidas do complexo aórtico comparando-se a aferição à ecocardiografia transeofágica tridimensional e à tomografia computadorizada multicanais.[34]

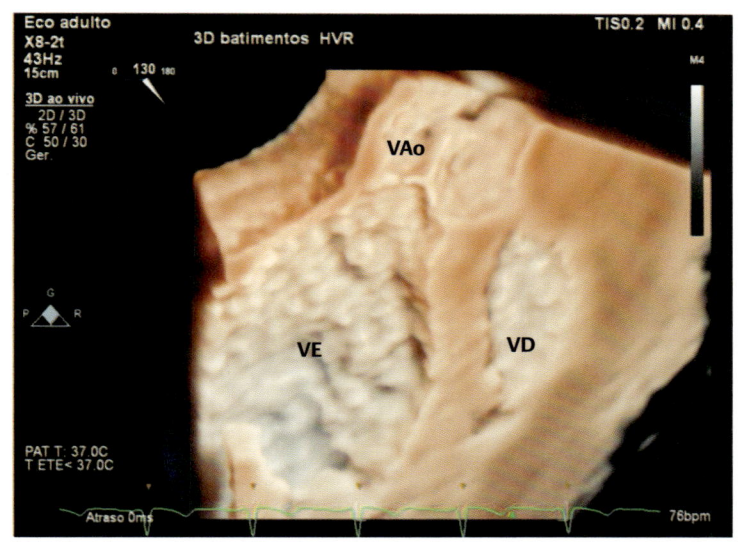

Fig. 3-16. Ecocardiograma transesofágico tridimensional (plano longitudinal). Imagem por técnica de transiluminescência. Demonstração em indivíduo normal da valva aórtica (VAo), do ventrículo esquerdo (VE) e do ventrículo direito (VD).

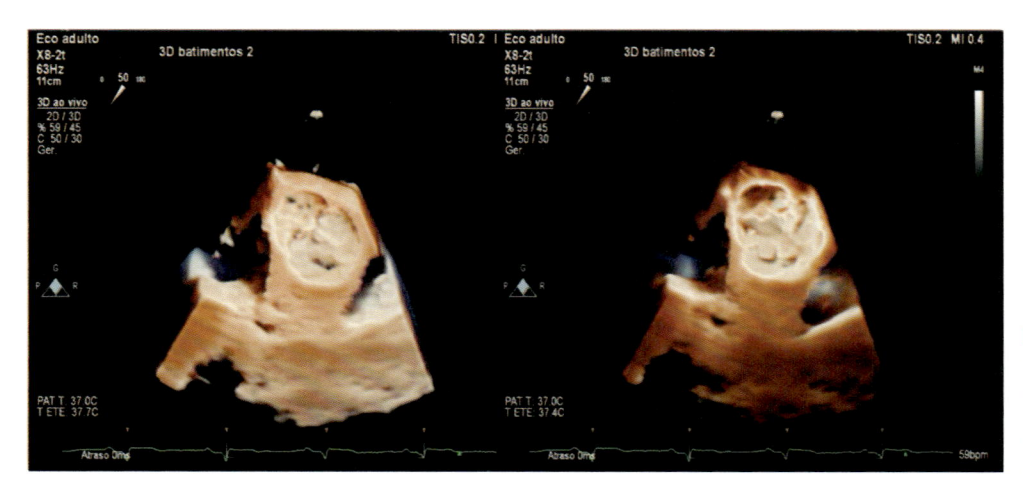

Fig. 3-17. Ecocardiograma transesofágico tridimensional (visão *en face*). Imagem por técnica de transiluminescência. Demonstração da valva aórtica (em diástole, à esquerda, sístole, à direita). Paciente de 70 anos, apresentando valva trivalvular, espessada, sem estenose.

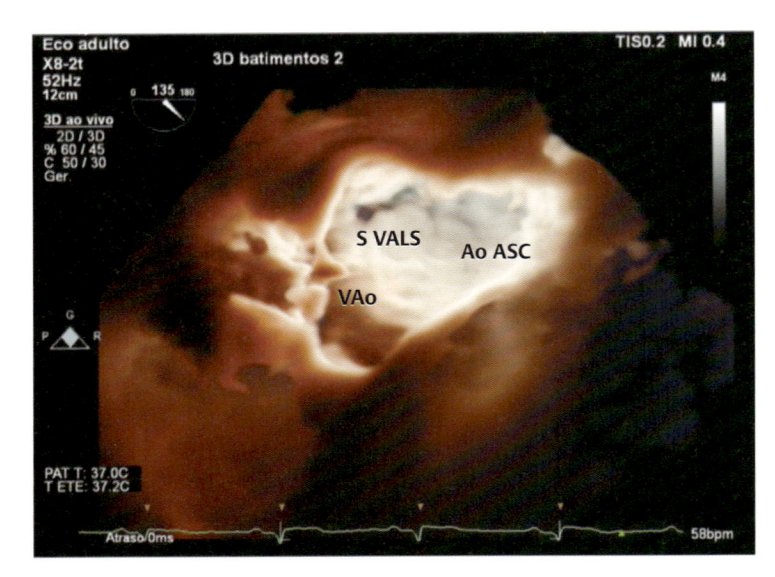

Fig. 3-18. Ecocardiograma transesofágico tridimensional (plano longitudinal). Imagem por técnica de transiluminescência. Demonstração em indivíduo normal da valva aórtica (VAo), dos seios de Valsalva (S VALS) e da aorta ascendente (Ao ASC).

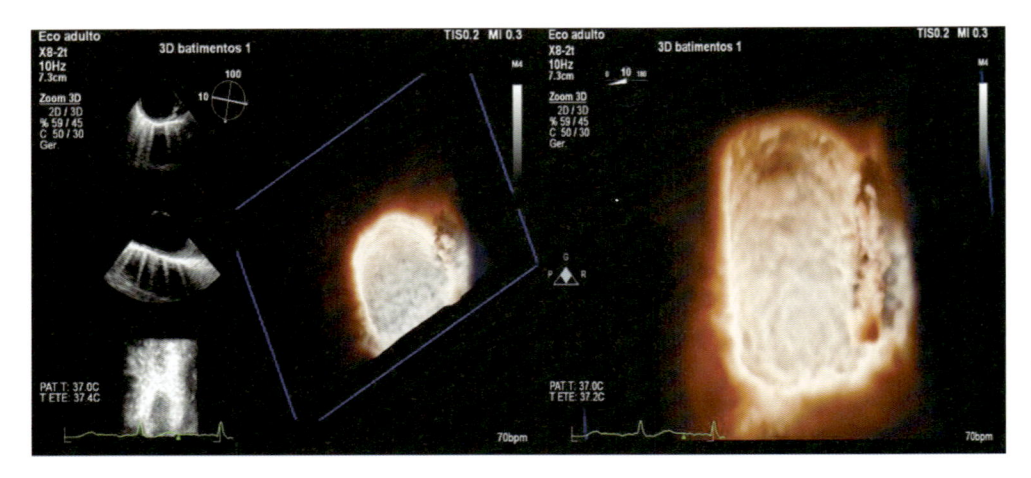

Fig. 3-19. Ecocardiograma transesofágico tridimensional. Imagem por técnica de transiluminescência. Demonstração da aorta torácica.

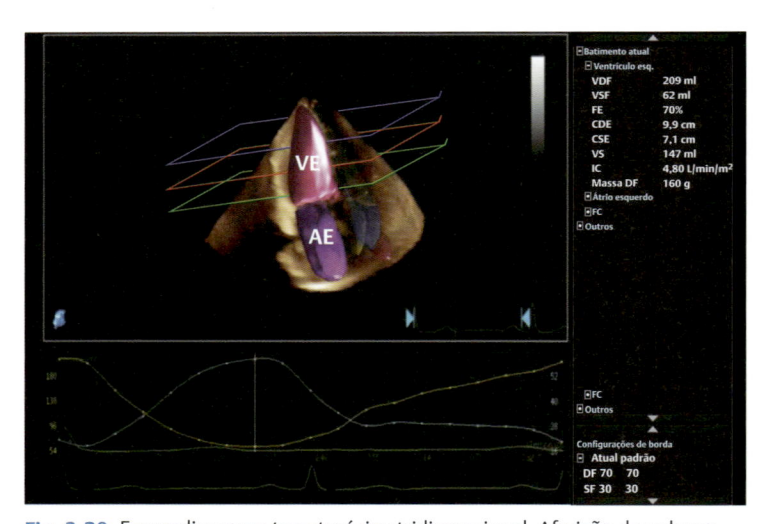

Fig. 3-20. Ecocardiograma transtorácico tridimensional. Aferição do volume diastólico final do ventrículo esquerdo (VDF), do volume sistólico final do ventrículo esquerdo (VSF), do volume sistólico ejetado (VS), da fração de ejeção do ventrículo esquerdo (FE) e massa do ventrículo esquerdo (massa DF).

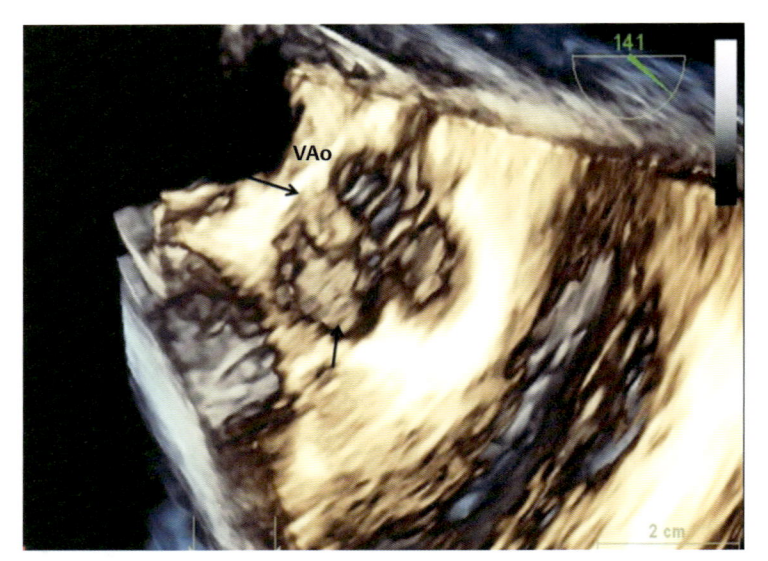

Fig. 3-21. Ecocardiograma transesofágico tridimensional. Paciente de 22 anos, portador de síndrome antifosfolípide e lúpus eritematoso sistêmico, apresentando imagens de vegetações de Libman Sacks (setas) em valva aórtica (VAo).

Avaliação Ecocardiográfica Tridimensional na Estenose Valvar Aórtica

A área da valva aórtica média medida com a ecocardiografia é de $4,0 \pm 0,8$ cm^2, sendo a reprodutibilidade da medida maior, quando realizada com o emprego da ecocardiografia tridimensional. A medida tridimensional da valva aórtica apresenta também maior correlação com a aferição da área valvar realizada tanto com ressonância magnética quanto com tomografia ultrarrápida de 64 canais, quando comparados à aferição da área valvar realizada com o emprego da ecocardiografia bidimensional.

O emprego da ecocardiografia tridimensional permite a aferição da área valvar aórtica por 2 métodos distintos: 1) pela planimetria direta da área; 2) pelo método que leva em consideração a medida direta do volume sistólico ventricular esquerdo realizado com a análise tridimensional. Para este método, divide-se o volume sistólico VE aferido com o ecocardiograma tridimensional pela integral de tempo/velocidade do fluxo na válvula aórtica aferido com Doppler contínuo (VTI),[35] como a seguir:

$$\text{Área valvar aórtica} = \frac{\text{Volume sistólico ejetado (cm}^3\text{)}}{\text{VTI (valva aórtica) (cm)}}$$

A medida da área valvar aórtica com a utilização da ecocardiografia tridimensional minimiza erros observados na aferição com a ecocardiografia bidimensional que supõe a via de saída ventricular com formato circular, enquanto que em realidade a maioria dos pacientes apresenta a via de saída com formato elíptico.[36] A análise transtorácica tridimensional da área valvar aórtica demonstra maior proximidade com as medidas invasivas e com as medidas realizadas com ecocardiografia transesofágica.[36] A planimetria tridimensional da área da valva aórtica apresenta superioridade em relação à aferição bidimensional, quando comparada às medidas invasivas da valva aórtica.[37] A aferição da área valvar aórtica, utilizando-se o método de mensuração do volume sistólico tridimensional, apresenta melhor correlação com a aferição realizada com o emprego de métodos invasivos (equação de Gorlin, fórmula de Hakki), quando comparados à aferição realizada com os métodos bidimensionais de aferição da área valvar aórtica em relação aos métodos invasivos de aferição.[35]

Com o advento da ecocardiografia tridimensional, novas informações de utilidade clínica puderam ser incorporadas à análise global do paciente, com a aferição da massa ventricular de forma tridimensional (a semelhança da forma como é realizada com o emprego da ressonância magnética), a medida do *strain* atrial esquerdo que pode estar alterado, por exemplo, em situações de estenose aórtica grave, e novos índices de entendimento da fisiopatologia das cardiopatias, como o índice de conicidade ventricular e o índice de esfericidade tridimensional ventricular (espelhando remodelamento ventricular esquerdo).

Avaliação Ecocardiográfica Tridimensional da Insuficiência Valvar Aórtica

A utilização da ecocardiografia tridimensional traz contribuições para a quantificação da insuficiência aórtica. A análise da gravidade da regurgitação aórtica pode levar em consideração a aferição de parâmetros, como volume regurgitante, fração regurgitante, *vena contracta* e área efetiva do orifício regurgitante, assim como a análise do remodelamento positivo de ventrículo esquerdo (volumes do ventrículo esquerdo) e medida da fração de ejeção ventricular esquerda. Por exemplo, a área da secção transversal da *vena contracta* pode ser observada como preditora da gravidade da insuficiência aórtica. No entanto, as medidas obtidas a partir da ecocardiografia bidimensional com Doppler colorido podem conduzir a estimativas imprecisas, resultantes de suposições geométricas incorretas como a de que a forma do orifício regurgitante é sempre plana e redonda (por exemplo: *vena contracta*). O emprego da ecocardiografia tridimensional, a medida em que proporciona a reconstrução detalhada da região da *vena contracta* (aspecto elipsoide em muitas situações), demonstra maior acurácia na quantificação das lesões regurgitantes.[38]

O emprego da ecocardiografia transesofágica tridimensional, a partir do uso de algoritmos específico de análise, leva a análise do aparato valvar aórtico como um todo, considerando a aferição do perímetro do anel, da área do anel, da área valvar, da análise da coaptação dos folhetos e, mesmo, a medida da altura dos óstios coronarianos (Figura 3-24 a-l), o que leva a uma maior possibilidade do melhor entendimento do mecanismo tanto da insuficiência quanto da estenose valvar aórtica.

ECO 3D NA VALVOPATIA TRICÚSPIDE

O ECO 3D é o único método que permite a visibilização direta dos três folhetos da valva tricúspide simultaneamente, tendo como utilidade observar disfunção valvar funcional, anatômica ou pela presença de eletrodos de marca-passo. O ECO 3D mostra com propriedade a anatomia mais comum dos três folhetos da valva tricúspide: folheto anterior com maior comprimento e maior circunferência; folheto septal com menor comprimento e menor circunferência e folheto posterior com comprimento e circunferências variáveis. Pode-se apresentar com 2,3 ou 4 folhetos e 2,3 ou 4 comissuras, e pseudocomissuras são frequentes. Para melhor visibilização dos folhetos deve-se avaliá-los no final da sístole com imagem pós-processual (*cropping*). Nos pacientes com arritmia devem-se avaliar várias imagens com 1 batimento cada. O ECO 3D avalia os folhetos quanto à morfologia, nível de fixação e coaptação, anatomia subvalvar e quantifica de forma acurada a *vena contracta* do jato de insuficiência e da área valvar tricúspide. O tamanho e forma do anel normal é muito variável e tem formato em sela como na valva mitral. O ECO 3D colorido mostra o grau da insuficiência valvar tricúspide pela *vena contracta* (imagem em face da valva tricúspide) pelos planos ortogonais maior e menor diâmetro e *multislice* que permite a detecção da menor área do jato que representa a *vena contracta*. A insuficiência valvar tricúspide secundária tem fisiologia complexa com variação de jato intra e interbatimento. O orifício da insuficiência varia no ciclo cardíaco, na contração do

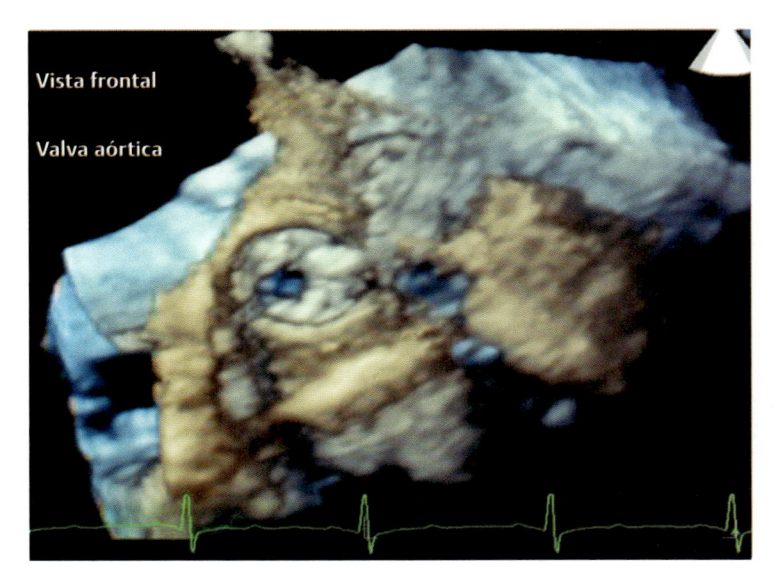

Fig. 3-22. Ecocardiograma transesofágico tridimensional. Demonstração de estenose importante da valva aórtica (VAo, visão *en face) de* paciente portador de estenose valvar aórtica importante.

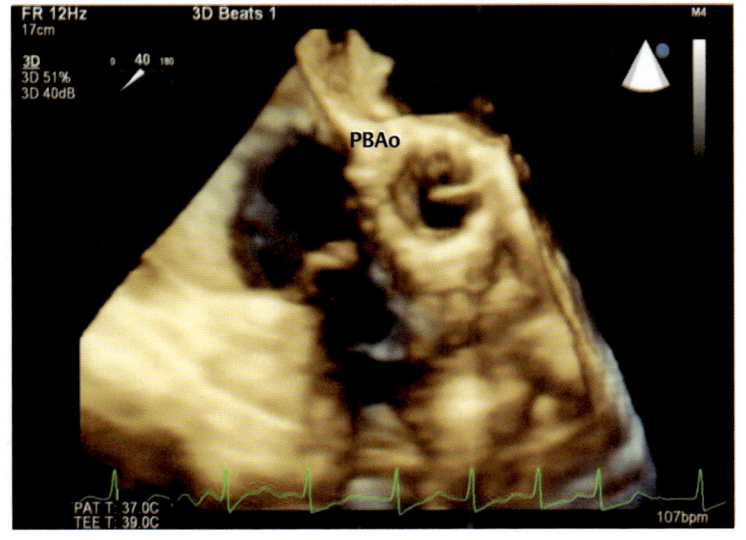

Fig. 3-23. Ecocardiograma transesofágico tridimensional. Demonstração de prótese biológica em posição aórtica (PBAo) normoposicionada, implantada de forma percutânea (TAVI) para tratamento de paciente portador de estenose valvar aórtica importante.

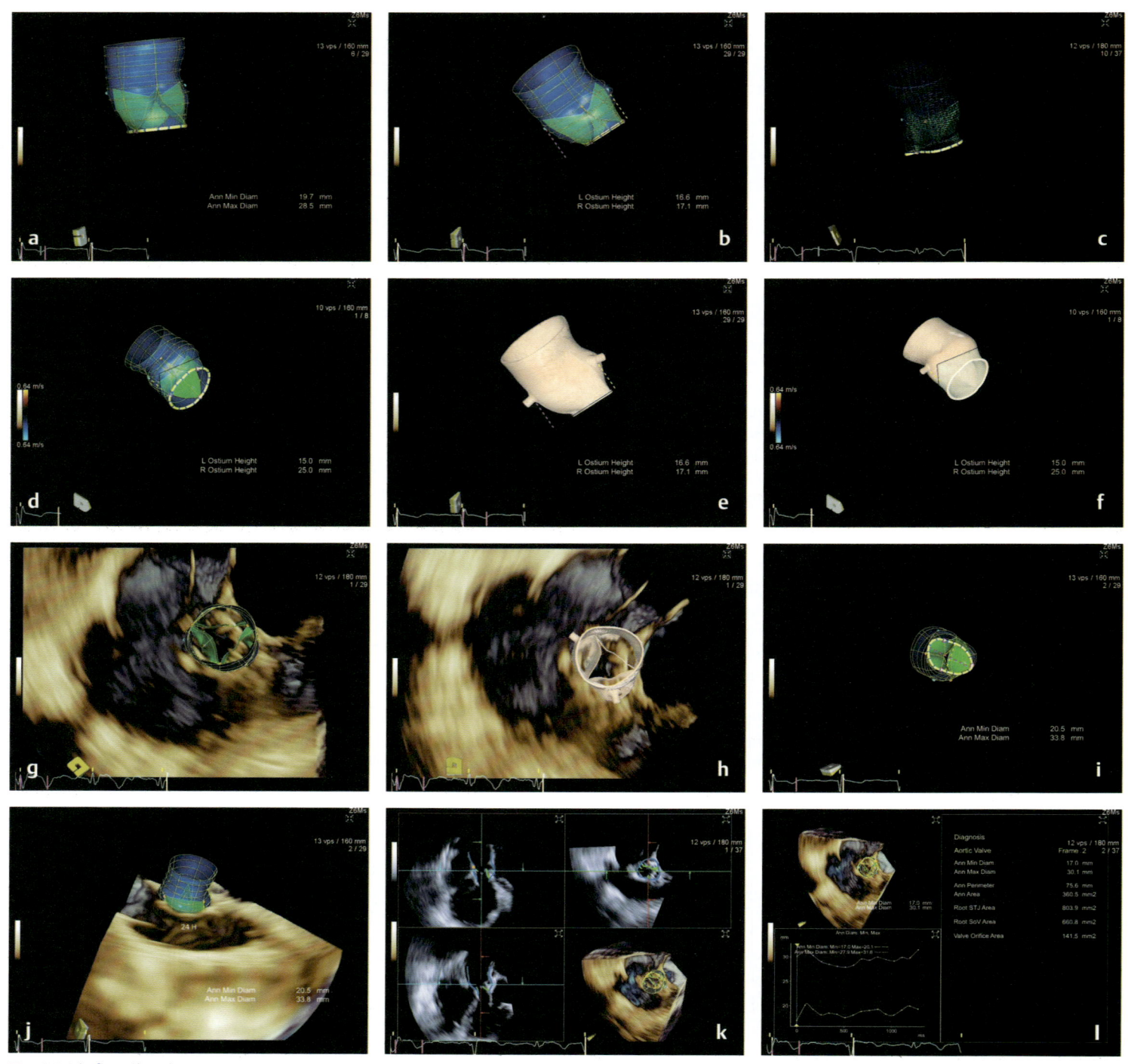

Fig. 3-24 (a-l) Análise do aparato valvar aórtico e da aferição dos parâmetros relacionados a valva aórtica: diâmetros, perímetro e área do anel valvar; área valvar e altura dos óstios coronarianos

ventrículo direito e enchimento sistólico do átrio direito. Na inspiração aumenta o retorno venoso para o átrio direito, variando a *vena contracta* (Fig. 3-25).[39]

Insuficiência Valvar Tricúspide Funcional

A insuficiência valvar tricúspide ocorre como consequência da sobrecarga de pressão ou de volume do ventrículo direito, disfunção do ventrículo direito, disfunção do átrio direito e arritmia. O ECO 3D consegue diferenciar a insuficiência valvar tricúspide funcional por dilatação do anel ou por disfunção dos folhetos. A dilatação do anel ocorre na direção da parede livre do ventrículo direito. Na hipertensão pulmonar observam-se vários graus de dilatação do anel valvar tricúspide com profunda coaptação dos folhetos. Na fibrilação atrial ocorre dilatação do anel na ausência significativa de disfunção dos folhetos. A diferenciação entre dilatação do anel e disfunção dos folhetos é muito importante, pois a dilatação do anel pode ser tratada com anuloplastia com bons resultados, mas não tem o mesmo efeito quando a disfunção for na coaptação dos folhetos. Nesta diferenciação o ECO 3D é mais informativo que o ECO 2D.

O ECO 3D mostra que o anel valvar tricúspide é maior, mais circular e mais plano que o anel valvar mitral. O grau de insuficiência é determinado principalmente pela coaptação do folheto septal, dilatação do anel no segmento septal-lateral e grau de hipertensão pulmonar.

O ECO 3D mostrou que na insuficiência valvar tricúspide, semelhante ao que se observa na insuficiência valvar mitral, a *vena contracta* não é circular, mas elíptica, e o orifício da área de insuficiência se correlaciona mais fortemente com a *vena contracta* 3D que as medidas de largura da *vena contracta* medidas pelo ECO 2D.

Nos pacientes portadores de marca-passo, a presença de eletrodos induz a insuficiência tricúspide, principalmente pela dificuldade de movimento do folheto septal,[40,41] lesão de folheto tipo perfuração e lesão de folheto por contato crônico, embora a pressão VD-AD e a duração da sístole sejam fatores determinantes do grau da insuficiência valvar tricúspide.

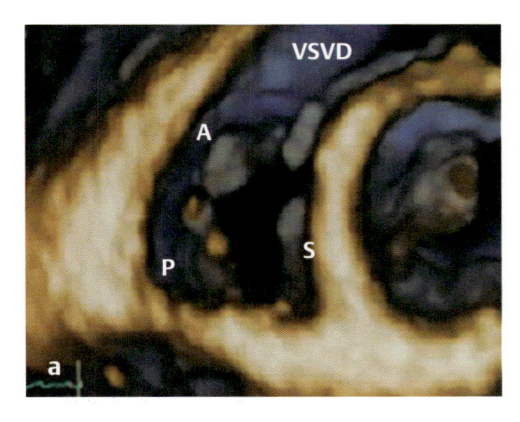

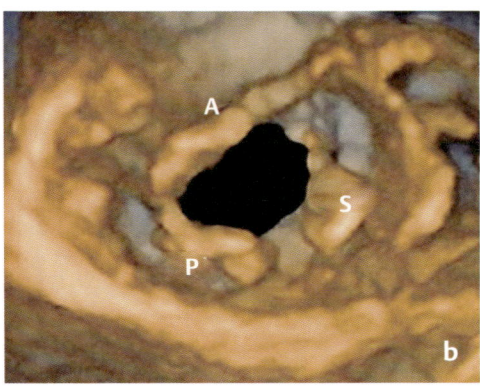

Fig. 3-25. ECOTE 3D. (a) Valva tricúspide normal; (b) Valva tricúspide com estenose. A: folheto anterior; P: folheto posterior; S: folheto septal.

Insuficiência Valvar Tricúspide Orgânica

As disfunções adquiridas ou congênitas dos folhetos da valva tricúspide causam insuficiência valvar tricúspide, e as estenoses da valva tricúspide são raras.

Na insuficiência valvar tricúspide reumática, que geralmente se associa à estenose valvar mitral reumática, frequentemente é importante e, nesses casos, o orifício da insuficiência é claramente visível ao ECO 3D, que mostra restrição dos folhetos espessados e o grau de dilatação do anel, que tem boa correlação com os achados da RMC.

Prótese Valvar Tricúspide

O ECO 3D na avaliação da prótese tricúspide mostra que o anel pode ser visibilizado, enquanto os folhetos não o são. A dificuldade é porque os folhetos estão longe dos transdutores, e sua posição é oblíqua em relação à incidência do ultrassom. Portanto, as próteses, em geral, necessitam da visão em face que é a melhor para observação de disfunções, como vegetações, deiscência ou *leak* periprotético e jatos de insuficiência.

ECO 3D NA CORONARIOPATIA

Na avalição da coronariopatia, o ECO 3D melhora a detecção de alteração segmentar do movimento de parede. O ECO 2D tem planos definidos para mostrar a informação segmentar, mas não de todo o miocárdio. O ECO 3D tem a habilidade de mostrar todos os segmentos miocárdicos simultaneamente no modo *multislice,* oferecendo avaliação de toda a *performance* do miocárdio do VE. Contribui, assim, para confirmar, melhorar, ou não, nossa opinião sobre os achados no ECO 2D. A vantagem do ECO 3D é possibilitar a avaliação em profundidade do VE e do átrio no modo *full volume* em 1 corte ou em 2 cortes simultâneos (Fig. 3-2). A análise segmentar da contratilidade é excelente no ECO 2D. Porém, ambos (ECO 2D e ECO 3D) dependem da qualidade da imagem para avaliação da contratilidade. Na reconstrução automática dos volumes do VE pelo ECO 3D é possível quantificar a FE e o sincronismo do VE em 1 batimento ou múltiplos batimentos. O ECO 3D está se tornando o modo padrão para o ECO transtorácico e transesofágico, principalmente nas aquisições automáticas de volume. O ECO 2D apresenta potenciais erros na avaliação dos segmentos isquêmicos na coronariopatia, usando os cinco planos de corte fixos. A avaliação visual do movimento de parede é subjetiva, depende da experiência do observador e pouco reprodutível. No ECO 3D, mostrando todas as paredes no *full-volume*, existem planos ilimitados para avaliar a contratilidade (Fig. 3-26).

ECOCARDIOGRAFIA 3D NO ESTRESSE

A ecocardiografia de estresse é importante modalidade para detectar a presença de estenose arterial coronária funcionalmente significativa nos pacientes com dor precordial. Comparando os trabalhos da literatura sobre estresse ECO 2D convencional, o ECO 3D mostrou maior concordância interobservador, quando os segmentos foram classificados em movimento normal ou anormal.[42]

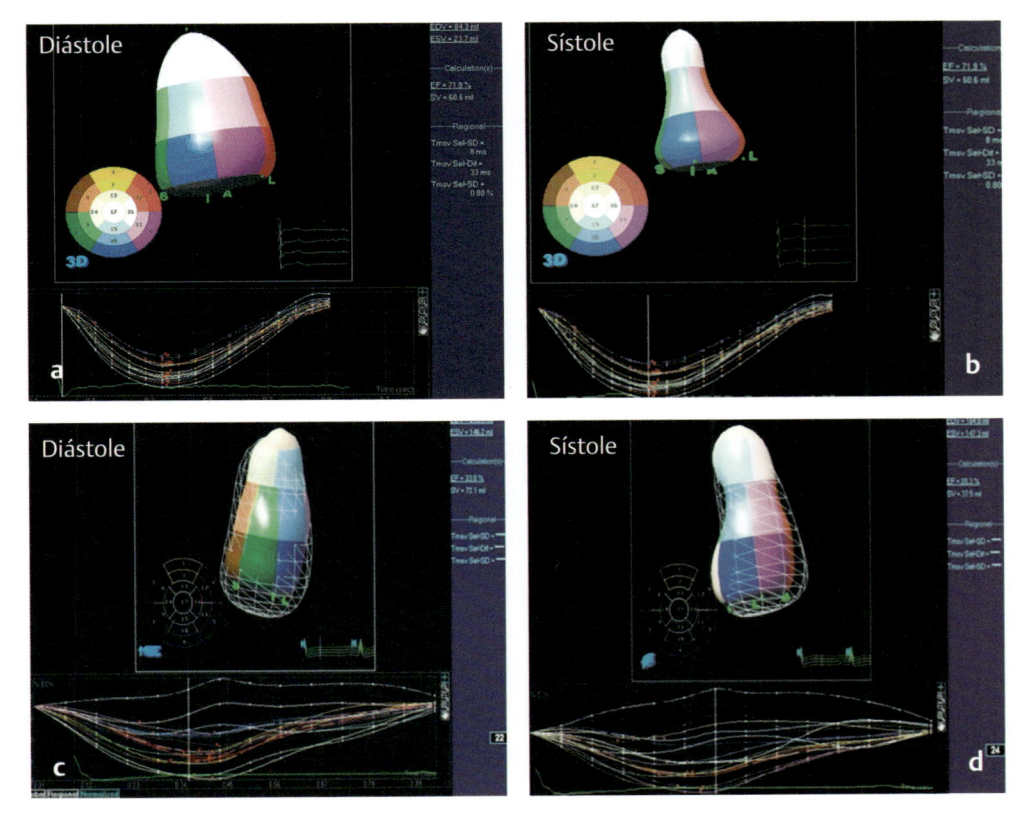

Fig. 3-26. ECO 3D – avaliação do *strain* global, sincronismo, volume e fração de ejeção do VE. (a, b) VE normal; (c, d) VE com aneurisma apical.

Nestes trabalhos, também foi observado maior porcentagem de segmentos miocárdicos anormais corretamente identificados no ECO estresse 3D comparado ao Eco de estresse 2D. Desde que o ECO 3D seja capaz de avaliar simultaneamente 2 ou 3 planos de corte (modo multiplano ou *multislice*) facilitam a detecção de isquemia transitória. Yoshitani *et al.*[42] mostraram que o teste de estresse com dobutamina e *multislice* tem maior especificidade e maior acurácia para diagnosticar alteração segmentar na região basal comparado ao multiplano. Quando comparado ao ECO 2D de estresse, o ECO 3D de estresse mostrou maior sensibilidade para identificar alteração segmentar da contratilidade e presença de trombo na região apical do ventrículo esquerdo.

Ahmad M *et al.*[43] observaram que durante o ECO de estresse com dobutamina, em 277 pacientes com suspeita de coronariopatia, que o ECO 3D tem em relação ao ECO 2D: a) menor qualidade de imagem (menor resolução temporal); b) sensibilidade semelhante; c) consegue avaliar volumes em diferentes níveis; d) maior concordância interobservador quando o teste foi normal ou anormal; e) não consegue ter imagem pré e pós-simultâneas como no ECO 2D.

Durante teste de estresse com dobutamina, para avaliar 56 pacientes com suspeita de coronariopatia, Aggeli C *et al.*[44] compararam ECO 3D, ECO 2D e angiografia coronária. Observaram que o ECO 3D teve maior sensibilidade (78%) que o ECO 2D (73%) e menor especificidade (89%) que o ECO 2D (93%). O ECO 3D acrescentou ao ECO 2D a observação mais precoce de disfunção apical, o que aumentou sua sensibilidade para avaliar o território irrigado pela artéria descendente anterior.

Vantagens e Limitações da Ecocardiografia 3D no Estresse com Dobutamina[4]

- Pela baixa resolução espacial, a detecção automática de borda ainda requer ajustes diastólicos e sistólicos.
- O baixo *frame rate* pode ser fator limitante à análise segmentar (daí a maior sensibilidade quando se avaliam normal e anormal).
- A sensibilidade e a especificidade são semelhantes no estresse 3D e 2D.
- Não é possível a análise simultânea da imagem pré e pós-estresse como no ECO 2D.
- O ECO 3D permite obter volumes e avaliar contratilidade em diferentes níveis pelo modo *multislice*.

- O ECO 3D sempre avalia melhor a região apical do VE.
- No estresse com esforço, o ECO 3D tem pior imagens que o ECO 2D pela alta frequência cardíaca e movimento respiratório do paciente.
- Estudos em larga escala são necessários para definir a aplicação do ECO 3D no estresse (Fig. 3-27).

ECO 3D NO INFARTO AGUDO DO MIOCÁRDIO

Atualmente, na prática clínica, o ECO 3D complementa o ECO 2D superando suas limitações e fornecendo informações adicionais nos pacientes com infarto agudo do miocárdio (IAM), principalmente naqueles com comprometimento apical.

Na análise dos **volumes** nos pacientes com IAM, Jenkins *et al.*[45] observaram pequena variabilidade que não foi detectada pelo ECO 2D quando da estratificação de risco dos pacientes pós-IAM ou com insuficiência cardíaca. Nos pacientes que necessitam avaliação seriada de função, estas pequenas variações são muito importantes, como ocorre nos pacientes pós-IAM ou nos pacientes oncológicos para detecção precoce da cardiotoxicidade da quimioterapia.

Mamnaerts *et al.*[46] descreveram o **índice de esfericidade** pelo ECO 3D, que, nos pacientes pós-IAM, quando ocorre aumento deste índice, é altamente preditivo de remodelamento adverso (dilatação progressiva). A redução desse índice ocorre também quando das correções de insuficiência valvar mitral com sucesso.

Nos pacientes com cardiopatia isquêmica e complicada reconstrução geométrica dos segmentos acinéticos ou discinéticos pós-IAM, a avaliação dos volumes e FE dos mesmos pode ser feita pelo ECO 3D que, mostrando redução dos volumes e aumento da FE, evidencia redução do estresse de parede do VE pós-exclusão da área infartada que são preditores de melhora da sintomatologia.[47]

O ECO 3D detecta com mais detalhes as **complicações do IAM**. Dentre elas temos: a) insuficiência valvar mitral isquêmica (grau de insuficiência e *vena contracta*); b) dilatação do ventrículo esquerdo (índice de esfericidade); c) local da alteração segmentar da contratilidade e extensão do comprometimento; d) ruptura de papilar (identifica qual deles); e) comunicação interventricular (local e área da comunicação); f) aneurisma do VE (local, volume, presença ou ausência de discinesia ou de trombo); g) pseudoaneurisma do VE; h) ruptura de parede do VE (Figs. 3-28 e 3-29).[48]

Marsan *et al.*,[49] avaliando 52 pacientes com **aneurisma do VE**, mostraram excelente correlação e concordância entre ECO 3D e RMC

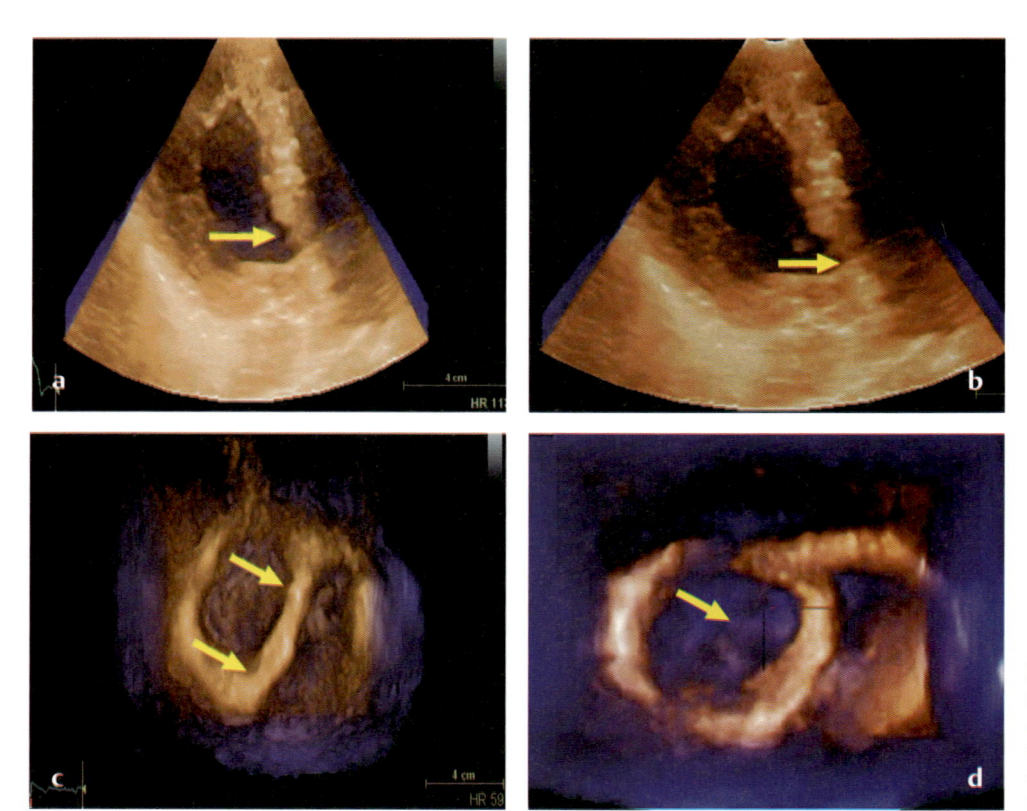

Fig. 3-27. Alteração segmentar no septo, no ECO 3D durante estresse. (**a**, **b**) Corte apical de 4 câmaras em visão de frente. Seta aponta para segmento acinético do septo. (**c**, **d**) Corte apical de 4 câmaras em visão em face. Setas apontam para a menor extensão do segmento acinético do septo.

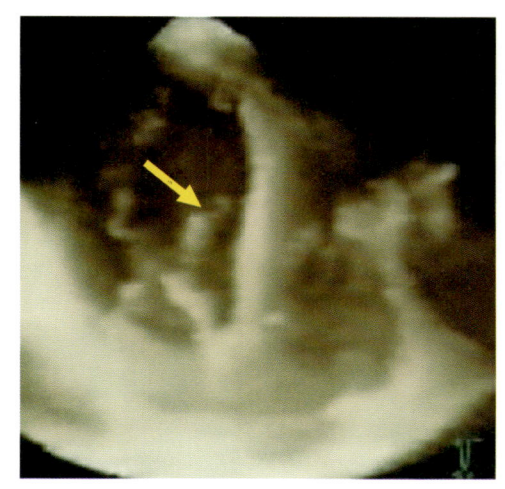

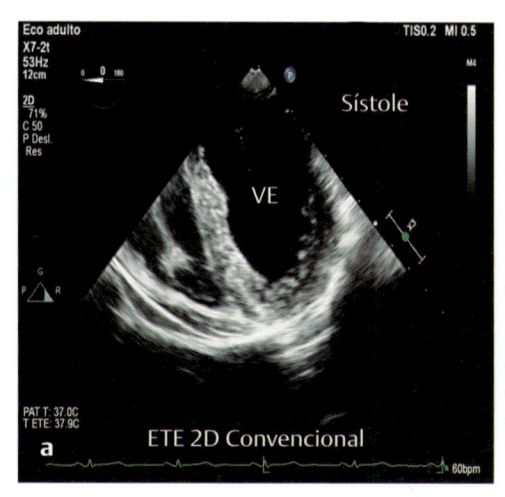

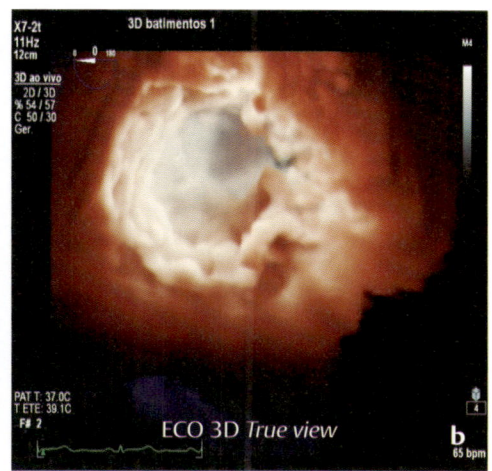

Fig. 3-28. Complicação do IAM. Ruptura de músculo papilar. ECO 3D – corte Apical de 4 câmaras uma face. Seta indica músculo papilar roto.

Fig. 3-29. ECO 2D e 3D *true view* na avaliação do ápice do VE no corte apical de 4 câmaras do ETE na pesquisa de trombo. (a) ECOTE 2D; (b) ECOTE 3D.

na quantificação dos volumes, FE, índice de esfericidade, alteração segmentar e espessamento regional. O ECO 2D subestimou todas as variáveis. Na insuficiência valvar mitral isquêmica pré-operatória, a concordância entre ECO 3D e RMC foi excelente.

O ECO 3D avaliou a insuficiência valvar mitral durante o reparo cirúrgico, na colocação de endoprótese e na colocação de *MitraClip*.

Na comparação entre ECO 2D, ECO 3D e *strain global longitudinal* (SGL) nos pacientes com IAM com supra ST e indivíduos normais, Wang et al.[50] observaram que o SGL 2D era maior que o SGL 3D. A avaliação do SGL é semiautomática, pois depende de ajustes do endocárdio diastólico e principalmente do endocárdio sistólico. Não houve diferença significativa entre FE e localização da alteração segmentar da contratilidade. Os dados avaliados pelo ECO 3D e ECO 2D são indicadores subjetivos, dependem da qualidade da imagem e da experiência do ecocardiologista ou do ecocardiografista.

Medvedofsky et al.,[51] analisando 416 pacientes com IAM quanto aos dados de ECO 3D, ECO 2D, SGL 3D e SGL 2D, observaram que o SGL foi o fator prognóstico mais forte para predizer mortalidade cardiovascular, pela habilidade de detectar mudanças sutis na função miocárdica que precedem as alterações na FE. Também, o ECO 3D, SGL 3D e a forma do VE (cônica ou esférica) foram melhores preditores de mortalidade cardiovascular que o ECO 2D e SGL 2D. O ECO 3D tem melhor acurácia e reprodutibilidade que o ECO 2D para tamanho e função do VE, porque tem, como base, medidas volumétricas diretas, evita o corte não verdadeiro do ápice do VE, e o movimento do miocárdio independe do plano de imagem.[52]

ECO 3D COMO GUIA DE PROCEDIMENTOS INTERVENCIONISTAS

O ECO 3D permite, com as imagens em face, excelente visão das estruturas cardíacas, onde serão realizadas as intervenções. As informações adicionais levam a procedimentos mais rápidos, mais seguros, reduz o tempo de exposição à radiação de todos os envolvidos nos procedimentos, podendo o exame ser realizado no laboratório de hemodinâmica ou na sala cirúrgica.

Além da contribuição clínica, ambulatorial e avaliação para cardioversão, tem papel importante auxiliando na cirurgia cardíaca, implante de marca-passo, ablação, troca valvar ou plastia, revascularização miocárdica (remodelamento ventricular) e complicações do infarto agudo do miocárdio. No monitoramento percutâneo durante o cateterismo cardíaco, no implante de endoprótese, para fechamento de comunicação interatrial, fechamento de *leak* periprotético, implante de MitraClip e de endoprótese biológica aórtica ou mesmo *valve-in-valve* ou fechamento de apêndice atrial esquerdo antes, durante e após o implante para o fechamento do mesmo.

DESSINCRONIA MECÂNICA DO VENTRÍCULO ESQUERDO

Os pacientes com insuficiência cardíaca apresentam bloqueio de ramo esquerdo em até 25% dos casos. O prolongamento da condução intra e interventricular causa atraso da mecânica regional e dissincronia no ventrículo esquerdo que, reduzindo a fração de ejeção, resulta em remodelamento ventricular e aumento da mortalidade. O ECO 3D seria a melhor modalidade e mais acurada para quantificar o mecanismo de dissincronia do ventrículo esquerdo. O índice de dissincronia do ECO 3D seria um excelente preditor de resposta à terapia de ressincronização.

PERICARDIOPATIAS E MIOCARDIOPATIAS

São várias as modalidades de imagem que avaliam as doenças do pericárdio: os raios X de tórax, o ecocardiograma, a tomografia computadorizada e a ressonância magnética cardiovascular.

Os *Guidelines* do American College of Cardiology, American Heart Association, American Society of Echocardiography e European Association of Cardiovascular Imaging recomendam o uso da ecocardiografia como método de escolha inicial para avaliação de todos os pacientes com suspeita de doença do pericárdio. O ECO 2D e o modo M avaliam a estrutura, e o Doppler fornece informações hemodinâmicas.

O ECO 3D tem o potencial de permitir a avaliação completa de todo o pericárdio em qualquer plano e assim detectar líquidos loculados, presença de trombos, extensão e localização de espessamento pericárdico e associação de derrame e espessamento.[53]

O ECO 3D pode evidenciar as camadas do pericárdio visceral na posição lateral que no ECO 2D aparece de forma homogênea.[54]

Derrame Pericárdico

A quantidade de volume de derrame pericárdico pelo ECO 3D é acurada mesmo, quando o derrame é assintomático.

Na comparação entre ECO 2D e ECO 3D a melhor identificação da presença de líquido, sua localização, extensão e presença de coágulos e traves de fibrina foram determinadas pelo ECO 3D no corte *em face* e frontal de 4 câmaras.

Prada et al.[55] mostraram que a quantificação do volume pericárdico pelo ECO 3D é acurada, mesmo quando o fluido é distribuído assimetricamente.

Hernandez et al.[56] compararam o ECO 2D e o ECO 3D nas afecções pericárdicas, o ECO 3D identificou a presença, tamanho e localização de massas pericárdicas, de granulomas tuberculosos no pericárdio visceral e de implantes metastáticos no pericárdio parietal que não foram observados no ECO 2D (Fig. 3-30).

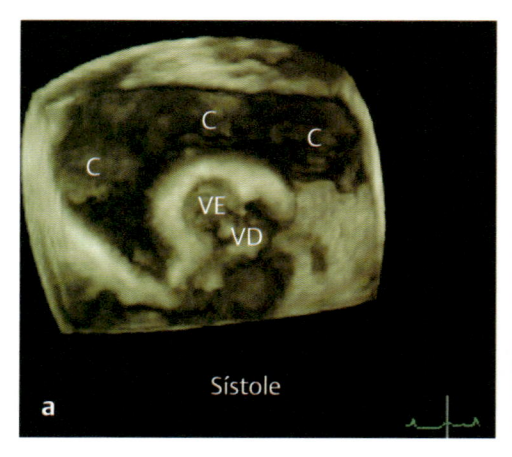

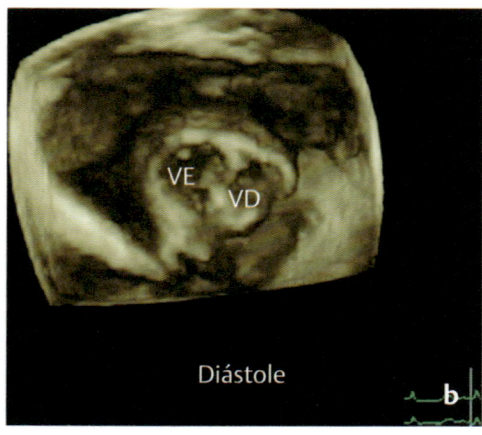

Fig. 3-30. Ecocardiograma 3D corte apical de 4 câmaras, *em face*. (a, b) Demonstração da presença de líquido e coágulos no pericárdio. C: coágulos; VE: ventrículo esquerdo; VD: ventrículo direito.

Cistos Pericárdicos

Os cistos pericárdicos são estruturas benignas que contêm fluido e podem ser diagnosticados pelo 2D, RM ou TC, que são as técnicas de escolha. Estão localizados geralmente no ângulo costofrênico direito. Seu tamanho varia de 2 a 28 cm², e sua ruptura pode causar tamponamento.

Em relação ao ECO 2D, o ECO 3D permite avaliar o interior destas lesões, se homogênea ou não, ou presença de tecidos trabeculares (Fig. 3-31).[57]

Pericardite Constritiva (PC)

A pericardite constritiva caracteriza-se pela presença de pericárdio espessado, fribrótico e/ou calcificado que dificulta o enchimento ventricular, inibindo a transmissão da variação de pressão intratorácica para as cavidades cardíacas. O Doppler mostra na inspiração a redução de fluxo nas câmaras esquerdas e aumento nas câmaras direitas. A veia cava está dilatada com mínima variação respiratória, indicando elevada pressão no átrio direito.

O ECOTE tem excelente correlação com a RM para o diagnóstico de espessamento pericárdico. Sabendo-se que a medida normal da espessura pericárdica é de 1,2 ± 8 mm, considera-se espessamento > 3 mm com 95% de sensibilidade e 86% de especificidade.[58] Porém 20% dos casos de pericardite constritiva não apresentam espessamento pericárdico, assim como a presença isolada de calcificação isolada não faz o diagnóstico de PC.[59]

Na PC o ECO 3D é capaz de determinar a extensão da constrição, localizar a calcificação e o envolvimento de cada ventrículo, a interdependência dos ventrículos além dos achados do ECO 2D (Figs. 3-32 a 3-34).[56]

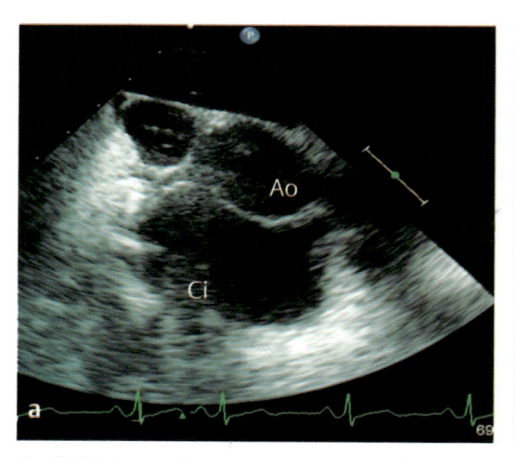

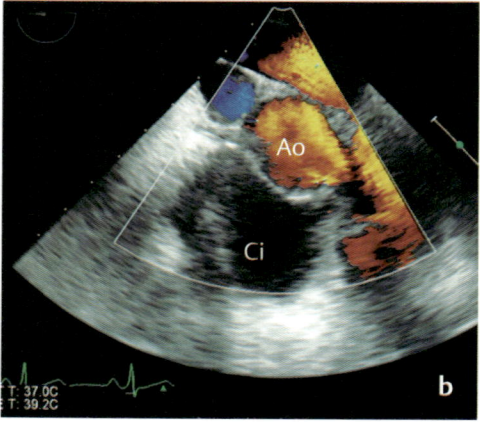

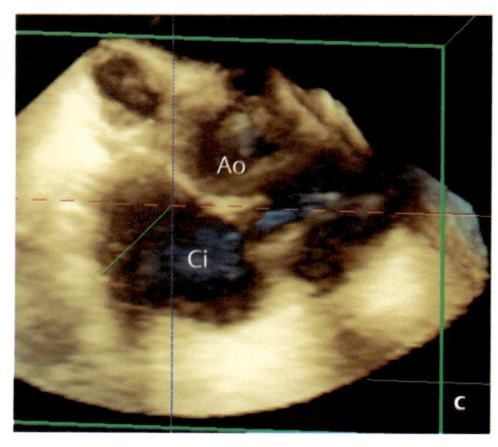

Fig. 3-31. Ecocardiograma transtorácico eixo-menor. (a) ECO 2D; (b) ECO 2D colorido; (c) ECO 3D. Ci: cisto.

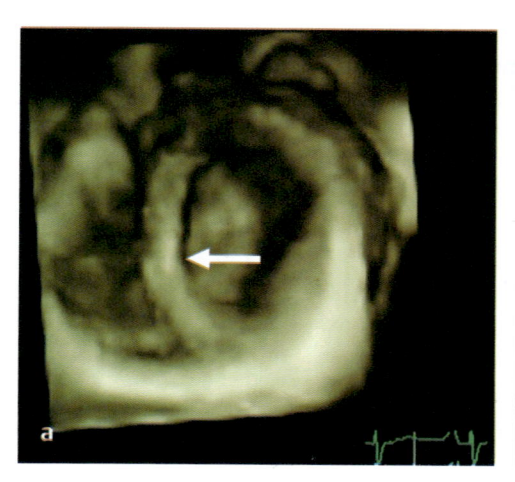

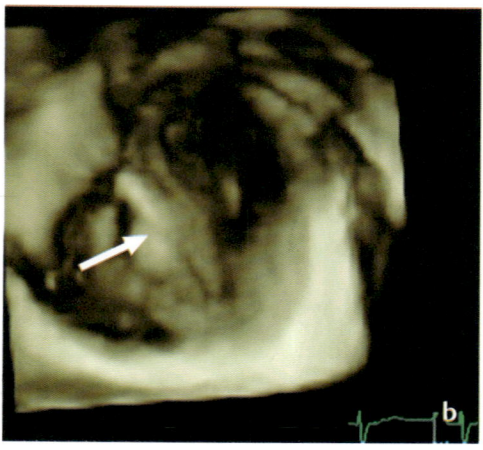

Fig. 3-32. Ecocardiograma transtorácico 3D, corte apical de 4 câmaras visão em face: pericardite constritiva. Interdependência ventricular.
(a) Sístole: seta mostra movimento septal na direção do VE. (b) Diástole: seta mostra movimento septal na direção do VD.

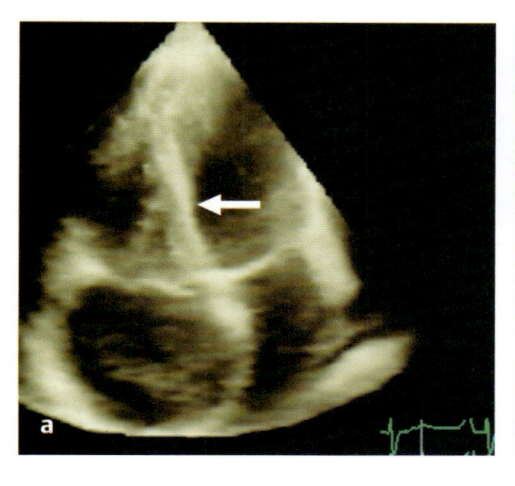

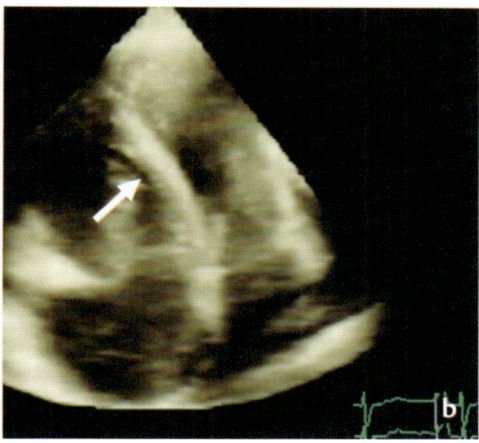

Fig. 3-33. Ecocardiograma 3D transtorácico, corte apical de 4 câmaras frontal: pericardite constritiva. Interdependência ventricular. (a) Sístole: seta mostra movimento septal na direção do VE. (b) Diástole: seta mostra movimento septal na direção do VD.

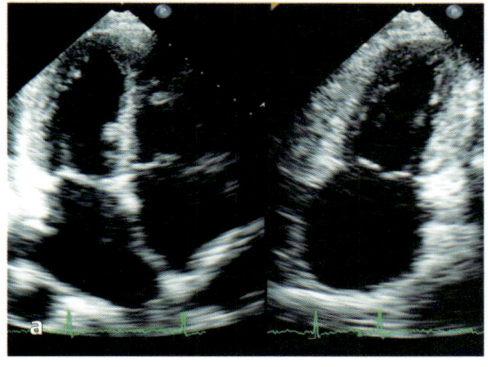

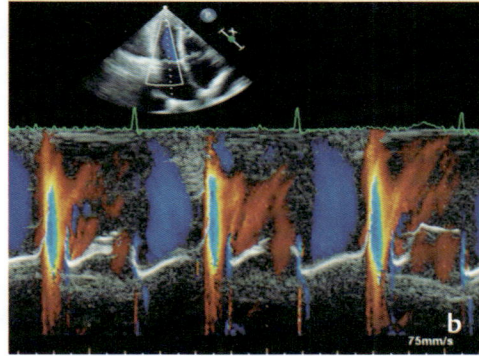

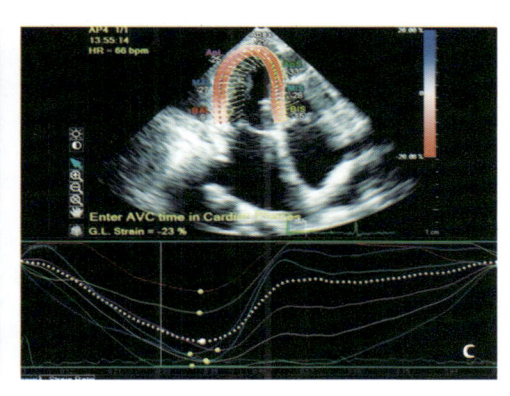

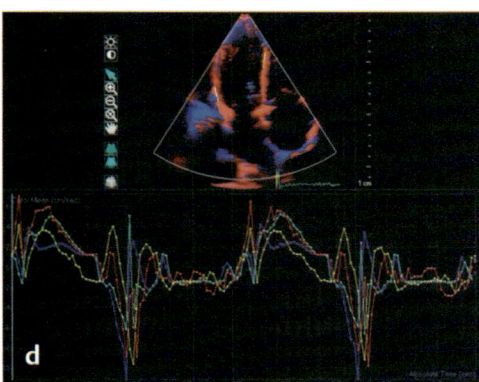

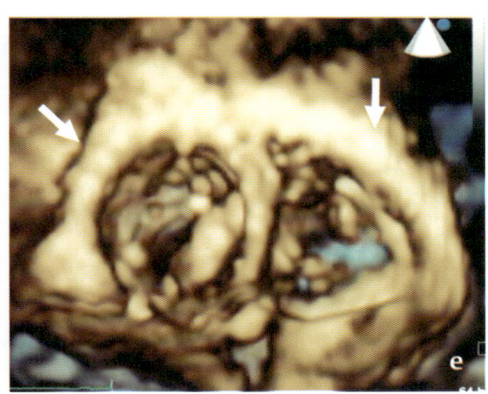

Fig. 3-34. ECO 2D. Avaliação pelo ECO transtorácico: espessamento pericárdico (a), velocidade rápida de enchimento do VE (b), *strain* global e segmentar (c, d). (e) ECO 3D – ECO transtorácico: localização do espessamento nas paredes do VE e do VD do mesmo paciente do ECO 2D.

Miocardiopatias

Miocardiopatia Dilatada

Na avaliação do volume e da fração de ejeção do VE, o ECO 3D tem excelente correlação com a RM (padrão ouro). Porém, a maior diferença de valores observa-se na miocardiopatia dilatada que como se sabe, por vezes, não é possível enquadrar a imagem total do VE na imagem 3D.

A resolução temporal tendo correlação inversa com a resolução espacial resulta em volume subestimado nos grandes ventrículos. A resolução temporal do ECO 3D *full volume* é de 33 ± 8 vol/se a do ECO 3D 1 batimento é de 7 ± 2 vol/s. Por isso, os aneurismas e os grandes ventrículos são excluídos dos *trials*.[60]

Na miocardiopatia dilatada pode ocorrer a presença de insuficiência mitral por dilatação do anel valvar mitral, disfunção da geometria do VE e deslocamento dos papilares com consequente alteração da coaptação dos folhetos. Todo o aparelho valvar mitral pode ser avaliado com propriedade pelo corte *em face*. Nos ventrículos dilatados e fluxo lento intraventricular, pode-se observar a presença de trombos que, se forem localizados no ápice, são mais evidentes no ECO 3D que avalia melhor esta região (Fig. 3-35).

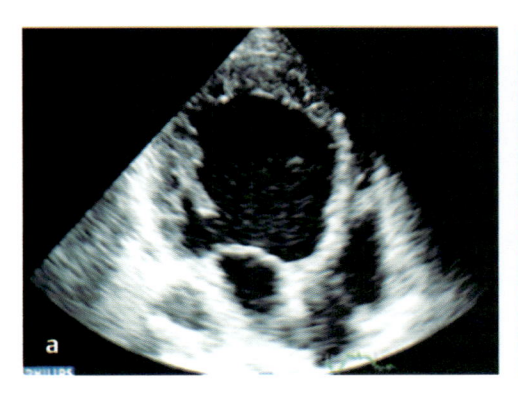

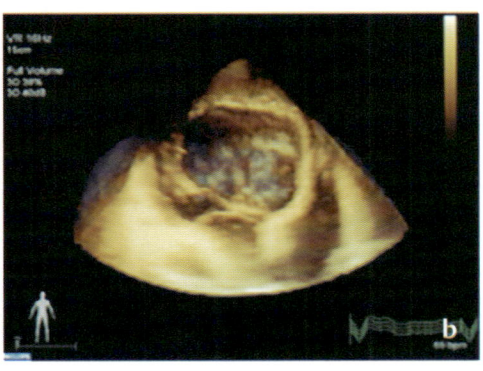

Fig. 3-35. Corte apical de 4 câmaras de visão frontal. (a) ECO 2D; (b) ECO 3D, houve acréscimo da profundidade.

Miocardiopatia Hipertrófica

É uma doença cardíaca de etiologia genética com apresentação, sintomas e prognósticos variáveis. Está relacionada com um desarranjo das fibras que pode ser analisado pelas deformações sistólica e diastólica, variabilidades global e regional.

O ECO 3D demonstra todos os dados observados no ECO 2D, porém, de forma mais precisa quanto aos volumes ventriculares, massa do VE e função contrátil por sua geometria variável. A visão da anatomia pelo corte *multislice* fornece dados anatômicos que não são observados pelo ECO 2D. Além deste corte, temos o corte piramidal de uma face e de duas faces simultâneas que auxilia na avaliação da anatomia. Os resultados pelo ECO 3D são comparáveis aos obtidos pela RM.[61]

A análise da deformação pelo *strain* bidimensional derivado da aquisição de imagem pelo 3D reproduz uma importante melhoria, pois o estudo é realizado no mesmo ciclo e evita o encurtamento e angulação da imagem. O 3D também permite a habilidade de registro mais simples na localização dos eixos longo e curto, bem como a investigação dos segmentos, proporcionando assim uma maior confiabilidade.

O *strain* global 3D mostrou uma relação inversa associado ao índice de massa diastólica final do VE e uma relação direta quando associado à FEVE 3D.

Pacientes com CMPH apresentam valores absolutos mais baixos de *strain* radial global e *strain* longitudinal global (3D), mas a deformação circunferencial preservada, quando comparados ao grupo controle sem CMPH. Estes achados sugerem que a deformação circunferencial desempenha um papel importante no mecanismo compensatório na preservação da função sistólica em pacientes com CMPH.[62]

VE Não Compactado

Esta é uma cardiopatia de etiologia genética. Seu aspecto em esponja ocorre pela interrupção da compactação e geralmente ocorre no VE. O ECO 3D mostra trabeculações proeminentes e recessos intertrabeculares profundos nas paredes ventriculares esquerdas com disfunção ou não do VE.[63]

Os tipos mais comuns de VE não compactado são identificados com maior facilidade pelo ECO 3D, e a não compactação é assim classificada: a) isolada no VE; b) biventricular; c) apical focal, d) isolada no VE com função normal; e) associada a outras condições (coração de atleta, cardiomiopatia periparto).

O diagnóstico é confirmado pelo ECO 3D ou RM que fornecem dados mais detalhados da morfologia da não compactação no VD ou no ápice do VD.

A associação do ECO 3D a contraste auxilia na demonstração do comprimento dos sinusoides e recessos que diferenciam a não compactação de outros tipos de trabeculação (Fig. 3-36).[64]

Displasia Arritmogênica do VD

A displasia arritmogênica do VD é uma cardiopatia de etiologia desconhecida, caracterizada pela substituição do miocárdio por fibrose e gordura que leva à disfunção do mesmo e arritmias.

O ECO 3D mostra todos os dados do ECO 2D (parede fina, dilatação e disfunção do VD) de forma mais acurada quanto à morfologia e função do VD.[65]

O ECO 3D tem a possibilidade de avaliar melhor que o ECO 2D o volume e a função do VD. No caso da miocardiopatia arritmogênica do VD, observam-se a redução discreta da FE (global e regional) e a redução da excursão sistólica do anel tricúspide (TAPSE e S'). Os estudos mostram boa correlação do ECO 3D com a RM para a detecção de alterações observadas, como: alteração segmentar da contratilidade em 74%, dilatação em 57% e aneurisma de parede em 30% dos pacientes.[66]

ECO 3D: VANTAGENS E LIMITAÇÕES

Apesar das novas tecnologias e aplicações clínicas, o ECO 3D tem vantagens e limitações, como vemos a seguir:

A) Vantagens em relação ao ECO 2D:
  1. Menor variabilidade interobservador.
  2. Anatomia:
     - Imagem anatômica real no coração batendo que é facilmente reconhecida pelos que a avaliam.
     - Adição da profundidade permite obter imagens frontais e *en face* das estruturas cardíacas que não podem ser avaliadas pelo ECO 2D, RMC ou TC.
     - A visão *en face* permite a identificação do mecanismo e severidade das doenças orgânicas e funcionais das estruturas cardíacas.
     - A transiluminação facilita a avaliação do ápice do VE na pesquisa de trombos.
  3. Quantificação de volumes e fração de ejeção pelo ECO 3D:
     - Melhor acurácia e reprodutibilidade que o ECO 2D, principalmente na aquisição de múltiplos batimentos.
     - Não requer plano de imagem ou modelo geométrico, permitindo realinhamento de planos para avaliação mais acurada e de melhor reprodutibilidade na quantificação das câmaras quando comparado a outras metodologias, como a RMC.
     - Mede volumes sem fórmula geométrica e, portanto, são mais reprodutíveis com valores mais próximos dos calculados pela RMC.
     - Fornece volumes e fração de ejeção em 1 batimento com boa qualidade de imagem, nos pacientes com arritmia.
     - Permite a visibilização das estruturas cardíacas, conforme a necessidade para a melhor planimetria dos orifícios de fluxo ou insuficiências.

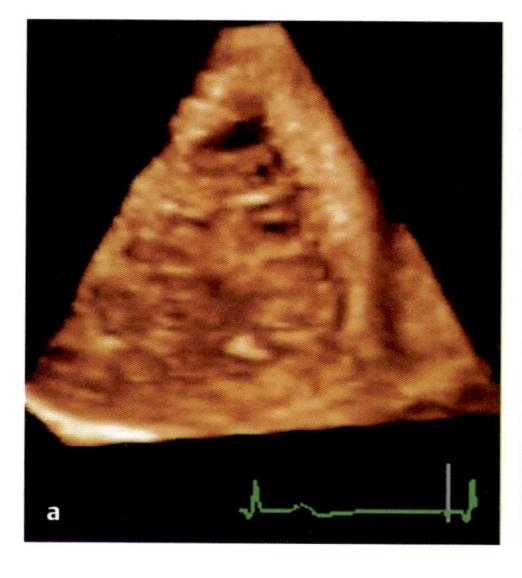

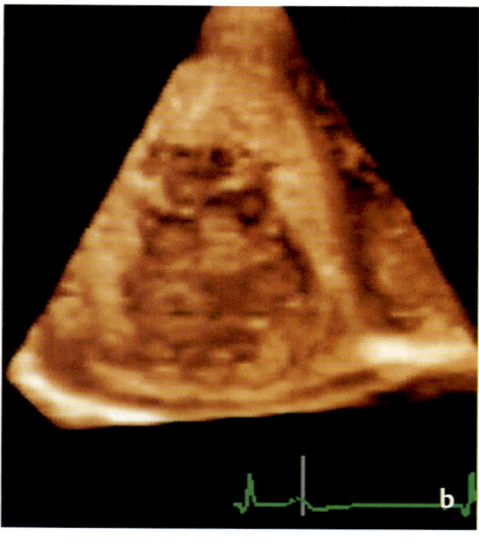

Fig. 3-36. Ecocardiograma 3D transtorácico: corte apical de 4 câmaras do VE frontal: presença de linhas de trabeculação no VE não compactado. (**a**) Diástole. (**b**) Sístole.

B) Limitações do ECO 3D:
1. Como toda metodologia tem curva de aprendizado.
2. O ângulo reduzido no Doppler colorido dificulta a avaliação das importantes insuficiências.
3. Como dificuldade técnica, para evitar artefatos, necessita de:
   - Ritmo regular para aquisição de imagem em múltiplos batimentos.
   - Alta resolução temporal no ECO 3D somente na aquisição de múltiplos batimentos.
   - A resolução espacial e temporal do ECO 3D é menor que a do ECO 2D. A resolução temporal ideal é de 30 FR/s para frequência cardíaca normal e redução na frequência cardíaca mais elevada. A resolução temporal dos aparelhos atuais é de 10 a 20 FR/s.
   - A captura da imagem em 1 batimento evita a limitação do múltiplo batimento, mas sofre a deterioração da imagem na resolução espaço-temporal.
   - Posição estável do transdutor.
   - Parada respiratória (dificuldade nas pneumopatias).
   - Janela acústica adequada para boas imagens, o que não se consegue nos grandes ventrículos e obesos mórbidos. Este problema pode ser atenuado com uso de contraste para definição do endocárdio.
4. Quantificação de volumes e fração de ejeção.
   - A boa imagem é pré-requisito para quantificação de volume de forma semi ou totalmente automática.
   - A posição desfavorável do ventrículo direito no tórax ou dilatação importante do mesmo não permite enquadrá-lo na pirâmide do ECO 3D.
   - A aquisição de volumes em 1 batimento subestima o volume diastólico.
   - A aquisição de volumes em múltiplos batimentos subestima o volume sistólico.
   - A medida automática de volume sistólico necessita correção, no olho experiente, em 80 a 85% das imagens.
   - A medida da fração de ejeção em 1 batimento é subestimada.

DESAFIOS DO ECO 3D
- Todas as limitações do ECO 2D.
- Complementa as outras modalidades.
- Maior sensibilidade apical que o ECO 2D.
- Maior concordância interobservador nos testes de estresse normal e anormal.
- Necessidade de ajustes nos cálculos automáticos principalmente na sístole.

APLICAÇÕES CLÍNICAS DO ECO 3D
- Sua acurácia permite detectar pequenas mudanças nos parâmetros de ventrículo esquerdo que podem alterar em muito a decisão clínica.
- Quando comparado ao ECO 2D, pela avaliação direta e semiautomática da FE, dos volumes cardíacos e do ápice do ventrículo esquerdo, seus dados são mais fidedignos, tendo a RMC como padrão ouro.
- Permite avaliar o movimento de parede em repouso e durante estresse para detectar a presença de isquemia.
- Avaliando o sincronismo, auxilia na indicação de terapia de ressincronização para paciente com insuficiência cardíaca.
- Permite avaliação direta da morfologia e área da *vena contracta* para melhor quantificação da insuficiência valvar mitral ou tricúspide.
- Auxilia nos procedimentos intervencionistas nas doenças estruturais cardíacas.

FUTURO ESPERADO DOS TRANSDUTORES DO ECO 3D
- Maior ângulo de aquisição da imagem.
- Maior ângulo de aquisição do Doppler colorido em 1 batimento cardíaco.
- Maior resolução espacial e temporal no campo distante.
- Transdutor único capaz de ter imagem bidimensional, tridimensional, colorido e tecidual.
- Eliminação da necessidade de avaliação *off-line*, para análise imediata e quantitativa nas salas de cirurgia ou de hemodinâmica.
- Detecção de borda totalmente automática para quantificação de volumes e fração de ejeção.

CONCLUSÕES

O ECO 3D não é uma modalidade ecocardiográfica para ser usada isoladamente, mas deve estar ao lado ou acima das outras modalidades complementando-as.

O ECO 3D tem todas as limitações do ECO 2D referentes à janela acústica ruim, qualidade de imagem, presença de arritmia e dificuldade respiratória.

O ECO 3D não substitui, mas complementa o Eco 2D, na prática clínica, superando algumas limitações e oferecendo dados adicionais, por vezes fundamentais para os pacientes. Informações sobre volumes e função ventricular, anatomia valvar e do miocárdio que auxiliam no manuseio clínico do paciente.

Existem limitações. Ainda estamos evoluindo.

REFERÊNCIAS BIBLIOGRÁFICAS

1. Genovese D, Addetia K, Kebed K, et al. First clinical experience with 3-Dimensional echocardiographic transillumination rendering. JACC Cardiovasc Imaging. 2019.
2. Mor-Avi V, Lang RM. Three-dimensional echocardiography. UpToDate. 2019 feb 01.
3. Rudox V, Mathisen M, Baekkevar M, et al. Is 3D echocardiography superior to 2D echocardiography in general practice? : A systematic review of studies published between 2007-2012. Int J Cardiol. 2013;168:1306-1315.
4. Badano LP. Review Article – The clinical benefits of adding a third dimension to assess the left ventricle with echocardiography. Scientifica. 2014(2014):897431.
5. Chien V, Wu Chia, Takechi M. Three-Dimensional echocardiography: current status and real –life applications. Acta Cardiol Sin. 2017;33:107-118.
6. Hoffmann R, Barletta G, Bardeleben S. Analysis of left ventricular volumes and function: a multicenter comparison of cardiac magnetic resonance imaging, cineventriculography and unenhanced and contrast-enhanced Two-dimensional and Three-dimensional echocardiography. J Am Soc Echocardiogr. 2014;27:292-301.
7. Spitzer E, Ren B, Zijlstra F. The role of automated 3D echocardiography for left ventricular ejection fraction assessment. Card Fail Rev. 2017;3:97-101.
8. Chahal NS, Lim TK, Jain P. Population based reference values for 3D echocardiographic LV volumes and ejection fraction. J Am Col Cardiol-Imaging. 2012;5:1191-1197.
9. Macron L, Lim P, Bensaid A, et al. Single-Beat versus multibeat real-time 3D echocardiography for assessing left ventricular volumes and ejection fraction. Circ Cardiovasc Imaging. 2010;3:450-455.
10. Cowie B, Kluger R, Kalpokas M. Left ventricular volume and ejection fraction assessment with transesophageal echocardiography: 2D vs 3D imaging. Br J Anesth. 2013;110:201-206.
11. Wu VC, Takeuchi M. Three-dimensional echocardiography: current status and real life application. Acta Cardiol Sin. 2017;3:107-118.
12. Kinno B, Kluger R, Kalpokas M. Left ventricular volume and ejection fraction assessment with transesophageal echocardiography: 2D vs 3D imaging. British Journal of Anesthesia. 2013;110:201-206.
13. Badano LP, Miglioranza MH, Mihaila S, et al. Left atrial volumes and function by three-dimensional echocardiography. Reference values, accuracy, reproducibility and comparison with two-dimensional echocardiographic measurements. Circ Cardiovasc Imaging. 2016;e004229.
14. Lang RM, Badano LP, Mor-Avi V. Recommendations for cardiac chamber quantification by echocardiography in adults: an update from the American Society of echocardiography and the European Association of Cardiovascular Imaging. Eur Heart J Cardiovasc Imaging. 2015;16:233- 271.
15. Kim J, Cohen SB, Atalay MK. Quantitative assessment of right ventricular volumes and ejection fraction in patients with left ventricular systolic dysfunction by real time three dimensional

echocardiography versus cardiac magnetic resonance imaging. Echocardiography. 2015;32:805-812.
16. Altman M, Bergerot C, Aussoleil A. Assessment of left ventricular systolic function by deformation imaging derived from speckle tracking: A comparison between 2D and 3D echo modalities. Eur Heart J Cardiovasc Imaging. 2014;15:316-323.
17. Lang RM, Mor-Aviv, et al. Three-dimensional echo: The benefits of the additional dimension. J Am Col Cardiol. 2006;48:2053-60.
18. Sharma R, et al. The evaluation of real-time 3-dimensional thansthoracic echo for the preoperative functional assessment of patients with mitral valve prolapse: A comparison with 2-dimensional transesophageal echo. J Am Soc Echocardiogr. 2007;20:934-40.
19. Veronesi F, et al. Quantification of mitral apparatus dynamics in functional and ischemic mitral regurgitation using real-time 3-dimensional echo. J Am Soc Echocardiogr. 2008; 21: 347-51.
20. Thompson KA, Shiolat TT, Gurudevan SV, Siegel RJ. Utility of three-dimensional transesophageal echocardiography in the diagnosis of valvular perforation. Am J Cardiol. 2011;107:100-102.
21. Thuny F, Gaubert JV, Jacquier A, Tessonier L, Cammillenis S, Raoult D, et al. Imaging investigations in infective endocarditis: Current approach and perspectives. Arch Cardiovasc Dis. 2013;106:52-62.
22. O Alfieri F, Maisano M, De Bonis PL, Stefano L, Torraca M, Oppizzi. The double – orifice technique in mitral valve repair: A simple solution for complex problems. J Thorac Cardiovasc Surg. 122 (2001),674-681.
23. T Feldman, HS.Wassermann, HC.Hermann, Gray W, Block PC. Whit-lew percutaneous mitral valve repair using the edge -to- edge technique: six month results of the EVEREST Phase I Clinical Trial. J Am Coll Cardiol. 2005;46:2134-2140.
24. Mauri PL, Massaro GJM, Foster E, Glower D, Mehoudar P. The EVEREST II Trial: Design and rationale for a randomized study of the valve Mitra Clip system compared with mitral valve surgery for mitral regurgitation. Am Heart J. 2010;160:23-29.
25. da Isla P, Casanova C, Almeria C, Rodrigo JL, Cordeiro P, Mataix L, et al. Which method should be the reference method to evaluate the severity of rheumatic mitral stenosis? Gorlin's method versus 3D. Echo. Eur J Echocardiogr. 2007;8(6):470-3.
26. Sugeng L, Weinert L, Lammerting TP, Spencer KT, De Cara JM, et al. Accuracy of mitral valve area measurements using transthoracic rapid free hand 3-dimensional scanning: comparison with noninvasive and invasive methods. J A Soc Echocardiogr. 2003;16:1292-300.
27. Dobarro D, Gomez-Robim MC, Lopes-Fernandez T, et al. Real Time three-dimensional transesophageal echocardiography for guiding percutaneous mitral valvuloplasty. Echocardiography. 2009 July;26:746-49.
28. Posk G, Lang RM, Fernandez MAG, et al. The of real time three dimensional transesophageal echocardiography in intracardiac catheter based interventions. J Am Soc Echocardiography. 2009; 22(8):865-82.
29. Mor-Avi V, Sugeng L, Lang RM. Real-time 3-dimensional echocardiography: An integral component of the routine echocardiographic examination in adult patients? Circulation. 2009;119:314-329.
30. Hung J, Lang R, Flachskampf F, et al. 3D echocardiography: A review of the current status and future directions. J Am Soc Echocardiogr. 2007;20:213-233.
31. Lang RM, Mor-Avi V, Sugeng L, et al. Three-dimensional echocardiography: The benefits of the additional dimension. J Am Coll Cardiol. 2006;48:2053-2069.
32. Veronesi F, Corsi C, Sugeng L, et al. A study of functional anatomy of aortic-mitral valve coupling using 3D matrix transesophageal echocardiography. Circ Cardiovasc Imaging. 2009;2:24-31.
33. Otani K, Takeuchi M, Kaku K, et al. Assessment of the aortic root using real-time 3D transesophageal echocardiography. Circ J. 2010;74:2649-57.
34. Messika-Zeitoun D, Serfaty JM, Brochet E, et al. Multimodal assessment of the aortic annulus diameter: implications for transcatheter aortic valve implantation. J Am Coll Cardiol. 2010;55:186-94.
35. Gutierrez-Chico JL, Zamorano JL, Prieto-Moriche E, et al. Real-time three-dimensional echocardiography in aortic stenosis: a novel, simple, and reliable method to improve accuracy in area calculation. Eur Heart J. 2008;29:1296–306.
36. Khaw AV, von Bardeleben RS, Strasser C, et al. Direct measurement of left ventricular outflow tract by transthoracic real-time 3D-echocardiography increases accuracy in assessment of aortic valve stenosis. Int J Cardiol. 2009;136:64-71.
37. Goland S, Trento A, Iida K, et al. Assessment of aortic stenosis by three-dimensional echocardiography: an accurate and novel approach. Heart. 2007;93:801-7.
38. Mori Y, Shiota T, Jones M, et al. Three-dimensional reconstruction of the color Doppler-imaged vena contracta for quantifying aortic regurgitation: studies in a chronic animal model. Circulation. 1999;99:1611-7.
39. Dreyfus J, Durand-Viel G, Raffoul R. Comparison of 2-dimensional, 3-dimensional and surgical measurements of the tricuspid annulus size: clinical implications. Cir Cardiovas Imaging. 2015:8:e003241.
40. Mediratta A, Addetia K, Yamat M, et al. 3D echocardiographic location of implantable device leads and mechanism of associated tricuspid regurgitation. JACC Cardiovasc Imaging. 2014;7:337-347.
41. Addetia K, Maffessanti F, Mediratta A, et al. Impact of implantable transvenous device lead location on severity of tricuspid regurgitation. J Am Soc Echocardiogr. 2014;27:1164-1175.
42. Yoshitani H, Takeuchi M, Mor-Avi V, et al. Comparative diagnostic accuracy of multiplane and multislice three-dimensional dobutamine stress echocardiography in the diagnosis of coronary artery disease. J Am Soc Echocardiogr. 2009;22:437-442.
43. Ahmad M, XieT, Mc Colloch. Real time three-dimensional dobutamine stress echocardiography in assessment of ischemia: comparison with two-dimensional dobutamine stress echocardiography. J Am Coll Cardiol. 2017;37:1303-1309.
44. Aggeli C, Giannopoulos G, Misovoulos P. Real-time three-dimensional dobutamine stress echocardiography for coronary artery disease diagnosis: validation with coronary angiography. Heart. 2007;93:672-675.
45. Jenkins C, Bricknell K, Chan J, et al. Comparison of two and three-dimensional echocardiography with sequential magnetic resonance imaging for evaluating left ventricular volume and ejection fraction over time in patients with healed myocardial infarction. Am J Cardiol. 2007;99:300- 306.
46. Mannaerts HFJ, Heide JA, Kamp O. Early identification of left ventricular remodeling after myocardial infarction assessed by transthoracic 3D echocardiography. Eur heart J. 2004;25:680-687.
47. Qin JX, Shiota T, Mc Carthy PM. Real-time Three-dimensional echocardiographic study of left ventricular function after infarct exclusion surgery for ischemic cardiomyopathy. Circulation. 2000;102(suppl III):101-106.
48. Weissman NJ, Ristow B, Schiller NB. Role of echocardiography in acute myocardial infarction. UptoDate; 2018.
49. Marsan NA, Westenberg JJM, Roes SD. Three-dimensional echocardiography for the preoperative assessment of patients with left ventricular aneurysm. Am Thorac Surg. 2011;91:113-122.
50. Wang Q, Huang D, Zhang L. Assessment of myocardial infarct six by Three-dimensional and Two-dimensional speckle tracking echocardiography: a comparative study to single photon emission computed tomography (SPECT) Echocardiography. 2015;00:1-8.
51. Medvedofsky D, Maffessant F, Weinert L, et al. 2D and 3D echocardiography – derived indices of left ventricular function and shape relationship with mortality. JACC Cardiovasc Imaging. 2018;11:1569-1579.
52. Duncan K, Nanda NC, Foster WA. Incremental value of live/real time three-dimensional transthoracic echocardiography in the assessment of left ventricular thrombi. Echocardiography. 2006;23:68-72.
53. Cosyns B, Plein S, Nihoyanopoulos P, et al. European Association of Cardiovascular Imaging(EACVI) - position paper: multimodality imaging in pericardial disease. Eur Heart Cardiovasc Imaging. 2015;16:12-31.
54. Zagol B, Minderman D, Munir A, et al. Effusive constrictive pericarditis: 2D, 3D Echocardiography and MRI imaging. Echocardiography. 2007;24:1110-1114.
55. Prada JAV, Jiang L, Handschumacher MD, et al. Quantification of pericardial effusions by three dimensional echocardiography. J Am Coll Cardiol. 1994;24(1):254-59.
56. Hernandez CM, Singh P, Hage FG, et al. Live/real time three-dimensional transthoracic echocardiographic assessment of pericardial disease. Echocardiogr. 2009;26:1250-1263.
57. Reddy V K, Faulkner M, Bandarupalli N, et al. Incremental value of live/real time three-dimensional transthoracic echocardiography in the assessment of right ventricular masses. Echocardiogr. 2009;26:598-609.
58. Ling L H, Oh JK, Tei C. Pericardial thickness measured with transesophageal echocardiography: feasibility and potential clinical usefulness. J Am Coll Cardiol. 1997;29:1417-23.

59. Oh YK, Hatle LK, Seward JB, et al. Diagnostic role of Doppler echocardiography in constrictive pericarditis. J Am Coll Cardiol. 1994;23:154-62.
60. Wu VC, Takenchi M. Three-dimensional echocardiography: current status and real life applications. Acta Cardiol Sin. 2017;33:107-118.
61. Bicudo LS, Tsutsui JM, Shiozaki A. Value of real time three-dimensional echocardiography in patients with hypertrophic cardiomyopathy: comparison with two-dimensional echocardiography and magnetic resonance imaging. Echocardiography. 2008;25:717-726.
62. Voilliot D, Huttin O, Hammache N, et al. Hypertrophy on Two-Dimensional Strain Derived from Three-Dimensional Echocardiography in Hypertrophic Cardiomyopathy: Comparison with Healthy Subjects. J Am Soc Echocardiogr. 2015;28:1093-102.
63. Pedra SRF, Rocha R L, Martins TC. Avaliação ecocardiográfica tridimensional do miocárdio não compactado. Rev Bras Eco. 2006;19:25-30.
64. Rajdev S, Singh A, Nanda NC. Comparison of two and three-dimensional transthoracic echocardiography in the assessment of trabeculation and trabecular in the left ventricular noncompaction. Echocardiography. 2007;24:760-7.
65. Goland S, Czer LS, Luthringer D. A case of arrhythmogenic right ventricular cardiomyopathy. Can J Cardiol. 2008;24:61-2.
66. Gopal A S, Shen Z, Sapin PM. Assessment of cardiac function by three-dimensional echocardiography compared with conventional noninvasive methods. Circulation. 1995;92:842-53.

CAPÍTULO 4
ECOCARDIOGRAFIA TRANSESOFÁGICA

Mirian Magalhães Pardi ■ Claudia Gianini Monaco

A ecocardiografia transesofágica (ETE) é uma modalidade da ecocardiografia que permite a análise morfológica e funcional acurada das estruturas cardíacas e dos grandes vasos. Por causa da proximidade do esôfago a tais estruturas anatômicas é possível utilizá-la como condutor do transdutor ecocardiográfico em forma de sonda e assim eliminar as barreiras ao ultrassom existentes na abordagem transtorácica como ossos, articulações, tecido adiposo, músculo e ar, diminuindo a distância entre o transdutor e a estrutura de interesse. A técnica transesofágica oferece vantagens na obtenção de imagens de melhor qualidade em relação à transtorácica, principalmente na análise das estruturas posteriores, como átrio esquerdo e respectivo apêndice, veias pulmonares, valva mitral e aorta descendente. Contudo, a ETE não substitui a técnica transtorácica, mas sim a complementa.

A ETE teve início na década de 1970 com Franzin e Hisanaga, que desenvolveram as primeiras sondas, e começou a ter aplicação clínica a partir dos anos 1980, na avaliação da função ventricular esquerda e das artropatias, e na monitorização intraoperatória de cirurgias cardíacas.

O desenvolvimento de transdutores de frequência mais alta (multifrequências de 3,5 a 7 MHz) com capacidade de realizar múltiplos cortes (multiplanares) e com as modalidades de Doppler associadas, proporcionou um ganho significativo na qualidade da imagem e na capacidade de refinamento diagnóstico da ETE.

Com o advento do transdutor matricial miniaturizado incorporado à sonda de ecocardiografia transesofágica, tornou-se disponível uma nova ferramenta para análise detalhada da anatomia cardíaca, a ecocardiografia transesofágica tridimensional (ETE 3D), que com o acréscimo, mais recentemente, da tecnologia em tempo real, propiciou progressiva melhora da qualidade das imagens obtidas.

INSTRUMENTAÇÃO

A ETE é um procedimento semi-invasivo, não isento de riscos ao paciente, em razão da necessidade de intubação esofágica e de sedação. Portanto, deve ser realizada por um médico especialista com treinamento adequado na técnica transesofágica, que possa avaliar a importância da indicação e o risco da realização do exame.[1]

O exame deve ser realizado em sala equipada com material de reanimação, monitor cardíaco, oxímetro, fonte de oxigênio e aspirador, na presença de equipe de enfermagem. Embora seja solicitada a presença de acompanhante do paciente decorrente da necessidade de sedação, durante a realização do procedimento não é permitida a presença de acompanhantes na sala, salvo em casos de criança e adolescente (menor que 18 anos) ou em situações de pacientes que requeiram cuidados especiais.

Antes do início do exame, o transdutor esofágico deve ser examinado cuidadosamente quanto à presença de perfurações, estiramento ou rasgadura. Os movimentos de flexão anterior e posterior da ponta do transdutor, bem como a rotação do ângulo dos planos de corte, devem ser testados para assegurar a eficácia e a segurança do estudo.

Após o término do procedimento, o transdutor deve ser lavado em água corrente na sala de desinfecção e colocado em solução desgermante por 5 minutos. Após enxágue, deve ser colocado em solução desinfectante (glutaraldeído ou ácido peracético) seguindo as instruções específicas para esse procedimento. Após o período de desinfecção, deve-se enxaguar o transdutor em água corrente, secá-lo e guardá-lo em local arejado.

CUIDADOS COM O PACIENTE

O paciente deve estar em jejum de 6 horas para a realização de exame; em caso de assistência anestesiológica, recomendam-se 8 horas de jejum. Caso haja ingestão de líquidos fluidos, o período de jejum requisitado pode ser de 2 horas. O médico ecocardiografista deve verificar a solicitação médica para saber qual a indicação do exame, explicar detalhadamente ao paciente o procedimento a ser realizado e obter um termo de consentimento esclarecido assinado, antes da realização do exame.

Uma anamnese cuidadosa dever ser realizada para melhor entendimento da suspeita diagnóstica e para afastar possíveis contraindicações do exame. Presença de disfagia, doenças do esôfago, cirurgias recentes do trato digestório alto, sangramentos contraindicam a realização do exame.

É solicitada a remoção de próteses dentárias quando existentes e recomenda-se fazer uma inspeção da cavidade oral e arcada dentária para detecção de lesões prévias. Devem ser instalados acesso venoso periférico, monitorização do ritmo cardíaco e da pressão arterial e oximetria de pulso. Recomenda-se administrar O_2 via cateter nasal para pacientes com cardiopatia, distúrbios neurológicos, doenças pulmonares e em pacientes que apresentem desconforto respiratório e hipoxemia leves. Pacientes com insuficiência respiratória, descompensação cardíaca e com comprometimento da função neurológica necessitam de maior atenção e suporte do anestesista em sala.

Com o paciente sentado, realiza-se a anestesia local da orofaringe com lidocaína *spray* a 10% (cada nebulização contém 10 mg; dose máxima permitida é de 200 mg; em média 10 a 12 nebulizações). Inicia-se a anestesia da parte anterior da cavidade oral, palato duro e língua, seguida da região média até atingir palato mole e região posterior da faringe. Um teste com espátula tocando levemente a orofaringe dever ser realizado para assegurar a efetividade da anestesia e abolição do reflexo de expulsão. O paciente é colocado em decúbito lateral esquerdo com leve flexão da cabeça. Procede-se a colocação de bocal protetor, e o paciente é orientado a não deglutir a saliva para evitar aspiração e tosse.

Inicia-se a sedação consciente que pode ser realizada com a administração endovenosa de um hipnótico, como cloridrato de midazolam na dosagem de 0,05 mg/kg (dose média total entre 3 a 5 mg), em doses fracionadas e repetidas a cada 2 minutos, até se obter o rebaixamento do nível de consciência desejado. A dose deve ser reduzida em pacientes idosos, muito debilitados e com disfunção ventricular esquerda, para evitar depressão respiratória e hipotensão arterial.

Após sedação, introduz-se o transdutor lubrificado com lidocaína gel com movimentos lentos e suaves, solicitando ao paciente que realize movimentos de deglutição para facilitar a passagem no esôfago proximal. Nunca se deve forçar a passagem do transdutor. Havendo resistência, administra-se nova dose do sedativo e faz-se nova tentativa de intubação. A introdução do transdutor pode ser facilitada, inserindo um ou dois dedos na cavidade oral para direcionar o caminho da sonda. Após três tentativas sem sucesso, recomenda-se suspender temporariamente o procedimento e solicitar auxílio ao anestesista para realização de sedação mais efetiva.

Durante todo o exame, devem-se monitorizar o nível de consciência, a saturação arterial de O_2, frequência e ritmo cardíaco.

Mesmo após a intubação com facilidade, o paciente pode apresentar náusea, taquipneia e desconforto retroesternal ou abdominal. Nessa situação recomenda-se fazer uma pausa de 10 a 15 segundos e depois prosseguir na obtenção das imagens. Movimentações suaves são recomendadas para avançar com o transdutor pelo esôfago e ultrapassar o esfíncter esofagogástrico. Na presença de resistência à introdução do transdutor, jamais realizar movimentos com força excessiva.

Em pacientes com ventilação mecânica, a intubação esofágica pode ser mais difícil. Em geral faz-se a intubação com o paciente em decúbito dorsal, já que as vias aéreas estão protegidas contra aspiração. O transdutor é posicionado atrás da cânula orotraqueal com a mandíbula tracionada para cima. Em alguns casos a intubação esofágica somente é possível com o auxílio da laringoscopia direta.

Após a realização do exame, deve-se retirar o transdutor suavemente certificando-se que ele está na posição neutra, ou seja, sem flexão da ponta, para que não haja traumatismo da mucosa do esôfago e da cavidade oral. Nos casos de sedação profunda ou de depressão respiratória, deve-se administrar por via endovenosa flumazenil, o antagonista do cloridrato de midazolam, na dose de 0,2 a 1 mg, em doses fracionadas e repetidas a cada 60 segundos, conforme a necessidade.

Após o término do procedimento, o paciente deverá permanecer em observação por 30 minutos, ou até recuperar nível de consciência satisfatório. A liberação da dieta deve ocorrer após certificação que o efeito da anestesia da orofaringe encontra-se ausente.

CONTRAINDICAÇÕES DA ECOCARDIOGRAFIA TRANSESOFÁGICA

A ETE não deve ser realizada em pacientes com menos de 4 a 6 horas de jejum por causa de risco de vômitos e aspiração. Em situações de urgência pode-se realizar o procedimento mais precocemente com menor risco de vômito e aspiração, se houver ingestão de líquidos de mais de 2 horas antes do procedimento. Pacientes não colaborativos devem ter seus exames adiados ou realizados com sedação mais profunda. Pacientes com insuficiência cardíaca grave devem ser intubados e ventilados para evitar descompensação cardíaca durante o exame. Presença de estenose de esôfago por tumor ou estreitamento, sangramento gastrointestinal e cirurgias recentes do trato digestório alto são contraindicações absolutas. São consideradas contraindicações relativas divertículo esofágico, varizes de esôfago, artrite cervical grave e deslocamento da articulação atlantoaxial. Não há contraindicação para realização da ETE em pacientes que estão recebendo anticoagulantes.

RISCOS E COMPLICAÇÕES DA ECOCARDIOGRAFIA TRANSESOFÁGICA

A ETE é um procedimento relativamente seguro com índice de complicação baixo. Em relato de 10.419 estudos, a ETE teve que ser interrompida em 0,88% dos exames por intolerância do paciente. Em outras grandes séries, óbito ocorreu em 0 a 0,03% dos pacientes.[1] Complicações cardíacas incluem arritmia supraventricular, fibrilação atrial, bradicardia, hipotensão, hipertensão, angina *pectoris* e edema agudo de pulmão. Complicações pulmonares incluem hipóxia e laringospasmo. Pequenos sangramentos podem ocorrer, e odinofagia leve pode estar presente até 24 h após o exame.

A sedação intravenosa pode ocasionar hipóxia, depressão respiratória, hipotensão e reação paradoxal. A anestesia tópica com lidocaína pode resultar em meta-hemoglobinemia tóxica aguda, uma rara complicação onde a hemoglobina é oxidada pelo agente anestésico e é incapaz de transportar oxigênio para os tecidos. Os pacientes desenvolvem cianose e dispneia, e a saturação de O_2 aparece em geral levemente reduzida, porque o oxímetro não consegue distinguir a meta-hemoglobina da hemoglobina reduzida. A administração de azul de metileno (1 a 2 mg/kg) na solução de 5% em 5 minutos soluciona prontamente a cianose.

A ETE é uma ferramenta diagnóstica valiosa e bastante utilizada na prática clínica, mas deve ser entendida como um procedimento semi-invasivo, não isento de riscos. Portanto, o exame deve sempre ser feito após criteriosa avaliação da indicação que deve ser a mais convincente possível.

INDICAÇÕES

O uso da ETE tem-se estendido no estudo de várias cardiopatias, tanto em pacientes ambulatoriais, como nos pacientes internados, em salas de cirurgia, em terapia intensiva, em unidade de emergência e em salas de hemodinâmica intervencionista.

Como rotina, o estudo transtorácico deve ser feito como investigação inicial por se tratar de exame não invasivo e sem riscos ao paciente. Em várias situações, a ecocardiografia transtorácica (ETT) realizada antes da ETE pode ser suficiente para a conclusão diagnóstica, evitando a realização de um procedimento semi-invasivo desnecessário.

O espectro de indicações da ETE envolve inúmeras doenças cardíacas em situações clínicas diversas na prática clínica diária.[2]

ETT Não Diagnóstica

A presença de imagens não adequadas obtidas pela ETT é uma das indicações para a ETE. As principais causas da ETT não diagnóstica incluem obesidade, doença pulmonar obstrutiva crônica, deformidades torácicas ou conformação torácica atípica, que dificultam a penetração do feixe ultrassônico. Situações como edema de parede e curativos pós-operatórios, enfisema subcutâneo, ventilação mecânica, presença de dispositivos de assistência circulatória que impedem o posicionamento ideal do paciente para a realização do exame, também limitam a obtenção de imagens adequadas. Nessas condições a ETE deve ser considerada.

Pesquisa de Fonte Emboligênica

Na prática clínica essa é a indicação mais frequente da ETE em pacientes ambulatoriais. Na presença de quadro de isquemia cerebral ou de embolia arterial periférica, um potencial evento cardioembólico deve ser sempre considerado. Aproximadamente 15 a 20% dos eventos isquêmicos cerebrais estão associados à embolia cardíaca.[1] Várias anormalidades cardíacas têm forte associação aos fenômenos embólicos e são consideradas como prováveis fontes de êmbolos. Tais anormalidades incluem fibrilação atrial, trombo em átrio ou em ventrículo esquerdo, vegetações, tumores ou massas intracardíacas, estenose mitral, próteses valvares, infarto do miocárdio, cardiomiopatia dilatada e ateromatose aórtica. Anormalidades cardíacas com menor risco de embolia incluem aneurisma do septo atrial, forame oval patente, contraste espontâneo, calcificação do anel e prolapso da valva mitral.

A indicação para realização da ETE em pacientes com suspeita de evento cardioembólico é controversa. Embora a ETE tenha maior sensibilidade que a ETT para detecção de potenciais anormalidades cardioembólicas, o campo para identificação de fontes de maior risco é limitado. A análise de um estudo de mais de 30 de cortes de imagens mostrou taxa de detecção de massas intracardíacas de 4% para a ETT e de 11% para a ETE.[2] No entanto, a possibilidade diagnóstica torna-se maior em pacientes com evidência de cardiopatia. ETT e ETE identificaram massa intracardíaca em 13 e 19% dos pacientes com cardiopatia e em apenas 0,7 e 1,6% dos pacientes sem cardiopatia, respectivamente. Além disso, a identificação de fontes de menor risco pela ETE pode não alterar significativamente a conduta terapêutica. Muitas das tomadas de decisões serão determinadas pelos dados clínicos, e a conduta em pacientes com anormalidades cardíacas de menor risco de embolia é geralmente controversa.

Avaliação da Endocardite Infecciosa

A presença de vegetação endocárdica é um critério maior para o diagnóstico de endocardite infecciosa. Além da identificação da vegetação, o achado pela ecocardiografia de abscesso, insuficiência paraprotética e fístulas intercavitárias consiste em outro elemento forte no diagnóstico desta doença. Em endocardite em valvas nativas a sensibilidade da ETT para detecção de vegetações varia entre 28 a 63%, e a sensibilidade da ETE entre 86 a 98%.[2] A especificidade da ETT e da ETE são similares, em torno de 90%. O diagnóstico de endocardite em próteses é mais difícil tanto para a ETT como para a ETE. É relatada sensibilidade da ETT entre 0 a 43% e da ETE entre

33 a 88%.[2] Portanto, a ETE deve ser sempre realizada na suspeita de endocardite em prótese, caso a ETT não tenha identificado vegetação. Deve ser considerado o acompanhamento com a ETE de forma seriada nos pacientes que persistam com alta suspeita de endocardite e que o primeiro estudo tenha sido negativo.

Avaliação de Valvas Nativas

A avaliação das doenças valvares é realizada pela ETT, que na maioria das vezes define a etiologia, o mecanismo e a grau da disfunção valvar. A ETE é indicada nas situações em que as imagens da ETT não são satisfatórias e quando há necessidade de melhor caracterização da lesão valvar e definição da conduta terapêutica.

A ETE tem papel fundamental na compreensão do mecanismo fisiopatológico da doença valvar mitral, quando a ETT não é suficiente para a definição fisiopatológica e quantificação da lesão, por proporcionar excelentes imagens do aparelho valvar mitral e por definir de forma acurada o grau da disfunção. O uso de transdutores multiplanares e tridimensional, mais recentemente, permite o estudo detalhado e completo da valva e do mecanismo da insuficiência mitral.[3,4] Nos pacientes com prolapso da valva mitral e insuficiência significativa, a ETE permite a visibilização mais acurada de ruptura de corda e a localização anatômica mais precisa do prolapso e dos segmentos das cúspides envolvidos, tornando possível a predição do sucesso da plástica mitral planejada. Outra indicação específica da ETE é a seleção de pacientes para implante de *clips* (MitraClip) para tratamento percutâneo da insuficiência mitral. Parâmetros anatômicos, como localização precisa do segmento prolapsado, tamanho das cúspides, largura do *flail*, distância da falha de coaptação (*GAP*), comprimento e profundidade da coaptação na insuficiência mitral secundária, são facilmente obtidos pelo estudo transesofágico e são critérios usados para definir a elegibilidade do paciente para o procedimento percutâneo.[5]

Na estenose mitral a ETT é geralmente satisfatória para a avaliação da morfologia e do grau da lesão. A ETE tem indicação nos pacientes candidatos à valvoplastia percutânea para análise mais detalhada da anatomia, definição do escore de Wilkins, graduação da insuficiência mitral, pesquisa de trombo em átrio e apêndice atrial esquerdos.

Nas doenças da valva aórtica a ETT pode avaliar de maneira adequada as anormalidades valvares, e a ETE é raramente necessária para complementar a avaliação. Em situações de imagem inadequada do estudo transtorácico, a ETE poderá ser útil para melhor definição anatômica e funcional da valva aórtica. A área do orifício valvar aórtico pode ser calculada pela planimetria, no corte esofágico transverso da valva obtido entre 30° e 45°. A medida da vena contracta do fluxo regurgitante aórtico pode ser realizada com o mapeamento do fluxo a cores ao Doppler no corte esofágico longitudinal a 120°.

Avaliação de Próteses Valvares

A ETE é extremamente útil na avaliação de próteses com suspeita clínica ou ecocardiográfica de disfunção, uma vez que a ETT possa apresentar imagens limitadas em sua avaliação, sobretudo nas próteses mecânicas. Artefatos, reverberação, sombras acústicas são fatores que limitam a visibilização das próteses. Espessamento, calcificação e mobilidade dos folhetos, bem como massas ou filamentos aderidos aos componentes das próteses biológicas, podem ser mais bem identificados pela ETE. A estrutura e a mobilidade do elemento oclusor da prótese mecânica também podem ser mais bem avaliadas pela ETE. Anormalidades como ruptura parcial ou localizada de folhetos, espessamento localizado, vegetações pequenas, trombo e *strands*, são mais bem identificados pela ETE do que pela ETT.

A ETE pode diferenciar refluxos protéticos fisiológicos dos patológicos, bem como o grau e sua origem, central ou paraprotética, o que define a conduta terapêutica. A ETE tem grande utilidade da identificação e quantificação de insuficiência da prótese em posição mitral, sobretudo nas mecânicas, onde a avaliação transtorácica é extremamente prejudicada pela formação de reverberação intensa no átrio esquerdo.

Todas as próteses, tanto biológicas como mecânicas, são inerentemente estenóticas. O grau de estenose é determinado pelo tamanho, tipo e a presença de condições associadas, como calcificação dos folhetos, formação de *pannus* ou trombo. Essas alterações podem ser identificadas com melhor resolução pela ETE que pode também quantificar o grau de estenose pela estimativa de gradientes e área valvar ao Doppler.

Avaliação das Doenças da Aorta

A aorta ascendente, arco aórtico e aorta torácica descendente podem ser visibilizadas com grande acurácia pela ETE por causa da proximidade da aorta ao transdutor e ao uso de transdutores de alta frequência. Um pequeno segmento da aorta ascendente pode não ser bem visibilizado em razão da interposição do ar da traqueia e do brônquio.

Uma das indicações mais frequentes da ETE na emergência é a investigação de dissecção de aorta. A sensibilidade da ETE multiplanar no diagnóstico de dissecção de aorta é de 98 a 100% e a especificidade de 94 a 95%. A sensibilidade e especificidade da ETE é comparável a outros métodos diagnósticos, como aortografia, tomografia computadorizada e ressonância magnética. Além do diagnóstico, a ETE pode determinar a extensão da dissecção, diferenciação entre luz verdadeira e luz falsa, identificação do local da rasgadura da íntima e de pontos de reentrada entre os dois lumens, avaliar o envolvimento da valva aórtica, identificar sinais de ruptura da aorta, como derrame pericárdico, derrame pleural ou hematoma pericárdico.

Outras anormalidades, como hematoma intramural e úlcera penetrante, podem também ser identificadas pela ETE com uma sensibilidade não definida, além da avaliação do grau e extensão da ateromatose aórtica.

Avaliação de Anormalidades do Septo Atrial

A ETT oferece excelentes imagens do septo atrial em decorrência da proximidade da estrutura e da orientação perpendicular ao feixe de ultrassom. Anormalidades como defeito do septo atrial, aneurisma do septo e forame oval patente, são mais bem identificadas pela ETE do que pela ETT. Além da identificação e caracterização anatômica do defeito, é possível determinar a passagem de fluxo transeptal pelo mapeamento de fluxo ao Doppler e pela injeção de solução salina agitada. Na investigação de forame oval patente faz-se de rotina a injeção de contraste de macrobolhas, obtido pela agitação de solução salina a 0;9% aerada, injetada em veia periférica, seguida de manobra de Valsalva para provocar aumento da pressão atrial direita, e assim documentar a passagem imediata de contraste de macrobolhas pelo forame.

A ETE pode ser usada para avaliar a exequibilidade do fechamento percutâneo de comunicação atrial por localização acurada e caracterização do defeito.

Avaliação de Massas e Tumores

Para detecção de tumores intracardíacos, a ETE parece ser superior à ETT, à tomografia computadorizada, à angiografia e à ressonância. A sensibilidade da ETT e da ETE no diagnóstico de mixoma é de 95% e de 100%, respectivamente. Outros tumores intracardíacos são identificados pela ETT e pela ETE em 91 e 100% dos pacientes, respectivamente. A ETE parece ser superior à ETT na caracterização do tumor como identificação do envolvimento de múltiplas câmaras, do local de inserção, presença de múltiplos tumores, infiltração de estruturas adjacentes, calcificação tumoral e formação de cistos.

Avaliação de Doenças Congênitas

A ETE comumente acrescenta informações na avaliação pré-operatória e intraoperatória em pacientes com cardiopatia congênita.

Em pacientes adultos com ETT não diagnóstico ou com imagens não satisfatórias, a ETE tem sido empregada para elucidação diagnóstica. Além disso, a ETE tem importante papel na monitorização de procedimentos na sala de hemodinâmica, como fechamento percutâneo do defeito do septo atrial e na monitorização intraoperatória.

Monitorização Intraoperatória

A ETE intraoperatória é capaz de fornecer informações morfológicas e funcionais de várias cardiopatias, sem interromper o ato operatório, que ajudarão o cirurgião a compreender o mecanismo da doença e a definir a melhor estratégia cirúrgica. Além disso o método permite a avaliação imediata do resultado cirúrgico, possibilitando realização de novo reparo valvar ou a correção de defeitos residuais, no mesmo procedimento cirúrgico.

A ETE pode ainda avaliar a função ventricular esquerda global e regional durante todo o ato cirúrgico, identificar isquemia miocárdica intraoperatória, monitorizar volemia, pressão de enchimento ventricular esquerdo e débito cardíaco.

As indicações da ETE intraoperatória e a importância do seu uso em cirurgias cardíacas e não cardíacas serão discutidas com detalhes em capítulo específico.

Monitorização durante Procedimentos Intervencionistas

A ETE tem-se mostrado como instrumento valioso na monitorização de procedimentos intervencionistas tanto no laboratório de hemodinâmica, como na sala híbrida, onde a ecocardiografia tridimensional tem muito contribuído para o sucesso da terapia proposta por oferecer análises anatômica e funcional precisas da disfunção cardíaca e avaliação imediata do resultado da terapêutica intervencionista.[6]

A ETE é útil no procedimento de valvoplastia mitral percutânea, orientando o local da punção transeptal e avaliando o resultado da valvoplastia, além de identificar complicações e encurtar o tempo de fluoroscopia e do procedimento. É também usado como suporte para realização de biópsias de ventrículo direito e de massas cardíacas. A ETE tem sido usada para guiar o posicionamento da prótese para o fechamento percutâneo do defeito septal atrial, persistência do canal arterial, defeitos do septo ventricular e fístula arterial coronária. A ETE tem sido útil na monitorização do implante percutâneo de prótese aórtica (TAVI: do inglês: *transcatheter aortic valve implantation*) com o objetivo de avaliar o diâmetro do anel aórtico para a escolha do tamanho da prótese, auxiliar na liberação da prótese e avaliar o resultado do implante, investigando a presença de refluxo periprotético ou central, e ainda mobilidade dos folhetos da endoprótese e o gradiente transprotético.

Nos procedimentos de cardioversão elétrica da fibrilação atrial, a ETE é utilizada comumente para pesquisa de trombo em átrio e apêndice atrial esquerdo para realização do procedimento de forma segura.

PLANOS DE IMAGEM PELA ECOCARDIOGRAFIA TRANSESOFÁGICA

Ao realizar a ecocardiografia transesofágica (ETE) tem-se por objetivo fazer um estudo abrangente e sistemático do coração e dos grandes vasos, utilizando ao máximo todas as possibilidades de planos de imagens disponíveis pela técnica. Quando o procedimento não é bem tolerado, deve-se visibilizar imediatamente a estrutura anatômica de principal interesse. Se o procedimento for bem tolerado ou o paciente estiver anestesiado, recomenda-se fazer um exame sistemático completo por meio de um estudo sequencial anatômico e funcional de todas as estruturas cardíacas. Dessa forma será possível desenvolver a habilidade de reconhecimento das estruturas normais e de identificação de condições anômalas. Além disso, a realização de estudo completo e sistemático proporciona a oportunidade de encontrar achados inesperados, que não eram o motivo inicial do exame, mas que podem levar à mudança de conduta. Não existe uma padronização de sequência de cortes esofágicos. No entanto, recomenda-se estabelecer uma sequência padrão de cortes ecocardiográficos para garantir a realização de exame completo e com tempo de duração não excessivo, procurando não exceder o tempo de 10 minutos de intubação esofágica.[7,8]

MOVIMENTOS COM O TRANSDUTOR ESOFÁGICO

Para a obtenção dos diversos cortes tomográficos da ETE é fundamental conhecer os movimentos possíveis de serem executados com o transdutor e a relação destes com a anatomia cardíaca.

Os cinco movimentos básicos para manuseio do transdutor são:

1. *Introdução e tração do transdutor:* movimentos simples para baixo e para cima ao longo do esôfago e estômago que determinam a localização da estrutura a ser examinada e definem o nome inicial do corte (esôfago alto, esôfago médio, gástrico e gástrico profundo).
2. *Giro do transdutor no seu próprio eixo para a esquerda ou para a direita:* movimento útil nos cortes longitudinais para demonstrar a continuidade de estruturas alinhadas verticalmente, como veia cava superior e vasos do arco.
3. *Rotação do ângulo para adiante ou para trás:* acionando o comando que aumenta ou diminui o ângulo de corte, de 0° a 180°, é possível obter diferentes cortes tomográficos.
4. *Angulação do transdutor:* é o quarto movimento que se obtém anteriorizando ou posteriorizando a ponta do transdutor, o que determina mudanças na localização das estruturas e na definição das imagens.
5. *Lateralização ou inclinação:* definida como a mudança lateral da ponta do transdutor para esquerda ou para direita, movimento particularmente útil nas posições transgástricas.

EXAME TRANSESOFÁGICO SISTEMÁTICO

A seguir será descrita uma sugestão de sequência de planos obtidos pela ETE desde a intubação esofágica até a retirada do transdutor. Será seguido o mesmo princípio da ecocardiografia transtorácica, ou seja, a análise estrutural deve sempre preceder o estudo de fluxos ao Doppler. Recomenda-se seguir a sequência padronizada sugerida a seguir para garantir a realização de exame completo e resolutivo.

Planos Esofágicos

Esôfago Médio – Corte Quatro Câmaras

Com rotação 0° e a ponta do transdutor na posição neutra, sem angulação, observam-se as quatro câmaras do coração, as valvas atrioventriculares e os septos atrial e ventricular. Nesse plano são vistas as paredes septais inferior e lateral anterior, os segmentos médios das cúspides anterior (A2) e posterior (P2) da valva mitral e as cúspides septal e anterior da valva tricúspide (Fig. 4-1). Pequenas alterações na angulação provocam modificações nas estruturas analisadas. Assim, para se obterem os cortes de quatro, duas e três câmaras não encurtados, com visibilização adequada da ponta do ventrículo esquerdo, é necessário posteriorizar a ponta do transdutor, o que permite a análise da contração segmentar e a estimativa dos volumes e da fração de ejeção pelo método de Simpson. Com o ângulo 0° e anteriorização do transdutor, é possível apreciar a via de saída do ventrículo esquerdo, a valva aórtica e os segmentos mais anteriores das cúspides da valva mitral (A1, A2 e P1 – Fig. 4-2).

Continuando no esôfago médio, e avançando o ângulo de rotação entre 45° e 60°, obtém-se o **corte comissural,** onde se observam os segmentos P1, A2 e P3 da valva mitral, as cordas tendíneas e sua inserção nos músculos papilares (Fig. 4-3). Prosseguindo a rotação do ângulo até aproximadamente 90°, obtém-se o **corte de duas câmaras** em que são visibilizadas as paredes inferior e anterior do ventrículo esquerdo, átrio e apêndice atrial esquerdos e possivelmente os segmentos A3 e P3 da valva mitral (Fig. 4-4). Planos longitudinais intermediários incluem o corte longitudinal da via de saída do ventrículo direito e valva pulmonar, girando o transdutor para a direita. O **corte longitudinal** é obtido com rotação a 120° o que permite avaliar a via de saída do ventrículo esquerdo, as paredes septais anterior e inferolateral, as válvulas coronariana direita e não coronariana da valva aórtica, seios aórticos, aorta ascendente, átrio esquerdo e os segmentos A2 e P2 da valva mitral (Fig. 4-5).

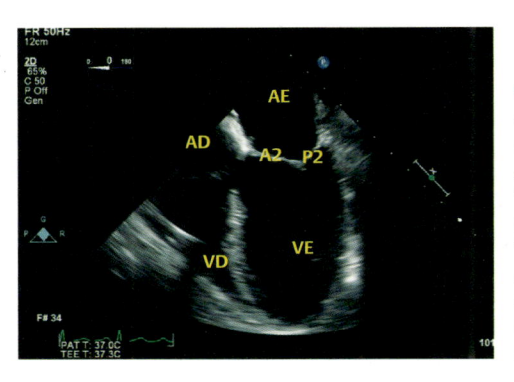

Fig. 4-1. Esôfago médio – corte de 4 câmaras (0°). AE: átrio esquerdo; AD: átrio direito; VE: ventrículo esquerdo; VD: ventrículo direito; A2: segmento médio da cúspide anterior; P2: segmento médio da cúspide posterior.

A partir desse momento, após o término da análise estrutural, faz-se o mapeamento do fluxo em cores transvalvar mitral desde o ângulo de 120° até retornar ao ângulo de 0° (Fig. 4-6).

Esôfago Médio – Corte Transversal

Com o ângulo entre 30° e 45° e anteriorização do transdutor é possível obter imagem no eixo transverso da valva aórtica com visibilização das três válvulas e dos seios coronários (Fig. 4-7). Os óstios coronários podem ser visibilizados tracionando levemente o transdutor, assim como o tronco da artéria coronária esquerda e, não raro, os segmentos iniciais das artérias descendente anterior e circunflexa. Cortes intermediários entre o plano transverso e o longitudinal da valva aórtica são analisados avançando o ângulo até 120° para obter o eixo longitudinal da via de saída do ventrículo esquerdo, valva aórtica e seios aórticos no plano longitudinal, e segmento proximal da aorta ascendente. Com leve tracionamento superior da sonda, aorta ascendente é avaliada quanto à sua dimensão e presença de placas (Fig. 4-8). A partir desse momento, reintroduzindo levemente o transdutor para visibilizar a via de saída do ventrículo esquerdo, faz-se a análise do fluxo transvalvar aórtico com Doppler até retornar ao ângulo 0° (Fig. 4-9). Nessa angulação, com anteriorização e leve tração do transdutor, obtém-se a imagem do apêndice atrial esquerdo e veia pulmonar superior esquerda que se mostra e posição vertical e paralela ao apêndice (Fig. 4-10). A veia pulmonar inferior esquerda tem posição mais horizontal e lateral direita, e pode ser visibilizada introduzindo e posteriorizando levemente o transdutor. As veias pulmonares esquerdas também podem ser analisadas no plano entre os ângulos de 90° e 120°, onde a veia superior esquerda permanece na posição vertical, e a inferior passa a localizar-se na parte lateral direita da imagem. Girando o transdutor para a esquerda, ao ângulo de 0° e com leve tração cefálica do mesmo, as veias pulmonares direitas podem ser visibilizadas. O mapeamento de toda cavidade atrial esquerda e de suas paredes deve ser feito utilizando todas as movimentações possíveis do transdutor. O septo atrial deve ser analisado de forma sequencial fazendo a rotação do ângulo de 0° até

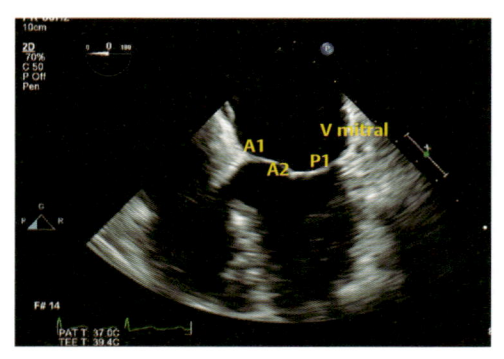

Fig. 4-2. Esôfago médio – corte de 4 câmaras (0°) – anteriorizado. A1: segmento lateral da cúspide anterior; A2: segmento médio da cúspide anterior; P1: segmento lateral da cúspide posterior.

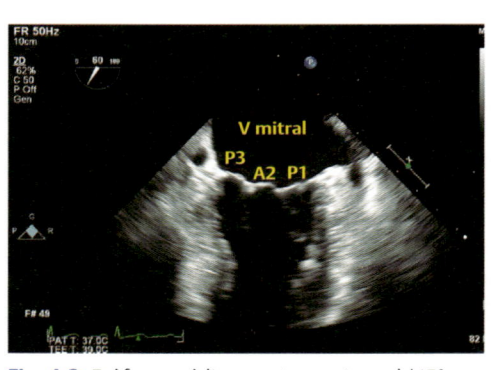

Fig. 4-3. Esôfago médio – corte comissural (45°-60°). P1: segmento lateral da cúspide posterior; A2: segmento médio da cúspide anterior; P3: segmento medial da cúspide posterior.

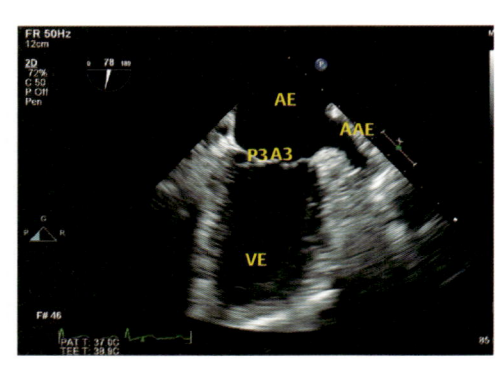

Fig. 4-4. Esôfago médio – 2 câmaras (90°). AE: átrio esquerdo; VE: ventrículo esquerdo; AAE: apêndice atrial esquerdo; A3: segmento medial da cúspide anterior; P3: segmento medial da cúspide posterior.

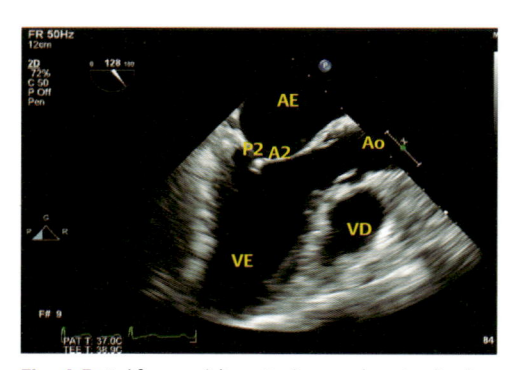

Fig. 4-5. Esôfago médio – 3 câmaras longitudinal (120°). AE: átrio esquerdo; VE: ventrículo esquerdo; Ao: aorta; VD: ventrículo direito; A2: segmento médio da cúspide anterior; P2: segmento médio da cúspide posterior.

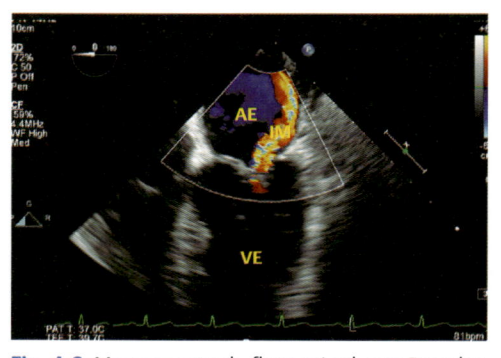

Fig. 4-6. Mapeamento do fluxo mitral com Doppler colorido mostrando insuficiência mitral moderada (jato excêntrico com direção anterior) – (0°). AE: átrio esquerdo; IM: insuficiência mitral; VE: ventrículo esquerdo.

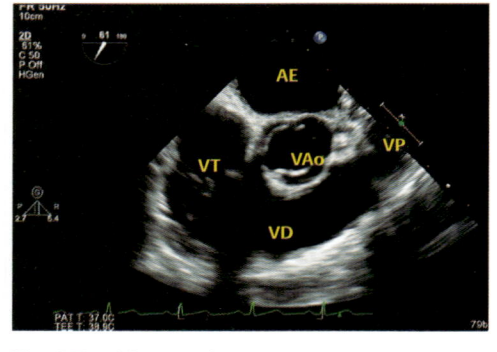

Fig. 4-7. Esôfago médio – corte transverso (45°-60°). AE: átrio esquerdo; VAo: valva aórtica; VT: valva tricúspide; VP: valva pulmonar; VD: ventrículo direito.

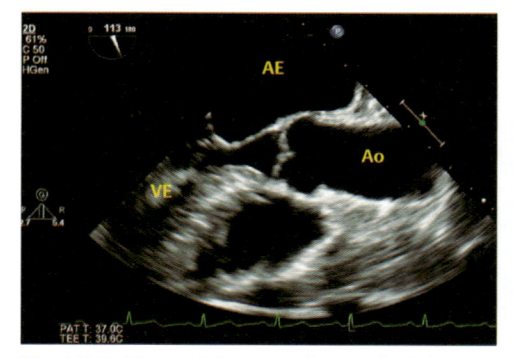

Fig. 4-8. Esôfago médio – corte longitudinal da aorta (120°). AE: átrio esquerdo; Ao: aorta; VE: ventrículo esquerdo.

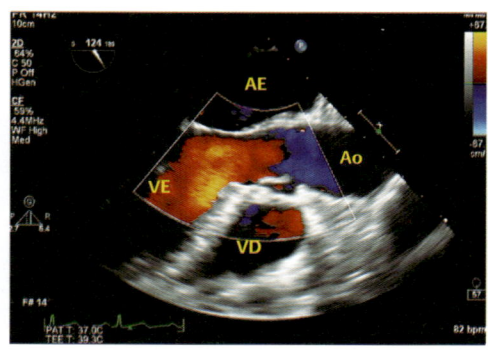

Fig. 4-9. Esôfago médio – corte longitudinal da aorta e via de saída do VE (120°) com mapeamento de fluxo em cores. AE: átrio esquerdo; Ao: aorta; VD: ventrículo direito; VE: ventrículo esquerdo.

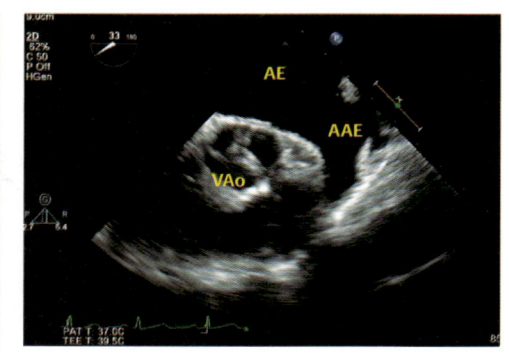

Fig. 4-10. Esôfago alto, eixo curto da valva aórtica (VAo) e apêndice atrial esquerdo (AAE) – (35°). AE: átrio esquerdo.

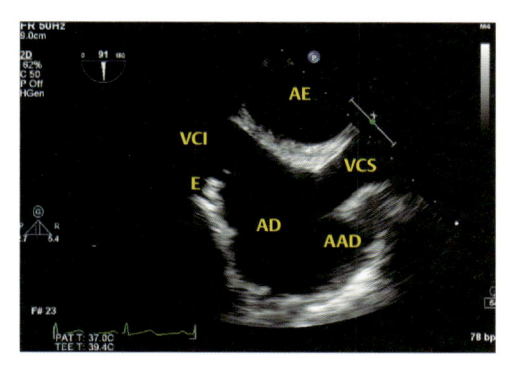

Fig. 4-11. Projeção longitudinal esofágica, corte bicaval (90°-120°). AE: átrio esquerdo; AD: átrio direito; AAD: apêndice atrial direito; VCS: veia cava superior; VCI: veia cava inferior; E: valva de Eustáquio.

90°, passando pelo plano da via de entrada do ventrículo direito e valva tricúspide a 60°, até obter o corte bicaval a 90° que mostra a fossa oval, veias cavas superior e inferior, apêndice atrial direito e, ocasionalmente, a válvula de Eustáquio (Fig. 4-11).

Esôfago Alto – Planos Transverso e Longitudinal

Com ângulo a 0°, anteriorização máxima e tração cefálica do transdutor, obtém-se o plano longitudinal da artéria pulmonar e seus ramos, e imagem transversa da aorta ascendente e da veia cava superior (Fig. 4-12). Com o aumento do ângulo de rotação até 90° verifica-se a inversão dos planos, obtendo-se corte transverso da artéria pulmonar e a imagem longitudinal ou da aorta ascendente ou da veia cava superior a depender do giro da sonda no sentido horário ou anti-horário, respectivamente.

Esôfago Baixo – Corte Transverso

Na transição entre o esôfago e estômago, introduzindo o transdutor, com ângulo a 0° e sem flexão, é possível visibilizar o seio venoso desembocando no átrio direito, valva tricúspide e em plano mais profundo, a veia cava inferior. A presença de seio coronário dilatado sugere persistência de veia cava superior esquerda. Girando o transdutor para a esquerda, seguindo o seio venoso, é possível, em algumas ocasiões, demonstrar a presença dessa veia anômala. No corte esofágico, a veia cava superior esquerda encontra-se entre o apêndice atrial esquerdo e veia pulmonar superior esquerda.[2]

Corte Transgástrico – Planos Transverso e Longitudinal

Com a ponta do transdutor inserida no estômago, com angulação a 0° e anteriorizada, obtém-se a imagem transversal do ventrículo esquerdo em três níveis diferentes de corte, na altura da valva mitral, dos músculos papilares ou da região apical, dependendo do grau da anteroflexão do transdutor (Fig. 4-13). Nessa mesma posição e com ângulo de 90° obtém-se o corte longitudinal gástrico, bastante útil para a avaliação do aparelho subvalvar mitral (cordas tendíneas e músculos papilares), contratilidade das paredes inferior e anterior, visibilização do ápice do ventrículo esquerdo e mensuração dos diâmetros e espessura da cavidade ventricular esquerda (Fig. 4-14). A partir desse plano fazendo um leve giro para a direita ou no sentido horário, visibilizam-se a via de saída do ventrículo esquerdo, valva aórtica e início da aorta ascendente, plano importante para análise do fluxo transvalvar aórtico. Continuando com o mesmo movimento de giro para direita, obtém-se imagens do átrio direito, valva tricúspide, via de entrada e saída do ventrículo direito, com visibilização das cordas tendíneas, músculos papilares e zona trabecular do ventrículo direito (Fig. 4-15). Introduzindo levemente o transdutor e intensificando o giro para direita, é possível ver a valva pulmonar. Com a redução do ângulo em torno de 45° é possível visibilizar as três cúspides da valva tricúspide em seu eixo curto (Fig. 4-16).

Corte Gástrico Profundo

A partir do plano transgástrico transverso, introduzindo o transdutor e mantendo a anteriorização, obtém-se o corte gástrico profundo, semelhante ao corte transtorácico de cinco câmaras, que permite visibilizar via de saída do ventrículo esquerdo, valva aórtica, aorta ascendente proximal, valva mitral e câmaras esquerdas (Fig. 4-17). Esse corte juntamente com transgástrico longitudinal permite excelente avaliação da valva aórtica e fluxo transvalvar ao Doppler.

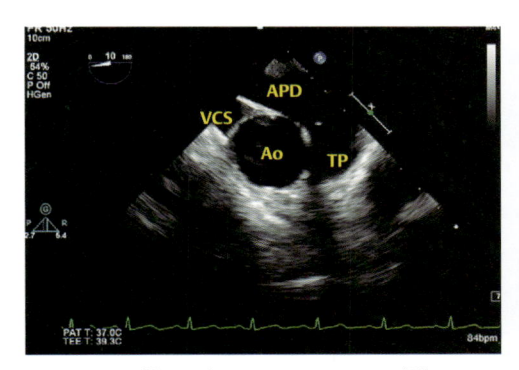

Fig. 4-12. Esôfago alto, corte transverso (0°). Ao: aorta; TP: tronco pulmonar; APD: artéria pulmonar direita; VCS: veia cava superior.

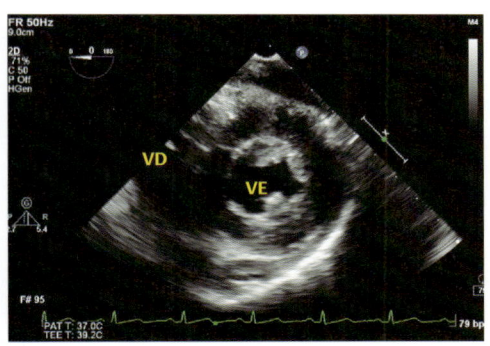

Fig. 4-13. Corte transgástrico do eixo curto: ventrículo esquerdo ao nível dos músculos papilares (0°). VE: ventrículo esquerdo; VD: ventrículo direito.

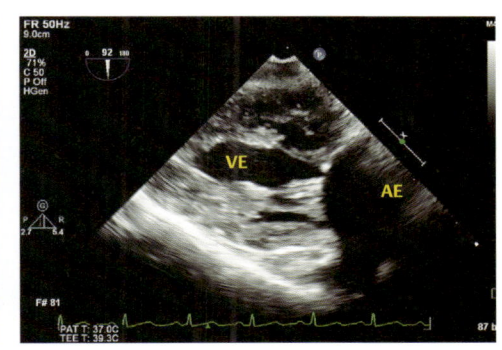

Fig. 4-14. Corte transgástrico longitudinal: músculos papilares e aparelho subvalvar mitral – (90°). VE: ventrículo esquerdo; AE: átrio esquerdo.

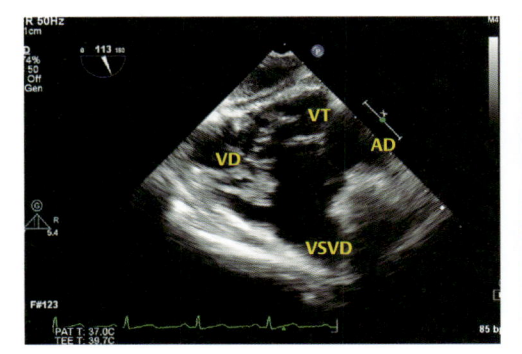

Fig. 4-15. Corte transgástrico longitudinal do ventrículo direito (VD) mostrando via de entrada do ventrículo direito, valva tricúspide (VT) e via de saída do ventrículo direito (VSVD) – (110°). AD: átrio direito.

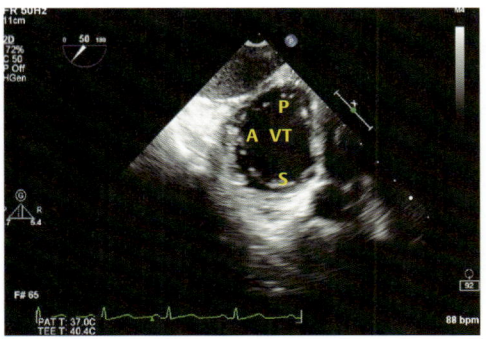

Fig. 4-16. Corte transgástrico da valva tricúspide – (45°-50°). VT: valva tricúspide; S: cúspide septal; A: cúspide anterior; P: cúspide posterior.

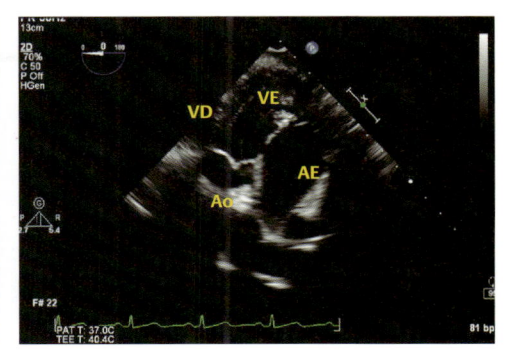

Fig. 4-17. Corte transgástrico profundo – (0°). AE: átrio esquerdo; VE: ventrículo esquerdo; VD: ventrículo direito; Ao: aorta.

Análise da Aorta Torácica Descendente e Abdominal Proximal

Uma vez concluído o estudo anatômico e funcional das estruturas cardíacas, a partir do corte transgástrico transverso a 0°, faz-se um giro de 180° do transdutor, passando pelas imagens do fígado, até obter o plano transverso da aorta abdominal. Tracionando suavemente o transdutor visibiliza-se a aorta descendente no eixo transverso, que deve também ser avaliada no plano longitudinal fazendo a rotação do ângulo até 90° (Figs. 4-18 e 4-19). Retirando um pouco mais o transdutor, ao nível do esôfago alto e a 90°, obtém-se o plano transverso do arco aórtico, com artéria subclávia à esquerda da tela e artéria pulmonar e valva pulmonar à direita da tela. Retornando ao ângulo de 0°, no esôfago bastante alto, antes de finalizar o exame e retirar o transdutor, consegue-se o plano longitudinal do arco aórtico.

A ETE permite avaliar com maior acurácia que a ETT a anatomia e fluxo transvalvar mitral, por causa da localização posterior do átrio esquerdo e da valva mitral, e a consequente proximidade maior de tais estruturas com o transdutor esofágico.

A ETE pode ser usada para avaliação do fluxo tranvalvar aórtico, embora seja limitada em relação à ETT, em razão de menor número de planos obtidos e dificuldade de alinhamento do Doppler com os fluxos transvalvares ao nível do esôfago. Por outro lado, fluxos intracardíacos, como os da veia pulmonar e do apêndice atrial esquerdo, são analisados melhor pela ETE do que pela ETT. Além disso, a valva aórtica poder bem avaliada nos cortes transgástrico longitudinal entre 100° e 130° e corte gástrico profundo (0°), em que o feixe de ultrassom fica bem alinhado com o fluxo transvalvar aórtico, permitindo medir de forma acurada gradiente e área valvar, e quantificar fluxos regurgitantes.

ETE TRIDIMENSIONAL
Obtenção e Interpretação das Imagens e Aplicações

A ecocardiografia tridimensional (ETE 3D) em tempo real é resultado do aumento da velocidade de aquisição de imagens por novo processamento de informações que permite o escaneamento ultrassonográfico estrutural volumétrico. Assim as estruturas cardíacas podem ser observadas a partir de novos planos anatômicos que anteriormente não eram discriminados com o emprego da ecocardiografia bidimensional. A utilidade da ETE tridimensional está bem estabelecida na análise detalhada da morfologia da valva mitral, na compreensão do mecanismo da disfunção valvar e na avaliação precisa do grau da lesão valvar tanto nas regurgitativas quanto nas estenóticas (Figs. 4-20 a 4-23). É possível estimar com boa acurácia a área da *vena contracta* e do orifício regurgitante por meio do método de reconstrução multiplanar disponível na ETE 3D (Fig. 4-24).[9]

Durante a monitorização intraoperatória, a ETE 3D auxilia o planejamento cirúrgico, sobretudo da valva mitral, por oferecer imagens valvares muito semelhantes à visão cirúrgica, permitindo fácil entendimento da anatomia e localização precisa do defeito valvar além da possibilidade da pronta avaliação do resultado cirúrgico. Com o desenvolvimento de novas técnicas de reparo valvar mitral e tratamento percutâneo de valvopatias, ETE 3D tem tido papel de destaque na seleção de pacientes elegíveis e para guiar os procedimentos intervencionistas (Fig. 4-25).[2]

As imagens 3D podem ser obtidas de várias formas: em tempo real, imagens biplanares ortogonais (*X plane*), em tempo real com *zoom* e em fomato *full volume* onde são adquiridos múltiplos batimentos sincronizados com o eletrocardiograma que são posteriormente agrupados para formar uma única imagem 3D. Todos os formatos podem incluir Doppler colorido.

As imagens adquiridas em tempo real a partir de imagens 2D otimizadas são as mais utilizadas na prática diária, enquanto que a aquisição no formato *full volume* requer a necessidade de monitorização com eletrocardiograma e respiração tranquila do paciente ou períodos de apneia quando possível, para evitar interferências na formação da imagem. Imagens obtidas em tempo real a partir de um único batimento apresentam baixa resolução temporal que tanto será menor quanto mais larga for a

Fig. 4-18. Corte transverso da aorta (Ao) descendente em eixo curto (0°) com imagem de placa de ateroma calcificada (seta).

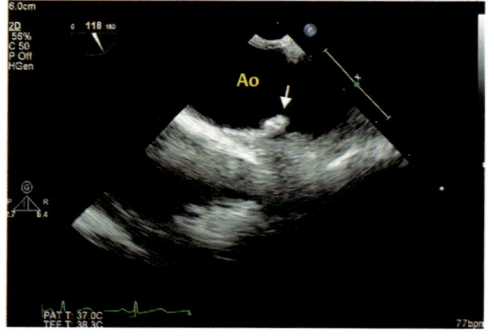

Fig. 4-19. Corte longitudinal da aorta (Ao) descendente em eixo curto (120°) com imagem de placa de ateroma calcificada (seta).

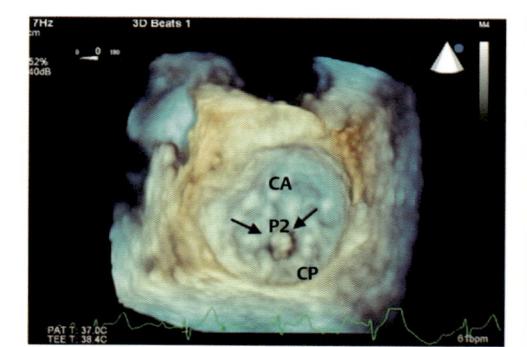

Fig. 4-20. Imagem 3D na visão atrial da valva mitral com prolapso isolado do segmento P2 (setas). CA: cúspide anterior; CP: cúspide posterior.

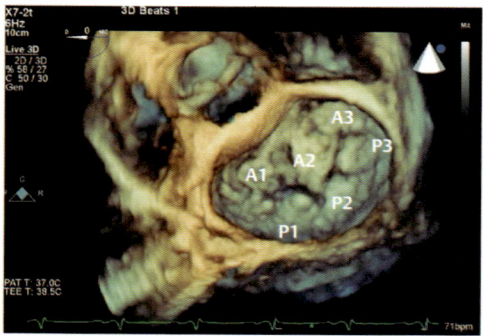

Fig. 4-21. Imagem 3D na visão atrial da valva mitral com prolapso multissegmentar acometendo ambas as cúspides (doença de Barlow). A1: segmento lateral da cúspide anterior; A2: segmento médio da cúspide anterior; A3: segmento medial da cúspide anterior; P1: segmento lateral da cúspide posterior; P2: segmento médio da cúspide posterior; P3: segmento medial da cúspide posterior.

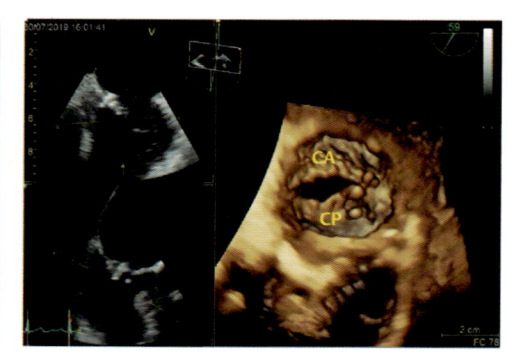

Fig. 4-22. Imagem 3D na visão ventricular da valva mitral com estenose mitral reumática. CA: cúspide anterior; CP: cúspide posterior.

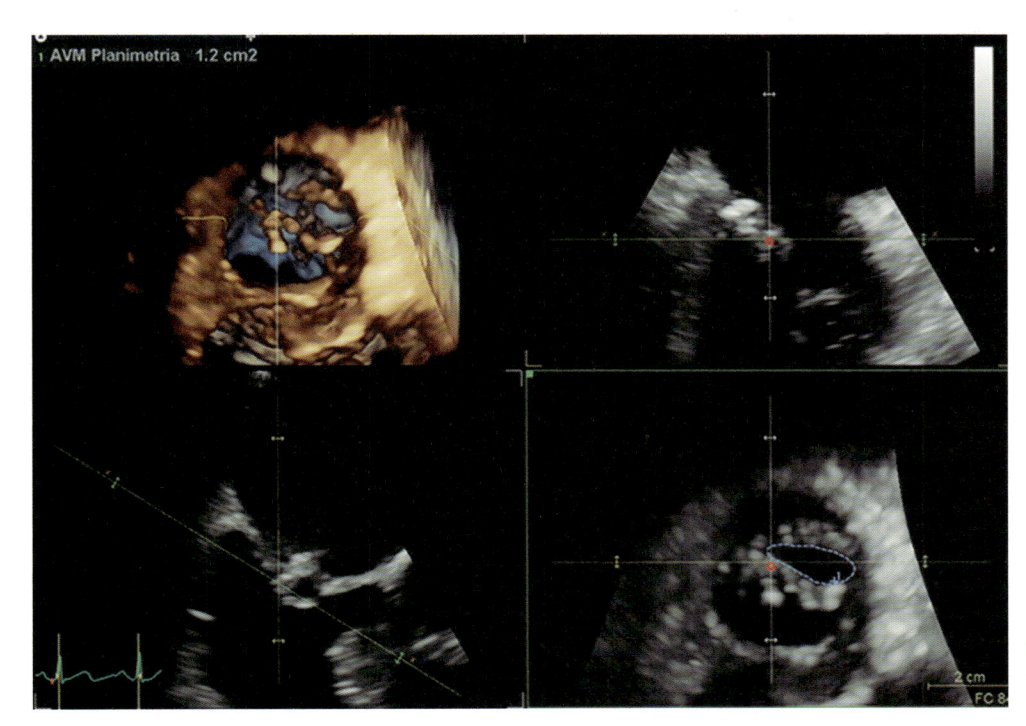

Fig. 4-23. Imagem 3D de estenose mitral reumática em 3 planos ortogonais (reconstrução multiplanar) com mensuração da área valvar.

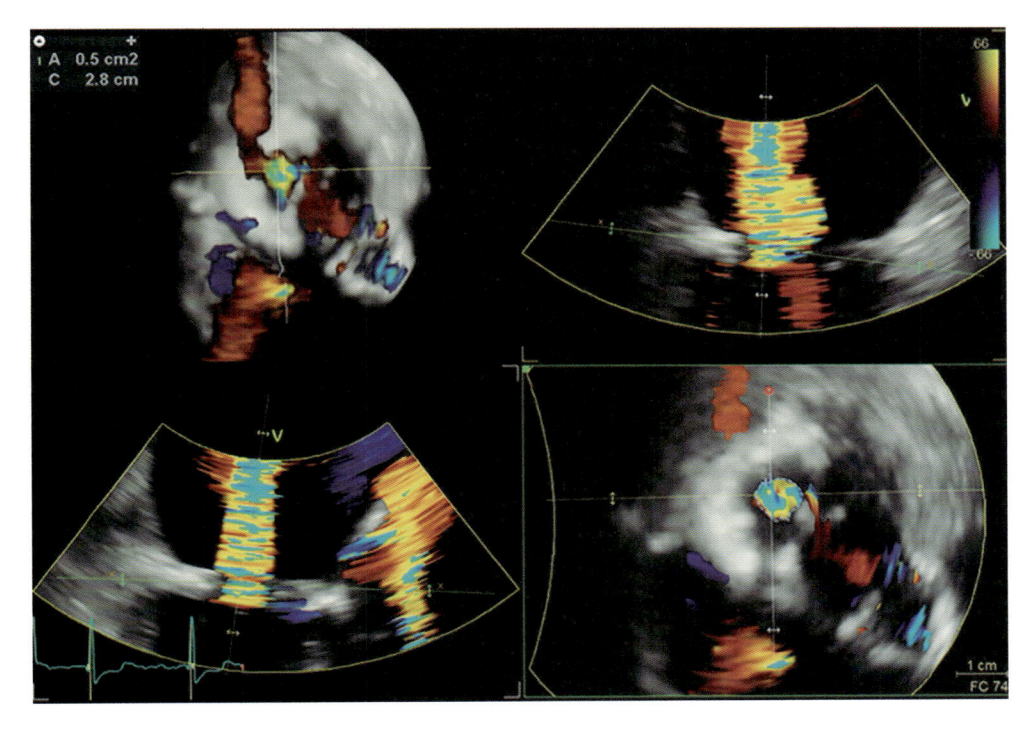

Fig. 4-24. Medida da área da *vena contracta* guiada pelo método 3D.

pirâmide volumétrica de aquisição. Por outro lado, a aquisição de múltiplos volumes sincronizados com o eletrocardiograma (*full volume*) pode fornecer imagens 3D de maior resolução temporal mesmo com volumes largos, porém sujeitas a interferências geradas pela respiração.[8] Para a obtenção de imagem 3D de boa qualidade deve-se dar atenção ao ganho que, quando excessivo, poderá provocar perda de percepção da profundidade e quando reduzido resultará em falhas nas imagens 3D (buracos). Após otimização da imagem 2D, recomenda-se ajustar a dimensão da caixa de aquisição para o menor tamanho que permita a inclusão total da estrutura anatômica de interesse, a fim de obter a maior taxa de quadros possível.

Indicações mais frequentes da ETE 3D:

1. *Doença valvar mitral:* especialmente na doença degenerativa, mas também na doença reumática; as imagens 3D, por mostrarem a face atrial da valva mitral com muita clareza e realidade definem a localização precisa e a extensão da lesão, auxiliam na seleção dos pacientes favoráveis ao reparo valvar ou ao tratamento percutâneo, e na definição da estratégia cirúrgica ou intervencionista.
2. *Doença valar aórtica:* imagens 3D permitem mensurações acuradas do anel valvar aórtico, da área do orifício valvar na estenose aórtica e do orifício regurgitante na insuficiência aórtica.
3. *Próteses valvares:* uma indicação precisa da ETE 3D é a localização e definição da extensão da regurgitação paraprotética para indicar e guiar o fechamento percutâneo com *plug*.
4. *Cardiopatias congênitas:* obtenção de imagens do septo atrial para definição do tamanho e da localização da comunicação atrial.
5. *Guia de procedimentos intervencionistas percutâneos:* especialmente no fechamento da insuficiência paraprotética, oclusão de comunicação interatrial e procedimentos valvares intervencionistas.

No tratamento percutâneo da insuficiência mitral, a ETE 3D desempenha papel de fundamental importância na avaliação de vários parâmetros morfológicos da valva mitral que irão definir a

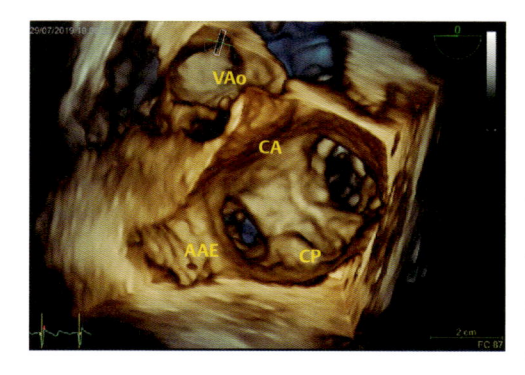

Fig. 4-25. Imagem 3D de resultado de reparo percutâneo de insuficiência mitral (MitraClip). AAE: apêndice atrial esquerdo; CA: cúspide anterior; CP: cúspide posterior; VAo: valva aórtica.

probabilidade de sucesso do procedimento. Na insuficiência mitral funcional o comprimento da coaptação deve ser maior que 2 mm e a largura menor que 10 mm, ambas medidas no plano de 4 câmaras. No prolapso da valva mitral, a distância entre segmento prolapsado e o seu segmento oposto (*flail GAP*) deve ser menor que 10 mm para facilitar o momento de agarrar as cúspides e, ainda, a largura do *flail* deve ser menor que 15 mm. A presença de outras alterações estruturais, como calcificação no segmento prolapsado, encurtamento e restrição da cúspide posterior (menor que 8 mm), redução da área valvar (menor que 4 cm^2) e gradiente de pressão médio em repouso > 4 mmHg, resulta em exclusão do paciente do protocolo. A localização mais favorável do prolapso é nos segmentos A2 e P2, enquanto que nos segmentos 1 e 3 é menos favorável.[5] A ETE 3D tem papel importante na avaliação final do procedimento intervencionista por permitir a análise da dinâmica valvar, a estimativa da área efetiva e a graduação de possíveis regurgitações residuais (Fig. 4-25).

REFERÊNCIAS BIBLIOGRÁFICAS

1. Otto CM. The Practice of Clinical Echocardioghaphy. 2nd ed. W.B. Saunders Company; 2002.
2. Flachskampf FA, Badano L, Daniel W, et al. Recommendations for transesophageal echocardiography: update 2010. Eur J Echocardiography. 2010;11:557-576.
3. Agricola E, Oppizzi M, Bonis M, et al. Multiplane transesophageal echocardiography performed according to the guidelines of the American Society of Echocardiography in patients with mitral valve prolapse, flail, and endocarditis: diagnostic accuracy in the identification of mitral regurgitation defects by correlation with surgical findings. J Am Soc Echocardiogr. 2003;16:61-6.
4. Pardi M, Pomerantzeff O, Sampaio R, et al. Relation of mitral valve morphology to surgical repair results in patients with mitral valve prolapse: A three-dimensional transesophageal echocardiography study. Echocardiography. 2018 Sep;35(9):1342-1350.
5. Flachskampf FA, Wouters P, Edvardsen T, et al. Recommendations for transesophageal echocardiography: EACVI update 2014. Eur Heart J. 2014;15:353-365.
6. Faletra FF, Pedrazzini G, Paotti E, et al. 3D TEE during catheter-based interventions. JACC Cardiovasc Imaging. 2014;7:292-308.
7. Shanewise JS, Cheung AT, Aronson S, et al. ASE/SCA guidelines for performing a comprehensive intraoperative multiplane transesophageal echocardiography examination: recommendations of the American Society of Echocardiography Council for intraoperative echocardiography. J Am Soc Echocardiog. 1999;12:824-900.
8. Hahn R, Abraham T, Adams M, et al. Guidelines for performing a comphehensive transesophageal echocardiography examination: Recommendations from the American Society of Echocardiography and the Society of Cardiovascular Anesthesiologists. J Am Soc Echocardiogr. 2013;26:921-64.
9. Lang RM, Badano LP, Tsang W, et al. EAE/ASE recommendations for image acquisition and display using three-dimensional echocardiography. Eur Heart J. 2012;13:1-46.

ECOCARDIOGRAFIA TRANSESOFÁGICA INTRAOPERATÓRIA

Arnaldo Rabischoffsky ▪ Tâmara Cortez Martins ▪ Daniele Zimmermann ▪ Rafael Rabischoffsky

INTRODUÇÃO

A ecocardiografia intraoperatória se desenvolveu com o aparecimento da ecocardiografia transesofágica (ETE) e revolucionou a capacidade de avaliar, monitorar e direcionar os procedimentos cirúrgicos, eletrofisiológicos e percutâneos intervencionistas nos pacientes com cardiopatia nas últimas décadas. Como, também, foi fundamental para melhorar os resultados cirúrgicos, pela possibilidade de avaliar a qualidade do tratamento na sala de operação.[1-5] Nos casos em que o resultado não é satisfatório, o cirurgião pode retornar à circulação extracorpórea (CEC) e aprimorar a cirurgia, muitas vezes direcionado pelos achados ecocardiográficos.

O uso da ecocardiografia intraoperatória iniciou-se, na década de 1980, e as primeiras tentativas foram pela via epicárdica, com a colocação direta do transdutor sobre o coração.[6] A utilização da ecocardiografia intraoperatória pela via epicárdica é limitada pelas suas desvantagens. Nesta, o transdutor transtorácico é revestido com um plástico estéril preenchido com gel de ultrassom, tendo-se o cuidado de retirar as bolhas com o objetivo de não atrapalhar a transmissão do ultrassom antes de ser utilizado no campo cirúrgico. Utiliza-se soro para ajudar a deslizar e fazer o contato direto com o coração. Esta técnica, além de interromper o procedimento cirúrgico, facilita o aparecimento de arritmias e de hipotensão (por manipulação ou pressão direta sobre o coração), além de expor o paciente à possível contaminação.[7] Estas desvantagens foram superadas com a utilização da ecocardiografia transesofágica durante o ato operatório, no final da década de 1980.[8] Com a comercialização e miniaturização dos transdutores, a via transesofágica tornou-se aceita como método de escolha para uso durante as cirurgias cardíacas. Em casos de impossibilidade de uso da via esofágica, pode-se utilizar a técnica epicárdica descrita anteriormente, existindo inclusive uma recomendação americana.[9] Recentemente, em alguns serviços em que os cirurgiões são treinados a obter os cortes ecocardiográficos pela via epicárdica, a utilização desta técnica tem crescido principalmente na avaliação da correção cirúrgica nos neonatos.

Os primeiros trabalhos pela via transesofágica foram em pacientes adultos, demonstrando as principais indicações clínicas, avaliando a função cardíaca durante a cirurgia e o resultado do reparo valvar mitral.[10-12] No Brasil, a primeira experiência com o uso rotineiro desta técnica em adultos foi realizada, no início dos anos 1980, no Rio de Janeiro, pelo grupo liderado por um dos autores (Dr. Arnaldo Rabischoffsky).[13,14] No início com transdutores monoplanos, depois com biplanos e, por fim, com multiplanos. E só, nos anos 1990, o uso em crianças foi iniciado em São Paulo pelo grupo do INCOR, do qual um dos autores (Dra. Tâmara Martins) participou.[15]

A primeira experiência em crianças maiores (7 a 16 anos e peso acima de 22 kg) demonstrou que esta técnica forneceu informações importantes na avaliação da contração regional segmentar, da função cardíaca global e do procedimento cirúrgico.[1]

Na população pediátrica com peso inferior a 15 kg, o uso de tal procedimento só foi possível com o desenvolvimento e comercialização de transdutores pediátricos no início dos anos 1990. O primeiro transdutor pediátrico desenvolvido foi um monoplano, com apenas o plano transverso em relação ao esôfago, com 26 elementos, sendo usado em crianças e adultos acima de 3 kg.[7] Com o uso crescente desta técnica, porém, o plano transverso tornou-se limitado, principalmente na análise das estruturas mais distais, localizadas anterior e posteriormente. Ritter (1991) foi o primeiro a utilizar um transdutor biplano em crianças com os planos separados e observou que o plano longitudinal acrescentou informações importantes em 76% dos pacientes examinados. Pequenos transdutores pediátricos biplanos com 7 a 9 mm de diâmetro e com 64 elementos nos planos transverso e longitudinal foram utilizados de maneira segura em crianças acima de 5 kg.[16]

O desenvolvimento de transdutores multiplanos foi um grande avanço porque permitiu analisar o coração em qualquer plano entre 0 e 180 graus.[17]

Mais recentemente o desenvolvimento de sonda pediátrica minimultiplanar possibilitou o uso em pacientes acima de 3 a 3,5 kg, e a micromultiplanar acima de 2,5 kg.[18]

O avanço do desenvolvimento da tecnologia 3D permitiu a reconstrução em tempo real, usando um transdutor matrix.

O ETE tridimensional (3D) fornece imagens semelhantes à anatomia do coração que o cirurgião vê com o coração parado no momento da circulação extracorpórea.

INDICAÇÕES DO ECOCARDIOGRAMA INTRAOPERATÓRIO

Esta ferramenta pode ser utilizada em qualquer cirurgia cardíaca, porém as indicações clássicas são: plastias (ou reparos) valvares, implante de prótese valvar, doenças da aorta, revascularização miocárdica, miectomia na miocardiopatia hipertrófica, pericardiectomia, transplantes cardíacos, implante de suporte artificial cardíaco temporário ou definitivo e correção ou paliação das cardiopatias congênitas.[19]

E atualmente com o desenvolvimento dos procedimentos híbridos que consistem em intervenções cirúrgicas combinadas com o procedimento percutâneo, o uso desta técnica é fundamental no direcionamento e posicionamento dos dispositivos intracardíacos. No Quadro 5-1 estão descritas suas principais indicações de uso.[19]

A função cardíaca, o reparo realizado, a retirada de ar das cavidades (quando houver abertura de cavidade), como demonstrado na Figura 5-1 e Vídeo 5-1 e dados hemodinâmicos, como débito cardíaco e pressões intracavitárias, são possíveis de serem obtidos. Uma maneira fácil de avaliar a volemia, bem como alterações da contração segmentar do ventrículo esquerdo e correlacionar com a anatomia coronariana, é pelo corte transgástrico de eixo curto do ventrículo esquerdo (Fig. 5-2).[19]

Quadro 5-1. Indicações

Indicações perioperatórias
▪ Definição pré-operatória imediata da anatomia e função cardíaca ▪ Resultados cirúrgicos e função no pós-operatório ▪ Monitorização intraoperatória do volume e função ventricular ▪ Monitorização do ar intracardíaco/intravascular e adequação da retirada cardíaca do ar

Intervenções guiadas pela ETE
▪ Orientação para interposição do dispositivo de oclusão (por exemplo, defeito do septo, Fontan ou fenestração intra-atrial) ▪ Orientação para a septostomia atrial com lâmina ou balão ▪ Orientação para abertura/oclusão de *stent* de comunicação interventricular ▪ Orientação durante intervenções valvares percutâneas ▪ Orientação durante o procedimento de ablação por radiofrequência ▪ Avaliação dos resultados da incisão cirúrgica minimamente invasiva no procedimento cardíaco assistido por vídeo ▪ Orientação durante a colocação de assistência cardíaca com base em cateter dispositivo (por exemplo, bomba cardíaca Impella)

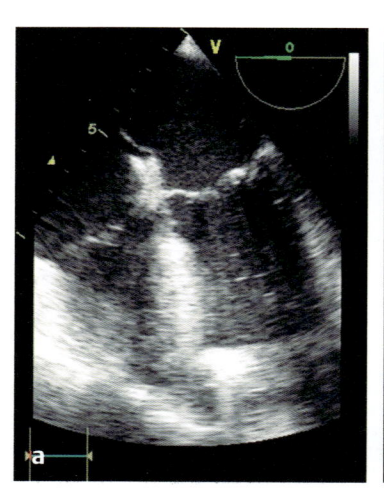

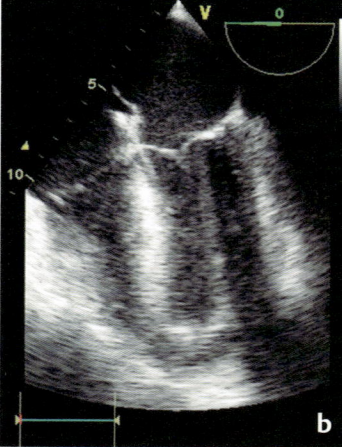

Fig. 5-1. Corte esofágico médio de quatro câmaras. (**a**) Presença de ar no ápice. (**b**) Melhora após drenagem.

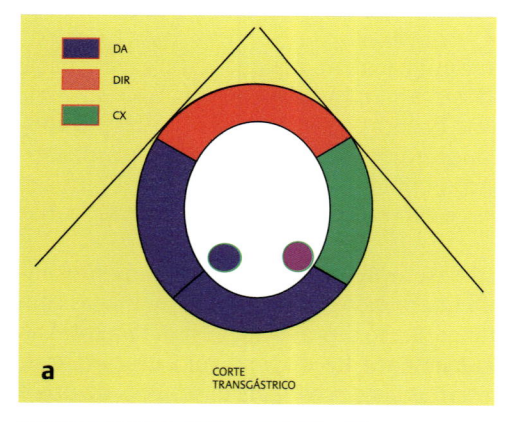

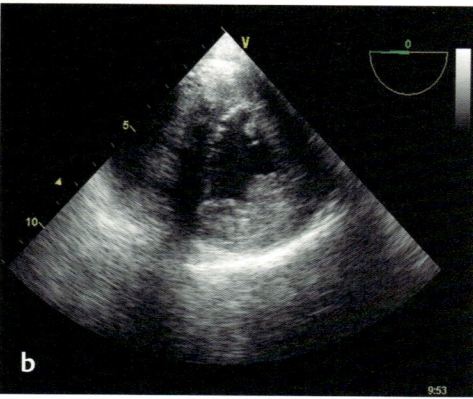

Fig. 5-2. (**a**) Ilustração das estruturas no corte transgástrico, eixo curto do VE. Bom para análise segmentar e estado volêmico. Observar a colorização das paredes com as respectivas coronárias nutridoras. (**b**) Corte transgástrico de eixo curto do VE.

TÉCNICA

A sonda deve ser introduzida imediatamente após a intubação endotraqueal, e os cortes principais devem ser obtidos e armazenados para uma possível comparação após a saída de CEC. A técnica de inserção do transdutor, lubrificado, pode variar de acordo com a instituição. Nos adultos habitualmente introduz-se às cegas, com uma ligeira elevação da mandíbula, realizada com o polegar e o indicador. O uso de laringoscópio por vezes é necessário, e alguns anestesistas preferem passar com a nova geração de laringoscópio, que possui uma tela acoplada. Em crianças o posicionamento da cabeça para o lado tem facilitado a passagem do transdutor. Deve-se ter cuidado ao introduzir a sonda, quando os campos cirúrgicos já estiverem posicionados, e o paciente anticoagulado. As complicações relacionadas com a sonda, como perfuração de esôfago (especialmente em pacientes com doenças, como neoplasias de esôfago, divertículos, cirurgias prévias de esôfago entre outras), são raras e por isso uma anamnese dirigida deve ser feita pelo anestesista na consulta pré-cirúrgica.

As complicações do método em pediatria são baixas, em torno de 1-3%, sendo mais frequentes nos pacientes menores de 4 kg, principalmente secundárias a complicações respiratórias e compressão vascular. Podem ocorrer morte, perfuração esofágica ou gástrica, extubação acidental, sangramento gastrointestinal, endocardite, compressão transitória da via respiratória, alteração na ventilação, compressão da aorta descendente.[20]

A incidência de disfagia orofaríngea após a ETE foi estimada em 18% nas crianças submetidas à cirurgia com abertura do esterno. Os fatores de risco são: idade abaixo de três anos, intubação endotraqueal pré-operatória, período prolongado de intubação e intervenções para lesões obstrutivas à esquerda.[21]

EQUIPAMENTO

A escolha da sonda adequada para as crianças leva em consideração primariamente dois aspectos: o peso do paciente e o tamanho da sonda.[22]

A utilização de sonda pediátrica minimultiplanar é recomendada acima de 3-3,5kg, e a micromultiplanar acima de 2,5kg. Acima de 25 kg pode ser utilizada a sonda de adulto multiplanar.[23]

A sonda tridimensional esofágica (3D ETE) possui dimensões superiores à sonda bidimensional (2D ETE) de adulto, sendo aconselhável o uso nos pacientes acima de 30 kg.[24]

A frequência da sonda multiplanar pediátrica varia de 5-7 MHz, enquanto a do adulto de 3-7 MHz.[22]

AQUISIÇÃO DAS IMAGENS

A avaliação ecocardiográfica intraoperatória nas crianças e nos adultos com cardiopatia congênita é com base em estruturas e não em visualizações. Dada a grande diversidade de doenças com inúmeras variações anatômicas, algumas janelas do ETE precisam ser modificadas para uma avaliação anatômica mais precisa para o paciente. As 28 visões topográficas descritas não necessariamente devem obedecer a uma ordem, mas servir como ponto de partida, com o entendimento que janelas não padronizadas (usando vários recursos da sonda, como rotação esquerda/direita, introdução/recuo lentos ou rotação lenta do ângulo do transdutor) podem ser necessárias para a visualização ideal da estrutura em questão.[22] Um mínimo de cortes deve ser arquivado tanto nos adultos, como nas crianças.

ECOCARDIOGRAFIA TRANSESOFÁGICA TRIDIMENSIONAL – ETE 3D

Na pediatria e cardiologia congênita, as aplicações mais úteis do ETE 3D são durante procedimentos percutâneos e cirurgias congênitas, como descrito no Quadro 5-2.[25]

Quadro 5-2. Indicações Clínicas do Uso de ETE 3D nas Cardiopatias Congênitas

Recomendações da ETE 3D

- Orientação de fechamento do dispositivo CIA
- Orientação de fechamento do dispositivo CIV
- Visualização de cateteres e dispositivos
- Dimensionar defeitos visualizados em exibições em face
- Análise da anatomia e função das valvas atrioventriculares
- Visualização da valva aórtica e da via de saída do ventrículo esquerdo

Utilização efetiva da ETE 3D

- Fechamento da fenestração de Fontan
- Fechamento por dispositivo de aneurisma ou ruptura de seio de Valsalva
- Fechamento com dispositivo da fístula da artéria coronária
- Fechamento *leak* paravalvar com dispositivo de valva protética
- Fechamento de comunicação no *switch* atrial
- Punção transeptal do septo atrial durante vários procedimentos
- Avaliação de sincronia do marca-passo biventricular e orientação de colocação

INSTALAÇÃO DE CATETERES, CÂNULAS E DISPOSITIVOS

A punção venosa guiada pelo ultrassom vascular tem sido amplamente utilizada, especialmente para a punção da veia jugular, e tem-se mostrado eficaz em relação à diminuição das complicações. Essa técnica é capaz de reduzir o número de tentativas de punção, pneumotórax, hematoma, punção arterial entre outras (Fig. 5-3 e Vídeo 5-2).[26]

O ecocardiograma intraoperatório também pode ser útil na instalação e no posicionamento do balão de contrapulsação intra-aórtico. A presença de ateromatose importante na aorta descendente pode contraindicar tal dispositivo. A extensa ateromatose da aorta também pode ser um preditor de fenômenos embólicos (Fig. 5-4 e Vídeo 5-3).

O posicionamento da sonda de cardioplegia no seio venoso coronariano pode ser confirmado pelo ecocardiograma.

A cânula de drenagem da veia cava inferior (VCI) para instalação da circulação extracorpórea com frequência migra para a veia supra-hepática. Esta ferramenta avalia a posição da cânula com um corte próximo à entrada no estômago (Fig. 5-5).

Os dispositivos de assistência circulatória para o ventrículo esquerdo, direito, ou ambos, vêm sendo utilizados como ponte para transplante ou como terapia de destino. Esta técnica é fundamental para avaliar o correto posicionamento das cânulas de sucção que devem estar direcionadas para o centro do ventrículo esquerdo de maneira a drenar o átrio esquerdo pela valva mitral e com isso descomprimir o ventrículo esquerdo (VE) (Fig. 5-6 e Vídeo 5-4). Nos dispositivos de assistência para o VE, a presença de insuficiência aórtica deve ser corrigida antes e, se houver forame oval patente (FOP), este deve ser fechado. Na presença de insuficiência aórtica, o refluxo pode produzir distensão do VE. No caso do FOP, a diminuição da pressão no átrio esquerdo pela drenagem e sucção do VE pode aumentar o *shunt* da direita para a esquerda.

AVALIAÇÕES ESPECÍFICAS

Avaliaremos a seguir as principais indicações do uso desta ferramenta nos adultos e nas crianças.

Revascularização Miocárdica

Inicialmente o emprego do ecocardiograma intraoperatório visava apenas à avaliação dos reparos valvares. Com o decorrer do tempo, mostrou-se útil também nas revascularizações. Alterações da contração segmentar que não existiam antes da colocação das pontes podem indicar defeito em uma das anastomoses das coronárias. O ecocardiograma detecta isquemia antes que qualquer outro método. As alterações na contração precedem as alterações do eletrocardiograma e o comprometimento hemodinâmico, segundo a clássica cascata isquêmica.[27]

O ecocardiograma intraoperatório na revascularização miocárdica também contribui para a análise da função global dos ventrículos, das lesões valvares associadas, da ateromatose da aorta e até de achados inesperados que não foram diagnosticados nos exames pré-operatórios, como, por exemplo, uma comunicação interatrial. A insuficiência mitral associada de grau moderado a importante deve ser abordada. Se não houver um *tethering* muito significativo pode ser submetida à plastia com anel cirúrgico, caso contrário o implante de uma prótese é o mais indicado. A valva aórtica com estenose de grau moderado deve ser substituída por uma prótese, porque a progressão da estenose é muito acelerada após revascularização miocárdica.

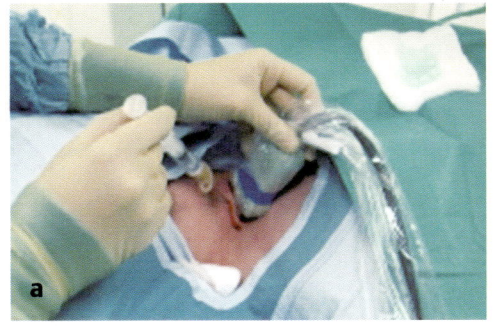

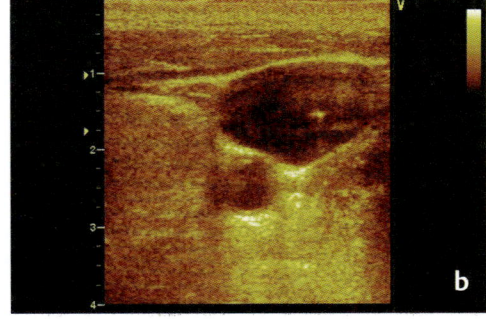

Fig. 5-3. (a) Observar a punção da veia jugular interna direita. (b) Agulha no interior da veia.

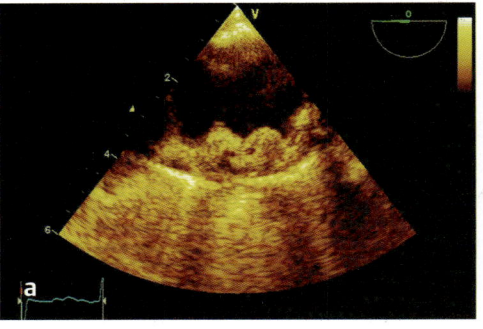

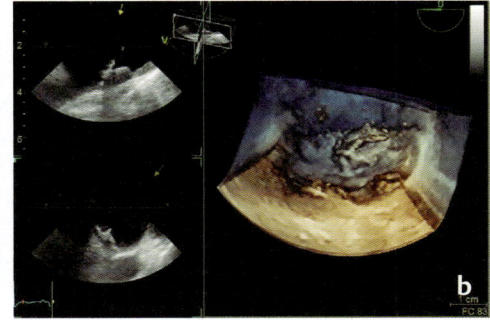

Fig. 5-4. (a) Ateromatose importante da aorta descendente. (b) Observar placa complexa no exame bidimensional e outra com o ecocardiograma tridimensional.

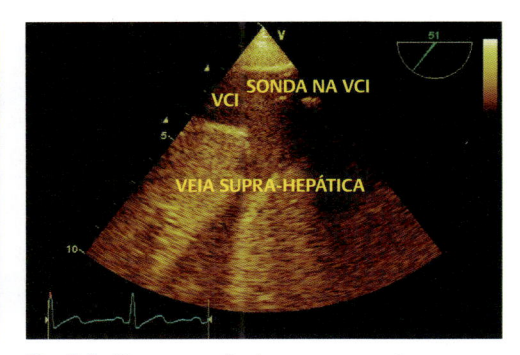

Fig. 5-5. Observar a cânula venosa na veia cava inferior. Esta tem que estar livre dentro da veia cava e não deve migrar para a veia supra-hepática.

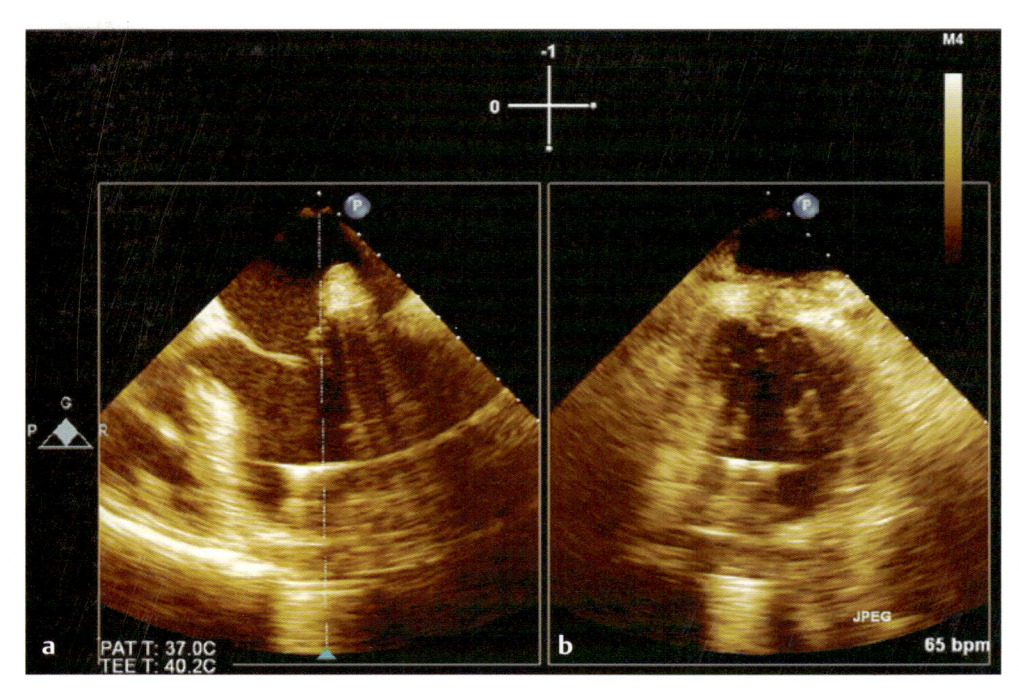

Fig. 5-6. (a) Corte esofágico médio de quatro câmaras e (b) corte apical de 2 câmaras (X-plane). Observar a cânula de drenagem no ápice do VE, corretamente posicionada, apontando para a valva mitral nos dois cortes.

A detecção de uma nova alteração segmentar no ápice do VE pode indicar um problema técnico na anastomose da artéria mamária. Um retorno rápido à CEC e implante de uma veia safena distal à mamária frequentemente resultam em reversão do déficit segmentar.[28]

Reparo e Troca Valvar Mitral

O reparo (ou plastia) da mitral ganhou popularidade com o advento do ecocardiograma intraoperatório e traz muitas vantagens em relação ao implante de próteses. A função ventricular esquerda fica preservada, a durabilidade é longa, a incidência de endocardite é menor, e não há necessidade de uso de anticoagulação permanente. As cúspides mitrais apresentam divisões bem definidas que podem ser facilmente distinguidas, e o mecanismo do defeito deve ser relatado e discutido com o cirurgião o melhor planejamento cirúrgico.

Em nosso meio a maioria das lesões valvares é secundária à doença reumática, que são menos adequadas à realização de plastias. Os melhores candidatos a reparos são aqueles com degeneração mixomatosa e ruptura de cordoalhas que ocorre em cerca de 80% dos casos no segmento P2 (Fig. 5-7 e Vídeo 5-5). São os casos de mais fácil reparo com ressecção triangular ou quadrangular com ou sem *sliding*, e implante de anel semilunar ou completo. A cúspide anterior também pode ser reparada. Os gradientes diastólicos transvalvares devem ser avaliados por causa da possibilidade de estenose mitral pós-plastia. A presença de gradiente médio de 4 a 6 mmHg sugere estenose. A cúspide anterior pode ser tratada com translocação ou implante de cordoalhas artificiais. Outra técnica é a de Alfieri que aproxima a borda das cúspides na metade, transformando a valva em um duplo orifício.

A avaliação após o reparo deve ser feita antes da retirada das cânulas usadas na circulação extracorpórea e após o restabelecimento da pressão arterial e da volemia do paciente. Alguns cirurgiões solicitam ao anestesista que deixe a pressão arterial subir para testar o reparo. Na presença de uma insuficiência mitral maior ou igual ao grau leve a moderado, deve-se retornar à CEC e revisar a plastia. Esta pode finalizar com um bom resultado da plastia, ou com a decisão de implantar uma prótese. A obstrução da via de saída do VE pelas cúspides mitrais ou pelo aparelho subvalvar mitral (SAM) é uma complicação que pode ser relativamente prevista. Os preditores desta obstrução são:

1. Distância entre o ponto de coaptação e septo (eixo longo de 5 câmaras) < 2,5 cm.

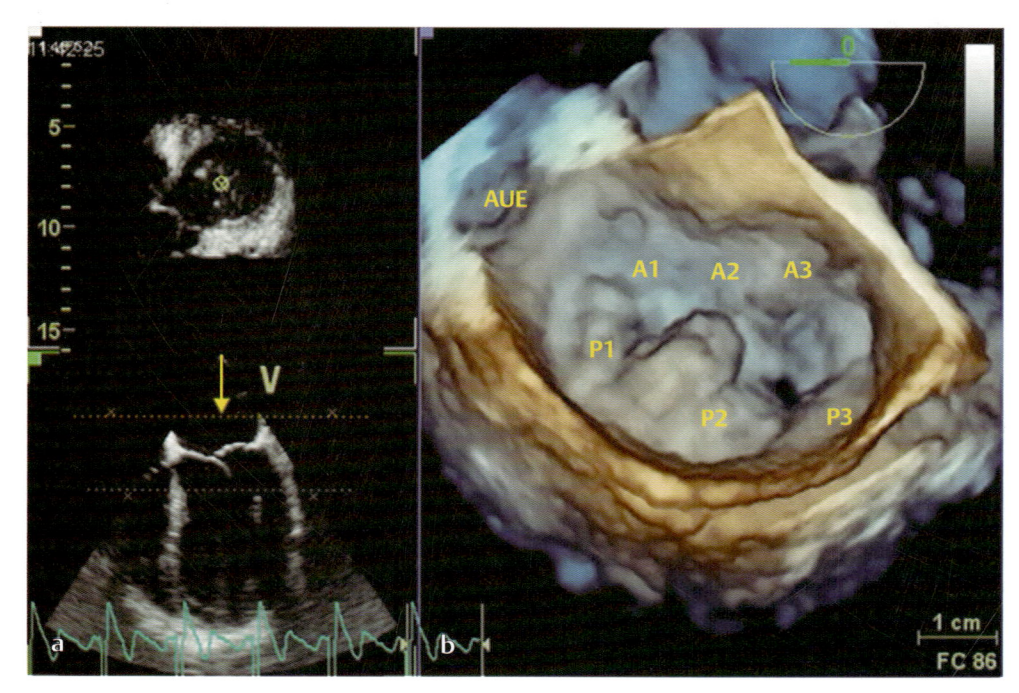

Fig. 5-7. (a) Valva mitral na visão do cirurgião em imagem tridimensional. (b) *Flail* do segmento P2. AUE: apêndice atrial esquerdo.

2. Comprimento sistólico da cúspide posterior (eixo longo de 5 câmaras) > 1,5 cm.
3. Relação comprimento sistólico anterior/posterior (eixo longo de 5 câmaras) < 1,4 cm.
4. Cavidade ventricular pequena – diâmetro diastólico < 4,5 cm.
5. Septo interventricular (SIV) proeminente > 1,5 cm.
6. Ângulo mitroaórtico (quantificação 3D) > 65° em repouso e > 35° sob estresse.
7. Ângulo aortomitral (quantificação 3D) < 120°.

O SAM pode ser inicialmente tratado com a suspensão de drogas inotrópicas que estejam sendo utilizadas, adequação do estado volêmico ou pela administração de betabloqueador (Fig. 5-8). Caso persista tal anormalidade, e a obstrução ao trato de saída seja significativa, deve-se realizar uma revisão da correção cirúrgica (cúspides longas, anel implantado pequeno).[29]

No caso das próteses, existe uma tendência a se preservar parte do aparato valvar mitral para preservação da geometria elíptica do VE. Após o implante observa-se a movimentação dos discos, no caso da prótese mecânica e dos folhetos nas biológicas. Não é raro ter que voltar a CEC para soltar um disco que esteja preso ou ter que "rodar" a prótese, esta manobra é possível em alguns tipos de próteses. Uma pequena insuficiência periprotética pode ser aceitável e com frequência diminui após o uso da protamina.

A abordagem de pacientes com insuficiência mitral secundária à doença isquêmica é diferente. As principais causas de insuficiência nessas condições são decorrentes da fibrose da parede inferior e posterior e do repuxamento da mitral em direção ao ápice (*tethering*) nos ventrículos dilatados. É importante salientar que a decisão de abordar uma insuficiência mitral no contexto da doença isquêmica deve ser feita antes da cirurgia, porque a vasodilatação da anestesia é capaz de reduzir o grau da repercussão hemodinâmica em um a dois graus.

Num passado recente acreditava-se que a revascularização miocárdica isolada poderia melhorar a insuficiência, quando não houvesse doença orgânica da valva. Entretanto, muitos pacientes continuam com insuficiência, o que acarreta piora do prognóstico. No caso de *tethering*, o diâmetro do plano do anel ao ponto de coaptação da mitral maior do que 1 cm indica que o afastamento entre os músculos papilares é tão grande que uma plastia com implante de um anel resultará em alto índice de recidiva e, nesses casos, a controvérsia é se o implante de uma prótese resultará em um maior benefício.

Embora não haja parâmetros ecocardiográficos estabelecidos para quantificar a gravidade da disfunção mitral residual na população pediátrica, os critérios pelo Doppler são usados para avaliar estenose e insuficiência residuais, como descritos nos Quadros 5-3 e 5-4.[30,31]

Nas crianças, em particular, com insuficiência mitral residual, a valva mitral deve ser cuidadosamente avaliada quanto a prolapso de suas cúspides, excursão anormal das cúspides ou persistência da dilatação do anel.[32]

Parâmetros objetivos, como *vena contracta*, como também o fluxo nas veias pulmonares, devem ser levados em consideração e podem ser usados para graduar a insuficiência.

Deve-se considerar a reabordagem em congênito o reparo da valva mitral, quando a insuficiência diagnosticada for maior que moderada, pelo risco maior de reoperação precoce.[33]

Troca e Reparo Valvar Aórtico

Na estenose aórtica a avaliação da função do VE serve de guia para o manuseio desses pacientes após a CEC. Como na maioria das vezes esses pacientes possuem ventrículos hipertrofiados e enrijecidos, as pressões de enchimento podem não ser fidedignas e, em alguns casos, a terapêutica com aminas vasoativas pode piorar a hemodinâmica. Nesses casos, a reposição volêmica e até mesmo o uso de betabloqueador devem ser orientados pelo ETE.

Devem-se avaliar o funcionamento das próteses e a presença de insuficiência periprotética. Uma alteração na contração do VE que não existia antes da cirurgia pode sugerir obstrução de um óstio coronariano pela prótese.

As plastias aórticas são mais difíceis e não são realizadas de rotina em adultos, mas com maior frequência na faixa etária pediátrica. Entretanto, as valvas aórticas bivalvulares com insuficiência que não tiverem muita calcificação podem ser reparadas, principalmente em crianças. A ressuspensão da valva aórtica nos casos de insuficiência por aneurisma da aorta apresenta bom resultado, quando realizada em centros de excelência, concomitante à troca da aorta ascendente.[34] O ecocardiograma intraoperatório pode avaliar o resultado das plastias aórticas. A quantificação da estenose

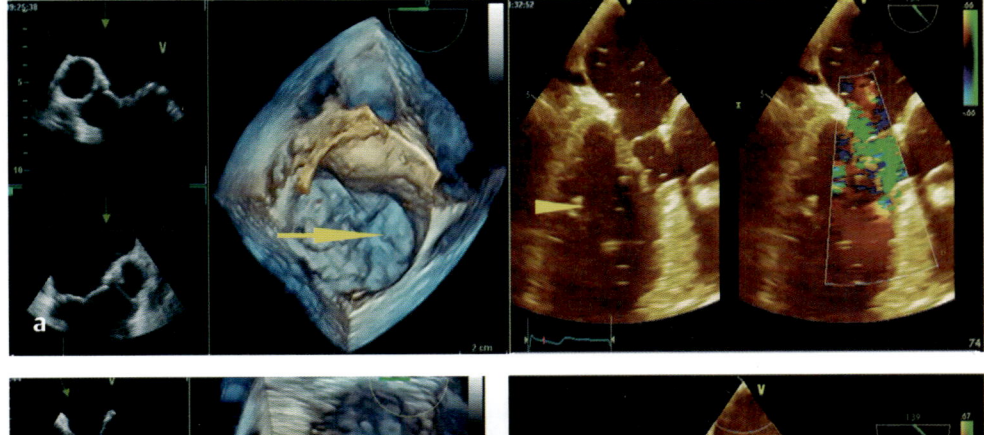

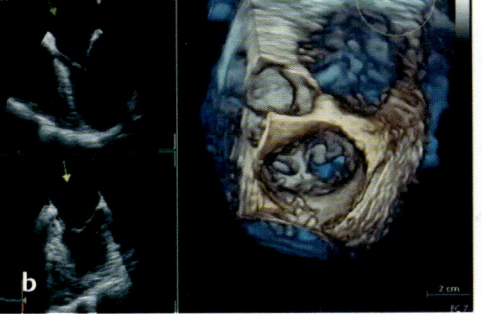

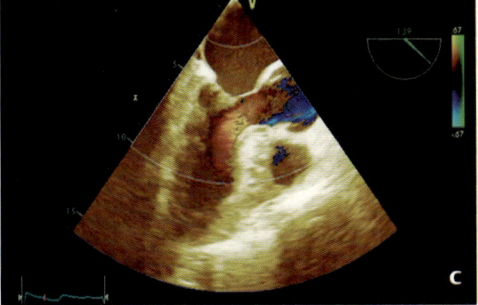

Fig. 5-8. (**a**) Paciente com síndrome de Barlow, submetido à plastia mitral, desenvolveu obstrução da via de saída do VE com movimento sistólico anterior da mitral (SAM). (**b**) O cirurgião retira o anel e faz uma plicatura em A2 e P2 (técnica de Alfiere). (**c**) Bom resultado final com ausência de gradiente residual.

Quadro 5-3. Critérios Ecocardiográficos para Avaliação de Estenose Mitral

Insignificante	Gradiente diastólico médio < 5 mmHg
Potencialmente significante	Gradiente diastólico médio 5-8 mmHg
Significante	Gradiente diastólico médio > 8 mmHg

Quadro 5-4. Critérios Ecocardiográficos para Avaliação de Insuficiência Mitral

Insignificante	Ausência ou insuficiência mínima com *vena contracta* < 2 mm ao mapeamento de fluxo em cores ao nível das cúspides
Potencialmente significante	*Vena contracta* 2-4 mm ao mapeamento de fluxo em cores ao nível das cúspides
Significante	*Vena contracta* > 4 mm ao mapeamento de fluxo em cores ao nível das cúspides

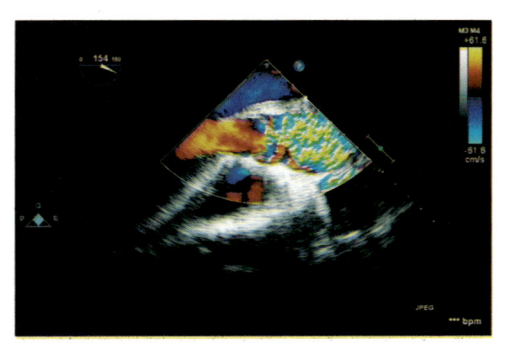

Fig. 5-9. Corte esofágico médio de eixo longo da valva aórtica demonstrando avaliação pré-operatória de estenose valvar aórtica, com aceleração de fluxo ao mapeamento de fluxo em cores a partir do plano valvar aórtico.

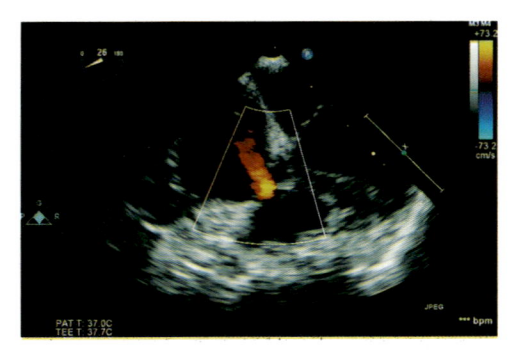

Fig. 5-10. Corte esofágico médio de quatro câmaras evidenciando insuficiência discreta da valva tricúspide na avaliação intraoperatória após plastia.

e insuficiência valvar aórtica segue os critérios estabelecidos nos *Guidelines* específicos.[35]

Um gradiente de pico maior que 40 mmHg na via de saída do ventrículo esquerdo pode ser hemodinamicamente significativo e necessitar de reabordagem. Entretanto caso haja sinais de disfunção ventricular esquerda e baixo débito cardíaco no intraoperatório, o ETE pode não refletir uma avaliação acurada do grau de obstrução residual.[31]

Na avaliação do grau de insuficiência aórtica, um jato regurgitante com *vena contracta* maior que 4 mm ao mapeamento de fluxo em cores em nível das válvulas aórticas sinaliza risco de insuficiência aórtica significativa.[36]

Fatores de risco adicionais relatados para reoperação precoce incluem concomitante reparo da valva e raiz aórtica e/ou substituição da aorta ascendente e prolapso das válvulas. A Figura 5-9 e o Vídeo 5-6 são exemplos de uma estenose valvar aórtica residual pré-plastia.

Reparo da Valva Tricúspide

Antes considerada como uma valva de menor importância em adultos, hoje se sabe que o limiar para corrigir uma insuficiência tricúspide deve ser pequeno. A não correção desta lesão piora o prognóstico, e na reoperação há um aumento na mortalidade. Não apenas o grau de insuficiência tricúspide, mas também o diâmetro do anel da tricúspide deve ser considerado para se definir a necessidade ou não da correção da insuficiência tricúspide. Um anel maior que 3,5 cm ou 2,1 cm/m² no adulto é um indicador da necessidade de colocação de um anel. Atualmente a plastia do tipo De Veja tem sido pouco utilizada, basicamente está em desuso.[37]

Nas crianças não é incomum na avaliação intraoperatória subestimar a extensão da insuficiência tricúspide em uma criança anestesiada e intubada com baixa pré-carga decorrente de restrições de alimentação antes da cirurgia. Os cortes: apical de 4 câmaras, ventrículo direito (VD) com vias de entrada e saída e o bicaval em geral mostram melhor a extensão do jato.[30]

A incorporação de múltiplas visualizações em vários momentos no período pós-CEC (com pressão arterial sistêmica e pulmonar variável, melhorando a contratilidade pós-cardioplegia e o retorno da sincronia atrioventricular) pode ajudar na tomada de decisão cirúrgica, quanto à necessidade de retornar a CEC, tratar lesões residuais se a insuficiência tricúspide (IT) for significativa ou indicar pressão sistólica do ventrículo direito elevada.[32]

Um limite de *Nyquist* de 50 a 60 cm/s pode ser definido para comparar imagens pré e pós-circulação extracorpórea nas mesmas configurações técnicas, pois a IT pode ser subestimada em configurações com maior escala (Fig. 5-10 e Vídeo 5-7). Nas comunicações interventriculares o acesso na maioria das vezes é pela tricúspide, podendo danificar a valva. A avaliação precisa do Doppler da insuficiência da valva tricúspide é importante por várias razões: altas velocidades de IT após o reparo de uma comunicação interventricular chamam atenção para um defeito residual considerável, como também pode indicar obstrução residual da via de saída após reparo ou necessidade de iniciar o óxido nítrico em paciente com apresentação tardia de hipertensão pulmonar. A velocidade de fluxo da insuficiência tricúspide discrepante da pressão arterial sistêmica pode alertar sobre a possibilidade de obstrução do arco aórtico residual, quando o ventrículo direito é o sistêmico; e baixas velocidades podem indicar altas pressões de enchimento com função cardíaca diminuída.[38]

Fios de marca-passo transvenosos podem ser visualizados à medida que atravessam a valva tricúspide, às vezes causando insuficiência decorrente da retração da cúspide, fibrose das bordas da cúspide ou perfuração. Nessa situação, a análise da anatomia da valva, bem como a posição do condutor ajudarão no planejamento do reparo da valva.[22]

Anormalidades na valva tricúspide podem ser anatômicas, como displasia e anomalia de Ebstein. O Vídeo 5-8 é um exemplo de reparo da anomalia de Ebstein com a técnica do Cone.[22]

Reparo da Valva Pulmonar

A insuficiência pulmonar funcional é comum e é vista como um pequeno jato central da valva pulmonar (VP). Os jatos mais significativos são mais amplos. A presença de jatos com uma largura superior a 50-65% da via de saída do ventrículo direito indica insuficiência importante, assim como um padrão mais holodiastólico ao Doppler. A desaceleração rápida do fluxo, o término precoce do fluxo diastólico e a reversão do fluxo diastólico nas artérias pulmonares quase sempre indicam insuficiência pulmonar significativa.[39]

Determinar a presença e gravidade da obstrução residual nas regiões subvalvar, valvar ou supravalvar pode orientar as decisões em relação ao método de tratamento (p. ex., abordagem via valva tricúspide, valva pulmonar ou ventriculotomia direita/infundibulotomia em situações raras). A estenose pulmonar fixa ou dinâmica em diferentes níveis é uma causa importante para elevação da pressão sistólica do VD e deve ser investigada. Da mesma forma, pacientes submetidos à substituição valvar pulmonar (cirúrgica ou hemodinâmica) e que apresentam uma via de saída de VD dilatada podem exibir vazamento paravalvar, devendo assim essa região ser cuidadosamente estudada, pois pode ser facilmente abordada na maioria dos casos.[22] A presença de insuficiência valvar pulmonar é frequente na correção de tetralogia de Fallot com ampliação do anel com interposição de monocúspide.[2]

Miocardiopatia Hipertrófica

Na cirurgia de miectomia o ecocardiograma intraoperatório também é imprescindível, pois é capaz de determinar a localização no septo onde deve ser feita a miectomia a fim de acabar ou reduzir o gradiente intraventricular. Medidas, como espessura das paredes, grau do SAM, anomalias de músculo papilar, comprimento das cúspides da valva mitral e o quanto o cirurgião deve aprofundar a miectomia, devem ser discutidas com a equipe cirúrgica para um planejamento mais adequado do procedimento cirúrgico. O ecocardiograma intraoperatório permite a avaliação do gradiente final, da insuficiência mitral residual e da mais temida complicação, que é a comunicação interventricular produzida pela ressecção.[40]

Dissecção Aórtica

Na dissecção aórtica, especialmente no tipo que envolve a aorta ascendente, a corrida contra o tempo é muito importante. O cirurgião deseja ter esse paciente o mais rápido possível na cirurgia. O ecocardiograma intraoperatório permite complementar as informações necessárias, como os pontos de entrada e reentrada, a extensão da dissecção e o grau da insuficiência aórtica. Durante a CEC, o ecocardiograma também pode ser útil para avaliar o andamento da extracorpórea. Após a CEC, o ecocardiograma avalia o enxerto tubular, a dissecção residual que por ventura possa existir e a insuficiência aórtica residual, se a valva aórtica tiver sido preservada com a técnica da ressuspensão. A função global e segmentar do VE pode indicar áreas isquêmicas, principalmente quando tiver sido necessário o reimplante dos óstios coronarianos.[41]

Congênitas

O uso intraoperatório desta técnica nas cardiopatias congênitas é a sua maior indicação, pela importância na avaliação dos achados morfológicos durante a cirurgia corretiva ou paliativa, na identificação de lesões adicionais ou residuais, bem como na avaliação da função ventricular. Na decisão de retornar à CEC devem-se considerar os achados do exame ecocardiográfico, as informações clínicas, hemodinâmicas e o benefício e risco de uma nova intervenção.

O exame realizado antes do procedimento cirúrgico (pré-CEC) permite a revisão do diagnóstico, a identificação de novas lesões, a avaliação hemodinâmica e da função ventricular. A detecção de lesões não diagnosticadas previamente alterou o procedimento cirúrgico em 11,4% tanto no nosso meio (11,4%), como na descrita na literatura por Ritter (11%).[15]

Para determinar o impacto desta técnica na avaliação intraoperatória (pós-CEC), Stevenson et al. observaram que, em 7,4% dos neonatos e crianças estudadas, uma segunda circulação extracorpórea foi instalada por causa das lesões residuais importantes, que não teriam sido detectadas porque não impediram a saída da circulação extracorpórea, na maioria dos pacientes. Resultados similares foram obtidos por Muhindeen e Silverman (1993), por O'Leary et al. (1995) (8,7%) e por Martins em nosso meio (1998) 11,3%.

Função Ventricular e Tamanho das Cavidades

A avaliação do tamanho e função ventricular é uma parte importante do ETE em crianças e adultos com cardiopatia congênita nos seguintes contextos: antes e após cirurgia cardíaca congênita, durante intervenções percutâneas ou estudos de eletrofisiologia, durante algumas cirurgias não cardíacas complexas e na configuração de um exame transtorácico não diagnóstico.[8]

Veia Cava Esquerda Persistente

O reconhecimento de uma veia cava esquerda persistente é importante na sala de cirurgia para canulação e no planejamento de reparos complexos, como desvios atriais e conexões cavopulmonares superiores (Glenn ou HemiFontan).[4]

O não reconhecimento prévio da conexão da veia cava esquerda persistente com o seio coronário pode levar à interpretação incorreta do óstio do seio coronário dilatado com uma comunicação interatrial.[42]

Drenagem Anômala das Veias Pulmonares

O uso de ETE na avaliação da drenagem anômala total das veias pulmonares pode ser limitado, pois a localização da confluência venosa pulmonar está sujeita à compressão pela sonda, o que pode causar comprometimento hemodinâmico. A inserção da sonda após a esternotomia tem sido relatada como uma alternativa mais segura.[41]

Avaliação da anastomose da confluência venosa pulmonar para o átrio esquerdo ou estenose de cada veia pulmonar são essenciais no paciente pós-correção. A presença de fluxo turbulento no local da anastomose pode sugerir estenose intrínseca ou torção da confluência e, embora o Doppler determine o grau de obstrução, o retorno a CEC pode ser indicado e deve ser discutido com a equipe cirúrgica.[43]

Comunicação Interatrial

A avaliação pré-CEC da comunicação interatrial pode confirmar o tamanho e a localização, avaliar lesões cardíacas associadas adicionais, incluindo retorno venoso pulmonar parcial anômalo, avaliar tamanho e função ventricular e estimar as pressões da artéria

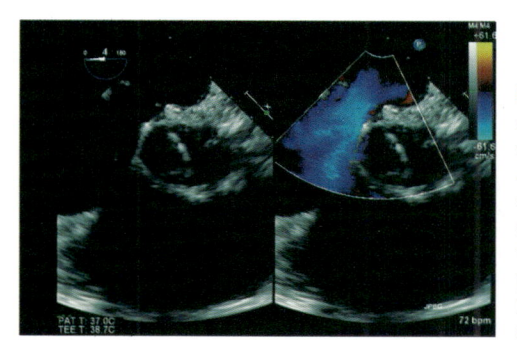

Fig. 5-11. Corte esofágico médio de eixo curto da valva aórtica destacando comunicação interatrial *ostium secundum* com fluxo do átrio esquerdo para o direito ao mapeamento de fluxo em cores.

pulmonar. Na saída de CEC a avaliação consiste na pesquisa de *shunt* residual, das veias cavas, presença de insuficiência residual da valva atrioventricular e da função ventricular.[22] A Figura 5-11 e os Vídeos 5-9 e 5-10 são exemplos pré e pós-correção de uma comunicação interatrial do tipo fossa oval ou *ostium secundum*.

Comunicação Interventricular

Há cinco tipos de comunicação interventricular: perimembranosa, muscular, via de entrada, mau alinhamento e via de saída.[22]

Na avaliação pré-CEC, o foco está na confirmação dos achados anatômicos, incluindo tipo, número, tamanho, direção do fluxo e avaliação de estruturas adjacentes. A avaliação pós-CEC aborda defeitos septais residuais ou integridade do retalho cirúrgico, as pressões da artéria pulmonar, a função ventricular e a configuração do dispositivo em casos intervencionistas ou tratamento periventricular.[44]

A avaliação de comunicação interventricular residual deve abordar mais de uma janela, e a decisão de retornar à CEC deve levar em consideração vários fatores, incluindo a presença de insuficiência aórtica associada, obstrução da via de saída e a repercussão hemodinâmica. A maioria das comunicações residuais menores que 2 mm se resolverá espontaneamente com o tempo. As comunicações residuais menores que 3 mm normalmente não são hemodinamicamente significativas e se resolverão sozinhas. Porém, as comunicações residuais, entre 3 a 4 mm de tamanho, requerem uma análise cuidadosa, incluindo a medição de Qp: Qs por análise ecocardiográfica ou pela saturação de oxigênio no sangue para determinar melhor a necessidade de retorno à CEC. Caso a relação Qp: Qs seja maior que 1,5 ou a comunicação residual for acima de 4 mm, deve-se considerar retorno para a CEC e para fechamento na maioria dos casos (Fig. 5-12 e Vídeos 5-11 e 5-12).[45]

Defeito do Septo Atrioventricular

A avaliação pré-CEC é indicada na maioria dos pacientes com defeito de septo atrioventricular (DSAV), principalmente nos lactentes e crianças maiores em que a decisão cirúrgica pode exigir a determinação do grau e mecanismo de insuficiência da valva atrioventricular, mecanismo de obstrução da via de saída e/ou adequação da correção biventricular. Como também, pode esclarecer a drenagem venosa pulmonar e sistêmica, principalmente nas heterotaxias.[22]

No intraoperatório e no pós-CEC podem-se detectar lesões residuais clinicamente significativas, levando a um retorno à circulação

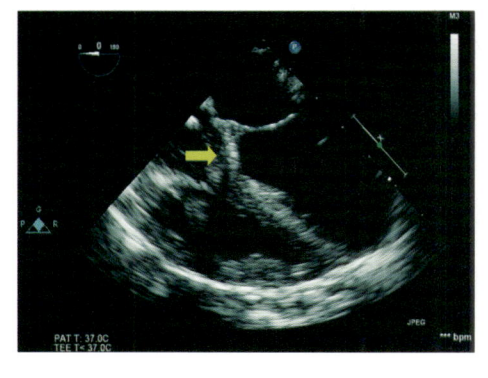

Fig. 5-12. Corte esofágico médio de quatro câmaras na avaliação intraoperatória de correção de comunicação interventricular perimembranosa. A seta amarela demonstra a presença de uma imagem hiper-refringente com ecogenicidade diferente do septo interventricular e do tecido valvar correspondendo ao *patch*.

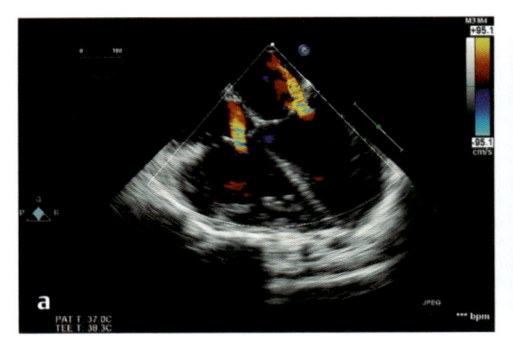

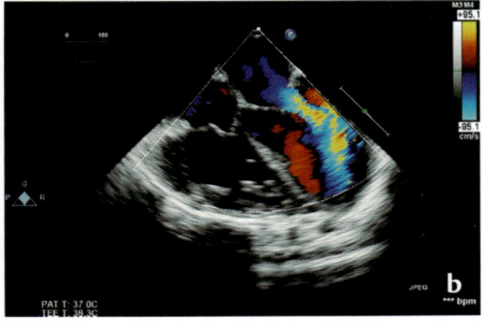

Fig. 5-13. (a) Corte esofágico médio de quatro câmaras na avaliação após saída de CEC de correção de defeito do septo atrioventricular com insuficiência discreta das valvas atrioventriculares direita e esquerda. (b) Corte esofágico médio de quatro câmaras demostrando estenose discreta da valva atrioventricular esquerda.

extracorpórea, caso haja necessidade de reparo valvar com a finalidade de melhorar a função da valva atrioventricular ou para fechar *cleft* residuais.[46] Na nossa casuística este defeito foi o que apresentou maior número de lesões residuais principalmente como insuficiência da valva atrioventricular, necessitando de reparo cirúrgico (Fig. 5-13 e Vídeos 5-13 e 5-14).[15]

Defeitos Conotruncais

Os defeitos conotruncais pertencem a um grupo de cardiopatias congênitas caracterizado anatomicamente por conexões ventrículo-arteriais anormais, incluindo tetralogia de Fallot, dupla via de saída de ventrículo direito, tronco arterial comum, transposição completa das grandes artérias (D-TGA) e transposição congenitamente corrigida das grandes artérias (L-TGA), que podem ocorrer isoladamente ou em associação a corações heterotáxicos e L-loop.[22]

Delinear as características anatômicas é importante para um diagnóstico preciso, planejamento pré-operatório e avaliação pós-operatória; em particular o alinhamento ventrículo-arterial, a anatomia da comunicação interventricular.[22]

O ETE permite a avaliação da permeabilidade do trato de saída, a presença de comunicações interatrial e interventricular residuais, de insuficiência valvar e da função ventricular.[47]

Uma consideração importante em defeitos conotruncais em geral é a presença de uma comunicação intramural residual (comunicação localizada anterior ao retalho entre a grande artéria e as trabeculações do ventrículo direito). Esses defeitos são distintos dos defeitos peri-retalho cirúrgico mais comuns, e sua identificação é importante, pois eles tendem a aumentar de tamanho ao longo do tempo e estão associados a piores resultados pós-operatórios.[47]

Tetralogia de Fallot

A avaliação pós-CEC é útil no intraoperatório para avaliar lesões residuais, como a presença de comunicação interventricular residual, obstrução na via de saída do ventrículo direito. A pressão sistólica de ventrículo direito pode ser avaliada pela insuficiência tricúspide e obter uma estimativa da presença de lesões residuais obstrutivas na via de saída de ventrículo direito, como nas artérias pulmonares.[47]

É importante lembrar que um estado hipercontrátil pode existir após a cirurgia, portanto, se a obstrução for dinâmica, e não fixa, não há necessidade de revisão cirúrgica (Fig. 5-14 e Vídeo 5-15).[48]

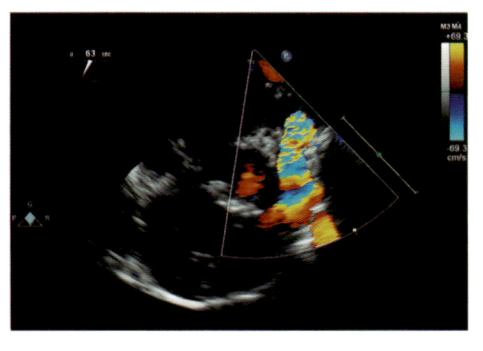

Fig. 5-14. Corte esofágico médio da valva aórtica na avaliação intraoperatória de correção de tetralogia de Fallot evidenciando via de saída do ventrículo direito com preservação do anel pulmonar e discreta aceleração de fluxo na via de saída ao mapeamento de fluxo em cores.

Transposição das Grandes Artérias

O ETE pós-CEC deve avaliar as vias de saída dos ventrículos direito e esquerdo após a troca das grandes artérias, determinar a função ventricular sistólica regional e global após a transferência das artérias coronárias e *shunts* intracardíacos residuais.[49]

As tentativas de obtenção de imagens das coronárias geralmente são úteis para determinar se há um fluxo ou estreitamento adequado visto pelo 2D para explicar a disfunção ventricular.[50] Com a diminuição da escala do Doppler e do mapeamento de fluxo em cores, em alguns casos o fluxo sanguíneo coronário na diástole pode ser observado.[22]

É importante ressaltar que a função das valvas neoaórtica e neopulmonar deve ser determinada, pois pode ocorrer distorção da mesma no procedimento da cirurgia de Jatene, no nosso grupo a técnica epicárdica tem sido muito utilizada para avaliação principalmente da função ventricular e do fluxo nas artérias coronárias.[22]

Procedimento de Mustard e Senning

A presença de dilatação das veias cavas ou de colaterais venosas significativas deve chamar atenção para obstrução na via venosa sistêmica. É importante afastar a presença de trombo intracardíaco.[51]

Conexão Atrioventricular Univentricular

A conexão atrioventricular univentricular abrange uma grande variação na morfologia cardíaca, em que o ventrículo subpulmonar ou o subsistêmico é pouco desenvolvido, possui uma via de entrada restrita ou ausente e/ou uma via de saída estenótica ou ausente.[22]

O papel da avaliação transesofágica nesta condição dependerá principalmente do *status* pré-operatório e do estágio cirúrgico. A paliação inicial (estágio 1) requer uma nova fonte de fluxo sanguíneo pulmonar a partir de uma derivação de Blalock-Taussig modificada, derivação central ou derivação Sano, ou pela limitação do fluxo sanguíneo pulmonar por uma bandagem pulmonar. Em pacientes com obstrução da aorta nativa (como a síndrome da hipoplasia do coração esquerdo), o estágio 1 também requer a construção de uma neoaorta com procedimento de Damus-Kaye-Stansel (DKS) ou Norwood.[22]

No estágio 2, a anastomose cavopulmonar superior, ou o procedimento de Glenn, envolve uma anastomose entre a veia cava superior e a artéria pulmonar direita, esquerda ou ambas. A visualização da anastomose de Glenn é frequentemente difícil com o ecocardiograma transesofágico, porém há capacidade de avaliar qualquer estreitamento ou turbulência no local da anastomose, como a artéria pulmonar. Além disso, a presença de trombo também pode ser descartada.[22]

A reconstrução do estágio 3, a operação de Fontan direciona o fluxo de veia cava inferior para a circulação pulmonar usando um túnel lateral intracardíaco ou um conduto extracardíaco (Fig. 5-15), embora ainda existam algumas conexões atriopulmonares. A avaliação com mapeamento de fluxo em cores pode detectar a fenestração de Fontan ou desvio residual da direita para a esquerda, e, se necessário, solução salina agitada injetada na circulação venosa sistêmica abaixo do diafragma pode ser útil. É importante ressaltar que a ventilação com pressão positiva para o ETE sob anestesia

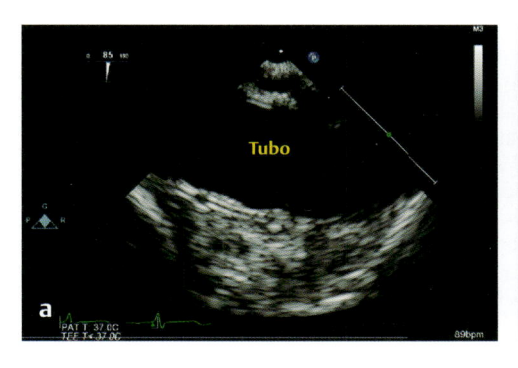

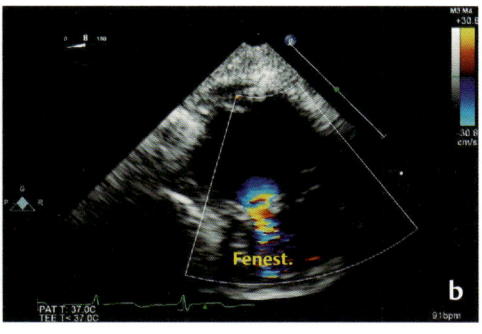

Fig. 5-15. (a) Eixo longo do tubo extracardíaco na cirurgia de Fontan. (b) Eixo curto do tubo mostrando o fluxo em cores pela fenestração entre o tubo e o átrio direito.

geral pode impedir o retorno venoso ao coração, e deve-se ter cautela nesse grupo de pacientes.[52]

A avaliação da função sistólica neste grupo de pacientes permanece difícil. A função pode diferir entre o ventrículo morfologicamente esquerdo e o direito.[53]

Transplante Cardíaco

No transplante cardíaco, várias são as utilidades do ETE intraoperatório: a avaliação da função dos ventrículos e o ajuste de drogas para suporte de um ou ambos os ventrículos, manuseio da hipertensão arterial pulmonar, insuficiências valvares e problemas nas anastomoses.[54]

Cirurgias Não Cardíacas

Acompanhamento dos cardiopatas submetidos à cirurgia não cardíaca é uma possível indicação para auxiliar na reposição volêmica e monitorar episódios isquêmicos.

O método é usado também muito frequentemente em pacientes submetidos a transplante de fígado, uma das cirurgias que mais apresentam alterações volêmicas e cirurgias vasculares de grande porte.

As cirurgias ortopédicas, em que existe o potencial de embolia pulmonar por gordura ou cimento ósseo, e as neurocirurgias, que são realizadas com o paciente em posição sentada e com potencial de embolia aérea, além das cirurgias videolaparoscópicas, podem também se beneficiar do uso perioperatório do ETE.[55]

DESTAQUES DO CAPÍTULO

A ecocardiografia intraoperatória possibilita que o resultado cirúrgico e possíveis complicações sejam avaliados ainda na sala de cirurgia. A função cardíaca, a retirada de ar das cavidades (quando houver abertura de cavidade) e dados hemodinâmicos, como débito cardíaco (DC) e de pressões intracavitárias, constituem informações fornecidas pela técnica.

A janela transesofágica é a mais comumente utilizada. O uso da via epicárdica vem crescendo nas operações realizadas nos neonatos.

A correção dos defeitos cardíacos residuais no mesmo ato operatório além da diminuição do *stress* possibilita melhor custo-benefício.

A ecocardiografia intraoperatória é muito útil na revascularização miocárdica, na plastia e reparo valvares, nas miectomias, na dissecção da aorta, na correção das cardiopatias congênitas, no transplante cardíaco e em cirurgias não cardíacas para auxiliar na reposição e monitorizar os episódios isquêmicos.

REFERÊNCIAS BIBLIOGRÁFICAS

1. Cyran SE, Kimball TR, Meyer RA, Bailey WW, Lowe E, Balisteri WF, et al. Efficacy of intraoperative transesophageal echocardiography in children with congenital heart disease. Am J Cardiol. 1989;63:594-8.
2. Kim HK, Kim WH, Hwang SW, Lee JY, Song JY, Kim SJ, et al. Predictive value of intraoperative transesophageal echocardiography in complete atrioventricular septal defect. Ann Thorac Surg. 2005;80:56-9.
3. Randolph GR, Hagler DJ, Connolly HM, Dearani JA, Puga FJ, Danielson GK, et al. Intraoperative transesophageal echocardiography during surgery for congenital heart defects. J Thorac Cardiovasc Surg. 2002;124:1176-82.
4. Smallhorn JF. Intraoperative transesophageal echocardiography in congenital heart disease. Echocardiography. 2002;19:709-23.
5. Levin DN, Taras J, Taylor K. The cost effectiveness of transesophageal echocardiography for pediatric cardiac surgery: a systematic review. Paediatr Anaesth. 2016;26:682-93.
6. Lunn RJ, Oliver WC, Hagler DJ, Danielson GK. Aortic compression by transesophageal echocardiographic probe in infants and children undergoing cardiac surgery. Anesthesiology. 1992;77:587-90.
7. Fyfe DA, Ritter SB, Snider AR, Silverman NH, Stevenson JG, Sorensen G et al. Guidelines for transesophageal echocardiography in children J Am Soc Echocardiogr. 1992;5:640-4.
8. Stumper O, Witsenburg M, Sutherland GR, Cromme-Dijkhuis A, Godman MJ, Hess J. Transesophageal echocardiographic monitoring of interventional cardiac catheterization in children. J Am Coll Cardiol. 1991;18:1506-14.
9. Reeves ST, Glas KE, Eltzschig H, Mathew JP, Rubenson DS, Hartman GS, et al. Guidelines for performing a comprehensive epicardial echocardiography examination: recommendations of the American Society of Echocardiography and Society of Cardiovascular Anesthesiologists. J Am Soc Echocardiogr. 2007;20:427-37.
10. Konstadt SN, Thys D, Mindich BP, Kaplan JA, Goldman M. Validation of quantitative intraoperative transesophageal echocardiography. Anesthesiology. 1986;65:418-21.
11. Dahm M, Iversen S, Schmid FX. Intraoperative evaluation of reconstruction of the atrioventricular valves by transesophageal echocardiography. Thorac Cardiovasc Surg. 1987;35:140-2 S2
12. Kremer P, Cahalan M, Beaupre P, Schröder E, Hanrath P, Heinrich H, et al. Intraoperative monitoring using transoesophageal 2-dimensional echocardiography. Anaesthesist. 1985;34(3);111-7.
13. Rabischoffsky A, et al. Continuous monitoring of coronary by pass surgery by transesophageal biplane echocardiography [Apresentação no ESC Congresso of the European Society of Cardiology. 1993 aug 29 – sep 2; Nice, France].
14. Morcef, et al. Continuous monitoring of coronary by pass surgery by transesophageal biplane echocardiography [Apresentação 4th International Symposium on Echocardiography and Doppler in Cardiac surgery – Tirol. 1991may 27-29.
15. Martins TC. Ecocardiografia transesofágica intraoperatória em cirurgias de cardiopatias congênitas: no seguimento precoce e tardio. Tese [Doutorado em Medicina] – Universidade de São Paulo; 1998.
16. Lavoie J, Burrows F, Gentles T, Sanders S, Burke R, Javorski J. Transoesophageal echocardiography detects residual ductal flow during videoassisted thoracoscopic patent ductus arteriosus interruption. Can J Anaesth. 1994;41:310-3.
17. Bengur A, Li J, Herlong J, Jaggers J, Sanders S, Ungerleider R. Intraoperative transesophageal echocardiography in congenital heart disease. Semin Thorac Cardiovasc Surg. 1998;10:255-64.
18. Scohy TV, Matte G, van Neer PL, van der Steen AF, McGhie J, Bogers A, et al. A new transesophageal probe for newborns. Ultrasound Med Biol. 2009;35:1686-9.
19. Basic Perioperative Transesophageal Echocardiography Examination: A Consensus Statement of the American Society of Echocardiography and the Society of Cardiovascular Anesthesiologists. JASE. May 2013.
20. Ayres NA, Miller-Hance W, Fyfe DA, Stevenson JG, Sahn DJ, Young LT, et al. Indications and guidelines for performance of transesophageal echocardiography in the patient with pediatric acquired or congenital heart disease: report from the task force of the Pediatric Council of the American Society of Echocardiography. J Am Soc Echocardiogr. 2005;18:91-8.

21. Eiden BW, Cetta, F, O'Leary PW. Echocardiography in Pediatric and Adult Congenital Heart Disease. Philadelphia: Lippincott Williams and Wilkins; 2010.
22. Puchalsk MD, et al. Guidelines for performing a comprehensive transesophageal echocardiographic examination in children and all patients with congenital heart disease: Recommendations from the American Society of Echocardiography. Fev 2019.
23. Mart C, Parrish M, Rosen K, Dettorre M, Ceneviva G, Lucking S, et al. Safety and efficacy of sedation with propofol for transoesophageal echocardiography in children in an outpatient setting. Cardiol Young. 2006;16:152-6.
24. Scohy TV, Gommers D, Jan ten Harkel AD, Deryck Y, McGhie J, Bogers AJ. Intraoperative evaluation of micromultiplane transesophageal echocardiographic probe in surgery for congenital heart disease. Eur J Echocardiogr. 2007;8:241-6.
25. Hahn RT, Abraham T, Adams MS, Bruce CJ, Glas KE, Lang RM, et al. Guidelines for performing a comprehensive transesophageal echocardiographic examination: recommendations from the American Society of Echocardiography and the Society of Cardiovascular Anesthesiologists. J Am Soc Echocardiogr. 2013;26:921-64.
26. Orsi F, Grasso RF, Arnaldi P, Bonifacio C, Biffi R, De Braud F, et al. Ultrasound guided versus direct vein puncture in central venous port placement. J Vasc Access. 2000;1(2):73-7.
27. Smith JS, Cahalan MK, Benefiel DJ, Byrd BF, Lurz FW, Shapiro WA, et al. Intraoperative detection of myocardial ischemia in high-risk patients: eletrocardiography versus two-dimensional transesophageal echocardiography. Ann Thorac Surg. 2001;71:1146-53.
28. Sismanoglu M, Bozbuga N, Ozkaynak B, Polat A, Erentug V, Akinci E, et al. Double supply to left anterior descending artery by additional saphenous vein graft in internal thoracic artery malperfusion syndrome. J Card Surg. 2006;21(4):410-3.
29. Shah PM, Raney AA. Echocardiographic correlates of left ventricular outflow obstruction and systolic anterior motion following mitral valve repair. J Heart Valve Dis. 2001;10(3):302-6.
30. Madriago EJ, Punn R, Geeter N, Silverman NH. Routine intra-operative transoesophageal echocardiography yields better outcomes in surgical repair of CHD. Cardiol Young. 2016;26:263-8.
31. Rosenfeld HM, Gentles TL, Wernovsky G, Laussen PC, Jonas RA, Mayer JE Jr, et al. Utility of intraoperative transesophageal echocardiography in the assessment of residual cardiac defects. Pediatr Cardiol. 1998;19:346-51.
32. Freeman WK, Schaff HV, Khandheria BK, Oh JK, Orszulak TA, Abel MD, et al. Intraoperative evaluation of mitral valve regurgitation and repair by transesophageal echocardiography: incidence and significance of systolic anterior motion. J Am Coll Cardiol. 1992;20: 599-609.
33. Wu YT, Chang AC, Chin AJ. Semiquantitative assessment of mitral regurgitation by Doppler color flow imaging in patients aged < 20 years. Am J Cardiol. 1993;71:727-32.
34. Ouzounian M, Rao V, Manlhiot C, Nachum A, David C, Feindel CM, Tirone ED. J Am Coll of Cardiol. 2016;68(17).
35. Zoghbi WA, Adams D, Bonow RO, Enriquez-Sarano M, Foster E, Grayburn PA, et al. Recommendations for noninvasive evaluation of native valvular regurgitation: a report from the American Society of Echocardiography Developed in Collaboration with the Society for Cardiovascular Magnetic Resonance. J Am Soc Echocardiogr. 2017;30:303-71.
36. le Polain de Waroux JB, Pouleur AC, Robert A, Pasquet A, Gerber BL, Noirhomme P, et al. Mechanisms of recurrent aortic regurgitation after aortic valve repair: predictive value of intraoperative transesophageal echocardiography. JACC Cardiovasc Imaging. 2009;2:931-9.
37. Bianchi G, Solinas M, Bevilacqua S, Glauber M. Which patient undergoing mitral valve surgery should also have the tricuspid repair? Interact Cardiovasc Thorac Surg. 2009;9(6):1009-2.
38. Lancellotti P, Moura L, Pierard LA, Agricola E, Popescu BA, Tribouilloy C, et al. European Association of Echocardiography recommendations for the assessment of valvular regurgitation. Part 2: mitral and tricuspid regurgitation (native valve disease). Eur J Echocardiogr. 2010;11:307-32.
39. Puchalski MD, Askovich B, Sower CT, Williams RV, Minich LL, Tani LY. Pulmonary regurgitation: determining severity by echocardiography and magnetic resonance imaging. Congenit Heart Dis. 2008;3:168-75.
40. Grigg LE, Wigle ED, Williams WG, Daniel LB, Rakowski H. Transesophageal Doppler echocardiography in obstructive hypertrophic cardiomyopathy: clarification of pathophysiology and importance in intraoperative decision making. J Am Coll Cardiol. 1992;20(1):42-52.
41. Penco M, Paparoni S, Dagianti A, Fusilli C, Vitarelli A, De Remigis F, et al. Usefulness of transesophageal echocardiography in the assessment of aortic dissection. Am J Cardiol. 2000;86(4A):53G-6G.
42. Raghib G, Ruttenberg HD, Anderson RC, Amplatz K, Adams P Jr., Edwards JE. Termination of left superior vena cava in left atrium, atrial septal defect, and absence of coronary sinus; a developmental complex. Circulation. 1965;31:906-18.
43. Frommelt PC, Stuth EA. Transesophageal echocardiographic in total anomalous pulmonary venous drainage: hypotension caused by compression of the pulmonary venous confluence during probe passage. J Am Soc Echocardiogr. 1994;7:652-4.
44. Dodge-Khatami A, Knirsch W, Tomaske M, Pretre R, Bettex D, Rousson V, et al. Spontaneous closure of small residual ventricular septal defects after surgical repair. Ann Thorac Surg. 2007;83:902-5.
45. Yang SG, Novello R, Nicolson S, Steven J, Gaynor JW, Spray TL, et al. Evaluation of ventricular septal defect repair using intraoperative transesophageal echocardiography: frequency and significance of residual defects in infants and children. Echocardiography. 2000;17:681-4.
46. Lee HR, Montenegro LM, Nicolson SC, Gaynor JW, Spray TL, Rychik J. Usefulness of intraoperative transesophageal echocardiography in predicting the degree of mitral regurgitation secondary to atrioventricular defect in children. Am J Cardiol. 1999;83:750-3.
47. Joyce JJ, Hwang EY, Wiles HB, Kline CH, Bradley SM, Crawford FA Jr. Reliability of intraoperative transesophageal echocardiography during Tetralogy of Fallot repair. Echocardiography. 2000;17:319-27.
48. Kaushal SK, Radhakrishanan S, Dagar KS, Iyer PU, Girotra S, Shrivastava S, et al. Significant intraoperative right ventricular outflow gradients after repair for tetralogy of Fallot: to revise or not to revise? Ann Thorac Surg. 1999;68:1705-12. discussion 12-3.
49. Pasquini L, Sanders SP, Parness IA, Wernovsky G, Mayer JE Jr., Van der Velde ME, et al. Coronary echocardiography in 406 patients with d-loop transposition of the great arteries. J Am Coll Cardiol. 1994;24:763-8.
50. Rouine-Rapp K, Ionescu P, Balea M, Foster E, Cahalan MK. Detection of intraoperative segmental wall-motion abnormalities by transesophageal echocardiography: the incremental value of additional cross sections in the transverse and longitudinal planes. Anesth Analg. 1996;83:1141-8.
51. Kaulitz R, Stumper O, Fraser AG, Kreis A, Tuccillo B, Sutherland GR. The potential value of transoesophageal evaluation of individual pulmonary venous flow after an atrial baffle procedure. Int J Cardiol. 1990;28:299-307.
52. de Leval MR, Kilner P, Gewillig M, Bull C. Total cavopulmonary connection: a logical alternative to atriopulmonary connection for complex Fontan operations. Experimental studies and early clinical experience. J Thorac Cardiovasc Surg. 1988;96:682-95.
53. Berman NB, Kimball TR. Systemic ventricular size and performance before and after bidirectional cavopulmonary anastomosis. J Pediatr. 1993;122:S63-7.
54. Badano LP, et al. European Association of Cardiovascular Imaging/cardiovascular Imaging Department of the Brazilian Society of Cardiology recommendations for the use of cardiac imaging to assess and fallow patients after heart transplantation. Eur Heart J. 2015 July: 2-30.
55. Fayah A, Schillcut SK. Perioperative transesophageal echocardiography for non-cardiac surgery. Can J Anaesth. 2018;65/4:361-398.

DEFORMAÇÃO MIOCÁRDICA

José Maria Del Castillo ▪ Carlos Eduardo Suaide Silva

DEFORMAÇÃO MIOCÁRDICA (*STRAIN* E *STRAIN RATE*)

O coração deve manter elevados níveis de esforço durante toda a vida, necessitando de alta eficiência mecânica e baixo consumo energético. A conformação helicoidal de suas fibras, formando uma banda muscular única cujas camadas deslizam umas sobre as outras pela interposição de tecido conjuntivo chamado perimísio,[1,2] determina contração por torção, com a região basal rodando em sentido horário, e a região apical rodando em sentido anti-horário. Esta forma de contração devida à conformação em espiral e às propriedades elásticas do miocárdio produz um complexo mecanismo de deformação das paredes.

O deslocamento das paredes do miocárdio apresenta direções e amplitudes diferentes conforme a região estudada, por causa da complexa anatomia cardíaca e das propriedades elásticas de incompressibilidade, não uniformidade, anisotropismo e viscoelasticidade,[3] podendo ser analisado pelas técnicas de *strain* (deformação) em diferentes planos de observação utilizando um sistema de coordenadas espaciais.

Define-se *strain* ou deformação como a mudança de forma que sofre um objeto, expresso em porcentagem a partir de sua dimensão inicial.[4] O tempo que demora em ocorrer a deformação denomina-se taxa de deformação (*strain rate*), expressa em s^{-1} ou 1/s (pode-se ler "por segundo").[5]

A deformação pode ser avaliada usando um sistema unidimensional, que corresponde ao encurtamento e alongamento, sendo a forma mais simples de aferição (Fig. 6-1), representada pela equação:

$$\varepsilon = \frac{L - L_0}{L_0}$$

Onde ε: deformação (*strain*), L: comprimento final e L_0: comprimento inicial.

Quando o comprimento final é maior que o inicial, o *strain* se escreve com sinal positivo e se representa graficamente como um traçado acima da linha de base. Caso contrário se escreve com sinal negativo, e o gráfico se representa abaixo da linha de base. Para quantificação não deve ser usado o sinal, apenas o valor absoluto.[6]

Quando a deformação é avaliada por um sistema bidimensional ou tridimensional, a análise é mais complexa,[7] sendo utilizadas coordenadas espaciais (**y, x, z**) aplicando o conceito do *strain* unidimensional para cada projeção, ou seja, se projeta a deformação em cada um dos planos. Este tipo de deformação é denominado *strain* normal, porque o *strain* ocorre na normal de cada plano (Fig. 6-2).

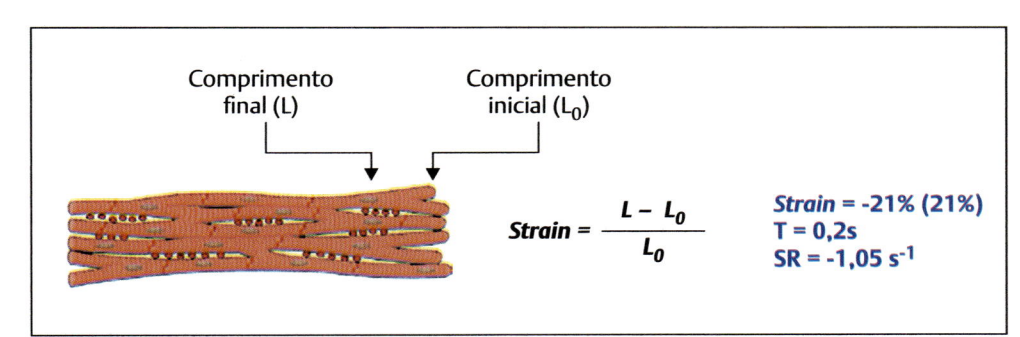

Fig. 6-1. Conceito de deformação (*strain*) unidimensional, correspondendo ao encurtamento e alongamento do músculo cardíaco. Neste caso, como o comprimento final (L_0) é menor do que o comprimento inicial (L), a porcentagem se escreve precedida com um sinal negativo. Ao dividir a deformação pelo tempo que demora em produzir, obtém-se a taxa de deformação ou *strain rate*.

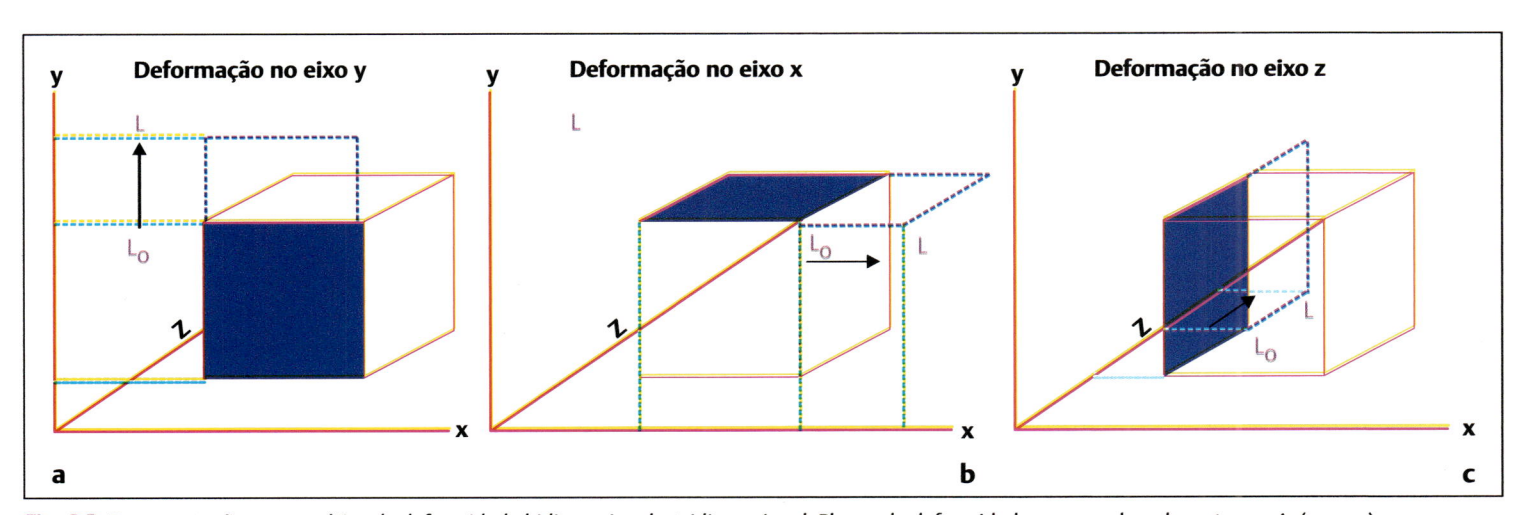

Fig. 6-2. Representação esquemática da deformidade bidimensional e tridimensional. Planos de deformidade nas coordenadas ortogonais (y, x e z). L_0: comprimento inicial, L: comprimento final (Fonte: Castillo JM. Strain Cardíaco. Revinter; 2013).[3]

Obtenção da Deformação

Existem várias metodologias para a avaliação da deformação miocárdica em cada segmento cardíaco. Inicialmente foi analisado o deslocamento de marcas radiopacas implantadas no miocárdio de animais de experimentação e seguido seu deslocamento em cada quadro da imagem angiográfica.[8] A utilização da ressonância magnética, por meio de regiões altamente magnetizadas, permitiu a avaliação da deformação em seres humanos de forma não invasiva.[9] A ecocardiografia com Doppler tecidual foi primeiramente utilizada na avaliação da deformação miocárdica pela integração do gradiente de velocidades entre dois volumes de amostra situados muito próximos ao longo de uma linha de Doppler pulsátil.[10] Esta metodologia foi muito importante para a aplicação da ecocardiografia na aferição da deformação e da taxa de deformação, mas apresentava como principal inconveniente a dependência do ângulo de insonação, o que não possibilitava a análise da região apical dos ventrículos em razão da constante variação do ângulo com relação à linha Doppler provocada pelos movimentos de translação das paredes. Ruídos e reverberações também interferiam nos traçados de deformação.[6] O rastreio de marcas acústicas em sucessivos quadros de imagem do ecocardiograma bidimensional, denominado *speckle tracking*, veio parcialmente solucionar as limitações do *strain* com Doppler tecidual, pois a sua dependência do ângulo é muito menor e permite, ademais, estimar a rotação das paredes.[11] Existem duas técnicas principais de rastreamento de marcas acústicas: o que utiliza os sinais de radiofrequência provenientes dos tecidos, denominado *block matching*, trabalha com elevada frequência de repetição de quadros e o que transforma os sinais de radiofrequência em escala de cinzas e compara estes padrões quadro a quadro, denominado *optical flow*, trabalhando com frequência de repetição de quadros mais baixa.[3] Ambos os métodos detectam os padrões acústicos por similaridade, determinando a amplitude e velocidade do deslocamento quadro a quadro da imagem bidimensional. Esta metodologia é a mais empregada na atualidade, mesmo na sua modalidade tridimensional, onde as marcas acústicas são rastreadas dentro de um espaço volumétrico e obtidas todas as formas de deformação (longitudinal, radial, circunferencial e rotação) simultaneamente em apenas um batimento cardíaco.[12]

Correlação entre a Deformação Miocárdica e a Anatomia Cardíaca

As fibras miocárdicas contidas na banda muscular cardíaca apresentam diferentes direções na espessura parietal do ventrículo esquerdo (VE). As fibras subendocárdicas são paralelas à parede, com direção da base para o ápice, de esquerda para direita e, ao contrair, conferem à região um movimento de rotação para a direita. As fibras da região subepicárdica apresentam direção oblíqua à parede, conferindo, ao contrair, movimento de rotação para a esquerda. As fibras subendocárdicas e subepicárdicas estão anguladas entre 70° a 80° umas com relação às outras (Fig. 6-3). Em consequência, durante a sístole, a região subendocárdica roda em sentido horário, e a região subepicárdica em sentido anti-horário.[13] A maior distância que há entre o epicárdio e o eixo central da cavidade ventricular faz com que o movimento da região subepicárdica seja predominante. Desta maneira, a rotação da região apical durante a sístole ocorre em sentido anti-horário e se representa graficamente acima da linha de base. A região da base roda em sentido horário e se representa graficamente abaixo da linha de base, precedida de um sinal negativo. Estes movimentos produzem o efeito de "torção" entre base e ápice, como o fato de torcer uma toalha para tirar a água (Fig. 6-4).[14]

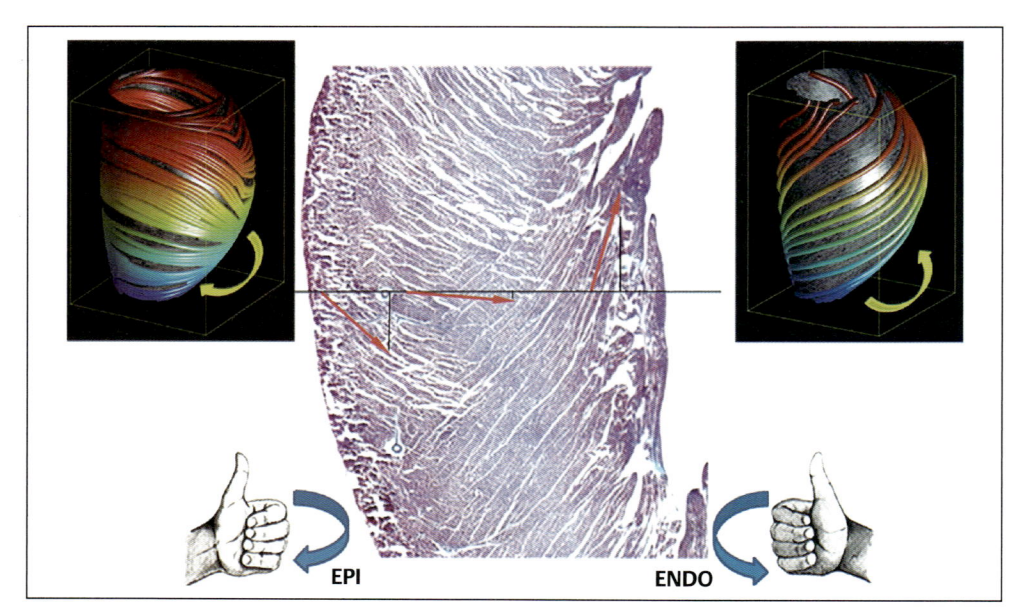

Fig. 6-3. Corte esquemático da parede do ventrículo esquerdo, onde se observam as fibras internas paralelas à superfície subendocárdica e as fibras externas oblíquas com relação à superfície epicárdica, formando um ângulo de 70°-80° entre elas. A contração das fibras subendocárdicas gera uma rotação da mão direita, e a das fibras subepicárdicas, uma rotação oposta, da mão esquerda.

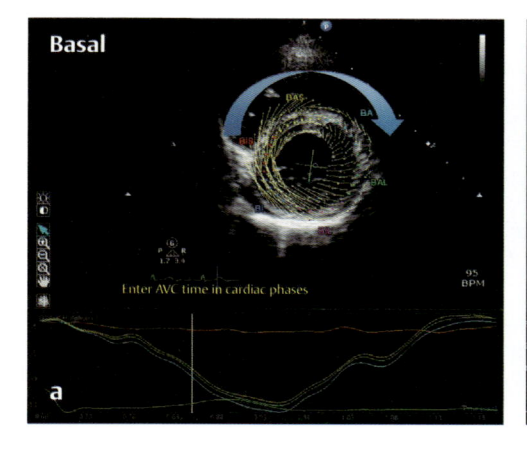

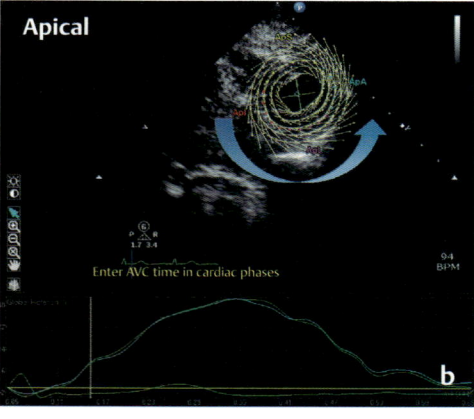

Fig. 6-4. Rotação (a) basal em sentido horário e (b) apical em sentido anti-horário. Imagens obtidas com metodologia *speckle tracking* em corte transversal do ventrículo esquerdo onde se observam a direção dos vetores de movimento e os traçados correspondentes.

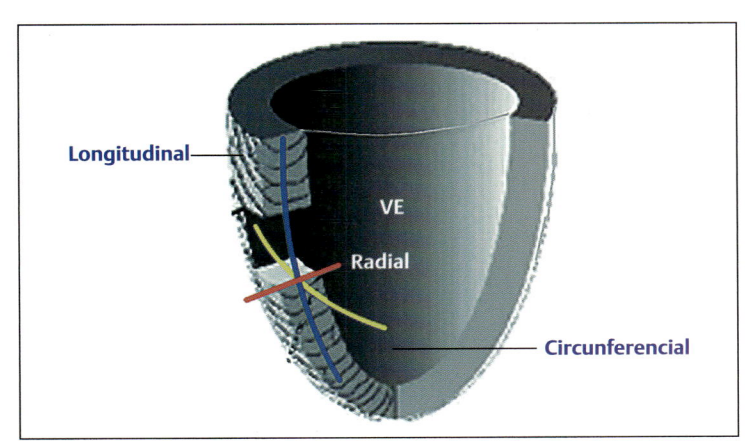

Fig. 6-5. Representação esquemática dos planos ortogonais adaptados aos planos anatômicos do VE. O eixo **y** corresponde ao eixo base-ápice e avalia o *strain* longitudinal, devendo ser obtidos pelos cortes apicais, o eixo **x**, radial, corresponde ao espessamento das paredes e deve ser analisado desde os cortes de eixo curto do VE, o eixo **z**, circunferencial, avalia a variação da circunferência e também deve ser obtido pelos eixos curtos do VE.

Quadro 6-1. *Strain* e *Strain Rate* Longitudinal do Ventrículo Esquerdo[12]

Paredes		*Strain* (%)		
		Basal	Medial	Apical
Anterior	X	−22,05	−23,79	−22,84
	sX	6,74	8,02	6,83
Anterosseptal	X	−18,43	−23,90	–
	sX	5,70	5,75	
Inferosseptal	X	−18,59	−21,80	−24,01
	sX	4,02	4,74	5,02
Inferior	X	−22,07	−21,81	−24,62
	sX	5,71	5,27	6,35
Inferolateral	X	−23,14	−22,17	−22,97
	sX	5,78	6,46	3,69
Anterolateral	X	−21,85	−21,45	–
	sX	5,99	6,00	
Ápice	X	–	–	−22,64
	sX			4,14
Todos os segmentos	X	**−20,97**	**−22,52**	**−23,42**
	sX	**2,83**	**3,42**	**2,94**

Estas rotações geram dois tipos de torção: *twist* e torção apical. Define-se como *twist* a diferença angular entre a rotação da base e a rotação do ápice do VE, expresso em graus. Define-se como torção a diferença angular do *twist* dividida pelo comprimento longitudinal sistólico da cavidade, expresso em graus por centímetro.[15]

A deformação resultante da contração helicoidal do coração deve ser aferida usando os três planos ortogonais (**y, x e z**) em cortes apicais e transversais do ventrículo esquerdo (Fig. 6-5):

- O eixo **y** corresponde ao eixo base-ápice do VE e denomina-se *strain* longitudinal.
- O eixo **x** corresponde ao espessamento das paredes, perpendicular às mesmas e denomina-se *strain* radial. É possível, ainda, avaliar o espessamento das paredes do VE desde a posição apical utilizando o eixo **x**. Denomina-se *strain* transversal.
- O eixo **z**, plano tangencial às paredes, corresponde à diminuição da circunferência da cavidade e denomina-se *strain* circunferencial.

No ventrículo direito, de forma geométrica piramidal e em crescente, as fibras miocárdicas apresentam direção predominantemente longitudinal.[16] Avalia-se a parede livre desde a posição apical de 4 câmaras. A deformação dos átrios esquerdo e direito também pode ser avaliada pelo *strain* longitudinal utilizando os cortes apicais.

Tipos de *Strain* e Valores de Referência

O *strain* longitudinal do VE é o mais utilizado, pois correlaciona-se com a função da cavidade e muitas vezes permite diagnosticar alterações subclínicas da função. Deve ser obtido desde as posições apicais de 4, 2 e 3 câmaras, de forma a avaliar todos os segmentos miocárdicos, existindo modelos de 16, 17 e 18 segmentos, os mesmos utilizados para avaliação da contratilidade segmentar. Desta forma, avalia a deformação de cada segmento em particular e determina a deformação global pela média das deformações dos segmentos analisados, sendo sensível para detectar alterações subclínicas da contratilidade miocárdica (Fig. 6-6). Por causa de haver maior número de fibras longitudinais e oblíquas na região apical do VE, a deformação longitudinal aumenta gradativamente em direção ao ápice (Quadro 6-1).[17]

O *strain* radial avalia o espessamento sistólico das paredes e diminui na direção do ápice por causa da menor quantidade de fibras circulares nessa região (Fig. 6-7). Deve ser obtido desde a posição paraesternal transversal ao nível da valva mitral (basal), ao nível dos músculos papilares (medial) e ao nível apical. Em razão de apresentar maior variabilidade e por ser influenciado pelo modelo geométrico usado para seu cálculo, atualmente é mais utilizado para avaliação do sincronismo ventricular (Quadro 6-2).[18]

O *strain* circunferencial analisa a deformação tangencial às paredes do miocárdio, evidenciada pela variação da circunferência da cavidade durante o ciclo cardíaco (Fig. 6-8). Deve ser obtido pelos cortes paraesternais transversais basal, medial e apical. Aumenta gradativamente da base para o ápice do ventrículo esquerdo (Quadro 6-3).

Os valores de referência para o *strain* longitudinal, radial e circunferencial encontram-se no Quadro 6-4 e para a mecânica rotacional e *twist* no Quadro 6-5.[19]

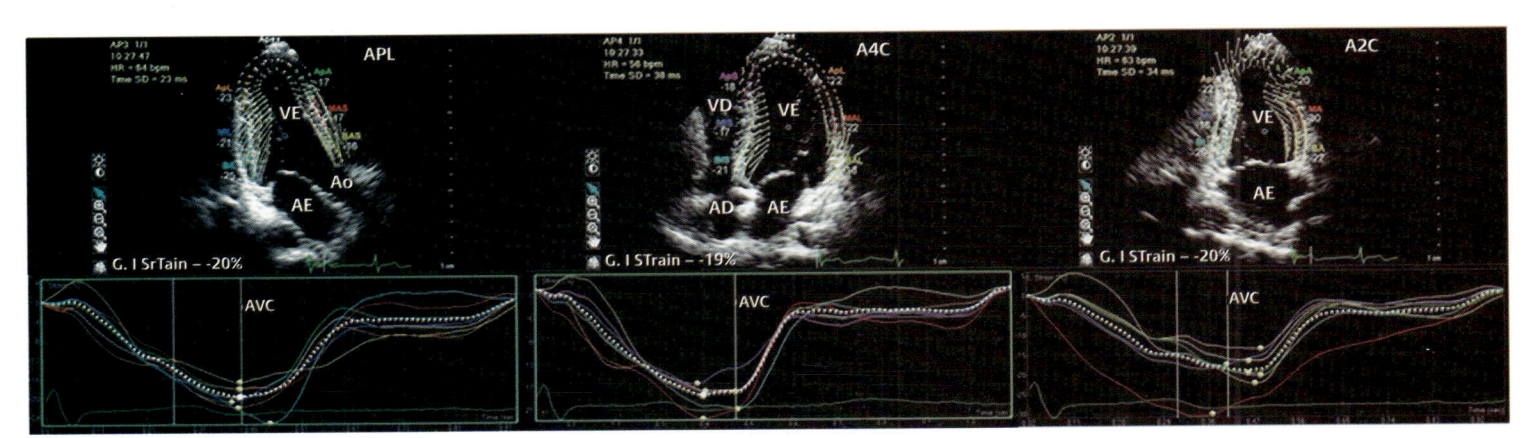

Fig. 6-6. *Strain* longitudinal do VE obtido desde a posição apical em cortes de 3 câmaras ou apical longitudinal (A3C), 4 câmaras (A4C) e 2 câmaras (A2C) e seus respectivos traçados abaixo da linha de base, permitindo a avaliação de 17 segmentos miocárdicos. GL *Strain*: *strain* longitudinal global; AVC: fechamento da valva aórtica.

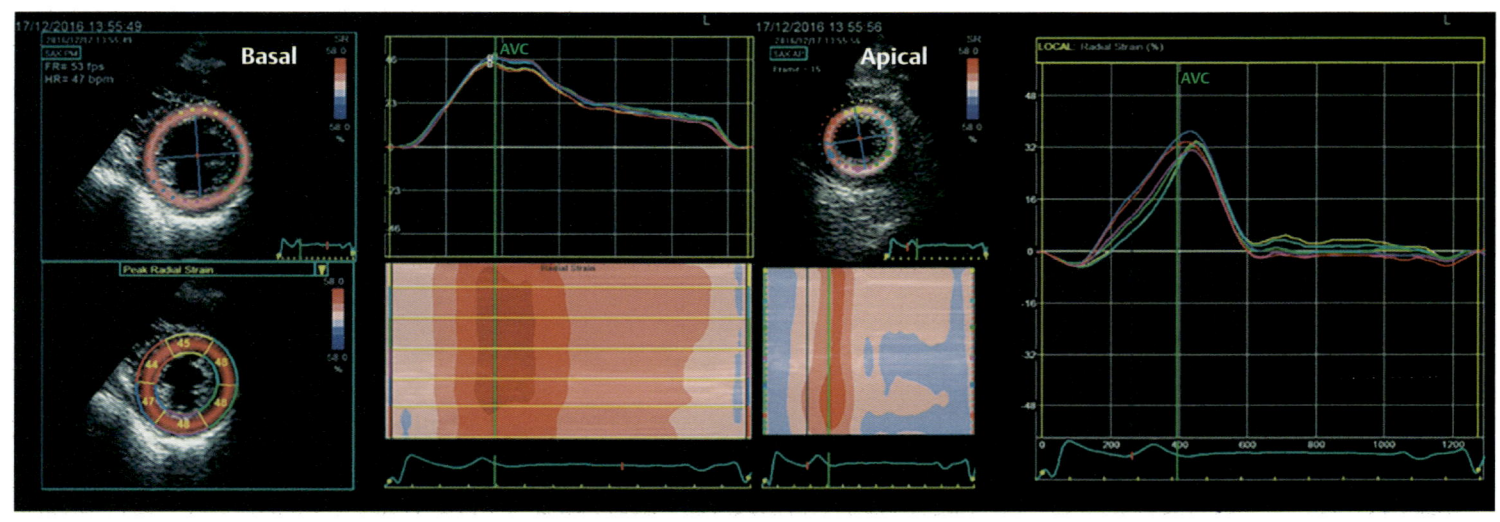

Fig. 6-7. *Strain* radial do VE obtido desde a posição paraesternal transversal com seus traçados acima da linha de base.

Quadro 6-2. *Strain* Radial Obtido em Paredes Opostas Pelo Eixo Curto do VE[12]

Paredes		Strain (%)		
		Basal	Medial	Apical
Paredes opostas	X	54,07	46,23	38,24
	sX	11,06	9,79	7,84

Quadro 6-3. *Strain* Circunferencial do VE[12]

Paredes		Strain (%)		
		Basal	Medial	Apical
Anterior	X	−19,19	−20,70	−23,72
	sX	5,90	6,75	7,33
Anterosseptal	X	−26,01	−26,74	−23,26
	sX	8,41	7,66	6,38
Inferosseptal	X	−21,99	−24,39	−
	sX	5,88	5,79	
Inferior	X	−19,49	−23,11	−23,42
	sX	5,78	7,52	7,04
Inferolateral	X	−19,33	−20,66	−24,21
	sX	5,91	5,90	7,69
Anterolateral	X	−20,05	−23,75	−
	sX	5,62	6,96	
Todos os segmentos	X	**−21,09**	**−23,23**	**−23,51**
	sX	3,95	4,18	5,63

Quadro 6-4. Valores de Referência para o *Strain* Longitudinal Global, *Strain* Circunferencial Global e *Strain* Radial Global[14]

	Longitudinal	Circunferencial	Radial
Masculino	−20,7% ± 2,0%		
Feminino	−22,1% ± 1,8%		
Geral	**−21,5% ± 2,0%**	**−22,2% ± 3,4%**	**40,1% ± 11,8%**
Valor inferior (masculino)	−16,9%	−15,4%	24,6%
Valor inferior (feminino)	−18,5%		

Quadro 6-5. Valores de Referência para a Rotação Basal, Apical e *Twist*[14]

	Geral	Masculino	Feminino
Rotação basal (graus)	−6,9 ± 3,5	−6,6 ± 3,4	−7,1 ± 3,5
Rotação apical (graus)	13,0 ± 6,5	13,2 ± 6,3	12,8 ± 6,8
Twist (graus)	20,0 ± 7,3	20,1 ± 7,4	19,9 ± 7,2

O *strain* longitudinal do VD deve ser analisado desde a posição apical de 4 câmaras modificada, de forma a visualizar melhor a parede lateral (Fig. 6-9). Em decorrência de as paredes do VD serem formadas principalmente por fibras paralelas provenientes das bandas basal e apical ascendente, quase não apresenta movimento de torção. O septo interventricular faz parte anatômica do VE, pelo que não é utilizado para avaliar a deformação do VD.[20]

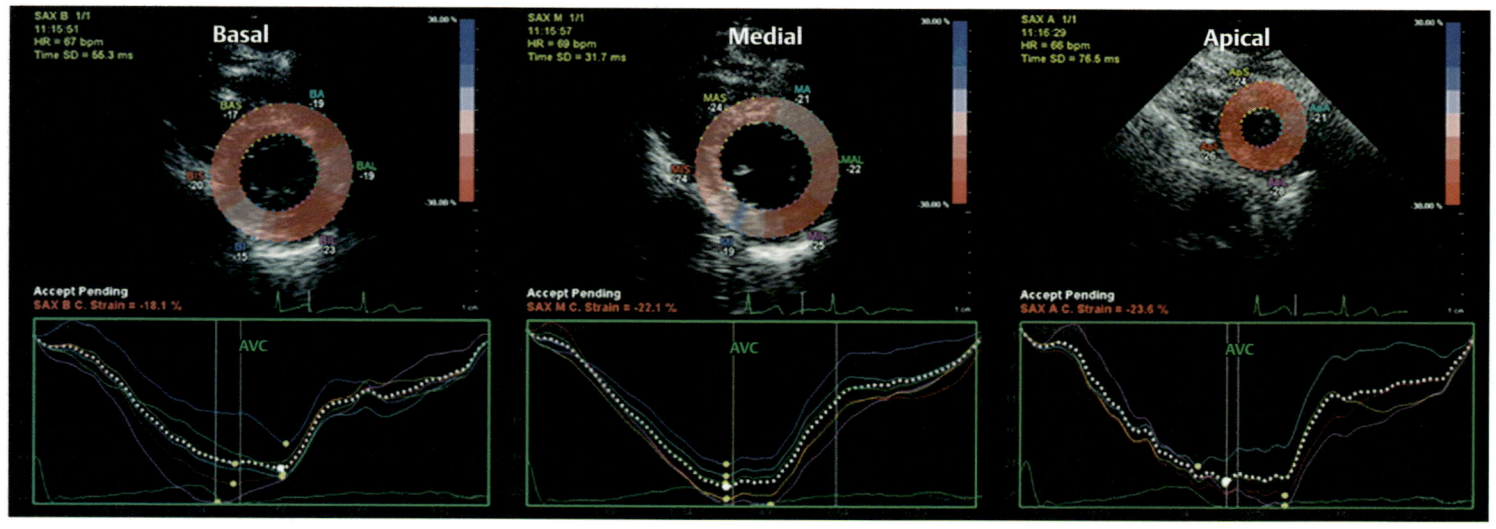

Fig. 6-8. *Strain* circunferencial do VE obtido desde as posições paraesternal basal, medial e apical com os traçados abaixo da linha de base.

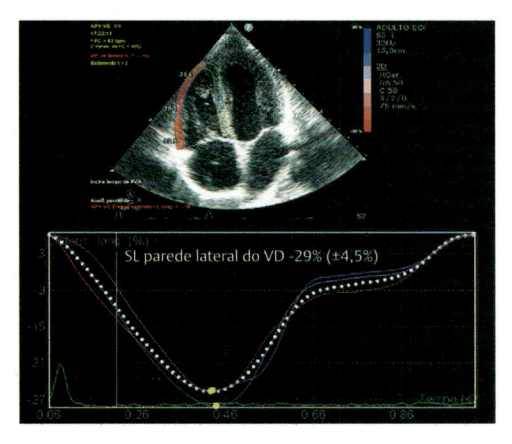

Fig. 6-9. *Strain* longitudinal da parede livre do VD obtido desde a posição apical de 4 câmaras modificado para melhor visualização da parede lateral desta cavidade.

O valor de referência é -29,0 ± 4,5% sendo considerado anormal um valor ≤ 20,0%.[21]

O *strain* longitudinal das cavidades atriais deve ser realizado desde a posição apical, 4 e 2 câmaras para o AE e de 4 câmaras para o AD. A deformação atrial apresenta três fases: reservatório, em que os átrios aumentam o volume atingindo a máxima deformação no final da sístole ventricular. Após a abertura da valva mitral, o volume atrial se transfere para os ventrículos, constituindo a fase de conduto. Finalmente, a contração atrial finaliza o esvaziamento da cavidade atingindo o mínimo volume e deformação na fase de bomba. Os valores de referência para o *strain* do AE encontram-se na Figura 6-10.[22] Para o AD os valores não foram definitivamente estabelecidos, mas podem ser considerados semelhantes aos encontrados no AE. Em estudo realizado em 129 atletas de elite do sexo feminino encontramos o valor de 46,19 ± 10,04% para o AE e de 45,28 ± 9,96% para o AD.[23]

Obtenção das Imagens Ecocardiográficas para Análise da Deformação

Algumas recomendações são importantes para a correta interpretação das imagens ecocardiográficas destinadas à avaliação do *strain* cardíaco:[24]

- O eletrocardiograma (ECG) deve ser obtido com traçado de boa qualidade, sem oscilações nem interferências, pois ele será utilizado pelo sistema para localizar o início do ciclo. Em casos com fibrilação atrial ou arritmias, procurar obter intervalos R-R semelhantes. Quando há marca-passo conduzindo, geralmente o sistema identificará a espícula como sendo a onda R, resultando em um traçado de má qualidade ou ilegível. Procurar mudar a derivação do ECG ou a posição dos eletrodos para minimizar o efeito da espícula. Existem atualmente *softwares* que analisam a deformação sem necessidade do ECG, podendo ser determinados os quadros inicial e final pelo usuário. Isto possibilita, por exemplo, a realização de exames de deformação no coração fetal.
- É conveniente utilizar o momento de fechamento da valva mitral como referência.
- Os sistemas de redução automática de ruídos da imagem devem ser desligados, pois interferem no posicionamento dos *pixels*. É importante ressaltar que os *speckles* são o resultado da interferência acústica entre os pequenos ecos gerados em uma porção do miocárdio e mudam com a alteração da frequência do transdutor. Por este motivo não se deve alterar a configuração do equipamento durante a aquisição de imagens para realizar o *strain*, não se deve modificar a frequência do transdutor durante o exame (mudanças entre as modalidades de resolução, tecido e penetração), não se deve inserir ou retirar a harmônica durante a aquisição das imagens e não se deve modificar a profundidade.
- A frequência cardíaca do paciente deve-se manter aproximadamente igual em todas as aquisições (apical de 3 câmaras, apical de 4 câmaras, apical de 2 câmaras e nos cortes transversais ao nível mitral, dos músculos papilares e do ápice). Alguns *softwares* toleram apenas 10% de variação da frequência cardíaca.
- A frequência de repetição de quadros do equipamento (*frame-rate*) deve ser calibrada entre 40 e 80 quadros por segundo. De forma prática, pode-se calcular o *frame-rate* para ser maior ou igual a 70% da frequência cardíaca.
- Durante a captura da borda endocárdica não se devem incluir os músculos papilares, deixando a espessura do miocárdio com a borda epicárdica sempre por dentro da imagem do pericárdio. Quando há calcificação do anel mitral ou de outras áreas, procurar afastar um pouco o início do traçado dessa região. Sempre verificar, com a imagem em movimento, que os pontos endocárdicos tenham sido corretamente capturados (Vídeo 6-1). Evitar que os segmentos do miocárdio fiquem posicionados por fora do setor de imagem. Estes segmentos não serão capturados e irão provocar diminuição da deformação (Fig. 6-11). Caso não seja possível obter bom posicionamento, o segmento poderá ser excluído. Até 3 segmentos podem ser excluídos em um estudo desde a posição apical (sempre que não haja 2 subjacentes) e até 3 segmentos no eixo curto paraesternal.[15]
- Como o resultado depende da qualidade da imagem obtida durante a aquisição, ela deve ser o melhor possível, procurando situá-la no centro do setor. No eixo curto paraesternal sempre manter a imagem do VE o mais circular possível, podendo-se deslocar o transdutor um ou dois espaços intercostais para o ápice.
- Para realizar o *strain* do VD deve-se deslocar o feixe ultrassônico medialmente, desde a região apical, centralizando a cavidade e posicionando a parede lateral no setor de imagem. Para a obtenção dos traçados traceja-se a borda endocárdica ignorando as trabeculações e a banda moderadora. A largura de região de análise deve ser reduzida, adaptando-a à menor espessura do VD.
- Para realizar o *strain* dos átrios inicia-se o tracejado da borda interna da cavidade na máxima sístole e diminui-se a largura da área de interesse para adaptá-la à pequena espessura da parede atrial.
- Considera-se o verdadeiro *strain* longitudinal, do ponto de vista fisiológico, o que ocorre no momento do fechamento aórtico.

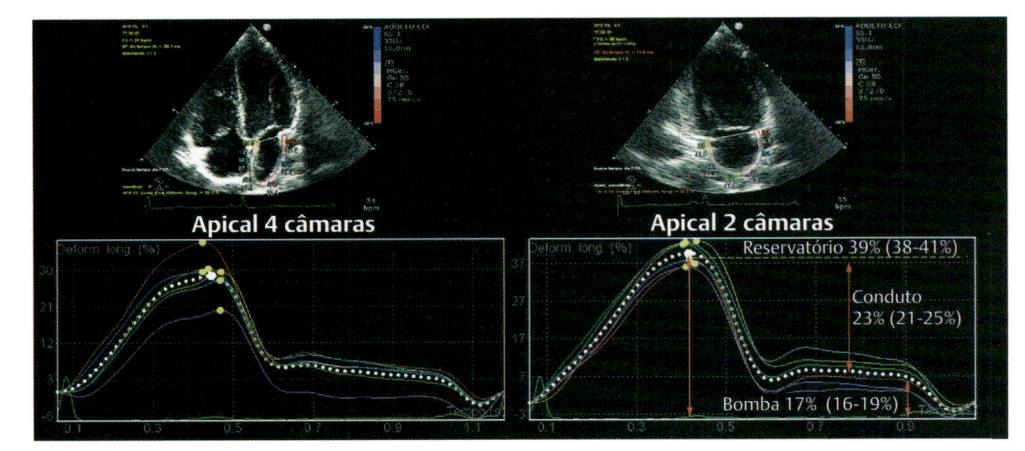

Fig. 6-10. *Strain* longitudinal do AE obtido desde a posição apical de 4 câmaras. A linha pontilhada representa a média dos valores de todos os segmentos. Os valores de referência são: fase de reservatório 39% (38-41%), fase de conduto 23% (21-25%) e fase de bomba 17% (16-19%).

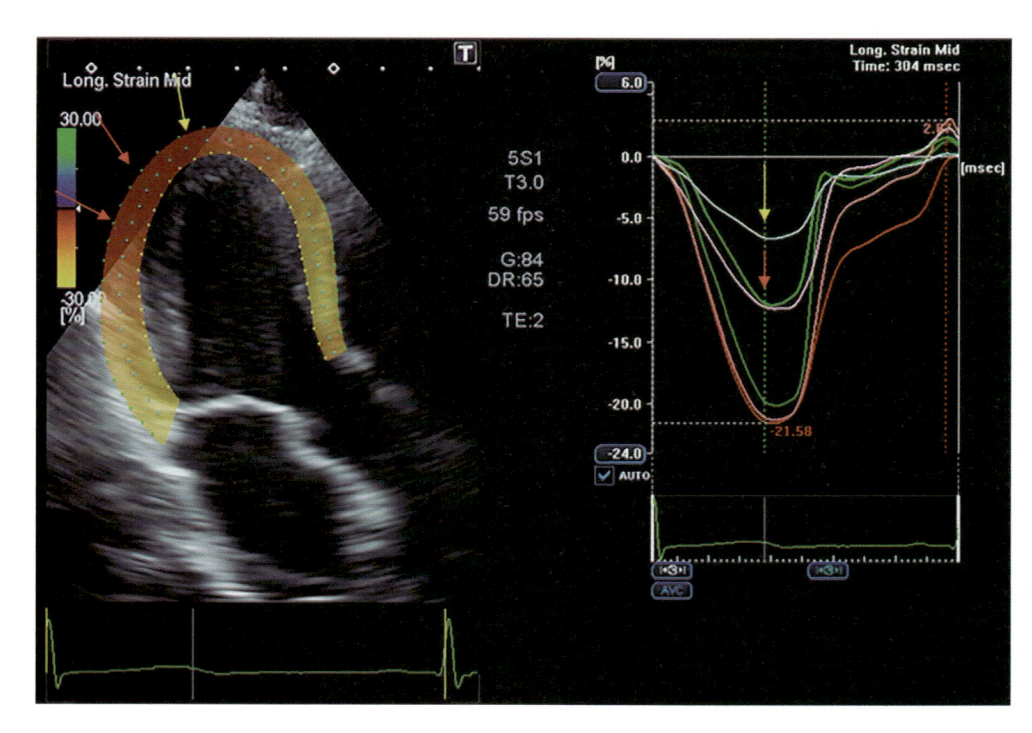

Fig. 6-11. Posição apical de 3 câmaras mostrando vários segmentos miocárdicos fora do setor de imagem (setas). Nos traçados à direita observa-se a incorreta quantificação do *strain* longitudinal destes segmentos.

Deformação pós-sistólica pode ocorrer em alguns segmentos, porém, ficando próxima ao fechamento aórtico. O fechamento da valva aórtica pode ser determinado medindo-se o tempo entre o QRS do ECG e o final do fluxo aórtico ou da via de saída do VE ou, quadro a quadro na posição apical de 3 câmaras, no quadro em que a valva aórtica fecha (Fig. 6-12).

- Uma forma bastante prática de apresentar os resultados da deformação é utilizando os mapas polares, conhecidos como *bulls eye*, onde são representados todos os segmentos miocárdicos basais, mediais e apicais (Fig. 6-13). Esta forma de apresentação permite uma rápida avaliação da deformação segmentar e pode ser útil para identificar vários tipos de cardiopatias.[25]

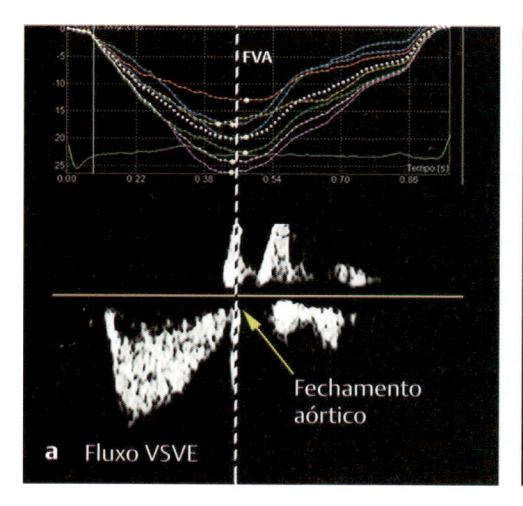

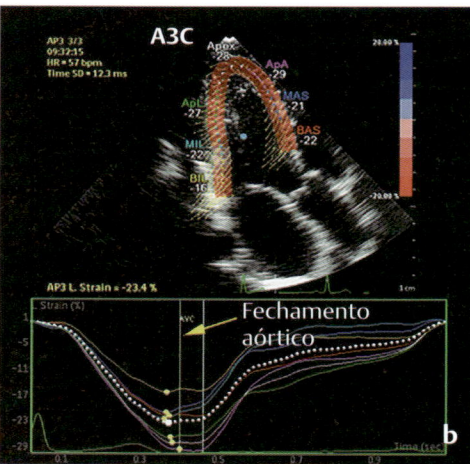

Fig. 6-12. Determinação do fechamento da valva aórtica. (**a**) Medindo-se o tempo entre o QRS do ECG e o final do fluxo da via de saída do VE (VSVE). (**b**) Determinando o quadro de imagem em que ocorre o fechamento da valva aórtica.

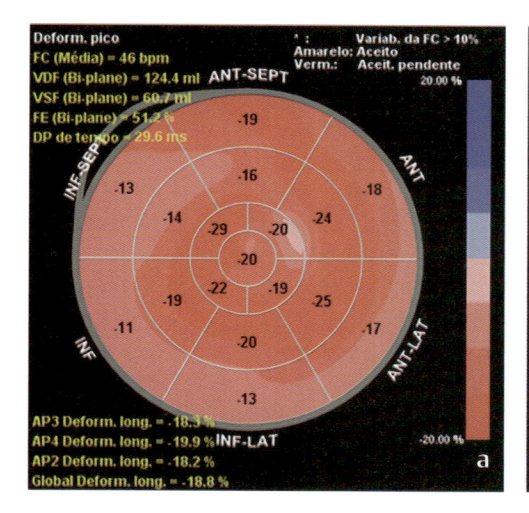

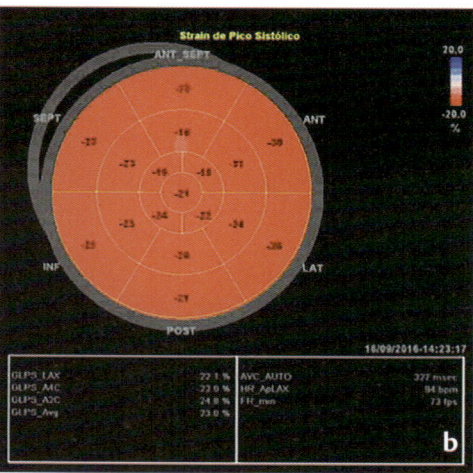

Fig. 6-13. Mapas polares (*bulls eye*) obtidos de *strain* longitudinal em paciente com miocardiopatia hipertensiva (**a**), onde se observa diminuição da deformação nas regiões basais das paredes inferosseptal, inferior, inferolateral e anterolateral. (**b**) Mapa polar realizado em indivíduo normal, onde todos os segmentos apresentam aparência homogênea.

Principais Aplicações do Strain

Uma das primeiras aplicações do *strain* miocárdico foi para determinação da função ventricular, observando-se excelente correlação com os demais métodos de imagem, como a fração de ejeção determinada pelo ecocardiograma tridimensional e a fração de ejeção derivada do escore de contratilidade miocárdica, com valor de R^2 de 0,89 e 0,90 respectivamente.[26] Recentemente a função ventricular esquerda com base na fração de ejeção tem sido reclassificada utilizando o *strain* longitudinal global, que adiciona valor prognóstico, especialmente em pacientes sintomáticos com fração de ejeção preservada, pacientes com miocardiopatia hipertrófica, hipertensos e na detecção precoce de cardiotoxicidade, onde se detecta disfunção subclínica mesmo antes da alteração da fração de ejeção (Fig. 6-14).[27] Outros autores sugerem que o *strain* longitudinal global deva ser incorporado a todos os exames ecocardiográficos em pacientes com insuficiência cardíaca.[28]

Estudos recentes evidenciaram a variação de parâmetros ecocardiográficos com as mudanças da pré-carga, entre os quais a velocidade do anel mitral com Doppler tecidual e a deformação longitudinal e circunferencial global.[29] O estudo, realizado em astronautas utilizando *tilt test* para simular diversos graus de carga gravitacional, considerando a posição supina de 0° como 0 G e a inclinação de 80° como 0,99 G, mostrou diminuição gradativa da onda é do anel mitral (variação de 10,8 cm/s a 0° para 6,6 cm/s a 80°, p < 0,001), do *strain* longitudinal (variação de -19,8% a 0° para -14,7% a 80°, p < 0,001) e do *strain* circunferencial (variação de -29,2% a 0° para -26% a 80°, p < 0,001). Estes dados indicam a necessidade de especificar em que condições de carga os traçados de *strain* foram obtidos, já que as variações excedem 25%.

Outra importante aplicação é no diagnóstico diferencial das cardiomiopatias hipertróficas. Nas formas genéticas os segmentos hipertróficos apresentam maior diminuição da deformação e, conforme o grau de acometimento, o *strain* longitudinal global pode ser normal ou diminuído. Assim, a miocardiopatia hipertrófica septal obstrutiva apresenta diminuição do *strain* nos segmentos basais das paredes anterosseptal e anterior, enquanto a miocardiopatia hipertrófica apical apresenta maior diminuição da deformação nos segmentos apicais (Fig. 6-15). Nas hipertrofias adquiridas da hipertensão arterial e da estenose aórtica a diminuição do *strain* é mais difusa, apresentando um padrão de distribuição irregular, não relacionado com os territórios de irrigação miocárdica. O atleta pode apresentar diversos graus de hipertrofia, concêntrica nas modalidades isométricas (halterofilismo, por exemplo) e excêntrica nas modalidades isotônicas (maratona), mas com deformação normal ou supernormal (Fig. 6-16).[30]

Nas miocardiopatias restritivas e infiltrativas, caracterizadas por dilatação atrial, padrão de enchimento diastólico restritivo e função ventricular relativamente preservada ou pouco diminuída, conforme a etiologia, o padrão de deformação predominante é a relativa preservação do *strain* nos segmentos apicais. A amiloidose é a mais frequente das miocardiopatias infiltrativas e, geralmente, apresenta aumento de espessura das paredes com aspecto de "vidro fosco" ao ecocardiograma bidimensional, dilatação atrial, padrão de enchimento restritivo e diminuição do *strain* longitudinal global com relativa preservação apical (*apical sparing*). Como é uma doença progressiva, dependendo do estágio em que o exame é realizado pode haver desde preservação até importante diminuição dos parâmetros de função ventricular (Fig. 6-17, Vídeo 6-2).[31]

O *strain* cardíaco apresenta importante papel na avaliação da função ventricular nas valvopatias, detectando a disfunção sistólica subclínica pela diminuição do *strain* longitudinal global mesmo antes da redução da fração de ejeção, com valor prognóstico na evolução pós-operatória das diversas valvopatias. Em casos com maior descompensação miocárdica observa-se diminuição do *strain* circunferencial, da rotação apical e do *twist*. Todas as alterações da deformação parecem ser fortemente influenciadas pelas condições

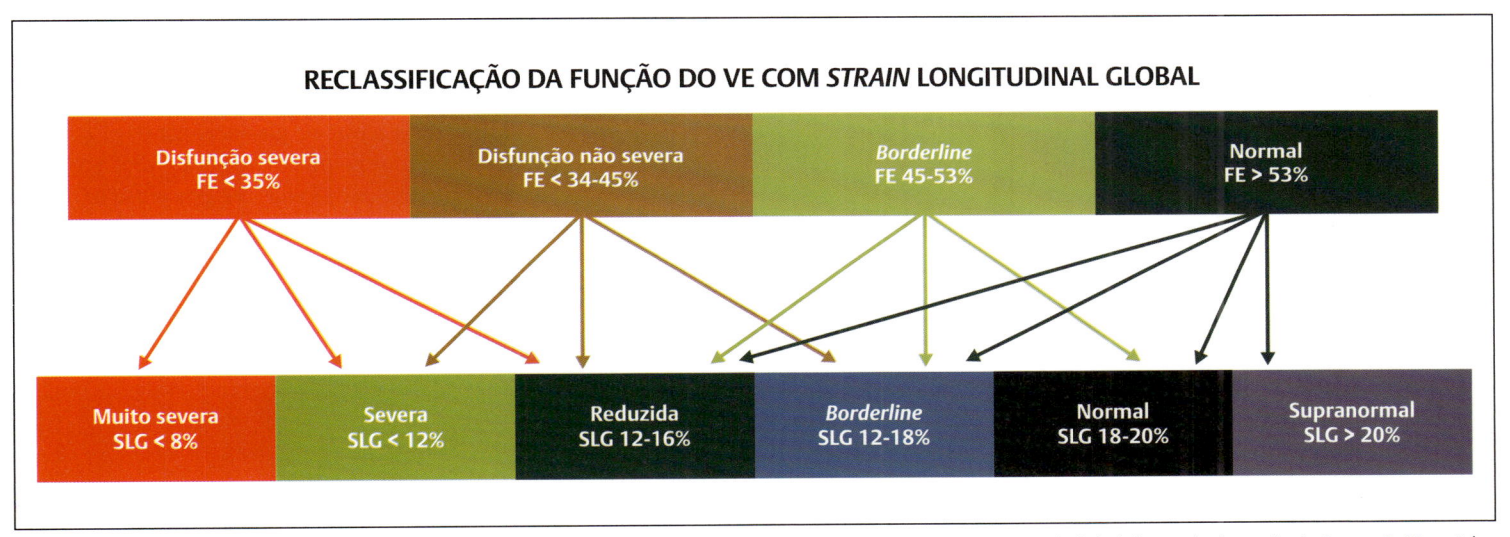

Fig. 6-14. Reclassificação da função ventricular esquerda combinando a fração de ejeção com o *strain* longitudinal global do VE. (Adaptada de Potter E, Marwick TH. J Am Coll Cardiol Img. 2018;11:260.)[27]

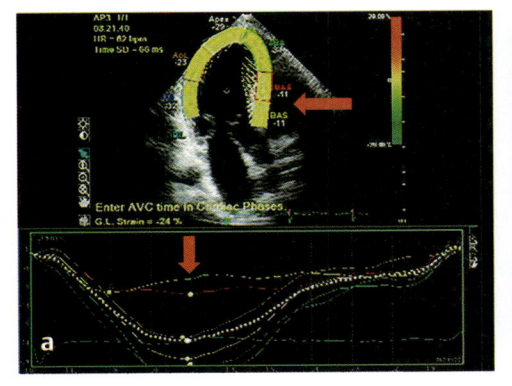

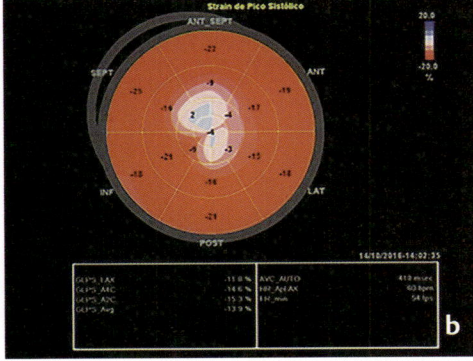

Fig. 6-15. (a) Deformação miocárdica em paciente com miocardiopatia hipertrófica obstrutiva apresentando *strain* longitudinal na posição apical de 3 câmaras normal (-24%), porém, com acentuada diminuição nos segmentos basal e medial da parede anterosseptal (setas). (b) Mapa polar de paciente portador de miocardiopatia hipertrófica apical onde se observa importante diminuição da deformação nos segmentos apicais.

da carga e pela alteração do fluxo pelas valvas estenóticas ou regurgitantes que modificam o padrão de vorticidade normal.[32]

Na identificação da disfunção diastólica com fração de ejeção preservada a avaliação do *strain rate* diastólico precoce (*strain rate* da onda é), o *strain rate* do TRIV (tempo de relaxamento isovolumétrico) e o *strain* longitudinal do AE permitem diferenciar os diversos graus de disfunção, sendo particularmente úteis na reclassificação de pacientes com disfunção diastólica indeterminada.[33,34]

Na seleção de pacientes para terapia de ressincronização miocárdica, a avaliação do sincronismo intraventricular com *strain* radial faz parte do conjunto de multimodalidades de análise (ecocardiografia, ressonância magnética, eletrocardiografia e tomografia computadorizada) recomendado atualmente pelas sociedades de cardiologia.[35] Diferenças maiores de 130 ms entre as paredes do miocárdio analisadas pelo *strain* radial são indicativas de dissincronia.[36]

No prognóstico de arritmias pós-infarto do miocárdio, o conceito de dispersão mecânica (desvio-padrão dos tempos entre o QRS do ECG e a deformação longitudinal de todos os segmentos miocárdicos) e o tempo de máxima deformação (tempo entre o QRS do ECG

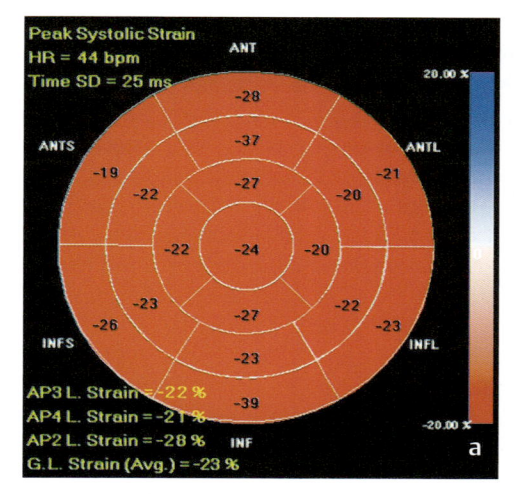

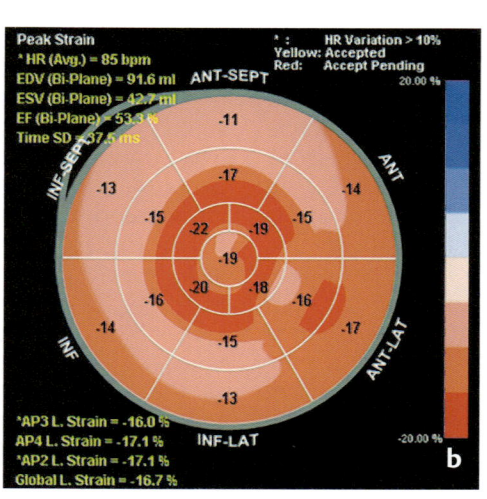

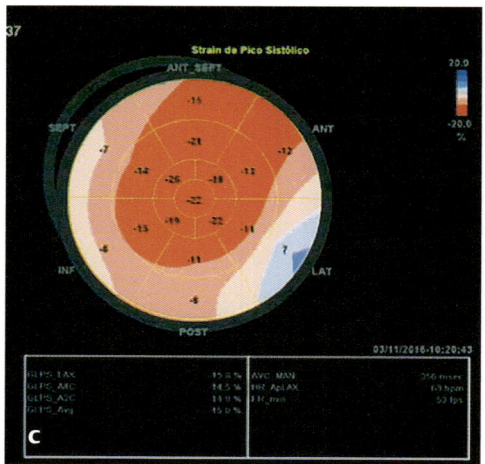

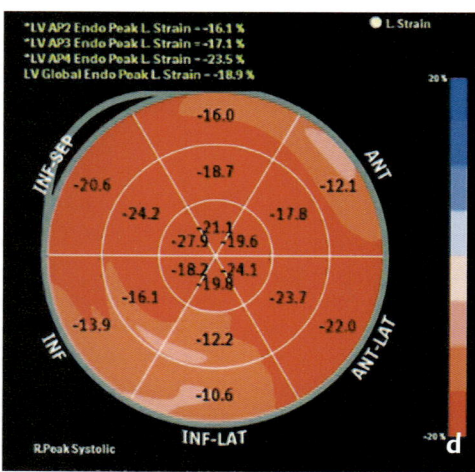

Fig. 6-16. (**a**) Mapa polar de maratonista do sexo feminino, 43 anos, com hipertrofia excêntrica (índice de massa 112 g/m², espessura relativa 0,31), apresentando *strain* longitudinal global normal. (**b**) Mapa polar de paciente hipertenso com remodelamento concêntrico do VE, evidenciando discreta diminuição do *strain* longitudinal global com distribuição irregular. (**c**) Mapa polar em paciente com cardiomiopatia hipertensiva e hipertrofia concêntrica do VE moderada evidenciando diminuição do *strain* longitudinal global com relativa preservação dos segmentos mediais e apicais. (**d**) Mapa polar em paciente com estenose aórtica moderada (gradiente médio de 34 mmHg, área valvar de 1,1 cm²) com discreta diminuição do *strain* longitudinal global com distribuição irregular.

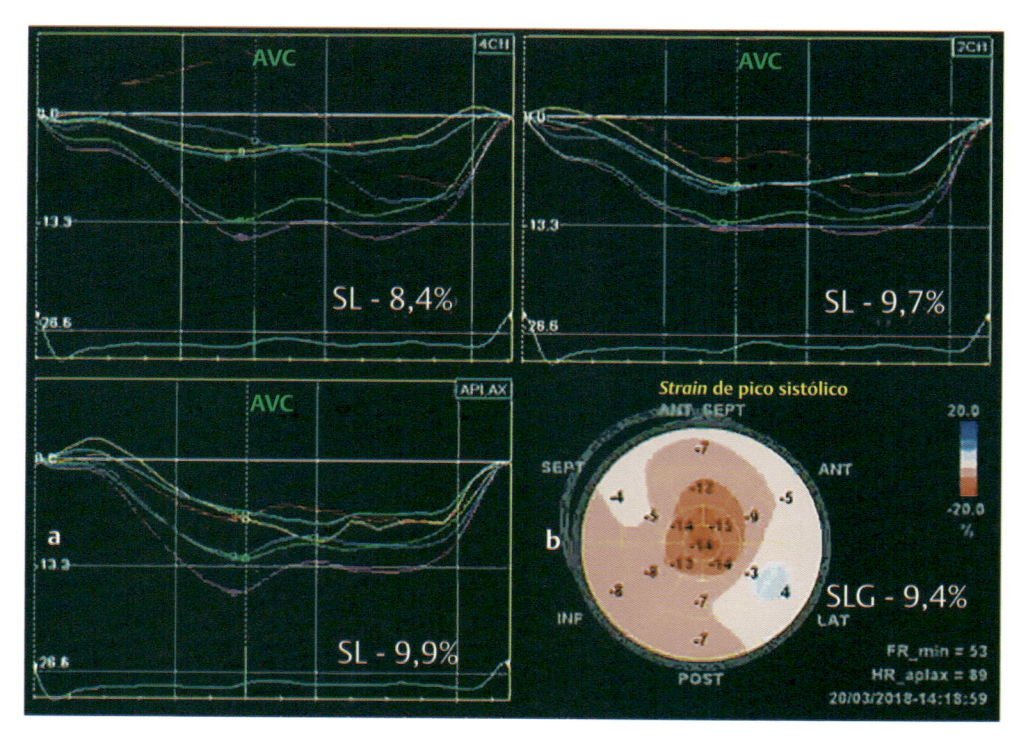

Fig. 6-17. *Strain* longitudinal global em paciente portador de amiloidose em estado avançado, com fração de ejeção de 38%, relação E/e' de 17,2, dilatação do AE (54,7 mL/m²) e espessura de septo e parede de 15 e 16 mm respectivamente. Observa-se importante redução do *strain* longitudinal global com relativa preservação apical (*apical sparing*).

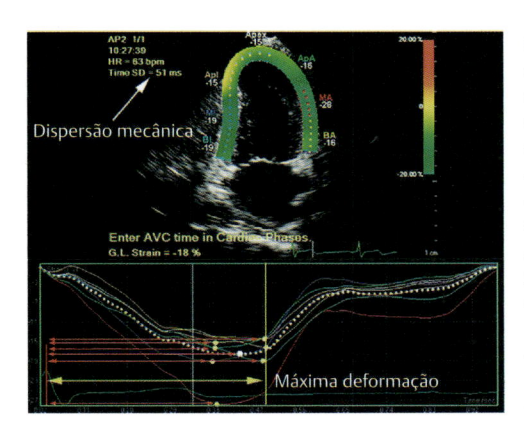

Fig. 6-18. Cálculo da dispersão mecânica (setas vermelhas) e do tempo de máxima deformação (seta amarela) em corte apical de 2 câmaras com *strain* longitudinal. A determinação deve ser realizada pelo desvio-padrão das médias da deformação de todos os cortes apicais, de 3, 4 e 2 câmaras.

e o segmento que apresenta a deformação mais tardia) se correlacionam fortemente com a ocorrência de arritmias após o infarto do miocárdio, sendo utilizado, em alguns serviços, como critério para indicação de cardiodesfibrilador implantável (Fig. 6-18).[37]

A integração das medidas de pressão arterial sistólica e dos intervalos de abertura e fechamento da valva mitral nos traçados de *strain* longitudinal possibilita a avaliação do trabalho miocárdico global e segmentar, o que acrescenta valor prognóstico importante na detecção, por exemplo, de áreas isquêmicas em pacientes com dor torácica, possibilitando o tratamento precoce da isquemia miocárdica pela angioplastia transluminal coronária ou pela trombólise química, reforçando os conceitos de área de risco funcional.[38]

Com relação à detecção de insuficiência cardíaca subclínica em pacientes submetidos a tratamento quimioterápico, existem recomendações específicas para a utilização do *strain* longitudinal global.[39] O tempo transcorrido entre o início da insuficiência cardíaca e a instituição do tratamento é crucial para a recuperação dos pacientes que utilizam antracíclicos, estes responsáveis por alterações irreversíveis dos miócitos. Como a deformação miocárdica se altera mais precocemente que a fração de ejeção, esta última tida como padrão ouro para a detecção de cardiotoxicidade, uma diminuição maior que 15% do *strain* longitudinal com relação ao valor achado no exame realizado antes do início do tratamento é indicativa de disfunção ventricular requerendo tratamento da insuficiência cardíaca. A introdução da rotação apical e do *twist* parece detectar mais precocemente a disfunção cardíaca subclínica.[40]

O *strain* miocárdico também é utilizado na avaliação de pacientes submetidos à radioterapia, onde ocorre alto índice de alterações cardiovasculares tardias relacionadas com a dose de radiação, principalmente quando irradiado o tórax, como ocorre no linfoma, câncer de mama, câncer de pulmão e seminoma.[41] As alterações mais frequentes são doença arterial coronariana (incidência de 10% em 10 anos para linfoma Hodgkin), valvopatias por fibrose, infiltração e calcificação das cúspides (incidência de 81% em 10 anos), pericardite (incidência de 10% em necropsias), miocardiopatias dilatadas e restritivas (incidência de 5 a 14%) (Fig. 6-19) e distúrbios de condução (arritmias, bradicardia do nó atrioventricular, bloqueios, síndrome do nó sinusal, síndrome do Q-T longo). Cardiopatias prévias, diabetes, dislipidemia e tabagismo são fatores predisponentes. Após a radioterapia os pacientes devem ser controlados anualmente, 5 anos e até 10 anos após o procedimento, conforme recomendação das sociedades internacionais de ecocardiografia.[42]

DEFORMAÇÃO MIOCÁRDICA NA DOENÇA ARTERIAL CORONARIANA E DOENÇA DE CHAGAS

Avaliação da Deformação Miocárdica na Doença Arterial Coronariana

A ecocardiografia não é utilizada para a visibilização direta das obstruções em artérias coronárias, mas por ser uma técnica que possibilita aquisição de imagens em tempo real de praticamente todas as paredes do ventrículo esquerdo, conseguimos detectar alterações da contratilidade, segmentares ou difusas, que permitem a suspeita diagnóstica de isquemia e as complicações dela decorrentes.[43]

Com a incorporação da técnica do *speckle tracking* para o estudo da deformação miocárdica a ecocardiografia deu um grande salto na avaliação dos pacientes com doença arterial coronariana, tanto para seu diagnóstico, como para o acompanhamento evolutivo, detecção de complicações e acompanhamento terapêutico.

Sabendo que a cascata isquêmica começa com a heterogeneidade de fluxo no subendocárdio, onde preponderam as fibras longitudinais, e que a deformação longitudinal pode ser muito bem quantificada pela técnica do *speckle tracking*, principalmente aos cortes apicais, fica clara a capacidade em detectar alterações precoces da contratilidade pela medida do *strain* em indivíduos com isquemia miocárdica.[44]

Apesar de os *Guidelines* atuais não recomendarem o uso da quantificação da deformação regional pela falta de valores de referência, baixa reprodutibilidade e ainda relativa variação interfabricante, acreditamos que a experiência pessoal permite valorizar alterações da deformação regional em pacientes com forte suspeita de doença coronariana ou com motivos claros para isquemia e alteração segmentar da função sistólica (Fig. 6-20). Mesmo assim, ainda devemos sempre ter em mente que alterações regionais da deformação podem representar áreas de inflamação ou fibrose. É importante lembrar também que as alterações regionais de origem isquêmica devem coincidir com os territórios de irrigação das artérias coronárias (Fig. 6-21, Vídeo 6-3). Às vezes observamos valores do *strain* diminuídos em determinados segmentos, mas que não passam de artefatos

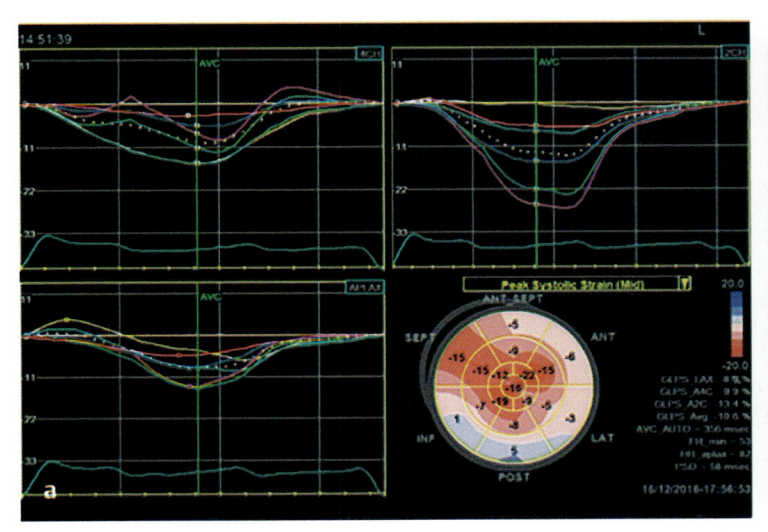

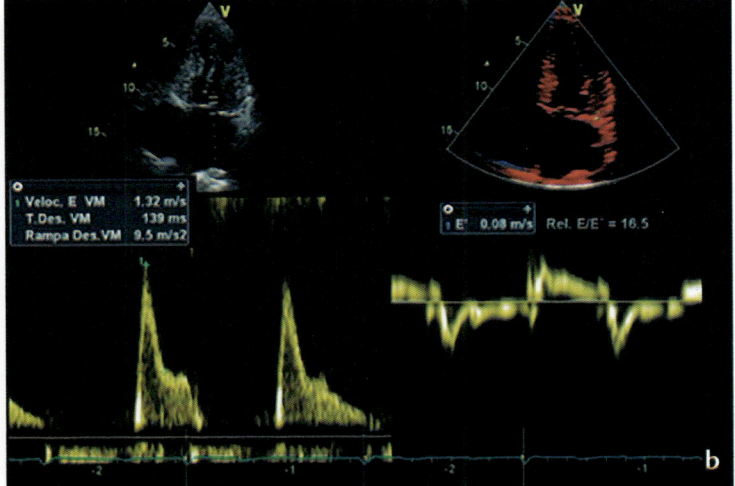

Fig. 6-19. Ecocardiograma realizado em paciente de 86 anos, hipertenso, submetido à RT por carcinoma de pulmão há 15 anos, que apresenta dispneia progressiva aos pequenos e médios esforços, ortopneia, edema de MMII, hepatomegalia dolorosa e tosse seca, apresentando sinais de miocardiopatia restritiva. Velocidade de refluxo tricúspide = 2,81 m/s; volume do AE = 81 mL (48 mL/m²).

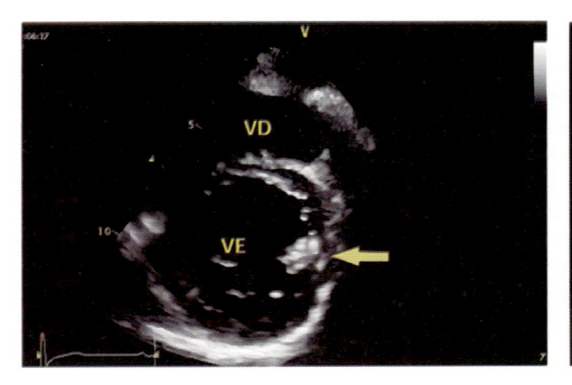

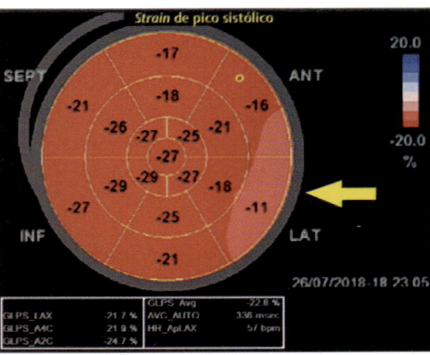

Fig. 6-20. Paciente operada de origem anômala da artéria coronária esquerda do tronco pulmonar aos 7 meses quando se encontrava em franca insuficiência cardíaca. No pós-operatório evoluiu com melhora da função ventricular, mas observou-se uma área de fibrose na região do músculo papilar anterolateral (seta superior) e incompetência mitral isquêmica residual. Na evolução tardia, observamos normalização da contratilidade, porém, os valores do *strain* naquela região mantiveram-se diminuídos (seta inferior). Esse é um exemplo onde a alteração da deformação regional pode e deve ser valorizada. No último acompanhamento dessa paciente, aos 15 anos de idade, houve completa normalização da contratilidade e do *strain*, apesar de ainda manter sinais de fibrose no músculo papilar. VD: ventrículo direito; VE: ventrículo esquerdo.

produzidos por imagem ruim do eco bidimensional, interferência do pulmão etc. É fundamental que a imagem bidimensional seja de alta qualidade para que tenhamos curvas de *strain* fidedignas e confiáveis.

Liang *et al.* mostraram que um valor de *strain rate* longitudinal de -0,83 s^{-1} obtido no eco de repouso poderia predizer estenose coronariana maior que 70% com sensibilidade de 85% e especificidade de 64%, atestando que mesmo em repouso podemos observar atenuação da mecânica ventricular em portadores de doença coronariana.[45]

Em pacientes infartados os valores do *strain* devem estar significativamente reduzidos na região comprometida e se correlacionam muito bem com a massa infartada e a fração de ejeção.[46-48] Na doença arterial coronariana (DAC) crônica o valor do *strain* longitudinal global é ainda superior à fração de ejeção na identificação de infartos pequenos e médios. Além disso, é um preditor de desfecho superior à fração de ejeção e ao escore de motilidade de parede (WMSI) e, possivelmente, se tornará o melhor método para avaliação da função sistólica global do ventrículo esquerdo num futuro próximo.[49]

Com relação à ecocardiografia sob estresse, o uso do *strain* ainda é limitado (não apenas pelas dificuldades técnicas, mas também pelo frequente uso do contraste nesse exame que atrapalha a técnica do *speckle tracking*). Ainda assim, a comparação dos mapas polares (*Bull's Eye*) em repouso e no pico do esforço pode ajudar bastante na identificação de novas áreas de diminuição da contratilidade, principalmente naqueles pacientes que já apresentavam alterações contráteis em repouso e com janelas subótimas onde, muitas vezes, a análise da contratilidade ao estudo bidimensional é bastante difícil (Fig. 6-22).

Vários trabalhos também demonstram a utilização do *speckle tracking* na detecção de viabilidade miocárdica pela quantificação do *strain* longitudinal ou radial isoladamente ou em associação à dobutamina em baixas doses.[50-52] Tanimoto *et al.* concluíram que o *strain* transmural é um método útil e acurado para avaliar a viabilidade miocárdica à beira do leito quando comparado à ressonância magnética cardíaca.[53] Gjesdal *et al.* avaliaram pacientes pós-infarto com *speckle tracking* e demonstraram que o *strain* longitudinal de pico sistólico foi capaz de separar miocárdio infartado de não infartado (viável) comparando à ressonância magnética cardíaca contrastada.[54]

O valor do *strain* longitudinal global (GLS) medido nos cortes apicais parece ser o mais robusto parâmetro de deformação miocárdica e tem-se mostrado uma importante ferramenta diagnóstica e prognóstica, além de ter melhor reprodutibilidade quando comparado a outros índices de deformação miocárdica.

Em nossa opinião, uma das principais utilidades da avaliação da deformação miocárdica pela técnica do *speckle tracking* em portadores de doença arterial coronariana está no seu acompanhamento evolutivo. É muito confortável e informativo comparar os mapas

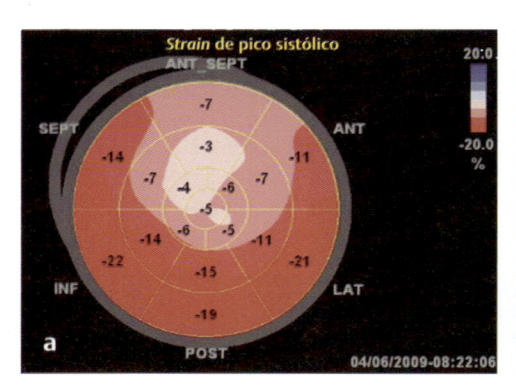

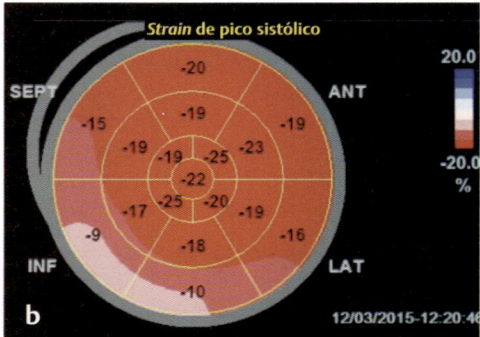

Fig. 6-21. Valores do *strain* diminuídos em território da artéria coronária esquerda (**a**) e em território de artéria coronária direita (**b**).

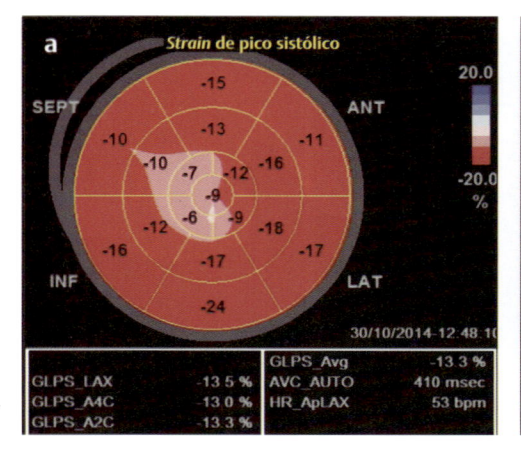

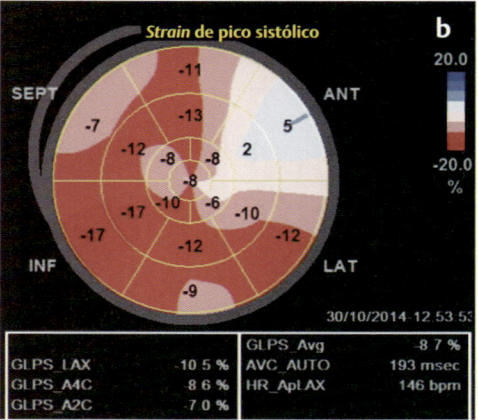

Fig. 6-22. Mapas polares de *strain* longitudinal durante ecocardiograma sob estresse com dobutamina, (**a**) no repouso e (**b**) no pico do esforço. Observa-se significativa piora da contratilidade da parede anterior. O *strain* longitudinal global foi de -13,3% no repouso para -8,7% no pico do esforço.

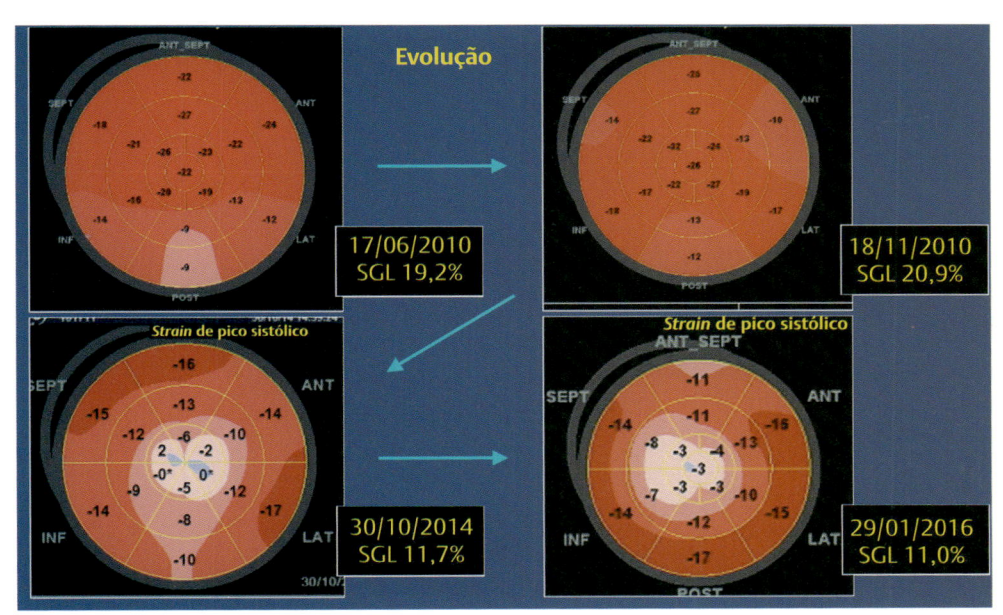

Fig. 6-23. Exames consecutivos de um paciente coronariano que teve seu primeiro infarto em abril de 2010 exibindo valores do *strain* levemente diminuídos em território da artéria coronária direita e que mostrou discreta melhora no exame de novembro de 2010, ambos com o *strain* longitudinal global preservado (-19,2% e -20,9%). Em outubro de 2014 sofreu novo infarto, agora em território de artéria descendente anterior, comprometendo a região apical. O *strain* longitudinal global caiu para -11,7% e se manteve assim até janeiro de 2016 (-11%).

polares de *strain* em estudos sequenciais para entender como está a evolução da doença, seja pelos valores do *strain* regionais para saber se houve progressão das áreas isquêmicas, ou pelo *strain* longitudinal global para saber como está evoluindo a função sistólica global ventricular (Fig. 6-23).

Na avaliação da deformação do ventrículo direito também usamos o mesmo valor de corte de -20% mas devemos interrogar apenas a parede lateral (desprezar o septo) para os valores não sofrerem influência do ventrículo esquerdo.

Quanto mais usamos a técnica do *speckle tracking* para a quantificação da deformação miocárdica (*strain*), tanto no cenário clínico como de pesquisa, mas nos habituamos e confiamos nos seus resultados. O uso dessa técnica em portadores de DAC nos dá maior segurança para concluir a avaliação ecocardiográfica, principalmente nos casos duvidosos ou de alterações pouco perceptíveis da função sistólica ventricular.

Avaliação da Deformação Miocárdica na Doença de Chagas

A doença de Chagas continua sendo uma das principais causas de insuficiência cardíaca e mortalidade em áreas endêmicas da América Latina, e a ecocardiografia é, seguramente, a modalidade de escolha para avaliar a estrutura e a função cardíacas. É uma miocardiopatia inflamatória adquirida onde é possível observar processo inflamatório, morte celular e fibrose em diferentes momentos e concomitantemente comprometendo o tecido muscular e de condução. Por causa desse substrato anatomopatológico complexo multifatorial, diversas alterações estruturais e funcionais podem ser encontradas nos portadores da doença.[55]

Quanto à função sistólica do ventrículo esquerdo podemos observar desde função contrátil normal, passando por alterações segmentares da contratilidade (principalmente das regiões apical e posteroinferior) até comprometimento sistólico acentuado e difuso do ventrículo esquerdo com envolvimento valvar associado.

Pela quantificação da deformação miocárdica (*strain*), seja pela técnica do Doppler tecidual ou pela técnica do *speckle tracking*,[56-58] é possível detectar precocemente alterações subclínicas da função sistólica do ventrículo esquerdo em portadores da doença de Chagas (Fig. 6-24). Garcia-Alvarez *et al.*[58] mostraram em sua série de 98 pacientes com a forma indeterminada da doença que o *strain* radial, assim como o *twist* e o *untwist* também estavam significativamente diminuídos no segmento médio da parede inferior quando comparados ao grupo controle.

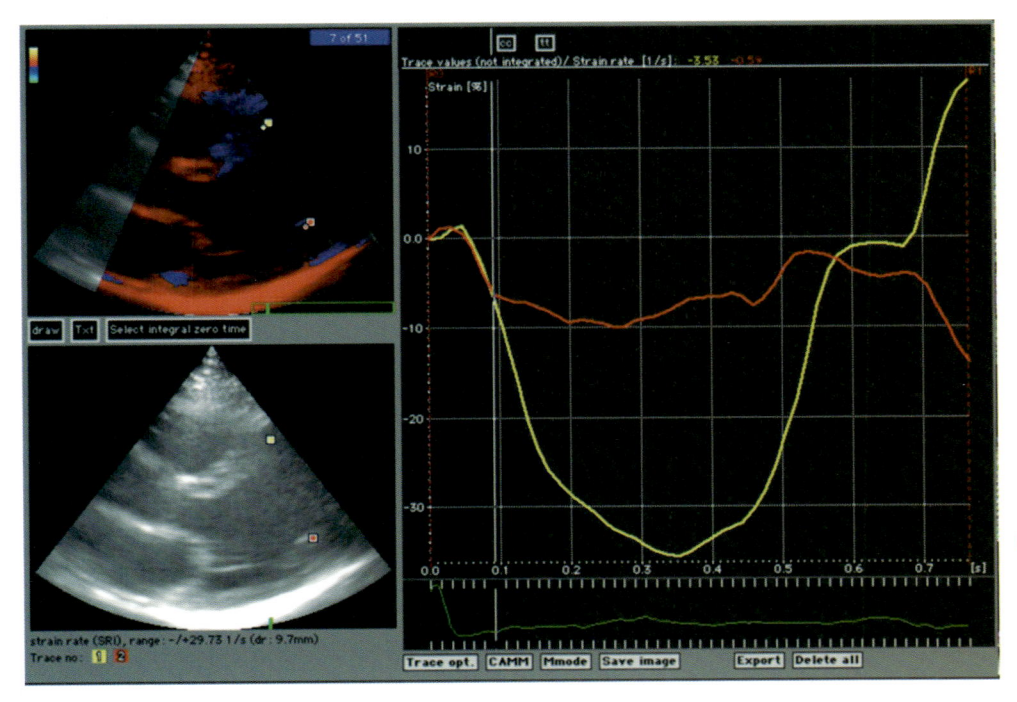

Fig. 6-24. Portador de doença de Chagas, forma indeterminada, exibindo alteração da deformação miocárdica na região posteroinferior (curva vermelha) e função normal no septo (curva amarela). Nesse exemplo o *strain* miocárdico foi medido pela técnica do Doppler tecidual.

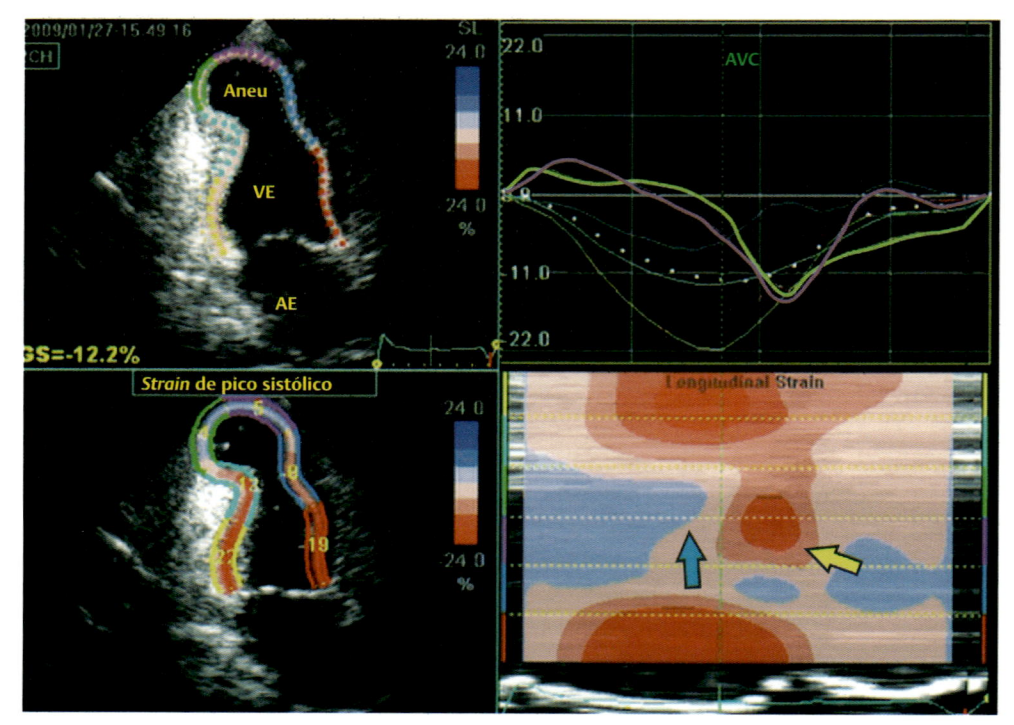

Fig. 6-25. Grande aneurisma apical em paciente chagásico. Durante a sístole observa-se a expansão do aneurisma (linhas verde e lilás nas curvas do *strain* e região azul no mapa do *strain* ao modo M – seta azul) e no início da diástole observa-se um *recoil* das fibras, semelhante a uma contração pós-sistólica (seta amarela).

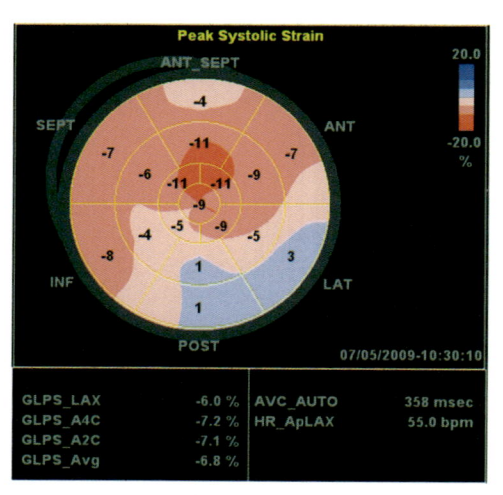

Fig. 6-26. Aspecto do comprometimento difuso da função sistólica na miocardiopatia chagásica com piora da função na região inferolateral. *Strain* longitudinal global extremamente baixo (-6,8%).

A medida do *strain* global longitudinal, entre as novas técnicas, é o método mais validado para avaliação da função ventricular nas miocardiopatias, incluindo a chagásica, e se correlaciona muito bem com a quantidade de fibrose.[59] A sua utilização permitiu compreender melhor a mecânica ventricular. Na Figura 6-25 e no Vídeo 6-4 podemos observar um grande aneurisma apical em um paciente chagásico que se expande na sístole e diminui de tamanho na diástole. Essa dinâmica é expressa sob a forma de "contração pós-sistólica" observada nas curvas de *strain* e no mapa em modo M, mas se considerarmos que na região do aneurisma devemos ter uma grande quantidade de tecido fibrótico, essa "contração", na realidade, deve ser apenas um "*recoil*" passivo das fibras miocárdicas esvaziando o aneurisma para a cavidade ventricular na diástole.

No comprometimento do ventrículo direito, entre diversos métodos para a avaliação da função sistólica, o *strain* longitudinal da parede livre foi o que melhor identificou a presença de disfunção quando comparado à ressonância magnética cardíaca.[60]

A identificação de dois ou mais segmentos de fibrose pela ressonância magnética está associada à maior incidência de taquicardia ventricular.[61] A presença de fibrose é mais comum, e as áreas de fibrose são maiores em pacientes com história de arritmias ventriculares.[62,63] O *strain* longitudinal global diminuído em pacientes chagásicos pode ajudar a identificar precocemente a disfunção ventricular e encontrar indivíduos com prováveis áreas de fibrose focal, tendo, portanto, importante aplicação clínica (Fig. 6-26).

REFERÊNCIAS BIBLIOGRÁFICAS

1. Torrent-Guasp F. La estructuración macroscópica del miocardio ventricular. Rev Esp Cardiol. 1980;33(3):265-287.
2. LeGrice IJ, Takayama Y, Covell JW. Transverse shear along myocardial cleavage plans provides a mechanism of normal systolic wall thickening. Circ Res. 1995;77:182-193.
3. Del Castillo JM. Strain Cardíaco. Rio de Janeiro: Revinter; 2013.
4. Abraham TP, Nishimura RA. Myocardial strain: can we finally measure contractility? J Am Coll Cardiol. 2001;37:731-734.
5. Abraham TP, Nishimura RA, Holmes Jr DR, Belohlavek M, Seward JB. Strain rate imaging for assessment of regional myocardial function. Results from a clinical model of septal ablation. Circulation. 2002; 105:1402-1406.
6. D`hooge J, Heimdal A, Jamal F, Kukulski T, Bijnens B, Rademakers F, et al. Regional strain and strain rate measurements by cardiac ultrasound: principles, implementations and limitations. Eur J Echocardiogr. 2000;1(3):154-170.
7. Nesser HJ. Latest developments in ultrasound cardiac imaging. US Cardiology. 2009;6(1):24-28.
8. McCullock AD, Omens JH. Non-homogeneous analysis of three-dimensional transmural finite deformation in canine ventricular myocardium. J Biomechanics. 1991;24(7):539-548.
9. Zerhouni EA, Parish DM, Rogers WJ, Yang A, Shapiro EP. Human heart: tagging with MR Imaging – A method for noninvasive assessment of myocardial motion. Radiology. 1988;169:59-63.
10. Stoylen A. Strain rate imaging of the left ventricle by ultrasound. Feasibility, clinical validation and physiological aspects. Norwegian University of Science and Technology. Faculty of Medicine. Thesis; 1999.
11. Leitman M, Lysyansky P, Sidenko S, Shir V, Peleg E, Binenbaum M, et al. Two-dimensional strain — A novel software for real-time quantitative echocardiographic assessment of myocardial function. J Am Soc Echocardiogr. 2004;17:1021-1029.
12. Nesser HJ, Mor-Avi V, Gorissen W, Weinert L, Stering-Mascherbauer R, Niel J, et al. Quantification of left ventricular volumes using three-dimensional echocardiographic speckle tracking: comparison with MRI. Eur Heart J. 2009;30:1565-1573.
13. Kocica MJ, Corno AF, Carreras-Costa F, Ballester-Rodes M, Moghbel MC, Cueva CNC, et al. The helical ventricular myocardial band: global, three-dimensional, functional architecture of the ventricular myocardium. Eur J Cardiothorac Surg. 2006;295:521-540.
14. Masood S, Yang GZ. Macroscopic structure and physiology of the normal and diseased heart. 2001; Available in www.doc.ic.ac.uk/deptechrep/DTR01-9.pdf.
15. Mor-Avi V, Lang RM, Badano LP, Belohlavek M, Cardim NM, Derumeaux G, et al. Current and evolving echocardiographic techniques for the quantitative evaluation of cardiac mechanics: ASE/EAE Consensus Statement on Methodology and Indications. Endorsed

by the Japanese Society of Echocardiography. J Am Soc Echocardiogr. 2011;24:277-313.
16. Buckberg GD, Restore Group. The ventricular septum: the lion of right ventricular function, and its impact on right ventricular restoration. Eur J Cardio Thorac Surg. 2006;29S:S272-S278.
17. Araújo DCL, Mazzarollo C, Diniz JV, Sena ADM, Albuquerque ES, Brindeiro Filho, et al. Avaliação do strain longitudinal global em 17 segmentos miocárdicos. Trabalho apresentado no 28 Congresso Pernambucano de Cardiologia. Porto de Galinhas, Pernambuco; 2019.
18. Delgado V, Ypenburg C, Bommel RJ, Tops LF, Mollema SA, Marsan NA, et al. Assessment of Left Ventricular Dyssynchrony by Speckle Tracking Strain Imaging Comparison Between Longitudinal, Circumferential, and Radial Strain in Cardiac Resynchronization Therapy. J Am Coll Cardiol. 2008;51:1944–52.
19. Kocabay G, Muraru D, Peluso D, Cucchini U, Mihaila S, Padayattil-Jose S, et al. Mecánica ventricular izquierda normal mediante ecocardiografia speckle tracking bidimensional. Valores de referência para adultos sanos. Rev Esp Cardiol. 2014;67(8):651-658.
20. Del Castillo JM, Albuquerque ES, Silveira CAM, Lamprea DP, Bandeira AP, Mendes AA, et al. Ventrículo derecho: evaluación ecocardiográfica de las sobrecargas de presión y de volumen. Rev Argent Cardiol. 2016;84:581-587.
21. Venkatachalam S, Wu G, Ahmad M. Echocardiographic assessment of the right ventricle in the current era: application in clinical practice. Echocardiography. 2017;00:1-18.
22. Pathan F, D'Elia N, Nolan MT, Marwick TH. Normal ranges of left atrial strain by speckle tracking echocardiography: a systematic review and meta-analysis. J Am Soc Echocardiogr. 2017;30:59-70.
23. Del Castillo JM, Boschilia T, Mazzarollo C, Araujo DCL, Oliveira KB, Diniz JV, et al. Evaluation of ventricular mechanics in elite female athletes. Presented in session Rapid Fire Abstracts (number 90156) in Euroecho 2019, Vienna, Austria.
24. Voigt JU, Pedrizzetti G, Lysyansky P, Marwick TH, Houle H, Baumann R, et al. Definitions for a common standard for 2D speckle tracking echocardiography: consensus document of the EACVI/ASE/Industry Task Force to standardize deformation imaging. J Am Soc Echocardiogr. 2015;28:183-193.
25. Liu D, Hu K, Nordbeck P, Ertl G, Stork S, Weidemann F. Longitudinal strain bull´s eye plot patterns in patients with cardiomyopathy and concentric left ventricular hypertrophy. Eur J Med Res. 2016;21:21.
26. Palmieri V, Russo C, Buonomo A, Palmieri EA, Celentano A. Novel wall motion score-based method for estimating left ventricular ejection fraction: validation by real-time 3D echocardiography and global longitudinal strain. Eur J Echocardiogr. 2010; 11:125–130.
27. Potter E, Marwick TH. Assessment of left ventricular function by echocardiography. J Am Coll Cardiol Img. 2018;11:260–274.
28. Park JJ, Park JB, Park JH, Cho GY. Global longitudinal strain to predict mortality in patients with acute heart failure. J Am Coll Cardiol. 2018; 71:1947-1957.
29. Neguishi K, Borowski AG, Popovic ZB, Greenberg NL, Martin DS, Bungo MW, et al. Effects of gravitational gradients on cardiac filling and performance. J Am Soc Echocardiogr. 2017;30:1180-1188.
30. Afonso L, Kondur A, Simegn M, Niraj A, Hari P, Kaur R, et al. Two-dimensional strain profiles in patients with physiological and pathological hypertrophy and preserved left ventricular systolic function: a comparative analysis. BMJ Open. 2012;0:e001390.
31. Agha AM, Parwani P, Guha A, Durand JB, Iliescu CA, Hassan S, et al. Role of cardiovascular imaging for the diagnosis and prognosis of cardiac amyloidosis. Open Heart. 2018;5:e000881.
32. Galli E, Lancellotti P, Sengupta PP, Donal E. LV mechanics in mitral and aortic valve diseases. J Am Coll Cardiol Img. 2014;7:1151-1166.
33. Del Castillo JM, Mazzarollo C, Carvalho W, Diniz JV, Oliveira KB, Araujo DCL, et al. Aplicações do strain e strain rate na avaliação da função diastólica do ventrículo esquerdo. Arq Bras Cardiol: Imagem Cardiovasc. 2019;32(2):120-126.
34. Medeiros MA, Pedrosa RP, Silveira CAM, Del Castillo JM. Função atrial esquerda pelo método de speckle tracking: além da avaliação volumétrica. Arq Bras Cardiol: Imagem Cardiovasc. 2019;32(1):34-42.
35. Donal E, Delgado V, Magne J, Bucciarelli-Ducci C, Leclercq C, Cosyns B, et al. Rational and design of EuroCRT: an international observational study on multi-modality imaging and cardiac resynchronization therapy. Eur Heart J Cardiovasc Imaging. 2017;18:1120-1127.
36. Delgado V, Ypenburg C, Bommel RJ, Tops LF, Mollema SA, Marsan NA, et al. Assessment of left ventricular dyssynchrony by speckle tracking strain imaging. J Am Coll Cardiol. 2008;51:1944-1952.
37. Perry R, Patil S, Horsfall M, Marx C, Chew D, Joseph M, et al. Global longitudinal strain and mechanical dispersion improves risk stratification of malignant ventricular arrhythmias and major adverse cardiac events over ejection fraction alone. J Am Coll Cardiol. 2018; 71(11) ACC.18 Poster presentation.
38. Boe E, Russell K, EeK C, Eriksen M, Remme EW, Smiseth AO, et al. Non-invasive myocardial work index identifies acute coronary occlusion in patients with non-ST segment elevation-acute coronary syndrome. Eur Heart J Cardiovasc Imaging. Downloaded from http://ehjcimaging.oxfordjournals.org/ at New York University on June 1, 2015.
39. Plana JC, Galderisi M, Barac A, Ewer MS, Ky B, Cherrer-Crosbie M, et al. Expert consensus for multimodality imaging evaluation for adult patients during and after cancer therapy: a report from the American Society of Echocardiography and the European Association of Cardiovascular Imaging. J Am Soc Echocardiogr. 2014;27:911-939.
40. Mele D, Rizzo P, Pollina AV, Fiorencis A, Ferrari R. Cancer therapy induced cardiotoxicity: role of ultrasound deformation imaging as an aid to early diagnosis. Ultrasound Med Biol. 2015;41(3):627-643.
41. Cutter DJ, Darby SC, Yusuf SW. Risks of heart disease after radiotherapy. Texas Heart Institute J. 2011;38:257-258.
42. Lancellotti P, Nkomo VT, Badano LP, Bergler J, Bogaert J, Davin L, et al. Expert consensus for multimodality imaging evaluation of cardiovascular complications of radiotherapy in adults: a report from the European Association of Cardiovascular Imaging and the American Society of Echocardiography. J Am Soc Echocardiogr. 2013; 26:1013-1032.
43. Pimenta RA, Peixoto LB e Carranza C. Ecocardiografia na Doença Arterial Coronariana in Silva CES, Ecocardiografia - Princípios e Aplicações Clínicas. 2. ed. Rio de Janeiro: Revinter; 2012.
44. Reimer KA, Lowe JE, Rasmussen MM, Jennings RB. The wavefront phenomenon of ischemic cell death. 1. Myocardial infarct size vs duration of coronary occlusion in dogs. Circulation. 1977;56:786-94.
45. Liang HY, Cauduro S, Pellikka P, Wang J, Urheim S, Yang EH, et al. Usefulness of two-dimensional speckle strain for evaluation of left ventricular diastolic deformation in patients with coronary artery disease. Am J Cardiol. 2006;98:1581-6.
46. Gjesdal O, Hopp E, Vartdal T, Lunde K, Helle-Valle T, Aakhus S, et al. Global longitudinal strain measured by two-dimensional speckle tracking echocardiography is closely related to myocardial infarct size in chronic ischaemic heart disease. Clin Sci (Lond). 2007;113:287-96.
47. Chan J, Hanekom L, Wong C, Leano R, Cho GY, Marwick TH. Differentiation of subendocardial and transmural infarction using two-dimensional strain rate imaging to assess short-axis and long-axis myocardial function. J Am Coll Cardiol. 2006;48:2026-33.
48. Delgado V, Mollema SA, Ypenburg C, Tops LF, van der Wall EE, Schalij MJ, et al. Relation between global left ventricular longitudinal strain assessed with novel automated function imaging and biplane left ventricular ejection fraction in patients with coronary artery disease. J Am Soc Echocardiogr. 2008;21:1244-50.
49. Stanton T; Leano R; Marwick TH. Prediction of All-Cause Mortality From Global Longitudinal Speckle Strain. Comparison With Ejection Fraction and Wall Motion Scoring. Circ Cardiovasc Imaging. 2009;2:356-364.
50. Mollema SA, Delgado V, Bertini M, Antoni ML, Boersma E, Holman ER, et al. Viability assessment with global left ventricular longitudinal strain predicts recovery of left ventricular function after acute myocardial infarction. Circ Cardiovasc Imaging. 2010;3:15-23.
51. Bansal M, Jeffriess L, Leano R, Mundy J, Marwick TH. Assessment of myocardial viability at dobutamine echocardiography by deformation analysis using tissue velocity and speckle-tracking. JACC Cardiovasc Imaging. 2010;3:121-31.
52. Hoffmann R, Altiok E, Nowak B, Heussen N, Kühl H, Kaiser HJ, et al. Strain rate measurement by doppler echocardiography allows improved assessment of myocardial viability in patients with depressed left ventricular function. J Am Coll Cardiol. 2002;39:443–9.
53. Tanimoto T, Imanishi T, Tanaka A, et al. Bedside Assessment of Myocardial Viability Using Transmural Strain Profile in Patients With ST Elevation Myocardial Infarction: Comparison With Cardiac Magnetic Resonance Imaging. J Am Soc Echocardiogr. 2009;22:1015-21.
54. Gjesdal O, Hopp E, Vartdal T, Lunde K, Helle-Valle T, Aakhus S, et al. Global longitudinal strain measured by two-dimensional speckle tracking echocardiography is closely related to myocardial infarct size in chronic ischaemic heart disease. Clin Sci (Lond). 2007;113:287-96.
55. Acquatella H, Asch, Barbosa MM. Recommendations for Multimodality Cardiac Imaging in Patients with Chagas Disease: A Report from the American Society of Echocardiography in Collaboration With the InterAmerican Association of Echocardiography (ECOSIAC) and the Cardiovascular Imaging Department of the Brazilian Society of Cardiology (DIC-SBC).

56. Silva CE, Ferreira LD, Peixoto LB, Monaco CG, Gil MA, Ortiz J, et al. Evaluation of segmentary contractility in Chagas' disease by using the integral of the myocardial velocity gradient (myocardial strain) obtained through tissue Doppler echocardiography. Arq Bras Cardiol. 2005;84:285-91.
57. Barbosa MM, Costa Rocha MO, Vidigal DF, Bicalho Carneiro RC, Araujo RD, Palma MC, et al. Early detection of left ventricular contractility abnormalities by two-dimensional speckle tracking strain in Chagas' disease. Echocardiography. 2014;31:623-30.
58. Garcia-Alvarez A, Sitges M, Regueiro A, Poyatos S, Jesus Pinazo M, Posada E, et al. Myocardial deformation analysis in Chagas heart disease with the use of speckle tracking echocardiography. J Card Fail. 2011;17:1028-34.
59. Alvarez AG, Sitges M, Regueiro A, Poyatos S, Pinazo MJ, Posada E, et al. Myocardial Deformation Analysis in Chagas Heart Disease With the Use of Speckle Tracking Echocardiography. J Cardiac Fail. 2011;17:1028e1034.
60. Gomes VA, Alves GF, Hadlich M, Azevedo CF, Pereira IM, Santos CR, et al. Analysis of regional left ventricular strain in patients with Chagas disease and normal left ventricular systolic function. J Am Soc Echocardiogr. 2016;29:679-88.
61. Moreira HT, Volpe GJ, Marin-Neto JA, Nwabuo CC, Ambale-Venkatesh B, Gali LG, et al. Right Ventricular Systolic Dysfunction in Chagas Disease Defined by Speckle-Tracking Echocardiography: A Comparative Study with Cardiac Magnetic Resonance Imaging. J Am Soc Echocardiogr. 2017;30:493-502.
62. Mello RP, Szarf G, Schvartzman PR, Nakano EM, Espinosa MM, Szejnfeld D, et al. Delayed enhancement cardiac magnetic resonance imaging can identify the risk for ventricular tachycardia in chronic Chagas' heart disease. Arq Bras Cardiol. 2012;98:421-30.
63. Rochitte CE, Oliveira PF, Andrade JM, Ianni BM, Parga JR, Avila LF, et al. Myocardial delayed enhancement by magnetic resonance imaging in patients with Chagas' disease: a marker of disease severity. J Am Coll Cardiol. 2005;46:1553-8.

ECOCARDIOGRAFIA DE CONTRASTE COM MICROBOLHAS

CAPÍTULO 7

Angele Azevedo Alves Mattoso ▪ Jeane Mike Tsutsui ▪ Wilson Mathias Junior

PRINCÍPIOS FÍSICOS

Agentes de Contraste Ultrassonográficos

O uso de agentes de contraste ultrassonográficos (ACU) ou agentes de realce ultrassonográfico está atualmente incorporado à prática ecocardiográfica. A classe específica dos ACU é composta por microbolhas que, ao contrário das hemácias, são altamente refletoras do ultrassom. Todas as microbolhas contêm um gás de alto peso molecular envolvido em uma capsula flexível (Fig. 7-1). A persistência da bolha na circulação é determinada tanto por seu tamanho, devendo ser pequenas o suficiente para atravessarem o leito capilar pulmonar, como da composição do gás em seu interior, que determina uma menor difusibilidade e solubilidade, e, também, das propriedades da cápsula.

As microbolhas presentes nesses agentes compartilham aspectos comuns, sendo estruturas que não se agregam, biologicamente inertes, permanecem inteiramente dentro do espaço vascular, possuem cinética semelhante à das hemácias e são eliminadas do corpo via sistema reticuloendotelial com seu gás expelido pelos pulmões.[1]

Atualmente há três ACU comercialmente disponíveis para imagem cardíaca: Optison, Definity (Luminity na Europa) e Lumason (SonoVue no Brasil), sendo este último o ACU disponível no Brasil (Quadro 7-1).

A faixa de tamanho das bolhas permite sua passagem pelo leito capilar pulmonar com seu tamanho variando de 1,1 a 4,5 μm. Todas contêm um gás de alto peso molecular que melhora sua persistência porque reduz a solubilidade e a difusibilidade. Essas características variam de acordo com o tipo de bolha, conforme demonstrado no Quadro 7-1. São aplicadas em injeção intravenosa periférica, sendo o Optison e o Definity dados em infusões diluídas em solução salina a 5%, enquanto o SonoVue é usado em pequenos *bolus* de 0,5 mL seguido de pequenos e lentos volumes de 5 a 10 mL de salina para evitar sombras na cavidade ventricular esquerda (VE). Uma vez injetadas em sistema venoso periférico, as microbolhas pequenas e estáveis atravessam o leito capilar pulmonar e alcançam as câmaras cardíacas esquerdas e preenchem toda a microvasculatura miocárdica.

Imagem dos Agentes de Contraste Ultrassonográficos

As microbolhas são compressíveis e respondem de forma não linear ao feixe de ultrassom.[1] Essa característica física única das microbolhas é fundamental no entendimento do comportamento que elas exibem quando expostas à energia ultrassônica. Os sinais obtidos dos ACU são dependentes do índice mecânico (IM) do ultrassom transmitido. O IM é uma medida da energia ultrassônica e está diretamente relacionado com a pressão de pico negativa e inversamente relacionado com a raiz quadrada da frequência transmitida.[2] Em um IM muito baixo < 0,2, as microbolhas oscilam de forma assimétrica, com uma fase de expansão maior do que a fase de compressão, gerando, portanto, um sinal acústico de natureza não linear. Aumentos adicionais na amplitude da onda transmitida causam descontinuidades na cápsula da microbolha, à medida que as oscilações se exacerbam, liberando o gás que se dissolve na circulação. A distinção destes sinais acústicos não lineares é essencial para permitir efetiva diferenciação entre os sinais provenientes dos tecidos daqueles provenientes das microbolhas. A tecnologia envolvida na ecocardiografia contrastada procura detectar os sinais não lineares provenientes das microbolhas, enquanto suprime ou cancela os sinais lineares provenientes dos tecidos. A imagem harmônica com IM muito baixo representa uma sequência de cancelamento de sinais que é mais efetiva em valores de IM < 0,2, IM baixo representa técnica de imagem harmônica que é usada com valores de IM < 0,3, IM intermediário com valores de IM de 0,3 a 0,5 e IM alto com qualquer valor de IM que excede 0,5.

Nova técnica de imagem ultrassonográfica, o assim chamado IM muito baixo em tempo real, está presente nos novos equipamentos de ultrassom comercialmente disponíveis. Esta modalidade faz uma detecção realçada das microbolhas dentro da cavidade VE e do miocárdio, minimizando a destruição das bolhas pelo ultrassom, permitindo uma melhor análise da motilidade miocárdica e também da perfusão miocárdica de forma simultânea. Diferentes técnicas podem ser usadas para criar imagens específicas das microbolhas, dentre elas, a energia em pulso invertido ou em pulso modulado.[2-5] Pulso invertido é uma

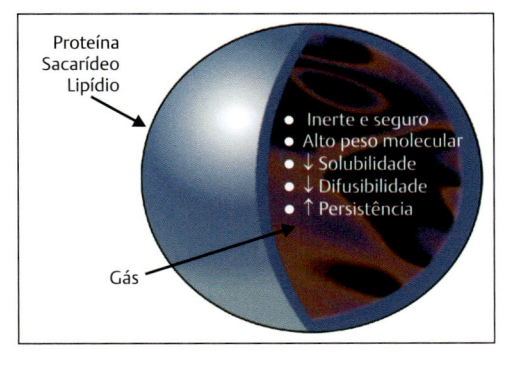

Fig. 7-1. Características comuns a todos os agentes de contraste ultrassonográfico (microbolha): gás de alto peso molecular no interior de uma cápsula flexível.

Quadro 7-1. Tipos de Agentes de Contraste Ultrassonográfico Comercialmente Disponíveis no Mundo

Nome	Fabricante/conteúdo	Diâmetro médio	Cápsula	Gás	Contraindicações
Lumason (SonoVue) *Sulfur hexafluoride lipid-type-A microspheres*	Bracco Diagnostics 5 mL	1,5-2,5 μm (máximo 20 μm, 99% ≤ 10 μm)	Fosfolipídio	Sulfur Hexafluoride	Alergia ao Sulfur Hexafluoride
Definity *(perflutren lipid microsphere)*	Lantheus Medical Imaging, 1,5 mL	1,1-3,3 μm (máximo 20 μm, 98% ≤ 10 μm)	Fosfolipídio	Perflutren	Alergia ao perflutren
Optison *(perflutren protein type-A microspheres)*	GE Healthcare, 3,0 mL	3,0-4,5 μm (máximo 32 μm, 95% ≤ 10 μm)	Albumina humana	Perflutren	Alergia ao perflutren/ produtos sanguíneos

técnica de cancelamento de sinais do tecido que emite pulsos ultrassônicos de polaridade ou fase invertida (Fig. 7-2a). Embora o pulso invertido forneça excelente supressão dos sinais dos tecidos não cardíacos adjacentes e resulte em alta resolução, por receber somente os sinais harmônicos, há significativa atenuação do sinal do ultrassom, especialmente nos segmentos basais, nas visões apicais, em parte por causa do filtro das frequências mais altas. A tecnologia de energia ou pulso modulado detecta, por sua vez, quase exclusivamente a atividade fundamental e/ou harmônica das microbolhas quando usada com um IM < 0,2. Esta é também uma técnica de cancelamento de pulsos que, em vez de inverter, varia o poder ou amplitude de cada pulso. Por exemplo, com um IM de 0,05, ambos, microbolhas e tecido, respondem de forma linear ao pulso de ultrassom, enquanto ampliando este poder em duas vezes (0,1), há ainda uma resposta linear dos tecidos, mas uma resposta não linear das microbolhas. As respostas lineares dos dois diferentes pulsos (resposta ao IM 0,05 amplificado duas vezes e resposta ao IM 0,1) podem ser subtraídas uma da outra, portanto, mostrando somente o comportamento não linear das microbolhas (Fig. 7-2b). Embora um aumento no realce do contraste seja produzido, esta técnica apresenta resolução e qualidade de imagem reduzidas comparada à imagem obtida em pulso invertido.

Os fabricantes, atualmente, têm combinado essas duas técnicas, que, embora sejam mais complexas, têm a proposta de realçar as atividades não lineares das microbolhas diante de um IM muito baixo, descartando efetivamente as respostas lineares dos tecidos e garantindo que toda a imagem formada seja obtida dos sinais provenientes das bolhas. As vantagens destas técnicas de imagem são um melhor cancelamento dos sinais dos tecidos, maior relação sinal-ruído (sensibilidade para detectar a microbolha) e menos destruição das microbolhas por causa do IM mais baixo requerido. O efeito único desta técnica é fornecer uma alta resolução espacial e razoável resolução temporal, permitindo a avaliação simultânea da motilidade parietal, assim como da perfusão miocárdica, que é particularmente valorosa no cenário de doença arterial coronariana, assim como na avaliação da vascularização de massas intracardíacas. Com o uso dessas tecnologias, durante a imagem com IM muito baixo, com uma destruição mínima das microbolhas, mantendo-se uma infusão contínua ou em pequenos *bolus* do ACU, uma saturação (platô de preenchimento) de microbolhas é alcançada no miocárdio. Podem-se, em determinado momento, utilizar breves impulsos (5 a 15 *frames*) de alta energia (IM de 0,8 a 1,2), denominados *"flash"* para clarear ou destruir o contraste do miocárdio. O retorno a uma imagem de ultrassom com baixa energia para que ocorra novamente destruição mínima das microbolhas permite a detecção do repreenchimento das microbolhas no miocárdio até que nova saturação seja atingida (Fig. 7-3). A avaliação desta taxa de repreenchimento é

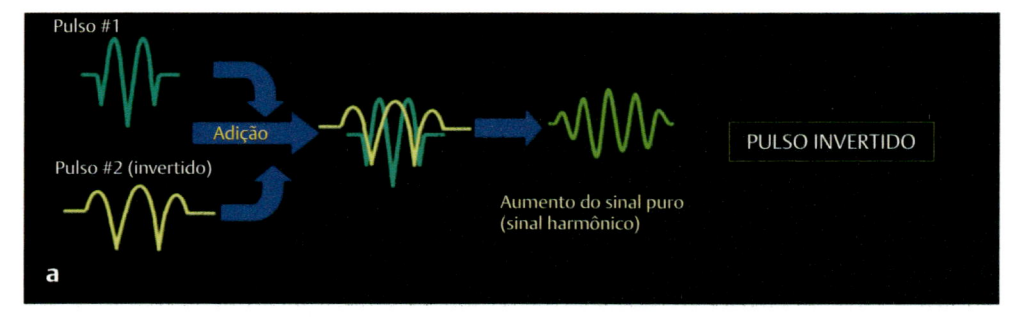

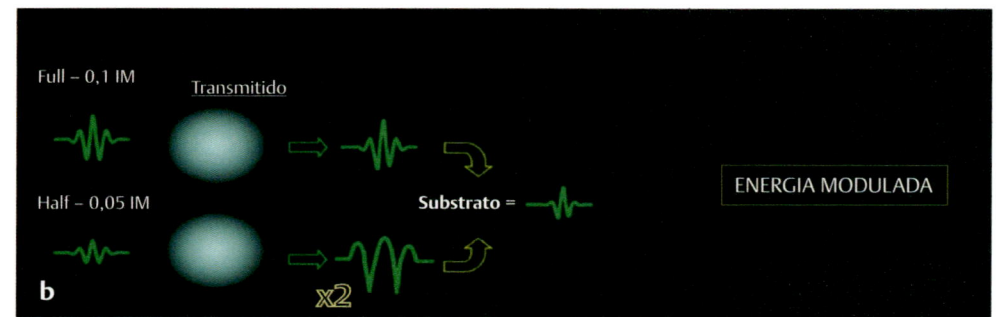

Fig. 7-2. Diagrama esquemático das técnicas de cancelamento de sinais frequentemente utilizadas nos equipamentos de ultrassom para criar imagens específicas das microbolhas. (**a**) Técnica em pulso invertido. (**b**) Técnica em pulso modulado.

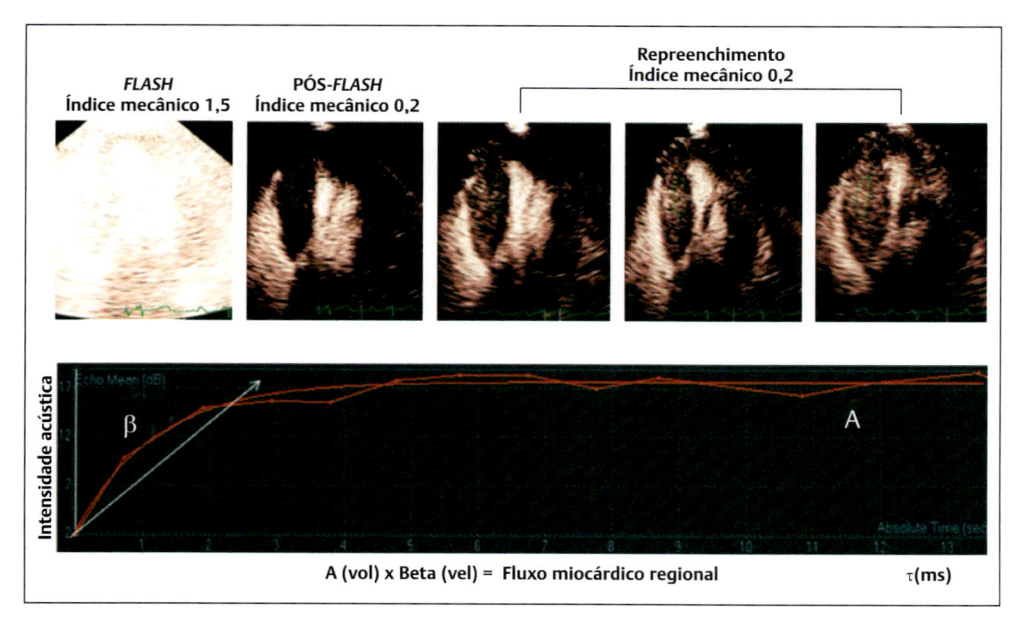

Fig. 7-3. Demonstração do repreenchimento miocárdico por microbolhas nos batimentos posteriores a um *flash* (superior), método de cálculo do fluxo miocárdico regional por ecocardiografia contrastada (inferior). vol: volume; vel: velocidade.

feita nas imagens sistólicas e é uma medida da velocidade média das microbolhas, sendo tal medida proporcional à velocidade de fluxo miocárdico. Essa modalidade tem sido chamada de ecocardiografia com contraste miocárdico em tempo real (ECMTR).

A perfusão miocárdica pode ser avaliada tanto de forma qualitativa, quanto quantitativa. A análise qualitativa da perfusão miocárdica baseia-se na avaliação visual, e um escore de contraste semiquantitativo é geralmente usado, sendo: 1 = normal, 2 = hipoperfusão, 3 = ausência de perfusão.

A análise quantitativa é feita em pós-processamento, utilizando-se programas computacionais específicos, que permitem a quantificação de vários parâmetros do fluxo microvascular. Isto é possível porque há uma semelhança entre o comportamento das microbolhas e das hemácias, e a quantificação do fluxo sanguíneo miocárdico pode ser indiretamente calculada. A técnica para quantificar a perfusão miocárdica durante a ecocardiografia com contraste foi descrita e validada em um modelo canino, em 1998.[3] O método baseia-se na mensuração da taxa de repreenchimento que é uma medida da velocidade média das microbolhas, sendo tal medida proporcional à velocidade de fluxo miocárdico. O repreenchimento das microbolhas no miocárdio em função do tempo é medido pelo aumento da intensidade acústica a cada quadro da sequência de imagens, o que resulta em uma curva de intensidade acústica pelo tempo de repreenchimento do miocárdio pelas microbolhas e que pode ser matematicamente aproximada pela função abaixo:

$$y = A \cdot (1 - e^{-\beta \cdot t})$$

onde,
- t é o instante de tempo;
- y é a intensidade acústica no instante de tempo t;
- A é a intensidade acústica no platô (concentração máxima das microbolhas);
- β é a taxa de repreenchimento das microbolhas (taxa de crescimento de y).

Assim, conforme demonstrado, o parâmetro A é proporcional ao volume, e o parâmetro β, à velocidade sanguínea na microcirculação miocárdica, sendo que o produto Axβ seria, consequentemente, proporcional ao fluxo sanguíneo miocárdico (Fig. 7-3). Esse platô de intensidade, quando multiplicado pela taxa de repreenchimento, pode ser usado para medir o fluxo sanguíneo miocárdico.

A partir de tais princípios, desenvolveram-se programas computacionais específicos para a quantificação do contraste miocárdico que permite a análise de sequências de imagens e a quantificação do fluxo miocárdico regional, tanto em estado de repouso, como após a indução de estresse cardiovascular, fornecendo, desse modo, a quantificação da reserva de fluxo sanguíneo miocárdico ou da reserva do parâmetro de velocidade do fluxo sanguíneo miocárdico, ou seja, reserva β.[6] A vantagem ímpar desse método sobre outras modalidades para avaliação da perfusão miocárdica é que ele pode ser usado para medir ambos os componentes da perfusão tecidual: a velocidade do fluxo sanguíneo miocárdico (β) e o volume sanguíneo miocárdico (A). Essas medidas são feitas na sístole ventricular porque nesse ponto do ciclo cardíaco muitos dos vasos intramiocárdicos maiores já se esvaziaram de sangue, e a maior parte do volume sanguíneo miocárdico reside em capilares, tornando-se uma medida mais precisa do fluxo sanguíneo miocárdico.

SEGURANÇA DOS AGENTES DE CONTRASTE ULTRASSONOGRÁFICOS

A segurança dos ACU é documentada em grandes estudos unicêntricos e multicêntricos e em diferentes cenários clínicos, como ecocardiografia sob estresse farmacológico ou físico, hipertensão pulmonar, comunicações intracardíacas, unidades de emergência, unidades de tratamento intensivo e em pacientes pediátricos. Por causa do significativo suporte literário científico demonstrando a segurança e eficácia dos ACU, seu uso tem sido recomendado pela diretriz da American Society of Echocardiography que é endossada por diversas sociedades médicas de diversos países,[5] para além do seu uso aprovado pela US Food and Drug Administration (FDA) na opacificação ventricular esquerda, também para análise de perfusão miocárdica. É recomendado nos serviços onde se realiza ecocardiografia contrastada que haja suporte para atendimento de possíveis reações anafiláticas e investigação para possíveis alergias a algum componente do ACU utilizado (Quadro 7-1).

APLICAÇÕES CLÍNICAS DOS AGENTES DE CONTRASTE ULTRASSONOGRÁFICO

Opacificação do Ventrículo Esquerdo

Quantificação dos Volumes Ventriculares e Motilidade Parietal

A determinação dos volumes do ventrículo esquerdo e fração de ejeção do ventrículo esquerdo (FEVE) tem importância na condução terapêutica e, também, como parâmetro prognóstico em diversos cenários clínicos, particularmente na terapia de ressincronização cardíaca, miocardiopatias, como as induzidas por agentes quimioterápicos, e valvopatias. A obtenção ecocardiográfica destes volumes pelo método biplanar bidimensional baseia-se em traçar a interface do miocárdio compactado e a cavidade ventricular, excluindo as trabéculas ventriculares. Uma janela ecocardiográfica limitada, inadequada visualização do endocárdio e exclusão de parte do ventrículo dentro da superfície trabecular podem subestimar os volumes VE. O uso dos ACU pode superar estes erros técnicos por possibilitar uma definição clara do volume sanguíneo intratrabecular com um melhor tracejamento das bordas endocárdicas (Fig. 7-4).

Os ACU, pelas diretrizes atuais, devem ser usados quando dois ou mais segmentos do ventrículo esquerdo não podem ser adequadamente visualizados para avaliação dos volumes e função ventricular esquerda (VE).[5] Esses volumes obtidos após realce com contraste apresentam uma variabilidade interobservador menor e uma melhor correlação com os volumes ventriculares obtidos com ressonância cardíaca.[7]

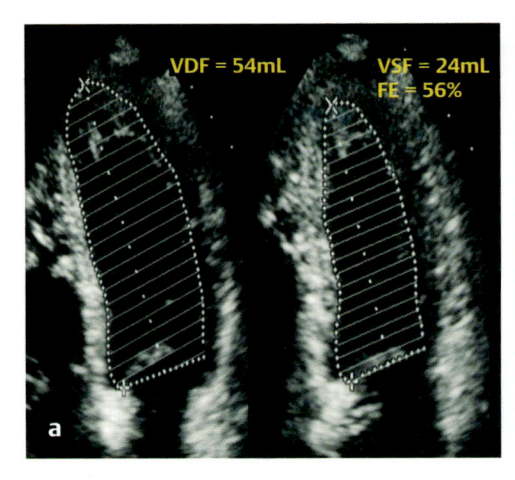

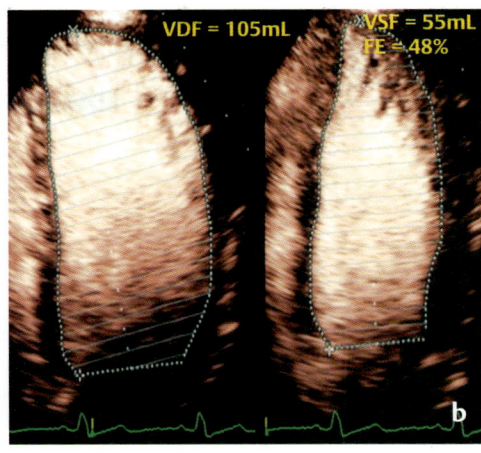

Fig. 7-4. Diferenças nos VDF e VSF em um mesmo paciente sem contraste (a) e com contraste (b).
(a) Sem realce de contraste foram quantificados um VDF = 54 mL e VSF = 24 mL com uma FEVE = 56%.
(b) Com realce de contraste foram quantificados um VDF = 105 mL e VSF = 55 mL com FEVE = 48%. Após o uso do realce de contraste um aumento significativo dos volumes foi observado, associado a uma FEVE menor, sendo diagnosticado miocárdio não compactado com disfunção sistólica VE.
VDF: volume diastólico final; VSF: volume sistólico final; FEVE: fração de ejeção do ventrículo esquerdo; VE: ventrículo esquerdo.

Ao proporcionar uma melhor identificação do endocárdio VE, a avaliação da motilidade parietal pela ecocardiografia, que se baseia na visualização do espessamento parietal, torna o uso dos ACU para esta finalidade de grande utilidade. Os ACU devem ser usados para análise da motilidade parietal sempre que janelas ecocardiográficas apropriadas podem ser obtidas, mas o delineamento das bordas endocárdicas é inadequado.[5]

Avaliação de Anormalidades Intracardíacas

A ecocardiografia permanece como uma ferramenta inicial para diagnóstico, estratificação de risco e acompanhamento de anormalidades intracardíacas. Os ACU ao realizar uma definição das bordas endocárdicas pela opacificação do ventrículo esquerdo, e podendo ser um marcador de fluxo sanguíneo, avaliando a vascularização de estruturas ou massas intracavitárias, mostram-se particularmente úteis neste cenário.

Massas Intracardíacas

As massas intracardíacas podem ser uma variante normal de estruturas cardíacas, como um músculo papilar acessório, ou pode ser patológica como um trombo, vegetação ou tumor. Qualquer massa cardíaca suspeita, quando não claramente diagnosticada pelas imagens convencionais, pode ser avaliada após injeção intravenosa dos ACU. A ecocardiografia contrastada usando IM muito baixo, com ou sem *flash* intermitente, diferencia estruturas avasculares, que demonstram uma aparência de defeito de enchimento (Fig. 7-5), como trombos ou até uma abordagem qualitativa visual da taxa de repreenchimento do contraste dentro das massas (Fig. 7-6), sendo necessário, neste caso, sempre o uso do *flash* com alto IM, podendo ser categorizadas as massas em falta de realce, como trombos ou fibroelastomas, realce parcial, como tumores pouco vascularizados, como mixoma, ou completo realce, como muitos tumores malignos causados por sua neovascularização.[8,9]

Anormalidades Estruturais

Qualidade de imagens ecocardiográficas inadequada ou a presença de artefatos de imagem constituem limitações conhecidas da ecocardiografia. Portanto, estudos com ecocardiografia contrastada podem ser de grande valor no diagnóstico da presença de patologias estruturais, como miocardiopatia hipertrófica apical e suas complicações, como aneurisma apical, ou miocárdio não compactado, fazendo diferenciação entre a fina camada de miocárdio subepicárdico compactada e a camada mais espessa de miocárdio não compactado, ou ainda, complicações pós-infarto do miocárdio (Figs. 7-7 a 7-9). O uso de ACU deve ser realizado sempre que uma visualização incompleta da imagem cardíaca estiver presente e a suspeita de uma cardiopatia estrutural for posta em questão.[5]

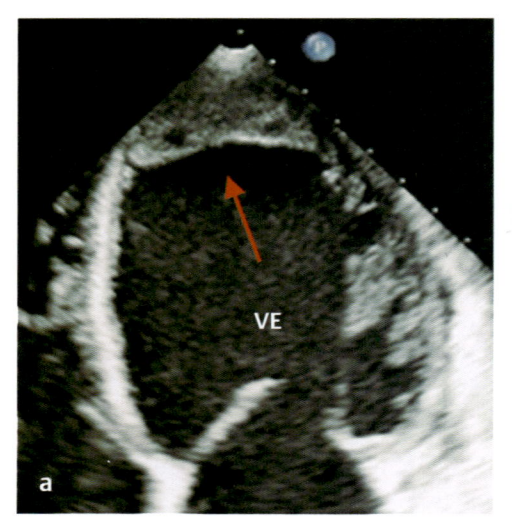

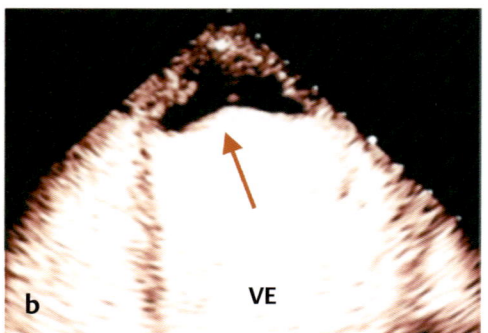

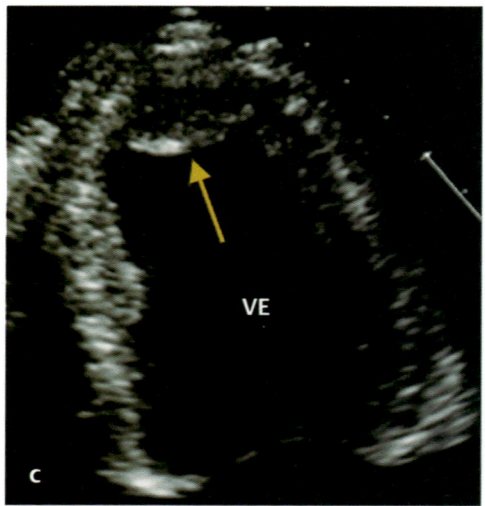

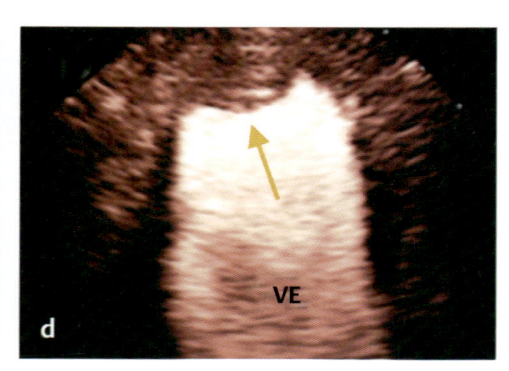

Fig. 7-5. Visão apical 4C sem realce de contraste e com realce de contraste de pacientes com miocardiopatia apresentando uma massa preenchendo o ápice VE (setas). (**a, b**) Mesmo paciente que, após uso do ACU, demonstra uma massa com defeito de enchimento avascular, tratando-se de um trombo. (**c, d**) Paciente com diagnóstico de endomiocardiofibrose, que, após uso do ACU, (**d**) demonstra uma massa com preenchimento de contraste, em ápice ventricular. 4C: quatro câmaras; VE: ventricular esquerdo.

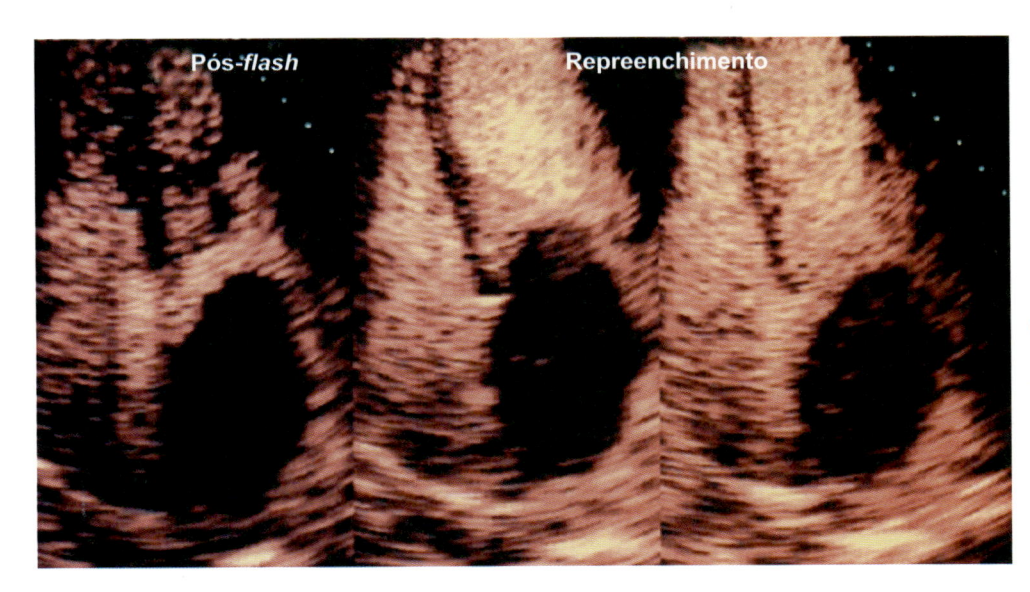

Fig. 7-6. Imagens modificadas de uma visão apical 4C de uma massa em átrio esquerdo em um paciente recebendo infusão contínua venosa de ACU. Imediatamente após o *flash* de alto IM o painel à esquerda mostra ausência de realce de contraste. Os painéis à direita mostram uma pequena quantidade de realce de contraste na massa (menos do que o miocárdio adjacente na tela). Foi diagnosticado mixoma de átrio esquerdo, tumor pouco vascularizado.

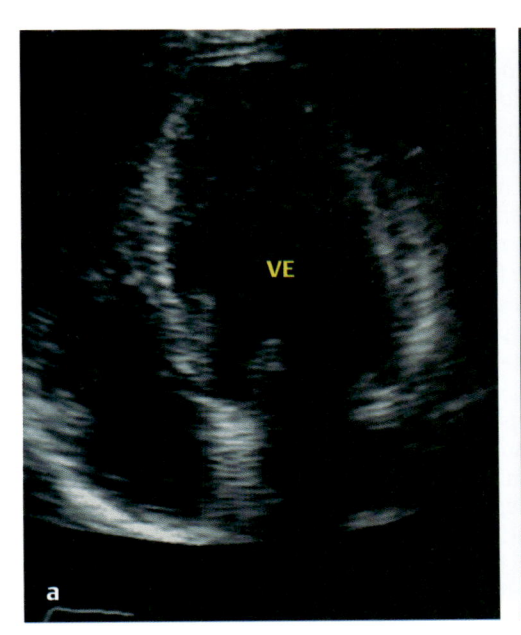

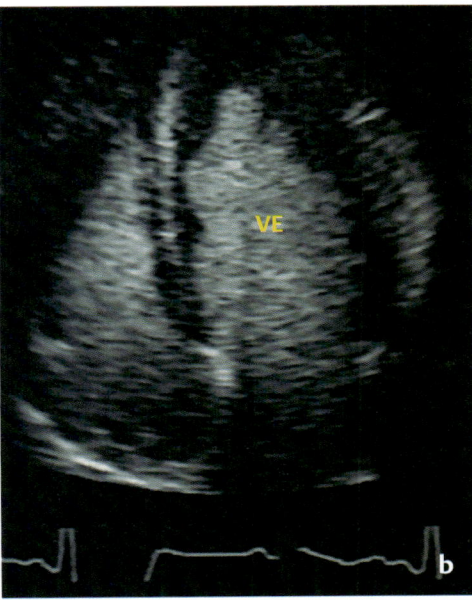

Fig. 7-7. Imagem apical 4C de um paciente com miocardiopatia hipertrófica apical. (**a**) Na imagem sem realce de contraste não é possível delinear as bordas endocárdicas. (**b**) Após infusão venosa do ACU, a miocardiopatia hipertrófica apical pode ser facilmente visualizada.

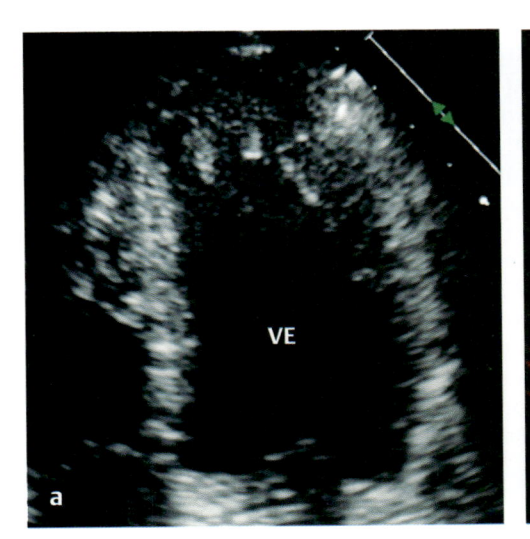

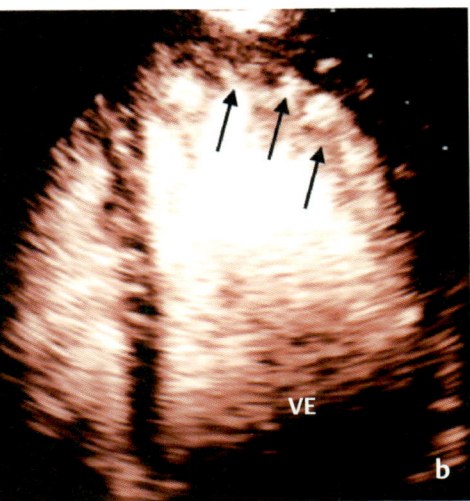

Fig. 7-8. Imagens apical 4C de uma paciente com queixa de dispneia. (**a**) Imagem sem realce de contraste sugere, mas não permite concluir diagnóstico de miocárdio não compactado. (**b**) Após realce com contraste os recessos intertrabeculares profundos são evidentes (setas). Mesmo paciente da Figura 7-4, uma disfunção sistólica VE que não estava aparente no exame convencional foi demonstrada à ecocardiografia contrastada. VE: ventrículo esquerdo.

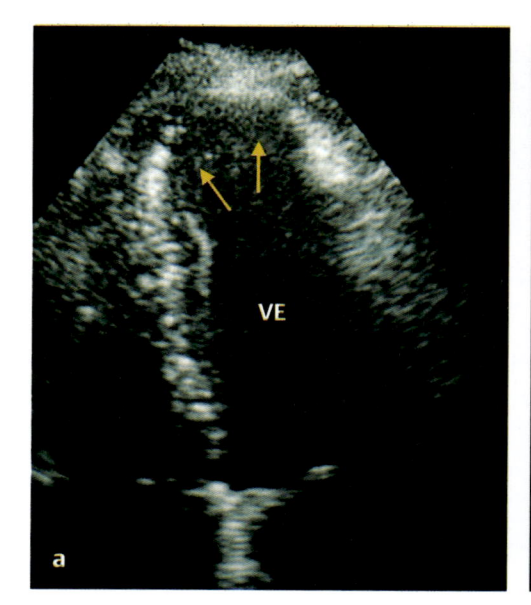

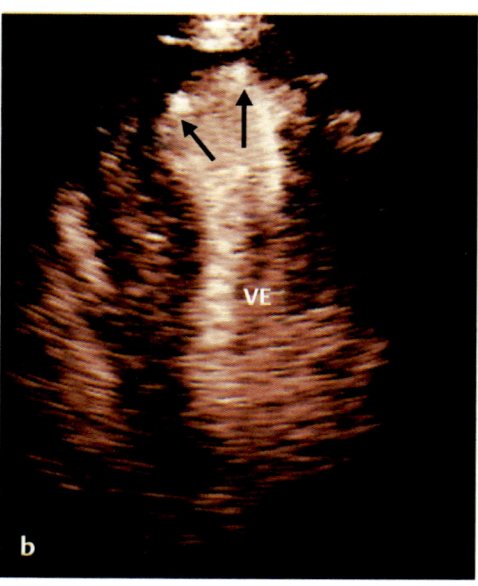

Fig. 7-9. Imagens apical 4C na sístole de um paciente com queixa de dispneia. (**a**) Imagem sem realce de contraste não permite avaliação adequada do ápice VE. (**b**) Após realce com contraste um aneurisma apical é evidente (setas pretas). O paciente foi diagnosticado posteriormente com doença arterial coronariana com obstrução significativa de artéria descendente anterior. VE: ventriculo esquerdo.

Agentes de Contraste Ultrassonográficos como Marcadores de Perfusão

A ecocardiografia contrastada com IM muito baixo para examinar o fluxo sanguíneo miocárdico, chamada de ECMTR, ao melhorar a visualização dos segmentos miocárdicos, proporcionando um melhor delineamento das bordas endocárdicas e permitindo a avaliação simultânea da motilidade parietal e perfusão miocárdica tem um papel adjunto e singular no cenário da doença arterial coronariana tanto em exames de repouso, quanto durante a ecocardiografia sob estresse. Para esta análise, a seguinte regra de ouro é preconizada: o repreenchimento com um transdutor ecocardiográfico bidimensional deve ser estabelecido dentro de 5 segundos após o *flash* com alto IM em repouso e dentro de 2 segundos após o *flash* com alto IM durante o estresse.[5]

As diretrizes atuais recomendam que o uso da imagem com realce de contraste seja realizado quando dois ou mais segmentos miocárdicos não forem adequadamente visualizados.[5] A avaliação simultânea da motilidade parietal e perfusão miocárdica durante a ECMTR tem demonstrado um significativo valor incremental diagnóstico e prognóstico sobre a avaliação do ECG e a avaliação única da motilidade parietal pela ecocardiografia, em pacientes com dor torácica no departamento de emergência, em predizer infarto miocárdico não fatal e morte cardíaca.[10]

Tem sido demonstrado que uma estenose coronariana pode ser detectada, e a reserva de fluxo sanguíneo miocárdico pode ser acuradamente medida pela ECMTR em humanos após administração intravenosa de microbolhas.[11] A detecção de doença arterial coronariana durante a ECMTR é com base no desenvolvimento de defeitos de perfusão reversíveis que podem ser, invariavelmente, obtidos durante estresse farmacológico ou estresse físico e avaliados de forma qualitativa ou visual e também quantitativa. O local de reserva de fluxo anormal na doença arterial coronariana não é ao nível da estenose propriamente dita e sim ao nível da microcirculação. A ECMTR, como visto anteriormente, é um método que permite a análise da microcirculação pela determinação de ambos os componentes do fluxo miocárdico que são eles o volume sanguíneo miocárdico (A) e a velocidade do fluxo sanguíneo miocárdico (ß). A diminuição no volume sanguíneo miocárdico durante o estresse é vista somente em estenoses moderadas e importantes. Com estenoses menos graves, a única anormalidade encontrada na microcirculação é a impossibilidade de a velocidade do fluxo sanguíneo miocárdico aumentar de forma adequada durante o estresse, sinalizando uma reserva de fluxo sanguíneo miocárdico diminuída. O que discrimina a atenuação da reserva de fluxo miocárdico na presença de uma estenose comparada a outras causas de comprometimento do fluxo microvascular, como hipertrofia ou dislipidemia, é a sua natureza regional.[11]

O uso da ECMTR para detectar doença arterial coronariana durante estresse tem sido avaliado em milhares de pacientes durante o estresse pela dobutamina, vasodilatadores ou esforço físico, seja em esteira ou bicicleta. Nestes estudos tem sido demonstrado aumento na acurácia diagnóstica da análise da perfusão, quando comparada à avaliação isolada da motilidade.[12-16]

O valor incremental da análise da perfusão miocárdica sobre a motilidade parietal isolada em predizer eventos cardíacos também tem sido demonstrado nas diferentes modalidades de estresse com ECMTR.[12,17-20] O atraso no repreenchimento do contraste durante uma infusão contínua de microbolhas foi visto em um significativo percentual de pacientes na ausência de motilidade parietal e parece ser um preditor independente de morte e infarto miocárdico não fatal subsequente.

Embora o uso da análise visual da perfusão miocárdica forneça informações adicionais à análise da motilidade parietal, o uso da avaliação quantitativa da perfusão miocárdica, promove um caráter mais objetivo e menos dependente do observador na avaliação de pacientes com DAC. A ECMTR quantitativa fornece informações diagnósticas e prognósticas na DAC com seus parâmetros quantitativos superiores à análise qualitativa e também tem sido usada para avaliar disfunção microvascular em miocardiopatias não isquêmicas.[19-25] Exemplos de imagens de perfusão miocárdica são mostrados nas Figuras 7-10 e 7-11.

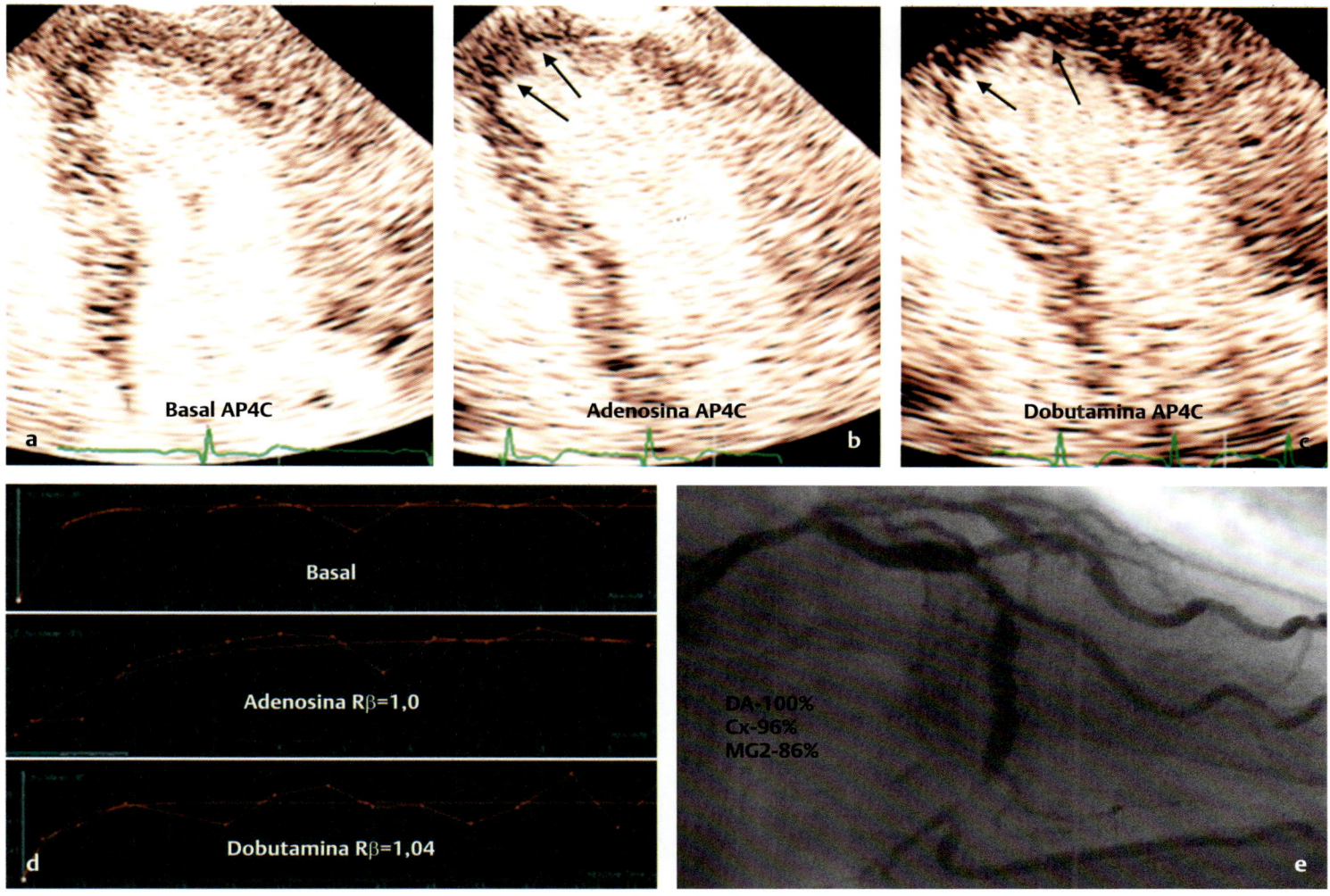

Fig. 7-10. Imagens em plano AP4C de homem, 67 anos, obtidas durante ECMTR em repouso (**a**), mostrando contração e perfusão miocárdica normais, sob estresse pela adenosina (**b**), mostrando discreta hipocinesia e defeito de perfusão miocárdica na região apical (setas) e pela dobutamina (**c**), mostrando importante defeito de perfusão associado à discinesia da região apical (setas). (**d**) Curvas de quantificação miocárdica no estado basal e sob estresse pela adenosina e pela dobutamina. (**e**) Cinecoronariografia demonstrando doença arterial obstrutiva significativa. ECMTR: ecocardiografia com contraste miocárdico em tempo real; AP4C: apical quatro câmaras; Rβ: reserva β.

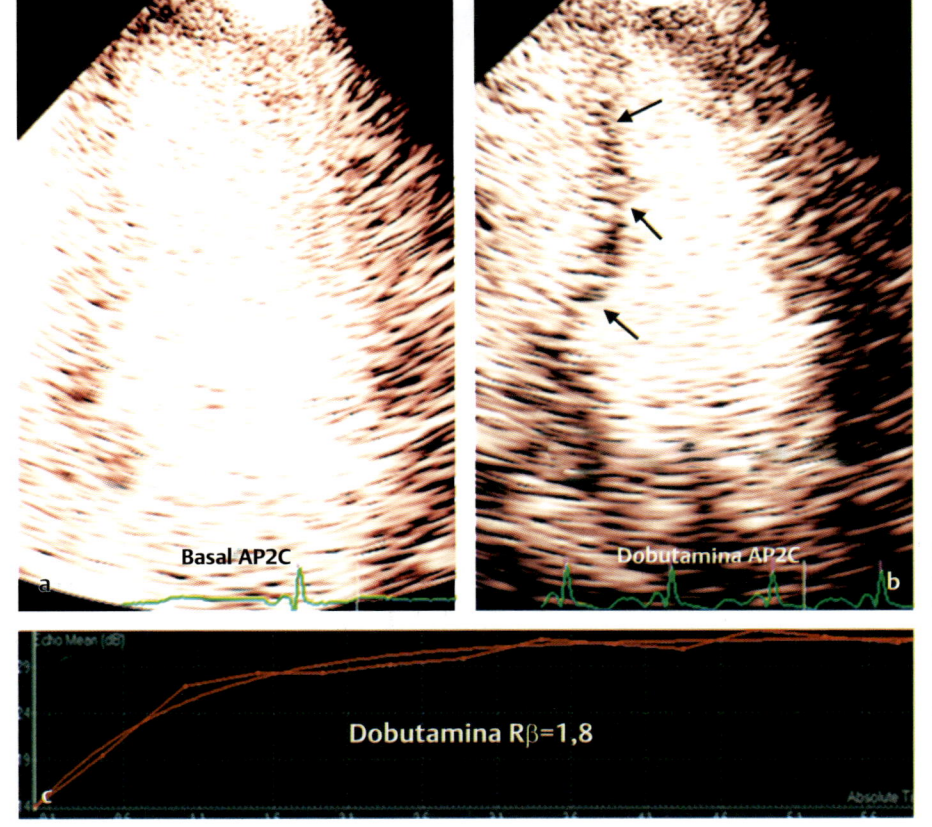

Fig. 7-11. Imagens em plano apical 2 câmaras de ECMTR em (**a**) repouso, mostrando MSM e perfusão qualitativa normais e, (**b**) sob estresse pela dobutamina, mostrando defeito de perfusão subendocárdico em parede inferior.
(**c**) Curva de quantificação miocárdica mostrando Rβ anormal no território da artéria CD. O paciente foi submetido à coronariografia que mostrou estenose de 100% em CD. ECMTR: ecocardiografia com contraste miocárdico em tempo real; AP2C: apical duas câmaras; Rβ: reserva β; MSM: motilidade segmentar miocárdica; CD: coronária direita.

REFERÊNCIAS BIBLIOGRÁFICAS

1. Kaul S. Myocardial contrast echocardiography: a 25-year retrospective. Circulation. 2008;118:291-308.
2. Kaufmann BA, Wei KS, Lindner JR. Contrast echocardiography. Curr Probl Cardiol. 2007;32:51-96.
3. Wei K, Jayaweera AR, Firoozan S, et al. Quantification of myocardial blood flow with ultrasound-induced destruction of microbubbles administered as a constant venous infusion. Circulation. 1998;10:97(5):473-83.
4. Tiemann K, Lohmeier S, Kuntz S, et al. Real-Time Contrast Echo Assessment of Myocardial Perfusion at Low Emission Power: First Experimental and Clinical Results Using Power Pulse Inversion Imaging. Echocardiography. 1999;16(8):799-809.
5. Thomas R, Porter TR, MulvaghN SL, Abdelmoneim SS, Becher H, Belcik JT, et al. Clinical Applications of Ultrasonic Enhancing Agents in Echocardiography: 2018 American Society of Echocardiography Guidelines Update. J Am Soc Echocardiogr. 2018 Mar;31(3):241-274.
6. Wei K, Jayaweera AR, Firoozan S, et al. Quantification of coronary blood flow reserve in humans using myocardial contrast echocardiography. *Circulation*. 2001;103:2560-5.
7. Hoffmann R, Barletta G, von Bardeleben S, Vanoverschelde JL, Kasprzak J, Greis C, et al. Analysis of left ventricular volumes and function—a multicenter comparison of cineventriculography, cardiac magnetic resonance imaging, unenhanced and contrast enhanced 2D and 3D echocardiography. J Am Soc Echocardiogr. 2014;27:292-301.
8. Bhattacharyya S, Khattar R, Senior R. Characterization of intra-cardiac masses by myocardial contrast echocardiography. Int J Cardiol. 2013;163:e11-3.
9. Uenishi EK, Caldas MA, Tsutsui JM, Abduch MC, Sbano JC, Kalil Filho R, et al. Evaluation of cardiac masses by real-time perfusion imaging echocardiography. Cardiovasc Ultrasound. 2015;13:23.
10. Wei K, Peters D, Belcik T, Kalvaitis S, Womak L, Rinkevich D, et al. Predictive instrument using contrast echocardiography in patients presenting to the emergency department with chest pain and without STsegment elevation. J Am Soc Echocardiogr. 2010;23:636-42.
11. Wei K, Ragosta M, Thorpe J, et al. Noninvasive measurement of coronary blood flow reserve myocardial contrast echocardiography. Circulation. 2001;103:2560-2565.
12. Dolan MS, Gala SS, Dodla S, Abdelmoneim SS, Xie F, Cloutier D, et al. Safety and efficacy of commercially available ultrasound contrast agents for rest and stress echocardiography: a multicenter experience. J Am Coll Cardiol. 2009;53:32-8.
13. Xie F, Dodla S, O'Leary E, Porter TR. Detection of subendocardial ischemia in the left anterior descending coronary artery territory with real-time myocardial contrast echocardiography during dobutamine stress echocardiography. JACC Cardiovasc Img. 2008;1:271-8.
14. Porter TR, Smith LM, Wu J, Thomas D, Haas JT, Mathers DH, et al. Patient outcome following 2 different stress imaging approaches. J Am Coll Cardiol. 2013;61:2246-455.
15. Hayat SA, Dwivedi G, Jacobsen A, Lim TK, Kinsey C, Senior R. Effects of left bundle branch block on cardiac structure, function, perfusion, and perfusion reserve: implications for myocardial contrast echocardiography versus radionuclide perfusion imaging for the detection of coronary artery disease. Circulation. 2008;117:1832-41.
16. Wu J, Barton D, Xie F, O'Leary E, Steuter J, Pavlides G, et al. Comparison of fractional flow reserve assessment with demand stress myocardial contrast echocardiography in angiographically intermediate coronary stenosis. Cir Cardiovasc Imaging. 2016;9:e004129.
17. Kowatsch I, Tsutsui JM, Mathias W Jr, et al. Head-to-head comparison of dobutamine and adenosine stress real-time myocardial perfusion echocardiography for the detection of coronary artery disease. J Am Soc Echocardiogr. 2007 Sep;20(9):1109-17.Tsutsui JM, Elhendy A, Anderson JR, et al. Prognostic value of dobutamine stress myocardial contrast perfusion echocardiography. Circulation. 2005 Sep 6;112(10):1444-50.
18. Porter TR, Smith LM, Wu J, Thomas D, Haas JT, Mathers DH, et al. Patient outcome following 2 different stress imaging approaches. J Am Coll Cardiol. 2013;61:2246-455.
19. Mattoso AA, Kowatsch I, Tsutsui JM, de la Cruz VY, Ribeiro HB, Sbano JC, et al. Prognostic value of qualitative and quantitative vasodilator stress myocardial perfusion echocardiography in patients with known or suspected coronary artery disease. J Am Soc Echocardiogr. 2013;26:539-47.
20. Mattoso AA, Tsutsui JM, Kowatsch I, Sbano JC, Porter TR, Mathias W Jr, et al. Prognostic value of dobutamine stress myocardial perfusion echocardiography in patients with known or suspected coronary artery disease and normal left ventricular function. PLoS One. 2017 Feb 24;12(2):e0172280.
21. Peltier M, Vancraeynest D, Pasquet A, Ay T, Roelants V, D'Hondt AM, et al. Assessment of the physiologic significance of coronary disease with dipyridamole real-time myocardial contrast echocardiography. Comparison with technetium-99m sestamibi single-photon emission computed tomography and quantitative coronary angiography. J Am Coll Cardiol. 2004;43:257-64.
22. Senior R, Lepper W, Pasquet A, Chung G, Hoffman R, Vanoverschelde JL, et al. Myocardial perfusion assessment in patients with medium probability of coronary artery disease and no prior myocardial infarction: Comparison of myocardial contrast echocardiography with 99mTc single-photon emission computed tomography. Am Heart J. 2004;147:1100-5.
23. Abdelmoneim SS, Mankad SV, Bernier M, Dhoble A, Hagen ME, Ness SA, et al. Microvascular function in takotsubo cardiomyopathy with contrast echocardiography: prospective evaluation and review of literature. J Am Soc Echocardiogr. 2009;22:1249-55.
24. Anantharam B, Janardhanan R, Hayat S, Hickman M, Chahal N, Bassett P, et al. Coronary flow reserve assessed by myocardial contrast echocardiography predicts mortality in patients with heart failure. Eur J Echocardiogr. 2011;12:69-75.

ECOCARDIOGRAFIA SOB ESTRESSE: CRITÉRIOS DIAGNÓSTICOS, INTERPRETAÇÃO E PROGNÓSTICO

CAPÍTULO 8

Ana Cristina Camarozano

INTRODUÇÃO

A ecocardiografia de estresse é uma modalidade que está bem estabelecida no nosso meio e é mais utilizada na avaliação da doença arterial coronariana, apesar de seu uso poder ser ampliado para outras aplicações na cardiologia.

Diferentes modalidades de eco de estresse podem ser utilizadas, a depender da prática do serviço, equipamento disponível, condições do paciente e experiência do ecocardiografista.

Neste capítulo discutiremos as bases fisiopatológicas, os diversos protocolos que podem ser utilizados na ecocardiografia de estresse, critérios diagnósticos e interpretação, acurácia, indicações (especialmente no escopo da coronariopatia) e o prognóstico conferido pelo método.

ECOCARDIOGRAFIA DE ESTRESSE COM DOBUTAMINA

A utilização da dobutamina como agente estressor na ecocardiografia de estresse rapidamente se difundiu, porque ao promover aumento do consumo de oxigênio miocárdico (como o exercício físico), sem a dificuldade técnica produzida pela hiperventilação que ocorre no esforço máximo (e limita a obtenção das imagens ao ecocardiograma), a ecocardiografia sob estresse com dobutamina tornou-se uma das modalidades mais empregadas e populares como modelo de agente adrenérgico, com larga aplicação na doença coronariana e outras formas de cardiopatias.

Ação das Catecolaminas

As drogas que afetam a transmissão adrenérgica, também chamadas de catecolaminas, podem ser endógenas (produzidas pelo próprio organismo), como é o caso da noradrenalina, adrenalina e dopamina; ou sintéticas (produzidas em laboratório), como a dobutamina e o isoproterenol. Essas drogas atuam sobre os receptores adrenérgicos que são divididos em alfa (1 e 2) e beta (1 e 2). O bloqueio beta-adrenérgico pelo betabloqueador inibe a ação do sistema nervoso simpático na fibra cardíaca, e o bloqueio do receptor muscarínico pela atropina inibe a ação do parassimpático.

A Figura 8-1 ilustra o mecanismo de ação dos receptores beta-adrenérgicos e muscarínicos.

Dentre essas aminas, a de maior pronunciamento na ecocardiografia de estresse é a dobutamina, por causa de as demais drogas causarem mais efeitos colaterais. Esta catecolamina foi introduzida na prática clínica, em 1978,[1] e na investigação dentro do campo da isquemia miocárdica foi pela primeira vez reportada, em 1984, por Mason *et al.*[2]

A dobutamina é uma amina simpaticomimética com propriedades agonista β_1 (predominantemente), e relativamente fraca atividade agonista β_2 e α_1.[3-5]

Sua fisiopatologia consiste em, pela ação β_1, aumentar primeiramente a força de contração, e secundariamente a frequência cardíaca e a pressão arterial, tendo como produto final um aumento no débito cardíaco. Sua ação periférica depende dos receptores β_2 e pode levar à queda na resistência vascular.[6] Seus efeitos também incluem um aumento no consumo de oxigênio pelo miocárdio (MVO_2) e um aumento no fluxo coronariano em vasos normais.[4]

Em situações de lesão coronariana obstrutiva, a isquemia pode ocorrer na dependência do grau de obstrução, uma vez que o fluxo sanguíneo para aquela região estará diminuído, e a demanda metabólica aumentada com o aumento da dose da dobutamina.[7,8]

Vale ressaltar que a capacidade vasodilatadora da dobutamina é menor do que a do dipiridamol e da adenosina, podendo aumentar de duas a três vezes o fluxo coronariano.[9]

Critérios Diagnósticos do Ecocardiograma de Estresse

A análise do exame geralmente é realizada no modelo de 16 ou 17 segmentos do ventrículo esquerdo.[10]

Todos os critérios diagnósticos relacionados com o ecocardiograma de estresse podem ser resumidos em quatro equações que dependem da contração da parede regional e descrevem os padrões de resposta, como: normal, isquêmico, necrótico e viável.[7]

A) *Resposta normal:* refere-se ao segmento normocinético em repouso e normal ou hipercinético durante o estresse.

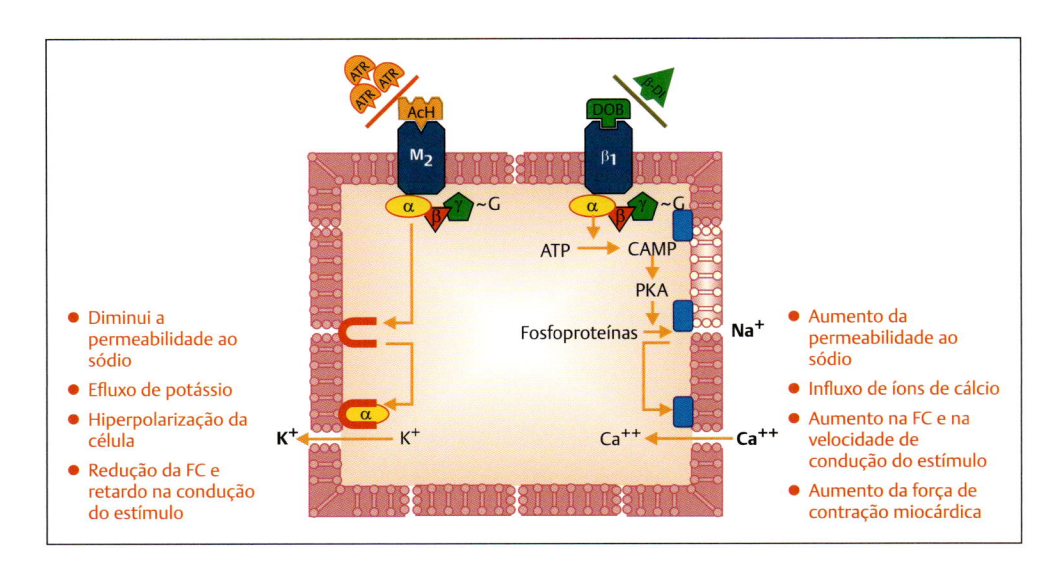

Fig. 8-1. Mecanismo de ação dos receptores beta-adrenérgicos e muscarínicos na fibra cardíaca, e o respectivo bloqueio de suas ações pelo antagonista dos respectivos receptores (atropina e betabloqueador).

B) *Resposta isquêmica:* refere-se à piora da contração de um segmento durante o estresse, que pode passar de normocinético para a hipocinético (diminuição do movimento endocárdico e do espessamento sistólico), acinético (ausência de movimento endocárdico e do espessamento sistólico) ou discinético (movimento paradoxal na sístole). No entanto, uma acinesia em repouso que se torna discinesia durante o estresse reflete um fenômeno passivo de aumento da pressão intraventricular desenvolvida por paredes normocontráteis, e não deve ser considerada uma resposta isquêmica.[11]
C) *Resposta necrótica:* refere-se ao segmento com disfunção em repouso, que permanece inalterado durante o estresse (acinesia ou discinesia fixas).
D) *Resposta viável:* refere-se ao segmento que, com disfunção em repouso, pode mostrar uma melhora sustentada durante o estresse, indicando um miocárdio atordoado ou sem estenose coronariana crítica; ou pode mostrar uma melhora durante a fase precoce do estresse, com piora no pico do teste (resposta bifásica). A resposta bifásica é sugestiva de viabilidade e isquemia decorrente de uma estenose crítica coronariana.[11]

O início da ação da dobutamina ocorre dentro de 2 minutos de infusão contínua da droga, e o seu efeito máximo é visto em aproximadamente 10 minutos.[12,13]

A meia-vida do fármaco é de cerca de 2 minutos, e sua metabolização ocorre em 10 a 12 minutos após a interrupção da infusão. A dobutamina é metabolizada no fígado pela catecol-metiltransferase em seus metabólitos inativos, que são excretados na urina.[14]

No que diz respeito aos protocolos utilizados na realização do ecocardiograma de estresse com dobutamina, estes não são universalmente padronizados, podendo variar quanto à dose inicial (de 2,5 a 10 mg/kg/min), e a dose máxima (de 30 a 50 mg/kg/min), a duração do estágio (entre 2 e 10 minutos) e a adição e dose de atropina (de 0 a 2 mg). Todavia, o protocolo de 3 minutos por estágio, iniciando com 5 mg/kg/min, chegando a uma dose máxima de 40 mg/kg/min, com a adição de atropina a partir do último estágio, tornou-se mais popular e mais amplamente utilizado, sendo um protocolo validado em *Trial* prospectivo multicêntrico.[15]

O teste tem por objetivo ir até 85% da FC máxima prevista para a idade. Os motivos de interrupção são: nova ou piora da motilidade parietal regional; sintomatologia acentuada (precordialgia, dispneia, cefaleia, náuseas, vômitos, ansiedade intensa, tremor extremo); importante aumento dos níveis tensionais (PAS > 240 ou PAD > 120 mmHg); queda da pressão arterial principalmente se acompanhada de sintomatologia; arritmias supraventriculares ou ventriculares significativas e final do protocolo.[16] Uma metanálise envolvendo mais de onze mil pacientes mostrou que os pacientes que não alcançaram a frequência cardíaca máxima (com dobutamina ou exercício), e tiveram um exame normal, apresentaram mais eventos (infarto, morte cardíaca e revascularização miocárdica), do que aqueles que alcançaram a frequência cardíaca máxima prevista para a idade; tendo um maior risco ao exame, aqueles que cursaram com teste anormal.[17]

Importante mencionar que o material e as medicações usadas em situação de emergência, como na ressuscitação cardíaca, devem estar sempre à mão, e que um teste positivo em um ou mais precisamente, em dois segmentos miocárdicos, implica em critério diagnóstico e é motivo para interrupção do exame.

McNeill *et al.*,[18] em 1992 associaram a atropina ao ecocardiograma com dobutamina na tentativa de prover uma estratégia mais efetiva para elevar a frequência cardíaca, com consequente aumento no consumo de oxigênio pelo miocárdio. Os autores concluíram que a adição da atropina em testes negativos com frequência de pico abaixo de 85% do previsto aumentou a sensibilidade do exame.

A coadministração do sulfato de atropina ganhou impacto na era dos betabloqueadores, uma vez que as drogas antianginosas reduzem marcadamente a sensibilidade do ecocardiograma de estresse, tanto com dipiridamol,[19] como com dobutamina,[20] mas nem tanto a do estresse com dobutamina-atropina.[21,22]

Uma justificativa plausível é o fato de a atropina poder compensar o déficit cronotrópico causado pelos betabloqueadores.[20]

Embora a maioria dos pacientes em uso de bloqueadores adrenérgicos necessite da atropina para otimização da sensibilidade diagnóstica, pacientes com reduzida resposta cronotrópica,[23] ou com desaceleração sinusal paradoxal, também parecem se beneficiar da adição da droga para a efetividade do teste, inclusive em fases mais precoces do exame.[24] Vale ressaltar que não podemos utilizar somente baixas doses de dobutamina, quando o intuito é diagnóstico de doença arterial coronariana, pois a sensibilidade do teste ficará reduzida. Porém, na avaliação exclusiva de viabilidade miocárdica, pode-se iniciar com doses bem baixas (2,5 ou 5,0 mcg/kg/min) e manter o protocolo até 20 μg/kg/min. Caso o objetivo seja avaliar também isquemia miocárdica, cabe fazer o protocolo dobutamina de viabilidade seguido do protocolo de isquemia (até 40 mcg/kg/min, de dobutamina, com ou sem atropina). Mas em situações de miocardiopatia dilatada com baixa fração de ejeção (< 35%) e coronariografia normal, com o intuito de recrutamento da reserva inotrópica em pacientes com insuficiência cardíaca, sabe-se que a sobrevida destes é maior quando há boa resposta inotrópica ou reserva contrátil, que pode ser identificada pela melhora do volume sistólico e da fração de ejeção com alta dose de dobutamina (até 40 μg/kg/min sem a adição de atropina).[25]

O protocolo precoce de dobutamina-atropina foi realizado no estudo de Camarozano *et al.*,[26] que demonstrou que os pacientes que receberam atropina precocemente apresentaram menor tempo de teste, maior duplo produto (frequência cardíaca × pressão arterial sistólica), e uso de menores doses de dobutamina, sem alterar a dose total de atropina ou o número de efeitos adversos. Além de ter ocorrido redução do número de testes inconclusivos no grupo de pacientes em uso de betabloqueadores.[26]

A Figura 8-2 ilustra o protocolo precoce e o protocolo convencional com dobutamina-atropina.

Contudo, o ideal é que os betabloqueadores sejam suspensos 24 a 48 horas antes da realização do ecocardiograma de estresse diagnóstico, o que difere se o objetivo for avaliar a resposta terapêutica, onde o betabloqueador deverá ser mantido.

Vale ressaltar que o estresse farmacológico é também influenciado pela terapia com bloqueador dos canais de cálcio e nitratos, porém, em menor proporção do que com betabloqueador.[27]

Efeitos Colaterais do Ecocardiograma de Estresse com Dobutamina

Efeitos colaterais mais limitantes são encontrados em torno de 10% dos pacientes que se submetem ao estresse com dobutamina.[15]

Esses efeitos são: taquiarritmias ventriculares complexas, cefaleia acompanhada ou não de náuseas, hipotensão (> 30 mmHg de queda na pressão arterial sistólica), e mais raramente bradicardia, taquiarritmias supraventriculares e hipertensão arterial. Os efeitos colaterais geralmente desaparecem com a interrupção do medicamento em cerca de 2 a 5 minutos.[15] Outros efeitos colaterais reportados em 1 a 3% dos pacientes incluem náuseas, precordialgia, palpitação, dispneia e tremor. Todos esses efeitos apresentam uma relação dose-dependente e podem ser revertidos com a suspensão da droga ou com a administração de betabloqueadores.

Há relato de casos isolados de assistolia,[28] vasoespasmo refratário e ruptura cardíaca,[29-31] porém no universo de exames que são feitos com dobutamina (que é o principal agente utilizado na ecocardiografia de estresse), o número de complicações maiores como estas é ínfimo e muitas vezes ocorre em decorrência da realização do exame em condições desfavoráveis, como: nos primeiros dias após infarto agudo do miocárdio, paciente com substrato arritmogênico ou com alteração complexa do sistema de condução, pouca experiência do examinador que acaba prolongando o teste além do necessário etc.

Por outro lado, em alguns estudos de maior complexidade, usando o ecocardiograma com dobutamina em subgrupos especiais de pacientes, como: na presença de aneurisma da aorta abdominal ≥ 4 cm,[32] período precoce pós-infarto (média de 5 dias),[33] pacientes

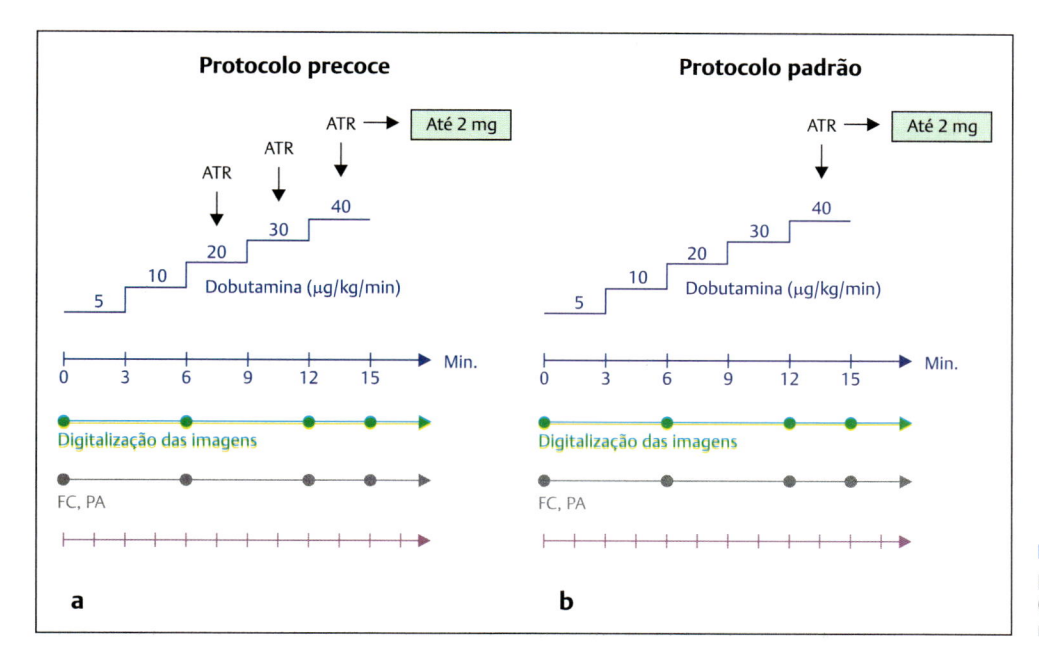

Fig. 8-2. (a) Protocolo com administração precoce de atropina, em 20 mcg de dobutamina, (b) protocolo padrão que inicia a atropina, se necessário com 40 mcg/kg/min de dobutamina.

com trombo séssil em ápex do ventrículo esquerdo e na avaliação pré-operatória de pacientes portadores de aneurisma intracraniano,[34,35] não ocorreram maiores complicações.

Numa série com cerca de 3.000 pacientes, Secknus e Marwick reportaram um risco de 0,3% para complicações sérias,[36] incluindo taquicardia ventricular sustentada e infarto do miocárdio. Não houve óbito ou fibrilação ventricular nessa série de pacientes.

Esses grandes estudos sobre segurança foram realizados no passado, mas não houve pior evolução desses resultados com o avançar dos anos. Ao contrário, com a melhoria dos equipamentos de ultrassom e o melhor entendimento do método pela classe médica, os resultados sobre segurança tornaram-se até melhores.

Quanto à *angina pectoris* estresse-induzida, o estudo de Elhendy *et al.* mostrou que mesmo em pacientes que não apresentaram anormalidades na contração regional,[37] 10% desenvolveram angina durante o exame. Esses pacientes foram comparados àqueles que não cursaram com angina, e os que apresentaram angina referiam mais história de angina ao esforço e tiveram maior frequência de revascularização miocárdica durante o acompanhamento de 5 anos. Porém, não houve diferença na taxa de morte ou infarto em ambos os grupos.[37]

Uma situação que pode ocorrer no ecocardiograma de estresse com dobutamina, mas que não tem um consenso definido a respeito, é a obstrução dinâmica na via de saída do ventrículo esquerdo, que ocorre em até 20% dos pacientes que fazem o exame e geralmente é por aumento do inotropismo cardíaco associado à vasodilatação periférica.[38]

Porém, a questão prognóstica deste efeito, e se é uma complicação do exame com dobutamina ou não, ainda é controversa. No estudo de Meimoun *et al.* os autores estudaram 100 pacientes que apresentaram movimento anterior sistólico da valva mitral (SAM) ao ecocardiograma de estresse com dobutamina, e estes também realizaram ecocardiograma sob esforço em bicicleta dentro de 6 meses.[39] Foi considerado um gradiente dinâmico de pico como anormal quando ≥ 36 mmHg. Os autores puderam concluir que os pacientes que apresentaram SAM tinham fatores anátomo-hemodinâmicos predisponentes, e seu significado clínico foi real nos pacientes sintomáticos.[39] Outro estudo na mesma linha foi o de Dawn *et al.*,[40] que mostrou que os pacientes que cursaram com gradiente médio-ventricular ou em via de saída do ventrículo esquerdo apresentaram mais sintomas (dor torácica, síncope e pré-síncope) em 31 meses de acompanhamento, e concluíram que a obstrução provocada pelo ecocardiograma de estresse com dobutamina foi um preditor independente de eventos futuros.[40]

Também tem sido demonstrado que a reposta pressórica anormal ao ecocardiograma de estresse com dobutamina está associada a testes anormais, impactando na acurácia dos resultados. Contudo, o estudo de Abram *et al.* demonstrou que os pacientes que tiveram resposta arterial hipertensiva durante o exame foram mais propensos a apresentarem isquemia miocárdica, comparado aos que tiveram resposta pressórica normal ao exame. Portanto, isto não denotou um resultado falso-positivo, mas esses pacientes, contudo, foram menos propensos à doença multivascular ou doença coronariana de maior gravidade.[41]

A Figura 8-3 demonstra um teste positivo em parede septal, confirmada ao cateterismo cardíaco, com lesão importante em artéria descendente anterior e artéria coronária à direita.

A reversão do protocolo de dobutamina após a interrupção do fármaco pode ser feita com a administração lenta de metoprolol venoso, e geralmente 1 a 5 mg do betabloqueador é suficiente para a reversão dos efeitos da dobutamina. Doses maiores podem ser necessárias em situações de arritmia cardíaca, isquemia ou outras complicações. A obtenção de uma frequência cardíaca menor que 100 bpm ou similar aos níveis basais, assim como a normalização da pressão arterial, são tomados como parâmetros de reversão dos efeitos da dobutamina e de retorno ao "estado fisiológico" do paciente. Como segunda opção utilizamos o esmolol, cuja ação é mais rápida e mais fugaz do que o metoprolol.

Outra aplicação do betabloqueador ao final do exame com dobutamina é a administração rápida de 5 mg de metoprolol venoso em até um minuto, ainda na vigência da infusão de dobutamina. O estudo realizado por Mathias *et al.* demonstrou um incremento

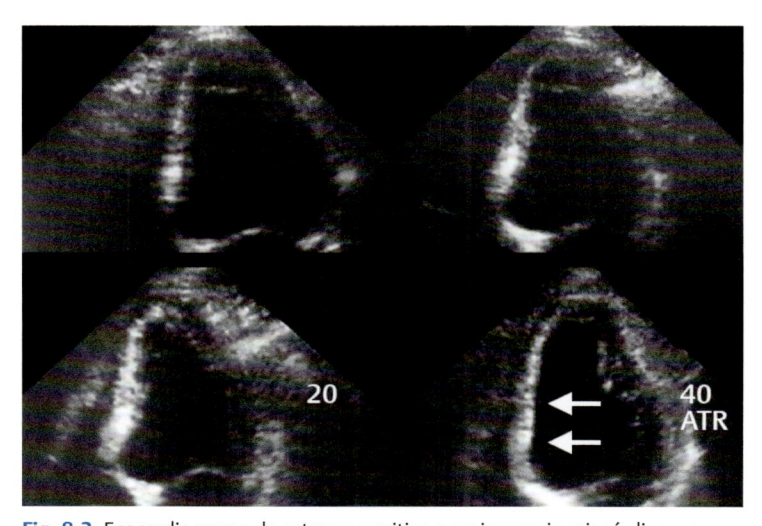

Fig. 8-3. Ecocardiograma de estresse positivo para isquemia miocárdica em parede septal. O septo tornou-se acinético e afilado no pico do estresse (setas).

no diagnóstico de doença arterial coronariana (DAC) com a administração rápida de betabloqueador venoso no pico do estresse,[42] especialmente em pacientes uniarteriais que não apresentaram anormalidade parietal mesmo após atingir 85% da frequência cardíaca máxima prevista. O possível mecanismo desse fato parece ser a abrupta redução da vasodilatação ocasionada pelo bloqueio dos receptores beta, e potencialização da liberação dos receptores alfa-adrenérgicos, levando à redução do fluxo de reserva coronária, aumentando em torno de 5% o ganho diagnóstico sobre a doença univascular.[42]

Acurácia do Ecocardiograma de Estresse com Dobutamina

A acurácia deste exame para detecção de doença arterial coronariana está consistentemente estabelecida, e é alta, pensando em lesões coronarianas significativas (tronco de coronária esquerda ≥ 50% e estenose ≥ 70% nos vasos epicárdicos). Em uma metanálise envolvendo quase 8.000 pacientes e 102 estudos, a média da sensibilidade foi de 81% e, da especificidade foi de 84%.[43]

Uma revisão de 28 artigos publicados, envolvendo 2.246 pacientes, reportou uma sensibilidade global de 80%, especificidade de 84% e acurácia de 81%. A sensibilidade foi correlacionada com o número de vasos acometidos, sendo 74, 86, e 92% para doença uni, bi e trivascular, respectivamente.[44]

A sensibilidade e especificidade para detecção de lesões significativas em territórios vasculares individuais foram de 88 e 73% respectivamente, para a artéria descendente anterior; 96 e 51% para a artéria coronária direita; e 69 e 87% para a artéria circunflexa.[45]

A acurácia do ecocardiograma de estresse com dobutamina é similar aos demais testes de imagem provocativos que têm a mesma finalidade, como, por exemplo, o ecocardiograma de exercício ou com dipiridamol e a cintilografia miocárdica com SPECT.[43,46]

A equivalência da sensibilidade do ecocardiograma com dipiridamol e os demais testes mencionados ocorrem quando a indicação do exame é precisa, em um grupo com probabilidade pré-teste ao menos intermediária, ou como menciona Dr. Picano: "quando o estado-da-arte dos protocolos é utilizado", o que foi reportado em uma metanálise envolvendo 435 pacientes, onde foram realizados ambos os testes de estresse (com dobutamina e dipiridamol) em doses altas e protocolos atualizados como, por exemplo: dobutamina com alta dose de atropina e dipiridamol sob o protocolo acelerado.[47]

A acurácia do ecocardiograma de estresse com dobutamina equivale aos do ecocardiograma de exercício e das técnicas com radionucleotídeos que são superiores ao teste ergométrico.

Indicações do Ecocardiograma de Estresse com Dobutamina

Como regra geral, quanto menos informativo for o teste ergométrico, mais rigorosa será a indicação de ecocardiografia de estresse.

As principais indicações para o ecocardiograma de estresse podem ser resumidas da seguinte forma: pacientes em que o teste ergométrico é contraindicado; pacientes em que o teste ergométrico não é viável, pacientes em que o teste ergométrico não foi diagnóstico ou foi duvidoso, bloqueio de ramo esquerdo ou alterações significativas do eletrocardiograma (ECG) em repouso (que tornam difícil a interpretação do ECG durante o estresse); hipertrofia ventricular esquerda, teste ergométrico submáximo e seguem a seguir:

- *Investigação de doença arterial coronariana (DAC) suspeitada ou conhecida em pacientes incapazes de realizar exercício:* quando o objetivo é detecção de doença coronariana, que é a indicação mais prevalente.
- *Estratificação de risco pré-operatório para cirurgia não cardíaca:* especialmente indicado para cirurgia vascular, cujos pacientes apresentam alta associação à DAC e grande possibilidade de evolução para infarto ou morte no per e pós-operatório.[48] É interessante notar que a extensão e a gravidade das anormalidades parietais estresse-induzidas não se correlacionam com os eventos perioperatórios, no entanto, a frequência cardíaca em que o teste torna-se positivo fornece dados prognósticos.[49]
- *Prognóstico e estratificação de risco pós-infarto e em pacientes com diagnóstico estabelecido:* é uma técnica segura mesmo quando aplicada na fase precoce pós-infarto.[50] A isquemia distante da zona infartada e a ausência de viabilidade na área do infarto são preditores independentes de mau prognóstico nesse grupo.[51]
- *Detecção de miocárdio viável em pacientes com disfunção ventricular crônica (para o eco de estresse com dobutamina):* esse grupo de pacientes, portadores do chamado "miocárdio hibernante", foi avaliado por Cigarroa et al.[52] e Marzullo et al.,[53] que demonstraram maior sensibilidade para tal detecção, quando a dobutamina foi usada em baixas doses.

Reforçando esses achados, Afridi et al.[54] constataram que o grande marcador com alto valor preditivo (72%) para a recuperação funcional após a revascularização miocárdica foi a resposta bifásica (melhora com baixa e piora com alta dose de dobutamina), denotando o modelo isquêmico-viável.[54,55]

A importância da pesquisa de viabilidade miocárdica está em identificar uma quantidade considerada de miocárdio viável, em pacientes com disfunção ventricular grave, pois isto implica em menor mortalidade e maior sobrevida livre de eventos,[56] dos pacientes adequadamente tratados; o que difere da pesquisa de viabilidade em pacientes que sofreram infarto agudo do miocárdio, porém apresentam função ventricular esquerda preservada, uma vez que neste caso não haja implicação maior sobre a sobrevida. Apesar de o subgrupo do estudo STICH Trial não ter demonstrado vantagem na avaliação de viabilidade nesses pacientes,[57] para a tomada de decisão, sabe-se que houve grande viés de seleção e metodologia nessa análise, e que tais resultados foram contrários à séries históricas prévias e metanálise, que demonstraram grande vantagem na identificação de viabilidade miocárdica em pacientes com disfunção ventricular crônica.[58]

- *Detecção de reserva contrátil em pacientes com disfunção ventricular:* esta análise é realizada nos pacientes portadores de miocardiopatia dilatada não isquêmica, onde a busca é pela presença ou ausência de reserva contrátil, pois a identificação da melhora da fração de ejeção (> 5% e principalmente > 10%) do repouso até o pico da dobutamina (até 40 μg/kg/min) identifica pacientes com melhor resposta à terapêutica medicamentosa, melhor resposta à terapia de ressincronização cardíaca e maior sobrevida.[59,60]
- *Avaliação de dispneia e insuficiência cardíaca:* mais recentemente o ecocardiograma de estresse vem sendo aplicado na avaliação da função diastólica e da congestão pulmonar em pacientes com queixa de dispneia. A piora da função diastólica, às vezes, ocorre somente ao exercício e não em repouso, demonstrando elevação das pressões de enchimento intracavitárias sob condições dinâmicas, e é um achado que justifica a queixa do paciente,[61] bem como a presença de linhas B (> 5 traduz sinal de congestão pulmonar, que pode ser identificado ao ecocardiograma de estresse (especialmente no estresse sob exercício).[62]
- *Avaliação pós-revascularização miocárdica:* para pacientes sintomáticos ou para avaliação de controle após a cirurgia cardíaca de revascularização miocárdica parcial ou completa.
- *Avaliação de valvopatia:* o exame permite correlacionar os sintomas com a gravidade da doença valvar, fornecendo informações diagnósticas e prognósticas. Pacientes com estenose valvar aórtica, disfunção ventricular esquerda, Gradiente médio < 40 mmHg e área valvar < 1,0 cm² (clássica), ou sem disfunção ventricular (paradoxal), merecem uma avaliação ao eco de estresse com dobutamina. No primeiro caso (clássica), é necessário desmascarar a estenose aórtica crítica e fixa da pseudoestenose aórtica. No segundo caso (paradoxal), a avaliação do gradiente médio é digna de nota, pois, quando este se eleva mais que 18 mmHg sob estresse, denota estenose aórtica importante,[63-65] porém, ainda não há um consenso estabelecido sobre as vantagens e critérios do eco de estresse na estenose valvar aórtica paradoxal.

Pacientes com estenose valvar mitral podem ter seus gradientes e a pressão sistólica da artéria pulmonar avaliados sob estresse, sabendo-se que um gradiente médio maior que 18 mmHg e um PSAP maior que 50 mmHg direcionam o resultado para uma estenose valvar mitral significativa.[66,67]

Contraindicações do Ecocardiograma de Estresse com Dobutamina

As contraindicações ao uso desse agente são hipertensão não controlada (pressão arterial sistólica ≥ 190 mmHg e/ou pressão arterial diastólica ≥ 110 mmHg), arritmias não controladas como, por exemplo, taquicardia supraventricular paroxística ou fibrilação atrial de alta resposta ou arritmias ventriculares complexas, síndrome coronariana aguda (angina instável ou infarto) e insuficiência cardíaca descompensada. É necessário também reconhecer suas "contraindicações relativas", como a cardiopatia hipertrófica e a estenose aórtica grave, onde o ecocardiograma de estresse pode ser feito, mas não com o protocolo agressivo, usado quando o objetivo é de investigação da doença coronariana.[68]

O uso da atropina está contraindicado (contraindicação relativa) para pacientes portadores de glaucoma, obstrução prostática e *miastenia gravis*.

Valor Prognóstico do Ecocardiograma de Estresse com Dobutamina

O valor prognóstico da dobutamina está bem estabelecido junto à ecocardiografia, pois um exame normal acarreta um percentual anual em torno de 0,6% de morte cardíaca, enquanto que esse percentual aumenta para 2,8%, se o teste for positivo. Um exame negativo pode acarretar eventos cardíacos em 3,3% dos pacientes, enquanto que, em um exame positivo, esse percentual sobe para 6,9% ao ano.[69] Outro grande estudo que avaliou a previsão de mortalidade por ecocardiograma de estresse com dobutamina foi realizado pela Cleveland Clinic Foundation, entre 1988 e 1994, incluindo 3.156 pacientes com idade média de 63 ± 12 anos, que tiveram acompanhamento médio de 3,8 anos, e mostraram pior prognóstico em pacientes com resultados anormais no eco de estresse com dobutamina, sendo que 50% dos pacientes tiveram resultados anormais. Pacientes com resultados normais apresentaram taxa de mortalidade de 1% ao ano nos primeiros 4 anos de acompanhamento, e houve aumento anual da mortalidade na presença de isquemia, cicatriz ou ambos. Este estudo também demonstrou que a sobrevida piorou na presença de isquemia em vários territórios.[70] A curva de Kaplan Meier demonstra os resultados de pacientes com eco de estresse com dobutamina normal em comparação aos pacientes que apresentaram isquemia induzível, cicatriz e/ou ambos.

É sabido que a doença arterial coronariana em pacientes diabéticos tem um prognóstico pior do que em pacientes não diabéticos com alta incidência de eventos cardíacos, incluindo morte.[71] Este grupo de pacientes demonstrou que um resultado anormal ao eco de estresse com dobutamina conferiu um prognóstico pior, com resultados duas a três vezes piores em pacientes diabéticos *versus* não diabéticos[72] Chaowalit et al.[73] estudaram o valor prognóstico do método em 2.349 pacientes diabéticos durante um acompanhamento de 5,4 ± 2,2 anos, constatando que a mortalidade e morbidade foram significativamente maiores em pacientes com isquemia induzível ao exame.

Sijde et al. avaliaram o prognóstico do ecocardiograma de estresse com dobutamina em relação ao possível "período de garantia" que o exame poderia fornecer. O estudo demonstrou um "período de garantia" de aproximadamente sete anos na curva de sobrevida de um teste normal quando comparado a um teste anormal.[74]

De um modo geral, cerca de 5% dos pacientes não apresentam uma "janela" acústica adequada, comprometendo o êxito do teste, e 10% dos exames são inconclusivos (ausência de isquemia em testes submáximos), por causa da inadequada resposta ao estímulo com dobutamina ou pela presença de efeitos colaterais limitantes.[75] Nesses casos, o ecocardiograma de estresse com contraste é capaz de melhorar essa acurácia. No *Optimize trial*,[76] os autores puderam concluir que: parâmetros hemodinâmicos não apresentaram diferença com e sem contraste; porém em condições de repouso somente 72% dos segmentos foram visualizados sem contraste, o que passou para 94% com o uso do contraste; no pico do estresse com dobutamina, 67% dos segmentos foram visualizados sem contraste, e aumentou para 95% com contraste; houve melhora em todas as paredes do ventrículo esquerdo; os resultados de baixa confiança passaram de 30% sem o uso de contraste para 4% com o uso do contraste, sendo que 74% dos resultados com contraste apresentaram alta confiabilidade, havendo boa concordância com a angiocoronariografia. Houve aumento na identificação de isquemia miocárdica nos territórios das artérias circunflexa e coronária direita, com o uso do contraste. De modo que o último consenso americano para o uso do contraste para ultrassom se baseou neste estudo, preconizando que se mais de dois segmentos não forem adequadamente visualizados ao corte apical, há significativa vantagem do uso do contraste para ultrassom.[76]

ECOCARDIOGRAMA DE ESTRESSE COM DIPIRIDAMOL

O dipiridamol foi o primeiro agente de estresse farmacológico utilizado para o diagnóstico de doença arterial coronariana, iniciando na Europa e depois nos Estados Unidos da América.[77,78]

Suas principais ações na cardiologia são: o efeito hiperêmico,[79] que geralmente é usado na cintilografia com radionucleotídeo e na ressonância magnética cardíaca, e o efeito pró-isquêmico que é o requisito para a imagem funcional, utilizado na ecocardiografia e na ressonância magnética. O dipiridamol é um vasodilatador que atua por reduzir a oferta de oxigênio ao miocárdio, e por fazer má distribuição do fluxo ("roubo de fluxo") ao estimular receptores adenossinérgicos A2a presentes nas células do músculo liso das arteríolas coronarianas. Indiretamente o dipiridamol aumenta os níveis de adenosina endógena por reduzir a recaptação celular da mesma, bem como reduz também sua lise pela adenosina desaminase.[79] O efeito máximo do dipiridamol é obtido em 4 a 8 minutos após a infusão, e sua meia-vida é de cerca de 6 horas,[79] motivo pelo qual a aminofilina deve ser sempre utilizada para reverter seus efeitos.

O dipiridamol provoca isquemia principalmente pelos fenômenos de roubo de fluxo,[79] e embora a coadministração de atropina possa aumentar a demanda miocárdica de oxigênio, seu uso não é obrigatório no protocolo acelerado. A circulação colateral coronária representa uma anatomia coronariana propensa ao roubo de fluxo, o que facilita os fenômenos de roubo horizontal.[80] Contudo, na ausência de circulação colateral, o mecanismo mais provável de isquemia induzida pelo dipiridamol é o roubo vertical, ou seja, do próprio vaso epicárdico com estenose.[79]

A dose de dipiridamol empregada na ecocardiografia de estresse é 0,84 mg/kg, que provoca um aumento de três a quatro vezes no fluxo sanguíneo coronariano em vasos normais em condições de repouso,[79] e provoca um aumento triplo na concentração de adenosina sistêmica.[81]

Critérios Diagnósticos para o Ecocardiograma de Estresse com Dipiridamol

Os critérios diagnósticos do método se assemelham àqueles obtidos no ecocardiograma de estresse com dobutamina.

Quanto ao protocolo padrão do dipiridamol, este consiste na administração venosa de 0,84 mg/kg em 10 minutos, sendo esta dose dividida em duas etapas separadas: 0,56 mg/kg em 4 minutos, seguidos de 4 minutos de observação e, se o teste permanecer negativo, a dose adicional da segunda etapa é administrada, que corresponde a 0,28 mg/kg em 2 minutos. Se o teste permanecer negativo, a atropina (até 1 mg) é adicionada.

No protocolo acelerado, a mesma dose total de 0,84 mg/kg é administrada, porém, em apenas 6 minutos, e, neste caso,[82] a atropina pode ser dispensada, uma vez que este protocolo demonstrou maior sensibilidade diagnóstica. A aminofilina deve estar disponível para uso imediato, caso ocorra um evento adverso relacionado com o dipiridamol. Caso tudo transcorra bem, a administração de aminofilina é realizada rotineiramente no final do teste (na dose de 240 mg endovenosa), independente do resultado, em razão da meia-vida prolongada do dipiridamol.

Adenosina. A adenosina é geralmente infundida em *dripping*, na dose máxima de 140 μg/kg/min ao longo de 6 minutos.[83]

Quando os efeitos colaterais são intoleráveis, pode-se reduzir a dose da adenosina para conseguir finalizar o teste.

Efeitos Colaterais e Contraindicações do Ecocardiograma de Estresse com Dipiridamol

Efeitos secundários ocorrem em 3% dos pacientes com dipiridamol, e incluem hipotensão, taquicardia supraventricular, bloqueio atrioventricular, mal-estar geral, cefaleia, dispneia e fibrilação atrial.[84] As principais complicações de risco de vida, como infarto do miocárdio, bloqueio atrioventricular de terceiro grau, assistolia cardíaca, taquicardia ventricular sustentada, broncospasmo ou edema pulmonar, ocorrem em cerca de 1 em 1.000 casos com estresse com dipiridamol na alta dose.[84]

Pacientes com bloqueio atrioventricular de segundo ou terceiro graus, doença do nodo sinusal, asma brônquica ou tendência a broncospasmo não devem receber dipiridamol e apresentam contraindicação para tal método.

Acurácia do Ecocardiograma de Estresse com Dipiridamol

A acurácia na detecção de doença arterial coronariana avaliada angiograficamente tem sido demonstrada com alta sensibilidade e especificidade de 72 e 95%, respectivamente, em uma metanálise de vários estudos.[43]

Comparado à imagem da perfusão pela medicina nuclear, a ecocardiografia de estresse tem precisão similar, mas com uma sensibilidade um pouco menor e especificidade mais elevada.[43] Quando os protocolos mais modernos são usados,[85,86] a sensibilidade, a especificidade e a exatidão do dipiridamol acelerado (ou o protocolo padrão potencializado com atropina) são idênticas à ecocardiografia de estresse com dobutamina, como demonstrado por uma metanálise envolvendo cinco estudos,[47] a depender da seleção dos pacientes.

A terapia anti-isquêmica reduz a sensibilidade do teste com dipiridamol.[87]

Indicações do Ecocardiograma de Estresse com Dipiridamol

As indicações são similares à indicação do ecocardiograma de estresse com dobutamina (discutido anteriormente) e estão listadas a seguir, exceto para a indicação de análise de viabilidade miocárdica, que, apesar de o dipiridamol ter demonstrado sensibilidade adequada, sua análise não é tão simples para pequenas alterações da contratilidade, motivo pelo qual não é empregado de rotina na prática do laboratório de ecocardiografia, sendo a dobutamina o fármaco de escolha para esta finalidade.

- Diagnóstico de doença arterial coronariana.
- Prognóstico e estratificação de risco em pacientes com diagnóstico estabelecido.
- Avaliação de risco pré-operatória.
- Avaliação para etiologia cardíaca da dispneia ao esforço.
- Avaliação após revascularização miocárdica.
- Avaliação da gravidade da valvopatia.

Na escolha do método de estresse devemos ter em mente que um paciente com hipertensão grave e/ou uma história de arritmias atrial ou ventricular significativas pode submeter-se ao ecocardiograma de estresse com dipiridamol, que não tem efeito arritmogênico ou hipertensivo. Em contraste, um paciente com graves distúrbios da condução ou doença asmática avançada deve submeter-se ao ecocardiograma de estresse com dobutamina.

Pacientes que usam medicamentos que contenham xantina ou estejam sob efeito da cafeína (chá, café e coca-cola) devem submeter-se ao teste do dobutamina por antagonizarem os efeitos do dipiridamol. Essas substâncias devem ser suspensas 24 horas antes da realização do exame.

Valor Prognóstico do Ecocardiograma de Estresse com Dipiridamol

Quando comparado ao teste ergométrico, a ecocardiografia de estresse tem grande vantagem em termos de especificidade.[88]

Um ecocardiograma de estresse com dipiridamol normalmente apresenta um risco anual de 0,4-0,9%, que é equivalente a um exame de perfusão miocárdica normal.

Assim, em pacientes com suspeita de doença arterial coronariana, um ecocardiograma de estresse normal implica um prognóstico excelente, e a angiografia coronária pode ser evitada com segurança. As respostas positiva e negativa podem ser mais bem estratificadas com interações de parâmetros clínicos (diabetes, função renal e terapia), ecocardiograma de repouso (dilatação ou disfunção do ventrículo esquerdo) e fluxo de reserva coronariana.

O valor prognóstico do ecocardiograma de estresse com dipiridamol, com base na alteração contrátil, tem sido amplamente comprovado e confirmado em vários subgrupos de pacientes: doença arterial coronariana crônica, infarto do miocárdio recente, cirurgia vascular não cardíaca e em subgrupos de pacientes especiais, como hipertensos, idosos, mulheres, pacientes com bloqueio de ramo esquerdo, bloqueio de ramo direito e/ou bloqueio divisional anterossuperior esquerdo, pacientes ambulatoriais, pacientes com doença univascular em unidade de dor torácica e na avaliação de doença coronariana em doadores de coração para transplante cardíaco.[89-108]

O valor prognóstico do ecocardiograma de estresse com dipiridamol também foi avaliado em comparações diretas *head-to-head* a outras formas de teste de estresse e mostrou-se semelhante ao ecocardiograma com dobutamina e provavelmente melhor do que a perfusão com cintilografia miocárdica.[109] Em uma metanálise envolvendo mais de 6.000 pacientes com doença coronariana conhecida ou suspeitada, um ecocardiograma de estresse negativo para indução de isquemia miocárdica fornece um prognóstico bom, com baixo risco de eventos cardíacos graves durante o acompanhamento. Neste estudo, um ecocardiograma de estresse com dipiridamol negativo para isquemia miocárdica apresentou mortalidade anual de 0,2%.[110-112]

Os grupos de estudo EPIC (Cooperativa Internacional de Eco de Persistin) e EDIC (Cooperativa Internacional de Eco de Dobutamina) avaliaram 759 pacientes hospitalizados com infarto agudo do miocárdio recente e sem complicações que foram submetidos ao ecocardiograma de estresse farmacológico (dipiridamol ou dobutamina), com acompanhamento médio de 10 meses. A sobrevida livre de eventos foi maior em pacientes com eco de estresse negativo em comparação a teste positivo em altas doses (94,7 *vs.* 84,4% p = 0,04) e baixas doses (94,7 *vs.* 74,8% p = 0,0001).[94]

FLUXO DE RESERVA CORONARIANO

Nos últimos anos, a avaliação da reserva de fluxo coronariano por meio da combinação da avaliação Doppler transtorácico com estresse vasodilatador (preferencialmente com dipiridamol) entrou no laboratório de ecoDoppler como uma modalidade efetiva para diagnóstico e prognóstico.

De desvantagens temos que: somente a artéria descendente anterior esquerda é demonstrada com alta taxa de sucesso, e que a reserva de fluxo coronariano não pode distinguir entre doenças coronarianas microvascular e macrovascular.

Considerando os artigos disponíveis sobre o papel diagnóstico do ecocardiograma de estresse com dipiridamol, torna-se claro que, ao adicionar avaliação da reserva de fluxo coronariano à análise da contratilidade parietal, aumentamos bem a sensibilidade do teste com uma discreta perda de especificidade.[113]

Esse aumento na sensibilidade é atribuído a duas situações: a) o de uma estenose coronária poder reduzir a reserva de fluxo sem efeito sobre a função sistólica. E a detecção de disfunção regional pela ecocardiografia bidimensional requerer massa isquêmica de pelo menos 20% de espessura da parede transmural e cerca de 5% da massa miocárdica total;[114] b) a informação de fluxo é pouco afetada pela terapia anti-isquêmica,[115] que reduz a sensibilidade para análise segmentar.

A reserva de fluxo coronariano na artéria descendente anterior esquerda demonstrou valor prognóstico adicional sobre o resultado do eco de estresse nos pacientes com doença arterial coronariana conhecida ou suspeitada,[116] principalmente na estratificação de risco em pacientes diabéticos sem alteração contrátil ao eco de estresse, em pacientes com estenose coronariana moderada e em pacientes com artérias coronárias normais.[117,118]

Uma reserva de fluxo coronário < 2 denota um padrão adicional de gravidade da isquemia, enquanto que pacientes com um resultado negativo para alteração contrátil ao eco de estresse e fluxo de reserva coronariana > 2 têm um resultado favorável. Um fluxo de reserva coronariana < 1,80 é um forte preditor de morte ou infarto em pacientes com doença arterial coronariana conhecida ou suspeitada.[107,113]

Um prognóstico ainda mais eficaz nos pacientes sem isquemia estresse-induzida é obtido pela avaliação combinada da reserva de fluxo coronariano na artéria descendente anterior e na artéria coronariana direita. Em particular, uma reserva de fluxo coronariano normal nos dois territórios vasculares é capaz de predizer excelente sobrevida, com apenas 0,7% de taxa de evento anual.[118,119] A medicação anti-isquêmica no momento do teste não altera o valor prognóstico da reserva de fluxo coronariano, que é um marcador prognóstico independente da terapia.[115,120]

ECOCARDIOGRAFIA DE ESTRESSE SOB EXERCÍCIO

O exercício físico é a maneira mais simples e fisiológica de estressar o coração. O teste ergométrico em esteira ou bicicleta tem sido muito utilizado nas últimas décadas, tendo se tornado a forma mais popular de avaliar indivíduos com suspeita de doença arterial coronariana. Além da avaliação de isquemia miocárdica, o método também fornece informação prognóstica de pacientes com doença coronariana já estabelecida, avaliação da capacidade funcional e outras indicações, como em portadores de valvopatias, avaliação de dispneia e avaliação da pressão sistólica em artéria pulmonar na hipertensão pulmonar entre outras.

Embora a interpretação do teste ergométrico deva ser realizada utilizando-se vários critérios, o principal critério para positividade do teste permanece sendo o comportamento dinâmico do segmento ST ao eletrocardiograma. Entretanto, este critério encontra-se prejudicado quando o paciente apresenta bloqueio de ramo esquerdo (BRE), sinais de hipertrofia ventricular esquerda ou alterações da repolarização ventricular ao eletrocardiograma de repouso. Neste grupo de pacientes, bem como naqueles onde o teste ergométrico é inconclusivo ou duvidoso, está uma das principais indicações de se acrescentar um método de imagem para identificar a isquemia miocárdica, com maior acurácia.

A resposta do ventrículo esquerdo quando submetido ao estresse por exercício é semelhante ao teste de estresse com dobutamina, onde ocorre aumento da contratilidade, diminuição da cavidade sistólica e aumento da frequência cardíaca. Estas alterações levam ao aumento do consumo de oxigênio pelo miocárdio, são dependentes da intensidade do exercício desenvolvido e podem perdurar por cerca de 2 a 4 minutos após a sua interrupção.[111] Os tipos de ecocardiograma de esforço/exercício são: esteira ergométrica, bicicleta (cicloergômetro), bicicleta supina e *handgrip*. A seguir será abordada cada uma dessas modalidades.

A) *Esteira:* esta modalidade utiliza a comparação das imagens em repouso às obtidas imediatamente após um teste ergométrico convencional, porém sem a fase de recuperação. Após a parada da esteira, em vez de o paciente permanecer de pé para o período de recuperação, ele se deita rapidamente em decúbito lateral esquerdo, e é realizada a captura das imagens cardíacas, idealmente nos primeiros 90 segundos após término do teste (de modo contínuo para a revisão e escolha das melhores imagens depois de toda captura).

Contudo, vale ressaltar as publicações de Peteiro *et al.* que obtêm as imagens do pico do esforço na esteira,[121] mostrando que é possível a obtenção de imagens mesmo com o movimento do paciente na esteira, apesar de ser uma técnica pouco utilizada, por causa da dificuldade de execução. Particularmente, não adotamos essa modalidade e preferimos a captura contínua no pós-esforço imediato, com o paciente deitado na maca, como é obtido na maioria dos centros que utilizam a esteira ergométrica com o ecocardiograma.

B) *Bicicleta (cicloergômetro-posição sentada):* o paciente pedala numa bicicleta controlada mecânica ou eletronicamente contra uma carga progressivamente maior, enquanto se obtêm imagens em repouso, ao esforço e também no pós-esforço (fase de recuperação). Há perda na resolução da imagem quando comparada àquelas obtidas com o paciente deitado em decúbito lateral esquerdo, como ocorre na bicicleta supina, porém ambos os métodos de bicicleta apresentam equivalência no duplo produto alcançado.

C) *Bicicleta (posição supina):* macas especiais possibilitam que o paciente pedale deitado em decúbito lateral esquerdo, o que melhora a qualidade das imagens em relação à bicicleta na posição sentada, e é a principal vantagem deste método. Outra grande vantagem da bicicleta (sentada ou supina) é a possibilidade de adquirir imagens durante todo o teste, uma vez que a esteira permite apenas imagens pré e pós-esforço imediato. Entre as desvantagens destacamos: a dificuldade e custo deste equipamento, a fadiga que geralmente é mais precoce e o duplo produto que é um pouco menor quando comparado à esteira ergométrica.

D) Handgrip *(esforço isométrico):* pouco utilizado de forma isolada pelo pequeno aumento do consumo de oxigênio que ocorre via aumento da pós-carga e da frequência cardíaca. É bastante útil como complemento ao ecocardiograma de estresse farmacológico ou sob exercício quando não se atinge a frequência cardíaca desejada ou o paciente tem alguma contraindicação para uso de Atropina, para incrementar cerca de 5 a 15 batimentos cardíacos ao final do teste.

Protocolos Utilizados no Ecocardiograma de Esforço

Para a esteira, o mais utilizado é o protocolo de Bruce, enquanto que para a bicicleta o mais utilizado é o protocolo de Balke com incremento da carga de 25 a 25 Watts a cada dois minutos. A velocidade no pedal deve ficar em torno de 60 rpm (rotações por minuto), e o objetivo do teste é atingir ao menos 85% da frequência cardíaca máxima prevista para a idade, idealmente deve atingir a frequência cardíaca máxima, quando possível. Importante solicitar que seja respeitado o local das janelas ecocardiográficas paraesternal esquerda e apical, sem eletrodos, que poderão ser deslocados para posições mais inferiores.

Desde 2003, a diretriz americana de ecocardiografia, após revisar vários estudos com esforço e com dobutamina, recomendou o modo de esforço como preferencial.[122] Recomenda-se que o estresse farmacológico deve ser restrito ao grupo que não pode ou não consegue realizar o esforço adequado, conforme as diretrizes.[122] A diretriz da Sociedade Brasileira de Cardiologia coloca as modalidades de esforço e estresse farmacológico em equivalência,[123] possivelmente por ainda termos maior experiência com o estresse farmacológico na maioria dos centros nacionais. Porém, essa realidade vem sendo modificada com a fabricação nacional da bicicleta supina, que permitiu maior utilização desta modalidade no nosso meio.

De interesse ao exame com esforço, são os indivíduos portadores de obstrução dinâmica da via de saída do ventrículo esquerdo. Desde casos de demonstração de gradientes significativos na via de saída do ventrículo esquerdo ao esforço em pacientes sem miocardiopatia até análises da estimativa do gradiente dinâmico na miocardiopatia hipertrófica assimétrica para definir prognóstico.[124,125]

Indicações para Ecocardiograma de Esforço
- Pacientes com moderada probabilidade pré-teste para doença coronariana. Neste caso é necessário um exame com maior acurácia do que o teste ergométrico (TE) convencional, pois o resultado do exame vai influenciar diretamente a conduta. Nos grupos em que a probabilidade pré-teste é muito baixa ou muito alta, a finalidade do TE será de avaliar a capacidade funcional ou a resposta terapêutica.
- Pacientes com alterações eletrocardiográficas que prejudiquem a interpretação do eletrocardiograma de esforço, onde as mais comuns são bloqueio do ramo esquerdo e alterações da repolarização ventricular secundárias à hipertrofia ventricular esquerda ou uso de medicação.
- Pacientes que apresentam teste ergométrico duvidoso ou positivo para isquemia miocárdica. Neste caso o eco de esforço será indicado por ser mais acurado.
- Pacientes com doença coronariana já estabelecida, para fins de avaliação prognóstica e possível intervenção.
- Pacientes com valvopatia, como: estenose aórtica, estenose mitral e regurgitações mitral e aórtica, para avaliação do grau de comprometimento hemodinâmico, quando existe discrepância entre sintomas e quantificação das lesões pelo ecoDopplercardiograma. Além disso, o método é capaz de avaliar a capacidade funcional e o grau de comprometimento da função contrátil do ventrículo esquerdo (VE).
- Pacientes com miocardiopatia hipertrófica, para a avaliação da presença ou ausência de obstrução dinâmica na via de saída do ventrículo esquerdo, e em que grau.
- Avaliação da função diastólica do VE (pressões de enchimento intracavitárias pré e pós-esforço).
- Avaliação da pressão sistólica em artéria pulmonar pré e pós-esforço, especialmente em pacientes com suspeita de maior grau de hipertensão arterial pulmonar.
- Avaliação de congestão pulmonar (linhas B) ao esforço, em pacientes com queixa de dispneia ou suspeita de insuficiência cardíaca.

Contraindicações para Ecocardiografia de Estresse sob Exercício
Se o paciente estiver apto a realizar um teste ergométrico, não há contraindicações adicionais a não ser a "janela" ecocardiográfica inadequada. Pacientes com problemas ortopédicos, reumatológicos, neurológicos ou pulmonares ficam limitados para realizar este método.

Acurácia do Exame
Vai depender de vários fatores, estando os mais importantes listados a seguir:

- *Número de artérias coronárias envolvidas:* pacientes com apenas um vaso comprometido apresenta sensibilidade menor do que pacientes com três vasos comprometidos.
- *Experiência do examinador:* sabe-se que existe uma curva de aprendizado que influencia diretamente a acurácia do exame. Esta curva pode ser abreviada com treinamento intensivo ou com uso de contraste de ultrassom, para otimização da borda endocárdica.
- *Uso de medicação anti-isquêmica:* esta diminui a acurácia de todo teste provocativo para avaliação de isquemia miocárdica.
- *Teste inconclusivo:* por não atingir a frequência cardíaca máxima, ou ao menos a submáxima (85% da máxima), prevista para a idade.

De um modo geral, estudos demonstram uma sensibilidade em torno de 85-88%, especificidade de 87-93% e acurácia de 82-89% ao ecocardiograma de esforço.[126]

Acurácia do Eco de Esforço Comparada a Outras Modalidades de Estresse
O ecocardiograma de estresse sob exercício apresenta valores de sensibilidade, especificidade e acurácia semelhantes tanto para diagnóstico, quanto para prognóstico quando comparado à ecocardiografia de estresse farmacológico e à medicina nuclear.[122] A acurácia do ecocardiograma de estresse sob exercício é mantida mesmo em subgrupos de pacientes que apresentam hipertrofia ventricular esquerda e alterações do segmento ST-T, bem como em mulheres.[127]

Valor Prognóstico do Ecocardiograma de Estresse sob Exercício
Numerosos estudos demonstraram que pacientes com ecocardiograma de estresse normal apresentam prognóstico benigno com taxa de eventos cardíacos inferior a 1% ao ano (cerca de 0,8%).[128,129]

O ecocardiograma de estresse é capaz de estratificar efetivamente os pacientes em alto risco (> 5% ao ano) e baixo risco (< 1% ao ano), mas também os que estão em grupos de risco intermediário (1 a 5% ao ano), conforme demonstrado no estudo de Yao et al.[129-131] Além disso, a indicação para angiografia coronariana e revascularização miocárdica aumenta paralelamente a extensão e gravidade dos resultados anormais da ecocardiografia de estresse. Pacientes com resultados marcadamente anormais (escore parietal > 1,7) e com maior risco de eventos adversos foram os que mais apresentaram doença multivascular e, por conseguinte, mais se beneficiaram da revascularização miocárdica.[130] Os resultados de um ecocardiograma de estresse normal estão associados a um prognóstico benigno por até 18 meses. Esse baixo índice de eventos (de 0,8% ao ano) está próximo ao da população estratificada por idade e também ao de pacientes com angiografia coronariana normal.[112]

Os resultados da ecocardiografia de estresse (exercício ou farmacológico) se comparam favoravelmente aos estudos de perfusão miocárdica, que estão igualmente associados a um prognóstico benigno.[43] Além disso, o ecocardiograma de estresse fornece informações adicionais aos achados clínicos e eletrocardiográficos.

O ecocardiograma de estresse sob exercício é superior ao ECG de esforço na estratificação de risco de pacientes que apresentam dor torácica aguda e troponina negativa.[132]

DIREÇÕES FUTURAS DA ECOCARDIOGRAFIA DE ESTRESSE
O ecocardiograma de estresse tridimensional oferece a vantagem de permitir a aquisição das imagens em uma única janela ecocardiográfica, facilitando esta modalidade de imagem.[133] Contudo, ainda não é uma prática aplicada aos laboratórios mundiais de ecocardiografia.

Outra inovação que também ganhou espaço junto à ecocardiografia de estresse foi o *strain* longitudinal pelo *speckle tracking*, uma vez que permite a avaliação de todo o ventrículo esquerdo e fornece uma avaliação mais quantitativa e mais sensível da alteração contrátil.

O estudo de Ursitalo et al. pode demonstrar que a redução da deformação miocárdica e o aumento do índice de deformação pós-sistólico, medido pelo segmento ST na fase precoce da repolarização ventricular, foram um forte preditor de doença coronariana obstrutiva e se associou ao grau da gravidade da isquemia, quando comparado à medicina nuclear.[134]

Gaibazzi et al. também demonstraram que o *strain* longitudinal global apresentou acurácia comparável ao ecocardiograma de estresse para predizer doença arterial coronariana importante à angiografia, e adicionou valor quando combinado com os dados clínicos.[135]

Atualmente a ecocardiografia de estresse vem sendo empregada em várias situações clínicas, com a finalidade de desmascarar sinais e/ou sintomas ausentes em condições de repouso. Uma dessas aplicações é a avaliação de congestão pulmonar em condições dinâmicas. Esta é uma modalidade fácil e nova que vem sendo empregada junto à ecocardiografia de estresse e com o mesmo transdutor que é utilizado para o exame de ecoDoppler. Avaliam-se quatro pontos pulmonares, onde a presença de várias linhas B (maior que 30) ou padrão de pulmão branco traduz edema pulmonar alveolar, enquanto que a presença de menos que 5 linhas B traduz um exame pulmonar sem sinais de congestão, e entre 5 e 30 linhas B, traduz edema pulmonar intersticial,[62] e é uma análise que merece ser realizada antes e durante o pico do ecocardiograma de estresse, especialmente nos pacientes que apresentam queixa de dispneia em repouso.

REFERÊNCIAS BIBLIOGRÁFICAS

1. Sonnenblick EH, Frishman Wh, Lejemtel Th. Dobutamine: A new synthetic cardioactive sympathetic amine. N Eng J Med. 1979;300(1):17.
2. Mason JR, Palac RT, Freeman ML, et al. Thallium scintigraphy during dobutamine infusion: non-exercise dependent screening test for coronary disease. Am Heart J. 1984;107:481.
3. Leier CV, Unverferth DV. Drugs five years later: Dobutamine. Ann Intern Med. 1983;99:490.
4. Chatterjee K, De Marco T. Central and peripheral adrenergic receptor agonists in heart failure. Eur Heart J. 1989;10(suppl B):55.
5. Mukherjee S, Davidoff R. Stress echocardiography: An evolving technology for the 90s. Cardiol Rev. 1993,1:350.
6. Robie NW, Nutter DO, Moody CI, et al. In vivo analysis of adrenergic receptor activity of dobutamine. Circ Res. 1974;34:663.
7. Orsinelli DA, Daniels J. Pharmacologic stress echocardiography: Dobutamine and arbutamine stress testing. Cardiol Clin Nor Am. 1999;17:461.
8. Fung AY, Gallagher KP, Buda AJ, et al. The physiologic basis of dobutamine as compared with dipyrida mole stress interventions in the assessment of critical coronary stenosis. Circulation. 1987;76(4):943.
9. Severi S, Underwood R, Mohiaddin RH, et al. Dobutamine stress: effects on regional myocardial blood flow and wall motion. J Am Coll Cardiol. 1995;26:1187.
10. Cerqueira MD, Weissman NJ, Dilsizian V, et al. Standardized Myocardial Segmentation and Nomenclature for Tomographic Imaging of the Heart. Circulation. 2002;105:539-541.
11. Sozzi FB, Elhendy A, Rizzello V, et al. Prognostic significance of kinesia becoming dyskinesis during dobutamine stress echocardiography. J Am Soc Echocardiogr. 2007;20:257-261.
12. Tuttle RR, Mills J. Dobutamine: Development of a new catecholamine to selectively increase cardiac contractility. Circ Res. 1975;36:185.
13. Weissman NJ, Rose GA, Foster GP, et al. Effects of prolonging peak dobutamine dose during stress echocardiography. J Am Coll Cardiol. 1997;29:526.
14. Leier CV, Unverferth DV. Drugs five years later: Dobutamine. Ann Intern Med. 1983;99:490.
15. Picano E, Mathias W Jr, Pingitore A, et al. On behalf of the EDIC study group. Safety and tolerability of dobutamine-atropine stress echocardiography: a prospective, large-scale, multicenter trial. Lancet. 1994; 344:1190-1192.
16. Steeds RP, Wheeler R, Bhatachayya S, et al. Stress echocardiography in coronary artery disease: a pratical guideline from the British Society of Echocardiography. Ech Res Oract. 2019;6(2):G17-G33.
17. Makani H, Bangalore S, Halpern D, et al. Cardiac outcomes with submaximal normal stress echocardiography: a meta-analysis. J Am Coll Cardiol. 2012;60:1393-140.
18. Mcneill AJ, Fioretti PM, El-Said ESM, et al. Enhanced sensitivity for detection of coronary artery disease by addition of atropine to dobutamine stress echocardiography. Am J Cardiol. 1992;70:41.
19. Pingitore A, Picano E, Colosso MQ, et al. The atropine factor in pharmacologic stress echocardiography. J Am Coll Cardiol. 1996;27(5):1164.
20. Fioretti PM, Poldermans D, Salustri A, et al. Atropine increases the accuracy of dobutamine stress echocardiography in patients taking beta-blockers. Eur Heart J. 1994;15:355.
21. Pingitore A, Picano E, Colosso MQ, et al. The atropine factor in pharmacologic stress echocardiography. J Am Coll Cardiol. 1996;27(5):1164.
22. Ling LH, Pellikka PA, Mahoney DW, et al. Atropine augmentation in dobutamine stress echocardiography: Role and incremental value in a clinical practice setting. J Am Coll Cardiol. 1996;28(3):551.
23. Hepner AM, Bach DS, Armstrong WF. Early chronotropic incompetence predicts the need for atropine during dobutamine stress echocardiography. Am J Cardiol. 1997;79(1):365.
24. Attenhofer CH, Pellikka PA, Mccully BB, et al. Paradoxical sinus deceleration during dobutamine stress echocardiography description and angiographic correlation. J Am Coll Cardiol. 1997: 29(5):994.
25. Pratali L, Picano E, Otasevic P, et al. Prognostic significance of the dobutamine echocardiography test in idiopathic dilated cardiomyopathy. Am J Cardiol. 2001;88:1374-1378.
26. Camarozano AC, Filho AS, Weitzel LH, et al. Efeitos da Administração Precoce de Atropina na Ecocardiografia sob Estresse com Dobutamina: Vantagens e Desvantagens do Protocolo Precoce Dobutamina-Atropina. Cardiovasc ultrasound. 2006;4:17.
27. Sicari R. Cortigiani L, Bigi R, et al. Prognostic value of pharmacological stress echocardiography is affected by concomitant anti ischemic therapy at the time of testing. Circulation. 2004;109:2428.
28. Salustri A, Biferali F, Palamara A. Cardiac arrest during dobutamine stress echocardiography. G Ital Cardiol. 1996; 27:69-71.
29. Alvarez L, Zamorano J, Mataix L, et al. Coronary spasm after administration of propranolol during dobutamine stress echocardiography. Rev Esp Cardiol. 2001; 55:778-781.
30. Zamorano J, Moreno R, Almeria C, et al. Left ventricular free wall rupture during dobutamine stress echocardiography. Rev Esp Cardiol. 2002;55:312-314.
31. Orlandini AD, Tuero EI, Diaz R, et al. Acute cardiac rupture during dobutamine-atropine echocardiography stress test. J Am Soc Echocardiogr. 2000;13:152-153.
32. Pellikka PA, Roger VL, Oh JK, et al. Safety of performing dobutamine stress echocardiography in patients with abdominal aortic aneurysm > or = 4 cm in diameter. Am J Cardiol. 1996;77:413-416.
33. Smart SC, Knickelbine T, Stoiber TR, et al. Safety and accuracy of dobutamine-atropine stress echocardiography for the detection of residual stenosis of the infarct-related artery and multivessel disease during the first week after acute myocardial infarction. Circulation. 1997;95:1394-1401.
34. Cusick DA, Bonow RO, Chaudhry FA. Safety of dobutamine stress echocardiography in patients with left ventricular apical thrombus. Am J Cardiol. 1997;180:1252-1254.
35. Takhtehchian DS, Novaro GM, Barnett G, et al. Safety of dobutamine stress echocardiography in patients with unruptured intracranial aneurysms. J Am Soc Echocardiogr. 2002;15:1401-1404.
36. Secknus M, Marwick TH. Evolution of dobutamine echocardiography protocols and indications: Safety and side effects in 3011 studies over 5 years. J Am Coll Cardiol. 1997;19:1197.
37. Elhendy A, Biagini E, Schinkel AF, et al. Clinical and prognostic implications of angina pectoris developing during dobutamine stress echocardiography in the absence of inducible wall motion abnormallities. Am J Cardiol. 2005;96:788.
38. Makaryus NA, Meraj P, Rosman D. Dynamic left ventricular outflow tract obstruction induced by dobutamine stress echocardiography leading to myocardial ischemia and infarction. Int J Cardiovasc Imaging. 2006;22:763-769.
39. Meimoun P, Benaldi T, Sayah S, et al. Significance of systolic anterior motion of the mitral valvae during dobutamine stress echocardiography. J Am Soc Echocardiogr. 2005;18:49-56.
40. Dawn B, Paliwal VS, Raza ST, et al. Left ventricular outflow tract obstruction provoked during dobutamine stress echocardiography predicts future chest pain, syncope, and near syncope. Am Heart J. 2005;149(5);908-16.
41. Abram S, Arruda-Olson M, Scott C, et al. Frequency, predictors, and implications of abnormal blood pressure responses during dobutamine stress echocardiography. Circ Cardiovasc Imaging. 2017;10:e005444.
42. Mathias W, Tsutsui JM, Andrade JL, et al. Value of rapid beta-blocker injection at peak dobutamine-atropine stress echocardiography for detection of coronary artery disease. J Am Coll Cardiol. 2003;41:1583-1589.
43. Heijenbrok-Kal MH, Fleischmann KE, Hunink MG. Stress echocardiography, stress single-photon-emission computed tomography and electron beam computed tomography for the assessment of coronary artery disease: a meta-analysis of diagnostic performance. Am Heart J. 2007;154:415-423.
44. Geleijnse ML, Fioretti PM, Roelandt JRTC. Methodology, feasibility, safety and diagnostic accuracy of dobutamine stress echocardiography. J Am Coll Cardiol. 1997;30:595.
45. Pellikka PA, Veronique RL, Oh JK, et al. Stress echocardiography. Part II. Dobutamine stress echocardiography: Techniques, implementation, clinical applications, and correlations. Mayo Clin Proc. 1995;70:16.

46. Noguchi Y, Nagata-Kobayashi VS, Stahl JE, et al. Meta-analysis comparison of echocardiographic stressors. Int J Cardiovasc Imag. 2005;21:189-207.
47. Picano E, Molinaro S, Pasanisi E. The diagnostic accuracy of pharmacological stress echocardiography for the detection of coronary artery disease: a meta-analysis. Cardiovasc Ultrasound. 2008;6:30.
48. Miller. Anesthesia. 5th ed. Churchill Livingstone, Inc; 2000. p. 1851
49. Weissman NJ, Rose GA, Foster GP, et al. Effects of prolonging peak dobutamine dose during stress echocardiography. J Am Coll Cardiol. 1997;29:526.
50. Mertes H, Sawada SG, Ryan T, et al. Symptoms, adverse effects, and complications associated with dobutamine stress echocardiography: experience in 1118 patients. Circulation. 1993;88:15.
51. Carlos ME, Smart S, Wynsen JC, et al. Dobutamine stress echocardiography for risk stratification after myocardial infarction. Circulation. 1997;95(6):1402.
52. Cigarroa CG, Defilippi CR, Brickner E, et al. Dobutamine stress echocardiography identifies hibernating myocardium and predicts recovery of left ventricular function after coronary revascularization. Circulation. 1993;88:430.
53. Marzullo P, Parodi O, Reisenhofer B, et al. A. Value of rest thallium-201/technetium-99m sestamibi scans and dobutamine echocardiography for detecting myocardial viability. Am J Cardiol. 1993;71:166.
54. Afridi I, Kleiman NS, Raizner AE, et al. A. Dobutamine Echocardiography in myocardial hibernation. Circulation. 1995;91(3):663.
55. Senior R, Lahiri A. Enhanced detection of myocardial ischemia by stress dobutamine echocardiography utilizing the "biphasic" response of wall thickening during low and high dose dobutamine infusion. J Am Coll Cardiol. 1995;26:26.
56. Picano E, Sicari R, Landi P, e col. Prognostic value of myocardial viability in medically treated patients with global left ventricular dysfunction after an acute uncomplicated myocardial infarction: a dobutamine stress echocardiographic study. Circulation. 1998;15:1078-1084.
57. Bonow RO, Maurer G, Lee KL, et al. Myocardial Viability and Survival in Ischemic Left Ventricular Dysfunction. N Eng J Med. 2011;364:1617-1625.
58. Allman KC, Shaw LJ, Hachamovitch R, et al. Myocardial viability testing and impact of revascularization on prognosis in patients with coronary artery disease and left ventricular dysfunction: a meta-analysis. J Am Coll Cardiol. 2002;39(7):1151-1158.
59. Ciampi Q, Carpeggiani C, Michelassi C, et al. Left ventricular contractile reserve by stress echocardiography as a predictor of response to cardiac resynchronization therapy in heart failure: a systematic review and meta-analysis. BMC Cardiovasc Disord. 2017;7(1):233.
60. Ciampi Q, Villari B. Role of echocardiography in diagnosis and risk stratification in heart failure with left ventricular systolic dysfunction. Cardiovasc Ultrasound. 2007;5:34.
61. Ha J, Andersen OS, Smiseth O. Diastolic Stress Test. JACC: Cardiovasc. Imag. 2019.
62. Picano E, Pellikka P. Ultrasound of extravascular lung water: a new standard for pulmonary congestion. Eur Heart J. 2016;37:2097-2104.
63. Zoghbi WA. Dobutamine stress testing in low flow, low EF, low Gradient Aortic Stenosis. Houston Methodist Debakey Heart & Vascular Center. 2018.
64. Annabi M-S, Touboul E, Burwash IG, et al. Dobutamine Stress Echocardiography for Management of low-flow, low-gradient Aortic Stenosis. J Am Coll Cardiol. 2018;71:475-485.
65. Vindhyal M, Ndunda PM, Fanari Z. The role of dobutamine stress echocardiography based projected aortic valve area in assessing patients with classical low-flow low-gradient aortic stenosis. Ann Transl Med. 2018;6(13):276.
66. Reis G, Motta MS, Barbosa MM, et al. Dobutamine stress echocardiography for noninvasive assessment and risk stratification of patients with rheumatic mitral stenosis. J Am Coll Cardiol. 2004;43:393-401.
67. Bansal M, Grewal HK, Kasliwal RR. Role of stress echocardiography in mitral valve disease. 2017;(1):140-148.
68. Armstrong WF, O'Donnell J, Dillon JC, et al. Complementary value of two-dimensional exercise echocardiography to routine treadmill exercise testing. Ann Intern Med. 1986;105:829.
69. Schinkel AF, Bax JJ, Elhendy A, et al. Long-term prognostic value of dobutamine stress echocardiography compared with myocardial perfusion scanning in patients able to perform exercise tests. Am J Med. 2004;117:1.
70. Marwick TH, Case C, Sawada S, et al. Prediction of mortality using dobutamine echocardiography. J Am Coll Cardiol. 2001;37:754-760.
71. Haffner SM, Lehto S, Ronnemaa T, et al. Mortality from coronary heart disease in subjects with type 2 diabetes and in nondiabetic subjects with and without prior myocardial infarction. N Engl J Med. 1998;339:229-234.
72. Kamalesh M, Feigenbaum H, Sawada S. Assessing Prognosis in Patients With Diabetes Mellitus—The Achilles' Heel of Cardiac Stress Imaging Tests? Am J Cardiol. 2007; 99:1016-1019.
73. Chaowalit N, Arruda AL, McCully RB, et al. Dobutamine stress echocardiography in patients with diabetes mellitus. J Am Coll Cardiol. 2006;47:1029-1036.
74. Sijde JN, Boiten HJ, van Domburg RT, et al. Long-Term (>10 years) Prognostic Value of Dobutamine Stress Echocardiography in a High-Risk Cohort. Am J Cardiol. 2016;117(7):1078-1083.
75. Poldermans D, Fioretti PM, Boersma E, et al. Safety of dobutamine-atropine stress echocardiography in patients with suspected or proven coronary artery disease: experience in 650 consecutive examinations. Am J Cardiol. 1994;73:456.
76. Plana JC, Mikati IA, Dokainish H, et al. A Randomized Cross-Over Study for Evaluation of the Effect of Image Optimization with Contrast on the Diagnostic Accuracy of Dobutamine Echocardiography in Coronary Artery Disease: The OPTIMIZE Trial. JACC: Cardiovasc. Imag. 2008;153-155.
77. Tauchert M, Behrenbeck DW, Hotzel J, et al. A new pharmacological test for diagnosing coronary artery disease. Dtsch Med Wochenschr. 1976;101:35–37.
78. Gould KL, Westcott RJ, Albro PC, et al. Noninvasive assessment of coronary stenoses by myocardial imaging during pharmacologic coronary vasodilatation. II. Clinical methodology and feasibility. Am J Cardiol. 1978;41:279–287.
79. Picano E. Dipyridamole-echocardiography test: historical background and physiologic basis. Eur Heart J. 1989;10:365–376.
80. Gliozheni E, Picano E, Bernardino L, et al. Angiographically assessed coronary collateral circulation increases vulnerability to myocardial ischemia during vasodilator stress testing. Am J Cardiol. 1996;78:1419–1424.
81. Laghi-Pasini F, Guideri F, Petersen C, et al. Blunted increase in plasma adenosine levels following dipyridamole stress in dilated cardiomyopathy patients. J Intern Med. 2003;254:591–596.
82. Marwick TH. Adenosine echocardiography in the diagnosis of coronary artery disease. Eur Heart J. 1997;18(Suppl D):D31-D36.
83. Marwick TH. Adenosine echocardiography in the diagnosis of coronary artery disease. Eur Heart J. 1997;18(Suppl D):D31-D36.
84. Sicari R, Pasanini E, Venneri L, et al. Stress echo results predict mortality: a large-scale multicenter prospective international study. J Am Coll Cardiol. 2003;41(4):589-595).
85. Salustri A, Fioretti PM, McNeill AJ, et al. Pharmacological stress echocardiography in the diagnosis of coronary artery disease and myocardial ischaemi: a comparison between dobutamine and dipyridamole. Eur Heart J. 1992;13:1356-1362.
86. Nedeljkovic I, Ostojic M, Beleslin B, et al. Comparison of exercise, dobutamine-atropine and dipyridamole-atropine stress echocardiography in detecting coronary artery disease. Cardiovasc Ultrasound. 2006;4:22.
87. Lattanzi F, Picano E, Bolognese L, et al. Inhibition of dipyridamole-induced ischemia by antianginal therapy in humans. Correlation with exercise electrocardiography. Circulation. 1991;83:1256-62.
88. Severi S, Picano E, Michelassi C, et al. Diagnostic and prognostic value of dipyridamole echocardiography in patients with suspected coronary artery disease. Comparison with exercise electrocardiography. Circulation. 1994;89:1160-1173.
89. Picano E, Severi S, Michelassi C, et al. Prognostic importance of dipyridamole-echocardiography test in coronary artery disease. Circulation. 1989;80:450-457.
90. Van Daele ME, McNeill AJ, Fioretti PM, et al. Prognostic value of dipyridamole sestamibi single-photon emission computed tomography and dipyridamole stress echocardiography for new cardiac events after an uncomplicated myocardial infarction. J Am Soc Echocardiogr. 1994:370-380.
91. Coletta C, Galati A, Greco G, et al. Prognostic value of high-dose dipyridamole echocardiography in patients with chronic coronary

artery disease and preserved left ventricular function. J Am Coll Cardiol. 1995;26:887-894.
92. Picano E, Landi P, Bolognese L, et al. Prognostic value of dipyridamole echocardiography early after uncomplicated myocardial infarction: a large-scale, multicenter trial. The EPIC Study Group. Am J Med. 1993;95:608-618.
93. Metz LD, Beattie M, Hom R, et al. The prognostic value of normal exercise myocardial perfusion imaging and exercise echocardiography: a meta-analysis. J Am Cardiol. 2007;49:227-237.
94. Sicari R, Landi P, Picano E, et al. EPIC (Echo Persantine International Cooperative); EDIC (Echo Dobutamine International Cooperative) Study Group. Exercise-electrocardiography and/or pharmacological stress echocardiography for non-invasive risk stratification early after uncomplicated myocardial infarction. A prospective international large scale multicentre study. Eur Heart J. 2002;23:1030-1037.
95. Sicari R, Picano E, Lusa AM, et al. The value of dipyridamole echocardiography in risk stratification before vascular surgery. A multicenter study. The EPIC (Echo Persantine International Study) Group-Subproject: risk stratification before major vascular surgery. Eur Heart J. 1995;16:842-847.
96. Picano E, Pálinkás A, Amyot R. Diagnosis of myocardial ischemia in hypertensive patients. J Hypertens. 2001;19:1177-1183.
97. Cortigiani L, Bigi R, Rigo F, et al. Diagnostic value of exercise electrocardiography and dipyridamole stress echocardiography in hypertensive and normotensive chest pain patients with right bundle branch block. J Hypertens. 2003;21:2189-2194.
98. Astarita C, Palinkas A, Nicolai E, et al. Dipyridamole-atropine stress echocardiography versus exercise SPECT scintigraphy for detection of coronary artery disease in hypertensives with positive exercise test. J Hypertens. 2001;19:495-502.
99. Cortigiani L, Bigi R, Landi P, et al. Prognostic implication of stress echocardiography in 6214 hypertensive and 5328 normotensive patients. Eur Heart J. 2011;32:1509-18.
100. Camerieri A, Picano E, Landi P, et al. Prognostic value of dipyridamole echocardiography early after myocardial infarction in elderly patients. Echo Persantine Italian Cooperative (EPIC) Study Group. J Am Coll Cardiol. 1993;22:1809-1815.
101. Cortigiani L, Sicari R, Bigi R, et al. Impact of gender on risk stratification by stress echocardiography. Am J Med. 2009;122:301-309.
102. Dodi C, Cortigiani L, Masini M, et al. The incremental prognostic value of stress echo over exercise electrocardiography in women with chest pain of unknown origin. Eur Heart J. 2001;22:145-52.
103. Cortigiani L, Picano E, Vigna C, et al. Prognostic value of pharmacologic stress echocardiogram patients with left bundle branch. Am J Med. 2001;110:361-369.
104. Cortigiani L, Bigi R, Gigli G, et al. Prognostic significance of intraventricular conduction defects in patients undergoing stress echocardiography for suspected coronary artery disease. Am J Med. 2003;15:126-132.
105. Cortigiani L, Picano E, Coletta C, et al. On behalf of the EPIC (Echo Persantine International Cooperative) and EDIC (Echo Dobutamine International Cooperative) Study Groups Safety, feasibility and prognostic implication of pharmacologic stress echocardiography in 1482 patients evaluated in an ambulatory setting. Am Heart J. 2002;141:621-629.
106. Cortigiani L, Picano E, Landi P, et al. Value of pharmacologic stress echocardiography in risk stratification of patients with single-vessel disease: a report from the Echo-Persantine and Echo-Dobutamine International Cooperative Studies. J Am Coll Cardiol. 1998;32:69-74.
107. Cortigiani L, Bigi R, Sicari R, et al. Comparison of the prognostic value of pharmacologic stress echocardiography in chest pain patients with versus without diabetes mellitus and positive exercise electrocardiography. Am J Cardiol. 2007;100:1744-1749.
108. Bombardini T, Gherardi S, Arpesella G, et al. Favorable Short-Term Outcome of Transplanted Hearts Selected from Marginal Donors by Pharmacological Stress Echocardiography. J Soc of Echocardiogr. 2011;24(4);353-362.
109. Pingitore A, Picano E, Varga A, et al. Prognostic value of pharmacological stress echocardiography in patients with known or suspected coronary artery disease: a prospective, large-scale, multicenter, head-to-head comparison between dipyridamole and dobutamine test. Echo-Persantine International Cooperative (EPIC) and Echo-Dobutamine International Cooperative (EDIC) Study Groups. J Am Coll Cardiol. 1999;34:1769-1777.
110. Sicari R, Nihoyannopoulos P, Evangelista A, et al. European Association of Echocardiography. Stress echocardiography expert consensus statement: European Association of Echocardiography (EAE) (a registered branch of the ESC). Eur J Echocardiogr. 2008;9:415-437.
111. Marwick T. Cardiac stress testing and imaging. New York: Editora Churchill Livingstone; 1996.
112. Marwick TH. Stress echocardiography it is role in the diagnosis and evaluation of coronary artery disease. 2nd ed. Boston: Kluwer Academic Publisher; 2003.
113. Rigo F, Sicari R, Gherardi S, et al. The additive prognostic value of wall motion abnormalities and coronary flow reserve during dipyridamole stress echo. Eur Heart J 2008;29:79-88.
114. Rigo F. Coronary flow reserve in stress-echo lab. From pathophysiologic toy to diagnostic tool. Cardiovasc Ultrasound. 2005;25(3):8.
115. Sicari R, Rigo F, Gherardi S, et al. The prognostic value of Doppler echocardiographic-derived coronary flow reserve is not affected by concomitant anti ischemic therapy at the time of testing. Am Heart J. 2008;156:573-579.
116. Rigo F, Sicari R, Gherardi S, et al. Prognostic value of coronary flow reserve in medically treated patients with left anterior descending coronary disease with stenosis 51%-75% in diameter. Am J Cardiol. 2007;100:1527-1531.
117. Cortigiani L, Rigo F, Gherardi S, et al. Additional prognostic value of coronary flow reserve in diabetic and nondiabetic patients with negative dipyridamole stress echocardiography by wall motion criteria. J Am Coll Cardiol. 2007;50:1354-1361.
118. Sicari R, Rigo F, Cortigiani L, et al. Long-term survival of patients with chest pain syndrome and angiographically normal or near normal coronary arteries: the additional prognostic value of coronary flow reserve. Am J Cardiol. 2009;103:626-631.
119. Picano E. Stress Echocardiography. 5th ed. Heidelberg: Springer-Verlag; 2009.
120. Sicari R, Cortigiani L, Bigi R, et al. Echo-Persantine International Cooperative (EPIC) Study Group; Echo-Dobutamine International Cooperative (EDIC) Study Group. Prognostic value of pharmacological stress echocardiography is affected by concomitant anti ischemic therapy at the time of testing. Circulation. 2004;109:2428–243.
121. Peteiro J, Bouzas-Mosquera A, Broullón FJ, et al. Prognostic value of peak and post-exercise treadmill exercise echocardiography in patients with known or suspected coronary artery disease. Eur Heart J. 2010;31(2):187-195.
122. ACC/AHA/ASE Guideline Update for the Clinical Application of Echocardiography. Circulation. 2003;108:1146-1162.
123. Diretrizes das Indicações da Ecocardiografia. Arq Bras Cardiol. 2009; 93(6 Supl. 3):e265-e302.
124. Dhar S, Varadharajan V, Al-Mohammad A, et al. Symptomatic hypertrophic obstructive cardiomyopathy: semi-supine bicycle ergometry as a useful provocative manoeuvre to elicit latent gradient. BMJ Case Rep. 2009.
125. Wu WC, Bhavsar JH, Aziz GF, et al. An overview of stress echocardiography in the study of patients with dilated or hypertrophic cardiomyopathy. Echocardiography. 2004;21:467-475.
126. Senior R, Monaghan M, Becher H, et al. Stress echocardiography for the diagnosis and risk stratification of patients with suspect or known coronary artery disease: a critical appraisal. Upported by British Society of Echocardiografy. Heart. 2005 Apr;91(4):427-436.
127. Heupler S, Mehta R, Lobo A, et al. Prognostic implications of exercise echocardiography in women with known or suspected coronary artery disease. J Am Coll Cardiol. 2007;414-420.
128. Yao S, Qureshi E, Sherrid MV, et al. Practical applications in stress echocardiography: risk stratification and prognosis in patients with known or suspected ischemic heart disease. J Am Coll Cardiol. 2003;42:1084-1090.
129. Yao SS, Weverton-Pinzon O, Zhang X, et al. Prognostic valvue os stress echocardiogram in patients with angiographiclly significant coronary artery disease. Am J Cardiol. 2012;109(2):153-158.
130. Yao S, Shah A, Bangalore S, et al. Transient ischemic left ventricular cavity dilation is a significant predictor of severe and extensive coronary artery disease and adverse outcome in patients undergoing stress echocardiography. J Am Soc Echocardiogr. 2007;20:352-258.
131. Yao S, Rozanski A. Principal uses of myocardial perfusion scintigraphy in the management of patients with known or

suspected coronary artery disease. Prog Cardiov Disease. 2001;43:281-302.
132. Jeetley P, Burden L, Senior R. Stress echocardiography is superior to exercise ECG in the risk stratification of patients presenting with acute chest pain with negative Troponin. Eur J Echocardiography. 2006;7:155-164.
133. Berbarie RF, Dib E, Ahmad M. Stress echocardiography using real-time three- dimensional imaging – Echocardiography. 2018;35:1196-1203.
134. Uusitalo V, Luotolahti M, Pietilã M, et al. Two-dimensional speckle-tracking during dobutamine stress echocardiography in the detection of myocardial ischemia in patients with suspected coronary artery disease. J Am Soc Echocardiogr. 2016;29(5):470-479.
135. Gaibazzi N, Pigazzani F, Reverberi C, et al. Rest global longitudinal 2D strain to detect coronary artery disease in patients undergoing stress echocardiography: a comparison with wall-motion and coronary flow reserve responses. Echo Res and Pract. 2014;1(2):61-70.

ULTRASSONOGRAFIA DO PULMÃO

CAPÍTULO 9

Marcelo Haertel Miglioranza

INTRODUÇÃO

A congestão pulmonar (CP), assim como o baixo débito cardíaco, é um fator preponderante nos pacientes com insuficiência cardíaca (IC), sendo considerada uma importante causa de internações hospitalares e morte.[1] Dessa forma, o reconhecimento da presença de líquido extravascular pulmonar nos pacientes com IC deve ser utilizado como parâmetro de referência para a otimização do tratamento clínico. Na propedêutica cardiológica, a CP é identificada pelos sintomas clínicos e pelo exame físico do paciente, sendo a ausculta pulmonar uma parte importante da avaliação clínica. Contudo, a avaliação clínica apresenta limitações, baixa sensibilidade para a detecção da CP, apesar da alta especificidade.[2,3] Assim, a IC descompensada costuma ser reconhecida somente em um estado avançado de congestão clínica. Na cascata da congestão, a manifestação clínica representa um estágio final, diferente da congestão hemodinâmica (aumento da pressão de enchimento do ventrículo esquerdo), pulmonar e sistêmica (Fig. 9-1).[4] A congestão pulmonar corresponde especificamente à presença de líquido extravascular pulmonar, que pode ser semi-quantificado por meio da ultrassonografia pulmonar (UP), que pode ser vista como uma extensão do exame clínico ou um método adicional ao exame ecocardiográfico.

PRINCÍPIOS TÉCNICOS E PRINCIPAIS SINAIS DO EXAME

A avaliação do pulmão era tradicionalmente considerada fora dos limites da ultrassonografia, uma vez que a energia do ultrassom é rapidamente dissipada pelo ar. A única aplicação até então estabelecida da ultrassonografia torácica era a avaliação do derrame pleural. Recentemente, o exame ultrassonográfico do parênquima pulmonar foi proposto como uma nova técnica diagnóstica para diversas condições pulmonares além do derrame pleural, incluindo desde líquido extravascular pulmonar e fibrose pulmonar, até consolidações e pneumotórax.[5]

A semiótica da UP é relativamente simples. Em um pulmão plenamente aerado, a única estrutura que pode ser retratada é a pleura, aparecendo na tela como uma linha hiperecoica horizontal que se move sincronicamente com a respiração. Esse movimento de ritmo é chamado de deslizamento pleural *(lung sliding)* e fornece uma estimação visual da excursão pulmonar durante a ventilação. Na mesma imagem também são identificadas, a partir da linha pleural, linhas horizontais hiperecoicas paralelas em intervalos regulares, nomeadas de linhas A, que também fazem parte do padrão ultrassonográfico de um pulmão normal (Fig. 9-2).[6]

Quando o interstício pulmonar é patologicamente ocupado, como no caso do edema pulmonar intersticial, o conteúdo de ar no pulmão diminui, e, consequentemente, a impedância acústica entre o ar e as estruturas adjacentes se modifica, propiciando que artefatos de reverberação hiperecoicos verticais sejam gerados. Nomeados de linhas B (ou cometas pulmonares), são sinais ultrassonográficos de síndrome intersticial pulmonar (Fig. 9-3).[6]

As linhas B pulmonares são um sinal simples, não invasivo e semiquantitativo do aumento da água pulmonar extravascular. Avaliado pela ultrassonografia pulmonar, o pulmão normal é "preto", o moderadamente doente (com água intersticial) é "preto e branco", com feixes brancos correspondendo às linhas B pulmonares, e o doente (com edema alveolar) é "branco". O sinal de normalidade é a ausência de sinal, e o sinal de anormalidade é resultante da reflexão do acúmulo de água, que pode ser quantificada com base no número de linhas B, estando diretamente correlacionado com a avaliação de água pulmonar extravascular pela radiografia de tórax (método semiquantitativo) ou pelo método de termodiluição. Quando o conteúdo de ar do parênquima pulmonar é completamente eliminado, como na consolidação pulmonar (pneumonia e infarto pulmonar) ou na atelectasia, a janela acústica pulmonar é totalmente aberta, e o pulmão pode ser diretamente visualizado como um parênquima sólido (Fig. 9-4).

O padrão ultrassonográfico de múltiplas linhas B também se faz presente na síndrome da angústia respiratória aguda (SARA), condição não cardiogênica de edema pulmonar, e na fibrose pulmonar,

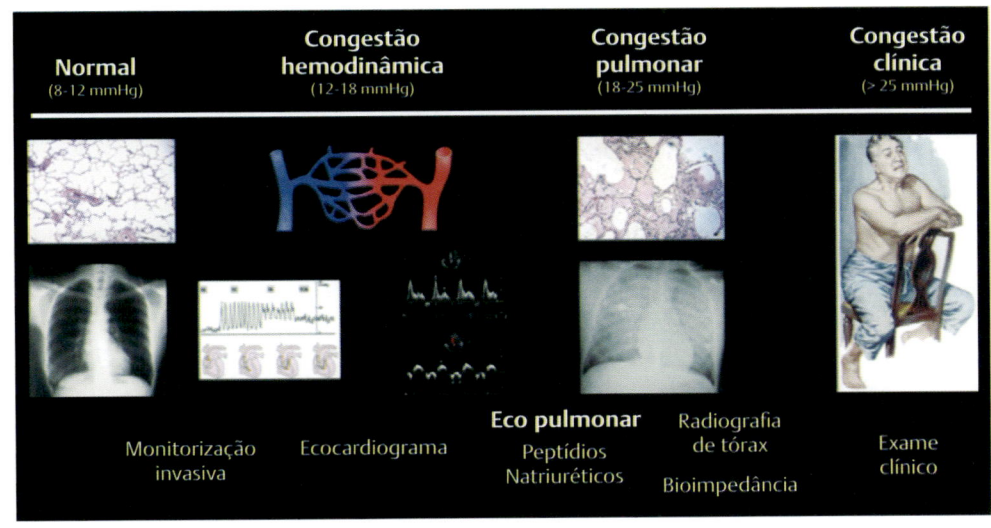

Fig. 9-1. Cascata da congestão pulmonar.

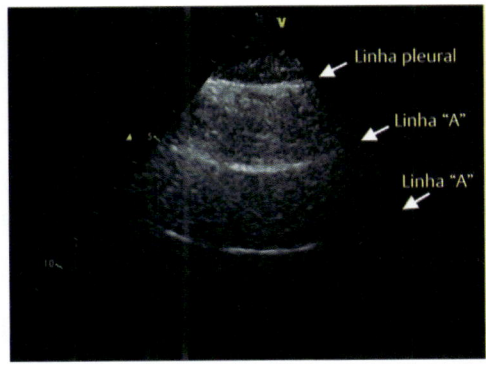

Fig. 9-2. Padrão ultrassonográfico do pulmão normal. Observa-se no alto da imagem a linha pleural, de característica hiperecogênica, e abaixo dela as linhas A, linhas hiperecogênicas horizontais paralelas a intervalos regulares.

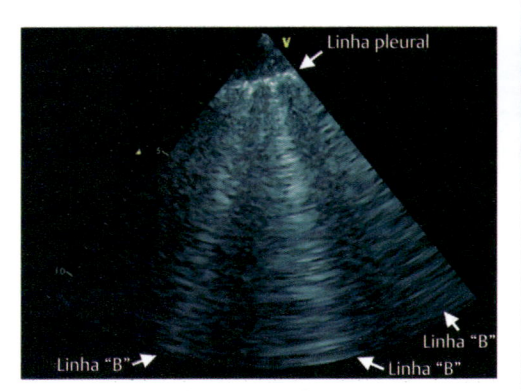

Fig. 9-3. Padrão ultrassonográfico da síndrome intersticial pulmonar. No alto da imagem identificamos a linha pleural, de característica hiperecogênica, e originando-se dela artefatos hiperecoicos verticais de reverberação (linhas B) que se estendem até a base da imagem sem se atenuar, movendo-se sincronicamente com o deslizamento pleural.

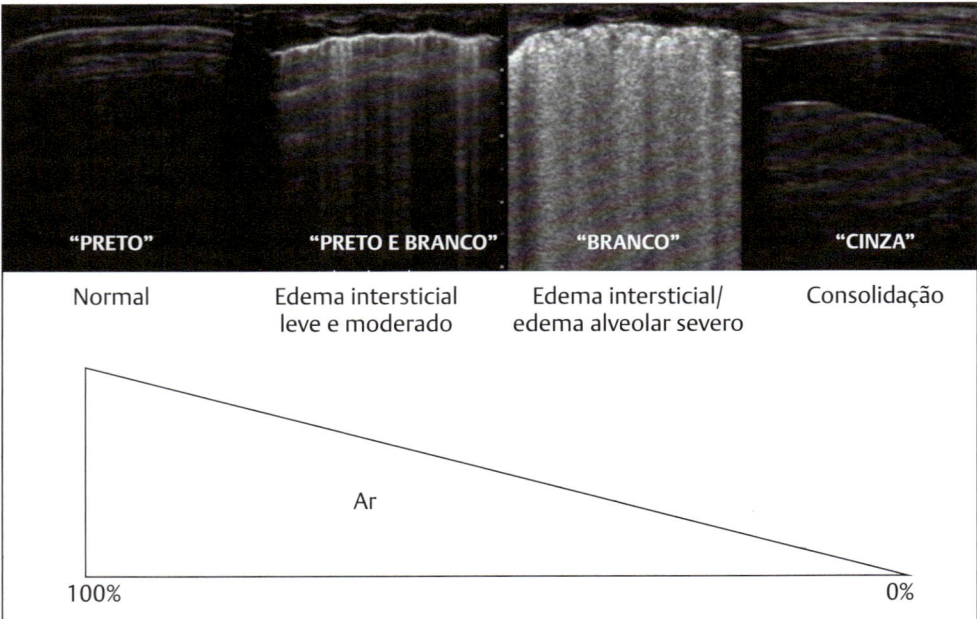

Fig. 9-4. Janela pulmonar e bases físicas da ultrassonografia pulmonar. Diagrama demonstrando a relação entre a quantidade de ar no parênquima pulmonar e a imagem ultrassonográfica obtida.

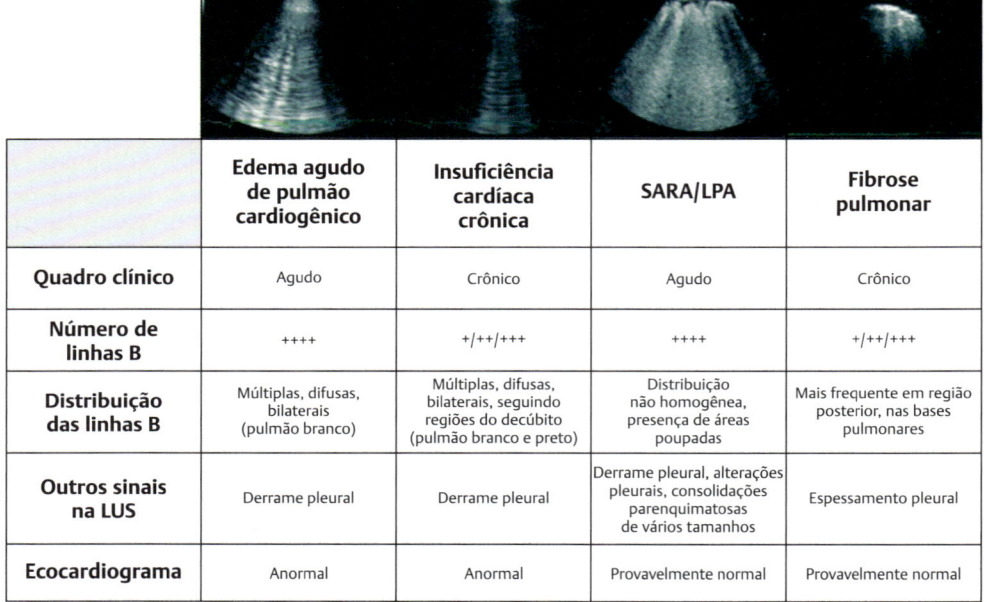

	Edema agudo de pulmão cardiogênico	Insuficiência cardíaca crônica	SARA/LPA	Fibrose pulmonar
Quadro clínico	Agudo	Crônico	Agudo	Crônico
Número de linhas B	++++	+/++/+++	++++	+/++/+++
Distribuição das linhas B	Múltiplas, difusas, bilaterais (pulmão branco)	Múltiplas, difusas, bilaterais, seguindo regiões do decúbito (pulmão branco e preto)	Distribuição não homogênea, presença de áreas poupadas	Mais frequente em região posterior, nas bases pulmonares
Outros sinais na LUS	Derrame pleural	Derrame pleural	Derrame pleural, alterações pleurais, consolidações parenquimatosas de vários tamanhos	Espessamento pleural
Ecocardiograma	Anormal	Anormal	Provavelmente normal	Provavelmente normal

SARA: síndrome da angústia respiratória do adulto; LPA: lesão pulmonar aguda; LUS: ultrassonografia pulmonar.

Fig. 9-5. Diferenciação etiológica das síndromes intersticiais pulmonares pela ultrassonografia pulmonar.

que acabam se tornando parte do diagnóstico diferencial com o edema pulmonar cardiogênico. Todavia, algumas características podem ajudar na diferenciação etiológica da congestão pulmonar (Fig. 9-5).

METODOLOGIA DO EXAME

A avaliação ultrassonográfica do pulmão é uma das mais simples aplicações da ecografia, requerendo mínimas habilidades técnicas, equipamentos muito básicos e apenas alguns minutos para ser executada. A UP pode ser realizada utilizando qualquer aparelho de ultrassom bidimensional, inclusive aparelhos portáteis, com qualquer tipo de transdutor (setorial, linear, convexo, microconvexo) e frequência (de 1,6-5 MHz). Não é necessário que o equipamento disponha de Doppler ou de imagem harmônica.

Os transdutores convexos e microconvexos foram os primeiros a serem utilizados em pacientes críticos, fornecendo uma boa qualidade de imagem desde a superfície da pele até tecidos mais profundos, tanto em adultos, quanto em neonatos. Atualmente, os transdutores setoriais são reconhecidos como a melhor opção para a avaliação do líquido extravascular pulmonar, consolidações profundas e derrames pleurais e pericárdicos. A grande vantagem dos transdutores setoriais é aliar o pequeno *foot print*, que possibilita melhor posicionamento nos espaços intercostais, com a baixa frequência e o consequente alto grau de penetração que permitem uma boa visualização das estruturas subpleurais apesar de uma limitada resolução da linha pleural. Já os transdutores lineares de alta frequência fornecem uma grande quantidade de detalhes, mas com uma pequena penetração do feixe sonoro, sendo assim mais adequados para a análise do deslizamento pleural (descartar pneumotórax), ou para guiar em tempo real os procedimentos percutâneos (Fig. 9-6).

Do ponto de vista prático, a UP pode ser realizada de uma forma rápida, focada e factível, para a pesquisa de CP e derrame pleural, como uma extensão do exame físico pelo uso de aparelhos portáteis. No laboratório de ecocardiografia, a UP pode ser incorporada como uma etapa sequencial do exame ecocardiográfico transtorácico convencional ou de estresse, adicionando-se 1 minuto a mais para a avaliação de congestão pulmonar e derrame pleural.

Para realização da UP, o transdutor deve ser posicionado perpendicularmente à parede torácica, com uma posição longitudinal

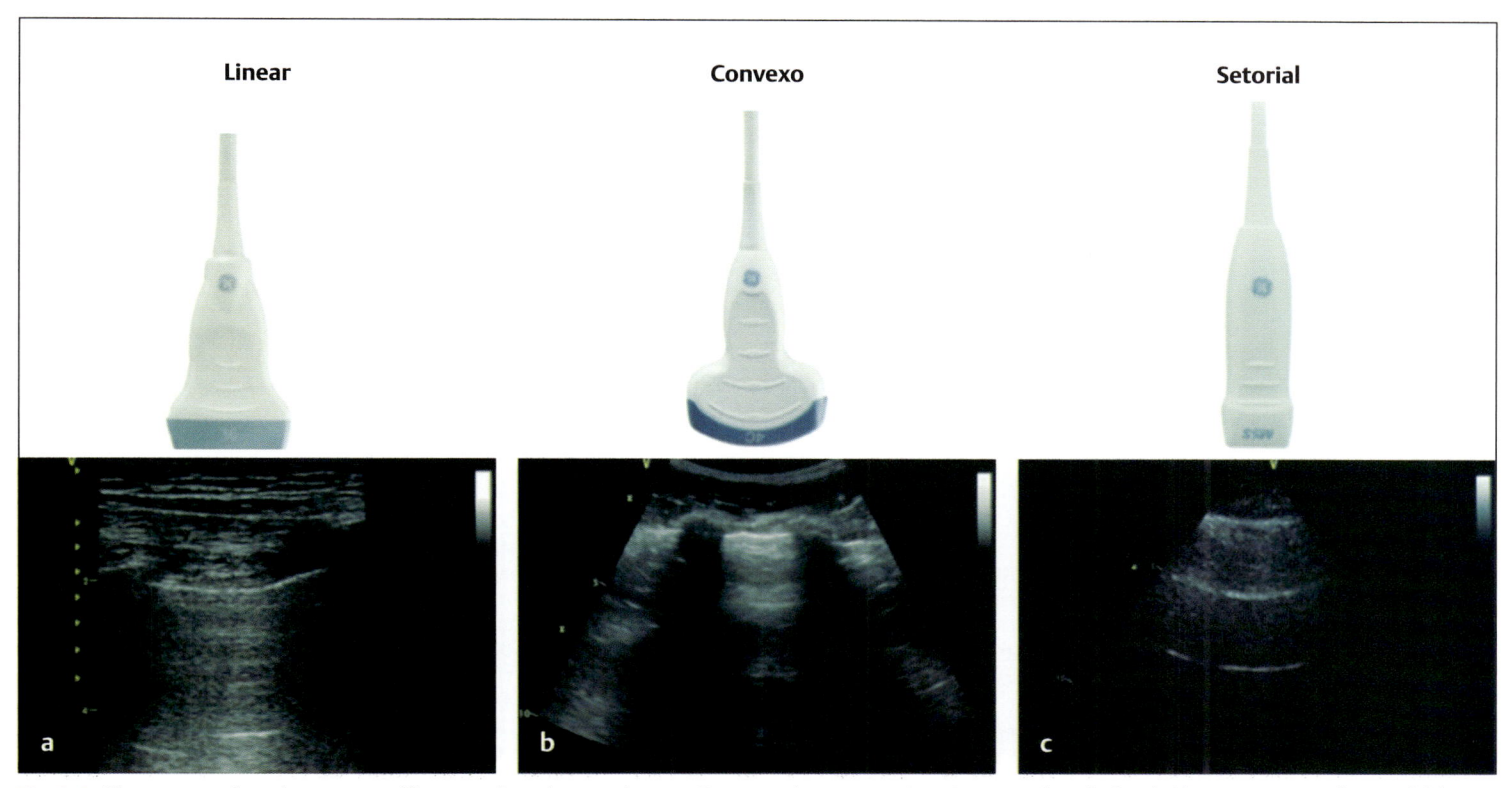

Fig. 9-6. Ultrassonografia pulmonar e os diferentes tipos de transdutores. Esquema demonstrando as imagens do pulmão obtidas com os transdutores (**a**) linear, (**b**) convexo e (**c**) setorial.

do feixe seguindo o plano do espaço intercostal, conforme a obliquidade das costelas. Sempre devemos evitar de projetar o feixe do ultrassom sobre as costelas. Os pacientes podem ser escaneados em qualquer posição sem requerer tempo adicional excessivo do exame.

Existem 3 protocolos principais de avaliação ultrassonográfica do pulmão descritos na literatura. Na diretriz internacional sobre ultrassonografia pulmonar *point-of-care* o protocolo recomendado para diagnóstico de síndrome intersticial pulmonar em pacientes críticos consiste na avaliação de um total de 8 regiões torácicas,[5] 4 regiões em cada um dos hemitórax (anterossuperior, anteroinferior, laterossuperior e lateroinferior). Como metodologia simplificada alternativa também é possível fazer a avaliação ultrassonográfica de apenas 3 regiões em cada hemitórax: duas regiões anteriores (superior e inferior – *BLUE points*) e de uma região inferior na linha axilar anterior (*PLAPS points*) que são as regiões mais predispostas a apresentar líquido extravascular pulmonar e derrame pleural respectivamente.[7] Por ser mais simplificado e rápido, esse segundo método tem sido muito utilizado em pacientes criticamente enfermos nos ambientes de terapia intensiva e emergência. Recentemente, foi validada uma metodologia simplificada de apenas 4 regiões torácicas, 2 em cada um dos hemitórax (3º espaço intercostal entre as linhas axilares anterior e posterior, e entre a linha hemiclavicular e axilar anterior) para uso durante o ecocardiograma de estresse.[8] Outros protocolos mais extensos e detalhados também foram descritos em pesquisa, mas demonstraram ser de difícil aplicação na clínica, sem elevar a acurácia significativamente.[9]

TREINAMENTO

O American College of Chest Physicians dispõe de uma normativa de treinamento e de competências mínimas requerida para a execução da UP.[10] No âmbito nacional, está em elaboração um posicionamento oficial do DIC/SBC estabelecendo a formação necessária para a realização de ultrassonografias cardiovascular e pulmonar focadas.

Conforme a experiência dos principais grupos de pesquisa, um treinamento prático de UP com 4 horas de duração já é considerado suficiente para alguém com formação em ultrassonografia adquirir os conhecimentos mínimos e a confidência com o método.

APLICAÇÕES

Para os cardiologistas, a principal aplicação da UP é na identificação do líquido extravascular pulmonar na cavidade pleural (derrame pleural) ou no parênquima pulmonar (congestão pulmonar), apresentando grandes vantagens em relação ao exame físico e à radiografia de tórax.

A identificação das linhas B pela UP foi inicialmente proposta para o diagnóstico diferencial da dispneia aguda, sendo incluída nas recomendações da Sociedade Europeia de Cardiologia para o manejo pré e intra-hospitalar da IC aguda,[11] bem como nas recomendações das Associações Europeias de Imagem Cardiovascular e de Cuidados Cardiovasculares Críticos sobre o uso de ecocardiografia em cuidados cardiovasculares intensivos e na emergência.[12,13] Vários estudos demonstraram a relação entre as linhas B e o líquido extravascular pulmonar, pressão de enchimento capilar pulmonar,[14] NT-pró-BNP e relação E/e' em pacientes com IC.[15]

A UP também pode identificar edema pulmonar clinicamente silencioso e é um preditor independente de eventos em pacientes com IC aguda, IC crônica, síndromes coronarianas agudas, hemodiálise ou dispneia aguda e/ou dor torácica, sugerindo seu valor adicional para melhorar o perfil hemodinâmico e a otimização do tratamento.[16-27] O acúmulo de líquido extravascular pulmonar durante o ecocardiograma de estresse pode ser identificado facilmente com a UP logo após o pico do esforço e oferece uma informação adicional valiosa para a estratificação dos pacientes com cardiopatia isquêmica e com IC de fração de ejeção preservada ou reduzida.[28]

VANTAGENS E LIMITAÇÕES

A implantação da ultrassonografia pulmonar requer uma curva de aprendizagem, como costuma ocorrer em diversos exames complementares. Por outro lado, a implantação é altamente acessível, podendo ser realizada a partir de tecnologia de ultrassom básico, incluindo dispositivos de bolso. É procedimento rápido, de baixo custo, não invasivo e sem radiação, que permite utilização em pacientes estáveis e instáveis, e também a realização em paralelo ao exame físico, na ressuscitação e estabilização hemodinâmica.

No entanto, para evitar interpretações errôneas das linhas B, a chave é a contextualizar com o quadro clínico, já que esse sinal não implica necessariamente uma etiologia cardiogênica.[29,30] Quando a presença ou persistência de linhas B não exibe correlação com o quadro clínico de IC, devemos aventar outras possibilidades diagnósticas, como: fibrose pulmonar em usuários de amiodarona, edema pulmonar não cardiogênico ou doença pulmonar intersticial.[31] Adicionalmente, a ultrassonografia pulmonar pode contribuir para a elaboração de novos escores prognósticos em pacientes com insuficiência cardíaca, uma vez que a congestão pulmonar figure entre os principais preditores de eventos fatais nesse grupo de indivíduos.[32]

CONCLUSÃO

A identificação e a semiquantificação do líquido extravascular pulmonar pelo EP são uma aplicação promissora da ultrassonografia, que pode ser aplicada em qualquer estágio da avaliação dos pacientes cardiológicos e inclusive pode ser incorporada ao exame ecocardiográfico.

REFERÊNCIAS BIBLIOGRÁFICAS

1. Gheorghiade M, Filippatos G, De Luca L, Burnett J. Congestion in Acute Heart Failure Syndromes: An Essential Target of Evaluation and Treatment. Am J Med. 2006;119:3-10.
2. Stevenson LW, Perloff JK. The Limited Reliability of Physical Signs for Estimating Hemodynamics in Chronic Heart Failure. JAMA J Am Med Assoc. 1989;261:884-888.
3. Chakko S, et al. Clinical, radiographic, and hemodynamic correlations in chronic congestive heart failure: Conflicting results may lead to inappropriate care. Am J Med. 1991;90:353-359.
4. Gheorghiade M, et al. Assessing and grading congestion in acute heart failure: a scientific statement from the Acute Heart Failure Committee of the Heart Failure Association of the European Society of Cardiology and endorsed by the European Society of Intensive Care Medicine. Eur J Heart Fail. 2010;12:423-433.
5. Volpicelli G, et al. International evidence-based recommendations for point-of-care lung ultrasound. Intensive Care Med. 2012;38:577-591.
6. Gargani L. Lung ultrasound: A new tool for the cardiologist. Cardiovasc Ultrasound. 2011;9:6.
7. Lichtenstein DA, Mezière GA. Relevance of lung ultrasound in the diagnosis of acute respiratory failure the BLUE protocol. Chest. 2008;134(1):117-25.
8. Scali MC, et al. B-lines with Lung Ultrasound: The Optimal Scan Technique at Rest and During Stress. Ultrasound Med Biol. 2017;43(11):2558-2566.
9. Yanez JPG, et al. Comparison of Different Lung Ultrasound Methodologies for Pulmonary Congestion Evaluation in Heart Failure Outpatients. J Am Coll Cardiol. 2017;69(11).
10. Mayo PH, et al. American college of chest physicians/ la societé dé réanimation de langue française statement on competence in critical care ultrasonography. Chest. 2009;135(4):1050-1060.
11. Mebazaa A, et al. Recommendations on prehospital and early hospital management of acute heart failure: a consensus paper from the Heart Failure Association of the European Society of Cardiology, the European Society of Emergency Medicine and the Society of Academic Emerge. Eur Heart J. 2015;36:1958-1966.
12. Lancellotti P, et al. The use of echocardiography in acute cardiovascular care: Recommendations of the European Association of Cardiovascular Imaging and the Acute Cardiovascular Care Association. Eur Hear J - Cardiovasc Imaging. 2015;16:119-146.
13. Neskovic AN, et al. Emergency echocardiography: the European Association of Cardiovascular Imaging recommendations. Eur Hear J - Cardiovasc Imaging. 2013;14:1-11.
14. Agricola E, et al. "Ultrasound Comet-Tail Images": A Marker Of Pulmonary Edema. Chest. 2005;127:1690-1695.
15. Gargani, L. et al. Ultrasound lung comets for the differential diagnosis of acute cardiogenic dyspnoea: A comparison with natriuretic peptides☆. Eur J Heart Fail. 2008;10:70-77.
16. Miglioranza MH, et al. Lung ultrasound for the evaluation of pulmonary congestion in outpatients: A comparison with clinical assessment, natriuretic peptides, and echocardiography. JACC Cardiovasc. Imaging. 2013;6:1141-1151.
17. Pingitore A, et al. Early subclinical increase in pulmonary water content in athletes performing sustained heavy exercise at sea level: ultrasound lung comet-tail evidence. Am J Physiol Circ Physiol. 2011;301:H2161-H2167.
18. Pratali L, Cavana M, Sicari R, Picano E. Frequent subclinical high-altitude pulmonary edema detected by chest sonography as ultrasound lung comets in recreational climbers. Crit Care Med. 2010;38:1818-1823.
19. Gargani L, et al. Persistent pulmonary congestion before discharge predicts rehospitalization in heart failure: A lung ultrasound study. Cardiovasc Ultrasound. 2015;13.
20. Coiro S, et al. Prognostic value of residual pulmonary congestion at discharge assessed by lung ultrasound imaging in heart failure. Eur J Heart Fail. 2015;17:1172-1181.
21. Gustafsson M, Alehagen U, Johansson P. Imaging Congestion With a Pocket Ultrasound Device: Prognostic Implications in Patients With Chronic Heart Failure. J Card Fail. 2015;21:548-554.
22. Platz E, et al. Detection and prognostic value of pulmonary congestion by lung ultrasound in ambulatory heart failure patients. Eur Heart J. 2016;37:1244-1251.
23. Miglioranza MH, et al. Pulmonary congestion evaluated by lung ultrasound predicts decompensation in heart failure outpatients. Int J Cardiol. 2017;240.
24. Bedetti G, et al. Comparison of Prognostic Value of Echocardiographic Risk Score With the Thrombolysis In Myocardial Infarction (TIMI) and Global Registry In Acute Coronary Events (GRACE) Risk Scores in Acute Coronary Syndrome. Am. J. Cardiol. 2010;106:1709-1716.
25. Zoccali C, et al. Pulmonary Congestion Predicts Cardiac Events and Mortality in ESRD. J Am Soc Nephrol. 2013;24:639-646.
26. Siriopol D, et al. Predicting mortality in haemodialysis patients: a comparison between lung ultrasonography, bioimpedance data and echocardiography parameters. Nephrol Dial Transplant. 2013;28:2851-2859.
27. Frassi F, et al. Prognostic Value of Extravascular Lung Water Assessed With Ultrasound Lung Comets by Chest Sonography in Patients With Dyspnea and/or Chest Pain. J Card Fail. 2007;13:830-835.
28. Scali MC, et al. Exercise-induced B-lines identify worse functional and prognostic stage in heart failure patients with depressed left ventricular ejection fraction. Eur J Heart Fail. 2017;19:1468-1478.
29. Copetti R, Soldati G, Copetti P. Chest sonography: a useful tool to differentiate acute cardiogenic pulmonary edema from acute respiratory distress syndrome. Cardiovasc. Ultrasound. 2008;6:16.
30. Gargani L, et al. Ultrasound lung comets in systemic sclerosis: a chest sonography hallmark of pulmonary interstitial fibrosis. Rheumatology. 2009;48:1382-1387.
31. Gargani L, Volpicelli G. How I do it: Lung ultrasound. Cardiovasc. Ultrasound. 2014;12:25.
32. Gargani L. Prognosis in heart failure: look at the lungs. Eur J Heart Fail. 2015;17:1086-1088.

Parte II Instrumentação e Modalidades II

Coordenador: Carlos Eduardo Rochitte

RESSONÂNCIA MAGNÉTICA CARDIOVASCULAR: PRINCÍPIOS E APLICAÇÕES

CAPÍTULO 10

Juliano Lara Fernandes ▪ Carlos Eduardo Rochitte

INTRODUÇÃO

A ressonância magnética cardiovascular (RMC) é um método não invasivo, sem radiação ionizante que tem como característica principal a possibilidade de diferenciação tecidual entre as diversas estruturas cardiovasculares.[1] Com base em um princípio de formação de imagens por magnetização e aplicação de pulsos de radiofrequência, o método é amplamente disponível em todo país, com presença nas tabelas públicas e privadas e faz parte da base de diversas diretrizes clínicas da Sociedade Brasileira de Cardiologia.

PRINCÍPIOS BÁSICOS FUNDAMENTAIS

Um aparelho de ressonância magnética funciona a partir do seu elemento central que é um grande ímã supercondutor, cuja força magnética é medida pela unidade Tesla (T),[2] sendo os aparelhos utilizados para RMC tipicamente de 1,5 T ou 3 T. O princípio de funcionamento de um exame de ressonância se baseia no alinhamento de prótons livres de cada molécula do corpo ao campo magnético formado pelo magneto, uma vez que o paciente esteja posicionado dentro do aparelho. Os prótons alinhados não ficam estanques no campo, mas adquirem um movimento de rotação circular, denominada precessão, cuja direção está alinhada ao campo magnético, e cuja velocidade angular de rotação é determinada pela força deste campo (frequência de Larmor).

Para geração de imagens, são aplicados pulsos de radiofrequência exatamente nesta frequência de Larmor que são capazes de transferir energia aos átomos, modificando seu alinhamento e rotação temporariamente. Ao se interromper este pulso, a energia acumulada é liberada pelos prótons que retornam ao seu estado natural por um fenômeno conhecido como relaxação. A relaxação destas moléculas tem um componente vertical, cujo tempo de retorno denomina-se T1, e um componente horizontal, cujo tempo denomina-se T2. Estas duas medidas, T1 e T2, são medidas de tempo, cuja exploração pelas diversas técnicas de aquisição de imagens permite determinar o contraste entre os diversos tecidos com base em diferenças não só na quantidade de átomos de hidrogênio, mas também de sua interação deste com outras moléculas ao seu redor, incluindo o contraste. Um conjunto de pulsos de radiofrequência com diferentes intensidades e polaridades caracteriza uma sequência de pulsos que, ao final de sua aplicação, gera uma ou mais imagens de RMC a partir da captura dos sinais por bobinas colocadas em cima e embaixo do paciente. Tudo isso é feito com o paciente acoplado ao ECG, sendo os tempos de aquisição sincronizados pelos batimentos cardíacos e em pausas respiratórias geralmente. Por causa dos princípios físicos explicados anteriormente, conclui-se que o exame é bastante seguro, uma vez que não utiliza radiação ionizante, podendo, portanto, ser repetido inúmeras vezes sem aparente prejuízo ao paciente.

Um exame completo é formado pela aplicação de diversos tipos de sequências de pulsos com objetivos diferentes: determinadas sequências são utilizadas para pesquisa de perfusão miocárdicas, outras para cines de contratilidade, outras ainda para identificação de áreas cicatriciais miocárdicas. A RMC é, portanto, uma técnica bastante aberta e versátil, não existindo uma única forma de aplicação que gere todas as informações possíveis, mas um foco direcionado dependendo da aplicação clínica. A presença do cardiologista ou radiologista acompanhando todo o exame é crucial, uma vez que cada exame é bastante único, sendo necessário adaptar as aquisições à pergunta clínica, acompanhar o eletrocardiograma e, sobretudo, monitorar o paciente durante a infusão dos medicamentos utilizados na fase de repouso e possível estresse.

CUIDADOS PARA O EXAME E USO DE CONTRASTE

O exame de RMC dura entre 15-40 minutos dependendo da indicação e tem incidência de complicações graves bastante limitada na faixa de 0,05% (1 a cada 2.000 exames).[3] Pacientes de qualquer idade podem ser submetidos ao exame, podendo ser necessária sedação em crianças abaixo de 5 anos em razão da necessidade de permanecer imóvel por ao menos 10-20 minutos dentro do aparelho. A maior parte dos aparelhos suporta pesos de até 250 kg, sendo o principal limitador a circunferência torácica ou abdominal do paciente para colocação na parte interna do magneto que tem entre 60 e 72 cm de diâmetro.

As principais contraindicações à realização do exame são as geralmente seguidas para os exames de ressonância de outros órgãos, destacando-se a presença de *clips* ferromagnéticos cerebrais, presença de marca-passos ou desfibriladores implantados, aparelhos cocleares e artefatos metálicos próximos ao olho. Mais recentemente, pacientes com marca-passos ou desfibriladores condicionais à ressonância podem realizar com segurança o exame, uma vez que estes aparelhos já possuam preparação especial para serem submetidos ao campo magnético, com programação específica.[4,5] Endereço na internet (www.mrisafety.com) contém informações atualizadas sobre diversos dispositivos implantáveis que são seguros para realização de RMC.

Alguns componentes comumente utilizados na cardiologia não são considerados contraindicações para a realização da RMC, incluindo *stents*, sutura metálica de esterno, próteses valvares metálicas ou biológicas, filtros de veia cava entre outros.[6] A claustrofobia é, na prática, o grande limitador para realização dos exames de RMC com incidência descrita de 1-3%.

A grande parte dos exames de RMC utiliza contraste na sua realização. O contraste utilizado na ressonância tem como substância básica o gadolínio, metal raro que, quando acoplado a uma molécula carreadora, se torna extremamente estável e seguro. Os riscos de reações alérgicas ao contraste da RMC são cerca de quatro vezes menores que os utilizados na tomografia com contraste iodado de baixa osmolaridade, tendo a maior parte dos trabalhos relatado reações na ordem de 0,04%, sendo apenas 1 a cada 40.000 casos reações graves (0,0025%).[7] Pacientes com maior risco para alergia (história de broncospasmo, atopia prévia, desidratação etc.) podem ser identificados previamente ao exame e receber preparo medicamentoso para reduzir o risco de reações, observando que este preparo geralmente requer 24-72 horas para correta ação.

Apesar de o contraste utilizado na RMC não ser nefrotóxico, existe um histórico de associação de uso de grandes quantidades de contraste com a incidência de uma patologia de pele, chamada fibrose nefrogênica sistêmica (FNS).[8] A doença tem maior prevalência em pacientes com depuração renal < 30 mL/min/m^2, e quando o contraste utilizado é do tipo linear, não havendo casos descritos onde a estrutura química do composto é cíclica. Entretanto, se o exame de RMC for essencial, as recomendações atuais são de que o exame deva ser realizado com os cuidados relatados anteriormente, e isto não deva ser considerado como uma contraindicação absoluta.[9]

Considerando os comentários anteriores, ao solicitar um exame de RMC para um paciente, o médico solicitante deve realizar uma breve interrogação onde considera se: 1) o paciente tem implantes que contraindiquem o exame; 2) tem história de claustrofobia importante; 3) tem história ou risco aumentado de alergia; 4) tem insuficiência renal crônica grave; 5) irá realizar pesquisa de isquemia. Estas considerações clínicas devem ser relatadas para que os cuidados pré-exame possam indicar a necessidade de preparo antialérgico, necessidade de jejum e alguma consideração especial, conforme mencionado anteriormente. Após o exame, o paciente geralmente volta a sua rotina normal, não sendo necessário nenhum cuidado especial na grande maioria dos casos.

PRINCIPAIS INDICAÇÕES CLÍNICAS

Isquemia Miocárdica

A pesquisa de isquemia miocárdica pela RMC é hoje considerada por muitos autores como o método mais acurado na investigação funcional da doença arterial coronariana (DAC).[10,11] O exame geralmente é realizado pela indução de isquemia por meio farmacológico com a avaliação de perfusão ou alterações de contratilidade regional, sendo os principais indutores de isquemia na RMC a dobutamina e os vasodilatadores (dipiridamol, adenosina e regadenoson). No caso da pesquisa de isquemia utilizando-se a dobutamina, um protocolo de incremento de doses similar ao utilizado ao ecocardiograma de estresse é realizado com captura de imagens dinâmicas em diversos estágios progressivos do aumento do cronotropismo e inotropismo.[12,13]

Apesar de se poder realizar a pesquisa de isquemia com dobutamina, a grande maioria dos centros nacionais e mundiais faz esta avaliação utilizando vasodilatadores por causa da menor incidência de complicações e acurácias similares. Com estes medicamentos, a pesquisa de isquemia é realizada pela avaliação da perfusão miocárdica, embora se possa acrescentar, também, no mesmo exame, a avaliação da contratilidade regional em estresse. A aplicação do dipiridamol e adenosina em doses padrões é a mais utilizada no país e segue os protocolos recomendados na literatura.[14] A consideração da pesquisa de isquemia por RMC e de seu nível de evidência ganhou bastante força após a publicação de trabalhos multicêntricos que compararam os resultados obtidos do exame a técnicas de cintilografia por tomografia computadorizada por emissão de fóton único (SPECT).[15-19] Vários estudos multicêntricos randomizados demonstraram maior sensibilidade e valor preditivo negativo da RMC em comparação a outros métodos.[20-23] Metanálises posteriores reforçaram estes dados individuais também sugerindo que a pesquisa de isquemia por RMC oferece alta acurácia sem obviamente a necessidade de radiação ou contrastes nefrotóxicos.[10] Estudos comparativos com técnicas de tomografia por emissão de pósitrons (PET) que avaliam quantitativamente a perfusão miocárdica absoluta também identificaram que a RMC tem a mesma acurácia que estes métodos, com alguma vantagem na simplicidade e custo do exame.[24,25] Finalmente, mais recentemente uma comparação multicêntrica mostrou que realizar o acompanhamento de pacientes crônicos com uso da ressonância tem mesma efetividade clínica que o estudo com FFR invasivo, com menor incidência de revascularização miocárdica.[26] Hoje ainda é possível realizar a pesquisa clínica de isquemia por RMC de forma quantitativa, com valores de cortes bastante correlacionados aos achados do FFR invasivo, aumentando ainda mais este grau de acurácia (Fig. 10-1).[27] Na análise semiquantitativa, a identificação de isquemia moderada-grave se dá a partir da visualização de defeitos perfusionais em 2 ou mais segmentos miocárdicos, caracterizando ao menos 10% de massa isquêmica.[11] Por causa da alta acurácia diagnóstica, ausência de radiação e poucas limitações técnicas, o método vem rapidamente entrando no rol diagnóstico da avaliação de DAC, sendo incorporado em diversas diretrizes clínicas e fluxogramas.[28,29]

Não só os aspectos diagnósticos da RMC são bem característicos, mas também os dados prognósticos fornecidos pelo método demonstram que a presença de defeito perfusional foi significativamente associada a um maior risco de desfechos cardiovasculares duros (mortalidade e infarto do miocárdio) de forma independente e significativa (HR ajustado de 3,02 a 7,77).[30] Talvez até mais importante, o resultado normal na pesquisa de perfusão exibe um valor preditivo negativo bastante elevado de 95,6% em 5 anos de acompanhamento.[31]

Viabilidade Miocárdica e Infartos

Para identificação de cicatrizes miocárdicas utiliza-se a técnica do realce tardio onde contrastes à base de gadolínio ficam retidos por períodos relativamente longos de tempo em locais do miocárdio que tiveram sua arquitetura de matriz extracelular bastante compacta interrompida com substituição por colágeno, edema ou inflamação fisiológicos. Kim *et al.* que demonstraram que pacientes com infartos que acometem mais de 50% da área de determinado segmento miocárdico têm baixa probabilidade de recuperação funcional após revascularização.[32] Esta observação passou a determinar, então, o importante papel da RMC para identificação de viabilidade miocárdica, com estudos posteriores seguindo também o desempenho da RMC na isquemia com algumas vantagens do método sob o SPECT, sobretudo na identificação de infartos subendocárdicos onde a RMC foi capaz de identificar 92% destas lesões *versus* apenas 28% pelo SPECT.[33] Na comparação ao PET, a RMC mostrou-se similar em acurácia na maioria dos estudos,[34,35] com possibilidade de complementaridade dos métodos sobretudo em casos intermediários.[36]

Após o uso do realce tardio para determinação da viabilidade miocárdica, a técnica expandiu-se para outras cardiopatias não isquêmicas (vide seções seguintes) mas na DAC seu uso clínico também foi incrementado pela possibilidade de diagnósticos de infartos silenciosos, determinação prognóstica e utilização na fase aguda.

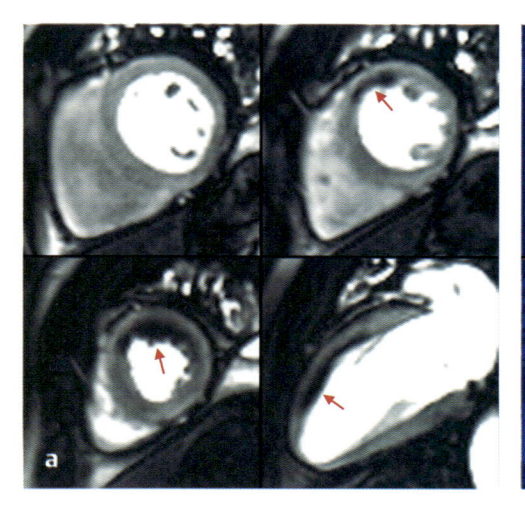

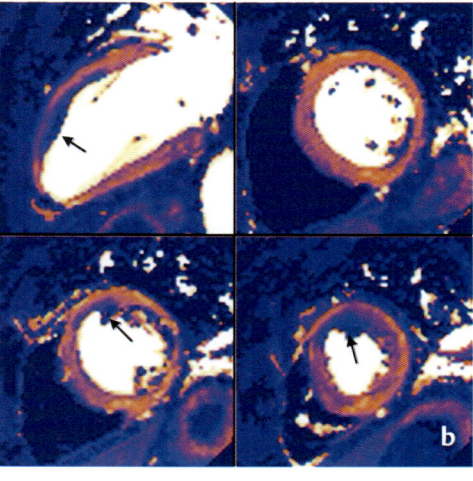

Fig. 10-1. Imagens de perfusão de primeira passagem em (**a**) e mapa quantitativo correspondente em (**b**). Nas imagens de primeira passagem observa-se defeito perfusional subendocárdico em parede anterosseptal médio-apical (setas). A quantificação por mapas é obtida de forma automática e demonstra uma significativa redução da perfusão miocárdica nestes segmentos com fluxo de 0,96 mL/min/g *versus* valores de 2,2 mL/min/g nos demais segmentos. (Imagens obtidas em colaboração com Dr. Peter Kellman, NIH, EUA.)

Graças à alta resolução espacial da RMC e possibilidade de contraste de até 500% em relação ao tecido miocárdico normal, infartos a partir de 0,16 g de massa podem, em teoria, ser detectados pelo método, demonstrando quão sensível o mesmo pode ser para o diagnóstico desta patologia.[37] Embora isso possa parecer de pouca importância clínica, a presença de infartos não detectados por outros métodos tem significativo impacto clínico, sendo a mortalidade de pacientes com infartos detectados pela RMC sete vezes maior que pacientes sem infarto já ajustados para os demais fatores de risco.[30,38,39] Isto é ainda mais representativo em pacientes diabéticos onde a presença de infartos silenciosos pode chegar a até 30% dos casos e cuja mortalidade também é impactada pela identificação de realce tardio miocárdico.[40]

O impacto da identificação e quantificação da extensão de infartos pela RMC se dá também mesmo em pacientes considerados bastante graves pela medida da fração de ejeção. Num grupo com miocardiopatia isquêmica e fração de ejeção média de 24%, a estratificação por graus distintos de realce tardio foi capaz de identificar um subgrupo com melhor prognóstico, impactando a terapêutica de maneira significativa,[41] inclusive com determinação prognóstica pós-cirurgia de reconstrução ventricular.[42]

Além da área cicatricial propriamente dita, a técnica ainda é capaz de determinar com precisão tanto áreas de *no reflow*, quanto de zonas cinzas peri-infarto que também tem significativo impacto prognóstico (Fig. 10-2).[43,44] Técnicas de mapeamento paramétrico do miocárdio com mapas de T1 e T2 nativos têm acrescentado informações adicionais ao realce tardio em pacientes com DAC e infartos prévios.[45]

Em um paciente com suspeita de DAC, já infartado ou submetido a procedimento de revascularização, um mesmo exame de RMC pode ser realizado tanto para a pesquisa de infartos e sua extensão, quanto para avaliação do grau de isquemia no mesmo exame. Assim, na avaliação da DAC, a RMC integra todos os dados de cicatrizes miocárdicas e isquemia num mesmo exame, sendo importante na solicitação o clínico sempre identificar qual a pergunta que está sendo direcionada, sobretudo se é necessária a realização de pesquisa de isquemia. Com este protocolo integrado, a acurácia do exame ganha ainda mais força, já que a doença é vista sob diversos ângulos mesmo em pacientes assintomáticos.[46,47]

Fig. 10-2. Imagem em 4 câmaras de realce tardio identificando infarto extenso anterosseptal, transmural com área de *no reflow* significativa subendocárdica. A área de infarto se caracteriza pela captação e retenção de contraste no tecido juntamente com os segmentos onde o comprometimento da microcirculação é mais intensa e mesmo a chegada do contraste está prejudicada (setas no subendocárdio). Neste caso, a viabilidade miocárdica está comprometida, com chances de recuperação funcional do segmento acometido bastante reduzidas.

Miocardiopatias Dilatadas, Hipertróficas e Restritivas: Diagnóstico Diferencial e Etiologia pela RMC

Por causa das enormes diferenças prognósticas em termos de mortalidade de acordo com o tipo de miocardiopatia investigada,[48] a correta definição etiológica da doença em pacientes com alterações ventriculares é fundamental para o correto manejo da insuficiência cardíaca congestiva (ICC). Isto está bem reconhecido pelas últimas diretrizes que determinam o uso apropriado da imagem cardiovascular na ICC.[49] Sobretudo na diferenciação entre miocardiopatias de causas isquêmicas *versus* não isquêmicas em situações de causas não definidas, a RMC mostrou acurácia de 97% na determinação diagnóstica podendo ser utilizada com eficiência para evitar angiografias invasivas desnecessárias (Fig. 10-3 e Vídeo 10-1 a 10-4).[50] A possibilidade de identificação de diversos padrões de realce tardio e morfologia em casos específicos também fornece em grande parte informações exclusivas do método, conforme inúmeras publicações já evidenciaram.[51] Assim, a RMC pode ser utilizada de rotina em pacientes com ICC para sua determinação prognóstica e, mais ainda, para a definição etiológica em casos de origem indefinida onde se tem apenas a identificação inicial de um paciente com disfunção ventricular global sem maiores informações.[52,53]

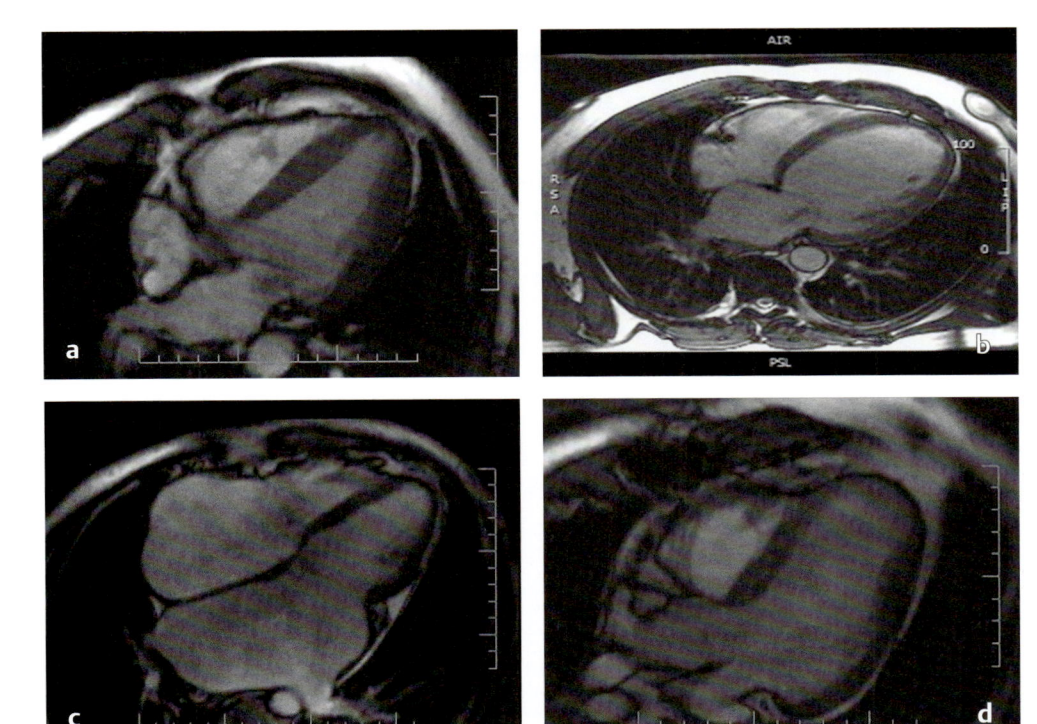

Fig. 10-3. Imagens em cine com diagnóstico diferencial dos diversos tipos de miocardiopatias: (**a**) um exemplo de miocardiopatia hipertrófica primária; (**b**) miocardiopatia dilatada idiopática; (**c**) miocardiopatia restritiva; (**d**) miocardiopatia isquêmica. Os filmes das cines podem ser consultados *on-line*. As imagens de cine juntamente com a caracterização tecidual com realce tardio permitem a diferenciação entre as principais etiologias da insuficiência cardíaca em casos de etiologia ainda não conhecida.

Miocardiopatias Dilatadas

Neste grupo de miocardiopatias os casos mais comuns ainda são classificados na forma de miocardiopatia dilatada idiopática, mas a RMC pode fornecer informação específica de risco de eventos cardiovasculares ao identificar o padrão típico de fibrose da doença localizado na porção mesocárdica do septo ou parede lateral. Mesmo após o ajuste para fração de ejeção, pacientes com cicatrizes miocárdicas têm risco aumentado de 2,43 vezes com mortalidade geral.[54]

Dentre as patologias específicas das miocardiopatias dilatadas, a doença de Chagas é particularmente prevalente em nosso país, e boa parte da base científica da RMC na doença foi desenvolvida por pesquisadores brasileiros. Estes trabalhos mostraram que na miocardiopatia chagásica o padrão de realce é caracterizado pelo envolvimento epicárdico ou mesocárdico com predomínio da parede inferolateral, mas que também o ápice pode estar envolvido de maneira similar a pacientes com DAC (Fig. 10-4),[55] com impacto na extensão e prognóstico, conforme demonstram estudos recentes.[56,57] A sarcoidose é outra doença que pode ser identificada pela RMC de maneira característica pela presença de realce tardio transmural associado a áreas de afilamento miocárdico predominantes nos segmentos basais e laterais,[58] sendo o achado encontrado em um quarto dos casos com aumento significativo do risco de desfechos cardiovasculares.[59]

Uma patologia cujo diagnóstico diferencial inclui síndromes coronárias agudas é a miocardiopatia de Takotsubo, cuja avaliação pela ressonância é bastante importante no sentido de descartar a presença de realce tardio que não é encontrado nesta patologia, assim como, mais recentemente, poder identificar a presença de inflamação/edema regional na sua fase aguda.[60] Esta distinção é fundamental dado o caráter reversível da doença em comparação a outras etiologias, cuja perpetuação da disfunção ventricular é crônica.

Finalmente, nas patologias com depósito de ferro por hipertransfusão a principal manifestação tardia é também a miocardiopatia dilatada. Por meio da técnica de T2* é possível determinar com bastante exatidão a sobrecarga de ferro miocárdico podendo não só classificar este quadro, mas direcionar para tratamento específico de quelação com reversão completa da disfunção ventricular.[61]

Miocardiopatia Hipertrófica (CMH)

A RMC tem particular importância na doença especialmente nas formas apicais. Uma situação bastante comum na prática clínica é a identificação de pacientes com inversão de onda T anterolateral no ECG com ecocardiograma aparentemente normal onde a RMC pode identificar a presença de CMH em muitos casos.[62] Além do diagnóstico etiológico, a maior resolução espacial da RMC também permite melhor mensuração da espessura da parede miocárdica e segmento longitudinal, importantes elementos clínicos que compõem os critérios de classificação da gravidade da patologia.[63] A presença de realce tardio pode ser encontrada de forma frequente em pacientes com CMH com prevalência em torno de 40-60% (Fig. 10-4) e está principalmente associada à maior frequência de taquicardias ventriculares não sustentadas (28% *versus* 4% no grupo sem realce, p < 0,0001),[64] com impacto prognóstico e chance de desfechos maiores na ordem de 3,4 vezes o risco de pacientes sem realce (p = 0,006).[65] Mais do que a identificação binária da presença/ausência de realce, a determinação quantitativa da massa fibrótica parece ter ainda mais importância, sendo que valores maiores que 15% conferem risco duas vezes maiores a pacientes clinicamente classificados como de baixo risco.[66]

Um diagnóstico diferencial importante da CMH é a amiloidose cardíaca que pode se apresentar também com sinais de hipertrofia ventricular, mas tem como grande diferencial o baixo potencial elétrico no ECG. A identificação e diferenciação desta doença *versus* a CMH tradicional é bastante fácil pela RMC já que o padrão de realce na amiloidose é bastante distinto e característico, com depósitos

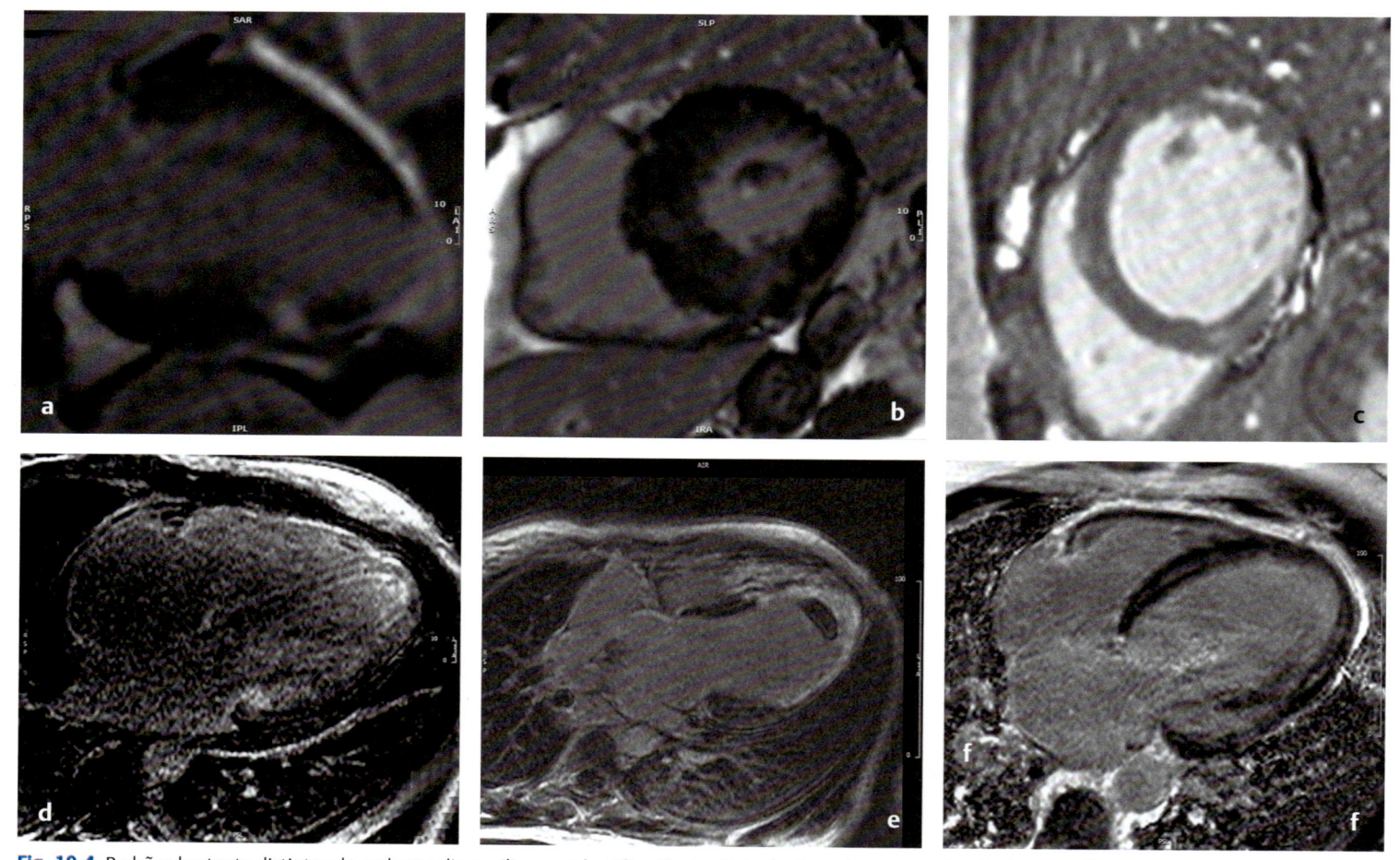

Fig. 10-4. Padrões bastante distintos de realce tardio auxiliam na identificação da etiologia de pacientes com insuficiência cardíaca. Nos exemplos da figura temos casos compatíveis com doença de Chagas (**a**), miocardiopatia hipertrófica (**b**), doença de Fabry (**c**), amiloidose (**d**), endomiocardiofibrose (**e**) e miocardiopatia dilatada idiopática (**f**). A distribuição da fibrose e sua quantificação auxiliam não apenas no diagnóstico, mas como importante determinantes prognósticos em cada uma destas patologias, além das informações dadas pela fração de ejeção pura.

subendocárdicos circunferenciais e rápida lavagem do contraste da cavidade, podendo inclusive ser feito o diagnóstico diferencial entre os tipos de proteína depositada (Fig. 10-4).[67] Este padrão também é distinto da doença de Anderson-Fabry, doença rara, recessiva ligada ao X, que também se apresenta com hipertrofia e realce epicárdico inferolateral basal característico (Fig. 10-4).[51] Finalmente o diagnóstico diferencial com coração de atleta pode ser facilitado pela RMC, uma vez que a diferenciação possa ser realizada não só pela ausência de cicatrizes miocárdicas, mas também por índices geométricos que são determinados de forma muito precisa no exame possibilitando especificidade de 99% para este diagnóstico.[68]

Miocardiopatias Restritivas

Nas insuficiências cardíacas com volumes ventriculares e função global preservada, o diagnóstico diferencial das diversas causas de miocardiopatias restritivas é bastante importante.[69,70] A amiloidose, já comentada anteriormente, pode muitas vezes se apresentar como uma miocardiopatia restritiva antes de evoluir com hipertrofia mais importante, algo possível de detectar com a RMC em fase precoce. O diagnóstico diferencial com casos de pericardite constritiva é bastante importante, já que a terapêutica é significativamente diferente. Neste sentido, a identificação pela RMC de retificação septal oferece importante suporte diagnóstico para casos de pericardiopatia, enquanto sua ausência traz valor preditivo negativo de 83%, sendo mais compatível com quadros miocárdicos restritivos.[71]

Um caso particular de miocardiopatia restritiva cujo diagnóstico a RMC pode auxiliar de forma importante é a endomiocardiofibrose. Geralmente apenas suspeitada por outros exames, ela é caracterizada pelo preenchimento apical do VE com três camadas facilmente identificáveis pelo método: miocárdio normal, endocárdio espesso com sinais inflamatórios e trombo aderido acima deste,[72] dando um aspecto como um sinal de "V" na imagem da RMC (Fig. 10-4).

Miocardites e Cardiotoxicidade Pós-Quimioterapia

Por causa do quadro clínico agudo muito similar ao de síndromes coronarianas agudas, o diagnóstico diferencial desta condição é fundamental sobretudo em pacientes jovens que acabam carregando consigo o fato de ter tido um infarto prévio que muitas vezes não existe. O aspecto de imagem da miocardite é bastante distinto de quadros isquêmicos com realce tardio presente em pelo menos dois terços dos pacientes com localização mesocárdica ou epicárdica, em territórios não contíguos e de forma heterogênea ao longo do miocárdio, predominando na parede lateral.[73] Mais que o simples diagnóstico pelo realce tardio, atualmente a sensibilidade e especificidade da RMC para o diagnóstico da doença aumentaram bastante para 94 e 97% respectivamente graças à capacidade de detecção por técnicas de T1 e T2 do edema e inflamação que são características fisiopatológicas da doença. Os mais recentes critérios de Lake Louise se baseiam na caracterização da doença na presença de ao menos dois dos seguintes critérios: aumento de sinal global ou regional de T2, aumento de sinal de T1 pós-contraste ou uma lesão de realce tardio focal característica (Fig. 10-5).[74] Outra forma de aumentar a acurácia diagnóstica é incorporar aos métodos tradicionais o uso de mapas de T1 e T2, algo que se mostrou adicional aos critérios de Lake Louise.[75] Na fase aguda da doença, a RMC pode auxiliar na determinação de pacientes que deverão se recuperar da disfunção ventricular inicial, com aumento de sinal de T2 miocárdico naqueles que mais recuperaram função global no acompanhamento de 12 meses em comparação a pacientes sem tecido miocárdico com lesão reversível.[76]

Uma forma especial de miocardite importante de se destacar aqui são aquelas secundárias à quimioterapia. A cardiotoxicidade provocada pelos quimioterápicos pode ser monitorizada tanto na fase aguda, quanto na crônica pela RMC, se identificando também tanto a inflamação, quanto o edema associado. A detecção tardia de miocardiopatia pós-quimioterapia também pode ser identificada pela RMC não tanto pela presença de cicatrizes regionais, mas sobretudo pela fibrose difusa identificada em mapas de T1, tendo a RMC um papel de destaque no acompanhamento de pacientes oncológicos.[77] Desta forma, o uso de RMC na investigação de pacientes com suspeita de cardiotoxicidade por quimioterápicos entrou em diversas recomendações clínicas de uso de imagem nesta condição, não só pela precisa caracterização de função ventricular, mas também pelas técnicas adicionais providas pelo método.[78]

Doenças Valvares

A RMC tem suas indicações em forma complementar ao ecocardiograma para casos onde houve alguma dúvida diagnóstica, dificuldade de janela acústica ou onde dados adicionais fornecidos pela RMC podem modificar a conduta clínica. A ressonância pode primeiramente adicionar informações mais precisas em relação aos volumes e função ventricular tanto do ventrículo esquerdo, quanto direito, além de toda anatomia de grandes vasos no mesmo exame. Embora pareça algo trivial, considerando que muitas diretrizes clínicas baseiam suas indicações cirúrgicas em valores de cortes de volumes e fração de ejeção,[79] a determinação e acompanhamento preciso destes valores podem ter importante impacto prático.

As medidas de estenoses da valva mitral e, sobretudo, da valva aórtica podem ser acuradamente medidas pela planimetria direta com excelentes correlações com medidas invasivas. Isto pode ser especialmente importante nos casos de estenoses aórticas graves com baixo fluxo e/ou baixos gradientes onde o cálculo da estenose com base nas estimativas de pressões intracavitárias pode gerar resultados conflitantes.[80] Da mesma maneira, o cálculo de volumes e frações regurgitantes das mesmas valvas pode ser medido precisamente por técnicas de contraste de fase.[81] Como a RMC não tem dependência de planos, estas medidas não sofrem imprecisões por causa do posicionamento do transdutor ou dificuldade de janelas acústicas, sendo menos operador-dependente. Todas estas vantagens também são aplicadas ao estudo das valvas tricúspides e pulmonares no lado direito do coração, onde o estudo com ecocardiograma pode-se tornar especialmente mais difícil, assim como as indicações cirúrgicas.[82]

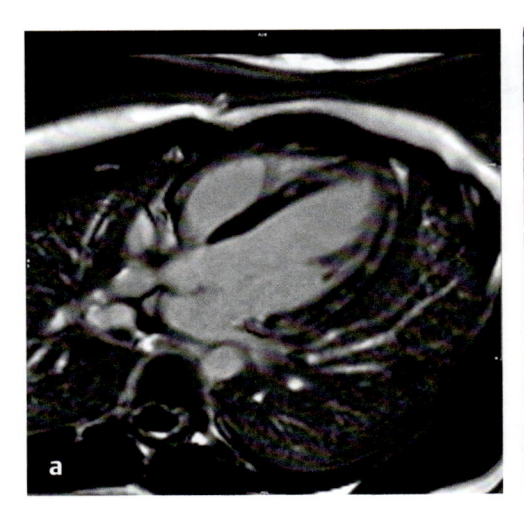

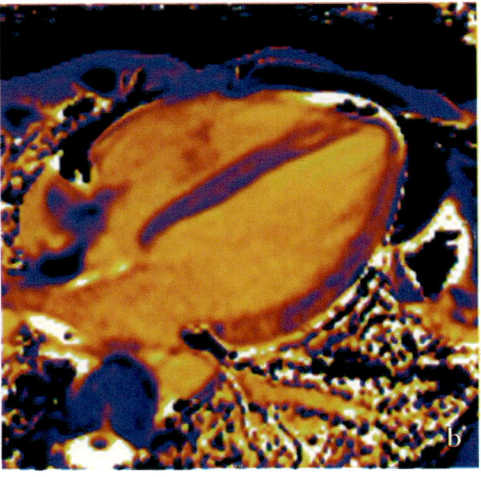

Fig. 10-5. Paciente com miocardite na fase aguda demonstrando em (**a**) o padrão típico de realce tardio compatível com o diagnóstico com realce mesocárdico/epicárdico, não contíguo, em distribuição segmentar que não fica limitado a um território coronário. (**b**) Imagem de T1 nativo deste paciente (pré-contraste) onde se pode identificar, já nesta imagem, a presença de áreas com aumento do T1 nos mesmos locais de realce anterior. Isto possibilita a identificação dos locais acometidos pela doença mesmo sem o uso do contraste.

Além das informações diretas valvares e de volumes/função provenientes da RMC, outros dados exclusivos do método podem também dar mais substrato decisório para o clínico ao adicionar informações sobre o miocárdio e lesões cicatriciais do mesmo. Isto foi demonstrado em patologias aórticas onde a presença mais extensa de realce tardio esteve associada a uma menor recuperação funcional pós-cirúrgica.[83] Mais recentemente, a adição desta informação no pós-operatório de pacientes submetidos a reparo da valva aórtica por método percutâneo (TAVR) também identificou pacientes com maior risco de redução de função ventricular tardiamente.[84] As mesmas informações, agora coletadas em valvopatias mitrais, também identificaram que a presença de realce em pacientes com insuficiência mitral e prolapso tem implicação prognóstica significativa,[85] reforçando a recomendação do uso da RMC nesta patologia para sua correta indicação cirúrgica.[86]

Cardiopatias Congênitas

Novamente aqui, o papel do ecocardiograma determina boa parte desta investigação nestas patologias, mas a RMC pode auxiliar em muito o clínico ao fornecer informações a respeito da anatomia dos grandes vasos além das medidas cardíacas, especialmente as que apresentam repercussão ou envolvimento primário do ventrículo direito.[87] Especificamente, a angiorressonância para diagnóstico e estimativas de repercussão funcionais da coarctação da aorta é facilmente estabelecida pela RMC não só com medida direta da estenose por planimetria, mas também pelos cálculos com base em desaceleração de fluxo na aorta descendente.[88] Nos pacientes com doença de Ebstein, a visualização da inserção da valva tricúspide é claramente identificada, assim como a função ventricular direita.[89] Diagnósticos diferenciais desta patologia, incluindo a doença de Uhl, por exemplo,[90] podem ser determinados pela RMC, e é bastante frequente na prática clínica a modificação da suspeita clínica ou ecocardiográfica inicial nestes casos.

Na tetralogia de Fallot, a RMC tem especial valor sobretudo no acompanhamento pós-operatório destes pacientes uma vez que complicações tardias sejam comuns e muitas vezes de difícil avaliação pela ecocardiografia.[91] A presença de realce tardio neste grupo é quase integral, mas a presença de cicatrizes apicais no ventrículo esquerdo ou supramedianas no ventrículo direito foi associada a mais sintomas e pior evolução clínica no acompanhamento tardio.[92] Os achados de insuficiência pulmonar residual, aneurismas de via de saída de ventrículo direito ou das artérias pulmonares também podem ser encontrados com frequência nestes pacientes, sendo a RMC uma boa opção diagnóstica uma vez que também possa fornecer no mesmo exame dados funcionais sobre a condição contrátil do ventrículo direito.[93]

Massas Cardíacas: Neoplasias e Trombos

Para o diagnóstico diferencial de massas cardíacas são comumente utilizados diversos tipos de sequências, incluindo imagens anatômicas estáticas ponderadas em T1 e T2, com e sem saturação de gordura, perfusão tecidual, angiografias, cines e realce tardio. A integração de todos estes métodos, associados às características de local e outros dados clínicos da massa, permite diferenciar geralmente trombos de tumores e, dentre estes últimos, caracterizar alguns dos tipos mais característicos e diferenciados, sobretudo quando o mesmo possui mobilidade reduzida.[94]

No caso de identificação de trombos ventriculares, a RMC é superior ao ecocardiograma de rotina na identificação destes, principalmente quando os mesmos são pequenos ou murais, com valor preditivo positivo de 29% para o ecocardiograma *versus* 75% para a RMC.[95] Geralmente os trombos são menores, mais homogêneos e menos móveis que as massas neoplásicas, sendo o uso de mapas de T1 a técnica mais acurada (95%) para diferenciação entre os dois. Para a identificação de tumores benignos *versus* malignos a distinção pode ocorrer, mas com acurácia bem mais modesta (79%).

Dentre os tumores cardíacos benignos identificados pela RMC (que correspondem a 75% do total de tumores), os lipomas e fibromas são facilmente identificáveis pelas suas características teciduais específicas.[96] Mixomas e hemangiomas também têm algumas características particulares que permitem sua distinção. Os demais tumores benignos e malignos têm muitas vezes aspecto menos diferenciado e não têm caracterização patognomônica pela RMC. O fibroelastoma papilífero, pela sua grande mobilidade e pequenos volumes, pode não ser identificado tão facilmente pelo método.

Doenças do Pericárdio

Embora a calcificação pericárdica possa ser mais bem estudada com a tomografia, o diagnóstico de espessamento pericárdico pode ser realizado de forma acurada pela ressonância.[97] O pericárdio normal pela RMC mede entre 1 a 2 mm sendo considerado espessado valores ≥ 4 mm (Fig. 10-6). A identificação da pericardite e sua repercussão funcional (assim como o diagnostico diferencial já citado anteriormente com miocardiopatias restritivas) pode ser feita pela RMC pelo realce pós-contraste e pela identificação da perda de complacência do pericárdio, tanto do ponto de vista regional, quanto global com repercussão ventricular e atrial.[98] A análise funcional é especialmente importante se considerarmos que cerca de 20% dos casos de pericardite constritiva podem ocorrer sem espessamento pericárdico significativo.[99] O acompanhamento pela RMC de casos agudos de pericardite constritiva que foram tratados com anti-inflamatórios pode ser também monitorado pela RMC com redução do realce pericárdico e de sua espessura, além da melhoria dos padrões hemodinâmicos,[100] sendo que a presença de realce pericárdico e sua quantificação se correlacionam com melhora prognóstica.[101]

Dentre as patologias mais específicas do pericárdio, a RMC auxilia no diagnóstico diferencial de cistos pericárdicos de maneira bastante precisa, identificando estas estruturas comumente localizadas no sulco cardiofrênico e que tem sinal típico de conteúdo líquido.[97] Da mesma forma, os defeitos pericárdicos parciais ou mesmo totais podem ser identificados pela RMC e caracterizados pela típica rotação esquerda do coração, embora a visualização de toda

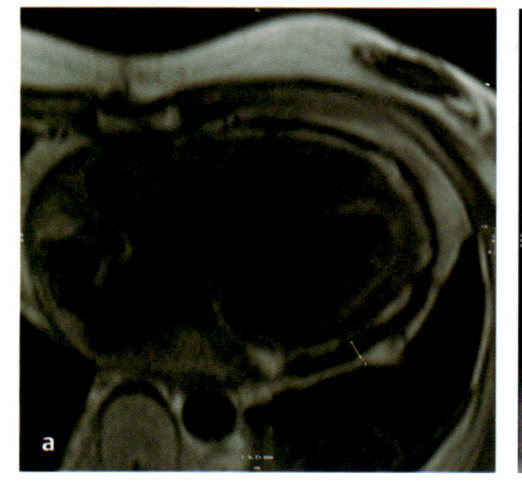

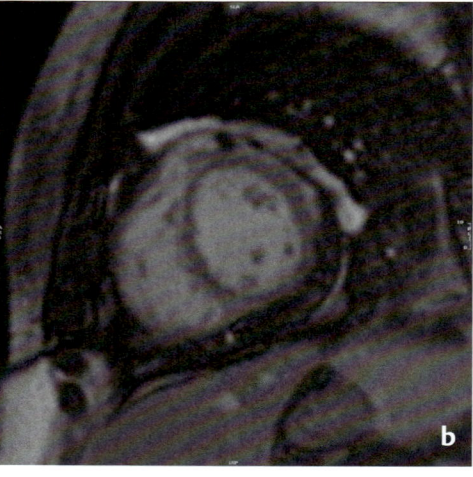

Fig. 10-6. Paciente com quadro de pericardite crônica submetido a exame de ressonância magnética com imagens axiais em sangue escuro (**a**) e cine em eixo curto (**b**). (**a**) Observa-se o espessamento de todo pericárdio com espessura máxima de 6 mm junto à parede lateral do VE com a gordura epicárdica adjacente destacando a lâmina pericárdica em preto; (**b**) notam-se bem o espessamento junto à parede inferolateral e o acometimento difuso do espessamento.

a cobertura pericárdica seja muitas vezes difícil pela presença da gordura adjacente. Outras massas ou neoplasias que acometem a região, sobretudo as metástases pericárdicas, podem ser também identificadas pela RMC, embora o diagnóstico diferencial etiológico seja tradicionalmente difícil de ser estabelecido.

Finalmente, em relação aos derrames pericárdicos, a RMC pode ser utilizada para melhor definição de sua real presença (em especial com o diagnóstico diferencial de gordura epicárdica abundante), quantificação, impacto hemodinâmico e relação concomitante com alterações do pericárdio propriamente dito.[102] A caracterização do fluido contido no derrame pela RMC tem menor valor, uma vez que o tempo de doença e a presença ou não de mobilidade do fluido possam alterar as características do mesmo de maneira significativa, ficando muitas vezes difícil a distinção entre transudatos e exsudatos ou mesmo para determinação de coágulos associados.

Doenças dos Grandes Vasos Torácicos

A RMC na identificação das patologias de aorta e artérias pulmonares tem grande acurácia clínica, utilizando técnicas de antirressonância, assim como de caracterização das paredes vasculares.[103] Enquanto na fase aguda a praticidade da tomografia faça com que o exame seja mais útil para estas avaliações, para patologias crônicas os métodos geralmente têm mesma acurácia na determinação de medidas e estenoses.

No caso da aorta, as imagens para quantificação e determinação de aneurismas podem ser feitas pela RMC mesmo sem a necessidade de uso de contrastes, uma aplicação bastante interessante em casos de pacientes nefropatas ou com acesso venoso periférico difícil (Fig. 10-7).[104] Também se podem aplicar hoje na RMC técnicas de aquisição ultrarrápidas que adquirem imagens seriadas da aorta e ramos gerando angiografias dinâmicas com informações funcionais adicionais. Mais importante ainda, técnicas de 4D que incorporam a análise de fluxo temporal na aorta vêm-se tornando especialmente importantes na análise de fluxos complexos e possibilidade de medidas de *shear stress* e determinação de gradientes pressóricos de forma não invasiva.[105] A aplicação clínica destas novas técnicas ainda é relativamente esparsa, mas deve ganhar rápida ascensão com o aumento de disponibilidade destas em um maior número de equipamentos.

Na análise das artérias pulmonares, a angiografia por RMC tem alta sensibilidade para detecção de tromboembolismos em terços proximais e médios dos ramos arteriais, mas menor acurácia para detecção de pequenos êmbolos mais distais em comparação à angiotomografia.[106] Ao mesmo tempo, além da anatomia, a RMC permite o cálculo bastante preciso diretamente da hipertensão pulmonar em comparação à angiografia invasiva, possibilitando uma medida muito mais acurada daquela dependente do ecocardiocardiograma que superestima em grande número de pacientes a pressão arterial pulmonar real.[107] Com a adição da angiografia e da análise do VD simultaneamente, a RMC pode ter um valor bastante único no diagnóstico e acompanhamento de pacientes com hipertensão pulmonar, embora sua aplicação na prática ainda esteja muito aquém do seu potencial.[108]

CONCLUSÕES E DIRETRIZES

Conforme tentamos demonstrar anteriormente, a RMC tem ampla aplicação na grande maioria dos problemas clínicos dentro da cardiologia, sendo, em muitos casos, um exame único e capaz de oferecer respostas clínicas não invasivas exclusivas ou integrar diversas informações. Ao longo do texto, foram citadas diversas diretrizes clínicas onde a RMC já foi incluída nos algoritmos diagnósticos e terapêuticos, tanto pela SBC, quanto em diretrizes internacionais. Diretrizes específicas de RMC também estão disponíveis, desde a pioneira diretriz brasileira de 2006, revisada em 2014, passando pelas recomendações americanas, europeias e asiáticas.[14,29,109-111] Com base nestas diretrizes, um resumo de indicações e níveis de evidências pode ser sumarizado no Quadro 10-1.

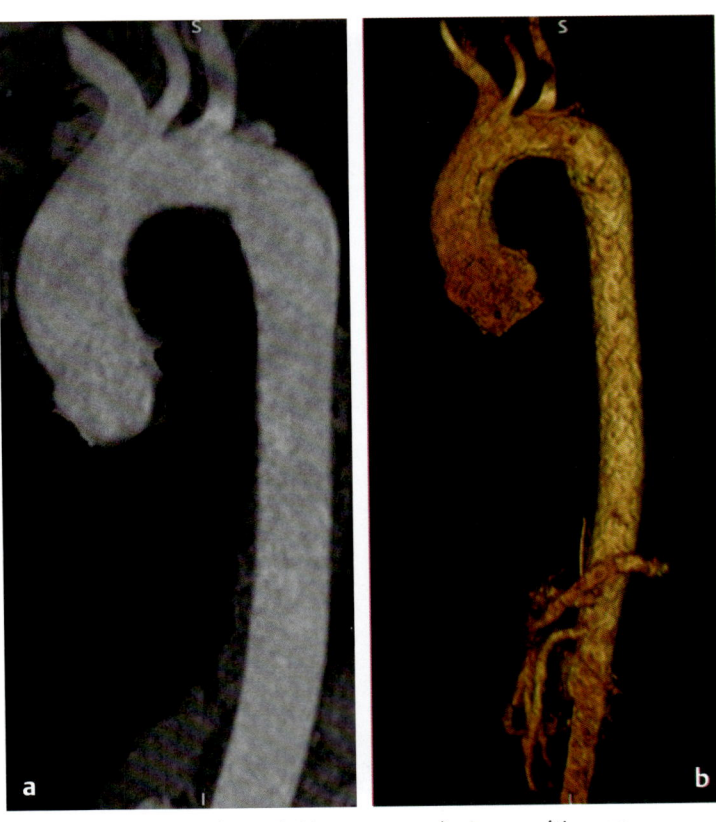

Fig. 10-7. (a) Aorta torácica obtida com ressonância magnética sem contraste. A técnica utilizada permite a aquisição tridimensional do vaso, com respiração livre e alta resolução espacial, possibilitando não só a realização das medidas tradicionais, como também a reconstrução da imagem por múltiplas técnicas. A ausência de contraste não é um impeditivo atualmente para realização de angiografias de grandes vasos pela ressonância como demonstram as figuras. (b) Angio de aorta sem contraste.

Quadro 10-1. Sumário de Recomendações Gerais para uso da RMC com Níveis de Evidências com Base nas Últimas Diretrizes Americana, Europeia, Asiática e Brasileira

Indicação	Recomendação	Nível de evidência
Estudos morfológicos	I	B
Estudos funcionais globais e regionais (VE e VD)	I	A
Avaliação de isquemia (perfusão e cine-estresse)	I	A
Viabilidade por realce tardio	I	A
Viabilidade por dobutamina	I	A
Análise de fluxo – doenças valvares	IIa	B
Análise de fluxo – doenças congênitas	I	A
Flow analysis – congenital	I	A
Caracterização tecidual – miocardites	I	A
Caracterização tecidual – miocardiopatias	I	A
Doenças pericárdicas	IIa	B
Caracterização tecidual – massas e trombos	IIa	B
Suporte para eletrofisiologia (arritmias ventriculares e fibrilação atrial)	IIa	B

REFERÊNCIAS BIBLIOGRÁFICAS

1. Pfeiffer MP, Biederman RW. Cardiac MRI: A General Overview with Emphasis on Current Use and Indications. Med Clin North Am. 2015;99:849-61.
2. Ridgway JP. Cardiovascular magnetic resonance physics for clinicians: part I. J Cardiovasc Magn Reson. 2010;12:71.
3. Bruder O, Schneider S, Nothnagel D, Dill T, Hombach V, Schulz-Menger J, et al. EuroCMR (European Cardiovascular Magnetic Resonance) registry: results of the German pilot phase. J Am Coll Cardiol. 2009;54:1457-66.
4. Blissett S, Chetrit M, Kovacina B, Mardigyan V and Afilalo J. Performing Cardiac Magnetic Resonance Imaging in Patients With Cardiac Implantable Electronic Devices: A Contemporary Review. Can J Cardiol. 2018;34:1682-1686.
5. Cohen JD, Costa HS and Russo RJ. Determining the risks of magnetic resonance imaging at 1.5 tesla for patients with pacemakers and implantable cardioverter defibrillators. Am J Cardiol. 2012;110:1631-6.
6. Dill T. Contraindications to magnetic resonance imaging: non-invasive imaging. Heart. 2008;94:943-8.
7. Hunt CH, Hartman RP and Hesley GK. Frequency and severity of adverse effects of iodinated and gadolinium contrast materials: retrospective review of 456,930 doses. AJR Am J Roentgenol. 2009;193:1124-7.
8. Rydahl C, Thomsen HS and Marckmann P. High prevalence of nephrogenic systemic fibrosis in chronic renal failure patients exposed to gadodiamide, a gadolinium-containing magnetic resonance contrast agent. Investigative radiology. 2008;43:141-4.
9. Nandwana SB, Moreno CC, Osipow MT, Sekhar A, Cox KL. Gadobenate Dimeglumine Administration and Nephrogenic Systemic Fibrosis: Is There a Real Risk in Patients with Impaired Renal Function? Radiology. 2015;276:741-7.
10. Chen L, Wang X, Bao J, Geng C, Xia Y and Wang J. Direct comparison of cardiovascular magnetic resonance and single-photon emission computed tomography for detection of coronary artery disease: a meta-analysis. PloS One. 2014;9:e88402.
11. Vincenti G, Masci PG, Monney P, Rutz T, Hugelshofer S, Gaxherri M, et al. Stress Perfusion CMR in Patients With Known and Suspected CAD: Prognostic Value and Optimal Ischemic Threshold for Revascularization. JACC Cardiovasc Imaging. 2017;10:526-537.
12. Bikiri E, Mereles D, Voss A, Greiner S, Hess A, Buss SJ, et al. Dobutamine stress cardiac magnetic resonance versus echocardiography for the assessment of outcome in patients with suspected or known coronary artery disease. Are the two imaging modalities comparable? Int J Cardiol. 2014;171:153-60.
13. Mordi I, Stanton T, Carrick D, McClure J, Oldroyd K, Berry C, Tzemos N. Comprehensive dobutamine stress CMR versus echocardiography in LBBB and suspected coronary artery disease. JACC Cardiovasc Imag. 2014;7:490-8.
14. Kramer CM, Barkhausen J, Flamm SD, Kim RJ, Nagel E, Society for Cardiovascular Magnetic Resonance Board of Trustees Task Force on Standardized P. Standardized cardiovascular magnetic resonance (CMR) protocols 2013 update. J Cardiovasc Magn Reson. 2013;15:91.
15. Greenwood JP, Maredia N, Younger JF, Brown JM, Nixon J, Everett CC, et al. Cardiovascular magnetic resonance and single-photon emission computed tomography for diagnosis of coronary heart disease (CE-MARC): a prospective trial. Lancet. 2012;379:453-60.
16. Greenwood JP, Motwani M, Maredia N, Brown JM, Everett CC, Nixon J, et al. Comparison of cardiovascular magnetic resonance and single-photon emission computed tomography in women with suspected coronary artery disease from the Clinical Evaluation of Magnetic Resonance Imaging in Coronary Heart Disease (CE-MARC) Trial. Circulation. 2014;129:1129-38.
17. Schwitter J, Wacker CM, van Rossum AC, Lombardi M, Al-Saadi N, Ahlstrom H, Dill T, Larsson HB, Flamm SD, Marquardt M and Johansson L. MR-IMPACT: comparison of perfusion-cardiac magnetic resonance with single-photon emission computed tomography for the detection of coronary artery disease in a multicentre, multivendor, randomized trial. Eur Heart J. 2008;29:480-9.
18. Schwitter J, Wacker CM, Wilke N, Al-Saadi N, Sauer E, Huettle K, et al. Superior diagnostic performance of perfusion-cardiovascular magnetic resonance versus SPECT to detect coronary artery disease: The secondary endpoints of the multicenter multivendor MR-IMPACT II (Magnetic Resonance Imaging for Myocardial Perfusion Assessment in Coronary Artery Disease Trial). J Cardiovasc Magn Reson. 2012;14:61.
19. Schwitter J, Wacker CM, Wilke N, Al-Saadi N, Sauer E, Huettle K, et al. MR-IMPACT II: Magnetic Resonance Imaging for Myocardial Perfusion Assessment in Coronary artery disease Trial: perfusion-cardiac magnetic resonance vs. single-photon emission computed tomography for the detection of coronary artery disease: a comparative multicentre, multivendor trial. Eur Heart J. 2013;34:775-81.
20. Biglands JD, Ibraheem M, Magee DR, Radjenovic A, Plein S, Greenwood JP. Quantitative Myocardial Perfusion Imaging Versus Visual Analysis in Diagnosing Myocardial Ischemia: A CE-MARC Substudy. JACC Cardiovasc Imaging. 2018;11:711-718.
21. Biglands JD, Magee DR, Sourbron SP, Plein S, Greenwood JP, Radjenovic A. Comparison of the Diagnostic Performance of Four Quantitative Myocardial Perfusion Estimation Methods Used in Cardiac MR Imaging: CE-MARC Substudy. Radiology. 2015;275:393-402.
22. Greenwood JP, Maredia N, Younger JF, Brown JM, Nixon J, Everett CC, et al. Cardiovascular magnetic resonance and single-photon emission computed tomography for diagnosis of coronary heart disease (CE-MARC): a prospective trial. The Lancet. 2012;379:453-460.
23. Schwitter J, Wacker CM, van Rossum AC, Lombardi M, Al-Saadi N, Ahlstrom H, et al. MR-IMPACT: comparison of perfusion-cardiac magnetic resonance with single-photon emission computed tomography for the detection of coronary artery disease in a multicentre, multivendor, randomized trial. Eur Heart J. 2008;29:480-489.
24. Morton G, Chiribiri A, Ishida M, Hussain ST, Schuster A, Indermuehle A, et al. Quantification of absolute myocardial perfusion in patients with coronary artery disease: comparison between cardiovascular magnetic resonance and positron emission tomography. J Am Coll Cardiol. 2012;60:1546-55.
25. van Dijk R, van Assen M, Vliegenthart R, de Bock GH, van der Harst P, Oudkerk M. Diagnostic performance of semi-quantitative and quantitative stress CMR perfusion analysis: a meta-analysis. J Cardiovasc Magn Reson. 2017;19:92.
26. Nagel E, Greenwood JP, McCann GP, Bettencourt N, Shah AM, Hussain ST, et al. Magnetic Resonance Perfusion or Fractional Flow Reserve in Coronary Disease. N Engl J Med. 2019;380:2418-2428.
27. Kotecha T, Martinez-Naharro A, Boldrini M, Knight D, Hawkins P, Kalra S, et al. Automated Pixel-Wise Quantitative Myocardial Perfusion Mapping by CMR to Detect Obstructive Coronary Artery Disease and Coronary Microvascular Dysfunction. Validation Against Invasive Coronary Physiology. 2019:2914.
28. Task Force M, Montalescot G, Sechtem U, Achenbach S, Andreotti F, Arden C, et al. 2013 ESC guidelines on the management of stable coronary artery disease: the Task Force on the management of stable coronary artery disease of the European Society of Cardiology. Eur Heart J. 2013;34:2949-3003.
29. Fihn SD, Gardin JM, Abrams J, Berra K, Blankenship JC, Dallas AP, et al. 2012 ACCF/AHA/ACP/AATS/PCNA/SCAI/STS guideline for the diagnosis and management of patients with stable ischemic heart disease: a report of the American College of Cardiology Foundation/American Heart Association task force on practice guidelines, and the American College of Physicians, American Association for Thoracic Surgery, Preventive Cardiovascular Nurses Association, Society for Cardiovascular Angiography and Interventions, and Society of Thoracic Surgeons. Circulation. 2012;126:e354-471.
30. El Aidi H, Adams A, Moons KG, Den Ruijter HM, Mali WP, Doevendans PA, et al. Cardiac magnetic resonance imaging findings and the risk of cardiovascular events in patients with recent myocardial infarction or suspected or known coronary artery disease: a systematic review of prognostic studies. J Am Coll Cardiol. 2014;63:1031-45.
31. Sammut EC, Villa ADM, Di Giovine G, Dancy L, Bosio F, Gibbs T, et al. Prognostic Value of Quantitative Stress Perfusion Cardiac Magnetic Resonance. JACC Cardiovasc Imaging. 2018;11:686-694.
32. Kim RJ, Wu E, Rafael A, Chen EL, Parker MA, Simonetti O, et al. The use of contrast-enhanced magnetic resonance imaging to identify reversible myocardial dysfunction. N Engl J Med. 2000;343:1445-1453.
33. Wagner A, Mahrholdt H, Holly TA, Elliott MD, Regenfus M, Parker M, et al. Contrast-enhanced MRI and routine single photon emission computed tomography (SPECT) perfusion imaging for detection of subendocardial myocardial infarcts: an imaging study. Lancet. 2003;361:374-9.
34. Klein C, Nekolla SG, Bengel FM, Momose M, Sammer A, Haas F, et al. Assessment of myocardial viability with contrast-enhanced

35. Kuhl HP, Beek AM, van der Weerdt AP, Hofman MB, Visser CA, Lammertsma AA, et al. Myocardial viability in chronic ischemic heart disease: comparison of contrast-enhanced magnetic resonance imaging with (18)F-fluorodeoxyglucose positron emission tomography. J Am Coll Cardiol. 2003;41:1341-8.

36. Knuesel PR, Nanz D, Wyss C, Buechi M, Kaufmann PA, von Schulthess GK, et al. Characterization of dysfunctional myocardium by positron emission tomography and magnetic resonance: relation to functional outcome after revascularization. Circulation. 2003;108:1095-100.

37. Wu E, Judd RM, Vargas JD, Klocke FJ, Bonow RO, Kim RJ. Visualisation of presence, location, and transmural extent of healed Q-wave and non-Q-wave myocardial infarction. Lancet. 2001;357:21-28.

38. Kwong RY, Chan AK, Brown KA, Chan CW, Reynolds HG, Tsang S, Davis RB. Impact of unrecognized myocardial scar detected by cardiac magnetic resonance imaging on event-free survival in patients presenting with signs or symptoms of coronary artery disease. Circulation. 2006;113:2733-43.

39. Schelbert EB, Cao JJ, Sigurdsson S, Aspelund T, Kellman P, Aletras AH, et al. Prevalence and prognosis of unrecognized myocardial infarction determined by cardiac magnetic resonance in older adults. JAMA. 2012;308:890-6.

40. Kwong RY, Sattar H, Wu H, Vorobiof G, Gandla V, Steel K, et al. Incidence and prognostic implication of unrecognized myocardial scar characterized by cardiac magnetic resonance in diabetic patients without clinical evidence of myocardial infarction. Circulation. 2008;118:1011-20.

41. Kwon DH, Halley CM, Carrigan TP, Zysek V, Popovic ZB, Setser R, et al. Extent of left ventricular scar predicts outcomes in ischemic cardiomyopathy patients with significantly reduced systolic function: a delayed hyperenhancement cardiac magnetic resonance study. JACC Cardiovasc Imag. 2009;2:34-44.

42. Ribeiro GC, Lopes M, Antoniali F, Nunes A, Costa CE, Fernandes JL. Importance of the area of fibrosis at midterm evolution of patients submitted to ventricular reconstruction. Arq Bras Cardiol. 2009;93:564-70, 611-6.

43. Matsumoto H, Matsuda T, Miyamoto K, Shimada T, Mikuri M, Hiraoka Y. Peri-infarct zone on early contrast-enhanced CMR imaging in patients with acute myocardial infarction. JACC Cardiovasc Imag. 2011;4:610-8.

44. Cochet AA, Lorgis L, Lalande A, Zeller M, Beer JC, Walker PM, et al. Major prognostic impact of persistent microvascular obstruction as assessed by contrast-enhanced cardiac magnetic resonance in reperfused acute myocardial infarction. Eur Radiol. 2009;19:2117-26.

45. Verhaert D, Thavendiranathan P, Giri S, Mihai G, Rajagopalan S, Simonetti OP, Raman SV. Direct T2 quantification of myocardial edema in acute ischemic injury. JACC Cardiovasc Imag. 2011;4:269-78.

46. Lipinski MJ, McVey CM, Berger JS, Kramer CM, Salerno M. Prognostic value of stress cardiac magnetic resonance imaging in patients with known or suspected coronary artery disease: a systematic review and meta-analysis. J Am Coll Cardiol. 2013;62:826-38.

47. Klem I, Heitner JF, Shah DJ, Sketch MH Jr., Behar V, Weinsaft J, et al. Improved detection of coronary artery disease by stress perfusion cardiovascular magnetic resonance with the use of delayed enhancement infarction imaging. J Am Coll Cardiol. 2006;47:1630-8.

48. Felker GM, Thompson RE, Hare JM, Hruban RH, Clemetson DE, Howard DL, et al. Underlying causes and long-term survival in patients with initially unexplained cardiomyopathy. N Engl J Med. 2000;342:1077-84.

49. Patel MR, White RD, Abbara S, Bluemke DA, Herfkens RJ, Picard M, et al. 2013 ACCF/ACR/ASE/ASNC/SCCT/SCMR appropriate utilization of cardiovascular imaging in heart failure: a joint report of the American College of Radiology Appropriateness Criteria Committee and the American College of Cardiology Foundation Appropriate Use Criteria Task Force. J Am Coll Cardiol. 2013;61:2207-31.

50. Assomull RG, Shakespeare C, Kalra PR, Lloyd G, Gulati A, Strange J, et al. Role of cardiovascular magnetic resonance as a gatekeeper to invasive coronary angiography in patients presenting with heart failure of unknown etiology. Circulation. 2011;124:1351-60.

51. Mahrholdt H, Wagner A, Judd RM, Sechtem U, Kim RJ. Delayed enhancement cardiovascular magnetic resonance assessment of non-ischaemic cardiomyopathies. Eur Heart J. 2005;26:1461-74.

52. Becker MAJ, Cornel JH, van de Ven PM, van Rossum AC, Allaart CP, Germans T. The Prognostic Value of Late Gadolinium-Enhanced Cardiac Magnetic Resonance Imaging in Nonischemic Dilated Cardiomyopathy: A Review and Meta-Analysis. JACC Cardiovasc Imag. 2018;11:1274-1284.

53. Shanbhag SM, Greve AM, Aspelund T, Schelbert EB, Cao JJ, Danielsen R, et al. Prevalence and prognosis of ischaemic and non-ischaemic myocardial fibrosis in older adults. Eur Heart J. 2019;40:529-538.

54. Gulati A, Jabbour A, Ismail TF, Guha K, Khwaja J, Raza S, et al. Association of fibrosis with mortality and sudden cardiac death in patients with nonischemic dilated cardiomyopathy. JAMA. 2013;309:896-908.

55. Rochitte CE, Oliveira PF, Andrade JM, Ianni BM, Parga JR, Avila LF, et al. Myocardial delayed enhancement by magnetic resonance imaging in patients with Chagas' disease: a marker of disease severity. J Am Coll Cardiol. 2005;46:1553-8.

56. Volpe GJ, Moreira HT, Trad HS, Wu KC, Braggion-Santos MF, Santos MK, et al. Left Ventricular Scar and Prognosis in Chronic Chagas Cardiomyopathy. J Am Coll Cardiol. 2018;72:2567-2576.

57. Senra T, Ianni BM, Costa ACP, Mady C, Martinelli-Filho M, Kalil-Filho R, Rochitte CE. Long-Term Prognostic Value of Myocardial Fibrosis in Patients With Chagas Cardiomyopathy. J Am Coll Cardiol. 2018;72:2577-2587.

58. Smedema JP, Snoep G, van Kroonenburgh MP, van Geuns RJ, Dassen WR, Gorgels AP, Crijns HJ. Evaluation of the accuracy of gadolinium-enhanced cardiovascular magnetic resonance in the diagnosis of cardiac sarcoidosis. J Am Coll Cardiol. 2005;45:1683-90.

59. Greulich S, Deluigi CC, Gloekler S, Wahl A, Zurn C, Kramer U, et al. CMR imaging predicts death and other adverse events in suspected cardiac sarcoidosis. JACC Cardiovasc Imag. 2013;6:501-11.

60. Eitel I, von Knobelsdorff-Brenkenhoff F, Bernhardt P, Carbone I, Muellerleile K, Aldrovandi A, et al. Clinical characteristics and cardiovascular magnetic resonance findings in stress (takotsubo) cardiomyopathy. JAMA. 2011;306:277-86.

61. Fernandes JL. MRI for Iron Overload in Thalassemia. Hematology. 2018;32:277-295.

62. Moon JC, Fisher NG, McKenna WJ and Pennell DJ. Detection of apical hypertrophic cardiomyopathy by cardiovascular magnetic resonance in patients with non-diagnostic echocardiography. Heart. 2004;90:645-9.

63. Quarta G, Aquaro GD, Pedrotti P, Pontone G, Dellegrottaglie S, Iacovoni A, et al. Cardiovascular magnetic resonance imaging in hypertrophic cardiomyopathy: the importance of clinical context. Eur Heart J Cardiovasc Imag. 2018;19:601-610.

64. Adabag AS, Maron BJ, Appelbaum E, Harrigan CJ, Buros JL, Gibson CM, et al. Occurrence and frequency of arrhythmias in hypertrophic cardiomyopathy in relation to delayed enhancement on cardiovascular magnetic resonance. J Am Coll Cardiol. 2008;51:1369-74.

65. O'Hanlon R, Grasso A, Roughton M, Moon JC, Clark S, Wage R, et al. Prognostic significance of myocardial fibrosis in hypertrophic cardiomyopathy. J Am Coll Cardiol. 2010;56:867-74.

66. Maron BJ, Maron MS. The Remarkable 50 Years of Imaging in HCM and How it Has Changed Diagnosis and Management: From M-Mode Echocardiography to CMR. JACC Cardiovasc Imag. 2016;9:858-872.

67. Martinez-Naharro A, Treibel TA, Abdel-Gadir A, Bulluck H, Zumbo G, Knight DS, et al. Magnetic Resonance in Transthyretin Cardiac Amyloidosis. J Am Coll Cardiol. 2017;70:466-477.

68. Petersen SE, Selvanayagam JB, Francis JM, Myerson SG, Wiesmann F, Robson MD, et al. Differentiation of athlete's heart from pathological forms of cardiac hypertrophy by means of geometric indices derived from cardiovascular magnetic resonance. J Cardiovasc Magn Reson. 2005;7:551-8.

69. Pereira NL, Grogan M, Dec GW. Spectrum of Restrictive and Infiltrative Cardiomyopathies: Part 2 of a 2-Part Series. J Am Coll Cardiol. 2018;71:1149-1166.

70. Pereira NL, Grogan M, Dec GW. Spectrum of Restrictive and Infiltrative Cardiomyopathies: Part 1 of a 2-Part Series. J Am Coll Cardiol. 2018;71:1130-1148.

71. Giorgi B, Mollet NR, Dymarkowski S, Rademakers FE, Bogaert J. Clinically suspected constrictive pericarditis: MR imaging assessment of ventricular septal motion and configuration in patients and healthy subjects. Radiology. 2003;228:417-24.

72. Syed IS, Martinez MW, Feng DL, Glockner JF. Cardiac magnetic resonance imaging of eosinophilic endomyocardial disease. Int J Cardiol. 2008;126:e50-2.

73. Mahrholdt H, Goedecke C, Wagner A, Meinhardt G, Athanasiadis A, Vogelsberg H, et al. Cardiovascular magnetic resonance assessment of human myocarditis: a comparison to histology and molecular pathology. Circulation. 2004;109:1250-8.

74. Ferreira VM, Schulz-Menger J, Holmvang G, Kramer CM, Carbone I, Sechtem U, et al. Cardiovascular Magnetic Resonance in Nonischemic Myocardial Inflammation: Expert Recommendations. J Am Coll Cardiol. 2018;72:3158-3176.
75. Radunski UK, Lund GK, Stehning C, Schnackenburg B, Bohnen S, Adam G, et al. CMR in patients with severe myocarditis: diagnostic value of quantitative tissue markers including extracellular volume imaging. JACC Cardiovasc Imag. 2014;7:667-75.
76. Kotanidis CP, Bazmpani MA, Haidich AB, Karvounis C, Antoniades C, Karamitsos TD. Diagnostic Accuracy of Cardiovascular Magnetic Resonance in Acute Myocarditis: A Systematic Review and Meta-Analysis. JACC Cardiovasc Imaging. 2018;11:1583-1590.
77. Parashar A, Hundley WG. The Role of Cardiovascular Magnetic Resonance for Surveillance of Cardiac Performance upon Receipt of Potentially Cardiotoxic Cancer Therapeutics. Curr Cardiol Rep. 2018;20:142.
78. Plana JC, Galderisi M, Barac A, Ewer MS, Ky B, Scherrer-Crosbie M, et al. Expert consensus for multimodality imaging evaluation of adult patients during and after cancer therapy: a report from the American Society of Echocardiography and the European Association of Cardiovascular Imaging. Eur Heart J Cardiovasc Imag. 2014;15:1063-93.
79. Sociedade Brasileira de C, Sousa MR, Feitosa GS, Paola AA, Schneider JC, Feitosa-Filho GS, et al. [First guidelines of the Brazilian Society of Cardiology on processes and skills for education in cardiology in Brazil]. Arq Bras Cardiol. 2011;96:4-24.
80. Orwat S, Kaleschke G, Kerckhoff G, Radke R, Baumgartner H. Low flow, low gradient severe aortic stenosis: diagnosis, treatment and prognosis. EuroIntervention. 2013;9 Suppl:S38-42.
81. Myerson SG. Heart valve disease: investigation by cardiovascular magnetic resonance. J Cardiovasc Magn Reson. 2012;14:7.
82. Kim HK, Kim YJ, Park EA, Bae JS, Lee W, Kim KH, et al. Assessment of haemodynamic effects of surgical correction for severe functional tricuspid regurgitation: cardiac magnetic resonance imaging study. Eur Heart J. 2010;31:1520-8.
83. Azevedo CF, Nigri M, Higuchi ML, Pomerantzeff PM, Spina GS, Sampaio RO, et al. Prognostic significance of myocardial fibrosis quantification by histopathology and magnetic resonance imaging in patients with severe aortic valve disease. J Am Coll Cardiol. 2010;56:278-87.
84. Ribeiro HB, Orwat S, Hayek SS, Larose E, Babaliaros V, Dahou A, et al. Cardiovascular Magnetic Resonance to Evaluate Aortic Regurgitation After Transcatheter Aortic Valve Replacement. J Am Coll Cardiol. 2016;68:577-585.
85. Kitkungvan D, Nabi F, Kim RJ, Bonow RO, Khan MA, Xu J, et al. Myocardial Fibrosis in Patients With Primary Mitral Regurgitation With and Without Prolapse. J Am Coll Cardiol. 2018;72:823-834.
86. Uretsky S, Argulian E, Narula J, Wolff SD. Use of Cardiac Magnetic Resonance Imaging in Assessing Mitral Regurgitation: Current Evidence. J Am Coll Cardiol. 2018;71:547-563.
87. Orwat S, Diller GP, Baumgartner H. Imaging of congenital heart disease in adults: choice of modalities. Eur Heart J Cardiovasc Imag. 2014;15:6-17.
88. Nielsen JC, Powell AJ, Gauvreau K, Marcus EN, Prakash A, Geva T. Magnetic resonance imaging predictors of coarctation severity. Circulation. 2005;111:622-8.
89. Bonello B, Kilner PJ. Review of the role of cardiovascular magnetic resonance in congenital heart disease, with a focus on right ventricle assessment. Arch Cardiovasc Diseases. 2012;105:605-13.
90. Richardson JD, Teo KS, Bertaso AG, Wong DT, Disney P, Worthley SG. Uhl's anomaly. International journal of cardiology. 2012;154:e36-7.
91. Helbing WA, de Roos A. Clinical applications of cardiac magnetic resonance imaging after repair of tetralogy of Fallot. Pediatr Cardiol. 2000;21:70-9.
92. Babu-Narayan SV, Kilner PJ, Li W, Moon JC, Goktekin O, Davlouros PA, et al. Ventricular fibrosis suggested by cardiovascular magnetic resonance in adults with repaired tetralogy of fallot and its relationship to adverse markers of clinical outcome. Circulation. 2006;113:405-13.
93. Gartner RD, Sutton NJ, Weinstein S, Spindola-Franco H, Haramati LB. MRI and computed tomography of cardiac and pulmonary complications of tetralogy of fallot in adults. J Thor Im. 2010;25:183-90.
94. Luna A, Ribes R, Caro P, Vida J, Erasmus JJ. Evaluation of cardiac tumors with magnetic resonance imaging. Eur Radiol. 2005;15:1446-55.
95. Weinsaft JW, Kim HW, Crowley AL, Klem I, Shenoy C, Van Assche L, et al. LV thrombus detection by routine echocardiography: insights into performance characteristics using delayed enhancement CMR. JACC Cardiovasc Imag. 2011;4:702-12.
96. Syed IS, Feng D, Harris SR, Martinez MW, Misselt AJ, Breen JF, et al. MR imaging of cardiac masses. Magn Reson Imaging Clin N Am. 2008;16:137-64, vii.
97. Bogaert J and Francone M. Cardiovascular magnetic resonance in pericardial diseases. J Cardiovasc Magn Reson. 2009;11:14.
98. Cheng H, Zhao S, Jiang S, Lu M, Yan C, Ling J, et al. The relative atrial volume ratio and late gadolinium enhancement provide additive information to differentiate constrictive pericarditis from restrictive cardiomyopathy. J Cardiovasc Magn Reson. 2011;13:15.
99. Talreja DR, Edwards WD, Danielson GK, Schaff HV, Tajik AJ, Tazelaar HD, et al. Constrictive pericarditis in 26 patients with histologically normal pericardial thickness. Circulation. 2003;108:1852-7.
100. Feng D, Glockner J, Kim K, Martinez M, Syed IS, Araoz P, et al. Cardiac magnetic resonance imaging pericardial late gadolinium enhancement and elevated inflammatory markers can predict the reversibility of constrictive pericarditis after antiinflammatory medical therapy: a pilot study. Circulation. 2011;124:1830-7.
101. Kumar A, Sato K, Yzeiraj E, Betancor J, Lin L, Tamarappoo BK, et al. Quantitative Pericardial Delayed Hyperenhancement Informs Clinical Course in Recurrent Pericarditis. JACC Cardiovasc Imag. 2017;10:1337-1346.
102. Bogaert J, Francone M. Pericardial disease: value of CT and MR imaging. Radiology. 2013;267:340-56.
103. Hartung MP, Grist TM and Francois CJ. Magnetic resonance angiography: current status and future directions. J Cardiovasc Magn Reson. 2011;13:19.
104. Provenzale JM, Sarikaya B. Comparison of test performance characteristics of MRI, MR angiography, and CT angiography in the diagnosis of carotid and vertebral artery dissection: a review of the medical literature. AJR Am J Roentgenol. 2009;193:1167-74.
105. Hope MD, Hope TA, Crook SE, Ordovas KG, Urbania TH, Alley MT, Higgins CB. 4D flow CMR in assessment of valve-related ascending aortic disease. JACC Cardiovasc Imag. 2011;4:781-7.
106. Stein PD, Chenevert TL, Fowler SE, Goodman LR, Gottschalk A, Hales CA, et al. Gadolinium-enhanced magnetic resonance angiography for pulmonary embolism: a multicenter prospective study (PIOPED III). Ann Intern Med. 2010;152:434-43, W142-3.
107. Kreitner KF, Wirth GM, Krummenauer F, Weber S, Pitton MB, Schneider J, et al. Noninvasive assessment of pulmonary hemodynamics in patients with chronic thromboembolic pulmonary hypertension by high temporal resolution phase-contrast MRI: correlation with simultaneous invasive pressure recordings. Circ Cardiovasc Imaging. 2013;6:722-9.
108. Swift AJ, Wild JM, Nagle SK, Roldan-Alzate A, Francois CJ, Fain S, et al. Quantitative magnetic resonance imaging of pulmonary hypertension: a practical approach to the current state of the art. J Thor Imaging. 2014;29:68-79.
109. Rochitte CE, Pinto IM, Fernandes JL, Filho CF, Jatene A, Carvalho AC, et al. [Cardiovascular magnetic resonance and computed tomography imaging guidelines of the Brazilian Society of Cardiology]. Arq Bras Cardiol. 2006;87:e60-100.
110. Asci CCT, Group CMRGW, Tsai IC, Choi BW, Chan C, Jinzaki M, et al. ASCI 2010 appropriateness criteria for cardiac computed tomography: a report of the Asian Society of Cardiovascular Imaging Cardiac Computed Tomography and Cardiac Magnetic Resonance Imaging Guideline Working Group. Int J Cardiovasc Imaging. 2010;26 Suppl 1:1-15.
111. Sara L, Szarf G, Tachibana A, Shiozaki AA, Villa AV, de Oliveira AC, et al. [II Guidelines on Cardiovascular Magnetic Resonance and Computed Tomography of the Brazilian Society of Cardiology and the Brazilian College of Radiology]. Arq Bras Cardiol. 2014;103:1-86.

CARDIOLOGIA NUCLEAR: PRINCÍPIOS E APLICAÇÕES

Elry Medeiros Vieira Segundo Neto ▪ Gabriel Blacher Grossman
Lara C. Terra F. Carreira ▪ Simone Cristina Soares Brandão

INTRODUÇÃO

A Medicina Nuclear é uma especialidade médica que se baseia no uso da radioatividade para fins de diagnóstico, tratamento e pesquisa. O estudo fisiológico de vários órgãos e doenças é possível pelo emprego de moléculas radioativas (radiofármacos) com afinidade específica para órgãos, células ou receptores moleculares.

A cardiologia nuclear é uma área da medicina nuclear com uso já consagrado na Cardiologia, principalmente pela cintilografia de perfusão miocárdica (CPM) pela técnica SPECT (tomografia computadorizada por emissão de fóton único) e sincronização eletrocardiográfica (Gated SPECT).

A CPM é o exame mais comumente realizado em serviços de cardiologia nuclear. Entretanto, vários outros aspectos fisiopatológicos podem ser estudados por esta técnica de imagem, como: função ventricular pela ventriculografia radioisotópica e pelo Gated SPECT, atividade simpática cardíaca, pesquisa de amiloidose cardíaca e avaliação de processos inflamatórios/infecciosos.

Os estudos de PET/CT (tomografia por emissão de pósitrons associada à tomografia computadorizada) de perfusão miocárdica não são realizados no Brasil por questões econômicas, mas é uma técnica que apresenta maior resolução e maior sensibilidade do que a CPM pela técnica SPECT, além de permitir a quantificação de fluxo e reserva coronária. Com o uso da ^{18}F-fluordesoxiglicose (FDG) também é possível avaliar viabilidade miocárdica e por causa de sua sensibilidade muito alta, a FDG PET/CT está cada vez mais indicada no diagnóstico de endocardite infecciosa de valva protética e dispositivos intracardíacos, bem como na avaliação de sarcoidose cardíaca.

Neste capítulo abordaremos, de forma prática e objetiva, os princípios básicos da cardiologia nuclear e as suas principais aplicações na cardiologia clínica.

CINTILOGRAFIA DE PERFUSÃO MIOCÁRDICA

A CPM é um procedimento conhecido e tem sido muito aplicado em diversos cenários da prática diária, em razão do valor conhecido no diagnóstico e prognóstico da doença coronariana, uma vez que permita avaliar a repercussão hemodinâmica das lesões coronarianas.[1]

A base da CPM é avaliar como está o fluxo coronariano em repouso e compará-lo ao obtido após estresse, testando uma propriedade do território coronariano, chamado reserva de fluxo coronário (RFC). A RFC teve seu conceito primeiramente estudado por Gould et al.[2] em modelos animais, onde foi demonstrado que uma artéria coronária com obstrução de sua luz menos que 50% tem capacidade de aumentar o fluxo em até quatro vezes o valor basal conforme sua necessidade. Tal capacidade se reduz assim que o grau de obstrução progride, chegando ao limite quando a obstrução luminal supera o valor de 90%.

Assim, a razão entre a velocidade máxima de fluxo após estímulo hiperêmico (hiperemia máxima) e velocidade do fluxo em condições de repouso define a RFC, que reflete diretamente a capacidade funcional do leito coronariano de aumentar a oferta de sangue diante de um aumento de demanda miocárdica de oxigênio. Somado a isso, há o fato de que o fluxo coronário epicárdico em repouso não se reduz até que o grau de obstrução seja maior que 90%. Isto ocorre porque há uma queda da pressão de perfusão distal à estenose, ocasionando hipóxia regional, vasodilatação compensatória das arteríolas, recrutamento da rede capilar e queda da resistência coronariana a fim de manter a pressão hidrostática capilar constante.[2]

Esses conhecimentos serviram para um melhor entendimento do impacto fisiopatológico das lesões anatômicas obstrutivas coronarianas o que é resultante de fatores inter-relacionados, quais sejam: pressão de perfusão coronariana, tamanho e forma da lesão, território miocárdico suprido pela artéria em questão, presença ou não de circulação colateral e mecanismos de autorregulação coronariana.[3]

Com base no fato de que as lesões coronarianas moderadas a graves podem estar usando sua RFC no repouso, como já citado anteriormente, faz-se uma imagem cintilográfica de repouso e outra após estresse, após a injeção de um radiofármaco, cujo mecanismo de captação ao miócito depende do fluxo sanguíneo regional e do grau de viabilidade da célula miocárdica.[4] No nosso meio, o Tecnécio-99 m é o radioisótopo mais usado, marcando uma molécula catiônica lipofílica, chamada 2-Metoxi-Isobutil-Isonitrila (Sestamibi).

As imagens realizadas com este complexo catiônico (^{99m}Tc- Sestamibi) podem ser feitas no mesmo dia (protocolo de um dia) ou em dois dias (protocolo de dois dias), sendo este último reservado para casos onde se usam doses maiores para melhor relação entre imagem e atenuação de fótons, como, por exemplo, em pacientes obesos. No protocolo de 1 dia, pode-se começar pela etapa de repouso ou de estresse. Se possível, a correção da atenuação obtida pela TC em equipamentos híbridos (SPECT/CT) deve ser usada para minimizar o efeito da atenuação das estruturas interpostas (mamas, diafragma, tecidos moles). Na ausência desta opção, aquisição das imagens em decúbito ventral (posição prona) pode reduzir artefatos de atenuação, especialmente atenuação diafragmática.

A aquisição de estudos é realizada em câmara de cintilação (gamacâmara) no modo tomográfico, por meio de imagens SPECT – com 1 a 3 detectores. Nos equipamentos tradicionais, utilizam-se cristais de iodeto de sódio (NaI) para cintilação, capazes de iniciar o processo de transformação das contagens radioativas emitidas pelo paciente após a injeção do radiofármaco em imagem. Mais recentemente, surgiram câmaras ultrarrápidas com cristais em estado sólido – CZT, que apresentam maior sensibilidade, melhor resolução espacial e energética, permitindo menores doses de radiação e/ou menor tempo de exame.

Na CPM, a função contrátil global e regional do ventrículo esquerdo (VE) também pode ser avaliada em modo cine, quando se quantifica de modo tridimensional em função das mudanças de volume do VE, a motilidade e o espessamento. Além disso, é possível calcular volumes, parâmetros de função sistólica e diastólica.[5]

Modalidades de Prova Funcional
Teste Ergométrico

Costuma ser a primeira indicação para avaliação funcional pois, além do segmento ST, pode-se agregar avaliação da capacidade funcional em equivalentes metabólicos (METs), comportamento da frequência cardíaca, presença de arritmias induzidas pelo esforço e pressão arterial.

Pode ser realizado por esteira ergométrica ou bicicleta, sendo a primeira a mais largamente utilizada. Durante o exame, mantém-se acesso venoso seguro, para proceder a injeção do radiofármaco no pico do esforço, sempre visando à maior frequência cardíaca possível, eficaz, quando acima de 85% da frequência cardíaca máxima preconizada para a idade. É conveniente incluir o escore de Duke adaptado ao protocolo utilizado. As contraindicações para o estresse de esforço são as mesmas do teste ergométrico convencional.[6]

Prova Farmacológica com Dipiridamol ou Adenosina

Tal modalidade é indicada para os casos em que os pacientes não podem ou não conseguem fazer teste ergométrico, como idosos com limitações funcionais, obesos e portadores de afecções ortopédicas/cirúrgicas dos membros e coluna vertebral. São vasodilatadores que provocam aumento importante do fluxo coronário nas artérias normais e pequeno ou inexistente nas com estenose funcionalmente significante, resultando então na heterogeneidade relativa de fluxo entre as paredes do VE. Durante a vasodilatação máxima, injeta-se o radiofármaco, e, assim, nas imagens será observada a diferença na captação relativa do radiofármaco pelas paredes do VE, possibilitando o diagnóstico de doença coronária.[6]

No que concerne aos efeitos colaterais, sabe-se que são menos comuns com a infusão do dipiridamol, porém podem ser mais duradouros. O efeito colateral mais comum após a infusão é dor torácica (cerca de 20%), seguido de cefaleia (12%), arritmia e alterações eletrocardiográficas (cada uma < 10%) e tonturas (3%). Efeitos mais graves, como broncospasmo, bloqueio atrioventricular (BAV) total, infarto e morte, são extremamente raros. Ao final do exame, administra-se aminofilina, com reversão de quase totalidade dos sintomas. A cafeína também neutraliza o efeito do dipiridamol/adenosina, assim é imprescindível que seja interrompido o uso de aminofilina e derivados de xantinas, assim como alimentos que contenham cafeína por, no mínimo, 12 horas antes do exame, para não comprometer sua eficácia.

Constituem contraindicações: BAV de 2° ou 3° graus, asma brônquica descompensada ou grave, doença do nó AV, estenose significativa e bilateral de carótidas, pressão sistólica inferior a 90 mmHg, alergia à droga ou a seu antídoto, síndrome coronária aguda (< 24 horas) e bradicardia sinusal com frequência cardíaca abaixo de 40 bpm. Em pacientes com bloqueio de ramo esquerdo ou marca-passo é preferível realizar estresse farmacológico com vasodilatador.

Já estão disponíveis em alguns países, porém, ainda não no Brasil, drogas que têm afinidade específica pelos receptores A2a (regadenoson, binodenoson e apadenoson) que provocam especificamente vasodilatação coronariana, inexistindo os efeitos colaterais ligados aos outros receptores.

Outra opção é realizar um teste misto, estresse físico submáximo e teste farmacológico simultâneo (com dipiridamol ou adenosina), indicados em pacientes com baixa capacidade funcional, mas com capacidade de realizar exercício, com o objetivo de melhorar a qualidade da imagem e reduzir a frequência de efeitos adversos.

Estresse Farmacológico com Dobutamina

Esta modalidade tem espaço quando os indivíduos não são elegíveis para teste de esforço ou estresse farmacológico com dipiridamol/adenosina. Atingida a frequência, e injetado o radiofármaco, deve-se manter infusão de dobutamina por mais cerca de 2-3 minutos. Seus efeitos, além do aumento da frequência cardíaca, incluem aumento da pressão arterial, do consumo de oxigênio, vasodilatação, com aumento de cerca de 2-3 vezes o fluxo coronário, semelhante ao exercício.

Seguem exemplos de contraindicações:

- Infarto recente.
- Angina instável.
- Estenose aórtica grave.
- Miocardiopatia obstrutiva.
- Taquicardia supraventricular ou ventricular.
- Alergia.
- Hipertensão arterial não controlada.
- Aneurisma ou dissecção de aorta.

Efeitos colaterais são frequentes (75% dos casos) e englobam: dor torácica (31%), palpitações (29%), cefaleia e dispneia (14%). Hipotensão mais frequentemente ocorre em idosos ou portadores de disfunção ventricular, e infradesnível do segmento ST ocorre em 20-31% dos casos. Arritmias estão presentes em 45% dos casos de estresse com dobutamina, no entanto, somente 8-10% são significativas. Caso seja necessário, podem-se bloquear os efeitos colaterais mais significativos, utilizando-se betabloqueadores por via intravenosa, como o metoprolol.[6]

Valor Diagnóstico e Prognóstico da CPM

A CPM contribui de forma significativa na detecção não invasiva de coronariopatias fluxo-limitante, sobretudo em pacientes de risco cardiovascular intermediário pelos escores de risco, como naqueles que apresentam teste ergométrico alterado, ou que não conseguem fazer este exame por dificuldade de interpretação do eletrocardiograma (como no caso de bloqueio de ramo esquerdo ou marca-passo) ou impossibilitados de se exercitar adequadamente.

Os possíveis padrões perfusionais da CPM são: perfusão normal, redução da perfusão induzida pelo estresse com reversibilidade em repouso (isquemia), redução da perfusão na etapa de estresse sem melhora em repouso (infarto) e um padrão misto de isquemia e infarto (Fig. 11-1). No entanto, a CPM não se limita a detectar alteração perfusional, mas também permite avaliar a intensidade, extensão e localização da isquemia, fatores fundamentais no manejo dos pacientes.

Uma vez detectada coronariopatia com alteração significativa da reserva de fluxo coronário, consegue-se encaminhar o paciente para métodos invasivos de avaliação da anatomia coronariana, não se restringindo assim apenas ao diagnóstico, mas indo além, com avaliação de prognóstico e auxílio na decisão de conduta (revascularização × tratamento clínico otimizado isolado), com níveis de sensibilidade e especificidade de cerca de 75 a 90%. O escore de cálcio parece agregar calor diagnóstico à CPM, principalmente em casos de dúvida diagnóstica.[7]

A CPM está bem indicada nos casos de probabilidade intermediária de DAC, na avaliação pré-operatória de pacientes com baixa capacidade física, em pacientes com baixa capacidade funcional, ou com ECG de repouso ininterpretável, impossibilitando a avaliação do segmento ST ao teste ergométrico. Já nos casos de DAC sintomática ou de disfunção ventricular, considera-se o uso preferencial de métodos invasivos para avaliar a presença de estenoses coronárias graves, a julgar pela alta probabilidade pré-teste de DAC.[1]

A CPM tem um valor notável na avaliação prognóstica de doença cardiovascular e estratificação de risco de eventos maiores, com base na sensibilidade, especificidade e, sobretudo, valor preditivo negativo. Um exame sem alterações perfusionais remete a um risco inferior a 1% ao ano de desfechos cardiovasculares nos próximos 2 a 3 anos. Deve-se pesar, neste contexto, o risco clínico do indivíduo e a baixa capacidade funcional. Diabéticos ou pacientes submetidos a estresse farmacológico, por exemplo, exibem um risco maior – cerca de 2-3% de eventos ao 1 ano, mesmo com perfusão miocárdica normal.[8]

Agregando-se os parâmetros funcionais aos perfusionais, isto é, acrescentando a avaliação da fração de ejeção do VE (FEVE) pelo Gated SPECT, onde se podem detectar queda da FEVE ou alteração da motilidade segmentar do VE induzidas pelo estresse, melhoram-se a avaliação e sensibilidade, sobretudo naqueles casos onde a suspeita de um possível comprometimento multivascular ou lesão de tronco possa estar sendo considerada.

No outro extremo, os indivíduos com exames de perfusão alterados têm risco de eventos cardíacos de até 12 vezes maior que os de

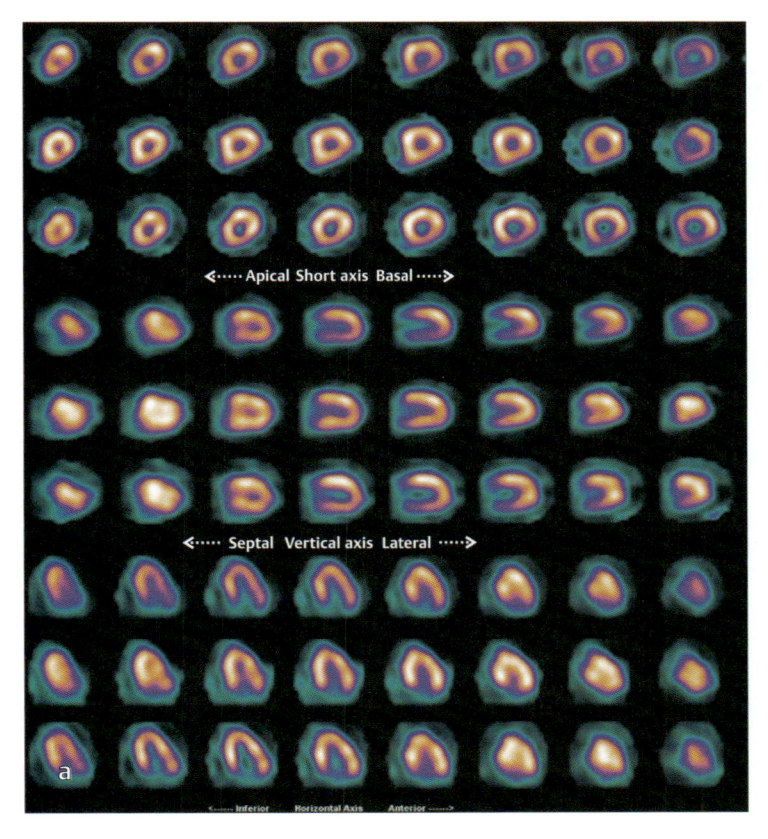

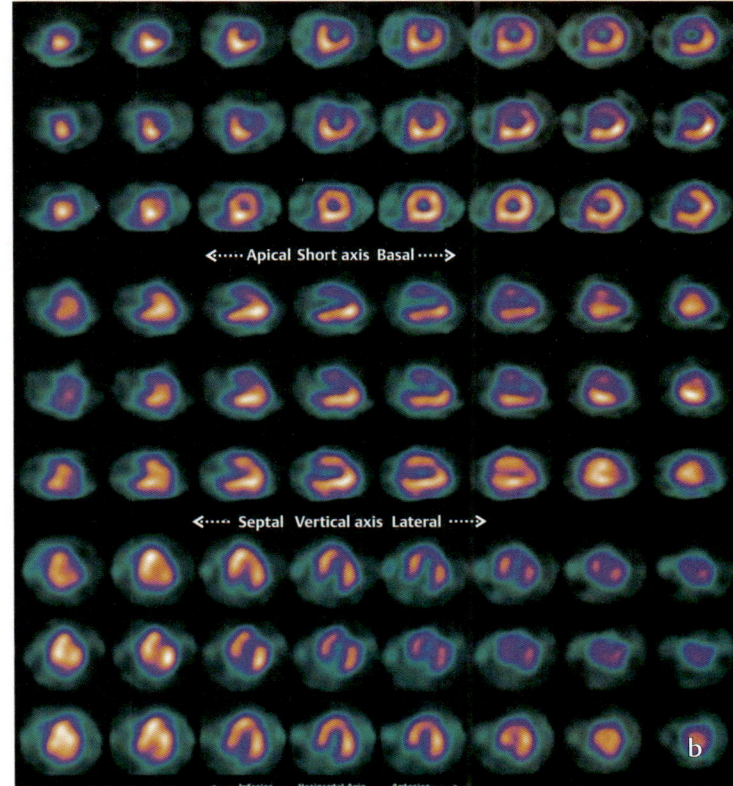

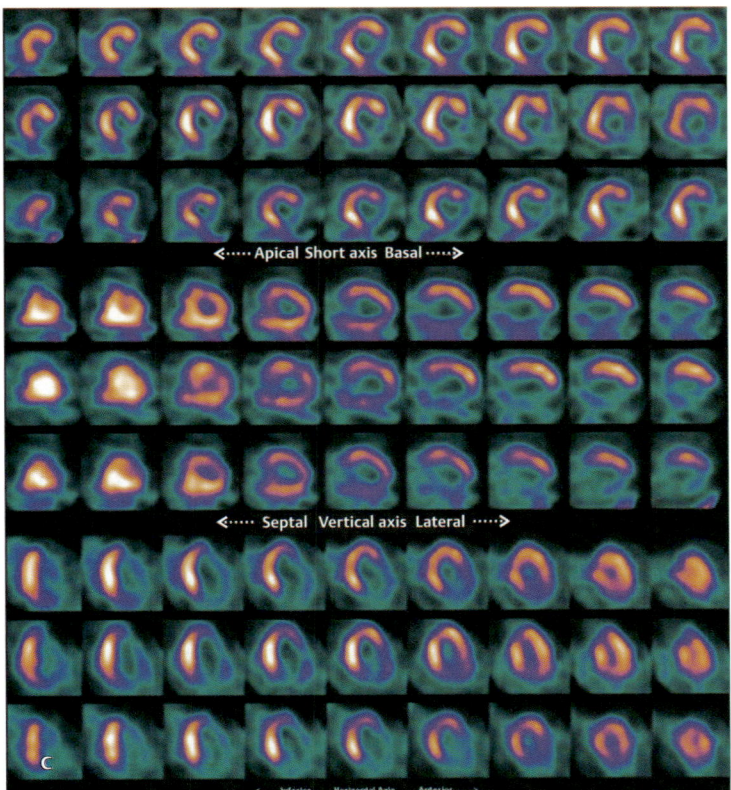

Fig. 11-1. Exemplos de cintilografia de perfusão miocárdica, analisadas em 3 eixos. Imagens de cada eixo organizadas em 3 fileiras: a superior, relativa às imagens após prova funcional (estresse) em decúbito dorsal, a segunda, também após o estresse, só que adquirida com o paciente em decúbito ventral (prona), e a mais inferior em repouso (em supina).
(**a**) Distribuição normal do radiofármaco nas paredes ventriculares, tanto após repouso quanto estresse (exame normal). Notar melhora das imagens relativas à parede inferior na imagem realizada em decúbito ventral, correspondendo à atenuação diafragmática. (**b**) Nota-se hipoperfusão acentuada da parede anterior no estresse, que melhora ao repouso, correspondendo à isquemia importante no território da artéria descendente anterior. (**c**) Hipoconcentração persistente envolvendo a região inferolateral, correspondendo à fibrose miocárdica no território da artéria circunflexa.

perfusão normal. Para uma melhor avaliação de risco cardiovascular e definição de conduta após um estudo de CPM anormal, o cálculo da extensão da isquemia é muito importante. Uma vez calculada a extensão, esta tem forte relação com os desfechos e pode ajudar no manejo clínico, envolvendo somente otimização do tratamento de fatores de risco ou adicionando-se realização de procedimentos diagnósticos/terapêuticos com ajuda da cineangiocoronariografia. Quanto maior a extensão da isquemia, maior o risco de eventos cardiovasculares do paciente, e considera-se que em um paciente com extensão de isquemia maior que 10% o paciente pode-se beneficiar de revascularização coronária.[9,10]

AVALIAÇÃO DA FUNÇÃO VENTRICULAR

A medição da FEVE idealmente deve ser acurada, direta, de fácil obtenção e com boa reprodutibilidade. Vários métodos de imagem são capazes de mensurá-la de forma não invasiva, porém, não possuindo todas estas características ideais descritas anteriormente. Uma das grandes vantagens dos métodos nucleares é não depender de alterações na conformação geométrica para cálculos de volumes. Os cálculos são realizados tomando-se como parâmetro a quantidade de material radioativo presente na cavidade ventricular, que se correlaciona linearmente com o volume ventricular. Em adição, pode-se avaliar a função do ventrículo direito (VD).[11-15]

Ventriculografia Radionuclídica ou Radioisotópica de Equilíbrio

A ventriculografia radioisotópica (do inglês: *multigated radionuclide angiography* – MUGA) é um exame cintilográfico, realizado em equipamento de gamacâmara, no serviço de Medicina Nuclear. Método não invasivo, com baixa taxa de exposição à radiação e que não determina efeitos colaterais graves. Trata-se de técnica usada desde os anos 1970 na avaliação da função ventricular direita e esquerda pela marcação das hemácias circulantes com isótopo radioativo, além de servir para monitorar a FEVE, cujas maiores vantagens são ótima reprodutibilidade e menor variabilidade inter e intraobservadores de seus valores.[11,12]

As informações obtidas são relacionadas com aspectos morfológicos e funcionais do coração, podendo ser aplicada tanto no repouso, quanto após exercício ou intervenção farmacológica, incluindo motilidades global e regional das paredes, volumes ventriculares, além das mudanças fisiológicas ocorridas durante o ciclo cardíaco. O interessante é que estes dados volumétricos permitem, de forma não invasiva e com bastante independência do operador, cálculos simples, precisos e altamente reprodutíveis da função ventricular.[11,14]

Radiofármacos

O exame utiliza hemácias marcadas com ^{99m}Tc-pertecnetato para sua realização. Apesar de haver diferentes *kits* para a marcação das hemácias, o mais comum é que se use o de pirofosfato estanhoso (Sn^{2+}). Quando administrado por via intravenosa, o ^{99m}Tc-pertecnetato se difunde para o interior das hemácias e, ao reagir com o Sn^{2+}, sofre um processo de redução e se fixa firmemente à cadeia beta da hemoglobina.[14]

Esta marcação pode ser realizada *in vitro*, *in vivo* ou com um método misto, denominado de *in vitro*, sendo a eficiência de marcação maior no primeiro: mais que 95% da reação de hemácias (hemoglobina) × radiofármaco (^{99m}Tc-pertecnetato) é garantida. O método mais utilizado em nosso meio é o *in vivo*, por não necessitar de manipulação externa de sangue, que tem eficiência de marcação de 90 a 95%.[14]

Cuidados e Informações Obtidas

Algumas drogas comprometem esta eficiência de marcação e devem ser evitadas, como: heparina, solução glicosilada, digitais, bloqueadores do canal de cálcio, dipiridamol, hidralazina, prazocin, propranolol, digoxina, doxorrubicina, dextrose, metildopa, penicilina e quinidina. Ademais, deve-se permanecer atento a alterações eletrocardiográficas que podem dificultar a obtenção de imagem e/ou interpretação, como ritmos irregulares, como fibrilação atrial (FA) ou extrassístoles frequentes, que devem ser anotados. Caso se esteja realizando fase de estresse, o preparo direcionado ao teste de estresse deve ser seguido. Dentre as diversas informações fornecidas pela ventriculografia radioisotópica destacam-se: fração de ejeção global e regional dos ventrículos esquerdo e direito (FEVE e FEVD); volumes ventriculares; tempo das fases de contração e relaxamento ventriculares; função diastólica do VE; análise de "fase" e "amplitude" e reserva miocárdica na fase de estresse.[11] Em relação às contraindicações, não devemos realizar em gestantes (contraindicação relativa) e se amamentando, esta deve ser interrompida.[14]

Protocolos de Aquisição de Imagem

O estudo pode ser realizado em repouso ou após exercício e deve-se posicionar o paciente em decúbito dorsal ou posição semissentada. Para aqueles que não conseguem se exercitar, prova farmacológica também pode ser realizada, embora pouco frequente. O estudo é sincronizado ao eletrocardiograma (ECG), com o intervalo entre as ondas "R" (intervalo R-R) dividido em 16 a 32 *frames* e com janela de tolerância entre 10-20%, que estabelece a faixa de aceitação dos ciclos cardíacos a serem adquiridos.[11] Estas imagens são somadas no tempo para que centenas de ciclos adquiridos reproduzam um só batimento cardíaco, melhorando sobremaneira a estatística de contagem e qualidade das informações obtidas (Fig. 11-2). Para análise da função sistólica, podem-se utilizar somente 16 *frames*, sem prejuízo, porém é o limite inferior do admissível. Já na análise da função diastólica são necessários os 32 *frames*. A determinação do intervalo R-R pode ser realizada de forma fixa ou variável. Na primeira, o intervalo médio do paciente naquele momento é calculado, e as aquisições são realizadas no tempo eleito, podendo-se rejeitar alguns batimentos longos pelo uso de janela temporal. Variações do ritmo cardíaco podem degradar principalmente a análise da fase diastólica. Já na forma variável, o computador monitora a aquisição e promove ajustes automáticos do intervalo R-R a cada ciclo.[11]

Na aquisição da imagem, utiliza-se a projeção que melhor separa os ventrículos direito e esquerdo para sua análise independente e isolada, chamada de *best septal view*, que comumente acontece em oblíqua anterior esquerda de 30 a 45°, com média de 40° (OAE 40°). Para aquisição específica do ventrículo direito, pode-se realizar imagem em *best septal view* menos 20 a 25°.[13]

No processamento das imagens, fazem-se filtragens temporal e espacial, com o intuito de suavizar as diferenças nas sequências dos *frames*, obtendo-se uma curva de volume ventricular (curva tempo × atividade), a partir da definição das áreas de interesse sobre os ventrículos.[11]

Esta curva pode ser obtida de modo absolutamente automático, automático modificado (manual, se necessário) ou manual, utilizando-se todos os *frames* ou partindo dos de sístole máxima até diástole máxima. Na técnica automática, o computador é quem escolhe o centro do ventrículo – que é o lugar com maior número de contagens – e calcula os limites ventriculares, determinando as imagens correspondentes ao fim da sístole e da diástole que, então, são usadas na quantificação (Fig. 11-2). A quantificação automática pode ter a maior reprodutibilidade inter e intraobservador, porém perde um pouco em acurácia, e os limites devem, então, ser sempre criticados pelo observador. No modo manual, o observador escolhe as imagens da sístole e diástole finais e delimita os limites ventriculares. Em relação ao modo automático, apresenta menor reprodutibilidade, porém com maior correlação com a real FEVE.

Qualquer que seja o modo de medição eleito, deve-se ter atenção aos contornos das áreas, a fim de conferir o plano valvar, vasos da base e possíveis áreas aneurismáticas. A partir desta metodologia, pode-se ter ideia dos volumes ventriculares e proceder ao cálculo das frações de ejeção. Este cálculo é realizado de forma simples, representado por: FEVE = (contagens no fim da diástole subtraindo contagens no fim da sístole) dividido pelas contagens no fim da diástole.[11,14]

No que concerne ao ventrículo direito, há de se chamar atenção para o fato de que sua delimitação deve ser realizada nas imagens de primeira passagem (angiografia radioisotópica de primeira passagem), discutidas adiante, para que à separação anatômica se some a temporal dos ventrículos e assim, facilitando este cálculo.[13]

Outro ponto importante é avaliar os possíveis fatores que podem diminuir a resposta fisiológica, como: idade, sexo feminino, pouco condicionamento físico e valores basais da fração de ejeção já bastante elevados.

O número de contagens em cada cavidade é diretamente proporcional ao volume ventricular e representa com fidelidade o volume da câmara em cada momento do ciclo cardíaco. Como já citado anteriormente, este modo não geométrico de avaliação é umas das principais vantagens da ventriculografia radioisotópica em relação aos outros métodos concorrentes, sobretudo nos pacientes com disfunções funcionais segmentares ou em situações de remodelamento ventricular importante, tais quais as coronariopatias.[12]

Utilizando-se a curva derivada da curva de volume ventricular, podemos obter os parâmetros numéricos que dão ideia de vazão ou velocidade do esvaziamento ventricular (período sistólico) e do enchimento ventricular (período diastólico).[15]

Usam-se mais frequentemente os parâmetros relacionados com a função diastólica: *peak filling rate* (PFR), que expressa a taxa máxima de enchimento ventricular, e *time to peak filling rate* (TPFR), que expressa o momento em que se atinge o PFR e o 1/3 PFR, que aborda

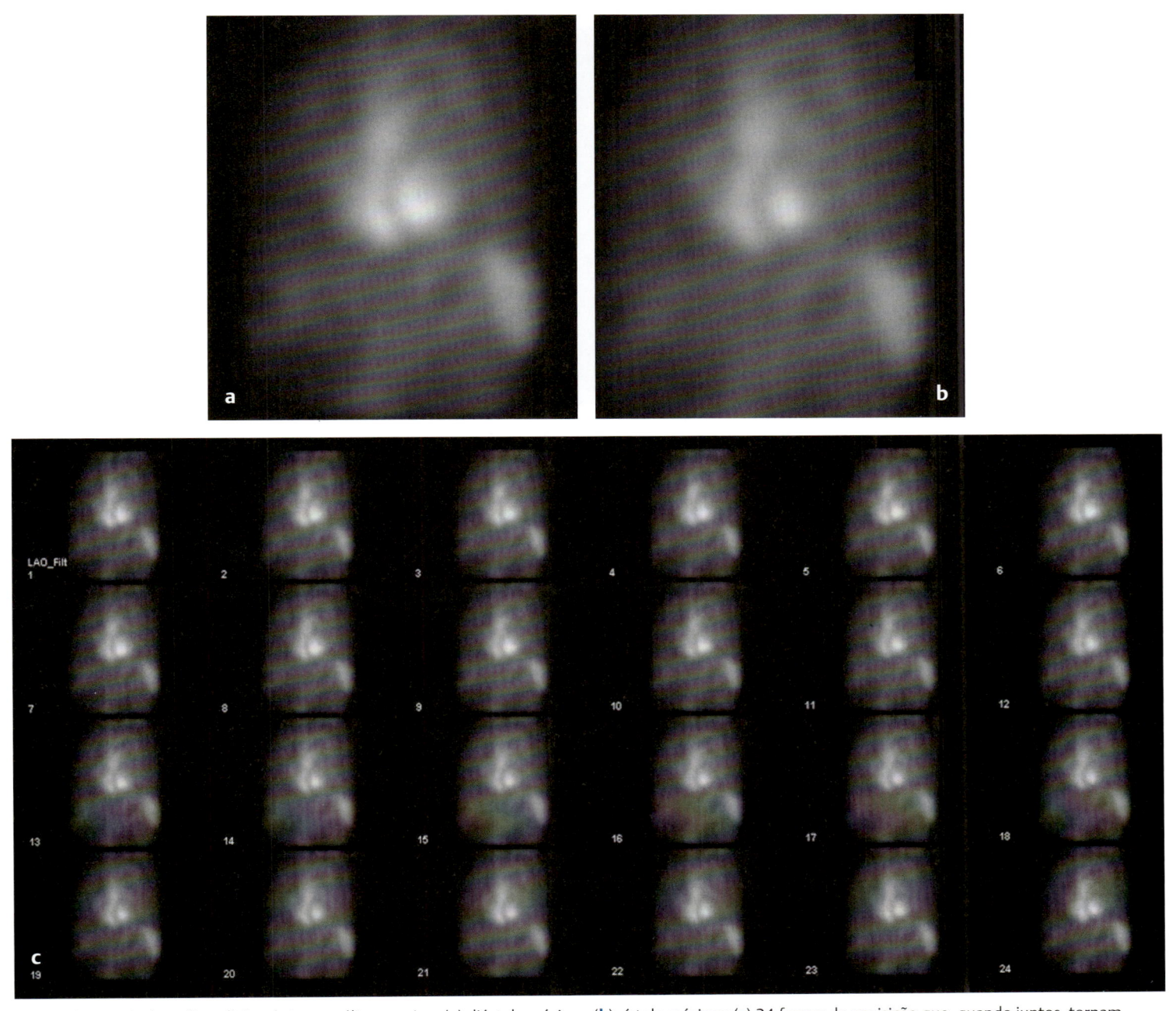

Fig. 11-2. Ventriculografia radioisotópica e análise em cine: (**a**) diástole máxima; (**b**) sístole máxima; (**c**) 24 *frames* de aquisição que, quando juntos, tornam possível a análise em "cine" da contração ventricular.

o PFR no primeiro terço da curva, expressando, por sua vez, a taxa máxima de enchimento ventricular neste intervalo. Estes parâmetros são influenciados pela frequência cardíaca, portanto, pode-se corrigi-los pelo intervalo R-R e são mais confiáveis quanto maior for o número de *frames* utilizados, sendo ideal cerca de 32 *frames* por ciclo (intervalo R-R dividido em 32 partes). Estes dois parâmetros – PFR e TPFR – têm, inclusive, uma importância adicional por poder predizer disfunção diastólica do VE, consideradas como patologia primária de várias entidades, dentre as quais se destacam miocardiopatia dilatada idiopática e cardiopatia isquêmica.[15]

Destacam-se também a possibilidade de avaliação da fração de ejeção regional do VE e análise segmentar da contratilidade. Esta é conseguida pela divisão da área de interesse desenhada em segmentos a partir de um ponto central da cavidade ventricular, sendo a fração de ejeção regional calculada pelas imagens de *pixel* a *pixel*. São analisados, no mínimo, três segmentos: lateral, apical e septal. Entretanto, em geral, a análise oferecida pela maioria dos *softwares* divide o VE em seis segmentos anatômicos.[11]

Ao serem adquiridas as imagens, o *software* gera um "mapa de cor", a depender da avaliação temporal e qualitativa da contração miocárdica. Assim, por exemplo, fisiologicamente átrios e ventrículos têm cores opostas, porque participam de momentos opostos do ciclo cardíaco. Este mapa permite a obtenção de mais algumas variáveis funcionais (Fig. 11-3):

A) *Volume sistólico (stroke volume)*: gera um *display* positivo, pois é obtido pela fórmula: imagem da diástole – imagem da sístole.
B) *Imagem paradoxal*: gera *display* negativo, sendo só positivo em regiões discinéticas do ventrículo, uma vez que seja obtido de: imagem da sístole – imagem da diástole.

Análise de Fase e Amplitude

Partes importantes da avaliação funcional do VE, sobretudo no tocante às dessincronias, as avaliações de fase e amplitude aparecem como um importante ponto diferencial da Ventriculografia Radioisotópica em relação aos outros exames não invasivos.[11]

São obtidas pela transformada de Fourier, *pixel* a *pixel*, durante todo o ciclo cardíaco, cada *pixel* é caracterizado por sua própria curva de atividade × tempo, que então é transformado em curvas sinusoidais para análise.

A análise temporal da contração ventricular origina as imagens de fase, que é a representação gráfica do momento de contração das paredes de cada uma das cavidades cardíacas. Portanto, regiões

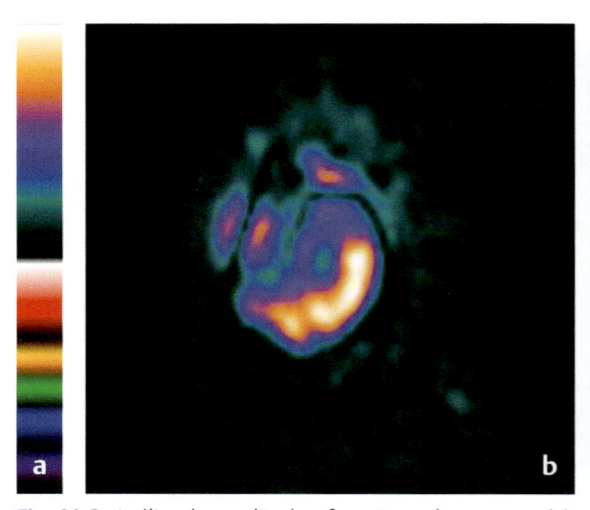

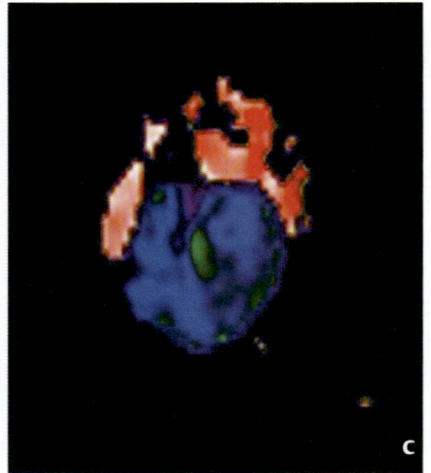

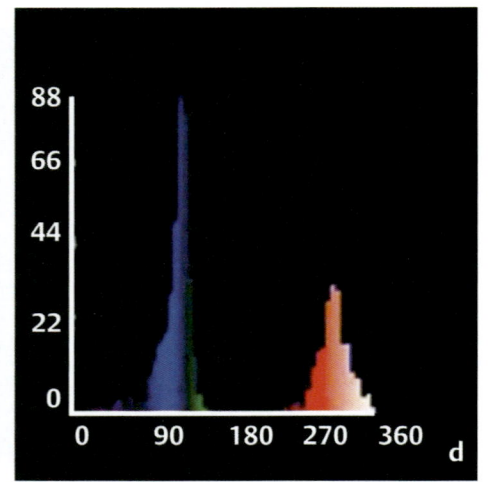

Fig. 11-3. Análise de amplitude e fase. Barra de cores em (a) mostra espectro de cores e suas diferenças. (b) Análise de amplitude; (c) análise de fase – notar a oposição de fases entre átrios e ventrículos, de acordo com a escala de cores; (d) representação gráfica (contagens × posição em graus) da análise de fase.

que se contraem em um mesmo momento são marcadas com uma idêntica cor e quando contraem em momentos diferentes, são representadas por cores diferentes. Assim, espera-se que os ventrículos apresentem tempos diametralmente opostos aos átrios, denominado de "oposição de fase". A representação espacial da contração ventricular se relaciona com uma sequência completa do ciclo cardíaco: imaginando-se este como um círculo, tem-se a diástole em 0° e 360° e sístole em 180°. Esta análise de fase é, após adquirida e processada, representada em histograma (Fig. 11-3).

A grande vantagem da análise de fase é o aumento da sensibilidade do observador para discinesias ventriculares e dessincronismo, mostrando diferenças nas funções regionais, importantes para avaliar, por exemplo, aneurismas ventriculares e áreas de remodelação encontradas em coronariopatias, além de bloqueios dos ramos direito e esquerdo do feixe de His e vias anômalas de condução, como síndrome de Wolff-Parkinson-White.

Já a análise de amplitude mostra quantitativamente as mudanças espaciais das margens ventriculares na sístole e na diástole, evidenciando a motilidade das paredes ventriculares. É, portanto, a representação gráfica da intensidade de contração de cada parede ventricular. Tanto a análise de fase quanto a de amplitude devem vir acompanhadas de uma escala de cores. No caso desta última, paredes que se contraem intensamente têm a cor do topo da escala, ao passo que paredes acinéticas apresentam a cor do fundo da escala.[11]

Depois de adquiridos os *frames* da imagem, pode-se fazer a compilação destes, desde a imagem de diástole máxima até a sístole máxima e proceder a análise em cine da contração ventricular, à semelhança da cineventriculografia radiológica com contraste. É possível, deste modo, analisar a contração ventricular e surpreender áreas acinéticas e/ou discinéticas (Fig. 11-2).[10]

Indicações

A ventriculografia radioisotópica pode ser usada em vários cenários da Cardiologia. Também é um ótimo método para acompanhar a função ventricular antes e após intervenções e em associação a outros métodos. Destacam-se, nas indicações: avaliação de reserva inotrópica nas valvopatias e miocardiopatias, quando associado à análise com exercícios; avaliação de cardiotoxicidade por quimioterápicos; avaliação de rejeição pós-transplante cardíaco; e avaliação de dessincronia inter e intraventricular.[11-15]

Angiografia Radioisotópica

Este método estuda as câmaras cardíacas, separadas e sequencialmente, e do ponto de vista temporal e anatômico, por meio de sequências rápidas das imagens adquiridas na primeira passagem do radiofármaco desde as câmaras direitas, pulmões até as câmaras esquerdas.[14] Portanto, permite a avaliação das conexões entre átrios, ventrículos e vasos das bases, com possíveis conexões anômalas entre estes. Assim como a ventriculografia radioisotópica, o método pode ser realizado em repouso ou estresse, sendo as imagens sincronizadas ao ECG, com as mesmas divisões de *frames*, caracterizando-se pela soma de todas as imagens em um único batimento para cada câmara, de ambos os lados.

Radiofármacos

Como o próprio nome sugere, a angiografia radioisotópica, também chamada de angiografia de primeira passagem, avalia a passagem do radiofármaco logo após sua injeção, por isso chamada "primeira passagem". Podem-se usar diferentes radiofármacos, uma vez que não se espera nenhuma interação específica entre este e o órgão-alvo. A escolha pelo radiofármaco dependerá de fatores como prática habitual dos serviços ou necessidade de avaliação de pontos específicos. Destacam-se:

- ^{99m}Tc-DTPA (ácido dietilenotriaminopentacético): apresenta a vantagem de rápida eliminação por via renal, permitindo até três injeções em projeções diferentes.
- ^{99m}Tc na forma de seu íon pertecnetato: vantagem semelhante ao anterior, porém com maior nível de radiação circulante.
- ^{99m}Tc-hemácias: eleito quando o objetivo é dar continuidade ao exame pela ventriculografia radioisotópica de equilíbrio. Neste caso, adquirem-se as imagens de primeira passagem e após cerca de 15 minutos já é possível realizar as imagens de equilíbrio.
- ^{99m}Tc-Sestamibi e outros fármacos marcados com ^{99m}Tc: quando se planeja realização de CPM posteriormente.

Informações Obtidas e Cuidados

Podem ser obtidas informações de: fração de ejeção do VD e VE, tempos das fases do ciclo cardíaco, tempo médio de trânsito pulmonar, presença e quantificação de fluxo por comunicação intracavitárias, após exercício ou prova farmacológica, reserva miocárdica em pacientes coronarianos ou valvopatias, e análise de fase e amplitude para avaliação de dessincronias ventriculares, quando sincronizado ao ECG.

Os cuidados são semelhantes aos observados na ventriculografia radioisotópica no tocante ao preparo e posicionamento do paciente. Já em relação à injeção, usa-se a técnica de *bolus*, onde a um volume de, no máximo, 0,5 mL do radiotraçador, é adicionado um outro volume de soro fisiológico para aumentar a velocidade deste *bolus* por uma veia calibrosa, requisitos de fundamental importância na qualidade das informações. Este *bolus* irá atravessar as câmaras cardíacas direitas, seguindo para os pulmões e para as câmaras esquerdas, sucessivamente.

A angiografia radioisotópica também gera uma fase sistólica e diastólica para os ventrículos direito e esquerdo.

Cálculo da Fração de Ejeção (FE)

A fórmula para o cálculo da FE é o mesmo utilizado na ventriculografia radioisotópica, da mesma forma são os limites de normalidade.

A angiografia radioisotópica é considerada o método de escolha para avaliação funcional do VD, pelo fato de poder ser separado anatômica e temporalmente do VE.

Se o estudo for adquirido sincronizado ao ECG, todos os dados obtidos no equilíbrio podem ser avaliados no estudo, incluindo os tempos sistólico e diastólico e imagens funcionais, descritas previamente.

Indicações e Limitações

As indicações são basicamente aquelas observadas na ventriculografia, a que se adiciona: avaliação funcional do VD; detecção e avaliação das comunicações intracavitárias (anômalas). Em relação às limitações, não se observa um grande número de impedimentos, sendo a maioria relacionada com aspectos técnicos, como dificuldade a um bom acesso venoso em indivíduos obesos ou submetidos à quimioterapia.

AVALIAÇÃO DA ATIVIDADE SIMPÁTICA CARDÍACA COM ^{123}I-mIBG

A metaiodobenzilguanidina (mIBG) é um análogo da norepinefrina (NOR), e seu mecanismo de captação miocárdica é semelhante ao da NOR, conhecido como mecanismo de recaptação-1.[16]

A NOR é sintetizada pela tirosina e estocada em altas concentrações em vesículas pré-sinápticas dentro das terminações nervosas. Sob estímulo, estas vesículas sofrem exocitose e inundam a fenda sináptica de NOR, que retorna a ser "recaptada" pela terminação nervosa, se não utilizada (Fig. 11-4). Sendo um análogo da NOR, a mIBG também se concentra na terminação nervosa, permanecendo armazenada, e sem sofrer metabolização, assim facilitando a realização de imagens cintilográficas, que refletem atividade do sistema simpático cardíaco, notadamente o mecanismo de recaptação-1.[16]

A cintilografia cardíaca é feita com a mIBG ligada ao iodo radioativo, preferencialmente o iodo-123, formando o radiofármaco ^{123}I-mIBG. O ^{123}I é um emissor gama com meia-vida de 13,2 horas. Por questões de radioproteção, após a realização deste exame, devemos suspender a amamentação por pelo menos 36 horas. Durante a gravidez, por sua vez, deve-se pesar o real benefício do exame e se não há outra opção, ou também se não se pode postergar o procedimento para após o parto.[16]

A injeção intravenosa da ^{123}I-mIBG é feita em repouso com mínima preparação após pelo menos 30 minutos da administração por via oral de xarope de iodeto de potássio ou solução contendo iodo para bloqueio e proteção da tireoide. Outro ponto importante é a suspensão de drogas que podem interferir no mecanismo de concentração do radiofármaco, como antidepressivos tricíclicos, antipsicóticos, opioides e simpaticomiméticos, por pelo menos cinco meias-vidas. Além disso, betabloqueadores (BB) e inibidores da enzima de conversão da angiotensina (IECA) também podem interferir, porém, o risco da suspensão pode ser alto, e por isso o exame pode ser feito mantendo-se as medicações cardioprotetoras.[16]

Do ponto de vista cardiológico, pode-se usar o ^{123}I-mIBG em vários cenários clínicos, destacando-se: insuficiência cardíaca (IC), seleção de pacientes para dispositivos cardíacos implantáveis e cardiotoxicidade.[16]

Insuficiência Cardíaca

O sistema simpático é um importante mecanismo de compensação neuro-hormonal na patogênese da IC. Estes pacientes têm aumento da atividade simpática cardíaca, com maior liberação de NOR das vesículas pré-sinápticas e menor recaptação-1. Este mecanismo resulta em aumento de NOR nas fendas sinápticas cardíacas, levando, inicialmente, a um maior estímulo dos receptores beta-adrenérgicos nos miócitos e ajudando a compensar o declínio do desempenho cardíaco no início da patogênese da IC. Apesar disso, com o passar do tempo, o excesso de NOR na fenda passa a ter efeito deletério ao miocárdio e leva a *down-regulation* dos receptores beta, além de redução de sua sensibilidade. Este fato leva à maior remodelação ventricular e está associado à pior morbimortalidade na IC.[16]

O protocolo do exame com ^{123}I-mIBG inclui:

1. Realização de imagens planas, com análise semiquantitativa da concentração do ^{123}I-mIBG na área cardíaca em relação ao mediastino em 15 minutos – índices da relação coração/mediastino precoce (HMR, do inglês: *Heart/Mediastinum Ratio*) – e após 4 horas da injeção do radiofármaco – relação coração/mediastino (HMR) tardia. Pode-se, também, derivar um outro índice – a taxa de clareamento cardíaco do ^{123}I-mIBG (*wash-out rate*), que é a diferença entre o HMR precoce e tardio, expresso em porcentagem. Enquanto a HMR reflete a concentração do ^{123}I-mIBG nos terminais nervosos, a taxa de clareamento reflete a integridade da retenção neuronal. Assim sendo, índices de HMR baixos e taxas de clareamento altas significam lesão do sistema neuronal ou hiperatividade simpática cardíaca (Fig. 11-5).

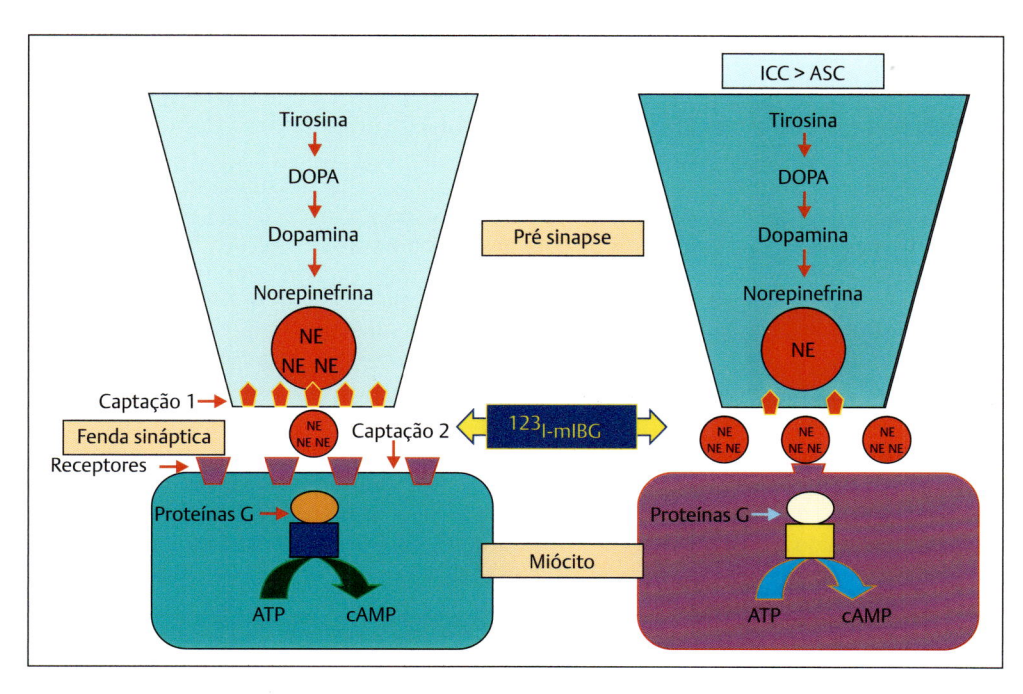

Fig. 11-4. Desenho esquemático da neurotransmissão cardíaca que ilustra o mecanismo de captação da metaiodobenzilguanidina-I^{123} (^{123}I-mIBG) nas terminações simpáticas cardíacas. À esquerda, desenho esquemático mostrando atividade simpática normal na fenda sináptica cardíaca, com níveis de norepinefrina (NE) e número de receptores adequados. À direita, desenho esquemático na insuficiência cardíaca crônica (ICC) com hiperatividade simpática cardíaca (> ASC). Neste contexto, ocorre aumento dos níveis de NE na fenda simpática cardíaca e redução do número de receptores da NE de recaptação (captação-1) e nos miócitos (fenômeno de *downregulation*).

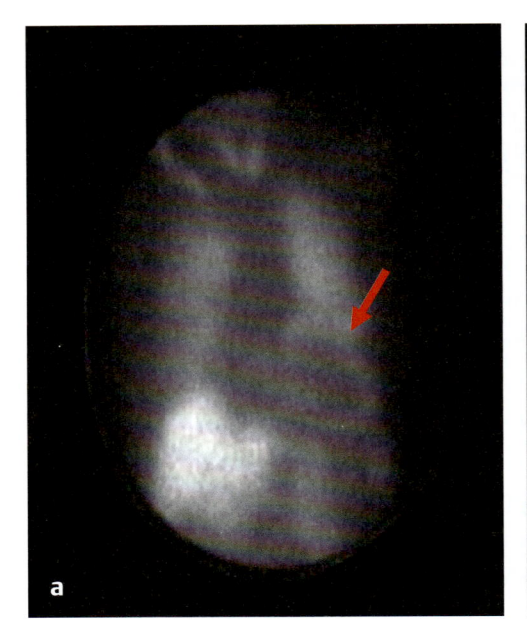

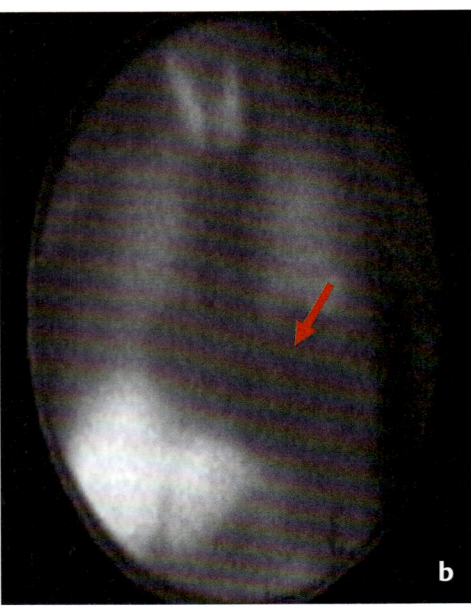

Fig. 11-5. Cintilografia cardíaca com ¹²³I-mIBG. Imagens tardias de tórax anterior. (**a**) Observa-se captação satisfatória de ¹²³I-mIBG na projeção cardíaca (seta) em paciente com insuficiência cardíaca (IC) compensada, classe funcional I pela New York Heart Association (NYHA). A relação da captação de ¹²³I-mIBG no coração e mediastino foi de 2,01. (**b**) Paciente com IC classe funcional III (NYHA) e fração de ejeção bem rebaixada. Observa-se ausência de captação de ¹²³I-mIBG na área cardíaca (seta). A relação da captação de ¹²³I-mIBG no coração e mediastino foi de 0,98.

2. Realização de imagens tomográficas (SPECT), semelhante à perfusão miocárdica, com rotação de 180° desde a projeção oblíqua anterior direita, com pelo menos 64 projeções de aquisição (32 por cada detector), podendo assim ver a distribuição do radiofármaco nos segmentos miocárdicos do VE. Ao se realizar SPECT, podem-se avaliar os defeitos regionais de concentração do ¹²³I-mIBG, que, quando comparados às imagens SPECT de perfusão miocárdica, podem-se identificar segmentos viáveis, porém desnervados. Porém, as imagens SPECT da inervação apresentam algumas limitações, como: a) hipoconcentração do radiofármaco na parede inferior em indivíduos "normais", relacionada com o envelhecimento; b) quando a concentração do ¹²³I-mIBG está difusamente reduzida, como na IC avançada, pode ser difícil fazer a reconstrução e processamento das imagens; c) em corações dilatados, pode-se encontrar uma hipoconcentração na parede inferior por atenuação; d) hipoconcentração na parede inferior também é muito comum em diabéticos.[17]

Há grande variabilidade de valores de HMR, dependendo da gamacâmara, colimador usado, atividade administrada do radiofármaco, atividade específica do ¹²³I-mIBG e protocolo de imagem. Porém, há tentativa de se padronizarem os valores para melhor comunicação, comparação e acompanhamento.[2] O Estudo ADMIRE-HF encontrou um valor de ponto de corte do índice HMR tardio de 1,6 como fator preditivo de eventos cardíacos, usando colimadores de baixa energia, e este valor pode ser convertido para 2,0 quando se usa colimadores de média energia na aquisição das imagens.[18]

Além da presença de arritmias e valor da FEVE, a avaliação cintilográfica com ¹²³I-mIBG também tem fator prognóstico na IC, conforme demostram vários estudos, dentre eles o de Merlet *et al.*, que estudou pacientes com IC classe funcional II a IV e FEVE menor que 45% avaliados por ventriculografia radionuclídica, a HMR tardia foi o melhor preditor de sobrevida.[19] Outro estudo,[20] utilizando o ¹²³I-mIBG para determinar risco de eventos cardíacos em pacientes com IC, definidos como morte por qualquer causa, transplante cardíaco e arritmias potencialmente fatais, mostrou que pacientes que apresentaram eventos tinham HMR mais baixo.

O estudo ADMIRE-HF, que incluiu pacientes com IC classe II ou III, FEVE menor que 35% e terapia medicamentosa otimizada, também mostrou que o HMR tardio foi um fator prognóstico independente de outros marcadores, como BNP e FEVE. Para os casos de HMR tardio reduzido, houve maior proporção de eventos, definidos como progressão da IC, arritmias fatais e morte cardíaca, sobretudo quando o índice era inferior a 1,6.[18]

Por fim, pode-se fazer uso da cintilografia com ¹²³I-mIBG para monitorar resposta medicamentosa da IC, seja com betabloqueadores, inibidores da enzima conversora da angiotensina (IECA) ou a combinação destes, esperando-se, quanto mais compensado, maior o índice HMR (precoce e tardio) e menor a taxa de clareamento, acompanhando aumento da FEVE e tolerância ao exercício.[17]

Seleção de Pacientes para Dispositivos Implantáveis

Outro uso promissor da cintilografia com ¹²³I-mIBG é identificar os indivíduos com IC que melhor se beneficiariam de cardiodesfibrilador implantável (CDI) ou terapia de ressincronização cardíaca (TRC). Sabemos que quando bem indicados, estes dispositivos podem mudar a sobrevida e qualidade de vida dos pacientes. Entretanto, estes tratamentos são de alto custo e invasivos e por isso não são isentos de riscos. Em casos de políticas públicas de saúde, com a desproporção entre o aumento do número de casos de IC e a disponibilidade destes recursos, uma avaliação funcional ajuda a identificar os casos de real demanda destes dispositivos.

No cenário de ressincronização, publicações mostram que HMR foi um preditor independente de resposta, com níveis acima de 1,36 mostrando sensibilidade acima de 75% e especificidade de 71% para identificação de potenciais respondedores.[21] Resposta à terapia de ressincronização cardíaca (TRC) com melhora funcional e da FEVE foi vista com maior frequência com HMR tardia maior que 1,6 em outros estudos.[16]

Em relação ao CDI, o ADMIRE-HF mostrou que arritmias fatais podem ser preditas em casos de HMR inferior a 1,6. Uma melhor seleção de pacientes para CDI é, acima de tudo, relacionada com a prevenção primária e não secundária, isto é, naqueles que já tiveram arritmias complexas fatais. Outros autores mostram que HRM tardia pode ser preditor de choque pelo CDI em pacientes com IC e FEVE < 50% e BNP > 187 ng/mL. Quando combinados com altos níveis de BNP, HMR < 1,95 teve especificidade de 94% e valor preditivo positivo de 82% para choques apropriados do CDI.[22]

Além destes achados, e como se podem fazer imagens SPECT no mIBG semelhantes à cintilografia de perfusão miocárdica, há evidência que, em IC de origem isquêmica, *mismatch* entre a perfusão e o padrão de mIBG com defeitos maiores na perfusão miocárdica podem predizer maior risco de arritmias ventriculares.[23] Em outro grande estudo prospectivo, envolvendo 116 pacientes com IC, elegíveis para CDI para prevenção primária ou secundária de morte súbita cardíaca, ¹²³I-mIBG foi preditor de terapias apropriadas e morte cardíaca, e a incidência cumulativa de terapias apropriadas durante 3 anos de *follow-up* foi significativamente maior quando uma área relativamente grande de defeito estava presente (escore médio de 26).[24]

Assim sendo, o rastreamento com ¹²³I-mIBG para seleção de pacientes para CDI parece ser custo-efetivo, estando associado à redução da utilização deste dispositivo em 21% dos casos, com redução de implante em um a cada cinco pacientes com CDI, portanto, levando à redução dos custos.[16]

Cardiotoxicidade

Com o aumento da sobrevida em pacientes com câncer, tratados com quimio e radioterapia, nota-se aumento da morbidade por causa, principalmente, dos efeitos maléficos destes tratamentos sobre o sistema cardiovascular. Entre os quimioterápicos que mais frequentemente causam toxicidade, destacam-se as antraciclinas e o trastuzumabe. A disfunção ventricular esquerda é a manifestação mais comum de cardiotoxicidade e contribui significativamente para a taxa de mortalidade.

Existem vários métodos conhecidos de acessar a função ventricular, seja com métodos nucleares, como a ventriculografia radioisotópica, ou não nucleares, como o ecocardiograma, que é mais usado e mais disponível.[16]

Porém, deve-se dar conta que, para que haja redução da FEVE, uma grande massa de células deve ser lesionada, em razão da compensação miocárdica, e as células do sistema nervoso são mais precocemente afetadas. Portanto, é razoável pensar que se pode acessar o sistema adrenérgico antes que haja queda da fração de ejeção.[16] Um estudo recente, que testou a inter-relação entre HMR e taxa de clareamento do ^{123}I-mIBG com parâmetros ecocardiográficos do *strain* (*global longitudinal e radial strain* GLS e GRS) e marcadores séricos, mostrou que os parâmetros mais robustos foram aqueles obtidos com a cintilografia com ^{123}I-mIBG para lesão após quimioterapia, com uma boa correlação entre HMR e GRS.[25]

Assim sendo, a combinação dos parâmetros deste exame com os ecocardiográficos parece ser uma rotina promissora nos próximos anos.

PESQUISA DE AMILOIDOSE CARDÍACA COM TRAÇADORES ÓSSEOS

O que é Amiloidose?

O termo "amiloidose" refere-se não somente a uma doença, mas a um grande espectro de doenças que possuem como denominador comum os depósitos de proteínas "insolúveis" nos tecidos, que são resistentes a processo de proteólise. Estas proteínas possuem estrutura terciária anômala instável, com tendência à agregação e consequente formação fibrilar. Elas começam a se agregar em estruturas maiores e mais complexas que podem se depositar metastaticamente em tecidos distantes, resultando em disfunção do órgão afetado. Um dos principais órgãos acometidos é o coração.[26-29]

Amiloidose Cardíaca

Existem mais de 30 tipos de proteínas amiloides conhecidas, mas a imunoglobulina de cadeia leve (tipo AL) e a transtirretina (tipo TTR) são as que frequentemente causam amiloidose cardíaca (AC).[27] O diagnóstico de AC e sua diferenciação entre os tipos AL e TTR são de suma importância para definições de prognóstico, terapia e aconselhamento genético.[26-28]

A amiloidose tipo AL é a forma mais comumente diagnosticada de amiloidose sistêmica e também responsável pela maioria do acometimento cardíaco,[27] estando associada à produção de proteínas anormais por plasmócitos na medula óssea (MO).[29]

As manifestações cardíacas incluem insuficiência cardíaca (IC), predominando o tipo diastólico e arritmias. Dentre algumas chaves para o diagnóstico destacam-se: hipertrofia ventricular ao ecocardiograma, sobretudo com desproporcional baixa voltagem ao ECG, aumento dos níveis séricos de BNP e pró-BNP e troponina, mesmo em baixos níveis. O seu tratamento é com base em quimioterápicos que tenham como alvo a célula plasmática.[30]

A TTR é uma proteína plasmática tetramérica, sintetizada principalmente no fígado que tende a se dissociar em dímeros e monômeros, desintegrando-se em fibrilas e promovendo deposição tecidual. Mutações patogênicas ou idade avançada podem levar a duas formas clínicas de deposição cardíaca, chamadas de: AC tipo TTR mutada (AC tipo TTRm), que é a forma hereditária ou familiar, e a tipo selvagem (AC tipo TTRs), antigamente chamada senil.[26,27]

A proteína TTR tipo selvagem (TTRs) tem a conformação normal (não mutada) e ao longo dos anos se deposita nos tecidos. O segundo tipo, TTR mutada (TTRm), está presente nos indivíduos desde o nascimento, levando a depósito acelerado da proteína amiloide, comumente no coração ou nervos, com o padrão de deposição dependente enormemente do tipo de mutação.[5] A principal mutação encontrada na AC tipo TTRm é a substituição da valina pela isoleucina na posição 122 (Val122Ile), que está descrita em alguns estudos como a mais largamente associada ao desenvolvimento de IC.[27]

Diagnóstico

Inicialmente, os pacientes acometidos pela AC podem ser assintomáticos, entretanto, o surgimento progressivo de sinais e sintomas de IC é comum. Cerca de 80% dos pacientes têm a manifestação cardíaca representada pela IC com fração de ejeção preservada. As manifestações clínicas que podem indicar AC são: presença de IC associada ao aumento da espessura miocárdica, principalmente quando não há dilatação das cavidades esquerdas e/ou queda da fração de ejeção; derrame pericárdico, bloqueio atrioventricular, aumento da espessura do septo interventricular e/ou valvular, alterações de deformidade miocárdica (*strain*) com preservação apical ao ecocardiograma com *strain*; história de síndrome do túnel do carpo bilateral (especialmente em homens), ruptura atraumática do tendão do bíceps, dor neuropática sem explicação, hipotensão ortostática e diagnóstico de hipertrofia ventricular sem causa aparente.[27]

As técnicas convencionalmente empregadas para o diagnóstico de AC são o eletrocardiograma, o ECODopplercardiograma e a ressonância magnética cardíaca. Entretanto, estudos realizados, na década de 2000, indicam a utilidade de imagens cintilográficas não invasivas com traçadores ósseos, em diagnosticar a AC tipo TTR com elevada acurácia (95% de sensibilidade e 100% de especificidade), de forma a dispensar a realização de biópsia cardíaca em casos de cintilografia fortemente positiva.[31,32]

Cintilografia com Traçadores Ósseos

A cintilografia com traçadores ósseos para pesquisa de AC tipo TTR deve ser solicitada quando houver suspeição clínica de amiloidose ou em pacientes assintomáticos, parentes de pacientes com formas familiares, em que houver a presença de mutação associada a achados clínicos laboratoriais sugestivos de acometimento cardíaco.[33] Este método é bastante simples, de baixo custo e fácil realização, não precisando de preparo específico e tendo como únicas contraindicações gravidez e lactação, mesmo assim esta última somente por um período limitado.

Existem três marcadores ósseos disponíveis para a realização da cintilografia para pesquisa de AC tipo TTR: o pirofosfato marcado com tecnécio 99 metaestável (pirofosfato-^{99m}Tc), o 2,3-DicarboxyPropano-1,1-Difosfonado marcado com tecnécio 99 metaestável (DPD-^{99m}Tc) e hidroximetilenodifosfonato marcado com tecnécio 99 metaestável (MDP-^{99m}Tc).(27,28) O MDP-^{99m}Tc possui *performance* subótima no diagnóstico de AC tipo TTR, e o DPD-^{99m}Tc não está disponível no Brasil. Assim, a cintilografia com pirofosfato-^{99m}Tc será o foco desta discussão.

O radiofármaco ^{99m}Tc-pirofosfato foi amplamente utilizado no diagnóstico do infarto do miocárdio subagudo e em estudos ósseos pela técnica de imagem baseada na cintilografia nas décadas de 1980-1990, e ressurgiu como uma importante ferramenta diagnóstica após a observação da sua capacidade de distinção entre a AC tipo TTR e o tipo AL. A proteína amiloide tipo TTR parece conter mais conteúdo cálcico na sua composição, justificando a ligação do traçador ósseo ao músculo infiltrado por amiloide deste subtipo específico. Assim, a realização de um exame de imagem não invasivo permite de forma descomplicada um diagnóstico que antes incluía obrigatoriamente a análise histopatológica e todos os riscos inerentes à sua obtenção.[26-28]

O procedimento consiste na administração intravenosa do traçador radioativo (radiofármaco) e, após sua distribuição no corpo do paciente, aquisição de imagens que retratam a captação (ou a ausência)

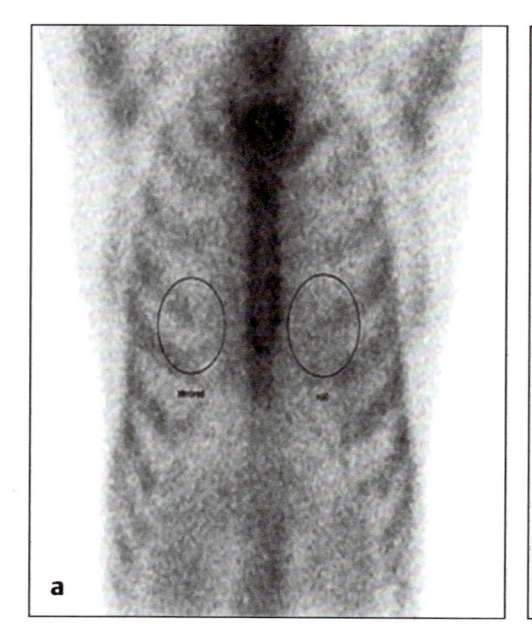

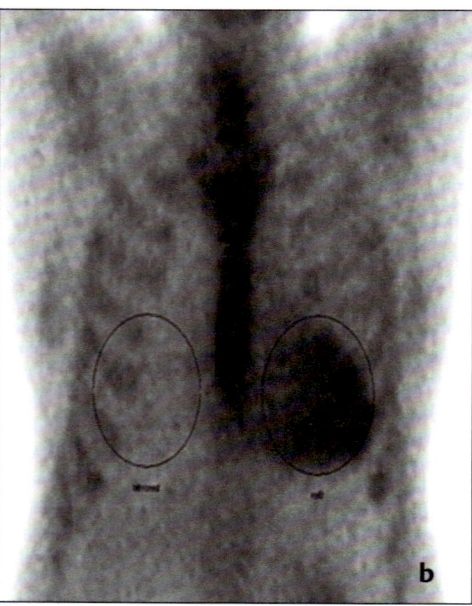

Fig. 11-6. Imagens de cintilografia com pirofosfato-Tc^{99m} na projeção anterior de tórax, realizadas 1 hora após a administração intravenosa do radiofármaco. (**a**) Exame negativo com ausência de concentração efetiva de pirofosfato-Tc^{99m} na área cardíaca (grau zero). A relação das contagens de pirofosfato-Tc^{99m} entre a área cardíaca e hemitórax contralateral foi inferior a 1,0. (**b**) Exame positivo (grau 3) de um paciente com amiloidose cardíaca tipo transtirretina (AC tipo TTR). As regiões circulares foram desenhadas para quantificação da captação do radiotraçador ósseo na área cardíaca em relação ao hemitórax contralateral. Em **b**, a relação das contagens de pirofosfato-Tc^{99m} entre a área cardíaca e hemitórax contralateral foi de 1,6. Valores ≥ 1,5 são considerados fortemente positivos para AC tipo TTR.

no órgão-alvo (coração). As imagens da área cardíaca (tórax) são adquiridas em equipamentos gamacâmaras (com ou sem correção de atenuação), em intervalo de 1 e 3 horas após a injeção do marcador ósseo. Nas imagens de 1 hora é possível realizar análise quantitativa, determinando a relação de captação na área cardíaca *versus* o hemitórax contralateral. Valores dessa relação iguais ou superiores a 1,5 são indicativos de AC tipo TTR (Fig. 11-6). Nas imagens de 3 horas é realizada a análise qualitativa. Aplica-se o escore de Perugini,[7] em que a captação do radiofármaco no coração é comparada ao gradeado costal. São então classificadas em 4 graus: Grau 0 – ausência de concentração efetiva; Grau 1 – concentração leve, em intensidade inferior ao gradeado costal; Grau 2 – concentração moderada, semelhante ao gradeado costal; e Grau 3, captação intensa, maior que o gradeado costal. Nesta etapa, imagens tomográficas adicionais (SPECT – do inglês: *single photon emission computed tomography*) podem ser adquiridas para melhor caracterização das paredes do coração.[27,28,33]

Nos pacientes com suspeita clínica de AC, para a correta definição diagnóstica, recomenda-se a pesquisa de proteínas de cadeias leves livres no sangue e na urina para pesquisa da amiloidose tipo AL e a realização da cintilografia com pirofosfato-^{99m}Tc para a caracterização da AC tipo TTR.[26,27]

Quando a pesquisa de cadeias leves e o exame cintilográfico são negativos (Grau 0 ou 1), a hipótese diagnóstica de AC é muito improvável. Entretanto, se a cintilografia cardíaca com ^{99m}Tc-pirofosfato for positiva para os Graus 2 ou 3, e não houver evidências de proteínas tipo AL no sangue e/ou urina, a AC tipo TTR é muito provável, sendo assim diagnosticada sem a necessidade de biópsia (especificidade e valor preditivo positivo superior a 98%).[31-34]

Na AC tipo TTR, o estudo genético ajuda na diferenciação entre a forma mutante e a tipo selvagem e assim orienta para pesquisa de casos familiares. O tratamento se baseia em estabilizadores da TTR, de recém-presença no mercado.[26]

Na AC tipo AL, o diagnóstico laboratorial inclui a pesquisa de anticorpos de cadeia leve por eletroforese de proteínas séricas e urinárias, pois pode estar associada ao mieloma múltiplo. A imunofixação da urina e sangue e pesquisa com quantificação da proteína leve (*freelite*) complementam o diagnóstico. O tratamento se baseia em quimioterapia.[27]

AVALIAÇÃO DE PROCESSOS INFLAMATÓRIOS E INFECCIOSOS

A cardiologia nuclear tem ocupado um espaço importante na avaliação de doenças infecciosas e inflamatórias na área da Cardiologia. A FDG PET/CT cardíaca tem ótima sensibilidade para detectar processos em que exista aumento do metabolismo e consumo de glicose, como patologias inflamatórias que acometam vasos e o miocárdio (vasculite, sarcoidose), bem como doenças infecciosas (endocardite infecciosa, infecção de dispositivos intracardíacos e miocardite).

O preparo para a realização da FDG PET/CT para a avaliação de suspeita de infecção ou inflamação é fundamental para que a acurácia do método seja mantida.[34] Em situações fisiológicas, o miocárdio usa como substrato energético a glicose e os ácidos graxos. Como o radiofármaco utilizado para a realização do exame é um análogo da glicose, a captação fisiológica do ^{18}F-FDG deve ser suprimida para adequada avaliação. O objetivo do preparo é que a utilização de glicose pelo miocárdio seja reduzida ou suprimida, tornando os ácidos graxos a principal fonte de energia do miocárdio, para melhor avaliação de eventual anormalidade infecciosa ou inflamatória. Embora não exista consenso sobre o protocolo padrão de preparo, a supressão da captação do FDG pelo miocárdio geralmente é obtida por uma dieta rica em gorduras e pobre em carboidratos por 24 horas antes do exame, seguida por um jejum mínimo de 12 horas. A heparina não fracionada aumenta a concentração sanguínea de ácidos graxos. No entanto, a maior parte dos centros não utiliza heparina antes da injeção de FDG.

Diversos estudos demonstraram a ótima acurácia diagnóstica da FDG PET/CT para a avaliação de pacientes com suspeita de infecção de prótese valvar ou dispositivo intracardíaco. Recentemente, o uso da FDG PET/CT foi incorporado nas diretrizes europeias para o manejo de endocardite infecciosa.[35] O uso da FDG PET/CT é sugerido quando a suspeita clínica é alta de infecção, mas não existe definição diagnóstica com a avaliação clínica e do ecocardiograma, e também para o diagnóstico de embolia séptica não confirmada clinicamente. Além de auxiliar na confirmação diagnóstica quando existe suspeita clínica sem definição por outros métodos de imagem, a FDG PET/CT ajuda a excluir endocardite infecciosa quando o resultado é negativo (Figs. 11-7 a 11-9). Devem-se levar em consideração fatores que podem provocar falso-positivo ou negativo, como procedimento cirúrgico recente para a colocação da prótese valvar ou dispositivo intracardíaco ou uso de antibioticoterapia por mais de 2 semanas. Recentemente foi publicado estudo que demonstrou que a FDG PET/CT tem impacto prognóstico na evolução de pacientes com endocardite infecciosa.[36]

Para a avaliação de sarcoidose cardíaca, deve-se associar um estudo de perfusão miocárdica a PET ou SPECT ao estudo de FDG PET/CT com a mesma técnica de supressão miocárdica descrita para a avaliação de endocardite. Um padrão de hipoperfusão com aumento de metabolismo determinado pela captação de FDG é indicativo de sarcoidose cardíaca ativa. Além de poder diferenciar fibrose de inflamação ativa, a FDG PET/CT é útil para a avaliação de comprometimento extracardíaco e da resposta terapêutica, além de ter impacto prognóstico sobre a evolução da doença.[37]

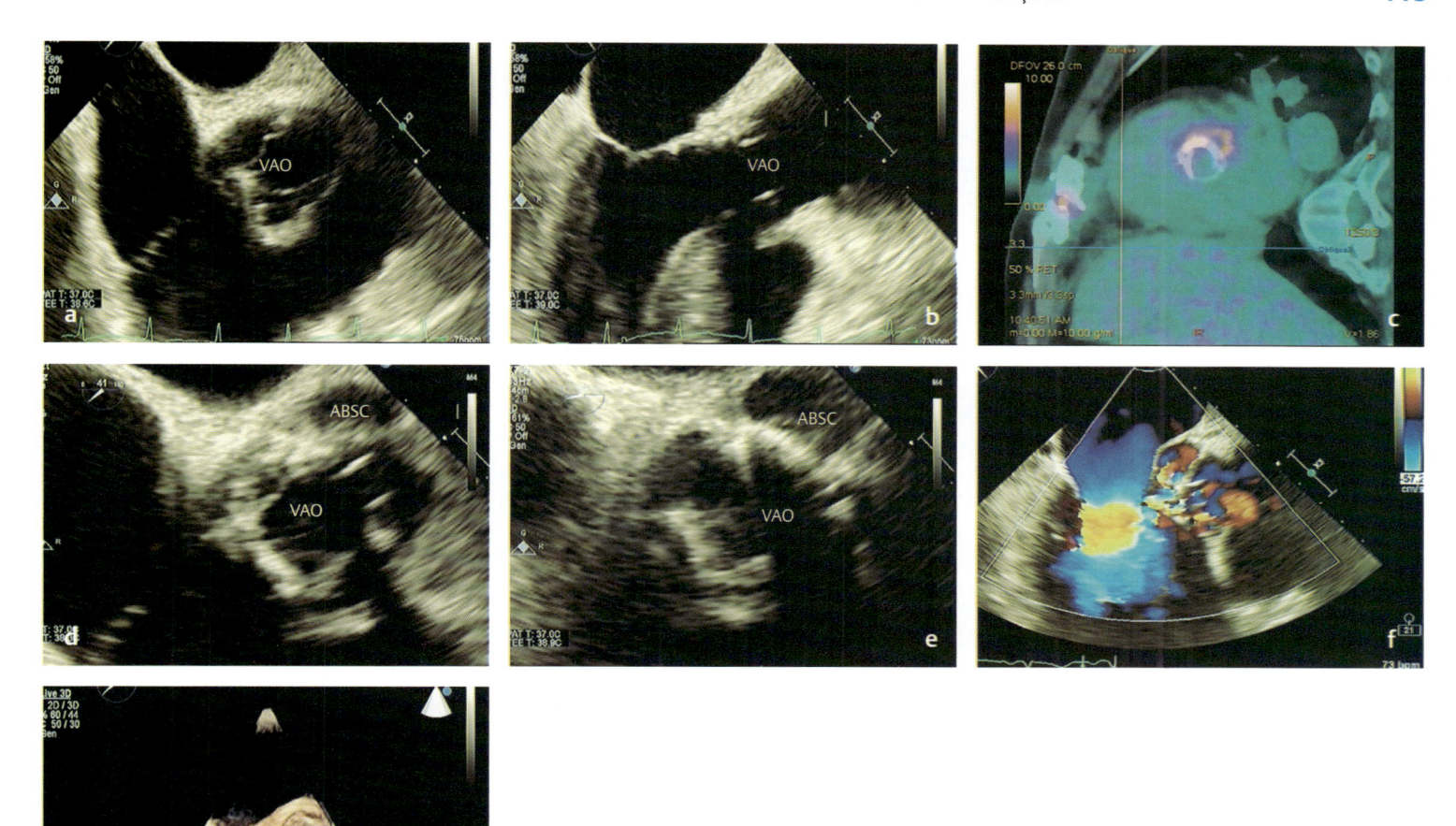

CAPÍTULO 11 ▪ CARDIOLOGIA NUCLEAR: PRINCÍPIOS E APLICAÇÕES

Fig. 11-7. Paciente masculino, 66 anos, com história de colocação de prótese aórtica biológica, em 2003 e 2015, internou com febre e suspeita de endocardite infecciosa, em 2016. (**a**, **b**) Ecocardiograma inicial não demonstrou alterações significativas. (**c**) PET/CT com F18-FDG demonstrou captação perivalvar do radiofármaco. (**d-g**) Ecocardiograma 1 mês depois demonstrou abscesso perivalvar.

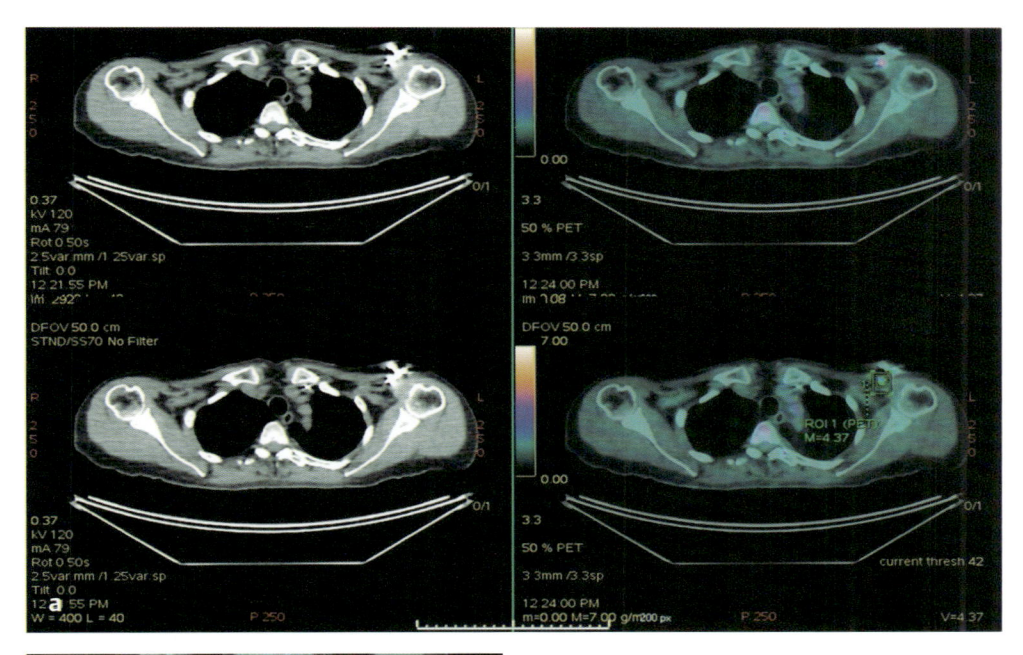

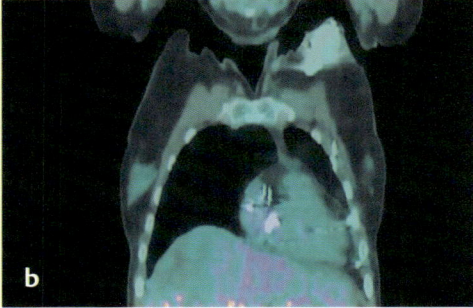

Fig. 11-8. Paciente masculino, 55 anos, diabético, com prótese biológica tricúspide e marca-passo com cabos transvenoso e epicárdico. Apresentou sinais clínicos de infecção na loja de marca-passo. PET/CT com 18-FDG foi realizado para excluir infecção nos cabos do marca-passo. Observou-se captação aumentada de F18-FDG na loja do marca-passo confirmando o diagnóstico de infecção local (**a**). Os cabos do marca-passo não apresentaram captação, excluindo o diagnóstico de infecção dos cabos (**b**).

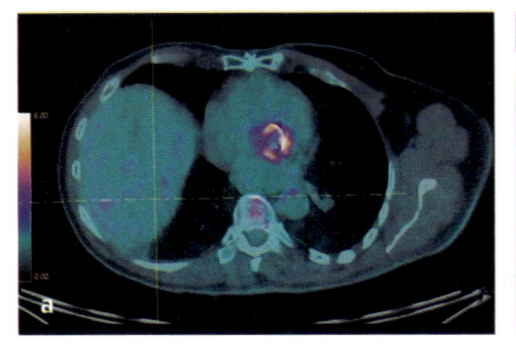

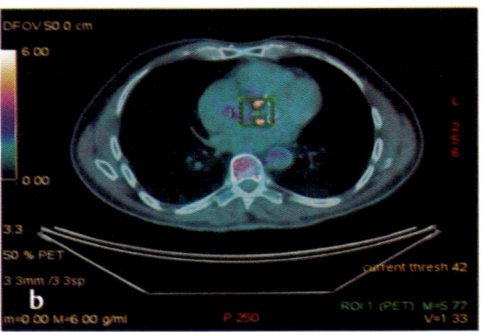

Fig. 11-9. Paciente masculino, 68 anos, com prótese aórtica biológica, história de febre e sudorese e ecocardiograma transesofágico sem alterações. (**a**) PET/CT com F18-FDG demonstrou captação perivalvar do radiofármaco. (**b**) A análise quantitativa demonstrou SUV de 5,77.

PESQUISA DE VIABILIDADE MIOCÁRDICA

A cardiopatia isquêmica é a principal causa de insuficiência cardíaca (IC), sendo uma doença com prevalência crescente e alta taxa de mortalidade em todo o mundo.[38-40] No Brasil, 27.434 mortes ocorreram, em 2015, causadas pela IC.[41]

O aumento da compreensão de sua fisiopatologia, associado aos avanços do tratamento medicamentoso, reabilitação cardíaca e técnicas de revascularização melhoraram o prognóstico geral e a sobrevida de pacientes com IC nos últimos anos, mas, apesar disso, cerca de 50% dos pacientes diagnosticados com IC morrerão 5 anos após o diagnóstico inicial.[40]

Compreende-se que a IC crônica tenha uma ou mais das três entidades fisiopatológicas relacionadas com a doença isquêmica do miocárdio, de modo isolado ou coexistindo no mesmo paciente: fibrose miocárdica, miocárdio hibernante ou repetidos episódios de atordoamento miocárdico.[42]

O miocárdio atordoado (*stunned*) é definido como miocárdio que se tornou disfuncional por causa de um período transitório de isquemia grave, e que se mantém alterado mesmo após a reperfusão, ou seja, há fluxo normal de repouso e função prejudicada. A gravidade e duração do atordoamento (disfunção pós-isquêmica) dependem da duração, extensão e gravidade do insulto isquêmico, podendo durar de horas a semanas.

Já o miocárdio hibernante tem sido definido como regiões com grave disfunção sistólica com evidência de hipoperfusão em repouso.[43] Representa um miocárdio com celularidade preservada, porém com fluxo sanguíneo reduzido, o que leva à função ventricular deprimida, mesmo em repouso. A patogênese do miocárdio hibernante ainda não foi elucidada, acredita-se, entretanto, estar condicionada a uma possível redução da regulação funcional por comprometimento mitocondrial, a fim de proteger a célula muscular cardíaca do fenômeno isquêmico.[44,45] Sabe-se que a hibernação carrega consigo alterações celulares e extracelulares, que podem estar ligadas ao tempo de reversibilidade do processo,[46] que pode variar de dias até 14 meses.[47-49]

A importância da distinção destes processos fisiopatológicos consiste no fato de que tanto o miocárdio atordoado quanto o hibernado são condições potencialmente reversíveis, onde a viabilidade miocárdica está presente. Por conseguinte, a avaliação da viabilidade miocárdica é importante no processo de decisão terapêutica dos pacientes com disfunção ventricular (grau de recomendação classe I – nível de evidência B), segundo as principais diretrizes.[50-53]

Pacientes com miocárdio disfuncional, mas viável, provavelmente se beneficiarão da revascularização miocárdica (RVM), com melhora funcional e de sobrevida, porém, a melhora funcional não ocorrerá na presença de fibrose.

Em clássica metanálise envolvendo 24 estudos de viabilidade, utilizando SPECT-Tl[201], PET-^{18}F-FDG e ecocardiografia com dobutamina, foram avaliados 3.088 pacientes com FEVE 32 ± 8% e acompanhamento de 25 ± 10 meses. Evidenciou-se forte associação entre a viabilidade miocárdica em testes não invasivos e melhora da sobrevida após RVM em pacientes com doença arterial coronariana (DAC) crônica e disfunção ventricular esquerda. Houve redução de 79,6% na mortalidade de pacientes com viabilidade tratados por revascularização (p = 0,0001), enquanto que em pacientes sem viabilidade miocárdica, não houve diferença significativa na mortalidade com revascularização *versus* terapia médica. A taxa de mortalidade anual no grupo com viabilidade e em tratamento medicamentoso foi de 16%, contrastando com 3,2% do grupo submetido à revascularização.[54]

Várias técnicas de imagem não invasivas são disponíveis para a detecção do miocárdio viável, dentre elas a ecocardiografia de estresse com dobutamina, a ressonância magnética cardíaca (RMC) e as imagens nucleares com SPECT ou PET. Essas avaliam diferentes características do miocárdio viável e, por isso, apresentam variações na sensibilidade e especificidade.[55]

O PET-^{18}F-FDG e a RMC são as modalidades de eleição para a detecção de viabilidade, em razão de suas elevadas taxas de sensibilidade e especificidade. A ecocardiografia com dobutamina e a cintilografia miocárdica com SPECT (cintilografia de repouso e reinjeção com [201]Tálio e cintilografia de repouso com Sestamibi-Tc[99m] sensibilizada com nitrato oral, nesta ordem de seleção) são métodos aceitáveis pela sua ampla disponibilidade e acessibilidade.

O PET-RM é uma nova técnica, com disponibilidade limitada, que tem a vantagem de reunir a elevada resolução espacial da RM com a sensibilidade do PET, sem excesso de radiação ionizante, além de a RM poder avaliar a extensão da cicatriz.[49]

Não está claro quanto miocárdio viável é necessário para resultar na melhoria da função global do VE. Vários estudos mostraram que a recuperação da função global do VE pode ocorrer quando pelo menos 25% dos segmentos disfuncionais são viáveis.[56]

É importante ressaltar que cada método tem suas vantagens e desvantagens, e que a escolha muitas vezes vai além do "melhor método" apenas, tendo que se levar em consideração o cenário clínico, a disponibilidade local de cada método, *expertise* e as contraindicações específicas de cada paciente para determinado exame.[57]

Atualmente, existem 2 estudos prospectivos randomizados comparando desfechos em pacientes à IC isquêmica submetidos à pesquisa de viabilidade, com resultados conflitantes.

O estudo STICH (*Surgical Treatment for Ischemic Heart Failure*),[58] estudo multicêntrico que estudou 1.212 pctes, 601 submetidos à avaliação de viabilidade miocárdica, sendo com ecocardiograma com dobutamina (130 pctes), ^{201}Tl-SPECT (321 pctes), ou ambos (150 pctes), que foram randomizados para receber tratamento farmacológico e RVM cirúrgica (298 pctes) ou tratamento farmacológico isoladamente (303 pctes) e seguidos por uma média de 56 meses (mínimo 12 meses). Não foi encontrado benefício estatisticamente significativo sobre a mortalidade com a intervenção cirúrgica, nem a avaliação de viabilidade miocárdica mostrou benefício importante em relação à intervenção cirúrgica, o que leva a crer que a avaliação de miocárdio viável não diferencia os pacientes que se beneficiariam da revascularização, comparando com os adeptos à terapia médica isolada. Uma das críticas deste estudo é que mais de 80% dos pacientes apresentaram viabilidade, sendo o número de pacientes sem viabilidade pequeno (n = 114). Além disso, houve significativo *crossover* entre os dois grupos. Mesmo com suas limitações e vieses, o estudo STICH representa, até então, a maior análise sobre a influência da viabilidade miocárdica sobre os desfechos clínicos dos pacientes portadores de miocardiopatia isquêmica, além de ser pioneiro na avaliação do resultado diferencial entre revascularização e terapia médica farmacológica. A avaliação de 10 anos do estudo confirmou tais achados.[59]

O estudo PARR-2 (*PET and recovery after revascularization*) – único estudo prospectivo randomizado desenhado para avaliar o benefício de resultados de uma estratégia de gerenciamento assistido por PET-^{18}F-FDG,[60] em pacientes com disfunção grave do VE. Foram estudados 430 pacientes – FEVE inferior a 35% e DAC – separados em dois grupos: tratamento padrão (n = 212) e tratamento assistido por PET-^{18}F-FDG (n = 218). O primeiro ano não demonstrou diferença significativa entre os grupos quanto aos desfechos primários (morte cardíaca, infarto agudo do miocárdio ou hospitalização por causa cardíaca (30 vs. 36% p = 0,15). No grupo em que se utilizou o PET, no entanto, houve posteriormente redução significativa no desfecho primário, ao longo do período de acompanhamento (Razão de Risco 0,62, IC 95% 0,42 a 0,93; p = 0,019).

Apesar da pesquisa de viabilidade miocárdica ser polêmica pelos estudos demonstrados na literatura, a presença de viabilidade continua a ter um papel no processo de tomada de decisão em torno da RVM. Os métodos para avaliação da viabilidade apresentam aspectos operacionais próprios, que devem ser adequados ao paciente e suas características individuais. Essa é uma população muito complexa de pacientes, e a decisão sobre a cirurgia de revascularização não deve-se basear no resultado de um único teste. A pesquisa de viabilidade deve ser realizada no contexto da anatomia coronariana, no grau de disfunção do VE e na capacidade de realizar uma derivação eficaz nos vasos estenóticos e que suprem o miocárdio disfuncional. Portanto, há uma constelação de questões relacionadas com a decisão, das quais a viabilidade miocárdica é apenas uma delas.

CONCLUSÃO

Em suma, na era da multimodalidade diagnóstica, a cardiologia nuclear continua sendo uma ferramenta importante na avaliação e manejo de pacientes com suspeita ou diagnóstico estabelecido de DAC. Cabe ressaltar, no entanto, que existem situações fora do contexto da DAC epicárdica em que a cardiologia nuclear tem sua indicação apropriada, principalmente pela avaliação do fluxo sanguíneo miocárdico efetivo e pela reserva coronária. Técnicas já estabelecidas, como ventriculografia radioisotópica e avaliação da inervação simpática cardíaca, também podem auxiliar os pacientes em cenários clínicos específicos. Recentemente, novas indicações, como a avaliação de amiloidose e sarcoidose cardíaca, bem como de infecções de próteses valvares e de dispositivos intracardíacos, têm demonstrado que o uso da cardiologia nuclear não se limita apenas ao estudo da perfusão miocárdica.

REFERÊNCIAS BIBLIOGRÁFICAS

1. Hendel RC, Berman DS, Di Carli MF, et al. ACCF/ASNC/ACR/AHA/ASE/SCCT/SCMR/SNM 2009 appropriate use criteria for cardiac radionuclide imaging: a report of the American College of Cardiology Foundation Appropriate Use Criteria Task Force, the American Society of Nuclear Cardiology, the American College of Radiology, the American Heart Association, the American Society of Echocardiography, the Society of Cardiovascular Computed Tomography, the Society for Cardiovascular Magnetic Resonance, and the Society of Nuclear Medicine. Circulation. 2009;119:e561-87.
2. Gould L, Lipscomb K, Hamilton GW. Physiologic basis for acessing critical coronary stenosis. Am J Cardiol. 1974;33:87-94.
3. Osório AFF, Kowatsch I, Tsutsui JM, et al. Avaliação de reserva de fluxo coronariano e miocárdico pela ecodopplercardiografia transtorácica com contraste miocárdico em pacientes com lesão na artéria coronária descendente anterior. Rev. Bras. de Ecocardio 2005;18(1):13-22.
4. Meneghetti JC, Soares Jr J, Izaki, et al. Cintilografia de Perfusão Miocárdica. In: Medicina Nuclear: Princípios e Aplicações. São Paulo: Editora Atheneu; 2012.
5. Garcia EV, Faber TL, Cooke CD, Folks RD, Chen J, Santana C. The increasing role of quantification in clinical nuclear cardiology: the Emory approach. J Nucl Cardiol. 2007;14:420-32.
6. Henzlova MJ, Duvall WL, Einstein AJ, Travin MI, Verberne HJ. ASNC imaging guidelines for SPECT nuclear cardiology procedures: Stress, protocols, and tracers. J Nucl Cardiol. 2016;23:606-39.
7. Schepis T, Gaemperli O, Koepfli P, et al. Added value of coronary artery calcium score as an adjunct to gated SPECT for the evaluation of coronary artery disease in an intermediate-risk population. J Nucl Med. 2007 Sep;48(9):1424-30.
8. Bourque JM, Beller GA. Stress myocardial perfusion imaging for assessing prognosis: an update. JACC Cardiovasc Imaging. 2011;4:1305-19.
9. Hachamovitch R, Hayes SW, Friedman JD, et al. Comparison of the short-term survival benefit associated with revascularization compared with medical therapy in patients with no prior coronary artery disease undergoing stress myocardial perfusion single photon emission computed tomography. Circulation. 2003;107:2900-7.
10. Neumann FJ, Sousa-Uva M, Ahlsson A, et al. 2018 ESC/EACTS Guidelines on myocardial revascularization. Eur Heart J. 2019 Jan 7;40(2):87-165.
11. Sachpekidis C1, Sachpekidis V, Moralidis E, Arsos G. Equilibrium radionuclide ventriculography: still a clinically useful method for the assessment of cardiac function? Hell J Nucl Med. 2011;21(3):213-220.
12. Rocco TP, Dilsizian V, Fischman AJ, Strauss HW. Evaluation of ventricular function in patients with coronary artery disease. J Nucl Med. 1989;30(7):1149-65.
13. Gargiulo P, Cuocolo A, Dellegrottaglie S, Prastaro M, Savarese G, Assante R, Zampella E, Paolillo S, Scala O, Ruggiero D, Marsico F, Perrone Filardi P. Nuclear assessment of right ventricle. Echocardiography. 2015 Jan;32 Suppl 1:S69-74.
14. Salis FV, Thom AF. Função Ventricular por Radionuclídeos – Indicações Clínicas Gerais: Programação de Marcapasso. In: Thom AF; Smanio PEP. Medicina Nuclear em Cardiologia da Metodologia à Clínica. São Paulo: Ateneu; 2007.
15. Kashyap R, Mittal BR, Manohar K, Bhattacharya A, Bahl A. Left ventricular diastolic parameters in dilated cardiomyopathy: are we missing out on something? W J Nucl Med. 2014 May;13(2):85-7.
16. Rocha ET, Alves WEFM, Verschure DO, et al. The use of cardiac 123I-mIBG Scintigraphy in Clinical Preactice: The Necessity to Standardize. Int J Cardiovasc Sci. 2017;30(6):533-541.
17. Nakajima K, Nakata T. Cardiac 123I-mIBG Imaging for clinical decision making: 22-year experience in Japan; J Nucl Med. 2015;56(6):11s-19s.
18. Jacobson AF, Senior R, Cerqueira MD, Wong ND, Thomas GS, Lopez VA, et al. Myocardial iodine-123 meta-iodobenzylguanidine imaging and cardiac events in heart failure. J Am Coll Cardiol. 2010;55(20):2212-21.
19. Merlet P, Valette H, Dubois-Randé J, Moyse D, et al. Prognostic value os cardiac metaiodobenzylguanidine imaging in patients with heart failure. Journal of nuclear medicine: oficial publication, Society of Nuclear Medicine. 1992;33(4):471-7.
20. Agostini D, Verbene HJ, Burchert W, Knuuti J, Povinec P, Sambuceti G, et al. I-123-mIBG myocardial imaging for assessment of risk for a major cardiac event in heart failure pacientes: insights from a retrospective European multicenter study. Eur j Nucl Med Mol Imaging. 2008;29(9):1147-59.
21. Nishioka SA, Martinelli Filho M, Brandão SC, Giorgi MC, Vieira ML, Costa R, et al. Cardiac sympathetic activity pre and post resynchronization therapy evaluated by 123I-MIBG myocardial scintigraphy. J Nucl Cardiol. 2007;14(6):852-9.
22. Nagahara D, Nakata T, Hashimoto A, et al. Predicting the need for na implantable cardioverter defibrillator using cardiac metaiodobenzylguanidine activity together with plasma natriuretic peptide concentration or left ventricular function. J Nucl Med. 2008;49(2):225-33.
23. Simões MV, Barthel P, Matsunari I, et al. Presence of sympathetically denervated but viable myocardium and its electrophysiologic correlates after early revascularised, acute myocardial infartion. Eur Heart J. 2004;25(07):551-7.
24. Boogers MJ, Borleffs CJ, Henneman MM, et al. Cardiac sympathetic denervation assessed with 123-iodine metaiodobenzylguanidine imaging predicts ventricular arrhythmias in implantable cardioverter-defibrillator patients. J Am Coll Cardiol. 2010 Jun 15;55(24):2769-77.
25. Bulen BF, Verbene HJ, Bellersen L et al. Relationship of promising methods in the detection of anthracycline-induzed cardiotoxicity in the breast câncer patients. Cancer Chemoter Pharmacol. 2015; 76(5):957-67.
26. Ruberg FL, Grogan M, Hanna M, Kelly JW, Maurer MS. Transthyretin Amyloid Cardiomyopathy: JACC State-of-the-Art Review. J Am Coll Cardiol. 2019;73:2872–91.
27. Quagliato PC, Neto EMVS, Assef JE, Barretto RBM, Correia EB, Savioli Neto F et al. O que há de novo na amiloidose cardíaca? Arq Bras Cardiol: Imagem Cardiovasc. 2018;31(3):198-203.

28. ASNC Cardiac Amyloidosis Practice Points; 99mTcTechnetium-Pyrophosphate Imaging for Transthyretin Cardiac Amyloidosis. In: Dorbala S, Bokhari S, Miller E, Bullock-Palmer R, Soman P, Thompson R. Updated February. 2019.
29. Falk RH. Cardiac Amyloidosis: A treatable disease, often overlooked. Circulation. 2011;124;1079-1085.
30. Witteles R. Cardiac Amyloidosis: Expert Analisis. www.acc.org/latest-in-cardiology/articles/2016/07/07/14/59/cardiac-amyloidosis [online]. Julho de 2016.
31. Gillmore JD, Maurer MS, Falk RH, Merlini G, Damy T, Dispenzieri A, et al. Non-Biopsy Diagnosis of Cardiac Transthyretin amyloidosis. Circulation. 2016;133:2404-2412.
32. Perugini E, Guidalotti PL, Salvi F, Cooke RM, Pettinato C, Riva L. Noninvasive etiologic diagnosis of cardiac amyloidosis using 99 mTc-3,3-diphosphono-1,2-propanodicarboxylic acid scintigraphy. J Am Coll Cardiol. 2005;46:1076-1084.
33. ASNC/AHA/ASE/EANM/HFSA/ISA/SCMR/SNMMI Expert consensus recommendations for multimodality imaging in cardiac amyloydosis: part 2 of 2 – Diagnostic Criteria and Appropriate utilization. Dorbala S, et al. Journal of Nuclear Cardiology, Journal of Cardiac Failure and Circulation Cardiovascular Imaging. J Nuclear Cardiol. 2019;26(6):2065-2123.
34. Bokhari S, Cataño A, Pozniakoff T, et al. 99mTc-pyrophosphate scintigraphy for differentiating light-chain cardiac amyloidosis from the transthyretin-related familial and senile cardiac amyloidoses. Circ Cardiovasc Imaging. 2013;6:195-201.
35. Swart LE, Scholtens AM, Tanis W, Nieman K, Bogers AJJC, et al. 18F-fluorodeoxyglucose positron emission/computed tomography and computed tomography angiography in prosthetic heart valve endocarditis: from guidelines to clinical practice. Eur Heart J. 2018 Nov 1;39(41):3739-3749;
36. Habib G, Lancellotti P, Antunes MJ, Bongiorni MG, Casalta JP, et al. 2015 ESC Guidelines for the management of infective endocarditis: the task force for the managment of infective endocarditis of the European Society of Cardiology (ESC). Endorsed by: European Association for Cardiothoracic Surgery (EACTS), the European Association of Nuclear Medicine (EANM). Eur Heart J. 2015 Nov 21;36(44):3075-3128;
37. San S, Ravis E, Tessonier L, Philip M, Cammilleri S, Lavagna F, et al. Prognostic Value of 18F-Fluorodeoxyglucose Positron Emission Tomography/Computed Tomography in Infective Endocarditis. J Am Coll Cardiol. 2019;74(8):1031-1040.
38. Blankstein R, Waller AH. Evaluation of known or suspected Cardiac Sarcoidosis. Circ Cardiovasc Imaging. 2016 Mar;9(3):e000867.
39. Mozaffarian D, Benjamin EJ, Go AS, Arnett DK, Blaha MJ, Cushman M, et al; American Heart Association Statistics Committee and Stroke Statistics Subcommittee. Heart disease and stroke statistics--2015 update: a report from the American Heart Association. Circulation. 2015;131(4):e29322. Erratum in: Circulation. 2016;133(8):e417. Circulation. 2015;131(24):e535.
40. Levy D, Kenchaiah S, Larson MG, Benjamin EJ, Kupka MJ, Ho KK, et al. Long-term trends in the incidence of and survival with heart failure. N Engl J Med. 2002;347(18):1397-402.
41. Brasil. Ministério da Saúde. Mortalidade TabNet Win32 3.0. [Acesso em 2017 nov 16]. Disponível em: http://tabnet.datasus.gov.br/cgi/tabcgi. exe?sim/cnv/obt10uf.de.
42. Jamiel A, Ebid M, Ahmed AM, Ahmed D, Al-Mallah MH. The role of myocardial viability in contemporary cardiac practice. Heart Fail Rev. 2017;22(4):401-13.
43. Narula J, Dawson MS, Singh BK, Amanullah A, Acio ER, Chaudhry FA, et al. Noninvasive characterization of stunned, hibernating, remodeled and nonviable myocardium in ischemic cardiomyopathy. J Am Coll Cardiol. 2000;36(6):1913-9
44. Demirkol MO. Myocardial viability testing in patients with severe left ventricular dysfunction by SPECT and PET. Anadolu Kardiyol Derg. 2008 Nov;8 Suppl 2:60-70.
45. Canty JM Jr, Fallavollita JA. Hibernating myocardium. J Nucl Med. 2005;12(1):104-19.
46. Lim SP, Mc Ardle BA, Beanlands RS, Hessian RC. Myocardial viability: it is still alive. Semin Nucl Med. 2014;44(5):358-74.
47. Vanoverschelde JL, Wijns W, Borgers M, Heyndrickx G, Depré C, Flameng W, et al. Chronic myocardial hibernation in humans: from bedside to bench. Circulation. 1997;95(7):1961-71.
48. Bax JJ, Visser FC, Poldermans D, Elhendy A, Cornel JH, Boersma E, et al. Time course of functional recovery of stunned and hibernating segments after surgical revascularization. Circulation. 2001;104(12 Suppl 1):I314-8.
49. Ker WS, Nunes THP, Nacif MS, Mesquita CT, Implicações práticas da pesquisa de viabilidade miocárdica. Arq Bras Cardiol. 2018;110(3):278-288.
50. Udelson JE, Dilsizian V, Bonow RO. Nuclear cardiology: Assesment of myocardial cellular metabolism and physiology. In: Bonow RO, Mann DL, Zipes DP, Libby P, Braunwald E (Eds.). Braunwald's Heart Disease. A textbook of cardiovascular medicine, 10th Ed. Philadelphia: Elsevier; 2015. p. 292-295.
51. Rahimtoola SH, Dilsizian V, Kramer CM, Marwick TH, Vanoverschelde JL. Chronic ischemic left ventricular dysfunction: from pathophysiology to imaging and its integration into clinical practice. JACC Cardiovasc Imaging. 2008;1(4):536-55.
52. Ponikowski P (Chairperson), Voors AA (Co-Chairperson) (The Netherlands), Anker SD (Germany), Hector Bueno (Spain), Cleland JGF (UK), et al. ESC Guidelines for the diagnosis and treatment of acute and chronic heart failure. Eur Heart J. 2016;37:2129-2200.
53. Neumann FJ (ESC Chairperson) (Germany), Sousa-Uva M (EACTS Chairperson) (Portugal), Ahlsson1 A(Sweden), Alfonso F (Spain), Banning AP (UK), ESC/EACTS Guidelines on myocardial revascularization, Eur Heart J. 2019;40:87-165.
54. Allman KC, Shaw LJ, Hachamovitch R, Udelson JE. Myocardial viability testing and impact of revascularization on prognosis in patients with coronary artery disease and left ventricular dysfunction: a meta-analysis. J Am Coll Cardiol. 2002;39(7):1151-8.
55. Jamiel A, Ebid M, Ahmed AM, Ahmed D, Al-Mallah MH. The role of myocardial viability in contemporary cardiac practice. Heart Fail Rev. 2017;22(4):401-13.
56. Bax e Delgado, Myocardial viability in ischemic. HF Nucl Cardiol. 2015;22:229-45.
57. Dobrucki LW, Sinusas A. PET and SPECT in cardiovascular molecular imaging. J Nat Rev. Cardiol. 2010;7:38-47.
58. Bonow RO, Maurer G, Lee KL, Holly TA, Binkley PF, Desvigne-Nickens P, et al. STICH Trial Investigators. Myocardial viability and survival in ischemic left ventricular diysfunction. N Engl J Med. 2011;364(17):1617-25.
59. Panza JA, Ellis AM, Al-Khalidi HR, Holly TA, Berman DS, Oh JK, et al, Myocardial Viability and Long-Term Outcomes in Ischemic Cardiomyopathy, N Engl J Med. 2019;381:739-748.
60. Beanlands RS, Nichol G, Huszti E, Humen D, Racine N, Freeman M, et al. F-18-fluorodeoxyglucose positron emission tomography imaging-assisted management of patients with severe left ventricular dysfunction and suspected coronary disease: a randomized, controlled trial (PARR-2). J Am Coll Cardiol. 2007;50:2002-12.

TOMOGRAFIA COMPUTADORIZADA EM CARDIOLOGIA: PRINCÍPIOS E APLICAÇÕES

CAPÍTULO 12

Maria Leticia Gabardo Harger ▪ Fernanda Sayuri Oshiro ▪ Roberto Caldeira Cury

INTRODUÇÃO

A tomografia computadorizada (TC) ganhou aceitação como arsenal diagnóstico em Cardiologia com o desenvolvimento de tecnologias que possibilitaram a quantificação da calcificação coronária (escore de cálcio coronário – ECC) e avaliação de forma não invasiva da luz e das paredes das artérias coronárias (angiotomografia de coronárias – ATCo).[1-7]

O preparo adequado do paciente e a evolução nas técnicas de aquisição e processamento das imagens provocaram aprimoramentos significativos na qualidade das imagens obtidas.[8-11]

A TC é uma excelente ferramenta para avaliação anatômica das estruturas cardíacas e sua relação com as estruturas torácicas adjacentes, com a introdução dos sistemas de 64 colunas de detectores ou mais, houve a possibilidade de avaliar a anatomia coronariana, quantificação das placas ateroscleróticas e respectivo grau de obstrução.

Pode fornecer informações adicionais sobre função ventricular, contratilidade segmentar e presença de fibrose miocárdica (realce tardio). Aplicações mais recentes permitem também o estudo perfusional miocárdico e a estimativa de reserva de fluxo fracionado para avaliação complementar do significado hemodinâmico das estenoses.

Como resposta a um questionamento inicial da comunidade científica, em relação ao uso de radiação ionizante, notáveis progressos tecnológicos permitiram a redução substancial da dose de radiação, aumentando ainda mais a segurança do método.[12-16] É imprescindível seguir os princípios básicos de proteção à radiação:[17,18] Indicação/Justificativa (teste correto para o paciente certo) e otimização, dose de radiação o mais baixa possível sem impacto no diagnóstico do paciente (Princípio de ALARA – *as low as reasonably achievable*); melhores práticas.[19]

VANTAGENS E DESVANTAGENS DA TC (QUADRO 12-1)

Quadro 12-1. Vantagens e Desvantagens da TC

Vantagens	Desvantagens
Exame não invasivo	Alto custo
Rápida aquisição e processamento	Disposição limitada
Elevada acurácia e reprodutibilidade	Uso de radiação ionizante
Alto valor prognóstico e VPN	Uso de contraste iodado
Avaliação funcional e anatômica (caracterização da placa aterosclerótica e da redução luminal)	Resoluções temporal e espacial inferiores à angiografia invasiva
Estudo de *stents* e enxertos extracardíacos	Controle da frequência cardíaca
Análise de estruturas extracardíacas	Apneia adequada

*VPN: valor preditivo negativo.

PRINCÍPIOS

Para realização do exame, médicos e equipes, devem estar devidamente capacitados, e as instalações adequadas e equipadas.[20-22]

Aquisição

O princípio básico da TC é a emissão de um feixe de raios X, que passa pelo corpo por diversos ângulos, permitindo a criação de imagens seccionais.[23] As projeções desses raios são processadas em *pixels* (*picture elements* – menores unidades da imagem), onde cada *pixel* é representado por uma escala de cinza relacionada com a atenuação sofrida pelos raios X, definida utilizando-se uma escala numérica (Unidades Hounsfield – UH), cujas referências são a atenuação dos raios X na água e do ar (0 UH e -1.000 UH, respectivamente).

As imagens devem ser adquiridas de maneira rápida, evitando artefatos de movimento causados pelos batimentos cardíacos e movimentos respiratórios (alta resolução temporal), e com a realização de cortes ultrafinos, permitindo avaliação mais acurada das pequenas estruturas cardíacas (alta resolução espacial).

Recomenda-se a realização de angiotomografia de coronária em tomógrafos com rotação do gantry ≤ 350 ms, *scanner* de, no mínimo, 64 detectores (colimação 64 × 0,5, detector largura 0,625 ou menos e voltagem de 70-140 kv) visto que os estudos que demonstraram acurácia diagnóstica e prognóstico, em sua maioria, utilizaram aparelhos com estas características.[24]

Atualmente, já estão disponíveis tomógrafos com até 320 colunas de detectores, que, por aumentarem a área de cobertura anatômica (16 cm) por cada rotação, permitem obter as imagens do coração em até um único batimento cardíaco, reduzindo o número de artefatos, dose de radiação e volume do contraste infundido.[25]

Radiação Ionizante

Pela radiação ionizante sabidamente ter o potencial de trazer possíveis malefícios em longo prazo, a equipe multiprofissional, responsável pela realização do exame e o médico solicitante, devem priorizar os riscos da exposição do paciente à radiação, visto que seu efeito nocivo no organismo é cumulativo, com a indicação clínica correta, conforme preconizadas pelas diretrizes (Quadro 12-2).

Quadro 12-2. Valores de Dose de Radiação dos Exames de Imagem Cardíaca[22]

Exame	Dose efetiva (mSv)
Radiografia de tórax (frente e perfil)	0,1
Escore de cálcio	0,7-1,1
Angiotomografia de coronárias (64 canais)	
▪ Aquisição prospectiva	3
▪ Com modulação de corrente	9
▪ Sem modulação de corrente	15
Angiografia coronária invasiva (diagnóstica)	7
Intervenção coronária percutânea ou ablação por radiofrequência	15
Cintilografia miocárdica	
▪ Tetrofosmin (1 dia) estresse/repouso	10
▪ Sestamibi (1 dia) estresse/repouso	12
▪ PET F-18 FDG	14
▪ Tálio estresse/redistribuição	29
▪ Tálio estresse/reinjeção	41

PET: tomografia por emissão de pósitrons; FDG: fluordesoxiglicose.

De acordo com recomendações internacionais, doses menores ou iguais a 3 mSv conferem um risco muito baixo de efeitos deletérios.[26] O risco extrapolado de desenvolver câncer ao longo da vida decorrente da radiação de um exame cardiovascular é de 0,05% (1/2.000 pessoas).[19]

Técnicas para Redução de Radiação Ionizante

Fatores, como tipo de *scanner*, potencial e corrente do tubo, tempo de escaneamento, tipo de sincronização com eletrocardiograma (ECG), espessura de cada corte, *pitch* (relação entre o deslocamento da mesa (mm) a cada rotação do tubo e da largura do feixe de raios X) e método de reconstrução, influenciam a exposição global à radiação. Com recentes avanços, alguns pacientes podem ser submetidos à angiotomografia coronariana com uma dose média de 3 a 8 mSv, podendo alcançar doses de radiação inferiores a 1 mSv.[27-30]

Normalmente o potencial do tubo de 100 a 120 quilovolts (kV) é suficiente para um exame de boa qualidade na maioria dos pacientes. Em pacientes maiores, o aumento do potencial pode ser elevado para 140 kV, levando a um feixe de raios X de maior energia, com melhor penetração tecidual e uma redução no ruído da imagem. Contudo essa alteração aumenta exponencialmente a exposição à radiação.[31] Em crianças ou em pacientes menores (até 100 kg e índice de massa corporal (IMC) inferior a 30 kg/m²), o potencial do tubo de 70 a 100 Kv reduzirá a exposição à radiação a 30-50%, mantendo a acurácia diagnóstica da imagem.[32] Em crianças é mandatório o uso da menor dose de radiação disponível no tomógrafo que pode variar de 70 ou 80 Kv.

A amperagem (mA) é modificada para ajustar tamanho/peso do paciente e ruído da imagem. Seu aumento resulta em mais fótons por tempo de exposição, reduzindo o ruído da imagem, porém, com maior exposição à radiação. Em contraste com o potencial do tubo, o aumento da corrente acontece linearmente à mudança na corrente do tubo.[33]

Novos *scanners* já apresentam um recurso adicional chamado "controle automático de exposição" onde a corrente de tubo reduz quando há penetração dos raios X em tecidos menos densos, como os pulmões, e aumenta em estruturas sólidas.[34]

A sincronização da aquisição das imagens com o ECG durante o exame, idealmente, reduzirá a corrente do tubo durante as fases do ciclo cardíaco, quando o movimento coronariano é provavelmente maior (sístole precoce e média), reservando a dose completa para fases limitadas do ciclo cardíaco, quando o movimento coronariano é mínimo. Reduções de até 50% de radiação podem ser atingidas com a utilização da modulação da corrente em associação ao ECG, assim como um bom controle da frequência cardíaca (Quadro 12-3).[35]

Monitorização da Radiação

O parâmetro fundamental de dose de radiação na TC é o *CT dose index* (CTDI). Há muitas variantes nos parâmetros de dosagem utilizados em TC, entre eles, volume *CT dose index*, *dose length product* (DLP) e *effective dose* (E). O parâmetro dose-efetiva é útil na avaliação e na comparação do potencial risco biológico de um exame específico.[36]

É importante notar que a estimativa de dose de radiação normalmente subestima a verdadeira dose de radiação.[37]

ESCORE DE CÁLCIO

A calcificação na parede vascular é um fenômeno muito específico do processo de aterosclerose e guarda íntima relação com fatores inflamatórios localizados na parede arterial.[38-40] O escore de cálcio pode ser considerado uma medida indireta da carga aterosclerótica coronariana global.[7]

Para aquisição do ECC não é necessário jejum e nem qualquer outro tipo de preparo. Não há a necessidade de controle rigoroso da frequência cardíaca (FC), porém pode gerar artefatos de movimento que podem superestimar o grau de calcificação coronária.[22]

São feitas imagens do coração em cortes transversais (3 mm de espessura) de maneira sincronizada ao ECG, sem a utilização de contraste endovenoso e com baixa dose de radiação (Fig. 12-1) – (aproximadamente 0,9 a 1,3 miliSievert – mSv).[41] A calcificação coronária avaliada na tomografia se dá por uma lesão hiperatenuante acima do limiar de densidade de 130 UH em uma área de dois ou mais *pixels* adjacentes (> 1 mm²).[42] O produto da área total de cálcio por um fator derivado da densidade máxima define o escore de cálcio (escore de Agatston). A tomografia é um método com alta sensibilidade para a detecção e elevada acurácia para a análise do escore de cálcio de Agatston.[42,43]

Apesar da alta sensibilidade e valor preditivo negativo (VPN) para detecção de estenose coronária, a especificidade e o valor preditivo positivo VPP) foram muito baixos, em suma, mesmo considerando que a ausência de calcificação coronária traduz uma baixa probabilidade de estenose coronária confirmada pela angiografia convencional, a presença de calcificação não significa necessariamente a existência de estenose luminal.[44-46]

Os valores do ECC podem ser descritos tanto em números absolutos, quanto por valores ajustados para idade, sexo e etnia do paciente (percentis de distribuição na população em geral calculados por vários bancos de dados populacionais, como o do estudo MESA [Estudo Multiétnico em Aterosclerose] entre outros).[47-49]

ECC foi o marcador que mais acrescentou à acurácia do escore de Framingham em predizer eventos cardiovasculares nos estudos, e foi o marcador que melhor reestratificou os pacientes em maior ou menor risco – 65% dos pacientes foram corretamente reclassificados

Quadro 12-3. Recursos para Redução de Dose de Radiação na Tomografia Coronária[22]

- Controle rígido da frequência cardíaca
- Menor extensão longitudinal possível da varredura
- Menor campo de visão possível
- Redução da voltagem do tubo
- Modulação de dose com base no eletrocardiograma
- Aquisição com sincronização prospectiva
- Reconstrução interativa

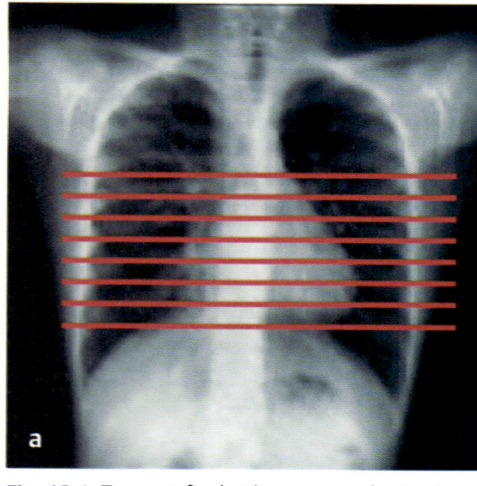

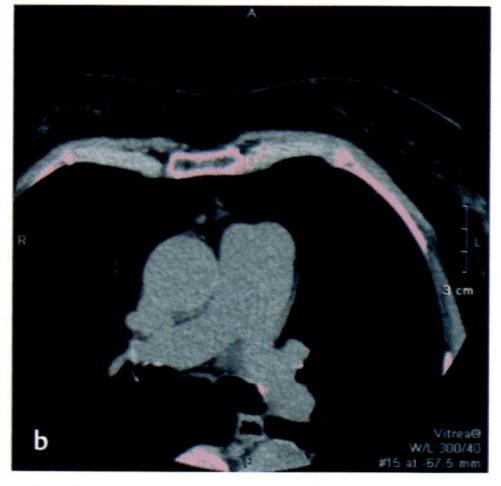

Fig. 12-1. Tomografia de tórax para avaliação de escore de cálcio coronariano com parâmetros de aquisição com 120 Kv, 3 mm de espessura, 3 mm de intervalo e sem contraste. (**a**) Programação esquemática do escore de cálcio no escanograma. (**b**) Aquisição prospectiva do escore de cálcio evidenciando as estruturas acima de 130 UH (cálcio e osso) em rosa para cálculo do escore de cálcio coronariano pelo método de Agatston.

Quadro 12-4. Grau de Calcificação de Acordo com Valores Absolutos do ECC[22]

Valores absolutos ECC	Grau de calcificação	Interpretação clínica
0	Ausência de calcificação	Muito baixo risco de eventos coronários futuros
1-100 e percentil < 75 para idade, sexo e etnia	Discreto	Baixo risco de eventos coronários futuros
101-400 e percentil > 75 para idade, sexo e etnia	Moderado	Maior risco de eventos coronários futuros
401-1.000	Alto	Maior probabilidade de isquemia miocárdica
> 1.000	Muito alto	

ECC: escore de cálcio coronariano.

em risco mais alto ou mais baixo, comparado a 16% da história familiar positiva, 10% do Doppler de carótidas e 8% da proteína C reativa (PCR). Portanto, o ECC vem-se mostrando como a mais acurada ferramenta de detecção de aterosclerose subclínica para o refinamento da estratificação de risco em pacientes assintomáticos (ECC > 100 ou > percentil 75 reclassifica os indivíduos para um risco cardiovascular mais alto).[50] Classificação do grau de calcificação de acordo com valores absolutos do ECC encontra-se no Quadro 12-4.

Especialmente em pacientes assintomáticos, de risco cardiovascular intermediário, o ECC atualmente tem seu principal papel a estratificação (reclassificação) de risco cardiovascular (RCV) por meio da detecção de aterosclerose subclínica.[51,52]

O ECC 1-100 esteve associado a um aumento de aproximadamente 4 vezes; o ECC > 100 aproximadamente 7 vezes e ECC > 1.000 em mais de 10 vezes no risco de eventos coronários e cardiovasculares. Indivíduos com ECC > 100 ou acima do percentil 75 para faixa etária devem ser considerados como de maior risco cardiovascular e tratados mais agressivamente. Estudos prévios sugerem que a utilização do ECC resulta em maior aderência terapêutica pela demonstração visual da doença para o paciente.[19]

O ECC não é realizado em pacientes portadores de *stents* e/ou enxertos vasculares, uma vez que o método não acrescente informações prognósticas visto que já se encontram no grupo de alto risco cardiovascular.[53]

Não há recomendação de repetição periódica do ECC. Estudos utilizando mortalidade geral como desfecho sugerem que, em indivíduos com ECC zero, a incidência de eventos cardiovasculares permanece baixa por ao menos 5 anos.[54]

Indicações

As indicações para a realização do escore de cálcio coronário encontram-se no Quadro 12-5.

ANGIOTOMOGRAFIA DE CORONÁRIAS

A ATCo permite a avaliação das artérias coronárias de maneira não invasiva, rápida e segura (Fig. 12-2). Permite a visualização, além da luz, da parede vascular com caracterização de diferentes estágios da formação da placa aterosclerótica. Isto pode ter implicação prognóstica, especialmente quando identificadas placas com sinais de vulnerabilidade (pacientes com maior chance de desenvolvimento de síndrome coronariana aguda):

- Remodelamento positivo (volume de placa maior que a redução luminal).
- Baixa atenuação (< 30 UH).
- Pequenos pontos de cálcio no interior de placa.
- *Napkin-ring sing* (placas não calcificadas com um anel hiperatenuante periférico).

Sua crescente aplicação na prática clínica tem grande relação com os recentes avanços tecnológicos dos tomógrafos com múltiplos detectores, com consequente melhora da resolução espacial e temporal, associada à progressiva redução da dose de radiação.[55]

Preparo

- Jejum 3-4 horas.
- Pacientes devem estar bem hidratados para proteção renal, facilitar a punção venosa periférica e para evitar hipotensão.
- Tomar todas as medicações de uso habitual no dia do exame. É aconselhável suspender a metformina por pelo menos 48 horas antes e após uso de contraste (metformina é excretada exclusivamente por via renal, podem ocorrer acumulação tóxica e acidose láctica).
- Tomar medicações para alergia ao constraste em pacientes previamente alérgicos ao iodo (por ex.: prednisona 50 mg VO 13, 7 e 1 hora antes + difenidramina 50 mg VO 1 hora antes da exposição ao contraste;[56] prednisona 40 mg 3 dias antes e 12 horas após exame + loratadina 10 mg).
- Pacientes devem estar em posição supina e com ambos os braços acima da cabeça e com o coração no centro do *gantry*.[57-59] Garantir que não haja qualquer material de alta densidade na área a ser adquirida.
- Sincronização com ECG com mínima interferência na linha de base.
- Pacientes devem receber instrução e praticar a pausa inspiratória antes de iniciar o exame.
- Acesso venoso periférico adequado para um fluxo rápido (geralmente nº 18 em adultos e pelo menos nº 22 em crianças).
- Informar sobre uso potencial de medicações pré-procedimento (p. ex.: betabloqueadores e nitratos) para melhorar qualidade das imagens em pacientes sem contraindicações.

Quadro 12-5. Indicações para a Realização do ECC[22]

- Pacientes assintomáticos de risco intermediário pelo ERF (10-20% em 10 anos) ou pelo escore de risco global (homens: 5-20%; mulheres: 5-10% em 10 anos)
- Pacientes assintomáticos de baixo risco pelo ERF (< 10% em 10 anos) ou pelo escore de risco global (homens ou mulheres: < 5% em 10 anos) e com antecedente familiar de DAC precoce*
- Pacientes diabéticos assintomáticos de baixo risco (como triagem para pesquisa de isquemia miocárdica)
- Pacientes com suspeita de SCA de baixo risco

ERF: escore de risco de Framingham; DAC: doença arterial aterosclerótica; SCA: síndrome coronariana aguda.
*Parentes de primeiro grau, homens com idade < 55 anos e mulheres com idade < 65 anos.

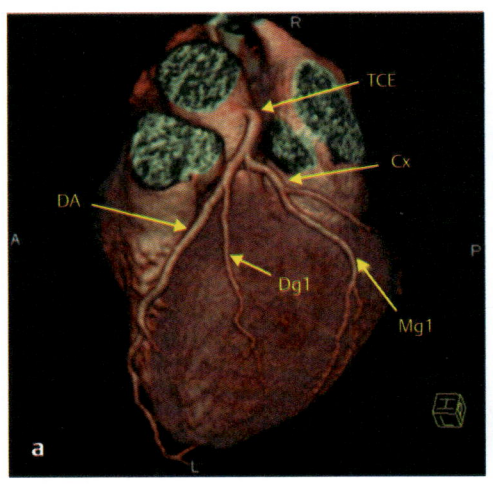

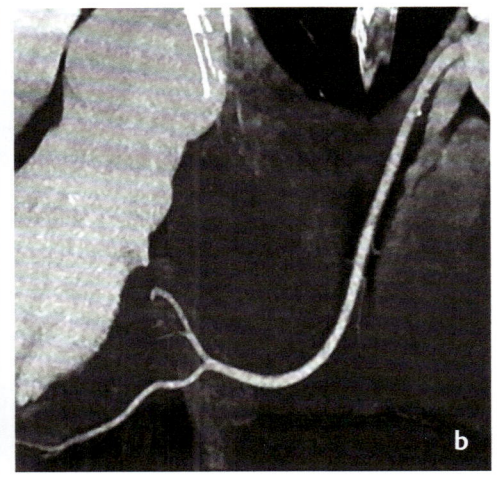

Fig. 12-2. Angiotomografia de coronárias evidenciando (**a**) imagem reconstruída das artérias coronárias em 3D e (**b**) imagem reformatada multiplanar da artéria coronária direita.

Controle de Frequência Cardíaca

Em geral, uma imagem de qualidade ideal é conseguida quando paciente apresenta FC baixa e ritmo cardíaco regular durante aquisição do exame.[60-62] Um alvo de FC na ATCo de 60 bpm ou menos geralmente é o adequado. Os protocolos de controle de FC podem usar medicações orais (VO) e/ou intravenosas (IV).

Betabloqueadores são considerados a primeira opção para controle de FC, quando não há contraindicações (broncospasmo, miocardiopatia hipertrófica, estenose aórtica grave, insuficiência cardíaca descompensada, hipotensão etc.).

- Atenolol é o betabloqueador de escolha em pacientes com disfunção hepática significativa por ser medicação de excreção renal.
- Metoprolol 50-100 mg VO 1 hora antes do exame, seguido de suplementação IV imediatamente antes do exame, se FC < 60 não for atingida.[63-65] Pacientes com FC repouso < 60 podem-se beneficiar de baixa dose de metoprolol para reduzir a variabilidade da FC.[66]
- Metoprolol 50 mg VO 12 horas antes e 50-100 mg 1 hora antes do exame.[67,68]
- Metoprolol 5 mg IV a cada 5 minutos pode ser administrado para atingir FC alvo, tipicamente até máximo de 20-25 mg.[69]
- Esmolol 0,8 mg/kg IV, e se a FC não atingir o alvo em 20 s, outra dose de esmolol de 0,8 mg/kg pode ser aplicada.[70]
- Ivabradina é um inibidor direto I(f) (células do nó sinoatrial – sendo inefetivo em paciente com ritmo não sinusal) e reduz a FC sem afetar a contratilidade miocárdica, condução de impulso ou pressão arterial (PA).[71]
- Ivabradina 7,5-15 mg VO 1-2 horas antes do exame.
- Ivabradina durante 5 dias antes do exame + metoprolol IV suplementar no dia do exame.[72]

Vasodilatadores

Nitratos são vasodilatadores diretos e têm demonstrado aumentar a acurácia da ATCo por melhorar visualização dos vasos e avaliação de estenoses.[73-76] Podem reduzir a PA, mas são consideradas seguras na posição supina, desde que não haja hipotensão severa, condição dependente de pré-carga (p. ex.: estenose aórtica grave), ou uso recente de inibidores da fosfodiesterase para tratamento de disfunção erétil ou hipertensão pulmonar. (p. ex.: Sildenafil, vardenafil ou tadalafil).

- Derivados do nitrato de isossorbida 5 a 10 mg, sublingual (SL) geralmente 5 minutos antes do exame (duração, efeito por 20-30 minutos).[77,78]

Precaução Renal

A nefrotoxicidade induzida pelo contraste (NIC) ocorre quando há uma rápida deterioração da função renal (aumento absoluto da creatinina sérica > 0,5 mg/dL ou seu aumento relativo > 25%, dentro de 2 a 3 dias) após a administração do contraste sem que haja outra etiologia aparente.[79] A exata patogênese da NIC não é completamente compreendida.

A creatinina sérica começa a se elevar dentro das primeiras 24 horas após uso contraste, com pico dentro das 96 horas subsequentes e retorna a valores basais em 7 a 10 dias.

Fatores de risco associados ao desenvolvimento de NIC incluem: doença renal crônica (taxa de filtração glomerular < 60 cc/min/m^2), uso de anti-inflamatórios não esteroides (AINEs), hipotensão, insuficiência cardíaca (fração de ejeção < 40%), diabetes melito, anemia, baixo IMC, idade acima de 70 anos, desidratação, volume de contraste e múltiplos exames contrastados em curto intervalo de tempo.[80,81]

Contraste

Uma imagem de boa qualidade requer alta opacificação intra-arterial de > 250 UH, meios de contraste com alta concentração de iodo (preferencialmente ≥ 350 mgLmL/270-400 mg iodo/cc), fluxo de injeção do contraste entre 5-7 mL/s e volume de contraste entre 50-90 mL.[82-85]

Protocolos de Injeção do Contraste

Protocolo Bifásico

Injeção de contraste, seguido por injeção de, aproximadamente, 40-50 cc de salina com mesmo fluxo. Neste protocolo as cavidades direitas aparecem tipicamente lavadas, o que reduz artefatos.

Protocolo Trifásico

Injeção de contraste, seguido de segunda injeção com uma mistura de contraste e salina com mesmo fluxo ou uma segunda injeção de contraste com fluxo menor seguido por uma terceira injeção com volume menor de salina. Neste protocolo há opacificação das câmaras direitas, útil na avaliação da geometria do ventrículo esquerdo, do septo interventricular, ou para avaliação de anormalidades estruturais do ventrículo direito.

Pacientes Pediátricos

Fluxos tão baixos quanto de 1 mL/s podem ser utilizados em crianças, com volume de 1-2 mL/kg (até que o volume padrão dos adultos seja alcançado).

Bolus Tracking x Test Bolus

Determinar o tempo para a chegada do contraste IV nas estruturas-alvo é necessário para garantir melhor contraste das artérias coronárias. Existem duas estratégias para isso:

- *Bolus tracking:* implica uso de *scanners* semiautomáticos, com monitorização da chegada do contraste por repetidos cortes num nível anatômico preestabelecido e medição da atenuação do contraste numa região de interesse (ROI), que pode ser posicionado na aorta ascendente, aorta descendente ou câmara cardíaca. A aquisição é acionada quando a atenuação no ROI atinge valor predefinido.
- *Test bolus:* injeção de pequeno test bolus (geralmente 10-20 cc) de contraste, seguido por aproximadamente 50 cc de salina, injetados com mesmo fluxo programado para posterior aquisição. As imagens do test bolus são adquiridas durante pausa inspiratória, com repetidos cortes num nível anatômico predefinido, a cada 1-2 s. Uma curva de realce é gerada para determinar o tempo para atingir o pico do realce.

Modos de Aquisição de Angiotomografia Coronária

Para a aquisição das imagens da ATCo, são feitos cortes com espessura submilimétrica (em geral 0,5 mm de espessura) de maneira sincronizada ao ECG, com dose de radiação e com a utilização de contraste iodado.[22] Parâmetros de aquisição da angiotomografia de coronárias esquematizados na Figura 12-3.

Sincronização Eletrocardiográfica Prospectiva

A aquisição axial com sincronização eletrocardiográfica prospectiva deve ser considerada padrão para a angiotomografia coronariana em pacientes com adequado controle da frequência cardíaca e ritmo. Com esse protocolo, os raios X são disparados somente durante uma fase pré-especificada do ciclo cardíaco (intervalo R-R).[86] Visto que nenhum dado é adquirido durante o restante do ciclo cardíaco, a redução de exposição à radiação pode ser substancial (até 70%).

Em frequências cardíacas mais altas, a janela de aquisição pode ser aumentada de modo a incluir as fases sistólicas finais.[87]

Aquisição Helicoidal com Sincronização Eletrocardiográfica Retrospectiva ou em Espiral

Neste protocolo, os dados radiográficos são adquiridos durante todo o ciclo cardíaco (sístole e diástole) e devem ser considerados nos pacientes com um ritmo cardíaco irregular ou frequência cardíaca elevada. A aquisição retrospectiva é útil também para a avaliação de alterações ventriculares ou disfunção valvar.

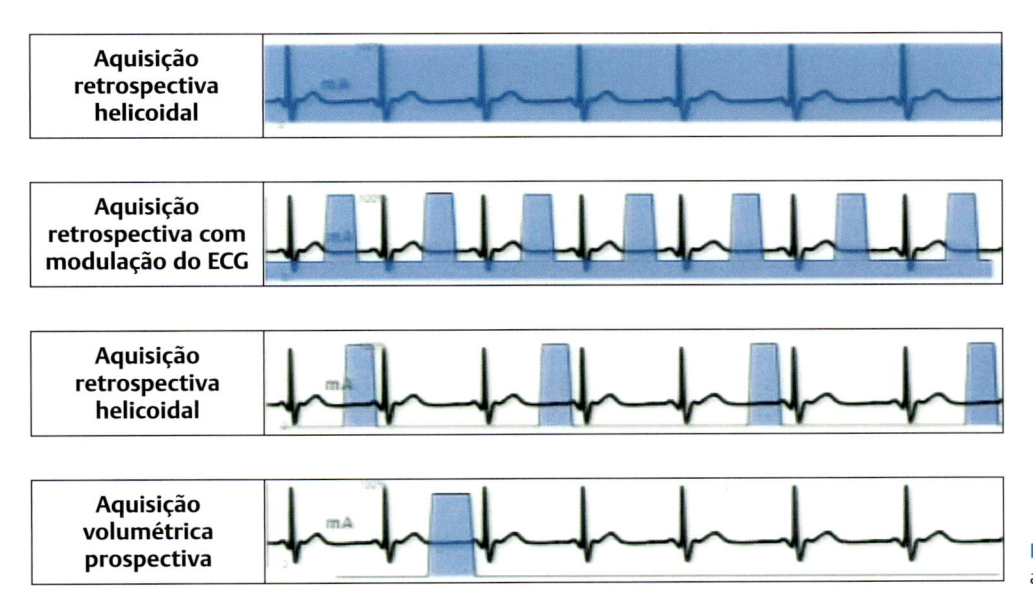

Fig. 12-3. Parâmetros de aquisição da angiotomografia de coronária.

Quadro 12-6. Indicações da Angiotomografia das Artérias Coronárias na Avaliação de Doença Arterial Coronariana (DAC)[88]

- Avaliação inicial de pacientes sintomáticos com probabilidade pré-teste de 10 a 70% calculada segundo os critérios de Diamond Forrester revisado, como uma opção aos outros métodos diagnósticos de doença arterial coronariana
- Dor torácica aguda, em pacientes com TIMI RISK 1 e 2, com sintomas compatíveis com síndrome coronariana aguda ou equivalente anginoso e sem alterações isquêmicas ao ECG e marcadores de necrose miocárdica
- Para descartar doença coronariana isquêmica, em pacientes com diagnóstico estabelecido de insuficiência cardíaca (IC) recente, onde permaneça dúvida sobre a etiologia da IC mesmo após a realização de outros exames complementares
- Em pacientes com quadro clínico e exames complementares conflitantes, quando permanece dúvida diagnóstica mesmo após a realização de exames funcionais para avaliação de isquemia
- Pacientes com suspeita de coronárias anômalas

Aquisição Helicoidal com Sincronização Eletrocardiográfica Prospectiva e Pitch *Elevado*

A aquisição da imagem é comumente desencadeada durante o início da diástole (60% do intervalo R-R) e finalizado dentro de um batimento cardíaco. A grande vantagem do protocolo é a geração de imagens da angiotomografia coronariana com baixa exposição à radiação (geralmente menores que 2 mSv). Contudo, apenas uma fase do ciclo cardíaco estará disponível para a reconstrução das imagens. Também como desvantagem, este protocolo não é adequado para pacientes com qualquer variabilidade da frequência cardíaca ou para avaliação da função ventricular.

Aquisição Volumétrica com Sincronização Eletrocardiográfica Prospectiva

A aquisição da imagem é comumente adquirida em um batimento cardíaco. A grande vantagem do protocolo é a geração de imagens com baixa exposição à radiação e sem artefatos (geralmente menores que 1-2 mSv). Pode ser realizada na diástole ou englobando a sístole também do mesmo batimento.

Indicações na ATCo

As indicações estão descritas no Quadro 12-6.

Também pode ser indicada para avaliação de cardiopatias congênitas, para programação de procedimentos eletrofisiológicos e implante de próteses valvares percutâneas.

REFERÊNCIAS BIBLIOGRÁFICAS

1. Budoff MJ, Dowe D, Jollis JG, et al. Diagnostic performance of 64-multidetector row coronary computed tomographic angiography for evaluation of coronary artery stenosis in individuals without known coronary artery disease: results from the prospective multicenter ACCURACY (Assessment by Coronary Computed Tomographic Angiography of Individuals Undergoing Invasive Coronary Angiography) trial. J Am Coll Cardiol. 2008;52(21):1724e1732.
2. Fiorino AS. Electron-beam computed tomography, coronary artery calcium, and evaluation of patients with coronary artery disease. Ann Intern Med. 1998;128(10):839-47.
3. Meijboom WB, Meijs MF, Schuijf JD, et al. Diagnostic accuracy of 64-slice computed tomography coronary angiography: a prospective, multicenter, multivendor study. J Am Coll Cardiol. 2008;52(25):2135e2144.
4. Miller JM, Rochitte CE, Dewey M, Arbab-Zadeh A, Niinuma H, Gottlieb I, et al. Diagnostic performance of coronary angiography by 64-row CT. N Engl J Med. 2008;359(22):2324-36.
5. Nieman K, Oudkerk M, Rensing BJ, van Ooijen P, Munne A, van Geuns RJ, et al. Coronary angiography with multi-slice computed tomography. Lancet. 2001;357(9256):599-603.
6. Ropers D, Baum U, Pohle K, Anders K, Ulzheimer S, Ohnesorge B, et al. Detection of coronary artery stenoses with thin-slice multi-detector row spiral computed tomography and multiplanar reconstruction. Circulation. 2003;107(5):.
7. Rumberger JA, Simons DB, Fitzpatrick LA, Sheedy PF, Schwartz RS. Coronary artery calcium area by electron-beam computed tomography and coronary atherosclerotic plaque area. A histopathologic correlative study. Circulation. 1995;92(8):2157-62.
8. Cademartiri F, La Grutta L, Palumbo AA, Maffei E, Runza G, Bartolotta TV, et al. Coronary plaque imaging with multislice computed tomography: technique and clinical applications. Eur Radiol. 2006;(16 Suppl 7):M44-53.
9. de Feyter PJ, Nieman K. Noninvasive multi-slice computed tomography coronary angiography: an emerging clinical modality. J Am Coll Cardiol. 2004;44(6):1238-40.
10. Maintz D, Seifarth H, Flohr T, Kramer S, Wichter T, Heindel W, et al. Improved coronary artery stent visualization and in-stent stenosis detection using 16-slice computed-tomography and dedicated image reconstruction technique. Invest Radiol. 2003;38(12):790-5.
11. Nicol ED, Underwood SR. X-ray computed tomography coronary angiography--defining the role of a new technique. Int J Cardiovasc Imaging. 2007;23(5):615-6.
12. Atar E. Coronary computed tomography with lower radiation dose. Isr Med Assoc J. 2011;13(9):564-5.
13. Ketelsen D, Luetkhoff MH, Thomas C, Werner M, Buchgeister M, Tsiflikas I, et al. Estimation of the radiation exposure of a chest pain protocol with ECG-gating in dual-source computed tomography. Eur Radiol. 2009;19(1):37-41.
14. May MS, Deak P, Kuettner A, Lell MM, Wuest W, Scharf M, et al. Radiation dose considerations by intra-individual Monte Carlo simulations in dual source spiral coronary computed tomography angiography with electrocardiogram-triggered tube current modulation and adaptive pitch. Eur Radiol. 2012;22(3):569-78.
15. Pontone G, Andreini D, Bartorelli AL, Bertella E, Mushtaq S, Annoni A, et al. Radiation dose and diagnostic accuracy of multidetector

computed tomography for the detection of significant coronary artery stenoses: a meta-analysis. Int J Cardiol. 2012;160(3):155-64.
16. Salavati A, Radmanesh F. Diagnostic performance of low-radiation dose coronary computed tomography angiography. Ann Intern Med. 2011;155(4):278; author reply 278-9.
17. Cohen MD. ALARA, image gently and CT-induced cancer. Pediatr Radiol. 2015;45(4):465e470.
18. Einstein AJ, Henzlova MJ, Rajagopalan S. Estimating risk of cancer associated with radiation exposure from 64-slice computed tomography coronary angiography. JAMA. 2007;298(3):317e323.
19. São Paulo: Atha Comunicação e Editora, v. 27, n. 2, 2017. Trimestral.
20. Budoff MJ, Cohen MC, Garcia MJ, et al. ACCF/AHA clinical competence statement on cardiac imaging with computed tomography and magnetic Resonance A report of the American College of cardiology foundation/American heart association/American College of physicians task force on clinical competence and training. J Am Coll Cardiol. 2005;46(2):383e402.
21. Jacobs JE, Boxt LM, Desjardins B, et al. ACR practice guideline for the performance and interpretation of cardiac computed tomography (CT). J Am Coll Radiol. 2006;3(9):677e685.
22. Sara L, Szarf G, Tachibana A, Shiozaki AA, Villa AV, Oliveira AC, et al. II Diretriz de Ressonância Magnética e Tomografia Computadorizada Cardiovascular da Sociedade Brasileira de Cardiologia e do Colégio Brasileiro de Radiologia. Arq Bras Cardiol. (São Paulo) 2014 Dec;103(6 supl.3).
23. Pannu HK, Flohr TG, Corl FM, Fishman EK. Current concepts in multi-detector row CT evaluation of the coronary arteries: principles, techniques, and anatomy. Radiographics. 2003;23 Spec No:S111-25.
24. Hamon M, Morello R, Riddell JW. Coronary arteries: diagnostic performance of 16- versus 64-section spiral CT compared with invasive coronary angiography--meta-analysis. Radiology. 2007;245(3):720-31.
25. Dewey M, Zimmermann E, Deissenrieder F, Laule M, Dubel HP, Schlattmann P, et al. Noninvasive coronary angiography by 320-row computed tomography with lower radiation exposure and maintained diagnostic accuracy: comparison of results with cardiac catheterization in a head-to-head pilot investigation. Circulation. 2009;120(10):867-75.
26. Einstein AJ, Berman DS, Min JK, Hendel RC, Gerber TC, Carr JJ, et al. Patient-centered imaging: shared decision making for cardiac imaging procedures with exposure to ionizing radiation. J Am Coll Cardiol. 2014;63(15):1480-9.
27. Deseive S, Chen MY, Korosoglou G, et al. Prospective randomized trial on radiation dose estimates of CT angiography applying iterative image reconstruction: the protection V study. JACC Cardiovasc Imaging. 2015;8(8):888e896.
28. Deseive S, Pugliese F, Meave A, et al. Image quality and radiation dose of a prospectively electrocardiography-triggered high-pitch data acquisition strategy for coronary CT angiography: the multicenter, randomized PROTECTION IV study. J Cardiovasc Comput Tomogr. 2015;9(4):278e285.
29. Hausleiter J, Martinoff S, Hadamitzky M, et al. Image quality and radiation exposure with a low tube voltage protocol for coronary CT angiography results of the PROTECTION II Trial. JACC Cardiovasc Imaging. 2010;3(11):1113e1123.
30. Hausleiter J, Meyer TS, Martuscelli E, et al. Image quality and radiation exposure with prospectively ECG-triggered axial scanning for coronary CT angiography: the multicenter, multivendor, randomized PROTECTION-III study. JACC Cardiovasc Imaging. 2012;5(5):484e493.
31. Task Group on Control of Radiation Dose in Computed T. Managing patient dose in computed tomography. A report of the International Commission on Radiological Protection. Ann ICRP. 2000;30(4):7e45.
32. Oda S, Utsunomiya D, Funama Y, et al. A hybrid iterative reconstruction algorithm that improves the image quality of low-tube-voltage coronary CT angiography. AJR Am J Roentgenol. 2012;198(5):1126e1131.
33. Williams MC, Weir NW, Mirsadraee S, et al. Iterative reconstruction and individualized automatic tube current selection reduce radiation dose while maintaining image quality in 320-multidetector computed tomography coronary angiography. Clin Radiol. 2013;68(11):e570ee5707.
34. Funama Y, Utsunomiya D, Taguchi K, Oda S, Shimonobo T, Yamashita Y. Automatic exposure control at single- and dual-heart beat CTCA on a 320-MDCT volume scanner: effect of heart rate, exposure phase window setting, and reconstruction algorithm. Phys Med. 2014;30(3):385e390.
35. Mayo JR, Leipsic JA. Radiation dose in cardiac CT. Am J Roentgenol. 2009;192(3):646e653.
36. Fernandes JdL et al. Tomografia e Ressonância Cardiovascular. São Paulo: Manole; 2013. 496 p.
37. Halliburton SS, Abbara S, Chen MY, et al. SCCT guidelines on radiation dose and dose-optimization strategies in cardiovascular CT. J Cardiovasc Comput Tomogr. 2011;5(4):198e224.
38. Demer LL, Tintut Y. Vascular calcification: pathobiology of a multifaceted disease. Circulation. 2008;117(22):2938-48.
39. Erbel R, Schmermund A. Clinical significance of coronary calcification. Arterioscler Thromb Vasc Biol. 2004;24(10):e172.
40. Stary HC, Chandler AB, Dinsmore RE, Fuster V, Glagov S, Insull W, Jr., et al. A definition of advanced types of atherosclerotic lesions and a histological classification of atherosclerosis. A report from the Committee on Vascular Lesions of the Council on Arteriosclerosis, American Heart Association. Circulation. 1995;92(5):1355-74.
41. Budoff MJ, Achenbach S, Blumenthal RS, Carr JJ, Goldin JG, Greenland P, et al. Assessment of coronary artery disease by cardiac computed tomography: a scientific statement from the American Heart Association Committee on Cardiovascular Imaging and Intervention, Council on Cardiovascular Radiology and Intervention, and Committee on Cardiac Imaging, Council on Clinical Cardiology. Circulation. 2006;114(16):1761-91.
42. Agatston AS, Janowitz WR, Hildner FJ, Zusmer NR, Viamonte M Jr, Detrano R. Quantification of coronary artery calcium using ultrafast computed tomography. J Am Coll Cardiol. 1990;15(4):827-32.
43. Einstein AJ, Wolff SD, Manheimer ED, Thompson J, Terry S, Uretsky S, et al. Comparison of image quality and radiation dose of coronary computed tomographic angiography between conventional helical scanning and a strategy incorporating sequential scanning. Am J Cardiol. 2009;104(10):1343-50.
44. Greenland P, Bonow RO, Brundage BH, Budoff MJ, Eisenberg MJ, et al; American College of Cardiology Foundation Clinical Expert Consensus Task Force (ACCF/AHA Writing Committee to Update the 2000 Expert Consensus Document on Electron Beam Computed Tomography); Society of Atherosclerosis Imaging and Prevention; Society of Cardiovascular Computed Tomography. ACCF/AHA 2007 clinical expert consensus document on coronary artery calcium scoring by computed tomography in global cardiovascular risk assessment and in evaluation of patients with chest pain: a report of the American College of Cardiology Foundation Clinical Expert Consensus Task Force (ACCF/AHA Writing Committee to Update the 2000 Expert Consensus Document on Electron Beam Computed Tomography). Circulation. 2007;115(3):402-26.
45. O'Rourke RA, Brundage BH, Froelicher VF, Greenland P, Grundy SM, Hachamovitch R, et al. American College of Cardiology/American Heart Association Expert Consensus document on electron-beam computed tomography for the diagnosis and prognosis of coronary artery disease. Circulation. 2000;102(1):126-40.
46. Rumberger JA, Brundage BH, Rader DJ, Kondos G. Electron beam computed tomographic coronary calcium scanning: a review and guidelines for use in asymptomatic persons. Mayo Clin Proc. 1999;74(3):243-52.
47. McClelland RL, Chung H, Detrano R, Post W, Kronmal RA. Distribution of coronary artery calcium by race, gender, and age: results from the MultiEthnic Study of Atherosclerosis (MESA). Circulation. 2006;113(1):30-7.
48. Raggi P, Callister TQ, Cooil B, He ZX, Lippolis NJ, Russo DJ, et al. Identification of patients at increased risk of first unheralded acute myocardial infarction by electron-beam computed tomography. Circulation. 2000;101(8):850-5.
49. Schmermund A, Mohlenkamp S, Berenbein S, Pump H, Moebus S, Roggenbuck U, et al. Population-based assessment of subclinical coronary atherosclerosis using electron-beam computed tomography. Atherosclerosis.2006;185(1):177-82.
50. Xavier HT, Izar MC, Faria Neto JR, Assad MH, Rocha VZ, Sposito AC, et al. [In Process Citation]. Arq Bras Cardiol. 2013;101(4 Suppl 1):1-20.
51. Greenland P, Alpert JS, Beller GA, Benjamin EJ, Budoff MJ, Fayad ZA, et al. 2010 ACCF/AHA Guideline for Assessment of Cardiovascular Risk in Asymptomatic Adults: A Report of the American College of Cardiology Foundation/American Heart Association Task Force on Practice Guidelines. Circulation. 2010;122(25):e584-636.
52. Greenland P, Bonow RO, Brundage BH, Budoff MJ, Eisenberg MJ, Grundy SM, et al; American College of Cardiology Foundation Clinical Expert Consensus Task Force (ACCF/AHA Writing Committee to Update the 2000 Expert Consensus Document on Electron Beam Computed Tomography); Society of Atherosclerosis Imaging and Prevention; Society of Cardiovascular Computed Tomography.ACCF/AHA 2007 clinical expert consensus document on coronary artery calcium scoring by computed tomography in global cardiovascular

risk assessment and in evaluation of patients with chest pain: a report of the American College of Cardiology Foundation Clinical Expert Consensus Task Force (ACCF/ AHA Writing Committee to Update the 2000 Expert Consensus Document on Electron Beam Computed Tomography) developed in collaboration with the Society of Atherosclerosis Imaging and Prevention and the Society of Cardiovascular Computed Tomography. J Am Coll Cardiol. 2007;49(3):378-402.
53. Pinto IMF, Szarf G. Avaliação de enxertos cirúrgicos. In: Fernandes JL, Rochhitte CE, Nomura CH, et al. Ressonância e tomografia Cardiovascular. Barueri, SP: Manole; 2013, cap.11:350-57.
54. Valenti V, Ó Hartaigh B, Heo R, Cho I, Schulman-Marcus J, Gransar H, et al. A 15-year warranty period for asymptomatic individuals without coronary artery calcium: a prospective follow-up of 9715 individual. JACC Cardiovasc Imaging. 2015;8(8):900-9.
55. Gatehouse PD, Rolf MP, Graves MJ, Hofman MB, Totman J, Werner B, et al. Flow measurement by cardiovascular magnetic resonance: a multi-centre multi-vendor study of background phase offset errors that can compromise the accuracy of derived regurgitant or shunt flow measurements. J Cardiovasc Magn Reson. 2010;12:5.
56. Greenberger P, Patterson R. Prednisone-diphenhydramine regimen prior to use of radiographic contrast media. J Allergy Clin Immunol. 1979;63(4):295.
57. Halliburton SS, Abbara S. Practical tips and tricks in cardiovascular computed tomography: patient preparation for optimization of cardiovascular CT data acquisition. J Cardiovasc Comput Tomogr. 2007;1(1):62-65.
58. Ohnesorge B, Flohr T, Becker C, et al. Cardiac imaging by means of electrocardiographically gated multisection spiral CT: initial experience. Radiology. 2000;217(2):564-571.
59. Wang G, Vannier MW. Spatial variation of section sensitivity profile in spiral computed tomography. Med Phys.1994;21(9):1491-1497.
60. Achenbach S, Manolopoulos M, Schuhback A, et al. Influence of heart rate and phase of the cardiac cycle on the occurrence of motion artifact in dual-source CT angiography of the coronary arteries. J Cardiovasc Comput Tomogr. 2012;6(2):91-98.
61. Brodoefel H, Reimann A, Heuschmid M, et al. Non-invasive coronary angiography with 16-slice spiral computed tomography: image quality in patients with high heart rates. Eur Radiol. 2006;16(7):1434-1441.
62. Cademartiri F, Mollet NR, Runza G, et al. Diagnostic accuracy of multislice computed tomography coronary angiography is improved at low heart rates. Int J Cardiovasc Imaging. 2006;22(1):7-9, 101-5; discussion.
63. Le Jemtel TH, Padeletti M, Jelic S. Diagnostic and therapeutic challenges in patients with coexistent chronic obstructive pulmonary disease and chronic heart failure. J Am Coll Cardiol. 2007;49(2):171-180.
64. Maffei E, Palumbo AA, Martini C, et al. In-house" pharmacological management for computed tomography coronary angiography: heart rate reduction, timing and safety of different drugs used during patient preparation. Eur Radiol. 2009;19(12):2931-2940.
65. Roberts WT, Wright AR, Timmis JB, Timmis AD. Safety and efficacy of a rate control protocol for cardiac CT. Br J Radiology. 2009;82(976):267-271.
66. Earls JP. How to use a prospective gated technique for cardiac CT. J Cardiovasc Comput Tomogr. 2009;3(1):45-51.
67. Clayton B, Raju V, Roobottom C, Morgan-Hughes G. Safety of intravenous betaadrenoceptor blockers for computed tomographic coronary angiography. Br J Clin Pharmacol. 2015;79(3):533-536.
68. Sadamatsu K, Koide S, Nakano K, Yoshida K. Heart rate control with single administration of a long-acting beta-blocker at bedtime before coronary computed tomography angiography. J Cardiol. 2015;65(4):293-297.
69. Kassamali RH, Kim DH, Patel H, et al. Safety of an i.v. beta-adrenergic blockade protocol for heart rate optimization before coronary CT angiography. AJR Am J Roentgenol. 2014;203(4):759-762.
70. Wang JD, Zhang HW, Xin Q, et al. Safety and efficacy of intravenous esmolol before prospective electrocardiogram-triggered high-pitch spiral acquisition for computed tomography coronary angiography. J Geriatric Cardiol JGC. 2014;11(1):39-43.
71. Pichler P, Pichler-Cetin E, Vertesich M, et al. Ivabradine versus metoprolol for heart rate reduction before coronary computed tomography angiography. Am J Cardiol. 2012;109(2):169-173.
72. Celik O, Atasoy MM, Erturk M, et al. Comparison of different strategies of ivabradine premedication for heart rate reduction before coronary computed tomography angiography. J Cardiovasc Comput Tomogr. 2014;8(1):77-82.
73. Parker JD, Parker JO. Nitrate therapy for stable angina pectoris. N. Engl J Med. 1998;338(8):520-531.
74. Decramer I, Vanhoenacker PK, Sarno G, et al. Effects of sublingual nitroglycerin on coronary lumen diameter and number of visualized septal branches on 64-MDCT angiography. AJR Am J Roentgenol. 2008;190(1):219-225.
75. Dewey M, Hoffmann H, Hamm B. Multislice CT coronary angiography: effect of sublingual nitroglycerine on the diameter of coronary arteries. RoFo. Fortschritte dem Geb Rontgenstrahlen Nukl. 2006;178(6):600-604.
76. Takx RA, Sucha D, Park J, Leiner T, Hoffmann U. Sublingual nitroglycerin administration in coronary computed tomography angiography: a systematic review. Eur Radiol. 2015;25(12):3536-3542.
77. Bachmann KF, Gansser RE. Nitroglycerin oral spray: evaluation of its coronary artery dilative action by quantitative angiography. Am J Cardiol. 1988;61(9):7E-11E.
78. Laslett LJ, Baker L. Sublingual nitroglycerin administered by spray versus tablet: comparative timing of hemodynamic effects. Cardiology. 1990;77(4):303-310.
79. Solomon R. Contrast media nephropathy--how to diagnose and how to prevent? Nephrol Dial Transplant. 2007;22(7):1812-5.
80. Mehran R, Aymong ED, Nikolsky E, Lasic Z, Iakovou I, Fahy M, et al. A simple risk score for prediction of contrast-induced nephropathy after percutaneous coronary intervention: development and initial validation. J Am Coll Cardiol. 2004;44(7):1393-9.
81. Thomsen HS, Morcos SK. Risk of contrast-medium-induced nephropathy in high-risk patients undergoing MDCT--a pooled analysis of two randomized trials. Eur Radiol. 2009;19(4):891-7.
82. Bae KT, Tran HQ, Heiken JP. Multiphasic injection method for uniform prolonged vascular enhancement at CT angiography: pharmacokinetic analysis and experimental porcine model. Radiology. 2000;216(3):872-880.
83. Fleischmann D, Rubin GD, Bankier AA, Hittmair K. Improved uniformity of aortic enhancement with customized contrast medium injection protocols at CT angiography. Radiology. 2000;214(2):363-371.
84. Haage P, Schmitz-Rode T, Hubner D, Piroth W, Gunther RW. Reduction of contrast material dose and artifacts by a saline flush using a double power injector in helical CT of the thorax. AJR Am J Roentgenol. 2000;174(4):1049-1053.
85. Hopper KD, Mosher TJ, Kasales CJ, TenHave TR, Tully DA, Weaver JS. Thoracic spiral CT: delivery of contrast material pushed with injectable saline solution in a power injector. Radiology. 1997;205(1):269-271.
86. Leipsic J, LaBounty TM, Ajlan AM, et al. A prospective randomized trial comparing image quality, study interpretability, and radiation dose of narrow acquisition window with widened acquisition window protocols in prospectively ECG-triggered coronary computed tomography angiography. J Cardiovasc Comput Tomogr. 2013;7(1):18-24.
87. Rybicki FJ, Otero HJ, Steigner ML, et al. Initial evaluation of coronary images from 320-detector row computed tomography. Int J Cardiovasc Imaging. 2008;24(5):535-546.
88. Agência Nacional de Saúde Suplementar. [www.ans.gov.br] Angiotomografia coronariana. [Acesso em 5 de março de 2019]. Disponível em: www.ans.gov.br/images/stories/Particitacao_da_sociedade/consultas_publicas/cp59/dut/cp_59_04.pdf.

ULTRASSONOGRAFIA VASCULAR: MODALIDADES E APLICAÇÕES

Ana Cláudia Gomes Pereira Petisco ▪ Mohamed Hassan Saleh
José Aldo Ribeiro Teodoro ▪ Paulo Roberto Toledo de Miranda

AVALIAÇÃO DAS ARTÉRIAS CARÓTIDAS E VERTEBRAIS

As doenças cardiovasculares (DCV) são as principais causas de morbidade e mortalidade em todo o mundo.[1] Nos EUA foram 840.678 mortes por DCV em 2016, em especial por doença arterial coronária (DAC) e acidente vascular encefálico (AVE), ou seja, aproximadamente 1 a cada 3 mortes, sendo a DCV responsável por mais mortes por ano que todas as formas de câncer e doenças respiratórias crônicas combinadas.[2] As projeções para os próximos anos mostram que a DCV continuará com crescimento acelerado, em especial, nos países em desenvolvimento como o Brasil.[3]

A ecografia vascular (EV) das artérias carótidas é muito utilizada tanto para a avaliação do risco cardiovascular como para a detecção de placas ateroscleróticas e outras doenças associadas à ocorrência do AVE.[4]

Por meio da EV podemos realizar a medida da espessura do complexo médio-intimal e detectar a presença das placas ateroscleróticas que são importantes preditores de risco cardiovascular, assim como avaliar a morfologia das placas e o grau de estenose, características associadas à ocorrência de eventos cerebrovasculares.[4]

A EV das artérias carótidas e vertebrais é um exame não invasivo, não utiliza radiação ou contraste, fornece informações anatômicas e hemodinâmicas, tem boa reprodutibilidade, portabilidade e custo inferior aos demais exames diagnósticos,[5,6] e, segundo a Sociedade Americana de Cirurgia Vascular é o exame de primeira escolha para avaliação da doença carotídea sintomática ou assintomática, podendo a decisão cirúrgica ser baseada apenas em seus resultados.[7]

Ecografia Vascular na Avaliação do Risco Cardiovascular

O complexo mediointimal foi descrito, em 1986, por Pignoli e apresenta-se à EV como dupla linha, paralela, visualizada longitudinalmente, cujas bordas anatômicas são as interfaces lúmem-íntima e média-adventícia.[8] A íntima é a camada mais interna e vai da superfície luminal à lâmina elástica interna, sendo a face luminal delineada pelo endotélio; a média se estende da lâmina elástica interna à adventícia e é composta por elastina, colágeno e músculo liso.[9]

A medida da EMI das artérias carótidas relaciona-se com a presença de eventos cardiovasculares.[4] Os equipamentos de ultrassom atuais permitem uma resolução de imagem capaz de realizar medidas de estruturas menores que 1 mm, tornando a avaliação da EMI mais precisa e com o pós-processamento da imagem, realizar a medida automatizada da EMI, atualmente recomendada (Fig. 13-1).[4,10]

A EMI aumentada pode ocorrer tanto pela hipertrofia da média como pelo espessamento da íntima, alterações estruturais da parede do vaso, que estão envolvidas no processo aterosclerótico, mas não são, necessariamente, aterosclerose, sendo a EMI considerada um marcador substituto, muito utilizada em estudos que envolvem a aterosclerose e o risco de eventos cardiovasculares.[11]

Diversos estudos clínicos avaliaram a EMI como marcador de risco cardiovascular, estando, a aterosclerose carotídea, relacionada com outros fatores de risco, como tabagismo, alteração dos níveis dos lipídeos plasmáticos e hipertensão arterial, tanto em homens quanto em mulheres.[12-21]

Segundo as recomendações do Departamento de Imagem Cardiovascular da Sociedade Brasileira de Cardiologia (DIC-SBC), deve-se medir a EMI nas seguintes situações: indivíduos com risco cardiovascular intermediário, onde a medida da EMI é fator agravante para a reclassificação para alto risco e também nos pacientes com maior risco de eventos, mas de difícil classificação clínica: portadores de hipercolesterolemia familiar, de doenças autoimunes ou em uso de imunossupressores, corticoides, antirretrovirais ou outros medicamentos que elevam os níveis de colesterol.[4] Também deve ser medida em pacientes com história de DCV precoce em parentes de primeiro grau, indivíduos com menos de 60 anos, com anormalidade expressiva em um fator de risco e em mulheres com menos de 60 anos, com no mínimo dois fatores de risco.[4]

A Sociedade Americana de Ecocardiografia (ASE) publicou, em 2008, um consenso para normatizar a utilização da medida da EMI.[10] Porém, estudos recentes demonstram que há dúvidas sobre qual protocolo de medida da EMI deve ser utilizado e sua real aplicabilidade na reclassificação individual dos pacientes.[22-24]

O seguinte protocolo é endossado pela recomendação do DIC-SBC:[4]

A) Medir na parede posterior das carótidas comuns à direita e à esquerda; 1 cm proximal ao divisor de fluxo (bifurcação).

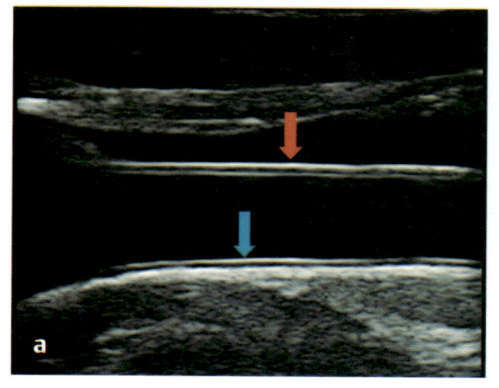

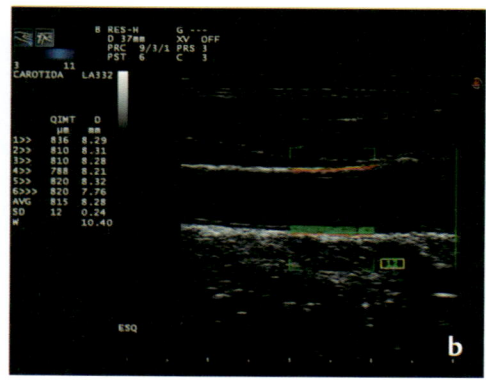

Fig. 13-1. (a) Dupla linha paralela que forma a espessura mediointimal (EMI), visualizada nas paredes anterior e posterior da carótida comum; (b) medida automatizada da EMI.

B) Usar a imagem fundamental ao bidimensional, preferencialmente, com transdutor com frequência acima de 7 MHz, sem *zoom*, em corte longitudinal e profundidade entre 3 e 4 cm.
C) Obter as imagens nos acessos anterior, posterior ou no esternoclidomastóideo, o mais retilínea possível, com o padrão de dupla linha bem definido, sendo, a melhor imagem, utilizada para a realização das medidas de EMI.
D) Os valores médios da EMI obtidos devem ser comparados com valores de referência de tabelas normativas existentes de diversos estudos como ELSA-Brasil,[19] CAPS ou MESA,[15,25] levando-se em consideração gênero, idade e etnia do indivíduo. Essas tabelas apresentam a distribuição da EMI por percentis, devendo ser descrito se a EMI se encontra acima ou abaixo do percentil 75.

Assim como o aumento da EMI, a presença de placas ateromatosas nas artérias carótidas à ultrassonografia também relaciona-se com maior risco para DCV (Fig. 13-2).[26-28] Recentes diretrizes de prevenção cardiovascular incluem pesquisa da placa carotídea por aumentar o risco cardiovascular.[29,30]

Define-se placa como estrutura focal que se projeta na luz arterial em 0,5 mm ou 50% além da EMI adjacente ou espessamento maior que 1,5 mm.[4]

Inaba et al. publicaram uma metanálise em que avaliaram a presença de placas carotídeas e a EMI como fatores prognósticos de eventos coronarianos e concluíram que a presença de placas teve melhor acurácia diagnóstica para predizer futuros eventos que a EMI, evidenciando a importância da valorização da placa aterosclerótica carotídea na predição do risco cardiovascular.[11]

Avaliação da Morfologia da Placa Aterosclerótica Carotídea

A morfologia da placa também pode ser um importante preditor de eventos cerebrovasculares.[31,32] As características ultrassonográficas da placa podem auxiliar na identificação de uma placa instável, devendo ser descritas nas placas mais importantes, principalmente naquelas com estenoses maiores que 50%: localização, extensão da placa, ecogenicidade (comparar com a ecogenicidade de estruturas adjacentes – sangue, músculo, adventícia do vaso e osso), textura e superfície, e também a presença de componentes móveis e de zona anecoica junto à capa fibrótica (Quadro 13-1).[33-35]

Avaliação do Grau de Estenose das Artérias Carótidas e Vertebrais

A quantificação do grau de estenose das artérias carótidas e vertebrais pela EV envolve medidas de velocidade do fluxo pelo Doppler espectral e suas relações (critérios hemodinâmicos), associadas à avaliação da imagem bidimensional e ao Doppler colorido (Fig. 13-3).[4,6,36]

Em 2003 e 2009, a Sociedade Americana de Radiologia e Ultrassonografia e um Grupo de Trabalho do Reino Unido apresentaram recomendações com intenção de padronizar a realização da EV das artérias carótidas.[37,38] O grupo de estudos do Departamento de Imagem Cardiovascular da Sociedade Brasileira de Cardiologia (DIC-SBC) publicou, em 2015, suas recomendações com base na literatura, para a avaliação das estenoses das artérias carótidas e vertebrais, tornando-se importante referência em nosso meio.[4] Os dados apresentados nesse documento foram recentemente apresentados em posicionamento publicado pela SBC.[39]

Critérios anatômicos também podem ser utilizados e baseiam-se na avaliação da redução do diâmetro luminal do vaso, sendo usados para caracterizar, em especial, as estenoses inferiores a 50% (sem repercussão hemodinâmica), porém, também é grande adjuvante nas estenoses maiores que 50%, em que o critério hemodinâmico possa falhar na quantificação da estenose (p. ex., estenose aórtica grave, estenose carotídea contralateral significativa, entre outros) (Fig. 13-4).[39]

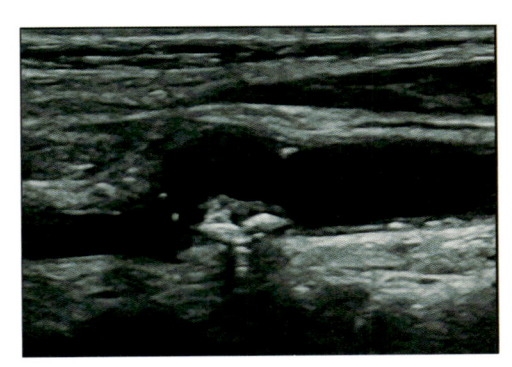

Fig. 13-2. Placa ateromatosa na artéria carótida.

Quadro 13-1. Características Morfológicas das Placas Ateroscleróticas Carotídeas

Ecogenicidade	Hipoecogênica	Mais escura, com ecogenicidade similar ao sangue
	Isoecogênica	Ecogenicidade próxima à do músculo esternoclidomastóideo
	Hiperecogênica	Mais branca que o músculo adjacente
	Calcificada	Ecogenicidade comparável à do osso (com sombra acústica)
Ecotextura	Homogêneas	Uniformes com baixo ou alto nível de ecos
	Heterogêneas	Mistura de alto, médio e baixo nível de ecos
Superfície	Regular	Irregularidades inferiores a 0,4 mm de profundidade
	Irregular	Irregularidades de 0,4 a 2 mm de profundidade
	Ulceração	Depressão superior a 2 mm de profundidade

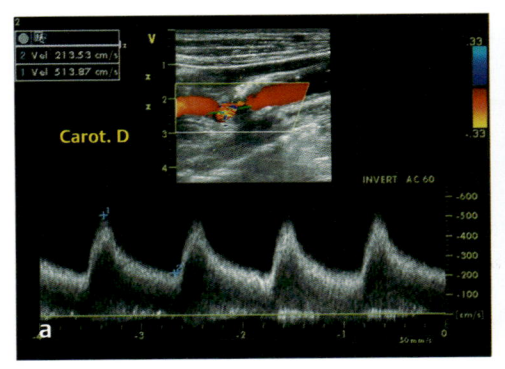

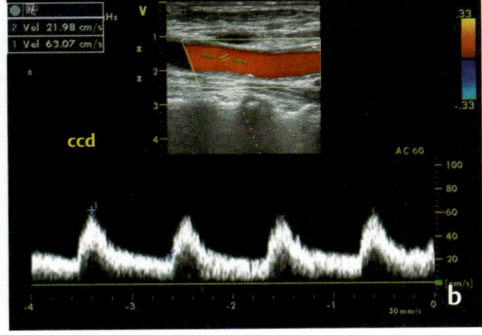

Fig. 13-3. (a) Fluxo ao Doppler pulsado da artéria carótida interna direita com estenose maior que 90% (VPS = 513 cm/s, VDF = 213 cm/s); (b) fluxo na artéria carótida comum ipsilateral (VPS) usado para realizar relações.

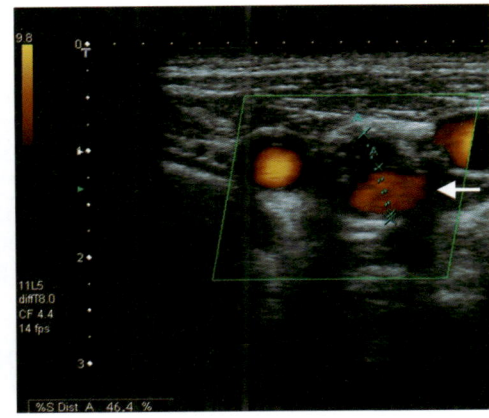

Fig. 13-4. Avaliação do grau de estenose da artéria carótida interna pelo método anatômico.

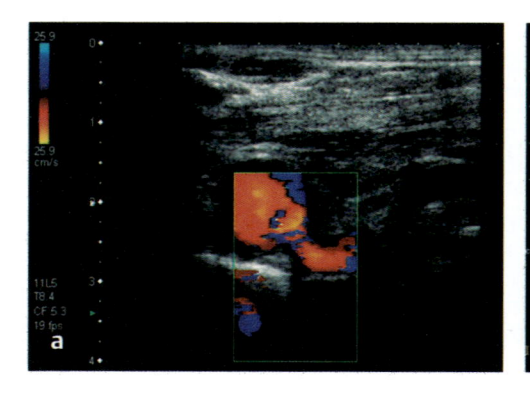

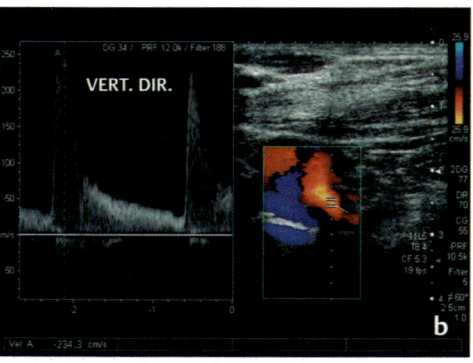

Fig. 13-5. (a) Artéria vertebral direita com placa aterosclerótica em sua origem; **(b)** elevação da velocidade sistólica do fluxo ao Doppler pulsado na artéria vertebral direita configurando estenose.

Quadro 13-2. Quantificação das Estenoses da Artéria Carótida Interna (Departamento de Imagem Cardiovascular da Sociedade Brasileira de Cardiologia)[4,39]

% Est. Anat. Dis. (Nascet)	VPS cm/s	VDF cm/s	VPS CI/ VPS CC	VPS CI/ VDF CC	VDF CI/ VDF CC
< 50%	< 140	< 40	< 2	< 8	< 2,6
50-59%	140-230	40-69	2-3,1	8-10	2,6-5,5
60-69%		70-100	3,2-4	11-13	
70-79%	> 230	> 100	> 4	14-21	
80-89%		> 140		22-29	> 5,5
> 90%	> 400		> 5	> 30	
Suboclusão	Variável – fluxo filiforme	Variável – fluxo filiforme	Variável – fluxo filiforme	Variável – fluxo filiforme	Variável – fluxo filiforme
Oclusão	Ausência de fluxo	Ausência de fluxo	Não se aplica	Não se aplica	Não se aplica

As cores representam, da esquerda para a direita, os critérios mais relevantes segundo a literatura. CC: carótida comum; CI: carótida interna; VDF: velocidade diastólica final; VPS: velocidade de pico sistólico.

Quadro 13-3. Critérios de Velocidades nas Estenoses Proximais da Artéria Vertebral (Departamento de Imagem Cardiovascular da Sociedade Brasileira de Cardiologia)

Grau de estenose	< 50%	50 a 69%	70 a 99%
Vmáx	≥ 85 cm/s	≥ 140 cm/s	≥ 210 cm/s
IVV	≥ 1,3	≥ 2,1	≥ 4
VDF	≥ 27 cm/s	≥ 35 cm/s	≥ 55 cm/s

IVV: índice de velocidade máxima no ponto de estenose e o segmento V2; VDF: velocidade diastólica final.

Os critérios de velocidade para avaliação das estenoses da ACI, preconizados pelo DIC-SBC, foram didaticamente resumidos no Quadro 13-2 a fim de facilitar os ecografistas vasculares na prática diária.

No que tange à avaliação das artérias vertebrais, a EV tem importante papel para avaliação das estenoses e da presença da síndrome do roubo da subclávia (Fig. 13-5). Os valores de referência para quantificação das estenoses das artérias vertebrais, segundo o DIC-SBC, encontram-se no Quadro 13-3.[4,39]

A EV também é muito utilizada na avaliação após tratamento cirúrgico ou endovascular das artérias carótidas e, também, para auxiliar o acompanhamento da progressão das estenoses acompanhadas clinicamente.[4]

DOPPLER COLORIDO DA AORTA ABDOMINAL E ARTÉRIAS RENAIS

A doença arterial periférica (DAP) é definida como aterosclerose nas artérias distais à bifurcação aórtica, com ou sem sintomas nas pernas. O diagnóstico pelo índice tornozelo-braquial e a presença de sintomas está associada a aumento na mortalidade cardiovascular, atingindo os mesmos níveis dos pacientes com doença coronariana sintomática.

Para reduzir esse risco, conselhos sobre mudanças no estilo de vida e exercícios, bem como tratamento, incluindo terapia antiplaquetária e estatina têm sido usados nos últimos anos, e o diagnóstico deve ser oferecido o mais precocemente possível aos pacientes.[40,41]

Para tratar adequadamente as doenças vasculares, é fundamental um diagnóstico correto e definir com precisão a localização e a extensão do seu envolvimento. Diversos exames apresentam essas possibilidades. A angiografia fornece a confirmação diagnóstica com a precisa avaliação da doença e sua extensão; no entanto, trata-se de exame não isento de risco, não só pela técnica de realização, mas também pela utilização do contraste iodado, que pode ser nefrotóxico ou fortemente alergênico.[42]

A utilização da ultrassonografia vascular com Doppler colorido no diagnóstico das doenças vasculares tem sido ampliada nas últimas décadas, com a melhoria na sensibilidade do equipamento e com a utilização do mapeamento em cores do fluxo.[41,42]

A ultrassonografia abdominal tem sido de grande utilidade na avaliação das patologias da aorta abdominal, das doenças renais, veia cava e vasos mesentéricos; porém, fornece apenas informações anatômicas e estruturais (localizações, dimensões, relações). O advento do dúplex *scan* permitiu a obtenção das informações do ultrassom, além da avaliação dos fluxos da aorta, das artérias renais (direção e velocidade). O constante e crescente avanço tecnológico da técnica trouxe o Doppler colorido, que fornece, rapidamente, informações a respeito da presença ou não de fluxo sanguíneo, sua direção e a avaliação da velocidade. O *power* Doppler, ainda que não permita determinar a direção ou velocidade dos fluxos, é técnica bastante sensível na detecção de baixas velocidades. Os *softwares* de opacificação de cavidades por contraste para o estudo dos vazamentos após implantes de endopróteses.[43,44]

Para que se obtenham elevados índices de sensibilidade, especificidade e acurácia, é imprescindível bom equipamento, metodologia que forneça resultados satisfatórios para análise e um examinador experiente. Trata-se, portanto, de técnica não só observador-dependente, mas também equipamento-dependente, com uso de transdutores convexos ou setoriais. Mediante esse arsenal diagnóstico, pode-se, pois, melhor entender e orientar o tratamento das patologias da aorta abdominal e das artérias renais.[43]

Entre as indicações do exame estão:[43,44]

- *Para aorta abdominal: aneurismas (AAA) – (Figs. 13-6 a 13-8):* diagnóstico (classe I), acompanhamento evolutivo (classe I), pré-operatório (classe IIb), acompanhamento de enxertos e endopróteses (classe IIa), claudicação intermitente com pulso femoral diminuído (classe I), dissecção da aorta (classe IIa), arterites (classe I).
- *Para artérias renais nativas (Fig. 13-9):* hipertensão arterial sistêmica (HAS) (classe II b), HAS de difícil controle clínico (classe II a), HAS em jovem, associada a sopro abdominal (classe I), HAS de início recente ou piora acentuada de HAS preexistente (classe IIa), resposta exacerbada a tratamento de HAS com IECA (classe I), prognóstico de bom resultado para revascularização (classe IIa), avaliação do resultado da revascularização (cirurgia ou

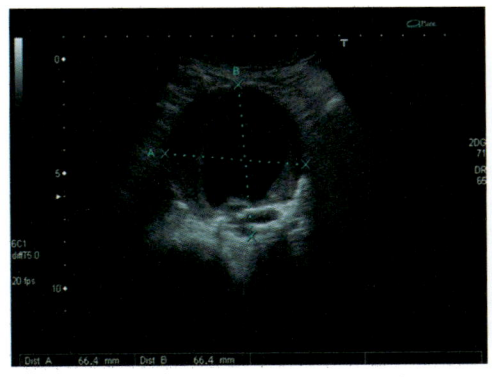

Fig. 13-6. Corte transverso de aneurisma de aorta abdominal.

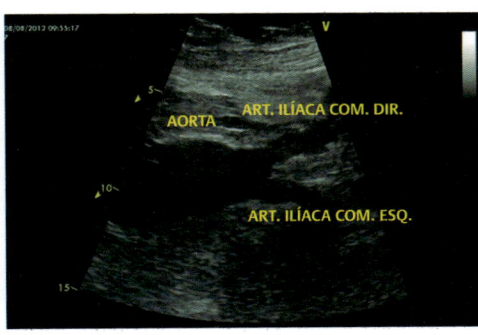

Fig. 13-7. Aneurisma de aorta abdominal e ramos.

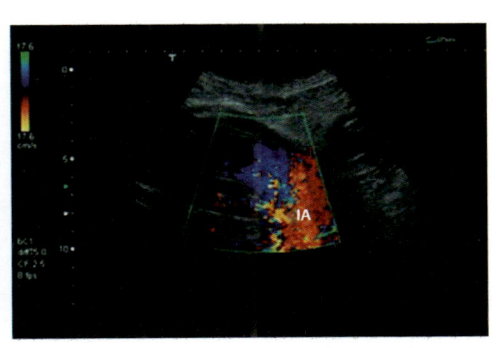

Fig. 13-8. Endoprótese em aorta abdominal.

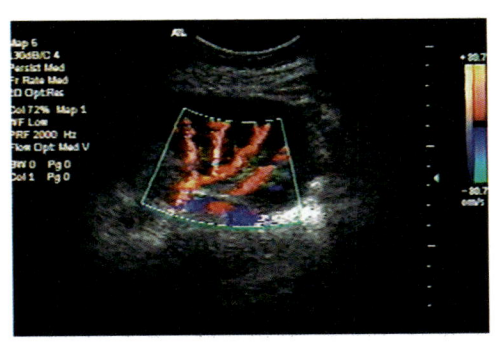

Fig. 13-9. Doppler de artérias renais.

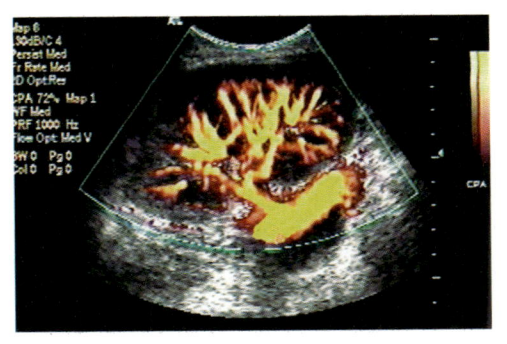

Fig. 13-10. Rim transplantado.

angioplastia) (classe IIa), envolvimento em casos de dissecção da aorta abdominal (classe IIa).

- *Para transplante renal (Fig. 13-10):* acompanhamento pós-operatório (imediato e tardio) para identificação de complicações vasculares (classe I), urológicas (classe IIb), clínicas como rejeição (classe IIb), toxicidade por ciclosporina (classe IIb).

Lembrar que os exames da aorta abdominal, bem como das artérias renais devem ser sempre solicitados com Doppler colorido, pois permitem a identificação de maior extensão dos vasos principais e das artérias do parênquima renal, mesmo nos pacientes tecnicamente difíceis, o que não é possível sem o uso do mapeamento a cores.

Metodologia e Protocolo

Preparo do Paciente

O paciente deve estar em jejum, se possível, tendo usado drogas para preparo abdominal, de 1 a 2 dias antes do exame, para evitar o excesso de gás intestinal, de preferência um transdutor convexo de 2,5 a 3,5 MHz, aparelho que possua *presset* adequado para exame de artérias renais.

Avaliar em cortes transverso e longitudinal para modo B e Doppler colorido e em corte longitudinal para modo B, Doppler colorido e Doppler espectral.

Em corte transverso, medir os diâmetros da aorta abdominal nos segmentos suprarrenal, renal, infrarrenal proximal, médio e distal. Essas medidas devem ser feitas tanto no sentido anteroposterior (AP) como laterolateral (LL) e a partir da borda externa de uma parede até a borda externa da parede contralateral.[45-47]

Avaliar em cortes transverso e longitudinal a parede da artéria e a morfologia das placas.

Procura-se acompanhar a aorta ao longo do seu segmento proximal, identificando a emergência do tronco celíaco e da artéria mesentérica superior. Sempre utilizando cortes longitudinais e transversos, alcança-se seu segmento distal (bifurcação das artérias ilíacas).

Esse segmento poderá ser mais bem avaliado por meio de corte paraumbilical direito (permite avaliação da emergência das duas artérias ilíacas simultaneamente).

O Quadro 13-4 resume as recomendações do DIC para aneurisma de aorta abdominal (AAA).[45]

Quadro 13-4. Recomendação do DIC para o Rastreamento e Acompanhamento do AAA

	Rastreamento				
Homens	65-75 anos 55-75 com histórico familiar de AAA e/ou fumo				
Mulheres	55-75 anos com histórico familiar de AAA e/ou fumo				
Intervalo de acompanhamento (segundo modelo sueco)	2,6-2,9 cm – reavaliar em 5 anos (dilatação subaneurismática)	3-4 cm – 24 meses	4-4,5 cm – 12 meses	4,6-5 cm – 6 meses	
Indicação de intervenção	≥ 5,5 cm	Sintomas relacionados com AAA	Taxa de crescimento > 1 cm/ano		
Técnica de medida à US	Durante sístole momento da expansão máxima	Diâmetro anteroposterior (AP)	Corte transverso com aorta circular e aorta com curso retilíneo	Corte sagital ou coronal no caso de aorta tortuosa sem possibilidade de alinhamento correto	Medir de adventícia à adventícia (EAE)

Protocolo para Artérias Renais

Obtém-se e registra-se o fluxo na aorta abdominal em corte longitudinal, 1 a 2 cm abaixo da emergência da artéria mesentérica superior (próximo à emergência das artérias renais), com a devida correção do ângulo. Após visualizar a emergência da artéria mesentérica superior em corte longitudinal, utilizando o corte transverso, desliza-se o transdutor (no sentido distal da aorta), seguindo a artéria mesentérica superior que se mantém acima da aorta na imagem; 1 a 2 cm abaixo evidenciam-se a veia renal esquerda, que passa entre ela e a aorta, seguindo seu trajeto até drenar na VCI. Nessa localização, deve-se procurar, inicialmente, a artéria renal direita, que costuma emergir mais anteriormente na aorta, em posição correspondente a 10 horas. Havendo disponibilidade do mapeamento a cores para a realização do exame, haverá maior facilidade na localização dessa artéria. Deve-se procurar visualizar o maior segmento possível do vaso, obtém-se fluxo na artéria renal direita com a devida correção do ângulo, registrando e medindo o pico sistólico de velocidade.[45,48]

As artérias renais emergem da aorta em ângulos retos no plano na região da vértebra L2 cerca de 1-2 cm abaixo da artéria mesentérica superior. A artéria renal direita surge um pouco acima da artéria renal esquerda e passa por baixo da veia cava inferior, enquanto a artéria renal esquerda tem um curso quase horizontal para o hilo renal, paralela e logo abaixo da veia renal esquerda. Duas ou mais artérias renais estão presentes em cerca de 25% da população. As artérias renais se dividem em artérias segmentares um pouco antes do hilo.

Ao alcançar o hilo renal, as artérias renais principais se dividem em artérias segmentares anterior e posterior. Estas ainda se dividem para alimentar os vários segmentos do rim.

As artérias segmentares, por sua vez, dão origem às artérias interlobares com um curso juntamente com as pirâmides renais para a periferia do rim. As artérias interlobares se dividem em artérias arqueadas na junção corticomedular. As artérias arqueadas cruzam o topo das pirâmides renais e dão origem às artérias interlobulares, que são os pequenos ramos do parênquima que cursam em direção à superfície do rim. As artérias interlobulares se subdividem em arteríolas glomerulares aferentes.[45]

Protocolo para Rins Transplantados

Os rins transplantados são de avaliação mais fácil, pois se situam, mais superficialmente, na fossa ilíaca direita ou esquerda. A artéria do enxerto pode ser anastomosada de maneira terminoterminal à artéria ilíaca interna ou terminolateral à artéria ilíaca externa (mais frequente e com menor percentual de estenose da anastomose).

Dada a localização bastante superficial, pode-se, muitas vezes, utilizar um transdutor de maior frequência (5 MHz). A metodologia do exame é bastante semelhante à da artéria renal nativa, sendo que, nesse caso, avalia-se se a artéria ilíaca à qual o enxerto está conectado não apresenta obstruções. Registra-se e mede-se o fluxo com a devida correção de ângulo, não só nessa artéria, mas também na região da anastomose e em seus segmentos inicial, médio e distal da artéria renal. As medidas em artérias segmentares, interlobares ou arqueadas também deverão ser feitas para obtenção dos mesmos dados que para artérias renais nativas.

A seguir, deve-se avaliar a veia do enxerto e sua anastomose com a veia ilíaca.

Ao analisar o enxerto, deve-se, de igual maneira, medir e registrar seu diâmetro longitudinal, avaliar ecogenicidade da medula, do córtex, a relação corticomedular, bem como evidência de hidronefrose e/ou coleções perinefréticas.

Impacto Diagnóstico e Prognóstico

O ecocolor Doppler, ou dúplex *scan,* assume grande responsabilidade não só no papel de diagnosticar as patologias da aorta abdominal e das artérias renais, como também, tendo em vista suas crescentes sensibilidade, especificidade e acurácia, como exame de grande valor preditivo e da maior importância no acompanhamento evolutivo das referidas patologias.

O Quadro 13-5 mostra as recomendações para avaliação ultrassonográfica da aorta abdominal e ramos em um grupo de Departamento de Imagem Cardiovascular da Sociedade Brasileira de Cardiologia – DIC–SBC.[45]

DOPPLER COLORIDO ARTERIAL E VENOSO

A ultrassonografia vascular (USV) é um método não invasivo que consiste no modo bidimensional de imagem associado ao Doppler em suas modalidades pulsado, contínuo e colorido, sendo de baixo custo e alta eficácia, com altas sensibilidade e especificidade, que quando realizada por profissionais bem preparados e qualificados conforme a boa prática da medicina, suporta o planejamento terapêutico clínico, cirúrgico ou endovascular das doenças vasculares periféricas arterial e venosa.

A grande gama de informações possíveis de serem fornecidas pela USV proporciona diagnósticos com precisão e credibilidade, com poucas limitações técnicas para seu uso, dentre elas os graus muito acentuados de edema e de calcificação.

O conhecimento sobre anatomia e fisiologia do sistema circulatório se faz imprescindível ao diagnóstico adequado.

Os outros métodos diagnósticos utilizados no sistema arterial são índice tornozelo-braço (ITB), pressurometria segmentar, Doppler caneta cego, angiotomografia computadorizada, angiorressonância magnética e angiografia.

A acurácia do Doppler colorido arterial pode ser incrementada com o uso do ITB.

No sistema venoso são utilizados pletismografia, flebografia, angiotomografia computadorizada e angiorressonância magnética.

Material

O equipamento de ultrassonografia deve possuir uma configuração específica para o exame vascular, com modernos recursos de alta tecnologia.

Uma configuração mínima recomendada é:

- Modo bidimensional.
- Doppler espectral: pulsado e contínuo.
- Doppler colorido (DC).
- Doppler de amplitude (DA).
- *Softwares* para medidas e cálculos.
- Transdutores lineares e convexos de alta e baixa frequências.

Quadro 13-5. Critérios Velocimétricos para a Quantificação das Estenoses de Artéria Renal Nativa e após Implante de *Stent*

Grau de estenose	VPS na artéria renal	Índice renal/aorta	VD na artéria renal	Fluxo intrarrenal	VPS na artéria renal STENT	Índice renal/aorta STENT
Normal	< 200 cm/s	< 3,5	< 150 cm/s	TA < 70 ms	< 390 cm/s	< 5
< 60%	≥ 200 cm/s	< 3,5	< 150 cm/s	TA < 70 ms	< 390 cm/s	< 5
≥ 60%	≥ 200 cm/s	≥ 3,5	< 150 cm/s	TA < ou ≥ 70 ms	≥ 390 cm/s	≥ 5
≥ 80%	≥ 200 cm/s	≥ 3,5	≥ 150 cm/s	TA ≥ 70 ms fluxo *tardus/parvus*	≥ 390 cm/s	≥ 5
Oclusão	–	–	–	Pode ter fluxo *tardus/parvus*	–	–

VPS: velocidade de pico sistólico; VDF: velocidade diastólica final; TA: tempo de aceleração.
As cores representam, da esquerda para a direita, os critérios mais relevantes segundo a literatura.

O tempo recomendado para o agendamento deve ser entre 20 a 40 minutos por exame, podendo variar de acordo com o nível de experiência do examinador.

Doppler Colorido Arterial dos Membros Inferiores

O sistema arterial apresenta fluxo pulsátil anterógrado e é composto por ramificações com diferentes calibres, envolvendo as principais artérias tronculares como femoral comum, femoral, femoral profunda, poplítea, tronco tibiofibular, tibial posterior, fibular, tibial anterior e dorsal do pé. Algumas variações anatômicas podem estar presentes nos trajetos e nas ramificações.

Técnica

1. Com a sala em temperatura ambiente amena, posicionar paciente em decúbito dorsal com o membro a ser examinado em repouso e rotação lateral coxofemoral, e joelho semifletido lateralmente e, na sequência, também anteriormente.
2. Examinar por meio de um rastreamento das artérias desde a região inguinal, virilha, até o pé.

Indicações

A USV pode ser solicitada para complementação diagnóstica sempre nos casos que apresentem riscos como histórico familiar, hipertensão arterial, dislipidemias, com sinais e sintomas indicativos de comprometimento do sistema arterial periférico, mais comumente hiperemia, cianose, palidez, frialdade, dor, claudicação, pulsatilidade, tumoração e, principalmente, na presença, ao exame clínico, dos sinais estabelecidos para critérios de diagnóstico.

São avaliadas as presenças de doenças ateroscleróticas e de doenças não ateroscleróticas, dentre elas a doença arterial periférica (DAP), a trombose, a tromboangeíte obliterativa, aneurisma, pseudoaneurisma, doença cística e aprisionamento de poplítea, tumores e processos compressivos, além de ser o procedimento indispensável na avaliação pré- e pós-intervenções abertas e endovasculares.

Trombose Oclusiva Arterial

Ao método bidimensional e ao Doppler colorido observa-se conteúdo ecogênico, sendo estenótico e/ou oclusivo no interior do vaso, podendo ter aspecto agudo, intermediário e com alterações crônicas, sem fluxo ou com fluxo diminuído ou entremeado em trabeculações e espessamento parietal. Informa, também, a localização e a extensão nas artérias acometidas (Fig. 13-11).

Doença Arterial Periférica (DAP)

A avaliação do padrão de fluxo ao Doppler espectral sinaliza alterações no sistema arterial tanto para o diagnóstico como para o acompanhamento, e na determinação do grau de estenose por meio do pico de velocidade sistólica e do índice sistólico (IS), que consiste na razão entre o pico de velocidade sistólica no local da lesão (V2) e o pico de velocidade sistólica entre 1 e 2 cm antes da lesão (V1), IS = V2/V1 (Figs. 13-12 e 13-13; Quadro 13-6).

Critérios de estenose:

- *PVS > 235 cm/s:* estenose > 50%.
- *IS < 2:* estenose < 50%.
- *IS ≥ 2:* estenose entre a 50 e 70%.
- *IS > 3,5:* estenose ≥ 70%.
- *Ausência de fluxo:* oclusão.

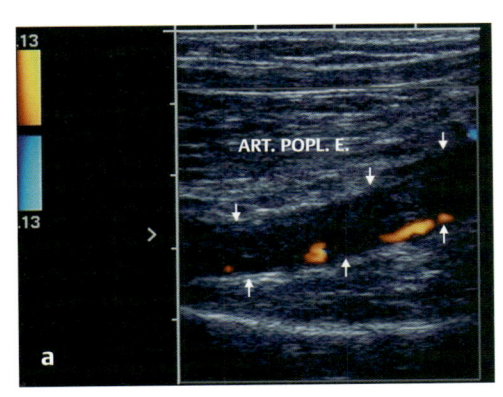

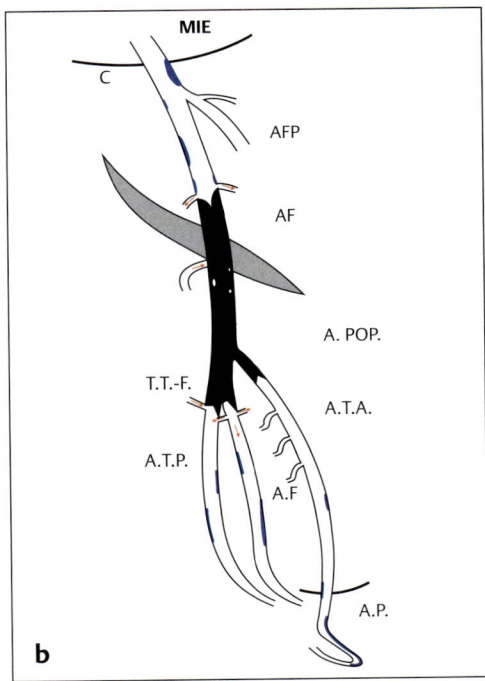

Fig. 13-11. (a) Doppler colorido com trombo na artéria poplítea. (b) Esquema cartográfico.

Quadro 13-6. Velocidade de Fluxo e Diâmetros Normais

Artéria	Diâmetro (cm)/ desvio-padrão	Veloc. (cm/s)/ desvio-padrão
Ilíaca comum	0,79/+ ou - 0,13	119,3/+ ou - 21,7
Femoral comum	0,82/+ ou - 0,14	114,1/+ ou - 24,9
Femoral proximal	0,60/+ ou - 0,12	90,8/+ ou - 13,6
Femoral distal	0,54/+ ou - 0,11	96,6/+ ou - 14,1
Poplítea	0,52/+ ou - 0,11	68,8/+ ou - 13,5

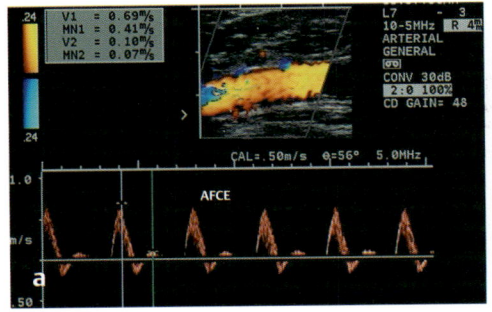

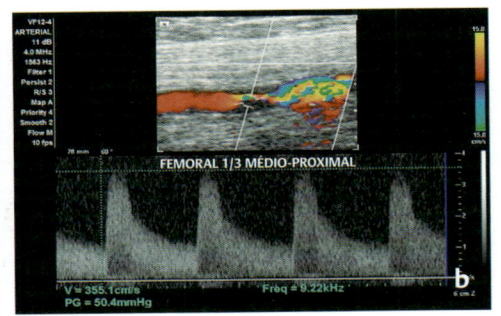

Fig. 13-12. (a) Doppler espectral pulsado arterial periférico normal e (b) com estenose > 70%.

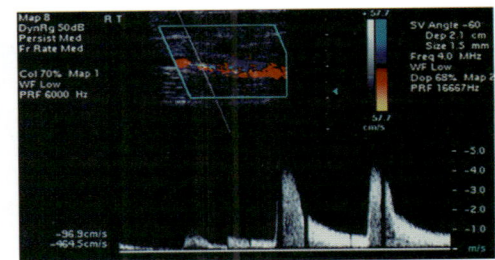

Fig. 13-13. Doppler espectral pulsado para cálculo do IS = V2/V1.

O DC e o DA orientam a avaliação das estenoses demonstrando, por meio do mosaico de cores na presença de aumento de velocidade e o ponto de maior estreitamento luminal, respectivamente, nas áreas acometidas.

Pós-Revascularização DAP

A revascularização pode ser feita por cirurgia aberta, com colocação de próteses para *bypass*, ou por intervenção com angioplastia e colocação de diversos tipos de *stents*.

Protocolo de acompanhamento dos enxertos: imediato, 1, 3, 6, 9, 12, 18, 24 e 36 meses... ou a cada mês de acordo com a disfunção.

A avaliação da perviedade, patência, e do surgimento de complicações por má prática na técnica, por trombose e por proliferação celular com hiperplasia neointimal causando a reestenose intra-*stent* (RIS) (Figs. 13-14 a 13-16).

PVS normal no enxerto: 60-70 cm/s.
Risco de falência de enxerto:

- *Baixo:* PVS < 200 cm/s – IS < 2.
- *Alto:* PVS < 45 cm/s ou PVS > 300 cm/s – IS > 3,5.

Critérios para estenose no enxerto venoso:

- *Estenose < 50%:* PVS < 45 a < 180 cm/s – IS < 1,5.
- *Estenose > 50%:* PVS de 180 a 300 cm/s – IS de 2 a < 3,5.
- *Estenose > 70%:* PVS < 45 ou > 300 cm/s – IS > 3,5.
- RIS > 80% – IS > 4.

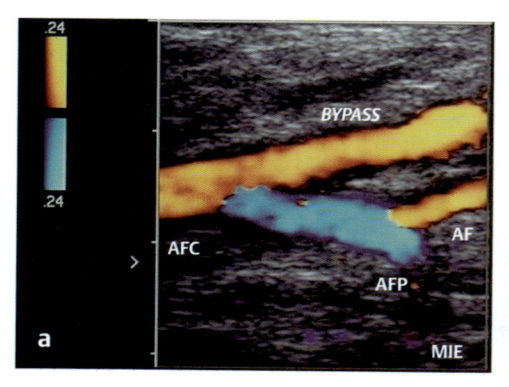

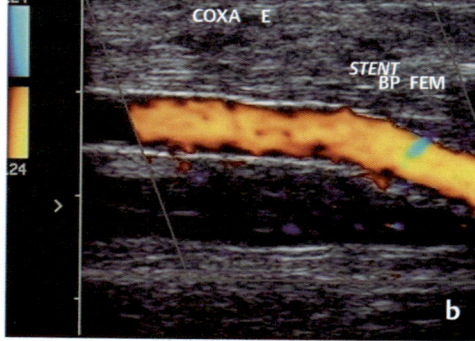

Fig. 13-14. Doppler colorido. (**a**) Enxerto venoso. (**b**) *Stent* intraenxerto da artéria femoral.

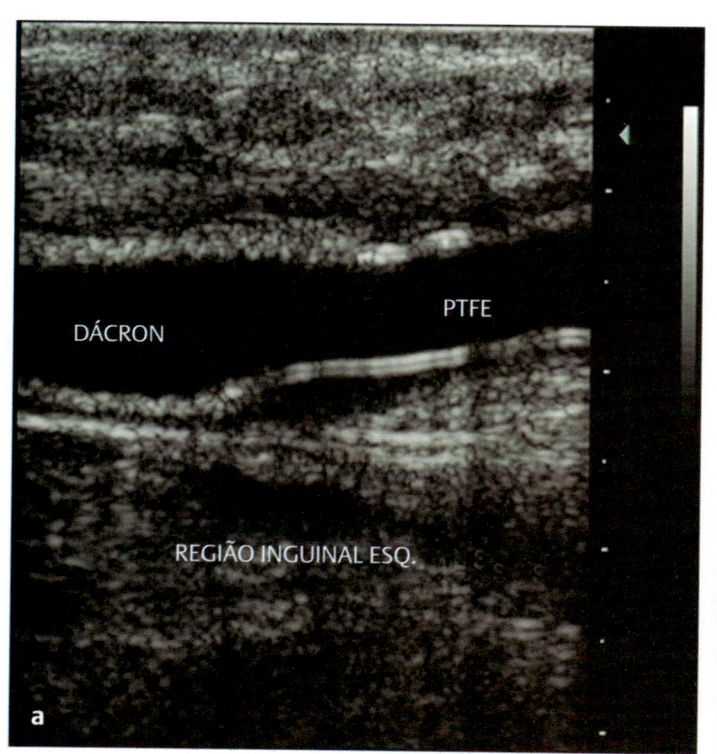

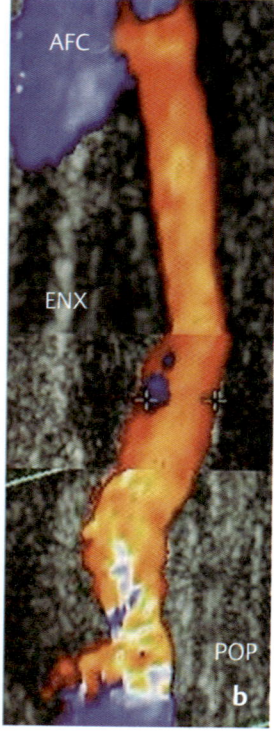

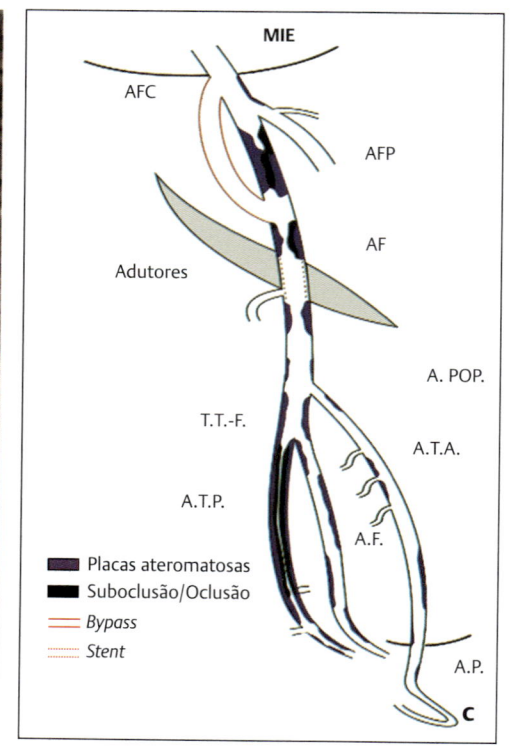

Fig. 13-15. Tipos de enxerto dácron, (**a**) PTFE e (**b**) venoso. (**c**) Esquema cartográfico.

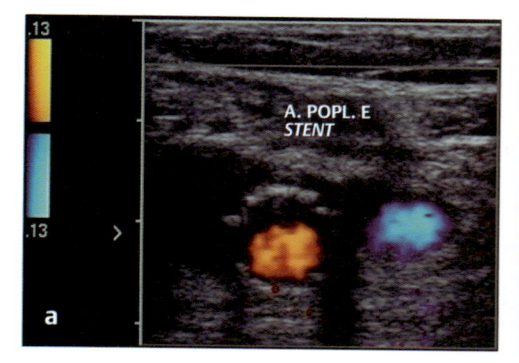

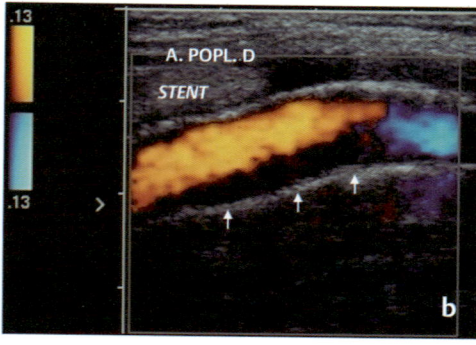

Fig. 13-16. Doppler colorido com hiperplasia intimal em *stent* na artéria poplítea. (**a**) Corte transverso e (**b**) corte longitudinal.

Aneurisma Periférico e Pseudoaneurisma

A UVS possibilita as medidas dos calibres, informando sobre a dólico artéria, caracterizada pelo aumento difuso, a ectasia, que consiste em aumento focal, e o aneurisma, que consiste em aumento de 1,5 vezes do calibre pré-dilatação, determinando a morfologia, a localização e a extensão nos vasos acometidos.

Avalia, também, as possíveis complicações pós-procedimentos intervencionistas, como por exemplo, o pseudoaneurisma (Figs. 13-17 e 13-18).

Doença Cística da Artéria Poplítea

Presença de formação cística mucoide envolvendo as camadas da parede da artéria, com ou sem processo estenosante associado.

Tromboangeíte Obliterativa

Observa-se o espessamento parietal difuso por hiperplasia com afilamento luminal e estenoses sequenciais nas paredes das artérias, principalmente infrageniculares.

Doppler Colorido Venoso dos Membros Inferiores

O sistema venoso profundo é composto por confluências frequentemente com nomes referentes aos vasos arteriais adjacentes, apresentando números de veias variáveis, válvulas e fluxo espontâneo com características de fasicidade respiratória, enquanto o sistema venoso superficial é composto pelas veias tronculares, safena magna e safena parva, e não tronculares, que são as veias tributárias, comunicantes e perfurantes. Algumas variações anatômicas podem estar presentes nos trajetos, nas ramificações e nas confluências.

A determinação de refluxo venoso se baseia no tempo de refluxo acima de 0,5 segundos em ortostatismo.

Técnica

1. Posicionar a maca com cabeceira elevada para o tronco do paciente a 30°, em decúbito dorsal com o membro a ser examinado em repouso por rotação lateral coxofemoral, e joelho semifletido lateralmente e, na sequência, também anteriormente.
2. Na segunda etapa, posicionar em ortostatismo para avaliação dos sistemas venosos profundo e superficial, realizando o mapeamento de varizes, girando o membro 360°, em todas as suas 4 faces (anterior, posterior, medial e lateral).
3. Paciente deve estar relaxado e com respiração fisiológica. O examinador deve solicitar para que o paciente realize a manobra de Valsalva, e também promover as compressões proximal e distal ao local examinado do membro, ambos objetivando a avaliação funcional das valvas venosas.

Indicações

A USV pode ser solicitada para complementação diagnóstica sempre nos casos que apresentem sinais e sintomas indicativos de comprometimento do sistema venoso, mais comumente edema, hiperemia, cianose, dor, queimação, cãibras, prurido, parestesia, pulsatilidade, tumoração e, principalmente, na presença ao exame clínico dos sinais estabelecidos para critérios de diagnóstico.

São avaliadas trombose venosa profunda, síndrome pós-trombótica, tromboflebite superficial, insuficiência venosa crônica, varizes e síndromes congênitas (Klippel-Trenaunay).

Trombose Venosa Profunda (TVP) e Tromboflebite

A USV é o método de escolha para o diagnóstico e acompanhamento da TVP, com bidimensional, e ao Doppler colorido se testa a compressibilidade, observa-se conteúdo ecogênico, sendo obstrutivo e/ou oclusivo no interior da veia, podendo ser com aspecto agudo, intermediário e com alterações crônicas, sem fluxo ou com fluxo diminuído ou entremeado em trabeculações e espessamento parietal. Informa, também, a localização e a extensão do acometimento da veia (Fig. 13-19).

Mapeamento Venoso Superficial

A USV é imprescindível para o planejamento terapêutico das varizes, nas suas diferentes apresentações e graus, tanto para a escleroterapia química ou térmica quanto para a microcirurgia ou cirurgia.

Devem ser fornecidas informações detalhadas sobre as veias varicosas (diâmetro > 3 mm), veias reticulares (entre 1 e 3 mm), varículas (diâmetro < 1 mm) e perfurantes, envolvendo perviedade, trajetos, diâmetros, aneurisma, presença de trombo, refluxos troncular e não troncular com localizações e pontos de drenagens (Figs. 13-20 a 13-22).

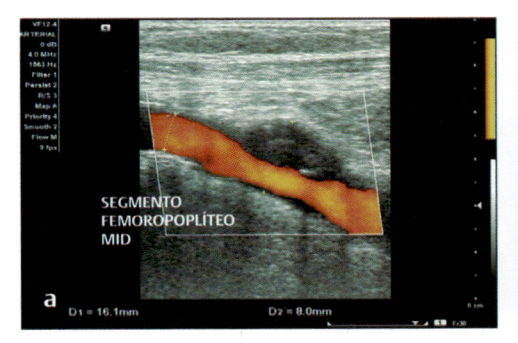

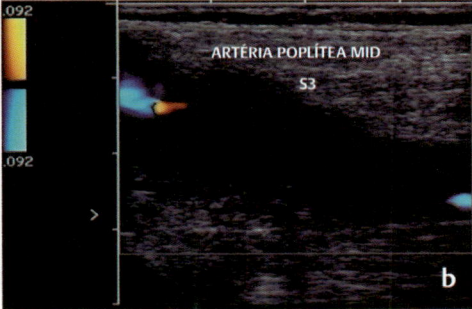

Fig. 13-17. Doppler colorido. (a) Aneurisma com trombo parietal parcial. (b) Aneurisma trombosado oclusivo na artéria poplítea.

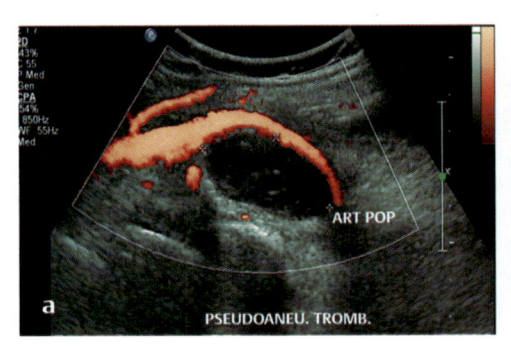

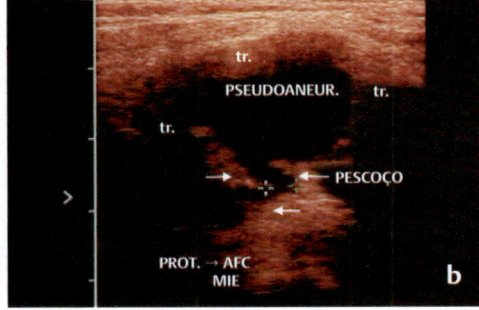

Fig. 13-18. (a) Doppler colorido em pseudoaneurisma trombosado na artéria poplítea. (b) Modo B com trombo parcial em pseudoaneurisma pós-anastomose de prótese na artéria femoral comum.

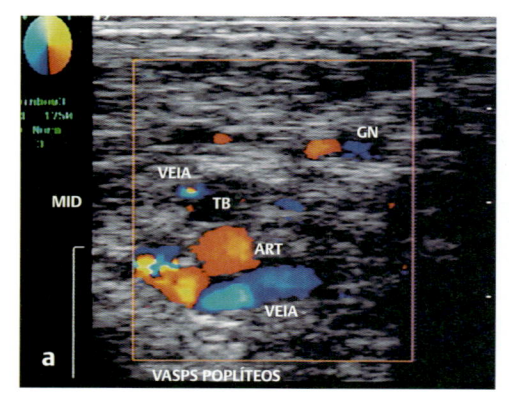

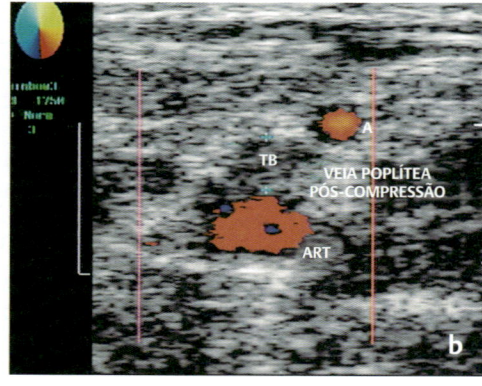

Fig. 13-19. Doppler colorido com trombo oclusivo em uma veia poplítea. (**a**) Sem compressão. (**b**) Com compressão.

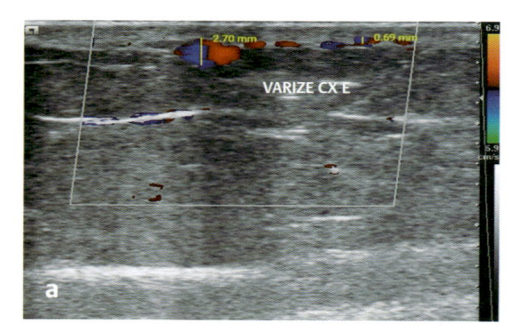

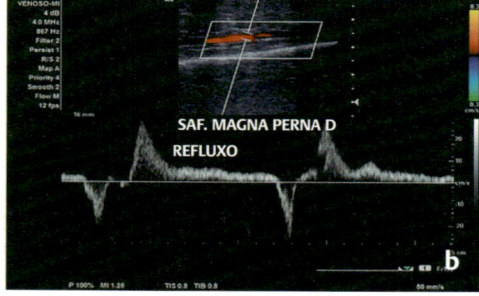

Fig. 13-20. (**a**) Doppler colorido com veias reticulares e varículas subdérmicas. (**b**) Doppler espectral pulsado com refluxo na safena magna.

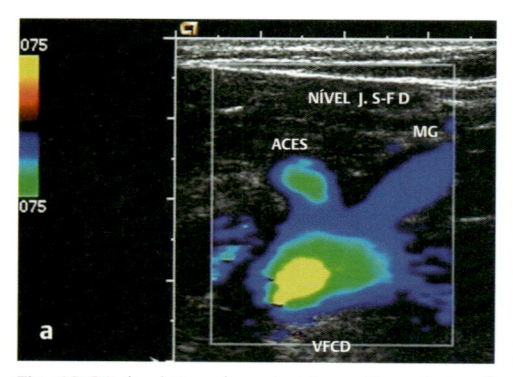

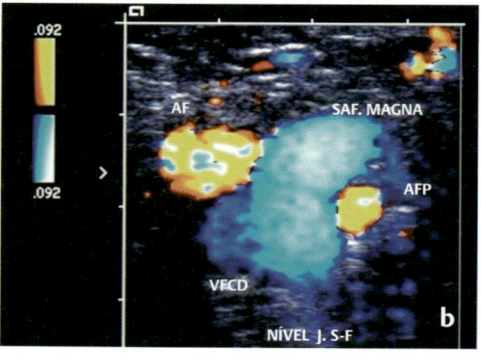

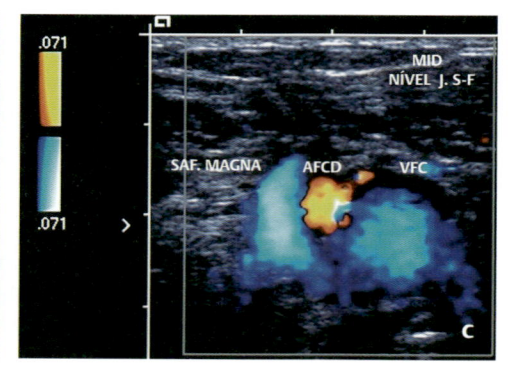

Fig. 13-21. (**a-c**) Doppler colorido em tipos de junção safenofemoral.

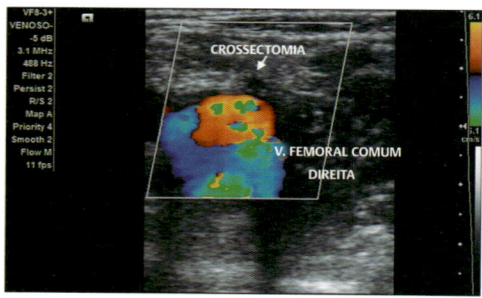

Fig. 13-22. Doppler colorido demonstrando pontos de sutura na crossectomia da safena magna.

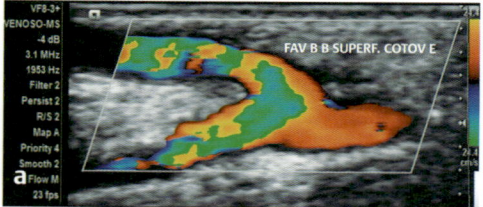

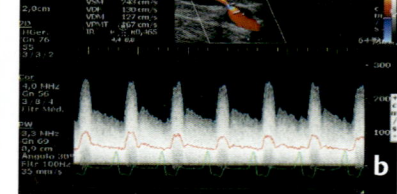

Fig. 13-23. FAVH. (**a**) Doppler colorido. (**b**) Doppler espectral pulsado.

Outras Aplicabilidades para a USV

Fístulas Arteriovenosas (FAV) Congênitas e Adquiridas

A avaliação pela USV possibilita o diagnóstico de malformação vascular, angiodisplasias e hemangiomas, FAV congênita e também adquiridas traumáticas ou para o mapeamento pré- e pós-confecção de fístula arteriovenosa para hemodiálise (FAVH), avaliando as possíveis complicações como trombose, estenose por hiperplasia intimal e aneurismas, sendo imprescindível para o sucesso do seu resultado funcional (Fig. 13-23).

Avaliação dos Membros Superiores e dos Vasos Centrais

A USV está indicada em casos de suspeita de trombose tanto venosa quanto arterial, tromboflebite, na avaliação de síndromes compressivas, como desfiladeiro cervicotoracoaxilobraquial (SDT), aneurisma, pseudoaneurisma, confecção de FAVH e aterosclerose arterial.

O exame pode ser realizado com o paciente em posição de decúbito dorsal e/ou sentado, e para a pesquisa de SDT devem ser realizadas as manobras provocativas.

Comentários

A USV é o método de escolha para diagnóstico, planejamento terapêutico, acompanhamento pré- e pós-intervenções, se colocando como um indicador prognóstico em alguns casos, podendo fornecer dados precisos quanto à situação de perviedade, viabilidade e estado funcional dos sistemas circulatórios, com suas variações anatômicas, suas ramificações e colaterais compensatórias, tanto arterial como venoso, suportando assim, de maneira incisiva, a melhoria na qualidade de vida e na sobrevida do paciente com patologia vascular.

REFERÊNCIAS BIBLIOGRÁFICAS

1. Diseases WHOC. [Acesso em 18 de maio 2019]. Disponível em: http://www.who.int/mediacentre/factsheets/fs355/en.
2. Heart Disease and Stroke Statistics – 2019 Update. [Acesso em 20 de maio 2019]. Disponível em: https://www.heart.org/en/news/2019/01/31/cardiovascular-diseases-affect-nearly-half-of-american-adults-statistics-show.
3. Reddy KS. Cardiovascular disease in non-Western countries. N Eng J Med. 2004;350(24):2438-40.
4. Freire CMV, Alcantara ML, Santos SN, Amaral SI, Veloso O, Porto CLL et al. Recomendação para a Quantificação pelo Ultrassom da Doença Aterosclerótica das Artérias Carótidas e Vertebrais: Grupo deTrabalho do Departamento de Imagem Cardiovascular da Sociedade Brasileira de Cardiologia – DIC - SBC. Arq Bras Cardiol: Imagem Cardiovasc. 2015;28:64.
5. Beach KW, Bergelin RO, Leotta DF, Primozich JF, Sevareid PM, Stutzman ET et al. Standardized ultrasound evaluation of carotid stenosis for clinical trials: University of Washington Ultrasound Reading Center. Cardiovasc Ultrasound. 2010;8:39.
6. Abu Rahma AF, Srivastava MT, Stone PA, Mousa AY, Jain A, Dean LS et al. Critical appraisal of the Carotid Duplex Consensus criteria in the diagnosis of carotid artery stenosis. J Vasc Surg. 2011;53(1):53-9.
7. Ricotta JJ, Aburahma AF. Updated Society for Vascular Surgery guidelines for management of extracranial carotid disease. J Vasc Surg. 2011;54(3):e1-31.
8. Pignoli P, Tremoli E, Poli A, Oreste P, Paoletti R. Intimal plus medial thickness of the arterial wall: a direct measurement with ultrasound imaging. Circulation. 1986;74(6):1399-406.
9. Petisco ACGP, Assef JE, Barretto RBM, Saleh MH, Pinto IMF. Detecção da aterosclerose subclínica por métodos de imagem. In: Souza AGMR, Timerman A, Sousa JEMR (Eds.). Tratado sobre Doença Arterial Coronária Primeira. Rio de Janeiro: Atheneu; 2017. p. 351.
10. Stein JH, Korcarz CE, Hurst RT, Lonn E, Kendall CB, Mohler ER et al. Use of carotid ultrasound to identify subclinical vascular disease and evaluate cardiovascular disease risk: a consensus statement from the American Society of Echocardiography Carotid Intima-Media Thickness Task Force. Endorsed by the Society for Vascular Medicine. J Am Soc Echocardiogr. 2008;21(2):93-111.
11. Inaba Y, Chen JA, Bergmann SR. Carotid plaque, compared with carotid intima-media thickness, more accurately predicts coronary artery disease events: a meta-analysis. Atherosclerosis. 2012;220(1):128-33.
12. Chambless LE, Folsom AR, Clegg LX, Sharrett AR, Shahar E, Nieto FJ et al. Carotid wall thickness is predictive of incident clinical stroke: the Atherosclerosis Risk in Communities (ARIC) study. Am J Epidemiol. 2000;151(5):478-87.
13. Chambless LE, Heiss G, Folsom AR, Rosamond W, Szklo M, Sharrett AR et al. Association of coronary heart disease incidence with carotid arterial wall thickness and major risk factors: the Atherosclerosis Risk in Communities (ARIC) Study, 1987-1993. Am J Epidemiol. 1997;146(6):483-94.
14. O'Leary DH, Polak JF, Kronmal RA, Manolio TA, Burke GL, Wolfson SK Jr. Carotid-artery intima and media thickness as a risk factor for myocardial infarction and stroke in older adults. Cardiovascular Health Study Collaborative Research Group. New Engl J Med. 1999;340(1):14-22.
15. Lorenz MW, von Kegler S, Steinmetz H, Markus HS, Sitzer M. Carotid intima-media thickening indicates a higher vascular risk across a wide age range: prospective data from the Carotid Atherosclerosis Progression Study (CAPS). Stroke. 2006;37(1):87-92.
16. Yeboah J, McClelland RL, Polonsky TS, Burke GL, Sibley CT, O'Leary D et al. Comparison of novel risk markers for improvement in cardiovascular risk assessment in intermediate-risk individuals. JAMA. 2012;308(8):788-95.
17. Salonen JT, Salonen R. Ultrasonographically assessed carotid morphology and the risk of coronary heart disease. Arterioscler Thromb. 1991;11(5):1245-9.
18. van der Meer IM, Bots ML, Hofman A, del Sol AI, van der Kuip DA, Witteman JC. Predictive value of noninvasive measures of atherosclerosis for incident myocardial infarction: the Rotterdam Study. Circulation. 2004;109(9):1089-94.
19. Santos IS, Bittencourt MS, Oliveira IR, Souza AG, Meireles DP, Rundek T et al. Carotid intima-media thickness value distributions in the Brazilian Longitudinal Study of Adult Health (ELSA-Brasil). Atherosclerosis. 2014;237(1):227-35.
20. Baldassarre D, Amato M, Bondioli A, Sirtori CR, Tremoli E. Carotid artery intima-media thickness measured by ultrasonography in normal clinical practice correlates well with atherosclerosis risk factors. Stroke. 2000;31(10):2426-30.
21. Petisco AC, Assef JE, de Jesus CA, Saleh MH, Barbosa JE et al. High prevalence of subclinical atherosclerosis in Brazilian postmenopausal women with low and intermediate risk by Framingham score. Int J Cardiovasc Imaging. 2017;33(3):401-10.
22. Bots ML, Sutton-Tyrrell K. Lessons from the past and promises for the future for carotid intima-media thickness. J Am Coll Cardiol. 2012;60(17):1599-604.
23. Den Ruijter HM, Peters SA, Anderson TJ, Britton AR, Dekker JM, Eijkemans MJ et al. Common carotid intima-media thickness measurements in cardiovascular risk prediction: a meta-analysis. JAMA. 2012;308(8):796-803.
24. Nambi V, Chambless L, He M, Folsom AR, Mosley T, Boerwinkle E et al. Common carotid artery intima-media thickness is as good as carotid intima-media thickness of all carotid artery segments in improving prediction of coronary heart disease risk in the Atherosclerosis Risk in Communities (ARIC) study. Eur Heart J. 2012;33(2):183-90.
25. Folsom AR, Kronmal RA, Detrano RC, O'Leary DH, Bild DE, Bluemke DA et al. Coronary artery calcification compared with carotid intima-media thickness in the prediction of cardiovascular disease incidence: the Multi-Ethnic Study of Atherosclerosis (MESA). Arch Int Med. 2008;168(12):1333-9.
26. Nambi V, Brunner G, Ballantyne CM. Ultrasound in cardiovascular risk prediction: don't forget the plaque! J Am Heart Association. 2013;2(2):e000180.
27. Nambi V, Chambless L, Folsom AR, He M, Hu Y, Mosley T et al. Carotid intima-media thickness and presence or absence of plaque improves prediction of coronary heart disease risk: the ARIC (Atherosclerosis Risk In Communities) study. J Am College Cardiol. 2010;55(15):1600-7.
28. Polak JF, Tracy R, Harrington A, Zavodni AE, O'Leary DH. Carotid artery plaque and progression of coronary artery calcium: the multi-ethnic study of atherosclerosis. J Am Soc Echocardiogr. 2013;26(5):548-55.
29. Piepoli MF, Hoes AW, Agewall S, Albus C, Brotons C et al. 2016 European Guidelines on cardiovascular disease prevention in clinical practice: The Sixth Joint Task Force of the European Society of Cardiology and Other Societies on Cardiovascular Disease Prevention in Clinical Practice (constituted by representatives of 10 societies and by invited experts). Developed with the special contribution of the European Association for Cardiovascular Prevention & Rehabilitation (EACPR). Eur Heart J. 2016;37(29):2315-81.
30. Faludi AA, Izar MCO, Saraiva JFK, Chacra APM, Bianco HT, Afiune Neto A et al. Atualização da Diretriz Brasileira de Dislipidemias e Prevenção da Aterosclerose – 2017. Arq Bras Cardiol. 2017;109(2Supl.1):1-7.
31. Davies MJ, Richardson PD, Woolf N, Katz DR, Mann J. Risk of thrombosis in human atherosclerotic plaques: role of extracellular lipid, macrophage, and smooth muscle cell content. Br Heart J. 1993;69(5):377-81.
32. Widder B, Paulat K, Hackspacher J, Hamann H, Hutschenreiter S, Kreutzer C et al. Morphological characterization of carotid artery stenoses by ultrasound duplex scanning. Ultrasound Med Biol. 1990;16(4):349-54.
33. de Bray JM, Baud JM, Dauzat M. Consensus concerning the morphology and the risk of carotid plaques. Cerebrovasc Dis. 1997;7:289-96.
34. Reilly LM, Lusby RJ, Hughes L, Ferrell LD, Stoney RJ, Ehrenfeld WK. Carotid plaque histology using real-time ultrasonography. Clinical and therapeutic implications. Am J Surg. 1983;146(2):188-93.
35. Muraki M, Mikami T, Yoshimoto T, Fujimoto S, Tokuda K, Kaneko S et al. New criteria for the sonographic diagnosis of a plaque ulcer in the extracranial carotid artery. AJR Am J Roentgenol. 2012;198(5):1161-6.
36. Petisco ACG, Saleh MH, Jesus CA, Metzger PB, Dourado MS. Doppler ecografia das artérias carótidas: critérios de velocidade validados pela arteriografia. Arq Bras Cardiol: Imagem Cardiovasc. 2015;28(1):17-21.

37. Grant EG, Benson CB, Moneta GL, Alexandrov AV, Baker JD, Bluth El et al. Carotid artery stenosis: gray-scale and Doppler US diagnosis- Society of Radiologists in Ultrasound Consensus Conference. Radiology. 2003;229(2):340-6.
38. Oates CP, Naylor AR, Hartshorne T, Charles SM, Fail T, Humphries K et al. Joint recommendations for reporting carotid ultrasound investigations in the United Kingdom. Eur J Vasc Endovasc Surg. 2009;37(3):251-61.
39. Santos SN, Alcantara ML, Vilas Freire CM, Cantisano AL, Teodoro JAR et al. Posicionamento de Ultrassonografia Vascular do Departamento de Imagem Cardiovascular da Sociedade Brasileira de Cardiologia – 2019. Arq Bras Cardiol. 2019;112(6):809-84.
40. Sigvant B, Wiberg-Hedman K, Bergqvist D, Rolandsson O, Andersson B, Persson E et al. A population-based study of peripheral arterial disease prevalence with special focus on critical limb ischemia and sex differences. J Vasc Surg. 2007;45(6):1185-91.
41. Criqui MH, Langer RD, Fronek A, Feigelson HS, Klauber MR, Mc-Cann TJ et al. Mortality over a period of 10 years in patients with peripheral arterial disease. N Engl J Med. 1992;326:381-6.
42. Prakash, Mokhasi V, Rajini T, Shashirekha M. The abdominal aorta and its branches: anatomical variations and clinical implications. Folia Morphol (Warsz). 2011;70(4):282-6.
43. Hirsch AT, Haskal ZJ, Hertzer NR, Bakal CW, Creager MA, Halperin JL et al. ACC/AHA 2005 Practice Guidelines for the management of patients with peripheral arterial disease (lower extremity, renal, mesenteric, and abdominal aortic): a collaborative report from the American Association for Vascular Surgery/Society for Vascular Surgery, Society for Cardiovascular Angiography and Interventions, Society for Vascular Medicine and Biology, Society of Interventional Radiology, and the ACC/AHA Task Force on Practice Guidelines (Writing Committee to Develop Guidelines for the Management of Patients With Peripheral Arterial Disease): endorsed by the American Association of Cardiovascular and Pulmonary Rehabilitation; National Heart, Lung, and Blood Institute; Society for Vascular Nursing; TransAtlantic Inter-Society Consensus; and Vascular Disease Foundation. Circulation. 2006;113(11):e463-654.
44. Moll FA, Powell JT, Fraedrich G, Verzini F, Haulon S, Waltham M et al. Management of abdominal aortic aneurysms clinical practice guidelines of the European Society for Vascular Surgery. Eur J Vasc Endovasc Surg 2011;41:S1eS58.
45. Alcântara et al. Recomendações para Avaliação Ultrassonográfica da Aorta Abdominal e Ramos: Grupo de Trabalho do Departamento de Imagem Cardiovascular da Sociedade Brasileira de Cardiologia – DIC – SBC. Arq Bras Cardiol: Imagem Cardiovasc. 2016 Abril;29 (nº especial):e 1-e 68.
46. Filho DM, Trevisan FB, Silvestre JMS, Sardinha WE, Ramires ED, Dias SVM, Matsuda H. Ultrassonografia vascular no seguimento da correção endovascular do aneurisma da aorta abdominal. J Vasc Bras. 2014 Jul-Set;13(3):168-74.
47. Radiology ACo. ACR–AIUM–SRU Practice Parameter for the Performance of Diagnostic and Screening Ultrasound of the Abdominal Aorta in Adults. [on line] Cited in 2015 May 10. Available from: www.occr.org/~/media/102C4741C2A44691939F0EE3258E0BD2.pdf
48. Engelhorn CA, Engelhorn AL, Pullig R. O Papel da Ultra-Sonografia Vascular com Doppler Colorido na Avaliação da Hipertensão Renovascular. Acurácia da Técnica Direta de Avaliação das Artérias Renais. Arq Bras Cardiol 2004 Mai;82(5).

BIBLIOGRAFIA

American College of Cardiology Foundation; American Heart Association Task Force; Society for Cardiovascular Angiography and Interventions; Society of Interventional Radiology; Society for Vascular Medicine; Society for Vascular Surgery, Rooke TW et al. 2011 ACCF/AHA focused update of the guideline for the management of patients with peripheral artery disease (updating the 2005 guideline). Vasc Med. 2011 Dec;16(6):452-76.

Cao P, Eckstein HH, De Rango P, Setacci C, Ricco JB, de Donato G et al. Chapter II: Diagnostic Methods Eur J Vasc Endovasc Surg. 2011 Dec;42 Suppl 2:S13-32.

Diagnóstico Vascular – Mansour e Labropoulos

Meissner MH, Gloviczki P, Comerota AJ, Dalsing MC, Eklof BG, Gillespie DL et al. Early thrombus removal strategies for acute deep venous thrombosis: clinical practice guidelines of the Society for Vascular Surgery and the American Venous Forum. J Vasc Surg. 2012 May;55(5):1449-62.

Engelhorn AL, Engelhorn CA, Morais Filho D de, Barros FS, Coelho NA. Guia Prático de Ultrassonografia Vascular. 4. ed. Rio de Janeiro: DiLivros; 2019.

Nogueira ACS, Amaral SI et al. Importância do ecocolor Doppler na avaliação da FAV. Rev Bras Cardiovascular Ecocardiogr Imagem. 2010;23(4):28-32.

Sarolo L, Milan M, Turatti G, Bilora F, Prandoni P. Inter-observer variability of compression ultrasound for the assessment of residual vein thrombosis. Thromb Res. 2016 Sep;145:1-2.

Zwiebel e Pellerito. Introdução à Ultrassonografia Vascular.

Ferris BL, Mills JL Sr, Hughes JD, Durrani T, Knox R. Is early postoperative duplex scan surveillance of leg bypass grafts clinically important? J Vasc Surg. 2003;37:495-500.

Kawarada O, Higashimori A, Noguchi M, Waratani N, Yoshida M, Fujihara M et al. Duplex criteria for in-stent restenosis in the superficial femoral artery. Catheter Cardiovasc Interv. 2013;81(4):133-8; discussion 9.

Labropoulos N, Tiongson J, Pryor L et al. Definition of venous reflux in lower-extremity veins. J Vasc Surg. 2003;38:793-8.

Posicionamento de Ultrassonografia Vascular do DIC/SBC - 2019

Bandyk DF. Surveillance after lower extremity arterial bypass. Perspect Vasc Surg Endovasc Ther. 2007;19(4):376-83.

Zierler RE, Jordan WD, Lal BK, Mussa F, Leers S, Fulton J et al. The Society for Vascular Surgery practice guidelines on follow-up after vascular surgery arterial procedures. J Vasc Surg. 2018 Jul;68(1):256-84.

Kachlik D, Pechacek V, Baca V, Musil V. The superficial venous system of the lower extremity: new nomenclature. Phlebology. 2010 Jun;25(3):113-23.

Polak JF. Ultrassonografia Vascular Periférica – Guia prático. Rio de Janeiro: DiLivros; 2007.

Parte III — Morfologia Cardíaca, Fisiologia e Hemodinâmica

Coordenador: Valdir Ambrósio Moises

VENTRÍCULO ESQUERDO: AVALIAÇÃO MORFOLÓGICA QUANTITATIVA E FUNÇÃO SISTÓLICA

Carolina Stangenhaus ▪ Juliana Cardoso Dória Dantas ▪ Ana Clara Tude Rodrigues

INTRODUÇÃO

A quantificação das dimensões e da função das câmaras cardíacas é a análise mais importante do exame de ecocardiografia por auxiliar no diagnóstico, fornecer dados prognósticos, auxiliar na seleção e resposta terapêuticas e, por vezes, define o momento ideal para indicar cirurgia ou intervenção em diversas doenças cardíacas.

Inicialmente, toda a análise cardíaca era feita a partir de medidas lineares obtidas pelo modo M; com o advento da ecocardiografia bidimensional, além das medidas dos diâmetros, medidas de áreas e volumes, cruciais para determinação da função sistólica ventricular esquerda, podem ser obtidas rotineiramente. Atualmente, com o desenvolvimento tecnológico, a análise tridimensional permite uma análise mais precisa dos volumes cardíacos e consequentemente da função sistólica ventricular esquerda. Outras tecnologias, como o Doppler tecidual, o *strain* bidimensional e o Doppler convencional (pela avaliação do débito cardíaco e dP/dt), se adicionam para a avaliação da função sistólica.

AVALIAÇÃO MORFOLÓGICA DO VENTRÍCULO ESQUERDO
Medidas Lineares

A mensuração da cavidade e a avaliação da função sistólica global ventricular esquerda pelo ecocardiograma transtorácico podem ser realizadas por meio de medidas lineares ao final da diástole e da sístole. Inicialmente, estas medidas eram derivadas do modo M guiado pela imagem bidimensional, obtida a partir do plano paraesternal em eixo curto. No entanto, em função das variações anatômicas da posição do coração no tórax, da própria geometria ventricular e alterações contráteis segmentares, quando são realizadas em um único plano as medidas podem resultar em erros.[1-3] Uma vantagem do modo M se deve à sua elevada resolução temporal, permitindo com maior acurácia a diferenciação de estruturas adjacentes à parede posterior (trabéculas) e ao septo interventricular (falsos tendões).[4,5] Atualmente, recomenda-se que medidas lineares da cavidade ventricular esquerda sejam derivadas diretamente da ecocardiografia bidimensional, evitando-se, assim, cortes oblíquos do ventrículo esquerdo (VE).[2]

As medidas da cavidade ventricular esquerda pelo ecocardiograma bidimensional devem ser obtidas a partir da janela paraesternal longitudinal, perpendicular ao eixo longo do VE, imediatamente abaixo das extremidades das cúspides da valva mitral; com o aperfeiçoamento da escala de cinza, podemos determinar com maior clareza a interface correta tecido-sangue. As medidas da espessura miocárdica (septo e parede posterior) e do diâmetro diastólico do VE devem ser realizadas ao final da diástole, no pico da onda R no traçado eletrocardiográfico (ou na maior dimensão do VE no ciclo cardíaco), na transição da parede miocárdica com a cavidade ventricular e desta com o pericárdio (Fig. 14-1). Em seguida, o diâmetro sistólico deve ser medido ao final da sístole, na sua menor dimensão no ciclo cardíaco.[1-3]

Avaliação Volumétrica

Diversas fórmulas podem ser utilizadas para calcular o volume do VE a partir de medidas lineares, com base na suposta geometria elipsoide do mesmo. Porém, nem sempre o ventrículo esquerdo tem forma elipsoide e com medidas lineares os volumes podem não ser corretos, particularmente nas situações de alteração segmentar.[4]

O método mais recomendado para a determinação do volume do VE é o de Simpson modificado que se baseia na "regra de discos" aplicada às imagens bidimensionais do plano apical.[2,5] Por esta regra o VE é dividido em 16 a 20 discos elipsoides quando analisados nos dois planos ortogonais apicais, ou seja, 4 e 2 câmaras. Em cada plano, na diástole e na sístole, o contorno endocárdico do VE é traçado manualmente, ou obtido de forma automática por reconhecimento automático das bordas; a seguir o *software* calcula o volume de cada disco com base nas medidas dos diâmetros maior e menor obtidos e na espessura já conhecida do disco; o volume do VE em cada plano e fase do ciclo é obtido pela soma do volume de cada disco (Fig. 14-2). Para a aquisição mais adequada e precisa dos volumes é importante que o transdutor esteja no ápice verdadeiro do VE.

Quando a imagem é subótima e que menos que 80% das bordas endocárdicas são visualizadas, podem-se usar agentes de realce ultrassonográfico (contraste ecocardiográfico) por via intravenosa para facilitar a definição das bordas endocárdicas.[6] Estes agentes são compostos de microbolhas capazes de atravessar a circulação pulmonar e então contrastar as câmaras cardíacas esquerdas, melhorando sua visualização e definição da borda endocárdica.[6]

Outro método para se determinar o volume ventricular, porém, já em desuso, é o método área-comprimento, que infere um formato de bala de revólver ao VE. Realiza-se a planimetria a partir da janela paraesternal do eixo curto, sendo o comprimento medido a partir do nível do anel mitral até o ápice do VE na janela apical de quatro câmaras (Fig. 14-3). Recomenda-se que a medida volumétrica do VE seja realizada contornando-se a transição entre o miocárdio compactado e a cavidade ventricular esquerda (interface tecido-sangue).

Como referência, o volume diastólico final do VE ao ecocardiograma bidimensional indexado pela superfície corpórea deve ser menor que 74 mL/m² para homens e 61 mL/m² para mulheres, e o volume sistólico final deve ser menor que 31 mL/m² para homens e 24 mL/m² para mulheres.[2]

Nos pacientes com qualidade de imagem adequada e em laboratórios com *expertise* no método, deve-se realizar a medida volumétrica pelo ecocardiograma tridimensional (3D), por ser altamente reprodutível e mais acurado, evitando a imprecisão das inferências geométricas.[7-9]

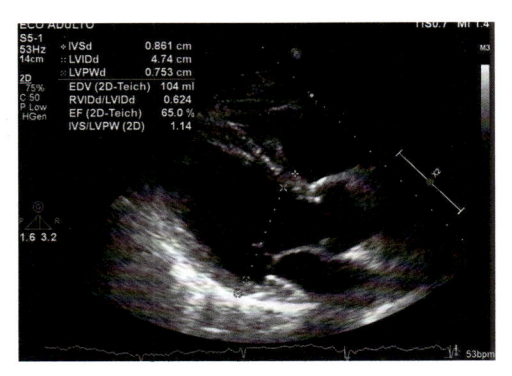

Fig. 14-1. Ecocardiograma bidimensional no corte paraesternal longitudinal demonstrando como realizar as medidas lineares do septo, parede posterior e diâmetro diastólico do ventrículo esquerdo.

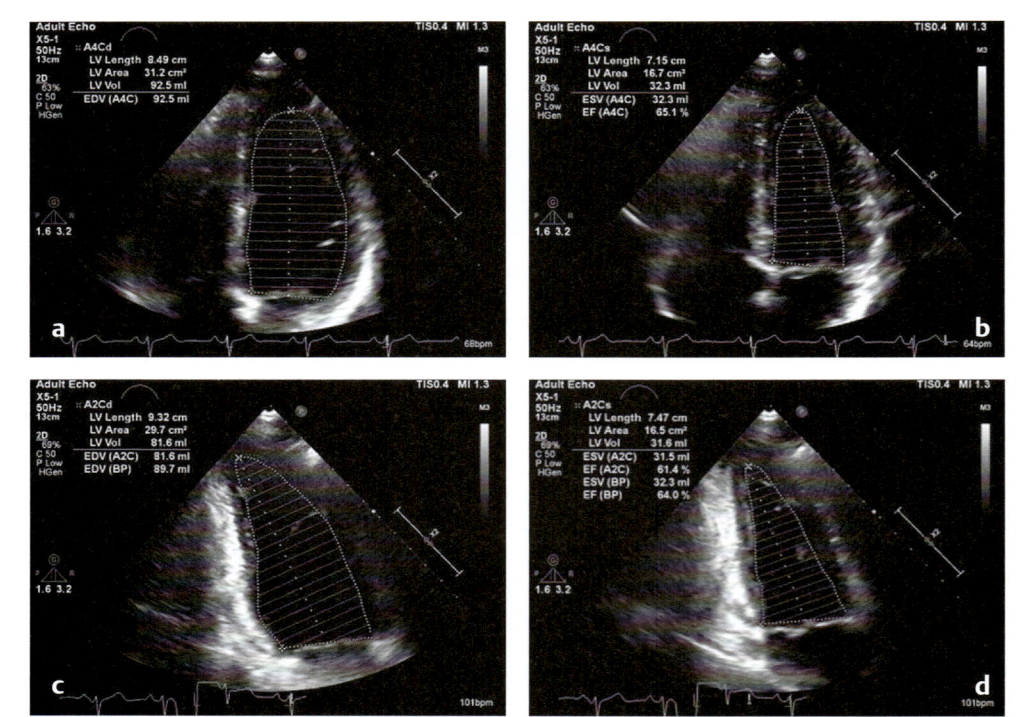

Fig. 14-2. (a-d) Ecocardiograma bidimensional nas janelas de quatro e duas câmaras demonstrando os contornos diastólico e sistólico do endocárdio para a aplicação da "regra dos discos" (Simpson).

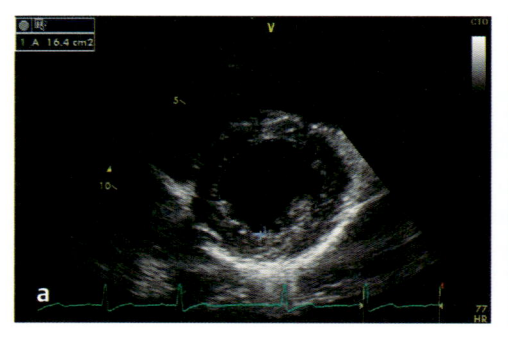

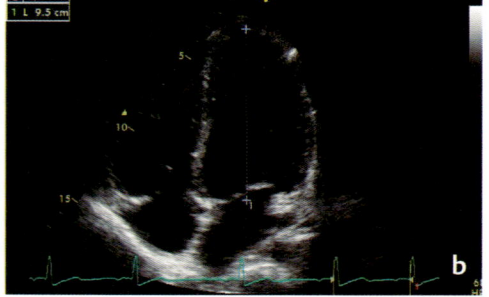

Fig. 14-3. Método área-comprimento para se calcular o volume ventricular esquerdo. (a) Paraesternal de eixo curto, realizar a medida da área do ventrículo esquerdo tracejando a borda endocárdica. (b) Apical de quatro câmaras, realizar a medida do comprimento do VE (desde o nível do anel valvar até o ápice ventricular).

Massa Ventricular

Diversos estudos epidemiológicos sobre hipertensão demonstraram piores desfechos nos pacientes com hipertrofia miocárdica, além de esta ser um preditor adverso de eventos cardiovasculares.[10] A massa ventricular esquerda pelo ecocardiograma é derivada do volume miocárdico multiplicado pela densidade específica do músculo cardíaco (1,05 g/cm³). Os diferentes métodos para o cálculo da massa ventricular esquerda variam de acordo com a maneira pela qual será calculado o volume ventricular, todos com vantagens e desvantagens.

Um dos primeiros estudos propôs a fórmula do cubo que considera que o VE tem geometria esférica.[11] Neste modelo são medidas as dimensões externa e interna do VE, e a diferença dessas dimensões indica o volume miocárdico. Este volume multiplicado pela densidade específica do músculo estima a massa ventricular esquerda. Como este modelo demonstrou certa superestimação da massa do VE, outros autores modificaram a fórmula e introduziram um fator de correção.[12] Posteriormente esta fórmula foi revista mais uma vez e ajustada como pode ser vista a seguir.[13]

$$\text{Massa VE (g)} = [(DDVE + PS + PP)^3 - (DDVE)^3] \times 1{,}04 \times 0{,}8 + 0{,}6$$

Onde: DDVE = diâmetro diastólico do VE; PS = espessura da parede septal; PP = espessura da parede posterior.

Esta fórmula é relativamente acurada para ventrículos com geometria normal, porém, como os valores lineares obtidos são elevados ao cubo, podem resultar em alterações significativas no resultado final. Para minimizar esse erro, outro método utilizado para cálculo da massa é o da área-comprimento, em que se utilizam imagens do eixo curto do VE para cálculo da área do miocárdio (subtraindo-se a área externa do VE da área interna, conforme a Figura 14-4). A área obtida é então multiplicada pelo comprimento do VE (da base até o seu ápice) para a obtenção do volume, e este multiplicado pela densidade miocárdica para a obtenção da massa ventricular esquerda.

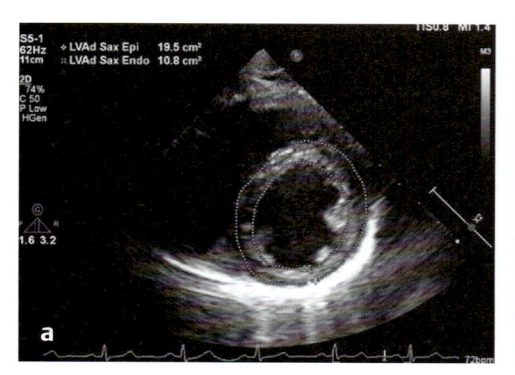

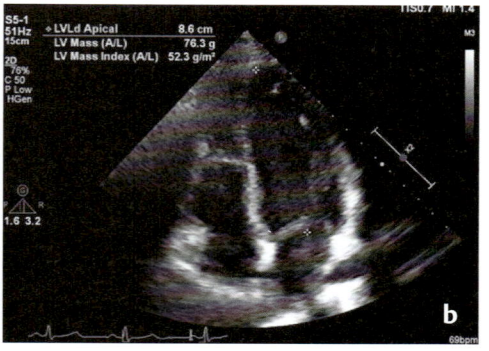

Fig. 14-4. Método para cálculo da massa ventricular esquerda. (a) Paraesternal de eixo curto, realizar a medida das áreas das bordas endocárdica e epicárdica do ventrículo esquerdo. (b) Apical de quatro câmaras, realizar a medida do comprimento do VE (desde o nível do anel valvar até o ápice ventricular).

Nos pacientes com hipertrofia assimétrica e/ou geometria anormal do VE a ecocardiografia 3D é mais adequada pois é a única técnica que mede diretamente o volume ventricular esquerdo.

A massa ventricular varia de acordo com a idade, gênero, etnia, peso, altura e superfície corpórea, sendo seu valor habitualmente expresso após indexação para a superfície corpórea do indivíduo.[14] Em função da variabilidade regional, os valores de normalidade obtidos nos grandes estudos devem ser avaliados com cautela para as diferentes regiões do mundo. Os valores de normalidade para a massa ventricular esquerda, sugeridos pela Sociedade Americana de Ecocardiografia, derivados de um grande estudo realizado numa amostra da população americana são de 95 g/m² para mulheres e 115 g/m² para homens.[2]

A subclassificação dos padrões de hipertrofia a partir da geometria ventricular esquerda é com base no índice de massa ventricular esquerda e na espessura relativa da parede,[15] permitindo desta forma refinar a avaliação de risco cardiovascular, especialmente para a população com hipertensão arterial. A espessura relativa da parede (ERP) é dada pela razão entre a espessura da parede posterior em diástole e o diâmetro diastólico do VE, como demonstrado a seguir:

$$ERP = \frac{2 \times PP}{DD}$$

Onde PP = parede posterior VE; DD = diâmetro diastólico VE

O valor de corte para a espessura relativa da parede é de 0,42. Os pacientes com hipertrofia pelo ecocardiograma (índice de massa ventricular aumentado) podem apresentar um padrão de hipertrofia concêntrica (ERP > 0,42) ou excêntrica (ERP ≤ 0,42); por outro lado, pacientes com índice de massa ventricular normal podem ter uma geometria ventricular normal ou remodelamento concêntrico do VE (ERP > 0,42); a presença de remodelamento concêntrico está associada a um maior número de eventos adversos em pacientes hipertensos.[16]

AVALIAÇÃO FUNCIONAL DO VENTRÍCULO ESQUERDO
Avaliação Quantitativa
Fração de Ejeção

A fração de ejeção (FE) nada mais é que a relação entre o volume sistólico ejetado (diferença entre o volume diastólico final e sistólico final do VE) e o volume diastólico final, a partir da fórmula:

$$FE = [(VDF - VSF)/VDF] \times 100\%$$

Onde: VDF = volume diastólico final; VDF = volume sistólico final.

Assim, podemos medir esses volumes a partir do modo M, da ecocardiografia bidimensional e da tridimensional, conforme discutido no início deste capítulo.

Ecocardiograma Bidimensional

A fórmula do cubo admite que o formato do VE é elipsoide e, portanto, o diâmetro longitudinal é o dobro do transversal; desta forma, ao elevarmos o diâmetro ao cubo, teremos o volume da câmara, calculado na diástole e na sístole. Porém, com a dilatação do VE, perde-se a conformação elipsoide desta câmara, e a fórmula do cubo não deve ser utilizada. A fórmula de Teichholz corrige os volumes obtidos com a fórmula do cubo para os ventrículos dilatados, podendo ser aplicável para o VE aumentado. No entanto, esta adaptação é limitada, se houver alterações segmentares, quando o VE assume uma forma anormal. Adicionalmente, como a medida é obtida a partir de uma única medida linear, seu uso deve ser desencorajado. A seguir a fórmula para o cálculo do volume do VE adaptado para a fórmula de Teichholz:[1-3]

$$\text{Volume do VE (Teichholz)} = 7/(2,4 + DD \text{ ou } DS) \times DD^3 \text{ ou } DS^3$$

Onde DD = diâmetro diastólico do VE; DS = diâmetro sistólico do VE.

Os volumes também podem ser calculados pela fórmula: área multiplicada pelo comprimento ou pelo método da soma dos volumes dos discos (Simpson). A fração de ejeção medida pelo método de Simpson é mais fidedigna para corações com alteração segmentar, sendo atualmente o método preferencial para a avaliação da fração de ejeção do ventrículo esquerdo. No entanto, apesar das recomendações atuais para sua utilização, este método também apresenta limitações. Como o método só utiliza os cortes apicais 2 e 4-câmaras, alterações da contratilidade envolvendo as paredes anterosseptal e inferolateral não são incluídas para a avaliação da fração de ejeção; além disso, também dependem da qualidade de imagem adequada para visualização das bordas endocárdicas. Restrições relacionadas com a própria fração de ejeção, como a dependência de carga, influência de arritmias ou da frequência cardíaca entre outras, também devem ser levadas em consideração. A fração de ejeção maior ou igual a 52% para homens e maior ou igual a 54% para mulheres encontra-se dentro dos padrões da normalidade,[2] enquanto que a função sistólica é considerada reduzida em grau importante, se a FE for menor que 30%.[5]

Ecocardiograma Tridimensional

A quantificação da função sistólica pelo ecocardiograma tridimensional aumenta a acurácia em relação às medidas realizadas pelo bidimensional, principalmente na presença de alterações geométricas do VE.[17] As imagens são adquiridas a partir do plano apical, com monitorização eletrocardiográfica para a obtenção adequada do bloco volumétrico (*full-volume*). O paciente deverá se manter em apneia durante a aquisição do bloco, para evitar a presença de artefatos. A aquisição de um bloco de dados em um único batimento diminuiu a limitação relacionada com a presença de arritmias. Esta técnica também requer uma definição adequada das bordas endocárdicas. A fração de ejeção é calculada de forma semiautomática ou automática na dependência do *software* utilizado (Fig. 14-5).[17,18]

Os volumes ventriculares medidos pelo 3D são maiores quando comparados ao ecocardiograma 2D, porém as medidas são mais acuradas e reprodutíveis que aquelas obtidas pelo ecocardiograma bidimensional, apresentando acurácia similar aos volumes obtidos pela ressonância magnética cardíaca (padrão ouro). No entanto, a variabilidade interobservador pode ser um pouco maior no eco 3D em relação à ressonância, por causa da variação na qualidade de imagem e experiência do examinador.[7] Ainda assim, é considerada a modalidade preferencial para avaliação de volumes e fração de ejeção na rotina ecocardiográfica.[17,18] Assim como para o ecocardiograma 2D, a utilização de agentes de realce ultrassonográfico também pode ser utilizada com o 3D, para melhor avaliação dos volumes cardíacos e fração de ejeção, diminuindo a variabilidade inter e intraobservador.[19]

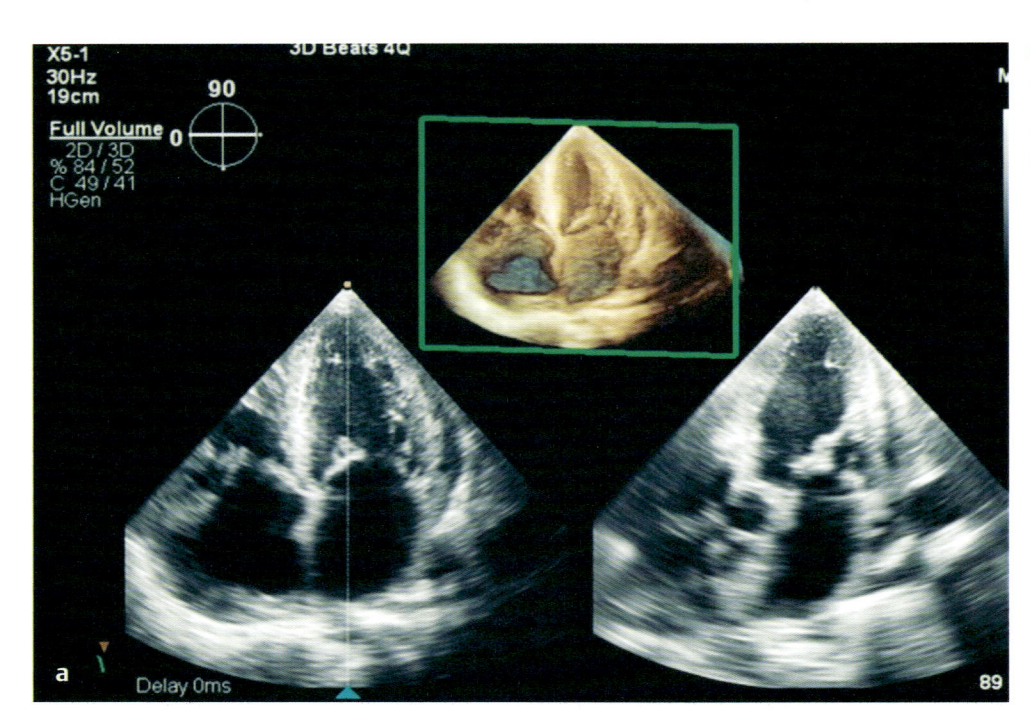

Fig. 14-5. Ecocardiograma tridimensional mostrando a aquisição do bloco tridimensional (**a**) e as medidas semiautomáticas das bordas endocárdicas para a medida dos volumes do VE e resultante fração de ejeção (**b**).[1-3]

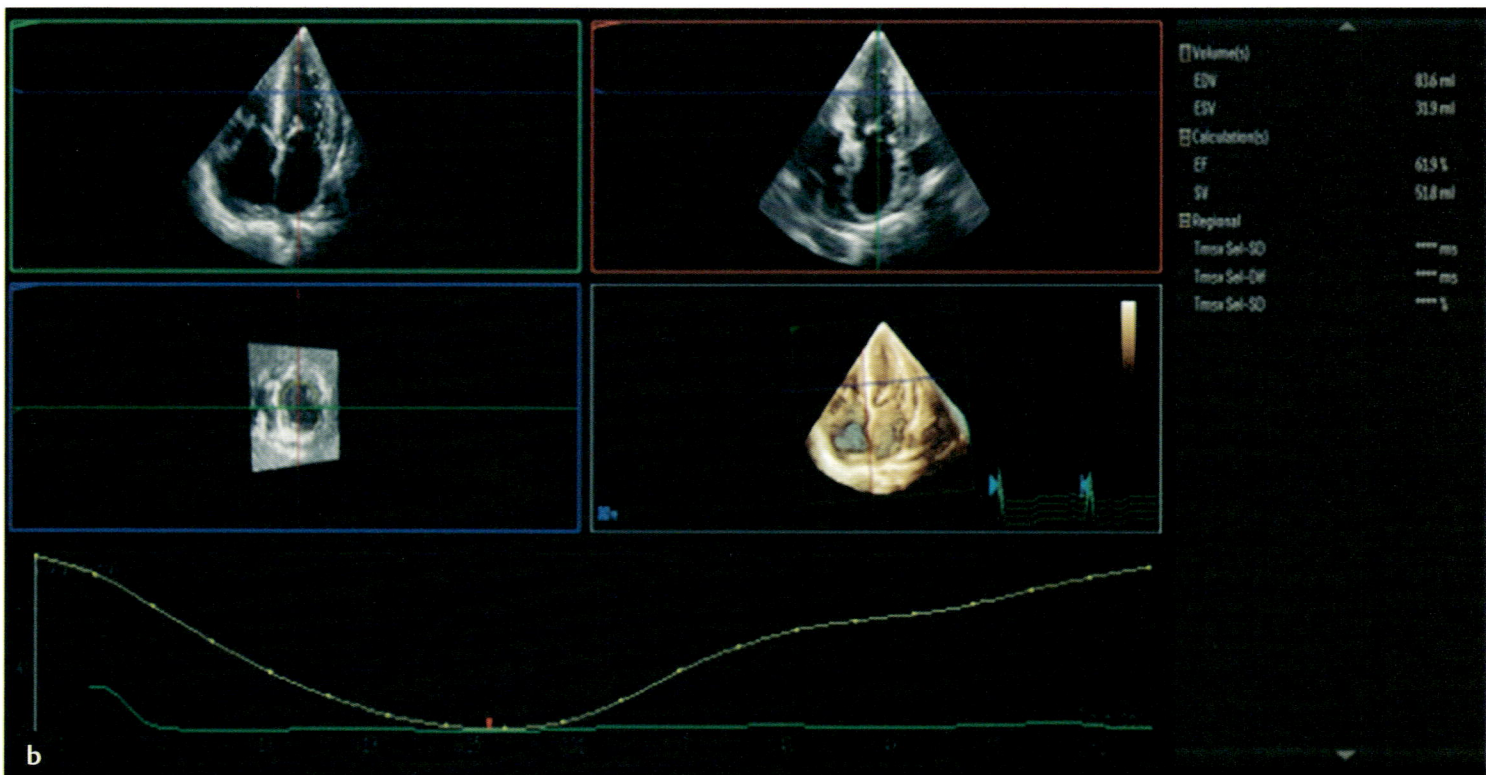

Fração de Encurtamento

Com os diâmetros diastólico final e sistólico final (obtidos pelo modo M ou preferencialmente por 2D) a partir da janela paraesternal ao nível médio ventricular, podemos calcular a fração de encurtamento do VE pela fórmula abaixo. O encurtamento fracional endocárdico (também conhecida como delta D) reflete a função sistólica para ventrículos com contração simétrica, sendo o valor normal de 25 a 45%. Se houver uma disfunção regional que não está no plano interrogado, teremos estimativa errônea da função ventricular global.[1-3]

$$\text{Fração de encurtamento} = \frac{(DD - DS)}{DD \times 100\%}$$

DD: diâmetro diastólico; DS: diâmetro sistólico.

Avaliação da Função Sistólica pelo Doppler Convencional

Índice de Performance Miocárdica

O índice de *performance* miocárdica, também chamado de índice de Tei, é expresso pela relação entre a soma dos tempos de contração e relaxamento isovolumétrico sobre o tempo de ejeção ventricular. A soma do tempo de contração isovolumétrica (TCIV) com o tempo de relaxamento isovolumétrico (TRIV) é mais facilmente obtida pela subtração das medidas do TCIV e do TRIV do intervalo de tempo compreendido desde o final da onda de enchimento mitral até o início do influxo mitral no ciclo seguinte (Fig. 14-6). Seu valor normal para o VE é menor ou igual a 0,4.[20] Este índice combina aspectos das funções sistólica e diastólica do VE, é rápido e de fácil realização, e mostra relação com desfechos em doenças cardíacas isquêmicas e não isquêmicas.[20-22]

CAPÍTULO 14 ▪ VENTRÍCULO ESQUERDO: AVALIAÇÃO MORFOLÓGICA QUANTITATIVA E FUNÇÃO SISTÓLICA

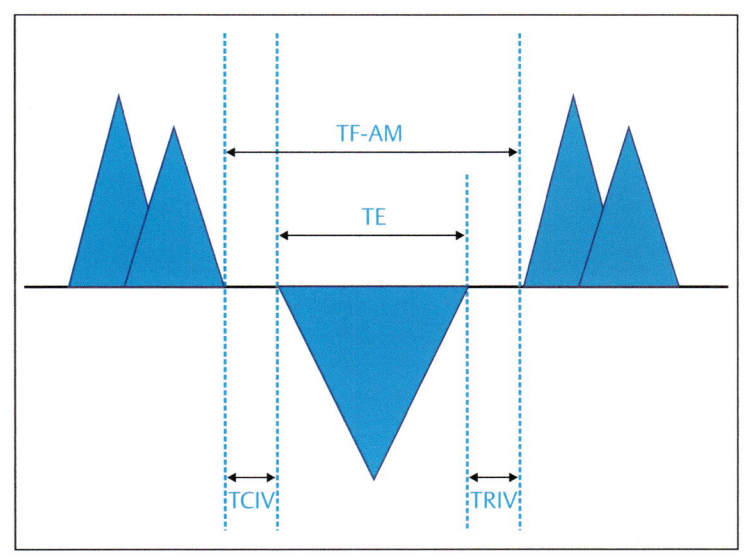

Fig. 14-6. Esquema ilustrativo para o cálculo do índice de desempenho miocárdico (índice de Tei). TF-AM: intervalo de tempo compreendido desde o final da onda de enchimento mitral até o início do influxo mitral no ciclo seguinte; TE: tempo de ejeção; TCIV: tempo de contração isovolumétrica; TRIV: tempo de relaxamento isovolumétrico.

Análise do Débito Cardíaco pelo Doppler

Outra maneira adicional para a avaliação função sistólica do VE é a partir do débito cardíaco. Este pode ser estimado com ecocardiografia por multiplicar a medida da área da via de saída do VE (VSVE) obtida no corte paraesternal longitudinal pela integral da velocidade pelo tempo (VTI – *velocity time integral*) da VSVE obtida com o Doppler pulsado a partir do corte apical de 5 câmaras. Isto resulta na medida do volume sistólico ejetado pelo VE que multiplicado pela frequência cardíaca corresponde ao débito cardíaco. As limitações deste método são basicamente relacionadas com a necessidade de excelente qualidade da imagem para obtenção do diâmetro da VSVE; medidas inexatas podem resultar em erros significativos, em função da elevação ao quadrado do raio obtido pelo bidimensional e da necessidade do posicionamento adequado da amostra do Doppler para obtenção de um traçado de boa qualidade para a medida da velocidade da VSVE.

Análise da Derivada da Pressão em Função do Tempo (dP/dt)

Quando há regurgitação mitral pelo menos discreta é possível estimar a função sistólica ventricular de maneira relativamente simples pela dP/dt. A dP/dt é um índice isovolumétrico para avaliação indireta da função sistólica, utilizando o Doppler contínuo no fluxo de regurgitação mitral para medir a variação de pressão entre o VE e o átrio esquerdo na sístole por unidade de tempo; quanto mais rápido o aumento da pressão do VE, maior a dP/dt e melhor a contratilidade miocárdica. Inicialmente, calcula-se a diferença do tempo (em milissegundos) entre os pontos onde a velocidade de regurgitação mitral está entre 1 m/s e 3 m/s, que corresponde ao intervalo de tempo para ocorrer uma variação pressórica de 32 mmHg no ventrículo. A dP/dt é obtida dividindo-se, portanto, o valor do gradiente (32 mmHg) por esse tempo em milissegundos (Fig. 14-7). O valor normal da dP/dt é maior ou igual a 1.200 mmHg/s; quando menor que 800 mmHg/s é compatível com disfunção ventricular. Na presença de dissincronia ventricular esquerda esse parâmetro pode estar reduzido como consequência da dessincronia por causa do prolongamento do relaxamento isovolumétrico. O valor basal do dP/dt em portadores de insuficiência cardíaca com indicação de terapia de ressincronização e as alterações nesse parâmetro durante o implante foram preditores de mortalidade cardíaca pós-implante.[23,24]

Avaliação pelo Doppler Tecidual

Com o Doppler tecidual podemos obter uma estimativa da função sistólica do VE a partir da velocidade de pico sistólico do anel mitral (denominada onda S'), do índice de *performance* miocárdica (IPM) e do *strain* miocárdico. A velocidade da onda S' é obtida a partir do Doppler tecidual no corte apical de duas e quatro câmaras, ao nível do anel mitral nos segmentos basais das paredes septal, anterior, lateral e inferior, sendo utilizada habitualmente a média dessas velocidades para análise. A velocidade da onda S' reflete o componente sistólico da contração ventricular e é utilizada como uma estimativa da função longitudinal do VE;[25] o anel valvar é deslocado em direção apical durante a sístole, de modo que a S' é a onda representada acima da linha de base (Fig. 14-8).[26] Valores acima de 9,6 cm/s são considerados normais, segundo uma população hígida estudada.[23,25] O IPM pode ser igualmente obtido a partir do Doppler tecidual, com boa correlação com a medida realizada pelo Doppler convencional.[27]

Adicionalmente, a partir dos cortes apicais de quatro, três e duas câmaras, podemos calcular ainda o *strain* global longitudinal (SGL) pelo Doppler tecidual,[28,29] uma medida alternativa da deformação do miocárdio que costuma ser mais sensível para a avaliação da função sistólica do VE, com a vantagem de apresentar menor influência de carga e não depender de boa qualidade de borda endocárdica; no entanto, é necessário que a imagem a ser utilizada tenha sido obtida com número elevado de quadros por segundo, crucial para a análise adequada do *strain* a partir do Doppler tecidual; além disso, como todas as medidas com base em Doppler, são totalmente dependentes do ângulo.

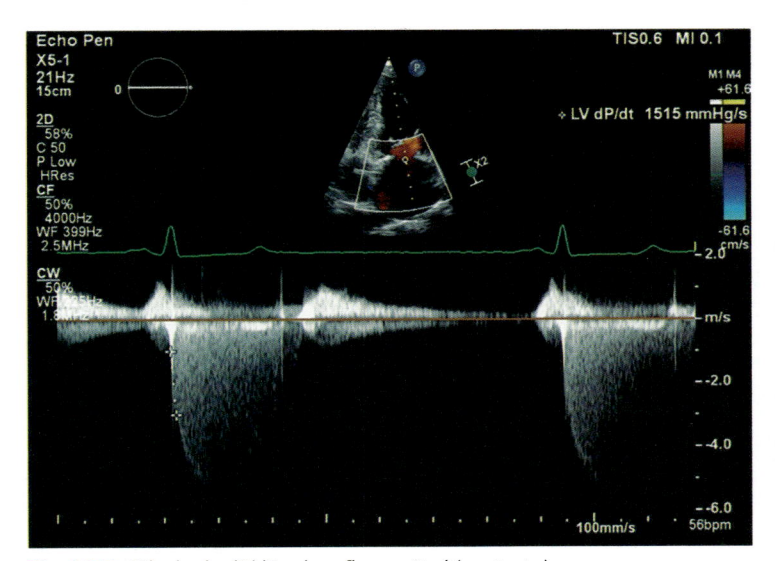

Fig. 14-7. Cálculo da *dP/dT* pelo refluxo mitral (ver texto).

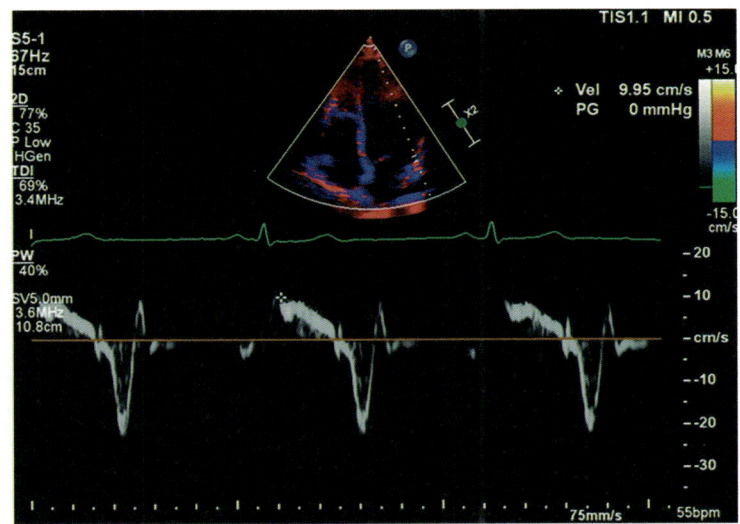

Fig. 14-8. Curva de Doppler tecidual do anel mitral lateral do ventrículo esquerdo para medida da onda S´ em paciente com função sistólica normal.

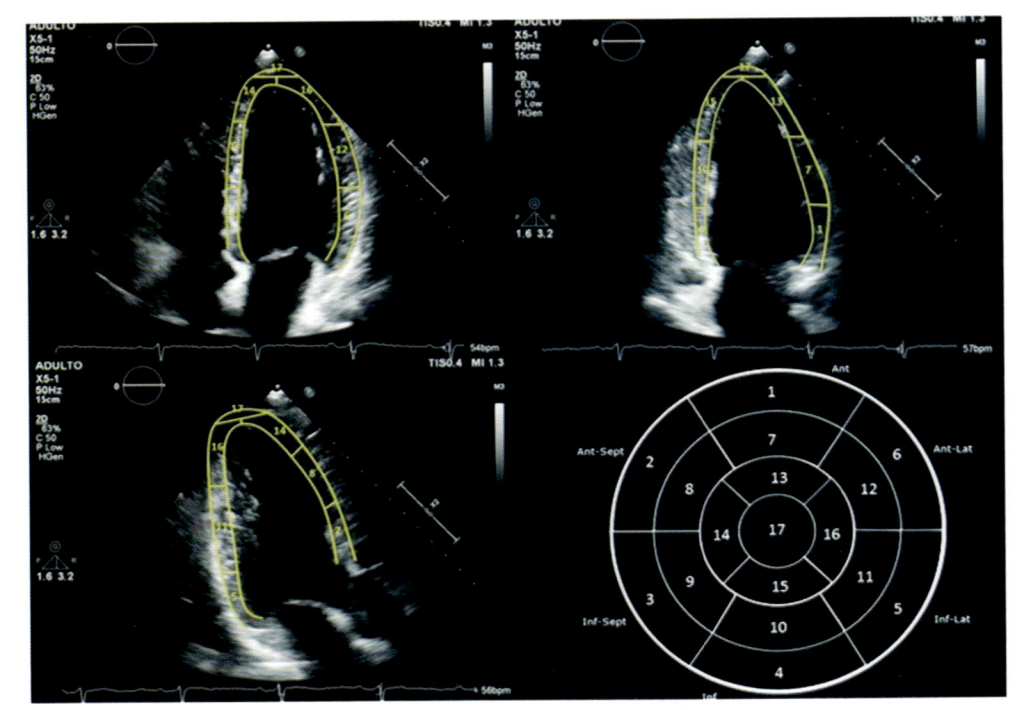

Fig. 14-9. Segmentação do ventrículo esquerdo nas janelas apicais de 4, 2 e 3 câmaras e esquema representativo planar incluindo todos os segmentos. 1: Basal anterior; 2: basal anterosseptal; 3: basal inferosseptal; 4: basal inferior; 5: basal inferolateral; 6: basal anterolateral; 7: médio anterior; 8: médio anterosseptal; 9: médio inferosseptal; 10: médio inferior; 11: médio inferolateral; 12: médio anterolateral; 13: apical anterior; 14: apical septal; 15: apical inferior; 16: apical lateral; 17: ápice.

Deformação Miocárdica por Speckle Tracking

Outro método para a avaliação da função sistólica ventricular é o *strain* bidimensional obtido a partir do rastreamento de pontos (*speckle tracking*) do ecocardiograma bidimensional. A medida de *strain* longitudinal pelo *speckle tracking* é altamente reprodutível, tem sido amplamente validada e apresenta a vantagem (em relação ao Doppler tecidual) de não sofrer interferência com o ângulo.[28] Esta alternativa tem-se mostrado mais sensível para a avaliação da função sistólica do VE, adicionando ainda informação prognóstica. Valores de normalidade descritos na literatura variam de -18 a -21,5%, variando um pouco de acordo com o *software* do equipamento utilizado.[28,30] O valor do *strain* global longitudinal varia ainda conforme idade e gênero, sendo descrita a variação numa população hígida de -20,3% ± 1,9% em maiores de 60 anos e -22,1 ± 2,4% em menores de 20 anos, e menor deformação em homens quando comparados às mulheres.[26,28] A variabilidade intra e interobservador dos valores do *strain* global longitudinal é bastante baixa, sendo de 5,4 a 8,6% e 4,9 a 7,3% respectivamente, valores comparáveis à variabilidade descrita para a medida da fração de ejeção no eco bidimensonal.[26,28] Assim como para a aquisição da imagem 3D, para o *strain* bidimensional necessita-se também de adequada qualidade de imagem.

Mais recentemente surgiu a possibilidade de analisar a deformação miocárdica pelo ecocardiograma tridimensional, com as medidas dos múltiplos componentes do *strain* (radial, longitudinal e circunferencial) obtidas em um único bloco de dados.[30]

Análise Semiquantitativa – Contratilidade Segmentar

A função regional do VE pode ser avaliada de forma qualitativa e semiquantitativa dividindo-se o território miocárdico em 17 segmentos; a distribuição dos segmentos está relacionada com a artéria responsável pela irrigação correspondente (Fig. 14-9). Gradua-se a função segmentar a partir da análise da movimentação e do espessamento da parede de 1 a 4 pontos, sendo 1 correspondente à contratilidade normal (espessamento e movimentação preservados), 2 à hipocinesia, com espessamento da parede reduzido, 3 à acinesia, com ausência de espessamento ou aspecto de fibrose e 4 à discinesia, com abaulamento sistólico. Um aneurisma de parede é descrito quando há uma dilatação focal com parede fina acinética ou discinética.[1-3,5]

Alterações da contratilidade segmentar ocorrem mais frequentemente nas doenças arteriais coronarianas aguda e crônica, com hipocinesia ou acinesia dos segmentos de acordo com artéria correspondente. Outras doenças miocárdicas, como sarcoidose, miocardite e a síndrome de Takotsubo, são também causas de alteração da contratilidade regional, na ausência de doença das artérias coronárias.[1-3] Pela análise do *strain* miocárdico também podem ser observadas alterações segmentares, com redução do *strain* regional no segmento acometido, facilmente visualizado pelo gráfico em *Bull's eye* (Fig. 14-10).

Trabalho Miocárdico

O trabalho miocárdico é um novo parâmetro para analisar a função ventricular esquerda com base no *strain* longitudinal e nas curvas de pressão-volume do VE que se correlacionam com o consumo de oxigênio pelo miocárdio. Uma vez que o *strain* longitudinal pode variar conforme a pós-carga ventricular esquerda, o trabalho miocárdico seria um método mais fidedigno e útil para a análise da mecânica miocárdica, porém ainda são necessários mais estudos para analisar a aplicabilidade clínica deste novo método.[31]

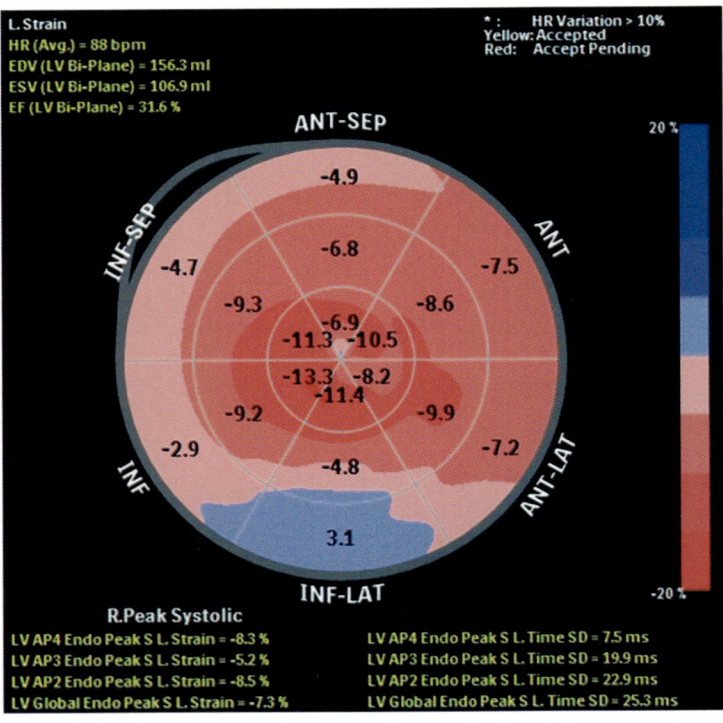

Fig. 14-10. *Bull's Eye* com análise do *strain* regional pelo *speckle tracking*.

Avaliação Qualitativa

Quando a qualidade da imagem for insuficiente para avaliarmos a função sistólica do VE de forma quantitativa e a adição de contraste endovenoso não for uma opção, a da fração de ejeção pode ser estimada de forma qualitativa ou visual. Na prática clínica, esta avaliação permite uma análise rápida da função global do VE, mas só deve ser utilizada em casos em que a acurácia não seja um fator crucial, pois embora alguns estudos tenham demonstrado excelente correlação com outros métodos (radionuclídeo), sua aplicação é melhor para pacientes com função normal ou diminuição importante da função.[32] Em comparação à avaliação pela ressonância a análise qualitativa tende a subestimar a fração de ejeção.[33]

Apesar de não serem usados mais de rotina, alguns parâmetros derivados do modo M podem ajudar na avaliação da função ventricular esquerda. A distância máxima entre o ponto E da valva mitral e o septo interventricular aumenta, à medida que piora a função ventricular esquerda; até 7 mm é considerado normal, mas quando maior que 20 mm, é sugestivo de disfunção ventricular importante (Fig. 14-11). Outras medidas ou análises simples podem ser usadas para avaliar a função sistólica global do VE. Uma delas é a excursão sistólica do anel mitral lateral (MAPSE); até 8 mm é compatível com função sistólica longitudinal preservada (Fig. 14-12). O formato de abertura da válvula aórtica ao modo M também é um aspecto que pode ajudar; é normal quando em formato de "caixa" retangular, sendo o formato triangular indicativo da presença de disfunção ventricular esquerda (Fig. 14-13).

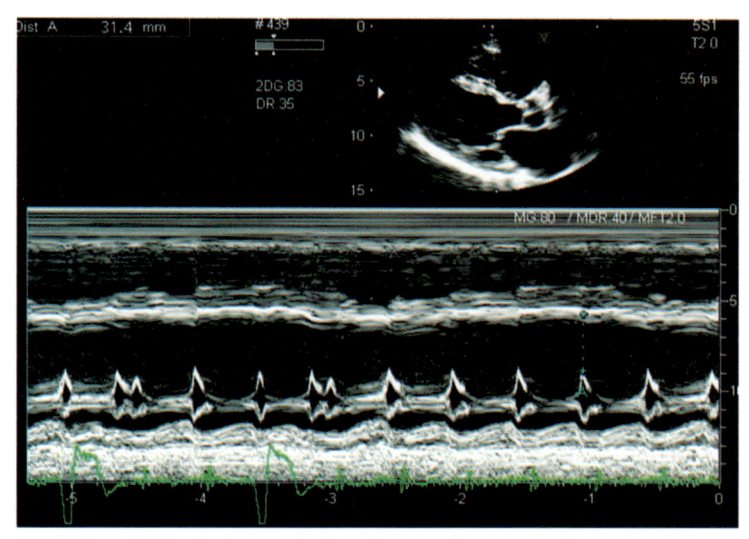

Fig. 14-11. Distância do ponto E da valva mitral ao septo interventricular ao modo M em paciente com disfunção ventricular esquerda.

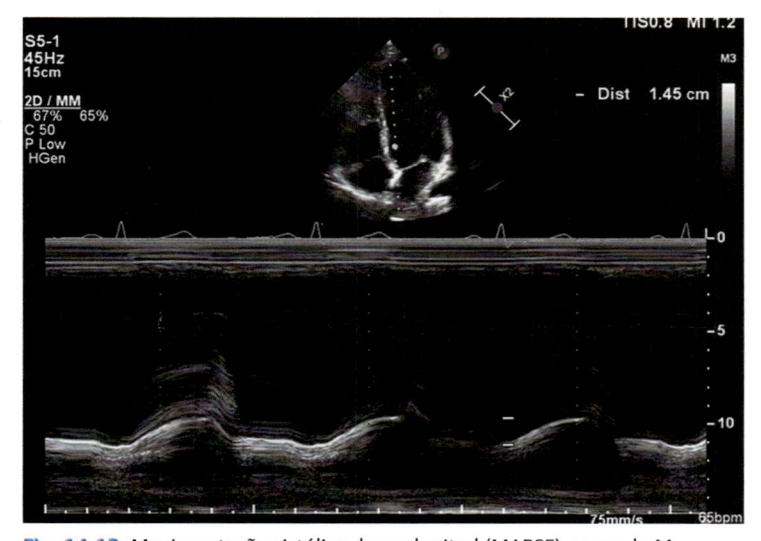

Fig. 14-12. Movimentação sistólica do anel mitral (MAPSE) ao modo M, mensuração em janela apical de 4 câmaras ao nível do anel medial.

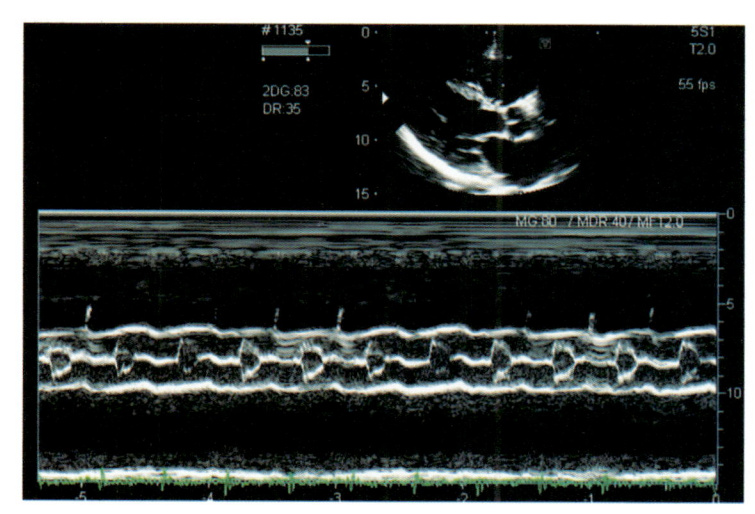

Fig. 14-13. Abertura da valva aórtica ao modo M em janela paraesternal longitudinal com perda do formato de "caixa retangular" em paciente com disfunção sistólica ventricular esquerda.

Em resumo, existem múltiplos parâmetros para a estimativa adequada da função sistólica do VE; compete ao ecocardiografista a escolha do parâmetro mais adequado para a situação a partir do conhecimento de suas vantagens e limitações, levando em consideração o equipamento e a *expertise* do laboratório.

REFERÊNCIAS BIBLIOGRÁFICAS

1. Feigenbaum. Feigenbaum. 7th ed. Rio de Janeiro: Guanabara Koogan; 2012.
2. Lang RM, Badano LP, Mor-Avi V, Afilalo J, Armstrong A, Ernande L, et al. Recommendations for Cardiac Chamber Quantification. J Am Soc Echocardiogr. 2015;28(1):1-39.e14.
3. Otto CM. Fundamentos de Ecocardiografia Clínica. 5th ed. Rio de Janeiro: Elsevier; 2014.
4. Sahn DJ, DeMaria A, Kisslo J, Weyman A. Recommendations regarding quantitation in M-mode echocardiography: results of a survey of echocardiographic measurements. Circulation. 1978;58(6):1072-83.
5. Lang RM, Bierig M, Devereux RB, Flachskampf FA, Foster E, Pellikka PA, et al. Recommendations for chamber quantification: A report from the American Society of EchLang RM, Bierig M, Devereux RB, Flachskampf FA, Foster E, Pellikka PA et al. Recommendations for chamber quantification: A report f. J Am Soc Echocardiogr. 2005;18(12):1440-63.
6. Mulvagh SL, Rakowski H, Vannan MA, Abdelmoneim SS, Becher H, Bierig SM, et al. American Society of Echocardiography Consensus Statement on the Clinical Applications of Ultrasonic Contrast Agents in Echocardiography. J Am Soc Echocardiogr. 2008;21(11):1179-201; quiz 1281.
7. Jenkins C, Moir S, Chan J, Rakhit D, Haluska B, Marwick TH. Left ventricular volume measurement with echocardiography: a comparison of left ventricular opacification, three-dimensional echocardiography, or both with magnetic resonance imaging. Eur Heart J. 2009;30(1):98-106.
8. Dorosz JL, Lezotte DC, Weitzenkamp DA, Allen LA, Salcedo EE. Performance of 3-dimensional echocardiography in measuring left ventricular volumes and ejection fraction: a systematic review and meta-analysis. J Am Coll Cardiol. 2012;59(20):1799-808.
9. Chahal NS, Lim TK, Jain P, Chambers JC, Kooner JS, Senior R. Population-based reference values for 3D echocardiographic LV volumes and ejection fraction. JACC Cardiovasc Imaging. 2012;5(12):1191-7.
10. Armstrong AC, Jacobs DR, Gidding SS, Colangelo LA, Gjesdal O, Lewis CE, et al. Framingham score and LV mass predict events in young adults: CARDIA study. Int J Cardiol. 2014;172(2):350-5.
11. Troy BL, Pombo J, Rackley CE. Measurement of left ventricular wall thickness and mass by echocardiography. Circulation. 1972;45(3):602-11.
12. Devereux RB, Reichek N. Echocardiographic determination of left ventricular mass in man. Anatomic validation of the method. Circulation. 1977;55(4):613-8.
13. Devereux RB, Alonso DR, Lutas EM, Gottlieb GJ, Campo E, Sachs I, et al. Echocardiographic assessment of left ventricular hypertrophy: comparison to necropsy findings. Am J Cardiol. 1986;57(6):450-8.

14. de Simone G, Daniels SR, Devereux RB, Meyer RA, Roman MJ, de Divitiis O, et al. Left ventricular mass and body size in normotensive children and adults: assessment of allometric relations and impact of overweight. J Am Coll Cardiol. 1992;20(5):1251-60.
15. Ganau A, Devereux RB, Roman MJ, de Simone G, Pickering TG, Saba PS, et al. Patterns of left ventricular hypertrophy and geometric remodeling in essential hypertension. J Am Coll Cardiol. 1992;19(7):1550-8.
16. Hoffmann R, von Bardeleben S, Kasprzak JD, Borges AC, ten Cate F, Firschke C, et al. Analysis of regional left ventricular function by cineventriculography, cardiac magnetic resonance imaging, and unenhanced and contrast-enhanced echocardiography: a multicenter comparison of methods. J Am Coll Cardiol. 2006;47(1):121-8.
17. Mor-Avi V, Jenkins C, Kühl HP, Nesser H-J, Marwick T, Franke A, et al. Real-time 3-dimensional echocardiographic quantification of left ventricular volumes: multicenter study for validation with magnetic resonance imaging and investigation of sources of error. JACC Cardiovasc Imaging. 2008;1(4):413-23.
18. Lang RM, Badano LP, Tsang W, Adams DH, Agricola E, Buck T, et al. EAE/ASE recommendations for image acquisition and display using three-dimensional echocardiography. J Am Soc Echocardiogr. 2012;25(1):3-46.
19. Hoffmann R, Barletta G, von Bardeleben S, Vanoverschelde JL, Kasprzak J, Greis C, et al. Analysis of left ventricular volumes and function: a multicenter comparison of cardiac magnetic resonance imaging, cine ventriculography, and unenhanced and contrast-enhanced two-dimensional and three-dimensional echocardiography. J Am Soc Echocardiogr. 2014;27(3):292-301.
20. Tei C. New non-invasive index for combined systolic and diastolic ventricular function. J Cardiol. 1995;26(2):135-6.
21. Kargin R, Esen O, Akçakoyun M, Pala S, Candan O, Omaygenç MO, et al. Relationship between the tissue Doppler-derived Tei index and plasma brain natriuretic peptide levels in patients with mitral regurgitation. J Heart Valve Dis. 2010;19(1):35-42.
22. Bruch C, Herrmann B, Schmermund A, Bartel T, Mann K, Erbel R. Impact of disease activity on left ventricular performance in patients with acromegaly. Am Heart J. 2002;144(3):538-43.
23. Alam M, Wardell J, Andersson E, Samad BA, Nordlander R. Characteristics of mitral and tricuspid annular velocities determined by pulsed wave Doppler tissue imaging in healthy subjects. J Am Soc Echocardiogr. 1999;12(8):618-28.
24. Suzuki H, Shimano M, Yoshida Y, Inden Y, Muramatsu T, Tsuji Y, et al. Maximum derivative of left ventricular pressure predicts cardiac mortality after cardiac resynchronization therapy. Clin Cardiol. 2010;33(12):E18-23.
25. Hotta V, Vieira MLC. Técnicas Avançadas em Ecocardiografia. 1st ed. Rio de Janeiro: Elsevier; 2015.
26. Collier P, Phelan D, Klein A. A Test in Context: Myocardial Strain Measured by Speckle-Tracking Echocardiography. Vol. 69, Journal of the American College of Cardiology. Elsevier USA; 2017. p. 1043-56.
27. Tekten T, Onbasili AO, Ceyhan C, Unal S, Discigil B. Value of measuring myocardial performance index by tissue Doppler echocardiography in normal and diseased heart. Jpn Heart J. 2003;44(3):403-16.
28. Potter E, Marwick TH. Assessment of Left Ventricular Function by Echocardiography: The Case for Routinely Adding Global Longitudinal Strain to Ejection Fraction. JACC Cardiovasc Imaging. 2018;11(2 Pt 1):260-74.
29. Pellerin D. Tissue Doppler, strain, and strain rate echocardiography for the assessment of left and right systolic ventricular function. Heart. 2003;89(90003):9iii-17.
30. Seo Y, Ishizu T, Enomoto Y, Sugimori H, Aonuma K. Endocardial surface area tracking for assessment of regional LV wall deformation with 3D speckle tracking imaging. JACC Cardiovasc Imaging. 2011;4(4):358-65.
31. Chan J, Edwards NFA, Khandheria BK, Shiino K, Sabapathy S, Anderson B et al. A new approach to assess myocardial work by non-invasive left ventricular pressure-strain relations in hypertension and dilated cardiomyopathy. Eur Heart J Cardiovasc Imaging. 2019;20(1):31-9.
32. Shih T, Lichtenberg R, Jacobs W. Ejection fraction: subjective visual echocardiographic estimation versus radionuclide angiography. Echocardiography. 2003;20(3):225-30.
33. Sievers B, Kirchberg S, Franken U, Puthenveettil B-J, Bakan A, Trappe H-J. Visual estimation versus quantitative assessment of left ventricular ejection fraction: a comparison by cardiovascular magnetic resonance imaging. Am Heart J. 2005;150(4):737-42.

VENTRÍCULO ESQUERDO: AVALIAÇÃO DA FUNÇÃO DIASTÓLICA

Jorge Eduardo Assef ▪ Antonio Amador Calvilho Júnior ▪ João Carlos Moron Saes Braga

INTRODUÇÃO

Nas últimas décadas, a diástole passou a receber maior notoriedade com o surgimento de muitos estudos sobre a elevada prevalência da insuficiência cardíaca com fração de ejeção preservada (ICFEP).[1]

O aumento da prevalência da ICFEP pode estar relacionado com o aumento na incidência de hipertensão arterial, diabetes e obesidade, situações reconhecidamente associadas a ela. Por outro lado, o aumento da incidência da ICFEP também pode estar parcialmente relacionado com a maior capacidade de reconhecimento dessa afecção e, possivelmente, pelo maior aperfeiçoamento e disponibilidade dos métodos diagnósticos, como a ecocardiografia.[2]

A insuficiência cardíaca (IC) caracteriza-se por grande diversidade de anormalidades anatômicas e funcionais, e há evidências de que as duas entidades (ICFEP e ICFER – insuficiência cardíaca com fração de ejeção reduzida) podem fazer parte de uma única doença em diferentes fases evolutivas.[3,4] Anormalidades da função diastólica podem ocorrer mesmo na ausência da síndrome clínica de IC, de modo que a disfunção diastólica denota uma função mecânica anormal, enquanto a IC relaciona-se com uma síndrome clínica.

Atualmente, o método de escolha para a avaliação clínica da função diastólica é a ecocardiografia. Por esta técnica podem ser obtidos diversos parâmetros relacionados com a função diastólica do VE, que devem ser analisados em conjunto e de forma criteriosa.

FUNÇÃO DIASTÓLICA E SUA IMPORTÂNCIA

O conceito atual da IC está alicerçado na presença dos fatores de risco, seguido de mudanças assintomáticas na estrutura e função cardíacas e que evolui para as formas sintomáticas e, finalmente, para o estágio final (IC refratária). Nesse contexto, a avaliação da função diastólica se revela fundamental, pois permite reconhecer indivíduos com disfunção cardíaca em fase assintomática, permitindo que intervenções farmacológicas ou não farmacológicas possam regredir as anormalidades funcionais e estruturais do coração.[5] Portanto, uma avaliação acurada e o estadiamento da disfunção diastólica, independentemente da doença causal, são úteis em definir o prognóstico, as estratégias de tratamento e monitorar a resposta às intervenções terapêuticas.[6,7]

FISIOLOGIA DA DIÁSTOLE

O ciclo cardíaco consiste em uma fase sistólica (contração) e uma diastólica (relaxamento e enchimento), intimamente interligadas e interdependentes. A diástole é um componente muito complexo desse ciclo, sofrendo interferência de vários elementos que a compõem, como o relaxamento miocárdico ativo, sucção diastólica ventricular, influência do pericárdio, efeito erétil das coronárias, sincronia diastólica, recolhimento elástico e viscoelasticidade ventricular, contração atrial e interação ventricular.[8,9]

Embora a função diastólica do VE seja um sistema complexo, simplificadamente, a diástole pode ser dividida em 4 fases: relaxamento isovolumétrico, fase de enchimento rápido, enchimento lento (diástase) e contração atrial (Fig. 15-1). Os dois maiores determinantes do enchimento ventricular são: 1. relaxamento ventricular ativo; 2. complacência passiva do VE.

O relaxamento ventricular é um processo ativo, pois envolve gasto energético em várias fases, como no ciclo do Ca^{+2}, hidrólise de ATP entre outras. Esse relaxamento influencia principalmente a fase de enchimento precoce (enchimento rápido), que se inicia com a abertura da valva mitral ocorrendo quando a pressão do átrio esquerdo supera a do VE. Com o enchimento parcial do VE, as pressões do AE e VE se equalizam, com redução do fluxo atrioventricular para níveis mínimos, essa fase corresponde ao período de diástase. O enchimento ventricular se completa no final da diástole, com a contração atrial.

Fatores mecânicos e elásticos também influenciam o enchimento ventricular. A fase inicial do enchimento depende, basicamente, do relaxamento miocárdico, mas a complacência ventricular também já exerce interferência nessa fase. Durante a contração ventricular grande quantidade de energia potencial é armazenada nas miofibrilas proteicas do sarcômero (titinas), e no colágeno da matriz extracelular, como numa mola em estado de compressão, resultado do comportamento rotacional do VE conhecido por contração ou torção (*torsion*). A contratorção (*untorsion*), retorno do giro diastólico, se caracteriza como expansão fugaz do músculo cardíaco e da cavidade, num fenômeno conhecido como *recoil* que produz um efeito de sucção ventricular e promove queda da pressão intraventricular com esvaziamento rápido do AE após a abertura da valva mitral, favorecendo maior eficiência do enchimento diastólico.[10] Essa liberação diastólica de energia elástica armazenada durante a fase de contração representa a interconexão entre as funções sistólica e diastólica.[11-14]

Contudo, as características passivas do enchimento ventricular dependem primordialmente das propriedades viscoelásticas do miocárdio, que são descritas como rigidez do miocárdio e da câmara ou pela complacência ventricular. Complacência das câmaras cardíacas é uma propriedade passiva do VE e está relacionada com a rigidez miocárdica que é determinada pela composição da matriz extracelular e dos miócitos. É definida, fisicamente, como o aumento da pressão dessa câmara causado pelo aumento do volume durante o enchimento diastólico. Efetivamente, quanto maior a rigidez de uma câmara, menor a sua complacência.[12,15]

A análise da fase passiva de enchimento ventricular deve ser realizada após o término do processo de relaxamento, a partir da diástase. Nesse momento, as pressões do AE e VE praticamente se igualam, e o enchimento do VE depende, basicamente, de sua rigidez. A contribuição atrial é responsável pela maior parte do enchimento passivo do VE.[16]

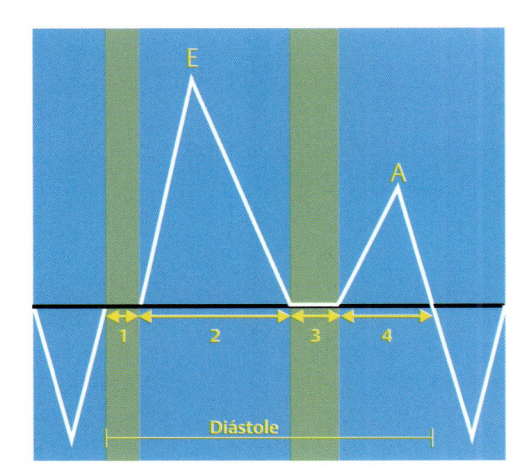

Fig. 15-1. Representação esquemática de um registro de fluxo transmitral e fases da diástole. 1: TRIV (tempo de relaxamento isovolumétrico), 2: enchimento rápido ventricular (E identifica a onda E), 3: diástase, 4: contribuição atrial (A identifica a onda A).

DISFUNÇÃO DIASTÓLICA

Várias condições patológicas exibem alterações do relaxamento miocárdico ou da rigidez da câmara que resultam em disfunção diastólica do VE, caracterizada por aumento da pressão diastólica do VE, do AE e da circulação venosa pulmonar.

Mecanismos Causais da Disfunção Diastólica

A avaliação contemporânea da função diastólica envolve a integração de inúmeros conceitos fisiopatológicos com a utilização de diversas modalidades e medidas que possam refletir anormalidades do processo de relaxamento ativo e da rigidez passiva. Essa divisão é facultativa porque estruturas e processos que se alteram no relaxamento podem também suscitar em anormalidades na rigidez. Ainda assim, a divisão é pragmática e oferece uma estrutura racional para a compreensão dos métodos não invasivos que avaliam a função diastólica.[17]

Alterações do Relaxamento

As alterações do relaxamento miocárdico decorrem, sobretudo, por modificações do ciclo do íon Ca^{2+} e hidrólise de moléculas de ATP, motivadas pela redução da atividade da SERCA2a ou pela diminuição da concentração de seus receptores. A isquemia miocárdica é o principal determinante para a lentificação do relaxamento mediante a redução da produção de ATP.[18]

Avaliando a fase de relaxamento isovolumétrico (valvas aórtica e mitral fechadas) quando ocorre um declínio rápido e exponencial da pressão ventricular, a análise da curva neste intervalo de tempo (TRIV) permite identificar duas variáveis importantes: derivada do declínio da pressão em função do tempo (dP/dT) e a constante de tempo do relaxamento (Tau). Ambas refletem a queda da pressão intraventricular em função do tempo e são de grande relevância para avaliação da fase de relaxamento da diástole.[12]

Alterações da Rigidez da Câmara

Modificações na matriz extracelular e no cardiomiócito acarretam aumento da rigidez do VE. Alterações observadas no colágeno, no que diz respeito à quantidade, geometria, distribuição, formação de pontes cruzadas com produtos finais de glicação e taxas de colágeno dos tipos I e III, além de mudanças nas concentrações de enzimas proteolíticas, como as metaloproteinases que controlam a degradação do colágeno, são determinantes nesse processo.[18]

Entretanto, o aumento da tensão em repouso (F passivo) dos cardiomiócitos também contribui para a disfunção diastólica. Esse incremento do F passivo dos cardiomiócitos tem sido atribuído à proteína gigante do citoesqueleto, chamada titina. Esta é expressa em duas isoformas: a N2B (forma mais rígida) e N2BA (forma mais complacente); a estruturação do F passivo pode experimentar alterações na expressão dessas isoformas e do seu estado de fosforilação.[19]

O aumento da rigidez miocárdica está frequentemente associado às hipertrofias miocárdicas (aumento crônico da pós-carga ou cardiomiopatia hipertrófica), fibrose intersticial, formação de tecido cicatricial (pós-infarto), cardiomiopatias dilatadas entre outras causas. É importante ressaltar que alterações do relaxamento miocárdico estão presentes ou associadas a essas condições patológicas.

AVALIAÇÃO ECOCARDIOGRÁFICA DA DIÁSTOLE
Avaliação Ecocardiográfica Fundamental
Identificação de Doença Miocárdica é o Princípio da Análise

A adequada avaliação da função diastólica deve levar em consideração as manifestações clínicas, as imagens bidimensionais e a análise com Doppler, permitindo o reconhecimento da chamada **doença miocárdica** (Fig. 15-2). Este é um dos principais aspectos definidos nas diretrizes de avaliação da função diastólica de 2016 da Sociedade Americana de Ecocardiografia/Associação Europeia de Imagem cardiovascular.[20]

A hipertrofia ventricular esquerda (HVE) e a disfunção sistólica são dois importantes exemplos de doença miocárdica. Esta última pode ser caracterizada por redução da FEVE, velocidade sistólica reduzida no anel mitral (ao Doppler tecidual), redução da excursão sistólica plana do anel mitral (ao modo M) e redução do *strain* global longitudinal – SGL (na análise com *speckle-tracking*).[20] Portanto, inferir que a função sistólica esteja preservada somente porque FEVE estaria preservada é um erro, esta é a razão de existir a expressão "insuficiência cardíaca com fração de ejeção preservada" em detrimento da expressão "função sistólica preservada".[21-23]

Quando a Análise Inicial não Confirma Doença Miocárdica

Quando não for diagnosticada disfunção miocárdica pela análise descrita anteriormente, recorre-se ao algoritmo preconizado pelas diretrizes de avaliação da função diastólica de 2016 da Sociedade Americana de Ecocardiografia/Associação Europeia de Imagem Cardiovascular, em que serão avaliados quatro parâmetros: velocidade e' do anel mitral, relação E/e' média, velocidade de pico do jato de regurgitação tricúspide (RT) e volume do AE indexado.

Quando a maioria dos parâmetros disponíveis (4/4, 3/4, 3/3, 2/3, ou 2/2) estiver dentro da faixa de normalidade ou anormalidade, pode-se concluir função diastólica normal ou disfunção diastólica respectivamente. Entretanto, sem a evidente maioria (2/4, 1/2 ou somente 1 parâmetro disponível), a função diastólica será definida como de estado indeterminado (Fig. 15-3).[20]

A análise da função diastólica estará encerrada, caso esta etapa diagnostique normalidade ou função diastólica indeterminada. Entretanto, quando o algoritmo resultar em disfunção diastólica,

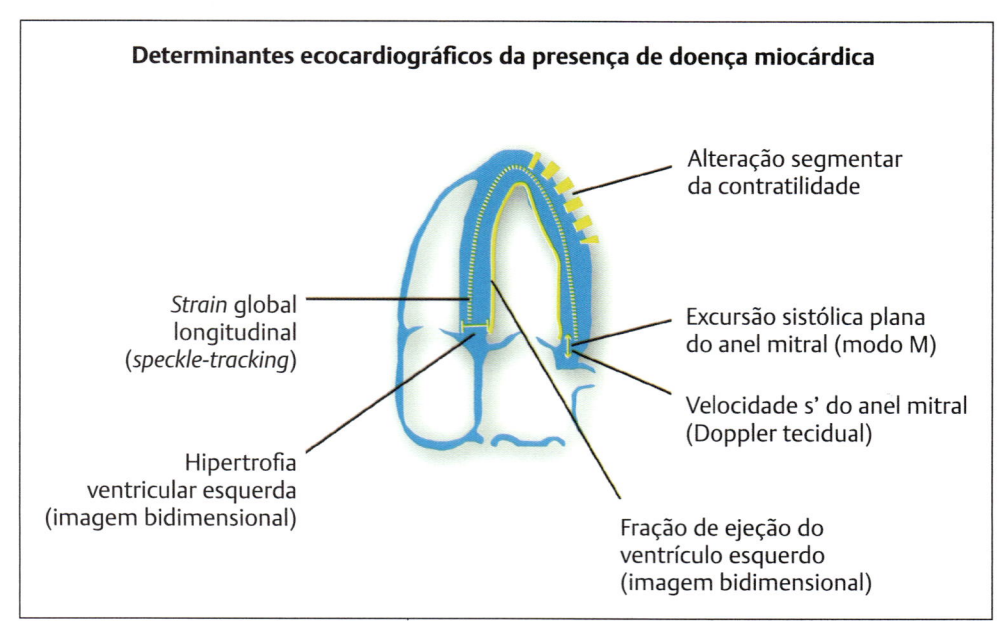

Fig. 15-2. Determinantes ecocardiográficos de presença de doença miocárdica.

CAPÍTULO 15 ▪ VENTRÍCULO ESQUERDO: AVALIAÇÃO DA FUNÇÃO DIASTÓLICA

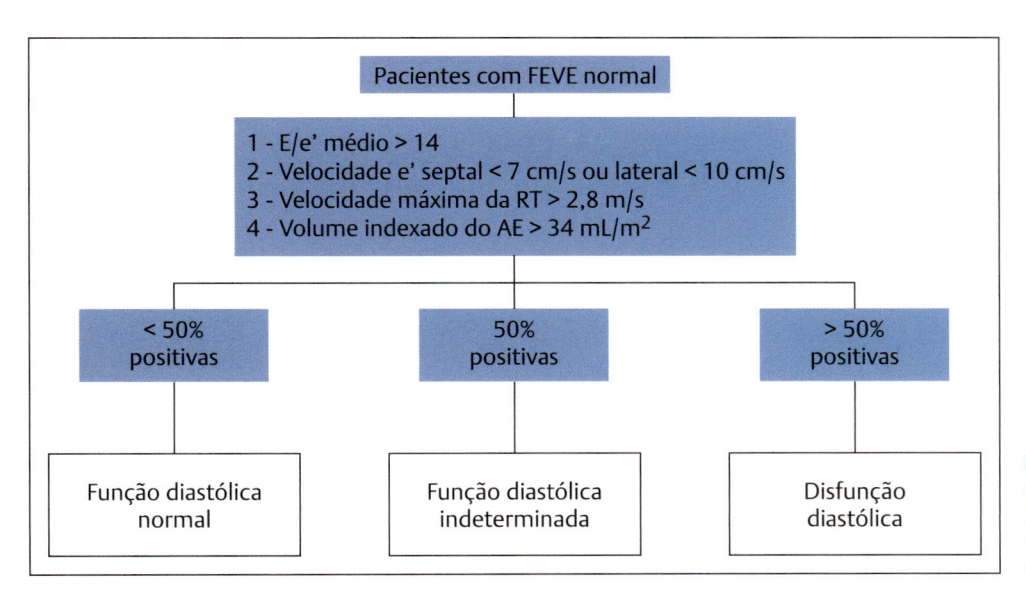

```
                    Pacientes com FEVE normal
                              │
              ┌───────────────┴───────────────┐
              │ 1 - E/e' médio > 14                               │
              │ 2 - Velocidade e' septal < 7 cm/s ou lateral < 10 cm/s │
              │ 3 - Velocidade máxima da RT > 2,8 m/s              │
              │ 4 - Volume indexado do AE > 34 mL/m²               │
              └───────────────┬───────────────┘
          ┌───────────────────┼───────────────────┐
       < 50%                50%                 > 50%
      positivas           positivas            positivas
          │                   │                   │
     Função diastólica   Função diastólica    Disfunção
        normal            indeterminada       diastólica
```

Fig. 15-3. Algoritmo para determinação da presença ou não de disfunção diastólica em pacientes com FEVE normal e sem evidência de doença miocárdica. Utiliza-se a proporção de variáveis disponíveis para classificação. (Modificada de Nagueh et al.)[20]

sua graduação será o próximo passo, e levará em consideração o estado das pressões de enchimento ventriculares, que será explicado no próximo tópico.

Avaliação das Pressões de Enchimento do VE e Graduação da Disfunção Diastólica

Após confirmada a presença de disfunção diastólica, seja pela constatação de doença miocárdica (p. ex.: HVE ou disfunção sistólica) ou por resultado do algoritmo do tópico anterior, o próximo passo será a determinação do estado das pressões de enchimento do VE e classificação da disfunção diastólica em 3 categorias: disfunção diastólica de grau I (sem elevação das pressões de enchimento em repouso), disfunção de grau II (com pressões de enchimento elevadas) e a disfunção de grau III (com grande elevação das pressões de enchimento, caracterizada por padrão restritivo ao Doppler transmitral).

A classificação levará em consideração a relação E/A do fluxo transmitral, ocasionalmente a velocidade da onda E e uma combinação de 3 variáveis possíveis (volume indexado do AE, velocidade do jato de RT e relação E/e' média), que determinará o resultado conforme a proporção de variáveis disponíveis alteradas ou não, de forma similar ao algoritmo anterior (Fig. 15-4). Por convenção, utiliza-se a pressão de átrio esquerdo (PAE) como referência, uma vez que nem

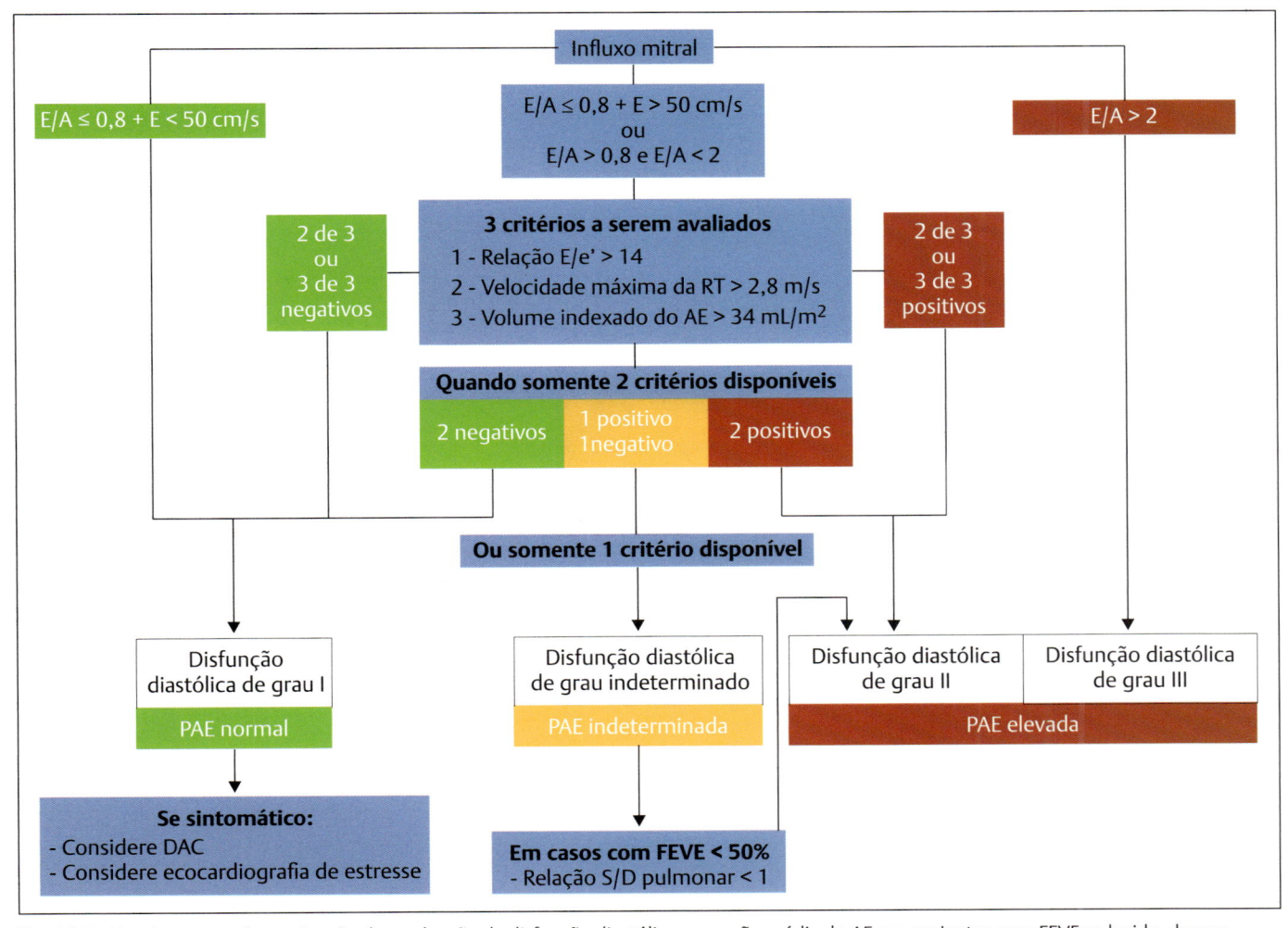

Fig. 15-4. Algoritmo para determinação da graduação da disfunção diastólica e pressão média do AE em pacientes com FEVE reduzida, doença miocárdica do VE, ou evidência clínica de disfunção diastólica. (Modificada de Nagueh et al.)[20]

sempre as pressões de enchimento do VE e do AE alterem-se ao mesmo tempo, e porque a última refletiria melhor as pressões capilares pulmonares e por consequência a manifestação de sintomas.

De forma similar ao algoritmo anterior, se metade das variáveis for alterada, ou se existir somente uma variável disponível, conclui-se como disfunção diastólica de grau indeterminado. Nestes casos, exclusivamente nos indivíduos com FEVE reduzida, pode-se recorrer à relação S/D do fluxo venoso pulmonar, que quando < 1 determina elevação da PAE (disfunção diastólica de grau II).[20]

Avaliação Ecocardiográfica em Situações Especiais

Existem situações específicas que limitam a aplicabilidade do algoritmo básico de avaliação da função diastólica, para cada uma destas são necessárias adaptações específicas de valores e parâmetros. Na maioria destas condições volume do AE continua um robusto indicador de elevação das pressões de enchimento, exceto na presença de *flutter*/fibrilação atrial (FA), doença valvar mitral, transplante cardíaco ou anemia. O mesmo vale para a elevação da PSAP estimada pelo jato de RT, desde que não exista doença pulmonar vascular ou parenquimatosa. Nestes casos, a exemplo da hipertensão pulmonar primária, o volume indexado do AE e a relação E/e' lateral (> 13 ou < 8) ainda são bons indicadores recomendados para se determinar componente cardíaco ou não.[24]

As últimas recomendações para avaliação da função diastólica sugerem uma análise simplificada nas situações usuais (Fig. 15-5). Por outro lado, nas situações especiais, destaca-se a recomendação do uso isolado ou combinado de parâmetros obtidos com Doppler, como o tempo de desaceleração da onda E, o TRIV e o tempo de duração da onda A (Fig. 15-6). Nestas avaliações o propósito é restrito a determinar presença ou não de elevação nas pressões de enchimento.

No Quadro 15-1, para cada situação especial, estão descritas as variáveis ecocardiográficas com seus respectivos pontos de corte, que podem ser utilizados para se descartar ou confirmar a elevação das pressões de enchimento do VE.

Fibrilação Atrial

A FA leva a aumento das dimensões atriais, portanto, o volume do AE perde seu valor. Limitação adicional ocorre por ausência de onda A nos fluxos pulmonar e mitral. O Quadro 15-1 resume as principais formas alternativas e complementares para se determinar a pressão do AE. Nesta situação é recomendado fazer a média das medidas em 10 batimentos consecutivos, embora seja aceitável que sejam feitas médias de 3 batimentos não consecutivos, desde que estejam dentro de 10 a 20% da FC média.[25] Mesmo após a cardioversão é necessário interpretar o padrão de fluxo transmitral com cautela, uma vez que o átrio atordoado produz uma onda A com menor velocidade, simulando assim um padrão restritivo, que pode reverter em horas ou dias.

Taquicardia Sinusal, Bloqueio Atrioventricular e Estimulação Cardíaca Artificial

Nestas condições a principal limitação é a fusão parcial ou completa das ondas E e A. Em vigência de taquicardia sinusal, a análise do Doppler pulsátil pode ser feita em traçados com separação das ondas induzida pela pausa compensatória após extrassístoles.[1] Padrões de fluxo fundidos, mas com enchimento na metade inicial da diástole, correlacionam-se com pressões de enchimento elevadas.[29]

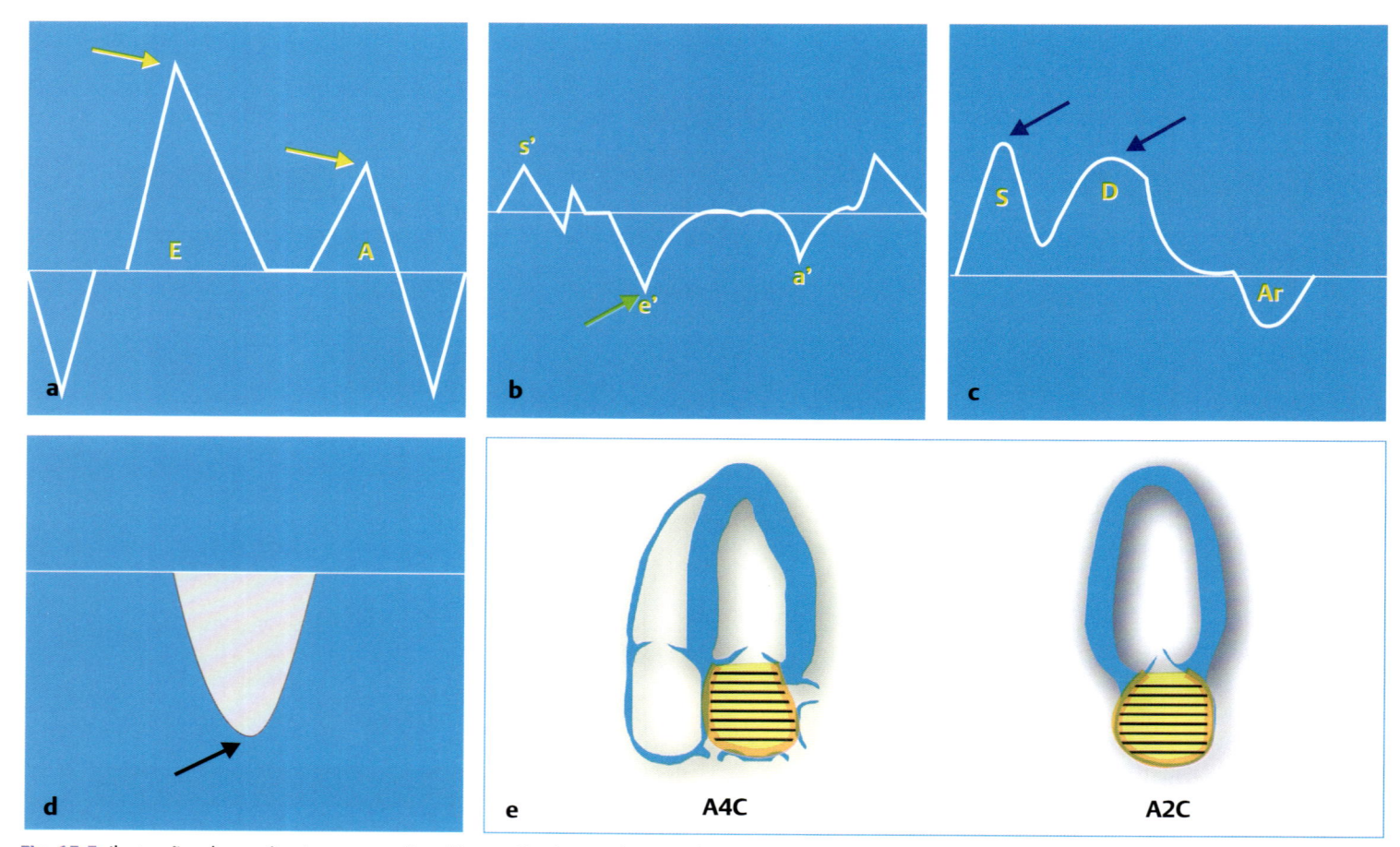

Fig. 15-5. Ilustrações dos parâmetros ecocardiográficos utilizados no algoritmo básico para determinação da presença de disfunção diastólica. As mesmas medidas serão utilizadas para o algoritmo utilizado na determinação do grau de disfunção diastólica. As setas amarelas identificam os picos das ondas E e A do Doppler transmitral (a). O pico da onda e' está identificado pela seta verde no traçado que representa típico registro de Doppler tecidual do anel mitral que pode ser feito na porção septal ou lateral do anel (b). O pico das ondas S e D em uma representação do Doppler pulsátil do fluxo venoso pulmonar está identificado por setas azuis, e a razão destas velocidades pode ser utilizada para determinação de elevação da pressão do AE em casos indeterminados e com FEVE reduzida (c). A medida da velocidade máxima do jato de regurgitação tricúspide está marcada pela seta preta em uma representação do traçado de Doppler contínuo da respectiva valva (d). A medida do volume do AE deve ser feita preferencialmente pelo método da soma dos discos utilizando as janelas apicais de 2 e 4 câmaras conforme representado na ilustração (e).

CAPÍTULO 15 ▪ VENTRÍCULO ESQUERDO: AVALIAÇÃO DA FUNÇÃO DIASTÓLICA

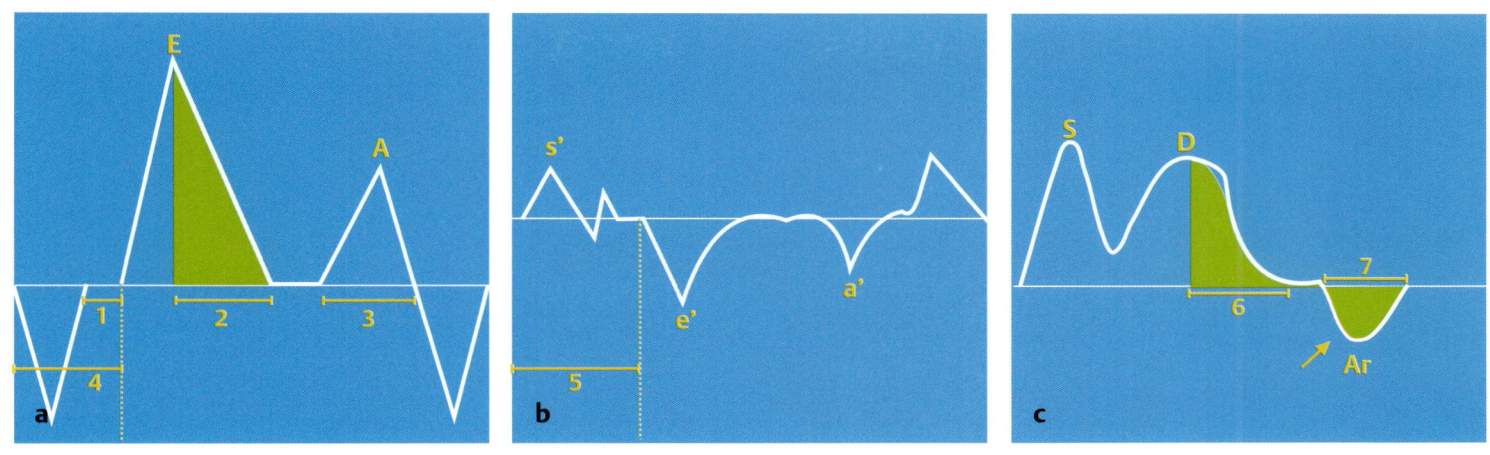

Fig. 15-6. Ilustrações representativas de alguns dos parâmetros ecocardiográficos utilizados nas análises de função diastólica em situações especiais. No Doppler pulsátil transmitral (**a**) são medidos o TRIV (intervalo 1), o TD da onda E (intervalo 2) e o tempo de duração da onda A (intervalo 3), este último deve ser medido em traçados obtidos com amostra do volume ao nível do anel. O tempo do início do QRS do ECG até o início da onda E transmitral (T_{QRS-E}) está identificado pelo número 4. O tempo do início QRS do ECG até o início da onda e' é medido no traçado do Doppler tecidual espectral do anel mitral ($T_{QRS-e'}$), identificado pelo número 5 (**b**). Da diferença entre os tempos 5 e 6 deriva o tempo E-e'. No traçado obtido com Doppler pulsátil do fluxo venoso pulmonar (**c**) podem ser medidos o tempo de desaceleração da onda D (intervalo 6) e o tempo de duração da onda Ar (intervalo 7), com este último pode ser obtida a diferença Ar-A. Outros parâmetros podem ser obtidos como a velocidade máxima da onda Ar (*seta amarela*) e a relação entre o VTI da onda S e VTI da onda D, bem como a fração de enchimento sistólico (não representados).

Quadro 15-1. Estimativa da Pressão de Enchimento do VE de Populações Especiais

Doença	Variáveis ecocardiográficas e valores de corte para diagnóstico
Fibrilação atrial [25-28]	▪ Pico da taxa de aceleração da onda E ≥ 1.900 cm/s² ▪ TRIV ≤ 65 ms ▪ TD da onda E ≤ 160 ms (em indivíduos com FEVE reduzida) ▪ TD da velocidade diastólica do fluxo venoso pulmonar ≤ 220 ms ▪ Relação E/VPF ≥ 1,4 ▪ E/e' septal ≥ 11
Taquicardia sinusal [29]	▪ TRIV ≤ 70 ms ▪ FES ≤ 40% ▪ E/e' médio > 14
Calcificação do anel mitral moderada à grave [30]	▪ Relação E/A > 1,8 ▪ Relação E/A entre 0,8-1,8 (se TRIV < 80 ms)
Estenose mitral [31]	▪ TRIV/Tempo$_{E-e'}$ < 4,2 ▪ TRIV < 60 ms ▪ Velocidade de onda A mitral > 1,5 m/s
Insuficiência mitral [31-33]	▪ Ar-A ≥ 30 ms ▪ TRIV/Tempo$_{E-e'}$ < 5,6 ▪ TRIV < 60 ms ▪ E/e' médio > 14 (naqueles com FEVE reduzida/IM secundária)
Cardiomiopatia hipertrófica	▪ E/e' médio > 14 ▪ Ar-A ≥ 30 ms ▪ Volume indexado de AE > 34 mL/m² ▪ Pico de velocidade da RT > 2,8 m/s
Cardiomiopatia restritiva	▪ TD da onda E < 140 ms ▪ Relação E/A > 2,5 ▪ TRIV < 50 ms ▪ E/e' médio > 14

A: onda A do fluxo mitral; AE: átrio esquerdo; Ar: onda A reversa do fluxo venoso pulmonar; E: onda E do fluxo mitral; FES: fração de enchimento sistólico; RT: regurgitação tricúspide; TD: tempo de desaceleração; TRIV: tempo de relaxamento isovolumétrico; VPF: velocidade de propagação de fluxo.
Modificado de Nagueh *et al.*[8,20]

No caso dos bloqueios atrioventriculares, a fusão abrevia o tempo de enchimento diastólico, esta fusão pode ser marcante gerando uma onda A monofásica (enchimento do VE exclusivamente por contração atrial) e refluxo mitral diastólico, independentemente de haver ou não elevação das pressões de enchimento.[34] Nestes casos a velocidade máxima da RT pode ser usada como possível marcador das pressões de enchimento.

Em pacientes com bloqueio de ramo esquerdo, portadores de marca-passo ou ressincronizador cardíaco, as velocidades do anel mitral e a relação E/e' podem ser utilizadas, a despeito de sua aparente menor acurácia nestas situações, particularmente quando constatado movimento anômalo septal.[35,36] Portanto, a análise combinada de múltiplas variáveis é recomendada.

Calcificação do Anel Mitral

A calcificação do anel mitral é prevalente em idosos e frequentemente acompanhada de cardiopatia hipertensiva, doença renal crônica, coronariopatia e esclerose aórtica.[37] Pacientes com significativa calcificação do anel mitral possuem velocidades de influxo aumentadas, por causa da redução do orifício valvar, e velocidades anulares reduzidas, em razão de sua menor mobilidade e do relaxamento ventricular anormal.[38] Portanto, uma abordagem específica

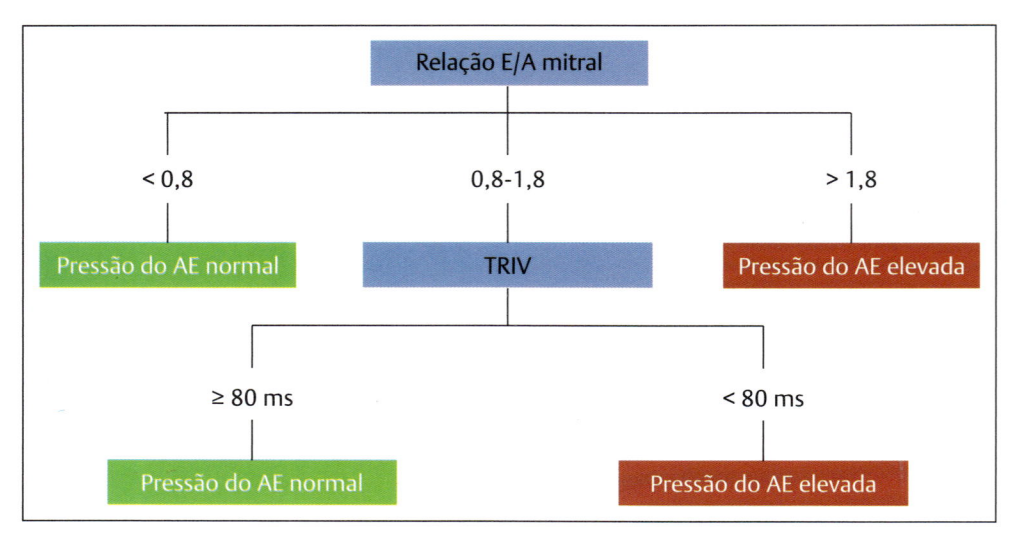

Fig. 15-7. Calcificação mitral moderada a grave. Algoritmo para determinação das pressões de enchimento do VE em pacientes com CMPH. Este algoritmo pode ser aplicado mesmo na presença de obstrução da via de saída do VE. Em caso de presença de regurgitação mitral maior que moderada, velocidade da RT e Ar-A são os únicos parâmetros que podem ser utilizados para se determinar o grau da pressão de enchimento do VE. Modificado de Silbiger.[39]

deve ser feita para diagnóstico de elevação das pressões de enchimento, particularmente na presença de calcificações moderadas a importantes (> 1/3 da circunferência do anel valvar), situação em que a relação E/e' não deve ser utilizada.[30] Nestes casos recomenda-se uma análise combinada da relação E/A e do TRIV (Fig. 15-7).[39]

Valvopatias Mitrais

As valvopatias mitrais devem ser avaliadas de acordo com a natureza da lesão, com conjuntos de parâmetros e valores específicos para cada caso. Em todos os casos, por óbvios motivos fisiopatológicos, as dimensões do AE não podem ser utilizadas.

Embora na estenose mitral isolada as pressões de enchimento do VE estejam reduzidas ou normais, a coexistência de doença miocárdica pode levar a seu aumento, mas a relação E/e' também não será útil nesta situação.[31] No caso da insuficiência mitral (IM) as interações são ainda mais complexas, na sua forma secundária as variáveis ecocardiográficas serão influenciadas pelo dano miocárdico desencadeante, enquanto nas fases iniciais da IM primária a complacência das cavidades esquerdas atenua os efeitos da valvopatia na pressão do AE. A relação E/e' possui boa acurácia na determinação da elevação das pressões de enchimento na IM secundária (que fundamentalmente terá redução da FEVE), mas isto não ocorre na IM importante de etiologia primária.[32]

Valvopatias Aórticas

Na estenose aórtica não há limitações para aplicação da análise usual da função diastólica, já na insuficiência aórtica pode ocorrer interferência do jato de regurgitação na aquisição do Doppler pulsátil do fluxo transmitral, devendo ser cuidadosamente escolhida a posição da amostra-volume. Na forma aguda da insuficiência aórtica a elevação das pressões de enchimento pode ser indicada pelo refluxo mitral diastólico, consequência da abreviação do período de enchimento diastólico e fechamento precoce da valva mitral. Nas formas crônicas e graves os dados são limitados quanto à acurácia, entretanto, o aumento do AE, da relação E/e' e da velocidade do jato de RT suporta a presença de elevação das pressões de enchimento.

Cardiomiopatia Hipertrófica

Por causa da heterogeneidade de apresentações fenotípicas, o uso individual de variáveis ecocardiográficas para avaliação da função diastólica possui pequena correlação com as pressões de enchimento em indivíduos com cardiomiopatia hipertrófica (CMPH), portanto, a análise combinada é recomendada.[40-42] Recomenda-se, além da relação E/e', da velocidade de RT e do volume indexado do AE, a utilização do tempo de duração da onda atrial reversa do fluxo venoso pulmonar para a composição da variável Ar-A.[43,44] Neste caso as quatro variáveis serão analisadas conforme sua presença e proporção de variáveis alteradas, da mesma forma que a análise padrão da função diastólica (Fig. 15-8).[20,30,39] O padrão restritivo pode ser considerado para determinar disfunção de grau III, desde que acompanhado de redução das velocidades anulares (septal < 7 cm/s e lateral < 10 cm/s).

Cardiomiopatia Restritiva e Pericardite Constritiva

As cardiomiopatias restritivas são um grupo heterogêneo de doenças miocárdicas de etiologias diversas (amiloidose, sarcoidose e forma idiopática), mas que se caracterizam pela restrição ao enchimento

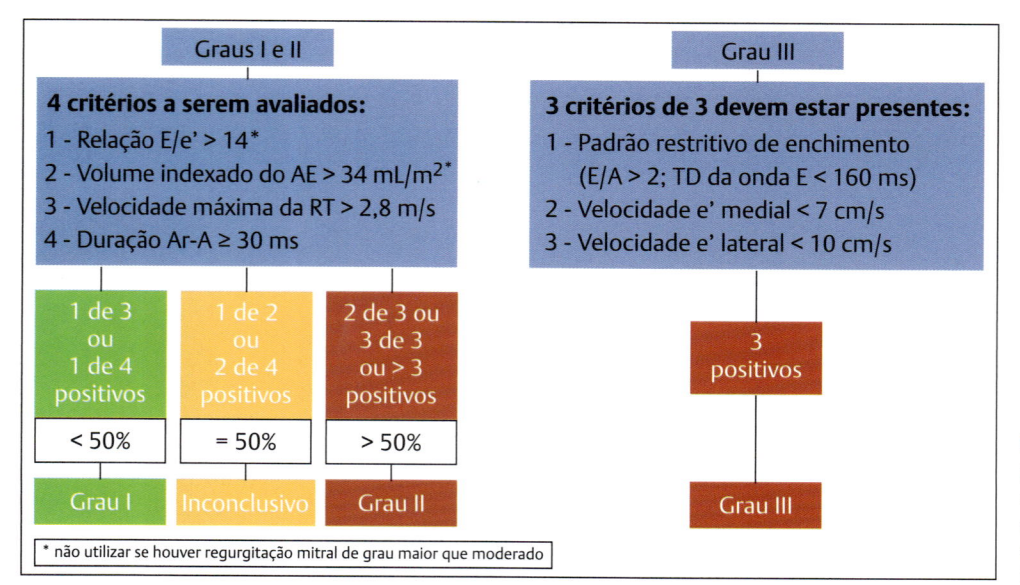

Fig. 15-8. Cardiomiopatia hipertrófica. Algoritmo para determinação da PAE em pacientes com calcificação do anel mitral de grau moderado a grave. O algoritmo não pode ser utilizado se o gradiente médio transmitral for ≥ 4 mmHg. (Reproduzido de Abudiab et al.)[30]

ventricular.[45] Esta restrição é similar à que ocorre na pericardite constritiva, que é um importante diagnóstico diferencial. Em ambas o enchimento restritivo estará presente, um dos aspectos que podem ser utilizados na diferenciação é a comparação das velocidades das ondas e' septal e lateral obtidas com Doppler tecidual do anel mitral, nas cardiomiopatias restritivas é maior na porção lateral do anel, enquanto na pericardite constritiva é maior no anel septal, situação comumente denominada como *annulus reversus*.[46] A pericardite constritiva é a única forma de disfunção diastólica pura, diferente das demais formas que sempre estão acompanhadas de algum grau de disfunção sistólica, como ocorre inclusive nas cardiomiopatias restritivas.[47,48]

Ainda que sejam nomeadas como restritivas, este grupo de cardiomiopatias pode ter os 3 diferentes graus de disfunção diastólica já mencionados, entretanto, o padrão restritivo (grau III) é destacado por ser característico das fases avançadas, consequência da grande elevação das pressões de enchimento e que se associa a pior prognóstico.[49,50] O padrão restritivo é consequência da interrupção abrupta do enchimento ventricular e caracteriza-se ao Doppler pulsátil mitral por relação E/A elevada (caracteristicamente > 2,5) e redução tanto do tempo de desaceleração da onda E como do TRIV.[51] Caracteristicamente, corações com cardiomiopatia restritiva apresentam redução das velocidades sistólicas e diastólicas tanto nas porções laterais como septais, com consequente aumento da relação E/e'.[52] O padrão diastólico restritivo não é exclusivo deste grupo e ocorre também na doença arterial coronária, cardiomiopatia dilatada e CMPH. Os parâmetros e valores recomendados para determinar elevação das pressões de enchimento em cardiomiopatias restritivas estão resumidos no Quadro 15-1.

Transplantados Cardíacos

Diversos fatores influenciam e tornam desafiadora a análise da função diastólica em receptores de transplante cardíaco, estes vão desde a denervação com consequente taquicardia sinusal, até a presença de dois nodos sinoatriais, que ocorrem na técnica cirúrgica biatrial, e que também pode associar-se a comprometimento da função atrial pelas anastomoses médio-atriais.[53] Da mesma forma o fluxo venoso pulmonar também possui pouca aplicabilidade. Adicionalmente, corações de doadores jovens podem ter um padrão de enchimento similar ao restritivo, particularmente nas primeiras semanas após o transplante, por outro lado, o padrão restritivo tardio pode ser resultante da fibrose miocárdica da rejeição crônica do enxerto.[54,55] Apesar de a disfunção diastólica ser comumente relatada como um marcador precoce de rejeição do enxerto, nenhum parâmetro isolado parece ser confiável o suficiente para este fim.[56] Finalmente, da mesma forma que a maioria das outras situações especiais, na ausência de doença pulmonar a PSAP estimada pelo jato da RT é um útil estimador de elevação das pressões do AE.

AVALIAÇÃO COMPLEMENTAR

Avaliações complementares à ecocardiografia de repouso podem ser necessárias quando, em vigência de quadro clínico bastante sugestivo de disfunção diastólica, seu resultado é inconclusivo ou discordante do esperado. A primeira e mais acessível opção recomendada para complementação é a ecocardiografia de esforço direcionada para análise do padrão diastólico. Outras formas de imagem cardiovascular são menos recomendadas por não superarem a ecocardiografia como método não invasivo, restando somente as medidas diretas das pressões de enchimento, que podem ser feitas por cateterismo cardíaco esquerdo ou direito.

Ecocardiografia de Estresse

A ecocardiografia de estresse com finalidade de avaliação diastólica poderá ser feita com exercício físico, em cicloergômetro (preferencialmente) ou esteira, já o estresse farmacológico não é recomendado.[57]

Pacientes com corações completamente normais e com função diastólica claramente preservada não devem ser submetidos ao exame. Por outro lado, também não há sentido de submeter a este exame os indivíduos com disfunção diastólica e comprovada elevação das pressões de enchimento em repouso. Portanto, a indicação é restrita a pacientes com disfunção diastólica de grau I com queixas de dispneia ou demais sintomas de insuficiência cardíaca, especialmente quando induzidos pelo esforço.

A interpretação do exame leva em consideração o conceito de reserva funcional diastólica, ou seja, durante o esforço o ventrículo doente não consegue aumentar o seu relaxamento, o que é representado pela pouca ou nenhuma variação na velocidade e' do Doppler tecidual do anel mitral, apesar do aumento da velocidade da onda E (e consequente elevação da relação E/e'), isto culmina em elevação das pressões de enchimento, representada pela elevação da velocidade máxima da RT.[58-60] Considera-se o resultado anormal quando, ao exercício, forem preenchidos todos os 3 critérios:

- E/e' médio > 14 (ou E/e' septal > 15).
- Velocidade máxima da RT > 2,8 m/s.
- Velocidade e' septal < 7 cm/s (ou velocidade e' lateral < 10 cm/s).

O teste será normal quando E/e' médio (ou septal) < 10 e a velocidade máxima da RT < 2,8 m/s. Elevações isoladas da velocidade máxima da RT devem ser interpretadas com cautela, pois isto pode ocorrer em indivíduos normais por causa de grande aumento do fluxo pulmonar. O teste resultará inconclusivo se não se enquadrar nestas

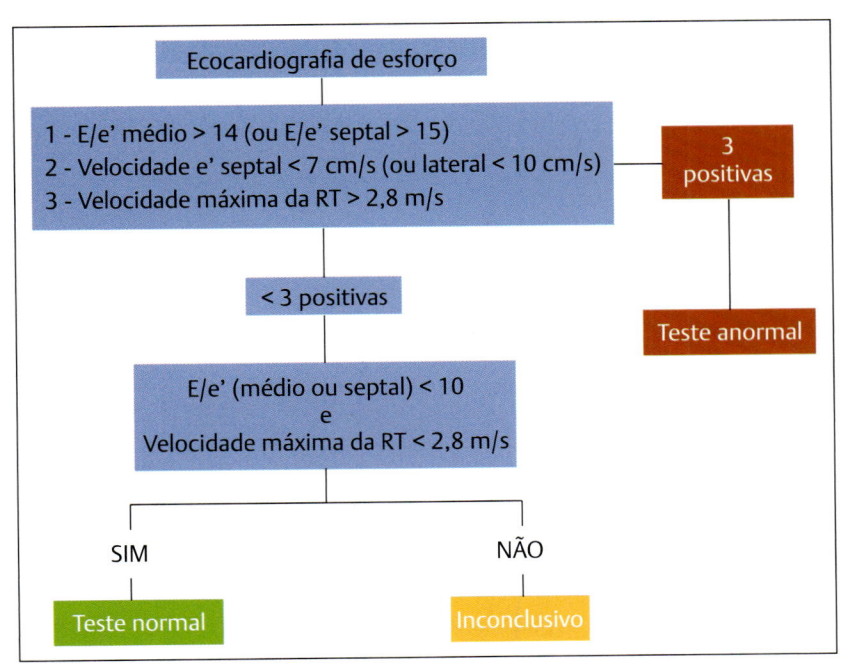

Fig. 15-9. Algoritmo para interpretação do ecocardiograma de estresse voltado para análise da função diastólica.

situações (Fig. 15-9). Nestes casos, se a determinação das pressões de enchimento for crucial, a análise invasiva por cateterismo cardíaco, inclusive ao esforço, poderá ser o próximo passo.[20]

Técnicas Avançadas e Quantificação da Mecânica Cardíaca

A análise de deformação miocárdica pode ser feita pela ecocardiografia utilizando Doppler ou *speckle-tracking*, esta segunda é o método recomendado. Sua aplicação mais difundida é aquela direcionada à determinação da disfunção sistólica miocárdica pela medida do pico do SGL (descrita anteriormente). Entretanto, existem aplicações que contribuem diretamente para determinação da disfunção diastólica, nos moldes do que ocorre com análise da velocidade e' do Doppler tecidual, seja isoladamente para determinação de alteração do relaxamento, a exemplo do *strain rate* (SR) medido no TRIV ou em seu pico protodiastólico (pico E) ou combinado com a onda E do fluxo transmitral para determinação das pressões de enchimento (relação E/SR_{TRIV} e relação E/SR_E); todos referentes à deformação longitudinal do VE.[61,62]

As medidas circunferenciais e rotacionais do VE também possuem aplicação comprovada para determinação das pressões de enchimento, a exemplo da redução do *twist rate*, seja em medidas sistólicas ou em medidas diastólicas finais.[63,64] Quanto à deformação circunferencial, destaca-se a medida diastólica do SR global circunferencial em seu pico E ($SRGC_E$) na composição da relação $E/SRGC_E$, que é capaz de determinar elevação das pressões de enchimento em pacientes com FEVE preservada e doença arterial coronariana significativa.[65]

No AE a análise de deformação também se correlaciona com as pressões de enchimento do VE, além de fornecer informações sobre diferentes aspectos da função atrial (funções do reservatório, conduto e bomba).[66,67]

REFERÊNCIAS BIBLIOGRÁFICAS

1. McMurray JJ V, Adamopoulos S, Anker SD, Auricchio A, Böhm M, Dickstein K, et al. ESC Guidelines for the diagnosis and treatment of acute and chronic heart failure 2012: The Task Force for the Diagnosis and Treatment of Acute and Chronic Heart Failure 2012 of the European Society of Cardiology. Developed in collaboration with the Heart Failure Association (HFA) of the ESC. Eur Heart J. 2012;33:1787-847.
2. Kosmala W, Wong C, Kuliczkowska J, Leano R, Przewlocka-Kosmala M, Marwick TH. Use of body weight and insulin resistance to select obese patients for echocardiographic assessment of subclinical left ventricular dysfunction. Am J Cardiol. 2008;101:1334-40.
3. Borlaug BA, Redfield MM. Diastolic and systolic heart failure are distinct phenotypes within the heart failure spectrum. Circulation. 2011;123:2006-13.
4. Bronzwaer JG, Paulus WJ. Diastolic and systolic heart failure: Different stages or distinct phenotypes of the heart failure syndrome? Curr Heart Fail Rep. 2009;6:281-6.
5. Kenchaiah S, Narula J, Vasan RS. Risk factors for heart failure. Med Clin North Am. 2004;88:1145-72.
6. Bruch C, Gotzmann M Stypmann J, et al. Electrocardiography and Doppler echocardiography for risk stratification in patients with chronic heart failure: Incremental prognostic value of QRS duration and a restrictive mitral filling pattern. J Am Coll Cardiol. 2005;45:1072-5.
7. Nishimura RA, Tajik AJ. Evaluation of diastolic filling of left ventricle in health and disease: Doppler echocardiography is the clinician's Rosetta Stone. J Am Coll Cardiol. 1997;30:8-18.
8. Nagueh, SF. Left Ventricular Diastolic Function Understanding Pathophysiology, Diagnosis, and Prognosis With Echocardiography JACC: Cardiovascular Imaging. Article in press. Available online 12 April 2019.
9. Nishimura RA, Abel MD, Hatle LK, Tajik AJ. Assessment of diastolic function of the heart: background and current applications of Doppler echocardiography. Part II. Clinical studies. Mayo Clin Proc. 1989;64:181-204.
10. Notomi Y, Popovic ZB, Yamada H, Wallick DW, Martin MG, Oryszak SJ, et al. Ventricular untwisting: a temporal link between left ventricular relaxation and suction. Am J Physiol Heart Circ Physiol. 2008;294:505-13.
11. Glantz S.A, Gilbert J.C. Determinants of Diastolic Function. In: Hori M, Suga H, Baan J, Yellin EL. (eds) Cardiac Mechanics and Function in the Normal and Diseased Heart. Tokyo: Springer. 1989; p.103-20.
12. Zile MR, Brutsaert DL. New Concepts in Diastolic Dysfunction and Diastolic Heart Failure: Part II: Causal Mechanisms and Treatment. Circulation. 2002;105:1503-08.
13. Ohte N, Narita H, Akita S, Kurokawa K, Hayano J, Kimura G.Striking. Effect of left ventricular systolic performance on propagation velocity of left ventricular early diastolic filling flow. J Am Soc Echocardiogr. 2001;14:1070-4.
14. Eichhorn EJ, Willard JE, Alvarez L, Kim AS, Glamann DB, Risser RC, Grayburn PA. Are contraction and relaxation coupled in patients with and without congestive heart failure? Circulation. 1992;85:2132-9.
15. Otto CM. The Practice of Clinical Echocardiography. 2th ed. Philadelphia: W.B. Saunders Company; 2002.
16. Courtois M, Kovács SJ Jr, Ludbrook PA. Transmitral pressure-flow velocity relation. Importance of regional pressure gradients in the left ventricle during diastole. Circulation. 1988;78:661-71.
17. Brutsaert DL. Cardiac dysfunction in heart failure: the cardiologist's love affair with time - Prog Cardiovasc Dis. 2006;49:157-81.
18. Tsujino T, Kawasaki D, Masuyama T. Left ventricular diastolic dysfunction in diabetic patients: pathophysiology and therapeutic implications. Am J Cardiovasc Drugs. 2006;6:219-30.
19. Borbély A, Falcao-Pires I, Heerebeek LV, Hamdani N, Édes I, Gavina C, et al. Hypophosphorylation of the Stiff N2B Titin Isoform Raises Cardiomyocyte Resting Tension in Failing Human Myocardium. Circulation Research. 2009;104:780-86.
20. Nagueh SF, Smiseth OA, Appleton CP, et al. Recommendations for the evaluation of left ventricular diastolic function by echocardiography: an update from the American Society of Echocardiography and the European Association of Cardiovascular Imaging. J Am Soc Echocardiogr. 2016;29:277-314.
21. Sanderson JE. Heart failure with a normal ejection fraction. Heart. 2007;93:155-8.
22. Vasan RS, Levy D. Defining diastolic heart failure: a call for standardized diagnostic criteria. Circulation. 2000;101:2118-21.
23. Zile MR. Heart failure with preserved ejection fraction: is this diastolic heart failure?[editorial]. J Am Coll Cardiol. 2003;41:1519-22.
24. Ruan Q, Nagueh SF. Clinical application of tissue Doppler imaging in patients with idiopathic pulmonary hypertension. Chest. 2007;131:395-401.
25. Nagueh SF, Kopelen HA, Quiñones MA. Assessment of left ventricular filling pressures by Doppler in the presence of atrial fibrillation. Circulation. 1996;94:2138-45.
26. Temporelli PL, Scapellato F, Corra U, Eleuteri E, Imparato A, Giannuzzi P. Estimation of pulmonary wedge pressure by transmitral Doppler in patients with chronic heart failure and atrial fibrillation. Am J Cardiol. 1999;83:724-7.
27. Chirillo F, Brunazzi MC, Barbiero M, Giavarina D, Pasqualini M, Franceschini-Grisolia E, et al. Estimating mean pulmonary wedge pressure in patients with chronic atrial fibrillation from transthoracic Doppler indexes of mitral and pulmonary venous flow velocity. J Am Coll Cardiol. 1997;30:19-26.
28. Sohn DW, Song JM, Zo JH, Chai IH, Kim HS, Chun HG, et al. Mitral annulus velocity in the evaluation of left ventricular diastolic function in atrial fibrillation. J Am Soc Echocardiogr. 1999;12:927-31.
29. Nagueh SF, Mikati I, Kopelen HA, Middleton KJ, Quinones MA, Zoghbi WA. Doppler estimation of left ventricular filling pressure in sinus tachycardia. A new application of tissue Doppler imaging. Circulation. 1998;98:1644-50.
30. Abudiab MM, Chebrolu LH, Schutt RC, Nagueh SF, Zoghbi WA. Doppler Echocardiography for the estimation of LV filling pressure in patients with mitral annular calcification. J Am Coll Cardiol Img. 2017;10:1411-20.
31. Diwan A, McCulloch M, Lawrie GM, Reardon MJ, Nagueh SF. Doppler estimation of left ventricular filling pressures in patients with mitral valve disease. Circulation. 2005;111:3281-9.
32. Bruch C, Stypmann J, Gradaus R, Breithardt G, Wichter T. Usefulness of tissue Doppler imaging for estimation of filling pressures in patients with primary or secondary pure mitral regurgitation. Am J Cardiol. 2004;93:324-8.
33. Rossi A, Cicoira M, Golia G, Anselmi M, Zardini P. Mitral regurgitation and left ventricular diastolic dysfunction similarly affect mitral and pulmonary vein flow Doppler parameters: the advantage of end-diastolic markers. J Am Soc Echocardiogr. 2001;14:562-8.
34. Appleton CP, Basnight MA, Gonzalez MS. Diastolic mitral regurgitation with atrioventricular conduction abnormalities: relation of mitral

flow velocity to transmitral pressure gradients in conscious dogs. J Am Coll Cardiol. 1991;18:843-9.
35. D'Souza KA, Mooney DJ, Russell AE, MacIsaac AI, Aylward PE, Prior DL. Abnormal septal motion affects early diastolic velocities at the septal and lateral mitral annulus, and impacts on estimation of the pulmonary capillary wedge pressure. J Am Soc Echocardiogr. 2005;18:445-53.
36. Nagueh SF, Bhatt R, Vivo RP, Krim SR, Sarvari SI, Russell K, et al. Echocardiographic evaluation of hemodynamics in patients with decompensated systolic heart failure. Circ Cardiovasc Imaging. 2011;4:220-7.
37. Jassal DS, Tam JW, Bhagirath KM, et al. Association of mitral annular calcification and aortic valve morphology: a substudy of the aortic stenosis progression observation measuring effects of rosuvastatin (ASTRONOMER) study. Eur Heart J. 2008;29:1542-7.
38. Soeki T, Fukuda N, Shinohara H, Sakabe K, Onose Y, Sawada Y, et al. Mitral inflow and mitral annular motion velocities in patients with mitral annular calcification: evaluation by pulsed Doppler echocardiography and pulsed Doppler tissue imaging. Eur J Echocardiogr. 2002;3:128-34.
39. Silbiger JJ. Pathophysiology and Echocardiographic Diagnosis of Left Ventricular Diastolic Dysfunction. J Am Soc Echocardiogr. 2019;32:216-32.
40. Geske JB, Sorajja P, Nishimura RA, Ommen SR. Evaluation of left ventricular filling pressures by Doppler echocardiography in patients with hypertrophic cardiomyopathy: correlation with direct left atrial pressure measurement at cardiac catheterization. Circulation. 2007;116:2702-8.
41. Geske JB, Sorajja P, Nishimura RA, Ommen SR. The relationship of left atrial volume and left atrial pressure in patients with hypertrophic cardiomyopathy: an echocardiographic and cardiac catheterization study. J Am Soc Echocardiogr. 2009;22:961-6.
42. Nishimura RA, Appleton CP, Redfield MM, Ilstrup DM, Holmes DR Jr., Tajik AJ. Noninvasive Doppler echocardiographic evaluation of left ventricular filling pressures in patients with cardiomyopathies: a simultaneous Doppler echocardiographic and cardiac catheterization study. J Am Coll Cardiol. 1996;28:1226-33.
43. Nagueh SF, Lakkis NM, Middleton KJ, Spencer WH III, Zoghbi WA, Quinones MA. Doppler estimation of left ventricular filling pressures in patients with hypertrophic cardiomyopathy. Circulation. 1999;99:254-61.
44. Nagueh SF, Bierig SM, Budoff MJ, Desai M, Dilsizian V, Eidem B, et al, American Society of Echocardiography, American Society of Nuclear Cardiology, Society for Cardiovascular Magnetic Resonance, Society of Cardiovascular Computed Tomography. American Society of Echocardiography clinical recommendations for multimodality cardiovascular imaging of patients with hypertrophic cardiomyopathy: Endorsed by the American Society of Nuclear Cardiology, Society for Cardiovascular Magnetic Resonance, and Society of Cardiovascular Computed Tomography. J Am Soc Echocardiogr. 2011;24:473-98.
45. Maron BJ, Towbin JA, Thiene G, Antzelevitch C, Corrado D, Arnett D, et al. Contemporary definitions and classification of the cardiomyopathies: An American heart association scientific statement from the council on clinical cardiology, heart failure and transplantation committee; quality of care and outcomes research and functional genomics and translational biology interdisciplinary working groups; and council on epidemiology and prevention. Circulation. 2006;113:1807-16.
46. Reuss CS, Wilansky SM, Lester SJ, et al. Using mitral 'annulus reversus' to diagnose constrictive pericarditis. Eur J Echocardiogr. 2009;10:372-5.
47. Yip G, Wang M, Zhang Y, Fung JW, Ho PY, Sanderson JE. Left ventricular long axis function in diastolic heart failure is reduced in both diastole and systole: time for a redefinition? Heart. 2002;87:121-5.
48. Petrie MC, Caruana L, Berry C, McMurray JJ. "Diastolic heart failure" or heart failure caused by subtle left ventricular systolic dysfunction? Heart. 2002;87:29-31.
49. Klein AL, Hatle LK, Burstow DJ, Seward JB, Kyle RA, Bailey KR, et al. Doppler characterization of left ventricular diastolic function in cardiac amyloidosis. J Am Coll Cardiol. 1989;13:1017-26.
50. Klein AL, Hatle LK, Taliercio CP, Oh JK, Kyle RA, Gertz MA, et al. Prognostic significance of Doppler measures of diastolic function in cardiac amyloidosis. A Doppler echocardiography study. Circulation. 1991;83:808-16.
51. Appleton CP, Hatle LK, Popp RL. Demonstration of restrictive ventricular physiology by Doppler echocardiography. J Am Coll Cardiol. 1988;11:757-68.
52. Koyama J, Ray-Sequin PA, Falk RH. Longitudinal myocardial function assessed by tissue velocity, strain, and strain rate tissue Doppler echocardiography in patients with al (primary) cardiac amyloidosis. Circulation. 2003;107:2446-52.
53. Rowan RA, Billingham ME. Myocardial innervation in long-term heart transplant survivors: a quantitative ultrastructural survey. J Heart Transplant. 1988;7:448-52.
54. Young JB, Leon CA, Short HD, Noon GP, Lawrence EC, Whisennand HH, et al. Evolution of hemodynamics after orthotopic heart and heart-lung transplantation: early restrictive patterns persisting in occult fashion. J Heart Transplant. 1987;6:34-43.
55. Valantine HA, Appleton CP, Hatle LK, Hunt SA, Billingham ME, Shumway NE, et al. A hemodynamic and Doppler echocardiographic study of ventricular function in long-term cardiac allograft recipients. Etiology and prognosis of restrictive-constrictive physiology. Circulation. 1989;79:66-75.
56. Mena C, Wencker D, Krumholz HM, McNamara RL. Detection of heart transplant rejection in adults by echocardiographic diastolic indices: a systematic review of the literature. J Am Soc Echocardiogr. 2006;19: 1295-300.
57. Ha JW, Oh JK, Pellikka PA, Ommen SR, Stussy VL, Bailey KR, et al. Diastolic stress echocardiography: a novel noninvasive diagnostic test for diastolic dysfunction using supine bicycle exercise Doppler echocardiography. J Am Soc Echocardiogr. 2005;18:63-8.
58. Ha JW, Lulic F, Bailey KR, Pellikka PA, Seward JB, Tajik AJ, et al. Effects of treadmill exercise on mitral inflow and annular velocities in healthy adults. Am J Cardiol 2003;91:114-5.
59. Nagueh SF, Sun H, Kopelen HA, Middleton KJ, Khoury DS. Hemodynamic determinants of the mitral annulus diastolic velocities by tissue Doppler. J Am Coll Cardiol. 2001;37:278-85.
60. Sohn DW, Chai IH, Lee DJ, Kim HC, Kim HS, Oh BL, et al. Assessment of mitral annulus velocity by Doppler tissue imaging in the evaluation of left ventricular diastolic function. J Am Coll Cardiol. 1997;30:474-80.
61. Wang J, Khoury D, Thohan V, Torre-Amione G, Nagueh SF. Global diastolic strain rate for the assessment of left ventricular relaxation and filling pressures. Circulation. 2007;115:1376-83.
62. Dokainish H, Sengputa R, Pillai M, Lakkis N. Usefulness of New Diastolic Strain and Strain Rate Indexes for the Estimation of Left Ventricular Filling Pressure. Am J Cardiol. 2008;101:1504-09.
63. Nguyen JS, Lakkis NM, Bobek J, Goswami R, Dokainish H. Systolic and diastolic myocardial mechanics in patients with cardiac disease and preserved ejection fraction: impact of left ventricular filling pressure. J Am Soc Echocardiogr. 2010;23:1273-80.
64. Wang J, Khoury D, Yue Y, Torre-Amione G, Nagueh SF. Left ventricular untwisting rate by speckle tracking echocardiography. Circulation. 2007;116:2580-6.
65. Calvilho Júnior AA, Assef JE, Le Bihan D, et al. E/e' ratio is superior to speckle tracking for detecting elevated left ventricular end-diastolic pressure in patients with coronary artery disease and preserved ejection fraction. Echocardiography. 2019;36:1263-1272.
66. Kasner M, Gaub R, Sinning D, Westermann D, Steendijk P, Hoffmann W, et al. Global strain rate imaging for the estimation of diastolic function in HFNEF compared with pressure-volume loop analysis. Eur J Echocardiogr. 2010;11:743-51.
67. Wakami K, Ohte N, Asada K, Fukuta H, Goto T, Mukai S, et al. Correlation between Left Ventricular End-diastolic Pressure and Peak Left Atrial Wall Strain during Left Ventricular Systole. J Am Soc Echocardiogr. 2009;22:847-51.

ÁTRIO ESQUERDO: AVALIAÇÃO MORFOLÓGICA E FUNÇÃO

Frederico José Neves Mancuso ■ Rafael Modesto Fernandes

ANATOMIA

O átrio esquerdo (AE) é a câmara cardíaca mais posterior, situada adjacente ao esôfago e com orientação para a esquerda. Ele é composto por uma região, chamada de corpo, que divide o septo com o átrio direito, e que recebe o sangue proveniente das veias pulmonares, sendo o óstio das veias pulmonares esquerdas mais superior do que o das veias pulmonares direitas. Ainda é composto lateralmente pelo apêndice atrial (AAE) e possui um componente vestibular, que envolve o orifício da valva mitral.[1,2]

A superfície muscular do AE é relativamente lisa, com exceção do AAE, que possui superfície irregular composta pelos músculos pectíneos. As paredes do AE possuem uma ou mais camadas de fibras miocárdicas com diferentes alinhamentos.[1,2]

Está demonstrado que o AE apresenta alterações adaptativas de sua estrutura em resposta a mudanças na complacência do ventrículo esquerdo (VE). Com o aumento da pós-carga do AE, que é determinado pela complacência do VE, na ausência de doença primária da valva mitral, há aumento da pressão do AE, com aumento inicial da função contrátil do AE (ver a seguir) e posterior dilatação da câmara.[1]

Desta forma, em pacientes que não possuem valvopatia mitral ou fibrilação atrial, a dilatação do AE pode ser utilizada como um marcador importante de aumento crônico das pressões de enchimento do VE. Ainda, a dilatação do AE é um preditor importante de eventos cardiovasculares e óbito, tanto na população em geral, como em pacientes com cardiopatias, como nas cardiomiopatias dilatada, isquêmica, hipertrófica e chagásica, valvopatias e fibrilação atrial.[1,3,4]

FISIOLOGIA

O AE desempenha três papéis fisiológicos importantes, com consequências diretas sobre o desempenho cardíaco e o enchimento ventricular esquerdo:[4,5]

- *Função contrátil:* o AE se contrai no final da diástole, promovendo esvaziamento ativo de seu conteúdo pouco antes do início da sístole ventricular, estabelecendo o volume diastólico final do VE. A contração atrial esquerda é responsável por aproximadamente 20-25% do volume sistólico do VE, podendo ter maior contribuição se houver redução da complacência do VE.
- *Função de reservatório:* o AE armazena o sangue proveniente do retorno venoso pulmonar durante sístole ventricular, enquanto a valva mitral encontra-se fechada.
- *Função de conduto:* após a abertura da valva mitral, o AE esvazia o sangue armazenado por causa do gradiente de pressão entre o AE e o VE, e transfere passivamente o retorno venoso pulmonar para o VE durante a fase de enchimento rápido.

A função atrial esquerda também é fortemente determinada pela sua pós-carga, representada pelas pressões diastólicas finais do VE. Inicialmente, quando há aumento das pressões de enchimento do VE, há aumento da função contrátil do AE, que tardiamente é reduzido, se houver manutenção de elevada pós-carga. A função contrátil do AE também pode ser reduzida por doenças que acometem o miocárdio, caracterizando uma miopatia atrial, como na cardiomiopatia chagásica.[1,3-6]

AVALIAÇÃO ECOCARDIOGRÁFICA DA ANATOMIA DO ÁTRIO ESQUERDO

A ecocardiografia transtorácica (ETT) é o exame de imagem recomendado para avaliação das dimensões do AE.

O AE pode ter suas dimensões avaliadas de forma linear, pela medida de seu diâmetro anteroposterior, idealmente pela imagem bidimensional. Esta medida é a mais realizada na prática clínica, em razão de sua rapidez e simplicidade, porém não é a mais precisa, já que o AE não é uma estrutura simétrica, e nas situações em que há dilatação da câmara, nem sempre ela é uniforme.[1,4,7]

Idealmente, as dimensões do AE devem ser avaliadas pelo volume, que é indexado à superfície corpórea. O volume do AE pode ser obtido indiretamente pela ecocardiografia bidimensional ou diretamente pelo exame tridimensional. Além de fornecer análise mais precisa das dimensões do AE, o volume tem associação mais forte a eventos cardiovasculares.[1,4,7] Segundo as recomendações da Diretriz Americana de Ecocardiografia,[7] o valor de normalidade do volume atrial esquerdo, para ambos os sexos, é menor ou igual a 34 mL/m^2.

Diâmetro Anteroposterior do AE

O diâmetro anteroposterior do AE é obtido no corte paraesternal longitudinal, preferencialmente à imagem bidimensional, com a possibilidade de também ser realizada pelo modo M. A medida é realizada perpendicularmente à raiz aórtica, ao nível dos seios de Valsalva. Deve-se medir da borda inicial à borda inicial (Fig. 16-1).[7]

Volume do AE

A avaliação do volume do AE pela ecocardiografia bidimensional preferencialmente é avaliada pela técnica biplanar de discos (Simpson biplanar), utilizando os cortes apical de 4 e 2 câmaras. Excepcionalmente, pode-se utilizar apenas o corte apical de 4 câmaras, quando houver limitação da imagem do corte apical de 2 câmaras. O método da área-comprimento é uma alternativa para avaliação do volume atrial esquerdo.[7]

A medida é realizada pela planimetria do AE, com o traçado realizado na interface sangue-tecido. Ao nível da valva mitral o traçado é conectado por uma linha reta junto ao anel valvar. O traçado deve excluir o AAE e as veias pulmonares (Fig. 16-2).[7]

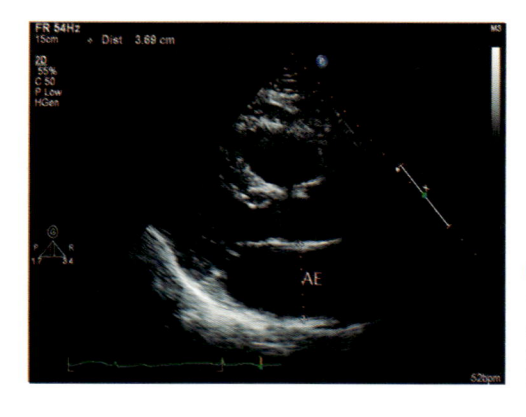

Fig. 16-1. Medida do diâmetro anteroposterior do átrio esquerdo pela imagem bidimensional.

CAPÍTULO 16 • ÁTRIO ESQUERDO: AVALIAÇÃO MORFOLÓGICA E FUNÇÃO

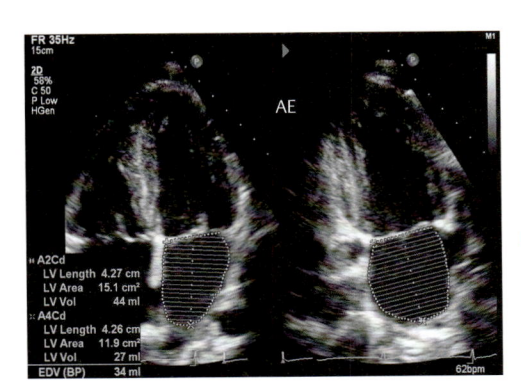

Fig. 16-2. Avaliação do volume do átrio esquerdo, técnica biplanar de discos na ecocardiografia bidimensional.

Finalmente, o volume do AE pode ser obtido pela ecocardiografia tridimensional (ECO 3D), que irá fazer a medida diretamente, sem a necessidade de inferências geométricas. Em aparelhos que possuam este recurso, é obtida a imagem piramidal tridimensional (*full volume*) na janela apical durante apneia breve. Deve-se ter cuidado para incluir todo o AE na pirâmide. Os detalhes na aquisição do volume máximo do AE estão descritos adiante, com a obtenção da função atrial esquerda pelo método.[8]

FUNÇÃO DO ÁTRIO ESQUERDO

Além da avaliação anatômica, é de fundamental importância estimar a função atrial esquerda, já que em uma porcentagem considerável de pacientes elas podem estar discordantes.[9]

A medida direta dos volumes e das pressões do AE ao longo do ciclo cardíaco é a forma mais eficiente de mensurar os três componentes da função atrial (reservatório, conduto e contrátil).[10] Atualmente, diversos parâmetros ecocardiográficos podem ser utilizados, desde parâmetros convencionais por método bidimensional até ferramentas, utilizando novas tecnologias, como o ecocardiograma tridimensional e o *strain*.[11]

Função do AE pelos Parâmetros Convencionais

Os parâmetros convencionais foram os primeiros a serem utilizados. Dentre eles, temos os volumes físicos do AE e a avalição pelo Doppler do fluxo da valva mitral e das veias pulmonares.[11]

A velocidade e o VTI da onda A, obtida pelo Doppler pulsátil do influxo mitral, pode refletir a função de contração do átrio esquerdo, porém é uma medida que apresenta limitações relacionadas com as condições de pré e pós-carga e de frequência cardíaca.[9]

As ondas sistólica (S), diastólica (D) e atrial reversa (Arev), obtidas pelo Doppler pulsátil da veia pulmonar superior direita, se correlacionam com as alterações que ocorrem na pressão AE ao longo do ciclo cardíaco.[12] As fases de aceleração e desaceleração da onda S são influenciadas pelo relaxamento e pela complacência atrial, respectivamente, e se relacionam com a função de reservatório. A onda D, que é registrada na fase de enchimento rápido do VE, tem a velocidade de pico e a desaceleração semelhantes à onda E do influxo mitral e representa, basicamente, a função de conduto do AE. Por fim, a onda Arev representa o fluxo retrógrado gerado pela contração do AE. De forma semelhante à onda A do influxo mitral, a onda Arev está intimamente relacionada com a complacência do VE e com a função de contração do AE. A grande limitação da utilização do fluxo da veia pulmonar para avaliação da função atrial esquerda é a sua obtenção que nem sempre é factível.[9]

A utilização dos volumes físicos do AE para mensurar os diversos componentes da função atrial é bastante utilizada. Para tal finalidade, é preciso quantificar o volume atrial esquerdo máximo (final da sístole ventricular), volume atrial esquerdo pré-onda p e o volume atrial esquerdo mínimo (final da diástole ventricular). Por meio desses volumes, podemos calcular a: fração de esvaziamento total (função de reservatório), passivo (função de conduto) e ativo (função contrátil) do AE.[13]

$$\text{Fração de esvaziamento total} = \frac{\text{VAEmáx} - \text{VAEmin}}{\text{VAEmáx}}$$

$$\text{Fração de esvaziamento passivo} = \frac{\text{VAEmáx} - \text{VAEpré}}{\text{VAEmáx}}$$

$$\text{Fração de esvaziamento ativo} = \frac{\text{VAEpré} - \text{VAEmin}}{\text{VAEpré}}$$

A monitorização com eletrocardiograma (ECG), durante a mensuração dos volumes, melhora a precisão dos cálculos e diminui a variabilidade interobservador. Porém, a utilização de tecnologias avançadas em ecocardiografia permite uma avaliação mais acurada e direta da função atrial esquerda.

Função do AE pelo Ecocardiograma Tridimensional

A medida do volume do AE é convencionalmente avaliada pelos métodos de Simpson ou da área-comprimento. Entretanto, na grande maioria das vezes, o aumento patológico do AE é assimétrico, apresentando geometrias heterogêneas, tornando a avaliação pelo ecocardiograma 3D mais precisa e reprodutível.[14]

A mensuração dos volumes físicos do AE por meio do ecocardiograma 3D permitiu determinar diretamente os volumes do AE ao longo do ciclo cardíaco. Associa-se a uma melhor resolução temporal e uma maior acurácia quando comparada ao método bidimensional, além de uma excelente correlação com a ressonância magnética.[15]

Diversos *softwares* foram desenvolvidos para avaliar o volume do AE pelo ecocardiograma 3D. Para tal finalidade, é utilizada a técnica de *full volume*, sendo adquirido um bloco tridimensional de todo o coração. Nessa etapa, é fundamental otimizar a visualização do átrio esquerdo, ajustando a janela apical pelo método triplanar, a fim de incluir todo o AE na imagem.[16] Ajustes também devem ser realizados a fim de melhorar a resolução da imagem adquirida e delimitar de forma mais precisa as bordas endocárdicas. Além disto, o traçado do ECG deve ser de ótima qualidade, incluindo uma boa identificação da onda P que será utilizada durante a avaliação dos volumes físicos (Fig. 16-2). Em seguida, a imagem adquirida é analisada de forma semiautomática, devendo o operador realizar ajustes no traçado endocárdico do AE em todos os planos tridimensionais. Após aprovado, o *software* gerará uma curva volumétrica do AE durante todo o ciclo cardíaco, sendo possível identificar os volumes físicos de forma precisa.[17]

Strain Bidimensional do AE (SAE)

A avaliação da deformidade miocárdica do AE vem-se destacando nos últimos anos, sendo um método com boa reprodutibilidade para avaliação da função atrial esquerda. É possível quantificar o *strain* longitudinal do AE em todo o ciclo cardíaco, ou seja, avaliar a função de reservatório, de conduto e contrátil.[11]

Para o cálculo do *strain* bidimensional do AE é necessário seguir algumas premissas: boa qualidade da imagem bidimensional, adquirir as janelas apicais focadas no AE e traçado do ECG de boa qualidade (identificação adequada da onda P).[18]

Após adquirir as imagens (*loop* de 3 ciclos cardíacos), é necessário definir a região miocárdica de interesse (ROI) que se estende da borda endocárdica (contorno interno) do AE até a borda epicárdica do AE (contorno externo do AE mais a borda oposta do septo interatrial). A determinação do ROI é feita inicialmente de forma automática pelo *software*, devendo o operador ajustar, se necessário, para que no rastreamento esteja incluindo toda a parede atrial.[11]

Existem duas formas de medir a função do AE pelo *strain* bidimensional. A primeira toma como referência o QRS do ECG e mede o pico positivo do *strain* longitudinal atrial (correspondente à função de reservatório) e o *strain* no momento da contração atrial representada pela onda p no ECG. O segundo usa como referência a onda P do ECG obtido o pico negativo do *strain* longitudinal atrial (correspondente à contração atrial), o pico positivo (associado à função de conduto) e a soma dos dois que corresponde à função de reservatório (Figs. 16-3 e 16-4).[9]

Atualmente, segundo as normatizações para avaliação do *strain* atrial esquerdo, deve ser utilizado o final da diástole como referência

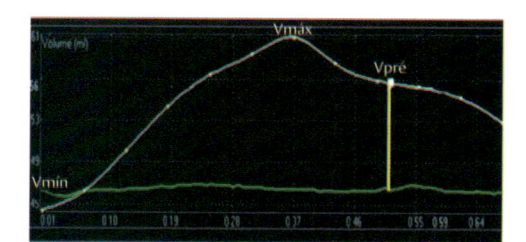

Fig. 16-3. Curva de variação volumétrica do átrio esquerdo ao longo do ciclo cardíaco obtida por meio da ecografia tridimensional. Vmáx: volume máximo do átrio esquerdo; Vmín: volume mínimo do átrio esquerdo; Vpré: volume pré-onda p do eletrocardiograma.

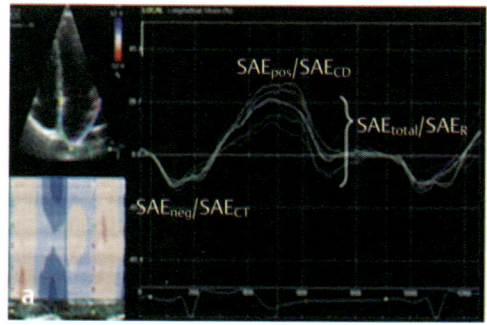

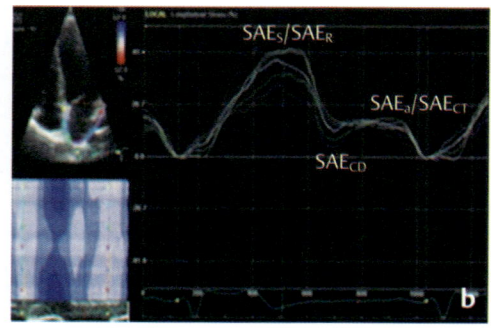

Fig. 16-4. *Strain* bidimensional do AE. (**a**) Método utilizando a onda p como referência. (**b**) Método utilizando o QRS como referência. SAE_{neg}: pico negativo associado à função contrátil do AE (SAE_{CT}); SAE_{pos}: pico positivo referente à função de conduto do AE (SAE_{CD}); SAE_{total}: somatório dos dois picos que representa a função do reservatório do AE (SAE_R); SAE_s: pico positivo que representa o SAE_R. SAE_a: ponto referente à onda p do eletrocardiograma e associa-se ao SAE_{CT}. O SAE_{CD}, na figura B, é obtido por meio da diferença entre SAE_R e SAE_{CT}.

temporal, gerando a curva do *strain* com linha de base zero. Outro ponto que foi preconizado nesta normatização foi a utilização apenas da janela apical de quatro câmaras para a obtenção do *strain* longitudinal do AE, sendo a média das duas janelas apicais (duas e quatro câmaras) uma opção secundária.[18]

Recentemente, em uma metanálise realizada com 72 estudos envolvendo os componentes do *strain* do AE, a média de normalidade para o *strain* da fase de reservatório, conduto e contração foi de 39%, 23% e 17% respectivamente.[19]

Aplicabilidade Clínica da Função do AE

O AE apresenta um papel fundamental na função cardíaca normal. Alterações estruturais no AE representam um importante marcador de risco em diversas patologias, sendo a cardiomiopatia atrial um campo de amplo estudo atualmente.[20]

Muitas evidências têm demonstrado o valor prognóstico da função atrial esquerda em diversos contextos clínicos. Dentre eles, podemos destacar: fibrilação atrial (FA) e insuficiência cardíaca com fração de ejeção preservada (ICFEP).

Nos pacientes com FA crônica a função atrial de contração é perdida, enquanto que as funções de reservatório e de conduto estão reduzidas. Diversos estudos demonstraram que o *strain* do AE de reservatório (SAEr) é inversamente proporcional ao escore CHADS2, além de ser um preditor independente de risco para tromboembolismo, mesmo após ajustado para idade, dimensões do AE e fração de ejeção do VE.[21] Adicionalmente, Di Salvo *et al.* demonstraram em seu estudo que o SAEr é, também, um preditor independente de manutenção do ritmo sinusal após cardioversão elétrica.[22] Portanto, estudos têm sido desenvolvidos no intuito de incluir o SAEr como uma ferramenta adjuvante na decisão clínica para iniciar a anticoagulação ou indicar a cardioversão elétrica.

A ICFEP é uma condição clínica de difícil diagnóstico e manejo terapêutico. Na maioria das vezes, encontra-se associada à disfunção diastólica significativa com consequente aumento da pressão atrial esquerda. Nesse sentido, estudos mostraram que o SAEr tem um papel importante no diagnóstico, prognóstico e em estimar a capacidade funcional dos pacientes com ICFEP.[23-25]

Além destas duas condições, outras, em que o SAE apresenta um potencial significativo de sua aplicabilidade, são: prognóstico em pacientes com Síndrome Coronariana Aguda,[26] adjuvante no diagnóstico da disfunção diastólica do VE (principalmente nos pacientes categorizados como indeterminados),[27,28] prognóstico nas diversas cardiomiopatias do ventrículo esquerdo e valvopatias.[29-31]

No entanto, se faz necessário maiores estudos utilizando essa ferramenta na decisão médica nos diversos contextos, demonstrando redução de desfechos clinicamente relevantes.

REFERÊNCIAS BIBLIOGRÁFICAS

1. Kebed KY, Addetia K, Lang RM. Importance of the Left Atrium: More Than a Bystander? Heart Fail Clin. 2019;15(2):191-204.
2. Ancona R, Comenale Pinto S, Caso P, D'Andrea A, Di Salvo G, Arenga F, et al. Left Atrium by Echocardiography in Clinical Practice: From Conventional Methods to New Echocardiographic Techniques. Scientific World Journal. 2014;2014:451042.
3. Hoit BD. Left Atrial Size and Function: Role in Prognosis. J Am Coll Cardiol. 2014;63(6):493-505.
4. Abhayaratna WP, Seward JB, Appleton CP, Douglas PS, Oh JK, Tajik AJ, Tsang TS. Left atrial size: physiologic determinants and clinical applications. J Am Coll Cardiol. 2006;47(12):2357-63.
5. Pagel PS, Kehl F, Gare M, Hettrick DA, Kersten JR, Warltier DC. Mechanical function of the left atrium: new insights based on analysis of pressure-volume relations and Doppler echocardiography. Anesthesiology. 2003;98(4):975-94.
6. Mancuso FJ, Almeida DR, Moisés VA, Oliveira WA, Mello ES, Poyares D, et al. Left atrial dysfunction in chagas cardiomyopathy is more severe than in idiopathic dilated cardiomyopathy: a study with real-time three-dimensional echocardiography. J Am Soc Echocardiogr. 2011;24(5):526-32.
7. Lang RM, Badano LP, Mor-Avi V, Afilalo J, Armstrong A, Ernande L, et al. Recommendations for cardiac chamber quantification by echocardiography in adults: the American Society of Echocardiography and the European Association of Cardiovascular Imaging. J Am Soc Echocardiogr. 2015;28(1):1-39.
8. Anwar AM, Soliman OI, Geleiinse ML, et al. Assessment of left atrial volume and function by real-time three-dimensional echocardiography. Int J Cardiol. 2008;123(2):155-61.
9. Rosca M, Lancellotti P, Popescu BA, Piérard LA. Left atrial function: pathophysiology, echocardiographic assessment, and clinical applications. Heart. BMJ Publishing Group Ltd and British Cardiovascular Society. 2011 Dec;97(23):1982-9.
10. Hoit BD, Shao Y, Gabel M, Walsh RA. In vivo assessment of left atrial contractile performance in normal and pathological conditions using a time-varying elastance model. Circulation. 1994 Apr;89(4):1829-38.
11. Vieira MJ, Teixeira R, Gonçalves L, Gersh BJ. Left atrial mechanics: echocardiographic assessment and clinical implications. J Am Soc Echocardiogr. 2014 May;27(5):463-78.
12. Nagueh SF, Smiseth OA, Appleton CP, Byrd BF III, Dokainish H, Edvardsen T, et al. Recommendations for the Evaluation of Left Ventricular Diastolic Function by Echocardiography: An Update from the American Society of Echocardiography and the European Association of Cardiovascular Imaging. Journal of the American Society of Echocardiography. 2016 Apr;29(4):277-314.
13. Hoit BD. Left atrial size and function: role in prognosis. J Am Coll Cardiol. 2014 Feb 18;63(6):493-505.
14. Lang RM, Badano LP, Mor-Avi V, Afilalo J, Armstrong A, Ernande L, et al. Recommendations for Cardiac Chamber Quantification by Echocardiography in Adults: An Update from the American Society of Echocardiography and the European Association of Cardiovascular Imaging. J Am Society Echocardio. 2015 Jan;28(1):1-39.e14.
15. Badano LP, Miglioranza MH, Mihăilă S, Peluso D, Xhaxho J, Marra MP, et al. Left Atrial Volumes and Function by Three-Dimensional Echocardiography: Reference Values, Accuracy, Reproducibility, and Comparison With Two-Dimensional Echocardiographic Measurements. Circ Cardiovasc Imaging. Lippincott Williams & Wilkins Hagerstown, MD. 2016 Jul;9(7):1.
16. Lang RM, Badano LP, Tsang W, Adams DH, Agricola E, Buck T, et al. EAE/ASE recommendations for image acquisition and display using

three-dimensional echocardiography. J Am Soc Echocardiography 2012;25:3-46.

17. Mor-Avi V, Yodwut C, Jenkins C, Kühl H, Nesser H-J, Marwick TH, et al. Real-time 3D echocardiographic quantification of left atrial volume: multicenter study for validation with CMR. JACC Cardiovasc Imaging. 2012 Aug;5(8):769-77.

18. Badano LP, Kolias TJ, Muraru D, Abraham TP, Aurigemma G, Edvardsen T, et al. Standardization of left atrial, right ventricular, and right atrial deformation imaging using two-dimensional speckle tracking echocardiography: a consensus document of the EACVI/ASE/Industry Task Force to standardize deformation imaging. Eur Heart J – Cardiovasc Imaging. 2018 Jun 1;19(6):591-600.

19. Pathan F, D'Elia N, Nolan MT, Marwick TH, Negishi K. Normal Ranges of Left Atrial Strain by Speckle-Tracking Echocardiography: A Systematic Review and Meta-Analysis. J Am Soc Echocardiogr. 2017 Jan;30(1):59-70.

20. Guichard J-B, Nattel S. Atrial Cardiomyopathy: A Useful Notion in Cardiac Disease Management or a Passing Fad? J Am Coll Cardiol. 2017 Aug 8;70(6):756-65.

21. Saha SK, Anderson PL, Caracciolo G, Kiotsekoglou A, Wilansky S, Govind S, et al. Global left atrial strain correlates with CHADS2 risk score in patients with atrial fibrillation. J Am Soc Echocardiogr. 2011 May;24(5):506-12.

22. Di Salvo G, Caso P, Piccolo Lo R, Fusco A, Martiniello AR, Russo MG, et al. Atrial myocardial deformation properties predict maintenance of sinus rhythm after external cardioversion of recent-onset lone atrial fibrillation: a color Doppler myocardial imaging and transthoracic and transesophageal echocardiographic study. Circulation. American Heart Association, Inc. 2005 Jul 19;112(3):387-95.

23. Cameli M, Lisi M, Mondillo S, Padeletti M, Ballo P, Tsioulpas C, et al. Left atrial longitudinal strain by speckle tracking echocardiography correlates well with left ventricular filling pressures in patients with heart failure. Cardiovasc Ultrasound. BioMed Central. 2010 Apr 21;8(1):14.

24. Kurt M, Wang J, Torre-Amione G, Nagueh SF. Left atrial function in diastolic heart failure. Circ Cardiovasc Imaging. Lippincott Williams & Wilkins. 2009 Jan;2(1):10-5.

25. Aung SM, Güler A, Güler Y, Huraibat A, Karabay CY, Akdemir I. Left atrial strain in heart failure with preserved ejection fraction. Herz. Springer Medizin. 2017 Apr;42(2):194-9.

26. Antoni ML, Brinke Ten EA, Marsan NA, Atary JZ, Holman ER, van der Wall EE, et al. Comprehensive assessment of changes in left atrial volumes and function after ST-segment elevation acute myocardial infarction: role of two-dimensional speckle-tracking strain imaging. J Am Soc Echocardiogr. 2011 Oct;24(10):1126-33.

27. Morris DA, Belyavskiy E, Aravind-Kumar R, Kropf M, Frydas A, Braunauer K, et al. Potential Usefulness and Clinical Relevance of Adding Left Atrial Strain to Left Atrial Volume Index in the Detection of Left Ventricular Diastolic Dysfunction. JACC: Cardiovasc Imaging. 2017 Nov 10.

28. Fernandes RM, Le Bihan D, Vilela AA, Barretto RBM, Santos ES, Assef JE, et al. Association between left atrial strain and left ventricular diastolic function in patients with acute coronary syndrome. J Echocardiogr. Springer (Japan). 2018 Oct 31;4(10):256-9.

29. Modesto KM, Dispenzieri A, Cauduro SA, Lacy M, Khandheria BK, Pellikka PA, et al. Left atrial myopathy in cardiac amyloidosis: implications of novel echocardiographic techniques. Eur Heart J. 2005 Jan;26(2):173-9.

30. O'Connor K, Magne J, Rosca M, Piérard LA, Lancellotti P. Left atrial function and remodelling in aortic stenosis. Eur J Echocardiogr. 2011 Apr;12(4):299-305.

31. Cameli M, Lisi M, Giacomin E, Caputo M, Navarri R, Malandrino A, et al. Chronic mitral regurgitation: left atrial deformation analysis by two-dimensional speckle tracking echocardiography. Echocardiography. John Wiley & Sons, Ltd (10.1111). 2011 Mar;28(3):327-34.

CAPÍTULO 17
VENTRÍCULO DIREITO: AVALIAÇÃO MORFOLÓGICA QUANTITATIVA E FUNÇÃO SISTÓLICA

Danilo Bora Moleta

INTRODUÇÃO

O ventrículo direito (VD) desempenha papel importante e é cada vez mais valorizado na fisiopatologia das doenças cardiopulmonares. A análise da estrutura e função auxilia muito na avaliação prognóstica e no planejamento terapêutico. Para esse propósito, o ecocardiograma bidimensional é o método mais disponível e mais utilizado. Entretanto, o estudo quantitativo dos volumes e da função do ventrículo direito é desafiador por causa de suas características morfológicas.[1] Os *guidelines* mais recentes da American Society of Echocardiography (ASE) sugerem uma abordagem sistematizada ampla do VD com inclusão de parâmetros quantitativos.[2,3]

As tecnologias convencionais da ecocardiografia bidimensional fornecem uma avaliação qualitativa e quantitativa de função ventricular, porém com baixa reprodutibilidade ou pouca aplicação prática quando comparada à fração de ejeção do ventrículo esquerdo, por exemplo. Nos últimos anos, a avaliação da deformação (*strain*) bidimensional do VD pela técnica de *speckle-tracking* (STE) vem apresentando aplicabilidade em diversos contextos clínicos com valor diagnóstico e prognóstico. Além disso, houve desenvolvimento significativo da ecocardiografia tridimensional, principalmente para a avaliação morfológica, volumétrica e funcional do VD, mas também para análise do *strain* tridimensional do VD.

ANATOMIA

O VD é a estrutura cardíaca mais anterior, localizada em relação próxima ao esterno, envolvendo a região anterolateral do ventrículo esquerdo (VE). Em comparação ao VE, o VD apresenta paredes mais finas, é mais trabeculado e tem uma morfologia mais complexa, de difícil adaptação a modelos geométricos. Ele consiste em 3 componentes: via de entrada, compreendendo valva tricúspide (VT), cordas tendíneas e músculos papilares; corpo, com o ápice trabecular; e via de saída (VSVD), com o cone ou infundíbulo e a valva pulmonar (VP) (Fig. 17-1).[1]

A contração do VD no indivíduo saudável tem um predomínio do componente longitudinal. Com a dilatação e hipertrofia, o componente radial se torna progressivamente mais importante.[4]

As paredes do ventrículo direito podem ser divididas em anterior, inferior e lateral, além do septo ventricular, relacionado principalmente com o VE (Fig. 17-2). A irrigação coronariana se dá geralmente pelas artérias coronariana direita (CD) e descendente anterior (DA). A parede inferior e o septo inferior basal são irrigados pelo ramo descendente posterior, geralmente da coronária direita, porém proveniente da artéria circunflexa em cerca de 10 a 15% dos pacientes. A parede lateral e a parede anterior recebem irrigação dos ramos marginais agudos da CD. A VSVD é suprida pelo ramo do cone da CD. Parte do ápice, banda moderadora, além da maior parte do septo, são supridos pela DA.[3]

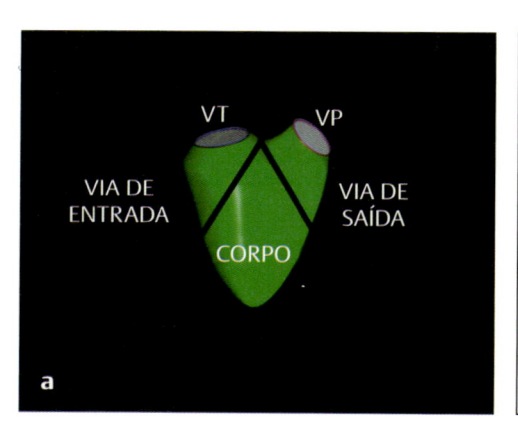

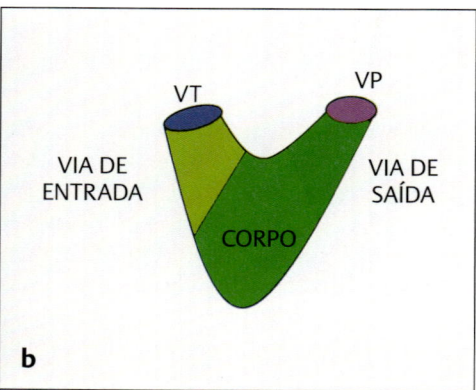

Fig. 17-1. Divisão anatômica do ventrículo direito, em ecocardiograma tridimensional (**a**) e imagem esquemática (**b**).

CAPÍTULO 17 ▪ VENTRÍCULO DIREITO: AVALIAÇÃO MORFOLÓGICA QUANTITATIVA E FUNÇÃO SISTÓLICA

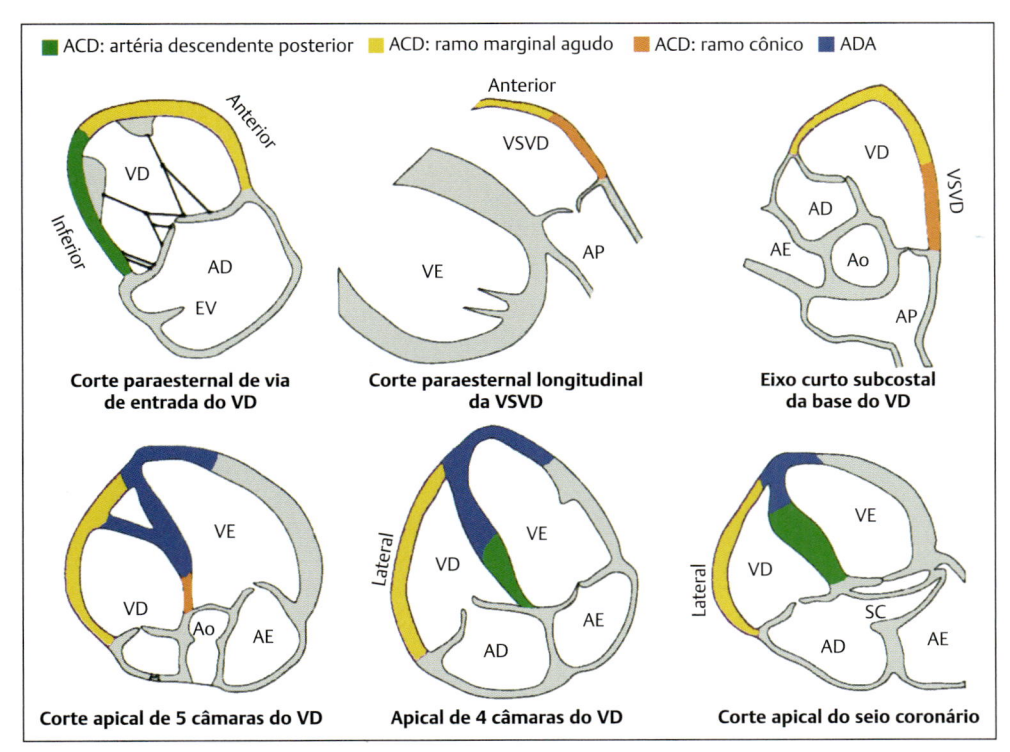

Fig. 17-2. Paredes do ventrículo direito e suprimento coronariano. Ao: Aorta; SC: seio coronário; AE: átrio esquerdo; ADA: artéria descendente anterior; VE: ventrículo esquerdo; AP: artéria pulmonar; AD: átrio direito; ACD: artéria coronariana direita; VD: ventrículo direito; VSVD: via de saída do ventrículo direito. (Adaptada de Rudski et al., 2010.)[3]

AVALIAÇÃO MORFOLÓGICA BIDIMENSIONAL

A avaliação completa do VD deve ser realizada com menos de 6 incidências padronizadas: paraesternal de eixo longo, paraesternal de eixo curto, apical de 4 câmaras, apical de 4 câmaras focado em VD e subcostal de 4 câmaras. Cada visualização fornece informações diferentes e complementares (Fig. 17-3). As medidas de diâmetros devem ser realizadas em telediástole, principalmente na incidência apical de 4 câmaras focada em VD, para reduzir variabilidade interobservador. Nessa visualização, recomendam-se medir os diâmetros ao nível basal (diâmetro máximo no 1/3 inferior da via de entrada) e médio (1/3 médio do VD, definido ao nível dos papilares do VE), além da dimensão longitudinal (do plano do anel tricúspide até o ápice) (Fig. 17-4). Na janela paraesternal, recomenda-se medir o diâmetro proximal da VSVD, com valores de normalidade diferentes entre eixos longo e curto, e o diâmetro distal da VSVD (Fig. 17-5). Em pacientes habituais, sem indicação específica para avaliação do VD, considera-se adequado fornecer pelo menos as medidas de diâmetros ao nível basal na janela apical e VSVD proximal na janela paraesternal de eixo longo. Os valores de normalidade estão demonstrados no Quadro 17-1.[3]

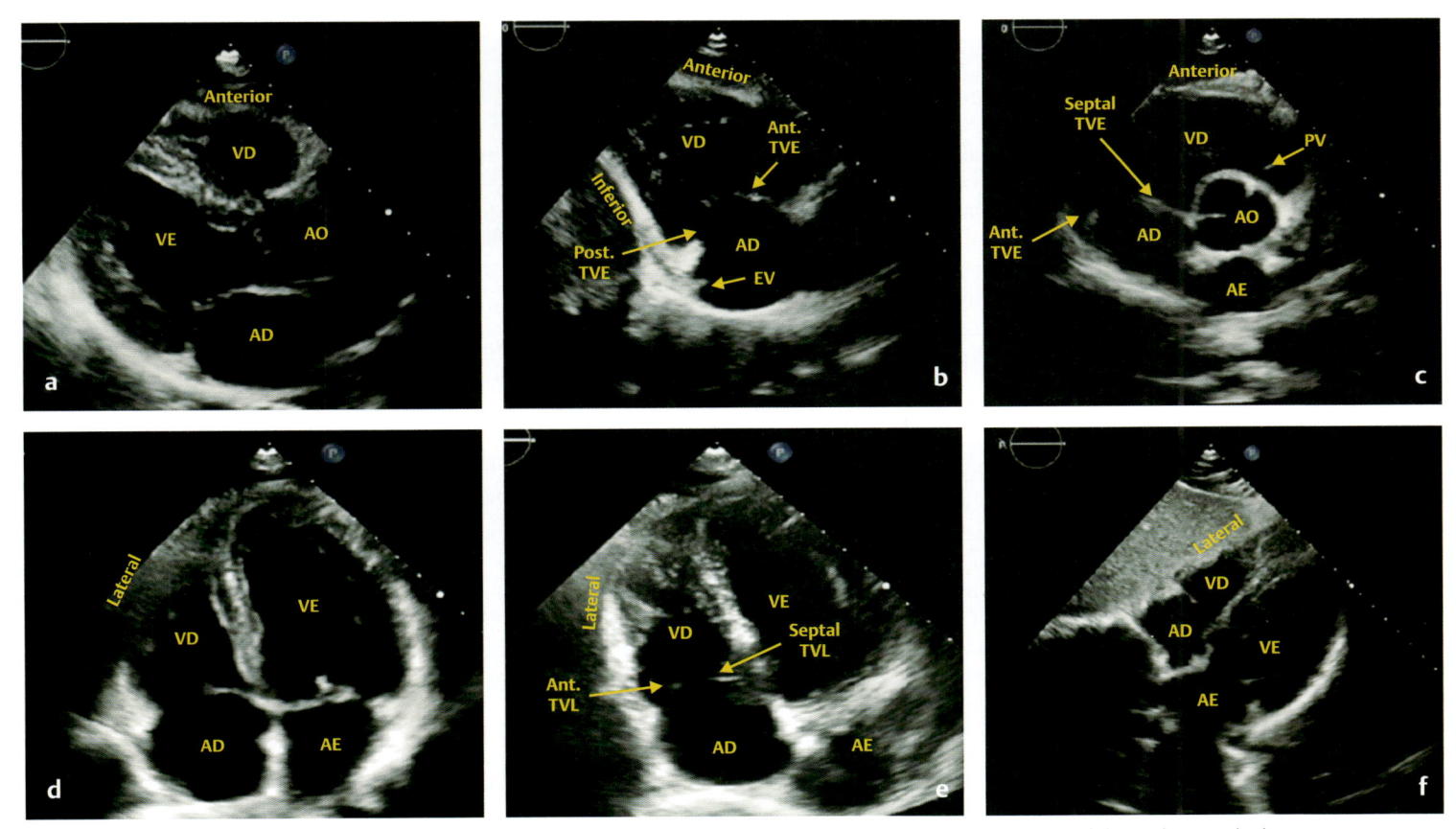

Fig. 17-3. Visualizações padronizadas para avaliação do ventrículo direito: (**a**) paraesternal de eixo longo; (**b**) paraesternal de via de entrada de VD; (**c**) paraesternal de eixo curto; (**d**) apical de 4 câmaras; (**e**) apical de 4 câmaras focado em VD; (**f**) subcostal.

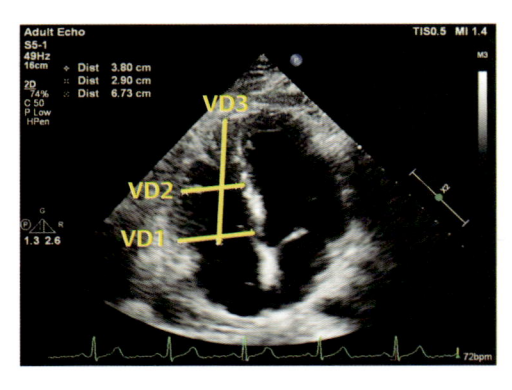

Fig. 17-4. Imagem ecocardiográfica com visualização apical de 4 câmaras, com medidas de diâmetros aos níveis basal (VD1) e médio (VD2), além do diâmetro longitudinal (VD3).

Quadro 17-1. Valores Normais para Dimensões do Ventrículo Direito

Parâmetro	Faixa de normalidade (mm)
Diâmetro basal A4C	25-41
Diâmetro médio A4C	19-35
Diâmetro longitudinal	59-83
VSVD proximal, paraesternal longo	20-30
VSVD proximal, paraesternal curto	21-35
VSVD distal, paraesternal curto	17-27

A4C: apical 4 câmaras; VSVD: via de saída do ventrículo direito.
Adaptado de Lang et al., 2015.

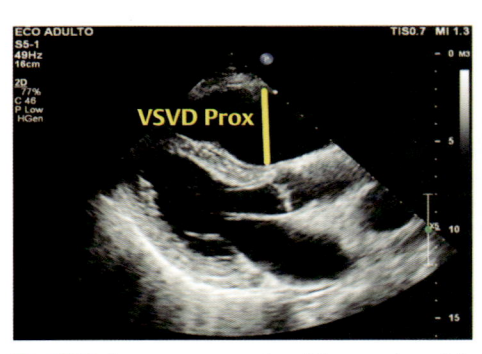

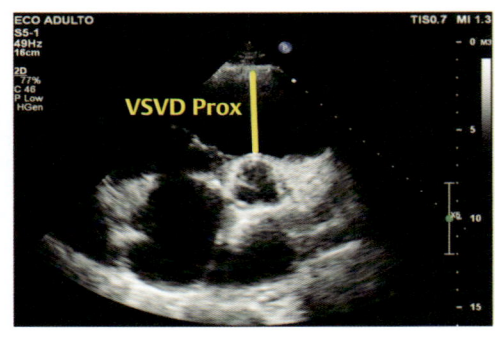

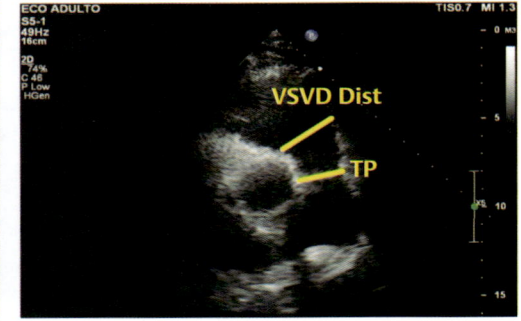

Fig. 17-5. Imagens ecocardiográficas com medidas das dimensões da via de saída do ventrículo direito (VSVD) ao nível proximal (VSVD Prox) nos eixos longo e curto, além da medida de diâmetro ao nível distal (VSVD Dist) e diâmetro do tronco pulmonar (TP).

Como os valores não são indexados, deve-se ter cautela ao avaliar pacientes com superfícies corpóreas muito pequenas ou muito grandes.

A avaliação qualitativa ainda tem seu papel. A relação entre os diâmetros telediastólicos do VD e do VE (VD/VE) auxilia na detecção do aumento, sendo significativo quando VD/VE > 1,0, na janela apical, incidência de 4 câmaras. A avaliação qualitativa subjetiva é especialmente importante em alguns pacientes com sobrecarga importante de VD, em que os diâmetros do VD podem estar na faixa normal, porém superiores aos diâmetros do VE pequeno, com restrição de enchimento. Além disso, na incidência apical, pacientes com aumento significativo de VD podem apresentar deslocamento do ápice cardíaco, que passa a ser ocupado predominantemente pelo VD.[3]

A medida de espessura da parede do VD deve ser realizada preferencialmente na janela subcostal incidência de 4 câmaras, podendo ser realizada também na janela paraesternal, em telediástole (Fig. 17-6). Na janela subcostal, o local mais recomendado para medida é ao nível da ponta do folheto anterior da valva tricúspide. Para melhor definição de borda endocárdica, além de evitar inclusão de trabeculações ou de gordura epicárdica, recomenda-se reduzir a profundidade e aplicar modo *zoom*. Além disso, quando possível, é melhor realizar a medida em imagem fundamental, por possível aumento de espessura com imagem em harmônica. Considera-se anormal espessura acima de 5 mm.[3]

AVALIAÇÃO FUNCIONAL BIDIMENSIONAL

A complexidade anatômica do VD dificulta estimativas volumétricas pelo ecocardiograma bidimensional. A estimativa da função sistólica inicial pode seguir o critério comparativo qualitativo. Na presença de função sistólica biventricular preservada, o VD tem o mesmo padrão contrátil do VE no corte apical de quatro câmaras. Na presença de disfunção ventricular esquerda, o VD sem disfunção deve ter aspecto hiperdinâmico. Porém, além da avaliação qualitativa, é necessário fornecer parâmetros quantitativos que representem a função sistólica global do VD. Como o volume sistólico ejetado pelo VD é gerado principalmente pelo encurtamento longitudinal, diferentemente do VE, os parâmetros que representam contração longitudinal regional expressam também a função sistólica global na maioria dos pacientes.[1]

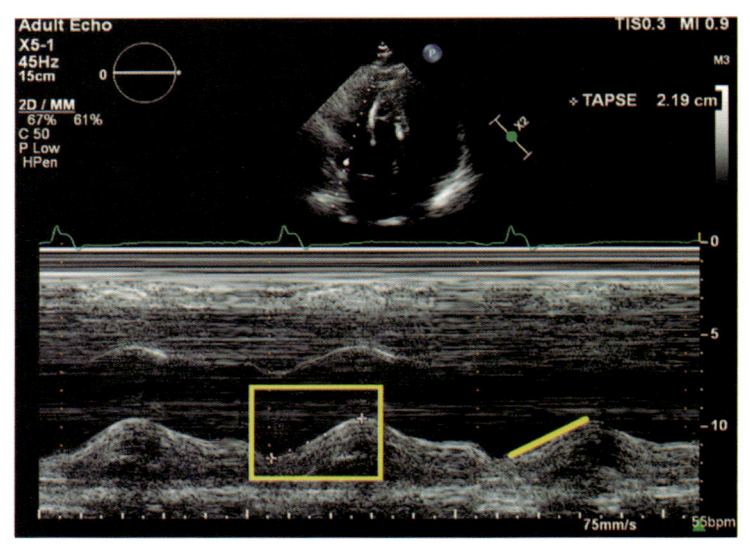

Fig. 17-6. Medida da excursão sistólica do plano do ânulo tricuspídeo (TAPSE).

Não se recomenda estimar fração de ejeção do VD ao ecocardiograma bidimensional, seja pelo método área-comprimento ou pela soma de discos na janela apical, por baixa reprodutibilidade e grande diferença em relação aos volumes obtidos pela ressonância magnética.[4]

A seguir serão detalhados os principais parâmetros recomendados para a avaliação da função sistólica do ventrículo direito. Os valores de normalidade estão resumidos no Quadro 17-2.

Quadro 17-2. Valores de Referência para Parâmetros Quantitativos Bidimensionais do VD.

Parâmetro	Limiar para anormalidade
TAPSE	< 17 mm
Onda S' ao Doppler tecidual	< 9,5 cm/s
IVA	< 2,2 m/s^2
FAC	< 35%
IPM ao Doppler pulsado	> 0,43
IPM ao Doppler tecidual	> 0,54
dP/dT	< 400 mmHg/s

TAPSE: excursão sistólica do plano do ânulo tricuspídeo; IVA: velocidade de aceleração isovolumétrica; FAC: variação fracional da área; IPM: índice de performance miocárdica. Adaptado de Lang et al, 2015; e Rudski et al., 2010.

Excursão Sistólica do Plano do Ânulo Tricuspídeo (TAPSE)

A TAPSE é avaliada por meio do modo M, em corte apical de 4 câmaras, com cursor posicionado perpendicular ao ânulo lateral, medindo excursão do final da diástole até o pico sistólico (Fig. 17-6). O ponto forte da TAPSE é sua simplicidade e reprodutibilidade. Tem valor prognóstico demonstrado em diversas situações, como insuficiência cardíaca e hipertensão pulmonar. Entretanto, por se tratar de avaliação da movimentação longitudinal isolada da base, deve-se ter cuidado na interpretação nos casos de infarto agudo do miocárdio (IAM) com envolvimento de VD. Além disso, em pacientes com VD dilatado, o componente longitudinal se torna menos representativo da função sistólica global. Outra particularidade ocorre em pacientes com VE hiperdinâmico e tracionamento do VD na região apical, que leva à movimentação passiva e TAPSE elevada, mesmo com disfunção significativa do VD.[4] TAPSE abaixo de 17 mm é considerada anormal, com boa especificidade, mas baixa sensibilidade.

Velocidade da Onda S' ao Doppler Tecidual

A medida do pico da velocidade de excursão sistólica ao Doppler tecidual do anel lateral da valva tricúspide (onda S') é semelhante à TAPSE em vários aspectos, correspondendo à avaliação da função sistólica longitudinal unidimensional restrita à base. Também apresenta alta reprodutibilidade. A avaliação deve ser feita com o volume de amostra do Doppler posicionado no anel tricúspide lateral, na incidência de 4 câmaras (Fig. 17-7). Valores abaixo de 9,5 cm/s são considerados anormais. A medida de velocidades de excursão sistólica em outros pontos da parede livre não deve ser realizada, pela dependência de ângulo, sem padronização e referências.[4]

Aceleração Durante Contração Isovolumétrica (IVA)

A IVA é obtida pela divisão da velocidade de pico na contração isovolumétrica pelo tempo decorrido para atingir o pico (Fig. 17-8). A IVA é relativamente independente de condições de carga, por corresponder apenas à fase de contração isovolumétrica. Tem valor prognóstico bem demonstrado em situações, como estenose mitral, doenças cardíacas congênitas e apneia obstrutiva do sono. É considerada normal quando > 2,2 m/s^2, porém o intervalo de confiança de 95% derivado de 10 estudos é muito amplo, de 1,4 a 3,0 m/s^2.[3]

Variação Fracional da Área (FAC)

A FAC é definida como: [(área diastólica final – área sistólica final)/área diastólica final] × 100. A avaliação deve ser feita na visualização apical de 4 câmaras focada em VD, sem inclusão de trabéculas na parede (Fig. 17-9). Valores acima de 35% são considerados normais. A FAC proporciona uma boa estimativa de função global, com boa correlação com a avaliação funcional por outros métodos, como a ressonância magnética, mas tem maior dependência de janela acústica adequada e exige experiência para gerar valores reprodutíveis. É um preditor independente de mortalidade em paciente com embolia pulmonar.[4]

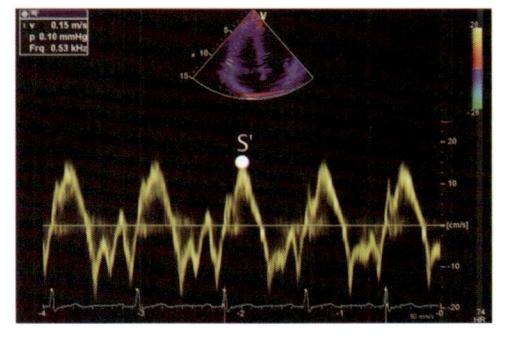

Fig. 17-7. Medida da velocidade de pico da onda S' ao Doppler tecidual do ânulo tricuspídeo lateral.

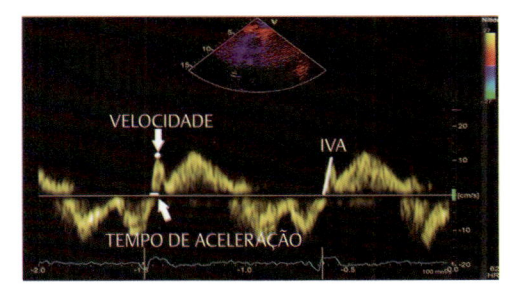

Fig. 17-8. Medida da aceleração durante a contração isovolumétrica (IVA).

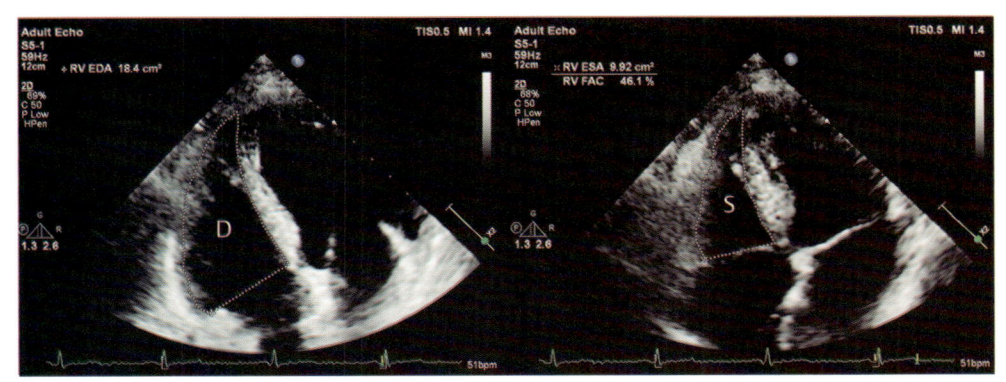

Fig. 17-9. Exemplo de avaliação da variação fracional da área (FAC), na visualização apical de 4 câmaras focada em VD.

Índice de *Performance* Miocárdica (IPM)

O IPM, ou índice de Tei, representa a função sistólica global de forma análoga à medida realizada no VE. É calculado como: (tempo de contração isovolumétrica + tempo de relaxamento isovolumétrico)/tempo de ejeção (Fig. 17-10). Pode ser obtido pelo Doppler pulsátil do fluxo pela valva tricúspide e pela VSVD, porém dessa maneira requer medidas realizadas em ciclos cardíacos diferentes. Portanto, geralmente é calculado com o Doppler pulsátil do anel tricúspide lateral. IPM é considerado anormal quando acima de 0,43 pelo Doppler pulsátil dos fluxos ou acima de 0,54 pelo Doppler tecidual.[3] Ele reflete funções sistólica e diastólica, com valor prognóstico bem definido na hipertensão pulmonar, mas também estudado no IAM, na cardiomiopatia hipertrófica e nas doenças cardíacas congênitas. Deve-se considerar que apresenta dependência de condição de carga das câmaras direitas e de frequência cardíaca, sendo pouco representativo da função global quando há elevação significativa da pressão atrial direita.[1]

Taxa de Variação de Pressão (dP/dT)

O uso da dP/dT, ou variação da pressão por unidade de tempo, foi historicamente validado de forma invasiva, principalmente para o VE, mas já foi descrito para o VD desde o início da década de 1960. Ao ecocardiograma a dP/dT é obtida medindo-se o tempo (*slope*) entre 1 e 2 m/s (4 e 16 mmHg) na curva espectral da regurgitação tricúspide. É um parâmetro altamente dependente de condição de carga, mas é bom para acompanhamento em avaliações seriadas de pacientes com disfunção de VD. Suas vantagens são a facilidade de aquisição e o embasamento fisiológico. Valores abaixo de 400 mmHg/s são considerados anormais.[4]

AVALIAÇÃO FUNCIONAL PELO *SPECKLE-TRACKING*

A técnica do *strain* bidimensional pelo STE baseia-se na aquisição de imagens obtidas por ecocardiograma bidimensional, realizando-se o rastreamento do padrão de pontos brilhantes do miocárdio, *speckles*, gerados pelo feixe de ultrassom e seguidos quadro a quadro. O padrão dos *speckles* é único para cada região do miocárdio, relativamente estável ao longo do ciclo cardíaco, e o seu deslocamento segue o movimento do miocárdio. Portanto, uma alteração no rastreamento desses pontos representa deformação no miocárdio.[5] O *strain* expressa a magnitude da deformação miocárdica, enquanto a velocidade de deformação é representada pelo *strain rate*.

Este método não apresenta limitação relacionada com o ângulo do transdutor e com o movimento rotacional do coração e sofre menor influência da geometria ventricular, e das condições de carga, oferecendo vantagens teóricas na avaliação da função ventricular direita. Outra vantagem diz respeito à avaliação da deformação no eixo longitudinal, visto que a contratilidade neste eixo constitui o principal elemento da sístole ventricular direita.[6]

Para avaliação pela técnica do STE, a imagem bidimensional deve ser adquirida no corte apical de quatro câmaras focado no VD, enfatizando a cavidade ventricular direita, de modo a incluir toda a parede livre e a região apical.[7] Recomenda-se, para a obtenção de uma boa qualidade da imagem e alta resolução, velocidade de quadros por segundo entre 50-70 Hz e uso de harmônica.

Posteriormente, a avaliação da deformação (*strain*) é realizada pelo delineamento das bordas endocárdicas. Quando o delineamento é realizado de maneira automática, é necessário observar, antes da aprovação final, se o mesmo acompanha o endocárdio ao longo do ciclo cardíaco, evitando possíveis erros técnicos. O pico sistólico do *strain* longitudinal ocorre normalmente próximo ou no final da sístole, o que corresponde ao final da onda T na avaliação eletrocardiográfica. Seu valor é negativo e localiza-se abaixo da linha de base. Alternativamente, para definição do final da sístole ventricular direita, pode ser utilizado o tempo para fechamento da valva pulmonar, medido pelo intervalo entre o início do complexo QRS e o término da curva de velocidade do fluxo ao Doppler pela valva pulmonar. Essa abordagem é importante quando se desejam estudar o índice pós-sistólico e a dispersão mecânica com maior precisão.

Para expressar a função sistólica global do ventrículo direito podem ser utilizados o *strain* global longitudinal do ventrículo direito na incidência de 4 câmaras (RV4CSL) e o *strain* longitudinal da parede livre do ventrículo direito (RVFWSL). O primeiro é obtido pelo modelo de 6 segmentos, incluindo septo e parede livre do ventrículo direito, com valor prognóstico bem estabelecido em cardiopatias congênitas e algumas cardiopatias adquiridas.[2,7,8] O RVFWSL pode ser obtido tanto na análise *off-line* em *softwares* específicos, quanto pela média dos 3 segmentos da parede livre, quando realizado *on-line*, com boa reprodutibilidade (Figs. 17-11 e 17-12, Vídeo 17-1).[9]

Nos últimos anos, em cardiopatias adquiridas, a avaliação do RVFWSL vem ganhando maior importância em relação ao RV4CSL. A avaliação restrita à parede livre tem valor prognóstico independente, mais bem estabelecido em situações, como insuficiência cardíaca, infarto agudo do miocárdio, CAVD, hipertensão pulmonar, amiloidose e pacientes em uso de dispositivos de assistência ventricular esquerda.[2]

Com relação aos valores de normalidade pela técnica bidimensional, estudos têm demonstrado que podem variar de acordo com idade, grau de dilatação do ventrículo direito, cardiopatia de base e tipo de *software* empregado. Nos últimos consensos publicados pela Sociedade Americana de Ecocardiografia (ASE) e pela Associação Europeia de Imagem Cardiovascular (EACVI), considera-se normal o *strain* longitudinal global do VD com magnitude superior a 20%. Quanto ao *strain* longitudinal da parede livre, considera-se normal acima de 20 a 23%, em valor absoluto.[2,10] Recomenda-se fornecer prioritariamente o *strain* da parede livre nos laudos, sendo facultativo o acréscimo do valor global (modelo incluindo o septo).[7]

AVALIAÇÃO TRIDIMENSIONAL

O estudo ecocardiográfico do VD teve um importante avanço com o uso do ecocardiograma tridimensional (ECO 3D) combinado a sistemas de análise em movimento (4D) de alto desempenho. O ECO 3D elimina a necessidade da inferência geométrica, pois possibilita a reconstrução digital da superfície endocárdica do ventrículo direito, incluindo no modelo de análise todos os seus detalhes anatômicos. Uma amostra piramidal *full volume* pode ser adquirida em tempo real, reconstruída e analisada imediatamente com vários sistemas disponíveis no mercado.[11]

Vários estudos mostraram significativa correlação entre análise tridimensional do volume e da fração de ejeção do VD com a ressonância cardíaca.[12] O ECO 3D permite a inclusão da via de entrada e a via de saída no bloco volumétrico (*full volume*) a ser analisado, o que não é factível ou adequadamente realizado na avaliação 2D.

A avaliação tridimensional é promissora principalmente em condições clínicas com acometimento heterogêneo do ventrículo direito ou comprometimento miocárdico segmentar. Na cardiopatia arritmogênica do ventrículo direito (CAVD), a avaliação ecocardiográfica de volumes e fração de ejeção apresenta boa correlação com a ressonância magnética, possibilitando uma alternativa no acompanhamento desses pacientes, principalmente quando pode haver contraindicação para ressonância por uso de cardiodesfibrilador.[13]

É importante ressaltar que volumes e fração de ejeção do ventrículo direito, avaliados pela ressonância magnética ou pelo ECO 3D, apresentam dependência de frequência cardíaca e de pré e pós-carga.

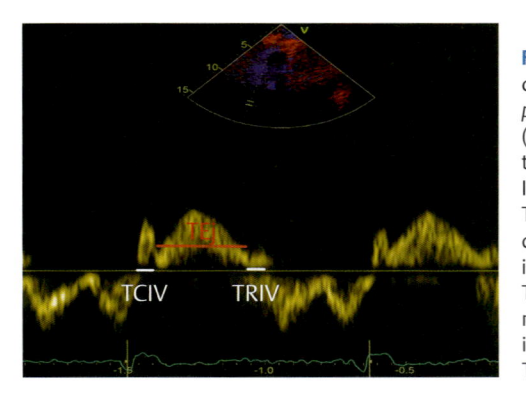

Fig. 17-10. Avaliação do índice de *performance* miocárdica (IPM) pelo Doppler tecidual.
IPM = (TCIV+TRIV)/TEj.
TCIV: tempo de contração isovolumétrica;
TRIV: tempo de relaxamento isovolumétrico;
TEj: tempo de ejeção.

CAPÍTULO 17 ▪ VENTRÍCULO DIREITO: AVALIAÇÃO MORFOLÓGICA QUANTITATIVA E FUNÇÃO SISTÓLICA

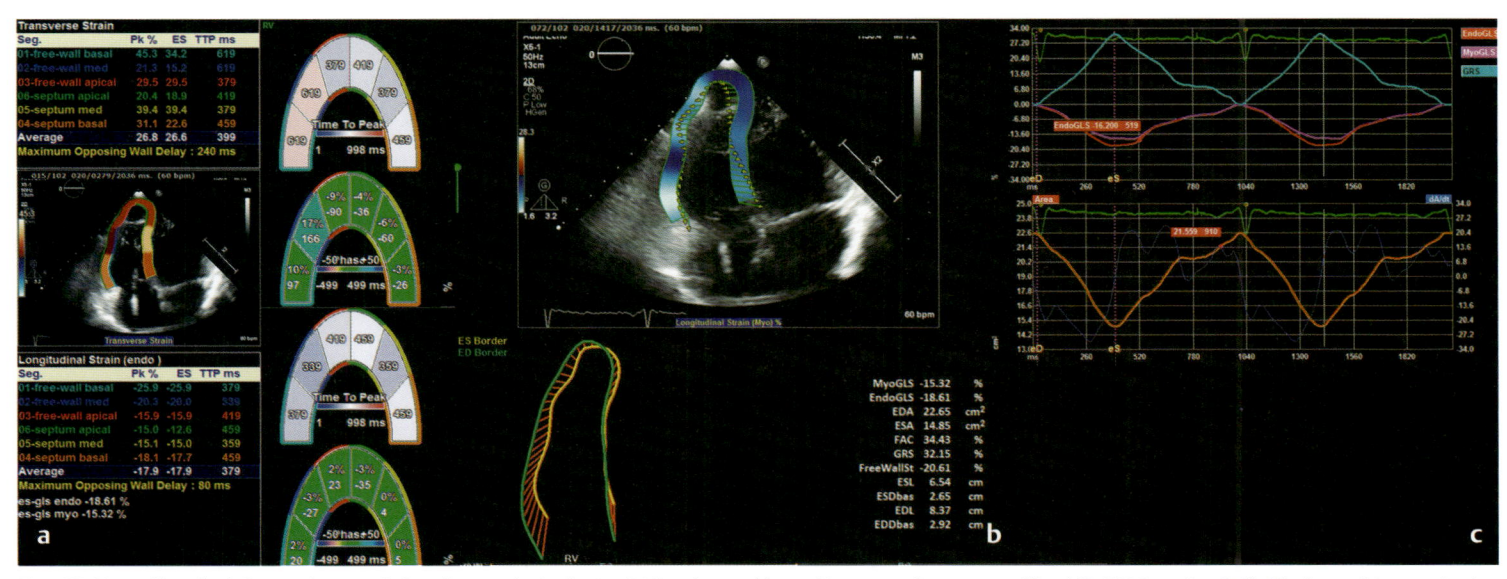

Fig. 17-11. Análise da deformação miocárdica do ventrículo direito (VD) pelo *speckle-tracking* em *software* específico (4D-RV-Function 2.0). São fornecidos resultados de *strain* longitudinal e radial separados por segmentos e camadas (**a**); resultados de *strain* longitudinal global endocárdico e miocárdico total, *strain* longitudinal da parede livre, deslocamento sistólico, diâmetros e áreas sistólica e diastólica (**b**); curvas de deformação longitudinal e variação de área ao longo do ciclo cardíaco (**c**).

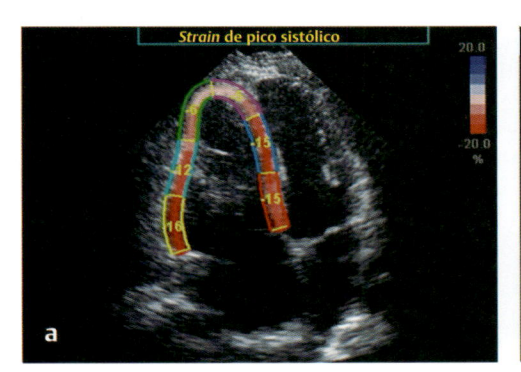

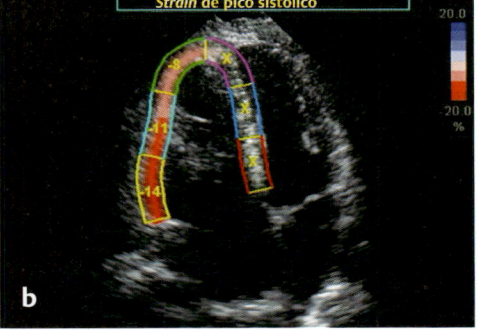

Fig. 17-12. Avaliação do *strain* longitudinal do ventrículo direito *on-line*, com 6 segmentos (**a**) e com 3 segmentos – parede livre (**b**).

A avaliação de deformação miocárdica (*strain*), bidimensional ou tridimensional, fornece avaliação mais direta de contratilidade, menos dependente da condição de carga.

Para avaliação tridimensional quantitativa do VD é necessária a aquisição de amostra piramidal em *full volume* com múltiplos batimentos, incluindo idealmente 4 a 6 ciclos cardíacos, com traçado eletrocardiográfico de boa qualidade (Fig. 17-13, Vídeo 17-2). Deve ser obtida preferencialmente na janela apical, a partir do plano de quatro câmaras focado no VD. A anatomia de cada paciente influencia substancialmente a posição do transdutor, que deve ser inclinado anteriormente em direção à via de saída do VD. Para um adequado processamento da imagem, é recomendada a confirmação da inclusão da via de saída na amostra piramidal durante a aquisição do bloco tridimensional. Isto pode ser feito por meio da secção da amostra adquirida (*cropping*) do plano longitudinal.

A análise volumétrica específica do ventrículo direito é realizada *off-line*, utilizando *software* dedicado (4D-RV-Function 2.0). Na estação de trabalho, o traçado endocárdico em sístole e diástole é realizado em três planos: apical, sagital e coronal. A sequência passo a passo, para realizar a análise, está exposta no Quadro 17-3 e nas Figuras 17-14 a 17-16. Finalizada a reconstrução tridimensional do ventrículo direito, são obtidos os valores de volume diastólico final, volume sistólico final, volume sistólico ejetado (*stroke* volume) e fração de ejeção tridimensional (Vídeos 17-3 e 17-4)

Quadro 17-3. Sequência para Análise Volumétrica do Ventrículo Direito em Software Dedicado (*4D-RV-Function 2.0, TOMTEC Imaging Systems Unterschleissheim*, Alemanha).

1. Marcar ápice do ventrículo esquerdo e plano da valva mitral na incidência de 4 câmaras.
2. Marcar ápice do ventrículo esquerdo e plano da valva mitral na incidência de 2 câmaras do ventrículo esquerdo.
3. Marcar ápice do ventrículo direito e plano da valva tricúspide na incidência de 4 câmaras.
4. Marcar ápice do ventrículo direito e plano da valva tricúspide na incidência de 2 câmaras do ventrículo direito.
5. Delimitar anel valvar aórtico no eixo longo apical do ventrículo esquerdo.
6. Marcar pontos de junção anterior e posterior da parede livre do ventrículo direito com o septo ventricular (AJL e PJL).
7. Delimitar extensão da cavidade do ventrículo direito, na porção média do eixo curto, entre septo e parede livre.
8. Corrigir borda endocárdica diastólica manualmente, mantendo trabeculações endocárdicas e criptas para dentro da cavidade.
9. Corrigir detecção automática de valva tricúspide e valva pulmonar, se necessário.
10. Corrigir borda endocárdica sistólica manualmente.
11. Obtenção do modelo tridimensional dinâmico do ventrículo direito, após detecção automática de bordas ao longo de todo o ciclo cardíaco

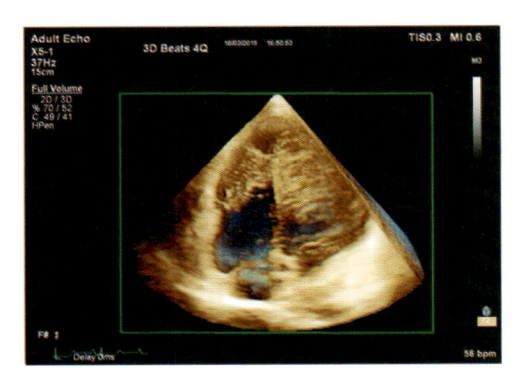

Fig. 17-13. Exemplo de aquisição inicial do bloco volumétrico tridimensional do ventrículo direito, a partir da janela apical, com incidência de 4 câmaras focada em VD.

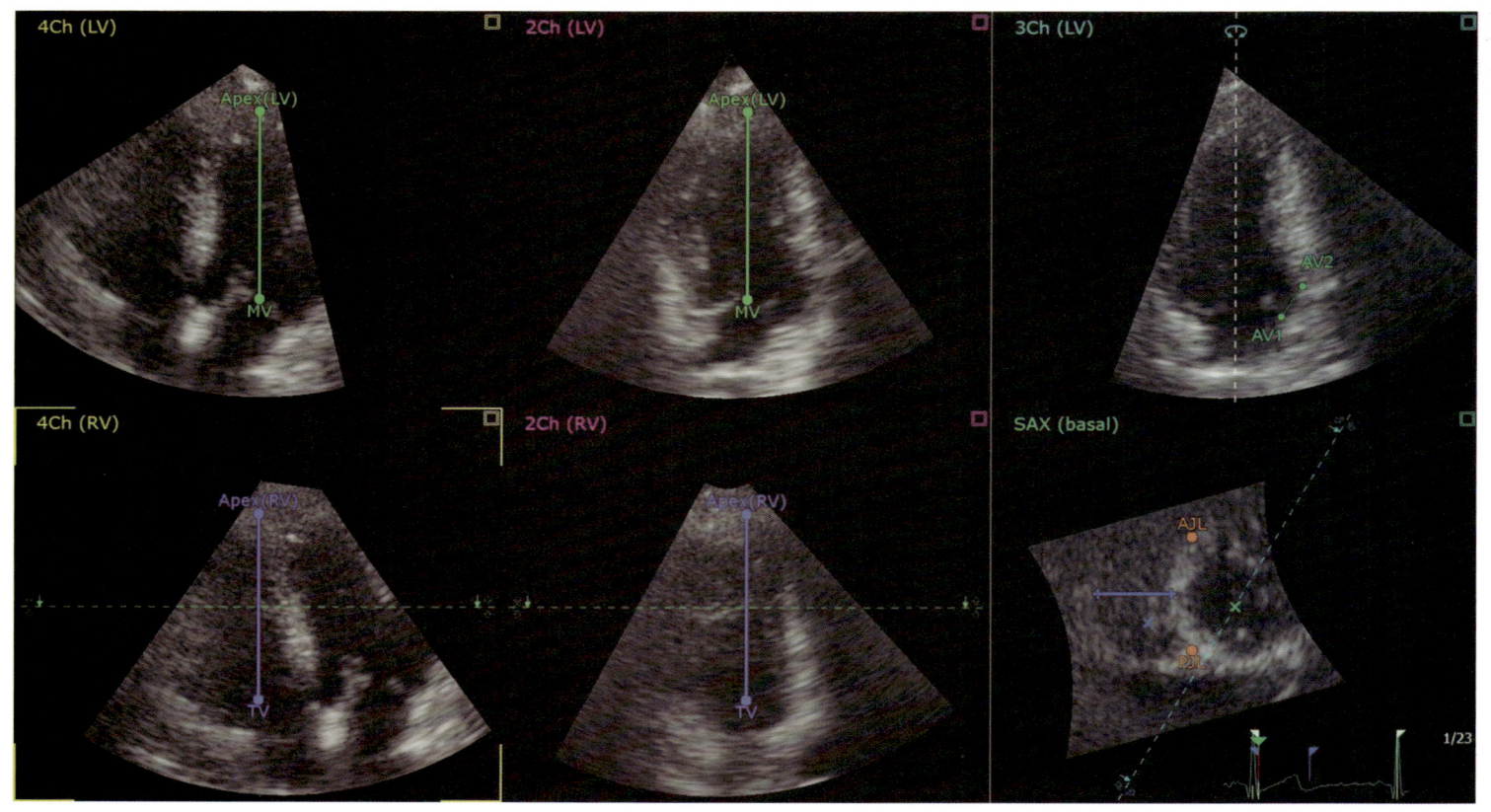

Fig. 17-14. Análise tridimensional do ventrículo direito em *software* específico (4D-RV-Function 2.0). Primeiro passo, marcação dos pontos de referência.

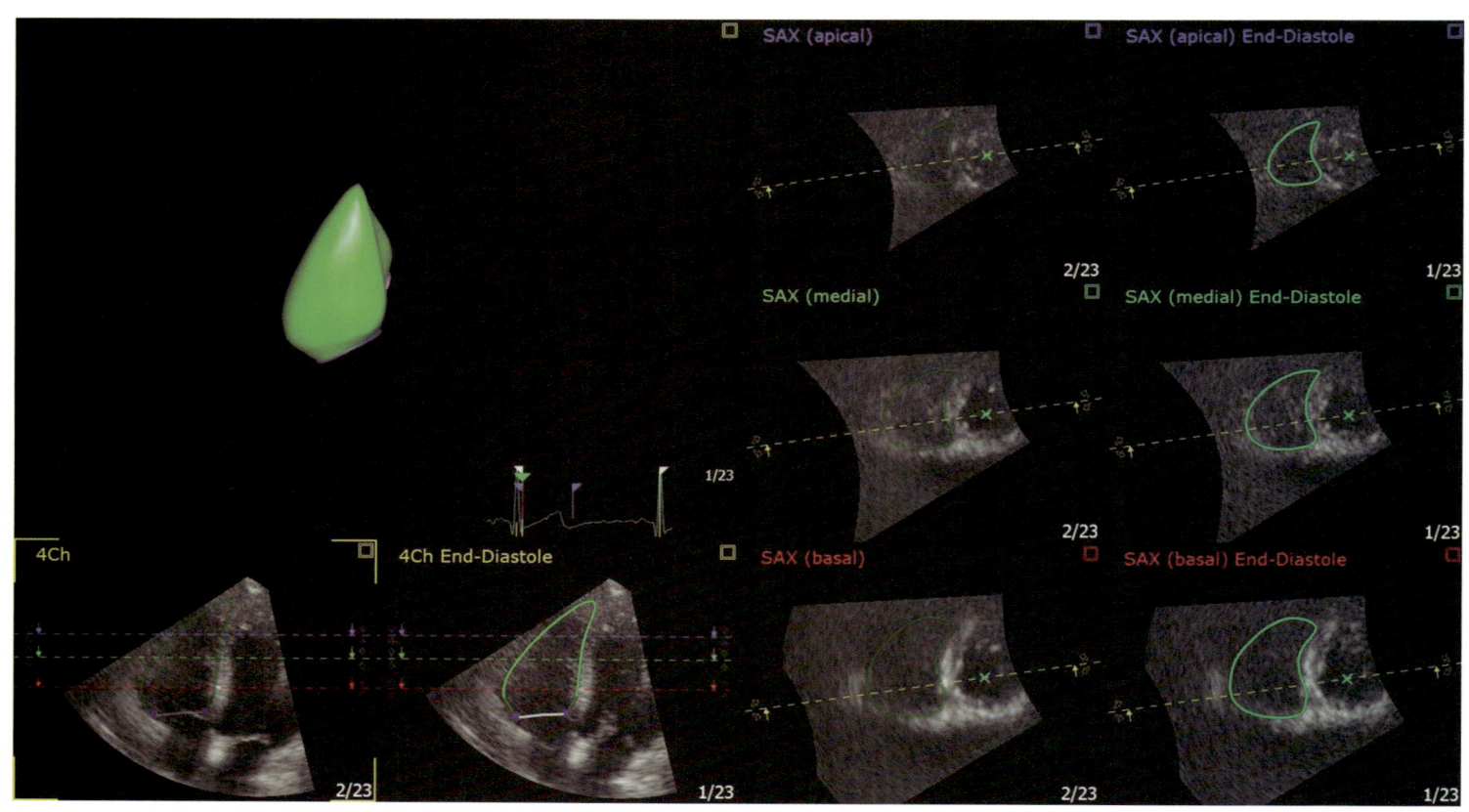

Fig. 17-15. Análise tridimensional do ventrículo direito em *software* específico (4D-RV-Function 2.0). Confirmação e correção de bordas endocárdicas em diástole.

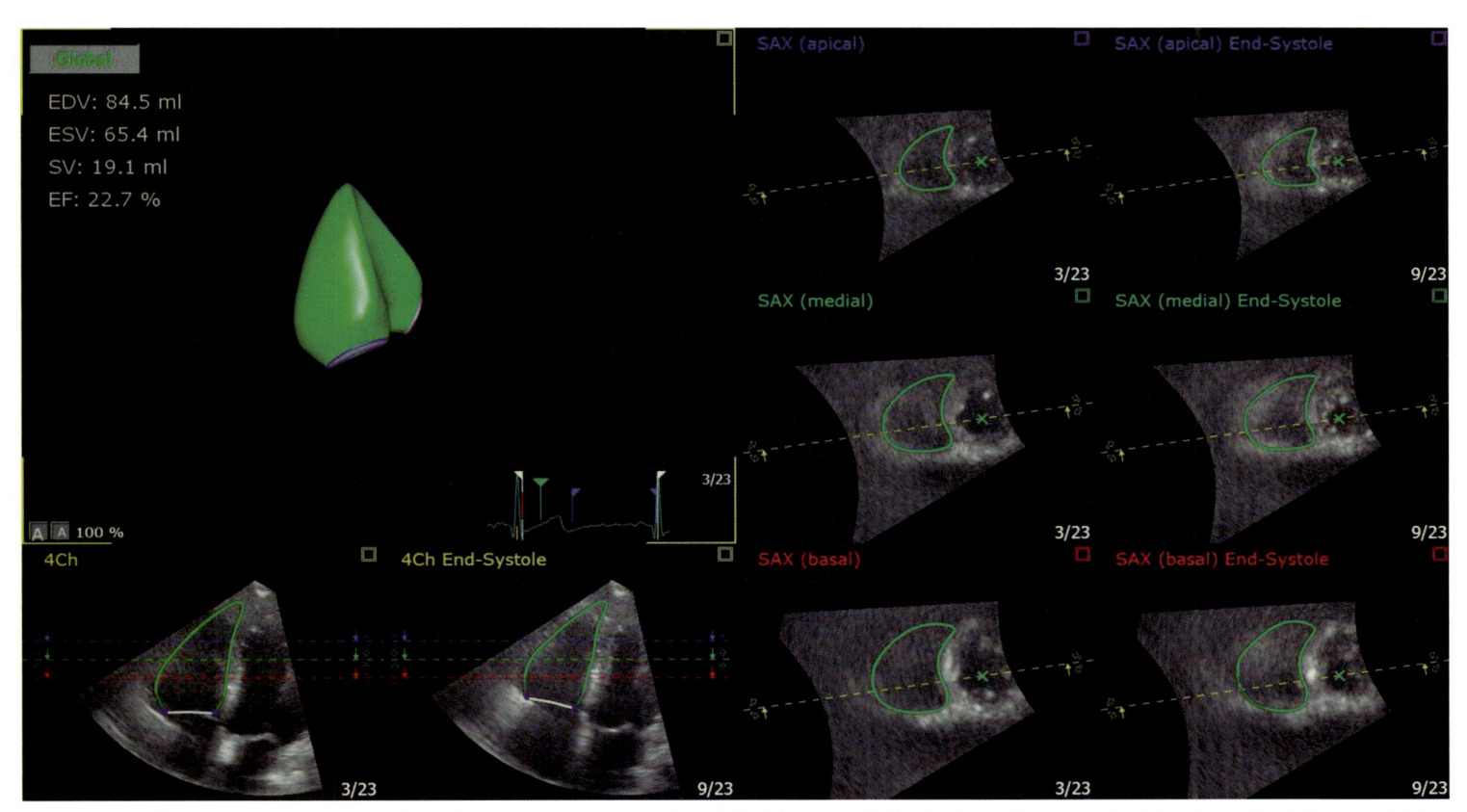

Fig. 17-16. Análise tridimensional do ventrículo direito em *software* específico (4D-RV-Function 2.0). Confirmação e correção de bordas endocárdicas em sístole. Reconstrução tridimensional, resultados de volumes e fração de ejeção no canto superior esquerdo.

Estudos voltados para definição de valores de normalidade de volumes e fração de ejeção do ventrículo direito apresentam alguma variabilidade. Podem ser considerados anormais valores de fração de ejeção abaixo de 40 a 45%, em adultos. Os valores de referência para fração de ejeção e volumes ventriculares recomendados nos últimos *Guidelines* da ASE e da EACVI estão demonstrados no Quadro 17-4.[2,10]

Na população pediátrica, recentemente foi publicado estudo multicêntrico com 360 indivíduos, de 0 a 18 anos, estabelecendo valores de referência após demonstração de boa reprodutibilidade do método em comparação à ressonância magnética. Nesta faixa etária, há diferença significativa de acordo com gênero e idade, sendo recomendado consultar a publicação original para maiores detalhes. De forma resumida, abaixo de 7 anos de idade, valores de fração abaixo de 59% são anormais em ambos os sexos. Entre 7 e 18 anos, no sexo feminino são anormais valores abaixo de 56% e no masculino abaixo de 58%.[14]

Quadro 17-4. Valores de Referência para Avaliação Tridimensional do VD em Adultos

Parâmetro	Referência
Volume diastólico final	
Masculino	35-87 mL/m²
Feminino	32-74 mL/m²
Volume sistólico final	
Masculino	10-44 mL/m²
Feminino	8-36 mL/m²
Fração de ejeção	≥ 45%

Adaptado de Lang *et al.*, 2015

REFERÊNCIAS BIBLIOGRÁFICAS

1. Venkatachalam S, Wu G, Ahmad M. Echocardiographic assessment of the right ventricle in the current era: Application in clinical practice. Echocardiography. 2017;34(12):1930-47.
2. Lang RM, Badano LP, Mor-Avi V, Afilalo J, Armstrong A, Ernande L, et al. Recommendations for cardiac chamber quantification by echocardiography in adults: an update from the American Society of Echocardiography and the European Association of Cardiovascular Imaging. J Am Soc Echocardiogr. 2015;28(1):1-39 e14.
3. Rudski LG, Lai WW, Afilalo J, Hua L, Handschumacher MD, Chandrasekaran K, et al. Guidelines for the echocardiographic assessment of the right heart in adults: a report from the American Society of Echocardiography endorsed by the European Association of Echocardiography, a registered branch of the European Society of Cardiology, and the Canadian Society of Echocardiography. J Am Soc Echocardiogr. 2010;23(7):685-713; quiz 86-8.
4. Jones N, Burns AT, Prior DL. Echocardiographic Assessment of the Right Ventricle-State of the Art. Heart Lung Circ. 2019;28(9):1339-50.
5. Teske AJ, De Boeck BW, Melman PG, Sieswerda GT, Doevendans PA, Cramer MJ. Echocardiographic quantification of myocardial function using tissue deformation imaging, a guide to image acquisition and analysis using tissue Doppler and speckle tracking. Cardiovasc Ultrasound. 2007;5:27.
6. Perk G, Tunick PA, Kronzon I. Non-Doppler two-dimensional strain imaging by echocardiography--from technical considerations to clinical applications. J Am Soc Echocardiogr. 2007;20(3):234-43.
7. Badano LP, Kolias TJ, Muraru D, Abraham TP, Aurigemma G, Edvardsen T, et al. Standardization of left atrial, right ventricular, and right atrial deformation imaging using two-dimensional speckle tracking echocardiography: a consensus document of the EACVI/ASE/Industry Task Force to standardize deformation imaging. Eur Heart J Cardiovasc Imaging. 2018;19(6):591-600.
8. Ternacle J, Berry M, Cognet T, Kloeckner M, Damy T, Monin JL, et al. Prognostic value of right ventricular two-dimensional global strain in patients referred for cardiac surgery. J Am Soc Echocardiogr. 2013;26(7):721-6.

9. Muraru D, Onciul S, Peluso D, Soriani N, Cucchini U, Aruta P, et al. Sex- and Method-Specific Reference Values for Right Ventricular Strain by 2-Dimensional Speckle-Tracking Echocardiography. Circ Cardiovasc Imaging. 2016;9(2):e003866.
10. Galderisi M, Cosyns B, Edvardsen T, Cardim N, Delgado V, Di Salvo G, et al. Standardization of adult transthoracic echocardiography reporting in agreement with recent chamber quantification, diastolic function, and heart valve disease recommendations: an expert consensus document of the European Association of Cardiovascular Imaging. Eur Heart J Cardiovasc Imaging. 2017;18(12):1301-10.
11. Horton KD, Meece RW, Hill JC. Assessment of the right ventricle by echocardiography: a primer for cardiac sonographers. J Am Soc Echocardiogr. 2009;22(7):776-92; quiz 861-2.
12. Leibundgut G, Rohner A, Grize L, Bernheim A, Kessel-Schaefer A, Bremerich J, et al. Dynamic assessment of right ventricular volumes and function by real-time three-dimensional echocardiography: a comparison study with magnetic resonance imaging in 100 adult patients. J Am Soc Echocardiogr. 2010;23(2):116-26.
13. Haugaa KH, Basso C, Badano LP, Bucciarelli-Ducci C, Cardim N, Gaemperli O, et al. Comprehensive multi-modality imaging approach in arrhythmogenic cardiomyopathy-an expert consensus document of the European Association of Cardiovascular Imaging. Eur Heart J Cardiovasc Imaging. 2017;18(3):237-53.
14. Laser KT, Karabiyik A, Korperich H, Horst JP, Barth P, Kececioglu D, et al. Validation and Reference Values for Three-Dimensional Echocardiographic Right Ventricular Volumetry in Children: A Multicenter Study. J Am Soc Echocardiogr. 2018;31(9):1050-63.

ÁTRIO DIREITO: AVALIAÇÃO MORFOLÓGICA E FUNÇÃO

CAPÍTULO 18

Miguel Osman Dias Aguiar ▪ Alessandra Joslin Oliveira ▪ Sergio Barros-Gomes

INTRODUÇÃO

O átrio direito (AD) é a primeira câmara cardíaca a receber o sangue desoxigenado, proveniente das veias cavas superior (VCS), inferior (VCI) e do seio venoso coronário (SC). Está situado na porção superior e anterolateral cardíaca e abriga o nó sinoatrial, responsável pela propriedade de automatismo cardíaco. Em caráter funcional, o AD atua como um reservatório durante a sístole ventricular e como conduto e bomba propulsora durante a diástole ventricular.

As pesquisas envolvendo o AD foram escassas por algumas décadas e existe um número limitado de estudos envolvendo a estrutura e a função atrial direita. Entretanto, nos últimos anos, esta câmara vem ganhando maior atenção da comunidade médica, especialmente por seu papel como preditor de morbimortalidade cardiovascular.[1-4] O crescente desenvolvimento da cardiologia intervencionista, especialmente na área da arritmologia, despertou grande interesse na anatomia do AD. Além disso, com o advento de novos dispositivos intracardíacos, como plugues, próteses valvares transcateter e clipes, esse conhecimento da anatomia atrial direita se solidificou.[5,6] Assim, sua singularidade anatômica, eletrofisiológica e fisiopatológica do AD o reconhece como propriedade fundamental para o coração.

Na abordagem do AD, a ecocardiografia transtorácica e transesofágica convencional, aliadas às emergentes tecnologias como o *speckle-tracking* e a ecocardiografia tridimensional, permitem ampla e acurada avaliação da anatomia e função desta câmara.

ANATOMIA

O AD é dividido em duas partes: o seio venoso, localizado posterolateralmente, e o apêndice atrial direito (AAD), localizado anterolateralmente. O seio venoso é conectado medialmente ao átrio esquerdo (AE) e posterolateralmente com a *crista terminalis* (CT). Ele é composto pela porção venosa do átrio (inserção da VCI, VCS e SC), pelo vestíbulo e septo atrial. O AAD tem o formato triangular, é formado pela musculatura pectínea e se junta à CT. A CT tem o formato crescente (em C), é formada pela musculatura lisa e se localiza entre o AAD e a porção venosa do AD.[7-9]

REFERÊNCIAS ANATÔMICAS

A parede lateral do AD é composta pela VCS e VCI. A VCS desemboca na parede posterolateral superior, enquanto a VCI na parede posterolateral inferior. A CT se estende da VCS para VCI, ao longo da parede lateral do AD.[7,8] Ela é comumente confundida com tumores e/ou massas intracardíacas (Fig. 18-1). Embriologicamente, a CT se desenvolve do septo espúrio, formado pela fusão do seio venoso embrionário e parte do AD. O SC e sua válvula (válvula de *Thebesius*) estão situados entre a VCI e a borda posterossuperior da valva tricúspide.[10-12]

A parede medial do AD é composta pelos septos interatrial e atrioventricular. A fossa oval é uma membrana fina, de margem mais proeminente (limbo) e se localiza na porção média da parede posterior do AD, bem acima e à esquerda da abertura da VCI (Fig. 18-2).[13]

VARIANTES ANATÔMICAS

A válvula de Eustáquio é um remanescente embriológico da válvula direita do seio venoso. A válvula direita do seio venoso normalmente involui para formar a CT e a válvula de Eustáquio. Durante a vida fetal, essa válvula direciona o sangue da VCI em direção ao forame oval, para sua entrada no AE. No coração adulto, a válvula de Eustáquio é bastante variável em comprimento e forma e geralmente se apresenta como uma membrana fina na borda anterior da VCI (Fig. 18-3). Em outros casos, ela pode ser proeminente e estender-se da VCI até a fossa oval ou seio coronário (Fig. 18-4). Ocasionalmente, a válvula de Eustáquio pode dividir o AD em duas cavidades, o que é, muitas vezes, confundido com *cor triatriatum dextrum* (Fig. 18-5).[10-12]

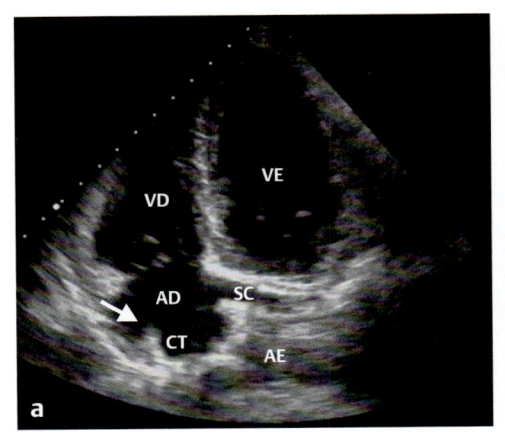

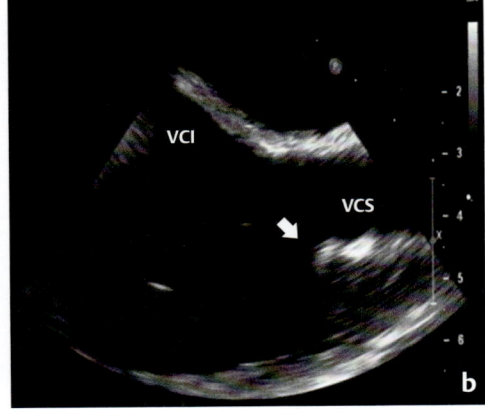

Fig. 18-1. (a) Ecocardiografia transtorácica, janela apical em 4 câmaras, mostrando crista *terminalis* (seta) proeminente que se assemelha a uma massa. (b) Mesmo paciente, ecocardiografia transesofágica ao nível do esôfago médio, plano bicaval, evidenciando a borda muscular da crista *terminalis* próxima à veia cava superior (seta). AD: átrio direito; VD: ventrículo direito; AE: átrio esquerdo; VE: ventrículo esquerdo; CT: *crista terminalis*; SC: seio coronário; VCI: veia cava inferior; VCS: veia cava superior.

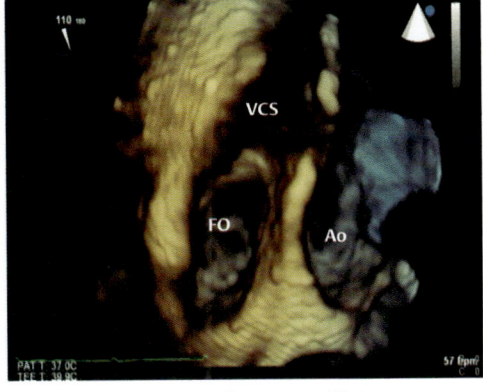

Fig. 18-2. Ecocardiografia transesofágica tridimensional, modo *zoom*, visualizando a fossa oval pelo átrio direito. Note sua margem (limbo) e depressão (fundo). FO: fossa oval; Ao: aorta; VCS: veia cava superior.

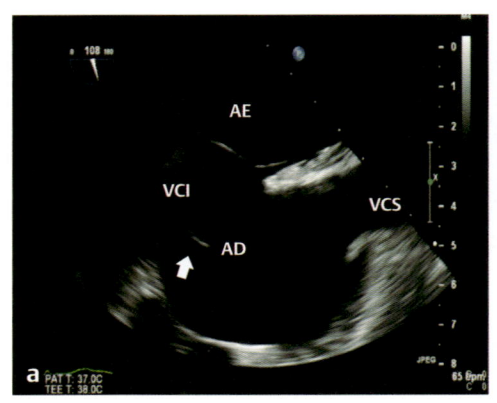

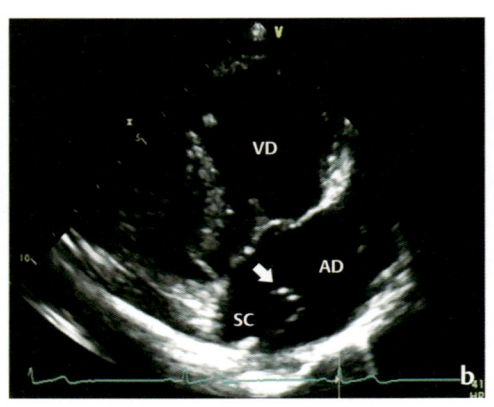

Fig. 18-3. (a) Ecocardiografia transesofágica, plano bicaval, ilustrando a válvula de Eustáquio na borda anterior da veia cava inferior (seta). (b) Ecocardiografia transtorácica, via de entrada do ventrículo direito, mostrando válvula de Eustáquio mais redundante (seta). AD: átrio direito; AE: átrio esquerdo; SC: seio coronário; VCI: veia cava inferior; VCS: veia cava superior; VD: ventrículo direito.

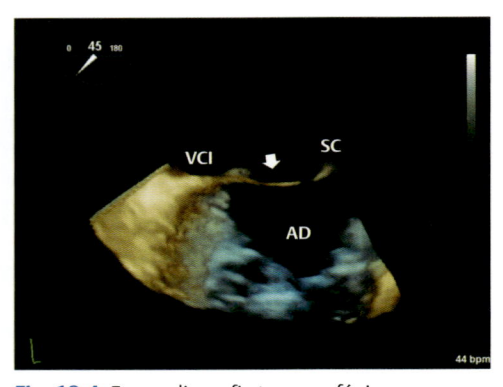

Fig. 18-4. Ecocardiografia transesofágica tridimensional *full-volume* mostrando uma válvula de Eustáquio proeminente (seta) com extensão até seio coronário. AD: átrio direito; VCI: veia cava inferior; SC: seio coronário.

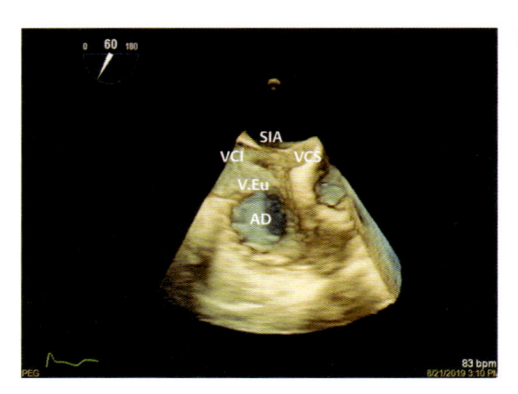

Fig. 18-5. Ecocardiografia transesofágica tridimensional *full-volume* mostrando válvula de Eustáquio proeminente, muitas vezes confundida com *cor triatriatum* direito. AD: átrio direito; SAI: septo interatrial; VCI: veia cava inferior; VCS: veia cava superior; V.Eu: válvula de Eustáquio.

A rede de *Chiari* é um remanescente congênito da válvula direita do seio venoso, presente em até 4% da população e pode estar associada à existência de aneurisma de septo interatrial e forame oval patente.[14] Ela é uma estrutura em rede, mais redundante, oscilante e fenestrada que a válvula de Eustáquio, geralmente conectada ao AD em uma ou mais regiões (Fig. 18-6).[12,15]

O reconhecimento de estruturas anatômicas normais e suas variantes, sobretudo nos pacientes programados para intervenções percutâneas com necessidade de punção transeptal atrial, evita diagnósticos equivocados e complicações. Além disso, a correta identificação destas estruturas e suas variantes é importante para o diagnóstico diferencial de tumores e massas cardíacas.[11] De fato, estruturas normais no AD são comumente confundidas com trombos.

Nesse contexto, a história clínica é imprescindível para confirmação diagnóstica. A presença de arritmias atriais, disfunção sistólica ventricular direita e dispositivos intracardíacos, favorecem a formação de trombos intracavitários e em algumas condições, o aparecimento de vegetações endocárdicas (Figs. 18-7 e 18-8). Os tumores cardíacos também fazem parte do diagnóstico diferencial com as estruturas anatômicas habituais e suas variantes. O mixoma é o tumor cardíaco primário mais comum. O AE é a câmara cardíaca onde este tumor benigno se localiza mais frequentemente, entretanto, em aproximadamente 15% dos casos o mixoma está localizado no AD. O mixoma é uma massa globular de superfície friável e geralmente se conecta ao septo interatrial (Fig. 18-9). Já o carcinoma de células renais, o hepatoma e o sarcoma pélvico, que invadem o AD pela VCI, são exemplos de tumores metastáticos que acometem o AD.

FISIOLOGIA

A principal função do AD é contribuir com o enchimento diastólico do VD. O enchimento do AD é dividido em 3 componentes: uma fase sistólica dominante, uma fase diastólica passiva e uma fase diastólica ativa com fluxo reverso direcionado do AD para as veias sistêmicas. Na fase sistólica, o AD funciona como um reservatório de sangue proveniente das VCS, VCI e SC. Na fase diastólica, o fluxo é direcionado do AD para o VD durante o enchimento diastólico precoce e tardio. O enchimento precoce é passivo e proporcionado pelo gradiente de pressão AD-VD. Já o enchimento tardio é ativo e impulsionado pela contração atrial. A pressão atrial direita varia consideravelmente com o ciclo respiratório (3-8 mmHg).

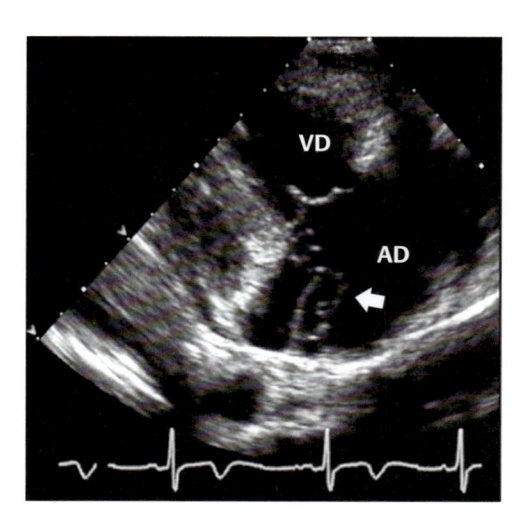

Fig. 18-6. Ecocardiografia transtorácica, via de entrada do ventrículo direito, ilustrando a aparência em rede e multifenestrada da rede de *Chiari*. AD: átrio direito; VD: ventrículo direito.

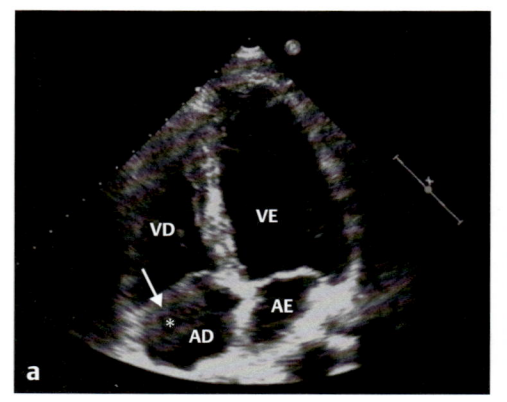

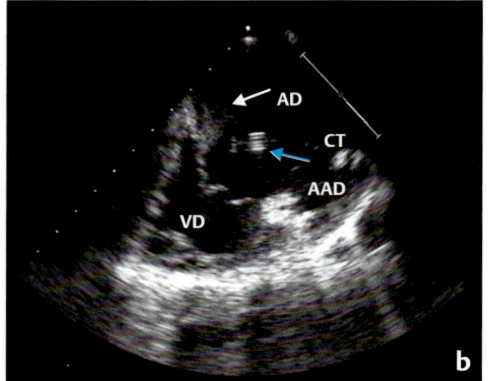

Fig. 18-7. Ecocardiografia transtorácica, plano apical em 4 câmaras. (a) Seta branca aponta para massa relacionada com parede livre do átrio direito e face atrial da valva tricúspide, com ecogenicidade discretamente menor que a do miocárdio e áreas hipoecoicas em seu interior. (b) Mesmo paciente; ecocardiografia transesofágica na região do esôfago médio, plano intermediário obtido a partir do plano bicaval. Seta branca aponta para a imagem previamente descrita e ao lado observa-se a extremidade de um cateter venoso central (seta azul). Este achado aumenta a probabilidade de a imagem descrita ser um trombo, consequente à lesão iatrogênica da parede do átrio direito pela extremidade do cateter.
AD: átrio direito; VD: ventrículo direito; AE: átrio esquerdo; VE: ventrículo esquerdo; CT: *crista terminalis*; AAD: apêndice atrial direito.

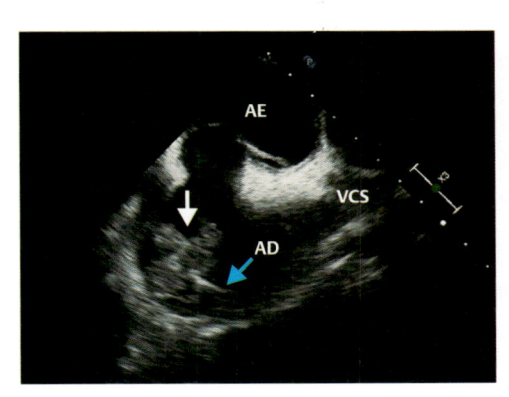

Fig. 18-8. Ecocardiografia transesofágica, plano bicaval modificado; seta branca aponta para extensa vegetação endocárdica aderida ao eletrodo de marca-passo (seta azul), situado no interior do átrio direito. AD: átrio direito; AE: átrio esquerdo; VCS: veia cava superior.

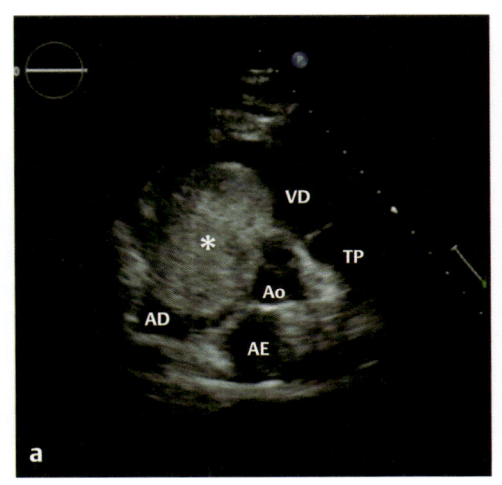

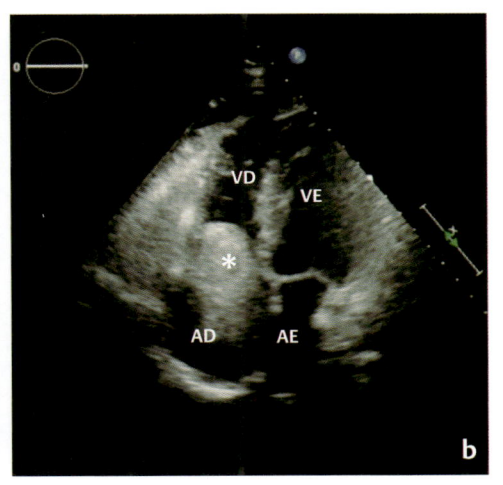

Fig. 18-9. (a) Ecocardiografia transtorácica, plano paraesternal – eixo curto, na região dos vasos da base; observa-se grande massa oval no interior do átrio direito, com aspecto homogêneo e contornos lisos, sugestiva de mixoma atrial direito. (b) Mesmo paciente; ecocardiografia transtorácico, plano apical em 4 câmaras; provável mixoma atrial direito causando obstrução do fluxo diastólico transvalvar tricúspide. AD: átrio direito; VD: ventrículo direito; Ao: aorta; TP: tronco arterial pulmonar; AE: átrio esquerdo; VE: ventrículo esquerdo.

O AD aumenta de tamanho e volume em reposta à sobrecarga pressórica (hipertensão arterial pulmonar), volumétrica (regurgitação tricúspide) ou como consequência de patologias específicas, a exemplo da fibrilação atrial, estando, muitas vezes, associado a um prognóstico desfavorável.[16,17]

AVALIAÇÃO DAS MEDIDAS E DA FUNÇÃO DO ÁTRIO DIREITO

A avaliação ecocardiográfica do tamanho atrial direito é desafiadora, sobretudo por sua posição anatômica desfavorável. Embora o AD possa ser avaliado em diferentes cortes ecocardiográficos, a mensuração das suas dimensões é realizada, habitualmente, no plano apical em 4 câmaras, no final da sístole ventricular, logo antes da abertura da valva tricúspide, quando os átrios apresentam seu maior volume durante o ciclo cardíaco (Fig. 18-10a).[18]

Medidas Obtidas pela Ecocardiografia Bidimensional

A evolução da análise ecocardiográfica do AD ocorreu em várias etapas. O primeiro passo incluiu apenas medidas lineares. Posteriormente, validou-se a determinação da área atrial direita e, finalmente, foi estabelecida a avaliação do volume máximo, que foi validada *in vitro* por meio de moldes de borracha de corações oriundos de necropsia humana e *in vivo* por meio de angiografia.[19]

As medidas lineares assumem que o alargamento do AD é simétrico. A mensuração do eixo maior ou longitudinal deve ser realizada a partir do ponto central do plano anular tricúspide até o centro da parede superior do AD, paralelo ao septo interatrial. A medida do eixo menor ou transversal deve ser realizada a partir da porção média da parede livre do AD até o septo interatrial, de maneira perpendicular ao eixo maior (Fig. 18-10b).[18,20]

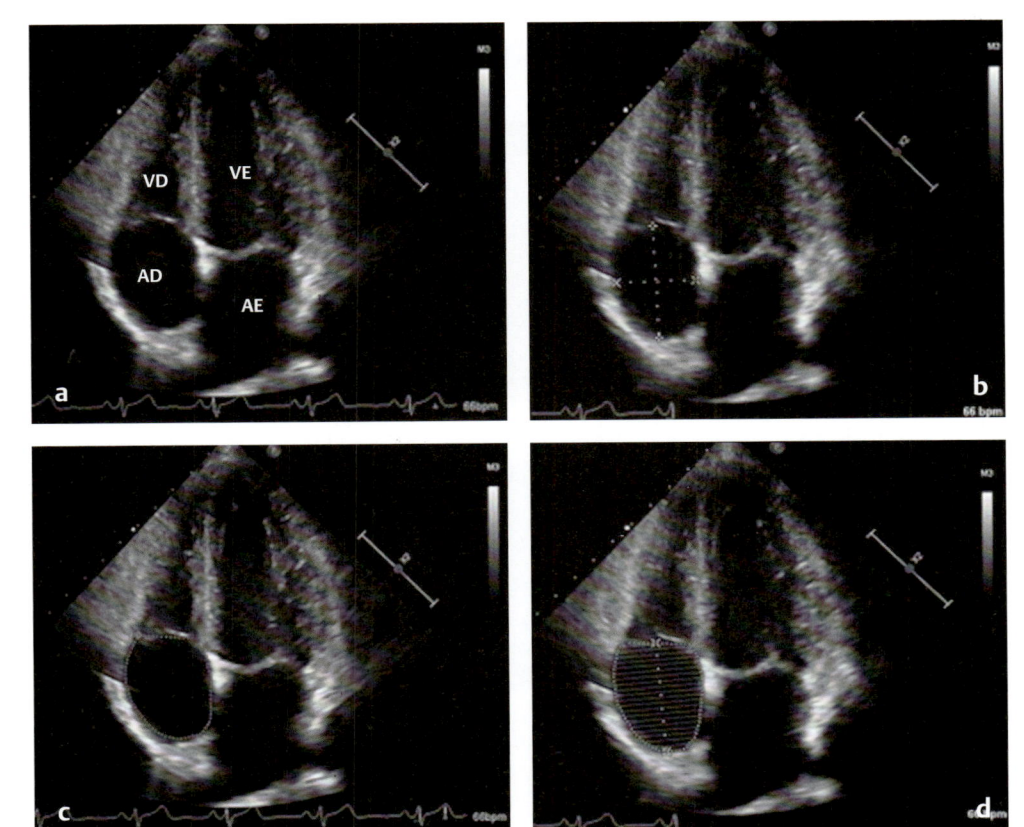

Fig. 18-10. (a) Ecocardiografia transtorácica, plano apical em 4 câmaras, evidenciando as câmaras cardíacas direitas e esquerdas. (b) Imagem demonstrando as medidas lineares do átrio direito. (c) Medida da área do átrio direito. (d) Medida do volume do átrio direito. AD: átrio direito; VD: ventrículo direito; AE: átrio esquerdo; VE: ventrículo esquerdo.

A área do AD pode ser determinada pelo delineamento do endocárdio atrial, na interface sangue-tecido, a partir da borda lateral até a borda septal do anel tricúspide, excluindo-se a área entre as cúspides e o anel valvar, além das veias cava inferior, superior e o AAD (Fig. 18-10c). Recomendações prévias orientavam a mensuração da área sem a indexação pela superfície corpórea e sem a correção por gênero. No entanto, publicações mais recentes demonstraram que a área do AD é maior em homens do que em mulheres e que essa diferença é atenuada quando a medida é indexada pela superfície corpórea. Estudos clínicos indicam que a área do AD é preditora de desfechos em hipertensão pulmonar primária e insuficiência cardíaca direita.[18,20-23]

A análise volumétrica do AD, de forma semelhante ao AE, apresenta maior acurácia que as medidas lineares e, por essa razão, é o parâmetro obtido pela análise bidimensional mais recomendado para a mensuração desta cavidade. Entretanto, o volume do AD é calculado apenas pelo plano apical em 4 câmaras, visto que não existem cortes ortogonais padronizados para o cálculo biplanar (Fig. 18-10d). A medida do volume pode ser obtida pela técnica da área–comprimento e pela somatória dos discos (método de *Simpson*). Os valores de normalidade estão demonstrados nos Quadros 18-1 e 18-2, separados por gênero.[9,18,20]

A avaliação subjetiva do tamanho atrial direito também é realizada rotineiramente, por meio da comparação visual do tamanho de ambos os átrios. Um AD que parece maior que o AE é evidência qualitativa de aumento da câmara e, nesse contexto, ainda podem coexistir o abaulamento do septo interatrial em direção ao AE e o ingurgitamento da VCI.[24]

Medidas Obtidas por Ecocardiografia Tridimensional

Diversas publicações recentes validaram a análise tridimensional (3D) como um método mais acurado e reprodutível do que o bidimensional (2D) para avaliação das dimensões do AD, uma vez que o modo 3D permite uma análise independente de suposições geométricas em relação ao formato atrial (Fig. 18-11).[18,19]

Os volumes calculados por esta técnica são significativamente maiores do que os derivados do modo 2D, com ampla diferença entre os gêneros e com fraca correlação entre as duas modalidades. Existem diversas razões para esta discrepância, desde o número limitado de estudos, diferentes técnicas usadas para a determinação do volume pelo modo 3D e a variabilidade entre os diferentes *softwares* ecocardiográficos.[19]

O estudo 3D guarda boa correlação com a ressonância magnética cardíaca (RMC), que é considerada a modalidade de imagem padrão ouro para avaliação das câmaras cardíacas direitas. No entanto, em relação à análise pela RMC, a análise ecocardiográfica tridimensional subestima os volumes, possivelmente pelo fato de os *softwares* de avaliação ecocardiográfica não identificarem com precisão toda a câmara atrial, especialmente o AAD, que não é visualizado no estudo transtorácico.[19]

O índice de esfericidade pode ser calculado pela técnica 3D a partir do eixo curto, paralelo ao anel tricúspide e dividido pelo eixo longo, perpendicular ao anel tricúspide.

Quadro 18-1. Valores de Normalidade das Medidas do Átrio Direito para o Sexo Masculino

Parâmetro	Valor de normalidade ou valor médio com desvio-padrão
Diâmetro do eixo maior (mm/m²)	24 ± 3
Diâmetro do eixo menor (mm/m²)	19 ± 3
Área (cm²)	≤ 18
Volume pela análise bidimensional (mL/m²)	25 ± 7
Volume pela análise tridimensional (mL/m²)	19 ± 7
Strain longitudinal global (%)	48 ± 13

Quadro 18-2. Valores de Normalidade das Medidas do Átrio Direito para o Sexo Feminino

Parâmetro	Valor de normalidade ou valor médio com desvio-padrão
Diâmetro do eixo maior (mm/m²)	25 ± 3
Diâmetro do eixo menor (mm/m²)	19 ± 3
Área (cm²)	≤ 18
Volume pela análise bidimensional (mL/m²)	21 ± 6
Volume pela análise tridimensional (mL/m²)	19 ± 7
Strain longitudinal global (%)	48 ± 13

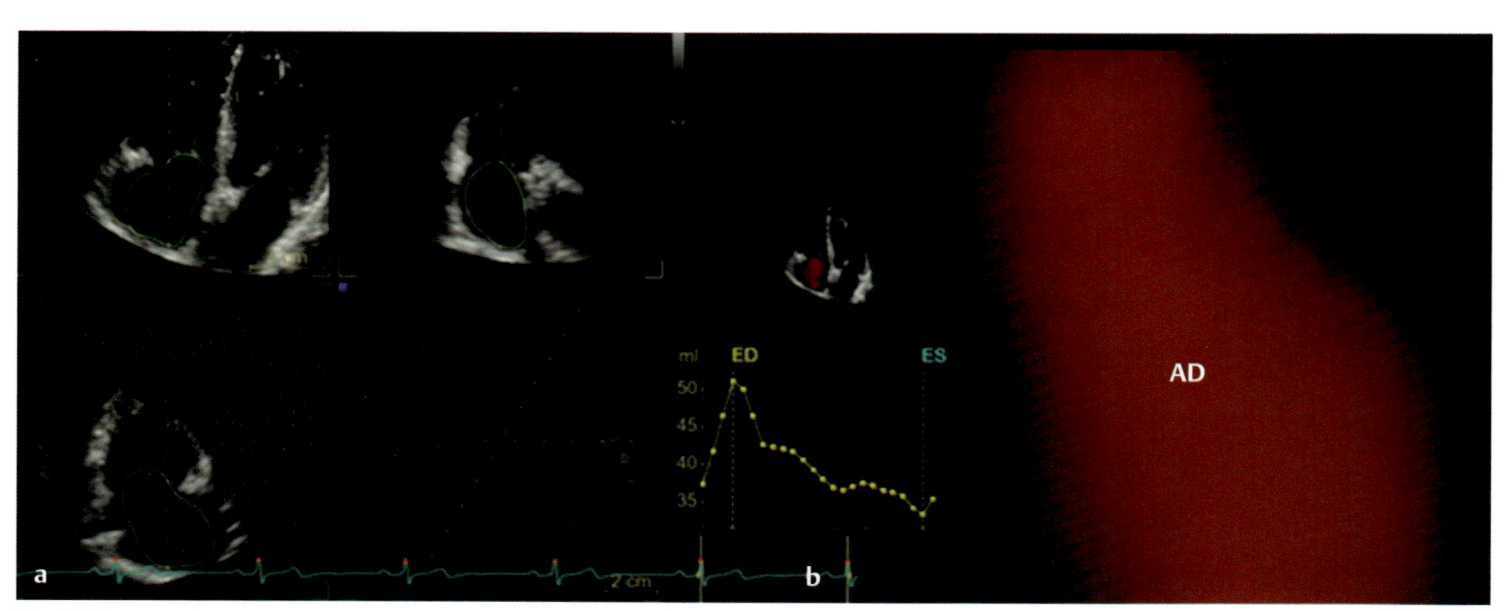

Fig. 18-11. Ecocardiografia transtorácica tridimensional do átrio direito (AD). (**a**) Delineamento das bordas internas do átrio direito para reconstrução tridimensional. (**b**) Análise volumétrica tridimensional do átrio direito. (Imagem cedida por Marcela Bergamini – GE Healthcare.)

Avaliação da Função Atrial Direita

Diferentes variáveis ecocardiográficas são usadas para a avaliação da função do AD durante o ciclo cardíaco, como volumes e fração de esvaziamento do AD e análise de deformação miocárdica (*strain*).

A função de reservatório do AD é representada pelo volume total de esvaziamento da câmara. Já a função de conduto corresponde ao volume de esvaziamento passivo do AD e a função de contração atrial ativa é representada pelo volume de esvaziamento ativo do AD. Os dados disponíveis sobre valores de normalidade da função atrial direita ainda são muito escassos.[19]

Deformação Miocárdica (*Strain*) – Speckle-Tracking

A análise do *strain* permite uma avaliação quantitativa da função atrial direita. Entretanto, por limitações técnicas como espessura fina da parede atrial, a análise adequada do *strain* atrial direito é possível em apenas 64% dos segmentos analisados.[9]

Os parâmetros avaliados na deformação miocárdica do AD são equivalentes aos realizados na análise do AE e estão mais bem representados pela análise do *strain* longitudinal derivado da técnica de *speckle-tracking* bidimensional. Os componentes avaliados são *strain* e *strain rate* de pico durante as fases de reservatório, de conduto e de contração atrial ativa.[9,25] A correlação existente entre o *strain* e os diferentes volumes e frações de esvaziamento do AD é particularmente interessante quando se considera a maior simplicidade da análise da deformação em comparação à avaliação demorada dos volumes e frações.[19]

A análise do *strain* atrial direito é realizada com o mesmo *software* que foi desenvolvido originalmente para a análise do ventrículo esquerdo e, por isso, apresenta algumas limitações consequentes a esta extrapolação técnica. Para fins de padronização, recomenda-se o traçamento da superfície endocárdica do AD, determinando-se uma região de interesse a partir do plano apical em 4 câmaras focado no VD. Deve-se otimizar a imagem ajustando os parâmetros de profundidade, abertura do setor, ganho e frequência de quadros, maximizando a área de interesse (AD) e evitando o encurtamento da imagem. O traçamento deve ser iniciado a partir do anel lateral da valva tricúspide, ao longo da borda endocárdica da parede lateral, do teto e da parede septal do AD, terminando no lado oposto do anel tricúspide (Fig. 18-12).[25,26]

Estimativa da Pressão Atrial Direita

A estimativa da pressão atrial direita (PAD) é comumente realizada pela análise conjunta do diâmetro e da variação da colapsibilidade respiratória da VCI, uma vez que o aumento da PAD é transmitido para a VCI, resultando em redução do seu colapso inspiratório e consequente dilatação.

Na maioria dos casos, a combinação destes dois parâmetros resulta em uma boa estimativa da PAD, sobretudo em pacientes com valores da PAD que se encontram dentro da normalidade. Para fins de simplificação e uniformidade dos laudos, valores específicos da PAD devem ser utilizados para a determinação da pressão sistólica em artéria pulmonar, em vez de utilizar faixas de valores. VCI com diâmetro ≤ 21 mm e que apresente colapso inspiratório > 50% sugere PAD normal, de 3 mmHg (0-5 mmHg), enquanto VCI > 21 mm de diâmetro que apresente colapso < 50% com a inspiração, sugere PAD de 15 mmHg (10 a 20 mmHg). Em casos indeterminados, em que o diâmetro da VCI e sua colapsibilidade não se encaixem nestas faixas de variação, o valor intermediário de 8 mmHg (variando de 5-10 mmHg) pode ser utilizado (Quadro 18-3). Entretanto, a avaliação é menos acurada em valores intermediários ou altos e a análise de índices secundários de aumento PAD pode ser útil.[25,26]

A análise dos padrões de fluxo venoso supra-hepático fornece informações complementares a respeito da PAD. Em condições de pressão normal ou reduzida, observa-se o predomínio do fluxo sistólico da veia hepática, com a velocidade da onda sistólica (Vs) maior que a da onda diastólica (Vd). Em condições de PAD elevada, o predomínio do componente sistólico é perdido, de forma que a Vs diminui e a relação Vs/Vd é menor que 1. A fração de enchimento sistólico da veia hepática é obtida pela razão Vs/(Vs + Vd), e um valor inferior a 55% é considerado um sinal sensível e específico de PAD elevada.[21]

A análise da VCI deve ser realizada na janela subcostal e a medida do seu diâmetro máximo deve ser feita no final da expiração, em sua porção proximal, na junção da veia supra-hepática, aproximadamente a 0,5 a 3 cm da sua desembocadura no AD (Fig. 18-13).[21]

Nos pacientes sob ventilação com pressão positiva, a análise do grau de colapsibilidade da VCI não é confiável e a PAD deve ser avaliada de forma invasiva por meio de acesso venoso central. Entretanto, nestes pacientes, um diâmetro da VCI de até 12 mm, avaliado por ecocardiografia transtorácica parece ser um parâmetro acurado na identificação de uma PAD inferior a 10 mmHg. Ainda neste grupo de pacientes, a presença de VCI colabada ou com diâmetro reduzido, sugere hipovolemia. Em atletas jovens e saudáveis, a VCI pode estar dilatada sem que este achado reflita aumento da PAD.[21]

Quadro 18-3. Valores de Referência para Estimativa da Pressão Atrial Direita (PAD) baseados no Diâmetro e Colapsibilidade Respiratória da Veia Cava Inferior (VCI)

PAD estimada	Diâmetro da VCI	Variação respiratória da VCI
Normal: 0-5 (3) mmHg	≤ 21 mm	> 50%
Intermediária: 5-10 (8) mmHg	≤ 21 mm	< 50%
Intermediária: 5-10 (8) mmHg	> 21 mm	> 50%
Elevada: 15 mmHg	> 21 mm	< 50%

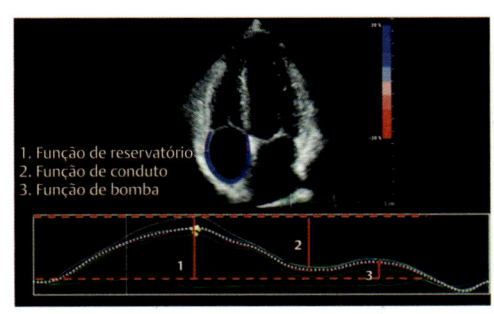

Fig. 18-12. Ecocardiografia transtorácica, plano apical em 4 câmaras, com análise do *strain* longitudinal derivado do *speckle-tracking* do átrio direito.

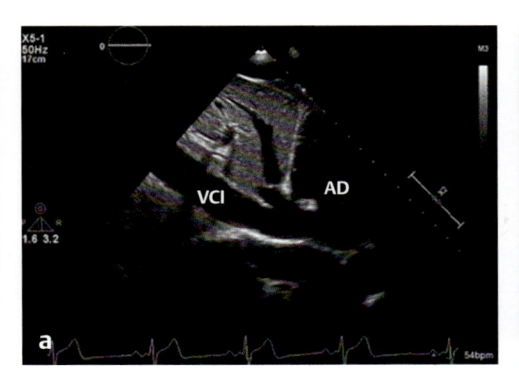

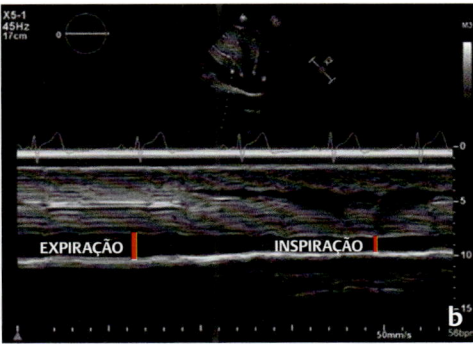

Fig. 18-13. (a) Ecocardiografia transtorácica, plano subcostal, evidenciando a veia cava inferior. (b) Imagem demonstrando a variação respiratória do diâmetro da veia cava inferior pelo modo M. AD: átrio direito; VCI: veia cava inferior.

REFERÊNCIAS BIBLIOGRÁFICAS

1. Mantziari L, Kamperidis V, Ventoulis I, Damvopoulou E, Giannakoulas G, Efthimiadis G et al. Increased right atrial volume index predicts low Duke activity status index in patients with chronic heart failure. Hellenic J Cardiol. 2013;54(1):32-8.
2. Yan P, Sun B, Shi H, Zhu W, Zhou Q, Jiang Y et al. Left atrial and right atrial deformation in patients with coronary artery disease: a velocity vector imaging-based study. PLoS One. 2012;7(12):e51204.
3. Chow V, Ng ACC, Chung T, Thomas L, Kritharides L. Right atrial to left atrial area ratio on early echocardiography predicts long-term survival after acute pulmonary embolism. Cardiovasc Ultrasound. 2013;11:17.
4. Moceri P, Dimopoulos K, Liodakis E, Germanakis I, Kempny A, Diller G-P et al. Echocardiographic Predictors of Outcome in Eisenmenger Syndrome. Circulation. 2012;126(12):1461-8.
5. Ho SY, Sánchez-Quintana D. The importance of atrial structure and fibers. Clin Anat. 2009;22(1):52-63.
6. Faletra FF, Muzzarelli S, Dequarti MC, Murzilli R, Bellu R, Ho SY. Imaging-based right-atrial anatomy by computed tomography, magnetic resonance imaging, and three-dimensional transoesophageal echocardiography: correlations with anatomic specimens. Eur Hear J - Cardiovasc Imaging. 2013;14(12):1123-31.
7. Allen HD, Driscoll DJ, Shaddy RE FT. Moss & Adams' Heart Disease in Infants, Children, and Adolescents. 8th ed. Williams & Wilkins; 2013.
8. Lang R, Goldstein SA, Kronzon I, Khandheria BK M-A V. ASE's Comprehensive Echocardiography. 2nd ed. Elsevier Sanders; 2015.
9. Lancellotti P, Zamorano J, Badano L HG. The EACVI Textbook of Echocardiography. 2nd ed. Oxford University Press; 2016.
10. Sanchez DR, Bryg RJ. Normal Variants in Echocardiography. Curr Cardiol Rep. 2016;18(11):104.
11. Kim M-J, Jung HO. Anatomic Variants Mimicking Pathology on Echocardiography: Differential Diagnosis. J Cardiovasc Ultrasound. 2013;21(3):103.
12. George A, Parameswaran A, Nekkanti R, Lurito K, Movahed A. Normal Anatomic Variants on Transthoracic Echocardiogram. Echocardiography. 2009;26(9):1109-17.
13. Faletra FF, Leo LA, Paiocchi VL, Schlossbauer SA, Pedrazzini G, Moccetti T et al. Revisiting Anatomy of the Interatrial Septum and its Adjoining Atrioventricular Junction Using Noninvasive Imaging Techniques. J Am Soc Echocardiogr. 2019;32(5):580-92.
14. Schneider B, Hofmann T, Justen MH, Meinertz T. Chiari's network: normal anatomic variant or risk factor for arterial embolic events? J Am Coll Cardiol. 1995;26(1):203-10.
15. Bhatnagar KP, Nettleton GS, Campbell FR, Wagner CE, Kuwabara N, Muresian H. Chiari anomalies in the human right atrium. Clin Anat. 2006;19(6):510-6.
16. Grapsa J, Gibbs JSR, Cabrita IZ, Watson GF, Pavlopoulos H, Dawson D et al. The association of clinical outcome with right atrial and ventricular remodelling in patients with pulmonary arterial hypertension: study with real-time three-dimensional echocardiography. Eur Hear J - Cardiovasc Imaging. 2012;13(8):666-72.
17. Sallach JA, Tang WHW, Borowski AG, Tong W, Porter T, Martin MG et al. Right Atrial Volume Index in Chronic Systolic Heart Failure and Prognosis. JACC Cardiovasc Imaging. 2009;2(5):527-34.
18. Lang RM, Badano LP, Mor-Avi V, Afilalo J, Armstrong A, Ernande L et al. Recommendations for cardiac chamber quantification by echocardiography in adults: an update from the American Society of Echocardiography and the European Association of Cardiovascular Imaging. J Am Soc Echocardiogr. 2015 Jan;28(1):1-39.e14.
19. Tadic M. The right atrium, a forgotten cardiac chamber: An updated review of multimodality imaging. J Clin Ultrasound. 2015;43(6):335-45.
20. Kou S, Caballero L, Dulgheru R, Voilliot D, De Sousa C, Kacharava G et al. Echocardiographic reference ranges for normal cardiac chamber size: results from the NORRE study. Eur Hear J - Cardiovasc Imaging. 2014;15(6):680-90.
21. Rudski LG, Lai WW, Afilalo J, Hua L, Handschumacher MD, Chandrasekaran K et al. Guidelines for the Echocardiographic Assessment of the Right Heart in Adults: A Report from the American Society of Echocardiography. J Am Soc Echocardiogr. 2010;23(7):685-713.
22. D'Oronzio U, Senn O, Biaggi P, Gruner C, Jenni R, Tanner FC et al. Right Heart Assessment by Echocardiography: Gender and Body Size Matters. J Am Soc Echocardiogr. 2012 Dec; 25(12):1251-8.
23. Peluso D, Badano LP, Muraru D, Dal Bianco L, Cucchini U, Kocabay G et al. Right atrial size and function assessed with three-dimensional and speckle-tracking echocardiography in 200 healthy volunteers. Eur Hear J - Cardiovasc Imaging. 2013;14(11):1106-14.
24. Armstrong WF RT. Feigenbaum's Echocardiography, 8th ed. Wolters Kluwer, 2019.
25. Badano LP, Kolias TJ, Muraru D, Abraham TP, Aurigemma G, Edvardsen T et al. Standardization of left atrial, right ventricular, and right atrial deformation imaging using two-dimensional speckle tracking echocardiography: a consensus document of the EACVI/ASE/Industry Task Force to standardize deformation imaging. Eur Hear J – Cardiovasc Imaging. 2018;19(6):591-600.
26. Padeletti M, Cameli M, Lisi M, Malandrino A, Zacà V, Mondillo S. Reference Values of Right Atrial Longitudinal Strain Imaging by Two-Dimensional Speckle Tracking. Echocardiography. 2012;29(2):147-52.

Parte IV

Abordagem Ecocardiográfica das Doenças – Doença Isquêmica e Insuficiência Cardíaca

Coordenador: Arnaldo Rabischoffsky

DOENÇA ISQUÊMICA – SÍNDROME CORONARIANA AGUDA

CAPÍTULO 19

Paulo Magno Martins Dourado ■ Larissa de Almeida Dourado

INTRODUÇÃO

A doença arterial coronariana (DAC) é a principal causa de morbidade e mortalidade no mundo ocidental e, de acordo com a Organização Mundial da Saúde, será a principal causa de morte no futuro em todo o mundo. A cada ano milhares de pessoas correm aos Serviços de Emergências (SE) por causa da dor torácica. O desafio para o emergencista é definir se estas dores torácicas advêm de situações que podem trazer riscos à vida do paciente e se requerem intervenção e se esta dor é causada por DAC, que se apresenta de forma atípica, e sem alterações eletrocardiográficas e enzimáticas, que podem alterar apenas tardiamente. O diagnóstico do infarto agudo do miocárdio (IAM) é com base na tríade – história clínica, eletrocardiograma (ECG) e enzimas cardíacas, sendo que o tratamento precoce do IAM impacta de forma positiva a morbidade e mortalidade, além de reduzir custos e tempo de internação hospitalar. Por causa destas limitações a ecocardiografia (ECO) exerce um importante papel no diagnóstico do paciente com dor torácica, pois na cascata isquêmica as alterações ecocardiográficas precedem as alterações eletrocardiográficas, e a ECO permite avaliar as funções sistólica e diastólica do Ventrículo Esquerdo (VE),[1] bem como a perfusão miocárdica, determinar a presença de IAM, o território vascular envolvido, a presença de complicações mecânicas secundárias ao IAM, definir a área do miocárdio em risco e avaliar a função global do VE, sendo essencial na triagem destes pacientes, além de ajudar a excluir outras causas de dor torácica, como dissecção aórtica, pericardite com derrame pericárdico associado, estenose aórtica e cardiomiopatia hipertrófica. Portanto, neste capítulo, apresentamos a aplicabilidade da ECO para o diagnóstico precoce das síndromes coronarianas agudas e suas complicações, e o nível atual de desenvolvimento dessas importantes técnicas no cenário das Síndromes Coronarianas Agudas (SCA).

A ECO transtorácica (ETT) é a modalidade principal na avaliação dos pacientes com dor torácica e deve objetivar a avaliação dos ventrículos e a presença de alteração da contração regional. Os cortes ecocardiográficos padrões para avaliar a contração regional são os paraesternais de eixos longo e transverso, e os apicais de 4, 3 e 2 câmaras (Fig. 19-1). Se estes cortes padrões não forem adequados para a análise das paredes do VE, o corte subcostal pode ser útil. O uso do contraste ecocardiográfico também pode ser necessário por permitir uma melhor definição das bordas endocárdicas.[2] Técnicas mais recentes que se utilizam de imagens com índice mecânico baixo permitem a avaliação simultânea da perfusão e função miocárdicas em tempo real.[3] A ecocardiografia com contraste miocárdico em tempo real (ECM) aumenta a sensibilidade dos testes de estresse com dobutamina para a detecção de DAC e permite distinguir o miocárdio infartado do atordoado após isquemia aguda (Fig. 19-2).[4,5]

Embora a avaliação das funções global e regional do VE seja o objetivo central na avaliação dos pacientes com dor suspeita de SCA, é essencial providenciar uma avaliação rápida de outras causas de dor torácica, de natureza não isquêmica. A dissecção da aorta é uma questão essencial e que pode ser avaliada pela ETT, porém a ecocardiografia transesofágica (ETE) apresenta uma melhor acurácia para identificação desta grave situação clínica. A sensibilidade do ETE é de 99%, bem maior quando comparada à ETT que é de 79%.[6]

O desenvolvimento de novas técnicas, como *strain*, *strain rate*, *speckle-tracking*, ecocardiografia tridimensional em tempo real, Doppler tecidual, imagem em segunda harmônica e o uso de novos agentes de contraste, utilizadas para a realização da sonotrombólise, que é uma técnica que permite a recanalização da artéria epicárdica no curso do IAM com utilização de alta energia ultrassônica, diminuindo o remodelamento ventricular em pacientes com IAM com supra de ST (IAMCSST), sendo que os estudos iniciais demonstram uma maior eficácia quando há envolvimento da artéria descendente anterior (ADA),[7] associado ao desenvolvimento de imagens digitais, traz novas luzes sobre a ecocardiografia sob estresse e contraste e expande seu potencial para avaliar SCA.

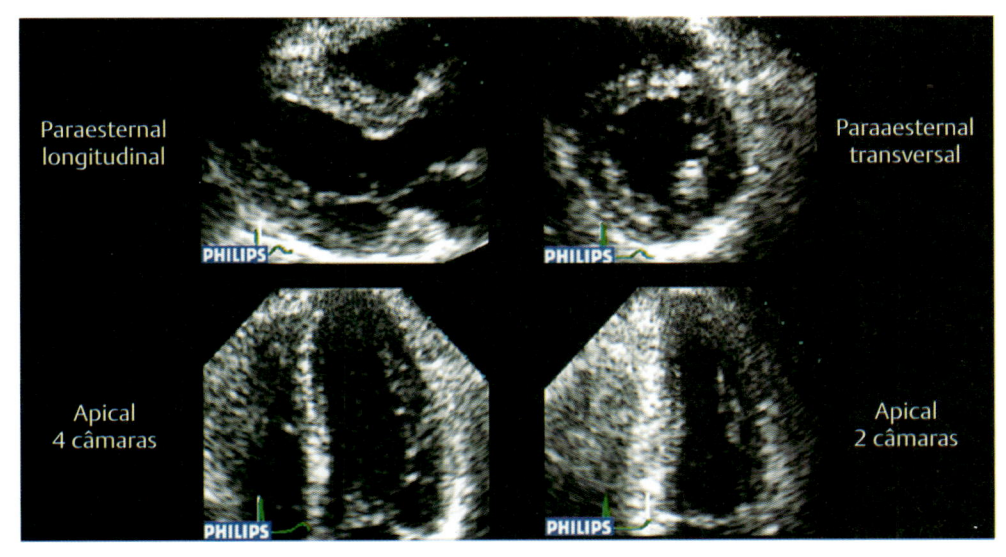

Fig. 19-1. Imagens de tela quádrupla, mostrando os quatro planos ecocardiográficos padrão.

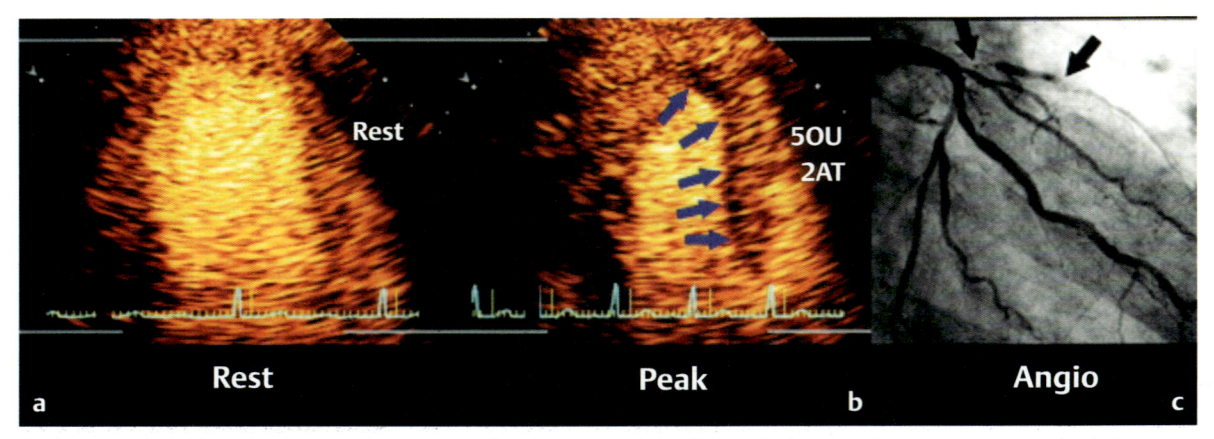

Fig. 19-2. Exemplo de ecocardiografia com contraste em tempo real em paciente internada na sala de emergência com suspeita de síndrome coronariana aguda. (a) Mostra uma perfusão normal homogênea em repouso. (b) No pico do estresse com dobutamina podemos observar o defeito da perfusão miocárdica na parede anterior. (c) O angiograma coronário mostrou lesão significativa na artéria coronária descendente anterior (seta).

Um ecocardiografista bem treinado e experiente é necessário nos SE, devendo adquirir as imagens de forma adequada, com a utilização dos transdutores adequados e ajustes especiais para pacientes obesos ou pneumopatas, sendo que a imagem em segunda harmônica traz ganho na qualidade do sinal, resultado em uma melhor definição das imagens, e o uso do contraste ecocardiográfico requer ajustes nos controles principalmente no que se refere à utilização do índice mecânico.

ECOCARDIOGRAFIA SOB ESTRESSE

A Ecocardiografia sob estresse (ESE) pode ser realizada com estresse físico ou farmacológico para avaliação de isquemia miocárdica e é segura e efetiva em pacientes com dor torácica, sem IAM ou angina instável, podendo ser de grande importância na SE para o estabelecimento do diagnóstico de SCA. A ecocardiografia sob estresse físico (EEF) tem alta sensibilidade e especificidade, e é mais acurada que o ECG, teste ergométrico e ECO de repouso na detecção de DAC. Alterações da contração segmentar do VE (ACS) detectada pela EEF ocorrem mais precocemente do que angina ou anormalidades do segmento ST. Adicionalmente, EEF também tem valor adicional na localização e quantificação da isquemia miocárdica, bem como na predição de eventos em pacientes com DAC.[8] A EEF apresenta alta sensibilidade e especificidade para a detecção de isquemia miocárdica tanto nos pacientes sem intervenções prévias, como naqueles submetidos previamente à angioplastia transluminal percutânea (ATC) ou cirurgia de revascularização miocárdica (RM).[8] A detecção de isquemia pela EEF é limitada em pacientes com bloqueio de ramo esquerdo (BRE) e apresenta limitações em pacientes com movimento paradoxal do septo interventricular.[8]

Ecocardiografia sob Estresse Farmacológico

Para pacientes que não conseguem realizar exercícios físicos de forma adequada, podem-se aplicar testes farmacológicos com diversos agentes, sendo a dobutamina a substância mais utilizada em nosso meio. A Ecocardiografia sob estresse com Dobutamina (EED), Dipiridamol (DIP) e adenosina (ADENO) e a ECM são importantes ferramentas para detecção de DAC.[9]

As imagens são adquiridas e arquivadas no formato quádruplo, incluindo os eixos paraesternal longo e transverso e apical de quatro e duas câmaras (Fig. 19-3). As imagens são adquiridas em repouso, com baixa dose de dobutamina, pico do estresse e recuperação. Um ECG de 12 derivações e a medida da pressão arterial devem ser registrados em repouso e no final de cada estágio. A monitorização eletrocardiográfica deve ser mantida continuamente para observação de alterações no segmento ST e a presença de arritmias.[10] O esquema de segmentação ventricular mais utilizado é o recomendado pela Sociedade Americana de Ecocardiografia com 16 segmentos miocárdicos.[11]

O teste deve ser interpretado como positivo para a presença de isquemia, sempre que aparecer nova alteração de contração segmentar do ventrículo esquerdo com o estresse. A avaliação da viabilidade é feita pela demonstração de melhora da contração miocárdica com baixas doses de dobutamina, sendo que esta resposta pode ocorrer em doses mais elevadas, principalmente em pacientes em uso de betabloqueadores.

A adição de atropina à ecocardiografia sob estresse pela dobutamina aumenta a acurácia diagnóstica e diminui a porcentagem de testes ineficazes, especialmente em pacientes sob uso de betabloqueadores.[12]

Papel da Ecocardiografia sob Estresse na Estratificação de Risco após Infarto Agudo do Miocárdio

Há estudos clássicos na literatura demonstrando a eficácia da estratificação prognóstica com ecocardiografia sob estresse pelo dipiridamol e dobutamina em diferentes subgrupos de pacientes após IAM, como o estudo EPIC e EDIC.[13]

O estudo GISSI mostrou que a função do VE é um dos principais preditores de mortalidade cardíaca após infarto agudo do miocárdio, com maiores incrementos de mortalidade associados à redução progressiva da fração de ejeção ventricular.[14] Novos parâmetros que refletem a função do VE, como *strain* e *strain rate*, fornecem uma forte informação prognóstica em pacientes após IAM. Esses parâmetros foram superiores a FE e ACS na estratificação de risco para desfecho em longo prazo.[15]

Gaibazzi *et al.*[16] estudaram 1.252 pacientes com ecocardiografia com contraste miocárdio e Dipiridamol (ECMDip) e os acompanharam por uma mediana de 25 meses. O valor prognóstico da perfusão miocárdica (PM) em relação à morte e IAM não fatal foi determinado e relacionado com contração segmentar (CS) do VE, fatores de riscos clínicos e fração de ejeção em repouso. Pacientes com respostas normais da PM apresentaram melhor resultado que pacientes com CS normal; pacientes com ambas anormalidades CS e PM reversíveis, por sua vez, tiveram o pior resultado.

A melhora contrátil que ocorre durante o estresse reflete a integridade funcional do mecanismo contrátil celular. A simples análise ecocardiográfica em repouso fornece informações quanto à viabilidade miocárdica. Demonstrou-se a identificação de miocárdio viável pela ecocardiografia com baixas doses de dobutamina em pacientes após infarto agudo do miocárdio e terapia trombolítica, mostrando boa correlação com a tomografia por emissão de pósitrons.[17] ECM foi um poderoso preditor de mortalidade em pacientes com insuficiência cardíaca para avaliar pacientes com função ventricular deprimida em repouso, viabilidade miocárdica, isquemia e reserva de fluxo coronariano e apresenta boa correlação com a RNM cardíaca.[18,19]

NOVOS AVANÇOS DA ECOCARDIOGRAFIA NAS SÍNDROMES CORONARIANAS AGUDAS

O Doppler tecidual vem sendo utilizado na ecocardiografia para a quantificação da mecânica miocárdica em repouso e durante o

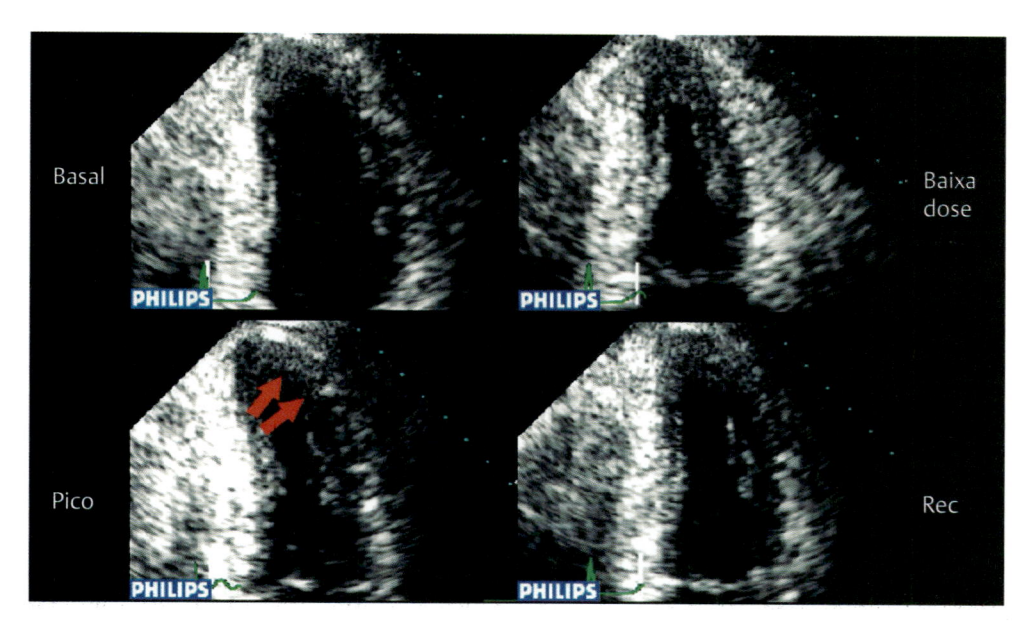

Fig. 19-3. Exemplo de disposição das imagens em tela quádrupla comparando as imagens no plano apical de duas câmaras adquiridas no repouso no quadrante superior esquerdo, baixa dose de dobutamina no quadrante superior direito, pico do estresse no quadrante inferior esquerdo e recuperação no quadrante inferior direito. Neste caso, o paciente apresentava contração segmentar normal em repouso, resposta hipercontrátil com baixa dose de dobutamina, presença de acinesia no segmento apical da parede anterior no pico do estresse (setas) e melhora da discinesia na recuperação, exemplificando um teste positivo para isquemia miocárdica.

estresse, com a maioria dos estudos sugerindo um aumento da sensibilidade na detecção de isquemia, quando comparado à análise visual.[20] Entretanto, seu uso rotineiro nos laboratórios de ecocardiografia ainda é limitado, e estudos envolvendo maior número de pacientes ainda são necessários para consolidar a técnica.

O contraste ecocardiográfico está ganhando espaço. Os agentes de contraste ecocardiográfico são soluções contendo microbolhas de gás do tamanho das hemácias, cuja interface com o meio líquido é altamente refringente, melhorando o sinal ecocardiográfico do meio que as contém.[21]

O contraste ecocardiográfico permite uma melhor definição das bordas endocárdicas, possibilitando uma avaliação mais adequada do espessamento miocárdico parietal e da função contrátil global e segmentar do ventrículo esquerdo, em repouso e sob estresse.

Em pacientes com doença multiarterial e isquemia equilibrada, a adição de contraste com a avaliação da perfusão miocárdica não só é capaz de superar a limitação da taxa de falsos negativos por paciente, mas também pode representar defeitos de perfusão miocárdica multiarterial de forma mais eficiente do que outras técnicas, graças à alta resolução espacial.[22] Porter et al.[3] mostraram que a análise da perfusão miocárdica em tempo real associada à EED melhorou a sensibilidade à detecção da DAC.

Tsutsui et al. avaliaram a exequibilidade, segurança e acurácia diagnóstica da EEDA com análise simultânea da contração segmentar e perfusão miocárdica, utilizando imagem em tempo real, em grande número de pacientes.[23] A análise da perfusão miocárdica apresentou boa acurácia para a detecção da DAC (Fig. 19-2) e mostrou-se um preditor independente para eventos cardíacos.

Kowatsch I et al.[24] estudaram o valor da análise quantitativa da perfusão miocárdica para a detecção da DAC durante a EED e pela adenosina. Os autores mostraram que a reserva de velocidade do fluxo miocárdico obtida pela imagem de perfusão em tempo real do DASE apresentou acurácia semelhante ao estresse de adenosina para a detecção da DAC. Alguns estudos sugerem que o STE está associado a alterações no volume ou função do VE, independentemente dos mecanismos subjacentes e direção da deformação. Metarregressão demonstra uma forte associação entre pico de esforço sistólico longitudinal e remodelamento adverso.[25]

IMAGENS DO *STRAIN* E *STRAIN RATE*

A utilização dos índices de deformação miocárdica (*strain/strain rate*) permite uma avaliação mais confiável e abrangente da função miocárdica. O espectro de potenciais aplicações clínicas é muito amplo em razão de sua capacidade de diferenciar entre movimentos ativos e passivos de segmentos miocárdicos, quantificar dessincronia intraventricular e avaliar componentes da função miocárdica, como encurtamento miocárdico longitudinal, que não são visualmente avaliáveis. Os índices de deformação miocárdica apresentam alta sensibilidade para a detecção precoce da disfunção miocárdica, sendo recomendada sua utilização de rotina no manejo do IAM. Além da detecção de disfunção miocárdica subclínica de diferentes etiologias, a avaliação da viabilidade miocárdica e a detecção precoce de pacientes com doença arterial coronariana, *strain* e *strain rate* são úteis na seleção de diferentes terapias. Os dados de taxa de deformação e de esforço também fornecem informações prognósticas importantes. A depressão do segmento ST (DST) e a inversão da onda T (IOT) são achados eletrocardiográficos típicos (ECG) em infarto do miocárdio sem supradesnivelamento do segmento ST (IAMSSST). No infarto agudo do miocárdio com elevação do segmento ST, as alterações do segmento ST representam isquemia transmural. Os mecanismos fisiopatológicos das alterações do ECG no IAMSSST ainda não são claros. Estudo recente demonstrou que alterações típicas do ECG nos pacientes com IAMSSST foram associadas a mudanças ecocardiográficas sutis. A DST esteve relacionada com alterações na função diastólica, e a IOT foi associada à deterioração sistólica.[26]

Nas mãos de operadores muito experientes e altamente treinados, este método pode ser uma valiosa ferramenta não invasiva para uso clínico de rotina para avaliar a função contrátil do miocárdio.[27,28]

Strain Bidimensional

Imagens bidimensionais dos índices de deformação miocárdica, não dependentes do Doppler, foram desenvolvidas. Esta técnica é independente do ângulo de incidência do Doppler e permite a medição de vários vetores de tensão no tecido miocárdico. A modalidade mais utilizada, chamada *speckle-tracking*, é uma ferramenta poderosa, permitindo a detecção de anormalidades secundárias na função miocárdica. Evidências atuais mostram que a imagem do *strain* bidimensional pode permitir a identificação das alterações precoces que ocorrem com o ataque isquêmico ao miocárdio. Pode também fornecer alterações que ajudarão na identificação de miocárdio cicatrizado e não viável, com precisão semelhante à da RM cardíaca. O *strain* bidimensional, por meio da técnica *speckle-tracking*, muito provavelmente se tornará uma ferramenta padrão na avaliação de pacientes com cardiopatia isquêmica.[29]

CONCLUSÕES

A ETT é imprescindível na avaliação do paciente com dor torácica e suspeita de SCA na SE. Dependendo da situação o uso da ESE ou ETE se faz necessário. A ECO permite a aquisição de informações sobre as funções global e regional, função valvar, pericárdio e complicações mecânicas do IAM, permitindo não apenas a realização da triagem dos pacientes com SCA, bem como estabelecer as estratégias de intervenção, em curto e longo prazos. Novas técnicas, utilizando a ecocardiografia sob contraste para avaliação do delineamento das bordas endocárdicas e da perfusão miocárdica, índices de deformação miocárdica e mais recentemente o advento da sonotrombólise, aumentaram ainda mais o papel da utilização da ECO na SE de pacientes com dor torácica e suspeita de SCA.

REFERÊNCIAS BIBLIOGRÁFICAS

1. Tennant R, Wiggers CJ. The effect of coronary artery occlusion on myocardial contraction. Am J Physiol. 1935;112:351-61.
2. Wei K, Jayaweera AR, Firoozan S, Linka A, Skyba DM, Kaul S. Quantification of the myocardial blood flow with ultrasound-induced destruction of microbubbles administered as a constant venous infusion. Circulation. 1998;97:473-83.
3. Porter TR, Xie F, Silver M, Kricsfeld D, Oleary E. Real-time perfusion imaging with low mechanical index pulse inversion Doppler imaging. J Am Coll Cardiol. 2001;37:748-53.
4. Plana JC, Mikati IA, Dokainish H, Lakkis N, Abukhalil J, Davis R, et al. A randomized cross-over study for evaluation of the effect of image optimization with contrast on the diagnostic accuracy of Dobutamine echocardiography in coronary artery disease The OPTIMIZE Trial. JACC Cardiovasc Imaging. 2008;2:145-52.
5. Dourado PM, Tsutsui JM, Mathias Jr W, Andrade JL, da Luz PL, Chagas AC. Evaluation of stunned and infarcted canine myocardium by real-time myocardial contrast echocardiography. Braz J Med Biol Res. 2003;36:1501-9.
6. Erbel R, Daniel W, Visser C, et al. Echocardiography in the diagnosis of aortic dissection. Lancet. 1989;333:457-461.
7. Mathias W, Tavares BG, Aguiar MO, et al. The effectiveness of microbubble-mediated sonothrombolysis for inducing early recanalization of different culprit coronary arteries in patients with acute ST-segment elevation myocardial infarction. J Am Coll Cardiology. 2018;71(11):A1460.
8. Picano E, Ciampi Q, Citro R, et al. Echo 2020: the international stress echo study in ischemic and non-ischemic heart disease. Cardiovasc Ultrasound. 2017 Jan 18;15(1):3.
9. Senior R, Becher H, Monaghan M, Agati L, Zamorano J, Vanoverschelde JL, Nihoyannopoulos P. Contrast echocardiography: evidence-based recommendations by European Association of Echocardiography. Eur J Echocardiogr. 2009;2:194-212.
10. Gaibazzi N, Lorenzoni V, Reverberi C, Wu J, Xie F, Porter TR. Effect of Pharmacologic Stress Test Results on Outcomes in Obese versus Nonobese Subjects Referred for Stress Perfusion Echocardiography. J Am Soc Echocardiogr. 2016 Sep;29(9):899-906.
11. Schiller NB, Shah PM, Crawford M, DeMaria A, Devereux R, Feigenbaum H, et al. Recommendations for quantitation of the left ventricle by two-dimensional echocardiography. American Society of Echocardiography Committee on Standards, Subcommittee on Quantitation of Two-Dimensional Echocardiograms. J Am Soc Echocardiogr. 1989 Sep;2(5):358-67.
12. Quiñones A, Benenstein R, Saric M. New-onset seizure after perflutren microbubble injection during Dobutamine stress echocardiography. Echocardiography. 2013 Apr;30(4):E95-7.
13. Varga A, Picano E, Cortigiani L, Petix N, Margaria F, Magaia O, et al. Does stress echocardiography predict the site of future myocardial infarction? A large-scale multicenter study. EPIC (Echo Persantine International Cooperative) and EDIC (Echo Dobutamine International Cooperative) study groups. J Am Coll Cardiol. 1996 Jul;28(1):45-51.
14. Volpi A, De VC, Franzosi MG, Geraci E, Maggioni AP, Mauri F, et al. Determinants of 6-month mortality in survivors of myocardial infarction after thrombolysis. Results of the GISSI-2 data base. The Ad hoc Working Group of the Gruppo Italiano per lo Studio della Sopravvivenza nell'Infarto Miocardico (GISSI)-2 Data Base. Circulation. 1993 Aug;88(2):416-29
15. Antoni ML, Mollema SA, Delgado V, Atary JZ, Borleffs CJ, Boersma E, et al. Prognostic importance of strain and strain rate after acute myocardial infarction. Eur Heart J. 2010 Jul;31(13):1640-7.
16. Gaibazzi N, Reverberi C, Lorenzoni V, Molinari R, Porter TR. Prognostic value of high-dose dipyridamole stress myocardial perfusion contrast echocardiography. Circulation. 2012 Sep 4;126(10):1217-24.
17. Pierard LA, De Landsheere CM, Berthe C, Rigo P, Kulbertus HE. Identification of viable myocardium by echocardiography during Dobutamine infusion in patients with myocardial infarction after thrombolytic therapy: comparison with positron emission tomography. J Am Coll Cardiol. 1990 Apr;15(5):1021-31.
18. Anantharam B, Janardhanan R, Hayat S, Hickman M, Chahal N, Bassett P, Senior R. Coronary flow reserve assessed by myocardial contrast echocardiography predicts mortality in patients with heart failure. Eur J Echocardiogr. 2011 Jan;12(1):69-75.
19. Bikiri E, Mereles D, Voss A, et al. Dobutamine stress cardiac magnetic resonance versus echocardiography for the assessment of outcome in patients with suspected or known coronary artery disease. Are the two imaging modalities comparable? Int J Cardiol. 2014 Feb 1;171(2):153-60.
20. Vitiello N, Cirillo R, Granato L, Coppola V, di Palma F. [Exercise stress test and dobutamine stress echocardiography for the prognostic stratification after uncomplicated acute myocardial infarction]. G Ital Cardiol (Rome). 2007 May;8(5):311-8.
21. Grayburn PA, Mulvagh S, Crouse L. Left ventricular opacification at rest and during stress. Am J Cardiol. 2002 Nov 18;90(10A):21J-27J. Review.
22. Donataccio MP, Reverberi C, Gaibazzi N. The dilemma of ischemia testing with different methods. Echo Res Pract. 2014 Sep 1;1(1):K1-4.
23. Tsutsui JM, Elhendy A, Xie F, O'Leary E, McGrain AC, Porter TR. Safety of Dobutamine stress real-time myocardial contrast echocardiography. J Am Coll Cardiol. 2005;45:1235-42.
24. Kowastch I, Tsutsui JM, Osorio AFF, Uchida AH, Machiori GGA, Lopes MM, Cesar LAM, Ramires JASM, Mathias Jr W. Head-to-Head Comparison of Dobutamine and Adenosine Stress Real-time Myocardial Perfusion Echocardiography for the detection of Coronary Artery Disease J Am Soc Echocardiograph. 2007;20:1109-17.
25. Huttin O, Coiro S, Selton-Suty C, Juillière Y, Donal E, Magne J, et al. Prediction of Left Ventricular Remodeling after a Myocardial Infarction: Role of Myocardial Deformation: A Systematic Review and Meta-Analysis. PLoS One. 2016 Dec 30;11(12):e0168349.
26. Tuohinen SS, Rankinen J, Skyttä T, Huhtala H, Virtanen V, Kellokumpu-Lehtinen PL, et al. Associations between ECG changes and echocardiographic findings in patients with acute non-ST elevation myocardial infarction. J Electrocardiol. 2018 Mar-Apr;51(2):188-194.
27. Henriksen E, Selmeryd J, Hedberg P. Associations of left atrial volumes and Doppler filling indices with left atrial function in acute myocardial infarction. Clin Physiol Funct Imaging. 2019 Jan;39(1):85-92.
28. Oleynikov VE, Galimskaya VA, Kupriyanova SN, Burko NV. Use of the Speckle tracking method for determining global parameters of heart contractility in healthy individuals. MethodsX. 2018 Feb 2;5:125-135.
29. Perk G, Kronzon I. Non-Doppler two dimensional strain imaging for evaluation of coronary artery disease. Echocardiography. 2009 Mar;26(3):299-306.

DOENÇA ISQUÊMICA – AUXÍLIO NO MANEJO DO INFARTO AGUDO NA UTI, DETECÇÃO DE COMPLICAÇÕES E PROGNÓSTICO

Arnaldo Rabischoffsky ■ Eliza de Almeida Gripp
Geanne Maria Holanda de Menezes Barroso

INTRODUÇÃO

O infarto agudo do miocárdio (IAM) permanece como uma doença de alta morbidade e mortalidade mundialmente conhecidas, com alto custo para os sistemas de saúde. O seu diagnóstico é uma das principais indicações da ecocardiografia, método de escolha realizado à beira do leito, de baixo custo, disponível e capaz de avaliar suas complicações.[1] O ecocardiograma oferece informações relacionadas com o prognóstico do paciente, e alguns de seus parâmetros calculados estão inseridos em escores de riscos atualmente utilizados. Além disso, permite a exclusão de outras causas de dor precordial, como dissecção aórtica, cujo diagnóstico é fundamental na escolha do tratamento a ser instituído.[2,3]

EVOLUÇÃO DO IAM NO MUNDO

A obstrução de uma artéria coronária ou de algum dos seus ramos foi considerada como um evento fatal durante muitos anos. Em 1901, Khrel reconheceu que nem sempre a trombose coronária resultava em morte súbita, mas poderia se agravar, caso a oclusão fosse aguda ou se o infarto se estendesse, com formação de aneurisma e ruptura do miocárdio.[4] Esta síndrome caracterizada por trombose coronária e necrose miocárdica ficou conhecida como infarto agudo do miocárdio, e seu tratamento baseava-se principalmente no uso de digital e repouso.[5]

A evolução no tratamento do infarto iniciou a partir da segunda metade do século 20, quando foi instituída a terapia trombolítica, inicialmente realizada por meio da infusão direta do agente trombolítico na artéria coronária, seguindo-se de arteriografia que evidenciou o sucesso terapêutico.[6] A necessidade da administração intracoronária tornou o método pouco aplicável, mas importantes estudos, como ISIS e GISSI, utilizaram a administração intravenosa e mostraram definitivamente a importância da terapia de reperfusão trombolítica, que reduziu a mortalidade do IAM.[7,8]

No entanto, a moderna terapia de reperfusão trombolítica tem eficácia limitada em pacientes com IAM associado a supradesnível do segmento ST.[9] Este grupo de pacientes com sintomas de isquemia, cujo ECG demonstra elevação do segmento ST ou novo bloqueio do ramo esquerdo, seguidos de elevação dos níveis dos marcadores de necrose miocárdica é candidato à angioplastia primária.[2] Os estudos mostraram a superioridade da angioplastia primária em relação à terapia trombolítica realizada nas primeiras 12 horas após o IAM, com redução da mortalidade em 30 dias e seis meses após o evento.[9] A angioplastia primária reduziu a mortalidade por IAM em 50%, assim como o número de complicações.[10]

COMPLICAÇÕES DO INFARTO AGUDO DO MIOCÁRDIO

As grandes alterações que ocorrem no IAM são decorrentes da isquemia, edema e reperfusão, que implicam na necessidade de avaliação ecocardiográfica dentro das primeiras 48 horas.[11,12] O principal objetivo da imagem consiste na avaliação da função sistólica global e segmentar, além da investigação de possíveis complicações.[12]

As complicações do IAM podem ser classificadas em: complicações isquêmicas, como extensão do infarto, recorrência do infarto e angina pós-infarto; arritmias; complicações embólicas, para o sistema nervoso central ou embolização periférica; complicações inflamatórias, como a pericardite; e complicações mecânicas, como ruptura da parede livre, ruptura do septo interventricular, ruptura de músculo papilar, aneurisma, pseudoaneurisma, infarto de ventrículo direito, obstrução da via de saída do ventrículo esquerdo, insuficiência mitral isquêmica, tamponamento e trombo. Neste capítulo, serão abordadas as complicações em que o ecodopplercardiograma tem papel fundamental no diagnóstico e na conduta terapêutica.[13]

Comunicação Interventricular Pós-Infarto

Embora a incidência de comunicação interventricular pós-infarto (CIV) tenha diminuído de maneira significativa após o advento da angioplastia primária, estimada em < 1%, a mortalidade continua alta, atingindo 60 a 70% dos pacientes.[13]

A ruptura do septo interventricular se dá dentro de 3 a 7 dias de extenso infarto transmural,[13,14] podendo ocorrer dentro das primeiras 24 horas após o tratamento percutâneo em infartos de paredes anterior e inferior. Apresenta contorno irregular, encontrado em áreas com a contratilidade alterada, diferenciando-se assim dos defeitos congênitos, presentes em segmentos com contratilidade preservada (Fig. 20-1).[15]

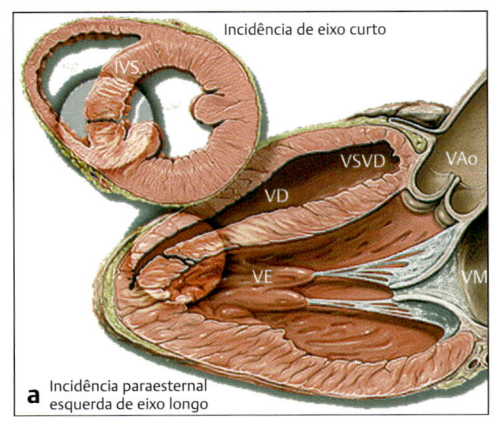

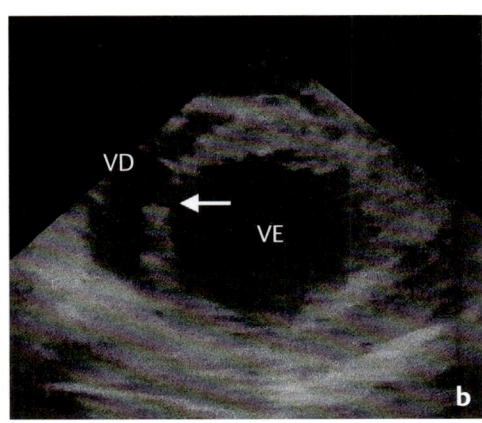

Fig. 20-1. (a, b) Desenho esquemático do defeito do septo ventricular após infarto. Corte transverso do ventrículo esquerdo, evidenciando o defeito do septo ventricular comunicando os ventrículos. VD: ventrículo direito; VE: ventrículo esquerdo; VSVD: via de saída do ventrículo direito; VM: válvula mitral; VAo: válvula aórtica.

A avaliação da função do ventrículo direito na presença da CIV é de grande importância, pois a CIV localizada na porção basal, decorrente do infarto de parede inferior, tem pior prognóstico do que aqueles que ocorrem em região apical.[14] Além disso, a presença de shunt direita-esquerda durante a diástole indica disfunção ventricular direita, associada ao aumento da mortalidade.[15]

O diagnóstico é feito na maioria dos casos pela ecocardiografia bidimensional. No entanto, a ruptura do septo interventricular pode formar túneis na parede septal com pontos de reentrada de diferentes níveis, que não são vistos ao ecocardiograma bidimensional, necessitando do auxílio do Doppler colorido, útil também na avaliação do tamanho do defeito por meio da largura do jato.[15,16] Outro fator a ser considerado é a importância do ecodopplercardiograma tridimensional, permitindo a visualização do defeito em ângulos não disponíveis pela análise bidimensional. O modo de zoom e full volume permitem a avaliação geométrica, com precisa localização, e a sua medição pelo 3D auxilia na escolha do tamanho do dispositivo para o fechamento percutâneo.[16,17]

A correção da CIV pode ser feita com oclusor por via percutânea ou correção convencional por esternotomia e extracorpórea. Defeitos pequenos ou médios (< 15 mm) apresentam bons resultados com o uso do oclusor, com indicação também na estabilização clínica para posterior correção cirúrgica convencional. As bordas da ruptura são friáveis e de difícil sutura na fase aguda. O fechamento percutâneo tem como vantagem a ausência de manipulação do tecido necrótico, bastante friável.[16,18]

Hematoma Intramiocárdico Dissecante

O hematoma intramiocárdico dissecante é uma rara complicação, que consiste na infiltração de sangue para o interior do miocárdio, mantendo íntegro o endocárdio e epicárdio.[19] Um dos mecanismos propostos foi o rompimento de vasos miocárdicos para o interior do interstício, formando uma neocavidade limitada pelo miocárdio, com consequente redução do estiramento na área do infarto e aumentando a pressão de perfusão capilar coronariana.[20,21] A sua localização pode ser na parede livre, no ventrículo direito ou no septo interventricular. O hematoma pode expandir e romper para alguma estrutura adjacente ou resolver espontaneamente. Anteriormente à ecocardiografia, o diagnóstico era feito por meio de necropsia.[22]

Em relação ao prognóstico, inicialmente era reservado, mas o aumento do número de casos documentados na literatura sugere que o tratamento clínico apresenta bom desfecho.[23]

Infarto de Ventrículo Direito

O infarto do ventrículo direito (VD) ocorre em 30 a 50% dos casos de infarto de parede inferior do ventrículo esquerdo, por causa da oclusão da artéria coronária direita. Quando o infarto inferior acomete também o septo posterior, cerca de 2/3 desses pacientes têm infarto do VD. Nos pacientes submetidos à angioplastia primária, essa complicação é raramente observada. O infarto isolado de VD é raro.[23]

O ecocardiograma apresenta boa sensibilidade (82%) e especificidade (93%) para o diagnóstico, representado pelo aumento da cavidade ventricular direita, com hipocinesia ou acinesia de sua parede.[24] Aproximadamente em 50% dos casos, pode ser observado o sinal de Mc Connel, com hipercontratilidade do segmento apical do VD e acinesia da base e segmento médio, ratificando que esse sinal não é específico de embolia pulmonar.[25] Outros achados ecocardiográficos são: movimento paradoxal do septo interventricular, como compensação da acinesia/hipocinesia da parede livre, abertura precoce da valva pulmonar decorrente do aumento das pressões nas cavidades direitas, dilatação da veia cava inferior e ruptura de parede livre do ventrículo direito.[26,27] Além disso, insuficiência tricúspide (IT) significativa pode ocorrer em pelo menos 1/3 dos casos, em razão da ruptura de músculo papilar ou por dilatação da cavidade, causando tethering do folheto tricuspídeo; e de maneira semelhante à evolução das alterações segmentares e da dilatação do VD, a IT pode melhorar espontaneamente.[28] Em relação às variáveis ecocardiográficas avaliadas, ocorrem alterações: redução do TAPSE, da FAC e da onda sistólica (S) do anel tricuspídeo, redução do strain da parede livre do VD e da fração de ejeção tridimensional, que funcionam como preditores de desfechos cardiovasculares em pacientes com acometimento do VD no infarto de parede inferior (Vídeos 20-1 a 20-6 e Fig. 20-2).[29]

A presença de shunt direita-esquerda pode ser investigada com o uso de solução salina agitada, que atravessa o forame oval patente pelo aumento da pressão em cavidades direitas. O forame oval patente com shunt direita-esquerda é causa de hipoxemia sustentada em paciente com infarto de parede inferior.[30] Muitas vezes, o ecodopplercardiograma transesofágico é importante para confirmação diagnóstica.

Trombo

A presença de trombo após o IAM está associada a um risco cinco vezes maior de embolização sistêmica. Está relacionado com alta mortalidade, principalmente quando a sua formação ocorre nas primeiras 48 horas. A maioria dos eventos embólicos acontece com 12 semanas do evento agudo.[31,32]

Nos infartos de parede anterior com FE< 40%, e grande área acinética ou discinética, há alto risco de formação de trombo. Embora também encontrado em infartos menores, de parede inferior e com FE preservada, indicando um processo mais complexo, com a presença de outros fatores envolvidos em sua formação.[15,31]

O ecodopplercardiograma é o método diagnóstico fundamental na identificação de trombo, com sensibilidade de 92-95% e especificidade de 86-88%; em que o trombo é descrito como estrutura ecogênica de contorno distinto ao endocárdio (Vídeo 20-7).[33]

Além disso o trombo pode variar de tamanho, formato e classificar-se como séssil ou pedunculado. Em relação à ecogenicidade, os trombos, considerados frescos, são similares ao miocárdio, diferente dos mais antigos, que são mais ecogênicos, organizados e com brilho mais característico (Vídeos 20-8 a 20-11).[34]

Entretanto, distinguir a demarcação linear entre o trombo e o endocárdio pode ser um desafio, e nesses casos o uso de contraste ecocardiográfico é fundamental, pois a presença do trombo impossibilita o preenchimento da região pelo contraste. Estudos mostram que o ecodopplercardiograma com contraste apresenta acurácia e sensibilidade superior ao exame sem contraste.[35]

Quanto ao tratamento, o trombo, raramente encontrado em pacientes submetidos à angioplastia primária, pode resolver espontaneamente ou com uso de anticoagulação. A terapia de anticoagulação indicada na presença de trombo após IAM tem como objetivo reduzir o risco de embolização (Vídeo 20-12).[36]

Trombos são raramente encontrados em pacientes submetidos à angioplastia primária.

Insuficiência Mitral Isquêmica

A IM ocorre em pelo menos 50% dos pacientes após IAM com a valva estruturalmente normal.[37,38] Mesmo a IM de grau leve tem impacto prognóstico.

O anel mitral em indivíduos normais, sem alteração na geometria ventricular esquerda, apresenta a seguinte dinâmica: contração do diâmetro anteroposterior, que reduz a área do anel e aproxima os folhetos, antes do aumento das pressões dentro do VE. No início da sístole, a valva mitral acentua seu aspecto em sela, com aprofundamento das comissuras, aproximando ainda mais os folhetos e reduzindo a sua tensão. Esses componentes são fundamentais para evitar a regurgitação mitral no início da sístole. Os músculos papilares se contraem e tensionam os folhetos mitrais, que se movimentam em direção ao anel, minimizando o tenting, definido como a altura entre o plano do anel e do ponto de coaptação dos folhetos.[39-41]

Os mecanismos da IM isquêmica crônica estão bem estabelecidos, pelo tethering do folheto mitral, causado pelo deslocamento do músculo papilar e perda do formato geométrico em sela da valva mitral, com consequente redução de toda a dinâmica do anel mitral. De acordo com a classificação de Carpentier, a IM isquêmica é do tipo IIIb, com alteração na geometria ventricular, na posição dos músculos papilares e dimensão anular.[42] Nesse caso, o tratamento proposto é a troca valvar, pois a anuloplastia não conseguiria resolver todos os mecanismos implicados na IM.

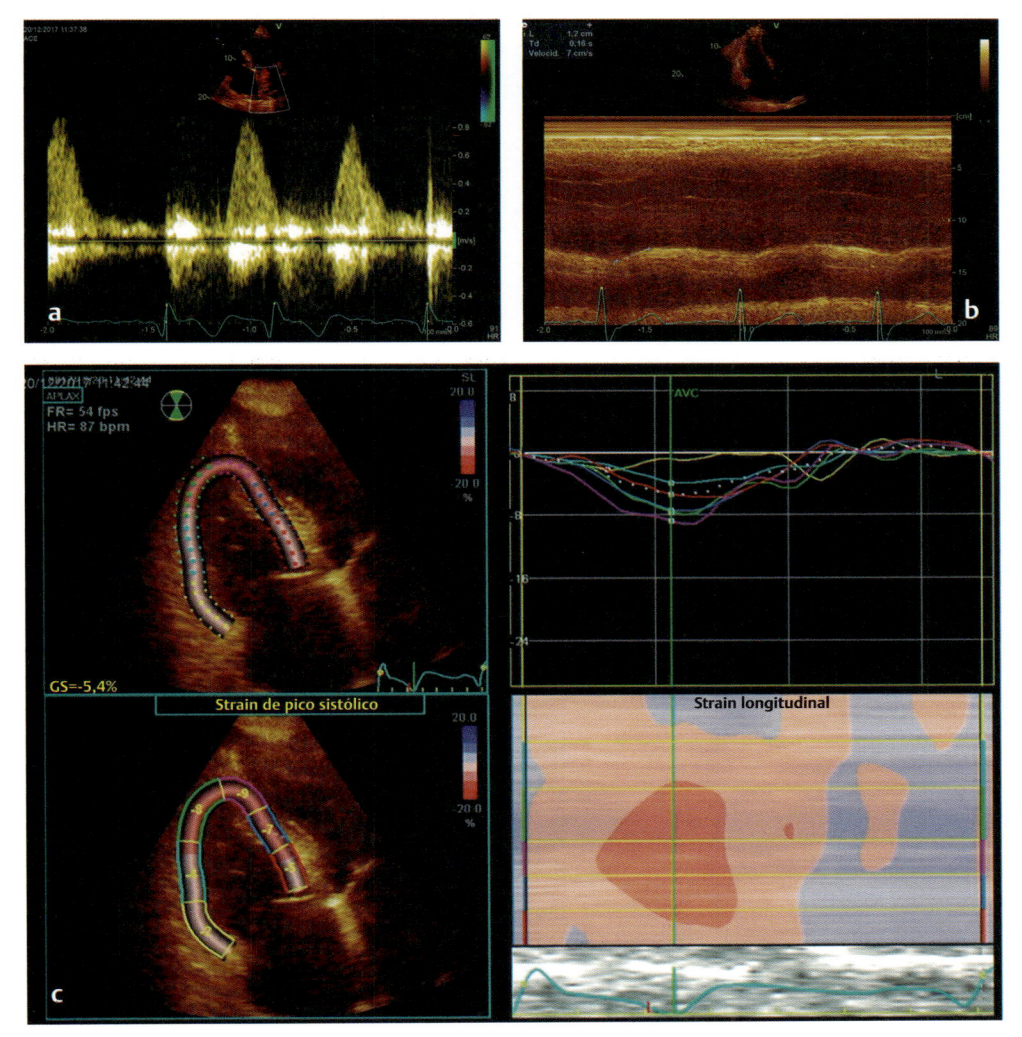

Fig. 20-2. (a) Observa-se fluxo de veia pulmonar com ausência da onda sistólica ratificando a gravidade da IM. (b) Modo M sobre o anel tricuspídeo mostrando redução do TAPSE de 1,2 cm. (c) Realizado *strain* bidimensional da parede livre do ventrículo direito com valor reduzido (-5,4%). À direita, canto superior, observa-se modo M anatômico ratificando a redução da deformação de parede livre do VD.

Atualmente, a altura da tenda é um parâmetro ecocardiográfico utilizado como marcador de recorrência da IM. A altura da tenda maior > 1,5 cm indica que o reparo com implante de anel, em médio e longo prazos, poderia estar associado à recorrência da IM, pois nesses casos a revascularização não foi capaz de causar remodelamento reverso do VE. Entretanto, o estudo Cardiothoracic Surgical Trial Network comparou o reparo valvar com troca valvar e mostrou a não inferioridade do reparo com uma taxa de recorrência da IM moderada em 32,6% no acompanhamento de 1 ano (Vídeos 20-13 e 20-14).[43]

Pacientes com risco proibitivo para cirurgia, uma opção é o uso de dispositivo percutâneo (mitral *clip*). No estudo EVEREST II – Endovascular valve edge-edge repair study), os pacientes com alto risco cirúrgico, que foram submetidos ao implante de mitral *clip*, apresentaram melhora dos sintomas e da gravidade da IM.[44]

Diferente da IM crônica, a fisiopatologia da IM aguda é pouco definida.[45] Trabalhos como de Sarano et al., que estudaram o mecanismo da IM nos pacientes com IAM, pelo 3D, observaram primeiramente que os conceitos conhecidos da dinâmica da IM crônica não se aplicavam a IM do IAM.[46] A IM aguda não é associada à redução da dinâmica do anel mitral explicada anteriormente nesse capítulo, assim como ao alargamento do anel ou redução do seu aspecto em sela. Foi observado que ocorria uma separação dos músculos papilares e excesso de rotação, resultando em excesso da tensão dos folhetos, alterando a estrutura da valva mitral e causando IM, entretanto, com a dinâmica do anel preservada. Observações similares foram documentadas em trabalhos com modelos animais de IM por IAM. Nesse contexto, com o entendimento da fisiopatologia da IM aguda, opções terapêuticas serão consideradas no futuro com base em evidência.[47,48]

Outros mecanismos causadores de insuficiência mitral no contexto de IAM agudo podem estar relacionadas com ruptura de músculo papilar, parcial ou total e por sua disfunção.[48]

A ruptura de músculo papilar é uma complicação mecânica grave e rara em pacientes submetidos à angioplastia primária. Estudos mostram uma incidência de 1 a 3% nos casos de IAM, com mortalidade de 80%, quando tratada somente com terapia clínica. A apresentação clássica é edema pulmonar agudo, choque cardiogênico e ausculta de sopro de insuficiência mitral.[48,49] Esses pacientes com IM aguda grave apresentam equalização rápida das pressões no átrio e ventrículo esquerdo, por conseguinte observa-se redução da duração e da intensidade do sopro, dificultando o diagnóstico (Fig. 20-3).

Ao ecodopplercardiograma, observa-se uma estrutura ecogênica com movimentação livre durante todo o ciclo cardíaco; na sístole se projeta para o AE e na diástole em direção ao VE, associado à IM grave de jato excêntrico com efeito Coanda. Entretanto, pode haver mais de um jato, em diferentes direções, e a avaliação da gravidade dessa insuficiência é um desafio por causa das altas pressões no AE, além da presença de taquicardia.[50]

O músculo papilar anterolateral é suprido por dois vasos: artéria coronária descendente anterior esquerda e artéria circunflexa; diferente do músculo papilar posteromedial, suprido por um único vaso, artéria coronária direita (dominância é direita), por isso é mais comum a ruptura nos infartos de parede inferior. Portanto, não é incomum o acometimento do músculo posteromedial em infarto inferior. É importante ressaltar que a ruptura do músculo papilar é mais comum em infartos menores, diferente da ruptura do septo interventricular, que ocorre com mais frequência em infartos maiores.[51,52]

Alguns artigos descrevem a disfunção do músculo papilar como causa de IM no IAM. O ecodopplercardiograma evidencia um ou ambos os folhetos, com o ponto de coaptação deslocado em direção ao ápice, acima do plano do anel valvar mitral, com jato central ou excêntrico; dependendo, assim, se um ou ambos os folhetos foram acometidos.[53,54]

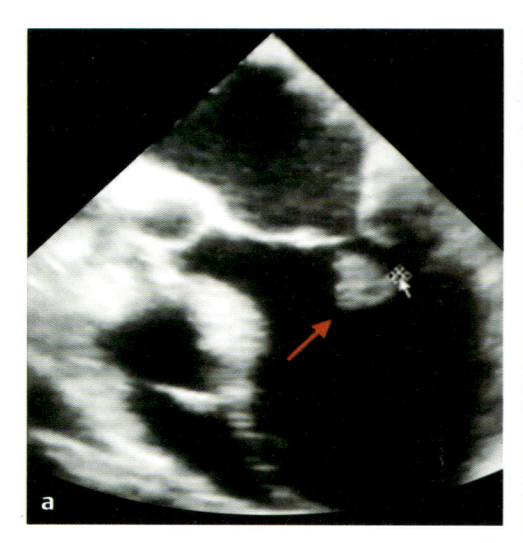

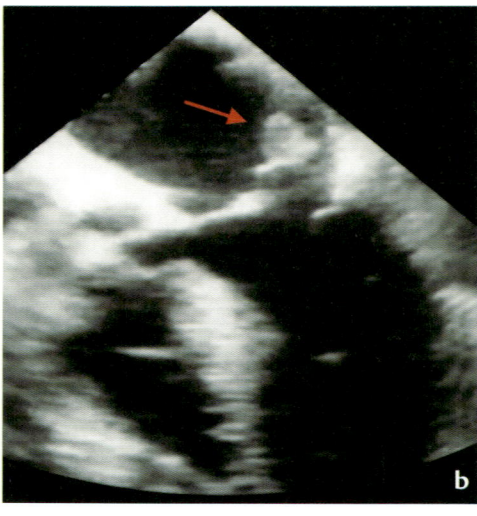

Fig. 20-3. Imagem ecogênica compatível com ruptura de músculo papilar em momentos diferentes do ciclo cardíaco, (**a**) em sístole e (**b**) em diástole.

Em relação ao tratamento, a ruptura total do músculo papilar requer a troca valvar com preservação do aparato subvalvar. Se ocorrer ruptura de uma das cabeças do músculo papilar, existem duas opções terapêuticas: a primeira é a reimplantação do músculo papilar, em um segmento com contratilidade razoável do VE; a segunda opção é o uso de corda artificial para correção do prolapso. Em ambos os casos, o uso de anuloplastia é necessária para evitar tensão na valva reconstruída.[55,56]

Expansão e Extensão do Infarto

A extensão e expansão do infarto são duas distintas consequências decorrentes do IAM. A extensão do infarto foi definida por dilatação seguida de afinamento da espessura da parede, decorrente do processo de necrose miocárdica, anteriormente à formação de tecido cicatrial.[57] Diferente da expansão do infarto, considerada como base para o remodelamento ventricular, caracterizada pela dilatação e hipertrofia de segmentos não infartados, com consequente alteração da forma e função ventricular esquerda.[58] A expansão do infarto tem variadas características, podendo ocorrer precocemente, em meses, anos ou ainda de caráter progressivo. São consideradas variáveis ecocardiográficas preditoras do remodelamento ventricular esquerdo, o índice de massa do VE e os índices dos volumes diastólico e sistólico final do VE.[59] Além disso, os pacientes que evoluem com expansão da área do infarto apresentam alta mortalidade, com ICC, aneurisma e possível ruptura do miocárdio.[15,60]

Aneurisma Verdadeiro

O aneurisma do VE é uma complicação relacionada com a expansão do infarto. Anteriormente presente em 20 a 40% dos pacientes após o IAM,[15] sua incidência reduziu após a terapia de reperfusão miocárdica.[2]

Ocorre mais frequentemente em infartos de paredes anterior e lateral, próximo à região apical, podendo acometer também a parede inferior.[60]

Caracteriza-se por um afinamento gradual da parede do VE com preservação das três camadas (endocárdio, miocárdio e epicárdio), sem ruptura de tecido, com transição gradual da parede normal até a região do aneurisma.[60]

Existem dois tipos de aneurisma: o aneurisma tradicional, mais comumente conhecido, com abaulamento diastólico da região, acompanhado de discinesia; e o aneurisma funcional, sem abaulamento, com presença de grande área acinética de funcionamento anormal. O primeiro, definido como deformação da área infartada, é decorrente da expansão do infarto ocorrida precocemente na primeira semana após o IAM. O segundo é decorrente do remodelamento tardio do VE.[13]

O trombo é uma complicação frequente quando existe aneurisma, presente nas regiões discinéticas. A ecocardiografia tem papel fundamental no diagnóstico do aneurisma, bem como no diagnóstico diferencial com outras complicações. O uso do contraste é indicado na suspeita de trombo, em pacientes com janela acústica inadequada e na presença de trabeculações que possam prejudicar a visualização da região apical do VE. Nesse caso, é importante salientar que a ecocardiografia transesofágica não tem boa indicação, pois o trombo se encontra em região apical, cuja visualização não é adequada.[60,61]

Ruptura da Parede Livre

É a segunda causa de morte após o choque cardiogênico em pacientes com IAM. Embora não muito comum, ocorre dez vezes mais que a ruptura do septo interventricular e a ruptura de músculo papilar.[13] Tem uma incidência de 2 a 4% nos pacientes pós-IAM. Sua presença está associada à alta mortalidade. Pode ocorrer dentro das primeiras 48 horas ou tardiamente no curso do infarto. Cerca de ¼ ocorre nas primeiras 24 horas.[61,62]

A ruptura pode acometer o segmento inferolateral, com frequência de 43%, a parede lateral em 28% dos casos e a parede apical em 24%. Nos demais segmentos apresenta frequência semelhante.[63]

Alguns fatores são descritos como preditores de ruptura de parede livre, além do infarto transmural, da dissociação eletromecânica e do tamponamento pericárdico. São eles: idade avançada, sexo feminino, admissão hospitalar tardia, atraso na terapia de reperfusão ou insucesso, doença de vaso único com pobre circulação colateral, prolongados episódios de angina, hipertensão arterial, elevação persistente do segmento ST, extensão e/ou expansão do infarto.[15,57,64]

A ecocardiografia é o método de escolha com sensibilidade de 100% e especificidade de 93%. Devendo, portanto, ser hipótese diagnóstica no IAM associado à hipotensão e derrame pericárdico.[65]

O tratamento deve ser instituído imediatamente após o diagnóstico, e a técnica de escolha dependerá de alguns fatores, como o tipo de ruptura, necessidade de revascularização miocárdica ou reparo com novos adesivos, como o TachoSil® (Takeda, Osaka, Japan), constituído de pericárdio bovino e cola biológica.[66]

Pseudoaneurisma

O pseudoaneurisma é uma rara complicação que ocorre por adesão da ruptura da parede livre ao pericárdio ou por formação de trombo. O IAM é a causa mais comum de formação de pseudoaneurisma e ocorre em 4% dos pacientes com IAM e em 23% das mortes por IAM.[67]

Caracteriza-se como agudo, quando ocorre dentro de duas semanas após o infarto, e crônico, quando após de duas semanas.[67]

O pseudoaneurisma, diferente do aneurisma verdadeiro, se comunica com a cavidade ventricular por um colo estreito, resultante da ruptura, cujo diâmetro em geral é a metade do pseudoaneurisma. Nesse local e em todo "saco aneurismático", observa-se a ausência das camadas que compõem a parede do VE. Além disso, o ecodopplercardiograma permite a visualização da comunicação com a cavidade, e a presença de fluxo bidirecional visualizado ao Doppler colorido (Fig. 20-4).[15,67]

Portanto, em virtude da gravidade, o diagnóstico e o reparo cirúrgico devem ser breves pelo risco de ruptura espontânea.[15,19]

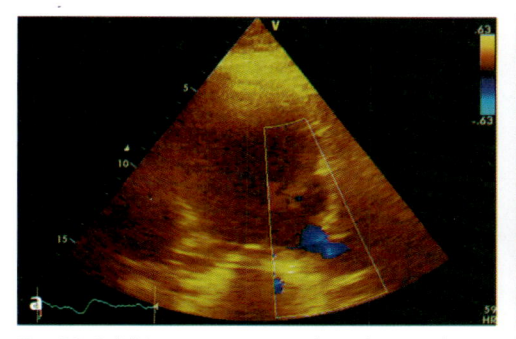

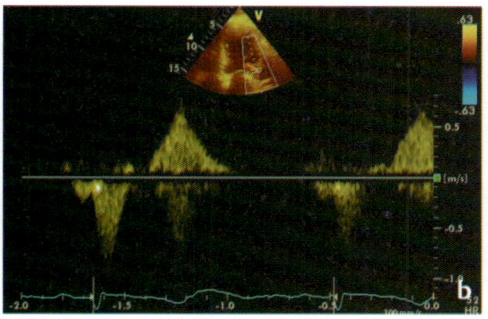

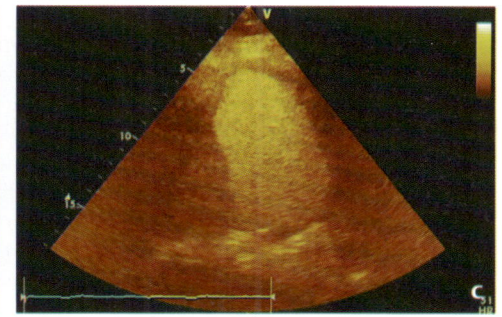

Fig. 20-4. (a) Imagem no corte de 5 câmaras do ventrículo esquerdo sugestiva de pseudoaneurisma com colo estreito. **(b)** Doppler espectral evidenciando presença de fluxo sistólico em direção à cavidade e fluxo diastólico de retorno para o VE (*to and fro*). **(c)** Utilizado contraste ecocardiográfico que preenche a cavidade relacionado com a parede anterolateral ratificando a presença do pseudoaneurisma.

Obstrução do VE

Assim como a ruptura da parede livre, a insuficiência mitral aguda e o defeito do septo interventricular, a obstrução da via de saída do VE faz parte da investigação diagnóstica na presença do IAM com supradesnível do segmento ST.[68,69]

Geralmente relacionada com a cardiomiopatia hipertrófica obstrutiva na presença de hipertrofia septal assimétrica e movimento anterior sistólico da valva mitral, a obstrução da via de saída do VE pode ocorrer em diversas situações, como na presença de hipertrofia do ventrículo esquerdo e septo sigmoide, em cavidades ventriculares pequenas, em situações de desidratação ou sangramento, anormalidades da valva mitral com folheto anterior alongado, situações de hipercontratilidade, como ocorre com a dobutamina durante o ecodopplercardiograma de *stress* e no IAM sem hipertrofia ventricular significativa. Sua frequência é estimada em aproximadamente 20% dos casos da síndrome de Takotsubo.[69,70]

O mecanismo é semelhante ao que ocorre nos casos de cardiomiopatia hipertrófica. O estreitamento da via de saída do VE na sístole e o efeito Venturi causam o movimento anterior sistólico da valva mitral com consequente obstrução.[70]

O ecodopplercardiograma, com o uso do modo M, permite a visualização do movimento anterior sistólico da valva mitral, a duração e a severidade. Além disso, no corte apical de cinco câmaras a presença de *aliasing* na via de saída do VE sugere obstrução, cuja gravidade deve ser avaliada por meio do gradiente estimado com uso do doppler pulsado, por meio da equação de Bernoulli.[60]

Existe relato de melhora da obstrução com o tratamento medicamentoso otimizado. No entanto, pode evoluir para choque cardiogênico ou ruptura cardíaca.[69,70]

Pericardite

Trata-se de uma síndrome inflamatória cujo diagnóstico é feito por meio de quatro critérios: dor torácica, presente em 85-90% dos casos, atrito pericárdico presente em < 33%, alterações eletrocardiográficas presentes em mais de 60%, representadas por elevação do segmento ST ou depressão PR, e derrame pericárdico, também em 60% dos casos.[71]

Após a angioplastia primária, a incidência da pericardite pós-IAM reduziu de 20% para 4,2%.[72]

A pericardite pós-infarto pode ser classificada como aguda ou crônica. A primeira ocorre logo após o IAM, é rara, transitória e está relacionada com uma reperfusão tardia ou com a falha do tratamento. Pacientes com pericardite aguda associada a derrame pericárdico > 10 mm de espessura devem ser investigados pela possibilidade de ruptura subaguda. Além disso, funciona como marcador para grandes áreas de infarto. Quanto à pericardite pós-infarto que ocorre mais tardiamente, é chamada de síndrome de Dressler, rara, com frequência < 1%, entretanto, sua mortalidade em um ano é semelhante aos pacientes sem pericardite.[71]

O ecodopplercardiograma é o exame de primeira com uso do modo M e do modo bidimensional. O tamanho do derrame pericárdico é avaliado pela distância do espaço livre de eco entre o epicárdio e o pericárdio parietal, classificado em pequeno < 10 mm, moderado quando a faixa ocupa de 10-20 mm e importante quando > 20 mm.[59] A instabilidade hemodinâmica se deve mais à velocidade de formação do que ao volume total.[71,73]

O tratamento do derrame pericárdico pós-IAM é com base no tratamento clássico do IAM; na terapia anti-inflamatória, preferencialmente com aspirina, podendo ser administrada em dose mais elevada, no caso da pericardite crônica; e no tratamento cirúrgico, quando compromete a estabilidade hemodinâmica.[71]

Tamponamento

O tamponamento cardíaco é uma grave situação clínica decorrente da compressão cardíaca pelo acúmulo de líquido dentro do pericárdio. O líquido aumenta a pressão intrapericárdica, compromete o enchimento diastólico e o débito cardíaco.[71]

Quanto à etiologia, inúmeras doenças pericárdicas podem causar tamponamento cardíaco. No entanto, a pericardite aguda ou crônica, decorrentes do IAM, são condições clínicas que raramente evoluem para tamponamento cardíaco.[74]

Os sinais e sintomas sugestivos de tamponamento cardíaco são taquicardia, hipotensão, dispneia, distensão de veia jugular e pulso paradoxal. O pulso paradoxal é o principal sinal diagnóstico, representado por uma variação > 10 mmHg na pressão arterial, durante a respiração. Além de baixa voltagem do QRS observado no ECG e cardiomegalia visualizada na radiografia de tórax.[71,73,74]

O Ecodopplercardiograma tem papel fundamental no diagnóstico do tamponamento cardíaco e permite a investigação etiológica, afastando a dissecção de aorta tipo A. Seus principais achados são: derrame pericárdico importante, colabamento diastólico das paredes livres do átrio direito e/ou ventrículo direito. O colabamento do átrio direito de pelo menos 1/3 do ciclo cardíaco é altamente sensível e específico para tamponamento cardíaco, enquanto que o ventrículo direito pode não colabar. O Doppler é usado para estimar a variação respiratória, com diminuição inspiratória do pico de velocidade do fluxo mitral e aumento inspiratório no pico de velocidade do fluxo tricuspídeo, representando a interdependência ventricular. Outros achados incluem a movimentação anômala do septo interventricular e dilatação da cava inferior com colabamento inspiratório < 50%.[71,75]

O tratamento cirúrgico pode ser feito por drenagem pericárdica ou por abertura cirúrgica do pericárdio. Em pacientes com estabilidade hemodinâmica, a drenagem pericárdica ou pericardiocentese com agulha pode ser realizada dentro de 24 horas após o diagnóstico, preferencialmente na região mais próxima à de maior volume, geralmente por via subxifoide ou apical e de preferência guiado pelo ecodopplercardiograma. No caso de tamponamento cardíaco por dissecção de aorta tipo A ou hemopericárdio decorrente de ruptura de parede livre do ventrículo esquerdo após o IAM, a abordagem deve ser imediata ao diagnóstico, e o tratamento proposto é cirúrgico convencional.[71,74]

O PAPEL DO ECODOPPLERCARDIOGRAMA NOS DISPOSITIVOS DE ASSISTÊNCIA CIRCULATÓRIA

O ecodopplercardiograma transtorácico é uma ferramenta importante na seleção de pacientes para implante de suporte circulatório.[76,77]

O suporte circulatório tem indicação em pacientes que evoluem com choque cardiogênico no IAM. O uso do ecodopplercardiograma transesofágico é indicado em pacientes com janela acústica inadequada ao ETT e quando o implante é uma urgência.[78,79]

Pacientes candidatos a dispositivos de assistência ventricular esquerda, direita ou biventricular necessitam avaliar anormalidades estruturais e funcionais consideradas bandeira vermelha (*red flag*) como as dimensões do ventrículo esquerdo, a FE, aneurisma apical, presença de trombo apical, a gravidade da insuficiência aórtica, presença de *shunt* (forma oval patente, avaliação da função contrátil do VD e insuficiência tricúspide.[80]

A presença de trombo é uma contraindicação relativa pelo risco de embolização durante o implante do dispositivo. Esse risco é maior em pacientes com disfunção grave do VE e na presença de aneurisma apical. Nesses casos, o uso de contraste ecocardiográfico é fundamental para exclusão de trombo em pacientes com janela acústica inadequada.[77,80,81]

A avaliação da gravidade da insuficiência aórtica (IAo) é fundamental. O funcionamento desses dispositivos depende de uma cânula que bombeia o sangue para a aorta; e se o paciente apresenta IAo importante, o sangue retorna para o VE pela valva, não reduzindo a pressão ventricular, assim como o consumo de oxigênio. Em alguns casos, o diagnóstico de IAo grave é um desafio, e dados indiretos devem ser avaliados, como o diâmetro aumentado da aorta ascendente e a presença de jatos excêntricos em pacientes com valva bicúspide ou prótese valvar.[82]

A presença de *shunt* direita-esquerda também deve ser investigada. O forame oval patente está presente em 25% da população americana, e um dos objetivos da colocação do dispositivo é a redução das pressões dentro do VE e do AE, o que facilitará o *shunt*, causando hipoxemia aguda e embolia paradoxal. Logo, defeitos do septo interatrial, assim como os defeitos do septo interventricular, precisam ser avaliados.[80,83]

A disfunção do ventrículo direito é uma das complicações conhecidas após o implante de dispositivos, aumentando a morbidade e mortalidade desses pacientes. Em relação a preditores ecocardiográficos da disfunção do VD, os dados são conflitantes na literatura.[84]

Os principais dispositivos de assistência temporária são o balão intra-aórtico, *Extracorporeal membrane oxygenation* (ECMO), Impella®, e CentriMag®.

O mecanismo de ação do balão intra-aórtico (BIA) é a contrapulsação aórtica, o que aumenta a pressão diastólica na raiz da aorta, propiciando aumento da perfusão coronariana, redução da pós-carga e consequente incremento no débito cardíaco na ordem de 15%. Apesar de evidências da superioridade de outros dispositivos temporários em relação ao BIA, no Brasil este ainda é o dispositivo mais acessível e de fácil implante.[85]

O ECMO é um suporte mecânico temporário cardiopulmonar parcial e total, utilizado em choque cardiogênico refratário (1 a 30 dias), quando o suporte biventricular urgente é necessário. Na ECMO venoarterial, o sangue venoso é drenado pela canulação de veias de grande calibre (veia jugular direita, femorais ou cavas) para a bomba centrífuga, que o impulsiona para o oxigenador. Esse sangue oxigenado é devolvido ao sistema arterial pela cânula inserida na artéria de grande calibre (femoral aorta, axilar, carótida direita ou diretamente na aorta ascendente). Esse suporte funciona como uma bomba não pulsátil, não está inserido dentro das câmaras cardíacas, portanto, não descomprime o ventrículo como os outros dispositivos. As principais limitações são as complicações com acesso vascular, pouco tempo de permanência, a disponibilidade limitada e a necessidade de suporte perfusional.[86]

O Impella é outro dispositivo composto por uma bomba de fluxo axial contínuo, que aspira sangue do VE para a aorta. Permitem fluxos de 2,5 L/min (Impella® 2.5), 4 L/min (Impella® CP) ou 5,0 L/min (Impella® 5.0). É realizada a canulação da artéria femoral, seguida da passagem retrógrada do dispositivo pela valva aórtica e do posicionamento da bomba microaxial na aorta ascendente por fluoroscopia. O tempo de permanência é de 5 a 7 dias.[87]

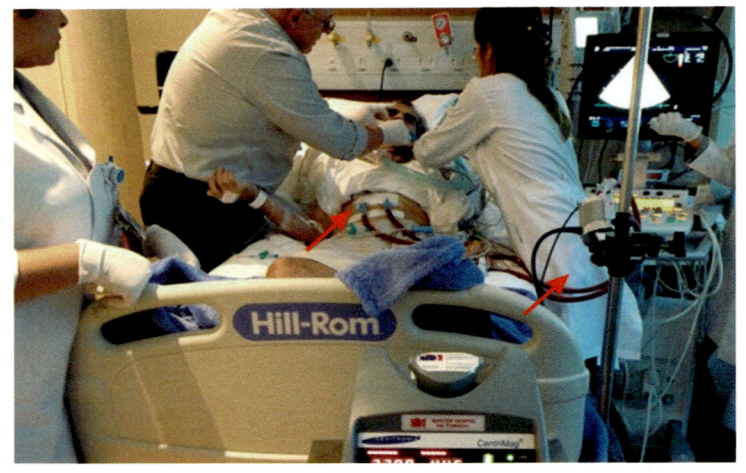

Fig. 20-5. Paciente com dispositivo de assistência biventricular, CentriMag com as cânulas de *inflow* (seta) e a bomba paracorpórea (seta) que devolve na aorta ascendente e na artéria pulmonar.

A CentriMag® é uma bomba centrífuga de fluxo contínuo que utiliza força magnética para a rotação. Fornece um fluxo de até 10 L/min com baixa tensão de cisalhamento, minimizando a trombogenicidade e permitindo níveis moderados de anticoagulação e mínima hemólise durante o suporte. A cânula de *inflow* fica posicionada no interior do VE ou mais frequentemente no átrio esquerdo via veia pulmonar que devolve na aorta ascendente (suporte esquerdo), gerando uma imagem ecogênica característica, que precisa estar alinhada em relação à valva mitral para seu pleno funcionamento. No suporte direito, a cânula de *inflow* está localizada no átrio direito que devolve no tronco da pulmonar (Fig. 20-5).[88]

Em geral, a cânula para drenagem do VE é colocada pela veia pulmonar, e a descompressão das cavidades esquerdas é feita pelo átrio esquerdo. Nos casos de infarto, isto evita o implante da cânula de drenagem em áreas infartadas do ventrículo esquerdo que são muito friáveis.

Após o implante o ecodopplercardiograma terá como objetivo a avaliação do posicionamento correto das cânulas, dos sítios de anastomoses, trombos, da presença de bolhas de ar que podem embolizar para artéria coronariana direita, resultando em isquemia e/ou infarto de VD e a presença de *shunts* que não foram diagnosticados na avaliação pré-implantação.[80]

REFERÊNCIAS BIBLIOGRÁFICAS

1. Lang RM, Badano LP, Mor-Avi V, et al. Recommendation for cardiac chamber quantification by echocardiography in adults: an update from the American Society of Echocardiography and the European Association of Cardiovascular Imaging. J Am Soc Echocardiography. 2015;28:1-39.
2. O' Gara PT, Kushner FG, Ascheim DD, et al. 2013 ACCF/AHA Guideline for the Management of ST-Elevation Myocardial Infarction. A Report of the American College of Cardiology Foundation/American Heart Association Task Force on Practice Guidelines. Circulation. 2013;127:e362-e425.
3. Neumann FJ, Souza-Uva M, Ahlsson A, et al. 2018 ESC/EACTS Guidelines on myocardial revascularization. The Task Force on myocardial revascularization of European Society of Cardiology (ESC) and European Association for Cardio-Thoracic Surgery (EACTS). European Heart Journal. 2019;40:87-165.
4. Krehl L. Die Ekrankungen des Herzmuskels und die Nervosen Herzkrankheiten. Vienna: Alfred Holder, 1901.
5. Herrick JB. Certain clinical features of sudden obstruction of the coronary arteries. JAMA. 1912; 59: 2015-20.
6. Brauwald E. Evolution of the management of acute myocardial infarction: a 20th century saga. Lancet. 1998;352:1771-4.
7. Gruppo Italiano Per lo Studio Della Streptochinase Nell'Infarto Miocardico (GISSI). Effectiveness of intravenous thrombolytic treatment in acute myocardial infarction. Lancet. 1986;i:397.
8. ISIS-2 Collaborative Group. Randomized trial of intravenous streptokinase, oral aspirin, both, or neither among 17 187 cases of suspected acute myocardial infarction: ISIS-2. Lancet. 1988;i:349.

9. Aversano T, Aversano LT, Passamani E, et al. Thrombolytic therapy vs primary percutaneous coronary intervention for myocardial infarction in patients presenting to hospitals without on-site cardiac surgery: a randomized controlled trial. JAMA. 2002 April 17;287(15).
10. Reeder GS. Concise Review for Primary-Care Physicians. Identification and Treatment of Complications of Myocardial Infarction. Mayo Clin Proc. 1995;70:880-884.
11. Van de Werf F, Bax J, Betriu A, Blomstrom-Lundqvist C, et al. Management of acute myocardial infarction in patients presenting with persistent ST-segment elevation: theTask Force on the Management of ST-Segment Elevation Acute Myocardial Infarction of the European Society of Cardiology. Eur Heart J. 2008;29:2909-2945.
12. Flachskampf FA, Schmid M, Rost C, Achenbach S, DeMaria AN, Daniel WG. Cardiac imaging after myocardial infarction. European Heart Journal. 2011;32:272-283.
13. Mariani S, Formica F, Paolini G. Mechanical Complications of Myocardial Infarction Coronary Artery Disease - Assessment, Surgery, Prevention. Intech. 2015;9.215-244.
14. French JK, Hellkamp AS, Armstrong PW, et al. Mechanical Complications After Percutaneous Coronary Intervention in ST-Elevation Myocardial Infarction (from APEX-AMI). Am J Cardiol. 2010;105:59-63.
15. Echocardiography in complications of acute myocardial infarction. Neskovic AN, Milicevic PM, and Picard MH. Emergency Echocardiography. Second Edition. 2017;3: 35-52.
16. Halpern DG, Perk G, Ruiz C, Marino N, Kronzon I. Percutaneous closure of a post-myocardial infarction ventricular septal defect guided by real-time three-dimensional echocardiography. Eur J Echocardio. 2009;10:569-571.
17. Bogdan S, Łukasz J, Grzegorz W, Konstanty-Kalandyk J, Sadowski J, Bogusław K, et al. Kardiochirurgia i Torakochirurgia Polska. 2016;13(1):39-41.
18. Maltais S, Ibrahim R, Basmadjian AJ, et al. Postinfarction Ventricular Septal Defects: Towards a New Treatment Algorithm? Ann Thorac Surg. 2009;87:687-93.
19. Maselli D, Micalizzi E, Pizio R, Audo A, De Gasperis C. Posttraumatic left ventricular pseudoaneurysm due to intramyocardial dissecting hematoma. Ann Thorac Surg. 1997;64:830-1.
20. Slepian R, Salemi A, Min J, Skubas N. A hypo-echoic, intramyocardial space: echocardiographic characteristics of an intramyocardial dissecting hematoma. Anesth Analg. 2007;105:1564-6.
21. Pliam MB, Sternlieb JJ. Intramyocardial dissecting hematoma: An unusual form of subacute cardiac rupture. J Card Surg. 1993;8:628-37.
22. Saxena A, Karthikeyan C, Rajani M, Dhopeshwarkar R. Spontaneous resolution of intramyocardial hematoma of the left ventricle. Indian Heart J. 2001;53:340-2.
23. Setaro JF, Cabin HS. Right ventricular infarction. Cardiol Clin. 1992;10:69-90.
24. Kozakova M, Palombo C, Distante A. Right ventricular infarction: the role of echocardiography. Echocardiography. 2001;18:701-7.
25. Casazza F, Bongarzoni A, Capozi A, Agostoni O. Regional right ventricular dysfunction in acute pulmonary embolism and right ventricular infarction. Eur J Echocardiogr. 2005;6(1):11-4.
26. D'Arcy B, Nanda NC: Two-dimensional echocardiographic features of right ventricular infarction, Circulation 1982;65:167-173.
27. Goldberger JJ, Himelman RB, Wolfe CL, et al. Right ventricular infarction: recognition and assessment of its hemodynamic significance by two-dimensional echocardiography. J Am Soc Echocardiogr. 1991;4:140-146.
28. Daubert JC, Langella B, Besson C, et al. Etude prospective des crit. res diagnostiques et pronostiques de l`atteinte ventriculaire droite. la phase aigu. des infarctus infero-post.rieurs. Arch Mal Coeur. 1983;76:991-1003.
29. Descaves C, Daubert J, Langella B, et al. L'insuffisance tricuspidienne des infarctus du myocarde biventriculaire. Arch Mal Coeur. 1985;78:1287-98.
30. Kakouros N, Kakouros S, Lekakis J, et al. Tissue Doppler imaging of the tricuspid annulus and myocardial performance index in the evaluation of right ventricular involvement in the acute and late phase of a first inferior myocardial infarction, Echocardiography. 2011;28:311-319.
31. Weinreich DJ, Burke JF, Pauletto FJ. Left ventricular mural thrombi complicating acute myocardial infarction: long-term follow-up with serial echocardiography. Ann Intern Med. 1984;100:789-94.
32. Vecchio C, Chiarella F, Lupi G, Bellotti P, Domenicucci S. Left ventricular thrombus in anterior acute myocardial infarction after thrombolysis. A GISSI-2 connected study. Circulation. 1991;84:512-19.
33. Stratton JR, Lighty GW Jr, Pearlman AS, et al. Detection of left ventricular thrombus by two-dimensional echocardiography: sensitivity, specificity, and causes of uncertainty. Circulation. 1982;66:156-66.
34. Neskovic AN, Marinkovic J, Bojic M, Popovic AD. Predictors of left ventricular thrombus formation and disappearance after anterior wall myocardial infarction. Eur Heart J. 1998;19:908-16.
35. Mansencal N, Nasr IA, Pilliere R, et al. Usefulness of contrast echocardiography for assessment of left ventricular thrombus after acute myocardial infarction, Am J Cardiol. 2007;99:1667-1670.
36. Thygesen K, Alpert JS, Jaffe AS, Chaitman BR, Bax BJ, Morrow DA, White HD. Fourth universal definition of myocardial infarction (2018). Eur Heart J. 2019;40:237-269.
37. Grigioni F, Enriquez-Sarano M, Zehr KJ, Bailey KR, Tajik AJ. Ischemic mitral regurgitation: long-term outcome and prognostic implications with quantitative Doppler assessment. Circulation. 2001;103:1759-64.
38. Nishimura RA, Otto CM, Bonow RO, Carabello BA, Erwin JP 3rd, Guyton RA, et al. 2014 AHA/ACC guideline for the management of patients with valvular heart disease: a report of the American College of Cardiology/American Heart Association Task Force on Practice Guidelines. Circulation. 2014;129:e521-643.
39. Grewal J, Suri R, Mankad S, Tanaka A, Mahoney DW, Schaff HV, et al. Mitral annular dynamics in myxomatous valve disease: new insights with real-time 3-dimensional echocardiography. Circulation. 2010;121:1423-31.
40. Levine RA, Handschumacher MD, Sanfilippo AJ, Hagege AA, Harrigan P, Marshall JE, et al. Three-dimensional echocardiographic reconstruction of the mitral valve, with implications for the diagnosis of mitral valve prolapse. Circulation. 1989;80:589-98.
41. Yiu SF, Enriquez-Sarano M, Tribouilloy C, Seward JB, Tajik AJ. Determinants of the degree of functional mitral regurgitation in patients with systolic left ventricular dysfunction: a quantitative clinical study. Circulation. 2000;102:1400-6.
42. Daimon M, Saracino G, Fukuda S, Koyama Y, Kwan J, Song JM, et al. Dynamic change of mitral annular geometry and motion in ischemic mitral regurgitation assessed by a computerized 3D echo method. Echocardiography. 2010;27:1069-77.
43. LaPar DJ, Acker MA, Gelijns AC, Kron IL. Repair or replace for severe ischemic mitral regurgitation: prospective randomized multicenter data. Ann Cardiothorac Surg. 2015;4(5):411-416.
44. Ailawadi G, Lim DS, Mack MJ, Trento A, Kar S, Grayburn PA, et al. Grayburn, One-Year Outcomes After MitraClip for Functional Mitral Regurgitation. Circulation. 2019;139:37-47.
45. Lamas GA, Mitchell GF, Flaker GC, Smith SC Jr, Gersh BJ, Basta L, et al. Clinical significance of mitral regurgitation after acute myocardial infarction. Survival and Ventricular Enlargement Investigators. Circulation. 1997;96:827-33.
46. Kimura RTL, Watanabe N, Barros-Gomes S, Topilsky Y, Nishino S, et al. The unique mechanism of functional mitral regurgitation in acute myocardial infarction: a prospective dynamic 4D quantitative echocardiographic study. European Heart Journal - Cardiovascular Imaging. 2019;20:396-406.
47. Timek TA, Lai DT, Bothe W, Liang D, Daughters GT, Ingels NB, et al. Geometric perturbations in multiheaded papillary tip positions associated with acute ovine ischemic mitral regurgitation. J Thorac Cardiovasc Surg. 2015;150:232-7.
48. Kalra K, Wang Q, McIver BV, Shi W, Guyton RA, Sun W, et al. Temporal changes in interpapillary muscle dynamics as an active indicator of mitral valve and left ventricular interaction in ischemic mitral regurgitation. J Am Coll Cardiol. 2014;64:1867-79.
49. Stout KK, Verrier ED. Acute valvular regurgitation, Circulation. 2009;119:3232-3241.
50. Sia YT, O'Meara E, Ducharme A. Role of echocardiography in acute myocardial infarction. Curr Heart Fail Rep. 2008;5:189-196.
51. Antman EA, Morrow DA. ST-segment elevation myocardial infarction: management. In: Bonow RO, Mann DL, Zipes DP, et al (Eds.): Braunwald's heart disease: a textbook of cardiovascular medicine. 9th ed. Philadelphia: Elsevier; 2012. p. 1111-1177.
52. Nishimura RA, Schaff HV, Shub C, et al. Papillary muscle rupture complicating acute myocardial infarction: analysis of 17 patients. Am J Cardiol. 1983;51:373-7.
53. Kono T, Sabbah HN, Rosman H, et al. Mechanism of functional mitral regurgitation during acute myocardial ischemia. J Am Coll Cardiol. 1992;19:1101-5.
54. Levine RA, Schwammenthal E. Ischemic Mitral Regurgitation on the Threshold of a Solution. From Paradoxes to Unifying Concepts. Circulation. 2005;112:745-758.

55. Grossi EA, Goldberg JD, LaPietra A, et al. Ischemic mitral valve reconstruction and replacement: comparison of long-term survival and complications, J Thorac Cardiovasc Surg. 2001;122(6):1107-1124.
56. Gillinov AM, Wierup PN, Blackstone EH, et al. Is repair preferable to replacement for ischemic mitral regurgitation? J Thorac Cardiovasc Surg. 2001;122(6):1125-1141.
57. Hutchins GM, Bulkley BH. Infarct expansion versus extension: two different complications of acute myocardial infarction. Am J Cardiol. 1978;41:1127-1132.
58. Schuster EH, Bulkley BH. Expansion of transmural infarction: a pathologic factor in cardiac rupture. Circulation. 1979;60:1532-8.
59. Hendriks T, Hartman MHT, Vlarr PJJ, et al. Predictors of left ventricular remodeling after ST-elevation myocardial infarction. Int J Cardiovasc Imaging. 2017;33(9):1415-1423.
60. Solomon SD, Wu JC, Gillam LD. Essential echocardiography: a companion to Braunwald's Heart disease. 2019 Elsevier.pdf 1-571.
61. Figueras J, Cortadellas J, Soller-Soller J. Left ventricular free wall rupture: clinical presentation and management. Heart. 2000;83:499-504.
62. Pineda-De Paz DO, Hernández-del Rio JE, González-Padilla C, et al. BMC Cardiovascular Disorders. 2019;19:80.
63. Sidra K, Seepana J, Sundhu M, Maroo P. Left Ventricular Free Wall Rupture in Transmural Myocardial Infarction. Cureus. 2017;9(8):e1610.
64. Lopez-Sendon J, Gonzalez A, Lopez de Sa E, et al. Diagnosis of subacute ventricular wall rupture after acute myocardial infarction: sensitivity and specificity of clinical, hemodynamic and echocardiographic criteria. J Am Coll Cardiol. 1992;19:1145-53.
65. Amir O, Smith R, Nishikawa A, Gregoric ID, and Smart FW. Tex Heart Inst J. 2005;32:424-6.
66. Konarik M, Pokorny M, Pirk J, Netuka I, Szarszoi O, Maly J. New modalities of surgical treatment for post infarction left ventricular free wall rupture: A case report and literature review. Cor et vasa. 2015;57:e359-e361.
67. Prifit E, Bonacchi M, Baboci A, et al. Surgical treatment of post-infarction left ventricular pseudoaneurysm: Case series highlighting various surgical strategies. Annals of Medicine and Surgery. 2017;16:44e51.
68. Abdelnaby M, Al-Maghraby A, Saleh Y, et al. Post-Myocardial Infarction Left Ventricular Free Wall Rupture: A Review. Ann Med Health Sci Res. 2017;7:368-372.
69. Chockalingam A, Tejwani L, Aggarwal K, Dellsperger KC. Dynamic Left Ventricular Outflow Tract Obstruction in Acute Myocardial Infarction with Shock Cause, Effect, and Coincidence. Circulation. 2007;116:e110-e113.
70. Hrovatin E, Piazza R, Pavan D, et al. Left Ventricular Outflow Tract Obstruction in the Setting of Acute Anterior Myocardial Infarction: A Serious and Potentially Fatal Complication? Echocardiography. 2002 Aug;19(6):449-55.
71. Adler Y, Charron P, Imazio M, et al. 2015 ESC Guidelines for the diagnosis and management of pericardial diseases. Eur Heart J. 2015;36:2921-2964.
72. Lador A, Hasdai D, Mager A, et al. Incidence and Prognosis of Pericarditis After ST-Elevation Myocardial Infarction (from the Acute Coronary Syndrome Israeli Survey 2000 to 2013 Registry Database). Am J Cardiol. 2018;121:690-694.
73. Imazio M and Adler Y. Management of pericardial effusion. Eur Heart J. 2013;34:1186-1197.
74. Ristic AD, Imazio M, Adler Y, et al. Triage strategy for urgent management of cardiac tamponade: a position statement of the European Society of Cardiology Working Group on Myocardial and Pericardial Diseases. European Heart Journal. 2014;35:2279-2284.
75. Jung OH. Pericardial Effusion and Pericardiocentesis: Role of Echocardiography. Korean Circ J. 2012;42:725-734.
76. Stewart GC, Givertz MM. Mechanical circulatory support for advanced heart failure: patients and technology in evolution. Circulation. 2012;125:1304-15.
77. Feldman D, Pamboukian SV, Teuteberg JJ, Birks E, Lietz K, Moore SA, et al. The 2013 International Society for Heart and Lung Transplantation Guidelines for mechanical circulatory support: executive summary. J Heart Lung Transpl. 2013;32:157-87.
78. Gardin JM, Adams DB, Douglas PS, Feigenbaum H, Forst DH, Fraser AG, et al. Recommendations for a standardized report for adult transthoracic echocardiography: a report from the American Society of Echocardiography's Nomenclature and Standards Committee and Task Force for a Standardized Echocardiography Report. J Am Soc Echocardiogr. 2002;15:275-90.
79. Hahn RT, Abraham T, Adams MS, et al. Guidelines for performing a comprehensive transesophageal echocardiographic examination: recommendations from the American Society of Echocardiography and the Society of Cardiovascular Anesthesiologists. J Am Soc Echocardiogr. 2013;26:921-64.
80. Stainback RF, Estep JD, Agler DA, et al. Echocardiography in the Management of Patients with Left Ventricular Assist Devices: Recommendations from the American Society of Echocardiography. J Am Soc Echocardiogr. 2015;28:853-909.
81. Chen C, Koschyk D, Hamm C, et al. Usefulness of transesophageal echocardiography in identifying small left ventricular apical thrombus. J Am Coll Cardiol. 1993;21:208-15.
82. Zoghbi WA, Enriquez-Sarano M, Foster E, et al. Recommendations for evaluation of the severity of native valvular regurgitation with two-dimensional and Doppler echocardiography. J Am Soc Echocardiogr. 2003;16:777-802.
83. Greim CA, Trautner H, Kramer K, Zimmermann P, Apfel CC, Roewer N. The detection of interatrial flow patency in awake and anesthetized patients: a comparative study using transnasal transesophageal echocardiography. Anesth Analg. 2001;92:1111-6.
84. Mendes LA, Picard MH, Sleeper LA, Thompson CR, Jacobs AK, White HD, et al. Cardiogenic shock: predictors of outcome based on right and left ventricular size and function at presentation. Coron Artery Dis. 2005;16:209-15.
85. Perera D, Lumley M, Pijls N, Patel MR. Intra-aortic balloon pump trials: Questions, answers, and unresolved issues. Circ Cardiovasc Interv. 2013;6(3):317-21.
86. Duncan BW. Pediatric mechanical circulatory support in the United States: past, present, and future. ASAIO J. 2006;52:525-529.
87. Gilotra NA, Stevens GR. Temporary mechanical circulatory support: a review of the options, indications, and outcomes. Clin Med Insights Cardiol. 2014;8(Suppl 1):75-85.
88. John R, Long JW, Massey HT, Griffith BP, Sun BC, Tector AJ, et al. Outcomes of a multicenter trial of the Levitronix CentriMag ventricular assist system for short-term circulatory support. J Thorac Cardiovasc Surg. 2011;141:932-939.

INSUFICIÊNCIA CARDÍACA – DISFUNÇÃO SISTÓLICA DO VENTRÍCULO ESQUERDO

CAPÍTULO 21

Minna Moreira Dias Romano ▪ Oswaldo César de Almeida Filho ▪ Antonio Carlos Leite de Barros Filho

INTRODUÇÃO

De todas as informações que a ecocardiografia pode fornecer na suspeita clínica de insuficiência cardíaca (IC), nenhuma é tão valiosa quanto o valor da fração de ejeção de ventrículo esquerdo (FEVE). Este parâmetro, como sendo um índice de fase de ejeção ventricular, é capaz de apoiar o diagnóstico, classificando o paciente como IC de fração de ejeção reduzida (ICFEr) ou preservada (ICFEp), de fornecer informações acerca de provável etiologia, de ser importante e independente prognosticador e, ainda, de fornecer informações sobre resposta terapêutica a intervenções. No entanto, a FEVE é, embora mais robusto e aplicável, apenas um dos índices de função sistólica ventricular esquerda.

Neste capítulo discutiremos as ferramentas ecocardiográficas e parâmetros úteis na investigação da função sistólica ventricular esquerda no cenário de pacientes com ICFEr.

ÍNDICES DEPENDENTES DO DOPPLER

Ferramentas derivadas da técnica Doppler, tanto pulsátil quanto contínua, além, ainda, do Doppler tecidual, oferecem a possibilidade de avaliações diretas ou indiretas da função sistólica ventricular em casos de insuficiência cardíaca (IC).

O Doppler pulsátil permite a análise da curva de velocidades de fluxo em via de saída de ventrículo esquerdo e o cálculo de sua integral de fluxo, que, combinada ao cálculo do diâmetro da VSVE, oferece o cálculo do volume sistólico (ou volume ejetado) de ventrículo esquerdo (VE).[1] O correto posicionamento da amostra de Doppler pulsátil exatamente no nível onde será medido o diâmetro da VSVE deve ser cuidado, lembrando-se que as medidas serão feitas em projeções diferentes, sendo a primeira em projeção apical em 5 câmaras e a segunda em paraesternal (Fig. 21-1). Por se tratar de uma variável de mensuração hemodinâmica, dependente de velocidade de fluxo, fatores confundidores como anemia, incorreta angulação da amostra Doppler com o sentido do fluxo devem ser excluídos.

Na presença de regurgitação mitral, o que não é incomum em casos de IC, secundária à alteração geométrica ventricular e atrial, o estudo do envelope de velocidades do jato de regurgitação oferece informações sobre a taxa de aumento de pressão ventricular, também codificada como dP/dT (delta pressórico pelo delta temporal).[2] Na função sistólica de VE normal, é rápido o incremento de pressão intraventricular e este pode ser medido pela borda do envelope de velocidades (Fig. 21-2). A medida é feita marcando no envelope, em sua fase inicial, dois pontos de velocidade, usualmente o de 1 m/s e o de 3 m/s (intervalo este onde, comumente, na regurgitação mitral, os bordos do envelope ficam bem definidos). Como estes dois pontos podem estar bem próximos, temporalmente, a velocidade de varredura deve ser aumentada, permitindo assim boa acurácia da marcação entre estes dois pontos. Marcados estes dois pontos, sabe-se que haverá aí um delta pressórico de 32 mmHg, pois, usando-se a equação de Bernoulli (P = 4V²), no ponto de 1 m/s, a pressão intraventricular corresponde a 4 mmHg, e no ponto de 3 m/s a mesma corresponde a 36 mmHg. Com estas variáveis conhecidas, mede-se o delta de tempo, ou seja, o tempo necessário para que o incremento de pressão

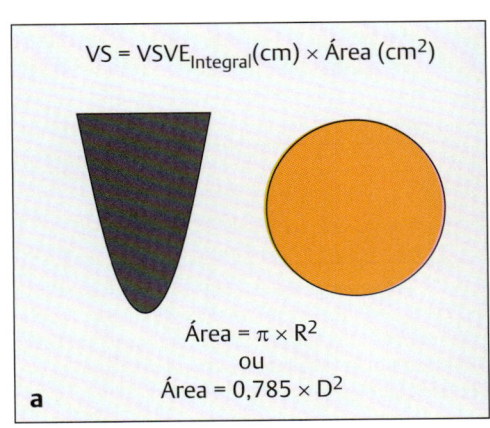

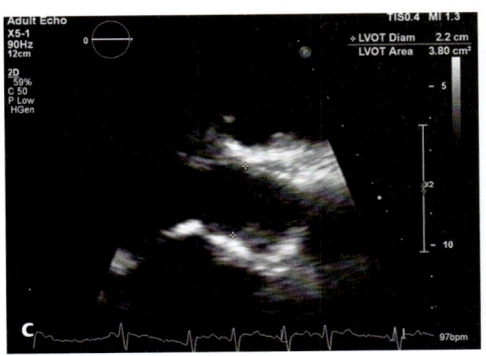

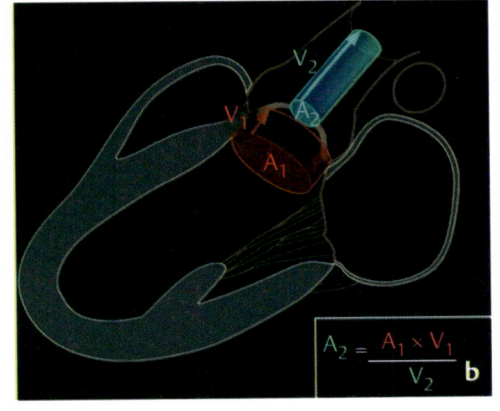

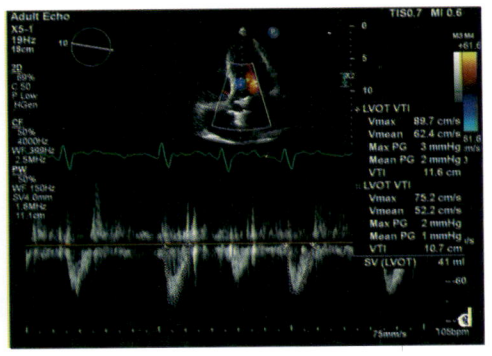

Fig. 21-1. Esquema ilustrando o cálculo do volume sistólico de VE pela equação de continuidade. (**a**) Com a amostra de Doppler pulsátil posicionada no nível da via de saída de VE na projeção apical em 5 câmaras, obtém-se o envelope de fluxo cuja integral de velocidades é mensurada. (**b**) A via de saída de VE é medida por seu diâmetro, e então transformada em área, considerando-se como circular. A integral de velocidades é então multiplicada pela área e o valor expresso em medida de volume. (**c**) Medida real da via de saída de VE em projeção paraesternal, estando a válvula aórtica aberta. (**d**) Medida real de envelope de fluxo em via de saída de VE para mensuração da integral de velocidades. VS: volume sistólico; VSVE: via de saída de ventrículo esquerdo.

189

sistólica ventricular fosse de 32 mmHg. O alargamento deste tempo prediz disfunção sistólica ventricular E. Tempos acima de 32 ms, que causarão um dP/dT abaixo de 1.000 mmHg/s, são considerados anormais (Fig. 21-2). Embora o dP/dT seja uma variável contínua, não permite a estratificação de níveis de disfunção ventricular esquerda, ficando limitada a interpretação de haver ou não disfunção sistólica de VE. No entanto, em casos com dificuldades de cálculo da fração de ejeção por má qualidade de imagens bidimensionais ou, ainda, quando o cálculo da FEVE está em níveis limítrofes, o dP/dT pode ser de grande valia na decisão diagnóstica em se laudar a fração de ejeção como reduzida ou preservada.

O Doppler pulsátil, se posicionado entre o fluxo de entrada no VE, e o fluxo de saída em via de saída de VE, posição esta conseguida do apical 5c, utilizando-se uma amostra Doppler mais larga, permite estimar o índice de *performance* miocárdica (IPM) do VE (Fig. 21-3). Este índice, inicialmente validado para o VD, também provou bom desempenho em detectar a disfunção de VE, não só do seu ponto de vista sistólico, mas envolvendo ambas as funções sistólica e diastólica, por isso seu nome como índice de *performance*.[3] O índice compara os tempos de relaxamento e contração isovolumétrica (numerador) com o tempo de ejeção (denominador), sendo, portanto, adimensional (Fig. 21-4). O limite de normalidade deste índice está em torno de 0,4-0,6. Valores acima de 0,6 sugerem disfunção ventricular esquerda.

A função sistólica de VE pode, ainda, ser estimada pela medida de sua deformação longitudinal, esta podendo ser realizada pelo estudo do deslocamento longitudinal do anel mitral. O Doppler tecidual, se estiver paralelamente alinhado ao eixo longitudinal de deslocamento do anel oferece o pico de onda sistólica definido como S_{DT} (Fig. 21-5). Valores de onda S_{DT} em anel mitral inferiores a 10 cm/s predizem disfunção sistólica de VE. Ainda, com o intuito de estudar o deslocamento longitudinal do anel mitral, o modo M também pode ser usado, oferecendo o parâmetro denominado no inglês como MAPSE, à semelhança do TAPSE, que é medido em anel tricúspide. Estes parâmetros vêm tendo seu uso abandonado após a disponibilidade das técnicas de análise de deformação miocárdica que serão discutidas a seguir. É importante lembrar que em situações onde houver motivos de comprometimento isolado do movimento do anel mitral como em calcificações valvares e de anel ou, ainda, quando o comprometimento de função miocárdica for regional, estes parâmetros perderão a acurácia em se correlacionar com a disfunção global.

Por fim, é preciso reforçar que a avaliação da pressão sistólica em artéria pulmonar, quando possível, utilizando-se, por exemplo,

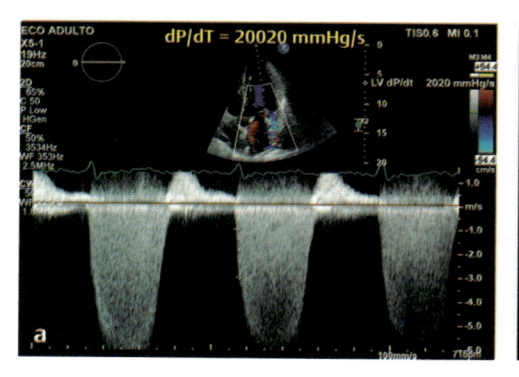

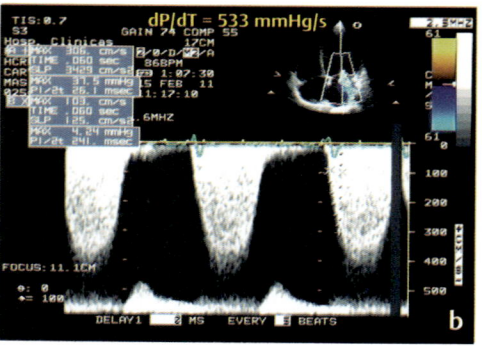

Fig. 21-2. Medidas de dP/dT em pacientes com IC e regurgitação mitral funcional. (**a**) O envelope de velocidades da regurgitação mitral rapidamente alcança a velocidade de 3 m/s, o que gera um dP/dT acima de 1.000 mmHg/s, predizendo uma fração de ejeção preservada de VE. (**b**) O tempo para atingir a velocidade de 3 m/s é maior, sendo a borda do envelope mais inclinada. Assim, o valor de dP/dT é menor que 1.000 mmHg/s, predizendo uma fração de ejeção de VE reduzida.

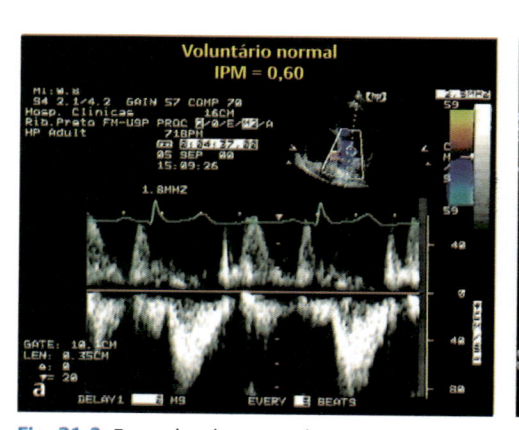

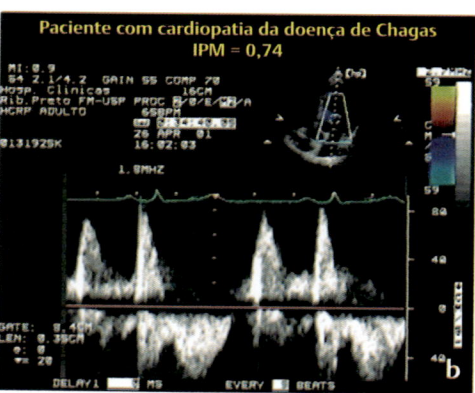

Fig. 21-3. Exemplos de curvas de Doppler pulsado com a amostra posicionada entre os fluxos de entrada e de saída de VE para o cálculo do índice de *performance* miocárdica (IPM). (**a**) O cálculo do índice de *performance* miocárdica está dentro da normalidade. (**b**) O cálculo do IPM está acima dos valores de normalidade, predizendo uma função global de VE deprimida.

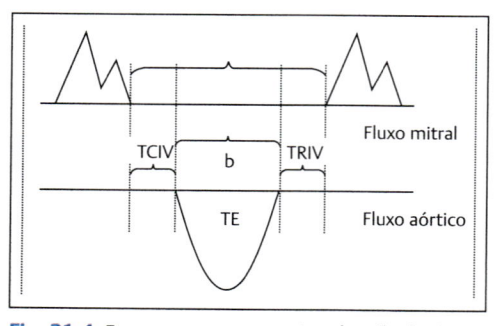

Fig. 21-4. Esquema representativo do cálculo do índice de *performance* miocárdica (IPM) por Doppler pulsado. TCIV: tempo de contração isovolumétrica; TRIV: tempo de relaxamento isovolumétrico; TE: tempo de ejeção.

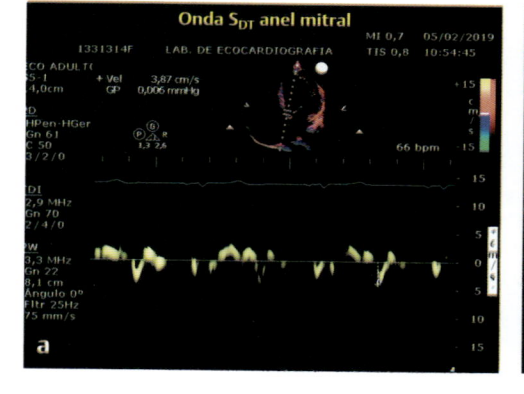

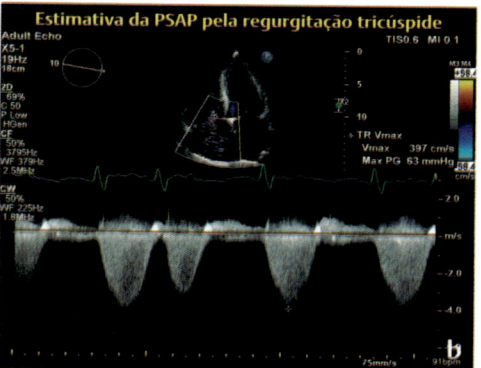

Fig. 21-5. (**a**) Curva de Doppler tecidual e anel mitral e medida da sua onda sistólica (S_{DT}); (**b**) curva de Doppler contínuo de regurgitação tricúspide, que permite estimar a pressão sistólica de ventrículo direito que, somada à pressão estimada em átrio direito será a pressão sistólica em artéria pulmonar (PSAP). Estes valores, quando elevados, são prognosticadores em casos de IC.

a regurgitação tricúspide, é sinal indireto de disfunção sistólica de VE nas situações de IC (Fig. 21-5). Além de ser um indicador diagnóstico, tem importante aspecto prognóstico nestes casos.

FRAÇÃO DE ENCURTAMENTO

A fração de encurtamento do VE é estimada pelas medidas lineares diastólica (DDFVE) e sistólica (DSFVE) do VE. Estas podem ser obtidas tanto pelo modo M quanto pela ecocardiografia 2D. É expressa em porcentagem e calculada pela fórmula a seguir:

$$\text{Fração de encurtamento} = (DDFVE - DSFVE) \times 100/DDFVE$$

Por se basear apenas em duas medidas lineares, tal parâmetro pode demonstrar fragilidade na presença de alterações da geometria e da mobilidade segmentar de VE, situações frequentes em pacientes com ICFEr. Desta forma, é pouco utilizada neste cenário clínico.[4,5]

FRAÇÃO DE EJEÇÃO DO VENTRÍCULO ESQUERDO

A FEVE é o percentual do volume sanguíneo ejetado pelo VE em relação ao seu volume máximo, que corresponde a seu volume diastólico final (VDFVE). Em pacientes que não apresentem comunicação intraventricular ou regurgitação mitral significativa, assume-se que o volume ejetado corresponde à diferença entre o VDFVE e o volume sistólico final do ventrículo esquerdo (VSFVE). Assim, é possível calcular a FEVE da seguinte forma:

$$FEVE = \text{Volume ejetado}/VDFVE = (VDFVE - VSFVE)/VDFVE$$

Em imagens bidimensionais, o cálculo dos volumes ventriculares é feito por extrapolação geométrica. Diversas fórmulas podem ser utilizados para a estimativa dos volumes, dentre elas a do Cubo e a de Teichholz, esta última estima o volume (Vol) a partir de uma medida unidimensional, o diâmetro (D), conforme descrito abaixo:

$$Vol = (7/2,4\,D) \times D^3$$

Mais uma vez, por ser derivada de uma variável de medida linear do VE, pode haver prejuízo nas situações de dilatação ventricular ou de alterações na mobilidade segmentar de VE. As últimas diretrizes internacionais de quantificação cavitária, apoiadas na disponibilidade de métodos melhores, desaconselham a utilização de métodos lineares na estimativa dos volumes do VE.[4,6]

Desta forma, é preferível a utilização dos métodos biplanares de Simpson (método de somação dos cilindros). Por este método, o VE pode ser traçado em dois planos bidimensionais, de 4 e 2 câmaras, e seu volume é quantificado pela soma dos discos de mesma altura e diferentes diâmetros que foram compostos para o preenchimento da cavidade. Ainda é uma estimativa geométrica de volumes por meio de uma imagem bidimensional. No entanto, sua correlação com métodos de cálculo direto de volumes ventriculares, como a ressonância cardíaca magnética, está bem estabelecida.[4,7] A FEVE estimada pelo método de Simpson é o parâmetro de maior uso na prática clínica, mantendo-se sua recomendação nas recentes diretrizes de quantificação cavitária. Tal método não pode ser utilizado quando a diferença do comprimento da cavidade ventricular esquerda for superior a 20% em cada projeção, sendo recomendado o método de área comprimento nesta situação.[4,7,8] Este último, inicialmente descrito para o cálculo do volume pela técnica de ventriculografia, utiliza a área planimetrada (A) e o comprimento longitudinal do VE (L) para o cálculo do volume (Vol), segundo a fórmula a seguir:

$$Vol = 5 \times A^2/L$$

A ecocardiografia tridimensional (3D) possui algumas vantagens em relação à ecocardiografia 2D no cálculo da FEVE. Através desta técnica, os volumes podem ser finalmente calculados (e não mais estimados) diretamente de uma imagem volumétrica (Fig. 21-6). O método tem, ainda, em relação às estimativas bidimensionais, maior reprodutibilidade e acurácia, por não sofrer o efeito do encurtamento das imagens apicais.

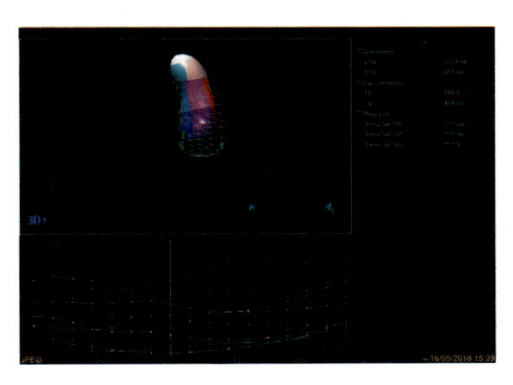

Fig. 21-6. Análise da fração de ejeção do ventrículo esquerdo pelo método tridimensional em paciente com cardiomiopatia crônica da doença de Chagas. A figura mostra o VE em sístole, onde há abaulamento de sua região apical secundário à discinesia apical.

Em avaliações sequenciais de pacientes com ICFEr, outro fator que deve ser considerado é a variabilidade da medida da FEVE. O intervalo de confiança de 95% de medidas repetidas da FEVE é superior a 10% pela ecocardiografia 2D. Desta forma, variações inferiores a 10% da FEVE em análises sequenciais pela ecocardiografia 2D, devem ser interpretadas com cautela, pois podem ser decorrentes da própria variabilidade da medida e, não necessariamente, significam melhora ou piora da função sistólica ventricular esquerda.[9] Por outro lado, a variabilidade da mesma medida pelo 3D é inferior à do 2D, sugerindo que o primeiro método deva ser o preferencial no acompanhamento sequencial de pacientes com ICFEr.[10] No entanto, a ecocardiografia 3D apresenta limitações em relação ao maior custo, menor disponibilidade, menor resolução temporal e espacial, e menor aplicabilidade a pacientes sob ritmos irregulares, mesmo nos dias atuais.[4,10,11]

Assim como na avaliação da mobilidade segmentar do VE, na avaliação da FEVE, recomenda-se a utilização de agentes de realce de bordas endocárdicas ("contraste") em situações de janela acústica inadequada (inadequada visibilização de ao menos dois segmentos contíguos). O uso de contraste aumenta, ainda, a capacidade de detecção de trombos intracavitários e pode auxiliar no diagnóstico diferencial de massas intracavitárias. Uma limitação ainda presente nos dias atuais diz respeito aos valores de referência para o VDFVE e VSFVE com o uso de contraste, já que os estudos de normalidade são mais escassos neste cenário. Vale ressaltar que os agentes de realce de bordas endocárdicas são seguros em pacientes com ICFEr.[4,12,13]

Na avaliação da função sistólica do VE também é importante considerar as condições hemodinâmicas no momento da realização do exame. Ambos os volumes, diastólico final do VE e sistólico final do VE, são dependentes da contratilidade; no entanto, enquanto o primeiro é mais dependente das condições de pré-carga, o segundo é mais dependente da pós-carga. Pacientes com cardiomiopatia dilatada apresentam aumento de ambos os volumes e queda da FEVE; porém, podem apresentar volume sistólico normal.[9] Por outro lado, em alguns atletas o remodelamento ventricular induzido pelo exercício pode ocasionar aumento de ambos os volumes, com queda da FEVE apesar de volume sistólico e contratilidade normais; evidenciando que a FEVE não deve ser utilizada, isoladamente, como marcador de disfunção sistólica do VE.[9]

A FEVE também sofre influência da geometria ventricular esquerda. O remodelamento do VE pode resultar em valores normais de FEVE, mesmo em indivíduos com volume sistólico reduzido decorrente de redução da função longitudinal e circunferencial das fibras miocárdicas.[9,14,15]

A redução da FEVE está relacionada com pior prognóstico, especialmente quando abaixo de 40%. Acima deste valor, a capacidade da FEVE em adicionar informações prognósticas relevantes se torna mais limitada.[16-19]

Em resumo, a FEVE é parâmetro fundamental na avaliação de pacientes com IC por sua fácil compreensão pelo clínico, pela elevada disponibilidade, por valor no diagnóstico e prognóstico. No entanto, não é parâmetro absoluto na determinação de função sistólica normal do VE. Pelos motivos acima expostos, quando necessário, a mesma deve ser adicionada a outros parâmetros de avaliação da função sistólica do VE, como a avaliação da deformação miocárdica.

ANÁLISE DA FUNÇÃO SISTÓLICA DE VE PELA DEFORMAÇÃO MIOCÁRDICA

A análise da deformação miocárdica pode ser feita por diversas técnicas, mas, até o momento, aquela de maior aplicabilidade clínica e que oferece a maior independência de ângulo é a derivada da técnica de rastreamento de pontos (do termo *speckle-tracking*), oriunda da imagem bidimensional. Por esta técnica, pontos de brilho (*speckle*) na imagem ecocardiográfica são rastreados ao longo do ciclo cardíaco e o comportamento entre eles, se de aproximação (encurtamento) ou afastamento (estiramento), pode ser mensurado. Se for mensurado linearmente será representado como deformação (*strain*), se for comparado ao tempo, será nomeado taxa de deformação (*strain rate*).[20] Assim, a deformação, como oriunda da imagem ecocardiográfica bidimensional, pode ser medida em diversos eixos, a depender da imagem oferecida, ou mesmo pode ser estudada a partir de imagem tridimensional.[21] Ainda, no ventrículo esquerdo, a rotação da base cardíaca pode ser comparada à rotação oposta que acontece no ápice, e isto fornece medida de *twist* cardíaco que, se comparada com a redução do comprimento do VE em seu eixo longitudinal, será representada como torção cardíaca.[22]

Embora a análise de deformação miocárdica se aproxime conceitualmente da tão almejada medida de contratilidade, ela ainda não a representa, pois, sendo mais um índice de fase de ejeção ventricular, ela ainda é dependente de carga.[23]

Dentre todos os parâmetros derivados da análise de deformação miocárdica, o GLS (*global longitudinal strain*) é o parâmetro mais robusto e mais testado cientificamente como preditor de desfechos clínicos em diversos cenários de IC.[24-26]

O GLS já se demonstrou capaz de detectar disfunção sistólica incipiente em diversos cenários de doença cardiovascular, precedendo as alterações de FEVE (Fig. 21-7). Na situação onde a disfunção sistólica pode ser induzida por drogas cardiotóxicas, como acontece com alguns tipos de quimioterapias, o acompanhamento dos sinais de disfunção com técnicas mais sensíveis que a FEVE, dentre elas o GLS, é recomendado.[27]

Ainda, no momento atual, a variedade de *softwares* disponíveis para mensuração de deformação miocárdica e a falta de completa uniformização entre os mesmos e de valores de normalidade independentes de vendedores,[28] fazem com que seja essencial, no acompanhamento seriado dos valores de GLS, o uso de um mesmo *software* de análise. Valores geralmente inferiores a 20% de deformação longitudinal global (GLS) sugerem disfunção miocárdica que, se estiver relacionada com valores normais de FEVE serão consideradas como incipientes. Na análise sequencial de cardiotoxicidade, valores com redução superior a 15% dos valores de base também significam disfunção.[27]

Além dos valores globais de deformação miocárdica, dentre eles o GLS sendo o mais robusto e utilizado, é possível, ainda, estudar a deformação miocárdica regional e sua representação gráfica em forma de *bulls eye* pode sugerir etiologias da IC. Padrões de deformação miocárdica longitudinal reduzidos em segmentos basais, mas ainda preservados em segmentos apicais, também chamados de "padrão que poupa o ápice", ou *apical sparing,* são associados a algumas doenças infiltrativas como a amiloidose e podem ser identificados antes da queda da FEVE (Fig. 21-8a).[26] Por gerarem um desenho do gráfico de *bulls eye* da análise de deformação miocárdica de base vermelho-clara ou rosada e ápice vermelho-escuro, este padrão também é chamado de "cereja no bolo". Embora diversos estudos tenham associados este padrão à doença infiltrativa amiloidótica, ele também tem sido reconhecido em outras cardiomiopatias não isquêmicas. Padrões de deformação miocárdica mais regionais e seguindo territórios de irrigação coronariana podem, também, ser vistos em doenças isquêmicas miocárdicas como causa de IC,[29] ou mesmo em pacientes com cardiomiopatias específicas como na doença de Chagas (Fig. 21-8b).[30]

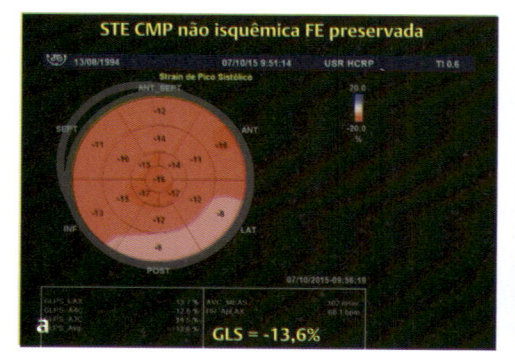

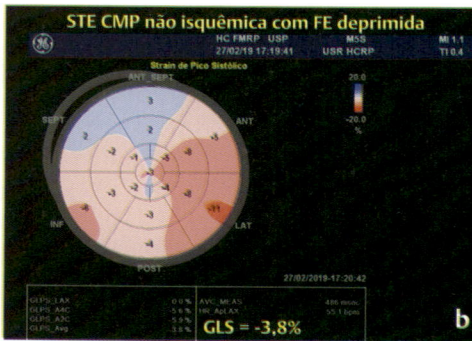

Fig. 21-7. Padrões de análise de deformação miocárdica por ecocardiografia por *speckle-tracking* (STE) em paciente com IC por cardiomiopatia não isquêmica (mitocondriopatia) em dois momentos temporais. (**a**) GLS já reduzido quando ainda havia fração de ejeção de VE (FEVE) preservada e, evolutivamente, com a progressão da doença, já acompanhando a FEVE deprimida (**b**). GLS: *Global Longitudinal Strain*.

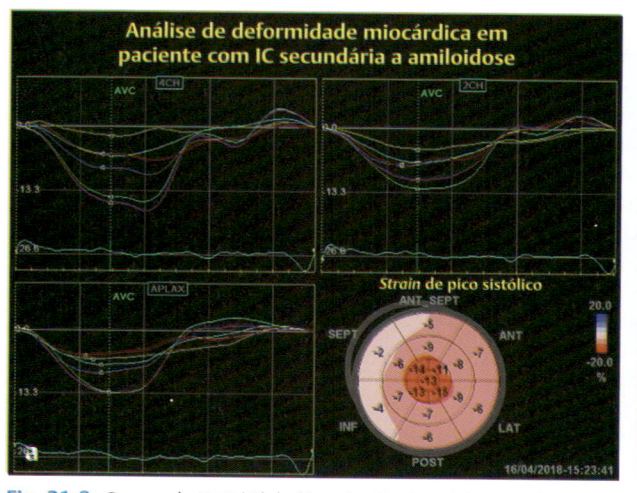

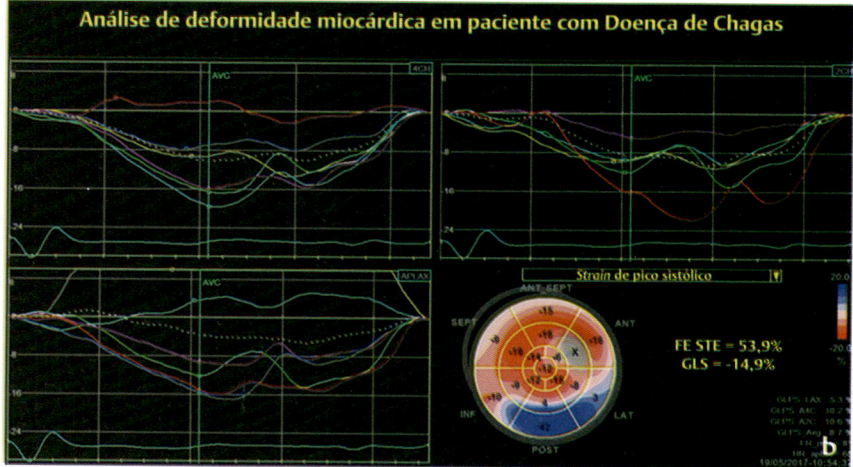

Fig. 21-8. Curvas de GLS (*Global longitudinal strain*) em cada uma das três projeções apicais de VE e representação de *bulls eye* mostrando padrões segmentares de redução do GLS. (**a**) O padrão de comprometimento dos segmentos basais e médios poupando o ápice sugere amiloidose como etiologia da IC. (**b**) O padrão regional em segmentos inferiores e inferolaterais é comum na cardiopatia da doença de Chagas.

ANÁLISE REGIONAL DA FUNÇÃO SISTÓLICA DE VE

A análise da função sistólica ventricular esquerda deve ser realizada, também, sob seu aspecto regional. O ventrículo esquerdo pode ser dividido em segmentos de diversas maneiras, sendo a convenção de 17 segmentos a mais uniformizada entre os diversos métodos de imagem cardiovascular. Cada segmento pode ser avaliado de maneira subjetiva pela análise visual, classificando sua mobilidade em normal, hipocinesia, acinesia ou discinesia. Uma maneira semiquantitiva pode ser aplicada, determinando os valores de 1 para mobilidade normal, 2 para hipocinesia, 3 para acinesia e 4 para discinesias. A somatória destes valores nos 17 segmentos pode ser feita e dividida pelos mesmos, conseguindo-se, com isto, o valor de WMSi (*wall motion escore index*) ou índice de mobilidade segmentar de ventrículo esquerdo.[31] Este parâmetro já foi bastante aplicado em doença isquêmica miocárdica e tem informações prognósticas, se acima de limites de 2,5. Aplicações deste parâmetro em doenças miocárdicas não isquêmica também já foram testadas.[32] Recentemente, o valor prognóstico deste parâmetro também foi validado em pacientes com IC por cardiomiopatia da doença de Chagas, doença esta essencialmente segmentar, como sendo prognosticador independente da FEVE.[33]

A técnica de análise de deformação miocárdica descrita acima também permite, em teoria, a quantificação dos valores de deformação sistólica de cada segmento de VE. No entanto, há limitações técnicas da habilidade do *strain* em quantificar estes valores em cada segmento, que podem explicar a dificuldade de reprodutibilidade dos mesmos em testes científicos.[34] Com isso, até o momento, embora os valores segmentares do *strain* possam sugerir padrões regionais de doença miocárdica e, portanto, de etiologia da IC, seus valores absolutos não têm, ainda, aplicação clínica.[23]

PAPEL DA ECOCARDIOGRAFIA NO ESTADIAMENTO CLÍNICO DA INSUFICIÊNCIA CARDÍACA E DIAGNÓSTICO ETIOLÓGICO

Os atuais guias de conduta clínica na IC dividem seu grau de estadiamento em 4 níveis, sendo os dois primeiros (A e B) em pacientes sem manifestações clínicas.[35] A ecocardiografia representa o método mais disponível e custo-efetivo, que oferece informações acerca de alterações geométricas e/ou funcionais ventriculares, mesmo que sem manifestações clínicas de IC. Tal fato, por si só, expõe a importância do método e de suas ferramentas de análise de morfologia e função ventricular.[36]

Considerando-se, ainda, que em países desenvolvidos dois terços dos pacientes com IC terão etiologia isquêmica, a ecocardiografia oferece não só a capacidade de identificação de alterações regionais de função sistólica, como ainda, por meio de testes de estresse farmacológicos, ou por meio de análises de perfusão por contraste, definir também áreas de miocárdio viáveis ou não viáveis.[37] Esta definição é essencial neste contexto clínico, onde a própria IC pode ser reversível.

Por outro lado, no grupo de cardiomiopatias não isquêmicas, o padrão de comprometimento geométrico e funcional global ou regional de VE, associado ou não ao comprometimento de VD pode ser em muito elucidativo de causa etiológica da IC.[38] Notadamente, no caso da grande proporção de cardiomiopatia por doença de Chagas, tão presente em nossa população de pacientes com IC, o característico comprometimento regional de VE,[33,39,40] predominante em suas paredes inferior e inferolateral, incluindo o ápice, levanta fortemente a hipótese da doença, excluídas as doenças coronarianas em territórios de CD e Cx. Nos casos com aumento de espessura miocárdica, mesmo que com fração de ejeção ainda preservada, a disfunção sistólica pode ser demonstrada por técnicas mais sensíveis como o STE, sendo a mesma capaz de sugerir padrões etiológicos nestes casos.[26,40]

REFERÊNCIAS BIBLIOGRÁFICAS

1. Otto CM, Pearlman AS, Gardner CL, Enomoto DM, Togo T, Tsuboi H et al. Experimental validation of Doppler echocardiographic measurement of volume flow through the stenotic aortic valve. Circulation. 1988;78(2):435-41.
2. Yildirim A, Soylu O, Dagdeviren B, Zor U, Tezel T. Correlation between Doppler derived dP/dt and left ventricular asynchrony in patients with dilated cardiomyopathy: a combined study using strain rate imaging and conventional Doppler echocardiography. Echocardiography. 2007;24(5):508-14.
3. Tei C, Ling LH, Hodge DO, Bailey KR, Oh JK, Rodeheffer RJ et al. New index of combined systolic and diastolic myocardial performance: a simple and reproducible measure of cardiac function--a study in normals and dilated cardiomyopathy. J Cardiol. 1995;26(6):357-66.
4. Lang RM, Badano LP, Mor-Avi V, Afilalo J, Armstrong A, Ernande L, et al. Recommendations for cardiac chamber quantification by echocardiography in adults: an update from the American Society of Echocardiography and the European Association of Cardiovascular Imaging. Eur Heart J Cardiovasc Imaging. 2015;16(3):233-70.
5. Blondheim DS, Beeri R, Feinberg MS, Vaturi M, Shimoni S, Fehske W et al. Reliability of visual assessment of global and segmental left ventricular function: a multicenter study by the Israeli Echocardiography Research Group. J Am Soc Echocardiogr. 2010;23(3):258-64.
6. Kou S, Caballero L, Dulgheru R, Voilliot D, De Sousa C, Kacharava G et al. Echocardiographic reference ranges for normal cardiac chamber size: results from the NORRE study. Eur Heart J Cardiovasc Imaging. 2014;15(6):680-90.
7. Dorosz JL, Lezotte DC, Weitzenkamp DA, Allen LA, Salcedo EE. Performance of 3-dimensional echocardiography in measuring left ventricular volumes and ejection fraction: a systematic review and meta-analysis. J Am Coll Cardiol. 2012;59(20):1799-808.
8. Marwick TH. Techniques for comprehensive two dimensional echocardiographic assessment of left ventricular systolic function. Heart. 2003;89 Suppl 3:iii2-8.
9. Marwick TH. Ejection Fraction Pros and Cons: JACC State-of-the-Art Review. J Am Coll Cardiol. 2018;72(19):2360-79.
10. Thavendiranathan P, Grant AD, Negishi T, Plana JC, Popovic ZB, Marwick TH. Reproducibility of echocardiographic techniques for sequential assessment of left ventricular ejection fraction and volumes: application to patients undergoing cancer chemotherapy. J Am Coll Cardiol. 2013;61(1):77-84.
11. Lang RM, Badano LP, Tsang W, Adams DH, Agricola E, Buck T et al. EAE/ASE recommendations for image acquisition and display using three-dimensional echocardiography. Eur Heart J Cardiovasc Imaging. 2012;13(1):1-46.
12. Porter TR, Mulvagh SL, Abdelmoneim SS, Becher H, Belcik JT, Bierig M et al. Clinical Applications of Ultrasonic Enhancing Agents in Echocardiography: 2018 American Society of Echocardiography Guidelines Update. J Am Soc Echocardiogr. 2018;31(3):241-74.
13. Porter TR, Abdelmoneim S, Belcik JT, McCulloch ML, Mulvagh SL, Olson JJ et al. Guidelines for the cardiac sonographer in the performance of contrast echocardiography: a focused update from the American Society of Echocardiography. J Am Soc Echocardiogr. 2014;27(8):797-810.
14. Aurigemma GP, Silver KH, Priest MA, Gaasch WH. Geometric changes allow normal ejection fraction despite depressed myocardial shortening in hypertensive left ventricular hypertrophy. J Am Coll Cardiol. 1995;26(1):195-202.
15. Stokke TM, Hasselberg NE, Smedsrud MK, Sarvari SI, Haugaa KH, Smiseth OA et al. Geometry as a Confounder When Assessing Ventricular Systolic Function: Comparison Between Ejection Fraction and Strain. J Am Coll Cardiol. 2017;70(8):942-54.
16. Curtis JP, Sokol SI, Wang Y, Rathore SS, Ko DT, Jadbabaie F et al. The association of left ventricular ejection fraction, mortality, and cause of death in stable outpatients with heart failure. J Am Coll Cardiol. 2003;42(4):736-42.
17. Gottdiener JS, McClelland RL, Marshall R, Shemanski L, Furberg CD, Kitzman DW, et al. Outcome of congestive heart failure in elderly persons: influence of left ventricular systolic function. The Cardiovascular Health Study. Ann Intern Med. 2002;137(8):631-9.
18. Gomes JA, Mehta D, Ip J, Winters SL, Camunas J, Ergin A et al. Predictors of long-term survival in patients with malignant ventricular arrhythmias. Am J Cardiol. 1997;79(8):1054-60.
19. Bhatia RS, Tu JV, Lee DS, Austin PC, Fang J, Haouzi A et al. Outcome of heart failure with preserved ejection fraction in a population-based study. N Engl J Med. 2006;355(3):260-9.
20. Mor-Avi V, Lang RM, Badano LP, Belohlavek M, Cardim NM, Derumeaux G et al. Current and evolving echocardiographic techniques for the quantitative evaluation of cardiac mechanics: ASE/EAE consensus statement on methodology and indications endorsed

by the Japanese Society of Echocardiography. Eur J Echocardiogr. 2011;12(3):167-205.
21. Urbano-Moral JA, Rowin EJ, Maron MS, Crean A, Pandian NG. Investigation of global and regional myocardial mechanics with 3-dimensional speckle tracking echocardiography and relations to hypertrophy and fibrosis in hypertrophic cardiomyopathy. Circ Cardiovasc Imaging. 2014;7(1):11-9.
22. Beladan CC, Calin A, Rosca M, Ginghina C, Popescu BA. Left ventricular twist dynamics: principles and applications. Heart. 2014;100(9):731-40.
23. Collier P, Phelan D, Klein A. A Test in Context: Myocardial Strain Measured by Speckle-Tracking Echocardiography. J Am Coll Cardiol. 2017;69(8):1043-56.
24. Hartlage GR, Kim JH, Strickland PT, Cheng AC, Ghasemzadeh N, Pernetz MA et al. The prognostic value of standardized reference values for speckle-tracking global longitudinal strain in hypertrophic cardiomyopathy. Int J Cardiovasc Imaging. 2015;31(3):557-65.
25. Sengelov M, Jorgensen PG, Jensen JS, Bruun NE, Olsen FJ, Fritz-Hansen T et al. Global Longitudinal Strain Is a Superior Predictor of All-Cause Mortality in Heart Failure With Reduced Ejection Fraction. JACC Cardiovasc Imaging. 2015;8(12):1351-9.
26. Barros-Gomes S, Williams B, Nhola LF, Grogan M, Maalouf JF, Dispenzieri A et al. Prognosis of Light Chain Amyloidosis With Preserved LVEF: Added Value of 2D Speckle-Tracking Echocardiography to the Current Prognostic Staging System. JACC Cardiovasc Imaging. 2017;10(4):398-407.
27. Thavendiranathan P, Poulin F, Lim KD, Plana JC, Woo A, Marwick TH. Use of myocardial strain imaging by echocardiography for the early detection of cardiotoxicity in patients during and after cancer chemotherapy: a systematic review. J Am Coll Cardiol. 2014;63(25 Pt A):2751-68.
28. Farsalinos KE, Daraban AM, Unlu S, Thomas JD, Badano LP, Voigt JU. Head-to-Head Comparison of Global Longitudinal Strain Measurements among Nine Different Vendors: The EACVI/ASE Inter-Vendor Comparison Study. J Am Soc Echocardiogr. 2015;28(10):1171-81, e2.
29. D'Elia N, D'Hooge J, Marwick TH. Association Between Myocardial Mechanics and Ischemic LV Remodeling. JACC Cardiovasc Imaging. 2015;8(12):1430-43.
30. Nunes MCP, Badano LP, Marin-Neto JA, Edvardsen T, Fernandez-Golfin C, Bucciarelli-Ducci C et al. Multimodality imaging evaluation of Chagas disease: an expert consensus of Brazilian Cardiovascular Imaging Department (DIC) and the European Association of Cardiovascular Imaging (EACVI). Eur Heart J Cardiovasc Imaging. 2018;19(4):459-60n.
31. Badano L, Stoian J, Cervesato E, Bosimini E, Gentile F, Giannuzzi P et al. Reproducibility of wall motion score and its correlation with left ventricular ejection fraction in patients with acute myocardial infarction. Am J Cardiol. 1996;78(7):855-8.
32. Scholl D, Kim HW, Shah D, Fine NM, Tandon S, Thompson T et al. Validation of a novel modified wall motion score for estimation of left ventricular ejection fraction in ischemic and non-ischemic cardiomyopathy. Eur J Radiol. 2012;81(8):e923-8.
33. Schmidt A, Dias Romano MM, Marin-Neto JA, Rao-Melacini P, Rassi A, Mattos A et al. Effects of Trypanocidal Treatment on Echocardiographic Parameters in Chagas Cardiomyopathy and Prognostic Value of Wall Motion Score Index: A BENEFIT Trial Echocardiographic Substudy. J Am Soc Echocardiogr. 2018.
34. Dalen H, Thorstensen A, Aase SA, Ingul CB, Torp H, Vatten LJ et al. Segmental and global longitudinal strain and strain rate based on echocardiography of 1266 healthy individuals: the HUNT study in Norway. Eur J Echocardiogr. 2010;11(2):176-83.
35. Bocchi EA, Marcondes-Braga FG, Bacal F, Ferraz AS, Albuquerque D, Rodrigues Dde A et al. [Updating of the Brazilian guideline for chronic heart failure - 2012]. Arq Bras Cardiol. 2012;98(1 Suppl 1):1-33.
36. Yancy CW, Jessup M, Bozkurt B, Butler J, Casey DE, Jr., Colvin MM et al. 2017 ACC/AHA/HFSA Focused Update of the 2013 ACCF/AHA Guideline for the Management of Heart Failure: A Report of the American College of Cardiology/American Heart Association Task Force on Clinical Practice Guidelines and the Heart Failure Society of America. J Am Coll Cardiol. 2017;70(6):776-803.
37. Picano E, Molinaro S, Pasanisi E. The diagnostic accuracy of pharmacological stress echocardiography for the assessment of coronary artery disease: a meta-analysis. Cardiovasc Ultrasound. 2008;6:30.
38. Ananthasubramaniam K, Dhar R, Cavalcante JL. Role of multimodality imaging in ischemic and non-ischemic cardiomyopathy. Heart Fail Rev. 2011;16(4):351-67.
39. Pazin-Filho A, Romano MM, Almeida-Filho OC, Furuta MS, Viviani LF, Schmidt A et al. Minor segmental wall motion abnormalities detected in patients with Chagas' disease have adverse prognostic implications. Braz J Med Biol Res. 2006;39(4):483-7.
40. Liu D, Oder D, Salinger T, Hu K, Muntze J, Weidemann F et al. Association and diagnostic utility of diastolic dysfunction and myocardial fibrosis in patients with Fabry disease. Open heart. 2018;5(2):e000803.

INSUFICIÊNCIA CARDÍACA COM FRAÇÃO DE EJEÇÃO PRESERVADA

Silvio Henrique Barberato ▪ Miguel Morita Fernandes da Silva

DEFINIÇÃO

A definição de insuficiência cardíaca (IC) tem-se modificado com o tempo, e frequentemente é motivo de controvérsia.[1] Uma definição atualmente aceita é que a IC é um estado fisiopatológico em que uma anormalidade cardíaca resulta em incapacidade do coração em bombear sangue de forma a atender às necessidades metabólicas teciduais em repouso ou durante o esforço, ou fazê-lo somente às custas de elevadas pressões de enchimento.[2,3] Um aspecto fundamental é que os sinais e sintomas da IC devem ser causados por uma anormalidade cardíaca estrutural e/ou funcional.[4]

A IC com fração de ejeção preservada (ICFEP) se refere à IC com fração de ejeção do ventrículo esquerdo (FEVE) ≥ 50%. Embora o ponto de corte tenha variado em diferentes estudos, este é o adotado pela maioria das diretrizes atuais, que também classificaram a IC em duas outras categorias, conforme a fração de ejeção: IC com fração de ejeção reduzida (ICFER) - FEVE < 40%; e IC com fração de ejeção intermediária (ICFEI) – FEVE entre 40 a 49%.[2,4]

"IC diastólica" é um termo que vinha sendo usado historicamente, mas foi substituído pelo termo ICFEP, que é utilizado pelas diretrizes atuais e na prática clínica, sendo preferível em referência aos critérios de inclusão dos ensaios clínicos randomizados.[5] Importante ressaltar que a "disfunção diastólica" está presente tanto em pacientes com ICFEP quanto em pacientes com ICFER. Além disso, pacientes com ICFEP podem apresentar, também, anormalidades na função sistólica, como descreveremos mais adiante.

EPIDEMIOLOGIA

A prevalência de ICFEP é incerta, mas estudos sugerem que entre 30 e 50% dos pacientes com IC tenham fração de ejeção preservada, dependendo da metodologia e dos pontos de corte para definição de ICFEP utilizados.[6,7] Esta proporção de pacientes com ICFEP vem aumentando ao longo do tempo.[8,9] No registro *Get with the Guidelines*, que inclui pacientes hospitalizados por IC nos Estados Unidos, a proporção de pacientes com FEVE ≥ 50% aumentou de 33 para 39% entre 2005 e 2010,[9] e esta proporção tende a crescer com o envelhecimento da população.

Embora estudos baseados na comunidade sugerissem que a sobrevida dos pacientes com ICFEP é semelhante àqueles com ICFER, dados mais recentes, derivado de ensaios clínicos randomizados, demonstraram que a mortalidade dos pacientes com ICFEP é menor que dos pacientes com ICFER.[6,10] No entanto, a ICFEP ainda apresenta um prognóstico ruim, com sobrevida pior do que pacientes sem IC, mas com hipertensão ou outras condições que aumentam o risco cardiovascular.[10]

Além da sobrevida, outras características diferem entre a ICFEP e a ICFER. Os pacientes com ICFEP são mais frequentemente idosos e do sexo feminino, e têm maior prevalência de hipertensão e de fibrilação atrial.[10] Além disso, eles têm maior prevalência de comorbidades extracardíacas, como obesidade e doença pulmonar obstrutiva crônica.[11] Em uma análise do estudo CHARM, o risco atribuível populacional das comorbidades é proporcionalmente maior na ICFEP, sugerindo que a mortalidade destes pacientes está mais relacionada com as comorbidades do que com a gravidade das anormalidades cardíacas.[11]

FISIOPATOLOGIA

A disfunção diastólica pode ser definida como a incapacidade de enchimento do ventrículo esquerdo (VE) para obter um volume diastólico final adequado (pré-carga), dentro de pressões de enchimento normais.[12] A expressão final das anormalidades da função diastólica é a elevação das pressões de enchimento, que ocorre como resposta compensatória para manter o débito cardíaco adequado.[13] Quando a pressão capilar pulmonar excede 15 mmHg ou a pressão diastólica final do VE excede 16 mmHg, as pressões de enchimento são consideradas aumentadas.[14] A ICFEP por definição requer a presença de pressões de enchimento aumentadas ao repouso ou após esforço, sem o que a perfusão sistêmica não pode ser mantida, na vigência de fração de ejeção "normal". Portanto, o principal determinante hemodinâmico para o desenvolvimento de sintomas de dispneia e intolerância ao esforço é o aumento das pressões de enchimento, que acrescenta risco de hospitalizações por insuficiência cardíaca e mortalidade.[15]

A função diastólica envolve um processo ativo de relaxamento no início da diástole e a rigidez ventricular passiva, relacionada com suas propriedades viscoelásticas. A disfunção diastólica, habitualmente, é resultante da diminuição do relaxamento, aumento da rigidez, ou alguma combinação de ambos. A velocidade de decaimento da pressão no início da diástole é menor em pacientes com ICFEP, "atrasando" o enchimento ventricular e contribuindo para o aumento da pressão do átrio esquerdo no final da diástole, especialmente quando a frequência cardíaca está mais elevada. A rigidez (ou elastância) ventricular no final da diástole é representada pela relação entre pressão e volume do VE e parece estar aumentada em pacientes com ICFEP.[12] Este aumento da rigidez ventricular parece ser determinado por alterações na matriz extracelular, aumento do colágeno e alterações funcionais da macromolécula sarcomérica titina. Estudos em indivíduos na comunidade mostraram que a rigidez ventricular aumenta com a idade, especialmente em mulheres e em obesos, condições associadas a maior risco de desenvolver ICFEP.[16]

É importante lembrar que os termos disfunção diastólica e ICFEP não são equivalentes – disfunção diastólica pode estar ausente em até um terço dos pacientes com ICFEP, e nem todos os pacientes com disfunção diastólica desenvolvem ICFEP.[17,18] Declínios no relaxamento e complacência do VE acontecem como parte do processo de envelhecimento normal. Em um estudo prospectivo, somente 12% dos indivíduos com disfunção diastólica grave na avaliação inicial desenvolveram ICFEP após 6 anos de acompanhamento.[19]

Embora a disfunção diastólica ocupe um papel central na ICFEP, a fisiopatologia desta entidade inclui contribuições variáveis provenientes de diversas alterações funcionais e estruturais. Pacientes com ICFEP têm alta prevalência de doença cardíaca estrutural, incluindo remodelamento ou hipertrofia concêntrica do VE e aumento do átrio esquerdo.[17,18] Além disso, estão implicadas anormalidades na reserva sistólica e diastólica, função atrial, tônus autonômico, função endotelial, musculatura esquelética e acoplamento ventriculoarterial anormal, envoltos em um estado pró-inflamatório sistêmico.[20]

PAPEL DA ECOCARDIOGRAFIA NA ICFEP

A ecocardiografia fornece informações não invasivas essenciais sobre a estrutura, função e hemodinâmica cardíacas e deve ser realizada em todos os pacientes nos quais há suspeita clínica de IC-FEP.[21] É clinicamente importante determinar se um paciente com dispneia de origem desconhecida realmente tem ICFEP ou alguma outra causa cardíaca ou não cardíaca de dispneia. Além disso, a obtenção de informação hemodinâmica confiável pode auxiliar no manejo clínico e estratificação do risco cardiovascular.[22]

Disfunção Diastólica

A avaliação da função diastólica do VE é parte integral da análise ecocardiográfica de rotina, adquirindo especial importância em pacientes com dispneia de origem desconhecida e/ou suspeita de insuficiência cardíaca. Diversos índices ecocardiográficos foram empregados no estudo da função diastólica e estimativa das pressões de enchimento do VE. A diretriz publicada pela Sociedade Americana de Cardiologia e Associação Europeia de Imagem Cardiovascular (ASE/EACVI) recomenda que a análise não invasiva da função diastólica seja feita pela abordagem integrada de vários parâmetros, sendo os mais importantes: velocidades diastólica precoce (E) e de contração atrial (A) do fluxo transvalvar mitral ao Doppler pulsátil, velocidade diastólica precoce do anel mitral ao Doppler tecidual (e'), velocidade do refluxo tricúspide e volume do átrio esquerdo indexado pela superfície corpórea (VAEi).[23] Enquanto as velocidades ao Doppler pulsátil e tecidual refletem as pressões de enchimento instantâneas do VE, o VAEi reflete o efeito cumulativo das pressões de enchimento ao longo do tempo e, portanto, a cronicidade da disfunção diastólica.[24,25] Entretanto, é importante que outras causas de aumento do átrio esquerdo sejam afastadas, correlacionando este achado com o quadro clínico do indivíduo, tamanho das câmaras e demais índices Doppler. Como parâmetros adicionais em casos específicos, podem ser utilizados o fluxo venoso pulmonar, a onda L e a manobra de Valsalva, que, potencialmente, auxiliam na caracterização de distintos graus de disfunção diastólica.[23]

Em um esforço para simplificar a avaliação da função diastólica, sem perder a acurácia, a diretriz ASE/EACVI recomendou dois algoritmos, úteis na maioria dos indivíduos. O primeiro algoritmo (Fig. 22-1) é aplicável em indivíduos com fração de ejeção normal (≥ 50%) e sem cardiopatia estrutural. Nesta situação, considera-se que exista disfunção diastólica quando mais de 50% dos quatro parâmetros a seguir estiverem alterados: relação E/e' média > 14; velocidade e' septal < 7 cm/s ou lateral < 10 cm/s; velocidade do refluxo tricúspide > 2,8 cm/s e VAEi > 34 mL/m.[23] Uma atenção especial deve ser dada a idosos, já que as velocidades ao Doppler tecidual modificam-se com a idade. Um estudo populacional observou que os limites de referência para a relação E/e' e VAEi na população acima de 65 anos de idade estavam em concordância com os recomendados acima pelas diretrizes, enquanto os valores de corte para e' eram substancialmente menores (e' septal 4,6 cm/s; e' lateral 5,2 cm/s).[26] O segundo algoritmo (Fig. 22-2) é aplicável para o grupo de pacientes com fração de ejeção diminuída (< 50%) e aqueles com fração de ejeção normal concomitante à cardiopatia (manifestação clínica ou ecocardiográfica). Assim, a abordagem integrada das informações permite, na maior parte dos casos, a estimativa das pressões de enchimento ventricular e a graduação da disfunção diastólica. São definidos três padrões de disfunção diastólica, em ordem crescente de gravidade: grau I (relaxamento ventricular diminuído sem aumento de pressões de enchimento), grau II (relaxamento diminuído coexistindo com aumento das pressões de enchimento, em geral demonstrando "padrão pseudonormal" do fluxo mitral) e grau III (pressões de enchimento muito elevadas, acompanhadas de padrão restritivo do fluxo mitral). Para a definição da presença de elevação das pressões de enchimento no grupo com doença cardíaca, devemos analisar primeiro o fluxo transvalvar mitral, antes dos demais parâmetros. A relação E/A ≤ 0,8 (com onda E ≤ 50 cm/s) é compatível com pressões de enchimento normais e relaxamento diminuído isolado, enquanto a relação E/A ≥ 2 é consistente com elevação de pressões de enchimento. Entretanto, para os casos com relação E/A > 0,8 e < 2, é necessário que haja pelo menos 2 dos 3 parâmetros seguintes alterados: relação E/e' média > 14, velocidade do refluxo tricúspide > 2,8 cm/s e VAEi > 34 mL/m. É importante ressaltar que todos os parâmetros ecocardiográficos utilizados nos dois algoritmos demonstraram, individualmente, valor prognóstico em diversos cenários clínicos.[15,23] Em alguns casos, os critérios definitivos não são completamente preenchidos e, desta forma, o grau de disfunção diastólica pode ser relatado como "indeterminado".[23] Estas recomendações, criadas a partir de consenso de especialistas, foram validadas em dois estudos multicêntricos que compararam sua acurácia frente à medida invasiva da pressão capilar pulmonar [27] ou da pressão diastólica final do VE.[28] Assim, foi demonstrado que a estimativa das pressões de enchimento obtida

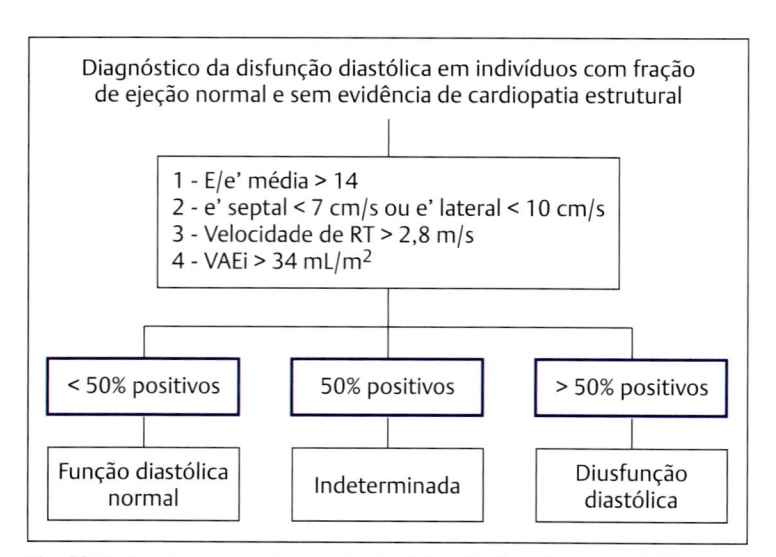

Fig. 22-1. Algoritmo para diagnóstico da disfunção diastólica em indivíduos com fração de ejeção do ventrículo esquerdo normal e sem evidência de cardiopatia. E/e': razão entre a velocidade diastólica precoce do fluxo transvalvar mitral ao Doppler pulsátil (E) e a velocidade diastólica precoce do anel mitral ao Doppler tecidual (e'). RT: refluxo tricúspide; VAEi: volume do átrio esquerdo indexado pela superfície corpórea. (Adaptada de Nagueh et al.)[23]

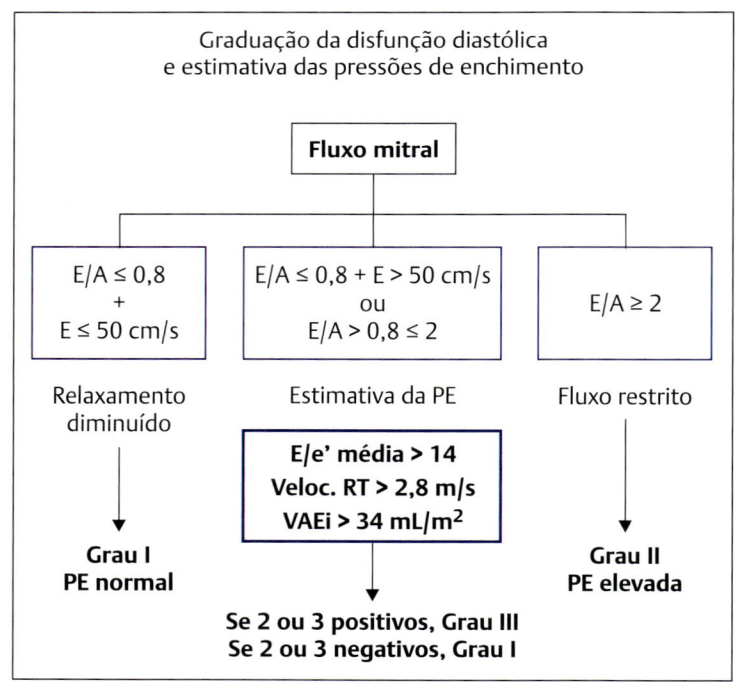

Fig. 22-2. Algoritmo para graduação da disfunção diastólica e estimativa das pressões de enchimento do ventrículo esquerdo em pacientes com fração de ejeção diminuída (< 50%) e aqueles com fração de ejeção normal concomitante à cardiopatia. E/A: razão entre as velocidades diastólica precoce (E) e de contração atrial (A) do fluxo transvalvar mitral ao Doppler pulsátil; E/e': razão entre E e a velocidade diastólica precoce do anel mitral ao Doppler tecidual (e'); veloc RT: velocidade do refluxo tricúspide; VAEi: volume do átrio esquerdo indexado pela superfície corpórea. (Adaptada de Nagueh et al.)[23]

por ecocardiografia em indivíduos com FE ≥ 50% foi superior à obtida pelos parâmetros clínicos isolados (acurácia de 84% *versus* 64%, respectivamente).[27] Em paralelo, foi reportada uma acurácia geral de 87% da diretriz ASE/EACVI em estimar a pressão diastólica final do VE.[28] Estes estudos apontam que a estimativa de elevação de pressão de enchimento fornecida pela ecocardiografia é útil na tomada de decisão clínica, mas problemas persistem em relação à baixa sensibilidade e baixo valor preditivo positivo, notadamente em indivíduos com FE > 50%.[22] Além disso, os parâmetros ecocardiográficos de avaliação da função diastólica podem apresentar limitações importantes em alguns cenários clínicos específicos, como a cardiomiopatia hipertrófica, calcificação do anel mitral, insuficiência mitral importante, transplante cardíaco e arritmias cardíacas.[23]

Alguns pacientes, mesmo com disfunção diastólica grau I definida ao repouso, tornam-se sintomáticos somente durante o exercício; portanto, pode ser útil analisar as pressões de enchimento durante o esforço físico por meio de ecocardiografia de estresse diastólico.[29] Portadores de disfunção diastólica são incapazes de aumentar o relaxamento ventricular com o exercício, quando comparados a indivíduos normais, ocorrendo um aumento das pressões de enchimento que pode ser identificado por relação E/e' septal > 15 (ou relação E/e' média > 14) concomitante à velocidade do refluxo tricúspide > 2,8 cm/s durante o esforço.[29] Em pacientes normais, as velocidades E e e' aumentam proporcionalmente e o índice permanece constante. Em pacientes com suspeita de ICFEP, o achado de aumento da relação E/e' ao esforço melhora a sensibilidade e o valor preditivo negativo, porém, compromete a especificidade, sugerindo que a ecocardiografia de exercício pode ajudar a excluir ICFEP.[30]

Disfunção Atrial

O remodelamento e a disfunção do átrio esquerdo secundários ao aumento das pressões no VE associam-se a mais sintomas clínicos, disfunção ventricular direita, menor capacidade de exercício e desfechos clínicos adversos em pacientes com ICFEP.[22] A função atrial de reserva, avaliada pelo pico do *strain* longitudinal do átrio esquerdo ao *speckle-tracking*, tem correlação inversa com grau de disfunção diastólica, pressões de enchimento e classe funcional New York Heart Association.[31] O melhor desempenho diagnóstico parece ser com o valor de corte < 20%, que separa a disfunção diastólica grau III dos demais graus de função diastólica[32] e tem maior acurácia do que a diretriz ASE/EACVI na predição de pressões de enchimento elevadas.[33] Assim, o pico do *strain* longitudinal do átrio esquerdo tem potencial aplicabilidade clínica na reclassificação de casos "indeterminados" de função diastólica.

Disfunção Sistólica

Embora a FEVE seja por definição "normal" em pacientes com ICFEP, a função sistólica não é, necessariamente, normal. Em uma análise do estudo Treatment of Preserved Cardiac Function Heart Failure with an Aldosterone Antagonist (TOPCAT), o *strain* longitudinal global estava anormal em mais da metade dos pacientes com ICFEP.[34] O *strain* longitudinal global é, reconhecidamente, um marcador de disfunção sistólica, embora também possa estar associado à disfunção diastólica, chamando a atenção para a importância da integridade das fibras longitudinais subendocárdicas na manutenção da função cardíaca como um todo. O *strain* longitudinal global diminuído em indivíduos com ICFEP associa-se a pressões de enchimento elevadas e desfechos clínicos neste grupo de pacientes.[15,35] Entretanto, o conjunto das evidências atuais ainda não permite a incorporação dos índices de deformação ventricular e atrial nos algoritmos de graduação da disfunção diastólica e estimativa das pressões de enchimento do VE.

Estrutura do Ventrículo Esquerdo

O tamanho do VE geralmente é normal em pacientes com ICFEP. Por outro lado, remodelamento concêntrico (20-30%) e hipertrofia (30-50%) são comuns e associam-se a pior prognóstico.[36]

ABORDAGEM DIAGNÓSTICA DO PACIENTE COM SUSPEITA DE INSUFICIÊNCIA CARDÍACA COM FRAÇÃO DE EJEÇÃO PRESERVADA

Em pacientes hospitalizados por ICFEP, a congestão sistêmica frequentemente manifesta-se ao exame físico, radiografia de tórax e exames laboratoriais (peptídeos natriuréticos elevados). Entretanto, pacientes ambulatoriais que referem dispneia de esforço frequentemente não manifestam, clinicamente, sinais de congestão (euvolêmicos). Como a dispneia de esforço tem diversas causas cardíacas e não cardíacas, o diagnóstico de ICFEP nestas condições torna-se um desafio. O diagnóstico clínico com base, exclusivamente, em sinais e sintomas de ICFEP tem sensibilidade de 45%, especificidade de 76% e acurácia de 64%,[37] o que indica, claramente, a necessidade de avaliação complementar no esclarecimento da dispneia de origem desconhecida. Embora não haja um método padrão ouro para o diagnóstico de ICFEP, alguns autores têm sugerido que o teste cardiopulmonar invasivo (com cateterismo cardíaco direito) é o que permite identificar melhor os pacientes com ICFEP, especialmente, em estágios precoces, e que apresentam pressões de enchimento elevadas somente durante o esforço.[38] Contudo, seu emprego na rotina clínica é restrito, pelo próprio caráter invasivo, complexidade, custo e ausência de disponibilidade universal.

Na tentativa de estabelecer critérios para o diagnóstico de ICFEP, diversos algoritmos contendo variáveis clínicas, ecocardiográficas e laboratoriais têm sido propostos na literatura. As Diretrizes da Sociedade Europeia de Cardiologia (ESC) elencam as seguintes condições para o diagnóstico da ICFEP (Fig. 22-3): (a) sinais e/ou sintomas de insuficiência cardíaca, (b) fração de ejeção ≥ 50%, (c) níveis aumentados de peptídeos natriuréticos (BNP > 35 pg/mL e/ou NT-pró-BNP > 125 pg/mL), (d) evidência objetiva de disfunção diastólica ou outra alteração cardíaca estrutural e, nos casos de incerteza, (e) medida invasiva da pressão de enchimento do VE em repouso e durante esforço.[14] No entanto, deve-se se levar em

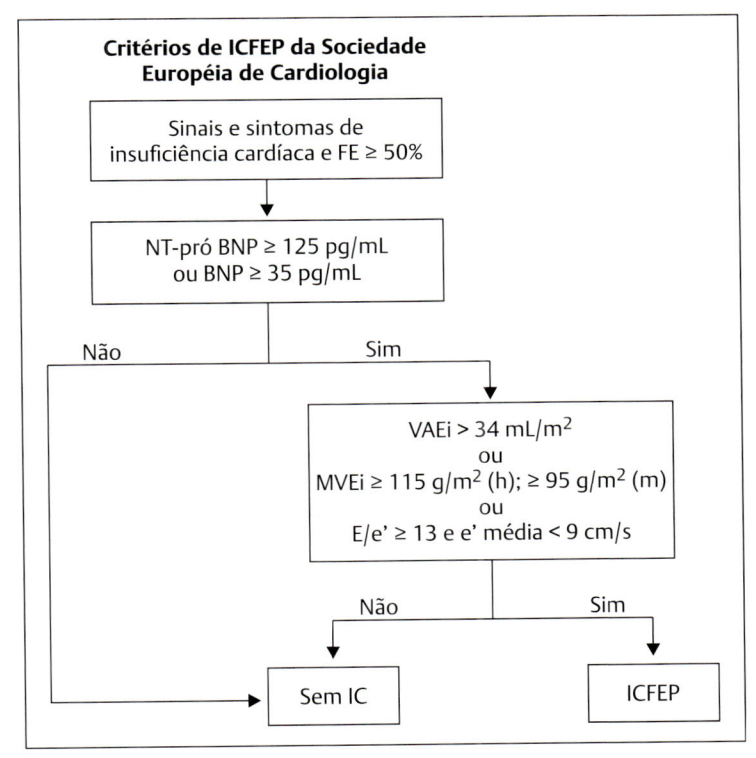

Fig. 22-3. Algoritmo para diagnóstico de insuficiência cardíaca com fração de ejeção preservada proposto pela Sociedade Europeia de Cardiologia. ICFEP: insuficiência cardíaca com fração de ejeção preservada; BNP: peptídeo natriurético tipo B; NT-pró-BNP: precursor do peptídeo natriurético tipo B; VAEi: volume do átrio esquerdo indexado pela superfície corpórea; MVEi: massa ventricular esquerda indexada pela superfície corpórea; E/e': razão entre a velocidade diastólica precoce do fluxo transvalvar mitral ao Doppler pulsátil (E) e a velocidade diastólica precoce do anel mitral ao Doppler tecidual (e'); IC: insuficiência cardíaca. (Adaptada de Ponikowki *et al.*)[4]

Quadro 22-1. Descrição e Interpretação do Escore H₂FPEF

	Variável	Critério	Pontos
H_2	**H**eavy (Obeso)	IMC > 30 kg/m²	2
	Hipertensão	2 ou mais anti-hipertensivos	1
F	**F**ibrilação atrial	Paroxística ou persistente	3
P	Hipertensão **p**ulmonar	PSAP > 35 mmHg (ecocardiografia)	1
E	**E**lder (idoso)	Idade > 60 anos	1
F	**F**illing pressures (Pressões de enchimento)	E/e' > 9	1
	Escore H₂FPEF	Soma	0-9

IMC: índice de massa corpórea.
H₂FPEF 6 a 9: IC provável.
H₂FPEF 0 a 1: IC improvável.
H₂FPEF 2 a 5: IC "incerta".
Adaptado de Reddy et al.[39]

consideração que todos os algoritmos propostos até o momento são baseados em consenso de especialistas, havendo limitações pelo fato de a IC ser uma síndrome clínica sem um teste padrão-ouro para defini-la.[30]

Recentemente foi proposto um escore simplificado com variáveis clínicas e ecocardiográficas para predizer ICFEP. Reddy et al. desenvolveram o escore denominado H₂FPEF que utiliza 6 variáveis clínicas e ecocardiográficas dicotômicas usualmente obtidas na avaliação clínica cotidiana.[39] Eles analisaram pacientes submetidos a teste de esforço cardiopulmonar com medidas hemodinâmicas invasivas para diagnóstico diferencial de dispneia, e definiram HFPEF pela pressão capilar pulmonar ≥ 15 mmHg no repouso, ou ≥ 25 mmHg durante o esforço. As variáveis utilizadas para compor o escore foram obesidade (2 pontos), uso de 2 ou mais drogas anti-hipertensivas (1 ponto), fibrilação atrial paroxística ou persistente (3 pontos), pressão sistólica na artéria pulmonar > 35 mmHg (1 ponto), idade > 60 anos (1 ponto) e relação E/e' > 9 (1 ponto). O escore H₂FPEF (Quadro 22-1) pode afastar ICFEP nos pacientes com baixo escore (0 a 1), fazer o diagnóstico com razoável confiança (probabilidade ≥ 90%) nos pacientes com alto escore (6 a 9), e identificar aqueles que necessitam de mais testes adicionais (escores de 2 a 5). Além disso, descreveu-se um nomograma contendo variáveis contínuas que pode ser empregado para refinar o diagnóstico. O grande diferencial deste estudo é que o escore H₂FPEF foi estabelecido a partir de rigorosa avaliação hemodinâmica por meio de teste de esforço invasivo e, posteriormente, validado em coorte em separado, mostrando poder discriminatório maior que o algoritmo ESC. O uso dos níveis de peptídeos natriuréticos não adicionou informação incremental ao escore.[39]

Portanto, quando ainda há incerteza do diagnóstico de ICFEP a partir da avaliação não invasiva em repouso, testes específicos adicionais podem auxiliar no diagnóstico como a ecocardiografia de estresse diastólico e o teste cardiopulmonar invasivo, se disponível. Devem ser afastadas outras causas de dispneia ao esforço, como doença arterial coronária, hipertensão pulmonar e doenças pulmonares.

REFERÊNCIAS BIBLIOGRÁFICAS

1. Parikh KS, Sharma K, Fiuzat M, Surks HK, George JT, Honarpour N et al. Heart Failure With Preserved Ejection Fraction Expert Panel Report: Current Controversies and Implications for Clinical Trials. JACC Heart Fail. 2018;6(8):619-32.
2. Comite Coordenador da Diretriz de Insuficiencia C, Rohde LEP, Montera MW, Bocchi EA, Clausell NO, Albuquerque DC et al. Diretriz Brasileira de Insuficiência Cardíaca Crônica e Aguda. Arq Bras Cardiol. 2018;111(3):436-539.
3. Davis RC, Hobbs FD, Lip GY. ABC of heart failure. History and epidemiology. BMJ. 2000;320(7226):39-42.
4. Ponikowski P, Voors AA, Anker SD, Bueno H, Cleland JGF, Coats AJS et al. 2016 ESC Guidelines for the diagnosis and treatment of acute and chronic heart failure: The Task Force for the diagnosis and treatment of acute and chronic heart failure of the European Society of Cardiology (ESC)Developed with the special contribution of the Heart Failure Association (HFA) of the ESC. Eur Heart J. 2016;37(27):2129-200.
5. Pfeffer MA, Shah AM, Borlaug BA. Heart Failure With Preserved Ejection Fraction In Perspective. Circ Res. 2019;124(11):1598-617.
6. Bhatia RS, Tu JV, Lee DS, Austin PC, Fang J, Haouzi A et al. Outcome of heart failure with preserved ejection fraction in a population-based study. N Engl J Med. 2006;355(3):260-9.
7. Bursi F, Weston SA, Redfield MM, Jacobsen SJ, Pakhomov S, Nkomo VT, et al. Systolic and diastolic heart failure in the community. JAMA. 2006;296(18):2209-16.
8. Owan TE, Hodge DO, Herges RM, Jacobsen SJ, Roger VL, Redfield MM. Trends in prevalence and outcome of heart failure with preserved ejection fraction. N Engl J Med. 2006;355(3):251-9.
9. Steinberg BA, Zhao X, Heidenreich PA, Peterson ED, Bhatt DL, Cannon CP et al. Trends in patients hospitalized with heart failure and preserved left ventricular ejection fraction: prevalence, therapies, and outcomes. Circulation. 2012;126(1):65-75.
10. Campbell RT, Jhund PS, Castagno D, Hawkins NM, Petrie MC, McMurray JJ. What have we learned about patients with heart failure and preserved ejection fraction from DIG-PEF, CHARM-preserved, and I-PRESERVE? J Am Coll Cardiol. 2012;60(23):2349-56.
11. Wolsk E, Claggett B, Kober L, Pocock S, Yusuf S, Swedberg K et al. Contribution of cardiac and extra-cardiac disease burden to risk of cardiovascular outcomes varies by ejection fraction in heart failure. Eur J Heart Fail. 2018;20(3):504-10.
12. Borlaug BA. The pathophysiology of heart failure with preserved ejection fraction. Nat Rev Cardiol. 2014;11(9):507-15.
13. Pecoits-Filho R, Bucharles S, Barberato SH. Diastolic heart failure in dialysis patients: mechanisms, diagnostic approach, and treatment. Semin Dial. 2012;25(1):35-41.
14. Ponikowski P, Voors AA, Anker SD, Bueno H, Cleland JGF, Coats AJS et al. 2016 ESC Guidelines for the diagnosis and treatment of acute and chronic heart failure: The Task Force for the diagnosis and treatment of acute and chronic heart failure of the European Society of Cardiology (ESC)Developed with the special contribution of the Heart Failure Association (HFA) of the ESC. Eur Heart J. 2016;37(27):2129-200.
15. Nagueh SF. Left Ventricular Diastolic Function: Understanding Pathophysiology, Diagnosis, and Prognosis With Echocardiography. JACC Cardiovasc Imaging. 2019.
16. Fernandes-Silva MM, Shah AM, Claggett B, Cheng S, Tanaka H, Silvestre OM et al. Adiposity, body composition and ventricular-arterial stiffness in the elderly: the Atherosclerosis Risk in Communities Study. Eur J Heart Fail. 2018;20(8):1191-201.
17. Shah AM, Shah SJ, Anand IS, Sweitzer NK, O'Meara E, Heitner JF et al. Cardiac structure and function in heart failure with preserved ejection fraction: baseline findings from the echocardiographic study of the Treatment of Preserved Cardiac Function Heart Failure with an Aldosterone Antagonist trial. Circ Heart Fail. 2014;7(1):104-15.
18. Shah AM. Ventricular remodeling in heart failure with preserved ejection fraction. Curr Heart Fail Rep. 2013;10(4):341-9.
19. Kane GC, Karon BL, Mahoney DW, Redfield MM, Roger VL, Burnett JC et al. Progression of left ventricular diastolic dysfunction and risk of heart failure. JAMA. 2011;306(8):856-63.
20. McHugh K, DeVore AD, Wu J, Matsouaka RA, Fonarow GC, Heidenreich PA et al. Heart Failure With Preserved Ejection Fraction and Diabetes: JACC State-of-the-Art Review. J Am Coll Cardiol. 2019;73(5):602-11.
21. Barberato SH, Romano MMD, Beck ALS, Rodrigues ACT, Almeida ALC, Assuncao B et al. Position Statement on Indications of Echocardiography in Adults - 2019. Arq Bras Cardiol. 2019;113(1):135-81.
22. Obokata M, Reddy YNV, Borlaug BA. The Role of Echocardiography in Heart Failure with Preserved Ejection Fraction: What Do We Want from Imaging? Heart Fail Clin. 2019;15(2):241-56.
23. Nagueh SF, Smiseth OA, Appleton CP, Byrd BF, Dokainish H, Edvardsen T et al. Recommendations for the Evaluation of Left Ventricular Diastolic Function by Echocardiography: An Update from the American Society of Echocardiography and the European Association of Cardiovascular Imaging. J Am Soc Echocardiogr. 2016;29(4):277-314.
24. Barberato SH, Mantilla DE, Misocami MA, Gonçalves SM, Bignelli AT, Riella MC et al. Effect of preload reduction by hemodialysis on left atrial volume and echocardiographic Doppler parameters in patients with end-stage renal disease. Am J Cardiol. 2004;94(9):1208-10.
25. Barberato SH, Pecoits-Filho R. Usefulness of left atrial volume for the differentiation of normal from pseudonormal diastolic function

pattern in patients on hemodialysis. J Am Soc Echocardiogr. 2007;20(4):359-65.
26. Shah AM, Claggett B, Kitzman D, Biering-Sorensen T, Jensen JS, Cheng S et al. Contemporary Assessment of Left Ventricular Diastolic Function in Older Adults: The Atherosclerosis Risk in Communities Study. Circulation. 2017;135(5):426-39.
27. Andersen OS, Smiseth OA, Dokainish H, Abudiab MM, Schutt RC, Kumar A et al. Estimating Left Ventricular Filling Pressure by Echocardiography. J Am Coll Cardiol. 2017;69(15):1937-48.
28. Lancellotti P, Galderisi M, Edvardsen T, Donal E, Goliasch G, Cardim N et al. Echo-Doppler estimation of left ventricular filling pressure: results of the multicentre EACVI Euro-Filling study. Eur Heart J Cardiovasc Imaging. 2017;18(9):961-8.
29. Lancellotti P, Pellikka PA, Budts W, Chaudhry FA, Donal E, Dulgheru R et al. The Clinical Use of Stress Echocardiography in Non-Ischaemic Heart Disease: Recommendations from the European Association of Cardiovascular Imaging and the American Society of Echocardiography. J Am Soc Echocardiogr. 2017;30(2):101-38.
30. Obokata M, Kane GC, Reddy YN, Olson TP, Melenovsky V, Borlaug BA. Role of Diastolic Stress Testing in the Evaluation for Heart Failure With Preserved Ejection Fraction: A Simultaneous Invasive-Echocardiographic Study. Circulation. 2017;135(9):825-38.
31. Silbiger JJ. Pathophysiology and Echocardiographic Diagnosis of Left Ventricular Diastolic Dysfunction. J Am Soc Echocardiogr. 2019;32(2):216-32.e2.
32. Singh A, Addetia K, Maffessanti F, Mor-Avi V, Lang RM. LA Strain for Categorization of LV Diastolic Dysfunction. JACC Cardiovasc Imaging. 2017;10(7):735-43.
33. Singh A, Medvedofsky D, Mediratta A, Balaney B, Kruse E, Ciszek B et al. Peak left atrial strain as a single measure for the non-invasive assessment of left ventricular filling pressures. Int J Cardiovasc Imaging. 2019;35(1):23-32.
34. Shah AM, Claggett B, Sweitzer NK, Shah SJ, Anand IS, Liu L, et al. Prognostic Importance of Impaired Systolic Function in Heart Failure With Preserved Ejection Fraction and the Impact of Spironolactone. Circulation. 2015;132(5):402-14.
35. Morris DA, Ma XX, Belyavskiy E, Aravind Kumar R, Kropf M, Kraft R et al. Left ventricular longitudinal systolic function analysed by 2D speckle-tracking echocardiography in heart failure with preserved ejection fraction: a meta-analysis. Open Heart. 2017;4(2):e000630.
36. Shah AM, Claggett B, Sweitzer NK, Shah SJ, Anand IS, O'Meara E et al. Cardiac structure and function and prognosis in heart failure with preserved ejection fraction: findings from the echocardiographic study of the Treatment of Preserved Cardiac Function Heart Failure with an Aldosterone Antagonist (TOPCAT) Trial. Circ Heart Fail. 2014;7(5):740-51.
37. Paulus WJ, Tschöpe C, Sanderson JE, Rusconi C, Flachskampf FA, Rademakers FE et al. How to diagnose diastolic heart failure: a consensus statement on the diagnosis of heart failure with normal left ventricular ejection fraction by the Heart Failure and Echocardiography Associations of the European Society of Cardiology. Eur Heart J. 2007;28(20):2539-50.
38. Givertz MM, Fang JC, Sorajja P, Dimas V, Forfia PR, Kapur NK et al. Executive Summary of the SCAI/HFSA Clinical Expert Consensus Document on the Use of Invasive Hemodynamics for the Diagnosis and Management of Cardiovascular Disease. J Card Fail. 2017;23(6):487-91.
39. Reddy YNV, Carter RE, Obokata M, Redfield MM, Borlaug BA. A Simple, Evidence-Based Approach to Help Guide Diagnosis of Heart Failure with Preserved Ejection Fraction. Circulation. 2018;138(9):861-70.

CAPÍTULO 23
INSUFICIÊNCIA CARDÍACA: ESTRATIFICAÇÃO DE RISCO E FATORES PROGNÓSTICOS

Daniela do Carmo Rassi Frota ▪ Viviane Tiemi Hotta

INTRODUÇÃO

A insuficiência cardíaca (IC) mantém-se como uma síndrome clínica complexa e grave que afeta, atualmente, mais de 23 milhões de pessoas em todo o mundo.[1] A sobrevida após 5 anos do diagnóstico pode ser de apenas 35%, sendo que a prevalência aumenta conforme a faixa etária.[2] Dados recentes distinguem a mortalidade em 1 ano entre portadores de IC crônica, de acordo com a classificação por fração de ejeção (FE), atingindo taxa de 8,8% para portadores de IC com FE reduzida (ICFEr), 7,6% para IC com FE intermediária (ICFEi) e 6,3% para IC com FE preservada (ICFEp).[3]

A IC caracteriza-se por sintomas e achados típicos ao exame físico, que podem ser causados por alterações cardíacas estruturais e/ou funcionais, o que resulta em débito cardíaco reduzido e/ou aumento das pressões intracardíacas no repouso ou no esforço.[3] Antes dos sintomas se tornarem aparentes, o paciente pode apresentar alterações estruturais de forma assintomática. A detecção dessas alterações precursoras é fundamental, uma vez que o diagnóstico precoce e o tratamento neste estágio inicial possibilitam a redução da mortalidade em pacientes assintomáticos e com disfunção sistólica do ventrículo esquerdo (VE).[4-6]

A ecocardiografia é recomendada na avaliação inicial de todos os pacientes com suspeita de IC para avaliação da estrutura e função cardíaca, planejamento terapêutico e estratificação prognóstica (Indicação Classe I e nível de evidência C).[3]

AVALIAÇÃO ECOCARDIOGRÁFICA DO PACIENTE COM INSUFICIÊNCIA CARDÍACA

Na estratificação de um paciente com IC, é de extrema importância a realização de uma ecocardiografia completa, que inclui a análise dos volumes diastólico e sistólico do VE, presença de remodelamento ventricular, análise do átrio esquerdo, função sistólica e diastólica do VE, alterações hemodinâmicas, presença de valvopatia associada, especialmente a insuficiência mitral e tricúspide, análise da função sistólica do ventrículo direito e a presença de hipertensão pulmonar. O Quadro 23-1 demonstra o uso apropriado da ecocardiografia na avaliação dos pacientes com IC.[7]

Para medida da FE, recomenda-se, sempre que tecnicamente adequado, o método de Simpson (Fig. 23-1). Os volumes sistólico e diastólico do VE devem ser obtidos nas janelas apicais em 4 e 2 câmaras. O contraste ecocardiográfico pode ser usado em caso de imagens inadequadas (dois ou mais segmentos não analisáveis). O método de Teichholz deve ser evitado para o cálculo da FE, pois pode não ter acurácia em pacientes com alteração segmentar e em casos de remodelamento ventricular. Em casos de janela ecocardiográfica adequada, a ecocardiografia tridimensional (Fig. 23-2) melhora a quantificação dos volumes e da FE do VE, tendo melhor acurácia quando comparada aos valores da ressonância nuclear magnética.[6]

As variáveis hemodinâmicas podem ser calculadas pelas técnicas do Doppler, como o débito cardíaco e o volume sistólico ejetado, por meio de Doppler pulsado na via de saída do VE.[6]

Mais recentemente, o Doppler tecidual (onda S') e os estudos de deformidade miocárdica (*strain* e *strain rate*) têm demostrado reprodutibilidade na prática clínica, especialmente na detecção de anormalidades sutis na função sistólica.[8]

A avaliação da função diastólica tem importante papel no diagnóstico e prognóstico da IC. Apesar de a ecocardiografia ser, no presente momento, a única modalidade de imagem que permite o diagnóstico da disfunção diastólica, nenhum critério ecocardiográfico é suficientemente acurado para ser usado de maneira isolada para esse diagnóstico.[6]

No paciente com IC, é obrigatória a avaliação estrutural das cavidades cardíacas direitas, que inclui as dimensões (diâmetros, áreas e volumes) do átrio (AD) e do ventrículo direito, função do VD e estimativa da pressão sistólica em artéria pulmonar. Para a avaliação da função sistólica do VD recomenda-se o emprego de métodos quantitativos como a excursão sistólica do anel tricúspide (TAPSE) e a velocidade da onda S' obtida pelo Doppler tecidual, sendo que quando menor que 17 mm e 9,5 cm/s, respectivamente, indicam disfunção sistólica do VD.[9,10] Em centros com experiência em ecocardiografia

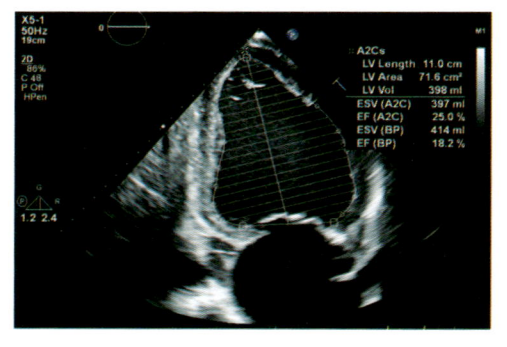

Fig. 23-1. Avaliação da FE pelo método de Simpson em um paciente com ICFEr, sendo detectada disfunção sistólica importante.

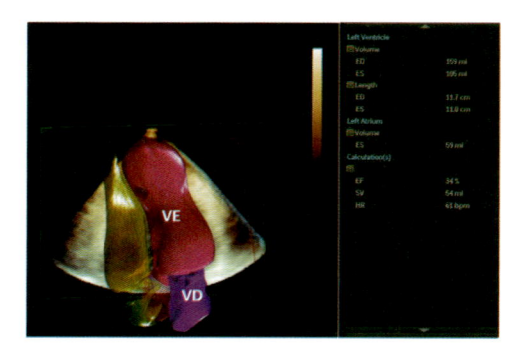

Fig. 23-2. Avaliação da FE em paciente chagásico pelo método tridimensional com detecção automática dos bordos endocárdicos. Observa-se aumento dos volumes e diminuição moderada da FE.

Quadro 23-1. Uso Apropriado da Ecocardiografia na IC

Avaliação inicial da suspeita de IC (ICFEp ou ICFEr)	A (9)
Reavaliação da IC após alteração do quadro clínico sem precipitante	A (8)
Reavaliação para orientar a terapia	A (9)
Vigilância de rotina (< 1 ano) sem alteração clínica	I (2)
Vigilância de rotina (≥ 1 ano) sem alteração clínica	U (6)

As indicações são categorizadas de duas formas: por um escore contínuo do menos apropriado (1) ao mais apropriado (9) e também como apropriadas (A), incertas (U) e inapropriadas (I) (atualmente descritas como raramente apropriadas)[7].
IC: insuficiência cardíaca; ICFEp: insuficiência cardíaca com fração de ejeção preservada; ICFEr: insuficiência cardíaca com fração de ejeção reduzida.

tridimensional, os parâmetros do VD são importantes, assim como o *strain*, que pode fornecer informações adicionais.[6,11]

ESTADIAMENTO E CLASSIFICAÇÃO DO PACIENTE COM INSUFICIÊNCIA CARDÍACA

A ecocardiografia desempenha importante papel no estadiamento, definindo se há ou não acometimento estrutural miocárdico e também na classificação, onde a FE é o pilar para a definição destes pacientes.

O estadiamento da IC proposta pelo American College of Cardiology/American Heart Association ACC/AHA (Quadro 23-2) inclui desde o paciente com risco de desenvolver IC,[12] cuja abordagem deve ser feita no sentido de prevenir seu desenvolvimento, quanto no paciente em estágio avançado da doença, que requer terapias específicas, como transplante cardíaco e/ou dispositivos de assistência ventricular.[3,12]

A principal terminologia historicamente usada para definir IC baseia-se na FE e compreende pacientes com FE normal ($\geq 50\%$), denominada IC com fração de ejeção preservada (ICFEp), aqueles com FE reduzida ($< 40\%$), denominados IC com fração de ejeção reduzida (ICFEr) e pacientes com fração de ejeção entre 40 e 49% são denominados como IC de fração de ejeção intermediária (*mid-range* ou ICFEi) (Quadro 23-3). Essa diferenciação tem importância, pois esses pacientes se diferem em relação às suas principais etiologias, morbidades associadas e tratamento.[3]

FATORES PROGNÓSTICOS ECOCARDIOGRÁFICOS

A ecocardiografia apresenta papel fundamental na identificação das variáveis relacionadas com o prognóstico dos pacientes com IC. O Quadro 23-4 sumariza essas variáveis ecocardiográficas que serão detalhadas a seguir.

Função Sistólica do VE

A FE permanece como a pedra angular nas decisões clínicas em pacientes com IC.[13,14]

A redução na FE está relacionada com pior prognóstico cardiovascular.[15-18] Entretanto, quando a FE excede 40%, seus valores não se correlacionam a mortalidade, como demonstrado pelo estudo CHARM (Candesartan in Heart Failure: Assessment of Reduction in Mortality and Morbidity).[17]

Quadro 23-2. Estágios da Insuficiência Cardíaca (IC), segundo o American College of Cardiology/American Heart Association

Estágio	Descrição
A	Risco de desenvolver IC. Sem doença estrutural ou sintomas de IC
B	Doença estrutural cardíaca presente. Sem sintomas de IC
C	Doença estrutural cardíaca presente. Sintomas prévios ou atuais de IC
D	IC refratária ao tratamento clínico. Requer intervenção especializada

Adaptado de Hunt SA et al.[12] 2009 focused update incorporated into the ACC/AHA 2005 guidelines. J Am Coll Cardiol. 2009;53:e1-90.[12]

Quadro 23-3. Definição de Insuficiência Cardíaca de Acordo com a Fração de Ejeção de Ventrículo Esquerdo

Tipo	ICFEr	ICFEi	ICFEp
Função ventricular	FEVE < 40%	FEVE 40-49%	FEVE $\geq$ 50%
Ecocardiografia	Alteração estrutural e disfunção sistólica	Alteração estrutural e/ou disfunção diastólica	Alteração estrutural e/ou disfunção diastólica

FEVE: Fração de ejeção do ventrículo esquerdo; ICFEr: insuficiência cardíaca com fração de ejeção reduzida; ICFEi: insuficiência cardíaca com fração de ejeção intermediária; ICFEp: insuficiência cardíaca com fração de ejeção preservada.[3]

Quadro 23-4. Variáveis Ecocardiográficas Relacionadas com o Prognóstico

Avaliação anatômica	Avaliação funcional	Avaliação hemodinâmica
- Dimensões do AE - Dimensões do VE - Massa do VE - Índice de esfericidade do VE	- FEVE - TAPSE - S' VE e VD - SLG VE - SLG da parede livre do VD ou SLG do VD	- Dp/Dt - Insuficiência mitral - Insuficiência tricúspide - Relação E/A - Tempo de desaceleração da onda E - Relação E/e' - Padrão da disfunção diastólica - Pressões de artéria pulmonar

VE: ventrículo esquerdo; AE: átrio esquerdo; FEVE: fração de ejeção do ventrículo esquerdo; TAPSE: excursão sistólica do anel tricúspide; SLG: *strain* longitudinal global.

Uma análise do estudo DIG (*Digitalis Investigation Group trial*) também demonstrou a relação entre FE e mortalidade.[18] Existe uma relação inversa entre a FE e a taxa de mortalidade cardiovascular por todas as causas. Porém, valores de FE acima de 40 a 45% não se correlacionam com mortalidade.[18]

O dP/dT é outro parâmetro útil para prognosticar pacientes com ICFEr. Este índice da fase de contração isovolumétrica é menos dependente de pré e pós-carga, sendo assim um parâmetro acurado que reflete a função do VE. Valores menores que 600 mmHg/s conferem pior prognóstico para o paciente com IC (Fig. 23-3).[19]

Em pacientes com janela ecocardiográfica limitada, o Doppler tecidual auxilia na estratificação de risco, pois é menos dependente da qualidade da janela acústica que a FE. Em uma coorte de 185 pacientes com FE < 45%, a velocidade da onda S' inferior a 2,9 cm/s foi capaz de predizer maior mortalidade ou necessidade de transplante cardíaco.[20]

O índice de *performance* miocárdica (IPM) proposto por Tei é um parâmetro do Doppler que fornece informações importantes da função sistólica e diastólica do VE e tem a vantagem de ser independente da frequência cardíaca e da pressão arterial. O IPM tem valor prognóstico na ICFEr, sendo que, quando superior a 0,77, implica pior sobrevida em 1,3 e 5 anos (75%, 36% e 26%, respectivamente) quando comparado com pacientes com IPM menor ou igual a 0,77 (92%, 83% e 78% respectivamente).[21]

Dimensões e Remodelamento do VE

Vários estudos da literatura já associaram aumento dos diâmetros, volumes, massa e remodelamento ventricular com pior prognóstico no paciente com IC.[22-25]

Os dados do estudo SOLVD demostraram que diâmetro diastólico final ventricular esquerdo (maior que 50 mm) e que aumento da massa miocárdica (maior que 298 g/m²) associaram-se a aumento da mortalidade.[22] Neste mesmo estudo, FE > 35% apresentou efeito protetor nos pacientes que apresentavam massa > 298 g/m².[22]

O aumento dos volumes sistólico e diastólico do VE em pacientes com IC foi preditor de mortalidade, assim como o remodelamento ventricular.[23-25] Um índice de esfericidade sistólico e diastólico final menor que 1,5 foi preditor de capacidade física e sobrevida diminuída.[26]

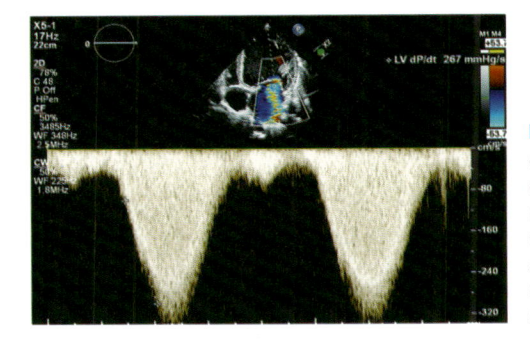

Fig. 23-3. Observa-se curva da dP/dT com diminuição importante em paciente com IC e com dilatação das câmaras cardíacas associada à IM secundária.

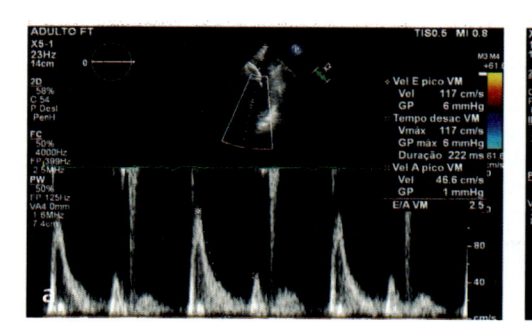

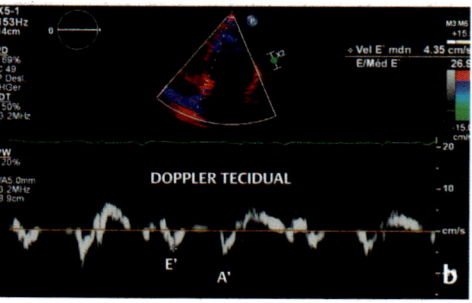

Fig. 23-4. (a, b) Fluxo diastólico em um paciente com ICFEr. Observe o padrão diastólico restritivo com relação E/A maior que 1,5 e com relação E/e' septal de 26,9 conferindo pior prognóstico para esse caso.

Função Diastólica do VE

A função diastólica está intimamente relacionada tanto com a sintomatologia quanto à sobrevida no paciente com IC, tanto na ICFEr quanto na ICFEp.[27,28] No paciente com ICFEr, anormalidades do enchimento ventricular estão relacionadas com as alterações funcionais e com o prognóstico. Pacientes com padrão de enchimento restritivo apresentam maior mortalidade e necessidade de transplante.[29] Em uma metanálise de 18 estudos com 3.540 pacientes, o padrão de enchimento restritivo foi preditor independentemente de pior prognóstico.[27] Quando a alteração do padrão de enchimento não é tão grave, há também maior risco de mortalidade e internação hospitalar, porém, em nível menor.[30] Em uma coorte de pacientes internados por IC descompensada, o achado à ecocardiografia do padrão de enchimento pseudonormal associou-se a maior risco de readmissão hospitalar.[30]

A presença de relação E/A superior a 1,5 foi associada a aumento da mortalidade por todas as causas em duas vezes em uma coorte de 3.008 pacientes acompanhados por uma média de 3 anos.[31] Além desses parâmetros, um tempo de desaceleração inferior a 150 ms em pacientes com IC avançada (FE < 35%) associou-se aos desfechos: óbito, hospitalização por IC e transplante cardíaco.[24]

Uma relação E/e' maior ou igual a 15 na presença de FE menor ou igual a 40% foi capaz de identificar pacientes com maior risco de morte cardíaca e de readmissão hospitalar (Fig. 23-4).[32]

Aumento e Função do AE

As dimensões do átrio esquerdo (AE) também são um parâmetro importante para o prognóstico de pacientes com IC de diferentes etiologias. Um aumento do diâmetro do AE maior que 41,7 mm se correlacionou com mortalidade e hospitalização após o ajuste de variáveis clínicas e FE no estudo SOLVD.[22] Esse fato não é surpreendente, pois a dilatação do AE ocorre, frequentemente, em resposta a uma variedade de doenças que afetam o ventrículo, particularmente aquelas relacionadas com hipertrofia e disfunção diastólica. Em pacientes com cardiomiopatia dilatada de etiologias idiopática e isquêmica, uma medida do AE maior que 26 mm/m² também foi importante preditor de mortalidade.[33] Em metanálise que avaliou 1.157 pacientes com cardiomiopatia dilatada, observou-se que a área do AE > 20 cm² associou-se a pior prognóstico em pacientes com ICFEr, sendo que essa medida forneceu informações prognósticas adicionais além de outras medidas como análises das funções sistólica e diastólica do VE.[34]

Na cardiopatia chagásica também foi avaliado o valor prognóstico do AE em pacientes com IC e FE menor que 35%. Um volume do AE > 70,71 mL/m² foi um preditor independente de mortalidade neste grupo de pacientes que já possuem um prognóstico reservado.[35]

É também importante a avaliação da função atrial esquerda para o prognóstico de pacientes com ICFEr. Palmiero et al. evidenciaram que a sobrevida foi significativamente menor em pacientes com insuficiência mitral secundária de grau moderado a importante (ou mais grave) concomitante à disfunção atrial.[36] Neste estudo, a função atrial esquerda foi avaliada pelo método físico para verificação da função de esvaziamento total do AE. Adicionalmente, a disfunção atrial esquerda esteve fortemente relacionada com pior perfil clínico e aumento na incidência de disfunção ventricular direita e hipertensão pulmonar. Este estudo sugere que em pacientes com ICFEr e insuficiência mitral secundária de grau moderado a importante ou mais grave, a disfunção atrial pode representar tanto um marcador de doença mais avançada como novo fator prognóstico.

Função Sistólica do VD

O comprometimento da função sistólica do VD é um indicador importante de prognóstico e hospitalização em pacientes com IC.[37,38] A disfunção diastólica do VD, de maneira semelhante ao VE, está associada a pior prognóstico, com aumento de eventos cardíacos não fatais.[39]

Em uma avaliação de 140 pacientes consecutivos com FE < 35%, a excursão sistólica do anel tricúspide (TAPSE) menor ou igual a 14 mm adicionou prognóstico à classe funcional NYHA, FE e aos parâmetros de enchimento ventricular esquerdo (Fig. 23-5).[40]

Na avaliação dos parâmetros da função sistólica e diastólica do VD, a velocidade sistólica do anel tricúspide inferior a 10,8 cm/s associada ao índice de TEI maior que 1,2 prediz menor sobrevida livre de eventos.[41]

Os pacientes com IC podem apresentar hipertensão arterial pulmonar secundária às pressões elevadas nas câmaras esquerdas ou em razão da presença de insuficiência mitral secundária.[42] A presença de pressão sistólica em artéria pulmonar superior a 40 mmHg e TAPSE menor ou igual a 14 mm foi associado a pior prognóstico (morte, transplante cardíaco de urgência e fibrilação ventricular), sendo que a combinação destes dois achados melhorou a estratificação de risco destes pacientes.[43]

Acometimento Valvar

As insuficiências mitral e/ou tricúspide secundárias podem ocorrer em razão da distorção da anatomia valvar e a dilatação do anel no paciente com IC (Fig. 23-6). A presença de insuficiência mitral ou

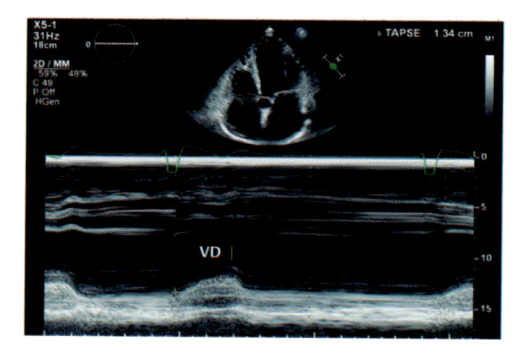

Fig. 23-5. Paciente com disfunção sistólica de VD demonstrada por meio da diminuição da amplitude de excursão sistólica do anel tricúspide (TAPSE).

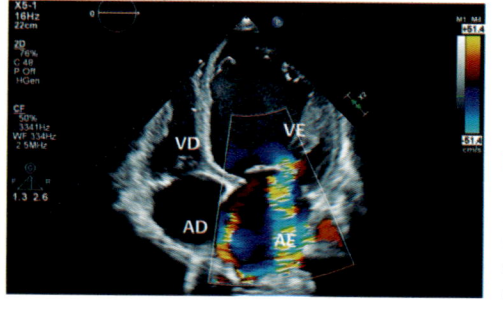

Fig. 23-6. Observa-se IM importante secundária à dilatação do VE e tração de suas cordas em paciente com ICFEr.

tricúspide significativas confere pior desfecho clínico a esses pacientes.[44] A presença de insuficiência mitral importante em pacientes com FE < 35% aumenta o risco relativo de morte em 1,8.[44] Uma área de tracionamento da valva mitral maior ou igual a 3,4 cm² está associada a maior risco de morte ou hospitalização.[45]

Strain

Para o diagnóstico, a análise do *strain* não é usualmente necessária quando há cardiomiopatia evidente com achados típicos à ecocardiografia convencional. Entretanto, em estágios iniciais de doenças, o *strain* pode ser considerado para auxiliar o diagnóstico e para definir o prognóstico.[46]

Em diversas desordens cardíacas, o *strain* longitudinal global (SGL) é preditor de desfechos cardiovasculares, podendo ser superior a FE.[47] Não há valores absolutos de *strain* já estabelecidos que indiquem alto risco, porém, grande número de estudos tem sugerido que o SGL é superior à FE para avaliar a função do ventrículo esquerdo (VE) e para predizer tanto mortalidade como eventos cardíacos (Fig. 23-7).[46-50]

O SLG fornece informações prognósticas em todo o espectro da função sistólica do VE.[47] Fornece dados adicionais prognósticos superiores, especialmente quando a FE é relativamente preservada e os índices de contração segmentar são normais.[47] Uma metanálise de 5.721 pacientes que incluiu 16 estudos com doenças cardíacas de diversas etiologias confirmou o SGL como preditor importante de mortalidade por todas as causas.[47] Nesta mesma metanálise, o SGL demostrou valor prognóstico em pacientes com disfunção sistólica significativa, onde FE < 35% e o SLG < 12% foram equivalentes para predizer mortalidade por todas as causas.[47]

Em outro estudo com 1.065 pacientes com FE < 45%, a diminuição do SLG forneceu valor prognóstico incremental quando adicionado aos parâmetros ecocardiográficos convencionais, especialmente nos pacientes com FE < 22% e SLG < 5,9%, estratificando este grupo com alto risco de mortalidade em particular.[51]

No contexto da IC aguda, categorização de ICFEr, ICFEi e ICFEp foi recentemente comparada à diminuição do *strain* em grau discreto (SLG > 12,6%), moderado (SLG 8,1 a 12,5%) e importante (SLG < 8%) em uma série de 4.172 pacientes consecutivos (média do SLG de 10,8%, média de FEVE de 40%). O valor da redução do SLG forneceu melhor graduação de risco (49, 38 e 34% de mortalidade em 5 anos para redução do SLG em grau discreto, moderado e importante, respectivamente; p < 0,001) do que a classificação de ICFEr, ICFEi e ICFEp (41, 38 e 39% de mortalidade em 5 anos, respectivamente; p = 0,03). Na análise multivariada, a redução moderada e importante do SLG foi associada à maior mortalidade, diferentemente da FE.[52]

A avaliação da deformação miocárdica (*strain*) do VD também tem sido utilizada para avaliação prognóstica de pacientes com ICFEr. Em recente estudo, Carluccio *et al.*[53] demonstraram que o *strain* longitudinal global do VD (SLGVD), bem como o *strain* longitudinal da parede livre do VD (SLPLVD) apresentam valor prognóstico nestes pacientes. Neste estudo, o SLPLVD é melhor preditor de eventos em pacientes com ICFEr em relação ao SLGVD, uma vez que é menos influenciado pela disfunção longitudinal do VE.[53]

CONCLUSÃO

A ecocardiografia é o exame de imagem de escolha para o diagnóstico, estratificação de risco e acompanhamento dos pacientes com IC. O exame deve ser executado da maneira mais completa possível, pois são numerosos os dados que podem estratificar e prognosticar os pacientes com IC.

A fração de ejeção permanece como um parâmetro clássico e independente para prognosticar esses pacientes.

A aplicação do *strain* ainda não foi incorporada nas diretrizes clínicas, porém, provavelmente, tornar-se-á um método útil na avaliação de pacientes com fatores de risco para IC, assintomáticos ou oligossintomáticos, possibilitando o diagnóstico precoce, bem como o tratamento da disfunção ventricular e, consequentemente, melhora da sobrevida destes pacientes.

REFERÊNCIAS BIBLIOGRÁFICAS

1. Writing Group Members, Mozaffarian D, Benjamin EJ, Go AS, Arnett DK, Blaha MJ et al. Heart disease and stroke statistics-2016 update: a report from the American Heart Association. Circulation. 2016;133(4):e38-360.
2. Bleumink GS, Knetsch AM, Sturkenboom MC, Straus SM, Hofman A, Deckers JW. Quantifying the heart failure epidemic: prevalence, incidence rate, lifetime risk and prognosis of heart failure The Rotterdam Study. Eur Heart J. 2004;25(18):1614-9.
3. Comitê Coordenador da Diretriz de Insuficiência Cardíaca. Diretriz Brasileira de Insuficiência Cardíaca Crônica e Aguda. Arq Bras Cardiol. 2018;111(3):436-539.
4. Wang TJ. Natural history of asymptomatic left ventricular systolic dysfunction in the community. Circulation 2003;108:977-82.
5. The SOLVD Investigators. Effect of enalapril on mortality and the development of heart failure in asymptomatic patients with reduced left ventricular ejection fractions. N Engl J Med. 1992;327:685-91.
6. Ponikowski P, Voors AA, Anker SD, Bueno H, Cleland JG, Coats AJ et al. 2016 ESC guidelines for the diagnosis and treatment of acute and chronic heart failure: the Task Force for the diagnosis and treatment of acute and chronic heart failure of the European Society of Cardiology (ESC). Developed with the special contribution of the Heart Failure Association (HFA) of the ESC. Eur J Heart Fail. 2016;18:891-975.
7. American College of Cardiology Foundation Appropriate Use Criteria Task Force; American Society of Echocardiography; American Heart Association; American Society of Nuclear Cardiology; Heart Failure Society of America; Heart Rhythm Society et al. ACCF/ASE/AHA/ASNC/HFSA/HRS/SCAI/SCCM/SCCT/SCMR 2011 appropriate use criteria for echocardiography: a report of the American College of Cardiology Foundation Appropriate Use Criteria Task Force, American Society of Echocardiography, American Heart Association, American Society of Nuclear Cardiology, Heart Failure Society of America, Heart Rhythm Society, Society for Cardiovascular Angiography and Interventions, Society of Critical Care Medicine, Society of Cardiovascular Computed Tomography, and Society for Cardiovascular Magnetic Resonance. J Am Coll Cardiol 2011;57:1126-66.
8. Voigt JU, Pedrizzetti G, Lysyansky P, Marwick TH, Houle H, Baumann R et al. Definitions for a common standard for 2D speckle tracking echocardiography: consensus document of the EACVI/ASE/Industry Task Force to standardize deformation imaging. J Am Soc Echocardiogr. 2015 Feb.;28(2):183-93.
9. Lang RM, Badano LP, Mor-Avi V, Afilalo J, Armstrong A, Ernande L et al. Recommendations for cardiac chamber quantification by echocardiography in adults: an update from the American Society of Echocardiography and the European Association of Cardiovascular Imaging. Eur Heart J Cardiovasc Imaging. 2015;16:233-70.
10. Rudski LG, Lai WW, Afilalo J, Hua L, Handschumacher MD, Chandrasekaran K, Solomon SD, Louie EK, Schiller NB. Guidelines for the echocardiographic assessment of the right heart in adults: a report from the American Society of Echocardiography. Endorsed by the European Association of Echocardiography, a registered branch of the European Society of Cardiology, and the Canadian Society of Echocardiography. J Am Soc Echocardiogr. 2010;23:685-713.
11. Smith BCF, Dobson G, Dawson D, Charalampopoulos A, Grapsa J, Nihoyannopoulos P. Three-dimensional speckle tracking of the right ventricle: toward optimal quantification of right ventricular

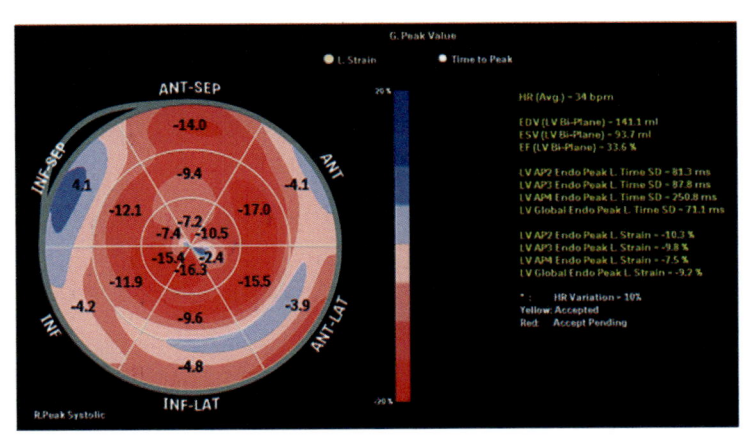

Fig. 23-7. Avaliação do *strain* miocárdico em paciente com redução da FE de grau importante. Demostrou-se redução importante do SGL acrescentando pior prognóstico a este paciente.

dysfunction in pulmonary hypertension. J Am Coll Cardiol. 2014;64:41-51.
12. Hunt SA, Abraham WT, Chin MH, Feldman AM, Francis GS, Ganiats TG et al. 2009 focused update incorporated into the ACC/AHA 2005 guidelines for the diagnosis and management of heart failure in adults: a report of the American College of Cardiology Foundation/American Heart Association Task Force on Practice Guidelines. J Am Coll Cardiol. 2009;53(15):e1-90.
13. Marwick TH. Ejection Fraction Pros and Cons: JACC State-of-the-Art Review. J Am Coll Cardiol. 2018;72;2360-79.
14. Potter E, Marwick TH. Assessment of Left Ventricular Function by Echocardiography. The Case for Routinely Adding Global Longitudinal Strain to Ejection Fraction. Am Coll Cardiol Img. 2018;11:260-74.
15. Gottdiener JS, McClelland RL, Marshall R, Shemanski L, Furberg CD, Kitzman DW et al. Outcome of congestive heart failure in elderly persons: influence of left ventricular systolic function: the cardiovascular health study. Ann Intern Med. 2002;137:631-9.
16. Gomes JA, Mehta D, Ip J, Winters SL, Camunas J, Ergin A et al. Predictors of long-term survival in patients with malignant ventricular arrhythmias. Am J Cardiol. 1997;79:1054-60.
17. Solomon SD, Anavekar N, Skali H, McMurray JJ, Swedberg K, Yusuf S et al. Influence of ejection fraction on cardiovascular outcomes in a broad spectrum of heart failure patients. Circulation. 2005;112:3738-44.
18. Curtis JP, Sokol SI, Wang Y et al. The association of left ventricular ejection fraction, mortality, and cause of death in stable outpatients with heart failure. J Am Coll Cardiol. 2003;42:736-42.
19. KoliasJT, Aaronson KD, MD, Armstrong WF. Doppler-Derived dP/dt and 2dP/dt Predict Survival in Congestive Heart Failure. J Am Coll Cardiol. 2000;36:1594-9.
20. Nikitin NP, Loh PH, Silva R et al. Prognostic value of systolic mitral annular velocity measured with doppler tissue imaging in patients with chronic heart failure caused by left ventricular systolic dysfunction. Heart. 2006;92:775-9.
21. Dujardin KS, Tei C, Yeo TC et al. Prognostic value of a doppler index combining systolic and diastolic performance in idiopathic-dilated cardiomyopathy. Am J Cardiol. 1998;82:1071-6.
22. Quinones MA, Greenberg BH, Kopelen HA et al. Echocardiographic predictors of clinical outcome in patients with left ventricular dysfunction enrolled in the solvd registry and trials: significance of left ventricular hypertrophy. Studies of left ventricular dysfunction. J Am Coll Cardiol. 2000;35:1237-44.
23. Douglas PS, Morrow R, Ioli A, Reichek N. Left ventricular shape, afterload and survival in idiopathic dilated cardiomyopathy. J Am Coll Cardiol. 1989;13:311-5.
24. Grayburn PA, Appleton CP, DeMaria AN et al. Investigators BTES: Echocardiographic predictors of morbidity and mortality in patients with advanced heart failure: the beta blocker evaluation of survival trial (best). J Am Coll Cardiol. 2005;45:1064-71.
25. Verma A, Meris A, Skali H et al. Prognostic implications of left ventricular mass and geometry following myocardial infarction: the valiant (valsartan in acute myocardial infarction) echocardiographic study. JACC Cardiovasc Imaging. 2008;1:582-91.
26. Tischler MD, Niggel J, Borowski DT, LeWinter MM. Relation between left ventricular shape and exercise capacity in patients with left ventricular dysfunction. J Am Coll Cardiol. 1993 22:751-7.
27. Meta-analysis Research Group in Echocardiography (MeRGE) Heart Failure Collaborators. Independence of restrictive filling pattern and LV ejection fraction with mortality in heart failure: an individual patient meta-analysis. Eur J Heart Fail. 2008;10:786-92.
28. Persson H, Lonn E, Edner et al. Diastolic Dysfunction in Heart Failure With Preserved Systolic Function: Need for Objective Evidence Results From the CHARM Echocardiographic Substudy – CHARMES. J Am Coll Cardiol. 2007;49:687-94.
29. Pozzoli M, Traversi E, Cioffi G et al. Loading manipulations improve the prognostic value of doppler evaluation of mitral flow in patients with chronic heart failure. Circulation. 1997;95:1222-30.
30. Whalley GA, Doughty RN, Gamble GD et al. Pseudonormal mitral filling pattern predicts hospital re-admission in patients with congestive heart failure. J Am Coll Cardiol. 2002;39:1787-95.
31. Bella JN, Palmieri V, Roman MJ et al. Mitral ratio of peak early to late diastolic filling velocity as a predictor of mortality in middle-aged and elderly adults: the strong heart study. Circulation. 2002;105:1928-33.
32. Hirata K, Hyodo E, Hozumi T et al. Useful ness of a combination of systolic function by left ventricular ejection fraction and diastolic function by E/e' to predict prognosis in patients with heart failure. Am J Cardiol. 2009;103:1275-9.
33. Dini FL, Cortigiani L, Baldini U et al. Prognostic value of left atrial enlargement in patients with idiopathic dilated cardiomyopathy and ischemic cardiomyopathy. Am J Cardiol. 2002;89:518-23.
34. Rossi A, Cicoira M, Zanolla L et al. Determinants and prognostic value of left atrial volume in patients with dilated cardiomyopathy. J Am Coll Cardiol. 2002;40:1425.
35. Rassi DC, Vieira ML, Arruda AL, Hotta VT, Furtado RG, Rassi S et al. Echocardiographic parameters and survival in chagas heart disease with severe systolic dysfunction. Arq Bras Cardiol. 2014;102:245-52.
36. Palmiero G, Melillo E, Ferro A, Carlomagno G, Sordelli C, Ascione R et al. Significant functional mitral regurgitation affects left atrial function in heart failure patients: haemodynamic correlations and prognostic implications. Eur Heart J Cardiovasc Imaging. 2019 Sep;20(9):1012-9.
37. Gulati A, Ismail TF, Jabbour A et al. The prevalence and prognostic significance of right ventricular systolic dysfunction in non ischemic dilated cardiomyopathy. Circulation. 2013;128:1623-33.
38. Zhou X, Ferrara F, Contaldi C et al. Right Ventricular Size and Function in Chronic Heart Failure: Not to Be Forgotten. Heart Fail Clin. 2019;15:205-17.
39. Yu HCM, Sanderson JE. Different prognostic significance of right and left ventricular diastolic dysfunction in heart failure. Clin Cardiol. 1999;22:504-12.
40. Ghio S, Recusani F, Klersy C et al. Prognostic usefulness of the tricuspid annular plane systolic excursion in patients with congestive heart failure secondary to idiopathic or isch emic dilated cardiomyopathy. Am J Cardiol. 2000;85:837-42.
41. Meluzin J, Spinarova L, Hude P et al. Prognos tic importance of various echocardiographic right ventricular functional parameters in patients with symptomatic heart failure. J Am Soc Echocardiogr. 2005;18:435-44.
42. Ghio S, Gavazzi A, Campana C et al. Independent and additive prognostic value of right ventricular systolic function and pulmonary artery pressure in patients with chronic heart failure. J Am Coll Cardiol. 2001;37:183-8.
43. Ghio S, Temporelli PL, Klersy C et al. Prognostic relevance of a non-invasive evaluation of right ventricular function and pulmonary artery pressure in patients with chronic heart failure. Eur J Heart Fail 2013;15(4):408-14.
44. Koelling TM, Aaronson KD, Cody RJ et al. Prognostic significance of mitral regurgitation and tricuspid regurgitation in patients with left ventricular systolic dysfunction. Am Heart J 2002;144:524-9.
45. Karaca O, Avci A, Guler GB et al. Tenting area reflects disease severity and prognosis in patients with non-ischaemic dilated cardiomyopathy and functional mitral regurgitation. Eur J Heart Fail. 2011;13:284-91.
46. Smiseth OA, Torp H, Opdahl A et al. Myocardial strain imaging: how useful is it in clinical decision making? Eur Heart J 2016;37:1196-207.
47. Kalam K, Otahal P, Marwick TH. Prognostic implications of global LV dysfunction: a systematic review and meta-analysis of global longitudinal strain and ejection fraction. Heart 2014;100:1673-80.
48. Ersboll M, Valeur N, Mogensen UM, Andersen MJ, Moller JE, Velazquez EJ et al. Prediction of all-cause mortality and heart failure dimissions from global left ventricular longitudinal strain in patients with acute myocardial infarction and preserved left ventricular ejection fraction. J Am Coll Cardiol. 2013;61:2365-73.
49. Mignot A, Donal E, Zaroui A, Reant P, Salem A, Hamon C et al. Global longitudinal strain as a major predictor of cardiac events in patients with depressed left ventricular function: a multicenter study. J Am Soc Echocardiogr. 2010;23:1019-24.
50. Stanton T, Leano R, Marwick TH. Prediction of all-cause mortality from global longitudinal speckle strain: comparison with ejection fraction and wall motion scoring. Circ Cardiovasc Imag. 2009;2:356-64.
51. Sengelov M, Jorgensen PG, Jensen JS et al. Global longitudinal strain is a superior predictor of all-cause mortality in heart failure with reduced ejection fraction. J Am Coll Cardiol Img. 2015;8:1351-9.
52. JinJoo Park, Jun-Bean Park, Jae-Hyeong et al. Global Longitudinal Strain to Predict Mortality in Patients With Acute Heart Failure Park. J Am Coll Cardiol. 2018;71:1947-57.
53. Carluccio E, Biagioli P, Lauciello R et al. Superior Prognostic Value of Right Ventricular Free Wall Compared to Global Longitudinal Strain in Patients with Heart Failure. J Am Soc Echocardiogr. 2019 Apr 9. pii: S0894-7317;(19):30097-5.

INSUFICIÊNCIA CARDÍACA COM DISSINCRONIA CARDÍACA

Luciano Belém ▪ Ana Cristina Camarozano

INTRODUÇÃO

A insuficiência cardíaca (IC) é uma síndrome clínica complexa em que o coração é incapaz de bombear sangue de forma a atender às necessidades metabólicas teciduais, ou pode fazê-lo à custa de elevadas pressões de enchimento intracavitárias. Tal síndrome pode ser causada por alterações estruturais ou funcionais cardíacas e caracteriza-se por sinais e sintomas típicos, que resultam da redução no débito cardíaco e/ou das elevadas pressões de enchimento no repouso ou no esforço.[1] A insuficiência cardíaca pode ser classificada de acordo com a fração de ejeção em IC com fração de ejeção preservada (≥ 50%), IC com fração de ejeção intermediária (entre 40 e 49%) e IC com fração de ejeção reduzida ou ICFEr (< 40%).[2] O tratamento associado a mudanças no estilo de vida e o tratamento farmacológico foram abordados em capítulos anteriores. Neste capítulo consideraremos que a terapia farmacológica está otimizada em paciente com ICFEr, porém, ainda não é suficiente e a sintomatologia persiste, de modo que a indicação para terapia de ressincronização cardíaca (TRC) passa a ser considerada.

INSUFICIÊNCIA CARDÍACA COM DISSINCRONIA E INDICAÇÃO DE TERAPIA DE RESSINCRONIZAÇÃO CARDÍACA

Estamos na terceira década da TRC e esta tem-se tornado forte opção de tratamento nos pacientes selecionados com ICFEr e dissincronia cardíaca. Embora a TRC não possa curar a doença de base, pode ocasionar o remodelamento reverso, melhora dos sintomas, redução das internações hospitalares por IC e melhora da sobrevida desses pacientes. A TRC é uma intervenção elétrica em que o objetivo é resolver o bloqueio do ramo esquerdo relacionado com a ativação anormal do ventrículo esquerdo, associado à IC e dissincronia em decorrência deste retardo elétrico, e está amplamente documentada e validada em diversos ensaios clínicos, com benefícios inquestionáveis relacionados com a melhora de sintomas e de qualidade de vida, redução de admissões hospitalares e melhora da sobrevida.[3-5]

Do ponto de vista mecânico, a ativação do verdadeiro bloqueio do ramo esquerdo (BRE) leva a um padrão de contração único de paredes opostas do ventrículo esquerdo: o *flash septal*, em razão da contração septal precoce que antecede a abertura da valva aórtica; e o *rocking apical*, que corresponde à motilidade do lado direito e esquerdo do miocárdio apical, que é provocado pela combinação da influência mecânica de diferenças temporais na contração.[6-8]

Por isso, estudos prévios têm identificado que nem todo padrão de BRE ao eletrocardiografia (ECG) está associado à dissincronia mecânica e que, nesses casos, o benefício é menor. Entretanto, há condições clínicas onde o *gap* entre dissincronia elétrica e mecânica deve ser suficientemente importante para esperar um resultado desfavorável para a TRC, como ocorre na cardiopatia isquêmica com cicatriz na parede lateral.[9] A indicação da TRC está para os pacientes com ICFEr sintomáticos (a despeito da terapia medicamentosa otimizada), com disfunção sistólica importante do ventrículo esquerdo (FE ≤ 35%) e distúrbio da condução ventricular com complexo QRS ≥150 ms.[2]

Atualmente, sabemos que alguns pacientes apresentam ótima resposta à TRC, como: sexo feminino, aumento da duração do QRS (≥ 150 ms), padrão típico de BRE, átrio esquerdo de menor volume e IMC < 30 kg/m². Por outro lado, temos cerca de 30% dos pacientes que não se beneficiam da TRC, chamados de 'não respondedores'.[10] O estudo RAFT não demonstrou benefício clínico em relação à morte ou hospitalização por IC nos pacientes com duração do QRS < 150 ms.[11] Além disso, uma subanálise do estudo MADIT-CRT sugeriu aumento no risco de morte e internação nos pacientes com QRS < 134 ms.[12] O real benefício da TRC está para os pacientes com IC, disfunção grave do VE e padrão de BRE, como dito anteriormente.[13] Uma metanálise de 5 ensaios clínicos envolvendo mais de 6.000 participantes, não demonstrou redução em morte e/ou hospitalização por IC em pacientes sem morfologia de BRE.[14]

Os pacientes que apresentam IC com fração de ejeção reduzida e bloqueio atrioventricular com indicação de marca-passo também se beneficiam da TRC,[15] bem como os pacientes com fibrilação atrial sintomática e indicação de ablação atrioventricular.[16,17] Por outro lado, os pacientes com fibrilação atrial persistente ou permanente têm menor chance de responder à TRC e apresentam aumento do risco de morte, conforme descrito por Wilton *et al.*[18]

O Quadro 24-1 mostra as recomendações, classe e nível de evidência da TRC.

Quadro 24-1. Recomendações, Classe e Nível de Evidência da TRC, segundo a Diretriz Brasileira de Cardiologia de 2018[2]

Recomendações	Classe	Nível de evidência
TRC para IC sintomática, FEVE ≤ 35%, ritmo sinusal, BRE com QRS ≥ 150 ms, apesar da terapia otimizada para reduzir mortalidade	I	A
TRC para IC sintomática, FEVE ≤ 35%, ritmo sinusal, BRE com QRS entre 130-150 ms, apesar da terapia otimizada para reduzir mortalidade	IIA	A
TRC para IC sintomática, FEVE ≤ 35%, ritmo sinusal, BRD com QRS ≥ 160 ms, apesar da terapia otimizada para reduzir mortalidade	IIB	B
TRC para IC sintomática, FEVE ≤ 35%, ritmo sinusal, bloqueio incompleto do ramo esquerdo com QRS ≤ 160 ms, apesar da terapia otimizada para reduzir mortalidade	III	A
TRC para ICFEr com indicação de estimulação ventricular por BAV avançado, para reduzir mortalidade	IIA	B
TRC para IC sintomática em NYHA III-IV e FEVE ≤ 35% (apesar da terapia otimizada), em FA, com duração do QRS ≥ 130 ms e padrão de BRE completo, desde que se adote estratégia que garanta a estimulação biventricular	IIB	B
TRC para IC sintomática, FEVE ≤ 35%, que tenham recebido marca-passo convencional ou CDI e evoluam com piora clínica evidente, apesar da terapêutica otimizada, na vigência de alta proporção de estímulo ventricular direito documentada	IIB	B

TRC: terapia de ressincronização cárdica; FEVE: fração de ejeção do ventrículo esquerdo; BRE: bloqueio do ramo esquerdo; BAV: bloqueio atrioventricular; NYHA: New York Heart Association; CDI: cardioversor desfibrilador implantável; ICFER: insuficiência cardíaca com fração de ejeção reduzida; FA: fibrilação atrial.

Vários estudos demonstraram a importância da TRC na melhora da classe funcional do paciente, por meio da avaliação subjetiva e objetiva após 6 meses de implante do ressincronizador, com redução maior ou igual a uma classe funcional da NYHA (New York Heart Association), e melhora no teste de caminhada de 6 minutos em 66,9% dos pacientes. A melhora ecocardiográfica, evidenciada pelo aumento da fração de ejeção e pelo 'remodelamento reverso' do ventrículo dilatado (redução ≥ 15% do volume sistólico final do VE) é observada em 56,9% dos casos.[3]

O estudo CARE-HF (The Cardiac Resynchronization – Heart Failure), publicado em 2005, foi um estudo internacional, multicêntrico, randomizado, foi feito para comparar o risco de complicações e morte em pacientes com insuficiência cardíaca grave sintomática, submetidos ao tratamento farmacológico padrão, com um grupo em que os pacientes, além do mesmo tratamento clínico, receberam um MPBIV (marca-passo biventricular) sem CDI (cardioversor-desfibrilador implantável). Foram 813 pacientes recrutados em 82 centros na Europa, entre janeiro de 2001 e março de 2003, acompanhados por um período médio de 29 meses. Um total de 159 pacientes atingiu o objetivo primário (redução de morte por qualquer causa ou hospitalização por um evento cardiovascular significativo), no grupo submetido à TRC; em comparação com 224 pacientes do grupo submetido à terapia medicamentosa (p < 0,001). O objetivo secundário (redução de morte por qualquer causa) foi atingido em 82 pacientes do grupo TRC e em 120 pacientes do grupo sob tratamento medicamentoso. Outros parâmetros também melhoraram no grupo submetido à TRC, como: melhora da qualidade de vida pelos questionários de Minnesota e Europeu, diminuição da área de regurgitação mitral, melhora da fração de ejeção do VE e diminuição do intervalo mecânico interventricular. Todos esses parâmetros atingiram significado estatístico (p = 0,01). Esse estudo foi o primeiro a demonstrar redução da mortalidade na IC pela TRC (sem uso de CDI), como também o primeiro a utilizar critérios ecocardiográficos para a indicação do MPBIV. Os pacientes com menor duração do QRS (entre 120 e 149 ms) tinham que apresentar 2 de 3 critérios ecocardiográficos adicionais para dessincronismo: tempo de pré-ejeção aórtico superior a 140 ms, retardo mecânico interventricular de mais de 40 ms ou contração tardia da parede posterior lateral do VE. Os pacientes com duração do QRS igual ou maior que 150 ms seguiam os critérios convencionais de indicação.[19]

A redução da mortalidade também pode ser evidenciada nos estudos. A avaliação de cinco grandes estudos randomizados e controlados, com 2.371 pacientes, demonstrou redução de mortalidade por todas as causas de 29% a favor do grupo de ressincronização, bem como a redução de 38% de mortalidade (decorrente da evolução para insuficiência cardíaca).[20] Com base nesses dados, as principais associações cardiológicas americanas e europeias, bem como a Sociedade Brasileira de Cardiologia, indicam o uso da TRC (classe I) nos pacientes com insuficiência cardíaca com fração de ejeção estimada por Simpson ≤ 35% e que permaneçam em classe funcional III ou IV da NYHA, em vigência de terapia otimizada por pelo menos um mês, e com distúrbio da condução associado (BRE com QRS ≥ 150 ms); e classe IIA se o QRS estiver entre 130 e 150 ms.[2]

Alguns autores, com base em estudos pequenos, propuseram que pacientes com QRS estreito (< 120 ms) e sinais de dessincronismo mecânico ao ecocardiograma, também se beneficiariam com TRC, mesmo que sem impacto sob a redução na mortalidade.[12,21] Contudo, o estudo Rethin Q baseado em alguns sinais ecocardiográficos de dessincronismo mecânico, não mostrou benefícios nessa de população.[22]

E o que fazer com cerca de 30% dos pacientes "não respondedores", que não apresentam melhora clínica ou ecocardiográfica após o implante do ressincronizador?[23,24]

A utilidade no emprego de parâmetros ecocardiográficos para evidenciar que tipo de paciente apresenta características que possam distinguir os respondedores dos não respondedores serviu de objetivo para diversos ensaios clínicos, culminando com a realização do estudo PROSPECT.[25]

O PROSPECT foi um estudo multicêntrico, englobando 53 entidades, prospectivo e não randomizado, com inclusão total de 498 pacientes que apresentavam os critérios atualmente aceitos para a indicação do implante de ressincronizador. Neste estudo foram analisados 12 parâmetros ecocardiográficos de dessincronismo, envolvendo cinco medidas pelo Doppler convencional e modo M, além de sete medidas pelo Doppler tecidual. Os exames foram realizados nos centros de pesquisa, com posterior reconfirmação dos dados off-line em três core labs.

O objetivo principal foi a avaliação de quais desses parâmetros ecocardiográficos poderiam prever a resposta ao tratamento, considerando como respondedores à terapia de ressincronização o paciente que apresentasse melhora clínica avaliada por um escore, e remodelamento reverso do VE (redução ≥ 15% do volume sistólico final do VE), em um período de 6 meses.[25]

Os resultados do estudo PROSPECT foram considerados desapontadores pelo escore de avaliação clínica, uma vez que 69% dos pacientes melhoraram, 15% ficaram inalterados e 16% pioraram. Quatro parâmetros ecocardiográficos foram analisados, incluindo um de Doppler tecidual (retardo da parede lateral com relação ao septo ≥ 60 ms), mas apresentaram significado estatístico modesto para predizer os respondedores. O estudo concluiu que os resultados apresentados não foram capazes de alterar a indicação da TRC, além dos critérios já estabelecidos.[25]

Entretanto, diversos aspectos metodológicos devem ser considerados na análise do PROSPECT, sendo que as principais falhas metodológicas foram:

- Qualidade dos equipamentos, sendo alguns antigos, sem permitir análise off-line.
- Treinamento inadequado para aquisição e interpretação das imagens, levando à grande variabilidade interobservador.
- Escolha dos centros participantes, que se baseou nos locais com grande volume para implantes de marca-passo, independentemente da experiência do serviço de ecocardiografia na avaliação de dessincronia cardíaca.

CAUSAS DE INSUCESSO DA TERAPIA DE RESSINCRONIZAÇÃO CARDÍACA

Existem diversos fatores que podem levar ao insucesso da TRC; estando os principais descritos a seguir:

- Seleção inadequada dos pacientes.
- Implantação inadequada do ressincronizador.
- Estimulação do local errado, onde não ocorre maior retardo mecânico.
- Etiologia da disfunção ventricular esquerda (uma vez que a doença coronariana apresenta piores resultados).
- Posicionamento do cabo do eletrodo em áreas de necrose.
- Não captura dos estímulos do marca-passo pelos ventrículos.
- Não otimização dos parâmetros do marca-passo (intervalos AV, interventricular e intraventricular).
- Terapêutica farmacológica não otimizada.
- Evolução da doença de base.

Há contínua tentativa de melhorar o tratamento da TRC pelas novas tecnologias, novos parâmetros e novos índices para seleção correta dos pacientes, para definir a posição correta dos eletrodos, selecionar a correta programação do ressincronizador e selecionar os parâmetros corretos dos respondedores. Contudo, entre os inúmeros parâmetros considerados para avaliar a resposta à TRC, o volume sistólico final (VSF) tem sido amplamente usado e tem sido considerado nos vários trials realizados.[26]

No PREDICT-CRT study, os autores demonstraram a associação entre resposta volumétrica e sobrevida a longo prazo em 356 pacientes submetidos à TRC, e mostraram que o remodelamento do ventrículo esquerdo sobre a resposta volumétrica esteve fortemente associado à sobrevida desses pacientes, tendo um valor de corte maior que 15% sobre o volume sistólico final.[27]

DURAÇÃO DO QRS E A SEQUÊNCIA DE ATIVAÇÃO DO VENTRÍCULO ESQUERDO

A duração do QRS aumentada (acima de 120 ms) está relacionada com a massa do VE e inversamente relacionada com a fração de ejeção. Na população sadia, é baixa a prevalência de bloqueio de ramo, tanto do esquerdo quanto do direito, na faixa de 0,05 a 0,2% BRE e 0,2% de bloqueio do ramo direito (BRD). Na população com insuficiência cardíaca, a incidência do BRE aumenta muito, na faixa de 20 a 47%, tendo acentuada piora do prognóstico com o QRS acima de 160 ms.[28] A ativação elétrica normal dos ventrículos se faz de maneira uniforme e rápida por meio do sistema de condução e das fibras de Purkinje, isolada do miocárdio adjacente que vai ser estimulado nas terminações de Purkinje no endocárdio. No indivíduo normal, os primeiros locais a serem ativados são o septo e a parede anterior, chegando ao ventrículo direito (VD) em cerca de 10 ms. Nos pacientes com BRE, a ativação inicia-se no VD, pelo ramo direito normal, e então segue para o VE, existindo um atraso tanto no tempo transeptal (entre o início do QRS e o primeiro local de ativação) quanto nos tempos de ativação do endocárdio e transmural. Entretanto, cerca de um terço dos indivíduos com BRE e insuficiência cardíaca tem um tempo transeptal normal (menor que 20 ms), com ativação em localização anterior ou no septo basal. Nos dois terços restantes, o tempo transeptal está aumentado com ativação via septo apical ou médio, provavelmente como resultado de ativação pelo miocárdio em vez de condução pelo sistema fascicular. Os tempos de ativação transmural e endocárdico estão prolongados, principalmente o primeiro, e um padrão de ativação transmural no formato da letra U se forma na maioria dos pacientes. A sequência específica de ativação do VE não pode ser prevista pela morfologia do BRE ao ECG. Independentemente da duração do QRS, as linhas de bloqueio podem estar nas paredes anterior, lateral ou inferior.[28]

Em pacientes com QRS menor que 150 ms, estímulos na parede anterior frequentemente pioram a função cardíaca, enquanto ao se estimular o mesmo paciente na parede lateral, a função melhora.

A TRC foi desenvolvida para a maioria dos pacientes com BRE que apresentam retardo na parede lateral. Um dos métodos ecocardiográficos mais usados para o diagnóstico do dessincronismo compara, pelo Doppler tecidual, o tempo de ativação do septo, com a parede lateral basal 9 (Vídeo 24-1) o chamado formato em U da ativação.

PAPEL DA ECOCARDIOGRAFIA NA INSUFICIÊNCIA CARDÍACA

A ecocardiografia de repouso é o principal exame empregado na investigação da função cardíaca, tanto sistólica quanto diastólica. O método não permite apenas a quantificação da função ventricular, mas também pode sugerir sua etiologia como: cardiomiopatia dilatada, restritiva, isquêmica ou outras, fazendo parte do arsenal de exames necessários no contexto da avaliação funcional do coração.

Papel da Ecocardiografia na Terapia de Ressincronização Cardíaca

De acordo com as diretrizes atuais, o papel da ecocardiografia na TRC está restrito a identificar o aumento da cavidade e a diminuição da fração de ejeção. Diversos grupos, incluindo o nosso, tem utilizado de rotina a ecocardiografia, principalmente para melhorar a seleção dos pacientes que devem responder à terapia, e na fase pós-implante para otimizar o marca-passo.

As principais aplicações da ecocardiografia na TRC são:

- Avaliação dos diâmetros/volumes e fração de ejeção do VE.
- Seleção dos pacientes que apresentam dessincronismo mecânico, sendo este classificado como:
  - Dessincronismo atrioventricular.
  - Dessincronismo interventricular.
  - Dessincronismo intraventricular.
- Identificação do local de maior retardo da contração.
- Otimização dos parâmetros do marca-passo.
- Identificação do remodelamento reverso ou não, diminuição dos volumes e fração de ejeção pós-implante.
- Avaliação da progressão ou não da doença de base.

Tipos de Dessincronismo[29,30]

1. *Dessincronismo atrioventricular:* neste caso, o retardo da contração ventricular leva à redução da duração da diástole, podendo chegar à menos de 40% da duração do ciclo cardíaco, o que propicia o aparecimento de insuficiência mitral diastólica (jato pré-sistólico de baixa velocidade).
2. *Dessincronismo interventricular:* esse dessincronismo se refere ao tempo maior que 40 ms entre o tempo de pré-ejeção aórtico em relação à pré-ejeção pulmonar.

   Esse retardo tem correlação com a duração do QRS e sua presença reforça o diagnóstico de dessincronismo, mas sua ausência, principalmente na população com cardiomiopatia dilatada e QRS até 150 ms, não implica que a TRC será desconsiderada. Temos observado que, mesmo em pacientes com bom resultado da TRC, o retardo interventricular pode permanecer, conforme também relatado no estudo de Bordacharet et al.[24]
3. *Dessincronismo intraventricular:* este é o mais difícil de ser avaliado. Em geral compara a diferença entre duas paredes opostas do VE, por exemplo: a septal e a lateral, e podem-se usar vários critérios para essa avaliação, como: o tempo entre o deslocamento posterior do septo e o pico da parede inferolateral; a contração tardia da parede inferolateral; o tempo de pré-ejeção aórtico superior a 140 ms; o retardo entre segmentos opostos maior ou igual a 65 ms ao Doppler tecidual em tempo real ou *off-line*; ou retardo maior que 130 ms no *strain* radial, entre o septo e a parede lateral.

Métodos para Avaliar o Dessincronismo Intraventricular

O dessincronismo intraventricular merece menção especial por ser considerado o mais importante dos três tipos de dessincronia. Constitui o maior problema diagnóstico, uma vez que pode ser avaliado pela ecocardiografia convencional, por meio da movimentação apical com uma rotação assincrônica característica; por métodos que utilizam o Doppler tecidual e por novas tecnologias como o *strain* e *strain rate* bidimensional baseado em *speckle-tracking* e ecocardiografia tridimensional.

A maioria dos métodos utilizados para avaliar dessincronismo intraventricular compara tempos em paredes opostas, sendo o mais utilizado o *time to peak*, que é o tempo até o pico da contração entre o segmento basal do septo interventricualr e o segmento basal da parede lateral, sendo proposto por Bax o ponto de corte de 65 ms.[31-33] O método mais utilizado para essa avaliação é o Doppler tecidual PW em tempo real, por ser mais disponível nos equipamentos e ter boa resolução temporal, podendo ser realizado em mais de 90% dos pacientes. Neste caso, a medida é entre o início do QRS e o pico da onda S de paredes opostas. Apesar das limitações (a principal é que as medidas são realizadas em batimentos diferentes e pode existir mais de um pico a medir), continua sendo o método mais usado (Figs. 24-1 a 24-3).

O Doppler tecidual PW *off-line* é um clipe gravado com Doppler tecidual colorido, e a partir daí obtêm-se curvas de Doppler PW pós-processadas. Neste *software* (Q-Analysis), é possível comparar os intervalos de tempo no mesmo ciclo cardíaco, independente de arritmias ou variação da frequência cardíaca (Fig. 24-4). Um recurso importante é a possibilidade de marcar a abertura e o fechamento da valva aórtica. O ponto de corte para dessincronia intraventricular é de 65 ms. Yu, avaliando 12 amostras nos três cortes apicais (segmento basal e médio), mediu o desvio-padrão, estabelecendo o Índice de Yu, onde o ponto de corte é de 33 ms.[34]

O *Tissue Synchronization Imaging* (TSI) é um *software* de imagens paramétricas baseado em Doppler tecidual que transforma automaticamente em cores os tempos até o pico da contração, *time to peak*, de cada segmento do VE, superpondo as imagens bidimensionais. O objetivo é identificar mais rapidamente grandes áreas do VE que apresentam retardo da contração. Em verde aparecem os

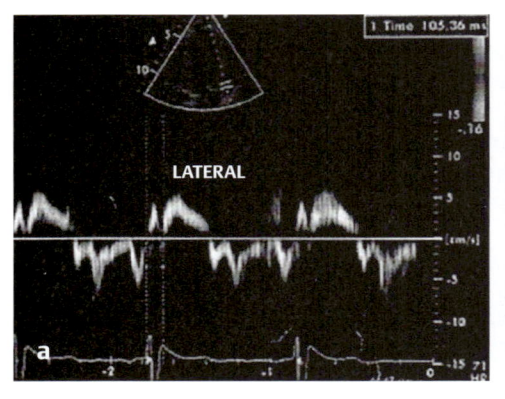

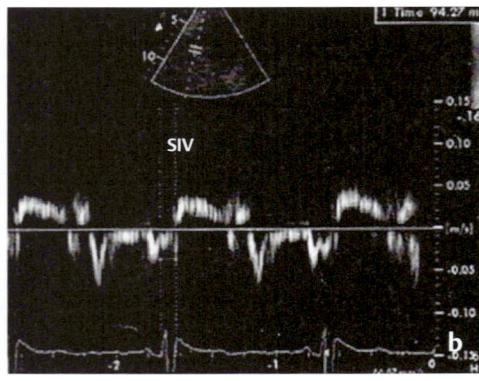

Fig. 24-1. Doppler tecidual PW das paredes septal e lateral basal. Exemplo normal com a diferença de tempo entre o início do QRS e o início da onda S na faixa de 10 ms.

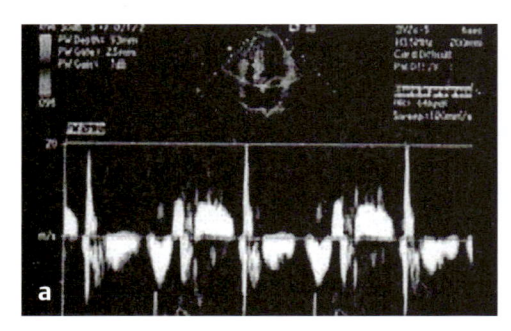

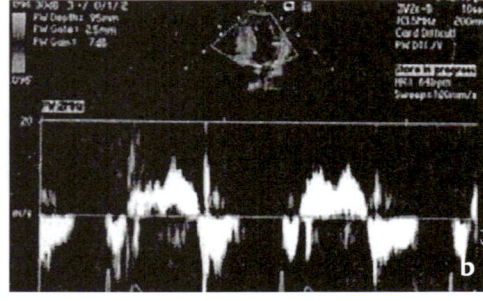

Fig. 24-2. Doppler tecidual PW mostrando as dificuldades de se medir o *time to peak*. (**a**) Septo. (**b**) Parede.

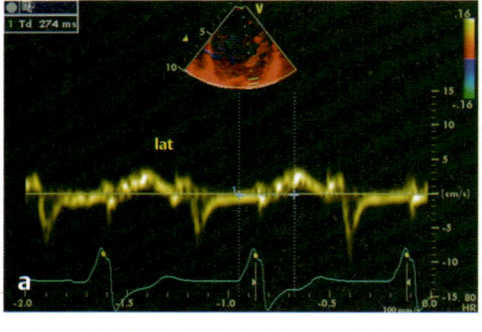

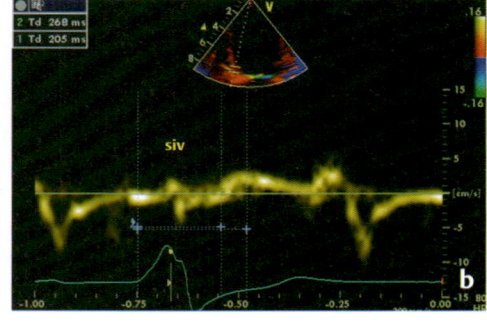

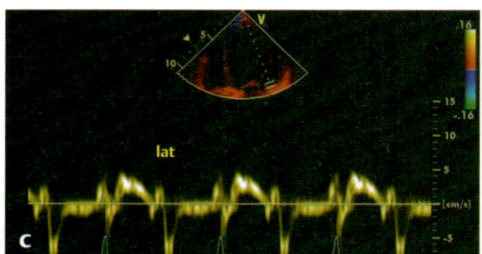

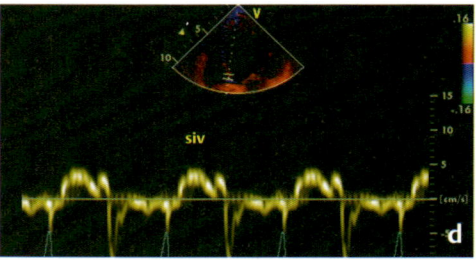

Fig. 24-3. Paciente feminina, com 13 anos de idade. Doppler tecidual PW nas paredes (**a, b**) lateral e (**c, d**) septal, antes (**a, c**) e após TRC (**b, d**). Note que o tempo entre início do QRS e o pico da S foi menor após TRC.

segmentos com ativação mais rápida e em vermelho as áreas mais tardias; em amarelo aparecem as áreas com tempos de ativação intermediários (Fig. 24-5). Porém, apesar de o TSI ser um método simples e prático, deve ser usado com cautela e para *screening*, por ser menos preciso, não dispensando a obtenção das curvas pelo *software* integrado Q-Analysis, que gera curvas de Doppler PW *off-line* a partir da sua imagem ou do *tissue velocity imaging* (TVI).

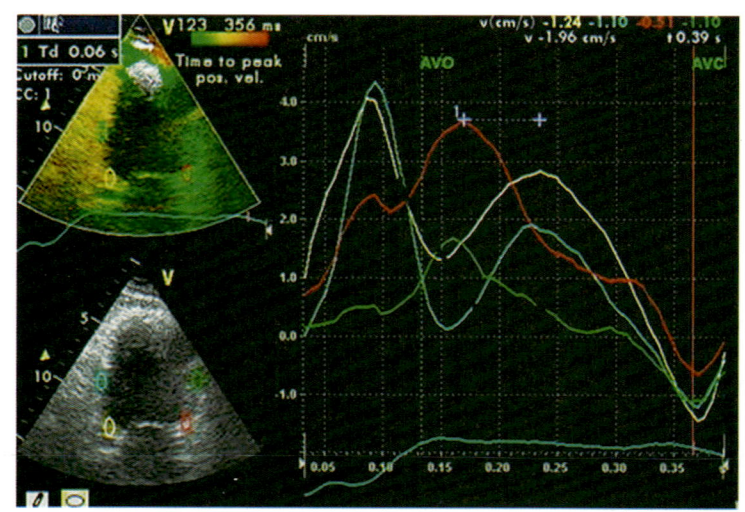

Fig. 24-4. Doppler tecidual PW *off-line* (análise pós-processada feita pelo *software* Q-Analysis). Desse modo é possível comparar a diferença dos intervalos de tempo (*time to peak*) entre paredes opostas, no mesmo ciclo cardíaco.

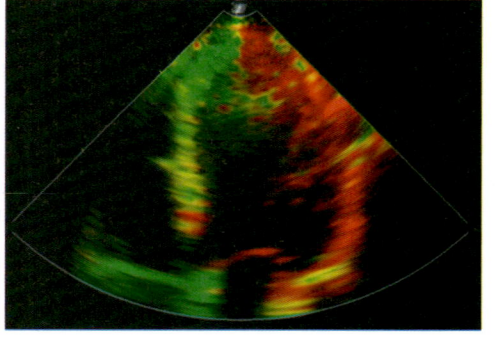

Fig. 24-5. *Tissue synchronization imaging* (TSI). Este *software* codifica o tempo através das cores, sendo a cor verde para os segmentos com ativação mais rápida, vermelho para os segmentos com ativação mais tardia e amarelo as áreas intermediárias.

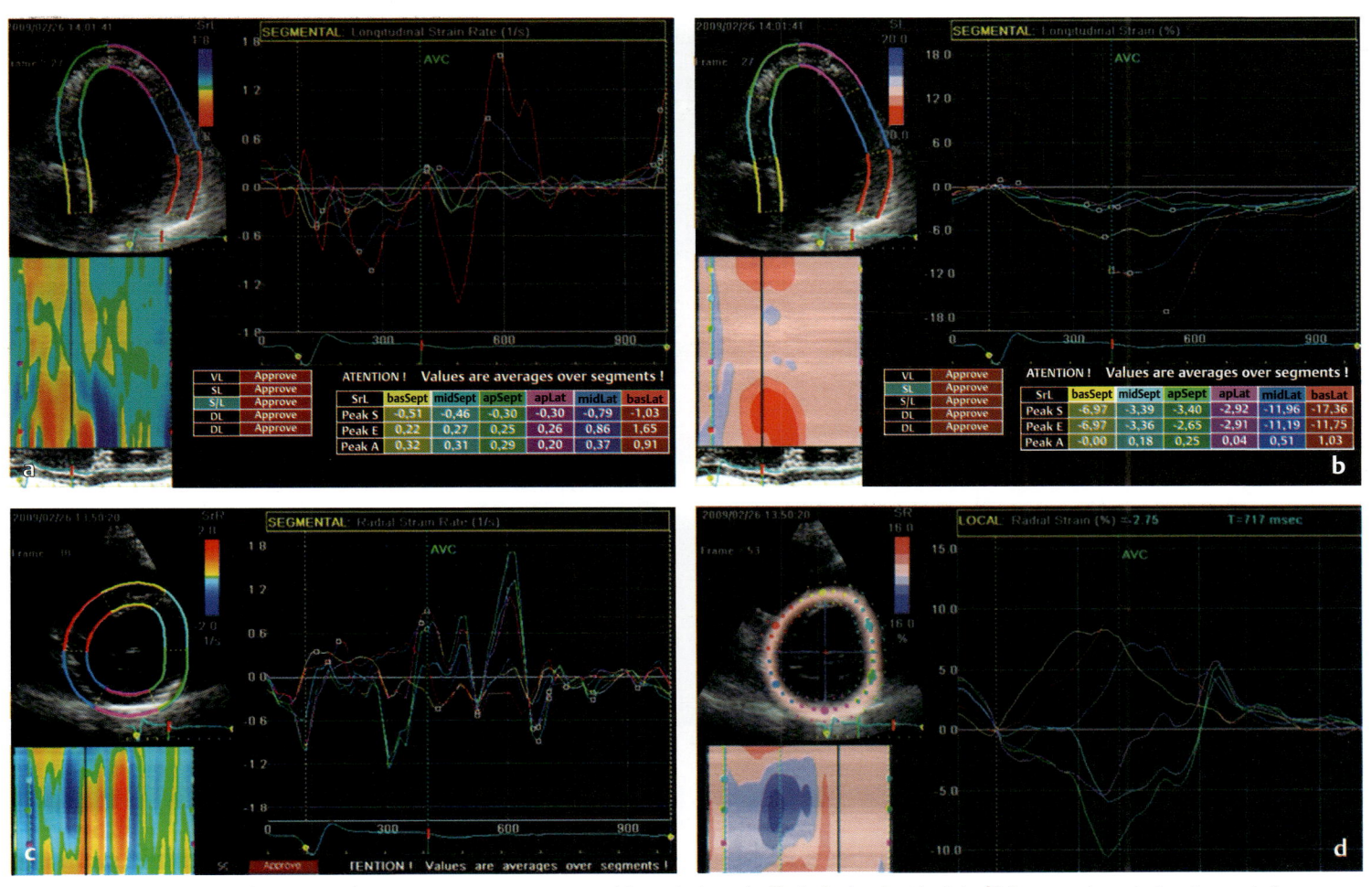

Fig. 24-6. Paciente com cardiopatia isquêmica grave, BRE, marca-passo biventricular e desfibrilador implantável. (**a**, **b**) Representam *strain rate* e o *strain* longitudinal, em que o segmento lateral basal representado em vermelho apresenta a melhor contratilidade, maior porcentual de deformação com relação aos demais segmentos e tem o pico tardio. (**c**, **d**) Representam o *strain rate* e o *strain* radial, cujos valores normais são positivos, acima da linha de base. As curvas *strain rate* são mais difíceis de interpretar.

As novas tecnologias como o *strain e strain rate* baseado em Doppler, apesar de algumas vantagens com relação ao Doppler tecidual, teve sua utilização restrita aos laboratórios de pesquisa, embora algumas publicações tenham sugerido vantagens na avaliação do dessincronismo intraventricular. Gorcsan propôs a associação de dois critérios para identificar um respondedor da TRC: o *time to peak* pelo Doppler tecidual, no sentido longitudinal da base do septo e da parede lateral com mais de 65 ms de retardo; e o *strain* no corte transversal do VE, entre o septo e a parede inferolateral, com 130 ms de ponto de corte. Quando ambos os critérios foram encontrados, o percentual de respondedores foi de 95%.[35,36] O *strain e o strain rate* baseados em *speckle-tracking* permitem uma avaliação mais completa da deformação miocárdica, incluindo, além do *strain* longitudinal, o radial, o circunferencial e a medida da torção apical (Fig. 24-6). Alguns autores propõem que os respondedores são aqueles que melhoram o *strain* radial e o circunferencial. A desvantagem desta técnica está no fato de o *frame rate* ser mais baixo, reduzindo um pouco a resolução temporal. Em contrapartida, o *strain* bidimensional é mais automatizado na obtenção das curvas, reduzindo a variabilidade interobservador.[37] A ecocardiografia tridimensional consegue capturar simultaneamente o volume de todo o ventrículo esquerdo e tem potencial para ser útil na avaliação da dessincronia cardíaca intraventricular. A metodologia baseia-se em 16 ou 17 segmentos do ventrículo esquerdo e calcula-se o tempo que leva cada segmento para alcançar seu volume mínimo. Quando há sincronia, esses tempos são semelhantes, o que não ocorre na dessincronia (Fig. 24-7). Kapetanakis *et al.* propuseram um índice de dessincronismo com valor normal até 8,5% (quase 3 vezes acima do desvio-padrão do valor médio encontrado, que foi de 3,5%).[38] Outros autores, incluindo Gimenes *et al.*, propuseram valores inferiores a este.[39] Contudo, a tecnologia tridimensional ainda apresenta um frame ou volume *rate* baixo, que é um fator limitante para identificar pequenas anormalidades do dessincronismo cardíaco.

O número de não respondedores estabelecido na literatura ainda é bem alto, chegando em torno de 30%, e acredita-se que muito se deve aos critérios de seleção dos pacientes, bem como ao sítio de implantação do eletrodo ou ajuste do ressincronizador.

A ecocardiografia consegue identificar aqueles com evidente dessincronia associado à baixa fração de ejeção, insuficiência mitral diastólica etc., que tem grande chance de responder à TRC; sem negligenciar a duração do QRS maior que 150 ms, que, sem dúvida, é um excelente marcador de resposta à TRC. Porém, a ecocardiografia incrementa informação e valor nesta análise, considerando a prática do serviço de ecocardiografia, o que pode ajudar a selecionar os respondedores à TRC (Vídeo 24-2).

A perda da contribuição septal na dissincronia ventricular esquerda vem-se apresentando como um novo princípio para predizer respondedores da TRC. No estudo de Vecera *et al.*, os autores utilizaram *strain* pelo *speckle tracking* ao ecocardiograma e definiram que os segmentos que encurtaram pós-TRC apresentaram um trabalho positivo, enquanto os que não se encurtaram apresentaram um trabalho negativo. O estudo concluiu que a perda de trabalho septal, juntamente com o escore de contratilidade parietal, foram fortes preditores da resposta à TRC (Figs. 24-8 e 24-9).[40]

O *septal flash* e o *rocking apical* também foram avaliados como possíveis preditores de dessincronia com boa resposta à TRC, avaliando antes e um ano após a TRC, e definiram a dessincronia mecânica como correta, incorreta ou ausente. Como era de se esperar, os pacientes avaliados como correta dessincronia cardíaca apresentaram melhores resultados e pacientes com incorreta dessincronia tiveram piores resultados.[41] A dessincronia cardíaca pode ser neutra ou afetar pouco a *performance* miocárdica, mas em alguns pacientes

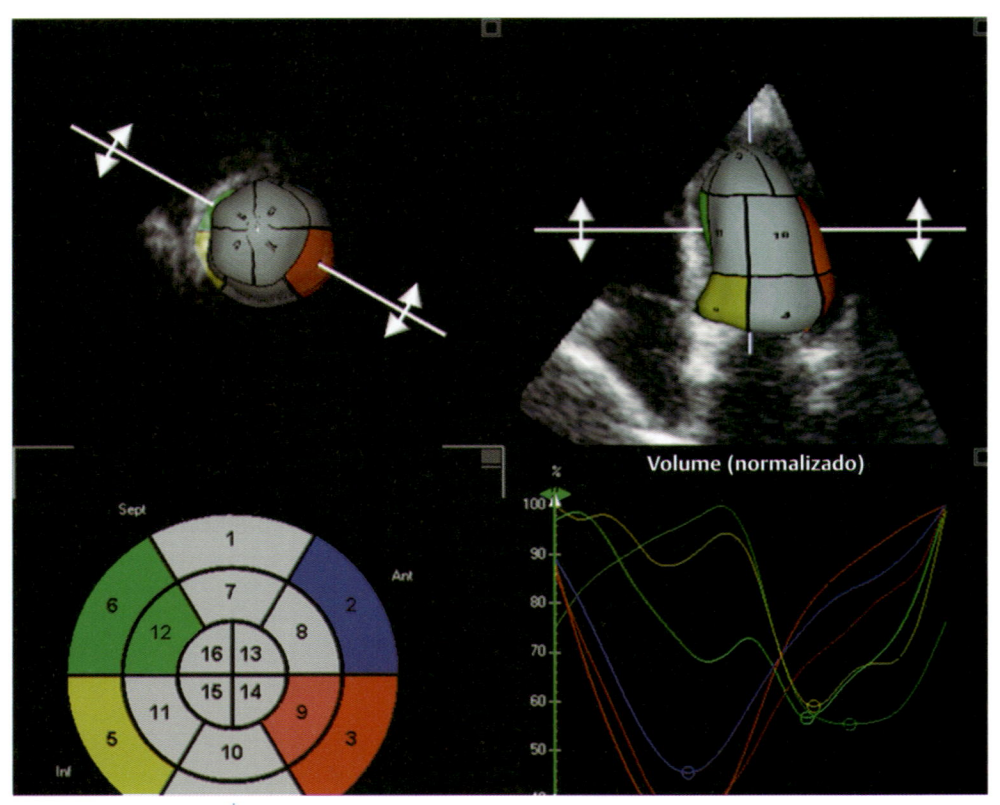

Fig. 24-7. Avaliação do dessincronismo intraventricular pelo ECO 3D. Cada curva representa o tempo que aquele segmento levou para chegar ao seu menor volume.

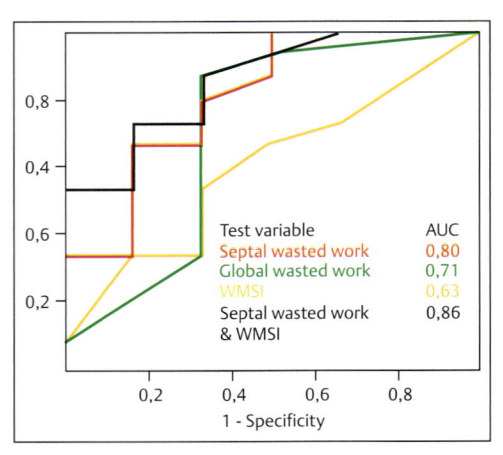

Fig. 24-8. Curva ROC para seleção das variáveis na predição da resposta à TRC. Demonstra que o *wallmotion score index* associado ao trabalho septal apresentaram a melhor área sob curva.

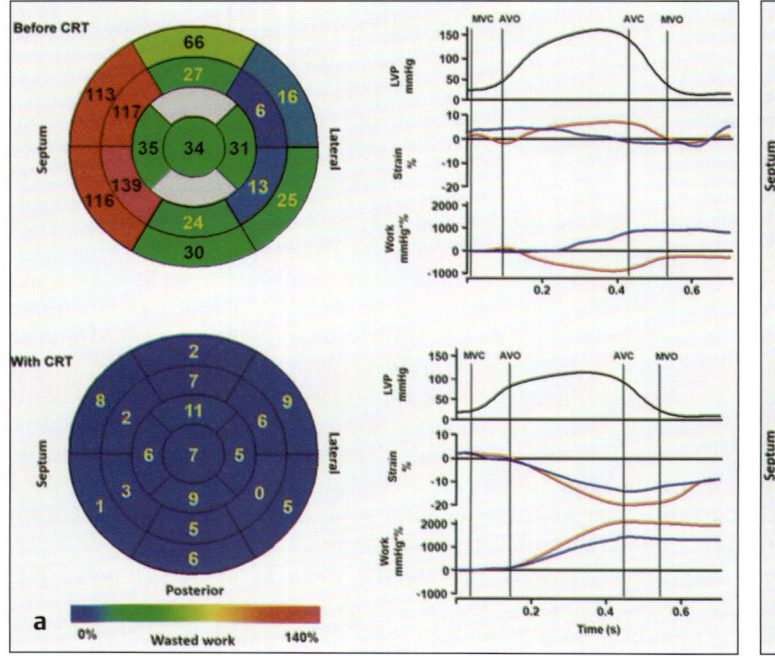

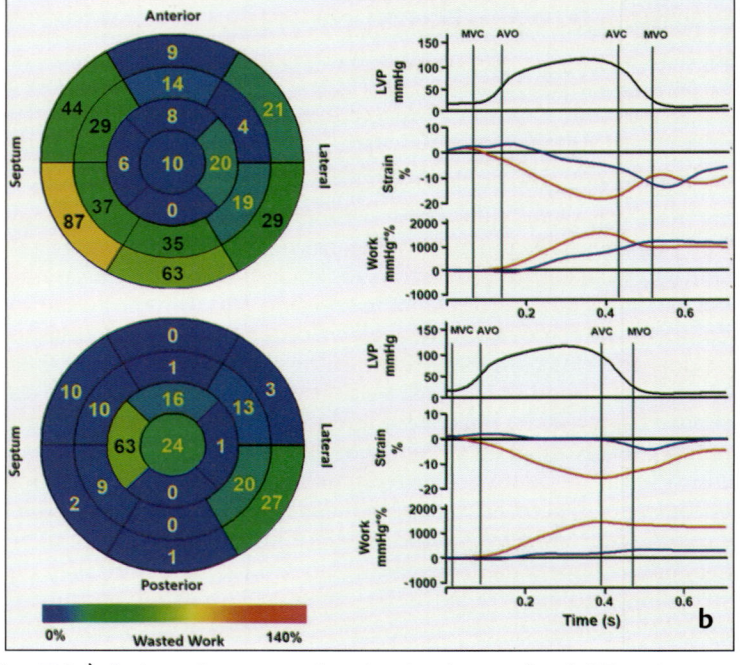

Fig. 24-9. Cálculo da perda de trabalho em um indivíduo respondedor antes e após a TRC. À direita estão as curvas de estimativa das pressões do VE, *strain* septal e o trabalho calculado. As curvas em vermelho e azul representam a média dos valores de *strain* da imagem basal em quatro câmaras e segmentos médios do septal e da parede lateral, respectivamente. A imagem em *bull's eye* mostra a segmentação do VE onde cada número reflete a quantidade de trabalho perdido (em percentual). Como demonstram as imagens a direita, quando o nível de trabalho cai abaixo de zero, isso reflete adelgaçamento dos segmentos, como indicado pelo *strain*, e significa que o trabalho foi perdido. (**a**) Exemplo de um respondedor à TRC: note que uma quantidade substancial de trabalho foi perdida no segmento septal antes da TRC (*bull's eye* acima) e houve uma significativa queda na perda de trabalho nos segmentos após a TRC (*bull's eye* abaixo). (**b**) Exemplo de um não respondedor: a quantidade de trabalho perdido no septo é moderada antes da TRC e a queda após a TRC não é significativa como a de um respondedor. AVC: fechamento da valva aórtica (*aortic valve closure*); AVO: abertura da valva aórtica (*aortic valve opening*); MVC: fechamento da valva mitral (*mitral valve closure*); MVO: abertura da valva mitral (*mitral valve opening*); LVP: pressão ventricular esquerda (*left ventricular pressure*).

ela é prejudicial, por isso deve ser cuidadosamente avaliada para que a indicação de TRC seja para aqueles com correta e verdadeira dessincronia cardíaca, que acarreta prejuízo à função ventricular.[42]

Ainda hoje permanece a dúvida se os parâmetros ecocardiográficos não poderiam selecionar melhor os pacientes, uma vez que a morfologia do QRS considera apenas a alteração elétrica. Além disso, o *flash septal* mostrou ser um marcador de valor independente. O estudo de Ghani *et al.* avaliou um registro com 295 pacientes submetidos à ecocardiografia antes da TRC, de acordo com os critérios definidos na diretriz, que foram acompanhados por mais de 5 anos, e mostrou que pacientes com *rocking apical* tiveram evidente melhora na sobrevida e permaneceram 2,3 vezes mais livres de eventos adversos maiores, enquanto a seleção feita pela morfologia do BRE antes da TRC não apresentou valor preditivo.[43] Outro estudo multicêntrico com 1.060 pacientes submetidos à TRC demonstrou que os pacientes que tinham *rocking apical* antes do procedimento tiveram 2,5 vezes maior chance de sobrevida no acompanhamento de 46 meses.[41] Ambos os estudos sugerem fortemente a adição de valor do *rocking apical* avaliado pelo ecocardiograma, além dos critérios definidos pela diretriz.

O retardo no índice de *strain* também tem sido proposto e testado no estudo multicêntrico MUSIC-*trial*, que envolveu 235 pacientes em TRC, com resultados encorajadores,[44] de modo que vários estudos observacionais têm explorado o papel da imagem na avaliação da dessincronia cardíaca para prever os respondedores à TRC, porém, os dados ainda carecem de consistência para serem implantados nas diretrizes, empregados na rotina dos laboratórios de ecocardiografia e na seleção dos pacientes candidatos à TRC. O Euro CRT é um estudo multicêntrico, prospectivo, observacional, que tem como objetivo explorar a combinação da ressonância magnética cardíaca e do ecocardiograma, e avaliar se os métodos de imagem podem oferecer benefício na seleção dos pacientes com IC indicados para TRC, em termos de melhora a longo prazo (sobrevida, melhora dos sintomas, fração de ejeção e volumes).[45] O Euro CRT será o primeiro grande estudo multicêntrico da Europa a testar o papel da ressonância magnética e técnicas ecocardiográficas avançadas para predizer a resposta à TRC entre os pacientes selecionados pela diretriz atual.

CONCLUSÃO

A seleção dos pacientes para TRC, quer seja pela ecocardiografia ou qualquer outro método, terá algum grau de imperfeição, uma vez que depende de inúmeros fatores, como a anatomia do seio venoso, a experiência do grupo, a doença de base etc. A ecocardiografia tem evidente potencial em contribuir na seleção dos candidatos à TRC, agregando valor ao eletrocardiograma, pois, de acordo com o grau de dessincronia ao ecocardiograma, a probabilidade de resposta à TRC parece ser maior ou menor, de modo que novos estudos estão sendo realizados para um maior entendimento, melhor seleção e melhor resposta desses pacientes.

REFERÊNCIAS BIBLIOGRÁFICAS

1. Mann DL, Zipes DP, Libby P et al. Braunwald's heart disease: a textbook of cardiovascular medicine. 10th ed. Philadelphia: Elsevier; 2015.
2. Rohde LE, Montera MW, Bocchi EA et al. Diretriz Brasileira de Insuficiência Cardíaca Crônica e Aguda. Arq Bras Cardiol. 2018;111(3):436-539.
3. Abraham WT, Fisher WG, Smith AL et al. MIRACLE Study Group, Multicenter Insync Randomized Clinical Evaluation. Cardiac resynchronization in chronic heart failure. N Engl J Med. 2002.346:1845-53.
4. Bertoldi EG, Polanczyk CA, Cunha V et al. Mortality reduction of cardiac resynchronization and implantable cardioverter-desfibrillator therapy in heart failure: an updated meta-analysis. Does recent evidence change the standard of care? J Card Fail. 2011;17(10):860-6.
5. Cazeau S, Gras D, Lazarus A et al. Multisite stimulation for correction of cardiac asynchrony. Heart. 2000;84:579-81-6.
6. Stankovic I, Prinz C, Ciarka A et al. Relationship of visually assessed apical rocking and septal flash to reponse and long-term survival following cardiac resynchronization therapy (PREDICT-CRT). Eur Heart J Cardiovasc Imaging. 2016;17:262-9.
7. Parsai C, Bijnens B, Sutherland GR et al. Toward understanding response to cardiac resynchronization therapy, left ventricular dyssynchrony is only one of multiple mechanisms. Eur Heart J. 2009;30:940-9.
8. Lumens J, Tayal B, Walmsley J et al. Differentiating electromechanical from non-electrical substrates of mechanical discoordination to identify responders to cardiac resynchronization therapy. Circ Cardiovasc Imaging. 2015;8(9):e003744.
9. Delgado V, Van Bommel RJ, Bertini M et al. Relative merits of left ventricular dyssynchrony, left ventricular lead position and myocardial scar to predict long-term survival of eschemic heart failure patients undergoing cardiac resynchronization therapy. Circulation. 2011.123:70-8.
10. Hsu JC, Solomon SD, Bourgoun M et al. MADIT-CRT Executive Committee. Predictors of Super-Response to Cardiac Resynchronization Therapy and Associated Improvement in Clinical Outcome The MADIT-CRT (Multicenter Automatic desfibrillator Implantation Trial with Cardiac Resynchronization Therapy) Study. J Am Coll Cardiol. 2012;59(25):2366-73.
11. Tang AS, Wells GA, Tlajic M et al. Cardiac-resynchronization therapy For mild-to-moderate heart failure. N Engl J Med. 2010.363(25):2385-5.
12. Cunnington C, Kwok CS, Satchithananda DK et al. Cardiac resynchronization therapy is not associated with a reduction in mortality or heart failure hospitalization in patients with non-left bundle branch block QRS morphology: meta-analysis of randomized controlled trials. Heart. 2015;101(18):1456-62.
13. Gervais R, Leclercq C, Shankar A et al. Surface electrocardiogram to predict outcome in candidates for cardiac resynchronization therapy: a sub-analysis of the CARE-HF trial. Eur J Heart Fail. 2009;11(7):699-705.
14. Zareba W, Klein H, Cygankiewicz I et al. Effectiveness of cardiac resynchronization therapy by QRS morphology in the Multicenter Automatic Defibrillator Implantation Trial-Cardiac Resynchronization Therapy (MADIT- CRT). Circulation. 2011;123(10):1061-72.
15. Curtis AB, Worley SJ, Adamson PB et al. Biventricular versus Right Ventricular Pacing in Heart Failure Patients with Atrioventricular Block (BLOCKHF) Trial Investigators. Biventricular pacing for atrioventricular block and systolic dysfunction. N Engl J Med. 2013;368(17):1585-93.
16. Brignole M, Botto G, Mont L et al. Cardiac resynchtonization therapy in patients undergoing atrioventricular junction ablation for permanente atrial fibrillation: a randomized trial. Eur Heart J. 2011;32(19):2420-9.
17. Stavrakis S, Garabelli P, Reunolds DW. Cardiac resynchronization therapy after atrioventricular junction ablation for symptomatic atrial fibrillation: a meta-analysis. Europace. 2012;14(10):1490-7.
18. Wilton SB, Leung AA, Ghali WA et al. Outcomes of cardiac resynchronization therapy in patients with versus those without atrial fibrillation: a systematic review and meta-analysis. Heart Rhytm. 2011;8(7):1088-94.
19. Cleland JG, Daubert JC, Erdman E et al. For the Cardiac Resynchronization-Heart Failure (CARE-HF) Study Investigators. The effect of cardiac resynchronization on morbidity and mortality in heart failure. N Engl J Med. 2005;352:1539-49.
20. Rivero-Ayerza M, Theuns DA, Garcia-Garcia HM et al. Effects of cardiac resynchronization therapy on overall mortality and mode of death: a meta-analysis of randomized controlled trials. Eur Heart J. 2006;27:2682-8.
21. Belém LHJ. Avaliação Ecocardiográfica dos efeitos mecânicos e funcionais provocados por distúrbio de condução pelo ramo esquerdo. Dissertação de mestrado da UFRJ 2007.
22. Beshai JF, Grimm RA, Nagueh SF et al. For the Rethin Q Study Investigators Cardiac-resynchronization therapy in heart failure with narrow QRS complexes. N Engl J Med. 2007;357:2461-71.
23. Bleeker GB, Kaandorp TA, Lamb HJ et al. Effect of posterolateral scar tissue on clinical and echocardiographic improvement after cardiac resynchronization therapy. Circulation. 2006;113:969-76.
24. Bordachar P, Lafitte S, Reuter S et al. Echocardiographic parameters of Ventricular dyssynchrony validation in patients with heart failure using sequential biventricular pacing. J Am Coll Cardiol. 2004;44:2157-65.
25. Chung E, Leon AR, Tavazzi L et al. Results of the Predictors of Response to CRT (PROSPECT) trial. Circulation. 2008;117:2608-16.
26. Yu CM, Bleeker GB, Fung JW et al. Left ventricular reverse remodeling but not clinical improvement predicts long-term survival after cardiac resynchronization therapy. Circulation. 2005;112:1580-6.

27. Stankovic I, Belmans A, Prinz C et al. The association of volumetric response and long-term survival after cardiac resynchronization therapy. Eur Heart J Cardiovasc Imaging. 2017;18:1109-17.
28. Auricchio A, Fantoni C, Regoli F et al. Characterization of Left Ventricular Activation in Patients with Heart Failure and Left Bundle-Branch Block. Circulation. 2004;109(9):1133-9.
29. Serri K, Lafitte S, Roudaut R et al. Echocardiographic evaluation of cardiac dyssynchrony. The Can J of Cardiol. 2007;23(4):303-10.
30. Yu CM, Bax JJ, Monaghan M et al. Echocardiographic evaluation of cardiac dyssynchrony for predicting a favourable response to cardiac resynchronization therapy. Heart. 2004;90(Suppl VI):vi17-vi22.
31. Delgado V, Bax JJ. Assessment of systolic dyssynchrony for cardiac resynchronization therapy is clinically useful. Circulation. 2011;123:640-55.
32. Bax JJ, Marwich TH, Molhoek SG et al. Left ventricular dyssynchrony predicts benefit of cardiac resynchronization therapy in patients with end-stage heart failure before pacemaker implantation. Am J Cardiol. 2003;2:1238-40.
33. Bax JJ, Abraham T, Barold SS et al. Cardiac resynchronization therapy part 1 – issues before device implantation. J Am Coll Cardiol. 2005;46:2153-67.
34. Yu CM, Gorcsan J, Bleeker GB et al. Usefulness of tissue Doppler velocity and strain dyssynchrony for predicting left ventricular reverse remodeling response after cardiac resynchronization therapy. Am J Cardiol. 2007;100:1263-70.
35. Gorcsan J, Tanabe M, Bleeker GB et al. Combined longitudinal and radial dyssynchrony predicts ventricular response after resynchronization therapy. J Am Coll Cardiol. 2007;50:1476-83.
36. Gorcsan J, Kanzaki H, Bazaz R et al. Usefulness of echocardiographic tissue synchronization therapy. Am J Cardiol. 2004.3:178-81.
37. Delgado V, Ypenburg C, van Bommel RJ et al. Assessment of left ventricular dyssynchrony by speckle tracking strain imaging comparison between longitudinal, circumferential, and radial strain in cardiac resynchronization therapy. J Am Coll Cardiol. 2008;51:1944-52.
38. Kapetanakis S, Kearney MT, Silva A et al. Real-time three-dimensional echocardiography: a novel technique to quantify global left ventricular mechanical dyssynchrony. Circulation. 2005;112:992-1000.
39. Gimenes VM, Vieira ML, Andrade MM et al. Standard values for real-time transthoracic three-dimensional echocardiographic dyssynchrony indexes in a normal population. J Am Soc Echocardiogr. 2008;21(11):1229-35.
40. Vecera J, Penicka M, Eriksen M et al. Wasted septal work in left ventricular dyssynchrony: a novel principle to predict response to cardiac resynchronization therapy. Eur Heart J Cardiovasc Imaging 2016;17:624-32.
41. Stankovic I, Prinz C, Ciarka A et al. Relationship of visually assessed apical rocking and septal flash to reponse and long-term survival following cardiac resynchronization therapy (PREDICT-CRT). Eur Heart J Cardiovasc Imaging. 2016;17:262-9.
42. Haugaa KH, Edvardsen T and Smiseth AO. Mechanical dyssynchrony-resurrected as a flashing and rocking parameter to predict prognosis after cardiac resynchronization therapy. Eur Heart J Cardiovasc Imaging. 2017;18:1118-9.
43. Ghani A, Delnoy PPHM, Ottervanger JP et al. Association of apical rocking with long-term major adverse cardiac events in patients undergoing cardiac resynchronization therapy. Eur Heart J Cardiovasc Imaging. 2016;17(2):146-53.
44. Lim P, Donal E, Lafitte S. Multicentre study using strain delay index for predicting response to cardiac resynchronization therapy (MUSIC study). Eur J Heart Fail. 2011;13:984-91.
45. Donal E, Delgado V, Magne J et al. Rational and design of EuroCRT: an international observational study on multi-modality imaging and cardiac resynchronization therapy. Eur Heart J Cardiovasc Imaging. 2017;18:1120-7.

AVALIAÇÃO HEMODINÂMICA DA INSUFICIÊNCIA CARDÍACA

Antônio Carlos Sobral Sousa ▪ Joselina Luzia Menezes Oliveira

A insuficiência cardíaca (IC) constitui síndrome clínica complexa, com heterogeneidades tanto na etiologia como no fenótipo, caracterizada por sintomas (como dispneia e fadiga) e sinais (p. ex., estase jugular, estertores pulmonares e edema periférico) decorrentes de anormalidades cardíacas estruturais e/ou funcionais que resultam na elevação das pressões intracardíacas e/ou redução do débito cardíaco em repouso, ou durante o esforço.[1] Considerada uma epidemia emergente, está associada à alta morbimortalidade e significativo ônus para a saúde pública.[2,3]

Tem sido verificado que, em aproximadamente 50% dos indivíduos que desenvolvem IC, a função sistólica, estimada pela fração de ejeção (FE) do ventrículo esquerdo (VE), apresenta-se normal ou relativamente normal, configurando IC com FE ventricular esquerda preservada (ICFEP),[4] doença que representa um desafio diagnóstico, prognóstico e terapêutico. Por tratar-se de metodologia facilmente acessível, custo-efetiva e fornecer informações detalhadas e relevantes sobre a estrutura e função cardíaca, a ecocardiografia transtorácica (ETT) é o exame de imagem de escolha para o diagnóstico e o acompanhamento de pacientes com suspeita de IC.[5] Ademais, pacientes com IC submetidos a exames ecocardiográficos mostram melhores taxas de sobrevivência em decorrência da intensificação do tratamento médico e intervenção.[6]

Na prática médica cotidiana, um dilema frequente ocorre quando um portador de IC se apresenta com dispneia, intolerância ao esforço e pressão arterial sistêmica marginal, mas sem aparente sobrecarga de volume. Uma conduta poderia ser diminuir a utilização de vasodilatadores e aumentar o uso de diuréticos para aliviar uma possível sobrecarga de volume, evitando, assim, mais hipotensão; todavia, esta estratégia pode não ser a mais adequada.[7] Com o crescente desinteresse pela monitorização hemodinâmica invasiva, face às evidências de ausência de benefício desse método,[8] tem-se dado ênfase à avaliação clínica e ao uso de metodologia não invasiva, por meio da ecocardiografia.[9]

A avaliação hemodinâmica, mediante a ecocardiografia, denominada "ecocardiografia hemodinâmica", refere-se à utilização de parâmetros que espelham os dados obtidos pela monitorização invasiva. Esta técnica tem sido muito útil no entendimento dos quatro perfis hemodinâmicos de pacientes com IC propostos por Stevenson, de acordo com os achados do exame físico de congestão e perfusão periférica.[10] Portanto, a referida análise consiste, basicamente em: a) cálculo do débito cardíaco (DC); b) estimativa da pressão venosa central (PCV) ou pressão em átrio direito (PAD); c) cálculo da pressão sistólica da artéria pulmonar (PSAP); d) estimativa da pressão de enchimento do VE e; e) cálculo da resistência vascular periférica (RVP).

Vale ressaltar que toda avaliação hemodinâmica deve sempre ser precedida de exame ecocardiográfico padrão, segundo as recomendações das diretrizes vigentes.[11] Além dos cuidados técnicos relativos à obtenção de envelopes espectrais bem definidos, mediante alinhamento adequado do feixe de Doppler, o ecocardiografista deve ficar atento ao fato de que o retorno venoso varia de acordo com o decúbito do paciente. Assim, a relação entre variáveis obtidas em decúbitos diferentes (dorsal e lateral esquerdo, por exemplo) pode ser enfraquecida em decorrência de variações do retorno venoso.[11]

CÁLCULO DO DÉBITO CARDÍACO

Trata-se de procedimento relativamente fácil, mediante o ETT. Considerando o corte seccional do trato de saída do VE (TSVE) um círculo, sua área pode ser calculada por meio da fórmula: $(DTSVE/2)^2 \times \pi$, em que DTSVE é o diâmetro do TSVE, medido na janela paraesternal, no plano eixo maior. Por sua vez, o volume sistólico do VE (VSVE) é obtido multiplicando-se a área seccional do TSVE pela integral tempo-velocidade do fluxo no TSVE (ITV-TSVE), obtida na incidência apical em 5 câmaras, no mesmo local que foi medido o TSVE. Finalmente, o DC é obtido mediante o produto do VSVE pela frequência cardíaca (FC). O índice cardíaco (IC) também pode ser adquirido, dividindo-se o DC pela superfície corporal (SupCorp).[11] Desta forma, temos:

$$VSVE = (TSVE/2)^2 \times \pi \times \text{ITV-TSVE (mL)}$$

$$DC = VSVE \times FC \text{ (mL/minuto)}$$

$$IC = DC/SupCorp \text{ (mL/minuto/m}^2)$$

Fica patente que a medida do VSVE depende da estimativa adequada do TSVE, cujo eventual erro é elevado ao quadrado no decurso do cálculo do volume; outra potencial fonte de problema é a presença de arritmias, frequentemente encontradas em portadores de IC, originando grande variabilidade da ITV-TSVE. Portanto, na prática clínica, talvez seja mais prudente encarar a metodologia de obtenção do DC por ETT de forma semiquantitativa, catalogando esta variável em muito baixa, baixa, normal ou elevada. Ainda assim, estas limitações podem reduzir sua utilização rotineira.[12]

ESTIMATIVA DA PRESSÃO VENOSA CENTRAL OU PRESSÃO EM ÁTRIO DIREITO

Os termos PVC e PAD são sinônimos desde que não exista obstrução da veia cava inferior (VCI). O padrão-ouro para avaliação da PAD é a monitorização invasiva usando um cateter venoso central; todavia, além da falta de praticidade para utilização rotineira, esta metodologia não é isenta de risco.[13]

Como a VCI se comunica diretamente com o AD, em razão da inexistência de valvas entre as duas estruturas, a estimativa da pressão nesta câmara cardíaca se baseia nas dimensões da VCI e em sua colapsibilidade com a inspiração. Vale ressaltar, todavia, que na circulação fetal o fluxo sanguíneo oxigenado oriundo da VCI é direcionado às câmaras esquerdas pelo forame oval, graças à presença de uma estrutura denominada valva de Eustáquio ou valva caval, originada do endocárdio da borda anterior da VCI. Após o nascimento esta valva geralmente regride, perdendo sua funcionalidade e passando a não constituir, portanto, obstáculo para o fluxo sanguíneo.[14]

Portanto, o diâmetro da VCI e a análise de sua variabilidade respiratória têm sido usados para inferir a PAD e, consequentemente, a PVC.[15] No entanto, a estimativa da volemia por meio deste método apresenta algumas limitações, principalmente nos portadores de patologia respiratória prévia ou que se encontrem sob ventilação com pressão positiva. De forma genérica, uma VCI dilatada (> 2,1 cm) e sem variabilidade respiratória (colapsibilidade inspiratória < 50%) sugere PVC elevada, enquanto VCI com diâmetro reduzido e com grande variabilidade sugere PVC reduzida.[15]

Para efeito de parametrização, a PAD pode ser classificada em:[16] a) normal (diâmetro da VCI < 2,1 cm e colapso inspiratório > 50%), correlacionando-se com PAD variando de 0 a 5 mmHg; b) intermediária (diâmetro da VCI < 2,1 cm e colapso inspiratório < 50% ou diâmetro da VCI > 2,1 cm e colapso inspiratório > 50%), correspondendo à variação da PAD 5 a 10 mmHg e, c) alta (diâmetro da VCI > 2,1 cm e colapso inspiratório > 50%), sugerindo PAD de 15 mmHg. As Diretrizes recomendam a adoção dos valores de 3 e 8 mmHg para os casos de PAD normal e intermediária, respectivamente.[16] Todavia, nas situações de colapso inspiratório mínimo (< 35%) de VCI e/ou na presença de índices secundários de elevação da PAD (padrão restritivo do fluxograma mitral, Tricúspide E/e' > 6 ou predominância do fluxo diastólico em veias hepáticas), é recomendável utilizar os valores dos limites superiores, sejam eles: 5 e 10 mmHg, para os casos de PAD normal e intermediária.[16]

CÁLCULO DA PRESSÃO SISTÓLICA DA ARTÉRIA PULMONAR

Um dos mais importantes parâmetros hemodinâmicos derivados da ETT é, provavelmente, o cálculo da PSAP, obtido a partir da velocidade da regurgitação tricúspide, presente em 70 a 80% da população. Utilizando a equação modificada de Bernoulli (4 × velocidade^2), obtém-se o gradiente de pressão entre o ventrículo direito (VD) e aurícula direita que, somado à PAD (ver anteriormente), permite a estimativa da PSAP (na ausência de estenose pulmonar ou de obstrução do trato de saída do VD). Uma PSAP > 35 mmHg sugere a presença de hipertensão pulmonar, enquanto valores acima de 60 mmHg apontam para hipertensão pulmonar de grau severo.[12,16] No entanto, a determinação da PSAP pode ser subestimada em situações de regurgitação tricúspide severa e de falência do VD.[17]

ESTIMATIVA DA PRESSÃO DE ENCHIMENTO DO VENTRÍCULO ESQUERDO

Um importante elemento diagnóstico da IC é a demonstração do aumento da pressão de enchimento do VE (PEVE), que constitui resposta compensatória para manter o DC, independentemente, da fração de ejeção do VE.[1] Informação sobre este parâmetro é importante não somente para diagnosticar IC, mas também para melhor estimativa de sua severidade e, subsequentemente, para avaliar a resposta terapêutica.

Como já mencionado anteriormente, para outras variáveis hemodinâmicas, a PEVE é classicamente inferida mediante a colocação de um cateter pulmonar, principalmente por meio da pressão de encravamento capilar pulmonar; porém, o caráter invasivo limita sua utilização corriqueira. Neste sentido, a ETT tem-se mostrado metodologia viável e acurada para a estimativa da PEVE.[18] Todavia, em razão das eventuais margens de erro quando da utilização das equações para estimar a PEVE, alguns autores sugerem sua classificação em normal [pressão média do átrio esquerdo (PAE) inferior a 12 mmHg] ou elevada, podendo, em algumas situações, ser indeterminada.[18]

O aumento da pressão do VE durante a diástole resulta da interação entre o relaxamento ativo do VE, os volumes de entrada e a rigidez da câmara. Um aumento anormal durante a fase de enchimento rápido está sempre associado a aumento da PAE e da pressão diastólica final do VE (PD$_2$VE), geralmente resultante de déficit do relaxamento do VE (DRVE) e aumento da sua rigidez. No entanto, aumento da PD$_2$VE também pode ocorrer na presença de PAE normal como resultado do aumento da rigidez diastólica tardia na presença de contração atrial vigorosa. Vale frisar que a dispneia de origem cardíaca está sempre associada a aumento da PAE; felizmente, a maioria dos parâmetros ecocardiográficos utilizados na prática são mais fiéis em traduzir a PAE do que a PD$_2$VE.[19]

A primeira etapa na estimativa da PAE é estabelecer a eventual existência de evidências clínicas e/ou cardíacas (estruturais ou funcionais) de marcadores de que a mesma se encontra elevada. Àqueles que apresentam função diastólica normal, não exibem alteração estrutural ou de funcionamento do VE, o volume do AE geralmente é normal. Por outro lado, a presença de disfunção diastólica implica anormalidade do relaxamento do VE e aumento da sua rigidez, de diferentes graus. Nesse sentido, a PAE em repouso pode ser normal ou elevada, dependendo da gravidade da disfunção diastólica, da pré-carga e da eficácia da contração. É importante lembrar que o AE se dilata em resposta a elevações crônicas da PAE, na grande maioria dos pacientes com disfunção sistólica ou diastólica, ou ambas. A dimensão desta câmara é avaliada por meio do seu volume máximo indexado para área de superfície corporal (ViAE). Embora um tamanho normal de AE reduza muito as chances de PAE elevada, o oposto nem sempre é verdadeiro; ViAE aumentado pode ser constatado em pacientes com PAE em repouso normal, dadas outras causas para o aumento do AE.[20-22]

Assim, conforme pode ser apreciado no algoritmo da Figura 25-1, são considerados elementos sugestivos de aumento da PAE: a) idade avançada (≥ 85 anos); b) presença de galopes protodiastólico (B3)/telediastólico (B4) em indivíduos com queixa de dispneia e idade > 50 anos; c) alterações do VE: FE reduzida (< 0,45), déficit segmentar ou hipertrofia concêntrica; d) velocidade de e' anular mitral (septal < 7 cm/s ou lateral < 10 cm/s); e) ViAE > 34 mL/m². O encontro de qualquer um destes achados é altamente sugestivo de PAE elevada.

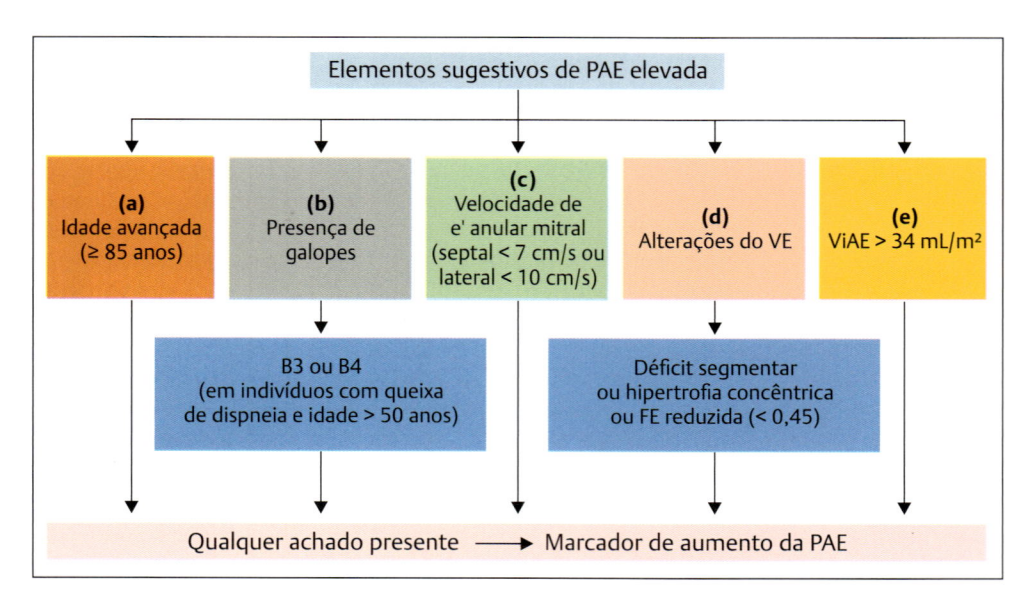

Fig. 25-1. Fluxograma para diagnóstico de aumento da pressão em átrio esquerdo (PAE). B3: Galope protodiastólico; B4: galope telediastólico; VE: ventrículo esquerdo; FE: fração de ejeção; ViAE: volume indexado do átrio esquerdo.

O próximo passo é a observação das velocidades derivadas do Doppler convencional (transvalvares mitral e tricúspide) e do Doppler tecidual (anular mitral), além do ViAE, mediante a ETT. Segundo recomendação da validada diretriz da Sociedade Americana de Ecocardiografia, verifica-se, inicialmente, o padrão do fluxo diastólico mitral com base na relação E/A e na velocidade da onda E, e, eventualmente, procede-se à análise dos seguintes parâmetros, com os respectivos pontos de corte de anormalidade: relação E/média da e' septal e lateral > 14; pico da velocidade do jato da regurgitação tricúspide (VRT) > 2,8 m/s, obtido pelo Doppler contínuo, e ViAE > 34 mL/m².[18,19] Portanto, três tipos de situações podem ser encontrados:

- Relação E/A ≤ 0,8 com pico da velocidade de E ≤ 50 cm/s - a PAE é normal ou baixa.
- Relação E/A ≥ 2 - a PAE encontra-se elevada.
- Relação E/A ≤ 0,8 e pico da velocidade de E > 50 cm/s, ou a relação E/A > 0,8 e < 2 - nestes casos, para uma avaliação mais acurada, torna-se necessária a análise da relação E/e' (média), do pico da VRT e do ViAE. Vale lembrar que, segundo o Framingham Heart Study, em 18% dos homens e 14% das mulheres não se evidencia qualquer grau de regurgitação tricúspide.[23] Caso os três parâmetros estejam disponíveis para interpretação e apenas um preencha o referido ponto de corte de anormalidade, então a PAE é considerada normal. Por outro lado, se dois dos três ou todos os três critérios são anormais, a PAE se encontra elevada.[19] Todavia, se apenas duas variáveis são disponíveis e seus resultados são discordantes, a PAE não pode ser estimada; caso as duas sejam concordantes e com valores normais, a PAE é considerada normal. Por outro lado, se ambas atingirem os pontos de corte para a anormalidade, a PAE é taxada como elevada.[19]

Entre os parâmetros acima mencionados, o pico da VRT pelo Doppler contínuo, combinado com a PAD, fornece uma estimativa da PSAP. Como é incomum a coexistência de doença arterial pulmonar primária e ICC com FE reduzida, o achado de PSAP elevado suporta a presença de PAE aumentada.[19]

Na maioria dos casos, o achado da presença simultânea de aumento do ViAE, de alteração no relaxamento do VE e de parâmetros do Doppler preditivos de PAE elevada, permite distinção precisa entre disfunção diastólica do VE e doença vascular pulmonar como a razão para a hipertensão pulmonar. No entanto, pode haver momentos em que os indicadores derivados do Doppler sugerem elevação leve da PAE enquanto a PSAP é muito alta (> 60 mmHg), sugerindo, portanto, a presença combinada de aumento do PAE com doença vascular. Nestas situações, pode ser aconselhável medir pressões cardíacas diretamente direitas por técnicas invasivas.[24]

Recomenda-se que este procedimento de estimativa da PAE só deve ser realizado na ausência de fibrilação atrial, bloqueio completo do ramo esquerdo, ritmo ventricular de marca-passo artificial, dispositivos de assistência do VE e de doença valvar mitral significativa (calcificação anular de grau moderado, estenose de qualquer severidade, regurgitação mitral moderada ou importante, plastia ou prótese).[18,19]

Tem sido promissora a utilização da técnica do *strain* longitudinal global do AE para estimativa da PEVE em portadores de calcificação anular mitral. Recentemente foi evidenciada forte correlação entre esta variável obtida tanto na posição apical de 2 câmaras como de 4 câmaras e a pressão capilar pulmonar em cunha (PCPC), avaliada, invasivamente, mediante cateterismo cardíaco direito. Nesta mesma investigação, a correlação entre a relação E/A do fluxo diastólico mitral pelo Doppler e a PCPC não foi satisfatória.[25]

Estima-se que a utilização do protocolo de investigação acima descrito permita estimar com precisão a PEVE em torno de 85% dos pacientes.[18,21] Entretanto, ele depende da concordância de vários achados do Doppler, o que nem sempre é possível. Há momentos em que os achados são discrepantes em sua previsão da PAE. Há também situações em que as medições Doppler não são confiáveis, conforme já referido acima. Nesses casos, o uso combinado de VAE e PSAP fornece predição mais precisa; quando ambos estão normais, a PAE provavelmente é normal. O oposto é verdadeiro se ambos forem anormais, exceto nos casos de portadores de HP vascular. O tempo de relaxamento isovolumétrico (TRIV) pode, também, ser útil. Naqueles que exibem alteração do relaxamento do VE, espera-se um TRIV prolongado. Portanto, se um paciente com alteração de relaxamento do VE tiver um IVRT curto (< 70 ms), provavelmente a PAE estará aumentada.[24]

REFERÊNCIAS BIBLIOGRÁFICAS

1. Metra M, Teerlink JR. Heart failure. Lancet. 2017;390:1981-95.
2. Roger VL. Epidemiology of heart failure. Circulation Research. 2013;113:646-59.
3. Souza DK, Peixoto SV. Estudo descritivo da evolução dos gastos com internações hospitalares por condições sensíveis à atenção primária no Brasil, 2000-2013. Epidemiol Serv Saúde. 2017;26:285-94.
4. Redfield MM. Heart Failure with Preserved Ejection Fraction. N Engl J Med. 2016;375:1868-77.
5. Comitê Coordenador da Diretriz de Insuficiência Cardíaca. Diretriz Brasileira de Insuficiência Cardíaca Crônica e Aguda. Arq Bras Cardiol. 2018;111(3):436-539.
6. Tribouilloy C, Rusinaru D, Mahjoub H, Goissen T, Lévy F & Peltier M. Impact of echocardiography in patients hospitalized for heart failure: a prospective observational study. Archives of Cardiovascular Diseases. 2008;101:465-73.
7. Hsaio SH, Lin SK, Chiou YR, Cheng CC, Hwang HR, Chiou KR. Utility of left atrial expansion index and stroke volume in management of chronic systolic heart failure. J Am Soc Echocardiogr. 2018;31:650-9.
8. Binanay C, Califf RM, Hasselblad V, O'Connor CM, Shah MR, Sopko G et al. Evaluation study of congestive heart failure and pulmonar artery catheterization effectiveness: the ESCAPE trial. JAMA 2005;294:1625-33.
9. Porter TR, Shillcutt SK, Adams MS, Desjardins G, Glas KE, Olson JJ et al. Guidelines for the Use of Echocardiography as a Monitor for Therapeutic Intervention in Adults: A Report from the American Society of Echocardiography. J Am Soc Echocardiogr. 2015;28:40-56.
10. Nohria A, Tsang SW, Fang JC, Lewis EF, Jarcho JA, Mudge GH et al. Clinical assessment identifies hemodynamic profiles that predict outcomes in patients admitted with heart failure. J Am Coll Cardiol. 2003;41(10):1797-804.
11. Mitchell C, Rahko PS, Blauwet LA, Canaday B, Finstuen JA, Foster MC et al. Guidelines for Performing a Comprehensive Transthoracic Echocardiographic Examination in Adults: Recommendations from the American Society of Echocardiography. J Am Soc Echocardiogr. 2019;32:1-64.
12. Marwick TH. The Role of Echocardiography in Heart Failure. J Nucl Med. 2015;56:31S-38S.
13. Mansfield PF, Hohn DC, Fornage BD, Gregurich MA, Ota DM. Complications and failures of subclavian-vein catheterization. N Engl J Med. 1994;331:1735-8.
14. Panidis I, Kotler M, Mintz G et al. Clinical and echocardiographic features of right atrial masses. Am Heart J. 1984;107:745-58.
15. Beigel R, Cercek B, Luo H, Siegel RJ. Noninvasive Evaluation of Right Pressure. J Am Soc Echocardiogr. 2013;26:1033-42.
16. Rudski LG, Lai WW, Afilalo J, Hua L, Handschumacher MD, Chandrasekaran K et al. Guidelines for the echocardiographic assessment of the right heart in adults: a report from the American Society of Echocardiography endorsed by the European Association of Echocardiography, a registered branch of the European Society of Cardiology, and the Canadian Society of Echocardiography. J Am Soc Echocardiogr. 2010;23:685-713.
17. Minagoe S, Rahimtoola SH, Chandraratna PA. Significance of laminar systolic regurgitant flow in patients with tricuspid regurgitation: a combined pulsed-wave, continuous-wave Doppler and two-dimensional echocardiographic study. Am Heart J. 1990;119:627-35.
18. Andersen OS, Smiseth OA, Dokainish H, Abudiab MM, Schutt RC, Kumar A et al. Estimating Left Ventricular Filling Pressure by Echocardiography. J Am Coll Cardiol. 2017;69:1937-48.
19. Nagueh SF, Smiseth OA, Appleton CP, Byrd BF, Dokainish H, Edvardsen T et al. Recommendations for the evaluation of left ventricular diastolic function by echocardiography: an update from the American Society of Echocardiography and the European Association of Cardiovascular Imaging. J Am Soc Echocardiogr. 2016;29:277-314.
20. Sousa ACS. Volume Atrial Esquerdo como Índice de Função Diastólica. Arq Bras Cardiol. 2006;87:e27-e33.
21. Sousa ACS. Função Diastólica no Idoso: Papel do Volume do Átrio Esquerdo. Rev Bras de Ecocardiogr. 2006;19:41-8.

22. Secundo-Junior JA, Almeida-Santos MA, Faro GBA, Soares CB, Silva AMP, Secundo PFC et al. Índice de Volume Atrial Esquerdo e Predição de Eventos em Síndrome Coronária Aguda: Registro Solar. Arq Bras Cardiol. 2014;103:282-91.
23. Singh JP, Evans JC, Levy D, Larson MG, Freed LA, Fuller DL et al. Prevalence and clinical determinants of mitral, tricuspid, and aortic regurgitation (the Framingham Heart Study). Am J Cardiol 1999;83:897-902.
24. Lancellotti P, Galderisi M, Edvardsen T, Donald E, Goliasch G, Cardim N et al. Echo-Doppler estimation of left ventricular filling pressure: results of the multicentre EACVI Euro-Filling Study. Eur Heart J Cardiovasc Imaging. 2017;18:961-8.
25. Simsolo E, Tsutsui R, Sato K, Popovic Z, Klein A. Estimation of Left Ventricular Filling Pressure by Left Atrial Myocardial Deformation Imaging in Patients with Severe Mitral Annular Calcification. J Am Coll Cardiol. 2019;73:1542.

Parte V Cardiomiopatias

Coordenador: Vera Maria Cury Salemi

CARDIOMIOPATIA DILATADA

Adenalva Lima de Souza Beck ■ Edgar Daminello ■ Guilherme Urpia Monte

INTRODUÇÃO

A cardiomiopatia dilatada (CMD) é uma doença progressiva do músculo cardíaco, caracterizada pela presença de dilatação e disfunção sistólica do ventrículo esquerdo (VE) ou biventricular, que não são causadas por doença arterial coronariana, hipertensão arterial, doença valvar ou doença congênita.[1]

ETIOLOGIA

A CMD é a resposta final comum de vários insultos genéticos e/ou adquiridos que, por vezes, podem ter expressão fenotípica cardíaca incompleta ou progressiva. Em 50% dos casos, a etiologia permanece desconhecida e é denominada como CMD idiopática.[2] Estima-se que 20-35% dos casos de CMD idiopática seja familiar e mais do que 50 mutações genéticas relacionadas com o citoesqueleto, sarcômero e proteínas do envelope nuclear podem ser identificadas. Dentre as causas não genéticas, destacam-se as infecções por vírus e parasitas (*Trypanossoma cruzi*, dentre outros), toxinas (como cocaína), consumo excessivo de álcool, agentes quimioterápicos, doenças autoimunes, doenças sistêmicas, incluindo doenças do colágeno, distúrbios endocrinológicos, cardiomiopatia periparto, desordens neuromusculares e mitocondriais, doenças metabólicas e nutricionais. Em decorrência de etiologia tão heterogênea, detalhada investigação diagnóstica é necessária para esclarecer a etiologia.

EPIDEMIOLOGIA

Determinar a incidência e prevalência da CMD é desafiador em razão das variações geográficas e da variabilidade de critérios diagnósticos utilizados. É a terceira causa mais comum de insuficiência cardíaca (IC) e a causa mais comum de cardiomiopatia e de transplante cardíaco em adultos jovens.[2,3]

APRESENTAÇÃO CLÍNICA

O curso clínico da CMD é bastante variável por conta de heterogeneidade e estágios da doença. Nas formas familiar e idiopática, os pacientes podem ser assintomáticos por longo período ou por toda a vida.[4] A IC é a apresentação inicial mais comum, que pode evoluir, em estágios mais avançados, para choque refratário com necessidade de dispositivos de assistência ventricular ou transplante cardíaco. Arritmias, morte súbita e eventos tromboembólicos também podem ocorrer de forma isolada ou associada à IC.

PAPEL DOS MÉTODOS DE IMAGEM NO DIAGNÓSTICO
Papel da Ecocardiografia

Em paralelo a uma detalhada história clínica e familiar, exame físico, testes laboratoriais, eletrocardiografia e radiografia de tórax, a ecocardiografia é o método de primeira linha na investigação da CMD. Os critérios apropriados para solicitar a ecocardiografia no contexto de CMD, segundo o Departamento de Imagem Cardiovascular da Sociedade Brasileira de Cardiologia (DIC/SBC), estão demonstrados no Quadro 26-1.[5] Em laboratórios com experiência, recomenda-se a inclusão rotineira de técnicas avançadas de ecocardiografia, como os índices de deformação miocárdica e a ecocardiografia tridimensional (3D), em razão da maior acurácia em detectar disfunção subclínica ou súbitas mudanças na função, e da maior reprodutibilidade na avaliação seriada.[6] O diagnóstico precoce pode reduzir a morbimortalidade da CMD, especialmente no contexto de cardiomiopatia relacionada com agentes quimioterápicos, avaliação de rejeição após transplante cardíaco e CMD familiar.[3,7] Não há qualquer recomendação para reavaliação ecocardiográfica de rotina em pacientes estáveis. Por outro lado, pacientes com CMD que recuperaram a função ventricular necessitam de acompanhamento clínico regular e medicação apropriada para IC uma vez que têm risco de nova descompensação, mas a frequência de repetição da ecocardiografia é incerta. Essa entidade tem sido chamada de IC com fração de ejeção recuperada.[8] No caso de CMD familiar (≥ 2 membros acometidos), a frequência de acompanhamento com ecocardiografia também é incerta, mas deve ser repetido pelo menos a cada 3-5 anos, mesmo que os testes cardiovasculares iniciais sejam normais. Para familiares com detecção de alterações discretas no primeiro exame, a ecocardiografia deve ser repetida anualmente.[4] Em candidatos a cardiodesfibrilador implantável (CDI) nova ecocardiografia deve ser realizada após um mínimo de 3 meses de terapia médica otimizada, em virtude da chance de recuperação da função. A ecocardiografia também deve ser realizado imediatamente após o CDI e outros procedimentos invasivos para excluir complicações mecânicas e checar o local do eletrodo, ou em qualquer momento, se houver suspeita de infecção.

Quadro 26-1. Recomendações da Ecocardiografia nas Cardiomiopatias Dilatadas

Recomendação	Classe de recomendação	Nível de evidência
Avaliação em pacientes com suspeita de cardiomiopatia dilatada ou insuficiência cardíaca	I	C
Avaliação de sinais e sintomas sugestivos de disfunção miocárdica	I	C
Reavaliação em pacientes com cardiomiopatia conhecida por apresentarem piora dos sintomas ou necessitarem de alteração na terapêutica	I	C
Parentes de primeiro grau de pacientes com cardiomiopatia dilatada	I	B
Avaliação dos pacientes candidatos à terapia de ressincronização cardíaca com BRE e duração do QRS entre 120 e 149 ms	IIa	C
Reavaliação de rotina em pacientes com cardiomiopatia dilatada estável, sem mudança clínica ou terapêutica	III	C

Reproduzido com autorização de Barberato S et al. Posicionamento sobre Indicações da Ecocardiografia em Adultos. Arq Bras Cardiol. 2019;113 (1):135-81.[5]

Critérios Diagnósticos

A CMD é definida, classicamente, por disfunção sistólica com fração de ejeção do ventrículo esquerdo (FEVE) < 45% e aumento do volume ou diâmetro diastólico final do VE (VDFVE ou DDFVE) maior que 112% do normal esperado (Z-escore > 2 desvios padrões).[1] Em familiares, para aumentar a especificidade do diagnóstico, a dilatação do VE é definida se houver VDFVE ou DDFVE maior que 117% (Z-escore > 2DP + 5%). Idealmente, esses parâmetros devem ser medidos por duas modalidades de imagem diferentes, ou em duas ocasiões diferentes, pela mesma técnica. Entretanto, a CMD tem amplo espectro de apresentação, que pode-se apresentar numa fase pré-clínica por dilatação isolada (presente em ± 25% de parentes de CMD familiar), FEVE limítrofe entre 45 e 50%, ou por anormalidades exclusivamente elétricas.[1] Na fase clínica, o *Working Group on Myocardial and Pericardial Disease (WGMPD)* propõe a inclusão de nova categoria chamada Cardiomiopatia Hipocinética Não Dilatada (CHND).[1] Na CHND, há disfunção sistólica do VE (FEVE < 45%) ou biventricular sem dilatação. Apesar de a medida do tamanho e da fração de ejeção do VE serem parâmetros centrais para o diagnóstico, estratificação de risco e tratamento da CMD, alterações na geometria do VE, no tamanho das demais cavidades e nas valvas também ocorrem em graus variáveis a depender da duração e da gravidade da cardiomiopatia e devem ser pesquisadas. Essa avaliação completa também permite excluir outras causas de cardiomiopatia.

O Quadro 26-2 resume os principais parâmetros ecocardiográficos utilizados para diagnóstico de CMD. A aquisição desses parâmetros deve ser feita de acordo com as diretrizes vigentes.[9-16]

Avaliação do Tamanho e Geometria do VE

Os diâmetros diastólico e sistólico e a espessura das paredes do VE são obtidos, preferencialmente, por medidas lineares ao bidimensional. A partir dessas medidas, a massa do VE pode ser calculada. Na CMD, a cavidade do VE sofre uma distorção de sua geometria, passando de uma forma elíptica para uma forma mais esférica, que pode ser avaliada pelo índice de esfericidade (razão entre a dimensão no eixo longo/eixo curto). Em paralelo à dilatação, pode ocorrer hipertrofia excêntrica (aumento do índice de massa com espessura relativa preservada) (Fig. 26-1). Geralmente observa-se hipocinesia difusa, porém, também podem haver alterações segmentares da motilidade (incluindo aneurismas), que podem ser quantificadas pelo índice de escore de contratilidade.

Avaliação da Função Sistólica do Ventrículo Esquerdo

A avaliação da função ventricular é feita, rotineiramente, pela medida da fração de ejeção do VE ao bidimensional (FEVE 2D) usando o método biplanar de Simpson modificado, obtido a partir do cálculo dos volumes diastólico e sistólico do VE, nas incidências apicais de 4 e 2 câmaras (Fig. 26-2). Esse índice tem comprovado valor diagnóstico e prognóstico em inúmeros ensaios randomizados, porém, tem várias limitações. Dessa forma, em laboratórios com experiência, a quantificação dos volumes e FEVE pelo tridimensional (FEVE 3D) é o método de escolha porque evita suposições geométricas e encurtamento do ápice, inclui os 17 segmentos do VE, é mais reprodutível e mais acurado em avaliações seriadas, guardando melhor correlação com a ressonância magnética cardíaca (RMC) (Fig. 26-3). Depende, entretanto, de uma boa janela acústica para adequado delineamento dos bordos endocárdicos. Em janelas subideais, com perda de 2 ou mais segmentos, a administração de agentes de contraste melhora a acurácia por melhor delineamento dos bordos endocárdicos

Quadro 26-2. Parâmetros Ecocardiográficos Diagnósticos de Cardiomiopatia Dilatada e Seu Valor Prognóstico

Critérios diagnósticos	Valor prognóstico
Disfunção de ventrículo esquerdo	
▪ FEVE Simpson 2D < 45%	Sim
▪ SEPS > 10 mm (Massie, 1977)[12]	Sim
▪ Fechamento gradual da valva aórtica	
▪ ESAM < 8 mm (Simonson, 1989)[13]	Sim
▪ dP/dt < 600 mmHg/s (Kolias, 2000)[14]	Sim
▪ S'm < 6 cm/s	
▪ VTI VSVE ↓ ou alternante	
▪ IPM VE > 0,4	Sim
▪ SGL < -16-18%	Sim
Dilatação e distorção da geometria do ventrículo esquerdo	
▪ DDFVE > 112% normal	Sim
▪ Índice de esfericidade < 1,5	Sim
▪ Deslocamento apical e lateral do músculo papilar	
▪ Contraste espontâneo/trombo	
Dilatação do átrio esquerdo	
▪ Volume do átrio esquerdo indexado > 34 mL/m²	Sim
▪ Contraste espontâneo/trombo	
Disfunção diastólica do ventrículo esquerdo	Sim
▪ Índices que estimam a PAE	
• e'septal < 7 cm/s ou e'lateral < 9 cm/s	
• Velocidade de regurgitação tricúspide máxima > 2,8 m/s	
• E/e'média > 14 ou E/e's > 15 ou E/e'l > 13	Sim
• Volume do átrio esquerdo indexado > 34 mL/m²	Sim
• E/A > 2 (apenas na vigência de ↓ FEVE)	Sim
• TD < 150 ms	Sim
• Velocidade sistólica/diastólica fluxo venoso pulmonar < 1 (apenas na vigência de ↓ FEVE)	Sim
▪ Índices que estimam a PDFVE	
• Diferença entre a duração A pulmonar reversa-duração A mitral > 30 ms	
▪ Índices adicionais que desmascaram o padrão indeterminado	
• Manobra de Valsalva positiva do influxo mitral (↓ ≥ 50% E/A)	
• Onda L mitral (> 20 cm/s)	
• Regurgitação mitral diastólica	
• ↑ E/e' (> 14) com elevação passiva das pernas ou eco sob estresse com exercício	
• Linhas B no US de pulmão	
Dilatação e disfunção do ventrículo direito	
▪ Razão VD/VE > 0,66 ou VD basal > 41 mm, VD médio > 35 mm, VD longitudinal > 85 mm	
▪ ESAT < 17 mm	Sim
▪ IPM VD DT > 0,55	
▪ s't < 9,5 cm/s	
▪ VAF < 35%	Sim
Hipertensão pulmonar	
▪ VmáxRT > 3,4 m/s	
▪ VmáxRT < 3,4 m/s com sinais adicionais (ver texto)	
▪ PSAP > 48 mmHg (Kalogeropoulos, 2014)[16]	
Regurgitação mitral funcional acentuada	Sim
▪ Ver Quadro 26-3	
▪ Área tenda da valva mitral ≥ 3,4 cm² (Karaca, 2011)[15]	Sim
Regurgitação tricúspide funcional acentuada	Sim

Todos os valores foram retirados das diretrizes vigentes, exceto aqueles que estão com suas referências sinalizadas.
VTI: integral tempo-velocidade; IPM: índice de *performance* miocádica

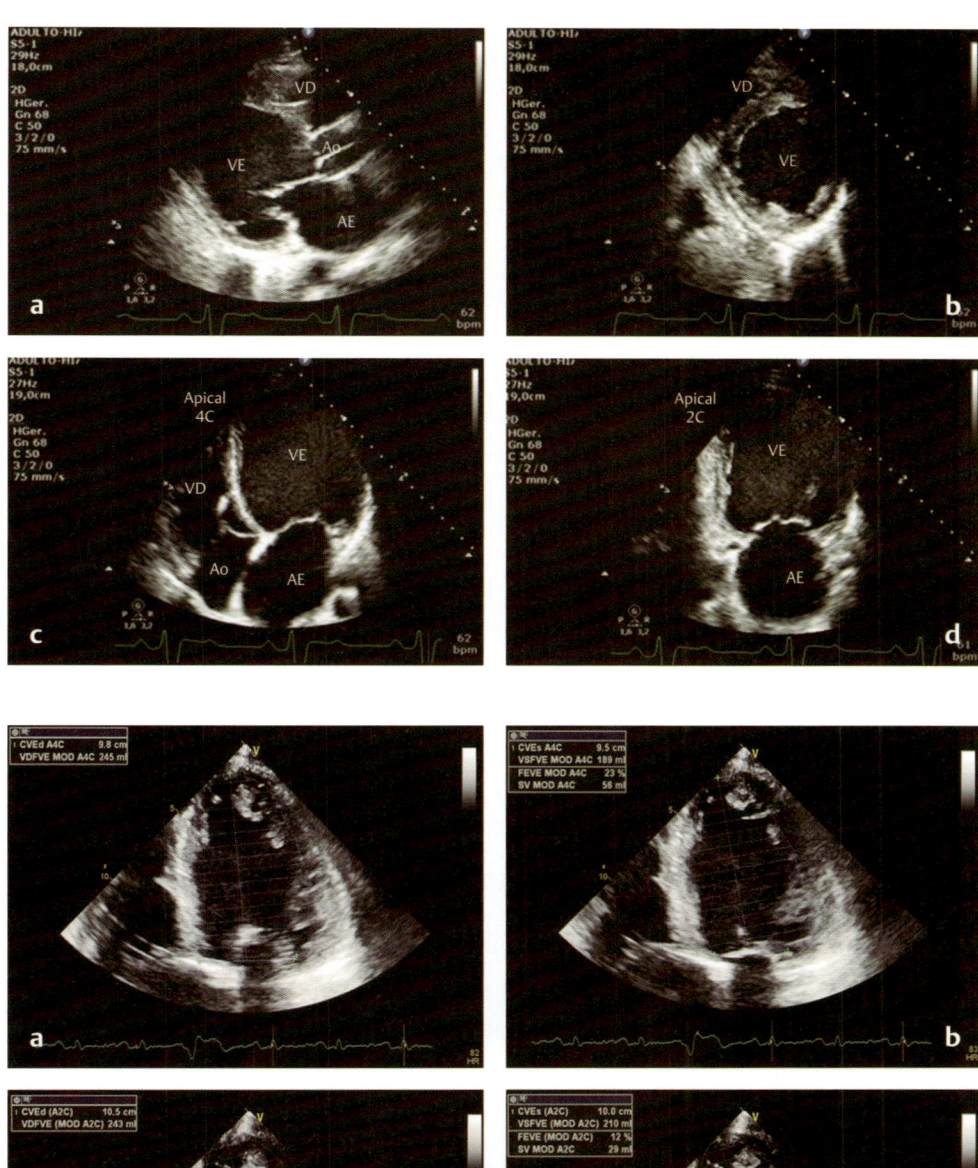

Fig. 26-1. Cardiomiopatia dilatada vista nos (a) cortes paraesternal eixo longo, (b) paraesternal eixo curto, (c) apical em 4 câmaras e apical em 2 câmaras. Observa-se dilatação acentuada das câmaras cardíacas e redução difusa das espessuras das paredes ventriculares.

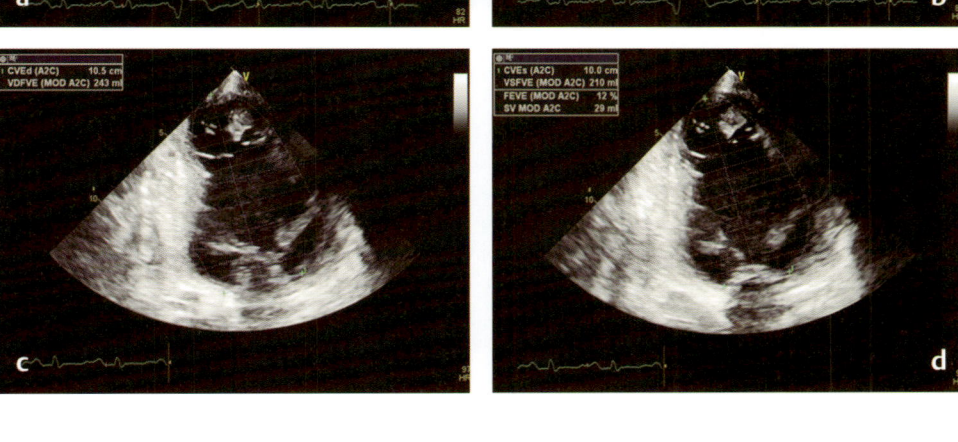

Fig. 26-2. (a-d) Cálculo dos volumes diastólico e sistólico finais e da fração de ejeção do VE pelo método biplanar de Simpson num paciente com cardiomiopatia dilatada e trombo em ápice do VE. Há disfunção sistólica do VE de grau acentuado.

(Fig. 26-4). Na presença de trombo, a medida dos volumes deve incluir o trombo para calcular a FEVE (Fig. 26-2). O método de Teichholz não deve ser utilizado na CMD para cálculo da FEVE, pois não se aplica a geometria esférica com alterações, por vezes, segmentares. A FEVE avalia a função ventricular por meio da medida das variações de volume ventricular e, portanto, sofre interferências da pré e pós-carga, não caracterizando adequadamente a função contrátil. O *strain* global longitudinal (SGL), obtido por meio da técnica do *speckle tracking*, é um índice menos sensível a condições de carga e que mede a deformação miocárdica das fibras longitudinais. Permite detectar disfunção contrátil precocemente, antes que a FEVE altere.[12] Os valores de normalidade variam a depender do tipo de equipamento, mas, geralmente, 18% é considerado limite inferior da normalidade e < 16%, anormal (por convenção, expresso sem o sinal negativo).[6] A interpretação do mapa polar também auxilia na identificação dos segmentos mais alterados (Fig. 26-5) e algumas doenças levam a padrões típicos que auxiliam no diagnóstico diferencial. Parâmetros obtidos pelo modo unidimensional (modo M) e pelo Doppler podem oferecer suporte ao diagnóstico de disfunção sistólica do VE e estão demonstrados no Quadro 26-2 e Figuras 26-6 a 26-8.[12-14] A medida da velocidade sistólica miocárdica a nível do anel mitral pelo Doppler tecidual (Sm) permite detectar alterações precoces na função das fibras longitudinais, que, por serem subendocárdicas, são as mais precocemente susceptíveis a insultos miocárdicos. Esse parâmetro, entretanto, é afetado por movimentos translacionais e de repuxamento do VE e é ângulo-dependente, limitação superada pelo SGL.

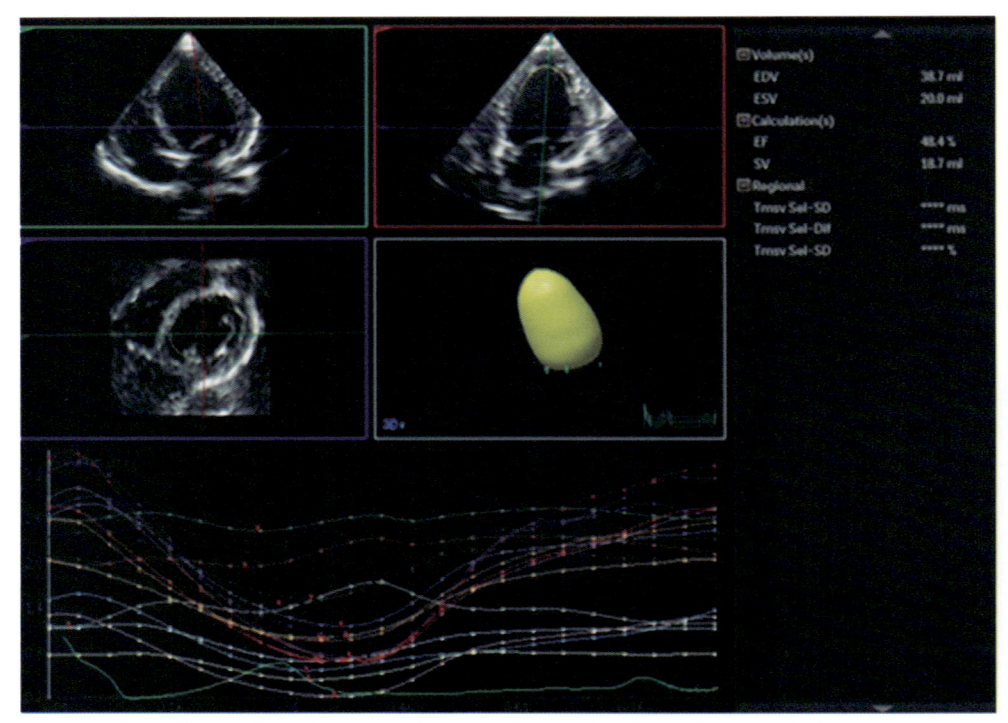

Fig. 26-3. Quantificação dos volumes diastólico e sistólico finais e da fração de ejeção do VE por ecocardiografia tridimensional em paciente com cardiomiopatia dilatada familiar. A função global do VE está reduzida em grau discreto.

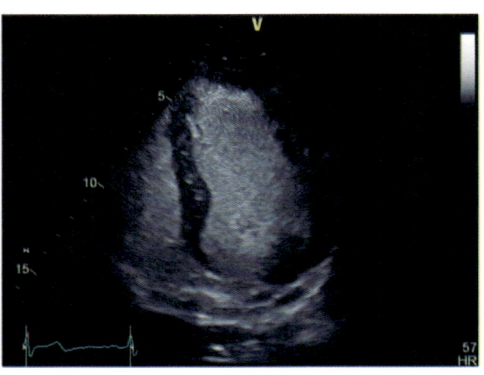

Fig. 26-4. Delineamento dos bordos endocárdicos do ventrículo esquerdo na incidência apical 4C pela ecocardiografia com contraste miocárdico.

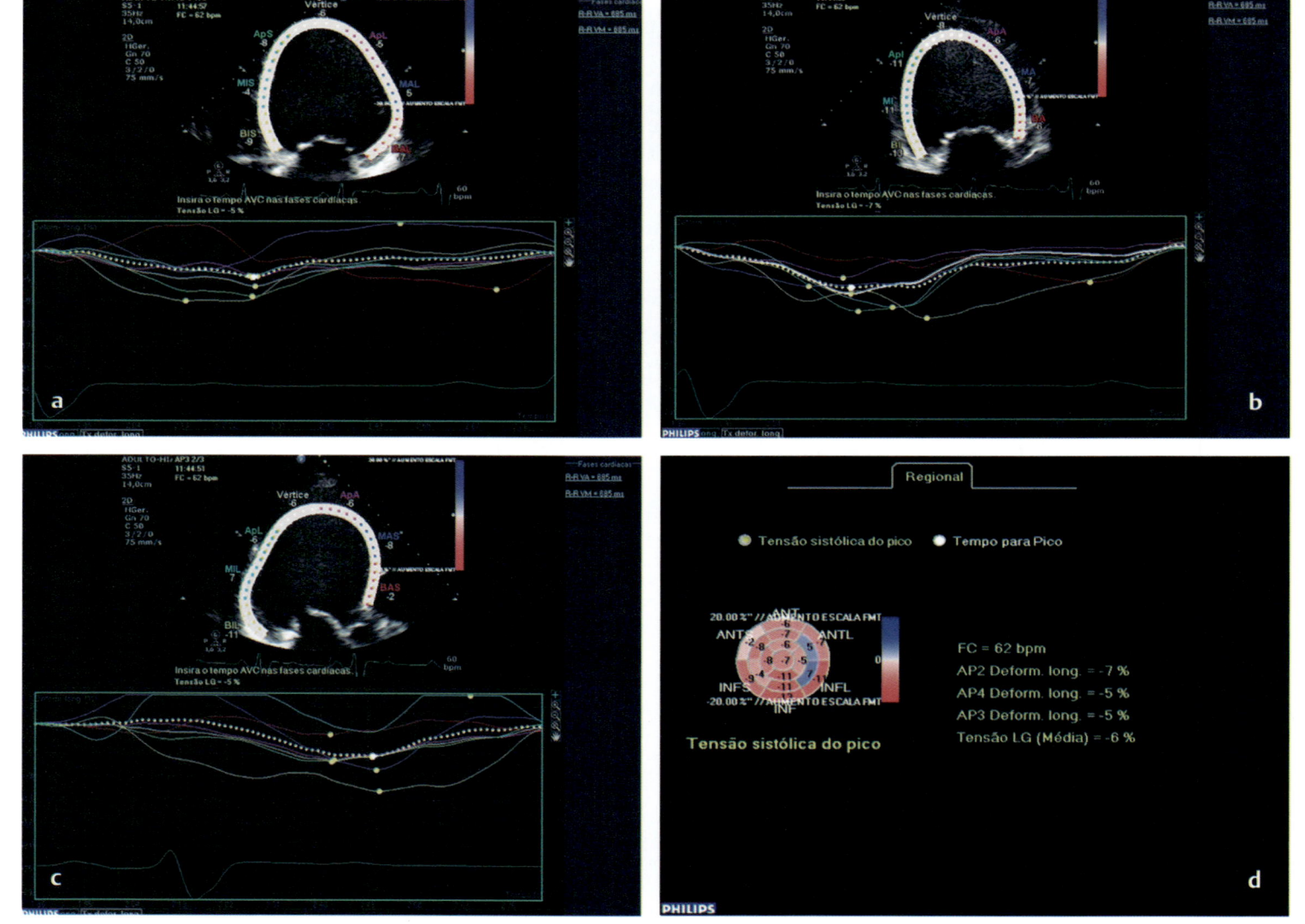

Fig. 26-5. (a-d) Quantificação do *strain* global longitudinal (SGL) do ventrículo esquerdo (VE) pela técnica de *speckle-tracking* obtido pela janela apical 4C (**a**), 2C (**b**) e 3C (**c**) em um paciente com cardiomiopatia dilatada. Em todas as incidências, o SGL do VE está reduzido.

CAPÍTULO 26 ■ CARDIOMIOPATIA DILATADA

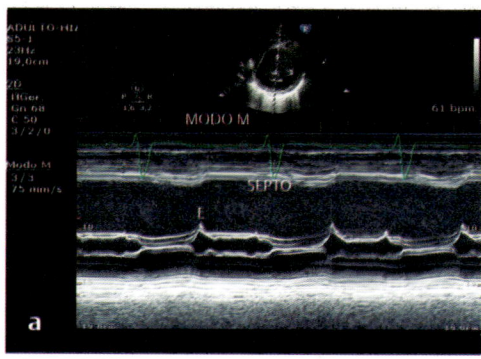

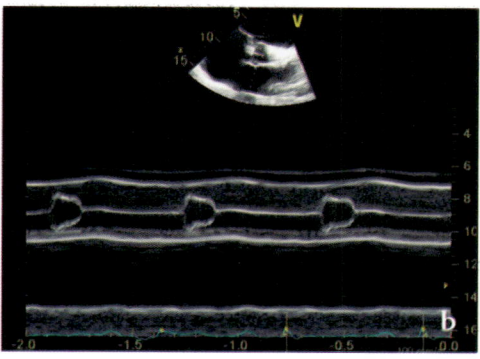

Fig. 26-6. Achados secundários de disfunção sistólica do VE acentuada ao modo M. (a) Modo M da valva mitral demonstrando distância de separação entre Emitral e parede septal (EPSS) aumentada (> 7 mm). (b) Modo M da valva aórtica com abertura reduzida progressivamente ao longo da sístole indicativo de baixo débito cardíaco.

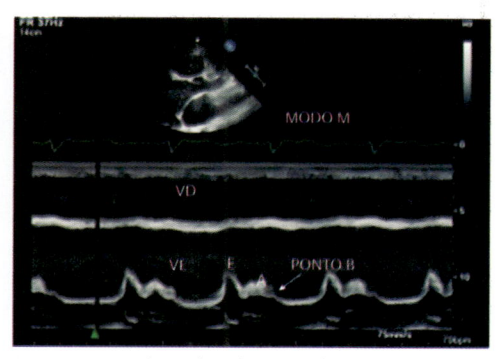

Fig. 26-7. Modo M da valva mitral com ponto B, evidente quando a pressão diastólica final do VE está elevada. (Cortesia do Dr. Miguel Osman Dias Aguiar.)

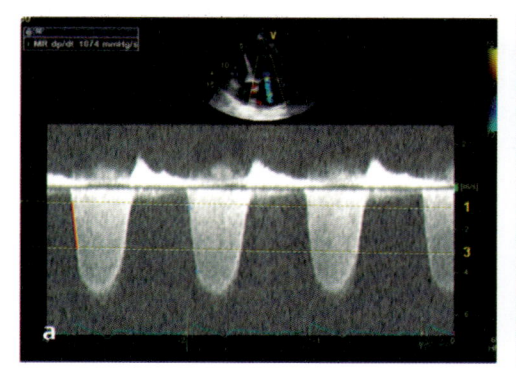

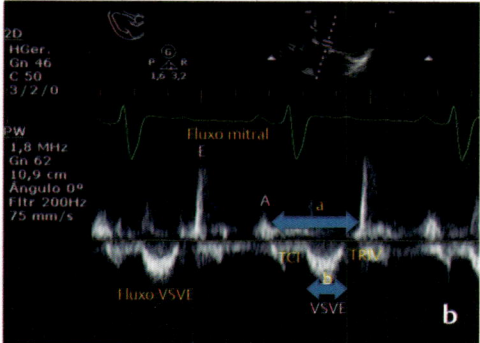

Fig. 26-8. Achado secundário de disfunção sistólica do VE acentuada ao Doppler. (a) Jato regurgitante mitral ao CW e medida do tempo que o VE leva para aumentar a sua pressão de 1 m/s (4 mmHg) para 3 m/s (36 mmHg) (dP/dt = 32 mmHg/t(s)). (b) Índice de *performance* miocárdica do VE = a-b/b.

Avaliação dos Átrios

A dilatação do átrio esquerdo ou biatrial é frequentemente observada e está relacionada a disfunção diastólica, insuficiência mitral e/ou tricúspide funcional ou fibrilação atrial. Contraste espontâneo ou trombo pode ser identificado pela ecocardiografia transtorácica mas, principalmente, pela ecocardiografia transesofágica. (Figs. 26-9 e 26-10).

Avaliação da Função Diastólica do VE

A função diastólica (FD) do VE está alterada na CMD e contribui para a piora dos sintomas de IC e prognóstico. A avaliação da função diastólica (FD) é complexa e requer análise integrada de vários parâmetros e domínio da técnica de aquisição. Na presença de doença miocárdica instalada, a Sociedade Americana de Ecocardiografia, em conjunto com a Sociedade Europeia de Imagem Cardiovascular (ASE/EACVI), recomenda a utilização de um fluxograma (Fig. 26-11) para quantificação do grau de DD (I, II ou III) e avaliação das pressões de enchimento,[11] a princípio com base em índices que estimam a pressão do átrio esquerdo (PAE) (Quadro 26-2). Apesar de a PAE ter boa correlação com sinais e sintomas de congestão pulmonar, geralmente só se eleva em estágios mais avançados da doença miocárdica. Em estágios precoces de IC subclínica, esses índices de PAE podem não estar alterados e a pressão diastólica final do VE (PDFVE) pode ser a única pressão de enchimento elevada no repouso. A PDFVE pode ser medida pela diferença entre a duração da onda reversa da veia pulmonar reversa (Arp) e a duração da onda A mitral ao Doppler pulsátil (Am).[11] Na era pré-Doppler, o retardo na velocidade de fechamento da valva mitral ao modo M, chamado ponto "B" ou imagem de "pinheiro tombado" se correlaciona com uma PDFVE bastante elevada (Fig. 26-7). A ecocardiografia sob estresse com exercício pode desmascarar pressões de enchimento aumentadas diante da suspeita clínica de IC, se os parâmetros de PAE obtidos no repouso não demonstrarem pressões de enchimento aumentadas. Elevação passiva das pernas (30-45°), por 1 a 2 minutos, e ultrassonografia de pulmão também podem ser utilizadas.[18] A estimativa das pressões de enchimento expressa não só a gravidade da doença miocárdica, como também o estado hemodinâmico e, portanto, auxilia no manejo clínico da IC. Dessa forma, a avaliação das pressões de enchimento é fundamental e, se necessário, deve ser avaliada com todos os índices disponíveis, principalmente na presença de sintomas ou fatores de risco cardiovasculares.[19]

Trombos

Na presença de disfunção sistólica significativa, há diminuição da velocidade de fluxo sanguíneo dentro do VE e estase, podendo gerar a formação de contraste espontâneo e trombo (Fig. 26-12). Posicionamento ou angulação inadequados do transdutor com encurtamento do VE nas incidências apicais pode impedir a visualização de trombo apical. O contraste miocárdico pode ser necessário em janelas acústicas inadequadas especialmente se houver história de eventos tromboembólicos sistêmicos.

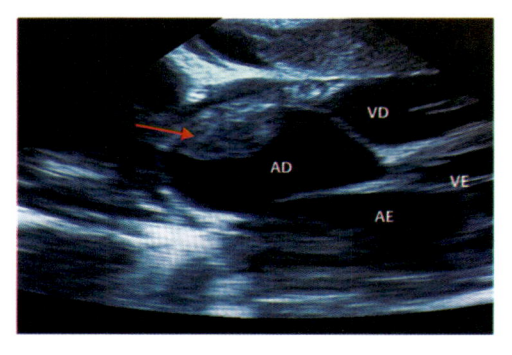

Fig. 26-9. Imagem de trombo (seta) em parede livre do átrio direito visualizada pela ecocardiografia transtorácica na incidência subcostal.

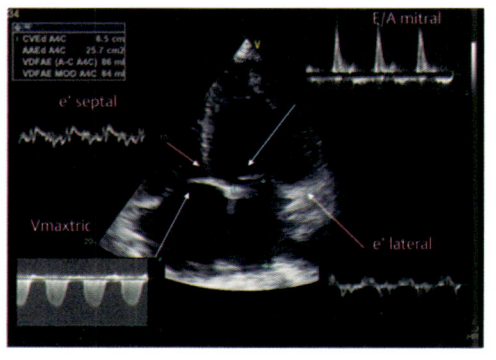

Fig. 26-10. Padrão de disfunção diastólica do VE grau III em paciente com cardiomiopatia dilatada. Observa-se relação E/A > 2 com velocidades de e' septal e lateral reduzidas, Vmáx tricúspide aumentada e VolAE aumentado. (Cortesia do Dr. Miguel Osman Dias Aguiar.)

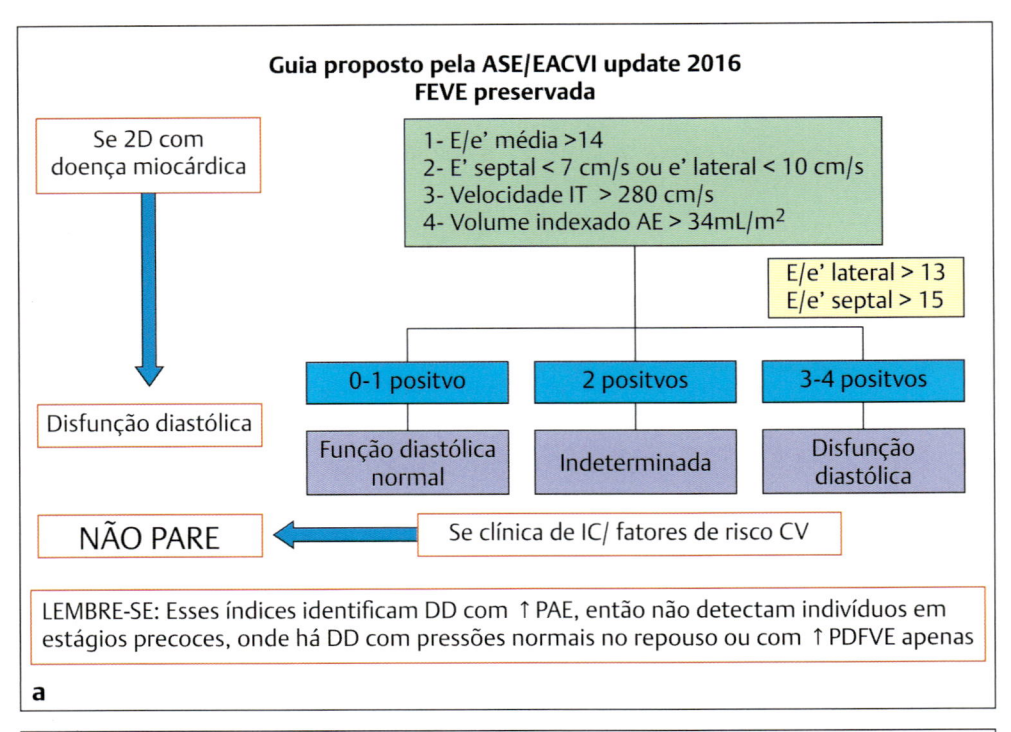

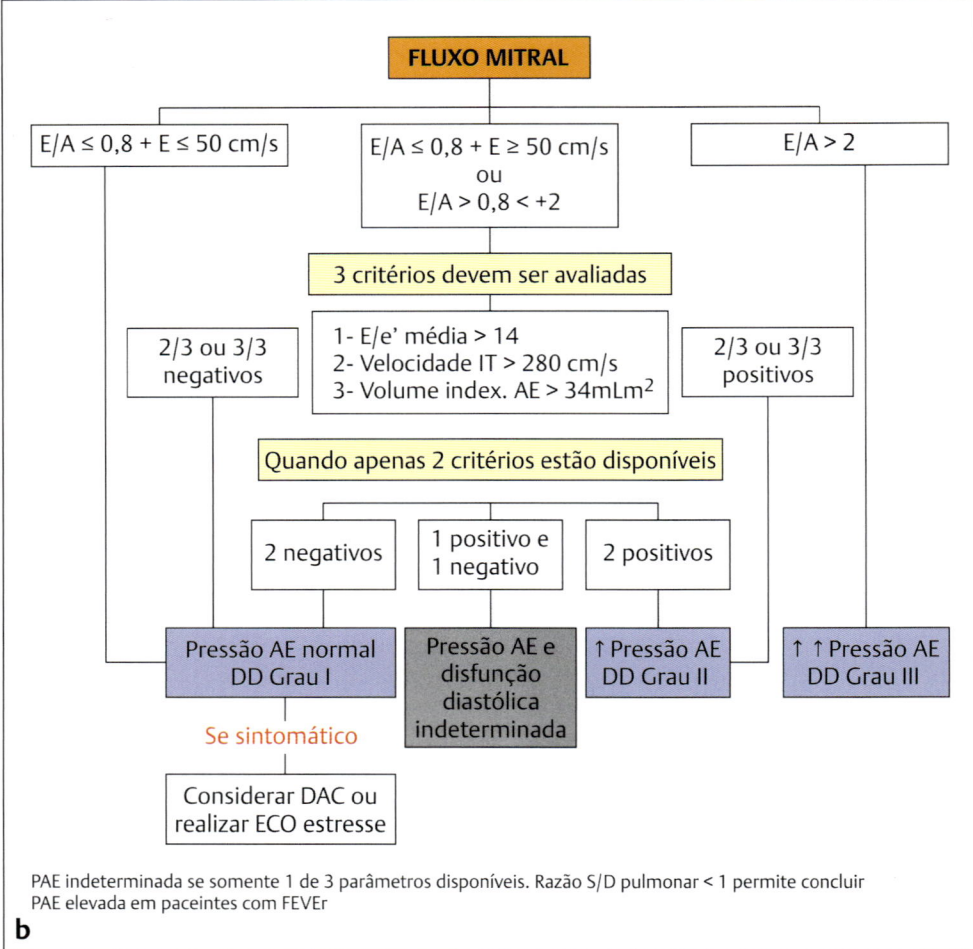

Fig. 26-11. (a) Avaliação de função diastólica, adaptada das diretrizes da Sociedade Americana de Ecocardiografia e Sociedade Europeia de Imagem Cardiovascular. (b) Estimativa das pressões de enchimento e graduação da disfunção diastólica em indivíduos com fração de ejeção reduzida ou em indivíduos com disfunção diastólica adaptada das diretrizes da Sociedade Americana de Ecocardiografia e Sociedade Europeia de Imagem Cardiovascular. 2D: Bidimensional; IC: insuficiência cardíaca; CV: cardiovascular; PAE: pressão do átrio esquerdo; DD: disfunção diastólica; PDFVE: pressão diastólica final do ventrículo esquerdo; AE: átrio esquerdo; DD: disfunção diastólica; DAC: doença arterial coronariana. (Fonte: Nagueh et al., 2016.)[11]

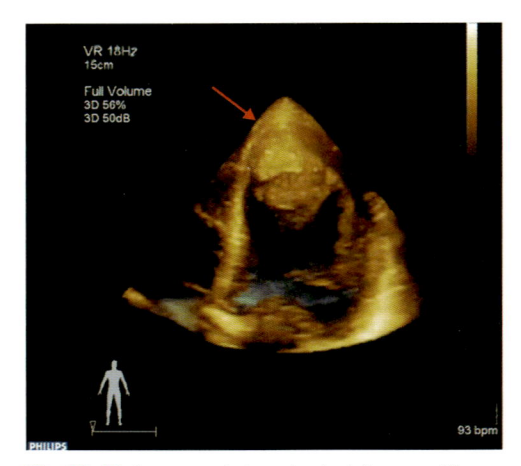

Fig. 26-12. Imagem de trombo (seta) em região apical do ventrículo esquerdo visualizada à ecocardiografia tridimensional.

Ventrículo Direito

A dilatação e disfunção de ventrículo direito (VD) é comum na CMD, principalmente, em razão do envolvimento biventricular da doença miocárdica primária, mas também pode estar relacionada com hipertensão arterial pulmonar secundária e insuficiência tricúspide funcional. A avaliação dos volumes e função do VD é desafiadora devido a sua complexa geometria, por isso é necessário medir vários parâmetros (Quadro 26-2 e Fig. 26-13). A medida da excursão sistólica no anel tricúspide em direção ao ápice do VD (ESAT) e a medida da velocidade sistólica do VD ao DT são carga e ângulo-dependentes e expressam a função global do VD a partir de um único segmento. A variação da área fracional (VAF) depende de um bom delineamento dos bordos e adequado alongamento da janela, o que nem sempre é possível. SGL do VD e função ao 3D são técnicas promissoras, mas ainda não estão recomendadas para a prática clínica (Fig. 26-14).[20] No momento atual, a RMC permanece o padrão ouro.[10]

Regurgitação Tricúspide Funcional

É um marcador de dilatação de VD, disfunção de VD ou hipertensão pulmonar. Permite a medida da pressão sistólica da artéria pulmonar (PSAP) pela regurgitação tricúspide (RT), conferindo informações sobre as pressões de enchimento do VE e prognóstico, e deve ser obtida em todos os casos.

Hipertensão Pulmonar

A medida da velocidade máxima da regurgitação tricúspide (Vmáx RT) ao Doppler contínuo é o parâmetro central para a avaliação de hipertensão pulmonar (HP). A partir da Vmáx RT é possível calcular o gradiente transtricuspídeo sistólico aplicando a equação de Bernoulli simplificada ($4Vmáx^2$). Esse gradiente, somado à pressão do átrio direito (PAD), é igual à pressão sistólica do ventrículo direito (PSVD) que, na ausência de obstrução da via de saída do VD ou de estenose pulmonar, e reflete a pressão sistólica da artéria pulmonar

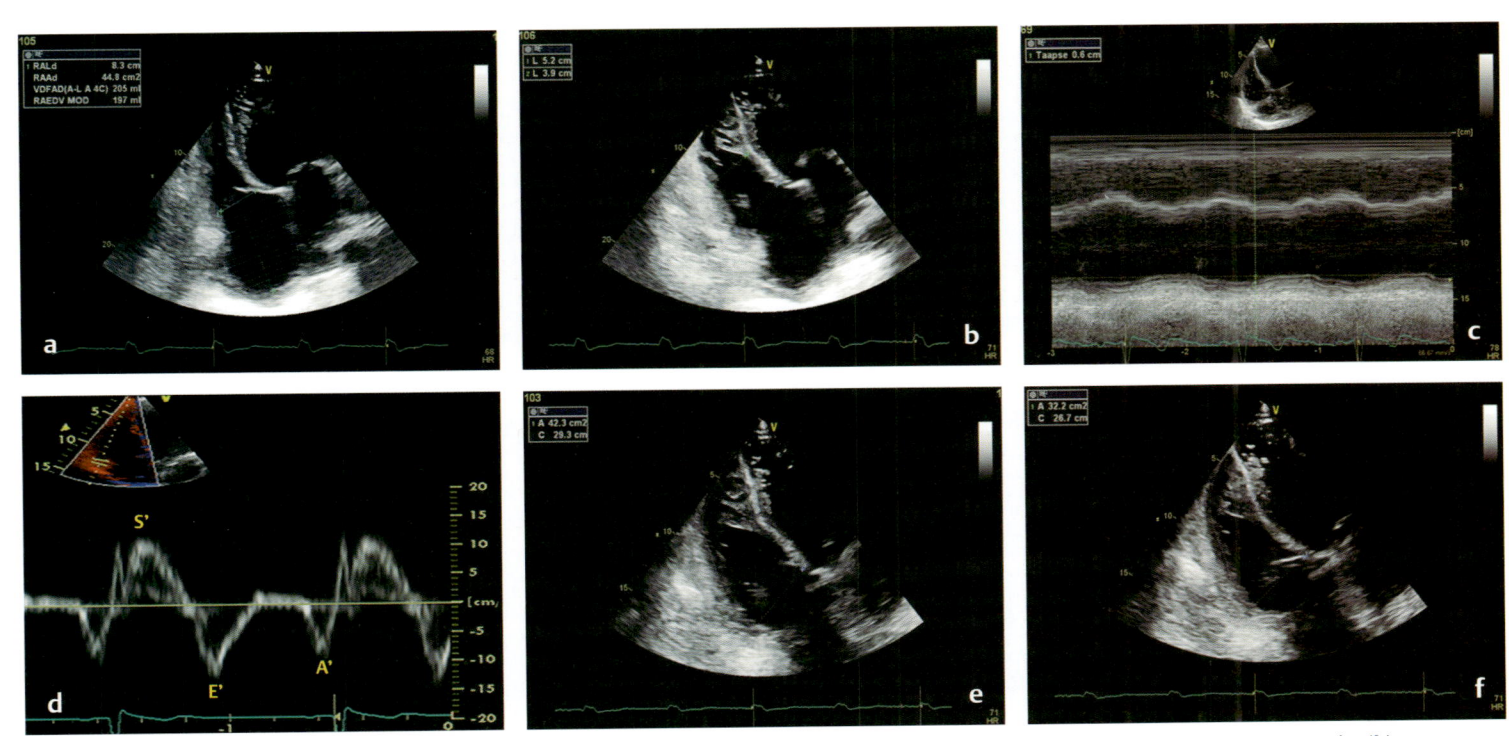

Fig. 26-13. Avaliação de câmaras direitas em pacientes com cardiomiopatia dilatatada. (**a**) Volume sistólico final do AD com aumento acentuado. (**b**) Aumento acentuado do VD medido pela incidência apical 4C focada no VD. (**c**) Excursão sistólica do anel tricúspide (ESAT) reduzida ao modo M. (**d**) Velocidade sistólica ao Doppler tecidual do VD limítrofe. (**e, f**) Área do VD medida na diástole e na sístole para cálculo da VAF (reduzida).

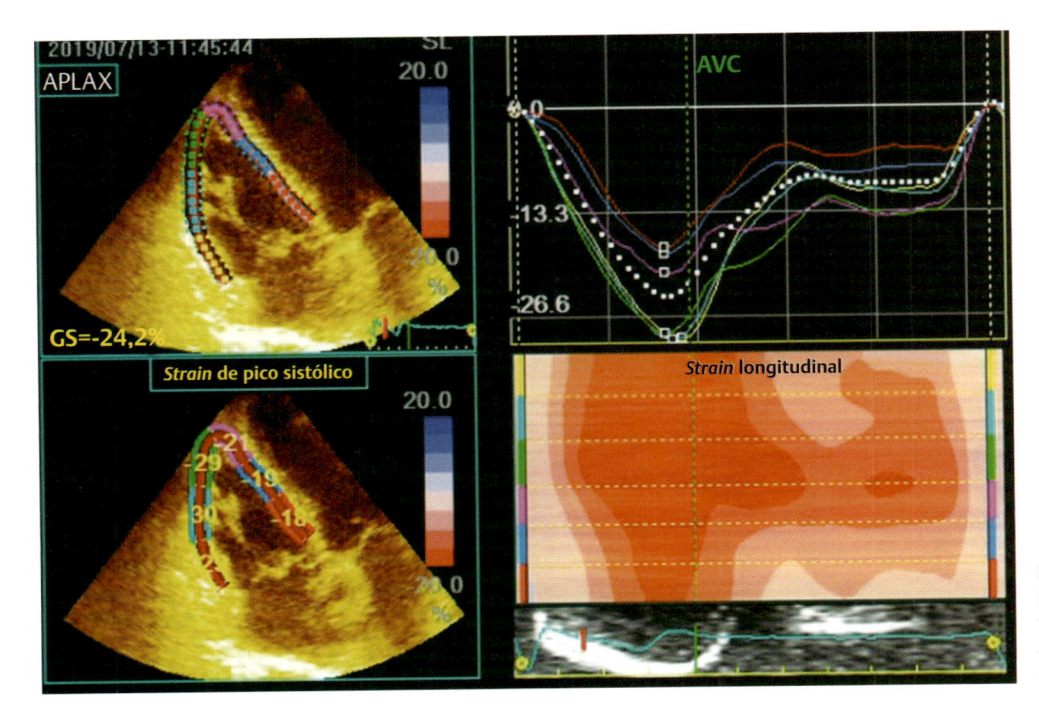

Fig. 26-14. Quantificação do *strain* global longitudinal (SGL) do ventrículo direito (VD) pela técnica de *speckle-tracking* obtido pela janela apical 4C focada no VD, utilizando a média de 6 segmentos. Nesse caso, o SGL do VD é normal.

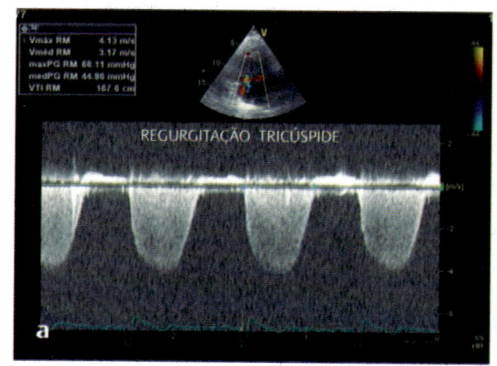

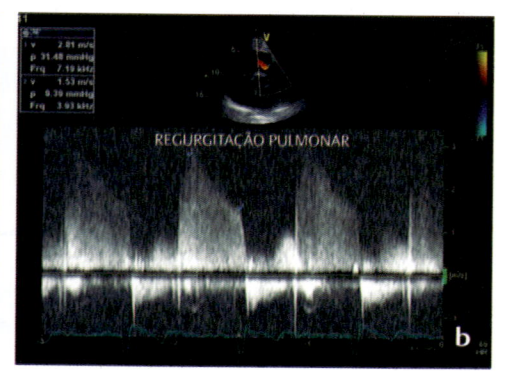

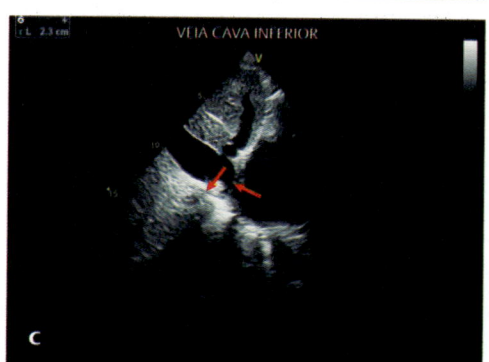

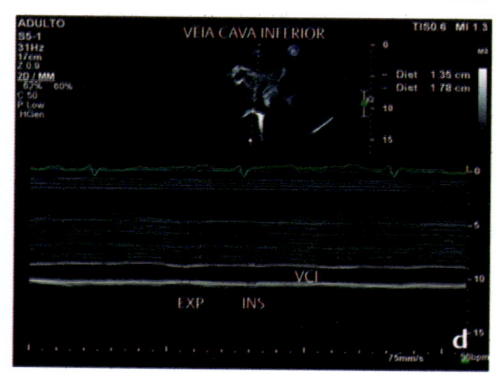

Fig. 26-15. Paciente com cardiomiopatia dilatada. (**a**) Quantificação da pressão sistólica da artéria pulmonar (PSAP) pelo Doppler contínuo da regurgitação tricúspide (P = 4VRT² + PAD). (**b**) Quantificação da PMAP por Doppler contínuo da regurgitação pulmonar (PMAP = 4V precoce RP² + PAD). (**c, d**) PAD estimada por diâmetro e grau de colabamento da veia cava inferior (diâmetro > 21 mm e colapso < 50% = 15 mmHg; diâmetro < 21 mm e colapso > 50% = 3 mmHg; situações intermediárias, como no caso apresentado, onde o diâmetro é < 21 mm, mas a veia cava colapsa < 50%, estimar a PAD em 8 mmHg).

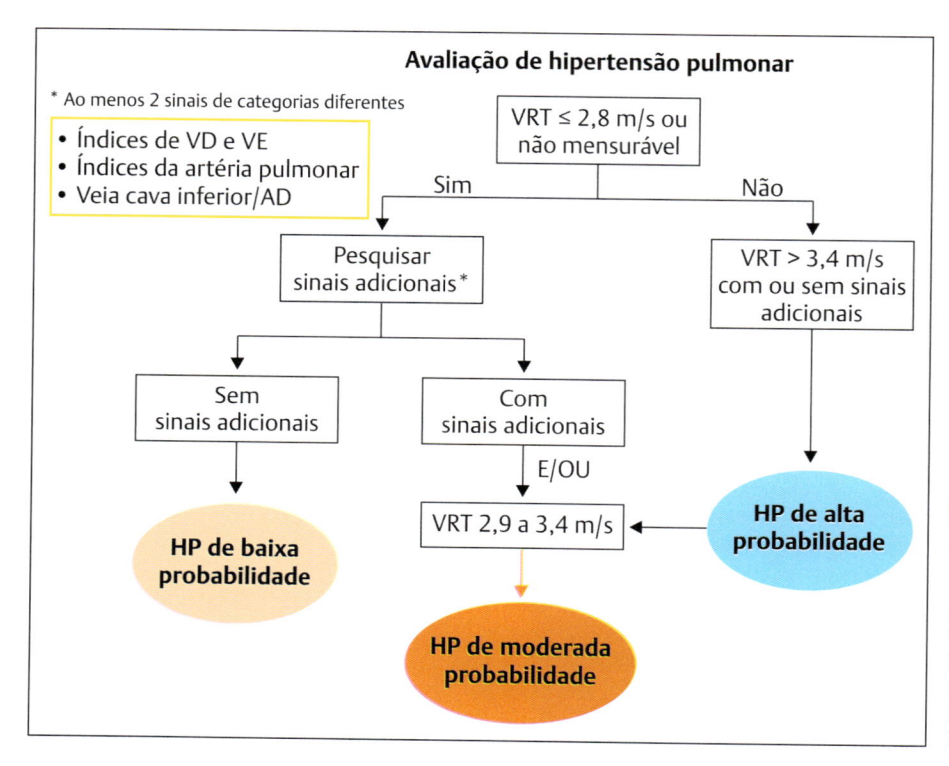

Fig. 26-16. Avaliação de hipertensão pulmonar. Índices de ventrículo direito (VD) e ventrículo esquerdo (VE): razão VD/VE > 1, VE em formato de D. Índices da artéria pulmonar (AP): tempo de aceleração do fluxo pulmonar ao Doppler pulsátil < 105 ms e/ou entalhe mesossistólico, diâmetro AP > 25 mm, velocidade de regurgitação diastólica precoce > 2,2 m/s. Índices relacionados com a veia cava inferior/átrio direito (AD): pressão AD > 15 mmHg e/ou área do átrio direito na sístole final > 18 cm². (Adaptada de Galie N et al. 2016.)[22]

(PSAP). A PAD pode ser estimada pela avaliação do diâmetro da veia cava inferior e de seu grau de colapsibilidade com a respiração. Utilizando o mesmo raciocínio, pressão média da artéria pulmonar (PMAP) pode ser obtida pela integral da velocidade da regurgitação tricúspide ao longo do tempo ou medindo a velocidade máxima da regurgitação pulmonar (Vmáx RP – Fig. 26-15).[21] Na ausência de traçado adequado de jato regurgitante tricúspide, ou Vmáx RT ≤ 2,8 m/s, podem-se utilizar parâmetros indiretos de HP relacionados com os ventrículos, a artéria pulmonar, a veia cava e/ou ao átrio direito para definir se há ou não HP (Fig. 26-16). A Vmáx RT ≤ 2,8 m/s, sem outros sinais indiretos, torna baixa a probabilidade de HP.[22] Em pacientes candidatos a transplante cardíaco, é necessário medir a resistência vascular pulmonar (RVP) para distinguir se a pressão pulmonar aumentada se deve a alto fluxo ou à doença vascular pulmonar. Esse cálculo pode ser feito pela ecocardiografia (RVP = 5,19 × Vmáx RT²/VTI VSVD), porém, o cateterismo direito permanece o exame de escolha para tomadas de decisão.[23]

Regurgitação Mitral

A avaliação ecocardiográfica detalhada da valva mitral e da gravidade da regurgitação mitral (RM) vem se tornando mais importante com os resultados promissores do tratamento da regurgitação por meio de intervenções percutâneas.[24] A RM na CMD é secundária à dilatação do anel (> 35 mm) e ao mecanismo de tracionamento (*tethering*) do aparelho subvalvar pelo deslocamento apical e lateral do músculo papilar em decorrência da distorção da geometria ventricular. O *tethering* leva ao fechamento da valva em formato de tenda e à falha ou inadequada coaptação dos folhetos. Ao contrário da RM primária, onde a doença é na valva, na RM funcional (ou secundária) a doença é no ventrículo e não existem alterações morfológicas da valva. Algumas vezes a distinção entre RM primária e secundária é difícil e todas essas alterações podem ser mais bem avaliadas com a tecnologia 3D e pela ecocardiografia transesofágica. A RM funcional perpetua o remodelamento do VE, levando à sobrecarga volumétrica adicional e à progressão da IC para uma IC "valvular" ou RM "desproporcional", onde os sintomas talvez se devam mais à doença valvar do que à doença do músculo.[25] A avaliação da gravidade da RM permanece desafiadora e deve ser feita por análise integrada dos três componentes do jato (área de convergência ou de isovelocidades proximais (PISA), *vena contracta* e jato regurgitante) utilizando vários critérios qualitativos e quantitativos.[26] A quantificação por esses métodos é mais acurada em jatos únicos, holossistólicos, sem variação temporal e com a geometria da área de convergência hemisférica (Fig. 26-17). Na RM funcional, os jatos muito frequentemente têm geometria elíptica podendo, portanto, ser subestimados pelo PISA. Por esse motivo, ainda não há consenso quanto à definição de gravidade da RM funcional (Quadro 26-3). Novos métodos de quantificação ao 3D permitem a planimetria direta da área da *vena contracta* (ideal para jatos elípticos ou múltiplos) (Fig. 26-18) ou cálculo automático do volume regurgitante (ideal para jatos com variação temporal e que não duram toda a sístole). Alguns parâmetros ecocardiográficos podem predizer menor chance de sucesso após correção cirúrgica ou podem auxiliar na seleção do candidato ideal ao reparo percutâneo, mas não são objetivos de discussão deste capítulo.[15,27,28]

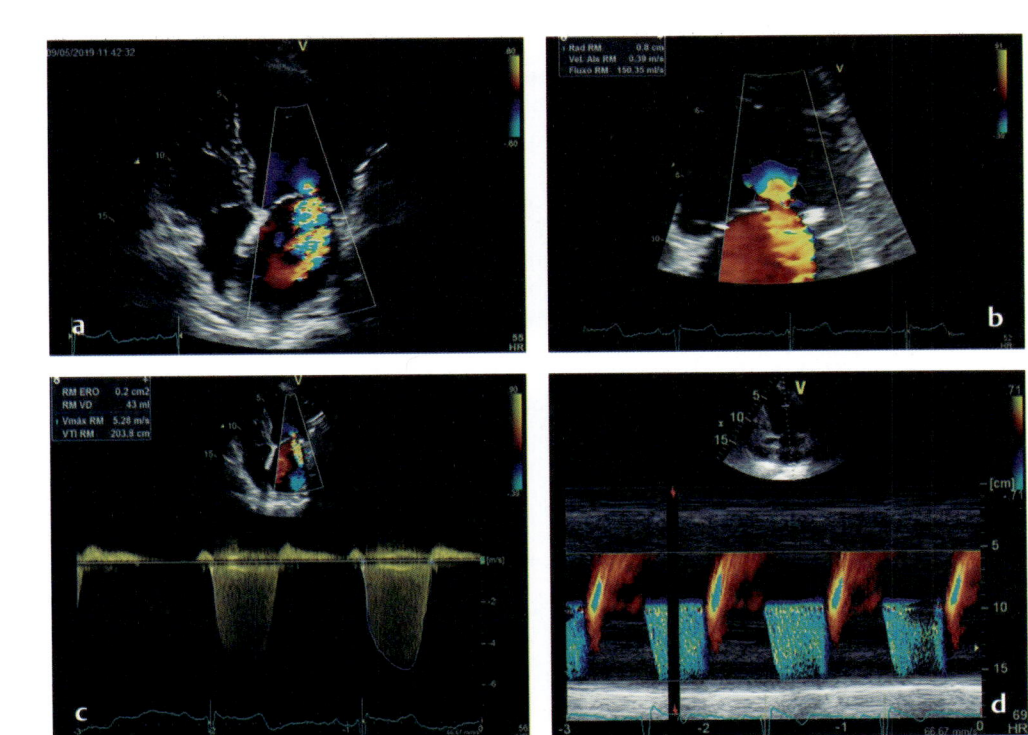

Fig. 26-17. (a) Regurgitação mitral moderada funcional em paciente com cardiomiopatia dilatada. (b) Geometria do PISA hemisférica em jato único, holossistólico e sem variação temporal ao modo M color (d). (c) Orifício regurgitante efetivo (ORE) = $2\pi r^2 \times Va = 0{,}2 \text{ cm}^2$. Volume regurgitante = $0{,}2 \text{ cm}^2 \times VTI = 41 \text{ mL}$.

Quadro 26-3. Critérios Quantitativos da Regurgitação Mitral Funcional

Parâmetros	ACC/AHA*	ASE 2017	ESC 2017
ORE (cm²)	> 0,4	≥ 0,4 ou > 0,3 (com ORE elíptica ou com + 3 critérios específicos de RM grave)	> 0,20 (elevado risco de eventos)
VR (mL)	> 60	> 60 ou > 45 (com ORE elíptica ou com + 3 critérios específicos de RM grave)**	> 30
Fração R (%)	> 50	> 50	> 50

*Critérios similares aos da RM primária.
**Critérios específicos de RM grave: lesões valvares anatômicas graves, como tenda grave com falha de coaptação, aumento do VE, largura da *vena contracta* 0,7 cm (ou > 0,8 biplanar), raio do PISA ≥ 1 cm (Va 50 cm/s), jato central largo > 50% da área do átrio esquerdo ou jato excêntrico colado à parede, reverso do fluxo sistólico da veia pulmonar.
ACC: Colégio Americano de Cardiologia; AHA: Associação Americana do Coração; ASE: Sociedade Americana de Ecocardiografia; ESC: Sociedade Européia de Cardiologia; RM: regurgitação mitral; ORE: Orifício regurgitante efetivo; VR: volume regurgitante; Fração R: fração regurgitante

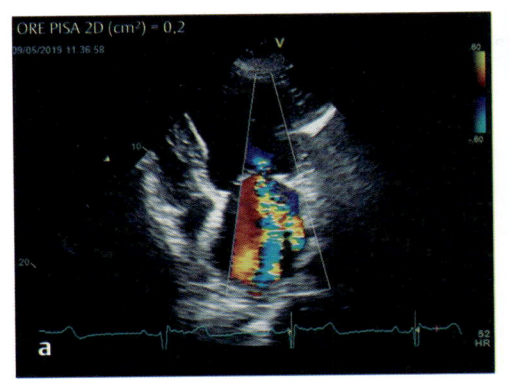

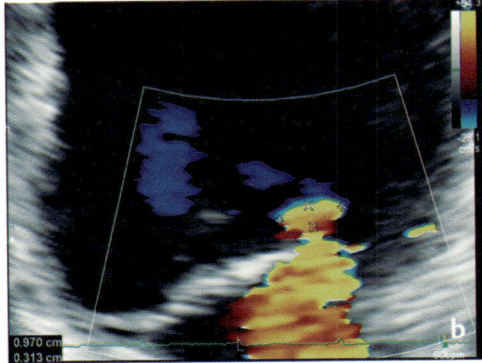

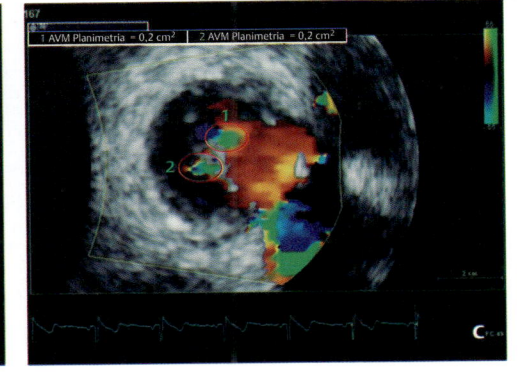

Fig. 26-18. Regurgitação mitral funcional em paciente com cardiomiopatia dilatada quantificada pelo 2D e pelo 3D. A presença de 2 jatos (a) e a geometria elíptica (b) subestimam a quantificação pelo PISA 2D. O 3D permite a medida direta da área da *vena contracta* (AVC) de cada jato e a soma das áreas representa o ORE (orifício regurgitante efetivo) (c). No exemplo demonstrado, a AVC 3D total = 0,4 cm² compatível com regurgitação mitral acentuada.

Dessincronia Cardíaca

A dessincronia piora as funções sistólica, diastólica e a regurgitação mitral na CMD. Os benefícios da terapia de ressincronização cardíaca (TRC) já estão bem estabelecidos em indivíduos com IC, FEVE < 35% e eletrocardiografia com QRS alargado (≥ 150 ms) e bloqueio de ramo esquerdo. A despeito desses critérios, 30% permanecem não respondedores. Diversos índices ecocardiográficos podem detectar dessincronia mecânica (Quadro 26-4), mas, conforme grande estudo multicêntrico, nenhum prediz resposta à TRC.[29] Dessa forma, no momento atual, a avaliação de dessincronia pela ecocardiografia não está indicada. Por outro lado, novos índices derivados do *strain* 2D e 3D identificam o local de maior atraso e áreas de fibrose para guiar o posicionamento do eletrodo e são mais acurados em predizer resposta à TRC.[30] Esses índices podem ser promissores para refinar a avaliação, especialmente em indivíduos com QRS entre 130 e 150 ms ou sem BRE, porém, ainda não estão recomendados para seleção do candidato à TRC, conforme as diretrizes recentemente publicadas.[7]

Papel da RMC no Diagnóstico da Cardiomiopatia Dilatada

A ressonância magnética cardíaca (RMC) pode ser um exame muito útil no algoritmo diagnóstico das cardiomiopatias. Além de ser considerado o método padrão ouro para a medida do tamanho e da função ventricular, permitindo avaliação mais acurada e reprodutível, a RMC possibilita a pesquisa de isquemia miocárdica e de caracterização tecidual (especialmente pela avaliação do realce tardio miocárdico), que podem auxiliar na definição etiológica e na estratificação de risco.[7]

Avaliação da Função Ventricular (Cinerressonância)

A cinerressonância fundamenta-se na aquisição segmentada de imagens dinâmicas ao longo de alguns ciclos cardíacos, permitindo avaliar a movimentação das estruturas em qualquer plano anatômico. Nesse tipo de sequência, também conhecida como gradiente-eco, o sangue aparece branco (*bright blood*). A cinerressonância permite a determinação precisa da função ventricular, tanto global quanto segmentar. A fração de ejeção ventricular é calculada a partir da determinação dos volumes sistólico e diastólico por meio da delimitação das bordas endocárdicas e epicárdicas de múltiplos cortes transversais (eixos curtos) ao eixo principal do coração, cobrindo toda a extensão dos ventrículos, segundo o método de Simpson (Fig. 26-19).[31] Como vantagem em relação à ecocardiografia bidimensional, não são feitas suposições geométricas dos ventrículos para esse cálculo. A RMC mede, efetivamente, todos os eixos curtos gerados durante o estudo para este cálculo, o que a torna mais precisa. Além disso, essa técnica não é limitada pela conformação torácica do paciente e tem baixa variabilidade intra e interobservador. Uma das grandes vantagens da cinerressonância é a maior capacidade de análise do ventrículo direito, especialmente suas dimensões, fração de ejeção e função sistólica regional, usualmente de difícil acesso à ecocardiografia. Atualmente é considerada a técnica de escolha para a avaliação morfofuncional nos casos de dúvida ecocardiográfica.

Detecção de Isquemia Miocárdica

A pesquisa de isquemia miocárdica pela RMC é fundamental para o diagnóstico diferencial da cardiomiopatia dilatada, conforme discutido a seguir. Essa pesquisa pode ser realizada das seguintes formas:

Quadro 26-4. Parâmetros Ecocardiográficos de Dissincronia Mecânica Cardíaca

Parâmetro ecocardiográfico	Descrição do método	Valor anormal
Dessincronia intraventricular		
Diferença de tempo de contração entre as paredes septal e posterior do VE	Medida ao modo M no paraesternal eixo curto, do início do QRS ao ponto de maior excursão sistólica	≥ 130 ms
Intervalo de pré-ejeção do VE	Medida no Doppler pulsátil da VSVE, do início do QRS ao início do fluxo	≥ 140 ms
Diferença de tempo de ativação entre as paredes basais septal e lateral	Medida no Doppler tecidual, do início do QRS ao pico da velocidade sistólica tecidual	≥ 60 ms
Diferença de tempo de ativação entre 4 paredes basais (septal, lateral, anterior e inferior)		≥ 65 ms
Índice de Yu	Desvio-padrão do tempo do início do QRS ao pico da onda S de 12 segmentos (6 basais e 6 médios) obtido pelo Doppler tecidual colorido	≥ 32 ms
Dessincronia atrioventricular		
Relação entre o tempo de enchimento do VE em relação ao ciclo cardíaco	Medida no Doppler pulsátil da valva mitral, do início da onda E ao final da onda A e dividido pelo tempo R-R do ECG (resultado em %)	≤ 40%
Dessincronia interventricular		
Diferença entre o tempo de pré-ejeção do VE e VD	Medida no Doppler pulsátil da VSVE e VSVD, do início do QRS ao início do fluxo	≥ 40 ms

Adaptado de Chung ES, Leon AR, Tavazzi L *et al.*, 2008.[29]

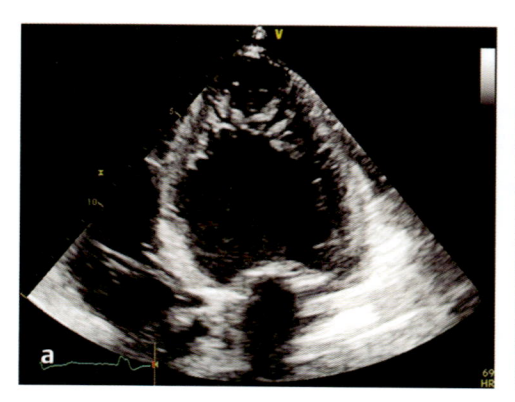

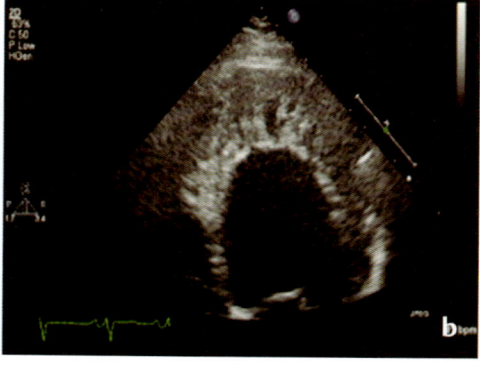

Fig. 26-19. (a) Cardiomiopatia dilatada com hipertrabeculação. (b) Miocárdio não compactado confirmado à RMC. Observam-se hipertrabeculações em ambos os casos. (Cortesia do Dr. Miguel Osman Dias Aguiar.)

Cinerressonância com Estresse

A análise da função ventricular pela cinerressonância também pode ser feita durante estresse farmacológico, para se detectar a indução de novos déficits contráteis segmentares ou piora de déficits preexistentes por isquemia miocárdica. Habitualmente, a cinerressonância com estresse é realizada sob estímulo farmacológico com dobutamina. O protocolo de exame é muito semelhante ao da ecocardiografia com dobutamina. Inicialmente são adquiridas as imagens em repouso. Posteriormente são feitas aquisições com doses progressivas de dobutamina (5, 10, 20 a 40 mcg/kg/min) até o nível em que seja alcançada a frequência cardíaca submáxima do paciente. Caso necessário, pode-se administrar uma ou mais doses de atropina para atingir a frequência cardíaca almejada. Ao final, aplica-se betabloqueador intravenoso (usualmente metoprolol) a fim de melhorar a detecção de isquemia e antagonizar os efeitos do inotrópico. Estudos comparativos entre a RMC e a ecocardiografia com dobutamina demonstram maior acurácia da cinerressonância para a detecção de isquemia miocárdica, quando comparados à cineangiocoronariografia como método de referência.[32]

Perfusão Miocárdica com Estresse

Outra forma de avaliar isquemia miocárdica pela RMC utiliza a sequência de perfusão miocárdica. Essa aquisição é realizada sob estímulo farmacológico, com um vasodilatador (adenosina, dipiridamol ou regadenoson), que promove roubo de fluxo miocárdico das áreas com estenoses coronárias significativas. Para a avaliação da perfusão miocárdica pela RMC, é necessária a injeção intravenosa de contraste (à base de gadolínio) em *bolus* rápido. Empregando-se uma sequência de aquisição ultrarrápida, pode-se visualizar a chegada do contraste ao miocárdio. Comparando-se a distribuição do contraste no miocárdio durante o estresse farmacológico e em repouso (hipoperfusão observada durante estresse farmacológico com distribuição homogênea do contraste na fase de repouso), é possível caracterizar as áreas isquêmicas. Diversos estudos têm revelado boa acurácia da perfusão miocárdica por RMC na detecção de isquemia miocárdica utilizando a cineangiocoronariografia como padrão-ouro.[33] O maior estudo comparativo entre a RMC e o SPECT (*single photon emission computed tomography* – tomografia computadorizada por emissão de fóton único) realizado até o momento (*CE-MARC*) demonstrou maior acurácia da RMC quando comparados à cineangiocoronariografia.[34]

Caracterização Tecidual

A principal técnica de caracterização tecidual pela RMC é o realce tardio miocárdico após a administração de contraste à base de gadolínio. O gadolínio é um agente extracelular e, em condições normais do músculo cardíaco, rapidamente é removido do miocárdio pela corrente sanguínea. No entanto, quando existe necrose, inflamação ou fibrose miocárdica, ocorre aumento do espaço extracelular, suficiente para que o gadolínio fique retido por mais tempo, gerando uma diferença de concentração em relação às áreas normais.

Quadro 26-5. Padrões Usuais de Realce Tardio Miocárdico à RMC nas Principais Cardiomiopatias

Cardiomiopatia	Padrão usual de realce tardio miocárdico
Isquêmica	Subendocárdico ou transmural, respeita território coronariano
Hipertrófica	Flocular, heterogêneo, principalmente mesocárdico e septal, sobretudo nas áreas de junção ventricular
Chagásica	Apical (aneurisma) e inferolateral mediobasal do VE
Amiloidose	Difuso global (TTR) ou difuso subendocárdico (AL)
Miocardite	Caracteristicamente subepicárdico, multifocal, não restrito a um território coronariano
Dilatada (idiopática)	Ausente ou laminar mesocárdico septal
Sarcoidose	Variável, frequentemente acomete o septo e o VD
Anderson-Fabry	Predomínio inferolateral do VE, mesocárdico e subepicárdico
Endocardiomiofibrose	Subendocárdico apical. Sinal do "duplo V" com trombo associado

A técnica de realce tardio consiste na aquisição das imagens cerca de 5 a 20 minutos após a injeção intravenosa de contraste (por isso, o termo *tardio*), utilizando uma sequência de gradiente-eco precedida de um pulso de inversão-recuperação, que destaca qualquer área de miocárdio lesionado (de aspecto intensamente branco) do miocárdio normal (aspecto escuro, sem sinal).[35] Dessa forma, é possível visualizar, com alta resolução, mínimas áreas de necrose/inflamação/fibrose no miocárdio, tendo excelente correlação com a anatomia patológica.[36] Embora tenha sido primariamente estudada na cardiopatia isquêmica, para melhor delinear as áreas de infarto, essa técnica tem sido empregada com grande utilidade para a avaliação de diversas cardiomiopatias.[37,38] Várias cardiomiopatias podem exibir um padrão peculiar de realce tardio miocárdico, favorecendo o diagnóstico diferencial (Quadro 26-5).

Outras técnicas utilizadas para a avaliação tecidual nas cardiomiopatias incluem as sequências de *spin-eco* (*black-blood*) ponderadas em T2 (para detecção de edema miocárdico) e ponderadas em T1 antes e após a administração de contraste de gadolínio (para detecção de realce precoce), que são marcadores de processo inflamatório. Por meio da aplicação de pulsos de saturação de gordura, pode-se caracterizar a existência de focos de infiltração adiposa, como na cardiomiopatia arritmogênica do ventrículo direito. Mais recentemente, o surgimento dos mapas de T1, T2, T2* e de volume extracelular são novas ferramentas da RMC que oferecem a perspectiva de aprimorar a avaliação diagnóstica e prognóstica das cardiomiopatias. Estas técnicas geram o mapeamento, de forma global, de alterações das propriedades de T1 e T2 do miocárdio, permitindo uma avaliação de patologias mais difusas (Fig. 26-20). Dessa forma,

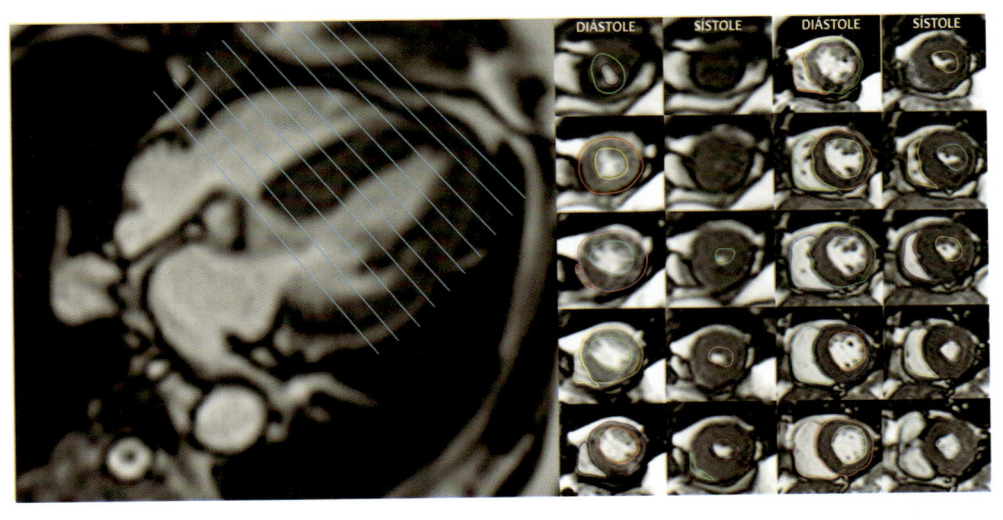

Fig. 26-20. A fração de ejeção dos ventrículos esquerdo e direito é calculada pelo método de Simpson, à RMC, a partir da delimitação das bordas endocárdicas de cortes transversais (eixos curtos, à direita) ao eixo longitudinal do coração, na diástole e na sístole, cobrindo toda a extensão dos ventrículos. As linhas de referência sobre a imagem à esquerda indicam os planos de corte transversais. Dessa forma são determinados os volumes diastólico e sistólico finais e calculada a FE de cada ventrículo.

enquanto o realce tardio é um excelente marcador de áreas focais de fibrose miocárdica macroscópica, o mapa de T1 seria um recurso melhor para detectar fibrose miocárdica intersticial difusa,[39] que pode estar presente em diversas cardiomiopatias.

PAPEL DOS MÉTODOS DE IMAGEM NO DIAGNÓSTICO DIFERENCIAL DA CARDIOMIOPATIA DILATADA

A CMD pode ser confundida com cardiomiopatia isquêmica e com várias cardiomiopatias não isquêmicas, incluindo miocárdio não compactado (MNC), cardiomiopatia arritmogênica do ventrículo direito (CAVD), Takotsubo, coração de atleta e estágios finais de cardiopatia hipertensiva e de doenças infiltrativas, como sarcoidose, cardiomiopatia siderótica/hemocromatose e amiloidose. Essas doenças serão abordadas com mais detalhes em outros capítulos desse livro.

Cardiomiopatia Isquêmica (CMI)

À ecocardiografia observa-se afilamento ou acinesia dos segmentos afetados, com dilatação do VE; porém, algumas vezes, a CMI pode-se manifestar por hipocinesia difusa simulando CMD. A CMD também pode-se manifestar algumas vezes com alterações segmentares. Anormalidades segmentares sem dilatação significativa do VE, com ou sem distribuição coronariana podem sugerir etiologia inflamatória. Hipocinesia ou acinesia inferolateral isolada ou predominante pode sugerir distrofia muscular ou cardiomiopatia chagásica.[3] A presença de aneurisma apical do VE tipo "dedo de luva" é típica de cardiomiopatia chagásica. A ecocardiografia sob estresse, a RMC com estresse para pesquisa de isquemia ou a angiotomografia de coronárias podem ser úteis para o diagnóstico, além da angiografia coronariana.

A RMC tem-se mostrado um método valioso na diferenciação da cardiomiopatia isquêmica de outras cardiomiopatias. Assim como a ecocardiografia sob estresse, a RMC sob estresse farmacológico (com dobutamina ou vasodilatadores) pode detectar áreas de isquemia miocárdica com boa acurária, mas a técnica de realce tardio é particularmente útil para este diagnóstico diferencial. O padrão de realce tardio miocárdico (fibrose) na cardiomiopatia isquêmica sempre afeta o subendocárdio, uma vez que a onda de lesão isquêmica ocorre do endo para o epicárdio. Também pode ser um padrão que acomete toda a parede (transmural). Além disso, o realce geralmente segue a distribuição de um ou mais territórios coronarianos. Estudos mostram que até cerca de 13% dos pacientes com aspecto de cardiomiopatia dilatada e artérias coronárias epicárdicas sem alterações relevantes apresentam padrão de fibrose miocárdica fortemente sugestiva de infarto prévio, que pode ser decorrente de recanalização espontânea da artéria culpada ou de outros mecanismos diferentes de aterotrombose (vasospasmo, embolização de pequenas placas ateroscleróticas, por exemplo).[40]

Cardiomiopatias Não Isquêmicas

Miocárdio não compactado é um diagnóstico muitas vezes difícil de distinguir da cardiomiopatia dilatada com "hipertrabeculação" à ecocardiografia. Trabeculações proeminentes secundárias ao remodelamento do VE são comuns na CMD e podem ser confundidas com miocárdio não compactado (Fig. 26-21). Embora tenha limitações, o critério morfológico mais aceito para a caracterização do miocárdio não compactado à RMC é uma relação entre a espessura diastólica do miocárdio não compactado e do miocárdio compactado acima de 2,3, definida em estudo clássico de Petersen et al. (Fig. 26-22).[41] No entanto, este critério sempre deve ser correlacionado às demais características clínicas.

No coração de atleta, o *strain* e a função diastólica (que podem ser avaliados tanto pela ecocardiografia quanto pela RMC) são normais a despeito de dilatação e eventual queda da FEVE.[42] Nessa situação, não se espera encontrar áreas de realce tardio no miocárdio, achado que indica a existência de cardiomiopatia.

A cardiomiopatia siderótica é decorrente da sobrecarga de ferro no tecido miocárdico, secundária às hemotransfusões repetidas em portadores de anemia crônica (talassemias, por exemplo) ou por doença genética, a hemocromatose. A RMC oferece a possibilidade de revelar alterações teciduais precoces no miocárdio, consequentes à sobrecarga férrica. Para isso, é empregada uma sequência específica de aquisição, ponderada em T2*. A redução do T2* indica sobrecarga de ferro e está relacionada com a disfunção, assim como aumento dos volumes e massa ventriculares.[43]

Na amiloidose, o SGL do VE, obtido à ecocardiografia, auxilia no diagnóstico diferencial pelo seu padrão de preservação dos segmentos apicais no mapa polar. A infiltração amiloide cardíaca leva à pseudo-hipetrofia miocárdica (ocorre aumento da espessura miocárdica, porém, sem aumento da quantidade de miofibrilas) e à alteração na cinética do gadolínio no miocárdio, determinando áreas de realce tardio de padrão difuso (especialmente na forma de amiloidose transtirretina – TTR) ou subendocárdico global (amiloidose AL) (Fig. 26-23). A partir desses achados, é possível diferenciar, com grande acurácia, os casos de amiloidose de outras causas de hipertrofia miocárdica.[44]

Finalmente, na cardiomiopatia dilatada de causa indeterminada (idiopática), é comum o achado de realce tardio miocárdico de aspecto linear mesocárdico no septo interventricular, que tem sido relacionado com pior prognóstico (Fig. 26-24).

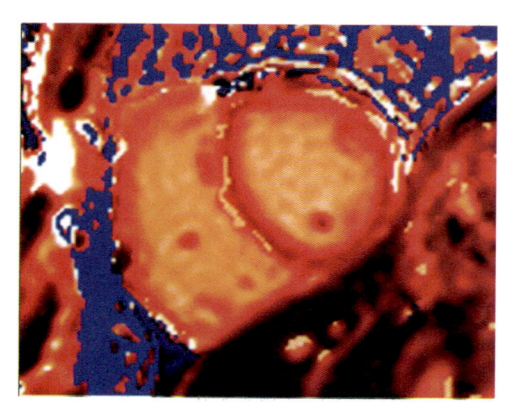

Fig. 26-21. Exemplo de mapa de T1 nativo pela RMC.

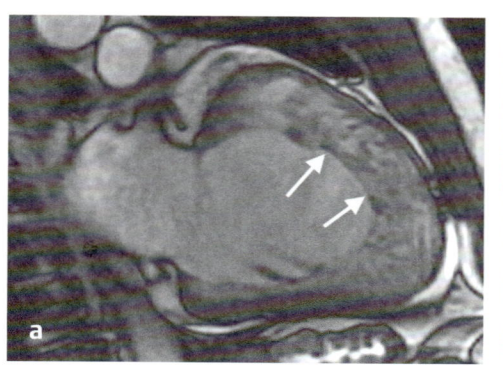

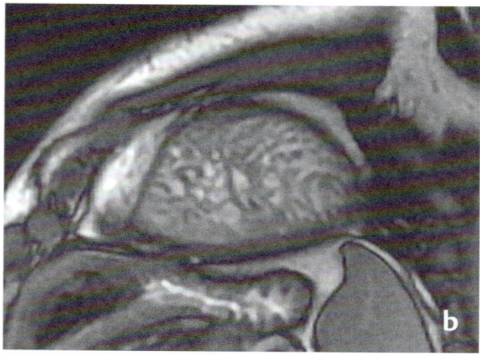

Fig. 26-22. Imagens de cinerressonância em eixo longo duas câmaras (a) e em eixo curto (b) de paciente com miocárdio não compactado. As setas indicam a exuberante camada trabeculada (não compactada).

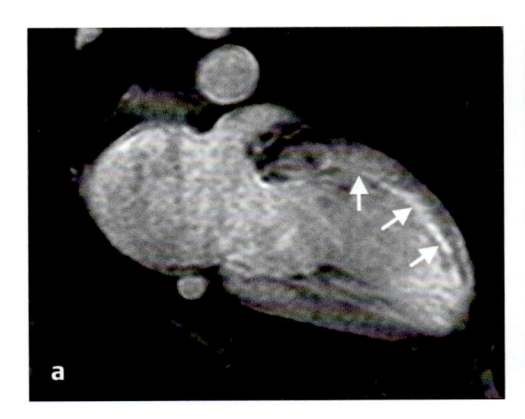

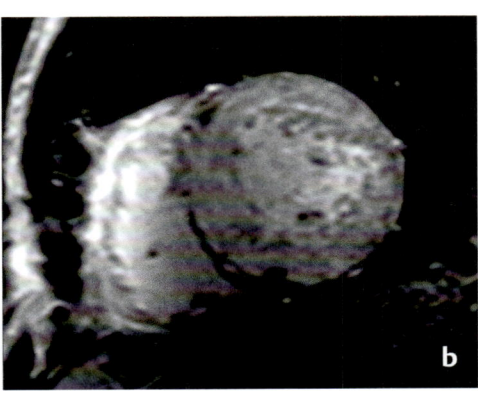

Fig. 26-23. Sequência de realce tardio (em eixo longo duas câmaras [a] e em eixo curto [b]) à RMC de paciente com amiloidose. Observa-se realce tardio miocárdico difuso, sobretudo subendocárdico (setas), com envolvimento biventricular.

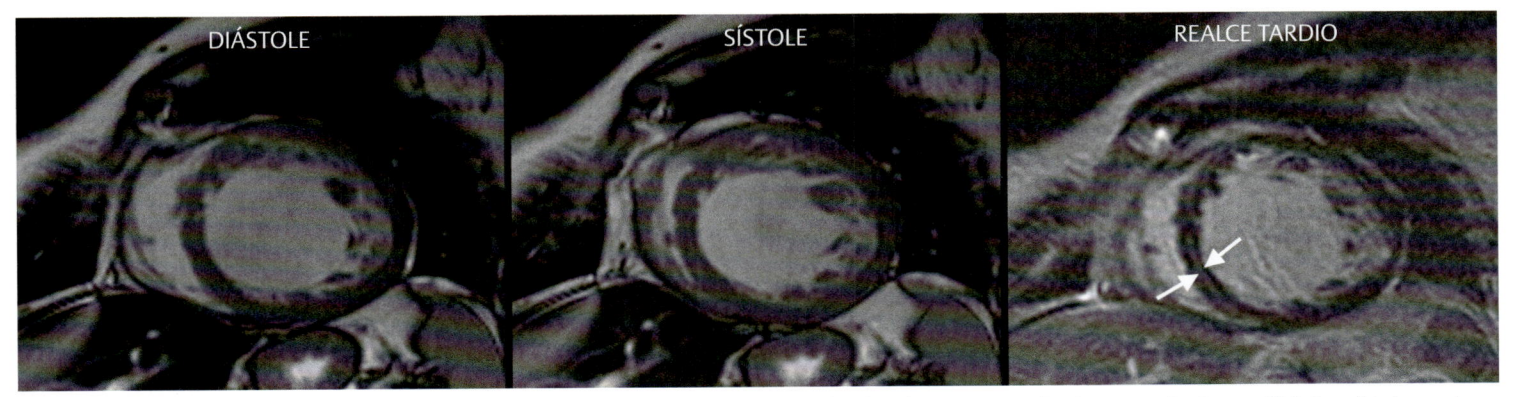

Fig. 26-24. RMC de paciente com cardiomiopatia dilatada de etiologia indeterminada (idiopática). As imagens de cinerressonância em diástole e sístole mostram a dilatação e hipocontratilidade difusa do VE. Já a sequência de realce tardio miocárdico demonstra realce (fibrose) de aspecto laminar e mesocárdico no septo interventricular (entre as setas).

PAPEL DA IMAGEM NO PROGNÓSTICO
Ecocardiografia

Sem tratamento, a CMD tem taxas de mortalidade em 1 ano de 25-30%, e taxas de sobrevida, em 5 anos, de aproximadamente 50%, podendo ser maiores naqueles com parâmetros de pior prognóstico.[45] Nos Quadros 26-2 e 26-6 estão listados alguns parâmetros preditores de pior prognóstico em pacientes com CMD.[46-52] Esses parâmetros expressam a extensão do acometimento miocárdico e da fibrose. Dentre esses, a FEVE é o maior determinante de morte e eventos cardiovasculares.[46] Dessa forma, o principal objetivo terapêutico é o remodelamento reverso do VE. De fato, o aumento da FEVE e a redução dos volumes comprovadamente melhora o prognóstico.[53] O *strain* global longitudinal do VE tem valor incremental à FEVE e pode conferir melhor estratificação de risco em subgrupos de disfunção (Quadro 26-6).[47] Em paralelo, parâmetros de disfunção ventricular direita e de hipertensão pulmonar podem predizer eventos adversos na CMD, de forma independente.[16,51,52]

Aliada ao remodelamento ventricular, a regurgitação mitral funcional moderada a acentuada é um importante preditor de

Quadro 26-6. Parâmetros Ecocardiográficos Prognósticos de Cardiomiopatia Dilatada

Parâmetro	n	População estudada	Desfechos e tempo de acompanhamento	Autor
▪ Para FEVE < 40%, a cada ↓ 10%, ↑ 39% eventos ▪ FEVE < 22% ↑↑ mortalidade	7.599	IC de várias causas (Estudo CHARM)	Morte súbita, morte por IC em 38 meses	Solomon et al. 2005[46]
▪ SGL VE > 12,6% (↓ discreta) ▪ SGL VE 8,1-12,5% (↓ moderada) ▪ SGL VE < 8% (↓ acentuada)	4.237	IC pred III/IV e FEVE < 40%, 40-49% e ≥ 50%	Mortalidade por todas as causas e hospitalização por IC em 5 anos (49%, 38% e 34% se ↓ acentuada, moderada ou discreta do SGL, respectivamente) ↓	Park et al. 2018[47]
TD VE < 150 cm/s persistente	110	CMD com FEVE < 50%	Mortalidade e tx cardíaco em 2 anos	Pinamonti et al. 1997[48]
ORE > 0,2 cm², VC > 0,4 cm	1.256	Multicêntrico, RM secundária, 62% isquêmico FE < 40%	Mortalidade por todas as causas, hospitalização e piora da IC, em 5 anos	Rossi et al. 2011[49]
▪ Baixo risco: ORE < 0,2 cm² e VR < 30 mL ▪ Moderado risco: ORE 0,2-0,29 cm² e VR 30-49 mL; FR ≥ 50% ↑ risco nesse subgrupo ▪ Alto risco: ORE ≥ 0,3 cm² e VR ≥ 45 mL	423	IC CFII-IV FEVE < 40%	Mortalidade em 5 anos	Bartko et al. 2019[50]
VAF VD < 26,7%	68	CMD com IC CF III-IV e FEVE < 35%	Morte ou implante de suporte de assistência circulatória em 1 ano	Kawata et al. 2017[51]
SGL do VD < 16,5%	143	CMD	Morte CV, hospitalização, morte súbita ou arritmia ventricular em 5 anos	Seo et al. 2019[52]

CF: classe funcional; CMD: cardiomiopatia dilatada; CMI: cardiomiopatia isquêmica; IC: insuficiência cardíaca; CV: cardiovascular; SGL: *strain global longitudinal*; TD: tempo de desaceleração da onda E mitral; VAF: variação da área fracional; VolAE: volume do átrio esquerdo; Tx: transplante; VD: ventrículo direito; ORE: orifício regurgitante; VR: volume regurgitante; FR: fração regurgitante; FEVE: fração de ejeção do ventrículo esquerdo.

mortalidade na CMD.[15] Rossi et al.,[49] dentre outros autores, demonstraram que ORE > 0,2 cm² na RM funcional determina pior prognóstico na CMD. Entretanto, não está claro se o valor prognóstico de um ORE ≥ 0,2 cm² é causado por RM por si só ou por disfunção miocárdica. Também não está comprovado que intervenções para correção da RM com ORE ≥ 0,2 cm² tragam benefícios.[54,55] Recentemente, Bartko et al. demonstraram que a chave para melhor estratificação e seleção para intervenções percutâneas pode ser a avaliação combinada de ORE, o volume regurgitante e a fração regurgitante.[50]

Outro parâmetro com valor prognóstico é a reserva contrátil (RC), que representa a diferença da contratilidade miocárdica do repouso em relação ao estresse. A RC pode ser pesquisada por diferentes métodos de imagem, utilizando vários índices (FEVE, dimensões, índice de contratilidade segmentar e SGL) e é indicada quando testes de exercícios cardiopulmonares não estão disponíveis ou em pacientes incapazes de se exercitar.[18] Uma recente revisão sistemática e metanálise demonstrou que, independente da modalidade de imagem ou do agente estressor utilizado,[56] a presença de reserva contrátil em pacientes com CMD e disfunção ventricular determinava melhor prognóstico (menor mortalidade, hospitalizações, progressão da IC e necessidade de transplante). Entretanto, ainda não existe uma definição homogênea de RC mesmo utilizando a mesma metodologia (variações no ICS de 0,15-0,44 ou variações na FEVE de 2 a 10% foram considerados critérios de RC em diferentes estudos).

Por fim, em pacientes com IC com FEVE recuperada, Adamo et al.[57] encontraram que um SGL anormal (≤ 16% GE) prediz a probabilidade de haver redução da FEVE > 5% durante o acompanhamento, enquanto um GLS normal prevê a probabilidade de FEVE estável durante a recuperação (-5 a +5%), com sensibilidade de 47%, especificidade de 83% e acurácia de 0,65.

Ressonância Magnética Cardíaca

Além da fração de ejeção ventricular, parâmetro consagrado de avaliação prognóstica nas cardiomiopatias, diversos estudos têm demonstrado a grande importância do realce tardio miocárdico pela RMC na predição de morte e eventos arrítmicos, tanto nos pacientes com cardiomiopatia isquêmica quanto não isquêmica. Estudando pacientes com cardiomiopatia dilatada, Gulati et al.[58] observaram uma associação entre a fibrose miocárdica detectada pela RMC e o risco de morte (27 versus 11%) ou evento arrítmico significativo (30 versus 7%), quando comparados aos pacientes sem fibrose. Esta associação foi independente da FEVE. Em estudo multicêntrico observacional mais recente, Puntmann et al.[59] também observaram que a presença e a extensão do realce tardio miocárdico foram preditores de morte em pacientes com cardiomiopatia não isquêmica. Além disso, foi empregada a técnica de mapa de T1 nativo, que se mostrou forte marcador independente de eventos cardíacos nesses pacientes. Esses estudos sugerem que a RMC, por meio das técnicas de realce tardio miocárdico e de mapeamento de T1 pode ajudar na avaliação do risco de morte súbita dos pacientes portadores de cardiomiopatias, refinando a seleção de candidatos a implante de CDI.

PAPEL DA IMAGEM NA INDICAÇÃO, MONITORIZAÇÃO E AVALIAÇÃO DA RESPOSTA A TERAPIAS CLÍNICAS OU INVASIVAS

A FEVE, medida à ecocardiografia ou pela RMC, é um parâmetro indispensável para a seleção do candidato a terapias medicamentosas específicas e procedimentos invasivos como CDI, TRC, dispositivos de assistência circulatória mecânica e transplante cardíaco.[6]

Na TRC, a ecocardiografia também pode contribuir com avaliação do local de maior atraso e avaliação de reserva contrátil para orientação do local de implante, fatores que interferem na resposta à ressincronização.[18] Após o implante, também pode auxiliar no ajuste dos intervalos atrioventricular e interventricular, no caso de ausência de remodelamento reverso ou melhora clínica.[7] Evidências iniciais também apontam para um papel relevante da RMC na avaliação de candidatos para a TRC. Em um estudo com pacientes portadores de cardiomiopatias isquêmica e não isquêmica, o implante de marca-passo biventricular guiado por RMC (realce tardio miocárdico) associou-se à melhor resposta à TRC quando comparado ao implante não guiado pela RMC.[60]

No transplante cardíaco, a ecocardiografia está indicada na avaliação pré-transplante do doador e do receptor e na monitorização seriada de complicações como rejeição, lesão da valva tricúspide após biópsia e doença vascular tardia do enxerto (DVTE).[7] Técnicas ecocardiográficas avançadas, como os índices de deformação miocárdica e 3D, podem auxiliar na detecção de rejeição, mas não substituem a necessidade de biópsia endomiocárdica.[7] A ecocardiografia sob estresse com dobutamina tem comprovado valor diagnóstico e prognóstico na detecção de DVTE.[18]

Na cardiopatia siderótica existe evidência de que o tratamento de quelação com desferroxamina determina aumento do T2* à RMC,[61] tornando este parâmetro um potencial marcador de controle terapêutico nesses pacientes.

Papel da Ecocardiografia em Pacientes sob Quimioterapia

O ECO é o método de escolha pré, durante e após a quimioterapia para avaliação de cardiotoxicidade, que se pode manifestar por alterações na estrutura e função biventricular, nas valvas e no pericárdio.[7,62,63] Disfunção cardíaca relacionada com a quimioterapia (DCRQT) é a lesão cardiotóxica mais grave. É definida como a diminuição da fração de ejeção ao bidimensional (FEVE 2D) > 10 pontos percentuais para valores absolutos menores < 50%,[62] devendo ser confirmada após 2 a 3 semanas do diagnóstico, por mesmo por exame de imagem. Entretanto, a FEVE 2D é um método de avaliação da função ventricular que só altera mais tardiamente, quando já existe lesão miocárdica instalada, que, muitas vezes, pode ser irreversível. Além disso, a FEVE pode ter uma variabilidade de até 10% (percentual similar ao utilizado para definir cardiotoxicidade). Essa variabilidade pode gerar dúvidas se mudanças na FEVE realmente representam cardiotoxicidade ou se ocorreram em razão da variabilidade do método. Por fim, a FEVE é pouco sensível para detectar pequenas variações na função. Em razão dessas limitações, o SGL e a FEVE 3D atualmente são recomendados para aumentar a acurácia na detecção precoce de cardiopatia subclínica e na monitorização seriada e acurada da função ventricular.[5,7,62,63] Uma queda superior a 15% no SGL em estudos seriados (realizados no mesmo equipamento, e de preferência com o mesmo observador) alerta para disfunção ventricular esquerda subclínica. Porém, esses métodos devem ser usados dentro de laboratórios digitais, onde as imagens de ecocardiografias seriadas possam ser digitalmente arquivadas e comparadas lado a lado, e a variabilidade inter e intraobservador e teste-reteste tenha sido avaliada. Até o momento nenhuma mudança na terapia oncológica deve ser feita com base somente no *strain*, nem drogas cardioprotetoras devem ser introduzidas. O papel do SGL na identificação de pacientes que podem se beneficiar do uso de betabloqueadores para prevenir disfunção de VE está sendo investigado em estudo randomizado, o SUCCOUR *Trial*.[64] Segundo posicionamento da Sociedade Europeia de Cardiologia,[62] o eco deve ser repetido por 1 a 5 anos após o término da quimioterapia em pacientes que receberam altas doses de antraciclinas ou que desenvolveram disfunção de VE durante o tratamento. O tempo de acompanhamento, entretanto, permanece arbitrário. A RMC é recomendada quando se considera a descontinuação da quimioterapia por disfunção cardíaca ao ECO ou quando a estimativa da FEVE é considerada controversa ou não confiável por limitações técnicas.[62]

CONCLUSÃO

CMD é uma doença progressiva e de prognóstico desfavorável, com instalação e progressão, por vezes súbita e sintomática, por vezes insidiosa e silenciosa e, às vezes, reversível. Dessa forma, o diagnóstico precoce, a estratificação de risco e a intervenção terapêutica precoce podem aumentar a sobrevida e reduzir eventos adversos. Há muitos achados ecocardiográficos característicos de CMD, mas que podem não ser suficientes para definir a etiologia. Por esse motivo, uma análise integrada que inclua técnicas avançadas de ecocardiografia como índices de deformação miocárdica e 3D, e a caracterização tecidual avançada por meio de RMC, aliadas a testes genéticos, têm-se mostrado promissoras para uma avaliação diagnóstica e prognóstica mais acurada e devem ser cada vez mais utilizadas.

REFERÊNCIAS BIBLIOGRÁFICAS

1. Pinto YM, Elliott PM, Arbustini E, Adler Y, Anastasakis A, Bohm M et al. Proposal for a revised definition of dilated cardiomyopathy, hypokinetic non-dilated cardiomyopathy, and its implications for clinical practice: a position statement of the ESC working group on myocardial and pericardial diseases. Eur Heart J. 2016;37(23):1850-8.
2. Mathew T, Williams L, Navaratnam G, Rana B, Wheeler R, Collins K et al. Diagnosis and assessment of dilated cardiomyopathy: a guideline protocol from the British Society of Echocardiography. Echo Res Pract. 2017;4(2):G1-G13.
3. Japp AG, Gulati A, Cook SA, Cowie MR, Prasad SK. The Diagnosis and Evaluation of Dilated Cardiomyopathy. J Am Coll Cardiol. 2016;67(25):2996-3010.
4. Weintraub RG, Semsarian C, Macdonald P. Dilated cardiomyopathy. Lancet. 2017;390(10092):400-14.
5. Barberato SH RM, Beck ALS, Rodrigues ACT, Almeida ALC, Assunção BMBL et al. Posicionamento sobre Indicacoes da Ecocardiografia em Adultos – 2019. Arq Bras Cardio. 2019;113(1):135-81.
6. Marwick TH. Ejection Fraction Pros and Cons: JACC State-of-the-Art Review. J Am Coll Cardiol. 2018;72(19):2360-79.
7. Doherty JU, Kort S, Mehran R, Schoenhagen P, Soman P, Dehmer GJ et al. ACC/AATS/AHA/ASE/ASNC/HRS/SCAI/SCCT/SCMR/STS 2019 Appropriate Use Criteria for Multimodality Imaging in the Assessment of Cardiac Structure and Function in Nonvalvular Heart Disease: A Report of the American College of Cardiology Appropriate Use Criteria Task Force, American Association for Thoracic Surgery, American Heart Association, American Society of Echocardiography, American Society of Nuclear Cardiology, Heart Rhythm Society, Society for Cardiovascular Angiography and Interventions, Society of Cardiovascular Computed Tomography, Society for Cardiovascular Magnetic Resonance, and the Society of Thoracic Surgeons. J Am Coll Cardiol. 2019;73(4):488-516.
8. Halliday BP, Wassall R, Lota AS, Khalique Z, Gregson J, Newsome S et al. Withdrawal of pharmacological treatment for heart failure in patients with recovered dilated cardiomyopathy (TRED-HF): an open-label, pilot, randomised trial. Lancet. 2019;393(10166):61-73.
9. Mitchell C, Rahko PS, Blauwet LA, Canaday B, Finstuen JA, Foster MC et al. Guidelines for Performing a Comprehensive Transthoracic Echocardiographic Examination in Adults: Recommendations from the American Society of Echocardiography. J Am Soc Echocardiogr. 2019;32(1):1-64.
10. Lang RM, Badano LP, Mor-Avi V, Afilalo J, Armstrong A, Ernande L et al. Recommendations for cardiac chamber quantification by echocardiography in adults: an update from the American Society of Echocardiography and the European Association of Cardiovascular Imaging. J Am Soc Echocardiogr. 2015;28(1):1-39 e14.
11. Nagueh SF, Smiseth OA, Appleton CP, Byrd BF 3rd, Dokainish H, Edvardsen T et al. Recommendations for the Evaluation of Left Ventricular Diastolic Function by Echocardiography: An Update from the American Society of Echocardiography and the European Association of Cardiovascular Imaging. J Am Soc Echocardiogr. 2016;29(4):277-314.
12. Massie BM, Schiller NB, Ratshin RA, Parmley WW. Mitral-septal separation: new echocardiographic index of left ventricular function. Am J Cardiol. 1977;39(7):1008-16.
13. Simonson JS, Schiller NB. Descent of the base of the left ventricle: an echocardiographic index of left ventricular function. J Am Soc Echocardiogr. 1989;2(1):25-35.
14. Kolias TJ, Aaronson KD, Armstrong WF. Doppler-derived dP/dt and -dP/dt predict survival in congestive heart failure. J Am Coll Cardiol. 2000;36(5):1594-9.
15. Karaca O, Avci A, Guler GB, Alizade E, Guler E, Gecmen C, et al. Tenting area reflects disease severity and prognosis in patients with non-ischaemic dilated cardiomyopathy and functional mitral regurgitation. Eur J Heart Fail. 2011;13(3):284-91.
16. Kalogeropoulos AP, Siwamogsatham S, Hayek S, Li S, Deka A, Marti CN et al. Echocardiographic assessment of pulmonary artery systolic pressure and outcomes in ambulatory heart failure patients. J Am Heart Assoc. 2014;3(1):e000363.
17. van der Bijl P, Bootsma M, Hiemstra YL, Ajmone Marsan N, Bax JJ, Delgado V. Left ventricular 2D speckle tracking echocardiography for detection of systolic dysfunction in genetic, dilated cardiomyopathies. Eur Heart J Cardiovasc Imaging. 2019;20(6):694-9.
18. Lancellotti P, Pellikka PA, Budts W, Chaudhry FA, Donal E, Dulgheru R et al. The Clinical Use of Stress Echocardiography in Non-Ischaemic Heart Disease: Recommendations from the European Association of Cardiovascular Imaging and the American Society of Echocardiography. J Am Soc Echocardiogr. 2017;30(2):101-38.
19. Nauta JF, Hummel YM, van der Meer P, Lam CSP, Voors AA, van Melle JP. Correlation with invasive left ventricular filling pressures and prognostic relevance of the echocardiographic diastolic parameters used in the 2016 ESC heart failure guidelines and in the 2016 ASE/EACVI recommendations: a systematic review in patients with heart failure with preserved ejection fraction. Eur J Heart Fail. 2018;20(9):1303-11.
20. Badano LP, Kolias TJ, Muraru D, Abraham TP, Aurigemma G, Edvardsen T et al. Standardization of left atrial, right ventricular, and right atrial deformation imaging using two-dimensional speckle tracking echocardiography: a consensus document of the EACVI/ASE/Industry Task Force to standardize deformation imaging. Eur Heart J Cardiovasc Imaging. 2018;19(6):591-600.
21. Rudski LG, Lai WW, Afilalo J, Hua L, Handschumacher MD, Chandrasekaran K, et al. Guidelines for the echocardiographic assessment of the right heart in adults: a report from the American Society of Echocardiography endorsed by the European Association of Echocardiography, a registered branch of the European Society of Cardiology, and the Canadian Society of Echocardiography. J Am Soc Echocardiogr. 2010;23(7):685-713; quiz 86-8.
22. Galie N, Humbert M, Vachiery JL, Gibbs S, Lang I, Torbicki A et al. 2015 ESC/ERS Guidelines for the diagnosis and treatment of pulmonary hypertension: The Joint Task Force for the Diagnosis and Treatment of Pulmonary Hypertension of the European Society of Cardiology (ESC) and the European Respiratory Society (ERS): Endorsed by: Association for European Paediatric and Congenital Cardiology (AEPC), International Society for Heart and Lung Transplantation (ISHLT). Eur Heart J. 2016;37(1):67-119.
23. Abbas AE, Franey LM, Marwick T, Maeder MT, Kaye DM, Vlahos AP, et al. Noninvasive assessment of pulmonary vascular resistance by Doppler echocardiography. J Am Soc Echocardiogr. 2013;26(10):1170-7.
24. Stone GW, Lindenfeld J, Abraham WT, Kar S, Lim DS, Mishell JM et al. Transcatheter Mitral-Valve Repair in Patients with Heart Failure. N Engl J Med. 2018;379(24):2307-18.
25. Marwick TH, Lancellotti P. The Keys to Personalizing the Decision for Valvular Intervention in Secondary Mitral Regurgitation. J Am Coll Cardiol. 2019;73(20):2518-20.
26. Zoghbi WA, Adams D, Bonow RO, Enriquez-Sarano M, Foster E, Grayburn PA et al. Recommendations for Noninvasive Evaluation of Native Valvular Regurgitation: A Report from the American Society of Echocardiography Developed in Collaboration with the Society for Cardiovascular Magnetic Resonance. J Am Soc Echocardiogr. 2017;30(4):303-71.
27. Lancellotti P, Tribouilloy C, Hagendorff A, Popescu BA, Edvardsen T, Pierard LA et al. Recommendations for the echocardiographic assessment of native valvular regurgitation: an executive summary from the European Association of Cardiovascular Imaging. Eur Heart J Cardiovasc Imaging. 2013;14(7):611-44.
28. Feldman T, Foster E, Glower DD, Kar S, Rinaldi MJ, Fail PS et al. Percutaneous repair or surgery for mitral regurgitation. N Engl J Med. 2011;364(15):1395-406.
29. Chung ES, Leon AR, Tavazzi L, Sun JP, Nihoyannopoulos P, Merlino J et al. Results of the Predictors of Response to CRT (PROSPECT) trial. Circulation. 2008;117(20):2608-16.
30. Marwick TH, Shah SJ, Thomas JD. Myocardial Strain in the Assessment of Patients With Heart Failure: A Review. JAMA Cardiol. 2019.
31. Rehr RB, Malloy CR, Filipchuk NG, Peshock RM. Left ventricular volumes measured by MR imaging. Radiology. 1985;156(3):717-9.
32. Nagel E, Lehmkuhl HB, Bocksch W, Klein C, Vogel U, Frantz E et al. Noninvasive diagnosis of ischemia-induced wall motion abnormalities with the use of high-dose dobutamine stress MRI: comparison with dobutamine stress echocardiography. Circulation. 1999;99(6):763-70.
33. Schwitter J, Nanz D, Kneifel S, Bertschinger K, Buchi M, Knusel PR et al. Assessment of myocardial perfusion in coronary artery disease by magnetic resonance: a comparison with positron emission tomography and coronary angiography. Circulation. 2001;103(18):2230-5.

34. Greenwood JP, Maredia N, Younger JF, Brown JM, Nixon J, Everett CC, et al. Cardiovascular magnetic resonance and single-photon emission computed tomography for diagnosis of coronary heart disease (CE-MARC): a prospective trial. Lancet. 2012;379(9814):453-60.
35. Simonetti OP, Kim RJ, Fieno DS, Hillenbrand HB, Wu E, Bundy JM et al. An improved MR imaging technique for the visualization of myocardial infarction. Radiology. 2001;218(1):215-23.
36. Wagner A, Mahrholdt H, Holly TA, Elliott MD, Regenfus M, Parker M et al. Contrast-enhanced MRI and routine single photon emission computed tomography (SPECT) perfusion imaging for detection of subendocardial myocardial infarcts: an imaging study. Lancet. 2003;361(9355):374-9.
37. Choudhury L, Mahrholdt H, Wagner A, Choi KM, Elliott MD, Klocke FJ et al. Myocardial scarring in asymptomatic or mildly symptomatic patients with hypertrophic cardiomyopathy. J Am Coll Cardiol. 2002;40(12):2156-64.
38. Serra JJ, Monte GU, Mello ES, Coral GP, Avila LF, Parga JR et al. Images in cardiovascular medicine. Cardiac sarcoidosis evaluated by delayed-enhanced magnetic resonance imaging. Circulation. 2003;107(20):e188-9.
39. Patel AR, Kramer CM. Role of Cardiac Magnetic Resonance in the Diagnosis and Prognosis of Nonischemic Cardiomyopathy. JACC Cardiovasc Imaging. 2017;10(10 Pt A):1180-93.
40. McCrohon JA, Moon JC, Prasad SK, McKenna WJ, Lorenz CH, Coats AJ et al. Differentiation of heart failure related to dilated cardiomyopathy and coronary artery disease using gadolinium-enhanced cardiovascular magnetic resonance. Circulation. 2003;108(1):54-9.
41. Petersen SE, Selvanayagam JB, Wiesmann F, Robson MD, Francis JM, Anderson RH, et al. Left ventricular non-compaction: insights from cardiovascular magnetic resonance imaging. J Am Coll Cardiol. 2005;46(1):101-5.
42. Oxborough D, Augustine D, Gati S, George K, Harkness A, Mathew T et al. A guideline update for the practice of echocardiography in the cardiac screening of sports participants: a joint policy statement from the British Society of Echocardiography and Cardiac Risk in the Young. Echo Res Pract. 2018;5(1):G1-G10.
43. Anderson LJ, Holden S, Davis B, Prescott E, Charrier CC, Bunce NH et al. Cardiovascular T2-star (T2*) magnetic resonance for the early diagnosis of myocardial iron overload. Eur Heart J. 2001;22(23):2171-9.
44. Maceira AM, Joshi J, Prasad SK, Moon JC, Perugini E, Harding I et al. Cardiovascular magnetic resonance in cardiac amyloidosis. Circulation. 2005;111(2):186-93.
45. Ponikowski P, Voors AA, Anker SD, Bueno H, Cleland JG, Coats AJ et al. 2016 ESC Guidelines for the diagnosis and treatment of acute and chronic heart failure: The Task Force for the diagnosis and treatment of acute and chronic heart failure of the European Society of Cardiology (ESC). Developed with the special contribution of the Heart Failure Association (HFA) of the ESC. Eur J Heart Fail. 2016;18(8):891-975.
46. Solomon SD, Anavekar N, Skali H, McMurray JJ, Swedberg K, Yusuf S et al. Influence of ejection fraction on cardiovascular outcomes in a broad spectrum of heart failure patients. Circulation. 2005;112(24):3738-44.
47. Park JJ, Park JB, Park JH, Cho GY. Global Longitudinal Strain to Predict Mortality in Patients With Acute Heart Failure. J Am Coll Cardiol. 2018;71(18):1947-57.
48. Pinamonti B1, Zecchin M, Di Lenarda A, Gregori D, Sinagra G, Camerini F. Persistence of restrictive left ventricular filling pattern in dilated cardiomyopathy: an ominous prognostic sign. J Am Coll Cardiol. 1997 Mar 1;29(3):604-12.
49. Rossi A, Dini FL, Faggiano P, Agricola E, Cicoira M, Frattini S et al. Independent prognostic value of functional mitral regurgitation in patients with heart failure. A quantitative analysis of 1256 patients with ischaemic and non-ischaemic dilated cardiomyopathy. Heart. 2011;97(20):1675-80.
50. Bartko PE, Arfsten H, Heitzinger G, Pavo N, Toma A, Strunk G, et al. A Unifying Concept for the Quantitative Assessment of Secondary Mitral Regurgitation. J Am Coll Cardiol. 2019;73(20):2506-17.
51. Kawata T, Daimon M, Kimura K, Nakao T, Lee SL, Hirokawa M et al. Echocardiographic assessment of right ventricular function in routine practice: Which parameters are useful to predict one-year outcome in advanced heart failure patients with dilated cardiomyopathy? J Cardiol. 2017;70(4):316-22.
52. Seo J, Jung IH, Park JH, Kim GS, Lee HY, Byun YS et al. The prognostic value of 2D strain in assessment of the right ventricle in patients with dilated cardiomyopathy. Eur Heart J Cardiovasc Imaging. 2019.
53. Kramer DG, Trikalinos TA, Kent DM, Antonopoulos GV, Konstam MA, Udelson JE. Quantitative evaluation of drug or device effects on ventricular remodeling as predictors of therapeutic effects on mortality in patients with heart failure and reduced ejection fraction: a meta-analytic approach. J Am Coll Cardiol. 2010;56(5):392-406.
54. Nishimura RA, Otto CM, Bonow RO, Carabello BA, Erwin JP, 3rd, Fleisher LA et al. 2017 AHA/ACC Focused Update of the 2014 AHA/ACC Guideline for the Management of Patients With Valvular Heart Disease: A Report of the American College of Cardiology/American Heart Association Task Force on Clinical Practice Guidelines. J Am Coll Cardiol. 2017;70(2):252-89.
55. Obadia JF, Messika-Zeitoun D, Leurent G, Iung B, Bonnet G, Piriou N, et al. Percutaneous Repair or Medical Treatment for Secondary Mitral Regurgitation. N Engl J Med. 2018;379(24):2297-306.
56. Waddingham PH, Bhattacharyya S, Zalen JV, Lloyd G. Contractile reserve as a predictor of prognosis in patients with non-ischaemic systolic heart failure and dilated cardiomyopathy: a systematic review and meta-analysis. Echo Res Pract. 2018;5(1):1-9.
57. Adamo L, Perry A, Novak E, Makan M, Lindman BR, Mann DL. Abnormal Global Longitudinal Strain Predicts Future Deterioration of Left Ventricular Function in Heart Failure Patients With a Recovered Left Ventricular Ejection Fraction. Circ Heart Fail. 2017;10(6).
58. Gulati A, Jabbour A, Ismail TF, Guha K, Khwaja J, Raza S et al. Association of fibrosis with mortality and sudden cardiac death in patients with nonischemic dilated cardiomyopathy. JAMA. 2013;309(9):896-908.
59. Puntmann VO, Carr-White G, Jabbour A, Yu CY, Gebker R, Kelle S et al. T1-Mapping and Outcome in Nonischemic Cardiomyopathy: All-Cause Mortality and Heart Failure. JACC Cardiovasc Imaging. 2016;9(1):40-50.
60. Leyva F, Foley PW, Chalil S, Ratib K, Smith RE, Prinzen F et al. Cardiac resynchronization therapy guided by late gadolinium-enhancement cardiovascular magnetic resonance. J Cardiovasc Magn Reson. 2011;13:29.
61. Anderson LJ, Westwood MA, Holden S, Davis B, Prescott E, Wonke B et al. Myocardial iron clearance during reversal of siderotic cardiomyopathy with intravenous desferrioxamine: a prospective study using T2* cardiovascular magnetic resonance. Br J Haematol. 2004;127(3):348-55.
62. Zamorano JL, Lancellotti P, Rodriguez Munoz D, Aboyans V, Asteggiano R, Galderisi M et al. 2016 ESC Position Paper on cancer treatments and cardiovascular toxicity developed under the auspices of the ESC Committee for Practice Guidelines: The Task Force for cancer treatments and cardiovascular toxicity of the European Society of Cardiology (ESC). Eur Heart J. 2016;37(36):2768-801.
63. Plana JC, Galderisi M, Barac A, Ewer MS, Ky B, Scherrer-Crosbie M et al. Expert consensus for multimodality imaging evaluation of adult patients during and after cancer therapy: a report from the American Society of Echocardiography and the European Association of Cardiovascular Imaging. Eur Heart J Cardiovasc Imaging. 2014;15(10):1063-93.
64. Negishi T, Thavendiranathan P, Negishi K, Marwick TH, investigators S. Rationale and Design of the Strain Surveillance of Chemotherapy for Improving Cardiovascular Outcomes: The SUCCOUR Trial. JACC Cardiovasc Imaging. 2018;11(8):1098-105.

CARDIOMIOPATIA HIPERTRÓFICA

Maria Estefânia Bosco Otto ▪ Fernando Melo Netto ▪ Ismênia Amorim

INTRODUÇÃO

A cardiomiopatia hipertrófica (MCH) é a doença genética do miocárdio mais comum. Caracteriza-se por graus variáveis de hipertrofia ventricular, desarranjo das fibras miocárdicas, fibrose intersticial e doença microvascular, na ausência de condições cardíacas ou sistêmicas associadas que possam produzir a magnitude de tal hipertrofia.[1,2]

Há grande heterogeneidade genética e fenotípica na MCH associada à complexa fisiopatologia envolvendo alterações na sístole e diástole ventricular, formação de gradientes intraventriculares e anormalidades da valva mitral com consequente isquemia miocárdica, fibrose e arritmias. Assim, a manifestação da doença é um espectro que abrange desde a apresentação assintomática até complicações mais graves, como taquiarritmias ventriculares, fibrilação atrial, insuficiência cardíaca e morte súbita cardíaca (MSC).[3]

Os exames de imagem são essenciais ao diagnóstico, rastreamento, diferenciação de fenótipos, identificação de marcadores de mau prognóstico e como guia na terapia clínica e intervencionista por meio da alcoolização septal e miectomia cirúrgica.[2]

FREQUÊNCIA

É uma condição relativamente frequente, com prevalência de 0,2% e afeta igualmente homens e mulheres. A maioria dos indivíduos acometidos alcança expectativa de vida próxima do normal.[4] A mortalidade anual varia de 0,5 a 1%, sendo a causa principal de MSC em adolescentes e adultos jovens, especialmente em atletas.[1,5]

GENÉTICA

A MCH é transmitida em um padrão hereditário autossômico dominante, causada por mutações em genes responsáveis pela codificação de proteínas do sarcômero cardíaco.[4] Atualmente já foram identificados pelo menos 10 genes envolvidos, sendo que em alguns deles pode-se observar até 50 tipos de mutações determinando a doença. As mutações mais frequentes são aquelas que envolvem a betamiosina de cadeia pesada (MYH7), a troponina T cardíaca (TNNT2) e a proteína C ligada à miosina (MYBPC3), correspondendo a quase 80% dos casos de MCH.[1,5] Há variabilidade significativa tanto na expressão fenotípica como na penetrância relacionada com a idade e com o genótipo.[2]

Na prática clínica, os testes genéticos propiciam: 1) confirmação definitiva do diagnóstico clínico, afastando doenças que podem-se manifestar com aspectos ecocardiográficos semelhantes como doença de Fabry e Danon; 2) acompanhamento mais adequado de indivíduos portadores da mutação, que ainda não manifestaram o fenótipo, especialmente nos casos em que a MSC é frequente na família; 3) aconselhamento genético para determinar risco de acometimento de descendentes.[5]

AVALIAÇÃO DE FAMILIARES

Recomenda-se, em todos os parentes de primeiro grau, a realização de métodos complementares, especialmente eletrocardiograma (ECG) e ecocardiograma (ECO), visando a identificar a doença em assintomáticos. Um espessamento septal inexplicado > 13 mm sugere a presença de doença, principalmente quando associado ao ECG anormal. Há evidências de anormalidades no ECG e alterações da função diastólica ao Doppler tecidual em indivíduos que possuem mutação, mas ainda não desenvolveram o fenótipo da hipertrofia do ventrículo esquerdo (HVE). A periodicidade do acompanhamento depende da idade, sendo o rastreamento recomendado a cada 12 meses, durante a adolescência, e a cada 5 anos em adultos. A ressonância magnética cardíaca (RMC) deve ser considerada em pacientes com ECO inconclusivo ou com resultados eletrocardiográficos anormais mesmo com ECO normal.[6]

CRITÉRIOS DIAGNÓSTICOS E SUBTIPOS DE HIPERTROFIA

Os critérios diagnósticos para MCH são: 1) espessamento máximo inexplicado > 15 mm em qualquer segmento miocárdico do ventrículo esquerdo (VE); 2) relação da espessura das paredes septal e inferolateral > 1,3 em normotensos; ou 3) relação da espessura das paredes septal e inferolateral > 1,5 em hipertensos.[4,6,7]

Entre os parâmetros ecocardiográficos a serem avaliados, destacam-se: 1) HVE e sua distribuição: medidas das dimensões e da espessura da parede do VE (septal, inferolateral e máxima); 2) a função sistólica do VE pela fração de ejeção (FEVE); 3) hipertrofia e obstrução dinâmica do VD; 4) tamanho e volume do átrio esquerdo (AE) indexado para área da superfície corporal; 5) a função diastólica do VE; 6) a pressão sistólica da artéria pulmonar; 7) a obstrução dinâmica da via de saída do VE em repouso e com manobra de Valsalva: local da obstrução e gradiente; 8. avaliação da valva mitral e do músculo papilar, incluindo a direção, o mecanismo e a gravidade da insuficiência mitral.[6-8]

O padrão e a distribuição da HVE são variáveis (Fig. 27-1), sendo os mais comuns: 1) tipo I: hipertrofia restrita ao septo anterior; 2) tipo II: hipertrofia acometendo o septo anterior e posterior (Fig. 27-1a); 3) tipo III: hipertrofia extensa preservando apenas o segmento basal da parede inferolateral (Fig. 27-1b); 4) tipo IV: hipertrofia apical (Fig. 27-1c).[6,7,9,10]

Há predominância da forma septal assimétrica em cerca de 70% dos casos.[1]

A hipertrofia também pode afetar os músculos papilares e o ventrículo direito (VD). Mais de um terço dos pacientes com MCH tem evidência de hipertrofia do VD definido como espessamento máximo da parede > 8 mm, predominantemente no septo anterior ou posterior. Pode ocorrer obstrução da via de saída do VD em consequência do estreitamento da via de saída resultante de hipertrofia excessiva da parede livre do VD ou do septo interventricular.[4]

A FEVE usualmente é normal ou aumentada na MCH, com volume diastólico e sistólico final do VE reduzidos. A disfunção sistólica, denominada de fase dilatada ou progressiva da MCH ou MCH estágio final, é definida como FEVE < 50% e ocorre em uma minoria dos pacientes (2 a 5%), determinando pior prognóstico. O Doppler tecidual pode ser utilizado para avaliar a presença de disfunção sistólica subclínica do VE.[6] A presença de velocidade sistólica (S') do anel mitral menor que 4 cm/s está associada à maior incidência de insuficiência cardíaca e morte.[4,8]

O ECG na MCH é anormal em 75 a 95% dos casos. As alterações do ECG são inespecíficas e pode-se encontrar QRS com aumento da

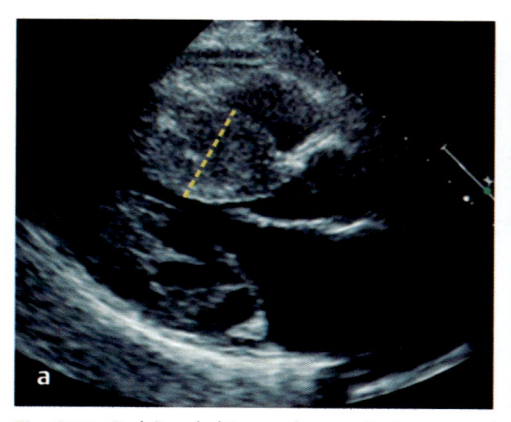

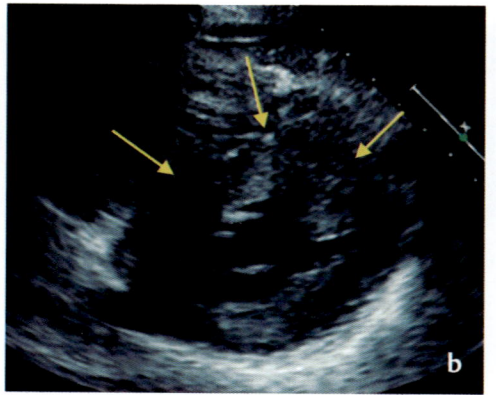

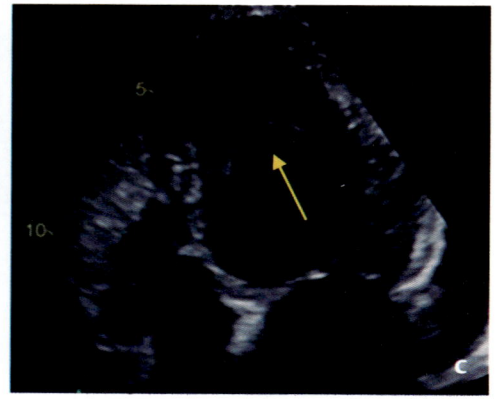

Fig. 27-1. Padrões de hipertrofia ventricular esquerda na MCH na ecocardiografia bidimensional. (**a**) Tipo II: projeção paraesternal longitudinal mostra hipertrofia acometendo o septo anterior e posterior. (**b**) Tipo III: projeção paraesternal transversal mostra hipertrofia extensa preservando a parede inferolateral. (**c**) Tipo IV: projeção apical de 4 câmaras mostra hipertrofia apical.

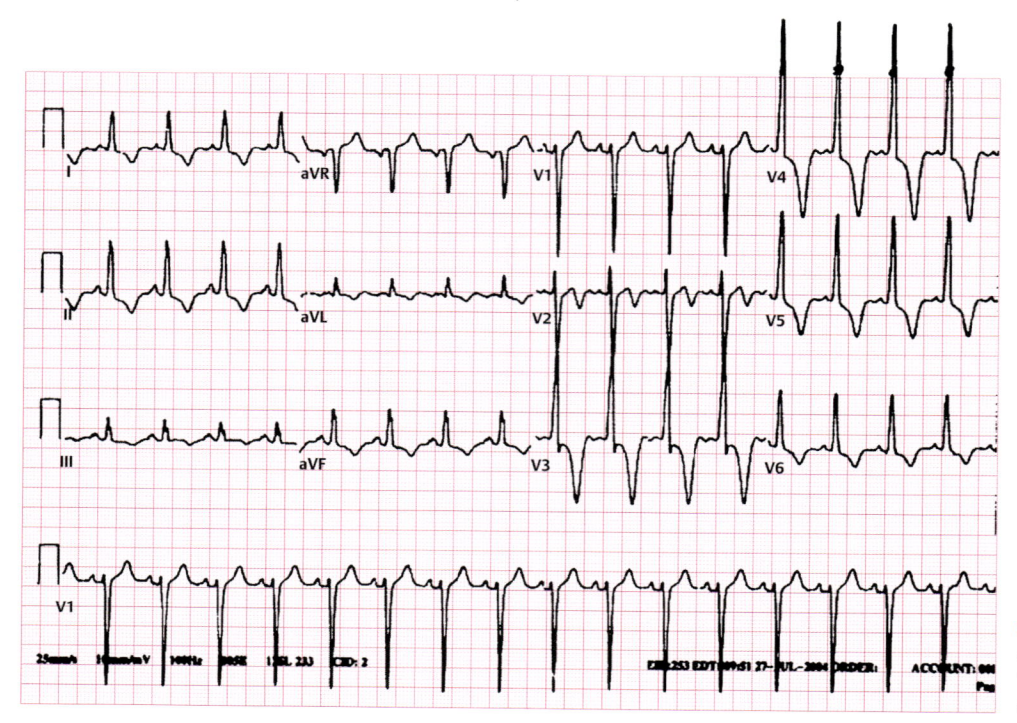

Fig. 27-2. Eletrocardiografia na MCH apical. O ECG evidencia ondas T invertidas e com amplitude > 10 mm nas derivações precordiais V2 a V5 além de critérios para SVE.

voltagem, sinais de sobrecarga ventricular esquerda (SVE), ondas Q patológicas em paredes lateral e inferior, desvio do eixo para esquerda, alterações de repolarização no ST-T e arritmias cardíacas.[1] Na MCH apical, o ECG evidencia ondas T invertidas e com amplitude > 10 mm nas derivações precordiais V2 a V5, além de critérios para SVE (Fig. 27-2).

O diagnóstico diferencial inclui estenose aórtica, hipertensão arterial sistêmica, coração de atleta, distúrbios do metabolismo ou de depósito como amiloidose, doença de Pompe, doença de Fabry, e síndrome multissistêmica, como síndrome de Noonan e miopatias mitocondriais, descritas em capítulos dessa edição.[4]

AVALIAÇÃO DA FUNÇÃO DIASTÓLICA

A disfunção diastólica é comum em pacientes com MCH, no entanto, a determinação das pressões de enchimento é desafiadora pela heterogeneidade do acometimento miocárdico intrínseco, sendo necessário um algoritmo à parte para melhor caracterizar as condições de enchimento ventricular.[11]

Os índices de Doppler da função diastólica como as velocidades do influxo mitral e do fluxo venoso pulmonar se correlacionam discretamente com as medidas invasivas diretas das pressões de enchimento. Entretanto, a velocidade reversa atrial e sua duração registradas das veias pulmonares bem como a relação das velocidades transmitral precoce E com as velocidades anulares do Doppler tecidual e' (relação E/e') se correlacionam de forma moderada com as pressões de enchimento na MCH.[4] É importante ressaltar que, embora os parâmetros individuais do Doppler mostrem valor preditivo mais modesto para elevação da pressão média de AE em pacientes com MCH, a integração de múltiplos parâmetros melhora seu valor preditivo.[11]

O AE é outra variável que deve ser analisada, tanto seu volume como o diâmetro. No entanto, seu aumento é multifatorial, envolvendo disfunção diastólica, insuficiência mitral e possivelmente miopatia atrial. O volume do AE é o índice mais utilizado e quando maior que > 34 mL/m² se correlaciona com pressão aumentada do AE, queda de capacidade funcional, maior incidência de fibrilação atrial e eventos adversos cardiovasculares.[4]

Um algoritmo prático e útil sugerido para avaliação de função diastólica na MCH com base na Diretriz da Sociedade Americana de Ecocardiografia de 2016 está descrito na Figura 27-3. Na presença de insuficiência mitral mais do que moderada, os únicos parâmetros que podem ser usados para determinar o grau de enchimento do VE são a duração AR-A e o pico da velocidade de regurgitação tricúspide maior que 2,8 m/s.[11]

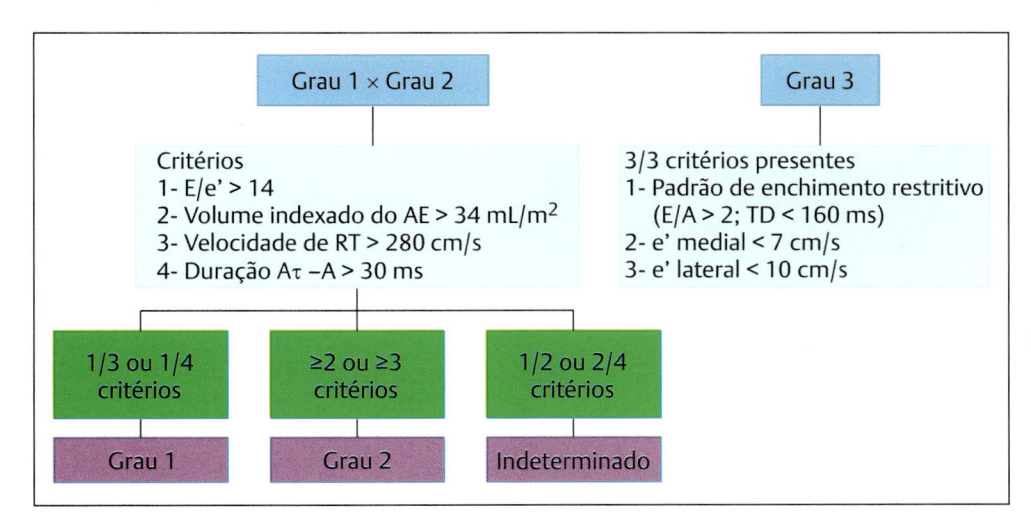

Fig. 27-3. Algoritmo para determinar o grau de disfunção diastólica e as pressões de enchimento na MCH. Esse algoritmo pode ser aplicado independentemente se há ou não obstrução da VSVE. Adaptada de Silbinger. RT: pico da velocidade de regurgitação tricúspide; duração AR – A: duração da onda A reversa pulmonar – A mitral.[11]

MECANISMOS DE OBSTRUÇÃO DINÂMICA E DE LESÕES VALVARES

Obstrução Dinâmica da Via de Saída do Ventrículo Esquerdo (VSVE)

A obstrução dinâmica da VSVE é definida, por convenção, por um pico de gradiente pressórico instantâneo ao Doppler maior ou igual a 30 mmHg, em repouso ou durante a provocação fisiológica, como a manobra de Valsalva, posição ortostática ou exercício físico. Por ser dinâmico, o fenômeno varia com as condições de carga e contratilidade do ventrículo: volume ou pós-carga reduzidos e hipercontratilidade miocárdica aumentam o grau de obstrução subaórtica.[9] Um pico de gradiente maior ou igual a 50 mmHg geralmente é considerado o limite em que a obstrução se torna hemodinamicamente importante. Este conceito vem de estudos que demonstraram impedância progressiva ao fluxo acima desse valor,[12] a partir do qual manifestações associadas à MCH se tornam mais frequentes.[7,9]

A obstrução dinâmica da VSVE causada pelo movimento anterior sistólico (MAS) da valva mitral ocorre em cerca de 70% dos pacientes com o diagnóstico de MCH, metade deles em repouso (Vídeo 27-1).[1,13] Estudos iniciais sugeriam que a obstrução estaria relacionada com o efeito Venturi. Acreditava-se que, em uma via de saída estreitada pela hipertrofia septal, a aceleração do fluxo de sangue e a resultante queda pressórica poderiam levantar e deslocar a valva mitral anteriormente em direção ao septo. No entanto, foi demonstrado que o início do MAS precede a aceleração do fluxo sanguíneo na VSVE. Além disso, a velocidade média na via de saída no início do MAS é de aproximadamente 90 cm/s, insuficiente para criar deslocamento valvar.[14,15] Neste sentido, o efeito Venturi, por si só, não seria a única causa responsável pelo MAS e a pela obstrução da VSVE.[16]

Atualmente, considera-se que o MAS e a obstrução da VSVE sejam causados também pelo "arrasto" da cúspide valvar mitral. O abaulamento e o efeito de massa produzidos pela hipertrofia septal deslocam posteriormente a trajetória do fluxo ejetado pelo ventrículo esquerdo, alinhando o ângulo da direção do fluxo às margens livres das cúspides da valva mitral, que é, então, "varrida" ou "arrastada" anteriormente em direção ao septo interventricular, provocando a obstrução (Fig. 27-4).[16]

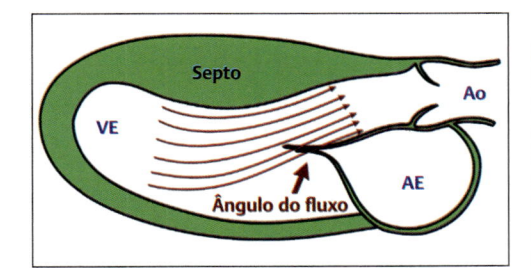

Fig. 27-4. Representação do desvio da trajetória do fluxo causado por hipertrofia septal e a direção do ângulo do fluxo em relação às bordas da valva mitral (setas).

Alterações morfológicas do aparelho valvar mitral podem contribuir para o MAS e obstrução da VSVE, eventualmente observadas mesmo na ausência de hipertrofia septal.[16]

Músculos papilares (MPs) hipertrofiados, presentes em mais da metade dos casos de MCH, frequentemente apresentam deslocamento anterior e fusão anormal às paredes do VE, promovendo também o deslocamento de todo o plano do aparelho valvar, de tal forma que a valva mitral, posicionada no caminho do fluxo da ejeção ventricular, pode ser "varrida" em direção ao septo, obstruindo a VSVE (Fig. 27-5). Os MPs hipertrofiados eventualmente apresentam deslocamento medial, reduzindo a distância entre ambos, causando frouxidão das cordoalhas relacionadas com a região central do folheto anterior e permitindo sua movimentação em direção ao septo (Fig. 27-6).[16]

A presença de um ou dois MPs acessórios (supranumerários) é um achado relativamente comum em pacientes com MCH, encontrado em quase metade dos casos.[17] MPs acessórios ou anormalmente posicionados na região apical podem promover o MAS e obstrução da VSVE.[16]

Embora detectado com alguma limitação pelo ECO, vale ressaltar que MPs hipermóveis, duplamente bifurcados e feixes musculares acessórios apicobasais também podem contribuir para a obstrução dinâmica à ejeção ventricular esquerda.[18-21]

Além das alterações dos MPs, cerca de um terço dos pacientes com MCH apresenta aumento do comprimento das cúspides da valva mitral ("valva mitral em gorro de dormir" – Fig. 27-7), que se projetam diretamente no caminho do fluxo ejetivo, colaborando para o fenômeno obstrutivo.[16,22,23] Embora seja causa incomum do contato mitral-septal, o alongamento isolado das cúspides posterior pode causar MAS e grave obstrução à ejeção ventricular esquerda (Vídeo 27-2).[24]

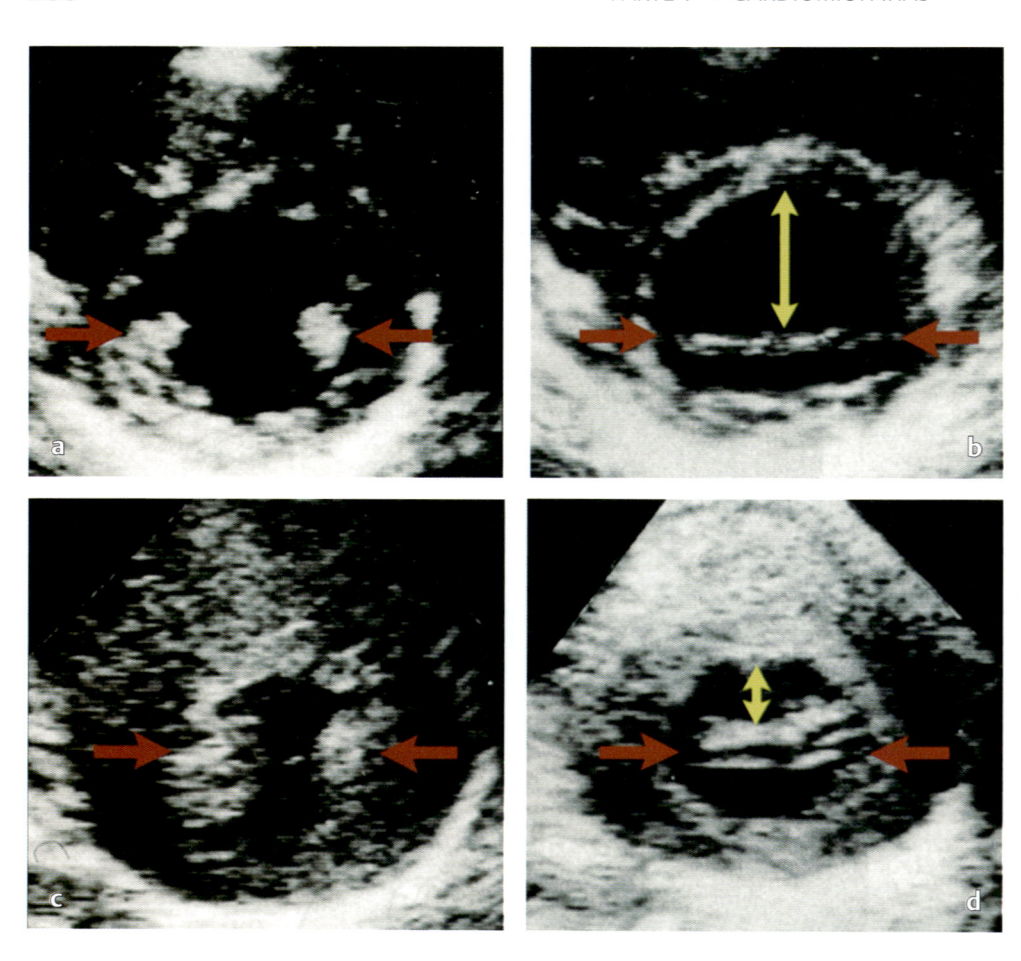

Fig. 27-5. Projeção paraesternal em eixo curto de um coração normal (**a**, **b**); mesma projeção num paciente com cardiomiopatia hipertrófica (MCH; **c**, **d**). (**a**) Localização normal dos músculos papilares (MPs; setas vermelhas). (**b**) Extremidade dos folhetos da valva mitral e a larga distância ao septo interventricular (seta amarela). (**c**) MPs na MCH, onde se observa deslocamento anterior e fusão anormal às paredes do VE (setas vermelhas), promovendo também o deslocamento de todo o plano do aparelho valvar (**d**), reduzindo a distância dos folhetos ao septo (seta amarela) e os posicionando no caminho do fluxo na via de saída do ventrículo esquerdo.

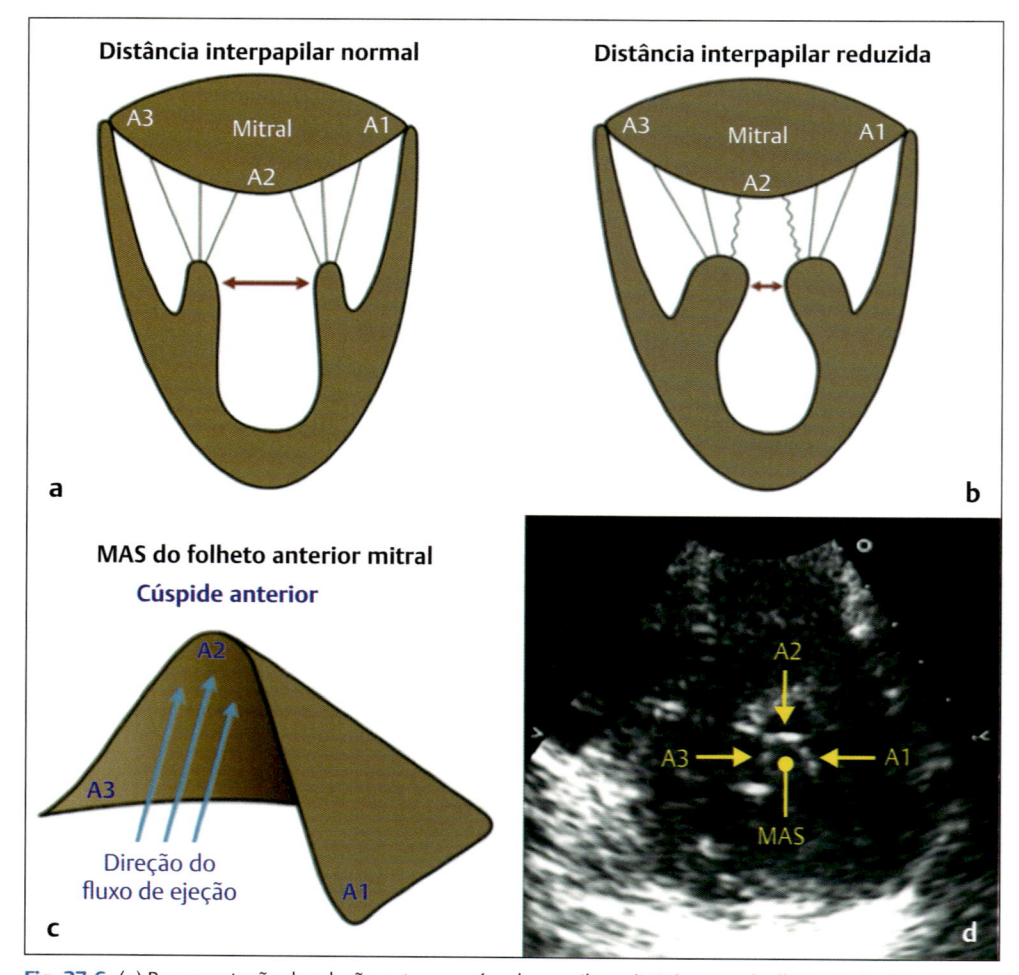

Fig. 27-6. (**a**) Representação da relação entre os músculos papilares (MPs), as cordoalhas e a cúspide anterior da valva mitral no coração normal. (**b**) MPs hipertrofiados com deslocamento medial e a redução da distância entre ambos (seta vermelha), causando frouxidão das cordoalhas relacionadas com a região central da cúspide anterior (A2), o que permite sua movimentação em direção ao septo (**c**, **d**).

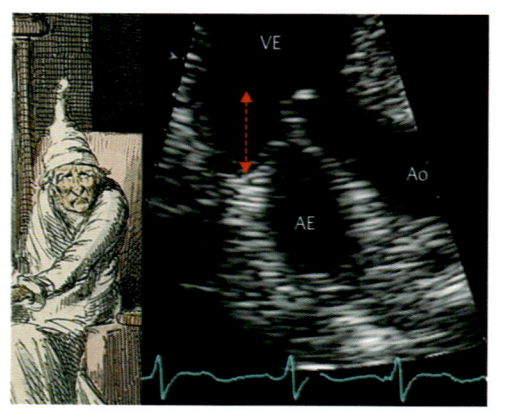

Fig. 27-7. *Nightcap mitral valve*, "valva mitral em gorro de dormir". Projeção apical longitudinal demonstrando valva mitral com cúspides alongados (seta vermelha).

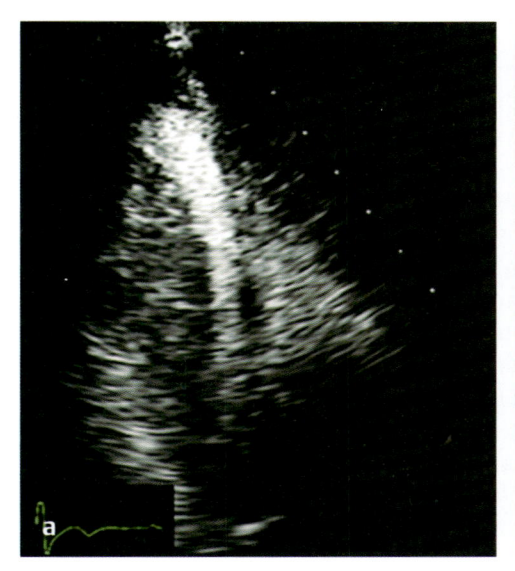

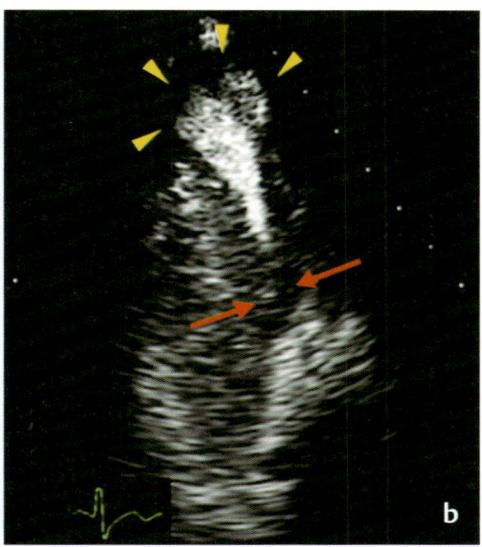

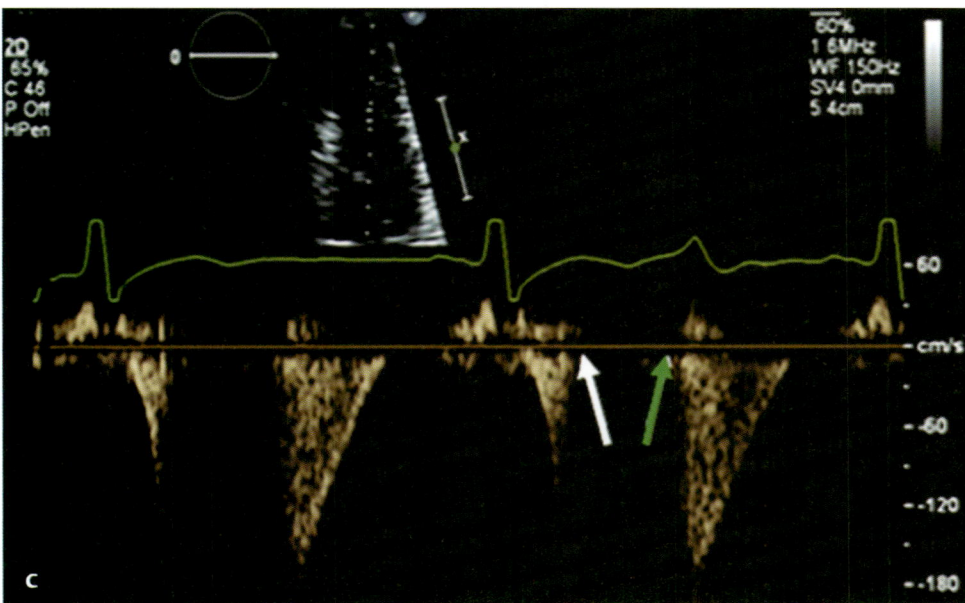

Fig. 27-8. Ecocardiografia com contraste endocavitário de paciente com cardiomiopatia hipertrófica, obliteração da cavidade em região medioventricular e aneurisma apical. (**a**) Projeção apical de 4 câmaras na diástole. (**b**) Projeção apical de 4 câmaras na sístole, demonstrando obliteração da cavidade em região medioventricular (setas vermelhas) e aneurisma apical (pontas de setas amarelas). (**c**) Representação espectral da amostra de Doppler pulsado posicionado em região medioventricular, demonstrando ausência de fluxo na mesossístole (seta branca) causado pela obliteração da cavidade. O fluxo paradoxal no início da diástole (seta verde) corresponde ao esvaziamento do aneurisma durante o relaxamento ventricular.

Obstrução Medioventricular Esquerda

A obstrução medioventricular esquerda (OMV) ocorre em aproximadamente 10% dos pacientes com MCH, que, com frequência, apresentam sintomas próprios de insuficiência cardíaca e risco aumentado de MSC.[25-27] Os efeitos dinâmicos resultantes do impacto do septo hipertrofiado à parede livre do VE ou da interposição de MPs hipertrofiados, podem, também, ser provocados pela inserção direta do papilar anterolateral no folheto anterior da mitral, formando uma estrutura plana e rígida contígua que, se aposta ao septo, pode causar obstrução.[16]

Aneurismas apicais ocorrem em cerca de 25% dos pacientes com OMV,[25,26] nem sempre diagnosticados pelo ECO, que falha ao gerar imagens encurtadas da cavidade.[5] Clinicamente, há evidências de que podem estar associados à gênese de arritmias ventriculares, à formação de trombos e à maior mortalidade cardiovascular (Fig. 27-8).[7]

Lesões Valvares Associadas

No contexto usual da MCH, o MAS da cúspide anterior da valva mitral em direção à VSVE é maior que o da cúspide posterior, o que frequentemente resulta em distorção da coaptação e regurgitação dinâmica, mesotelessistólica, na maioria dos casos com direção inferolateral (Fig. 27-9).[16]

Em princípio, a gravidade da insuficiência mitral varia de acordo com o grau de obstrução dinâmica da VSVE e com o tamanho e mobilidade da cúspide posterior,[28] que determinam sua capacidade de acompanhar o movimento da cúspide anterior. Ou seja, se o folheto posterior for suficientemente longo e móvel, maior será sua participação no MAS, aumentando o comprimento da zona de coaptação e reduzindo o grau do refluxo.[16]

A presença de um jato de regurgitação mitral (RM) com direção central ou anterior deve levantar a suspeita de anomalia intrínseca da valva, exigindo avaliação minuciosa do mecanismo e, eventualmente, complementação ecocardiográfica transesofágica.

Anormalidades do aparelho mitral são ocasionalmente encontradas em pacientes com MAS da valva, o que pode alterar a direção e o volume do jato regurgitante. Entre elas, destacam-se: fibrose e restrição do folheto, resultantes do contato repetitivo com o septo interventricular (lesão por percussão); doença mixomatosa concomitante, que por vezes causa RM grave pelo prolapso valvar; calcificação do anel mitral, uma complicação presente na maioria dos pacientes com MCH, que pode acentuar a RM pelo movimento

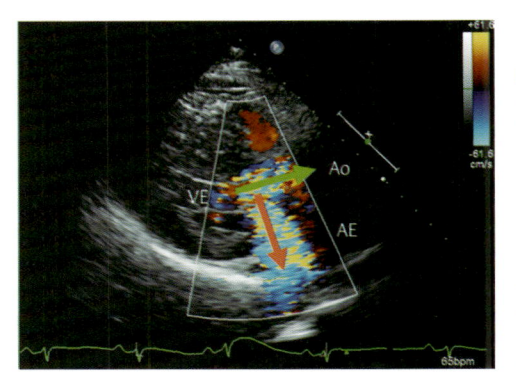

Fig. 27-9. Projeção paraesternal longitudinal e mapeamento de fluxo a cores em paciente com MCH, obstrução dinâmica da via de saída do ventrículo esquerdo (seta verde) e refluxo mitral com direção inferolateral (seta vermelha).

restrito da cúspide posterior comprometido; ruptura espontânea de cordas tendíneas, resultando em RM acentuada.[10,16]

Aproximadamente um terço dos pacientes com MCH possui regurgitação valvar aórtica causada por lesão direta pelo fluxo de alta velocidade gerado na VSVE obstruída.[7]

AVALIAÇÃO ECOCARDIOGRÁFICA DA OBSTRUÇÃO DINÂMICA

Com elevada capacidade de resolução temporal, o modo M em projeção paraesternal pode demonstrar MAS da valva mitral em direção ao septo interventricular e entalhe mesossistólico da valva aórtica causado pela obstrução dinâmica ao fluxo (Fig. 27-10).

O estudo anatômico e a identificação do mecanismo são realizados por meio da imagem bidimensional que, aliada ao registro do fenômeno de *aliasing* e fluxo turbulento ao Doppler pulsátil e colorido, também é capaz de identificar o local da obstrução (Fig. 27-9). Outro padrão observado na MCH obstrutiva grave é o de "garra de lagosta", fluxo caracterizado por desaceleração mesossistólica abrupta, obtido com o volume da amostra de Doppler pulsátil posicionado no corpo do VE, a montante do nível da obstrução (Fig. 27-11).[29] Em casos de OMV extrema com aneurisma apical, o traçado pode evidenciar ausência de fluxo no colo do aneurisma por obliteração total da cavidade (Fig. 27-8).[30]

A velocidade de fluxo detectada pelo Doppler contínuo é utilizada para estimativa do pico de gradiente pressórico e, na MCH, comumente possui padrão característico de obstrução dinâmica, com incremento mais abrupto da velocidade, concavidade à esquerda e valor máximo registrado na telessístole, o que difere do observado em obstruções fixas como estenose aórtica ou membrana subvalvar. À análise espectral, o traçado produzido pela OMV tende a apresentar aceleração e pico mais tardios quando comparados à obstrução da VSVE pelo MAS mitral. É importante evitar confusão com o registro de eventual RM, que apresenta início e pico mais precoces, velocidades maiores, incremento menos agudo e término mais tardio (Fig. 27-12).[16]

Ecocardiograma sob Estresse

ECO sob estresse físico é o método de escolha para a detecção de obstrução latente em pacientes sintomáticos sem gradientes significativos em repouso, inferiores a 50 mmHg.[1,13,31]

O estresse em esteira é o mais fisiológico e fornece dados sobre obstrução dinâmica, tolerância ao exercício e comportamento da pressão arterial.[31] Protocolos que utilizam bicicleta supina são úteis para o paciente incapaz de realizar exercício em posição ereta, e podem facilitar a avaliação de pressões de enchimento do VE e dos gradientes no pico do esforço. Entretanto, com o aumento do retorno venoso em posição supina, os gradientes gerados na VSVE podem ser mais baixos durante estes protocolos. De todo modo, há evidências de que obstruções induzidas pelo exercício são indicadores de pior prognóstico.[9,31,32]

ECO sob estresse farmacológico com dobutamina usualmente não é recomendado como estratégia para induzir gradientes na via de saída, pois não é fisiológico, pode ser mal tolerado e eventualmente causa obstrução mesmo em indivíduos normais.[7,9,31] Eventualmente, o uso da dobutamina no intraoperatório é descrito e será discutido na parte 7.[23]

Na MCH, o papel do ECO sob estresse é limitado na avaliação de isquemia miocárdica, e sua utilização para detecção de doença arterial coronariana não é recomendada.[6,31]

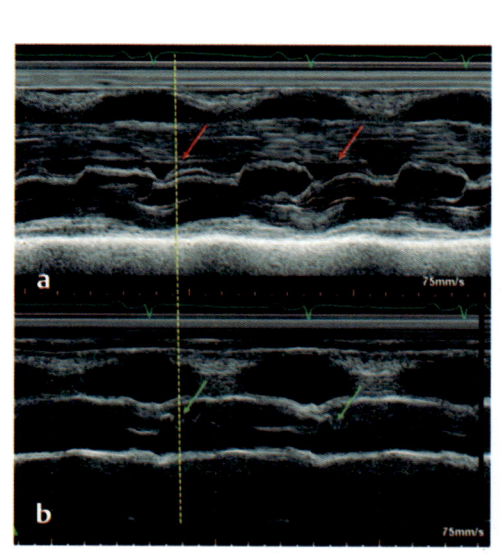

Fig. 27-10. (a) Modo M da valva mitral demonstrando movimento anterior sistólico em direção ao septo interventricular (seta vermelha). (b) Modo M da valva aórtica demonstrando entalhe mesossitólico (seta verde) em decorrência da obstrução dinâmica da via de saída do ventrículo esquerdo. A linha amarela pontilhada demonstra que o entalhe da valva aórtica ocorre simultaneamente ao MAS mitral.

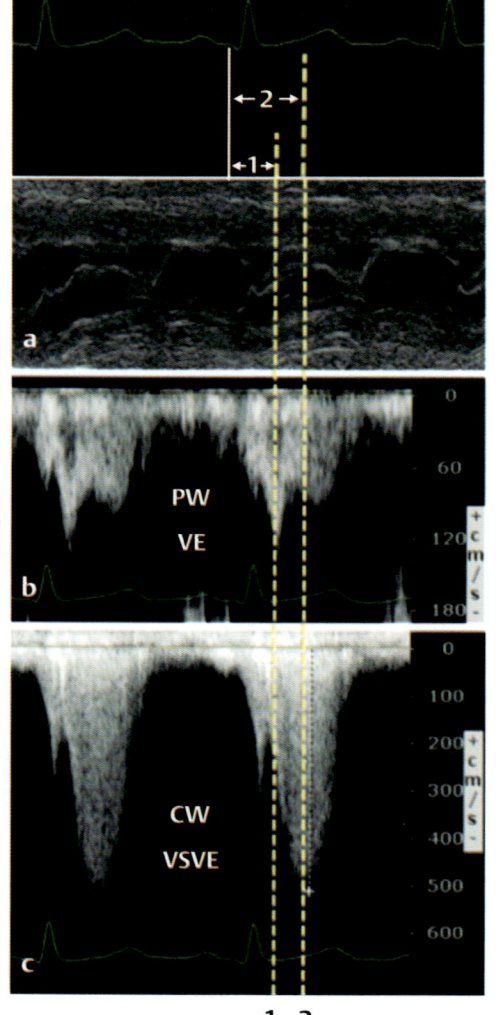

Fig. 27-11. Obstrução dinâmica da via de saída do ventrículo esquerdo (VSVE). Representação esquemática da relação temporal entre: (a) o modo M demonstrando contato mitral-septal; (b) o traçado de Doppler pulsátil (PW) posicionado a montante da obstrução da VSVE ("garra de lagosta"); (c) o traçado de Doppler contínuo (CW) alinhado ao fluxo da VSVE. A **linha 1** indica a relação entre o início do contato mitral-septal (a), o início da queda da velocidade de fluxo intraventricular na mesossístole (b) e o início do incremento abrupto da velocidade de fluxo na VSVE, com concavidade à esquerda (c). A **linha 2** mostra a relação entre o contato mitral-septal (a), o nadir da queda da velocidade de fluxo intraventricular na mesossístole (b) e o pico da velocidade de fluxo na VSVE (c).

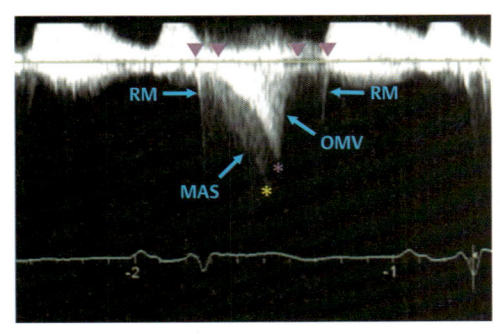

Fig. 27-12. Sobreposição do registro espectral do fluxo ao Doppler contínuo. O sinal da regurgitação mitral tem início mais precoce e término mais tardio em relação ao movimento anterior sistólico (MAS) e à obliteração da cavidade em região medioventricular (OMV, pontas de setas roxas) demarcando o tempo de contração isovolumétrica e o tempo de relaxamento isovolumétrico. O pico da velocidade de fluxo relacionado com o MAS precede o relacionado com a OMV.

TÉCNICAS AVANÇADAS: *STRAIN*, ECOCARDIOGRAFIA TRIDIMENSIONAL E CONTRASTE

O estudo da deformação miocárdica (*strain*) global longitudinal (GLS) derivada do *speckle tracking* tem se mostrado um método sensível para detecção precoce de disfunção ventricular, especialmente quando a fração de ejeção é normal. Na MCH, a redução do GLS tem correlação linear com a extensão da fibrose tecidual e,[33] embora não haja, até o momento, um valor numérico específico que, por si só, possa indicar decisão clínica em favor de intervenção terapêutica, o GLS anormal é indicador de mau prognóstico.[34]

O padrão do GLS pode auxiliar a diferenciar doenças que se manifestam por hipertrofia ventricular. Na amiloidose cardíaca, os segmentos apicais frequentemente são poupados do acometimento, enquanto que na MCH a alteração tende a ser difusa, mais acentuada nos segmentos hipertróficos (Fig. 27-13).[35]

Analisando, pelo *strain* bidimensional, alterações nas funções de contração, reservatório e conduto do átrio esquerdo, estudos pilotos sugerem correlação com risco aumentado de fibrilação atrial e eventos cardiovasculares adversos.[36]

A avaliação da MCH pelo ECO tridimensional fornece dados adicionais e precisos especialmente sobre a geometria da VSVE, anatomia e função de todo o aparelho valvar mitral, incluindo os mecanismos de MAS, OMV e RM (Fig. 27-14). Possui excelente correlação com RMC nas medidas de volume, massa e fração de ejeção do VE.[35]

O uso de contraste ecocardiográfico é bastante útil nos casos de MCH, auxiliando no diagnóstico de hipertrofias, aneurismas e trombos apicais, na identificação de feixes musculares apicobasais, MPs acessórios ou anormalmente posicionados e na terapia de alcoolização septal guiada pelo ECO (Fig. 27-8).[6,16]

ACOMPANHAMENTO DE PROCEDIMENTOS TERAPÊUTICOS NA CARDIOMIOPATIA HIPERTRÓFICA

Miectomia Cirúrgica

O procedimento de miectomia septal (procedimento de Morrow) é o mais comum no tratamento da MCH associada a gradiente na VSVE.[37] Na presença de gradiente intraventricular a porção muscular retirada pode-se estender até a região próxima dos músculos papilares.[7]

A avaliação por meio do ECO transesofágico intraoperatório é imprescindível para o sucesso do procedimento e diminui o risco complicações como bloqueio átrio ventricular (BAV), regurgitação aórtica e comunicação interventricular (CIV) significativa.[7]

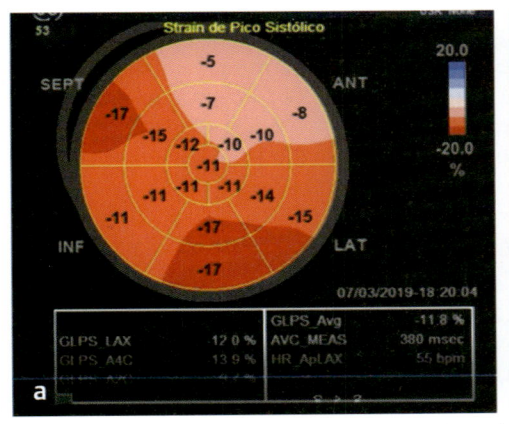

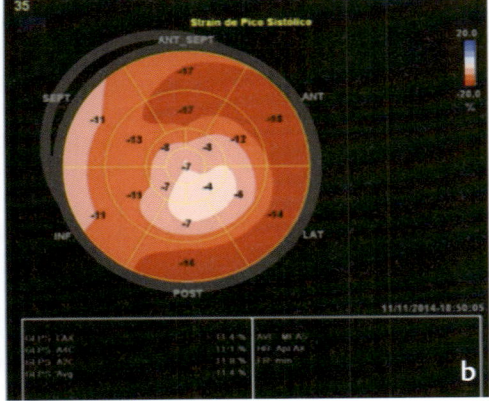

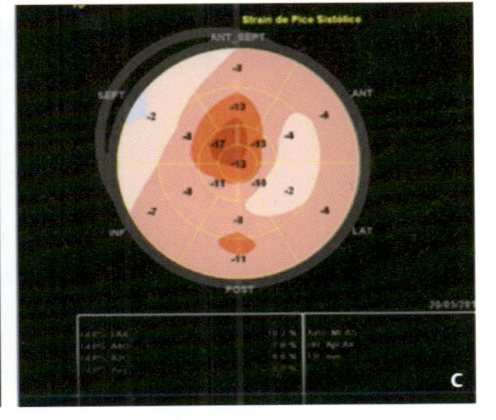

Fig. 27-13. Comparação entre os diferentes padrões de *strain* longitudinal global representados em *bull's eye*. (a) Alteração predominante em segmentos septais em paciente com MCH com predomínio anterior e septal. (b) Alteração predominante em segmentos apicais em paciente com MCH apical. (c) Alteração predominante em segmentos basais e médios, "poupando" os segmentos apicais, em paciente com amiloidose cardíaca.

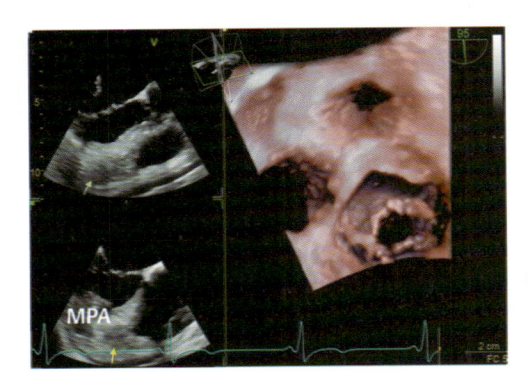

Fig. 27-14. Visão da valva mitral pelo ventrículo esquerdo com repuxamento do folheto em virtude de músculo papilar anterolateral anômalo (MPA) em paciente com MCH apical.

Avaliação na Pré-Circulação Extracorpórea (CEC) – Planejamento Cirúrgico

- Determinar a associação de anomalias da valva mitral e MPs na causa da obstrução da VSVE.
- Alterações no subvalvar e valva mitral são um fenômeno frequente e estão detalhadas na parte 4 desse capítulo, se associam a gradiente intraventricular, sendo alvo de intervenção na abordagem da MCH. O ecocardiograma tridimensional tem sua utilidade, no entanto visualizando a mitral pela face ventricular e identificando conexões anormais que repuxam a valva e as relações com os MPs (Fig. 27-14, Vídeo 27-3).[23]
- Medidas obrigatórias realizadas na avaliação do septo e folhetos da valva mitral: 1. maior diâmetro diastólico transverso da espessura do septo na incidência esôfago médio 120-135°, transgástrico ao nível dos músculos papilares no eixo curto e esofágico de 4 câmaras a 0° determina a profundidade da ressecção septal (Fig. 27-15-A);[3,38] 2. A distância do maior diâmetro transverso do septo ao anel aórtico (Fig. 27-15-A);[38] 3. Identificar o ponto de contato entre a valva mitral e o septo (Fig. 27-15-B). A miectomia deve ser realizada até 1 cm abaixo do contato entre a valva mitral e o septo no MAS;[38] 4. Medidas do comprimento da cúspide da valva mitral (anterolateral – AL e posteromedial – PM). Essas medidas podem ser realizadas na incidência esôfago médio 120-135°. Cúspide mitral AL alongado, também denominado em "gorro de dormir" (Fig. 27-7), acima de 40 mm requer em geral plastia ou plicatura e deve-se excluir calcificação que impossibilita este procedimento.[3]
- Observação do jato de RM: se posterolateral, em geral ocasionado pela obstrução da VSVE; qualquer outro tipo de direção do jato buscar a associação com prolapso.[3]
- Utilização de drogas vasoativas para provocar gradientes ausentes no pré CEC. Ocasionalmente a obstrução da VSVE pode estar ausente no ECO intraoperatório e para observar gradiente e realizar as medidas associadas ao MAS é necessário a utilização de dobutamina, bem como no pós operatório doses baixas de dobutamina a 10 mcg/kg/min para avaliar gradientes residuais em até 2% dos pacientes.[23] Está demonstrada a utilização de isoproterenol nos casos onde a dobutamina não demostrou aumento de gradiente em pacientes sintomáticos e após cirurgia,[39] os pacientes que aumentaram gradiente com isoproterenol reduziram significativamente os sintomas após a ressecção muscular.[40]

Avaliação na Pós-Circulação Extracorpórea – Pontos-Chave de Avaliação do Resultado Cirúrgico[3]

- Verificar o fluxo na VSVE e buscar algum gradiente residual.
- Avaliar RM após reposição da CEC (qualitativa e quantitativa), descrevendo o mecanismo associado.
- Avaliar gradientes no meio do ventrículo esquerdo que podem ocorrer por mudança de geometria ventricular e/ou aparato valvar mitral.
- Avaliar coaptação mitral – o ideal é de 5 mm entre os folhetos nos bordos.
- Descartar a presença de CIV na incidência esofágica média. Deve-se diferenciar a CIV de artérias septais perfurantes que podem ser transfixadas no procedimento. A CIV tardia pode ocorrer após o terceiro pós-operatório e está associada à ressecção de grande quantidade de artérias septais e lesão isquêmica do septo.
- Avaliar a integridade da valva aórtica após o procedimento. O acesso cirúrgico para miectomia é realizado pela valva aórtica.

Alcoolização Septal

O procedimento de alcoolização septal tem como objetivo a redução da massa septal com resolução do gradiente da VSVE por meio da injeção de álcool em uma artéria perfurante septal. Esse procedimento deve ser guiado pela injeção de contraste ecocardiográfico intracoronário com o objetivo de determinar de maneira exata a região que a artéria determina a perfusão septal para evitar complicações como CIV ou resolução inapropriada do gradiente. Em paralelo, diminui a quantidade de etanol utilizado, o tempo de fluoroscopia e o tamanho do infarto.[8,41]

Os pacientes submetidos à alcoolização septal são mais idosos e com maior risco cirúrgico comparados aqueles com indicação de miectomia,[42] entretanto, não há estudos randomizados para avaliar a melhor eficácia de cada tratamento, mas ambos resultam em melhora dos sintomas e queda da mortalidade.[43] A incidência de BAV é maior com alcoolização septal chegando a 10% em algumas séries.[41,43]

A monitorização da alcoolização septal pode ser realizada pelo ECO transtorácico ou transesofágico, sendo que o transtorácico pode ser limitado em decorrência de decúbito dorsal, e para maior resolução, o transesofágico pode ser necessário, com a desvantagem de manter o paciente sob anestesia.[8]

O resultado da alcoolização septal em geral não é imediato, pode ser trifásico com melhora do gradiente em virtude de miocárdio inicialmente atordoado, o aumento do gradiente em até 50% do gradiente inicial e ao longo de seis meses a diminuição do gradiente.[8]

ÍNDICES DE PROGNÓSTICO

São índices clínicos e de ECO que somados por meio de um escore tem como objetivo estimar o risco de MSC e guiar a terapia com cardioversor-desfibrilador implantável (CDI). No entanto, são capazes de determinar somente o risco relativo e não absoluto, limitando o algoritmo a discriminar de maneira modesta pacientes com alto risco de MSC.[7,41]

Marcadores Convencionais – Escore da Sociedade Europeia[7,41]

O escore pode ser calculado facilmente acessando o *link* https://qxmd.com/calculate/calculator_303/hcm-risk-scd sendo composto por: 1) idade: risco de MSC em pacientes mais jovens; 2) maior espessura do septo interventricular ao ETT (acima de 30 mm); 3) diâmetro do átrio esquerdo pelo modo-M ou bidimensional; 4) gradiente máximo da VSVE em repouso ou com provocação com Doppler pulsado ou contínuo (> 50 mmHg); 5) história familiar de MSC em parentes de primeiro grau abaixo de 40 anos ou MSC em parentes de primeiro grau com MCH em qualquer idade; 6) taquicardia ventricular não sustentada (três batimentos consecutivos com

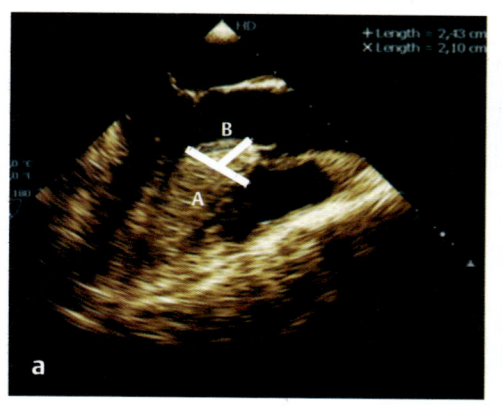

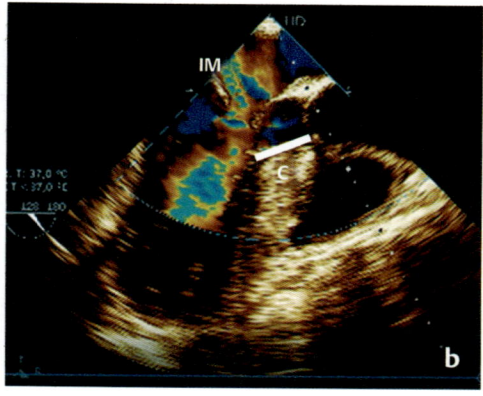

Fig. 27-15. Medidas de pré-CEC para avaliação do septo e movimento anterior sistólico (MAS). *A.* Maior diâmetro do SIV. *B.* Distância do anel aórtico até o maior diâmetro do septo interventricular. *C.* Medida do anel valvar aórtico ao MAS (onde o folheto toca o septo). Regurgitação mitral (IM) posterolateral com o MAS.

FC > 120 bpm em < 30 s na monitorização com Holter); 7) história de síncope inexplicada.

Na estratificação de risco, o paciente pode ser classificado:

- *Baixo risco:* MSC 5 anos < 4% – desfibrilador não indicado.
- *Risco intermediário:* MSC 5 anos 4-6% – desfibrilador pode ser considerado.
- *Alto risco:* MSC em 5 anos risco > 6% – desfibrilador deve ser considerado.

Marcadores Não Convencionais de Risco para MSC

1. Presença de aneurisma apical.[5,7]
2. Extensão das áreas com aumento de realce tardio do gadolínio (indicando fibrose) na RMC, está associado à maior frequência de taquicardica ventricular não sustentada, insuficiência cardíaca e MSC. Acima de 15% da massa ventricular esquerda com fibrose pelo gadolínio pode reclassificar o paciente de baixo risco ou moderado e indicar CDI.[41]
3. *Strain* longitudinal global (SLG) reduzido, indicando fibrose. Se SLG > -16% o número de eventos cardiovasculares é maior e se acentua no SLG > -10%.[44]

AVALIAÇÃO DA MULTIMODALIDADE

1. *RMC:* apresenta vantagens pela capacidade de um excelente contraste entre o fluxo de sangue e o miocárdio, não apresenta limitação de janela acústica e promove boa resolução espacial e temporal, é considerada o padrão ouro para diagnóstico de MCH.[38] O ECO pode subestimar a espessura da parede acometida em até 12% dos pacientes na região anterior e lateral, bem como pode ter dificuldade em identificar os aneurismas apicais.[38] A RMC tem maior capacidade de identificar hipertrofias associadas ao ventrículo direito. Outra aplicação essencial da RMC é o realce tardio com gadolínio que pela técnica de realce tardio permite identificar e quantificar a fibrose, que está associada a prognóstico.[45]
2. *Tomografia de coronária:* pode ser indicada para avaliação de ateromatose em pacientes com MCH ou ponte miocárdica, presente em até 40% dos pacientes, mas normalmente assintomática. Em geral a frequência de doença coronária é baixa em pacientes com MCH, apesar de alterações de perfusão em estudos de cintilografia (por anormalidades microvasculares ou redução de reserva de fluxo pela hipertrofia).[38] Outra aplicação da tomografia seria a detecção de fibrose, substituindo a RMC em pacientes com contraindicação para sua realização. Nesse caso, é utilizado o contraste tardio com iodo, que tem excelente correlação com fibrose.[46] Tomografia com emissão de pósitrons pode ser realizada para avaliação de isquemia (em geral associada à doença de microcirculação) e está associada a prognóstico pior quando positiva.[38] A principal aplicação da tomografia por emissão de pósitrons é no diagnósticos diferencial de amiloidose.[7]

REFERÊNCIAS BIBLIOGRÁFICAS

1. Maron MS, Olivotto I, Zenovich AG, Link MS, Pandian NG, Kuvin JT et al. Hypertrophic cardiomyopathy is predominantly a disease of left ventricular outflow tract obstruction. Circulation. 2006;114(21):2232-9.
2. Rakowski H, Hoss S, Williams LK. Echocardiography in the Diagnosis and Management of Hypertrophic Cardiomyopathy. Cardiol Clin. 2019;37(1):11-26.
3. Varma PK, Raman SP, Neema PK. Hypertrophic cardiomyopathy part II--anesthetic and surgical considerations. Ann Card Anaesth. 2014;17(3):211-21.
4. Varma PK, Neema PK. Hypertrophic cardiomyopathy: part 1 - introduction, pathology and pathophysiology. Ann Card Anaesth. 2014;17(2):118-24.
5. Maron MS, Finley JJ, Bos JM, Hauser TH, Manning WJ, Haas TS et al. Prevalence, clinical significance, and natural history of left ventricular apical aneurysms in hypertrophic cardiomyopathy. Circulation. 2008;118(15):1541-9.
6. Nagueh SF, Bierig SM, Budoff MJ, Desai M, Dilsizian V, Eidem B et al. American Society of Echocardiography clinical recommendations for multimodality cardiovascular imaging of patients with hypertrophic cardiomyopathy: Endorsed by the American Society of Nuclear Cardiology, Society for Cardiovascular Magnetic Resonance, and Society of Cardiovascular Computed Tomography. J Am Soc Echocardiogr. 2011;24(5):473-98.
7. Task Force m, Elliott PM, Anastasakis A, Borger MA, Borggrefe M, Cecchi F et al. 2014 ESC Guidelines on diagnosis and management of hypertrophic cardiomyopathy: the Task Force for the Diagnosis and Management of Hypertrophic Cardiomyopathy of the European Society of Cardiology (ESC). Eur Heart J. 2014;35(39):2733-79.
8. Dominguez F, Gonzalez-Lopez E, Padron-Barthe L, Cavero MA, Garcia-Pavia P. Role of echocardiography in the diagnosis and management of hypertrophic cardiomyopathy. Heart. 2018;104(3):261-73.
9. Gersh BJ, Maron BJ, Bonow RO, Dearani JA, Fifer MA, Link MS et al. 2011 ACCF/AHA guideline for the diagnosis and treatment of hypertrophic cardiomyopathy: executive summary: a report of the American College of Cardiology Foundation/American Heart Association Task Force on Practice Guidelines. Circulation. 2011;124(24):2761-96.
10. Kaple RK, Murphy RT, DiPaola LM, Houghtaling PL, Lever HM, Lytle BW et al. Mitral valve abnormalities in hypertrophic cardiomyopathy: echocardiographic features and surgical outcomes. Ann Thorac Surg. 2008;85(5):1527-35, 35 e1-2.
11. Silbiger JJ. Pathophysiology and Echocardiographic Diagnosis of Left Ventricular Diastolic Dysfunction. J Am Soc Echocardiogr. 2019;32(2):216-32 e2.
12. Wigle ED, Sasson Z, Henderson MA, Ruddy TD, Fulop J, Rakowski H et al. Hypertrophic cardiomyopathy. The importance of the site and the extent of hypertrophy. A review. Prog Cardiovasc Dis. 1985;28(1):1-83.
13. Shah JS, Esteban MT, Thaman R, Sharma R, Mist B, Pantazis A et al. Prevalence of exercise-induced left ventricular outflow tract obstruction in symptomatic patients with non-obstructive hypertrophic cardiomyopathy. Heart. 2008;94(10):1288-94.
14. Sherrid MV, Chu CK, Delia E, Mogtader A, Dwyer EM Jr. An echocardiographic study of the fluid mechanics of obstruction in hypertrophic cardiomyopathy. J Am Coll Cardiol. 1993;22(3):816-25.
15. Sherrid MV, Gunsburg DZ, Moldenhauer S, Pearle G. Systolic anterior motion begins at low left ventricular outflow tract velocity in obstructive hypertrophic cardiomyopathy. J Am Coll Cardiol. 2000;36(4):1344-54.
16. Silbiger JJ. Abnormalities of the Mitral Apparatus in Hypertrophic Cardiomyopathy: Echocardiographic, Pathophysiologic, and Surgical Insights. J Am Soc Echocardiogr. 2016;29(7):622-39.
17. Harrigan CJ, Appelbaum E, Maron BJ, Buros JL, Gibson CM, Lesser JR et al. Significance of papillary muscle abnormalities identified by cardiovascular magnetic resonance in hypertrophic cardiomyopathy. Am J Cardiol. 2008;101(5):668-73.
18. Gruner C, Chan RH, Crean A, Rakowski H, Rowin EJ, Care M et al. Significance of left ventricular apical-basal muscle bundle identified by cardiovascular magnetic resonance imaging in patients with hypertrophic cardiomyopathy. Eur Heart J. 2014;35(39):2706-13.
19. Kwon DH, Setser RM, Thamilarasan M, Popovic ZV, Smedira NG, Schoenhagen P et al. Abnormal papillary muscle morphology is independently associated with increased left ventricular outflow tract obstruction in hypertrophic cardiomyopathy. Heart. 2008;94(10):1295-301.
20. Patel P, Dhillon A, Popovic ZB, Smedira NG, Rizzo J, Thamilarasan M et al. Left Ventricular Outflow Tract Obstruction in Hypertrophic Cardiomyopathy Patients without Severe Septal Hypertrophy: Implications of Mitral Valve and Papillary Muscle Abnormalities Assessed Using Cardiac Magnetic Resonance and Echocardiography. Circ Cardiovasc Imaging. 2015;8(7):e003132.
21. Silbiger JJ. Left ventricular false tendons: anatomic, echocardiographic, and pathophysiologic insights. J Am Soc Echocardiogr. 2013;26(6):582-8.
22. Klues HG, Proschan MA, Dollar AL, Spirito P, Roberts WC, Maron BJ. Echocardiographic assessment of mitral valve size in obstructive hypertrophic cardiomyopathy. Anatomic validation from mitral valve specimen. Circulation. 1993;88(2):548-55.
23. Nampiaparampil RG, Swistel DG, Schlame M, Saric M, Sherrid MV. Intraoperative Two- and Three-Dimensional Transesophageal Echocardiography in Combined Myectomy-Mitral Operations for Hypertrophic Cardiomyopathy. J Am Soc Echocardiogr. 2018;31(3):275-88.

24. Sherrid MV, Balaram S, Kim B, Axel L, Swistel DG. The Mitral Valve in Obstructive Hypertrophic Cardiomyopathy: A Test in Context. J Am Coll Cardiol. 2016;67(15):1846-58.
25. Efthimiadis GK, Pagourelias ED, Parcharidou D, Gossios T, Kamperidis V, Theofilogiannakos EK et al. Clinical characteristics and natural history of hypertrophic cardiomyopathy with midventricular obstruction. Circ J. 2013;77(9):2366-74.
26. Minami Y, Kajimoto K, Terajima Y, Yashiro B, Okayama D, Haruki S et al. Clinical implications of midventricular obstruction in patients with hypertrophic cardiomyopathy. J Am Coll Cardiol. 2011;57(23):2346-55.
27. Shah A, Duncan K, Winson G, Chaudhry FA, Sherrid MV. Severe symptoms in mid and apical hypertrophic cardiomyopathy. Echocardiography. 2009;26(8):922-33.
28. Yu EH, Omran AS, Wigle ED, Williams WG, Siu SC, Rakowski H. Mitral regurgitation in hypertrophic obstructive cardiomyopathy: relationship to obstruction and relief with myectomy. J Am Coll Cardiol. 2000;36(7):2219-25.
29. Sherrid MV, Gunsburg DZ, Pearle G. Mid-systolic drop in left ventricular ejection velocity in obstructive hypertrophic cardiomyopathy--the lobster claw abnormality. J Am Soc Echocardiogr. 1997;10(7):707-12.
30. Po JR, Kim B, Aslam F, Arabadjian M, Winson G, Cantales D et al. Doppler Systolic Signal Void in Hypertrophic Cardiomyopathy: Apical Aneurysm and Severe Obstruction without Elevated Intraventricular Velocities. J Am Soc Echocardiogr. 2015;28(12):1462-73.
31. Tower-Rader A, Betancor J, Lever HM, Desai MY. A Comprehensive Review of Stress Testing in Hypertrophic Cardiomyopathy: Assessment of Functional Capacity, Identification of Prognostic Indicators, and Detection of Coronary Artery Disease. J Am Soc Echocardiogr. 2017;30(9):829-44.
32. Reant P, Reynaud A, Pillois X, Dijos M, Arsac F, Touche C et al. Comparison of resting and exercise echocardiographic parameters as indicators of outcomes in hypertrophic cardiomyopathy. J Am Soc Echocardiogr. 2015;28(2):194-203.
33. Popovic ZB, Kwon DH, Mishra M, Buakhamsri A, Greenberg NL, Thamilarasan M et al. Association between regional ventricular function and myocardial fibrosis in hypertrophic cardiomyopathy assessed by speckle tracking echocardiography and delayed hyperenhancement magnetic resonance imaging. J Am Soc Echocardiogr. 2008;21(12):1299-305.
34. Tower-Rader A, Mohananey D, To A, Lever HM, Popovic ZB, Desai MY. Prognostic Value of Global Longitudinal Strain in Hypertrophic Cardiomyopathy: A Systematic Review of Existing Literature. JACC Cardiovasc Imaging. 2018;Sep 12:pii: S1936-878X(18)30671-5.
35. Inciardi RM, Galderisi M, Nistri S, Santoro C, Cicoira M, Rossi A. Echocardiographic advances in hypertrophic cardiomyopathy: Three-dimensional and strain imaging echocardiography. Echocardiography. 2018;35(5):716-26.
36. Vasquez N, Ostrander BT, Lu DY, Ventoulis I, Haileselassie B, Goyal S et al. Low Left Atrial Strain Is Associated With Adverse Outcomes in Hypertrophic Cardiomyopathy Patients. J Am Soc Echocardiogr. 2019;5:593-603.e1.
37. Morrow AG, Reitz BA, Epstein SE, Henry WL, Conkle DM, Itscoitz SB et al. Operative treatment in hypertrophic subaortic stenosis. Techniques, and the results of pre and postoperative assessments in 83 patients. Circulation. 1975;52(1):88-102.
38. Weissler-Snir A, Crean A, Rakowski H. The role of imaging in the diagnosis and management of hypertrophic cardiomyopathy. Expert Rev Cardiovasc Ther. 2016;14(1):51-74.
39. Garcia MF, Otto ME, Vieira NW, Santos LM, Souza JA, Atik FA. Intraoperative evaluation and surgical planning in the hypertrophic cardiomyopathy. Arq Bras Cardiol. 2011;96(3):e46-9.
40. Elesber A, Nishimura RA, Rihal CS, Ommen SR, Schaff HV, Holmes DR, Jr. Utility of isoproterenol to provoke outflow tract gradients in patients with hypertrophic cardiomyopathy. Am J Cardiol. 2008;101(4):516-20.
41. Makavos G, Kappaairis C, Tselegkidi ME, Karamitsos T, Rigopoulos AG, Noutsias M et al. Hypertrophic cardiomyopathy: an updated review on diagnosis, prognosis, and treatment. Heart Fail Rev. 2019.
42. Sorajja P, Ommen SR, Holmes DR, Jr., Dearani JA, Rihal CS, Gersh BJ et al. Survival after alcohol septal ablation for obstructive hypertrophic cardiomyopathy. Circulation. 2012;126(20):2374-80.
43. Liebregts M, Vriesendorp PA, Mahmoodi BK, Schinkel AF, Michels M, ten Berg JM. A Systematic Review and Meta-Analysis of Long-Term Outcomes After Septal Reduction Therapy in Patients With Hypertrophic Cardiomyopathy. JACC Heart Fail. 2015;3(11):896-905.
44. Liu H, Pozios I, Haileselassie B, Nowbar A, Sorensen LL, Phillip S, et al. Role of Global Longitudinal Strain in Predicting Outcomes in Hypertrophic Cardiomyopathy. Am J Cardiol. 2017;120(4):670-5.
45. He D, Ye M, Zhang L, Jiang B. Prognostic significance of late gadolinium enhancement on cardiac magnetic resonance in patients with hypertrophic cardiomyopathy. Heart Lung. 2018;47(2):122-6.
46. Langer C, Lutz M, Eden M, Ludde M, Hohnhorst M, Gierloff C et al. Hypertrophic cardiomyopathy in cardiac CT: a validation study on the detection of intramyocardial fibrosis in consecutive patients. Int J Cardiovasc Imaging. 2014;30(3):659-67.

CARDIOMIOPATIA RESTRITIVA IDIOPÁTICA

Djair Brindeiro Filho

INTRODUÇÃO

Nos últimos 25 anos, grandes avanços foram alcançados na investigação das cardiomiopatias, influenciando a definição e a taxonomia deste importante capítulo da doença cardiovascular. Pacientes individuais frequentemente apresentam fenótipos sobrepostos - os genes que codificam proteínas específicas podem causar fenótipos muito diferentes. O fato de mutações nos genes sarcoméricos estarem associadas às cardiomiopatias hipertrófica e restritivas, enquanto a cardiomiopatia dilatada pode ser causada por genes que codificam não apenas as proteínas sarcoméricas, mas também as proteínas do canal iônico e citoesquelética, fornece o desafio de descobrir como essas mutações são traduzidas em fenótipos diferentes.[1]

As cardiomiopatias restritivas (CMR) são um grupo diversificado de doenças do miocárdio com ampla gama de etiologias, incluindo doenças familiares, genéticas e adquiridas, que variam de muito raras a distúrbios cardíacos relativamente frequentes. Essa diversidade também se reflete na classificação inconsistente da CMR pelas diretrizes e até mesmo no termo "restritivas",[2,3] que é uma caracterização funcional, ao contrário da definição morfológica dos outros tipos principais de cardiomiopatias, isto é, hipertrófica (CMH), arritmogênica do ventrículo direito e cardiomiopatia dilatada.[4]

As CMR fazem parte de um grupo heterogêneo de afecções miocárdicas ou endomiocárdicas. Essa designação genérica – cardiomiopatia restritiva – inclui condições distintas, tanto do ponto de vista etiopatogênico como anatomopatológico.[4,5] As CMR podem envolver um ou ambos os ventrículos em maior ou menor grau. Geralmente a função sistólica global dos ventrículos está normal ou pouco comprometida e a função diastólica global predominantemente alterada. A dimensão das cavidades ventriculares pode ser normal, diminuída, ou até mesmo aumentada, dependendo da etiologia e da fase evolutiva da doença. A espessura do miocárdio varia conforme o tipo de CMR.

As formas infiltrativas da CMR, que alteram predominantemente o miocárdio, podem ser divididas em dois subgrupos, conforme o padrão anatômico dos ventrículos (Quadro 28-1). O subgrupo AI apresenta aumento da massa e espessura das paredes do ventrículo esquerdo (VE), simulando cardiomiopatia hipertrófica ou hipertensiva e o subgrupo AII mimetiza cardiomiopatia dilatada ou isquêmica.[6] As CMR que alteram, predominantemente, o endocárdio (Grupo B) têm particularidades distintas. Com exceção da fibroelastose endocárdica, que se manifesta na primeira infância, um exame clínico com anamnese detalhada, associado a outros exames laboratoriais, certamente vai identificar os pacientes com neoplasias, os que fazem o uso dos medicamentos descritos no Quadro 28-1 ou, ainda, aqueles que foram submetidos a tratamento por quimioterapia ou radioterapia.[7] Nas formas infiltrativas, a apresentação clínica juntamente com aspectos funcionais e morfológicos muitas vezes fornece elementos suficientes para estabelecer o diagnóstico. Entretanto, na maioria das circunstâncias, a avaliação tecidual e/ou sorológica é necessária para validar ou esclarecer o diagnóstico e instituir terapia apropriada.[6]

As CMR infiltrativas e endomiocárdicas serão estudadas em outros capítulos desta obra. Neste capítulo será abordada, especialmente, a cardiomiopatia restritiva idiopática.

Quadro 28-1. Classificação das Cardiomiopatias Restritivas

I. Grupo A
Predominantemente miocárdica
(infiltrativas, depósito ou armazenamento)

Subgrupo AI:
- Amiloidose* ou senil[y]
- Oxalose (hereditária)*
- Doença de Fabry*
- Doença de Danon*
- Ataxia de Friedreich*
- Mucopolissacaridoses (síndromes de Hunter e de Hurler)*
- Doença de Gaucher*
- Armazenamento de glicogênio*
- Infiltração gordurosa
- Esclerodermia[y]

Subgrupo AII:
- Hemocromatose* ou[y]
- Sarcoidose[y]
- Doença de Wegener[y]

II. Grupo B
Predominantemente endocárdica

- Endocardiomiofibrose[y]
- Síndrome hipereosinofílica (síndrome de Löeffler)[y]
- Síndrome carcinoide[y]
- Fibroelastose endocárdica*
- Metástase de neoplasias sistêmicas[y]
- Cardiopatia actínica[y]
- Efeito tóxico da antraciclina[y]
- Drogas que podem ocasionar endocardite fibrosa (serotonina, metisergida, ergotamina, agentes mercuriais, bussulfano)[y]

III.
Cardiomiopatia restritiva idiopática

Modo de aquisição: hereditária - genética* ou adquirida[y].

CARDIOMIOPATIA RESTRITIVA IDIOPÁTICA

A cardiomiopatia restritiva primária ou idiopática (CMRI), definida como cardiomiopatia não hipertrófica restritiva primária é uma forma rara de cardiopatia, caracterizada por volume normal ou diminuído de ambos os ventrículos, paredes com espessura normal, dilatação biatrial, valvas sem anormalidades, função sistólica ventricular preservada ou pouco comprometida e fisiologia restritiva ao enchimento ventricular.[2,4,5,7] A CMRI é a forma mais genuína das CMR e a menos prevalente das cardiomiopatias classificadas com base no aspecto anatômico e funcional. As anormalidades fisiopatológicas ocorrem sem alterações histológicas características. O diagnóstico é suportado pela ausência de achado específico em biópsias endomiocárdicas ou autópsia. A histologia normalmente é não distintiva e pode mostrar alterações degenerativas inespecíficas, incluindo hipertrofia e desarranjo dos miócitos, e graus variáveis de fibrose intersticial.[8,9] Aumento da sensibilidade do miofilamento ao cálcio, aumento da deposição de colágeno tipo III e deposição acentuada de desmina têm sido implicados na patogênese dessa condição. A doença familiar, bem como casos esporádicos, tem sido descrita. Herança autossômica dominante com penetrância variável caracteriza os casos familiares.[10,11]

O tratamento da CMRI é, em grande parte, de apoio, com o uso criterioso de diuréticos de alça para controle da retenção de volume e anticoagulação sistêmica para fibrilação atrial à medida que a incidência de complicações tromboembólicas é aumentada.[11] O transplante cardíaco é uma terapia eficaz para pacientes com doença terminal, mas é, muitas vezes, impedido pela presença de hipertensão pulmonar coexistente.[12] Na pericardite constritiva (PC), a pericardiectomia é o tratamento de escolha. Na maioria das vezes a cirurgia alivia os sintomas, aumenta a sobrevida dos pacientes; o prognóstico piora quanto mais tardia for realizada a intervenção.[13,14]

Diagnóstico Diferencial

O diagnóstico diferencial entre as cardiomiopatias restritivas (CMRI) e a pericardite constritiva (PC) é fundamental para o manuseio adequado de pacientes com síndrome restritiva (SR). Pacientes portadores de CMRI e PC comumente apresentam quadros clínicos semelhantes. Do ponto de vista hemodinâmico, os dados manométricos mostram curvas da pressão diastólica, em raiz quadrada comum às duas condições. Nos pacientes com SR, o diagnóstico diferencial entre as doenças não é, na maioria das vezes, conclusivo.[15] Várias pequenas séries registraram que a média do peptídeo natriurético do tipo B (BNP) é consideravelmente maior em pacientes com CMR do que naqueles com pericardite constritiva.[16] Entretanto, existe considerável sobreposição entre os grupos, particularmente para níveis de BNP < 400 pg/mL ou quando há disfunção renal. Nessa condição, O BNP tem reduzida utilidade clínica para diferenciar a PC da CMRI.[17]

Métodos de Imagem
Ecocardiografia

Diferentemente de outras CMR, onde a ecocardiografia pode mostrar algumas alterações morfológicas peculiares, como na sarcoidose e endomiocardiofibrose, na CMRI não se verificam anormalidades específicas. Mesmo técnicas mais recentes, como a avaliação do *strain* miocárdico com *o speckle-tracking* (STE), não mostram alterações peculiares na CMRI, como ocorre na amiloidose, onde se evidencia relativa preservação da deformação apical – *apical sparing* no mapa polar.[18,19] O diagnóstico presuntivo pelo exame ecocardiográfico deve ser suspeitado quando os ventrículos têm dimensão e espessura das paredes normais com função sistólica aparentemente preservada, átrios dilatados e disfunção diastólica do tipo restritiva (Fig. 28-1).[4,5,7-9]

Algumas das alterações detectadas ao exame são achados comuns à CMRI e PC (Quadro 28-2). Modificações nos fluxos cavitários e vasculares são distintas em cada afecção. Na PC a drenagem venosa para os átrios predomina na sístole com a onda S > D; como o enchimento ventricular ocorre na protodiástole, a velocidade de propagação do fluxo está muito aumentada (> 100 cm/s);[20] refluxo significativo pelas valvas AV é raro e, quando presente, sugere comorbidade. Na PC há interdependência hemodinâmica exacerbada entre as câmaras e dissociação das alterações de pressão intratorácica e intracavitária, gerando uma variação respiratória dos fluxos a montante e a jusante do coração; a velocidade dos fluxos mostra variação significativa durante a respiração (Quadro 28-3).[21-23] A redução inspiratória do fluxo mitral e na via de saída do VE

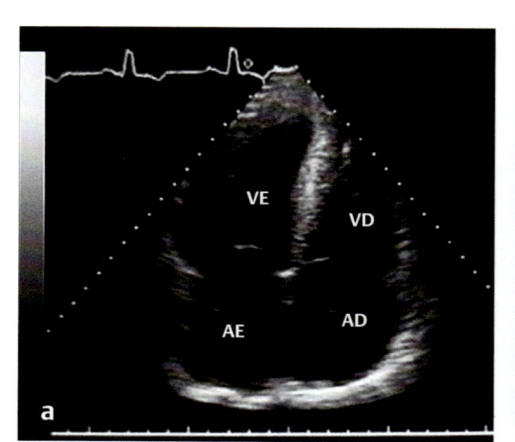

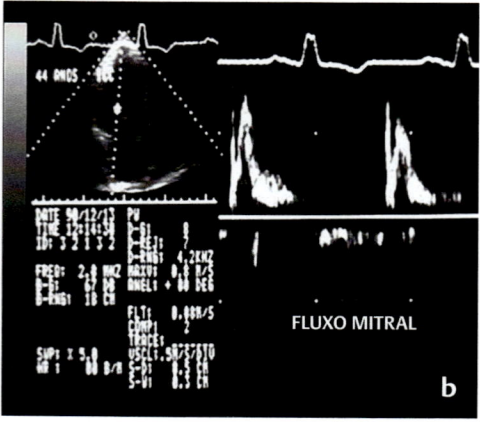

Fig. 28-1. CMRI. (**a**) Corte apical de 4 câmaras mostrando ventrículos com dimensões normais e átrios dilatados; (**b**) Doppler pulsátil com amostra na via de entrada do VE, evidenciando padrão restritivo.

Quadro 28-2. Achados Usualmente Comuns às PC e CRI

- Câmaras ventriculares com dimensões normais
- Paredes dos ventrículos com espessura normal
- Função ventricular sistólica global preservada
- Câmaras atriais dilatadas
- Dilatação das veias hepáticas
- Padrão restritivo ao enchimento ventricular (E/A > 2)
- Tempo de desaceleração (TD) da onda E < 150 ms

Quadro 28-3. Modificações do Fluxo

	Pericardite constritiva	Cardiomiopatia restritiva
Independentes da respiração		
Fluxo na VH e VPs	onda S > D	Onda D > S
Velocidade de propagação (Vp)	> 100 cm/s	Normal ou lenta
Refluxo mitral ou tricúspide	Usualmente ausente	Usualmente presente
Variáveis com a respiração		
Fluxo reverso* VH e VPs	↑ na expiração	↑ na inspiração
Fluxo tricúspide	↑ na expiração	Variação insignificante
Fluxo mitral	↓ na inspiração	Variação insignificante
Fluxo na VSVE e aorta	↓ na inspiração	Variação insignificante

*Pós-contração atrial. VH: veia hepática; VPs: veias pulmonares; VSVE: via de saída do VE.

refletem a retenção do volume sanguíneo nos vasos pulmonares (Fig. 28-2). Do ponto de vista semiológico, esse sinal equivale ao pulso paradoxal.[15] Essa variação do fluxo pode ser identificada na aorta abdominal e ser útil no pós-operatório de pacientes com janela transtorácica inadequada.[24]

Outros achados vistos ao exame ecocardiográfico são relevantes na diferenciação entre as duas doenças (Quadro 28-4). O relaxamento da parede posterior do VE é rápido na PC e lento na CMRI. O movimento anormal do septo interventricular – SIV, embora não esteja presente em todos os casos, é uma característica presente na PC. O modo M permite uma verificação mais precisa em decorrência de sua resolução temporal superior (Fig. 28-3). A velocidade do anel mitral com o Doppler tecidual (DT) é parte integrante na avaliação da função diastólica. A velocidade anular mitral medida no anel septal e lateral fornecem informações fundamentais sobre a contração e relaxamento longitudinal do miocárdio. Na PC, a restrição pericárdica limita a expansão radial dos ventrículos; portanto, a maior parte do preenchimento diastólico ocorre por meio da expansão longitudinal. Por outro lado, na CMRI a velocidade do relaxamento longitudinal está, invariavelmente, reduzida em decorrência da disfunção miocárdica subjacente. Uma velocidade normal da onda e' (> 8 cm/s) indica relaxamento normal do VE e praticamente exclui cardiomiopatia restritiva.[22] Vários estudos utilizando o DT demonstraram que a velocidade da onda e' septal ≥ 8 cm/s é altamente precisa na distinção entre CP e RCM.[20,25-27] Em estudo da Mayo Clinic foi verificado que uma velocidade da onda e' septal ≥ 9 cm/s possui 83% de sensibilidade e especificidade de 81% para o diagnóstico de PC.[28] Independentemente dos valores, na PC a onda e' septal é sempre maior que a onda e' lateral, e na CMRI as velocidades são mais baixas nos dois anéis. Essa verificação, em conjunto com os achados vistos ao exame, geralmente possibilita o diagnóstico diferencial entre as duas doenças.

O advento da avaliação do *strain* miocárdico com a técnica do STE permitiu ampla avaliação da mecânica do miocárdio e aprimorou a precisão diagnóstica na diferenciação entre a CMRI e a PC. Como dito anteriormente, não há um padrão específico do *strain* na CMRI, mas a comparação dos achados com a PC evidencia comportamento diverso entre as duas doenças (Figs. 28-4 e 28-5).[29] O miocárdio do VE é composto por camadas musculares com fibras musculares orientadas de forma helicoidal. As diferentes camadas musculares contribuem para diferentes componentes da deformação miocárdica (*strain*) com base em sua orientação espacial em relação à geometria do VE. As fibras subendocárdicas são mais

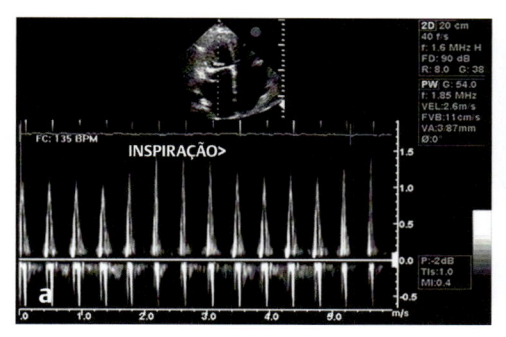

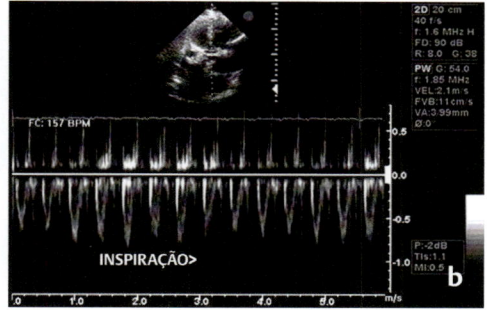

Fig. 28-2. Pericardite constritiva. Variação respiratória com queda do fluxo na inspiração do fluxo mitral (**a**) e do fluxo na VSVE (**b**).

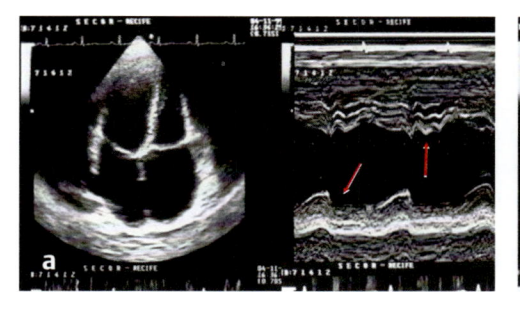

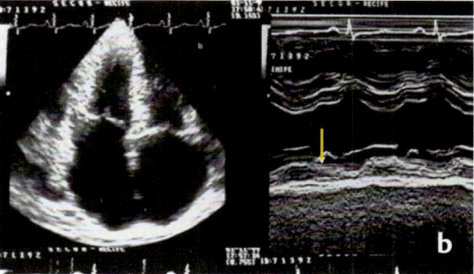

Fig. 28-3. (**a**) Pericardite constritiva. (**b**) Cardiomiopatia restritiva idiopática. Cortes apicais de 4 câmaras com ventrículos normais e átrios dilatados em ambas as doenças. Ao modo M observa-se relaxamento rápido da PPVE e movimento anômalo do SIV na PC e relaxamento lento na CMRI.

Quadro 28-4. Aspectos Morfodinâmicos do Pericárdio e do Miocárdio

	Pericardite constritiva	Cardiomiopatia restritiva
Pericárdio		
Espessamento*	Presente	Normal
Movimento em bloco	Presente**	Ausente
Miocárdio		
Relaxamento da PPVE	Usualmente rápido***	Usualmente lento
Movimentação anômala do SIV	Presente	Ausente
Anel septal Onda e'	Usualmente > 8 cm/s	Usualmente < 8 cm/s
Anel lateral Onda e'	Usualmente < e' septal	Usualmente > e' septal

*Cerca de 20% não tem espessamento.
**Aderência entre os folhetos visceral e parietal.
***Parede posterior do VE na protodiástole.

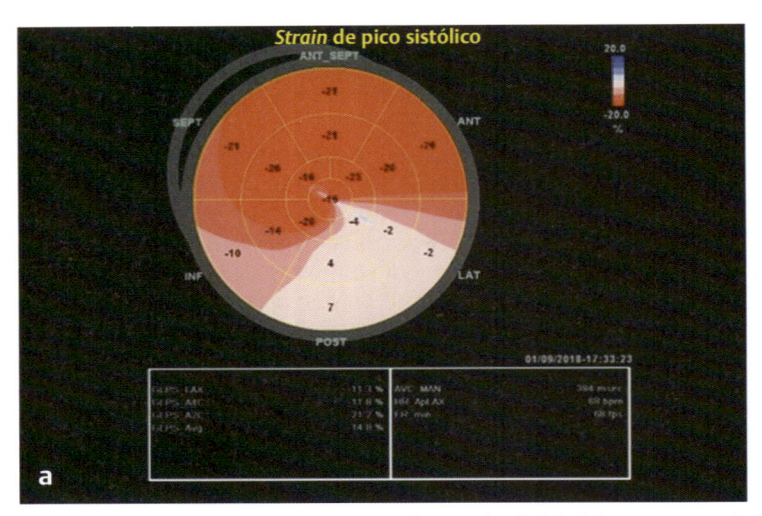

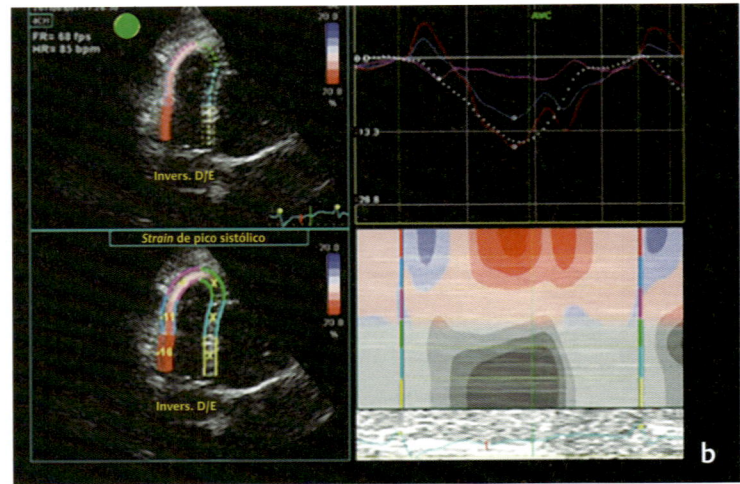

Fig. 28-4. Pericardite constritiva: (**a**) *Strain* longitudinal global do VE mostrando evidente deformação da parede inferolateral com preservação dos segmentos septais. (**b**) Redução do *strain* da parede livre do VD. (Cortesia do Dr. José Maria Del Castillo.)

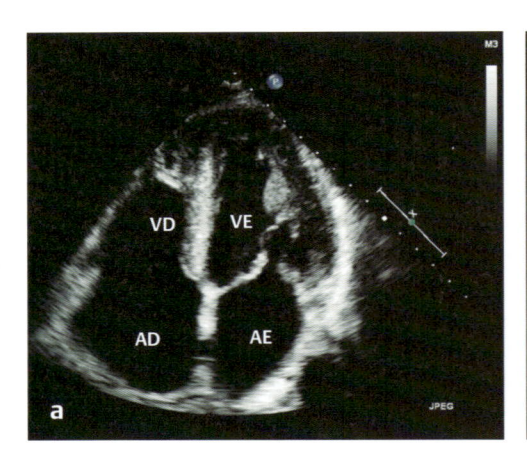

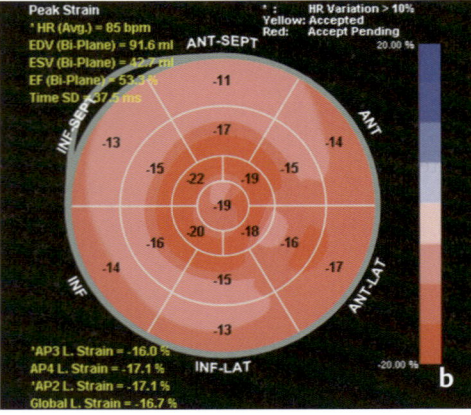

Fig. 28-5. Cardiomiopatia restritiva idiopática. (**a**) Corte apical de 4C; (**b**) *strain* com alterações inespecíficas. (Cortesia do Dr. José Maria Del Castillo.)

paralelas ao eixo longo do VE e determinam, principalmente, o *strain* longitudinal (SL). As fibras subepicárdicas organizadas de forma mais oblíqua são as principais responsáveis do encurtamento circunferencial. A maioria das doenças do miocárdio afeta primeiro a região subendocárdica e, portanto, resulta no comprometimento do SL, enquanto a deformação e torção circunferencial do VE permanece relativamente preservada, pelo menos durante os estágios iniciais.[30-32] Na CMRI, a redução do *strain* longitudinal global (SLG) geralmente é uniforme, afetando todo o ventrículo esquerdo. O impacto da PC na deformação longitudinal é variável, dependendo da extensão de aderência pericárdica e da disfunção miocárdica subjacente. Além disso, o valor médio do SLG é maior em pacientes com PC. A PC é caracterizada por acentuado comprometimento da deformação no eixo curto do ventrículo esquerdo, que se reflete, principalmente, na torção reduzida do VE e na deformação circunferencial, isto é, no *strain* circunferencial (CS). A redução na torção do VE é, principalmente, causada pelo comprometimento da rotação apical do VE. Por outro lado, o SC geralmente está preservado na CMRI.[29-36] O Quadro 28-5 resume as principais diferenças das duas doenças.

Ressonância Magnética Cardíaca

Embora a mecânica do VE derivada do rastreamento de tecidos por ressonância magnética cardíaca (RMC) e STE forneça informações concordantes que são úteis para diferenciar PC de CMR,[34] quando a incerteza ainda persiste, a RMC, a tomografia computadorizada cardíaca (TC) ou mesmo o cateterismo cardíaco invasivo podem ser necessários para auxiliar na avaliação diagnóstica.[35] A RMC fornece excelente avaliação do pericárdio e das câmaras cardíacas, independentemente, da geometria torácica. Possui alta resolução espacial e, em comparação com a TC, resolução temporal superior.[23,35] Além disso, a RMC é superior na avaliação da caracterização tecidual (Fig. 28-6), incluindo inflamação e edema pericárdico, cicatrizes pericárdicas, pequenos derrames pericárdicos e aderência miocárdica.[36] Embora o tratamento da PC seja essencialmente cirúrgico, é fundamental que se identifique um subgrupo de pacientes com processo inflamatório vigente.[29,32,37,38] Com o realce tardio com gadolínio, os biomarcadores identificam essa condição. A terapia anti-inflamatória é indispensável e pode levar à resolução da PC.[35,36,39,40]

A CMR idiopática é uma doença rara. Na literatura atual, não encontramos estudos específicos sobre a doença ou abordando o diagnóstico diferencial da CMRI com a PC. É imprescindível uma abordagem diagnóstica abrangente do ponto de vista clínico e laboratorial, associada aos exames de imagem não invasivos e/ou hemodinâmicos.

Quadro 28-5. Mecânica Miocárdica na PC e CRI

Parâmetros de deformação	PC	CRI
Strain longitudinal	Diminuído*	Diminuído**
Strain circunferencial	Diminuído	Preservado
Twist (ângulo de torção)	Diminuído	Normal
Untwist (contra-torção)	Diminuído	Normal

*Redução mais acentuada na parede lateral.
**Redução uniforme.

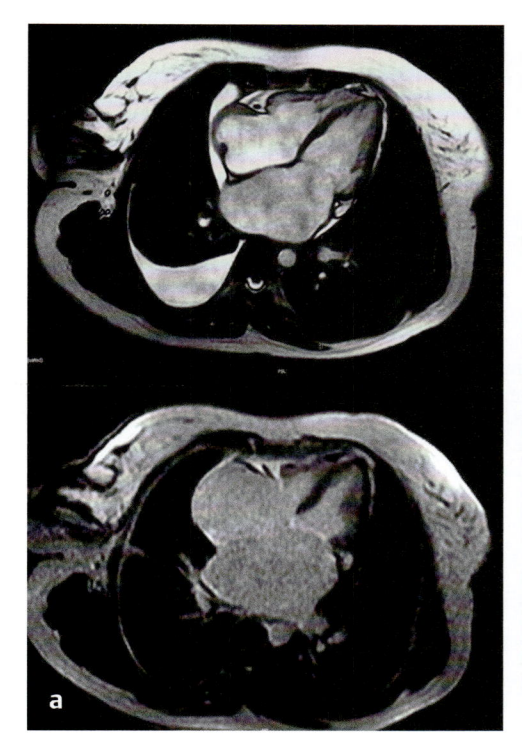

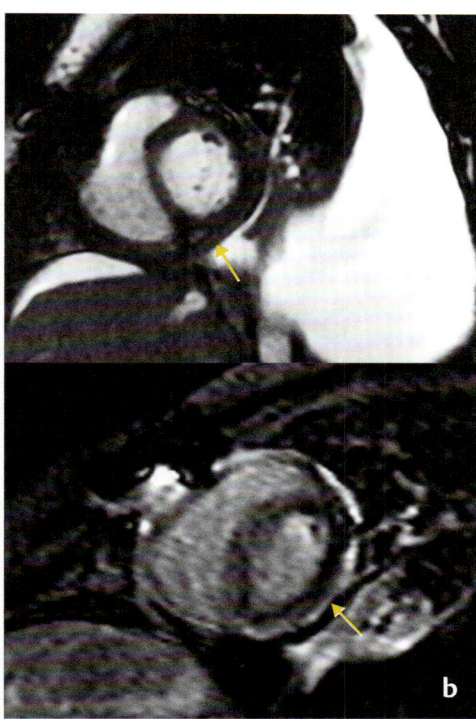

Fig. 28-6. (**a**) CMRI: ventrículos com espessura normal, câmaras atriais dilatadas; realce negativo. (**b**) PC eixo curto: pericárdio espessado com realce importante (setas). (Cortesia da Dra. Eveline Calado.)

REFERÊNCIAS BIBLIOGRÁFICAS

1. McKenna WJ, Maron BJ, Thiene G. Classification, epidemiology, and global burden of cardiomyopathies. Circ Res. 2017;121:722-30.
2. Maron BJ, Towbin JA, Thiene G, Antzelevitch C, Corrado D, Arnett D et al. Contemporary definitions and classification of the cardiomyopathies: an American Heart Association Scientific Statement from the Council on Clinical Cardiology, Heart Failure and Transplantation Committee; Quality of Care and Outcomes Research and Functional Genomics and Translational Biology Interdisciplinary Working Groups; and Council on Epidemiology and Prevention. Circulation. 2006;113:1807-16.
3. Elliott P, Andersson B, Arbustini E et al. Classification of the cardiomyopathies: a position statement from the European Society of Cardiology Working Group on Myocardial and Pericardial Diseases. Eur Heart J. 2008;29:270-6.
4. Habib G, Bucciarelli-Ducci C, Caforio ALP, Cardim N, Charron P. Multimodality Imaging in Restrictive Cardiomyopathies: An EACVI expert consensus document In collaboration with the "Working Group on myocardial and pericardial diseases" of the European Society of Cardiology Endorsed by The Indian Academy of Echocardiography. Eur Heart J - Cardiovasc Imaging 2017;18:1090-1.
5. Muchtar E, Blauwet LA, Gertz MA. Restrictive Cardiomyopathy. Genetics, Pathogenesis, Clinical Manifestations, Diagnosis, and Therapy. Circ Res. 2017;121:819-37.
6. Seward JB, Casaclang-Verzosa G. Infiltrative cardiovascular diseases: cardiomyopathies that look alike. J Am Coll Cardiol. 2010;55:1769-79.
7. Brindeiro Filho D, Markman Filho B. Ecocardiograma nas Carmiodiopatias Restritivas Infiltrativa e Idiopática. In: Suaide Silva CE (Ed.). Ecocardiografia: princípios e aplicações clínicas; 2. ed. Rio de Janeiro: Editora Revinter Ltda; 2012. p. 663-84.
8. Ammash NM, Seward JB, Bailey KR et al. Clinical profile and outcome of idiopathic restrictive cardiomyopathy. Circulation. 2000;101:2490-6.
9. Nihoyannopoulos P, Dawson D. Restrictive cardiomyopathies. Eur J Echocardiogr. 2009;10(8):iii23-33.
10. Sen-Chowdhry S, Syrris P, McKenna WJ. Genetics of restrictive cardiomyopathy. Heart Fail Clin. 2010;6:179-86.
11. Pereira NL, Grogan MG. William G. Spectrum of Restrictive and Infiltrative Cardiomyopathies - Part 1. J Am Coll Cardiol. 2018;71:1130-48.
12. Bograd AJ, Mital S, Schwarzenberger JC et al. Twenty-year experience with heart transplantation for infants and children with restrictive cardiomyopathy: 1986-2006. Am J Transplant 2008;8:201-7.
13. Ling, LH, Oh JK, Schaff, HV et al. Constrictive pericarditis in the modern era: Evolving clinical spectrum and impact on outcome after pericardiectomy. Circulation. 1999;100:1380-6.
14. Chowdhury UK, Subramaniam GK, Kumar AS et al. Pericardiectomy for constrictive pericarditis: a clinical, echocardiographic, and hemodynamic evaluation of two surgical techniques. Ann Thorac Surg. 2006;81:522-9.
15. Brindeiro Filho D. Diagnóstico Diferencial entre Cardiomiopatia Restritiva e Pericardite Constrictiva. Rev Bras Ecocardiograf Imagem Cardiovasc. 2011;24(2):30-7.
16. Leya FS, Arab D, Joyal D et al. The efficacy of brain natriuretic peptide levels in differentiating constrictive pericarditis from restrictive cardiomyopathy. J Am Coll Cardiol. 2005;45:1900-2.
17. Reddy PR, Dieter RS, Das P, Steen LH, Lewis BE, Leya FS. Utility of BNP in differentiating constrictive pericarditis from restrictive cardiomyopathy in patients with renal insufficiency. J Card Fail. 2007;13:668-71.
18. Phelan D, Collier P, Thavendiranathan P et al. Relative apical sparing of longitudinal strain using two-dimensional speckle-tracking echocardiography is both sensitive and specific for the diagnosis of cardiac amyloidosis. Heart. 2012;98:1442-8.
19. Luis SA, Pellikka PA. Is Speckle Tracking Imaging Ready for Prime Time in Current Echo Clinical Practice? Progress in Cardiovascular Diseases. 2018;61:437-45.
20. Rajagopalan N, Garcia MJ, Rodriguez L, Murray RD, Apperson-Hansen C, Stugaard M et al. Comparison of new Doppler echocardiographic methods to differentiate constrictive pericardial heart disease and restrictive cardiomyopathy. Am J Cardiol. 2001;87(1):86-94.
21. Sun JP, Abdalla IA, Yang XS, Rajagopalan N et al. Respiratory variation of mitral and pulmonary venous Doppler flow velocities in constrictive pericarditis before and after pericardiectomy. J Am Soc Echocardiogr. 2001;14-11:1119-26.
22. Garcia MJ. Constrictive pericarditis versus restrictive cardiomyopathy? J Am Coll Cardiol. 2016;67:2061-76.
23. Geske JB, Anavekar NS, Nishimura RA, Oh JK et al. Differentiation of Constriction and Restriction. J Am Coll Cardiol. 2016;68:2329-47.
24. Tom CW, Oh JK and Spittell PC. The Abdominal Aorta and Constrictive Pericarditis: Abdominal Aortic Respiratory Variation as an Echocardiographic Finding in Constrictive Pericarditis. J Am Soc Echocardiogr. 2005;18(3):282-4.
25. Ha JW, Oh JK, Ommen SR, Ling LH, Tajik AJ. Diagnostic value of mitral annular velocity for constrictive pericarditis in the absence of respiratory variation in mitral inflow velocity. J Am Soc Echocardiogr. 2002;15(12):1468-71.
26. Ha JW, Ommen SR, Tajik AJ, Barnes ME, Ammash NM, Gertz MA et al. Differentiation of constrictive pericarditis from restrictive cardiomyopathy using mitral annular velocity by tissue Doppler echocardiography. Am J Cardiol. 2004;94(3):316-9.
27. Choi EY, Ha JW, Kim JM, Ahn JA, Seo HS, Lee JH et al. Incremental value of combining systolic mitral annular velocity and time difference between mitral inflow and diastolic mitral anular velocity to early diastolic annular velocity for differentiating constrictive

pericarditis from restrictive cardiomyopathy. J Am Soc Echocardiogr. 2007;20(6):738-43.
28. Welch TD, Ling LH, Espinosa RE, Anavekar NS, Wiste HJ, Lahr BD et al. Echocardiographic diagnosis of constrictive pericarditis: Mayo Clinic criteria. Circ Cardiovasc Imaging. 2014;7(3):526-34.
29. Madeira M, Teixeira R, Costa M, Goncalves L, Klein AL. Two-dimensional speckle tracking cardiac mechanics and constrictive pericarditis: systematic review. Echocardiography. 2016;33(10):
30. Geyer H, Caracciolo G, Abe H et al. Assessment of myocardial mechanics using speckle tracking echocardiography: fundamentals and clinical applications. J Am Soc Echocardiogr. 2010;23(4):351-69.
31. Omar AM, Bansal M, Sengupta PP. Advances in echocardiographic imaging in heart failure with reduced and preserved ejection fraction. Circ Res. 2016;119(2):357-74.
32. Sengupta PP, Krishnamoorthy VK, Abhayaratna WP et al. Disparate patterns of left ventricular mechanics differentiate constrictive pericarditis from restrictive cardiomyopathy. JACC Cardiovasc Imaging. 2008;1:29-38.
33. Dal-Bianco JP, Sengupta PP, Mookadam F, Chandrasekaram K, Tajik AJ, Khandheria BK. Role of echocardiography in the diagnosis of constrictive pericarditis. J Am Soc Echocardiogr. 2009;22(1):24-33.
34. Amaki M, Savino J, Ain DL et al. Diagnostic concordance of echocardiography and cardiac magnetic resonance-based tissue tracking for differentiating constrictive pericarditis from restrictive cardiomyopathy. Circ Cardiovasc Imaging. 2014;7(5):819-27.
35. Mahmoud A, Bansal M, Sengupta PP. New Cardiac Imaging Algorithms to Diagnose Constrictive Pericarditis Versus Restrictive Cardiomyopathy. Curr Cardiol Rep. 2017;19:43:3-12.
36. Wong CP & Klein A. Constrictive Pericarditis and Restrictive Cardiomyopathy. Cardiovascular Hemodynamics 2019;251-70.
37. Kusunose K, Dahiya A, Popovic ZB, Motoki H, Alraies MC, Zurick AO et al. Biventricular mechanics in constrictive pericarditis comparison with restrictive cardiomyopathy and impact of pericardiectomy. Circ Cardiovasc Imaging. 2013;6:399-406.
38. Negishi K, Popovic ZB, Negishi T et al. Pericardiectomy is associated with improvement in longitudinal displacement of left ventricular free wall due to increased counterclockwise septal-to-lateral rotational displacement. J Am Soc Echocardiogr. 2015;28:1204-13.
39. Feng D, Glockner J, Kim K et al. Cardiac magnetic resonance imaging pericardial late gadolinium enhancement and elevated inflammatory markers can predict the reversibility of constrictive pericarditis after antiinflammatory medical therapy: a pilot study. Circulation. 2011;124(17):1830-7.
40. Aquaro GD, Barison A, Cagnolo A et al. Role of tissue characterization by cardiac magnetic resonance in the diagnosis of constrictive pericarditis. Int J Cardiovasc Imaging. 2015;31:1021-31.

CARDIOMIOPATIAS INFILTRATIVAS

José Luiz Barros Pena ▪ Sandra Marques e Silva ▪ Eveline Barroso Calado

As cardiomiopatias infiltrativas (CMPi) correspondem a um grupo bastante heterogêneo e especial de doenças, com características hereditárias ou adquiridas e que cursam com depósito anormal de substâncias no cardiomiócito e/ou no interstício circunjacente. Algumas doenças cardíacas infiltrativas aumentam a espessura das paredes ventriculares, enquanto outras causam dilatação das câmaras com afilamento secundário das paredes. Consequentemente, são observadas alterações cardíacas estruturais e funcionais como hipertrofia ventricular, alteração de mobilidade segmentar ventricular, dilatação de câmaras, distúrbios do sistema de condução e arritmias, entre outras. Em geral são caracterizadas por disfunção diastólica progressiva, que geralmente precede a disfunção sistólica. Em alguns casos os depósitos já são observados desde a vida fetal, com início dos sintomas ainda na primeira infância e redução da expectativa de vida dos acometidos.

Apesar das CMPi serem pouco frequentes na população mundial, acredita-se que existam muitos casos subdiagnosticados. O aumento da prevalência destas doenças no mundo vem ocorrendo graças aos avanços nas técnicas diagnósticas, como a ecocardiografia e suas modalidades, ressonância magnética e tomografia computadorizada. O fantástico desenvolvimento da genética permitiu catalogar diferentes doenças com distintos genes e mecanismos. O desenvolvimento de terapêuticas específicas ressalta a crucial importância de se incluir estas doenças no diagnóstico diferencial das miocardiopatias, uma vez que o diagnóstico precoce é capaz de mudar a evolução e o prognóstico dos pacientes.[1]

AMILOIDOSE

O termo amiloidose é genericamente utilizado para o depósito extracelular multissistêmico de agregados proteicos lamelares ditos amiloides. Até o presente momento foram descritos 36 tipos de proteínas pró-amiloidóticas,[2] mas apenas 5 destes geram depósitos nos tecidos cardíacos. São elas: imunoglobulina de cadeia leve (AL), imunoglobulina de cadeia pesada, transtirretina (TTR), amiloide sérica A (AA) e apolipoproteína AI.[2] A doença é classificada em primária, secundária ou hereditária, com predomínio de manifestações localizadas ou sistêmicas.

Os sintomas clínicos variam conforme os órgãos acometidos e, em fases iniciais, geralmente são sistêmicos e muito inespecíficos – emagrecimento, astenia, fadiga.[3] Com a evolução da doença, os sintomas dependem dos órgãos acometidos, que geralmente são fígado, rins, trato gastrointestinal, sistema nervoso e coração. Deve-se suspeitar deste diagnóstico em pacientes com proteinúria nefrótica, discrasias sanguíneas, neuropatia sensitivo-motora e/ou autonômica, sintomas gastrointestinais e de insuficiência cardíaca.[4]

O acometimento cardíaco é mais comumente observado nas formas AL e TTR (familial ou tipo senil ou selvagem, *wild-type*) e mais raro na forma AA, também chamada de secundária. Destacam-se os sintomas de insuficiência cardíaca predominantemente direita com fração de ejeção (FE) preservada, padrão restritivo, hipertrofia, dor torácica, arritmias cardíacas com hipersensibilidade digitálica e síncope/pré-síncope.[5,6] De forma geral, 9% dos casos de hipertrofia ventricular esquerda inexplicada são causadas por amiloidose.

A infiltração não envolve apenas o miocárdio, mas acomete, também, os átrios, septo interatrial e o sistema de condução do coração.

A biópsia tecidual ainda é o padrão ouro para definir o diagnóstico. Observa-se à microscopia com luz polarizada e com utilização da coloração de vermelho congo, imagens birrefringentes verdes típicas. Faz-se ainda necessário estabelecer a subunidade amiloide dos depósitos que pode ser obtida por imunofixação sérica/urinária, pela quantificação da porção livre da cadeia do anticorpo (*freelite*) e pela espectrometria de massa, sendo a última o método de escolha para identificar o tipo de substância amiloide.

O estudo genético está indicado em todos os casos de ATTR para distinguir as formas hereditária (ATTRm) da senil (ATTRwt). Biomarcadores como o NTpró-BNP e a troponina podem estar aumentados com destaque para a forma AL em detrimento à ATTR.[6-8]

Outros exames complementares são utilizados para estabelecer o grau de acometimento tecidual e também para a diferenciação diagnóstica. A eletrocardiografia (ECG) apresenta baixa voltagem difusa do complexo QRS em 50% dos casos.

A ecocardiografia (ECO) é a modalidade de imagem da maior importância no diagnóstico e suspeita de amiloidose cardíaca. Os achados característicos incluem aumento da espessura miocárdica das paredes cardíacas principalmente nos ventrículos, mas também presente nos átrios e septo interatrial. Esse aumento da espessura se deve não a hipertrofia, mas em decorrência de depósito de substância amiloide. Em grande número de pacientes o miocárdio apresenta aspecto granuloso e brilhante, ao exame bidimensional, chamado *granular sparkling*, achado que embora frequente, pode ocorrer em outras miocardiopatias de depósito. Frequentemente o ventrículo esquerdo não está dilatado e a FE está preservada. Entretanto, com o avançar da doença, a função sistólica reduz e ocorre a dilatação dos átrios em razão do aumento das pressões de enchimento dos ventrículos. Não é infrequente detectar acometimento das valvas cardíacas e do pericárdio. Pode ocorrer derrame pericárdico, que em geral é de grau discreto a moderado (Fig. 29-1, Vídeos 29-1 e 29-2).[9] Existe marcante disfunção diastólica com padrão restritivo. O tempo de desaceleração da onda E da valva mitral (DT) é variável prognóstica importante na amiloidose cardíaca. Se o DT é < 150 ms, a sobrevida média dos pacientes é inferior a um ano. O Doppler tecidual apresenta velocidades diastólica inicial (onda e') e sistólica (onda S') reduzidas no anel mitral. Os índices de deformação miocárdica são de real utilidade no diagnóstico e prognóstico da amiloidose. Existe redução significativa do *strain* longitudinal e do *strain rate* sistólico. Através do *speckle-tracking* na representação em *bull's-eye* verificamos *strain* sistólico reduzido em segmentos basais e médios, mas poupando o ápice, o chamado *apical sparing*, que é codificado em vermelho brilhante, com um padrão popularizado como "cereja no topo ou cereja do bolo" (Fig. 29-2). Um dos índices utilizados com base na deformação miocárdica é o índice de *apical sparing* relativo, dado pela média *strain* longitudinal apical/soma do *strain* basal e médio. Quando superior a 1, foi o melhor preditor de amiloidose cardíaca pela análise de regressão logística multivariada em comparação a outros casos de hipertrofia miocárdica. Trata-se de alteração que pode ser facilmente reconhecida, sendo método acurado e reprodutível (Fig. 29-3). Outro índice que pode ser utilizado é a relação de *strain* longitudinal septal apical/septal basal.[10] Trabalho recente demonstrou que a relação FE/

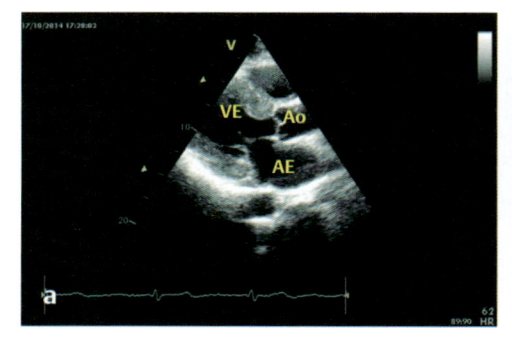

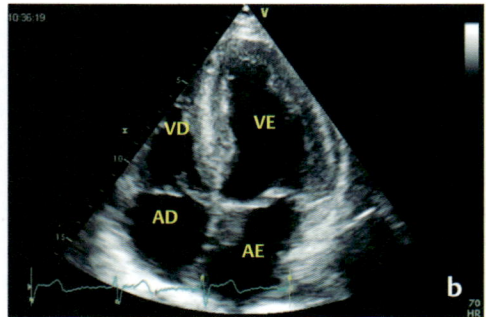

Fig. 29-1. (a) Corte paraesternal do eixo longo do VE mostrando achados típicos de amiloidose cardíaca, incluindo hipertrofia das paredes do VE e VD, miocárdio com brilho em *granular sparkling* e espessamento dos aparelhos valvares. (b) Corte apical de 4 câmaras mostrando acentuado aumento da espessura das paredes dos ventrículos e dilatação significativa dos átrios. VE: ventrículo esquerdo; AE: átrio esquerdo; VD: ventrículo direito; AD: átrio direito; Ao: aorta.

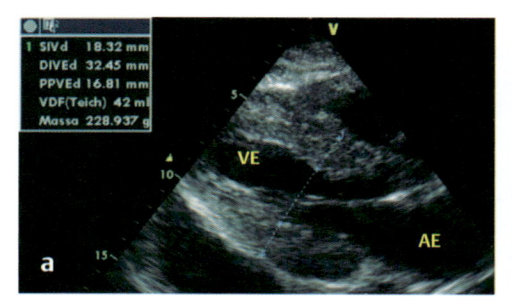

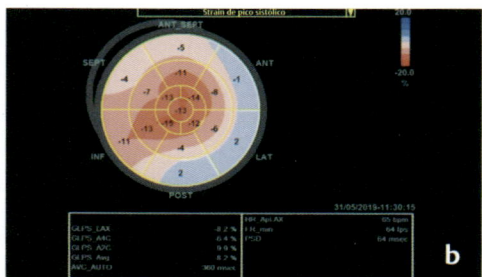

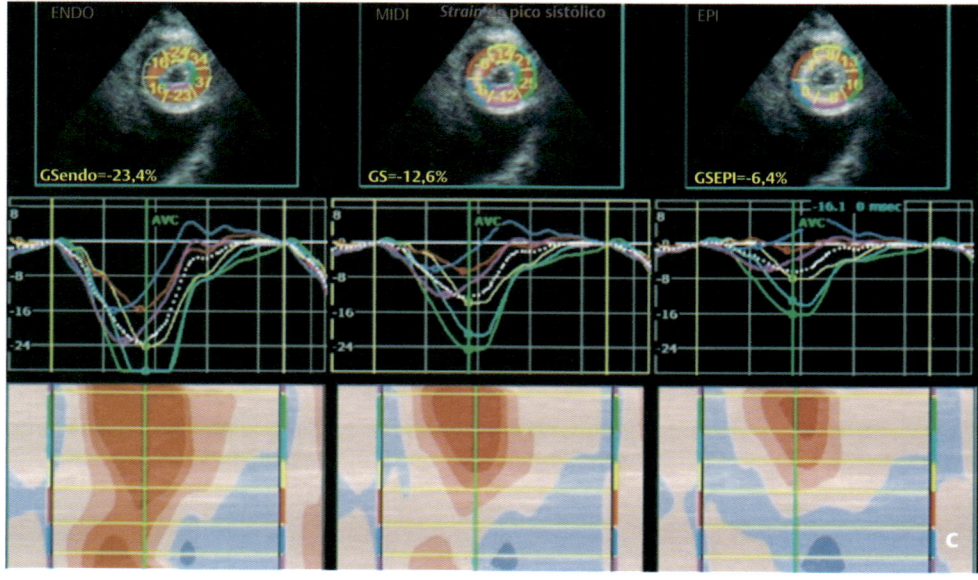

Fig. 29-2. (a) Corte paraesternal do eixo longo do VE em portador de amiloidose cardíaca mostrando espessura aumentada das paredes do VE. (b) Representação paramétrica em *bull's-eye* onde as áreas em que o *strain* sistólico está reduzido são identificadas por coloração mais clara. Observe que há relativa preservação da deformação miocárdica em ápice (*apical sparing*). O *strain* global longitudinal mediu -8,2%. (c) Representação das curvas do *strain* sistólico endocárdico, mesocárdico e epicárdico. Verifique as diferenças nos valores; VE: ventrículo esquerdo; AE: átrio esquerdo.

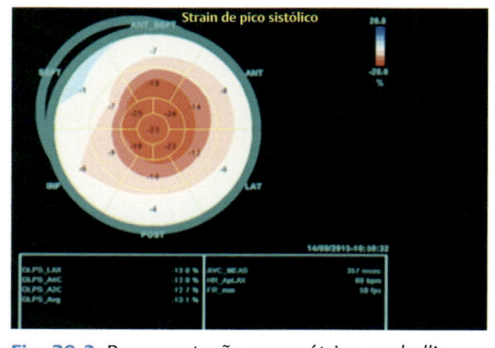

Fig. 29-3. Representação paramétrica em *bull's-eye* onde as áreas em que o *strain* sistólico está reduzido são identificadas por coloração mais clara. A medida relativa do *apical sparing* (relação *strain* longitudinal do ápice/soma do *strain* dos segmentos basal e médio) mediu 1,02, compatível com amiloidose.

SGL > 4,1 pode diferenciar amiloidose de outras causas de hipertrofia, mesmo com corações pouco hipertrofiados e FE normal.[11] Os autores demonstraram sensibilidade maior, inclusive, que o índice de *apical sparing* em sua casuística.

A análise do *strain* é mais sensível que o aumento da espessura das paredes na identificação de acometimento cardíaco e pode ser útil na monitorização da resposta ao tratamento. Ele tem valor prognóstico reconhecido e o padrão da representação paramétrica é utilizado no diagnóstico diferencial de outras hipertrofias cardíacas.[12]

A cintilografia com 99 mTc-pirofosfato é um método não invasivo de relativo baixo custo e fácil realização que fornece importantes informações diagnósticas e prognósticas ao diferenciar a forma AL da ATTR, bem como serve de guia ao manejo terapêutico e aconselhamento genético. Enquanto a primeira apresenta baixa afinidade ao radiotraçador (grau 1), a segunda apresenta altas taxas de captação (grau 2 ou 3), com sensibilidade de 90% e especificidade de 97% para o diagnóstico de amiloidose na forma TTR. Isto não exclui a necessidade de realização de complementação diagnóstica para identificação dos anticorpos de cadeia leve relacionados com a forma AL.[13,14]

A ressonância magnética cardíaca permite excelente caracterização morfológica e tecidual, e ainda acrescenta informação prognóstica. A técnica do mapa T1 com avaliação do volume extracelular permite diagnóstico precoce pela presença de valores elevados, mesmo sem a injeção do contrate ao T1 nativo. Estas alterações precedem o aparecimento dos sinais de fibrose subendocárdica difusa observada à ressonância magnética com a técnica de realce tardio pelo uso do gadolínio.[15,16]

O tratamento depende do tipo específico diagnosticado. Enquanto esquemas quimioterápicos e/ou o transplante cardíaco são opções para a forma AL, para as formas TTR tem-se o transplante hepático e os estabilizadores de substrato, como o tafamidis.[17,18]

DOENÇA DE ANDERSON FABRY

A doença de Anderson Fabry (DAF) é rara, progressiva, multissistêmica, decorrente de depósitos lisossômicos e afeta tanto homens quanto mulheres. Mutações presentes no gene GLA do cromossomo X determinam a deficiência da enzima alfa-galactosidase A (α-Gal A) responsável pelo metabolismo de glicoesfingolipídeos (GL-3, Lyso-GB3) no interior dos lisosomos. O acúmulo tem início ainda no período intrauterino e determina intensa reação inflamatória nos tecidos que, associada ao estresse oxidativo local, promove dano celular, apoptose e falência orgânica.[19]

As primeiras manifestações clínicas já são observadas na infância com destaque à presença de angioqueratomas, hipo-hidrose, distúrbios gastrointestinais, alterações de córnea (verticilata), crises dolorosas por neuropatia periférica e proteinúria de intensidade variável.[20] Do ponto de vista cardiovascular, as alterações mais frequentemente observadas são a hipertrofia ventricular, arritmias, as insuficiências valvares discretas e o encurtamento do intervalo PR ao ECG basal.[21,22] Os principais diagnósticos diferenciais neste período são febre reumática, artrite reumatoide juvenil e dores de crescimento.

Com o passar dos anos e o aumento dos depósitos teciduais, surgem condições clínicas graves como proteinúria de rápida evolução para insuficiência renal dialítica, lesões de substância branca compatíveis com microangiopatia no SNC e cardiomiopatia. Hipertrofia ventricular, alterações do sistema de condução (bradi/taquiarritmias) e insuficiências valvares em grau não justificável por outras doenças são achados frequentes. A microcirculação também está afetada, determinando dor torácica e isquemia miocárdica, podendo ocorrer infarto do miocárdio.[23,24]

O diagnóstico dos pacientes é feito por meio da identificação da mutação no DNA associada à dosagem dos níveis de atividade enzimática da alfa Gal A.[25] A investigação de órgãos-alvo deve ser realizada de forma acurada e o trabalho multidisciplinar é imperativo frente à complexidade das alterações. Ainda do ponto de vista laboratorial, o biomarcador com melhor correlação prognóstica e valor diagnóstico é a Lyso GB3, comparativamente a troponinas e pró-BNP.[26-28]

A investigação cardiológica geralmente inicia com a realização do ECG e do ECO. A associação de bradicardia, intervalo PR curto e critérios de sobrecarga ventricular esquerda devem chamar a atenção para este diagnóstico. Diferentemente de outras doenças de depósito miocárdico, a cardiomiopatia da DAF se comporta como uma fenocópia da cardiomiopatia hipertrófica, exibindo alterações eletrocardiográficas semelhantes.[29]

A ecocardiografia tem papel fundamental no diagnóstico. Frequentemente detectamos hipertrofia ventricular esquerda, com padrão predominantemente concêntrico, que pode ser excêntrico ou mesmo apical e com FE preservada durante a maior parte da evolução da doença. A hipertrofia pode ocorrer precocemente e na ausência de estenose aórtica ou hipertensão arterial sistêmica, o diagnóstico de DAF deve ser aventado. Cerca de 5% dos pacientes podem apresentar hipertrofia septal assimétrica e, mais raramente, pode ocorrer obstrução da via de saída do VE. A hipertrofia miocárdica pode mostrar padrão hiper-refringente e podemos detectar aparência binária da borda do endocárdio, refletindo a compartimentalização dos glicoesfingolipídeos (Fig. 29-4, Vídeos 29-3 e 29-4). Foi descrita, inicialmente, por Pieroni et al. como um marcador sensível da DAF.[30] Entretanto, estudos subsequentes demonstraram sensibilidade e especificidade limitadas.

Pode haver hipertrofia do músculo papilar anterolateral, chamando atenção para o diagnóstico de DAF. O ventrículo direito também pode apresentar hipertrofia, mas a disfunção é rara.[31] A disfunção diastólica é achado precoce e raramente alcança padrão restritivo.[32] Novas técnicas de deformação miocárdica (*strain/strain rate*) podem detectar alterações da deformação miocárdica regional, em segmento basal da parede inferolateral que poderiam passar despercebidas na avaliação ao bidimensional convencional. As alterações no *strain* longitudinal global precedem as verificadas ao *strain* radial e se associam à piora da hipertrofia e ao aparecimento de fibrose miocárdica.[32-34]

A ressonância magnética cardíaca com realce tardio pelo uso do gadolínio ainda é apontado como padrão ouro para o diagnóstico da cardiopatia, em uma fase já tardia pela verificação de fibrose mesocárdica.[35] É importante ressaltar que a fibrose, em mulheres, pode ocorrer na ausência de hipertrofia, situação esta não observada em homens.[36] A técnicas de ressonância magnética cardíaca com mapa de T1 mostra padrão significativamente reduzido em região septal, tem alta sensibilidade e especificidade para diferenciar DAF de outras etiologias de hipertrofia, e é capaz de evidenciar doença em fases mais precoces.[37,38]

Anteriormente ao desenvolvimento da terapia de reposição enzimática (TRE), a expectativa de vida destes pacientes com hipertrofia miocárdica era reduzida em relação à população em geral em cerca de 20 anos para homens e 15 anos para mulheres; ainda, a mortalidade é determinada, principalmente, por eventos cardiovasculares. Sua eficácia é particularmente maior quando realizada ainda em fases iniciais da doença e sem presença de fibrose tecidual ou falência orgânica.[39,40] No Brasil estão disponíveis as algasidases alfa e beta, cuja administração endovenosa é quinzenal, preferencialmente em centros de infusão com equipe de saúde treinada em razão das particularidades de manipulação da substância e dos riscos de reações infusionais.

GLICOGENOSES COM ACOMETIMENTO CARDÍACO

Glicogenoses correspondem a enfermidades genéticas raras causadas por mutações nas enzimas associadas ao metabolismo do glicogênio sejam elas lisossomais (doenças de Pompe e Danon), ou não (síndrome do PRKAG2). Todas se caracterizam por serem fenocópias da cardiomiopatia hipertrófica, isto é, exibem fenótipo semelhante de hipertrofia ventricular com graus variáveis de obstrução da via de saída do ventrículo esquerdo. Além disso, podem cursar com vias acessórias de condução atrioventricular como a Síndrome de Wolff-Parkinson-White e/ou sintomas de insuficiência cardíaca.

Doença de Pompe

A doença de Pompe, ou glicogenose tipo II, é uma doença rara, autossômica recessiva, multissistêmica, decorrente de mutações no gene que codifica uma enzima lisossomal chamada alfa 1,4-glicosidase ácida (GAA). É causada pela deficiência da GAA abaixo de 30% de acúmulo do glicogênio no interior dos lisossomos e no citoplasma celular responsáveis por apoptose celular e falência orgânica.[41]

A forma infantil clássica é de aparecimento precoce e é causa importante de cardiomiopatia do tipo hipertrófica assimétrica maciça, associada ou não à obstrução de via de saída ventricular esquerda em neonatos.[42,43] O ventrículo direito também é hipertrofiado e

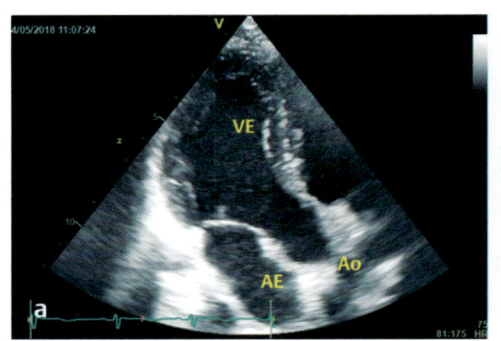

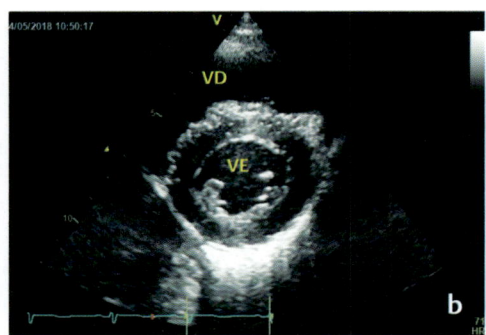

Fig. 29-4. (a) Corte apical do eixo longo do VE demonstrando hipertrofia das paredes com borda endocárdica binária verificada, principalmente, na região do septo interventricular em paciente portador de doença de Anderson-Fabry.
(b) Corte paraesternal transversal na região dos ventrículos, evidenciando aparência binária do endocárdio, que reflete a compartimentalização dos glicoesfingolipídeos. VE: ventrículo esquerdo; AE: átrio esquerdo; Ao: aorta.

geralmente não se associa à disfunção sistólica.⁴⁴ Além disso, verifica-se fraqueza muscular generalizada, hepatoesplenomegalia e macroglossia. Ao ECG é frequente o achado de sinais de sobrecarga ventricular associada a intervalo PR curto, distúrbios de condução e pré-excitação. O desenvolvimento de insuficiência cardíaca sintomática é sinal de mau prognóstico, com mortalidade antes dos 2 anos de idade.⁴²

As formas juvenil e adulta decorrem da existência de atividades residuais da enzima, que determinam um fenótipo atenuado e grande variabilidade na intensidade e na idade de início dos sintomas. Caracteriza-se pelo acometimento cardíaco mais discreto associado à miopatia de predomínio proximal que acomete, também, a musculatura paravertebral, musculatura respiratória e diafragma. Inicialmente as alterações respiratórias ocorrem durante o sono, mas depois progridem para o período de vigília.⁴⁵⁻⁴⁷

O diagnóstico é feito pela dosagem da atividade enzimática e localização da mutação genética no DNA por biópsia muscular (fibroblastos), em gota de sangue em papel filtro ou na urina. Pode ocorrer aumento dos níveis séricos da enzima creatinofosfoquinase.⁴⁷,⁴⁸

O tratamento específico é feito pela TER com a alfa-glicosidase ácida por via intravenosa, a cada 15 dias. A medicação, quando iniciada precocemente, determina importante melhora do quadro muscular e cardiovascular com regressão da hipertrofia e melhora funcional ventricular de modo persistente ao longo do tratamento.⁴⁸⁻⁵⁰

Doença de Danon

A doença de Danon, ou glicogenose tipo IIb, que até 2000 era confundida com a doença de Pompe em função dos depósitos lisossomais de glicogênio na musculatura esquelética e cardíaca, teve sua fisiopatogenia elucidada pelos estudos de Nishino et al.⁵¹ O defeito genético ligado ao cromossomo X e de padrão dominante estava, na verdade, associado à ausência da expressão de proteínas de membrana lisossômica do tipo 2 (LAMP2), que são responsáveis pelo tráfico intracitoplasmático de produtos de degradação macrofágica e glicogênio, resultando em deficiência da maltase ácida.⁵¹

As manifestações clínicas tendem a ser mais intensas e precoces em homens, por serem hemizigóticos quando comparados a mulheres heterozigóticas, cujos sintomas têm início, em média, 10 anos depois. Assim sendo, homens na primeira infância e mulheres adolescentes apresentam a tríade clássica: hipertrofia miocárdica importante com FE preservada e raramente obstrutiva (88%), fraqueza muscular proximal sem acometimento diafragmático (80%), retardo mental (100% homens e 50% mulheres). Outros achados são distúrbios do sistema de condução cardíaco do tipo via anômala (70% homens e 30% das mulheres), arritmias, retinopatia pigmentária, neuropatia periférica e transtornos psiquiátricos.⁵²⁻⁵⁴ É descrita forma dilatada de cardiomiopatia a mais prevalente em mulheres e, provavelmente, decorrente de diagnósticos tardios. Esta dilatação é vista em cerca de 12% dos homens e é fator de pior prognóstico.⁵⁵,⁵⁶

O diagnóstico abrange a realização do estudo genético, bem como a biópsia muscular e/ou endomiocárdica. No ECO visibilizamos aumento significativo e simétrico da espessura do VE, podendo chegar a 60 mm, muito superior aos achados na cardiomiopatia hipertrófica.⁵⁷

A obstrução da VSVE é incomum. Aumento significativo da espessura das paredes do VD (≥ 10 mm) pode ser detectado. Ao contrário da amiloidose, a doença de Danon é um distúrbio do miócito e não doença intersticial, sendo associada à amplitude do QRS normal ou aumentado. A ressonância magnética cardíaca demonstra múltiplos defeitos perfusionais de predomínio subendocárdico, não concordante com território coronariano.⁵⁷,⁵⁸

O tratamento medicamentoso segue o mesmo estabelecido para cardiomiopatia hipertrófica e a insuficiência cardíaca, já que a doença não dispõe de medicação específica. O transplante cardíaco ainda é estratégia terapêutica mais eficaz e geralmente realizado em torno da segunda ou terceira décadas de vida. A insuficiência cardíaca e as arritmias malignas são as principais causas de óbito.⁵⁸,⁵⁹

Síndrome do PRKAG2

A síndrome do PRKAG2 corresponde a uma enfermidade rara, de depósito não lisossômico de glicogênio, causado por mutações autossômicas dominantes com altíssima penetrância (99%) no gene PRKAG2. Essa alteração neste gene acarreta perda de função da subunidade γ2 da enzima adenosina monofosfato ativada por proteinoquinase (AMPK), gerando diminuição da internalização do glicogênio, bem como alterações nos processos de crescimento, desenvolvimento e regeneração celular. Nestes casos, não há desarranjo miofibrilar como observado em algumas doenças relatadas, mas aumento do volume dos cardiomiócitos, que estão rodeados por interstício com mínima fibrose e com intensa vacuolização repleta de glicogênio.⁶⁰,⁶¹

Clinicamente, a doença pode-se manifestar como morte súbita em crianças ou como fenocópia da cardiomiopatia hipertrófica obstrutiva (53% casos) ao redor da terceira década de vida, com obstrução subaórtica de padrão concêntrico (59% casos), excêntrico (38% casos) ou apical (3%).⁵ Somam-se a presença de arritmias cardíacas diversas (taquicardia, *flutter* e fibrilação) e vias anômalas atrioventriculares (WPW), hipertensão arterial sistêmica, epilepsia, mialgia e graus variáveis de retardo mental. Uma significativa proporção de pacientes (em torno de 75% dos casos) pode desenvolver hipertrofia miocárdica moderada a acentuada. A morte súbita pode correr em 10-15% dos casos, em razão de bloqueio atrioventricular avançado ou fibrilação ventricular degenerada a partir de taquiarritmia atrial. Pode haver evolução para insuficiência cardíaca e dilatação ventricular em uma minoria de pacientes.⁶²⁻⁶⁵

Os achados clínicos sugestivos de PRKAG2 mutante incluem ocorrência familiar de pré-excitação ventricular, hipertrofia do VE ou ambos ventrículos semelhantes à encontrada em portadores de cardiomiopatia hipertrófica familiar, início precoce de distúrbios na geração e condução do estímulo elétrico e taquiarritmia atrial.⁶⁶

O diagnóstico envolve a determinação da mutação genética e pode ser complementada por biópsia cardíaca com a visibilização direta dos depósitos. O ECG documenta a pré-excitação em até 70% dos casos, que varia conforme a mutação. O ECO tem-se mostrado útil na avaliação desta síndrome e no diagnóstico diferencial com outras cardiopatias infiltrativas. Podemos ter graus variáveis de hipertrofia e os índices de deformação miocárdica (*strain/strain rate*) podem ajudar na diferenciação destas cardiopatias pelo mapeamento cardíaco em *bull's-eye*, que apresentam padrão predominante em listras (Fig. 29-5, Vídeos 29-5 e 29-6).⁶⁷

O tratamento segue os mesmos protocolos apresentados para cardiomiopatia hipertrófica, uma vez que ainda não dispomos de diretrizes ou terapêutica específicas.⁶⁸ Um grande número de pacientes (em torno de 50%) necessita implantar marca-passo cardíaco.

ATAXIA DE FRIEDREICH

A ataxia de Friedreich é uma doença neurodegenerativa, hereditária, autossômica e recessiva que cursa com ataxia de membros e marcha, disartria e perda da sensibilidade vibratória e proprioceptiva. Ela é causada pelo aumento da repetição guanina-adenosina-adenosina (120 a 1.700 vezes – normalmente a repetição varia de 8 a 22 vezes), no gene frataxina, no cromossomo 9. O início dos sintomas pode ocorrer de 2 a 51 anos. O miocárdio é envolvido em 95% dos pacientes. O achado mais frequente é o aumento da espessura das paredes do VE, usualmente concêntrica e semelhante à cardiomiopatia hipertrófica.⁶⁹ Hipertrofia septal assimétrica e obstrução da via de saída do VE raramente são encontrados. Quadros de insuficiência cardíaca significativa podem ocorrer em alguns pacientes com discreta dilatação do VE e disfunção sistólica.⁷⁰ O ECO demonstra diferentes padrões de hipertrofia, não relacionadas com a duração da doença, e maior ecogenicidade do miocárdio, semelhante ao achado de granular *sparkling* (Fig. 29-6, Vídeos 29-7 e 29-8).

OXALOSE CARDÍACA

A hiperoxaluria primária é uma rara doença autossômica recessiva, caracterizada por aumento da produção do ácido oxálico, levando à

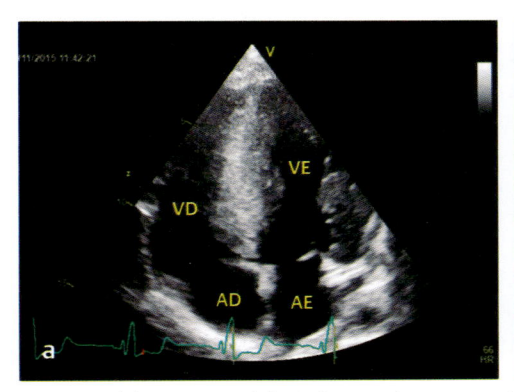

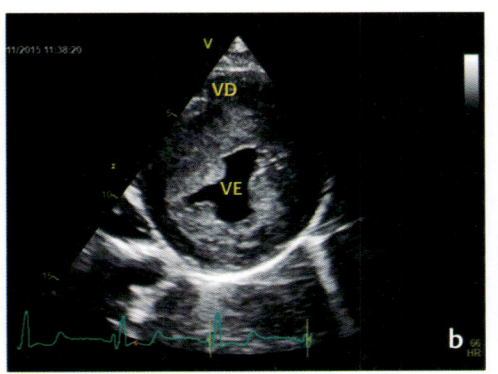

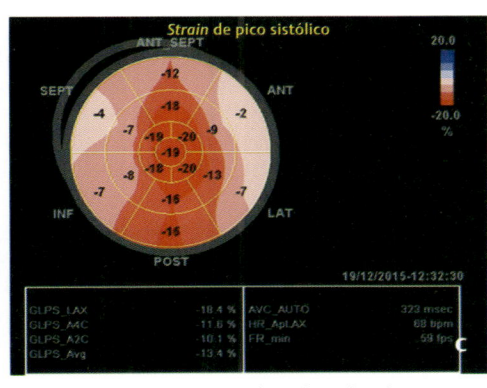

Fig. 29-5. (a) Corte apical de 4 câmaras demonstrando hipertrofia significativa das paredes do VE, com ecogenicidade aumentada, envolvendo músculos papilares. (b) Corte paraesternal de eixo curto na região dos ventrículos, confirmando a redução do volume das cavidades ventriculares em razão do aumento da espessura das paredes, em paciente portadora de PRKAG2 mutante. (c) Representação paramétrica em *bull's-eye* demonstrando *strain* sistólico global em regiões alternadas de maior e menor deformação, com aspecto em listras. VE: ventrículo esquerdo; VD: ventrículo direito; AE: átrio esquerdo; AD: átrio direito.

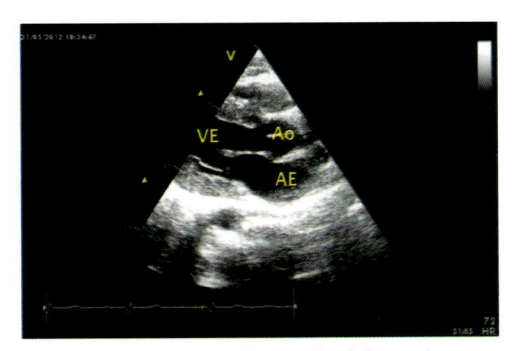

Fig. 29-6. Corte paraesternal do eixo longitudinal do VE demonstrando aumento da espessura das paredes do VE com áreas de ecogenicidade acentuada e achado semelhante ao *granular sparkling* em paciente portador de ataxia de Friedriech. VE: ventrículo esquerdo; AE: átrio esquerdo; Ao: aorta.

deposição de cristais de oxalato em diferentes órgãos, principalmente coração e rins. O ECO demonstra paredes hipertrofiadas de forma simétrica, com FE preservada nos casos iniciais.[71] Diferentemente dos casos de hipertrofia do VE encontrados nos pacientes dialíticos de longo prazo, o miocárdio na hiperoxaluria é caracterizado por bastante brilho e ecogenicidade, de forma irregular ao longo das câmaras cardíacas, mais proeminente nos músculos papilares (Fig. 29-7). Em estágios mais avançados é frequente o achado de disfunção diastólica grau III, com elevação das pressões de enchimento do VE. Não é infrequente a infiltração difusa e extensa do oxalato no sistema de condução do coração, ocasionando bloqueio atrioventricular total e distúrbios de condução.

MUCOPOLISSACARIDOSES

As mucopolissacaridoses (MPS) constituem um grupo de doenças genéticas causadas por mutações nos genes codificadores de enzimas lisossomais que degradam os glicosaminoglicanos. O acúmulo desses mucopolissacarídeos parcialmente degradados afeta a função das células, levando às mais variadas manifestações clínicas.

Dependendo do tipo da MPS, os pacientes podem ter cognição normal ou apresentar retardo mental significativo. O coração é afetado em praticamente todos os subtipos de MPS e o acometimento cardíaco mais significativo ocorre no tipo I (síndrome de Hurler-Scheie).[72] A hipertrofia septal assimétrica pode ocorrer precocemente, sendo seguida pelo espessamento das valvas, principalmente mitral e aórtica. Estreitamento difuso das artérias coronárias e hipertensão pulmonar secundária são achados frequentes (Fig. 29-8). A ECO é o método de imagem de escolha no diagnóstico e acompanhamento destes pacientes, já que o tratamento é feito com reposição enzimática através de enzima recombinante nos tipos I, II, IV e VI.[73]

Trabalho recente demonstrou que o *strain* circunferencial, radial e o *twist*, assim como o *strain* sistólico global do VD estavam reduzidos em pacientes com MPS em comparação com grupo controle, enquanto a FE estava normal, sugerindo que a medida global do *strain* pode ser útil na detecção de acometimento subclínico precoce na MPS.[74]

HEMOCROMATOSE HEREDITÁRIA

A hemocromatose é uma condição rara, progressiva, sistêmica determinada por mutações em genes codificadores de proteínas envolvidas na absorção, transporte e estoque de ferro resultando no seu depósito nos tecidos. A forma hereditária ou primária pode ser de transmissão autossômica recessiva (tipos 1 a 3) ou dominante (tipo 4). É classificada conforme a mutação em 4 tipos, sendo a tipo 2 a única de manifestação juvenil na segunda ou terceira década. Nas demais as manifestações clínicas costumam ter início entre a terceira e a quarta décadas. A tipo 1 é a mais prevalente, com cerca de 80% dos casos determinados por mutações no gene *HFE* em hemizigose.[75]

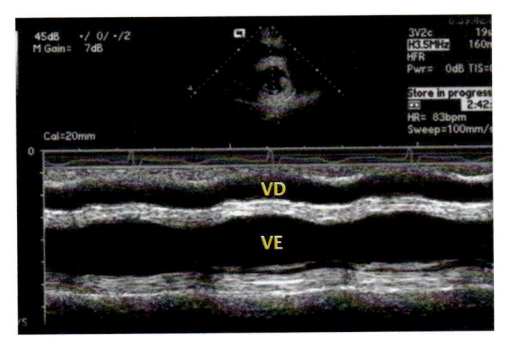

Fig. 29-7. Representação em modo M orientada pelo bidimensional em corte paraesternal eixo transversal na região dos ventrículos, em paciente portador de oxalose cardíaca. Há aumento da espessura das paredes com bastante ecogenicidade, e distribuição irregular ao longo das câmaras cardíacas. VE: ventrículo esquerdo; VD: ventrículo direito.

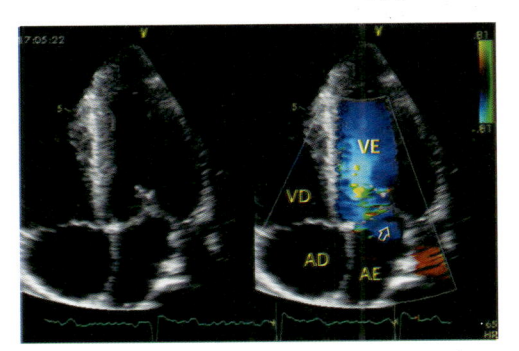

Fig. 29-8. Corte apical de 4 câmaras demonstrando hipertrofia assimétrica do VE com predomínio do septo interventricular, espessamento da valva mitral com insuficiência discreta ao Doppler em cores (seta) em criança portadora de mucopolissacaridose tipo I. VE: ventrículo esquerdo; AE: átrio esquerdo; VD: ventrículo direito; AD: átrio direito.

Ao contrário da maioria das doenças de depósito, a hemocromatose apresenta um período variável de latência dos sintomas. Desta forma, as manifestações clínicas ocorrem por uma associação de predisposição genética, condição clínica do paciente e interferência do meio.[75,76] As queixas são inicialmente bastante inespecíficas: mialgia, fraqueza, diminuição da libido, emagrecimento. O aumento dos depósitos teciduais determina pigmentação da pele (cor de bronze), diabetes melito, disfunção hepática com potencial evolução para cirrose e neoplasia, fadiga grave e hipotireoidismo.

A cardiopatia é observada em cerca de 15% dos casos, com os depósitos se iniciando no epicárdio e nas cavidades ventriculares para serem posteriormente observados no miocárdio e endocárdio, com uma relação direta entre piora das alterações estruturais e funcionais e da sintomatologia. Inicialmente cursa com alterações diastólicas ventriculares e fisiologia restritiva, alterações do sistema de condução, função sistólica preservada e hipertensão arterial pulmonar. Na evolução, há desenvolvimento de dilatação e disfunção sistólica biventricular corroborando sintomas de insuficiência cardíaca congestiva.[77,78]

O diagnóstico pode ser feito por biópsia tecidual revelando os depósitos de ferro que são encontrados mais precocemente no tecido hepático comparativamente ao cardíaco. Análises bioquímicas de função hepática e metabolismo do ferro associada à análise genética podem substituir a biópsia.[79]

No caso específico do coração, tem-se EGG com alterações inespecíficas da repolarização em fases iniciais, mas com arritmias e diminuição da voltagem dos complexos com o evoluir da doença. O ECO é importante instrumento de rastreamento, acompanhamento e avaliação da resposta à terapêutica instituída (Fig. 29-9). A técnica de *strain rate* evidencia alterações de contratilidade regional biventricular bem como diminuição da torção ventricular esquerda antes do aparecimento dos sintomas de insuficiência cardíaca.[79,80]

A ressonância magnética cardíaca é, atualmente, uma opção não invasiva de quantificação dos depósitos teciduais. O mapa T1 comporta-se como na doença de Fabry, com queda do sinal nas imagens em fase e serve para avaliar órgãos em que a quantificação do depósito é mais difícil como pâncreas, medula óssea e rins. O mapa de T2 é indicador precoce de acometimento cardíaco e prediz evolução para disfunção sistólica ventricular e arritmia cardíaca.[81-83]

O tratamento precoce é capaz de reverter as alterações cardíacas bem como evitar desfechos desfavoráveis. Envolve o ajuste dietético, uso de quelantes de ferro, flebotomia em indivíduos não anêmicos e até mesmo o transplante cardíaco em pacientes com cardiomiopatia em fase terminal.[84,85]

SARCOIDOSE

A sarcoidose é uma doença granulomatosa de etiologia desconhecida e acometimento multissistêmico, preferencialmente pulmonar. A associação de alguns genes com o meio e com fatores imunológicos individuais parece estar envolvida na gênese da doença, que ainda carece de comprovação. Verifica-se maior prevalência em certas etnias, como a escandinava e a população americana afro-descendente.[86]

O espectro de manifestações clínicas é bastante amplo com grande quantidade de indivíduos assintomáticos contrapondo-se a casos com evolução muito grave. O acometimento cardíaco é encontrado em 25% das autópsias, mas apenas em apenas 5% dos diagnósticos são reportados sintomas cardíacos. Verifica-se a formação de granulomas, inicialmente, na parede livre do ventrículo esquerdo, posteriormente atingindo o septo interventricular e o sistema de condução. Clinicamente estas alterações induzem a bloqueios atrioventriculares, arritmias e disfunção ventricular com risco de morte súbita. As manifestações sistêmicas incluem linfadenopatia hilar, doença pulmonar intersticial, uveíte, eritema nodoso e artrites.[87,88]

O ECG pode exibir bloqueio atrioventricular total de etiologia indeterminada, zonas de atividade elétrica inativa (pseudoinfarto) ou mesmo arritmias ventriculares malignas. Ao ECO podem ser encontradas alterações de mobilidade segmentar sem correspondência com a anatomia coronariana, afilamento da porção basal de parede anterosseptal, segmentos com aumento da espessura, aneurisma apical, dilatação biventricular e disfunção diastólica (Fig. 29-10).[89,90]

De maneira complementar, a ressonância magnética cardíaca mostra aumento do sinal do mapa T2, refletindo áreas de inflamação ativa. O realce tardio pelo gadolínio com padrão de fibrose subepicárdica em porção basal do septo e segmentos laterais deve chamar a atenção para o diagnóstico e são fatores que aumentam o risco de eventos adversos.[91,92] A tomografia por emissão de pósitrons cardíaca tem sido utilizada como opção em casos com impossibilidade de realizar ressonância magnética cardíaca e estudos apontam que pacientes com alterações tanto no metabolismo quanto na perfusão miocárdica apresentam mais eventos cardiovasculares, principalmente se o ventrículo direito também estiver envolvido.[92,93]

O tratamento envolve o uso de corticosteroides, terapia imunossupressora e de drogas para insuficiência cardíaca. Apesar do potencial de recorrência, o transplante cardíaco deve ser considerado.[93,94]

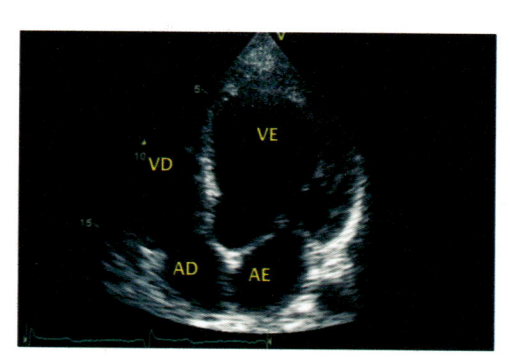

Fig. 29-9. Corte apical de 4 câmaras demonstrando dilatação das câmaras esquerdas, principalmente do VE, com hipocinesia difusa e discreta, em paciente portador de hemocromatose. A fração de ejeção mediu 45% pelo método de Simpson. VE: ventrículo esquerdo; AE: átrio esquerdo; VD: ventrículo direito; AD: átrio direito.

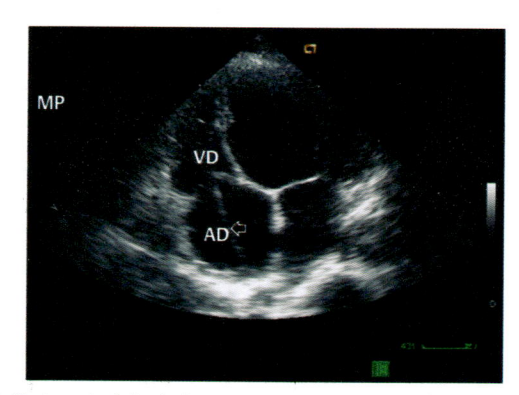

Fig. 29-10. Corte apical de 4 câmaras em paciente portador de sarcoidose cardíaca. Observe o segmento basal inferosseptal afilado e com ecogenicidade aumentada sugerindo fibrose. O ventrículo esquerdo está dilatado e a fração de ejeção reduzida. Cabo de marca-passo implantado em câmaras direitas (seta). VD: ventrículo direito; AD: átrio direito.

REFERÊNCIAS BIBLIOGRÁFICAS

1. Seward JB, Casaclang-Verzosa, G. Infiltrative cardiovascular diseases: cardiomyopathies that look alike. J Am Coll Cardiol. 2010;55,17:1769-79.
2. Benson MD, Buxbaum JN, Eisenberg DS, Merlini G, Saraiva MJM, Sekijima Y et al. Amyloid nomenclature 2018: Recommendations by the International Society of Amyloidosis (ISA) nomenclature committee. Amyloid. 2018;25(4):215-9.
3. Mollee P, Renaut P, Gottlieb D, Goodman H. How to diagnose amyloidosis. Int Medic J. 2014;44(1):7-17.
4. Wechalekar AD, Gillmore JD, Hawkins PN. Systemic amyloidosis. Lancet. 2016;387(10038):2641-54.
5. Shah KB, Inoue Y, Mehra MR. Amyloidosis and the heart: a comprehensive review. Arch Intern Med. 2006;166(17):1805-13.
6. Mesquita ET, Jorge AJL, Junior CVS, Andrade TR. Amiloidose Cardíaca e seu Novo Fenótipo Clínico: Insuficiência Cardíaca com Fração de Ejeção Preservada. Arq Bras Cardiol. 2016;109(1):71-80.
7. Maurer MS, Elliott P, Comenzo R, Semigran M, Rapezzi C. Addressing common questions encountered in the diagnosis and management of cardiac amyloidosis. Circulation. 2017;135(14):1357-77.
8. Quagliato PC, Neto EMVS, Assef JE, Barreto RBM, Correia EB, Neto FS et al. O Que Há de Novo na Amiloidose Cardíaca? ABC Imagem Cardiovasc. 2018;31(3).
9. Bhogal S, Ladia V, Sitwala P, Cook E, Bajaj K, Ramu V et al. Cardiac amyloidosis: na updated review with emphasis on diagnosis and future directions. Curr Problem Cardiol. 2018;43:10-34.
10. Phelan D, Collier F, Thavendiranathan F, Popovic ZB, Hanna M, Plana JC et al. Relative apical sparing of longitudinal strain using two-dimensional speckle-tracking echocardiography is both sensitive and specifica for the diagnosis of cardiac amloidosis. Heart. 2012;19:1442-8.
11. Pagourelias ED, Mirea O, Duchenne J, Van cleemput JV, Delforge M, Bogaert J et al. Echo parameters for differential diagnosis in cardiac amyloidosis. Circ Cardiovasc Imaging. 2017;10:e005588.
12. Agha AM, Parwani P, Guha A, Durand JB, Iliescu CA, Hassan S et al. Role of cardiovascular imaging for the diagnosis and prognosis of cardiac amyloidosis. Open Heart. 2018;5(2):e000881.
13. Bokhari S, Castaño A, Pozniakoff T, Deslisle S, Latif F, Maurer MS. 99mTc-pyrophosphate scintigraphy for differentiating light-chain cardiac amyloidosis from the transthyretin-related familial and senile cardiac amyloidosis. Circ Cardiovasc Imaging. 2013;6(2):195-201.
14. Small GR, Terrence DR. Straightening out the wrinkles in technetium-99m-labeled bone scintigraphy tracer assessment of cardiac amyloidosis. J Nucl Cardiol. 2019.
15. Tang CX, Petersen SE, Sanghvi MM, Lu GM, Zhang LJ. Cardiovascular magnetic resonance imaging for amyloidosis: The state-of-the-art. Trends Cardiovasc Med. 2019;29(2):83-94.
16. Banypersad SM. The Evolving Role of Cardiovascular Magnetic Resonance Imaging in the Evaluation of Systemic Amyloidosis. Magn Reson Insights. 2019;12:1178623X19843519.
17. Rosenblum H, Castano A, Alvarez J, Goldsmith J, Helmke S, Maurer MS. TTR (transthyretin) stabilizers are associated with improved survival in patients with TTR cardiac amyloidosis. Circ Heart Fail. 2018;11(4):e004769.
18. Lorenzini M, Elliott PM. Tafamidis for the treatment of transthyretin amyloidosis. Future Cardiol. 2019;15(02):53-61.
19. Germain DP. Fabry disease. Orphanet J Rare Dis. 2010;5(1):30.
20. Pintos-Morell G, Beck M. Fabry disease in children and the effects of enzyme replacement treatment. Eur J Pediatr. 2009;168(11):1355-63.
21. Wilson HC, Hopkin RJ, Madueme PC, Czosek RJ, Bailey LA, Taylor MD, Jefferies JL. Arrhythmia and clinical cardiac findings in children with Anderson-Fabry disease. Am J Cardiol. 2017;120(2):251-5.
22. Namdar M. Electrocardiographic changes and arrhythmia in Fabry disease. Front Cardiovasc Med. 2016;3:7.
23. Yousef Z, Elliott PM, Cecchi F, Escoubet B, Linhart A, Monserrat L et al. Left ventricular hypertrophy in Fabry disease: a practical approach to diagnosis. Eur Heart J. 2013;34(11):802-8.
24. Morrissey RP, Philip KJ, Schwarz ER. Cardiac abnormalities in Anderson-Fabry disease and Fabry's cardiomyopathy. Cardiovasc J Afr. 2011;22(1):38.
25. Ortiz A, Germain DP, Desnick RJ, Politei J, Mauer M, Burlina A et al. Fabry disease revisited: management and treatment recommendations for adult patients. Mol Genet Metab. 2018;123(4):416-27.
26. Yogasundaram H, Nikhanj A, Putko BN, Boutin M, Jain-Ghai S, Khan A et al. Elevated Inflammatory Plasma Biomarkers in Patients With Fabry Disease: A Critical Link to Heart Failure With Preserved Ejection Fraction. J Am Heart Assoc. 2018;7(21):e009098.
27. Niemann M, Herrmann S, Hu K, Breunig F, Strotmann J, Beer M et al. Differences in Fabry cardiomyopathy between female and male patients: consequences for diagnostic assessment. JACC Cardiovasc Imaging. 2011;4(6):592-601.
28. Rombach SM, Dekker N, Bouwman MG, Linthorst GE, Zwinderman AH, Wijburg FA et al. Plasma globotriaosylsphingosine: diagnostic value and relation to clinical manifestations of Fabry disease. Biochim Biophys Acta. 2010;1802(9):741-8.
29. Sankaranarayanan R, Fleming EJ, Garratt CJ. Mimics of hypertrophic cardiomyopathy–diagnostic clues to aid early identification of phenocopies. Arrhythm Electrophysiol Rev. 2013;2(1):36.
30. Pieroni M, Chimenti C, Ricci R, Sale P, Russo MA, Frustaci A. Early detection of Fabry cardiomyopathy by tissue Doppler imaging. Circulation. 2003;107(15):1978-84.
31. Niemann M, Breunig F, Beer M, Herrmann S, Strotmann J, Hu K, Emmert A, et al. The right ventricle in Fabry disease: natural history and impact of enzyme replacement therapy. Heart. 2010;96:1915-9.
32. Cikes M, Anderson L, Sutherland GR, Bijnens BH. The role of echocardiographic deformation imaging in hypertrophic myopathies. Nat Rev Cardiol. 2010;7(7):384.
33. Labombarda F, Saloux E, Milesi G, Bienvenu B et al. Loss of base-to-apex circumferential strain gradient: A specific pattern of Fabry cardiomyopathy? Echocardiography. 2017;34(4):504-10.
34. Yeung DF, Sirrs S, Tsang MYC, Gin K, Luong C, Jue J et al. Echocardiographic assessment of patients with Fabry disease. J Am Soc Echocardiogr 2018;31(6):639-49.
35. Nordin S, Kozor R, Bulluck H, Castelletti S, Rosmini S, Abdel-Gadir A et al. "Cardiac Fabry disease with late gadolinium enhancement is a chronic inflammatory cardiomyopathy." J Am Coll Cardiol. 2016;68(15):1707-8.
36. Niemann M, Herrmann S, Hu K, Breunig F, Strotmann J, Beer M et al. Differences in Fabry cardiomyopathy between female and male patients: consequences for diagnostic assessment. JACC: Cardiovasc Imaging. 2011;4(6):592-601.
37. Karur GR, Robison S, Iwanochko RM, Morel CF, Crean AM, Thavendiranathan P et al. Use of myocardial T1 mapping at 3.0 T to differentiate Anderson-Fabry disease from hypertrophic cardiomyopathy. Radiology. 2018;288(2):398-406.
38. Yogasundaram H, Kim D, Oudit O, Thompson RB, Weidemann F, Oudit GY. "Clinical features, diagnosis, and management of patients with Anderson-Fabry cardiomyopathy." Can J Cardiol. 2017;33(7):883-97.
39. Weidemann F, Linhart A, Monserrat L, Strotmann J. Cardiac challenges in patients with Fabry disease. Int J Cardiol. 2010;141(1):3-10.
40. Wanner C, Germain DP, Hilz MJ, Spada M, Falissard B, Elliott PM. Therapeutic goals in Fabry disease: Recommendations of a European expert panel, based on current clinical evidence with enzyme replacement therapy. Mol Genet Metab. 2019;126(3):210.
41. Kishnani OS, Steiner RD, Bali D, Berger K, Byrne BJ, Case LE et al. Pompe disease diagnosis and management guideline. Genet Med. 2006;8(5):267.
42. Fayssoil A. Cardiomyopathy in Pompe's disease. Eur J Int Med. 2008;19(1):57-9.
43. van der Beek NA, de Vries JM, Hagemans ML, Hop WC, Kroos MA, Wokke JH et al. Clinical features and predictors for disease natural progression in adults with Pompe disease: a Nationwide prospective observational study. Orphanet J Rare Dis. 2012;7:88.
44. Fayssoil A, Nardi O, Annane D, Orlikowski D. Right ventricular function in late-onset Pompe disease. J Clin Monit Comput. 2014;28(4):419-21.
45. Chan J, Desai AK, Kazi ZB, Corey K, Austin S, Hobson-Webb LD et al. The emerging phenotype of late-onset Pompe disease: a systematic literature review. Mol Genet Metab. 2017;120(3):163-72.
46. Llerena Jr JC, Nascimento OJM, Oliveira ASB, Dourado Jr MET, Marrone CD, Siqueira HH et al. Guidelines for the diagnosis, treatment and clinical monitoring of patients with juvenile and adult Pompe disease. Arq Neuro-Psiquiatr. 2016;74(2):166-76.
47. Van der Meijden JC, Kruijshaar ME, Broekgaarden HA, Gungor D, Muir ADJ, van der Ploeg AT et al. Ten years of the international Pompe survey: patient reported outcomes as a reliable tool for studying treated and untreated children and adults with non-classic Pompe disease. J Inherit Metab Dis. 2015;38(3):495-503.
48. Van der Ploeg AT, Kruijshaar ME, Toscano A, Laforêt P, Angelini C, Lachmann RH et al. European consensus for starting and stopping enzyme replacement therapy in adult patients with Pompe disease: a 10-year experience. Eur J Neurol. 2017;24(6):768-e31.

49. Joanne M, Skye N, Tracy M. The effectiveness of enzyme replacement therapy for juvenile-onset Pompe disease: a systematic review. J Inherited Metab Dis. 2019 Jan.;42(1):57-65.
50. Levine JC, Kishnani PS, Chen YT, Herlong JR, Li JS. Cardiac remodeling after enzyme replacement therapy with acid α-glucosidase for infants with Pompe disease. Pediatr Cardiol. 2008;29(6):1033-42.
51. Nishino I, Fu J, Tanji K, Yamada T, Shimojo S, Koori T et al. Primary LAMP-2 deficiency causes X-linked vacuolar cardiomyopathy and myopathy (Danon disease). Nature. 2000;406(6798):906.
52. Yang Z, McMahon CJ, Smith LR, Bersola J, Adesina AM et al. Danon disease as an underrecognized cause of hypertrophic cardiomyopathy in children. Circulation. 2005;112(11):1612-7.
53. Sugie K, Yamamoto A, Murayama K, Oh SJ, Takahashi M, Mora M et al. Clinicopathological features of genetically confirmed Danon disease. Neurology. 2002;58(12):1773-8.
54. Yang Z, McMahon CJ, Smith LR, Bersola J, Adesina AM et al. Danon disease as an underrecognized cause of hypertrophic cardiomyopathy in children. Circulation. 2005;112(11):1612-7.
55. Cheng Z, Fang Q. Danon disease: focusing on heart. J Human Genet. 2012;57(7):407.
56. D'souza RS, Levandowski C, Slavov D, Graw SL, Allen LA, Adler E et al. Danon disease: clinical features, evaluation, and management. Circ Heart Fail. 2014;7(5):843-9.
57. Arad M, Maron BJ, Gorham JM, Johnson WH Jr, Saul JP, Perez-Atayde AR et al. Glycogen storage diseases presenting as hypertrophic cardiomyopathy. New Engl J Med. 2005;352(4):362-72.
58. Boucek D, Jirikowic J, Taylor M. Natural history of Danon disease. Gen Med. 2011;13(6):563.
59. Escobedo VS, Nguyen N, Teng D, Bui QM, Ma GS, Brambatti M et al. Clinical Features and Outcomes for Danon Disease: Data from Global Registry. J Heart Lung Transplant. 2019;38(4):S463.
60. Gollob MH, Green MS, Tang AS, Roberts R. PRKAG2 cardiac syndrome: familial ventricular preexcitation, conduction system disease, and cardiac hypertrophy. Curr Opin Cardiol. 2002;17(3):229-34.
61. Gollob MH. Modulating phenotypic expression of the PRKAG2 cardiac syndrome. Circulation. 2008;117(2):134-5.
62. Towbin JA, Jefferies JL. Cardiomyopathies due to left ventricular noncompaction, mitochondrial and storage diseases, and inborn errors of metabolism. Circulation Research. 2017;121(7):838-54.
63. Ware SM. Genetics of paediatric cardiomyopathies. Curr Opin Pediatr. 2017;29(5):534-40.
64. Banankhah P, Fishbein GA, Dota A, Ardehali R. Cardiac manifestations of PRKAG2 mutation. BMC Med Genet. 2018;19(1):1.
65. Thevenon J, Laurent G, Ader F, Laforêt P, Klug D, Duva Pentiah A et al. High prevalence of arrhythmic and myocardial complications in patients with cardiac glycogenosis due to PRKAG2 mutations. Europace. 2017;19(4):651-9.
66. Sternick EB, Oliva A, Magalhães LP, Gerken LM, Hong K, Santana O et al. Familial pseudo-Wolff-Parkinson-White syndrome. J Cardiovasc Electrophysiol. 2006;17(7):724-32.
67. Pena JLB, Santos WC, Araújo AS, Dias GM, Sternick EB. How echocardiographic deformation can distinguish different types of left ventricular hypertrophy. Arq Bras Cardiol. 2018;111(5):758-9.
68. Porto AG, Brun F, Severini GM, Losurdo P, Fabris E, Taylor MRG, Mestroni L et al. Clinical spectrum of PRKAG2 syndrome. Circ Arrhythm Electrophysiol. 2016;9(1):e003121.
69. Alboliras ET, Shub C, Gomez MR, Edwards WD, Hagler DJ, Reeder GS et al. Spectrum of cardiac involvement in Friedreich's ataxia: clinical, electrocardiographic and echocardiographic observations. Am J Cardiol. 1986;58:518-24.
70. Child JS, Perloff JK, Bach PM, Wolfe AD, Perlman S, Kark RA. Cardiac involvement in Friedreich's ataxia: a clinical study of 75 patients. J Am Coll Cardiol. 1986;7:1370-8.
71. Mookadam F, Smith T, Jiamsripong P, Moustafa SE, Monico CG, Lieske JC et al. Cardiac abnormalities in primary hyperoxaluria. Circ J. 2010 Nov.;7411:2403-9.
72. Rigante D, Segni G. Cardiac structural involvement in mucopolysaccharidoses. Cardiology. 2002;98:18-20.
73. Andrade MFA, Guimarães ICB, Acosta AX, Leão EKEA, Moreira MIG, Mendes CMC. Left ventricular assessment in patients with mucopolysaccharidosis using conventional echocardiography and myocardial deformation by two-dimensional speckle-tracking method. J Pediatr (RJ). 2018. pii: S0021-7557(17)31009-4.
74. Borgia F, Pezzullo E, Schiano Lomoriello V, Sorrentino R, Lo Iudice F, Cocozza S et al. Myocardial deformation in pediatric patients with mucopolysaccharidoses: A two-dimensional speckle tracking echocardiography study. Echocardiography. 2017;2:240-9.
75. Gulati V, Harikrishnan P, Palaniswamy C, Aronow WS, Jain D, Frishman WH. Cardiac involvement in hemochromatosis. Cardiol Rev. 2014;22(2):56-68.
76. Bonini-Domingos CR. Aumento de ferro, hemocromatose hereditária e defeitos no gene HFE: o que conhecemos na população brasileira? Rev Bras Hematol Hemoter. 2007;29(4):341-2.
77. Iglesias CPK, Duarte PVF, Miranda JSS, Machado LG, Andrade CRA. Hemocromatose: Uma Causa Reversível de Insuficiência Cardíaca. Int J Cardiovasc Sciences. 2018;31(3):308-11.
78. Powell LW, Seckington RC, Deugnier Y. Haemochromatosis. Lancet. 2016;388(10045):706-16.
79. Aymone WC, Resem MGFS, Peres W. Hemocromatose hereditária. J Bras Med. 2013;101(6):27-33.
80. Perry R and Selvanayagam JB. Echocardiography in infiltrative cardiomyopathy. Heart Lung Circ. 2019;28(9):1365-75.
81. Rodrigues GT, Cunha CS, Rodrigues JO. Hemocromatose hereditária. Cadernos UniFOA. 2018;6(2 Esp):91.
82. Anderson LJ, Holden S, Davis B, Prescott E, Charrier CC, Bunce NH et al. Cardiovascular T2-star (T2*) magnetic resonance for the early diagnosis of myocardial iron overload. Eur Heart J 2001;22(23):2171-9.
83. Pepe A, Positano V, Santareli MF, Sorrentino F, Cracolici E, De Marchi D et al. Multislice multiecho T2* cardiovascular magnetic resonance for detection of the heterogeneous distribution of myocardial iron overload. J Magn Reson Imaging. 2006 May;23(5):662-8.
84. Aronow WS. Management of cardiac hemochromatosis. Archives of Medical Science: AMS 2018;14(3):560.
85. Cançado RD, Chiattone CS. Visão atual da hemocromatose hereditária. Rev Bras Hematol Hemoter. 2010;32(6):469-75.
86. Baughman RP, Culver DA, Judson MA. A concise review of pulmonary sarcoidosis. Am J Respir Crit Care Med. 2011;183(5):573-81.
87. Kim JS, Judson MA, Donnino R, Gold M, Cooper LT Jr, Prystowsky EN et al. Cardiac sarcoidosis. Am Heart J. 2009;157(1):9-21.
88. Pereira NL, Grogan M, Des GW. Spectrum of restrictive and infiltrative cardiomyopathies: part 2 of a 2-part series. Journal of the American College of Cardiology 2018;71(10):1149-66.
89. Dubrey SW, Falk RH. Diagnosis and management of cardiac sarcoidosis. Progress in Cardiovasc Dis. 2010;52(4):336-46.
90. Smedema JP, Snoep G, van Kroonenburgh MP, van Geuns RJ, Dassen WR, Gorgels AP et al. Evaluation of the accuracy of gadolinium-enhanced cardiovascular magnetic resonance in the diagnosis of cardiac sarcoidosis. J Am Coll Cardiol. 2005;45(10):1683-90.
91. Lambert J, Lim Sp, Dwivedi G, Beanlands R, Chih S. Cardiac Imaging of Infiltrative Cardiomyopathies. Curr Cardiovasc Imaging Rep. 2015;8(5):16.
92. Blankstein R, Osborne M, Naya M, Waller A, Kim CK, Murthy VL et al. Cardiac positron emission tomography enhances prognostic assessments of patients with suspected cardiac sarcoidosis. J Am C Cardiol. 2014;63(4):329-36.
93. Lubitz SA, Goldbarg SH, Mehta D. Sudden cardiac death in infiltrative cardiomyopathies: sarcoidosis, scleroderma, amyloidosis, hemachromatosis. Prog in Cardiovasc Dis 2008;51(1):58-73.
94. Yazaki Y, Isobe M, Hiroe M, Morimoto S, Hiramitsu S, Nakano T et al. Prognostic determinants of long-term survival in Japanese patients with cardiac sarcoidosis treated with prednisone. Am J Cardiol. 2001;88(9):1006-10.

ENDOMIOCARDIOFIBROSE

CAPÍTULO 30

Vera Maria Cury Salemi ▪ Marcelo Dantas Tavares de Melo ▪ Camila Rocon de Lima Andreta

INTRODUÇÃO

A endomiocardiofibrose (EMF), ou doença de Davies, é a cardiomiopatia (CMP) restritiva mais prevalente no mundo, afetando cerca de 10 a 12 milhões de pessoas.[1] Caracteriza-se pela deposição de tecido fibroso no subendocárdio, que penetra de forma irregular no miocárdio subjacente do ápice e via da entrada, de um ou de ambos os ventrículos, poupando a via de saída dos mesmos. O comprometimento do aparelho subvalvar e dos músculos papilares, e o espessamento e encurtamento das cordas tendíneas levam aos refluxos atrioventriculares, geralmente com folhetos valvares preservados.[2] A morfologia ventricular é distorcida, geralmente com ventrículos com volume normal ou reduzido, enquanto os volumes atriais, frequentemente, se encontram aumentados, podendo levar a arritmias atriais.[3] Eventos tromboembólicos podem ser observados na circulação pulmonar e/ou sistêmica, oriundos de trombos atriais ou ventriculares.[2]

A EMF foi descrita por Davies em 1948, que documentou as características clínicas e anatomopatológicas. Em 1965, em encontro realizado pela Organização Mundial da Saúde em Kampala, foi reconhecida como uma nova entidade e foram descritos seus critérios diagnósticos.[2] Considerada uma cardiopatia "negligenciada", a EMF continua a ter grande prevalência na África equatorial, onde representa até 20% das causas de insuficiência cardíaca e até 25% dos óbitos totais por insuficiência cardíaca.[4,5] Também é endêmica no Brasil, Venezuela, Colômbia e no sul da Índia.[6,7] A partir de 2000, em nosso país e na Índia a incidência da doença vem diminuindo, talvez pela melhora das condições socioeconômicas das populações.[8]

A EMF acomete, preferencialmente, jovens, especialmente crianças, adolescentes e adultos jovens. Em Uganda e Moçambique tem sido observado pico bimodal nas idades de 10 e 30 anos. Em nosso meio há predileção por adultos jovens do sexo feminino na proporção de 5:1, enquanto na Nigéria há predomínio do sexo masculino na proporção da 2:1.[9,10] É interessante observar que a maioria dos pacientes tem baixo nível socioeconômico, muitos sofreram carência nutricional, especialmente de proteínas na infância. Há relatos, porém, de europeus que moraram temporariamente no continente africano e apresentaram a doença, o que sugere que etnia e carência alimentar não justificam completamente a doença.[2]

Cerca de 71 anos após a descrição da doença, a etiologia da EMF permanece desconhecida.[11,12] Dentre as possíveis causas, a eosinofilia é que mais tem sido citada. A Teoria Unicista propõe que a doença de Löeffler e a EMF pertenceriam a um mesmo processo etiopatogênico, originado a partir da degranulação dos eosinófilos, com liberação de suas proteínas tóxicas para o endocárdio e o miocárdio (fase necrótica), levando, posteriormente, à formação de trombos intraventriculares (fase trombótica), seguida, finalmente, pela fase tardia com a organização dos trombos em fibrose (fase fibrótica). Existem semelhanças importantes entre essas duas entidades no exame histológico, contudo, várias diferenças têm sido descritas. Enquanto Löeffler ocorre, principalmente, em clima temperado, tem predomínio no sexo masculino, compromete indivíduos com faixa etária mais elevada, é doença sistêmica e tem sido diretamente relacionada com a síndrome hipereosinofílica, por outro lado, a EMF é mais frequente em clima equatorial, em nosso meio compromete mais o sexo feminino e acomete, exclusivamente, o coração.[7,13] Outras teorias têm sido propostas, como secundária à infecção viral, desnutrição, dieta à base de mandioca ou banana, dieta com deficiência de cério, infestação parasitária, mas nenhuma foi comprovada.[1,8]

Em relação ao acometimento ventricular, estudo realizado no InCor, HCFMUSP, com 160 pacientes, mostrou comprometimento biventricular em 81 deles (50,6%), do ventrículo esquerdo em 51 (31,9%) e do ventrículo direito em 28 (17,5%).[14] Porém, existe variação da câmara comprometida conforme a população estudada. No Egito tem sido descrito o comprometimento isolado do ventrículo direito.[15] Já na Índia, mais da metade dos casos o comprometimento é biventricular e o restante dos casos é de ventrículo esquerdo ou direito, entretanto, mais recentemente tem-se observado uma variação geográfica.[6,16] Na África, de forma geral, a doença é mais comum no ventrículo direito ou biventricular, sendo menos comum o comprometimento do ventrículo esquerdo.[17]

A história natural da EMF não está bem esclarecida. Observa-se nos países africanos, que em até 1/3 dos casos os pacientes apresentam história de febre, edema facial e urticária, caracterizando cardite aguda, enquanto em nosso país a fase aguda raramente é observada.[18-20] Em nosso meio, geralmente, no momento do diagnóstico, o paciente apresenta quadro clínico de insuficiência cardíaca com fração de ejeção preservada, de difícil controle clínico.[21,22] A EMF do ventrículo esquerdo geralmente é pouco sintomática, e comumente o diagnóstico é por achado incidental em exame de imagem cardiológico.[23] No acometimento do ventrículo direito, o exame clínico é caracterizado por estase jugular, hepatomegalia, ascite e discreto edema de membros inferiores; além disso, o paciente apresenta quadro consumptivo em razão da má absorção secundária à grande hipertensão venocapilar sistêmica.[24] O predomínio da intensidade da ascite sobre o edema de membros inferiores pode estar relacionado com desnutrição e hipoalbuminemia, associadas à alteração da drenagem linfática e ao processo inflamatório do peritônio.[2,25] O achado de insuficiência mitral, na presença de insuficiência cardíaca direita, sugere que o comprometimento seja biventricular. Pode ocorrer derrame pleural e pericárdico. As arritmias supraventriculares são comuns (60%), especialmente a fibrilação atrial em 1/3 dos casos, que ocorre em fase mais tardia da doença, especialmente no comprometimento grave do ventrículo direito ou biventricular e indica prognóstico reservado (Fig. 30-1).[14]

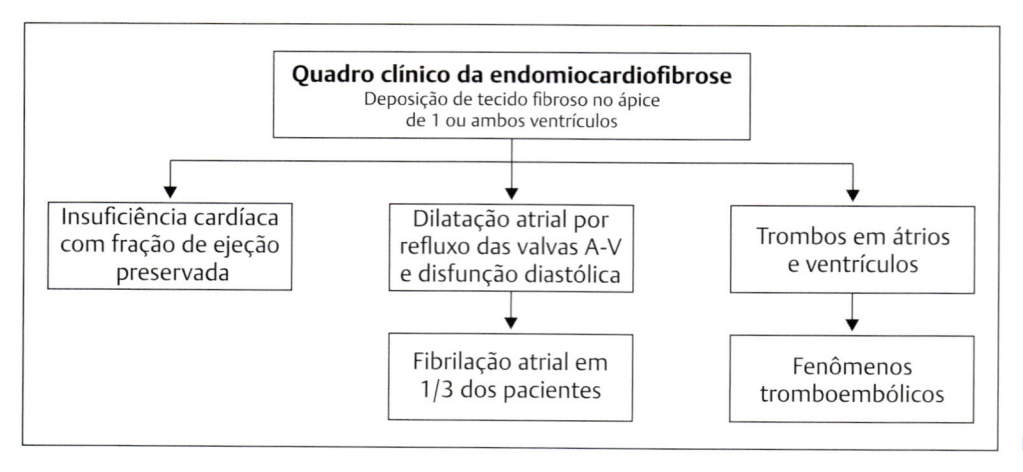

Fig. 30-1. Quadro clínico da endomiocardiofibrose.

MÉTODOS DIAGNÓSTICOS

Em relação aos exames complementares, a eletrocardiografia pode sugerir qual ventrículo está acometido, sendo que no envolvimento do ventrículo direito observa-se baixa voltagem do complexo QRS no plano frontal, distúrbio de condução do ramo direito e baixa voltagem de qr ou qs em V1, em contraste com maior voltagem em V2 e V3. Bloqueio divisional anterior esquerdo, sobrecarga de átrio esquerdo, áreas inativas e alta voltagem nas precordiais esquerdas são observados nos casos de envolvimento de ventrículo esquerdo. No grupo biventricular são observadas alterações mistas.[2,19]

A radiografia do tórax também pode ser útil na identificação do tipo de comprometimento ventricular, sendo que no ventrículo direito observa-se trama vascular diminuída, presença de cardiomegalia com forma globosa e grande dilatação de átrio desproporcional ao ventrículo direito, mediastino superior alargado e índice cardiotorácico > 0,7 em 80% dos casos. No comprometimento de ventrículo esquerdo há área cardíaca normal, morfologia triangular do coração em projeção posteroanterior, assemelhando-se à silhueta da valvopatia mitral e "mitralização" da trama vascular pulmonar. Em geral, o índice cardiotorácico é normal ou pouco aumentado. No grupo biventricular, a trama vascular pulmonar pode ser pobre ou com aspecto "mitralizado", ressaltando o ingurgitamento das veias pulmonares dos lobos superiores. Calcificação ventricular é outro achado infrequente que auxilia no diagnóstico da doença e da câmara acometida, devendo ser diferenciado da calcificação pericárdica.[26]

Entretanto, os métodos mais importantes para o diagnóstico são o ecocardiograma e a ressonância magnética cardíaca (RMC).

Ecocardiografia

A ecocardiografia é considerada um método não invasivo de primeira linha para o diagnóstico dessa doença por ser facilmente disponível e apresentar baixo custo.[3,8,19,27,28] O método permite a identificação da doença nos estágios iniciais, ou seja, na fase necrótica/trombótica, do grau de comprometimento ventricular, avaliação não invasiva da hemodinâmica, bem como o acompanhamento dos pacientes em tratamento clínico ou submetidos à cirurgia.[1] Em muitos casos, observa-se verdadeiro plano de clivagem entre a fibrose e o miocárdio subjacente, pela diferença acústica entre os dois tecidos.[2] A sobrecarga de volume imposta ao ventrículo pelo refluxo da valva atrioventricular, amplia seu eixo transverso e, associada à fibrose apical, modifica a morfologia ventricular para uma forma mais globosa.[28]

O modo M tem valor limitado na EMF porque as alterações são inespecíficas, sendo observado o movimento rápido do septo na diástole precoce em forma de M. Os achados ecocardiográficos mais significativos na ecocardiografia bidimensional são obliteração de um ou ambos os ápices com função sistólica preservada, volume atrial geralmente aumentado e volume ventricular normal. Deve-se destacar que em alguns casos observam-se átrios gigantes com trombos intra-atriais. A presença de trombos no átrio esquerdo não é comum, talvez pelo efeito de lavagem do jato regurgitante mitral nos casos de acometimento valvar. O refluxo das valvas atrioventriculares por comprometimento do aparelho subvalvar, e até mesmo adesão do folheto ao endocárdio, é outro sinal comum de ser visualizado nos casos de EMF e leva ao refluxo excêntrico. Em casos avançados de EMF do ventrículo direito pode ocorrer a não coaptação da valva tricúspide, levando a refluxo de baixa velocidade do ventrículo direito para o átrio direito pela equalização de pressões dessas câmaras. Isso pode produzir a dilatação das veias cavas e fluxo reverso na veia hepática. A presença de hipertensão arterial pulmonar pode resultar de hipertensão venocapilar pulmonar, nos casos com comprometimento do ventrículo esquerdo, ou de embolia pulmonar, no acometimento isolado do ventrículo direito. É comum a presença de derrame pericárdico, embora raramente seja de grau importante ou resulta em tamponamento cardíaco (Fig. 30-2).[2,3,27,28]

A disfunção diastólica é a principal responsável pela gênese da insuficiência cardíaca com fração de ejeção preservada e depende da extensão da fibrose e do grau de refluxo mitral, sendo encontrada em diferentes graus, chegando a ser diagnosticada em até 75% dos pacientes. No Doppler tecidual, as velocidades sistólica e diastólica estão reduzidas.[3,28] Um estudo prévio mostrou que o pico de A' obtido nas regiões septal, lateral, inferior e anterior do anel mitral foram preditores independentes da capacidade de exercício em pacientes com comprometimento biventricular.[29] A função ventricular sistólica geralmente é normal, exceto nas fases mais tardias da EMF. Pode-se observar, também, o sinal de Merlon caracterizado por hipermotilidade da base ventricular com o ápice ventricular com motilidade normal, que ocorre por mecanismo compensatório.[27]

A ecocardiografia também é útil para o diagnóstico diferencial com as outras síndromes restritivas; no comprometimento do ventrículo direito deve-se diferenciar da pericardite constritiva, e da doença de Ebstein, enquanto no acometimento do ventrículo esquerdo da cardiomiopatia hipertrófica apical e do miocárdio não compactado.[28-32] Geralmente se observa trombo ventricular, especialmente recobrindo a fibrose apical, com função sistólica subjacente pouco comprometida. Isso facilita a diferenciação da EMF com outras alterações que levam à disfunção miocárdica associadas a trombos como o infarto do miocárdio e cardiomiopatia chagásica. No miocárdio não compactado, diferente da EMF, se observa fluxo nas trabéculas em cortes apicais e em eixo curto avaliado pelo Doppler colorido e relação não compactado-compactado ≥ 2.[33] Já na cardiomiopatia hipertrófica apical há morfologia ventricular em 'ás de espada', diferente da EMF, onde a região apical é mais arredondada. Entretanto, a ecocardiografia pode apresentar limitações na diferenciação de fibrose e trombo em relação à hipertrofia apical, tumor ou hipertrabeculação, em razão da menor caracterização tecidual quando comparada à ressonância magnética cardíaca.[34] Raramente pode-se observar associação de 2 CMP, como em caso com diagnóstico de EMF, que foi submetido à cirurgia e, posteriormente, foi documentada associação de EMF com CMP hipertrófica.[35] Em pacientes onde a ecocardiografia bidimensional convencional

Achados ECO ma EMF

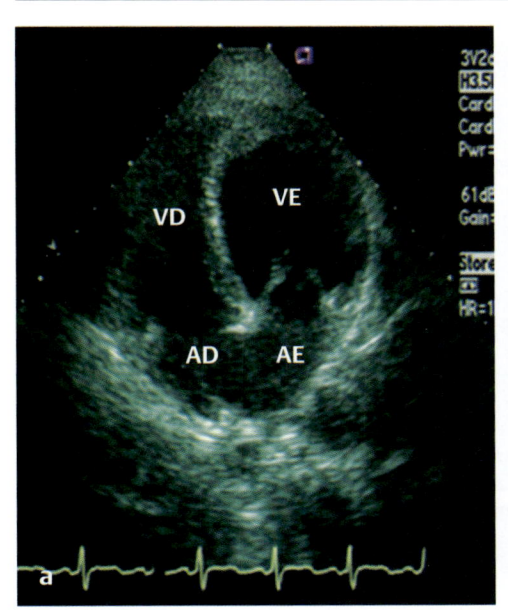

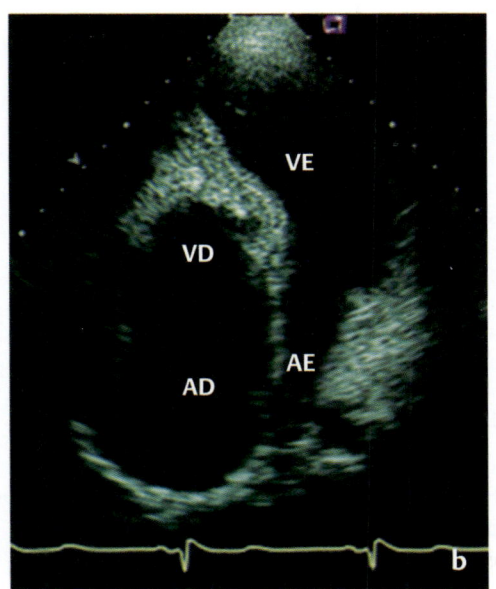

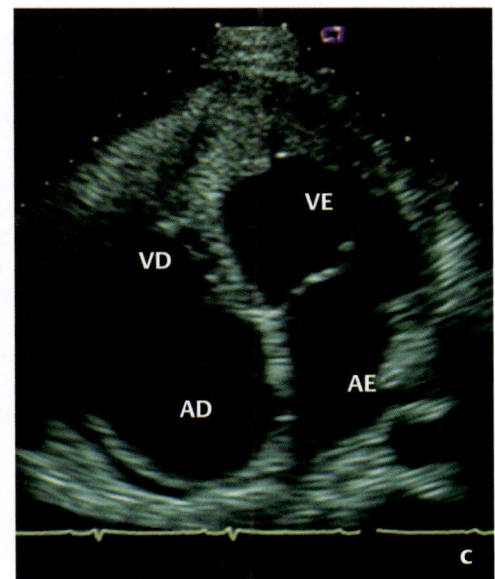

- Obliteração apical
- Dilatação atrial com ventrículos de tamanho normal ou reduzido
- Refluxo das valvas AV dos ventrículos acometidos – na mitral há fibrose da parede posterior do VE, comprometendo a região subvalvar e refluxo excêntrico
- Trombos atriais e/ou ventriculares
- Hipermotilidade da região basal ventricular por mecanismo compensatório
- Redução do *strain* global longitudinal

Fig. 30-2. Achados ecocardiográficos em paciente com endomiocardiofibrose. (**a**) VE; (**b**) VD; (**c**) biventricular.

suscita dúvida, deve-se realizar a ecocardiografia com contraste por microbolhas ou tridimensional.[36,37]

Estudo realizado em 2008 propôs critérios ecocardiográficos para diagnóstico e prognóstico da EMF, sendo que a presença de 2 critérios maiores ou de 1 maior e 2 menores determinam o diagnóstico definitivo, e a soma de pontos reflete a gravidade da doença (< 8 leve; 8-15 moderado; > 15 grave), como se pode observar no Quadro 30-1.[30]

Poucos estudos avaliaram a utilidade dos índices de deformação miocárdica em pacientes com EMF como Romero Valoro *et al.*, que mostraram redução do *strain* global longitudinal em paciente com diagnóstico de EMF pela necropsia.[38]

Ressonância Magnética Cardíaca

A RMC pode avaliar os volumes atriais e ventriculares, a morfologia ventricular, função sistólica, bem como as repercussões hemodinâmicas. Pela técnica de realce tardio observa-se realce subendocárdico da via de entrada, com extensão e predomínio no ápice ventricular, cavidades ventriculares de tamanhos normais ou reduzidos e átrios aumentados. Pode-se, também, aferir a função sistólica, à presença de regurgitações valvares, além de ser também importante no diagnóstico diferencial com a pericardite constritiva e com outras cardiomiopatias restritivas.

Estudo realizado no Incor em 36 pacientes com EMF, sendo 29 mulheres, com idade média de 54 ± 12 anos, mostrou que aqueles com volume de fibrose superior a 19 mL/m² apresentam risco relativo de mortalidade maior em 10,8 vezes.[35] Este estudo demonstrou, assim, a utilidade desse método não só no diagnóstico, mas no prognóstico de pacientes com EMF.

Tomografia Computadorizada com Contraste

Esse método, da mesma forma que a RMC, permite a detecção de fibrose e trombos em regiões acometidas, além de possibilitar a diferenciação do trombo ventricular com calcificação.[39] Deve ser realizado em casos onde há contraindicação na realização da RMC.

Quadro 30-1. Critérios Ecocardiográficos para Diagnóstico e Prognóstico da Endomiocardiofibrose

Critério maior	Pontuação
Placas endomiocárdicas > 2 mm de espessura	2
Placas finas (≤ 1 mm) afetando mais de uma parede ventricular	3
Obliteração do ápice do ventrículo esquerdo ou direito	4
Trombo ou contraste espontâneo sem disfunção ventricular importante	4
Retração do ápice do ventrículo direito	4
Disfunção da valva atrioventricular por adesão do aparato valvar à parede ventricular: 1 a 4 de acordo com a gravidade do refluxo	1-4

Critério menor	Pontuação
Pequenas placas endomiocárdicas localizadas em uma parede ventricular	1
Fluxo de padrão restritivo pela valva mitral ou tricúspide	2
Abertura diastólica da valva pulmonar	2
Espessamento difuso do folheto anterior da valva mitral	1
Aumento atrial com ventrículo com tamanho normal	2
Movimento M do septo interventricular e parede posterior achatada	1
Aumento da refringência da banda moderadora ou de outra banda interventricular	1

A presença de 2 critérios maiores ou de 1 maior e 2 menores determinam o diagnóstico definitivo da endomiocardiofibrose, e a soma de pontos reflete a gravidade da doença: < 8 – leve; 8-15 – moderado; > 15 – grave

PROGNÓSTICO

Em 1972, cerca de 50% dos pacientes com EMF morriam em 2 anos, quando tratados clinicamente.[40] Em 1976, Dubost *et al.* descreveram a técnica para ressecção cirúrgica da fibrose endocárdica, e em caso de insuficiência valvar atrioventricular associada, a ressecção era acompanhada de troca das valvas atrioventriculares por prótese.[41] Porém, a taxa de mortalidade era cerca de 20% no pós-operatório precoce. Em 1990, Oliveira *et al.* propuseram técnica cirúrgica de ressecção da fibrose com preservação das valvas atrioventriculares, levando à redução das complicações cirúrgicas.[42] Moraes *et al.* estudaram em 83 pacientes com EMF, que foram submetidos à cirurgia de ressecção da EMF, sendo 79,6% de mulheres, com idade média de 31 anos, 44,5% dos pacientes com EMF biventricular e 41% com doença de ventrículo direito, todos em classe funcional III e IV, e seguidos por 7,6 anos, e observou que 55% dos pacientes apresentaram sobrevida de 17 anos.[43]

Dessa forma, os determinantes de mortalidade são:[44]

1. Classe funcional da III e IV da NYHA.
2. Envolvimento grave de VD e biventricular tendem a deteriorar rapidamente caso não tratados por cirurgia.
3. Regurgitação mitral e tricúspide importantes.

Outros fatores de prognóstico reservado são a presença de fibrilação atrial em pacientes clínicos,[14] presença de ascite e queda da %VO2 predito.[22,29]

CONCLUSÃO

A EMF é uma CMP restritiva mais prevalente no mundo e caracterizada por envolvimento fibrótico do endomiocárdio do ápice e via de entrada de um ou ambos os ventrículos. A etiopatogênese é desconhecida, embora a eosinofilia associada à desnutrição seja a teoria mais aceita. O quadro clínico é de insuficiência cardíaca com fração de ejeção preservada, arritmias, especialmente a fibrilação atrial e fenômenos tromboembólicos. Os principais diagnósticos diferenciais da EMF de ventrículo direito são a doença de Ebstein e pericardite constritiva, e da EMF de ventrículo esquerdo são a cardiomiopatia hipertrófica apical e o miocárdio não compactado. A ecocardiografia é o método diagnóstico de primeira linha, enquanto a ressonância magnética cardíaca permite não só avaliação dos volumes e função ventricular, mas a caracterização tecidual e a avaliação de trombos. O tratamento é cirúrgico em pacientes em classe funcional III/IV da NYHA. Os fatores de prognóstico reservado são classe funcional III e IV da NYHA, comprometimento importante de VD ou biventricular, regurgitação mitral e/ou tricúspide importantes, fibrilação atrial em pacientes clínicos, presença de ascite e queda da %VO2 predito < 53%.

REFERÊNCIAS BIBLIOGRÁFICAS

1. Mocumbi AO, Yacoub S, Yacoub MH. Neglected tropical cardiomyopathies: II. Endomyocardial fibrosis: myocardial disease. Heart. 2008;94(3):384-90.
2. Salemi VMC, Mady C. Aspectos clínicos e fatores prognósticos em pacientes com endomiocardiofibrose. Rev Soc Cardiol Estado de São Paulo. 2003;13:509-15.
3. Salemi VM, Picard MH, Mady C. Assessment of diastolic function in endomyocardial fibrosis: value of flow propagation velocity. Artif Organs. 2004;28(4):343-6.
4. Yacoub S, Kotit S, Mocumbi AO, Yacoub MH. Neglected diseases in cardiology: a call for urgent action. Nat Clin Pract Cardiovasc Med. 2008;5(4):176-7.
5. Mayosi BM. Contemporary trends in the epidemiology and management of cardiomyopathy and pericarditis in sub-Saharan Africa. Heart. 2007;93(10):1176-83.
6. Dato I. How to recognize endomyocardial fibrosis? J Cardiovasc Med (Hagerstown). 2015;16(8):547-51.
7. Duraes AR, de Souza Lima Bitar Y, Roever L, Neto MG. Endomyocardial fibrosis: past, present, and future. Heart Fail Rev. 2019, no prelo.
8. Sivasankaran S. Restrictive cardiomyopathy in India: the story of a vanishing mystery. Heart. 2009 Jan;95(1):9-14.
9. Lira VMC. Endomiocardiofibrose. Patologia. Arq Bras Cardiol. 1996;67:273-8.
10. Rutakingirwa M, Ziegler JL, Newton R, Freers J. Poverty and eosinophilia are risk factors for endomyocardial fibrosis (EMF) in Uganda. Trop Med Int Health. 1999;4(3):229-35.
11. Freers J, Masembe V, Schmauz R, Mayanja-Kizza H. Endomyocardial fibrosis syndrome in Uganda. Lancet. 2000;355(9219):1994-5.
12. Bukhman G, Ziegler J, Parry E. Endomyocardial fibrosis: still a mystery after 60 years. PLoS Negl Trop Dis. 2008;2(2):e97.
13. Brockington IF, Olsen EG. Eosinophilia and endomyocardial fibrosis. Postgrad Med J. 1972;48(566):740-1.
14. Barretto AC, Mady C, Nussbacher A, Ianni BM, Oliveira SA, Jatene A, Ramires JA. Atrial fibrillation in endomyocardial fibrosis is a marker of worse prognosis. Int J Cardiol. 1998;67(1):19-25.
15. Rashwan MA, Ayman M, Ashour S, Hassanin MM, Zeina AA. Endomyocardial fibrosis in Egypt: an illustrated review. Br Heart J. 1995 Mar;73(3):284-9.
16. Gupta PN, Kunju SM, Rajan B, Koshy AG, Vishwanathan S, George PS, Velappan P. Geographical variation in the clinical presentation of endomyocardial fibrosis in India? Indian Heart J. 2018;70(1):56-65.
17. Mayosi BM, Somers K. Cardiomyopathy in Africa: heredity versus environment. Cardiovasc J Afr. 2007 May-Jun;18(3):175-9.
18. Valiathan SM, Kartha CC. Endomyocardial fibrosis--the possible connexion with myocardial levels of magnesium and cerium. Int J Cardiol. 1990;28(1):1-5.
19. Beaton A, Mocumbi AO. Diagnosis and Management of Endomyocardial Fibrosis. Cardiol Clin. 2017;35(1):87-98.
20. Grimaldi A, Mocumbi AO, Freers J, Lachaud M, Mirabel M, Ferreira B et al. Tropical Endomyocardial Fibrosis: Natural History, Challenges, and Perspectives. Circulation. 2016;133(24):2503-15.
21. Pereira-Barretto AC, Décourt LV. Fibrose endomiocárdica (Doença de Davies) - Considerações sobre o conceito e formas anatomoclínicas. Atualização Cardiológica. 1989 Jul-Ago:14-7.
22. Barretto AC, Mady C, Oliveira SA, Arteaga E, Dal Bo C, Ramires JA. Clinical meaning of ascites in patients with endomyocardial fibrosis. Arq Bras Cardiol. 2002;78(2):196-9.
23. Barretto AC, Pileggi F. [Endomyocardial fibrosis: 100 cases, 10 years' experience]. Arq Bras Cardiol. 1988;51(1):117-20.
24. Barreto ACP, Mady C, Fernandez EA et al. Quadro clínico da endomiocardiofibrose. Correlação com a intensidade da fibrose. Arq Bras Cardiol. 1988;50:401-5.
25. Freers J, Mayanja-Kizza H, Rutakingirwa M, Gerwing E. Endomyocardial fibrosis:why is there striking ascites with little or no peripheral oedema? Lancet. 1996;347(8995):197.
26. Fernandes F, Mady C, Vianna C de B, Barretto AC, Arteaga E, Ianni BM et al. [Radiological findings in endomyocardial fibrosis]. Arq Bras Cardiol. 1997;68(4):269-72.
27. Berensztein CS, Piñeiro D, Marcotegui M, Brunoldi R, Blanco MV, Lerman J. Usefulness of echocardiography and doppler echocardiography in endomyocardial fibrosis. J Am Soc Echocardiogr. 2000;13(5):385-92.
28. Brindeiro Filho D, Cavalcanti C. [Value of Doppler echocardiography in the diagnosis and management of endomyocardial fibrosis]. Arq Bras Cardiol. 1996;67(4):279-84.
29. Salemi VM, Leite JJ, Picard MH, Oliveira LM, Reis SF, Pena JL, Mady C. Echocardiographic predictors of functional capacity in endomyocardial fibrosis patients. Eur J Echocardiogr. 2009;10(3):400-5.
30. Mocumbi AO, Ferreira MB, Sidi D, Yacoub MH. A population study of endomyocardial fibrosis in a rural area of Mozambique. N Engl J Med. 2008;359(1):43-9.
31. de Oliveira Júnior MT, Barreto AC, Mady C, da Luz PL, Stolf N, Gutierrez P et al. Pericardial disease erroneously diagnosed as endomyocardial fibrosis. Report of 2 cases. Arq Bras Cardiol. 1990;54(4):271-3.
32. Vaidyanathan K, Agarwal R, Sahayaraj A, Sankar M, Cherian KM. Endomyocardial fibrosis mimicking Ebstein's anomaly: a diagnostic challenge. Tex Heart Inst J. 2009;36(3):250-1.
33. Salemi VM, Rochitte CE, Lemos P, Benvenuti LA, Pita CG, Mady C. Long-term survival of a patient with isolated noncompaction of the ventricular myocardium. J Am Soc Echocardiogr. 2006;19(3):354.e354.e3.
34. Salemi VM, Rochitte CE, Shiozaki AA, Andrade JM, Parga JR, de Ávila LF et al. Late gadolinium enhancement magnetic resonance imaging in the diagnosis and prognosis of endomyocardial fibrosis patients. Circ Cardiovasc Imaging. 2011;4(3):304-11.
35. Salemi VM, D'andretta Iglezias S, Benvenuti LA, Filho JC, Rochitte CE, Shiozaki AA, Mady C. An unusual association of endomyocardial fibrosis and hypertrophic cardiomyopathy in a patient with heart failure. Cardiovasc Pathol. 2012;21(2):e23-5.

36. Doyen D, Buscot M, Eker A, Dellamonica J. Endomyocardial fibrosis complicating primary hypereosinophilic syndrome. Intensive Care Med. 2018;44(12):2294-5.
37. Kharwar RB, Sethi R, Narain VS. Right-sided endomyocardial fibrosis with a right atrial thrombus: three-dimensional transthoracic echocardiographic evaluation. Echocardiography. 2013;30(10):E322–5.
38. Romero Valero A, Coves Orts FJ, Muci T, Morillas Blasco P. Endomyocardialfibrosis and apical thrombus in patient with hypereosinophilia. Eur Heart J. 2019;40(40):3364-5.
39. Senra T, Shiozaki AA, Salemi VM, Rochitte CE. Delayed enhancement by multidetector computed tomography in endomyocardial fibrosis. Eur Heart J. 2008;29(3):347.
40. D'arbela PG, Mutazindawa T, Patel AK et al. Survival after first presentation with endomyocardial fibrosis. Br Heart J. 1972;34:403-7.
41. Dubost CH. The surgical treatment of constrictive fibrous endocarditis. J Cardiovasc Surg. 1978;19:581-4.
42. Oliveira SA, Pereira Barretto AC, Mady C, Dallan LAO, Luz PL, Jatene AD, Pileggi F. Surgical treatment of endomyocardial fibrosis: A new approach. J Am Coll Cardiol. 1990;16:1246-51.
43. Moraes F, Lapa C, Hazin S, Tenorio E, Gomes C, Moraes CR. Surgery for endomyocardial fibrosis revisited. Eur J Cardiothorac Surg. 1999;15(3):309-12; discussion 312-3.
44. Pereira-Barretto AC, Luz Pl, Oliveira SA, Stolf N, Mady C, Bellotti G et al. Determinants of survival in endomyocardial fibrosis. Circulation. 1989;80 (suppl I):I-177-I-182.

NÃO COMPACTAÇÃO DO VENTRÍCULO ESQUERDO

Vera Maria Cury Salemi ▪ Camila Rocon de Lima Andreta ▪ Marcelo Dantas Tavares de Melo

INTRODUÇÃO

O miocárdio não compactado (MNC) é caracterizado por trabeculações proeminentes e numerosas, com recessos intertrabeculares profundos que se comunicam com a cavidade do ventrículo esquerdo. Está classificado como uma cardiomiopatia (CMP) de cunho genético pela Associação Americana de Cardiologia, enquanto a Organização Mundial da Saúde e a Sociedade Europeia de Cardiologia o consideram como uma CMP não classificada.[1] Essa doença é conhecida, desde 1926, quando Grant descreveu uma necropsia de criança com cardiopatia congênita. Em 1985, Engberding e Bender diagnosticaram pela ecocardiografia, denominando-o de miocárdio esponjoso. Em 1986, Jenni et al. descreveram os mesmos achados pela ecocardiografia, angiografia e alterações anatomopatológicas.[2] Entretanto, foram Chin et al., em 1990, que propuseram a terminologia "miocárdio não compactado" em um estudo de 8 casos, e sugeriram que a doença seja originada pela interrupção no processo de compactação miocárdica no primeiro trimestre da vida intrauterina.[3] Assim, a teoria mais aceita é que haja interrupção do processo de compactação, de forma que o miocárdio fica composto de 2 camadas: uma externa compactada (C) e a outra interna não compactada (NC), sem comunicação com as artérias coronárias. Acredita-se que quanto mais precoce essa interrupção no período embrionário, maior o grau de disfunção ventricular e mais extensas as trabéculas.[4]

Vários estudos têm mostrado que a prevalência vem aumentando, sendo a terceira causa de CMP em crianças, depois da dilatada e da hipertrófica em artigo realizado na Austrália.[5-7] O padrão de herança mais comum é autossômico dominante, e a mesma mutação pode levar a diferentes fenótipos, como MNC, CMP dilatada até cardiomiopatia hipertrófica (CMPH) ou associações dentro de uma mesma família (Fig. 31-1).[1,8] É essencial que se faça o rastreamento familiar para detecção precoce da doença, já que estudos mostram comprometimento familiar pela doença de 17 a 50% dos casos, sendo a maioria assintomática.[9]

FISIOPATOLOGIA E QUADRO CLÍNICO

Na fisiopatologia da disfunção miocárdica no MNC estão envolvidos a redução da reserva do fluxo coronariano, a disfunção da microcirculação, a alteração do metabolismo cardíaco, os distúrbios mitocondriais, e a perda da torção ventricular levando à alteração da mecânica cardíaca.[1,7,10-12] Além disso, pode ocorrer o padrão ondulante da função ventricular, caracterizado pela recuperação da função ventricular, com posterior deterioração, entretanto, até hoje não se conhece o fator que desencadeia esse processo.[13]

Os achados clínicos principais são insuficiência cardíaca, arritmias atriais e/ou ventriculares e fenômenos tromboembólicos,[2,14] sendo que os sintomas cardiovasculares mais frequentes são a dispneia e a dor torácica. Entretanto, a morte súbita pode ser a manifestação inicial.

As manifestações da IC estão presentes em mais de 50% dos casos, sendo que a disfunção sistólica ocorre em até 84% dos pacientes, e é preditor de mortalidade.[10,11,15,16] Geralmente, a disfunção sistólica ventricular direita está associada ao comprometimento do VE, e está relacionada com a maior incidência de arritmias ventriculares, levando a uma taxa maior de implante de cardiodesfibriladores e um pior prognóstico.[17]

As arritmias associadas a pior prognóstico em pacientes com MNC são a FA, que ocorre em até 25% dos adultos, e as taquiarritmias ventriculares, presentes em até 47% dos pacientes.[10,14] As arritmias ventriculares são relacionadas com fibrose subendocárdica e com os circuitos de microrreentrada, indicando a necessidade do diagnóstico e tratamento precoce dos pacientes.[15]

A estase sanguínea, que ocorre junto às trabéculas, predispõe à formação de trombos, e é maior em pacientes com disfunção ventricular. Foram observados fenômenos tromboembólicos em até 38% dos casos, sendo mais comuns em pacientes com volume maior de trabéculas, com disfunção ventricular e arritmias atriais. Além disso, podem ocorrer como apresentação inicial da doença em até 7% dos casos.[18-21] Essa incidência vem reduzindo pelo uso profilático de anticoagulantes nos pacientes com disfunção ventricular sistólica.[22]

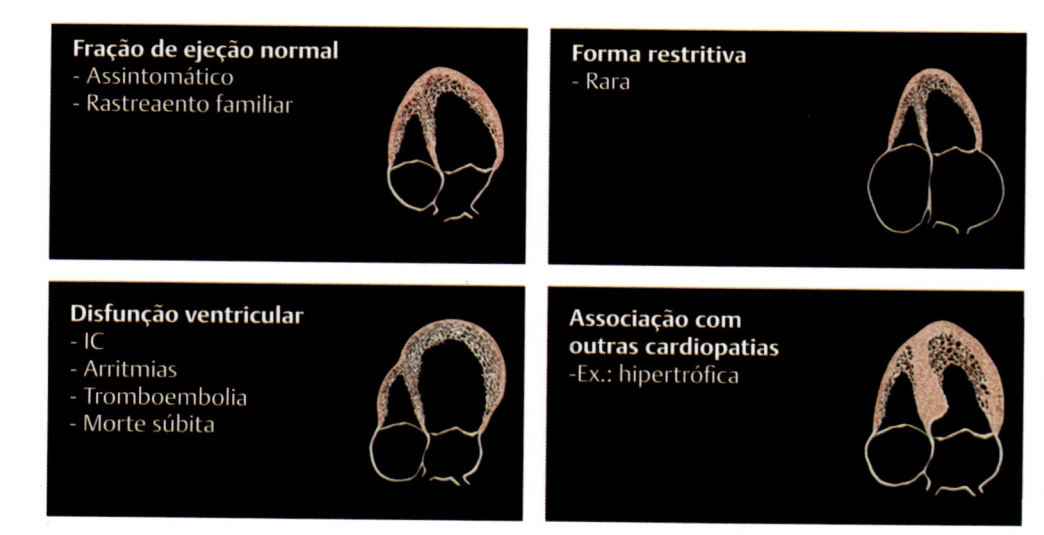

Fig. 31-1. Fenótipos de pacientes com miocárdio não compactado, com espectro desde função ventricular preservada à disfunção ventricular importante, sendo que a forma restritiva é rara. Não é incomum a associação a outras cardiopatias genéticas.

MÉTODOS DIAGNÓSTICOS

Os exames mais importantes para o diagnóstico da doença são o ecocardiograma, que é o exame de primeira linha, enquanto a ressonância magnética cardíaca (RMC) é considerada o método padrão ouro para detecção de doença (Fig. 31-2).[23-25] Podem também auxiliar no diagnóstico: o eletrocardiograma de 12 derivações, o Holter de 24 horas, a tomografia computadorizada do coração e a ventriculografia esquerda.[1] Por outro lado, o diagnóstico não se deve ser exclusivamente fundamentado apenas nos achados anatômicos das diversas modalidades de imagem. O excesso de diagnóstico é uma preocupação, uma vez que pode ser motivo de desqualificar um atleta, de submeter o paciente ao tratamento desnecessário e/ou causar impacto psicológico ao ser rotulado como portador de uma CMP. Pelo menos 8% dos desportistas preenchem um critério diagnóstico ecocardiográfico para MNC, enquanto que 43% dos indivíduos saudáveis apresentam-se com critério diagnóstico pela RMC pelo critério mais utilizado (Petersen).[26-28]

Ecocardiograma

Vários critérios têm sido propostos, sendo os mais aceitos para o diagnóstico do MNC os seguintes:

1. Critérios de Chin *et al.* (Califórnia):[3]
   - Presença de X/Y ≤ 0,5, onde:
     - X = distância da superfície epicárdica até o recesso trabecular.
     - Y = distância da superfície epicárdica até o pico das trabeculações.
     - Esses critérios são utilizados para trabéculas do ápice do VE, em cortes paraesternal de eixos curto e apical, no final da diástole.
2. Critérios de Jenni *et al.* (Zurique):[29]
   - Ausência de alterações cardíacas coexistentes.
   - Espessamento da parede miocárdica do VE com duas camadas: uma epicárdica fina e compactada (C) e outra endocárdica espessa não compactada (NC), preenchida por sangue vindo da cavidade ventricular.
   - Relação NC/C > 2 no eixo curto, no final da sístole.
   - Localização das trabéculas é geralmente nas paredes apical, mediolateral e medioinferior do VE.
3. Critérios de Stöllberger *et al.* (Viena):[30]
   - Presença de 4 ou mais trabéculas na parede ventricular esquerda, apicais em relação aos músculos papilares, visíveis em um único plano de imagem.
   - Trabéculas apresentam a mesma ecogenicidade do miocárdio e apresentam movimento sincrônico com a contração ventricular.
   - Espaços intratrabeculares são preenchidos por sangue vindo da cavidade ventricular, visualizados ao Doppler colorido.
   - Imagem obtida em corte apical de quatro câmaras.
   - Realizar diferentes cortes para obter melhor definição da imagem e diferenciar de falsas cordas e bandas aberrantes.
   - Relação NC/C > 2 no eixo curto, no final da diástole.

O estudo realizado por Kohli *et al.* comparou esses critérios e foi observado que apenas 29,9% dos pacientes com diagnóstico prévio de MNC preenchiam os 3 critérios. Além disso, 8% dos indivíduos saudáveis preencheram 1 ou mais critérios.[31] Dessa forma, embora o critério de Jenni *et al.* seja mais utilizado na prática clínica, o ideal é que os 3 critérios ecocardiográficos sejam preenchidos para se estabelecer o diagnóstico.

Alguns cuidados são necessários no que concerne o aspecto técnico, devendo-se evitar avaliação da trabeculação no aparato subvalvar; as cordas podem ser erroneamente consideradas trabéculas; janelas oblíquas são interessantes para pesquisa de trombo intracavitário, porém pode superestimar a relação entre as camadas NC/C. Achados frequentes podem estar associados nos pacientes com MNC como falsa corda na região apical do VE; fragmentação do músculo papilar e prolapso mitral da cúspide posterior por alterações de posicionamento e fragmentação do músculo papilar. Muito cuidado

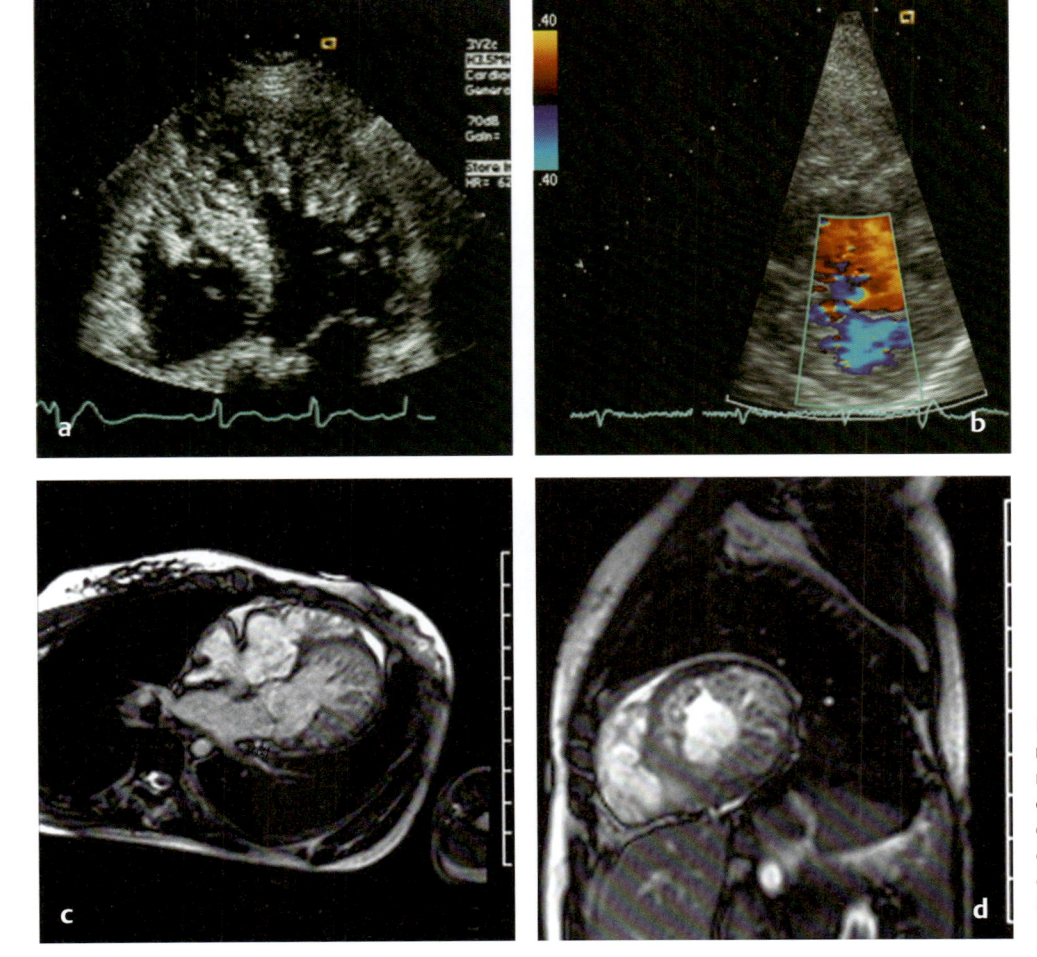

Fig. 31-2. Ecocardiograma bidimensional mostrando trabéculas proeminentes na região mediopical do ventrículo esquerdo em corte apical de 4 câmaras (**a**) e eixo curto com Doppler colorido entre as trabéculas (**b**). Ressonância magnética cardíaca com ventrículo esquerdo dilatado com extensas trabéculas em eixos longo (**c**) e curto (**d**). (**c, d** cedidas pelo Dr. José de Arimatéia B. Araújo Filho.)

deve-se tomar acerca de alguns conceitos sobre o diagnóstico da doença, como considerar MNC apenas aqueles com redução da fração de ejeção, assim como considerar critério para diagnóstico a presença de afilamento miocárdico. As limitações desse método são dificuldade na visualização do ápice ventricular, dependência da experiência do operador, além da reprodutibilidade limitada das medidas das regiões C e NC.[31,32] Outras técnicas ecocardiográficas podem auxiliar no diagnóstico como o uso de contraste ecocardiográfico e a ecocardiografia tridimensional para melhor avaliação das trabéculas.[33,34]

Análise da Deformação Miocárdica

Em razão da disposição helicoidal das fibras miocárdicas no subendocárdio e subepicárdio, durante a sístole e diástole ocorre um movimento de torção do coração, aumentando o desempenho da bomba propulsora. Tendo referencial da visualização do coração da sua região apical, durante a sístole ventricular a porção basal gira no sentido horário e a região apical no sentido anti-horário. Porém, esse processo de torção miocárdica só se completa no final da infância. Recém-nascidos apresentam rotação da base inicialmente anti-horária, assim como a região apical, e, gradualmente, a rotação da região basal do coração passa a girar no sentido horário, em oposição à sua região apical.[35] Dessa forma, a técnica do *speckle-tracking* permite detectar comprometimento miocárdico subclínico em pacientes com fração de ejeção preservada, observando-se redução do *strain* longitudinal do ventrículo esquerdo em regiões média e apical, enquanto a região basal do ventrículo esquerdo apresenta deformação normal, diferente da CMP dilatada, que mostra redução das 3 regiões em cortes apicais.[36-38] A torção ventricular está reduzida e há muitos pacientes que apresentam rotação em corpo rígido ou em bloco, com o ápice e base ventriculares girando na mesma direção, diferente dos indivíduos normais, onde a rotação da base ocorre no sentido horário e do ápice em anti-horário, assim como ocorre nos recém-nascidos, demonstrando que há perpetuação de uma padrão embrionário de torção miocárdica. Isto também leva ao comprometimento da função ventricular. Entretanto, isso também pode ocorrer em pacientes com cardiomiopatia dilatada ou cardiopatia hipertensiva.[38] Nawaytou *et al.* avaliaram o impacto clínico da perda da torção em 28 crianças com MNC. O padrão de torção em bloco esteve presente em 39% dos pacientes, nestes os valores do *strain* longitudinal eram inferiores aos que apresentavam torção normal. Nesse estudo, apesar de pequeno, que os pacientes com torção em bloco apresentavam mais insuficiência cardíaca, arritmias e disfunção ventricular.[39] Além de auxiliar na estratificação, um estudo em crianças mostrou que a torção pode ajudar na discriminação de corações saudáveis com excesso de trabeculação do paciente com MNC, sendo um valor de corte da torção menor que 5,8°, apresenta uma sensibilidade de 82%; especificidade de 92% com uma área sob a curva de 0,914.[40] Apesar de ser uma ferramenta interessante, a medição da torção depende de pós-processamento, o que dificulta muito a sua aplicação na prática clínica diária. Importante que trabalhos de *strain*, microcirculação, metabolismo cardíaco mostram um comprometimento miocárdico difuso, independente das regiões trabeculadas, sugerindo que essa doença seja difusa e não restrita em algumas áreas.[36,37]

Ressonância Magnética Cardíaca

A RMC é considerada o melhor método de imagem no diagnóstico do MNC por permitir o melhor delineamento entre a região compactada e não compactada com obtenção de múltiplos planos de imagem, mas a grande vantagem é a caracterização tecidual pela técnica do realce tardio. Permite ainda avaliação mais detalhada da morfologia e função do ventrículo direito, detecção de trombos e avaliação da motilidade segmentar.

Os critérios mais utilizados são o critério de Pettersen *et al.* e os critérios de Jacquier *et al.*:[41,42]

1. Critério de Petersen *et al.*:[41]
   - Relação entre camada não compactada e compactada > 2,3 no local de maior trabeculação, no eixo longo, no final da diástole.
   - Exclusão do ápice do VE, já que essa região já é um pouco mais trabeculada.
   - Realce tardio subendocárdico, independente da distribuição coronariana, também presente em áreas compactadas.
2. Critérios de Jacquier *et al.*:[42]
   - Massa trabeculada do VE > 20% em relação à massa global do VE.
   - Eixo curto, no final da diástole, sendo que o músculo papilar deve ser incluído na massa compactada.
   - Marcador de alta sensibilidade e especificidade no diagnóstico.

Outra técnica que pode ser utilizada é o estudo do mapa T1, que reflete a presença da expansão do extracelular, achado precocemente em relação à técnica do realce tardio, e apresenta relação com arritmia e disfunção ventricular.[43]

Infelizmente, até hoje não existem critérios ecocardiográficos ou de RMC confiáveis de comprometimento do ventrículo direito em pacientes com MNC.

Entretanto, espera-se demais que a RMC forneça as respostas frente às angustiantes alterações descritas pelo ecocardiograma, principalmente diante de condições fisiológicas que aumentam a trabeculação do ventrículo esquerdo *per si* (gestação, negros, atletas, anemias, por exemplo). Podem-se endossar tais alegações na força-tarefa que analisou 1.480 indivíduos saudáveis pela RMC, sendo que destes, 14,8% preenchiam pelo menos 1 critério diagnóstico, 7,9% pelo menos 2 critérios, 4,3% três critérios e 1,4% os 4 critérios da RMC.[44] Isso reforça um conceito básico de seguir o mínimo do racional na medicina em que se deve usar um método diagnóstico como complementação a uma suspeita clínica, não partir do inverso, para investigar doença. Dessa forma, para o diagnóstico deve-se associar quadro clínico, como presença de insuficiência cardíaca, arritmias, embolia com achados ecocardiográficos e de RMC por diferentes técnicas associado ao rastreamento familiar para se fechar o diagnóstico dessa doença.

DIAGNÓSTICO DIFERENCIAL

No diagnóstico diferencial com MNC devem ser consideradas as doenças com acometimento apical, como CMP hipertrófica apical, endomiocardiofibrose, CMP dilatada com trombos apicais, cordas intracavitárias, tumores ventriculares e hipertrabeculação ventricular que pode ser transitória como em indivíduos saudáveis, como em pacientes com anemia, negros, atletas e gestantes.[7,23,24]

PROGNÓSTICO

Habib *et al.*, em 2011, publicaram acompanhamento de 45 pacientes em 10 anos, e mostraram sobrevida média em 97% em 46 meses, sugerindo que o prognóstico é melhor do que se pensava previamente. Atualmente, a mortalidade de pacientes com MNC é comparável a outras CMP.[10]

Vários estudos têm mostrado que os fatores de prognóstico reservado são dilatação das câmaras esquerdas, disfunção ventricular esquerda, classe funcional III/IV, redução da pressão arterial sistólica, presença de hipertensão arterial pulmonar, bloqueio do ramos direito, insuficiência cardíaca, eventos embólicos sistêmicos e arritmia ventricular sustentada.[5,6,10,14,16] Por outro lado, os pacientes com função ventricular normal, geralmente diagnosticados por rastreamento familiar, têm melhor prognóstico.[10] O melhor estudo que versa sobre alterações morfofuncionais e MNC avaliou 327 pacientes, multicêntrico, retrospectivo, com dados coletados de 2005 a 2016. Os pacientes foram categorizados em 3 grupos: esporádico, genético e provavelmente genético. As mutações encontradas eram na maioria mutações do sarcômero (MYH7, MYBPC3, TTN, ACTC1, ACTN2, MYL2, TNNC1, TNNT2, TPM1). As mutações foram mais frequentes nas crianças (44%) que em adultos. Estes apresentaram mais casos esporádicos (54% dos casos) e aqueles mais genéticos e provavelmente genéticos (60%). A mais frequente foi a MYH7 (19% das mutações encontradas). A taxa de rastreio familiar foi relativamente similar em crianças (40%) e adultos (36%). Essa avaliação é importante porque diante de uma criança com diagnóstico esporádico ela reserva um bom prognóstico, já a forma genética e provavelmente genética é um marcador de desfecho desfavorável (morte, insuficiência cardíaca etc.). Já em adultos, o prognóstico não parece sofrer influência pela etiologia genética ou provavelmente genética. Quando combinamos redução da fração de ejeção e etiologia provavelmente genética, ou presença de mutação, o prognóstico é pior, sendo que a fração de ejeção parece não exercer impacto negativo naqueles casos esporádicos.[45] Outro erro contumaz é tentar encontrar a associação de trabeculação e pior prognóstico, já que diversos trabalhos retrospectivos tentaram encontrar essa associação e não foi demonstrada. Assim como nas outras CMP, a presença de realce tardio é o principal marcador na reestratificação desses pacientes.[46] O MNC não uma doença restrita às trabéculas, como já foi mencionado, o acometimento do coração é difuso. O interessante é que a presença de excesso de trabeculação no ventrículo esquerdo é uma oportunidade de se acompanhar esses pacientes, avaliar se há progressão para disfunção, realizar rastreio familiar, aconselhamento genético. Portanto, a trabécula deve ser encarada como um *red flag* a partir desse fenótipo, toda uma contextualização clínica criteriosa deve ser realizada.

CONCLUSÃO

O miocárdio não compactado é uma cardiomiopatia de etiologia desconhecida, portanto, para seu diagnóstico há necessidade de uma suspeição clínica ou por rastreio familiar. O ecocardiograma deve ser sempre a primeira linha, seguido da RMC com realce tardio. Em ambos os métodos diagnósticos, é recomendável a atualização de, pelo menos, três critérios diagnósticos, evitando, dessa forma, o excesso de diagnóstico. Sempre realizar o seguimento clínico dos pacientes, mesmo naqueles com fração de ejeção normal. População especial são as crianças, em que há mais frequentemente mutações e apresentam pior prognóstico. É sempre um desafio diagnóstico e é importante que se tenha sempre a discussão do imaginologista com o clínico do paciente.

REFERÊNCIAS BIBLIOGRÁFICAS

1. Paterick TE, Umland MM, Jan MF, Ammar KA, Kramer C, Khandheria BK et al. Left ventricular noncompaction: a 25-year odyssey. J Am Soc Echocardiogr. 2012;25(4):363-75.
2. Jenni R, Goebel N, Tartini R, Schneider J, Arbenz U, Oelz O. Persisting myocardial sinusoids of both ventricles as an isolated anomaly: echocardiographic, angiographic, and pathologic anatomical findings. Cardiovasc Intervent Radiol. 1986;9(3):127-31.
3. Chin TK, Perloff JK, Williams RG, Jue K, Mohrmann R. Isolated noncompaction of left ventricular myocardium. A study of eight cases. Circulation. 1990;82(2):507-13.
4. Sedmera D, McQuinn T. Embryogenesis of the heart muscle. Heart Fail Clin. 2008;4(3):235-45.
5. Ichida F, Hamamichi Y, Miyawaki T, Ono Y, Kamiya T, Akagi T et al. Clinical features of isolated noncompaction of the ventricular myocardium: long-term clinical course, hemodynamic properties, and genetic background. J Am Coll Cardiol. 1999;34(1):233-40.
6. Oechslin EN, Attenhofer Jost CH, Rojas JR, Kaufmann PA, Jenni R. Long-termfollow-up of 34 adults with isolated left ventricular noncompaction: a distinct cardiomyopathy with poor prognosis. J Am Coll Cardiol. 2000;36(2):493-500.
7. Paterick TE, Tajik AJ. Left ventricular noncompaction: a diagnostically challenging cardiomyopathy. Circ J. 2012;76(7):1556-62.
8. Ganame J. Left ventricular non-compaction: from recognition to treatment. Curr Pharm Des. 2015;21(4):484-90.
9. Hoedemaekers YM, Caliskan K, Michels M, Frohn-Mulder I, van der Smagt JJ, Phefferkorn JE et al. The importance of genetic counseling, DNA diagnostics, and cardiologic family screening in left ventricular noncompaction cardiomyopathy. Circ Cardiovasc Genet. 2010;3(3):232-9.
10. Habib G, Charron P, Eicher JC, Giorgi R, Donal E, Laperche T et al. Isolated left ventricular non-compaction in adults: clinical and echocardiographic features in 105 patients. Results from a French registry. Eur J Heart Fail. 2011;13(2):177-85.
11. Oechslin E, Jenni R. Left ventricular non-compaction revisited: a distinct phenotype with genetic heterogeneity? Eur Heart J. 2011;32(12):1446-56.
12. Tavares de Melo MD, Giorgi MCP, Assuncao AN Jr, Dantas RN Jr, Araujo Filho JA, Parga Filho JR et al. Decreased glycolytic metabolism in non-compaction cardiomyopathy by 18F-fluoro-2-deoxyglucose positron emission tomography: new insights into pathophysiological mechanisms and clinical implications. Eur Heart J Cardiovasc Imaging. 2017;18(8):915-21.
13. Parent JJ, Towbin JA, Jefferies JL. Medical Therapy Leads to Favorable Remodeling in Left Ventricular Non-compaction Cardiomyopathy: Dilated Phenotype. Pediatr Cardiol. 2016;37(4):674-7.
14. Tian T, Liu Y, Gao L, Wang J, Sun K, Zou Y et al. Isolated left ventricular noncompaction: clinical profile and prognosis in 106 adult patients. Heart Vessels. 2014;29(5):645-52.
15. Bennett CE, Freudenberger R. The Current Approach to Diagnosis and Management of Left Ventricular Noncompaction Cardiomyopathy: Review of the Literature. Cardiol Res Pract. 2016;2016:5172308.
16. Brescia ST, Rossano JW, Pignatelli R, Jefferies JL, Price JF, Decker JA et al. Mortality and sudden death in pediatric left ventricular noncompaction in a tertiary referral center. Circulation. 2013;127(22):2202-8.
17. Leung SW, Elayi CS, Charnigo RJ Jr, Syed MA. Clinical significance of right ventricular dysfunction in left ventricular non-compaction cardiomyopathy. Int J Cardiovasc Imaging. 2012;28(5):1123-31.
18. Cetin MS, Ozcan Cetin EH, Canpolat U, Cay S, Topaloglu S, Temizhan A, Aydogdu S. Usefulness of Fragmented QRS Complex to Predict Arrhythmic Events and Cardiovascular Mortality in Patients with Noncompaction Cardiomyopathy. Am J Cardiol. 2016;117(9):1516-23.
19. Stöllberger C, Blazek G, Dobias C, Hanafin A, Wegner C, Finsterer J. Frequency of stroke and embolism in left ventricular hypertrabeculation/noncompaction. Am J Cardiol. 2011;108(7):1021-3.
20. Bhatia NL, Tajik AJ, Wilansky S, Steidley DE, Mookadam F. Isolated noncompaction of the left ventricular myocardium in adults: a systematic overview. J Card Fail. 2011;17(9):771-8.
21. Finsterer J, Stöllberger C. Primary prophylactic anticoagulation is mandatory if noncompaction is associated with atrial fibrillation or heart failure. Int J Cardiol. 2015;184:268-9.
22. Stöllberger C, Finsterer J. New oral anticoagulants for stroke prevention in left ventricular hypertrabeculation/noncompaction? Int J Cardiol. 2013;168(3):2910-1.
23. Salemi VM, Araujo AQ, Arteaga E, Mady C. Images in cardiology. Pitfalls in the echocardiographic diagnosis of isolated non-compaction of the ventricular myocardium. Heart. 2005;91(11):1382.
24. Rosa LV, Salemi VM, Alexandre LM, Mady C. Noncompaction cardiomyopathy: a current view. Arq Bras Cardiol. 2011;97(1):e13-9.
25. Salemi VM, Rochitte CE, Lemos P, Benvenuti LA, Pita CG, Mady C. Long-term survival of a patient with isolated noncompaction of the ventricular myocardium. J Am Soc Echocardiogr. 2006;19(3):354.e1-354.e3.
26. Gati S, Chandra N, Bennett RL, Reed M, Kervio G, Panoulas VF et al. Increased left ventricular trabeculation in highly trained athletes: do we need more stringent criteria for the diagnosis of left ventricular non-compaction in athletes? Heart. 2013;99(6):401-8.
27. Kawel N, Nacif M, Arai AE, Gomes AS, Hundley WG, Johnson WC et al. Trabeculated (noncompacted) and compact myocardium in adults: the multi-ethnic study of atherosclerosis. Circ Cardiovasc Imaging. 2012;5(3):357-66.
28. Kovacevic-Preradovic T, Jenni R, Oechslin EN, Noll G, Seifert B, Attenhofer Jost CH. Isolated left ventricular noncompaction as a cause for heart failure and heart transplantation: a single center experience. Cardiology. 2009;112(2):158-64.
29. Jenni R, Oechslin E, Schneider J, Attenhofer Jost C, Kaufmann PA. Echocardiographic and pathoanatomical characteristics of isolated left ventricular non-compaction: a step towards classification as a distinct cardiomyopathy. Heart. 2001;86(6):666-71.
30. Stöllberger C, Finsterer J, Blazek G. Left ventricular hypertrabeculation/noncompaction and association with additional cardiac abnormalities and neuromuscular disorders. Am J Cardiol. 2002;90(8):899-902.
31. Kohli SK, Pantazis AA, Shah JS, Adeyemi B, Jackson G, McKenna WJ et al. Diagnosis of left-ventricular non-compaction in patients with left-ventricular systolic dysfunction: time for a reappraisal of diagnostic criteria? Eur Heart J. 2008;29(1):89-95.
32. Saleeb SF, Margossian R, Spencer CT, Alexander ME, Smoot LB, Dorfman AL et al. Reproducibility of echocardiographic diagnosis of left ventricular noncompaction. J Am Soc Echocardiogr. 2012;25(2):194-202.
33. Koo BK, Choi D, Ha JW, Kang SM, Chung N, Cho SY. Isolated noncompaction of the ventricular myocardium: contrast

echocardiographic findings and review of the literature. Echocardiography. 2002 Feb;19(2):153-6.
34. Chebrolu LH, Mehta AM, Nanda NC. Noncompaction cardiomyopathy: The role of advanced multimodality imaging techniques in diagnosis and assessment. Echocardiography. 2017;34(2):279-89.
35. Zhang Y, Zhou QC, Pu DR, Zou L, Tan Y. Differences in left ventricular twist related to age: speckle tracking echocardiographic data for healthy volunteers from neonate to age 70 years. Echocardiography. 2010 Nov;27(10):1205-10.
36. Bellavia D, Michelena HI, Martinez M, Pellikka PA, Bruce CJ, Connolly HM et al. Speckle myocardial imaging modalities for early detection of myocardial impairment in isolated left ventricular non-compaction. Heart. 2010;96(6):440-7.
37. Peters F, Khandheria BK, Libhaber E, Maharaj N, dos Santos C, Matioda H, Essop MR. Left ventricular twist in left ventricular noncompaction. Eur Heart J Cardiovasc Imaging. 2014;15(1):48-55.
38. Niemann M, Liu D, Hu K, Cikes M, Beer M, Herrmann S et al. Echocardiographic quantification of regional deformation helps to distinguish isolated left ventricular non-compaction from dilated cardiomyopathy. Eur J Heart Fail. 2012;14(2):155-61.
39. Nawaytou HM, Montero AE, Yubbu P, Calderón-Anyosa RJC, Sato T, O'Connor MJ et al. A Preliminary Study of Left Ventricular Rotational Mechanics in Children with Noncompaction Cardiomyopathy: Do They Influence Ventricular Function? J Am Soc Echocardiogr. 2018;31(8):951-61.
40. Sabatino J, Di Salvo G, Krupickova S, Fraisse A, Prota C, Bucciarelli V et al. Left Ventricular Twist Mechanics to Identify Left Ventricular Noncompaction in Childhood. Circ Cardiovasc Imaging. 2019;12(4):e007805.
41. Petersen SE, Selvanayagam JB, Wiesmann F, Robson MD, Francis JM, Anderson RH et al. Left ventricular non-compaction: insights from cardiovascular magnetic resonance imaging. J Am Coll Cardiol. 2005 Jul;46(1):101-5.
42. Jacquier A, Thuny F, Jop B, Giorgi R, Cohen F, Gaubert JY et al. Measurement of trabeculated left ventricular mass using cardiac magnetic resonance imaging in the diagnosis of left ventricular non-compaction. Eur Heart J. 2010;31(9):1098-104.
43. Araujo-Filho JAB, Assuncao AN Jr, Tavares de Melo MD, Bière L, Lima CR, Dantas RN Jr et al. Myocardial T1 mapping and extracellular volume quantification in patients with left ventricular non-compaction cardiomyopathy. Eur Heart J Cardiovasc Imaging. 2018;19(8):888-95.
44. Weir-McCall JR, Yeap PM, Papagiorcopulo C, Fitzgerald K, Gandy SJ, Lambert M et al. Left Ventricular Noncompaction: Anatomical Phenotype or Distinct Cardiomyopathy? J Am Coll Cardiol. 2016;68(20):2157-65.
45. van Waning JI, Caliskan K, Hoedemaekers YM, van Spaendonck-Zwarts KY, Baas AF, Boekholdt SM et al. Genetics, Clinical Features, and Long-Term Outcome of Noncompaction Cardiomyopathy. J Am Coll Cardiol. 2018;71(7):711-22.
46. Andreini D, Pontone G, Bogaert J, Roghi A, Barison A, Schwitter J et al. Long-Term Prognostic Value of Cardiac Magnetic Resonance in Left Ventricle Noncompaction: A Prospective Multicenter Study. J Am Coll Cardiol. 2016;68(20):2166-81.

ECOCARDIOGRAFIA

Ecocardiografia é a modalidade de primeira linha na CMA, sendo a modalidade de imagem mais indicada para rastreamento inicial e acompanhamento, por seu baixo custo, disponibilidade e tolerância pelos pacientes. É fundamental no acompanhamento a longo prazo de pacientes com diagnóstico estabelecido e uso de cardiodesfibrilador implantável (CDI) de modelo não compatível com RMC. No entanto, o diagnóstico da CMA por ecocardiografia é desafiador e exige experiência. A identificação de alterações contráteis segmentares requer avaliação em múltiplas incidências, algumas não usuais em exames rotineiros. A anatomia complexa do ventrículo direito e a posição retroesternal dificultam a visualização completa.[4]

Apesar de muitos dos parâmetros apresentados a seguir ainda não fazerem parte dos critérios diagnósticos utilizados atualmente (TFC 2010), qualquer parâmetro adicional que demonstre disfunção pode auxiliar a identificar casos que requerem mais atenção ou acompanhamento mais próximo.

Ecocardiografia Convencional

Os TFC 2010 (Quadro 33-1) incluem somente ecocardiografia bidimensional com: acinesia, discinesia ou aneurismas, associados a aumento de diâmetros na via de saída do VD (VSVD) (Fig. 33-1a, b) ou redução da variação fracional da área (FAC) (Fig. 33-2).[3] O diâmetro da VSVD pode ser medido na incidência paraesternal no eixo longo ou no eixo curto. A medida no eixo curto é considerada mais robusta e reprodutível.

Além da recomendação de medida da VSVD dos TFC 2010, sugere-se medir também o diâmetro basal na incidência apical de 4 câmaras (Fig. 33-1c).

Quanto à avaliação funcional, além da avaliação da FAC, recomenda-se avaliar também outros parâmetros à ecocardiografia convencional, como excursão sistólica do plano do anel tricúspide (TAPSE) e pico da velocidade sistólica do ânulo tricuspídeo lateral ao Doppler tecidual (onda S') (Fig. 33-3).

Não há valores de corte específicos para diâmetro basal, TAPSE e onda S' na CMA, sendo considerados os limites da normalidade habituais para avaliação do VD, descritos em capítulo específico e resumidos no Quadro 33-1.[1]

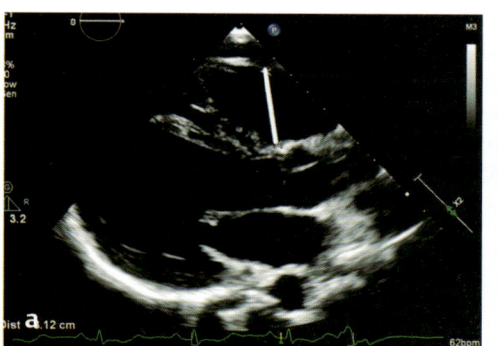

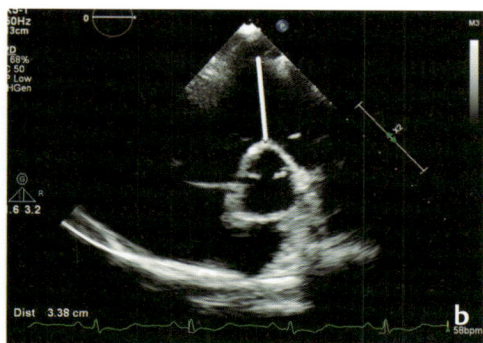

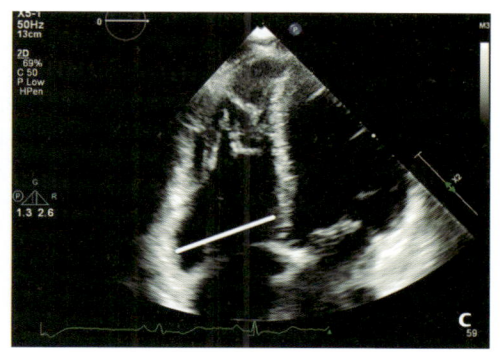

Fig. 33-1. Diâmetro da via de saída do ventrículo direito (VSVD) proximal nas incidências dos eixos longo (a) e curto (b). Diâmetro do VD basal na incidência de 4 câmaras (c).

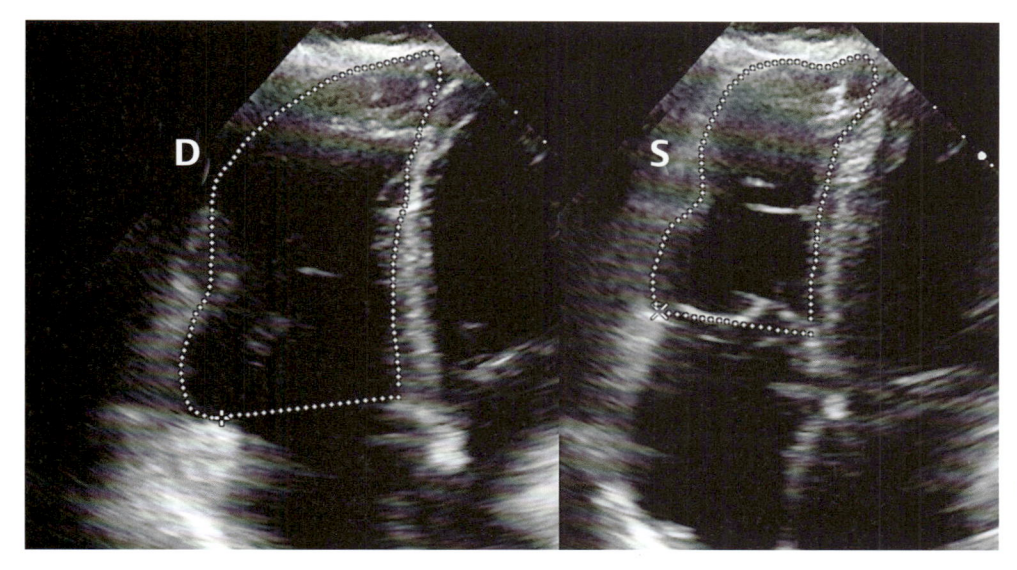

Fig. 33-2. Variação fracional da área (FAC) em paciente com CMA, com área em diástole (D) e sístole (S).

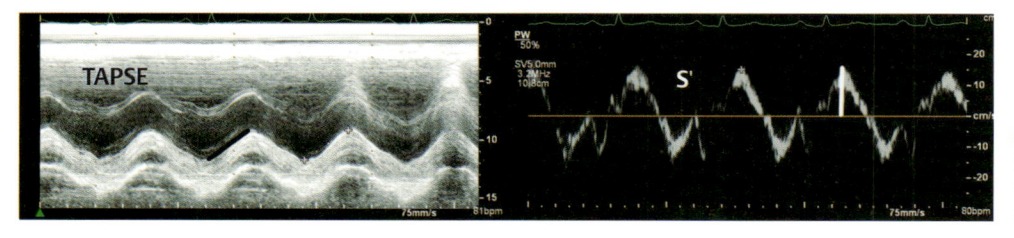

Fig. 33-3. Excursão sistólica do plano do anel tricúspide (TAPSE) e pico da velocidade sistólica do ânulo tricuspídeo lateral ao Doppler tecidual (onda S').

Ecocardiografia Avançada

A avaliação da função sistólica do VD pela ecocardiografia com *speckle-tracking* vem ganhando importância, com validação em diferentes situações e aplicação prática cada vez maior.

O *strain* longitudinal do VD é habitualmente estudado na incidência apical de 4 câmaras focada no VD. Podem ser obtidos o *strain* longitudinal global do VD (RV GLS), com inclusão dos 6 segmentos (parede livre e septo), e *strain* da parede livre do VD, com a média dos 3 segmentos da parede livre (Figs. 33-4 e 33-5). Há descrição de redução precoce de *strain* da parede livre do VD e RV GLS em fases precoces da CMA. Não há valores de referência bem definidos para diagnóstico da CMA, sendo sugeridos os mesmos valores de referência de normalidade definidos para avaliação geral da função sistólica do VD (Quadro 33-1) com valores mais altos para parede livre que RV GLS.[1,6,7]

Além da amplitude de deformação, a partir do *strain* sistólico, pode ser obtida a dispersão mecânica, calculada pelo desvio padrão do tempo até o pico (*time to peak*) do *strain*, no modelo de 3 ou 6 segmentos do VD, com valores de corte sendo > 25 e > 30, respectivamente. A avaliação da dispersão mecânica do VD pelo modelo de 6 segmentos é mais indicada (Fig. 33-6). O aumento da dispersão mecânica está associado à presença de acometimento estrutural típico da CMA e à ocorrência de arritmias.[1]

A avaliação da função sistólica do VE pelo *speckle-tracking* também é relevante na CMA, principalmente considerando a possibilidade de diagnóstico mais precoce do acometimento do VE. O parâmetro mais utilizado, pela praticidade e disponibilidade, tem sido o *strain* global longitudinal do VE (GLS VE) (Fig. 33-7), com mesmos valores de normalidade sugeridos em diretrizes gerais, ainda sem valor próprio para a CMA.[1,6]

O estudo da dispersão mecânica do VE, obtida ao final da avaliação do GLS VE, também vem ganhando espaço, com valor prognóstico sendo sugerido em diversas situações, entre elas a CMA. Nesta condição, dispersão acima de 45 ms indica pior prognóstico.[8]

A ecocardiografia tridimensional (ECO 3D) também é promissora na avaliação da CMA, ao proporcionar avaliação volumétrica de VD e VE, com possibilidade de cálculo da fração de ejeção (FE) tridimensional para ambos os ventrículos, de maneira mais próxima da RMC (Fig. 33-8). A imagem tridimensional pode facilitar a detecção de alterações contráteis segmentares, pela possibilidade de avaliar as 3 porções do VD de forma quase completa em uma única aquisição. No entanto, o papel do ECO 3D é maior na CMA já estabelecida, para avaliação sequencial de disfunção sistólica biventricular, podendo auxiliar a preencher diagnóstico pelos TFC 2010 em alguns casos. Nas fases iniciais não costuma haver aumento volumétrico significativo ou redução de fração de ejeção, mesmo quando avaliados pela RMC.

Quanto à fração de ejeção do VD pelo ECO 3D, muitos casos têm avaliação limitada por janela acústica inadequada para aquisição de imagem ou por aumento muito significativo do VD. Ainda assim seu uso para avaliação de função sistólica em doenças que acometem VD, de forma geral, já vem sendo recomendado nas principais diretrizes, em locais com disponibilidade e experiência. Considera-se normal FE-VD > 40 a 45%. Ainda não há valores de corte definidos para CMA.[1,6]

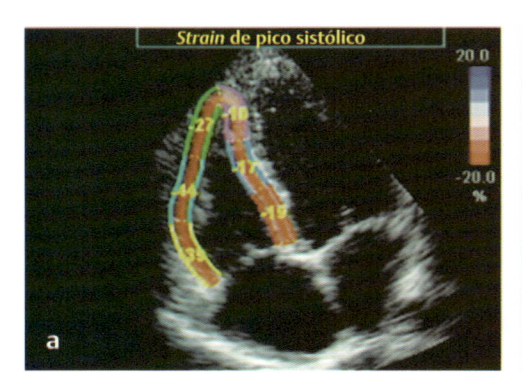

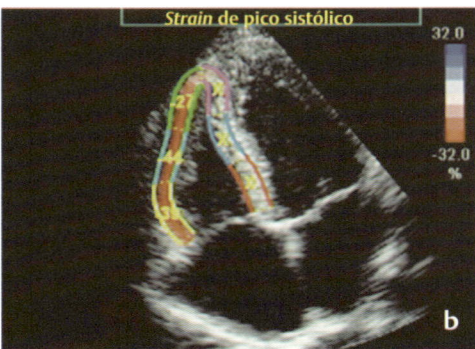

Fig. 33-4. *Strain* longitudinal do ventrículo direito, modelos de (a) 6 segmentos (global – GLS VD) e (b) 3 segmentos (parede livre).

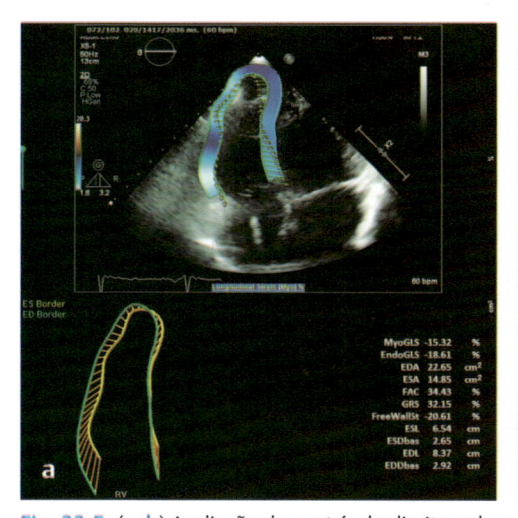

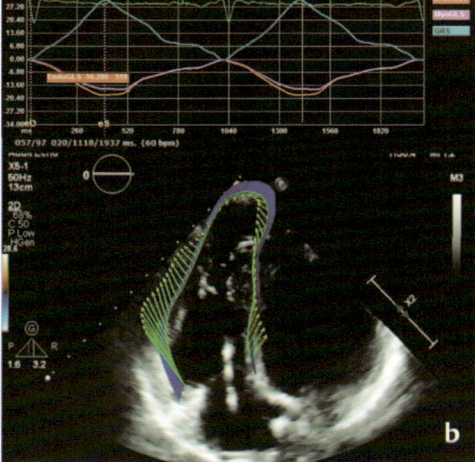

Fig. 33-5. (a, b) Avaliação do ventrículo direito pelo *speckle-tracking* em dois pacientes com CMA. *Software* específico, que fornece valores *strain* longitudinal global endocárdico, miocárdico total, parede livre e radial após única análise.

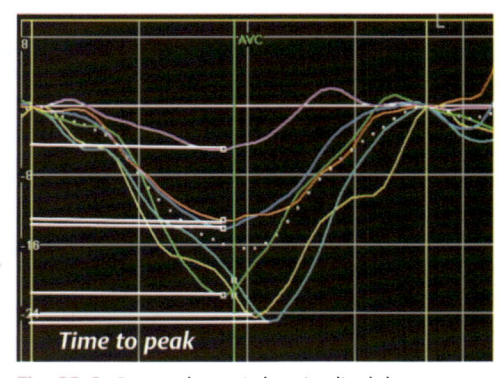

Fig. 33-6. Curvas de *strain* longitudinal do ventrículo direito, modelo de 6 segmentos em paciente com CMA, demonstrando variação do tempo até o pico do *strain* entre os segmentos, o que reflete dispersão temporal aumentada.

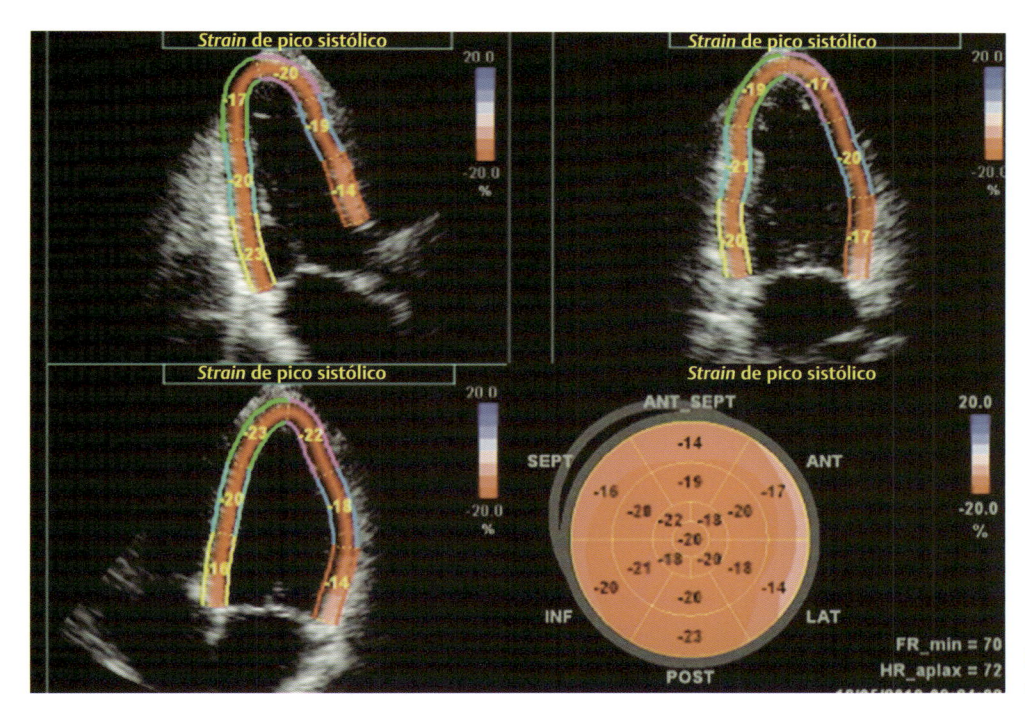

Fig. 33-7. *Strain* longitudinal global do ventrículo esquerdo.

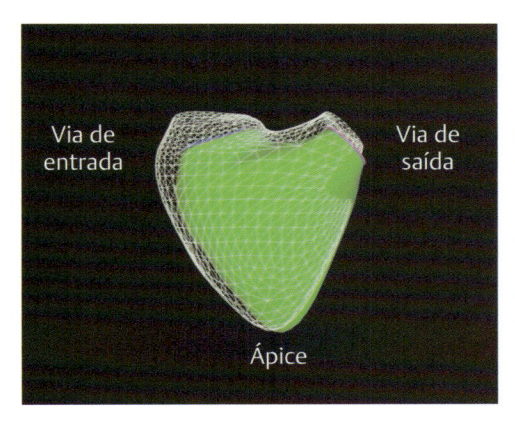

Fig. 33-8. Reconstrução tridimensional do ventrículo direito de paciente com CMA. Em uma única aquisição é possível avaliar volumes, fração de ejeção e contração segmentar das diferentes porções do ventrículo direito.

RESSONÂNCIA MAGNÉTICA DE CORAÇÃO

A acurácia da RMC para detectar alterações contráteis segmentares do VD e alterações estruturais de parede ventricular é maior que do ecocardiograma convencional pela maior resolução espacial (Fig. 33-9). O método vem ganhando papel cada vez maior no diagnóstico de cardiomiopatias pela caracterização tecidual da RMC.

Entretanto, deve-se ter cautela ao encontrar alterações sugestivas de CMA apenas na RMC, já que é muito incomum que pacientes com a doença apresentem ECG em repouso e Holter 24 horas normais com alterações estruturais na RMC.

Os parâmetros avaliados pela RMC contemplados nos TFC 2010 são: presença obrigatórias de disfunção regional com redução de fração de ejeção do VD ou aumento de volume diastólico indexado do VD. Apesar da possibilidade de avaliação da substituição fibrogordurosa pela RMC, esse parâmetro ainda não faz parte dos critérios diagnósticos por falta de reprodutibilidade entre diferentes serviços e por falta de população controle em estudos.[3]

A RMC representa papel importante para detectar e afastar as chamadas fenocópias da CMA, que seriam outras doenças com acometimento de VD ou câmaras direitas que levem a aumento de volume e alterações cicatriciais em miocárdio ventricular.

Os TFC 2010 também não incluem alterações estruturais de VE no diagnóstico da doença, que em sua forma não clássica ou isolada de VE pode ficar sem diagnóstico ou com diagnóstico equivocado por muito tempo. A localização de realce tardio típica da CMA é subepicárdica ou mesocárdica, acometendo, principalmente, a parede inferolateral. Acometimento de septo é muito incomum na CMA e deve sugerir busca por diagnósticos diferenciais.[1]

TOMOGRAFIA COMPUTADORIZADA

A tomografia não faz parte dos TFC 2010, mas apresenta excelente resolução espacial. Pode fornecer avaliação acurada de volumes cavitários e fração de ejeção de ambos os ventrículos, além de também permitir detecção de alterações contráteis segmentares e até mesmo substituição fibrogordurosa. O método deve ser lembrado em pacientes com janela ecocardiográfica inadequada e contraindicação para RMC.[1]

PAPEL DA IMAGEM NA DETECÇÃO PRECOCE

As arritmias graves podem ocorrer em pacientes em estágios iniciais da doença, mesmo com alterações estruturais discretas. A presença de alterações estruturais aumenta significativamente o risco de arritmias. Nas fases iniciais da doença, o ecocardiograma convencional tem baixa sensibilidade.

A RMC tem papel bem definido, sendo a modalidade mais recomendada para essa finalidade, ao prover avaliação funcional mais acurada além da caracterização tecidual biventricular.

Nos últimos anos, a avaliação do *strain* do VD vem ganhando importância crescente. Alguns grupos descrevem alteração do *strain* longitudinal em até 71% dos carreadores assintomáticos de mutações associadas à CMA. O padrão de deformação do segmento basal da parede livre do VD é outro parâmetro que pode ser utilizado na detecção precoce da doença em pacientes com história familiar (Fig. 33-10). Da mesma forma, a dispersão mecânica aumentada pode ser um sinal precoce.[1,9]

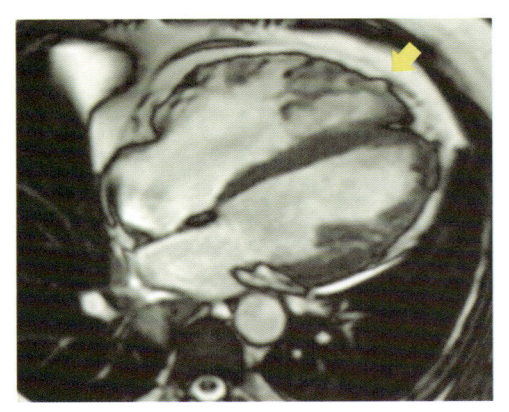

Fig. 33-9. Ressonância magnética de coração evidenciando afilamento de parede e aneurisma sacular em segmento apical da parede livre (seta).

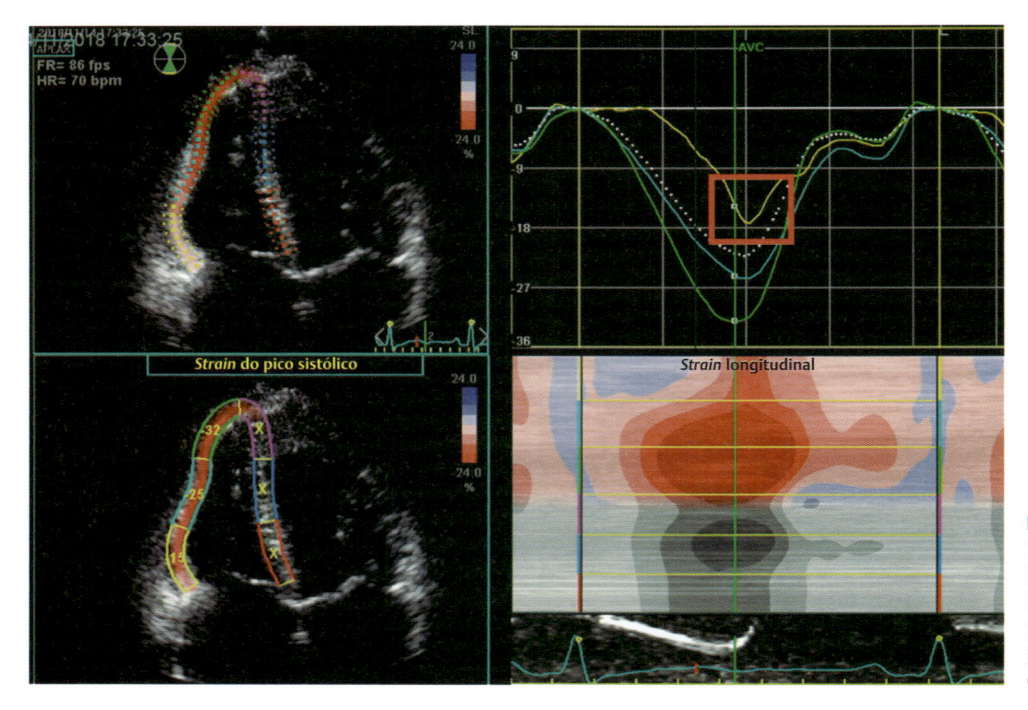

Fig. 33-10. Análise de strain longitudinal da parede livre do ventrículo direito com amplitude do strain longitudinal reduzida no segmento basal da parede livre, além de pico pós-sistólico (identificado pela caixa). Esse padrão pode ser identificado em pacientes com doença subclínica, sem outros critérios diagnósticos estruturais.

ESTRATIFICAÇÃO DE RISCO DE ARRITMIAS

Os principais fatores de risco para arritmias ventriculares na CMA são disfunção sistólica importante de VD e disfunção de VE. Dilatação de VD, redução de TAPSE e redução da FAC foram associadas a maior risco em dois estudos. Dilatação de átrio direito e grau de regurgitação tricúspide também foram associados em um estudo. A avaliação da dispersão mecânica de ambos os ventrículos é promissora, conforme descrito anteriormente.[1,8]

DIAGNÓSTICO DIFERENCIAL

Taquicardia Ventricular de Via de Saída do Ventrículo Direito (TV VSVD)

A via de saída do ventrículo direito é o local mais comum para origem de taquicardia ventricular (TV) idiopática e de extrassistolia ventricular frequente em pacientes com corações estruturalmente normais. Entretanto, a mesma região pode ser origem de arritmia em pacientes com CMA. Na primeira situação, pode haver disfunção ventricular por ocorrência muito frequente de ectopias ventriculares. A substituição fibrogordurosa detectável à RMC é um marco da CMA, nunca presente na TV VSVD. Qualquer achado de alteração de alteração de contrátil de VD torna o diagnóstico de CMA mais provável. Ocorrência de extrassístoles acima de 9.000 bat/24 horas, sem alterações estruturais significativas, é mais comum na TV VSVD.[1,10]

Doenças Autoimunes

Doenças inflamatórias reumatológicas podem apresentar algumas características semelhantes à CMA, como alterações de repolarização e fibrose localizada com alterações de contratilidade segmentar.

A sarcoidose costuma apresentar fibrose em septo interventricular, muito incomum na CMA. Ela pode-se apresentar com graus variáveis de disfunção ventricular, geralmente esquerda. Além da avaliação do padrão de realce tardio pela RMC, a cintilografia, com tálio ou sestamibi, pode demonstrar áreas de hipocaptação em repouso que desapareçam ou atenuam com o estresse. Na sarcoidose também há captação intensa na tomografia com emissão de pósitrons com fluorodesoxiglicose (PET-FDG).

A esclerose sistêmica pode apresentar acometimento cardíaco com áreas de cicatrizes que mimetizam a CMA, mesmo sem hipertensão pulmonar. Porém, seu diagnóstico é feito com base no acometimento de múltiplos órgãos.[1]

Miocardite

Na miocardite o VE é mais frequentemente acometido, sendo raro acometimento seletivo do VD. Habitualmente, a RMC identifica presença de edema (imagem em T2) e realce tardio de predomínio mesoepicárdico, com disfunção por hipocinesia difusa ou segmentar sem respeitar território coronariano. Com a medicina nuclear, déficits de perfusão com hipercaptação de FDG também são compatíveis com diagnóstico de miocardite. O diagnóstico definitivo pode ser difícil, principalmente em fase mais tardia. A biópsia endomiocárdica é o padrão ouro, porém, pode ser inconclusiva pelo acometimento focal da doença.[1]

Cardiomiopatias Dilatadas

A diferenciação entre CMA e cardiomiopatia dilatada pode ser difícil, principalmente na forma não clássica da CMA com acometimento precoce de VE. A ecocardiografia tem papel limitado nessa situação, enquanto a RMC pode contribuir para essa distinção, pela caracterização tecidual com identificação de substituição fibrogordurosa. Nos casos com acometimento predominante de VE, as alterações estruturais costumam ser encontradas, principalmente, na região inferolateral. O realce tardio mesocárdico pode ser encontrado nas duas condições, enquanto o predomínio subepicárdico é mais sugestivo de CMA.[1]

Cardiopatias Congênitas

As doenças cardíacas congênitas com shunt esquerda-direita e sobrecarga de volume de câmaras direitas devem ser lembradas e buscadas no diagnóstico diferencial. A principal característica discriminatória é a presença das alterações contráteis segmentares na CMA. Na presença destas, mesmo com shunt como causa adicional para dilatação de câmaras direitas, o diagnóstico de CMA pode ser considerado. Nesses casos a RMC ganha importância para confirmar acometimento segmentar, além de fornecer a caracterização tecidual.[1]

Coração de Atleta

Dilatação de câmaras direitas e alterações de repolarização ao ECG são achados comuns em atletas de alto desempenho. Além disso, atividade esportiva acentua de alterações estruturais na CMA, tornando essa distinção muito importante.[11]

Em atletas a dilatação costuma acometer principalmente a via de entrada do VD, diferentemente da CMA, que costuma envolver, também, VSVD. Além disso, geralmente há dilatação balanceada de câmaras esquerdas e direitas em atletas.

Além das alterações contráteis segmentares, que devem direcionar para o diagnóstico de CMA, a função ventricular é tipicamente normal no atleta. Deve-se suspeitar de CMA ou outra cardiopatia estrutural se houver redução do TAPSE e do *strain* longitudinal do VD ou do VE.[12]

A RMC pode auxiliar nos casos mais duvidosos, porém, é importante lembrar, também, que alterações estruturais isoladas de VD, sem alteração ao ECG ou Holter 24 horas são incomuns na CMA e não permitem fechar diagnóstico.[1]

Síndrome de Brugada

Embora a síndrome de Brugada não seja associada a alterações estruturais evidentes, alguns estudos com *speckle-tracking* demonstraram redução de *strain* longitudinal na parede livre do VD, principalmente em segmentos médio e basal de forma semelhante à CMA, porém, com menor magnitude.[13] Pode ocorrer uma sobreposição entre os dois fenótipos, sendo indicada melhor caracterização com RMC.[1]

CONCLUSÃO

O diagnóstico da CMA é desafiador. Exames de imagem não permitem fechar diagnóstico isoladamente. O papel de quem executa os exames de imagem é, primeiramente, buscar as alterações necessárias para o diagnóstico conforme os critérios atuais (TFC 2010), fornecendo esses parâmetros no laudo para auxiliar o clínico nesse cenário complexo, que ainda vai depender dos dados clínicos, eletrocardiográficos e genéticos. A ecocardiografia é o exame mais recomendado para avaliação inicial e acompanhamento, porém, a RMC é necessária, em muitos casos, pela melhor resolução espacial e caracterização tecidual. Pela ecocardiografia, é cada vez mais reconhecido o papel da avaliação quantitativa e qualitativa de deformação miocárdica com o *strain*, para diagnóstico e prognóstico.

REFERÊNCIAS BIBLIOGRÁFICAS

1. Haugaa KH, Basso C, Badano LP, Bucciarelli-Ducci C, Cardim N, Gaemperli O et al. Comprehensive multi-modality imaging approach in arrhythmogenic cardiomyopathy-an expert consensus document of the European Association of Cardiovascular Imaging. Eur Heart J Cardiovasc Imaging. 2017;18(3):237-53.
2. Corrado D, Basso C, Judge DP. Arrhythmogenic Cardiomyopathy. Circ Res. 2017;121(7):784-802.
3. Marcus FI, McKenna WJ, Sherrill D, Basso C, Bauce B, Bluemke DA et al. Diagnosis of arrhythmogenic right ventricular cardiomyopathy/dysplasia: proposed modification of the Task Force Criteria. Eur Heart J. 2010;31(7):806-14.
4. Te Riele A, Tandri H, Sanborn DM, Bluemke DA. Noninvasive Multimodality Imaging in ARVD/C. JACC Cardiovasc Imaging. 2015;8(5):597-611.
5. Corrado D, Link MS, Calkins H. Arrhythmogenic Right Ventricular Cardiomyopathy. N Engl J Med. 2017;376(15):1489-90.
6. Lang RM, Badano LP, Mor-Avi V, Afilalo J, Armstrong A, Ernande L et al. Recommendations for cardiac chamber quantification by echocardiography in adults: an update from the American Society of Echocardiography and the European Association of Cardiovascular Imaging. J Am Soc Echocardiogr. 2015;28(1):1-39 e14.
7. Galderisi M, Cosyns B, Edvardsen T, Cardim N, Delgado V, Di Salvo G et al. Standardization of adult transthoracic echocardiography reporting in agreement with recent chamber quantification, diastolic function, and heart valve disease recommendations: an expert consensus document of the European Association of Cardiovascular Imaging. Eur Heart J Cardiovasc Imaging. 2017;18(12):1301-10.
8. Lie OH, Rootwelt-Norberg C, Dejgaard LA, Leren IS, Stokke MK, Edvardsen T et al. Prediction of Life-Threatening Ventricular Arrhythmia in Patients With Arrhythmogenic Cardiomyopathy: A Primary Prevention Cohort Study. JACC Cardiovasc Imaging. 2018;11(10):1377-86.
9. Mast TP, Taha K, Cramer MJ, Lumens J, van der Heijden JF, Bouma BJ et al. The Prognostic Value of Right Ventricular Deformation Imaging in Early Arrhythmogenic Right Ventricular Cardiomyopathy. JACC Cardiovasc Imaging. 2019;12(3):446-55.
10. Saberniak J, Leren IS, Haland TF, Beitnes JO, Hopp E, Borgquist R et al. Comparison of patients with early-phase arrhythmogenic right ventricular cardiomyopathy and right ventricular outflow tract ventricular tachycardia. Eur Heart J Cardiovasc Imaging. 2017;18(1):62-9.
11. James CA, Bhonsale A, Tichnell C, Murray B, Russell SD, Tandri H et al. Exercise increases age-related penetrance and arrhythmic risk in arrhythmogenic right ventricular dysplasia/cardiomyopathy-associated desmosomal mutation carriers. J Am Coll Cardiol. 2013;62(14):1290-7.
12. Galderisi M, Cardim N, D'Andrea A, Bruder O, Cosyns B, Davin L et al. The multi-modality cardiac imaging approach to the Athlete's heart: an expert consensus of the European Association of Cardiovascular Imaging. Eur Heart J Cardiovasc Imaging. 2015;16(4):353.
13. Iacoviello M, Forleo C, Puzzovivo A, Nalin I, Guida P, Anaclerio M et al. Altered two-dimensional strain measures of the right ventricle in patients with Brugada syndrome and arrhythmogenic right ventricular dysplasia/cardiomyopathy. Eur J Echocardiogr. 2011;12(10):773-81.

SÍNDROME DE TAKOTSUBO

Brivaldo Markman ▪ Eliza de Almeida Gripp ▪ Fabio Luis de Jesus Soares

INTRODUÇÃO

A síndrome de Takotsubo é conhecida por sua disfunção ventricular esquerda aguda e reversível, mimetizando a clínica de infarto agudo do miocárdio (IAM). O primeiro relato ocorreu, em 1990.[1] Existem variantes anatômicas, entretanto, todas se apresentam com disfunção simétrica e circunferencial dos segmentos acometidos. O fator desencadeante pode ser o estresse físico ou emocional principalmente, embora outras causas já foram relatadas, ocorrendo com maior frequência no sexo feminino, após a menopausa.[2] Essa síndrome pode estar associada à obstrução da via de saída do ventrículo esquerdo (LVOT), trombo apical, insuficiência mitral pelo movimento sistólico anterior da valva mitral (SAM) e disfunção do ventrículo direito, considerados preditores independentes de mau prognóstico.[3-6] A síndrome de Takotsubo parece ser mais comum que os estudos demonstram, porém, sua incidência não é conhecida.[7]

FISIOPATOLOGIA

Várias nomenclaturas têm sido usadas para documentá-la, entretanto, com o entendimento fisiopatológico, o termo síndrome unifica todas as características clínicas. O termo miocardiopatia foi retirado, porque está relacionado com a doença primária do miocárdio, que nesse caso não se aplica.[8]

O desenvolvimento dessa síndrome está relacionado com a resposta miocárdica peculiar a uma liberação excessiva de catecolaminas circulantes por um fator desencadeante.[9] Não existe doença coronariana oclusiva que explique o padrão de disfunção circunferencial observado.[10] Uma hipótese proposta seria que altas doses de epinefrina induziriam efeito inibitório direto sobre os receptores β2-adrenérgicos, iniciado por um acoplamento ao mensageiro inotrópico negativo Gi, por um processo negativo, conhecido por *stimulus trafficking*.[11] A quantidade desses receptores na região apical do ventrículo esquerdo (VE) é maior do que na base, fato esse observado em corações de mamíferos. Em experimentos, uma síndrome semelhante a Takotsubo pode ser desencadeada por altas doses de epinefrina, entretanto, a norepinefrina não causa o mesmo efeito.[12,13]

Outros possíveis mecanismos citados são a disfunção da microcirculação coronariana, o atordoamento miocárdico (*stunning*) de causa neurológica e o espasmo difuso de artérias epicárdicas.[14,15]

Os fatores que predispõem os indivíduos a desenvolvê-la não estão definidos. Variações individuais na anatomia de inervação do VE ou da distribuição dos receptores adrenérgicos têm sido relacionadas como possíveis fatores predisponentes.[11] Embora o estresse como fator desencadeante sugira um forte componente ambiental, polimorfismos genéticos relativos aos receptores α1, β1, β2 e receptores estrogênicos têm sido estudados.[16]

VARIANTES ANATÔMICAS

Existem descrições de algumas formas anatômicas da síndrome.[17] A variante mais comumente encontrada exibe hipocinesia apical e médio ventricular circunferencial com hipercontratilidade dos segmentos basais (Vídeos 34-1 e 34-2). Nesse caso, no final da sístole, observa-se o aspecto do Takotsubo (vaso), com o pescoço estreito. Essa variante representa 50-80% dos casos. Outras variantes documentadas são o Takotsubo invertido, com hipocinesia circunferencial basal e hipercontratilidade apical, conhecida como "nutmeg" ou "artichoke", a médio-ventricular, com hipocinesia circunferencial dos segmentos médios e hipercontratilidades basal e apical, (Vídeos 34-3 e 34-4) aparência que se assemelha a um vaso grego ou às de espada, e a forma com hipocinesia isolada (focal) da parede.[18] A variante biventricular foi descrita, em 2000, e pode ocorrer em até 1/3 dos pacientes com Takotsubo.[19]

APRESENTAÇÃO CLÍNICA

Via de regra, o paciente apresenta-se à emergência hospitalar com quadro indistinguível de uma síndrome coronariana aguda (SCA).[17] Geralmente, mulheres, na pós-menopausa, com queixa de dor torácica aguda ou subaguda, bastante semelhante à dor anginosa (> 75% dos casos), podendo vir ou não acompanhada de dispneia (50%), secundária à congestão pulmonar, tonturas (> 25%) e, ocasionalmente, síncope (5 a 10%), que podem ser decorrentes de hipotensão arterial, hipoperfusão periférica, sinais premonitórios de choque cardiogênico ou arritmia ventricular grave.[20] Apresentação inicial com quadro semelhante ao acidente vascular cerebral (AVC) é incomum. Parada cardíaca decorrente de arritmias ventriculares malignas pode acontecer.[21] Com frequência, tais sintomas vêm precedidos por um estresse emocional que os pacientes não relatam espontaneamente no atendimento, a menos que sejam questionados. Sintomas desencadeados por importante estresse físico, podem ser decorrentes de uma doença subjacente. Neste tocante (AVC isquêmico ou convulsões), a dor precordial pode estar ausente, com o quadro clínico caracterizado pelo rebaixamento de consciência e complicações neurológicas, ou mesmo súbita instabilidade hemodinâmica.[22,23] Nos quadros em que o estresse emocional é o fator preponderante no desencadeamento da doença, dor precordial e palpitações são os sintomas mais frequentes.[24] A prevalência da doença em homens e mulheres jovens (< 45 anos) ainda é pouco comum. Na maior casuística publicada sobre a doença com mais de 6.500 pacientes, apenas 1,9% da amostra era composta por homens e mulheres abaixo dos 35 anos de idade.[25] Entretanto, o gênero masculino tem sido relatado com crescente prevalência na literatura.[26]

No exame físico os pacientes apresentam-se em desconforto respiratório de grau variável, geralmente proporcional à congestão pulmonar, taquicardia, hipotensão, pele fria e úmida, bulhas acessórias (3ª ou 4ª), distensão das veias jugulares, estertores pulmonares e, frequentemente, um sopro sistólico de ejeção decorrente da LVOT ou de regurgitação, secundária à insuficiência mitral.[27]

DIAGNÓSTICO

Embora um diagnóstico de certeza não possa ser realizado à chegada do paciente ao hospital, pois há que ser demonstrado a natureza reversível do quadro em termos de disfunção ventricular esquerda ou biventricular, a presença de um déficit contrátil segmentar que se estende além do território de uma possível artéria coronariana obstruída, associado a um passado de estresse físico ou emocional, levanta a suspeita da síndrome.[28] O registro InterTAK desenvolveu um escore de risco com cinco variáveis clínicas da história e duas variáveis eletrocardiográficas, que ajuda no diagnóstico diferencial entre a doença e a SCA (Quadro 34-1).[29]

Quadro 34-1. Escore Diagnóstico InterTAK

Critério	Pontos
Sexo feminino	25
Estresse emocional	24
Estresse físico	13
Ausência de depressão do ST	12
Alteração psiquiátrica	11
Alteração neurológica	9
QTc prolongado	6
Ponto de corte diagnóstico	0-100
≥ 50	≤ 31
Takotsubo	Síndrome coronariana aguda
(Especificidade 95%)	(Especificidade 95%)

Adaptado de Gadhri et al.[29]

Eletrocardiograma (ECG)

A importância do ECG é inquestionável na avaliação de pacientes admitidos em emergência com queixas sugestivas de cardiopatia, como dor torácica, dispneia, palpitações ou mesmo, tonturas.[14] O ECG inicial encontra-se anormal na maioria dos pacientes com síndrome de Takotsubo, frequentemente demonstrando alterações isquêmicas do segmento ST e/ou de onda T.[30] No Registro InterTAK, supradesnivelamento do segmento ST estava presente em 44% dos casos, infradesnivelamento do segmento ST em 8%, inversão de onda T em 41% e bloqueio de ramo esquerdo em 5%.[17] Alargamento do intervalo QTc pode estar presente por dias ou semanas e ser responsável por arritmias ventriculares malignas.[31] Os achados iniciais e subsequentes do ECG são influenciados por inúmeras variáveis, como o padrão de envolvimento do VE; acometimento ou não do ventrículo direito; tempo do início dos sintomas; edema miocárdico e taxa de recuperação da função dos miócitos.

Tal qual acontece no IAM com supra de ST, a localização e extensão da elevação do segmento ST na síndrome de Takotsubo correspondem à localização anatômica da lesão muscular.[17] A inversão de onda T também tem correlação com a área acometida, no entanto, costuma estar presente naqueles pacientes com apresentação mais tardia, e pode corresponder à presença de miocárdio atordoado. Outro aspecto interessante e que pode ajudar no diagnóstico diferencial com a SCA, as ondas T invertidas costumam ser mais profundas e com distribuição mais difusa na síndrome de Takotsubo.[32]

Marcadores de Necrose Miocárdica

Visto que há necrose miocárdica, ocorre elevação dos níveis de troponina semelhante aos casos de síndrome coronariana aguda, no entanto, com valores de pico bem mais baixos.[17] Quanto maior a elevação dos níveis de troponina à admissão, pior o prognóstico intra-hospitalar. Tipicamente, há uma elevação discreta da creatinoquinase (CKMB).[33]

Peptídeo Natriurético Tipo B (BNP) e N-Terminal Pró-Hormônio do Peptídeo Natriurético Tipo B (NT-ProBNP)

Costuma haver aumento significativo dos níveis plasmáticos do BNP e NT-proBNP, alcançando seu pico em torno de 24 a 48 h do início dos sintomas,[34] como reflexo da disfunção segmentar do ventrículo esquerdo. Sua elevação é tão mais significativa quanto maior o grau de disfunção sistólica do ventrículo esquerdo, avaliada pelo escore de índice de motilidade.[35]

Ecodopplercardiograma

A disponibilidade desse método não invasivo nos setores de emergência tem um papel fundamental no seu diagnóstico.[36] O ecodopplercardiograma é capaz de detectar as alterações segmentares com padrão circunferencial, considerado a marca da síndrome do Takotsubo, que se estende além do território de distribuição de uma artéria coronariana.[37] A avaliação é muita subjetiva das alterações segmentares e pode estar prejudicada pelo fenômeno de *tethering*.[36,38-40]

Esse método evidencia o padrão de acometimento ventricular, suas variantes anatômicas e as complicações, como trombo apical,[4] obstrução da via de saída do ventrículo esquerdo (LOVT),[3] insuficiência mitral pelo SAM,[5] envolvimento do ventrículo direito e ruptura ventricular.[6,41] O ecodopplercardiograma tem seu papel ratificado no acompanhamento da função ventricular.[39] A recuperação das alterações segmentares não é uniforme, simétrica, como o acometimento inicial. Um diagnóstico mais tardio pode ser perdido, por não mais exibir o padrão circunferencial simétrico.[36]

A visualização de fluxo na artéria descendente anterior, em seu segmento distal pelo Doppler, aumenta a probabilidade diagnóstica de Takotsubo, auxiliando na diferenciação do IAM, em que seria esperado fluxo anterógrado ausente ou reduzido. Além disso, a acurácia diagnóstica melhora quando se associa o Doppler da artéria coronária com as alterações segmentares simétricas características dessa síndrome (Vídeo 34-5).[42,43]

A avaliação do fluxo de artéria coronária pelo Doppler é um dado muito interessante, visto que um número expressivo de pacientes com Takotsubo é idoso, com comorbidades, incluindo insuficiência renal e internados em hospitais onde o cateterismo cardíaco não está prontamente disponível (Vídeo 34-6).[44]

O uso de contraste ecocardiográfico auxilia na avaliação de trombos em pacientes com janela acústica inadequada, ratifica as alterações segmentares do VE e é útil naqueles pacientes que não possam fazer cinecoronariografia de modo imediato (Vídeo 34-7 e Fig. 34-1).[45]

Além disso, o *strain* bidimensional pela técnica *speckle-tracking* pode contribuir na comprovação das alterações segmentares, demonstrada pelo *strain* longitudinal reduzido nas áreas acometidas.[46] O *strain* tem valor prognóstico na fase aguda do Takotsubo.[47] Existem variantes que não acometem a base e apresentam o aspecto de *apical sparing*. Nessa síndrome, o *strain* circunferencial e o radial também estão alterados.[48]

A obstrução da via de saída do VE pode ocorrer em 15-20% dos pacientes, e isto pode contribuir para ocorrência de choque cardiogênico.[3] A realização de manobra de Valsalva é importante para detectar casos com obstrução latente.[48]

Aproximadamente 1/3 dos pacientes com Takotsubo apresenta insuficiência mitral aguda por movimento sistólico anterior da valva mitral (SAM), associado à obstrução da via de saída do VE.[3] Outro mecanismo citado seria o *tethering* do folheto por deslocamento do músculo papilar causado por alteração regional do VE, ou por disfunção do músculo papilar.[5]

A ruptura da parede livre ou perfuração do septo interventricular é uma complicação rara (< 1%).[49]

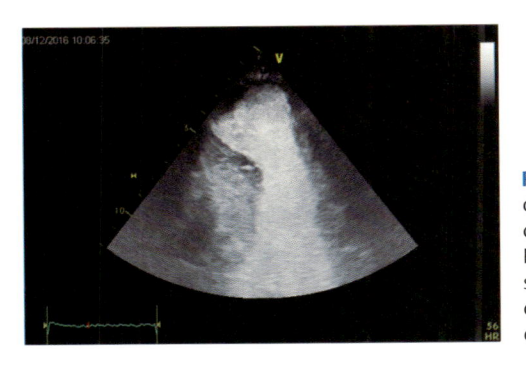

Fig. 34-1. Uso de contraste para avaliação de trombo apical. Presença de uma região sem preenchimento do contraste compatível com trombo apical.

Em relação ao envolvimento do ventrículo direito, pode-se encontrar acinesia ou hipocinesia da parede livre, poupando o segmento basal com ou sem acometimento do ápice.[50]

Cineangiocoronariografia e Ventriculografia

Embora os métodos de imagem não invasivos ajudem no diagnóstico de pacientes com Takotsubo, o diagnóstico diferencial final da síndrome coronariana aguda requer a cineangiocoronariografia, principalmente no contexto com elevação do segmento ST. Em decorrência da idade avançada da maioria dos pacientes com Takotsubo, doença coronária significativa pode estar presente, no entanto, para o correto diagnóstico, não deve haver correlação entre o déficit de perfusão e o déficit de contração.[51]

Tomografia Cardíaca Computadorizada e Angiotomografia de Coronárias (CCTA)

Pacientes que apresentem contraindicação para realizar cineangiocoronariografia, ou cujo risco do procedimento seja considerado elevado, poderiam ter sua árvore coronariana avaliada pela angiotomografia de coronárias. Em estudo recente,[52] uma proporção significativa de pacientes com Takotsubo realizou a CCTA como alternativa à cinecoronariografia e esta foi capaz de fornecer adequadamente a anatomia coronária e as alterações da contratilidade segmentar do VE. Portanto, em pacientes com suspeita de síndrome de Takotsubo que estejam estáveis, apresentem baixa probabilidade de doença arterial coronária, ou que apresentem elevação de marcadores de necrose e alterações isquêmicas ao ECG na vigência de doenças agudas graves (p. ex., AVC, HSA, sepse), essa estratégia pode ser empregada.

Ressonância Magnética Cardíaca

A RM cardíaca costuma ser realizada na fase subaguda da doença, e além de identificar as alterações segmentares da contratilidade, permite quantificação mais precisa da função sistólica de ambos os ventrículos; avalia complicações (derrame pericárdio e trombo); bem como caracteriza o tecido quanto à presença ou não de edema e fibrose. A ausência de realce tardio com gadolínio em regiões com alteração da contratilidade permite a diferenciação entre Takotsubo e outras condições, como síndrome coronariana aguda e miocardite.[53]

TRATAMENTO

Por causa do caráter transitório da síndrome, o tratamento tem como medida primordial o suporte às condições fisiológicas básicas dos pacientes e a supressão do fator estressante visto que, na maior parte dos casos, o retorno à condição normal ocorrerá em poucos dias. Entretanto, alguns casos revestem-se de maior gravidade, e complicações agudas, como insuficiência cardíaca e choque cardiogênico, necessitarão de internação em terapia intensiva com morbimortalidade significativa.[54] O tratamento dessas complicações devem seguir as diretrizes específicas, embora a descoberta de LVOT pela ecocardiografia seja crucial para individualizar a terapêutica. Geralmente, o choque cardiogênico é mais frequente em jovens, após estresse físico. A taxa de mortalidade hospitalar é dez vezes mais elevada quando comparada a de pacientes sem choque cardiogênico.[55]

Pacientes hipotensos sem congestão pulmonar significativa (com ou sem LVOT) poderão se beneficiar de infusão cuidadosa de líquidos. Quando não existe LVOT, podem ser utilizados inotrópicos (dopamina e/ou dobutamina) de modo temporário. Deve-se ter em mente que a utilização dessas drogas pode induzir ao aparecimento de LVOT. Se esta obstrução for de grau moderado a importante, a terapêutica inotrópica deverá ser interrompida. Nos casos de hipotensão arterial significativa, com hipoperfusão de órgão terminais e pressões de enchimento ventriculares otimizadas, drogas vasopressoras (noradrenalina) estão indicadas. Idealmente estes pacientes deverão ser submetidos à monitorização invasiva para medida da pressão venocapilar pulmonar e cálculo da resistência vascular sistêmica. A utilização de balão intra-aórtico está indicada nos casos de importante disfunção ventricular esquerda acompanhada de hipotensão e/ou choque cardiogênico.[56]

A recomendação terapêutica para os pacientes que apresentem LVOT significativa é similar à de portadores de cardiomiopatia hipertrófica obstrutiva. A utilização de betabloqueadores para aliviar a via de saída do VE está indicada. Nos casos com hipotensão arterial e sem congestão pulmonar significativa, a administração de líquidos para a otimização da pré-carga parece ser útil. Caso haja contraindicação aos betabloqueadores ou o mesmo não seja tolerado, o uso cauteloso de um medicamento alfa-agonista (fenilefrina) ajudará a aliviar a LVOT, melhorar a pós-carga e o quadro hemodinâmico geral.[57]

Nos casos em que um trombo intraventricular é descoberto, terapia antitrombótica por período de tempo variável (3-6 meses) reduz o risco de embolização. Tal evidência científica é derivada dos pacientes no pós-IAM, em que é detectada a presença de trombo intracavitário.[4] Este período de tempo pode ser encurtado com a resolução da disfunção ventricular.

PROGNÓSTICO

O risco de complicações significativas intra-hospitalares na síndrome de Takotsubo é similar ao de pacientes portadores de SCA. Registro avaliando o desfecho composto de uso de catecolaminas, choque cardiogênico, ventilação invasiva ou não, ressuscitação cardiorrespiratória e morte foi similar a um grupo controle utilizando portadores de SCA.[17] Escore de risco para avaliar a probabilidade de insuficiência cardíaca à admissão hospitalar foi proposto levando em conta as seguintes variáveis: idade > 70 anos, presença de um estresse físico e fração de ejeção do VE < 0,40. Utilizando esse escore numa coorte de 118 pacientes, a probabilidade de desenvolvimento de insuficiência cardíaca foi < 10% quando nenhuma das variáveis estava presente, e 28, 58, e 85% quando uma, duas ou três estavam presentes, respectivamente.[58]

Revisão sistemática avaliando 56 estudos focando em prognóstico em longo prazo da síndrome de Takotsubo e constituída por mais de 4.600 pacientes concluiu que: 1) a taxa de mortalidade tardia e recorrência da doença entre os pacientes que receberam alta hospitalar não era insignificante; 2) Achados, como idade avançada, estresse físico, como fator desencadeante e a deformidade não habitual do ventrículo esquerdo avaliada ao ecocardiograma ou outro método de imagem (p. ex., cineventriculografia esquerda), foram todos associados a um prognóstico desfavorável em longo prazo.[59] Complicações graves, como insuficiência cardíaca aguda associada a choque, foram observadas em 19% dos casos, e arritmias malignas em 10%, frequências relativamente altas, enquanto morte hospitalar ocorreu em 1,8% da casuística.

Alguma controvérsia persiste em relação ao prognóstico tardio destes pacientes. Tal fato deve-se à falta de estudos randomizados e às metodologias diversas de inclusão de pacientes nos estudos observacionais. Via de regra atribui-se à síndrome de Takotsubo um prognóstico tardio benigno, com a mortalidade dos pacientes que receberam alta hospitalar após o evento índice sendo semelhante à população normal.[60] Entretanto, estudos mais recentes confirmam a percepção que muitos destes pacientes apresentam evolução mais complicada e que se assemelha em muitos aspectos aos pacientes que foram acometidos por um SCA.[17,40,61,62]

REFERÊNCIAS BIBLIOGRÁFICAS

1. Sato H. Tako-tsubo-like left ventricular dysfunction due to multivessel coronary spasm. In: Kodama K, Hori HM. (Eds.). Clinical Aspect of Myocardial Injury: From Ischemia to Heart Failure. Kagakuhyoronsha Publishing Co; 1990. p. 56-64.
2. Sharkey SW, Shear W, Hodges M, Herzog CA. Reversible myocardial contraction abnormalities in patients with an acute noncardiac illness. Chest. 1998;114:98-105.
3. Chockalingam A, Xie GY, Dellsperger KC. Echocardiography in stress cardiomyopathy and acute LVOT obstruction. Int J Cardiovasc Imaging. 2010;26:527-35.

4. Kurisu S, Inoue I, Kawagoe T, et al. Incidence and treatment of left ventricular apical thrombosis in Takotsubo cardiomyopathy. Int J Cardiol 2011;146:e58-60.
5. Izumo M, Nalawadi S, Shiota M, et al. Mechanisms of acute mitral regurgitation in patients with takotsubo cardiomyopathy: an echocardiographic study. Circ Cardiovasc Imaging. 2011;4:392-8.
6. Citro R, Caso I, Provenza G, Santoro M, Gregorio G, Bossone E. Right ventricular involvement and pulmonar hypertension in an elderly woman with takotsubo cardiomyopathy. Chest. 2010;137:973-5.
7. Templin C, Napp LC, Gadri JR. Takotsubo syndrome: underdiagnosed, underestimated, but understood? J Am Coll Cardiol. 2016;67:1937-40.
8. Pelliccia F, Sinagra G, Elliot P, Parodi G, Baso C, Camici PG. Takotsubo is not a cardiomyopathy. Int J Cardiol. 2018;254:250-3.
9. Abraham J, Mudd JO, Kapur NK, Klein K, Champion HC, Wittstein IS. Stress cardiomyopathy after intravenous administration catecholamines and beta-receptor agonists. J Am Coll Cardiol. 2009;53:1320-5
10. Haghi D, Roehm S, Hamm K, Harder N, Suselbeck T, Borggrefe M, et al. Takotsubo cardiomyopathy is not due to plaque rupture: an intravascular ultrasound study. Clin Cardiol. 2010;33:307-10.
11. Paur H, Wright PT, Sikkel MB, Tranter MH, Mansfield C, O'Gara P, et al. High levels of circulating epinephrine trigger apical cardiodepression in a beta2-adrenergic receptor/Gi-dependent manner: a new model of Takotsubo cardiomyopathy. Circulation. 2012;126:697-706.
12. Izumi Y, Okatani H, Shiota M, Nakao T, Ise R, Kito G, et al. Effects of metoprolol on epinephrine-induced Takotsubo-like left ventricular dysfunction in non-human primates. Hypertens Res. 2009;32:339-46.
13. Nef HM, Mollmann H, Kostin S, Troidl C, Voss S, Weber M, et al. Takotsubo cardiomyopathy: intraindividual structural analysis in the acute phase and after functional recovery. Eur Heart J. 2007;28:2456-64.
14. Lyon AR, Bossone E, Schneider B, Sechtem U, Citro R, Underwood SR, et al. Current state of knowledge on Takotsubo syndrome: a position statement from the task force on Takotsubo syndrome of the Heart Failure Association of the European Society of Cardiology. European J Heart Failure. 2016;18:8-27.
15. Bybee KA, Kara T, Prasad A, Lerman A, Barsness GW, Wright RS, et al. Systematic review: transient left ventricular apical ballooning: a syndrome that mimics ST-segment elevation myocardial infarction. Ann Intern Med. 2004;141:858-65.
16. Pison L, De Vusser P, Mullens W. Apical ballooning in relatives. Heart. 2004;90:e-67.
17. Templin C, Ghadri J, Diekmann J, Napp LC, Bataiosu DR, Jaguszewski M, et al. Clinical Features and Outcomes of Takotsubo (Stress) Cardiomyopathy. New Engl J Med. 2015;373:929-38.
18. Ghadri JR, Cammann VL, Napp LC, Jurisic S, Diekmann J, Bataiosu DR, et al. International Takotsubo Registry. Differences in the clinical profile and outcomes of typical and atypical Takotsubo syndrome: data from the International Takotsubo Registry. JAMA Cardiol. 2016;1:335-40.
19. Elesber AA, Prasad A, Bybee KA, Valeti U, Motiei A, Lerman A, et al. Transient cardiac apical ballooning syndrome: prevalence and clinical implications of right ventricular involvement. J Am Coll Cardiol. 2006;47:1082-3.
20. Pilgrim TM, Wyss TR. Takotsubo cardiomyopathy or transient left ventricular apical ballooning syndrome: a systematic review. Int J Cardiol. 2008;124:283-92.
21. Del Buono Mg, O´Quinn MP, Garcia P, et al. Cardiac arrest due to ventricular fibrillation in a 23-year-old woman with broken heart syndrome. Cardiovasc Pathol. 2017;30:78-81.
22. Jung JM, Kim JG, Kim JB, Cho KH, Yu S, Oh K, et al. Takotsubo-like myocardial dysfunction in ischemic stroke: a hospital-based-registry and systematic literature review. Stroke. 2016:47:2729-36.
23. Stollberger C, Wegner C, Finsterer J. Seizure-associated Takotsubo cardiomyopathy. Epilepsia. 2011;52:e161-e67.
24. Song BG, Yang HS, Hwang HK, Kang GH, Park IH, Chun WJ, Oh JH. The impact of stressor patterns on clinical features in patients with takotsubo cardiomyopathy: experiences of two tertiary cardiovascular centers. Clin Cardiol. 2012;35:E6-E13.
25. Deshmukh A, Kumar G, Pant S, Rihal C, Murugiah K, Mehta JL. Prevalence of Takotsubo cardiomyopathy in the United States. Am Heart J. 2012;164:66-71.
26. Aizawa K, Suzuki T. Takotsubo cardiomyopathy: Japanese perspective. Heart Fail Clin. 2013;9:243-47.
27. de Chazal HM, Del Buono MG, Keyser-Marcus L, Ma L, Moeller FG, Berrocal D, Abbate A. Stress cardiomyopathy diagnosis and treatment. J Am Coll Cardiol. 2018;72:1955-71.
28. Ghadri JR, Wittstein IS, Prasad A, Sharkey S, Dote K, Akashi YJ, et al. International Expert Consensus Document on Takotsubo Syndrome (Part I): Clinical Characteristics, Diagnostic Criteria and Pathophysiology. Eur Heart J. 2018;39:2032-46.
29. Gadhri JR, Cammann VL, Jurisic L, Seifert B, Napp LC, Diekmann J, et al. A novel clinical score (InterTAK Diagnostic Score) to differentiate Takotsubo syndrome from acute coronary syndrome: results from the International Takotsubo Registry. Eur J Heart Fail. 2017;19(8):1036-42.
30. Gianni M, Dentali F, Grandi AM, Sumner G, Hiralal R, Lonn E. Apical ballooning syndrome or Takotsubo cardiomyopathy: a systematic review. Eur Heart J. 2006;27:1523-29.
31. Kosuge M, Kimura K. Electrocardiographic findings of Takotsubo cardiomyopathy as compared with those of acute anterior myocardial infarction. J Electrocardiol. 2014;47:684-89.
32. Bennett J, Ferdinande B, Kayaert P, Wiyono S, Goetzschalkx K, Dubois C, et al. Time course of electrocardiographic changes in left ventricular balloonning syndrome. Int J Cardiol. 2013;169:276-80.
33. Kurisu S, Inoue I, Kawagoe T, Ishihara M, Shimatani Y, Nakamura S, et al. Time course of eletrocardiographic changes in patients with Takotsubo syndrome: comparison with acute myocardial infarction with minimal enzymatic release. Circ J. 2004;68:77-81.
34. Nguyen TH, Neil CJ, Sverdlov AL, Mahadavan G, Chircov YY, Kucia AM, et al. N-terminal pro-brain natriurético protein levels in Takotsubo cardiomyopathy. Am J Cardiol. 2011;1316-21.
35. Akashi YJ, Musha H, Nakazawa K, Miyake F. Plasma brain natriuretic peptide in Takotsubo cardiomyopathy. QJM. 2004;97:599-607.
36. Izumo M, Akashi YJ. Role of echocardiography for Takotsubo cardiomyopathy: clinical and prognostic implications. Cardiovasc Diagn Ther. 2018;8(1):90-100.
37. Citro R, Rigo F, Ciampi Q, D'Andre A, Provenza G, Mirra M, et al. Echocardiographic assessment of regional left ventricular wall motion abnormalities in patients with takotsubo cardiomyopathy: comparison with anterior myocardial infarction. Eur J Echocardiogr. 2011;12:542-9.
38. Citro R, Piscione F, Parodi G, Salerno-Uriarte J, Bossone E. Role of echocardiography in Takotsubo cardiomyopathy. Heart Fail Clin. 2013;9:157-6.
39. Bossone E, Lyon A, Citro R, Athanasiadis A, Meimoun P, Parodi G, et al. Takotsubo cardiomyopathy: an integrated multi imaging approach. Eur Heart J Cardiovasc Imaging. 2014;15:366-377.
40. Ghadri JR, Wittstein IS, Prasad A, Sharkey S, Dote K, Akashi IJ, et al. International expert consensus document on Takotsubo syndrome (part II): diagnostic workup, outcome and management. Eur Heart J. 2018;39:2047-62.
41. Yamada R, Watanabe N, Kume T, Kawamoto T, Okahashi N, Wada N, et al. Left ventricular rupture associated with takotsubo-like left ventricular dysfunction (apical ballooning). J Echocardiogr. 2006;4:59-62.
42. Meimoun P, Boulanger J, Luycx-Bore A, Zemir H, Elmkies F, Malaquin D, et al. Noninvasive coronary flow reserve after successful primary angioplasty for acute anterior myocardial infarction is an independent predictor of left ventricular adverse remodeling. Eur J Echocardiogr. 2010;11:711-8.
43. Rigo F, Varga Z, Di Pede F, Grassi G, Turiano G, Zuin G, et al. Early assessment of coronary flow reserve by transthoracic Doppler echocardiography predicts late remodeling in reperfused anterior myocardial infarction. J Am Soc Echocardiogr. 2004;17:750-5.
44. Meimoun P, Clerc J, Vincent C, Flahaut F, Germain AL, Elmkies F, et al. Non-invasive detection of takotsubo cardiomyopathy vs. acute anterior myocardial infarction by transthoracic Doppler echocardiography. Eur Heart J. 2013;14:464-70.
45. Mansencal N, Pellerin D, Lamar A, Beauchet A, El Mahmoud L, Pillieri R, et al. Diagnostic value of contrast echocardiography in Tako-Tsubo cardiomyopathy. Arch Cardiovasc Dis. 2010;103:447-53.
46. Vizzardi E, Bonadei I, Piovanelli B, Bugatti S, D`Alloia A. Biventricular Takotsubo cardiomyopathy: usefulness of 2D speckle tracking strain echocardiography. J Clin Ultrasound. 2014;42:121:24.
47. Dias A, Franco E, Rubio M, Bhalla V, Pressman GS, Amanullah S, et al. Usefulness of left ventricular strain analysis in patients with takotsubo syndrome during acute phase. Echocardiography. 2018;35:179-83.
48. Mansencal N, Abbou N, Pilliere R, El Mahmoud R, Farcot JC, Dubourg O. Usefulness of two-dimensional speckle tracking echocardiography for assessment of Takotsubo cardiomyopathy. Am J Cardiol. 2009;103:1020-4.
49. Kagiyama N, Okura H, Matsue Y, Tamada T, Imai K, Yamada R, et al. Multiple unfavorable echocardiographic findings in Takotsubo

cardiomyopathy are associated with increased in-hospital events and mortality. J Am Soc Echocardiogr. 2016;29:1179-87.
50. Kagiyama N, Okura H, Tamada T, Imai K, Yamada R, Kume T, et al. Impact of right ventricular involvement on the prognosis of takotsubo cardiomyopathy. Eur Heart J. 2016;17:210-16.
51. Patel SM, Lennon RJ, Prasad A. Regional wall motion abnormality in apical ballooning syndrome (Takotsubo/stress cardiomyopathy): importance of biplane left ventriculography for differentiating from spontaneously aborted anterior myocardial infarction. Int J Cardiovasc Imaging. 2012;28:687-94
52. Murugiah K, Wang Y, Desai NR, Spatz ES, Nuti SV, Dreyer RP, Krumholz HM. Trends in short- and long-term outcomes for Takotsubo cardiomyopathy among medicare fee-for-service beneficiaries, 2007 to 2012. JACC Heart Fail. 2016;4:197-205.
53. Athanasiadis A, Schneider B, Sechtem U. Role of cardiovascular magnetic resonance in Takotsubo cardiomyopathy. Heart Fail Clin. 2013;9:167-76.
54. Citro R, Rigo F, D'Andrea A, Ciampi Q, Parodi G, Provenza G, et al. Echocardiographic correlates of acute heart failure, cardiogenic shock, and in-hospital mortality in takotsubo cardiomyopathy. JACC Cardiovasc Imaging. 2014;7:119-29.
55. Di Vece D, Citro R, Cammann VL, Kato K, Gilli S, Szawan KA, et al. Outcomes associated with Cardiogenic Shock in Takotsubo Syndrome. Circulation. 2019;139(3):413-15.
56. Sharkey SW, Lesser JR, Zenovich AG, Maron MS, Lindberg J, Longe TF, Maron BJ. Acute and reversible cardiomyopathy provoked by stress in women in from the United States. Circulation. 2005;111(4):472-9.
57. De Backer O, Debonnaire P, Gevaert S, Missault L, Geeraert P, Muildermans L. Prevalence, associated factors and management implications of left ventricular outflow tract obstruction in takotsubo cardiomyopathy: a two-year two-center experience. BMC Cardiovasc Disord. 2014:14:147.
58. Madhavan M, Rihal CS, Lerman A, Prasad A. Acute heart failure in apical ballooning syndrome. Tako Tsubo / stress cardiomyopathy: clinical correlates and Mayo Clinic risk score. J Am Coll Cardiol. 2011;57(12):1400-1.
59. Pelliccia F, Pasceri V, Patti G, Tanzilli G, Speciali G, Gaudio C, Camici PG. Long-term prognosis and outcome predictors in takotsubo syndrome. A systematic review and meta-regression study. JACC Heart Failure. 2019. Article in Press.
60. Parodi G, Bellandi B, Del Pace S, Barchielli A, Zampini L, Velluzzi S, et al. Natural history of takotsubo cardiomyopathy. Chest. 2011;139(4):887-92.
61. Tornvall P, Collste O, Ehrenborg E, Jarnebert-Petterson H. A case-control study of risk markers and mortality in takotsubo stress cardiomyopathy. J Am Coll Cardiol. 2016;67(16):1931-6.
62. Stiermaier T, Moeller C, Oehler K, Desch S, Graf T, Eitel C, et al. Long-term excess mortality in Takotsubo cardiomyopathy: predictors, causes and clinical consequences. Eur J Heart Fail. 2016;18(6):650-6.

Parte VI

Abordagem Ecocardiográfica das Doenças – Valvopatias

Coordenador: Jorge Eduardo Assef

ANATOMIA DA VALVA AÓRTICA

CAPÍTULO 35

Andrea de Andrade Vilela

A anatomia da valva aórtica é mais bem compreendida quando se conhecem em detalhe as estruturas que formam a raiz da aorta.[1,2] A raiz da aorta é composta por três seios aórticos, que suportam os folhetos valvares e possuem formato de meia-lua, por isso denominados de semilunares. Assim, a valva aórtica normal é formada por três válvulas, habitualmente simétricas, que são sustentadas pelo anel aórtico e se estendem até a raiz da aorta. As válvulas coronarianas direita e esquerda estão dentro dos seios de Valsalva, que dão origem às artérias coronárias correspondentes, com a válvula remanescente, denominada válvula não coronariana.[3]

Quando essas válvulas com formato semilunar são reconstituídas, a valva tem um formato semelhante a uma coroa. No plano basal da "coroa" forma-se o anel aórtico (virtual). Nos triângulos intervalvulares (espaço triangular formado entre as válvulas) em sua base temos a junção ventrículo-arterial ou o plano de continuidade mitroaórtico e no seu ápice a junção sinotubular.[4]

Na raiz da aorta normalmente os seios de Valsalva que originam as artérias coronárias são sustentados pelo miocárdio. O seio de Valsalva não coronariano e parte do coronariano esquerdo são sustentados pelos anéis fibrosos aórtico e mitral. Nessa região localizam-se os triângulos intervalvulares das válvulas não coronariana e coronariana esquerda. O septo perimembranoso se continua com o **trígono fibroso direito**. O **trígono fibroso esquerdo** é formado pela porção fibrosa do segmento ventricular da válvula não coronariana, passando pelo segmento ventricular da válvula coronariana esquerda e se estende até a cúspide anterior da valva mitral (Fig. 35-1).[4]

O trígono fibroso direito localiza-se entre o anel fibroso direito (valva tricúspide) e o anel aórtico (Fig. 35-2a); enquanto o trígono fibroso esquerdo está situado entre o anel fibroso esquerdo (valva mitral) e o anel aórtico (Fig. 35-2b).

Quando consideramos os tamanhos de cada seio de Valsalva, pode haver uma pequena desproporção na valva anatomicamente normal; sendo o seio coronariano direito e o seio não coronariano um pouco maior em relação ao seio coronariano esquerdo.[5,6] O tamanho das válvulas reflete o tamanho do seio de Valsalva.[7] Isso pode ser explicado pelos achados descritos em estudos de biomecânica, em que se observou um aumento do *stress* e *strain* nos seios de Valsalva direito e não coronariano, em comparação ao seio de Valsalva esquerdo.[8] Tais evidências justificam a maior incidência de dilatação ou aneurismas envolvendo os seios direito e não coronariano.[8]

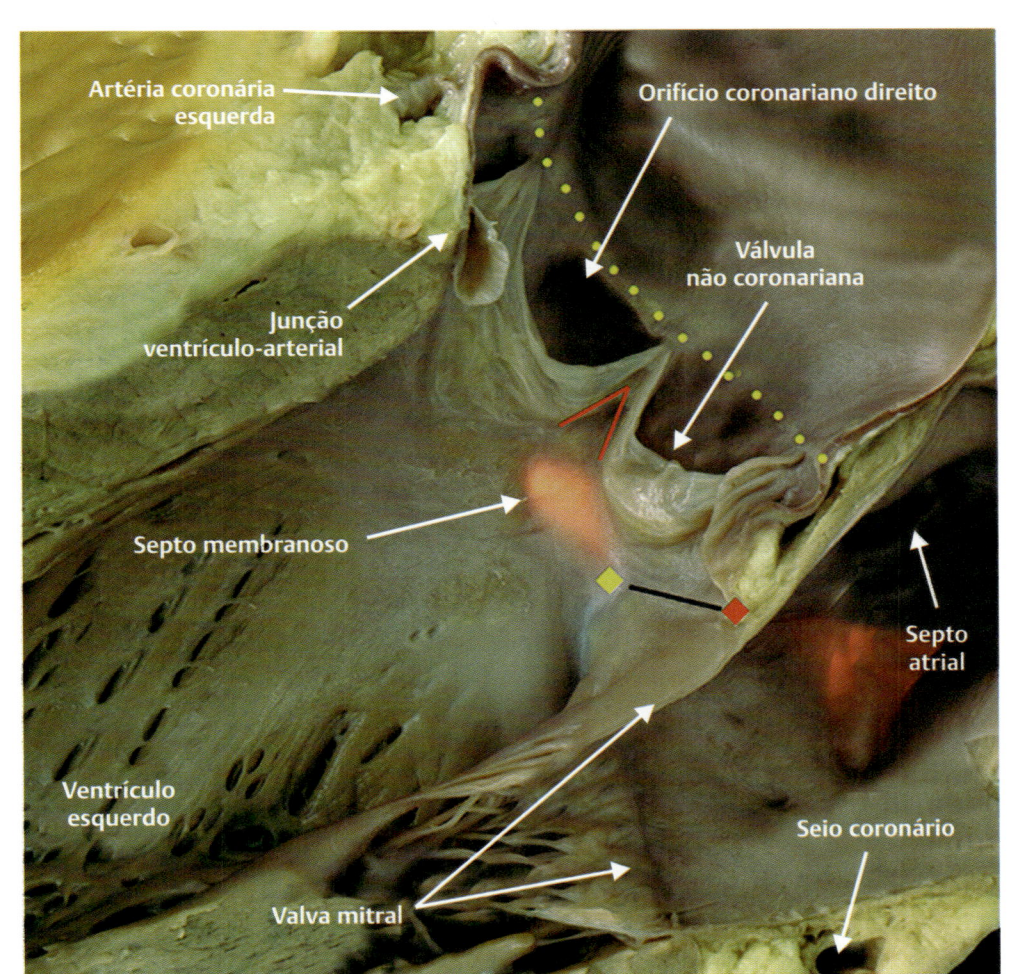

Fig. 35-1. O átrio esquerdo, o ventrículo esquerdo e a raiz da aorta são abertos em um plano sagital, com foco na anatomia da raiz da aorta, demonstrando as linhas de inserção das válvulas da valva aórtica, se estendendo distalmente até a junção sinotubular (linha pontilhada amarela). A peça foi iluminada a partir do ventrículo direito para mostrar a localização do septo membranoso. O triângulo intervalvular entre as válvulas coronariana direita e não coronariana está destacado (triângulo vermelho), se estendendo do espaço entre as dobras das válvulas semilunares na face ventricular até a junção sinotubular. O triângulo intervalvular está em continuidade fibrosa com o septo membranoso, que por sua vez está em continuidade com o trígono fibroso direito (diamante amarelo), com essas duas últimas estruturas criando juntas o corpo fibroso central. A área de continuidade fibrosa entre a cúspide anterior da valva mitral, a totalidade da válvula não coronariana e a porção seccionada da válvula coronariana esquerda está demonstrada (linha preta) e se situa entre os trígonos fibroso direito (diamante amarelo) e esquerdo (diamante vermelho). O seio coronariano direito é largamente suportado pelo músculo ventricular subjacente.

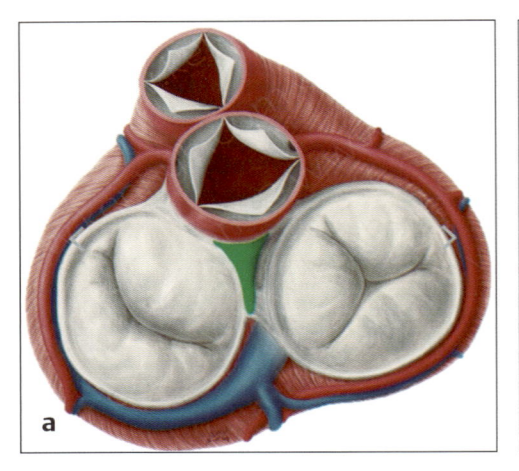

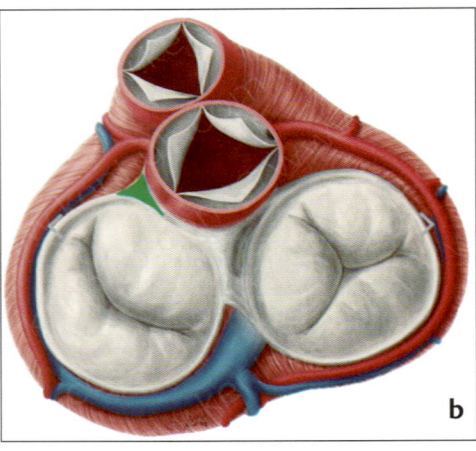

Fig. 35-2. O trígono fibroso direito, situado ao redor do anel fibroso direito e do anel aórtico (**a**), e o trígono fibroso esquerdo, ao redor do anel fibroso esquerdo e do anel aórtico (**b**).

AVALIAÇÃO DA VALVA AÓRTICA AO ECOCARDIOGRAMA TRANSTORÁCICO

As janelas acústicas ideais para avaliar a anatomia da valva aórtica ao ecocardiograma transtorácico (ETT) são: paraesternal longitudinal de eixos longo (Fig. 35-3a, b) e curto (Fig. 35-3c, d). Na janela paraesternal de eixo longo normalmente observamos as valvas coronarianas direita e não coronariana, que se achatam contra a raiz da aorta na sístole e tem coaptação centralizada e sem prolapso abaixo do plano do anel aórtico na diástole (Fig. 35-3a, b). A janela paraesternal de eixo longo pode ser angulada para mostrar as valvas coronarianas direita e esquerda. Na janela paraesternal de eixo curto é possível observar as três válvulas, que criam um formato triangular na sístole (quando abertas) e tem uma aparência em forma de Y na diástole (quando fechadas) (Fig. 35-3c, d).

Nas janelas acústicas apicais de 3 e 5 câmaras vemos respectivamente as válvulas direita e não coronariana (Fig. 35-4a); e válvulas esquerda e não coronariana (Fig. 35-4b).

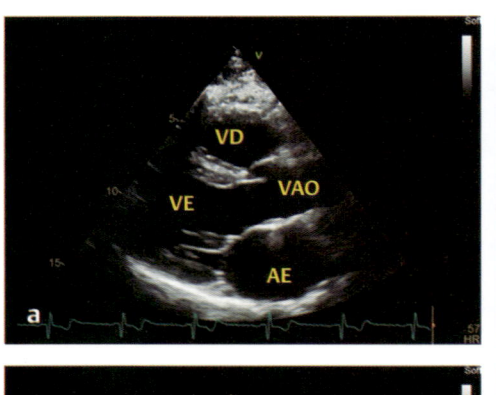

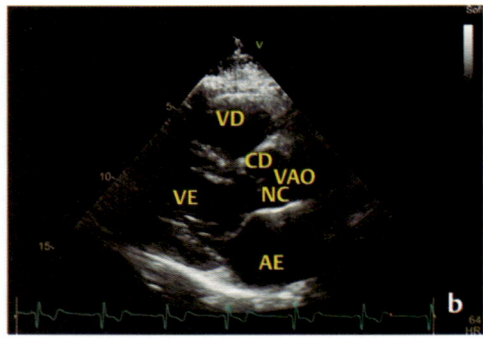

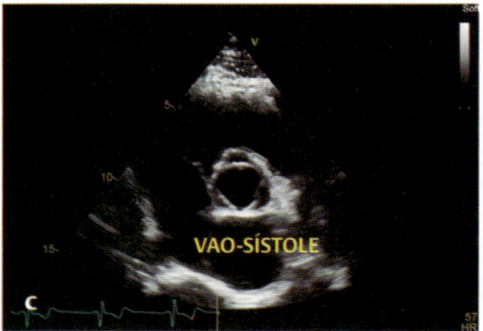

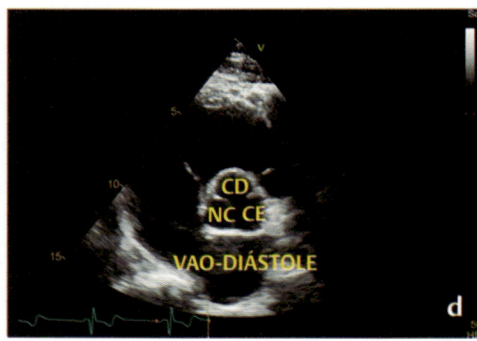

Fig. 35-3. Ecocardiograma transtorácico paraesternal longitudinal do eixo longo na sístole (**a**) e diástole (**b**), onde podemos observar as válvulas coronariana direita e não coronariana. Ecocardiograma transtorácico paraesternal de eixo curto mostrando a valva aórtica com formato triangular na sístole (**c**) e com aparência em Y na diástole (**d**), permitindo visibilizar as 3 válvulas simultaneamente.

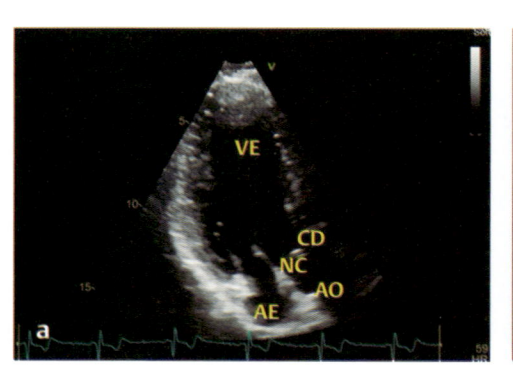

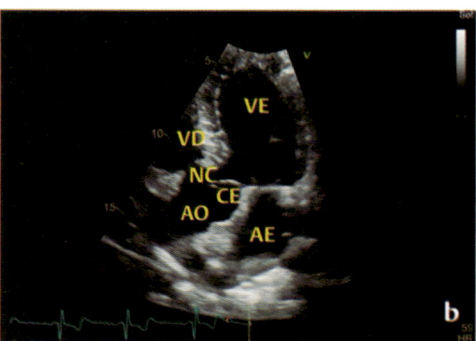

Fig. 35-4. Ecocardiograma transtorácico apical de 3 câmaras (**a**) e de 5 câmaras (**b**).

AVALIAÇÃO DA VALVA AÓRTICA AO ECOCARDIOGRAMA TRANSESOFÁGICO

A valva aórtica habitualmente é avaliada no **esôfago médio** nas seguintes angulações: entre 0° e 10° é possível visualizarmos o equivalente à janela apical de 5 câmaras e, portanto, temos as válvulas não coronariana e coronariana esquerda (Fig. 35-5a); entre 25° e 45° vemos a valva aórtica em eixo curto e, assim, observamos as três válvulas (Fig. 35-5b); e, por fim, entre 120° e 140° vemos a janela equivalente ao paraesternal longitudinal de eixo longo, teremos as válvulas não coronariana e coronariana direita (Fig. 35-5c).

No plano **transgástrico profundo** a valva aórtica pode ser analisada nas seguintes angulações: 0° e 20° (com anteflexão para esquerda) temos uma janela de 5 câmaras e visualizamos as válvulas não coronariana e coronariana esquerda (Fig. 35-6a); e entre 100° e 130° vemos a janela equivalente ao paraesternal longitudinal de eixo longo do ETT, e teremos as válvulas coronariana direita e não coronariana (Fig. 35-6b).

PATOLOGIA DA VALVA AÓRTICA

As doenças que acometem a valva aórtica podem inicialmente não originar repercussão hemodinâmica, mas com o tempo a tendência é que surjam graus variados de estenose, insuficiência ou a concomitância de ambas as lesões.

Estenose Aórtica

O espessamento da valva aórtica sem que haja repercussão hemodinâmica (definida como velocidade máxima do jato aórtico < 2 m/s) é denominado esclerose aórtica. Quando existe estreitamento valvar significativo com velocidade do jato > 2 m/s, ocorre a estenose aórtica. Em países desenvolvidos a estenose aórtica já é a terceira cardiopatia mais frequente, com uma prevalência de 0,4% na população em geral e 1,7% em maiores de 65 anos, estando atrás apenas da doença arterial coronariana e da hipertensão arterial sistêmica.[9]

As três principais etiologias da estenose valvar aórtica são: as malformações congênitas, a febre reumática e a estenose aórtica calcificada.

Malformações Congênitas

A estenose aórtica decorrente de uma malformação congênita pode ser secundária a uma valva aórtica univalvular, bivalvular ou quadrivalvular. O diagnóstico pela ecocardiografia é realizado durante a sístole pela avaliação do número de comissuras observadas com a valva aberta.[4]

Valva aórtica univalvular é encontrada principalmente em crianças menores de um ano e costuma produzir obstrução grave na infância (Fig. 35-7a).

A valva aórtica bivalvular é a malformação congênita mais prevalente, ocorrendo em 1 a 2% da população (Fig. 35-7b). Do total de casos, cerca de 70 a 80% ocorrem no gênero masculino. Com frequência apresentam padrão familiar compatível com herança autossômica dominante de penetrância incompleta. Em cerca de 80% dos casos a valva aórtica bivalvular é resultado de uma fusão entre as válvulas coronarianas direita e esquerda, resultando em uma valva posterior menor e outra anterior de maior tamanho, de onde emergem as coronárias. Em cerca de 20% dos casos a fusão ocorre nas válvulas coronarianas direita e não coronariana. Fusão entre a válvula coronariana esquerda e a não coronariana é rara.[10]

O diagnóstico ecocardiográfico da valva aórtica bivalvular deve ser realizado em sístole, uma vez que a presença de uma rafe pode mimetizar uma valva aórtica trivalvular quando avaliada em diástole (valva fechada) (Fig. 35-7c). A abertura valvar assimétrica, algumas vezes em domo, visibilizada no corte paraesternal longitudinal, é uma característica que auxilia no diagnóstico.

A valva aórtica quadrivalvular é extremamente rara, com uma incidência entre 0,008 a 0,033%, e sua associação à estenose é pouco frequente, estando mais relacionada com a insuficiência valvar. A avaliação ecocardiográfica permite a observação de quatro comissuras em sístole e uma característica configuração em "X" na diástole (Fig. 35-7d).[11]

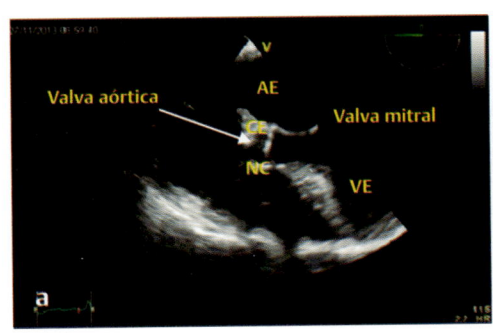

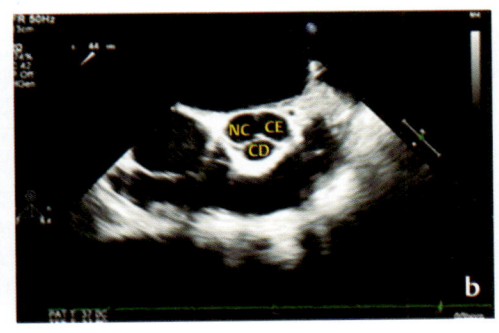

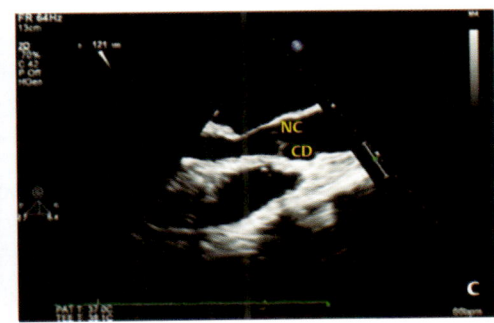

Fig. 35-5. Ecocardiograma transesofágico ao nível do esôfago médio a 0°(**a**), 45°(**b**) e 120° (**c**).

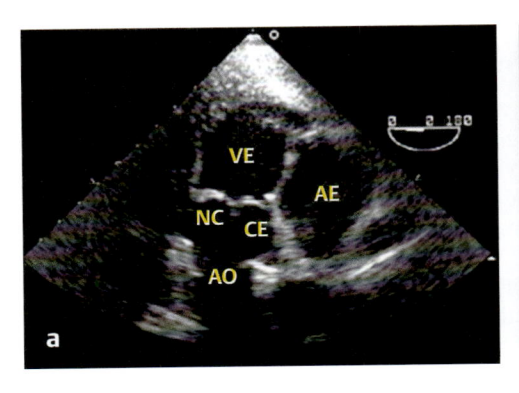

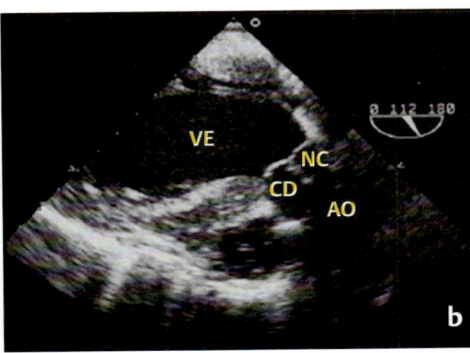

Fig. 35-6. Ecocardiograma transesofágico plano transgástrico profundo a 0° (**a**) e 110° (**b**).

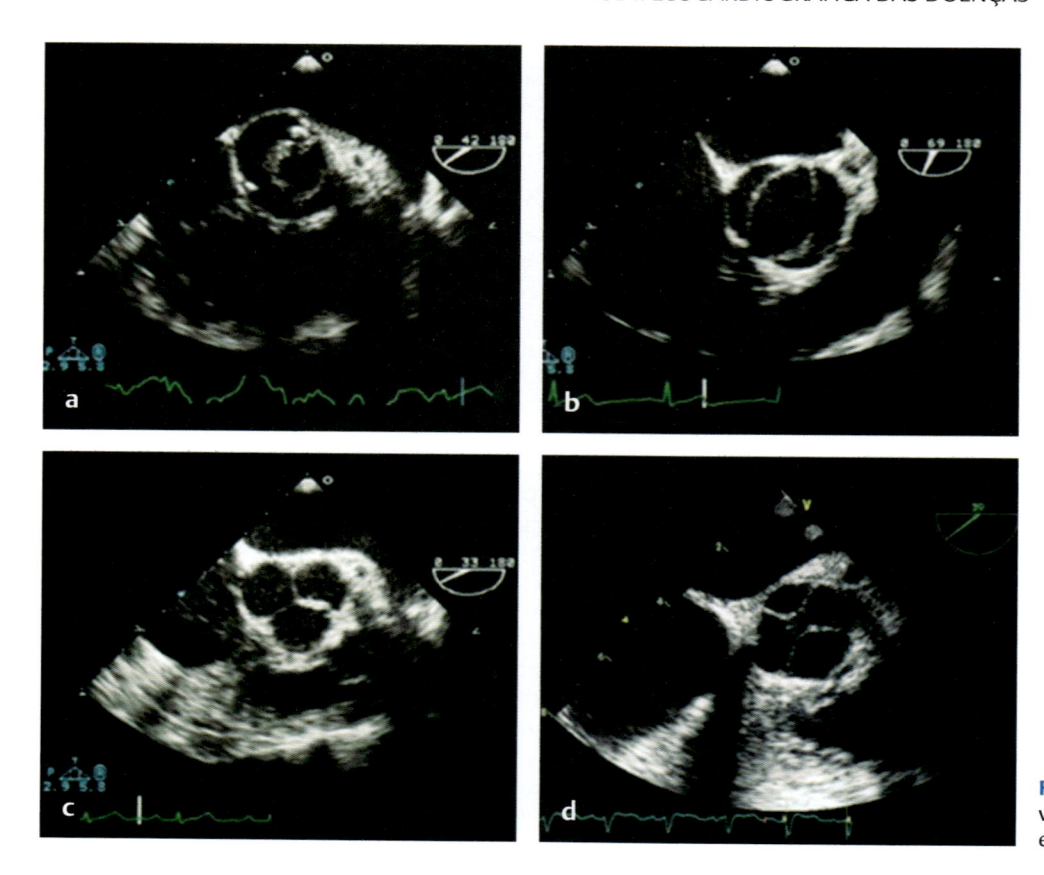

Fig. 35-7. Valva aórtica com número variável de válvulas: univalvular (a), bivalvular (b), trivalvular (c) e quadrivalvular (d).

Estenose Aórtica Reumática

Com a diminuição da incidência de febre reumática em países desenvolvidos a estenose reumática teve seu número reduzido, porém ainda é uma causa importante em países em desenvolvimento. Quase invariavelmente o paciente que apresenta acometimento aórtico possui também doença mitral reumática associada.

A estenose aórtica reumática é resultado de fusão comissural, espessamento e calcificação das válvulas, determinando seu enrijecimento e retração. Em razão disso, muitas vezes a insuficiência aórtica está associada. O acometimento das bordas livres das válvulas e a fusão comissural são características ecocardiográficas marcantes (Fig. 35-8).[12]

Estenose Aórtica Calcificada

Atualmente é a causa mais frequente de estenose aórtica em adultos e já é a doença valvar mais prevalente em países desenvolvidos. É caracterizada por progressivo espessamento e fibrocalcificação das válvulas com evolução ao longo dos anos para obstrução à ejeção ventricular, com uma prevalência substancialmente maior em indivíduos mais idosos.[13]

Os fatores de risco para o seu desenvolvimento são os mesmos relacionados com a doença aterosclerótica, ou seja, dislipidemia, tabagismo, diabetes e hipertensão arterial.[9]

A fibrocalcificação de uma valva aórtica trivalvular acontece de maneira predominante nas porções basais e centrais das válvulas, e não ocorre o desenvolvimento de fusão comissural, o que lhe confere um aspecto ecocardiográfico distinto da estenose aórtica reumática.[9]

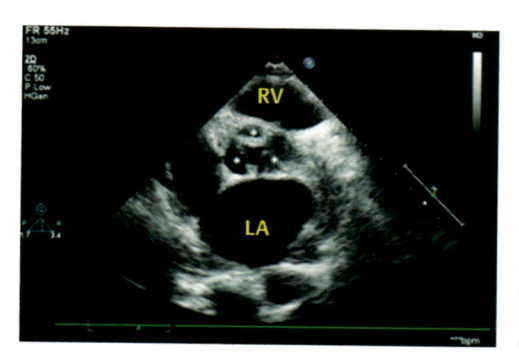

Fig. 35-8. Valva aórtica reumática com espessamento das bordas livres e fusão comissural.

Insuficiência Aórtica

A insuficiência valvar aórtica teve sua prevalência estimada em 4,9% na população pelo estudo de Framingham, com 0,5% dos casos de grau moderado a importante. Ela pode-se apresentar de forma aguda ou crônica, cada uma delas com apresentações clínicas distintas e diferentes etiologias.[14]

A insuficiência aórtica pode ser provocada basicamente por dois mecanismos: por envolvimento primário de suas válvulas ou por acometimento da raiz aórtica ou da aorta ascendente.[14]

Anormalidades da Aorta

A dilatação da raiz aórtica pode ocasionar a separação de suas válvulas e resultar em insuficiência. As etiologias responsáveis pela dilatação da raiz da aorta são várias e incluem: a hipertensão arterial sistêmica, a necrose cística de sua camada média (isolada ou associada à síndrome de Marfan), dilatação aórtica degenerativa relacionada com a idade, dilatação relacionada com a valva aórtica bivalvular e também associada à dissecção aórtica.[14]

Causas mais raras incluem a dilatação aórtica relacionada com a síndrome de Reiter, síndrome de Behçet, artrite psoriática, aortite sifilítica e algumas drogas inibidoras de apetite.[14]

Anormalidades da Valva

Dentre as malformações congênitas responsáveis pela insuficiência valvar aórtica, a valva aórtica bivalvular é a mais prevalente. Uma outra causa frequente é o prolapso valvar aórtico de uma ou mais de suas válvulas que pode ocorrer isolado ou associado à dilatação da raiz aórtica. A valva aórtica quadrivalvular, embora seja um achado muito raro, habitualmente, manifesta-se com insuficiência aórtica.[14]

A endocardite infecciosa pode alterar a estrutura valvar em decorrência da destruição tecidual com o aparecimento de perfuração de uma de suas válvulas, pode comprometer a coaptação pela presença de vegetação entre as válvulas ou pode ainda comprometer a base de sustentação das válvulas, gerando desabamento das mesmas e insuficiência.[14]

A febre reumática habitualmente acomete as bordas livres dos folhetos valvares, provocando graus variáveis de espessamento e calcificação que levam à inadequada coaptação e insuficiência valvar.[14]

REFERÊNCIAS BIBLIOGRÁFICAS

1. Sutton JP, Ho SY, Anderson RH. The forgotten interflet triangles: a review of the surgical anatomy of the aortic valves. Ann Thorac Surg. 1995;59:419-427.
2. Piazza N, de Jaegere P, Schultz C, et al. Anatomy of the aortic valvar complex and its implications for transcather implantation of the aortic valve. Circ Cardiovasc Interv. 2008;1:74-81.
3. Solomon SD, Wu JC, Gillan LD. Essencial Echocardiography: a companion to Braunwald's Heart disease. 10th Edition. 2019.
4. Tretter JT, Spicer DE, Mori S, et al. Significance of the interleaflet triangles in determining the morphology of congenitally abnormal aortic valves: Implications for non-invasive imaging and surgical management. J Am Soc Echocardiogr. 2016;29:1131-1143.
5. Berdags DA, Lajos P, Turina M. The anatomy of the aortic root. Cardiovasc Surg. 2002;10:320-327.
6. Choo SJ, McRae G, Olomon JP, et al. Aortic root geometry: Pattern of difference between leaflets and sinuses of Valsalva. J Heart Valve Dis. 1999;8:407-415.
7. Kunzelman KS, Grande KJ, David TE, et al. Aortic root and valve relationships. Impact on surgical repair. J Thorac Cardiovasc Surg. 1994;107:162-170.
8. Grande KJ, Cochran RP, Reinhall PG, et al. Stress variation in the human aortic root and valve: the role of anatomic asymmetry. An Biomed Eng. 1998;26:534-545.
9. Bonow RO, Mann D, Zipes D, Libby P. Braunwald's Heart Disease: A Textbook of Cardiovascular Medicine, Single Volume. 9th Edition.
10. Baumgartner H, et al. Recommendations on the Echocardiographic Assessment of Aortic Valve Stenosis: A Focused Update from the European Association of Cardiovascular Imaging and the American Society of Echocardiography Journal of the American Society of Echocardiography. 30(4):372-392.
11. Feldman BJ, Khanderia BK, Warnes CA, et al. Incidence, description and functional assessment of isolated quadricuspid aortic valves. Am J Cardiol. 1990;65:937-8.
12. Tozatto LM, Coelho B, Araújo PLS, Vieira GF, Aguiar JMS, Silva RBR, Mendonça PTN, et al. Rheumatic heart disease in the modern era: recent developments and current challenges. Rev Soc Bras Med Trop. [Internet]. 2019 [cited 2019 Aug 11];52:e20180041.
13. Brian RL, Marie-Annick C, Patrick Mathieu, et al. Calcific Aortic Stenosis. Nature Reviews Disease. 2016 Primers volume 2, Article number: 16006 (2016).
14. Akinseye OA, Pathak A, Ibeduogu UN. Aortic Valve Regurgitation: A comprehensive review. Curr Probl Cardiol. 2018;43:315-334.

CAPÍTULO 36
ESTENOSE AÓRTICA

Marcia de Melo Barbosa

Como adequadamente dito por Robert Bonow em um Editorial recente do JAMA Cardiology, "Poucas imagens na medicina tiveram a influência e longevidade da figura icônica publicada por John Ross e Eugene Braunwald em um artigo de 1968 sobre a história natural da estenose aórtica (EAo). Ao comemorar os 50 anos deste artigo, tem-se que reconhecer a influência que tem tido, e particularmente sua figura no processo do pensamento de gerações de cardiologistas em todo o mundo no manejo de pacientes com EAo."[1]

A figura deste artigo demonstra a gravidade do prognóstico que acompanha o aparecimento de sintomas na EAo. Esta apresenta um longo período latente de obstrução progressiva da via de saída do ventrículo esquerdo (VE) e sobrecarga pressórica, durante o qual o paciente permanece assintomático. Quando os sintomas de dispneia, angina ou síncope aparecem (em geral aos 60 anos), o risco de mortalidade em 3-5 anos torna-se alto, se não for realizada uma intervenção.

ETIOLOGIA

A causa reumática era a principal no passado, permanecendo, ainda, como importante causa de EAo em países em desenvolvimento. Nos últimos anos, com o envelhecimento da população, observa-se uma incidência cada vez maior de EAo, com o aparecimento mais tardio dos sintomas. Porém, estudos recentes continuam comprovando o prognóstico grave na EAo após o aparecimento dos sintomas. Assim, independente da causa ou da idade em que isto ocorre, todas as Diretrizes indicam a troca valvar após o aparecimento dos sintomas.[2,3]

Além da etiologia reumática e degenerativa, EAo pode ser também de etiologia congênita (valva aórtica bicúspide ou monocúspide).

EAO E AORTA

A ecocardiografia Doppler é um instrumento valioso no diagnóstico e acompanhamento da progressão da gravidade da EAo. Permite diagnosticar o local exato da obstrução: valvar, subvalvar ou supravalvar. A estenose subvalvar pode ser fixa (membrana subvalvar aórtica), ou dinâmica, como no caso da miocardiopatia hipertrófica obstrutiva, em que a hipertrofia septal basal e o pico tardio do fluxo sistólico ao Doppler permitem caracterizar o caráter dinâmico da obstrução. Além disto, o grau de espessamento e/ou calcificação da VAo ao bidimensional, assim como o grau de restrição de sua abertura, se constituem em importantes parâmetros para se avaliar a severidade da EAo. Ainda ao bidimensional, observa-se a repercussão da EAo, em termos do grau de hipertrofia do ventrículo esquerdo (VE), o tamanho de sua cavidade e suas funções diastólica e sistólica. Casos mais leves de EAo devem apresentar uma valva pouco comprometida, um VE de cavidade normal, pouco hipertrófico e com disfunção diastólica grau I e função sistólica preservada. No entanto, casos mais graves irão cursar com importante espessamento e/ou calcificação da VAo, com abertura muito reduzida (Fig. 36-1), hipertrofia significativa do VE, disfunção diastólica e hipertensão pulmonar. Nos casos mais avançados, o VE pode já estar dilatado e apresentar disfunção sistólica.

Valva Aórtica Bicúspide

Por meio da avaliação morfológica da valva aórtica (VAo) ao ECO bidimensional, podem-se avaliar o número das válvulas (e definição de etiologia congênita, no caso da VAo bicúspide), seu grau de espessamento e calcificação e a redução na abertura de suas válvulas. O diagnóstico de VAo bicúspide deve ser suspeitado já ao eixo longo paraesternal, pois a VAo pode apresentar domo sistólico, prolapso diastólico e fechamento assimétrico (ou seja, o ponto de coaptação valvar acha-se deslocado em relação a uma das paredes da aorta). O fechamento excêntrico se deve à assimetria das válvulas; a maioria dos casos de VAo bicúspide resulta da fusão das válvulas coronariana direita e esquerda, levando a uma válvula anterior maior e uma posterior menor. Mas o diagnóstico definitivo é feito ao corte transversal no nível da VAo, que demonstra a presença de duas e não três válvulas (Vídeo 36-1). Este diagnóstico deve ser feito com a valva aberta, que apresenta um aspecto de boca em vez do aspecto triangular da VAo trivalvular normal. Se analisado com a valva fechada, a presença de uma *raphe* embrionária (válvula frustra, frequentemente localizada na posição 3 do relógio, se considerarmos o anel valvar aórtico como um relógio) pode simular uma terceira válvula, e o diagnóstico errôneo de VAo trivalvular deve ser feito. Na presença de VAo bicúspide, análise detalhada da aorta ascendente deve ser feita, já que a VAo bicúspide não é uma doença exclusiva da VA, mas também da aorta ascendente, que costuma ser dilatada ou dilatar com o tempo. Assim, controles ocasionais devem ser feitos, com medidas cuidadosas da aorta em vários níveis: anel valvar, seios de Valsalva, junção sinotubular e aorta ascendente, para acompanhamento futuro. Os valores da normalidade, publicados pela Sociedade Americana de Ecocardiografia acham-se descritos no Quadro 36-1.[4]

Quando a dilatação atinge níveis determinados, a cirurgia da aorta deve ser realizada juntamente à troca valvar aórtica, por causa do risco de dissecção.

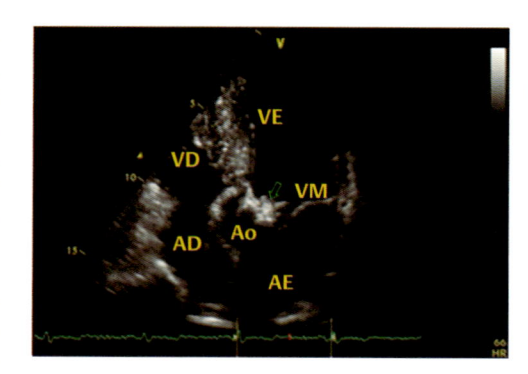

Fig. 36-1. Calcificação importante da VAo ao corte apical de 5 câmaras. AD: átrio direito; AE: átrio esquerdo; Ao: aorta; VD: ventrículo direito: VE: ventrículo esquerdo; VM: valva mitral.

Quadro 36-1. Valores da Normalidade

Aorta	Valor normal (cm)		Valor normal indexado (cm/m²)	
	Homem	Mulher	Homem	Mulher
Anel	2,6 ± 0,3	3,3 ± 0,2	1,3 ± 0,1	1,3 ± 0,1
Seios de Valsalva	3,4 ± 0,3	3,0 ± 0,3	1,7 ± 0,2	1,8 ± 0,2
Junção sinotubular	2,9 ± 0,3	2,6 ± 0,3	1,5 ± 0,2	1,5 ± 0,2
Aorta ascendente proximal	3,0 ± 0,4	2,7 ± 0,4	1,5 ± 0,2	1,6 ± 0,2

O fenótipo mais frequente na VAo bicúspide é a fusão das válvulas coronária direita e esquerda, porém a incidência de dissecção aórtica é maior quando existe fusão das válvulas direita e não coronariana. Assim, pacientes com VAo bicúspide e diâmetro aórtico > 40 mm devem ser submetidos à avaliação seriada por ecocardiografia, ressonância magnética (RM) ou angiografia por tomografia computadorizada (angioTC). Se for > 45 mm, a avaliação deve ser anual.

Classe I para Indicação de Intervenção na Aorta
Dilatações > 55 mm são classe I para indicação de cirurgia, independentemente da etiologia da dilatação. As Diretrizes prévias indicavam cirurgia em qualquer paciente com diâmetro aórtico > 50 mm, em qualquer nível. As Diretrizes recomendam que pacientes com VAo bicúspide com indicação de cirurgia e dilatação aórtica entre 51 mm e 55 mm sejam submetidos a reparo ou cirurgia associada da aorta (Classe I), apenas se houver história familiar de dissecção aórtica ou progressão rápida da dilatação (aumento do diâmetro ≥ 5 mm ao ano).[2]

Classe IIa
Reparo da aorta ascendente é razoável em pacientes com VAo bicúspide que vão ser submetidos à cirurgia da VAo por EAo ou regurgitação aórtica (RA), se o diâmetro da aorta for > 45 mm. Porém, pacientes sem critérios de intervenção na VAo, seja por EAo ou RA, podem ser submetidos a reparo ou cirurgia da aorta, se a dilatação aórtica for > 50 mm e houver história familiar de dissecção ou aumento ≥ 50 mm associados.[5]

EAo Reumática
A EAo reumática se caracteriza por fusão comissural, levando a uma abertura sistólica triangular, com espessamento nas bordas das cúspides. A doença reumática sempre acomete a valva mitral (VM), então a EAo reumática é acompanhada de alterações reumáticas da VM (Vídeo 36-2).

O aspecto da VAo ao bidimensional, seu espessamento e/ou calcificação e a redução da abertura de suas válvulas já podem dar uma ideia do grau de obstrução valvar. Além disto, a consequência hemodinâmica da obstrução pode ser avaliada pela presença e grau de hipertrofia do VE, assim como de sua função ventricular. O grau de hipertrofia concêntrica se relaciona com o grau de obstrução. Com o progredir da estenose, a hipertrofia progride e, finalmente, na fase já descompensada, o VE se dilata (hipertrofia excêntrica), e a função sistólica se deteriora, levando à disfunção do VE. Na EAo isolada, sem regurgitação associada e na fase ainda compensada, o VE apresenta tamanho e função sistólicas normais pelos métodos convencionais, como fração de ejeção (FE). Contudo, já existe disfunção diastólica do VE e, na estenose significativa, métodos mais sensíveis para detecção de disfunção sistólica incipiente, como o *strain* bidimensional, já podem estar alterados.[6] Também a hipertensão pulmonar, secundária à disfunção diastólica do VE, está presente nos casos de EAo importante.

ECOCARDIOGRAFIA DOPPLER NA EAo
Gradientes
A avaliação do grau de EAo pode ser feita de forma acurada pela obtenção dos gradientes e da área valvar aórtica (AVA) pelo Doppler. Para o cálculo do gradiente aórtico, coloca-se o Doppler contínuo pela valva aórtica e mede-se a velocidade máxima do fluxo. É muito importante que o Doppler contínuo seja posicionado o mais paralelo possível ao fluxo, pois desvios do Doppler em relação ao fluxo aórtico levarão à obtenção de velocidade máxima aórtica inferior à real, e como o gradiente máximo é obtido pela velocidade máxima elevada ao quadrado e multiplicada por 4, qualquer subestimativa da velocidade máxima levará à importante subestimativa do gradiente máximo. O uso do Doppler em cores é essencial para se determinar a localização exata do fluxo transvalvar, especialmente em casos de EAo grave e calcificada, com fluxo pós-valvar excêntrico. A velocidade máxima da VAo deve ser medida cuidadosamente, em **todos** os cortes disponíveis: apical de 5 câmaras (Fig. 36-2) (o mais frequentemente usado, mas, nem sempre aquele onde se detectam as maiores velocidades), na aorta ascendente ao corte supraesternal aórtico e na aorta ascendente pelo corte paraesternal direito. É muito importante a obtenção do fluxo aórtico neste corte, pois, quando adequado, é aí que se detectam as maiores velocidades. A não exploração do corte paraesternal direito pode levar à subestimação de até 20% da gravidade da EAo e a classificação incorreta de um paciente que tenha EAo severa como moderada.[7] Este corte pode ser adequadamente obtido na maioria dos pacientes, desde que o examinador seja treinado para obtê-lo: o paciente é colocado em decúbito lateral direito e aí o feixe de ultrassom é posicionado no 2º espaço intercostal direito, em um plano orientado do quadril direito ao ombro esquerdo, onde se tenta obter a aorta ascendente em sua porção pós-valvar imediata e o mais retificada possível. Como as velocidades podem variar um pouco em cada corte (sendo os mais altos geralmente obtidos ao corte paraesternal direito – daí a importância de sua realização em todos os pacientes com EAo), é fundamental que se descrevam no laudo não apenas a velocidade máxima obtida, mas também o corte em que foi obtida e a pressão arterial do paciente no momento do exame, principalmente nos pacientes hipertensos. Estes dados são essenciais para o acompanhamento futuro do paciente, já que a velocidade aórtica máxima e, consequentemente, os gradientes aórticos podem variar com o corte em que foi obtido e também com a pressão arterial do paciente (pacientes com pressão sistólica elevada durante o exame vão apresentar gradientes aórticos mais baixos, mesmo na presença de EAo importante). Outra causa de diferenças obtidas nos gradientes por diferentes métodos (além da pressão arterial no momento do exame) é a diferença de metodologia usada na obtenção dos gradientes máximos ao Doppler e ao cateterismo cardíaco (CAT). O gradiente máximo ao Doppler é medido no momento em que existe o maior gradiente VE-Ao (gradiente instantâneo). Já o gradiente máximo ao CAT é a diferença entre o gradiente máximo obtido pelo cateter no VE e o gradiente máximo obtido na aorta, em momentos e posições diferentes (gradiente pico a pico). Assim, os dois métodos medem coisas diferentes: o Doppler mede o gradiente instantâneo máximo que o paciente apresenta em um determinado momento, e o CAT mede a diferença entre os dois gradientes máximos (ventricular e aórtico), obtidos em momentos diferentes. Portanto, o gradiente máximo ao Doppler deve ser maior (em até uns 10 mmHg) do que o gradiente pico a pico obtido pelo CAT, mesmo quando as medidas são simultâneas. Além disto, ocorrem variações relacionadas com o nível da pressão arterial durante cada exame (daí a importância de se anotar a pressão no momento da realização do ecocardiograma). Por isto, deve-se sempre quantificar a EAo mencionando-se o

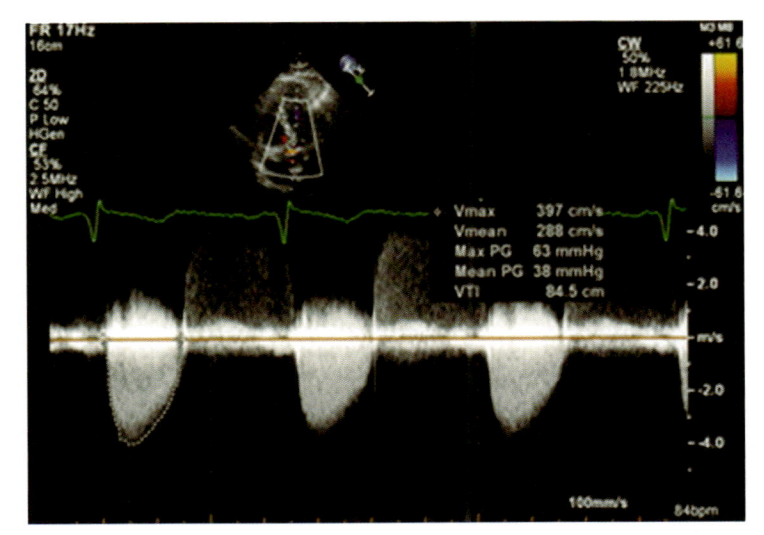

Fig. 36-2. Mulher, 60 anos, apresentando EAo moderada e regurgitação leve. Doppler contínuo com gradientes: máximo de 63 mmHg e médio de 38 mmHg, obtidos ao corte apical de 5 câmaras.

gradiente médio, já que este é semelhante entre os dois métodos e não apresenta a variação mencionada para os gradientes máximos.

A velocidade máxima para cálculo do gradiente deve ser obtida na borda externa do sinal mais denso; sinais tênues no pico da velocidade, secundários a efeitos de trânsito no tempo, não devem ser usados. A forma do envelope varia com a gravidade da EAo, sendo mais arredondada e com o pico de velocidade no meio da sístole na EAo grave, e mais triangular e com a velocidade máxima mais no início da sístole nas formas leves. Após a obtenção da maior velocidade, o envelope do Doppler espectral deve ser traçado para fornecer a integral velocidade-tempo (IVT) do fluxo aórtico e assim se obter o gradiente médio ao Doppler contínuo. Três ou mais ciclos devem ser medidos no paciente em ritmo sinusal, sendo necessária média de pelo menos cinco ciclos nos ritmos irregulares, como a fibrilação atrial.[3]

A equação de Bernoulli simplificada (**Gradiente = 4 × vAo²**) é usada para o cálculo do gradiente. Esta simplificação assume que a velocidade proximal (da via de saída de VE) possa ser ignorada, presunção razoável se a velocidade proximal for < 1,0 m/s, já que elevar um número < 1 ao quadrado torna este número ainda menor. Porém, se a velocidade proximal for acima de 1,5 m/s, ou a velocidade transvalvar for < 3,0 m/s, a velocidade proximal não deve ser desprezada e devemos usar a equação de Bernoulli como abaixo:

$$\text{Gradiente} = 4 \times (vAo^2 - vVSVE^2)$$

onde: vAo: velocidade máxima pós-valvar; vVSVE: velocidade na via de saída do VE.

Além da possível subestimação dos gradientes quando se subestima a medida da velocidade máxima, decorrente do não alinhamento adequado do Doppler com o fluxo valvar, outras causas de erro podem existir. Um erro grave é realizar a medida da velocidade máxima em um jato de regurgitação mitral (RM), como se fosse o jato da EAo. Isto pode acontecer, principalmente quando o jato da RM se dirige anteriormente. É fundamental então que, diante de velocidades acima de 4,0 m/s (velocidade habitual da RM), o Doppler espectral seja bem analisado para se excluir a possibilidade de se tratar de RM. Existem diferenças básicas: o jato da RM é mais arredondado e mais largo, pois, além de a RM ocorrer durante o período ejetivo, ele se inicia no período de contração isovolumétrica, abrange o período ejetivo e prolonga-se durante o período de relaxamento isovolumétrico, sendo, portanto, bem mais prolongada que o fluxo aórtico, que ocorre apenas durante o período ejetivo. A observação dos *clicks* de abertura e fechamento das valvas mitral e aórtica ajuda na diferenciação destes fluxos.

Finalmente, temos o fenômeno de *pressure recovery*, que é infrequente, mas pode levar à superestimação da velocidade distal aórtica e, consequentemente, do gradiente máximo. A conversão de energia potencial em cinética ao passar por uma valva estreita leva a uma velocidade alta e a uma queda de pressão. Parte da energia cinética é dissipada, mas uma parte é recuperada como energia potencial e leva a um aumento da pressão estática (*pressure recovery*). O tamanho da aorta distal à estenose é determinante fundamental do *pressure recovery*, e este fenômeno não é significativo, se a raiz da aorta for > 30 mm. Contudo, quando a aorta é pequena (< 30 mm, o que ocorre principalmente nos pacientes congênitos), este fenômeno pode levar a uma superestimação significativa do gradiente. Outra situação em que isto pode ocorrer é na presença de próteses mecânicas de 2 discos, em que os gradientes também podem estar falsamente elevados pelo fenômeno de *pressure recovery*.

Área Valvar Aórtica (AVA)

A AVA, do ponto de vista teórico, é a medida mais expressiva da severidade da EAo. Contudo, existem limitações técnicas na sua medida que necessitam ser levadas em consideração. Para se calcular a AVA, o método mais usado é a equação de continuidade. Esta equação afirma que o fluxo na unidade de tempo em determinado local de um tubo é igual ao fluxo que passa em outro local do mesmo tubo, porém de calibre diferente. Assim, se um local for mais estreito do que outro, a velocidade do fluxo no local do estreitamento deve aumentar para que a quantidade de fluxo que passa na unidade de tempo neste local estreito seja a mesma que passa no local não obstruído na unidade de tempo.

$$AVA = 0,785 \times (dVSVE)^2 \times vVSVE/vVAo$$

A velocidade da aorta (**vVAo**) é a velocidade máxima distal à VAo, obtida em um dos três cortes. A velocidade da via de saída do VE (**vVSVE**) é medida com o Doppler pulsátil, localizado proximal ao anel, onde se obtém um envelope de contornos definidos, geralmente colocando-se a amostra de volume em direção apical, a 0,5-1,0 mm do anel. A medida do diâmetro da via de saída do VE (**dVSVE**) é elevada ao quadrado, portanto, este deve ser medido acuradamente, na base dos folhetos aórticos no eixo longo paraesternal, durante a mesossístole (local em que também se mede a velocidade máxima do fluxo aórtico), pois erros nesta medida serão elevados ao quadrado. A fórmula para o cálculo da área da via de saída é com base na fórmula da circunferência, embora dados do eco tridimensional e da tomografia tenham demonstrado que a via de saída não é verdadeiramente circular. Com a necessidade de medidas mais exatas para a implantação transcateter da VAo, tem-se dado mais atenção à medida da via de saída do VE, e a tomografia tem sido o método de escolha para este procedimento, em que se confirma a forma elíptica da via de saída. Porém, em razão da maior facilidade e disponibilidade, a ecocardiografia permanece como o método de escolha para o cálculo da AVA, apesar de assumir a via de saída como estrutura circular, já que vários estudos demonstram o valor preditivo clínico desta medida. A planimetria direta por ecocardiografia tridimensional também pode ser usada para o cálculo da área da via de saída, evitando-se, assim, a subestimação da AVA por se considerar a via de saída como circular.

Além de todas essas considerações, é importante ter em mente que a equação de continuidade mede a área valvar efetiva do fluxo ao passar pela valva (a *vena contrata*), e não a área anatômica. A área efetiva é menor do que a área anatômica, mas a evidência demonstra que a área efetiva, e não a anatômica, é a que prediz os eventos clínicos.

No Quadro 36-2 estão descritos os diversos parâmetros para quantificação da EAo, como sugerido pelas Diretrizes Europeias recentes.[3]

A presença de um dos 3 critérios (AVA < 1,0 cm², velocidade máxima da VAo > 4,0 m/s ou gradiente médio ≥ 40 mmHg) pode ser usada para classificar a EAo como importante. Contudo, estes valores de corte não são inteiramente consistentes, já que se demonstrou que uma AVA tem que estar perto de 0,8 cm² e não de 1,0 cm², para gerar um gradiente de 40 mmHg.[8] Por isto, as novas Diretrizes Americanas e Europeias classificam como EAo severa a presença de pelo menos **um** dos parâmetros anteriores e não necessariamente dos 3 concomitantemente, embora, idealmente, todos três parâmetros devam estar presentes. Alguns autores questionam se o valor da AVA a ser usado para se classificar a EAo grave deve voltar a ser 0,8 cm², já que esta é a medida da AVA que corresponde a um gradiente médio de 40 mmHg.[9] Contudo, estudos recentes em que o valor de corte da AVA, usado para definir EAo severa, foi reduzido de 1,0 cm² para 0,8 cm² não mostraram melhora na estratificação de risco de pacientes com EAo e baixos gradientes.[10] Assim, parece

Quadro 36-2. Quantificação da Severidade da EAo

	Esclerose Ao	Leve	Moderada	Severa
Vel. máxima	≤ 2,5 m/s	2,6-2,9	3,0-4,0	≥ 4,0
Gradiente médio (mmHg)		< 20	20-40	≥ 40
AVA (cm²)		> 1,5	1,0-1,5	< 1,0
AVA indexada (cm²/m²)		> 0,85	060-0,85	< 0,60
Razão das velocidades		> 0,50	0,25-0,50	< 0,25

sensato manter os valores atuais de AVA < 1,0 cm², como um **marcador sensível** de EAo severa, e gradiente médio ≥ 40 mmHg como um **marcador específico** de EAo severa.[11]

Quando existe discordância entre os parâmetros, outros fatores devem ser cuidadosamente avaliados. O mais importante é verificar se não houve erro na medida de algum deles, lembrando que o mau alinhamento do Doppler com o fluxo aórtico é causa frequente de subestimação dos gradientes. E erros na medida do diâmetro da via de saída afetarão muito o cálculo da AVA. Afastados erros de medidas, aproximadamente 1/3 dos pacientes ainda apresenta discordância entre os parâmetros.[11] Nestes casos, o aspecto da VAo ao bidimensional é fundamental, sendo uma VAo muito espessa e calcificada geralmente associada à EAo importante. A repercussão hemodinâmica da EAo, traduzida por hipertrofia importante do VE, significativas disfunção diastólica e hipertensão pulmonar secundária, também sugere EAo importante. Casos com gradientes acima dos esperados para a AVA calculada sugerem situações de alto débito ou regurgitação aórtica importante e, ao contrário, AVA pequena e baixos gradientes, situações de volume ejetivo diminuído, como discutido a seguir. Finalmente, a superfície corpórea do paciente deve ser levada em consideração; pacientes pequenos, especialmente do sexo feminino, tendem a ter AVA menor, sem que isto represente EAo. Assim, em pacientes cuja superfície corpórea está fora da curva da normalidade, a AVA deve ser indexada para a superfície corpórea, e o valor < 0,6 cm²/m² é usado para se definir a EAo como importante. A presença de EAo importante em paciente sintomático é indicação Classe I de troca valvar cirúrgica ou transcateter, aliviando sintomas e diminuindo mortalidade.

Quando a medida do diâmetro estiver prejudicada pelas dificuldades técnicas ou pelo espessamento/calcificação da VAo, o cálculo da AVA pela equação de continuidade não deve ser feito. Neste caso, devemos usar a relação da velocidade da via de saída do VE, obtida com o Doppler pulsátil neste local, sobre a velocidade máxima da VAo, obtida com o Doppler contínuo (*dimensionless valve index* – DVI). Quando esta razão está abaixo de 0,25, a EAo é importante.

AVALIAÇÃO DA SEVERIDADE DA EAo: SINTOMAS E EXAMES DE IMAGEM

Os parâmetros hemodinâmicos primordiais para a avaliação clínica de todos os pacientes com EAo, são:

1. Velocidade máxima do fluxo aórtico ao Doppler contínuo.
2. Gradiente médio transvalvar.
3. AVA pela equação de continuidade

EAo Severa em Paciente Sintomático

Pacientes sintomáticos com pelo menos um dos critérios de gravidade da EAo são Classe I para indicação de troca valvar.

EAo Severa em Paciente Assintomático

EAo severa no paciente assintomático representa um grande desafio na prática clínica. A maioria destes pacientes têm idade avançada e, consequentemente, não são muito ativos e, portanto, se dizem assintomáticos, porque não realizam qualquer esforço físico. Ao contrário, um paciente com EAo moderada e sintomático pode ter sintomas relacionados com outras comorbidades (doença coronariana, por exemplo) e não necessariamente com a EAo.

Se o paciente for assintomático e apresentar EAo grave, as Diretrizes Europeias de 2017 indicam a cirurgia como Classe IIa, nas seguintes condições:

1. EAo severa e disfunção ventricular (FE < 50%).
2. EAo severa e sintomas ao exercício relacionados com EAo.
3. EAo severa e diminuição da pressão arterial durante o teste de esforço.[3]

Pacientes com EAo importante, verdadeiramente assintomáticos, também podem ter indicação de intervenção IIa, **se a cirurgia for de baixo risco**, nas seguintes situações:

1. EAo muito severa (velocidade máxima > 5,0 m/s).
2. Calcificação aórtica severa e aumento da velocidade máxima do fluxo aórtico > 0,3 m/s por ano.
3. Importante elevação do BNP em exames repetidos.
4. Hipertensão pulmonar severa (> 60 mmHg em repouso, por medidas invasivas, e sem outra explicação para a hipertensão pulmonar).[3]

EAo COM BAIXO FLUXO E BAIXO GRADIENTE (EAo *LOW FLOW, LOW GRADIENT – EAOLFLG*) E FE REDUZIDA

A EAo pode ser importante na presença de gradientes baixos, se a função sistólica do VE estiver comprometida. Estes pacientes se caracterizam por apresentar AVA < 1,0 cm², FE < 50%, volume ejetivo < 35 mL/m², porém com gradiente médio < 40 mmHg. Isto pode representar uma das seguintes situações:

1. EAo grave já levando à disfunção do VE, o que acarreta uma diminuição do volume ejetivo e consequentemente diminuição dos gradientes transvalvares. A troca valvar melhora estes pacientes ao reduzir a pós-carga, assim favorecendo a melhora da disfunção do VE (Vídeo 36-3 e Figs. 36-3 e 36-4).
2. EAo não grave associada a outra causa de disfunção do VE. A AVA está diminuída porque o VE em disfunção não é capaz de gerar energia suficiente para superar a inércia requerida para abrir a AVA ao seu máximo. Assim, a AVA está diminuída não somente pela EAo < grave, mas também pelo volume ejetivo diminuído, que não é suficiente para abrir a VAo em seu potencial máximo de abertura. A troca valvar não beneficiará estes pacientes, e o tratamento médico da insuficiência cardíaca deve ser otimizado.

Como estas duas situações apresentam tratamentos diferentes, é importante se fazer o diagnóstico diferencial. O ecocardiograma de

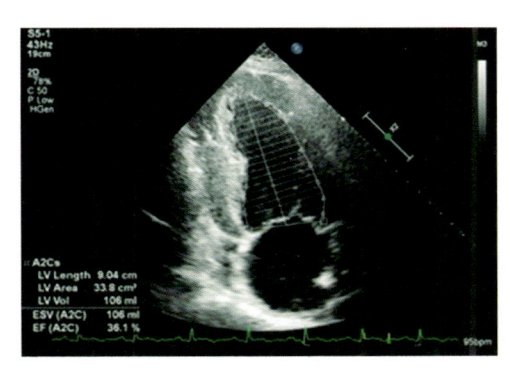

Fig. 36-3. Corte apical de 2 câmaras de paciente com EAo importante e disfunção de VE. Fração de ejeção medida pelo método de Simpson de 36%.

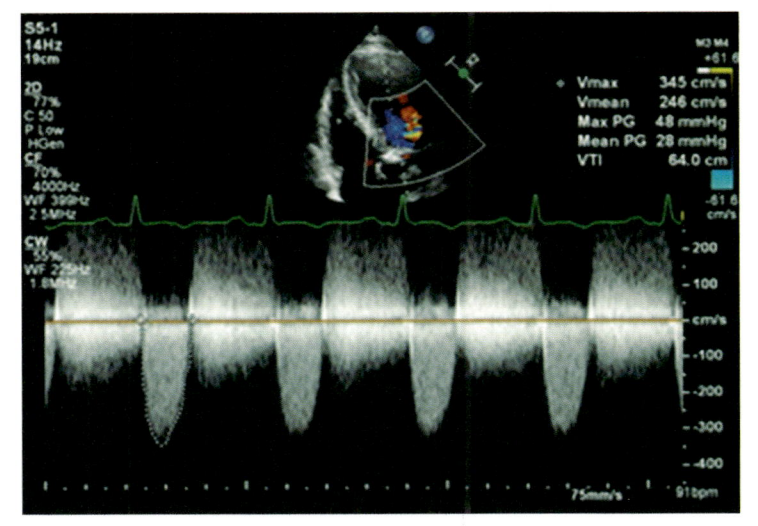

Fig. 36-4. Gradientes no paciente do Vídeo 36-3 e da Figura 36-3. Doppler contínuo obtido no corte apical de 5 câmaras de paciente com EAo importante e regurgitação aórtica leve-moderada. Apesar de a EAo ser importante, os gradientes obtidos estão subestimados pela disfunção do VE.

estresse com dobutamina (EED) em baixas doses pode diferenciar uma situação da outra. O protocolo a ser usado se inicia com doses baixas de dobutamina (2,5 a 5 μg/kg/min) e prossegue com aumentos crescentes de 5 μg/kg a cada 3-5 minutos, até a dose máxima de 20 μg/kg ou antes, se um resultado positivo for atingido (aumento da velocidade máxima para ≥ 4,0 m/s, ou aumento do gradiente médio para > 30-40 mmHg, desde que a AVA não exceda 1 cm² em nenhum estágio). Também deve ser interrompido quando a frequência cardíaca exceder 10-20 bpm da basal ou atingir valor > 100 bpm, indicando que o efeito inotrópico máximo já foi atingido. Ocorrência de sintomas, arritmias significativas ou queda da pressão sistólica também são causas de interrupção do exame. A velocidade máxima da via de saída de VE e da VAo devem ser obtidas a cada estágio, assim como a AVA, usando-se o mesmo diâmetro da via de saída de VE do exame basal. A FE biplanar pelo método de Simpson deve ser obtida pelo menos no início do exame e no pico da dobutamina, para se avaliar a melhora da contratilidade, além do volume ejetivo. Se o volume ejetivo aumentar > 20%, existe reserva contrátil. Na presença de reserva contrátil, se a velocidade máxima se tornar ≥ 4,0 m/s ou o gradiente médio atingir valor > 30-40 mmHg e a AVA não aumentar acima de 1 cm², a EAo é severa, e o paciente se beneficiará da cirurgia. Ao contrário, se a AVA aumentar >1 cm², a EAo não é severa. A ausência de reserva contrátil é preditora de alta mortalidade cirúrgica precoce, porém, ainda assim, a troca valvar deve ser avaliada, já que o prognóstico do tratamento conservador é ainda pior.[12] No estudo de Quere et al.,[13] 90% dos pacientes sem reserva contrátil ao EED pré-operatório, que sobreviveram ao período perioperatório, apresentaram melhora da classe funcional, e 65% obtiveram um aumento de 10% na FE. Tribouilloy et al.[14] demonstraram que a sobrevida em 5 anos, depois da troca valvar em pacientes com EAoLFLG e FE reduzida, sem reserva contrátil, foi de 54% *versus* 13%, nos pacientes nas mesmas condições que seguiram com tratamento clínico, ainda que a mortalidade cirúrgica tenha sido alta nos primeiros (22%). Assim, ausência de reserva contrátil no pré-operatório da troca valvar, ainda que indique alta mortalidade peri-operatória, não contraindica a cirurgia, pelo contrário, apresenta melhor prognóstico que o tratamento conservador. Além disto, estudo recente usando troca valvar transcateter mostrou bom resultado, independente da presença ou ausência de reserva contrátil no registro TOPAS-TAVI.[15]

AVA Projetada

A AVA é dependente do fluxo, então suas mudanças durante a infusão de dobutamina dependem da magnitude do aumento de fluxo, que é variável de paciente a paciente. Então, seria ideal comparar a AVA em pacientes diferentes, porém, em uma mesma taxa de fluxo normalizada para todos. Blais et al.[16] propuseram um novo parâmetro (AVA projetada a uma taxa de fluxo de 250 mL/s) que se obtém plotando os valores do fluxo transvalvar e da AVA em condições basais e no pico da dobutamina e assim extrapolando o valor da AVA a uma taxa de fluxo de 250 mL/s.[16,17] Clavel et al.[18] demonstraram que a AVA projetada para o fluxo transvalvar normal é um importante preditor de eventos na EAoLFLG e FE deprimida.[3,18]

Porém, a interpretação do estudo com dobutamina nem sempre é fácil, e uma classificação errônea tem sido relatada em até 30% dos casos, mesmo usando a AVA projetada, quando comparada aos resultados da cirurgia ou de outros métodos de imagem.[11,19] Portanto, nesta situação, o uso de outras modalidades diagnósticas pode ser muito útil.

Outros Métodos Diagnósticos na EAoLFLG

A calcificação do anel aórtico pela tomografia é um exame altamente reprodutível, e resultados ≥ 1.200 AU em mulheres e ≥ 2.000 AU em homem são altamente sugestivos de EAo severa.[3] Contudo, a fibrose não é detectada pelo escore de cálcio, então um escore de cálcio baixo não exclui EAo moderada, quando a fibrose e não a calcificação é responsável pela EAo.

A cine pela ressonância magnética (RM) também permite calcular a AVA pela equação de continuidade usando o método de *phase contrast*, com boa correlação com a ecocardiografia.[17]

EAo COM BAIXO FLUXO, BAIXO GRADIENTE E FE PRESERVADA (EAoLFLG E FE PRESERVADA)

Esta entidade intrigante foi descrita nos últimos anos e se caracteriza por AVA < 1 cm², velocidade máxima < 4 m/s e gradiente médio < 40 mmHg, na presença de FE normal.[20,21] É mais frequente em paciente idoso, do sexo feminino, com VE hipertrófico e com volume reduzido, que apresenta fluxo transvalvar reduzido (volume ejetivo indexado par a superfície corpórea < 35 mL/m²), apesar da FE preservada. A maioria dos pacientes apresenta história de hipertensão arterial, o que complica ainda mais o diagnóstico, já que a hipertrofia do VE pode estar relacionada com a hipertensão e esta, se presente durante o exame, pode ser uma das causas dos baixos gradientes na presença de AVA reduzida. Assim, este é um diagnóstico complexo, que requer avaliação dos vários parâmetros que quantificam a EAo pelos vários métodos diagnósticos. Inicialmente é necessário estar seguro que não houve erro em alguma das medidas (especialmente na medida do diâmetro da via de saída que, quando subestimada, leva à subestimação da AVA). Também deve-se afastar que não se trata de paciente com pequena superfície corpórea, em que uma AVA < 1 cm² pode traduzir EAo apenas moderada, e que a pressão arterial não está elevada durante o ecocardiograma, levando à diminuição dos gradientes e da velocidade máxima. Afastadas estas causas, a suspeita diagnóstica se inicia com as características clínicas do paciente (idoso, sexo feminino, história de hipertensão, sintomas e exame físico compatível com EAo). Ao ecocardiograma bidimensional, calcificação da VAo, VE pequeno e hipertrófico, *strain* longitudinal alterado, apesar de a FE preservada, sugerem EAo significativa. Ao Doppler, AVA < 1 cm², velocidade máxima < 4,0 m/s, gradiente médio < 30-40 mmHg e baixo fluxo transvalvar (volume ejetivo < 35 mL/m²) também sugerem que a EAo seja importante. Estes pacientes apresentam um remodelamento concêntrico do VE mais acentuado e uma cavidade ventricular menor, o que leva a uma fisiologia restritiva em que o volume ejetivo diminuído se deve mais a um enchimento ventricular deficiente, secundário à cavidade pequena, do que a uma diminuição na capacidade de esvaziamento ventricular. Isto pode ser agravado em alguns pacientes pela associação de uma disfunção miocárdica intrínseca, levando a uma FE menor (porém, ainda, nos limites inferiores da normalidade) do que a esperada em situações de hipertrofia concêntrica. De fato, pacientes com EAo severa e remodelamento concêntrico tendem a ter uma FE acima do normal (> 70%) para compensar o enchimento ventricular deficiente. Pacientes com EAo degenerativa geralmente apresentam outras manifestações de aterosclerose, incluindo uma diminuição da complacência pelo aumento da rigidez da parede arterial. Quando o volume ejetivo está normal, esta diminuição da complacência arterial leva à hipertensão arterial. Estes pacientes podem ter alteração da função de VE, relacionada não apenas com a EAo, mas também com a hipertensão e com a cardiopatia isquêmica. Neste contexto, a fisiopatologia dos efeitos adversos da EAo se deve a um desequilíbrio entre a carga hemodinâmica a que o VE está submetido e sua capacidade de enfrentar esta carga, tanto no repouso, como no exercício. Por isto, estes casos em que o comprometimento não está restrito simplesmente à VAo, mas envolve também a vasculatura sistêmica, a severidade da EAo não pode ser completamente avaliada pelos simples parâmetros usados de maneira geral: gradientes e AVA. Como na EAo degenerativa, o VE é submetido a uma dupla carga – valvar e vascular, e ambas devem ser levadas em consideração para se quantificar a carga hemodinâmica total a que o VE está submetido.[22] Um parâmetro que expresse o custo em mmHg para cada mililitro de sangue indexado pela superfície corpórea, que é ejetado pelo VE, é o ZVa (impedância valvar-arterial), que pode ser calculado pelo Doppler somando-se o gradiente médio da EAo à pressão sistólica (obtida pelo esfingmomanômetro), dividido pelo volume ejetivo indexado para a superfície corpórea.

$$ZVa = PSA + G\ médio/volEi$$

onde: **PSA** = pressão sistólica, **G médio** = gradiente médio ao Doppler, **volEi** = volume ejetivo indexado para a superfície corpórea, que se obtém dividindo o volE (calculado pela fórmula abaixo), pela superfície corpórea do paciente:

$$volE = A_{VSVE} \times IVT_{VSVE} = 0{,}785 \times (\text{diâmetro}_{VSVE} \text{ em cm}) \times \text{integral vel-tempo}_{VSVE}$$

Os valores normais de ZVa devem estar abaixo de 2,5. Em um estudo retrospectivo de 512 pacientes consecutivos com EAo severa e FE preservada, pacientes com EAoLFLG e VolEi < 35 mL/m², quando comparados a pacientes com EAo severa e VolEi normal, apresentavam maior percentual de mulheres, menor volume diastólico de VE indexado, FE mais baixa (62% × 68%), maior impedância valvar-arterial (ZVa = 5,3 × 4,1 mmHg mL m²) e menor sobrevida em 3 anos. Apenas idade, ZVa > 5,5 e tratamento médico foram preditores independentes de mortalidade.[20,22]

OUTROS MÉTODOS NA AVALIAÇÃO DA EAo
Tomografia Computadorizada
A avaliação da calcificação da VAo pela tomografia pode ser fundamental na avaliação da EAo, especialmente quando há discrepância entre os parâmetros da EAo: se o escore de cálcio estiver elevado (> 2.000 para homens e > 1.200 para mulheres), a EAo é importante. Se, ao contrário, o escore de cálcio for baixo, EAo grave é muito pouco provável. Porém, uma grande faixa de pacientes permanece na zona intermediária em que a quantificação da severidade da EAo não pode ser feita pelo escore de cálcio (Baumgarten).[3] Um estudo em três centros acadêmicos, envolvendo 794 pacientes com EAo submetidos à TC com multidetectores mostrou que calcificação severa da VAo foi um preditor independente de mortalidade, mesmo após ajustes para idade, sexo, cardiopatia isquêmica, diabetes, sintomas, severidade da EAo e FE. Calcificação severa prediz mortalidade excessiva após o diagnóstico de EAo, o que pode ser aliviado pela intervenção na VAo. Isto sugere que a medida da calcificação aórtica pela TC de multidetectores é útil, não apenas no diagnóstico, mas também na estratificação de risco da EAo.[23]

Ressonância Magnética
A RM é o padrão ouro para o cálculo da FE e pode ser uma opção quando a FE ao ecocardiograma não pode ser obtida adequadamente por dificuldades técnicas. Além disto, a RM permite a caracterização tecidual e detecção de fibrose que, por sua vez, leva à descompensação cardíaca, tornando a RM um método muito promissor na EAo.[24] De fato, alguns estudos têm demonstrado a importância da presença de fibrose no prognóstico do paciente.[25,26]

Dois tipos de fibrose têm sido descritos na EAo: fibrose intersticial reativa, que é difusa e aparece precocemente, secundária à atividade miofibroblástica aumentada e à deposição de colágeno. Trata-se de uma forma de fibrose reversível com a troca valvar. Ao contrário, a fibrose de reposição ocorre mais tardiamente e é irreversível. Esta fibrose diminui do endocárdio para o mesocárdio, sugerindo que talvez a isquemia relacionada com oferta e demanda contribua para seu desenvolvimento. Esta forma de fibrose é detectada pela técnica de realce tardio e é um importante preditor de eventos e de mortalidade. O maior estudo sobre este assunto até o momento analisou mais de 650 pacientes com EAo severa antes da troca cirúrgica ou intervenção por transcateter. O realce tardio esteve presente em 50% dos pacientes e foi um importante fator independente de mortalidade cardíaca e por todas as causas pós-troca valvar.[27]

A avaliação da fibrose difusa pela RM ainda requer maior validação, mas tem importância crucial, já que tem potencial para identificar estágios mais precoces da doença, quando a fibrose ainda é reversível. Mapeamento T_1 é a única modalidade de imagem que permite sua detecção e pode ser superior ao realce tardio, porém ainda necessita maior validação. Como a fibrose miocárdica parece desempenhar um importante papel na fisiopatologia da EAo, sua detecção por estas novas técnicas de imagem é altamente promissora.[28]

EAo E FUNÇÃO DE VE
A visão moderna da EAo é de que se trata de uma doença não apenas da valva aórtica, mas também do VE, daí a importância de se entender bem os parâmetros que avaliam a função do VE, suas limitações e a importância da disfunção de VE na tomada de decisão na EAo.[29] EAo severa leva a aumento da pós-carga e, consequentemente, do estresse de parede. O VE responde a esta pós-carga aumentada com remodelamento concêntrico, aumento de sua massa e desenvolvimento de hipertrofia, na tentativa de trazer o estresse de parede para a normalidade e manter o débito cardíaco. A FE, apesar das suas inerentes limitações (influenciada não apenas pela contratilidade do VE, mas também pela pré e pós-carga), é a medida mais usada para se avaliar a função sistólica do VE e tem sido empregada amplamente em vários estudos clínicos. É o índice recomendado para se indicarem intervenções em várias cardiopatias, por várias Diretrizes. Tanto as Diretrizes de Valvopatias Americanas como as Europeias indicam como Classe I a troca valvar na EAo severa com disfunção de VE, mesmo em pacientes assintomáticos, e o valor de corte usado é FE < 50%. Com relação a este valor de corte, existem alguns importantes aspectos: o primeiro é que EAo grave e disfunção de VE em paciente assintomático são uma situação rara, ocorrendo apenas em 0,4%.[30,31] Segundo, este valor de FE < 50% foi arbitrariamente estabelecido, com pouquíssimos estudos que substanciem seu uso para se indicar intervenção na EAo severa. Além disto, a FE, na grande maioria das vezes, é obtida pela ecocardiografia, e as recomendações recentes das Diretrizes de ecocardiografia estabelecem como valor anormal uma FE < 52% para homens e < 54% para mulheres.[4] Em estudo recente de 2017, pacientes com EAo severa que iam ser submetidos à troca valvar, os autores estratificaram os pacientes em 4 grupos de acordo com a FE: FE < 50% (300 pacientes, 15%), FE entre 50 e 59%, FE entre 60 e 69% e FE > 70%. Realmente, os pacientes com FE < 50% tiveram o pior prognóstico, com mortalidade de 41% em 5 anos. Porém, os pacientes com FE entre 50 e 59% também tiveram alta mortalidade em 5 anos (35%), tendo o estudo demonstrado que a mortalidade geral aos 5 anos aumentava linearmente com a diminuição da FE, indicando que, não apenas pacientes com FE < 50%, mas também aqueles com FE entre 50 e 59% tiveram um pior prognóstico pós-cirurgia. Os achados deste e de outros estudos sugerem que o valor de corte FE < 50% para indicação de intervenção na EAo pode ser muito baixo e que já exista disfunção de VE quando a FE está entre 50 e 59%.[32-34] Esta hipótese acha-se corroborada por vários estudos em que pacientes com EAo apresentavam *strain* longitudinal alterado, mesmo em presença de FE "normal".[6,35,36] Pacientes com EAo grave apresentam cavidade pequena consequente ao remodelamento e, por isto, a FE tem que ser mais alta ("supranormal") para manter o volume ejetivo. Assim, a incapacidade de se manter uma FE "supranormal" na EAo desempenha importante papel na EAoLFLG com FE preservada, situação esta que apresenta pior prognóstico que a EAo com altos gradientes.[29]

Além disto, em razão das importantes limitações da FE como marcador de contratilidade do VE, focar a decisão cirúrgica em uma FE < 50% é uma simplificação perigosa, já que FE preservada não indica função e morfologia normais de VE. Vários outros parâmetros são descritos na estratificação de risco da EAo, como o remodelamento concêntrico, aumento da massa do VE e hipertrofia. Além disto, a presença de fibrose miocárdica e outras alterações pela RM também se relaciona com a evolução da EAo. O *strain* longitudinal global (SLG) pela ecocardiografia, marcador precoce de disfunção subclínica do VE, se constitui em um parâmetro importante na avaliação da EAo, embora seu uso ainda não tenha sido incorporado às Diretrizes Americanas ou Europeias. Embora menos do que a FE, este índice também é influenciado pelas condições de carga e, assim, se altera pela severidade da EAo, tornando-se mais comprometido com a maior gravidade da EAo. Ng *et al.*[36] mostraram piora progressiva no SLG (de -20% para -14%) à medida que a estenose aórtica progredia de esclerose para EAo severa, ao passo que a FE permanecia inalterada (62 e 61%). Assim, um SLG pior que -14,7% pode ser um dos vários fatores na decisão de se intervir ou não.[6,29]

Em resumo, a EAo é a lesão valvar mais frequente, com predomínio da etiologia degenerativa em países desenvolvidos, mas com a etiologia reumática ainda desempenhando importante papel nos países em desenvolvimento. Deve ser pensada não apenas como uma lesão valvar, mas também como uma doença do VE. Como não existe tratamento medicamentoso, o momento ideal da cirurgia deve ser cuidadosamente avaliado, já que esta deve ser realizada antes de que alterações irreversíveis ocorram no VE. Vários métodos diagnósticos podem ser usados para seu diagnóstico e estratificação de risco, porém o método de 1ª linha é a ecocardiografia Doppler, que permite avaliação não apenas da VAo (e determinação da AVA e de seus gradientes), mas também do VE em seus vários aspectos (tamanho, grau de hipertrofia, funções sistólica e diastólica). Outros métodos, como a TC e a RM também são úteis, especialmente em casos que apresentem dúvidas à ecocardiografia.

REFERÊNCIAS BIBLIOGRÁFICAS

1. Bonow RO, O'Gara PT. Aortic Stenosis – 50 years of discovery. JAMA Cardiol. 2018;3(12):1141-43.
2. Nishmura RA, Otto CM, Bonow RO, Carabello BA, Erwin JP 3rd, Guyton RA et al. 2014 ACC/AHA guideline for the management of patients with valvular heart disease: a report of the ACC/AHA Task force on Practice Guidelines. J Am Coll Cardiol. 2014;63(22);e185.
3. Baumgarten H, Falk V, Bax J, De Bonis M, Hamm C, Holm PJ et al. 2017 ESC/EACTS guidelines for the management of valvular heart disease: the Task Force for the Management of Valvular Disease of the ESC and the EACTS. Eur Heart J. 2017;38(36):2740-2785.
4. Lang R, Badano LP, Mor-Avi V, Afilalo J, Armstrong A, Ernande L et al. Recommendations for cardiac chamber quantification by echocardiography in adults: an update from the American Society of Echocardiography and the European Association of Cardiovascular Imaging. J Am Soc Echocardiogr. 20115;28:1-39,e14.
5. Hiratzka LA, Creager MA, Isselbacher EM, Svensson LG, Nishimura RA, Bonow RO et al. Surgery for aortic dilatation in patients with bicuspid aortic valves. A statement of clarification from the American College of Cardiology/American Heart Association Task Force on Clinical Practice Guidelines. J Am Coll Cardiol. 2016;67:724-731.
6. Magne, J, Cosyns B, Popescu BA, Carstensen HG, Dahl J, Desai MY et al. Distribution and Prognostic Significance of Left Ventricular Global Longitudinal Strain in Asymptomatic Significant Aortic Stenosis. An Individual Participant Data Meta-Analysis. J Am Coll Cardiol Img. 2019;12:84–92.
7. de Monchy CC, Lepage L, Boutron I, Leye M, Detaint D, Hyafil F et al. Usefulness of the right paraesternal view and non-imaging continuous-wave Doppler transducer for the evaluation of the severity of aortic stenosis in the modern era. Eur J Echocardiogr. 2009;10:420-4.
8. Minners J, Allgeier M, Gohlke_Baerwolf C, Klenzle RP, Neumann FJ, Jander N. Inconsistencies of echocardiographic criteria for grading of aortic valve stenosis. Eur Heart J. 2008;29:1043-8.
9. Zoghbi WA. Low-gradient "severe" aortic stenosis with normal systolic function : time to refine the guidelines? Circulation. 2011;123:838-40.
10. Berthelot-Richer M, Pibarot P, Capoulade R, Dumesnil JG, Dahou A, Thebault C et al. Discordant grading of aortic stenosis severity: echocardiographic predictors of survival benefit associated with aortic valve replacement. J Am Coll Cardiol. 2016;9:797-805.
11. Pibarot P, Messika-Zeitoun D, Ben-Yehuda O, Hahn RT, Burwash IG, Van Mieghem NM et al. Moderate aortic stenosis and heart failure with reduced ejection fraction. Can imaging guide us to therapy? J Am Coll Cardiol Img. 2019;12:172-84.
12. Monin JL, Quéré J-P, Monchi M, Petit H, Beleynaud S, Chauvel C, et al. Low-gradient aortic stenosis operative risk stratification and predictors for long-term outcome: a multicenter study using dobutamine stress hemodynamics. Circulation. 2003;108:319-24.
13. Quere JP, Monin JL, Levy F, Petit H, Baleynaud S, Chauvel C et al. Influence of pre-operative left ventricular contractile reserve on postoperative ejection fraction in low gradient aortic stenosis. Circulation. 2006;113:1738-44.
14. Tribouilloy C, Lévy F, Rusinaru D, Guéret P, Petit-Eisenmann H, Baleynaud S et al. Outcome after aortic valve replacement for low flow/low gradient aortic stenosis without contractile reserve on dobutamine stress echocardiography. J Am Coll Cardiol. 2009;53:1865-73.
15. Ribeiro HB, Lerakis S, Gilard M, Cavalcante JL, Makkar R, Herrmann HC et al. Transcatheter aortic valve replacement in patients with low-flow, low-gradient aortic stenosis: the TOPAS-TAVI registry. J Am Coll Cardiol. 2018;71:1297-308.
16. Blais C, Burwash IG, Mundigler G, Dumesnil JG, Loho N, Rader F et al. Projected valve area at normal flow rate improves the assessment of stenosis severity in patients with low-flow, low-gradient aortic stenosis in the multicenter TOPAS (Truly or Pseudo-Severe Aortic Stenosis) study. Circulation. 2006;113:711-21.
17. Tandon A, Grayburn PA. Imaging of Low-Gradient Severe Aortic Stenosis. J Am Coll Cardiol Img. 2013;6:184-94.
18. Clavel M-A, Burwash IG, Mundigler G, Dumesnil JG, Baumgarter H, Bergler-Klein J, et al. Validation of conventional and simplified methods to calculate projected valve area at normal flow rate in patients with low flow, low gradient aortic stenosis: the multicenter TOPAS (Truly or Pseudo-Severe Aortic Stenosis) study. J Am Soc Echocardiogr. 2010;23:380-6.
19. Taniguchi T, Marimoto T, Shiomo H, Ando K, Kanamori N, Murata K et al. Prognostic impact of left ventricular ejection fraction in patients with severe aortic stenosis. J Am Coll Intv. 2018;11:145-57.
20. Hachicha Z, Dumesnil JG, Bogaty P, Pibarot P. Paradoxical low-flow, low-gradient severe aortic stenosis despite preserved ejection fraction is associated with higher afterload and reduced survival. Circulation. 2007;115:2856-64.
21. Pibarot P, Dumesnil JG. Low-flow, low-gradient aortic stenosis with normal and depressed left ventricular ejection fraction. J Am Coll Cardiol. 2012;60:1845-53.
22. Dumesnil JG, Pibarot P, Caravello B. Paradoxical low flow/low gradient aortic stenosis despite preserved left ventricular ejection fraction: implications for diagnosis and treatment. Eur Heart J. 2010;31:281-89.
23. Clavel MA, Pibarot P, Messika-Zeitoun D, Capoulade R, Malouf J, Aggarval S et al. Impact of aortic valve calcification, as measured by MDCT, on survival in patients with aortic stenosis. Results of an international registry study. J Am Coll Cardiol. 2014;64:1202-13.
24. Everett RJ, Clavel MA, Pibarot P, Dweck MR. Timing of intervention in aortic stenosis: a review of current and future strategies. Heart. 2018;104:2067-76.
25. Azevedo CF, Nigri M, Higuchi ML, Pomerantzeff PM, Spina GS, Sampaio RO et al. Prognostic significance of myocardial fibrosis quantification by histopathology and magnetic resonance imaging in patients with severe aortic valve disease. J Am Coll Cardiol. 2010;56:278-87.
26. Barone-Rochette G, Piérard S, De Meester de Ravenstein C, Seldrum S, Melchior J, Maes F et al. Prognostic significance of LGE by CMR in aortic stenosis patients undergoing valve replacement. J Am Coll Cardiol. 2014;64:144-54.
27. Musa TA, Treibel TA, Vassiliou VS. Myocardial scar and mortality in severe aortic stenosis. Circulation. 2018;138:1935-1947.
28. Bing R, Cavalcante JL, Everett RJ, Clavel MA, Newby DE, Dweck MR. Imaging and impact of myocardial fibrosis in aortic stenosis. J Am Coll Cardiol Img. 2019;12:283-96.
29. Dahl JS, Magne J, Pellikka PA, Donal E, Marwick T. Assessment of subclinical left ventricular dysfunction in aortic stenosis. J Am Coll Cardiol Img. 2019;12:163-71.
30. Pellikka P, Sarano M, Nishimura R, Malouf JF, Bailey KR, Scott CG et al. Outcome of 622 adults with asymptomatic, hemodynamically significant aortic stenosis during prolonged follow-up. Circulation. 2005;111:3290-95.
31. Henkel D, Maalouf J, Connonly H, Michelena HI, Sarano ME, Schaff HV et al. Asymptomatic left ventricular dysfunction in patients with severe aortic stenosis: characteristics and outcomes. J Am Coll Cardiol. 2012;60:2355-9.
32. Dahl J, Eleid M, Michelena H, Scott CG, Suri RM, Schaff HV et al. Effect of left ventricular ejection fraction on postoperative outcome in patients with severe aortic stenosis undergoing aortic valve replacement. Circ Cardiovasc Imaging. 2015;8:e002917.
33. Capoulade R, Le Ven F, Clavel MA, Dumesnil JG, Dahou A, Thébault C et al. Echocardiographic predictors of outcomes in adults with aortic stenosis. Heart. 2016;102:934-42.
34. Ito S, Miranda WR, Nkomo VT, Connolly HM, Pislaru SV, Greason KL, et al. Reduced left ventricular ejection fraction in patients with aortic stenosis. J Am Coll Cardiol. 2018;71:1313-21.
35. Delgado V, Tops LF, von Bommel RJ, van der Kley F, Marsan NA, Klautz RJ et al. Strain analysis in patients with severe aortic stenosis and preserved left ventricular ejection fraction undergoing surgical valve replacement. Eur Heart J. 2009;30:3037-47.
36. Ng AC, Delgado V, Bertini M, Antoni ML, van Bommel RJ, van Rijnsoever EP et al. Alterations in multidirectional myocardial functions in patients with aortic stenosis and preserved ejection fraction: a two-dimensional speckle tracking analysis. Eur Heart J. 2011;32:1542-50.

INSUFICIÊNCIA AÓRTICA

Maria Emilia Lueneberg ▪ Tatiana Bornschein
Andressa Ferreira Cathcart de Araujo

INTRODUÇÃO

A insuficiência aórtica caracteriza-se pelo refluxo sanguíneo da aorta para o ventrículo esquerdo causado pela má coaptação das válvulas aórticas, levando à apresentação clínica variável, na dependência de fatores como início de instalação, condições hemodinâmicas, complacência da aorta e do ventrículo esquerdo e gravidade da lesão. Apesar de os quadros crônicos geralmente serem bem tolerados por muitos anos, a insuficiência aórtica aguda pode evoluir desfavoravelmente com rápida descompensação cardíaca.[1]

A incidência e a gravidade da insuficiência aórtica aumentam com a idade, atingindo seu pico entre a quarta e a sexta décadas de vida.[2] Apesar das lesões valvares regurgitantes continuarem sendo importante causa de morbidade e mortalidade, a prevalência da insuficiência aórtica aguda e crônica ainda não é totalmente conhecida.[3] De acordo com o Framingham Offspring Study, a prevalência na população adulta foi de 13% em homens e 8,5% em mulheres.[4] A prevalência na população geral variou de 4,9 a 10%.[2,5] Nos Estados Unidos, 75% dos pacientes idosos com estenose aórtica apresentam refluxo aórtico associado.[6]

Com relação ao mecanismo, a regurgitação pode resultar de anormalidades das válvulas aórticas, das estruturas de suporte (anel e raiz aórtica), ou ambas, levando à má coaptação valvar.[7] Diversas classificações têm sido propostas. Atualmente, a adaptação da classificação de Carpentier (designada originalmente para valva mitral) tem auxiliado no entendimento do mecanismo, na seleção das técnicas de reparo e na predição de recorrência.[8]

Esta classificação baseia-se na morfologia da raiz da aorta e das válvulas. O tipo I está associado a lesões da raiz da aorta, com mobilidade normal das válvulas, sendo subdividida em quatro subtipos (Fig. 37-1). No tipo II observa-se mobilidade aumentada das válvulas, relacionada com prolapso secundário à redundância e/ou ruptura comissural. O tipo III está relacionado com a restrição da mobilidade das válvulas, observada em valvopatias congênitas, doença reumática, degeneração fibrocálcica da valva ou qualquer outra causa de espessamento, fibrose ou calcificação valvar.

Etiologicamente, doenças que afetam, primariamente, as válvulas, incluem valva aórtica bivalvular e outras anormalidades congênitas, como a comunicação interventricular perimembranosa. A valva aórtica bivalvular, que é a cardiopatia congênita mais comum, está fortemente associada à disfunção valvar precoce.[9] Apesar de estar mais comumente associada à estenose, o fechamento incompleto de suas válvulas pode levar à insuficiência isolada ou em combinação. Frequentemente está associada à aortopatia e dilatação da aorta ascendente, fatores estes que podem aumentar o risco de dissecção e agravar o grau de insuficiência preexistente.[6] Dentre as anormalidades adquiridas, destacam-se doença reumática (principal causa nos países em desenvolvimento), processos degenerativos, doenças do tecido conjuntivo e inflamatórias, endocardite infecciosa, lesões secundárias ao uso de drogas, à radiação, ao trauma e lesões causadas pelo jato de alta velocidade nas estenoses subaórticas.[2] Dentre as doenças que afetam primariamente o anel e a raiz aórtica estão a dilatação idiopática, síndrome de Marfan e outras doenças do tecido conjuntivo, doenças autoimunes, hipertensão arterial sistêmica, dissecção de aorta e ectasia ânulo-aórtica.[1,8] Esta última, associada à degeneração fibrocálcica e à valva aórtica bivalvular estão entre as principais causas de insuficiência aórtica nos países desenvolvidos (Quadro 37-1, Figs. 37-2 e 37-3, Vídeos 37-1 a 37-12).[2]

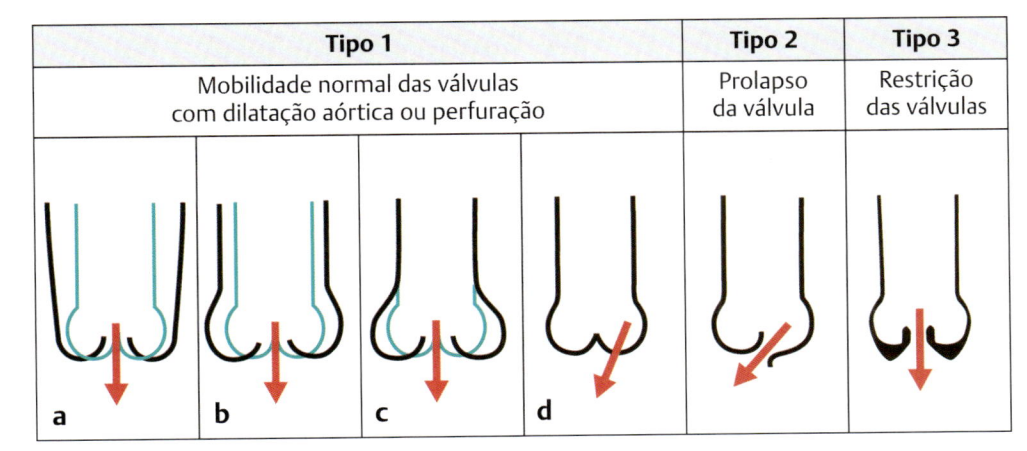

Fig. 37-1. Classificação de Carpentier.

PARTE VI ▪ ABORDAGEM ECOCARDIOGRÁFICA DAS DOENÇAS – VALVOPATIAS

Quadro 37-1. Etiologia da Insuficiência Aórtica

Mecanismos	Etiologia
Anormalidades congênitas das válvulas	▪ Valva bicúspide, unicúspide ou quadricúspide ▪ Defeito do septo interventricular
Anormalidades adquiridas das válvulas	▪ Degeneração fibrocálcica ▪ Endocardite infecciosa ▪ Valvopatia induzida por radiação ▪ Valvopatia induzida por toxinas (drogas anorexígenas, síndrome carcinoide)
Anormalidades congênitas/genéticas da raiz aórtica	▪ Ectasia ânulo-aórtica ▪ Doenças do tecido conjuntivo (síndrome de Marfan, Loeys Deitz, Ehlers-Danlos, osteogênese *imperfecta*)
Anormalidades adquiridas da raiz aórtica	▪ Dilatação idiopática da raiz aórtica ▪ Hipertensão arterial sistêmica ▪ Doenças autoimunes (lúpus eritematoso sistêmico, espondilite anquilosante, síndrome de Reiter) ▪ Aortite (sifilítica, arterite de Takayasu) ▪ Dissecção da aorta ▪ Trauma

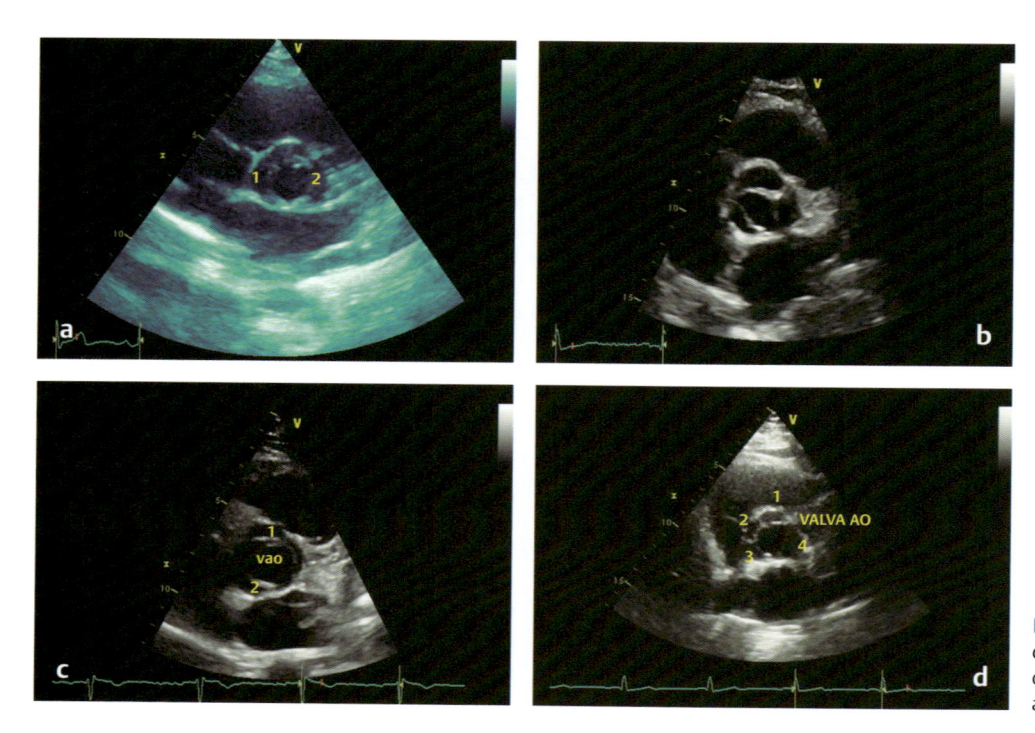

Fig. 37-2. Etiologia congênita: (**a**) valva bicúspide com abertura laterolateral; (**b**) valva bicúspide com rafe; (**c**) valva bicúspide com abertura anteroposterior; (**d**) valva quadricúspide.

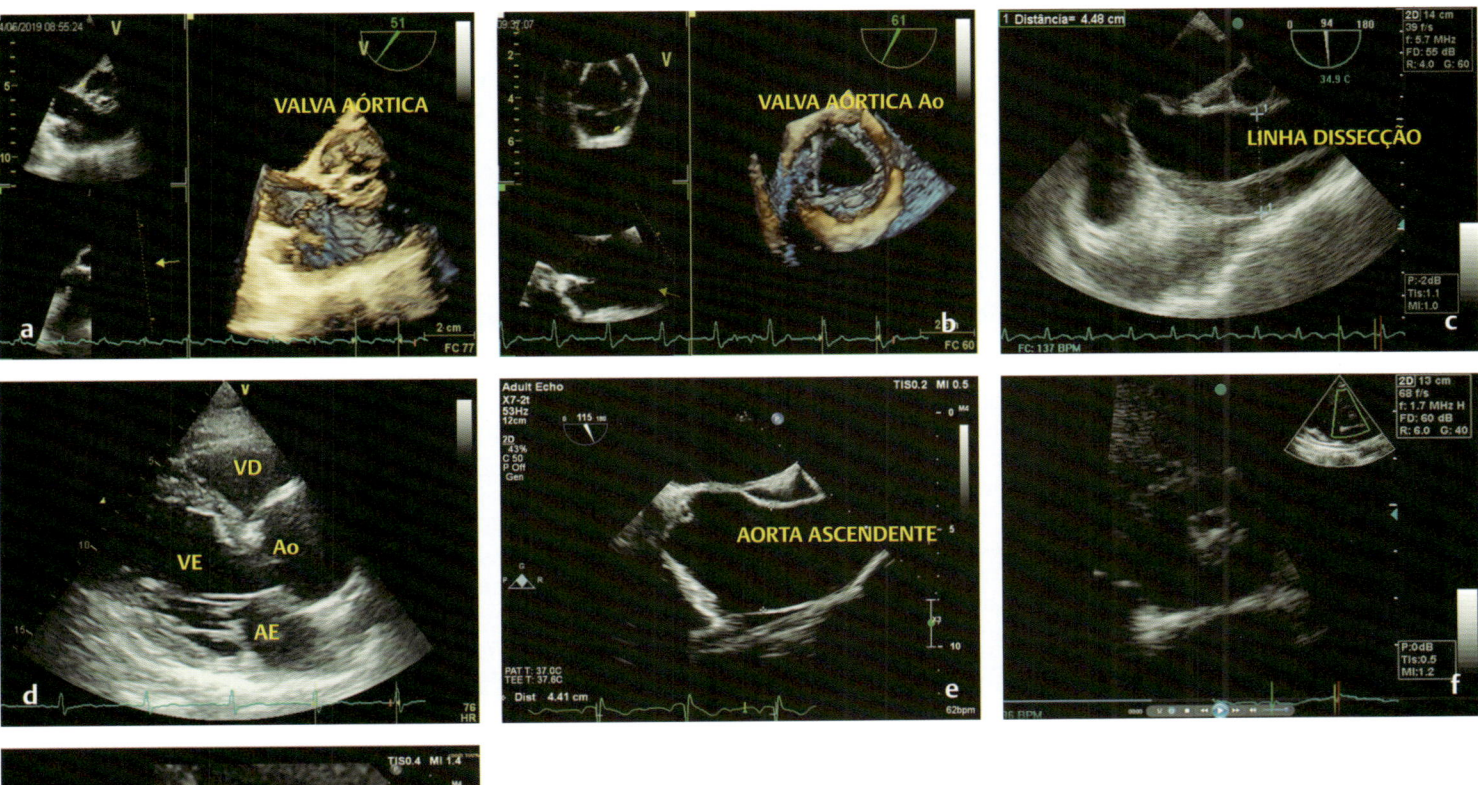

Fig. 37-3. Etiologia adquirida: (**a**, **b**) degeneração fibrocálcica; (**c**) dissecção aórtica tipo A; (**d**) ectasia dos seios aórticos; (**e**) ectasia da aorta ascendente; (**f**) endocardite infecciosa; (**g**) febre reumática.

QUANTIFICAÇÃO E AVALIAÇÃO DA GRAVIDADE

Na abordagem inicial da insuficiência aórtica, a ecocardiografia é considerada o método de imagem ideal por ser não invasivo, de fácil disponibilidade e baixo custo. Seu principal objetivo consiste em definir a etiologia, o mecanismo, a quantificação da gravidade, sua repercussão nas câmaras cardíacas, identificação de lesões associadas e avaliação seriada no acompanhamento, além do papel adjuvante na indicação cirúrgica e intervenção percutânea.[8]

Fisiopatologia e Avaliação Estrutural

A avaliação da insuficiência aórtica compreende a análise da anatomia da valva e raiz aórticas, determinação da etiologia, estudo do tamanho, geometria e função ventricular esquerda. A resposta hemodinâmica e a adaptação cardíaca diferem nos quadros de insuficiência aórtica e crônica.[8]

Na insuficiência aórtica aguda importante, o fluxo regurgitante acentuado gera uma sobrecarga de volume em um ventrículo esquerdo de dimensões normais, levando a súbito aumento da pressão diastólica final do VE (PDFVE) e das pressões de enchimento que, por fim, ultrapassa a pressão do átrio esquerdo. Como consequência, ocorre o fechamento precoce da valva mitral, que pode ser mais bem documentado ao modo M. À medida que a PDFVE aumenta, pode ser observada insuficiência mitral diastólica (traduzida, semiologicamente, pelo sopro de Austin-Flint), e atraso na abertura da valva mitral. Observa-se, também, abertura precoce da valva aórtica. Na análise do ventrículo esquerdo, observam-se dimensões e fração de ejeção habitualmente normais.[6]

Em contraste com os quadros agudos, na insuficiência aórtica crônica o volume regurgitante leva, ao longo do tempo, ao remodelamento compensatório do ventrículo esquerdo, com consequente aumento do volume diastólico final (VDFVE) e da tensão parietal. Como resultado, observa-se dilatação da câmara e hipertrofia excêntrica, que permite a manutenção da função sistólica e previne o aumento súbito da PDFVE. Com a progressão da insuficiência aórtica, o remodelamento se acentua, levando a aumento da fibrose intersticial, redução da complacência ventricular e aumento do volume e pressão diastólicas finais do VE. Observa-se gradativa dilatação e declínio da função sistólica do ventrículo esquerdo e do débito cardíaco, aumento do AE, da pressão arterial pulmonar e dilatação de câmaras direitas, evoluindo por fim, para instalação da insuficiência cardíaca.[6] A dilatação do VE, principalmente com função sistólica preservada, sugere insuficiência aórtica significativa e se torna mais específica com a exclusão de outras causas de sobrecarga de volume, como por exemplo, anemia e coração de atleta.[8]

A sobrecarga de volume na insuficiência aórtica crônica tende a superestimar a fração de ejeção do ventrículo esquerdo. A análise da deformação miocárdica por meio da técnica de *speckle-tracking* tem demonstrado importante papel na detecção precoce de disfunção ventricular esquerda.[10,11]

Estudos recentes têm demonstrado a importância do auxílio do *strain* ventricular esquerdo e direito na seleção de pacientes assintomáticos para cirurgia.[12]

Além da dilatação e do remodelamento do ventrículo esquerdo, pode ser observado domo reverso da cúspide anterior da valva mitral, assim como a reverberação ao modo M, causados pelo jato da insuficiência aórtica sobre a mesma.[13]

A análise anatômica valvar também pode ser indicativa da severidade do grau de regurgitação. A falha de coaptação importante das válvulas, o desabamento ou *flail* sugerem a presença de refluxo significativo.

Avaliação pelo Doppler Colorido

O Doppler colorido é considerado método primordial na quantificação da gravidade da insuficiência aórtica, uma vez que proporciona visibilização da origem e tamanho do jato (*vena contracta* – VC), demonstra a orientação espacial dentro da câmara receptora (VE), assim como o fluxo de convergência no orifício regurgitante.

Inúmeros estudos têm demonstrado a importância da identificação dos três componentes do jato regurgitante (VC, fluxo de convergência e área do jato) na quantificação da gravidade, com melhora significativa da acurácia em relação à avaliação isolada da área do jato.[8] Os cortes paraesternais (eixo longo e curto) são essenciais na avaliação da origem, direção e quantificação do jato de refluxo (Fig. 37-4 e Vídeos 37-13 e 37-14).

Algumas considerações em relação aos fatores hemodinâmicos e técnicos são determinantes para correta interpretação. O comprimento do jato não é um parâmetro fidedigno de gravidade uma vez que é dependente das pressões de enchimento. Com relação à duração, diferente da insuficiência crônica (onde o jato habitualmente se estende por toda a diástole), nos casos agudos ele pode ser breve, dificultando sua análise ao *color* Doppler. Por fim, a área do jato pode ser diretamente afetada por fatores como limite de Nyquist, ganho, frequência de repetição de pulso (PRF), atenuação, frequência do transdutor e geometria do orifício.[14]

A) *Área do jato:* a largura do jato regurgitante comparada ao diâmetro da via de saída do VE é considerada um método semiquantitativo na avaliação de refluxos centrais, obtido pelo corte paraesternal longitudinal. Uma relação < 25% indica grau leve, 25-64% moderada, e ≥ 65% importante. De forma semelhante, pode ser utilizada a relação da área do jato com a área da via de saída no corte transverso (corte paraesternal de eixo curto). Valores < 5% correspondem a refluxo discreto, entre 5 e 59%, moderado, e ≥ 60%, importante. Contudo, essas medidas não são válidas para jatos excêntricos (direcionados ao septo ou à cúspide anterior da valva mitral), ou múltiplos jatos (Fig. 37-5 e Vídeo 37-15).

B) *Vena contracta:* é a área mais estreita do jato, mais bem visibilizada e medida em *zoom* no corte paraesternal longitudinal, imediatamente distal ao orifício regurgitante. Valores < 0,3 cm indicam insuficiência discreta, de 0,3-0,6 cm, moderada, e > 0,6 cm, importante. Pode ser usada em jatos excêntricos e erros de medida maiores que 2 mm, podem influenciar na quantificação da regurgitação.[8] Não é válida para múltiplos jatos e valores intermediários necessitam de confirmação (Fig. 37-6).[15]

C) PISA *(Proximal Isovelocity Surface Area):* a convergência de fluxo pode ser usada de forma qualitativa e quantitativa na avaliação da gravidade da insuficiência aórtica. Sua medida pode ser adquirida aplicando o *zoom* na via de saída do ventrículo esquerdo, em corte paraesternal ou apical de 5 câmaras e mudando a linha de base do limite de Nyquist para medir o raio da convergência de fluxo. Associado à medida do pico da velocidade do refluxo aórtico e o VTI, permite o cálculo da área do orifício regurgitante efetivo (ORE) e do volume regurgitante. Para insuficiência importante quantifica-se a área do ORE ≥ 0,30 cm^2 e o volume regurgitante > 60 mL. A quantificação pelo PISA é menos usada para insuficiência aórtica em relação à insuficiência mitral, uma vez que a convergência de fluxo encontra-se em um campo mais distante e pode ser dificultada pela sombra acústica causada pelo espessamento e calcificação da valva aórtica.[8,16-18] A imagem obtida pelo corte paraesternal direito pode ser útil para esta avaliação (Figs. 37-7 e 37-8; Vídeos 37-16 e 37-17).[19]

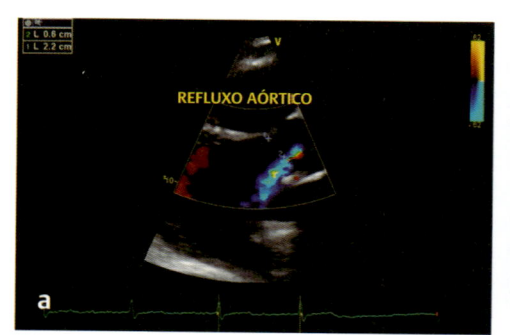

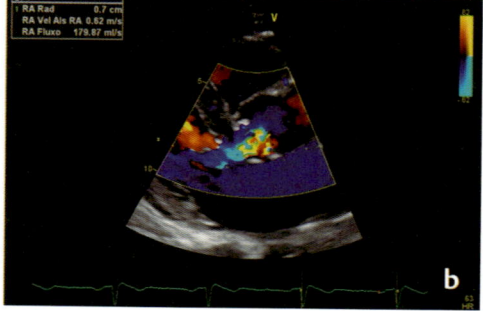

Fig. 37-4. Origem e largura do jato: (**a**) corte paraesternal de eixo longo; (**b**) corte paraesternal de eixo longo (origem e raio do jato).

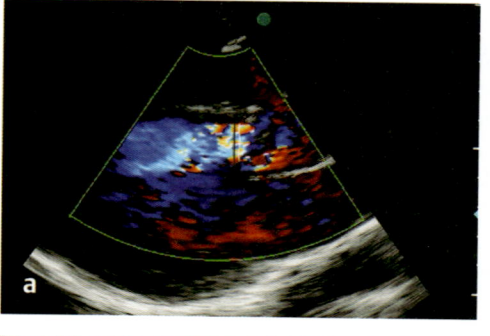

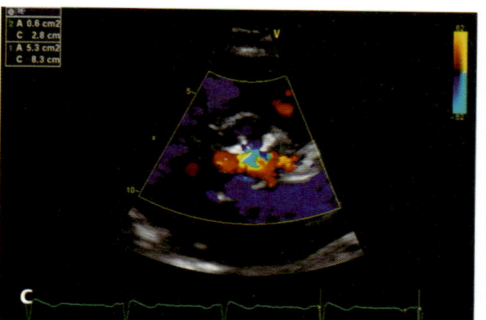

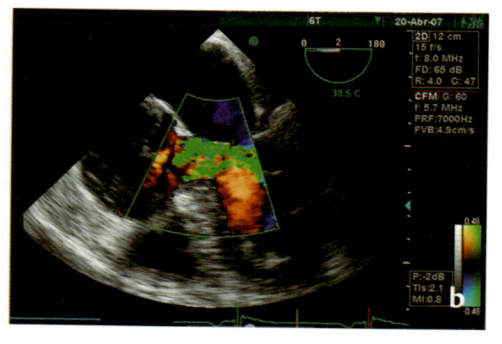

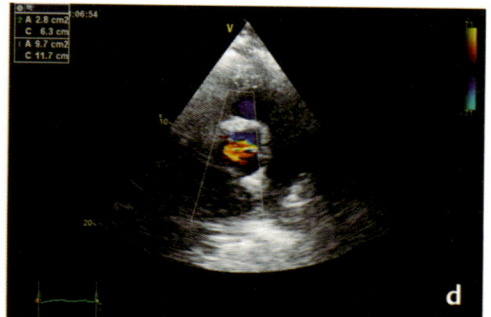

Fig. 37-5. Largura e área do jato: (**a**) na insuficiência aórtica importante; (**b**) na insuficiência aórtica importante na ecocardiografia transesofágica. Área do jato: (**c**) na insuficiência aórtica moderada; (**d**) na insuficiência aórtica importante.

CAPÍTULO 37 ■ INSUFICIÊNCIA AÓRTICA

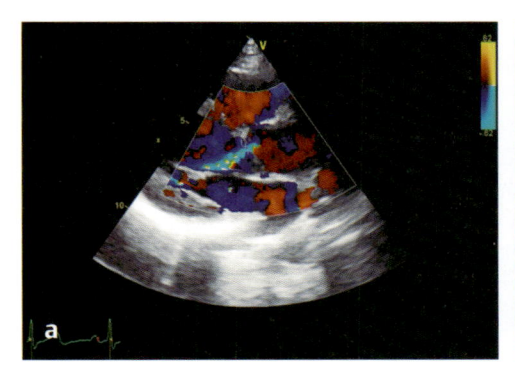

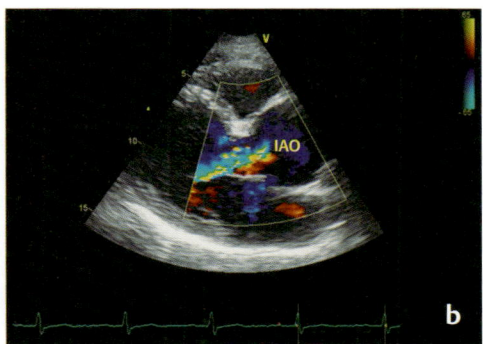

Fig. 37-6. *Vena contracta*: (**a**) IAo leve; (**b**) IAo moderada.

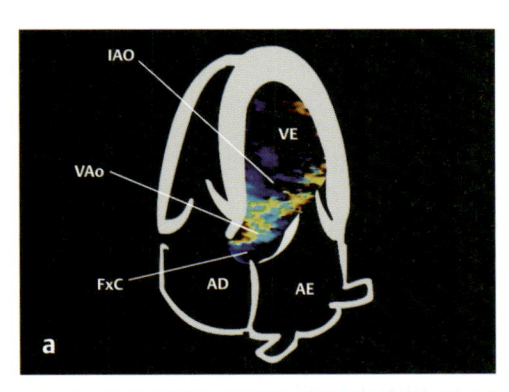

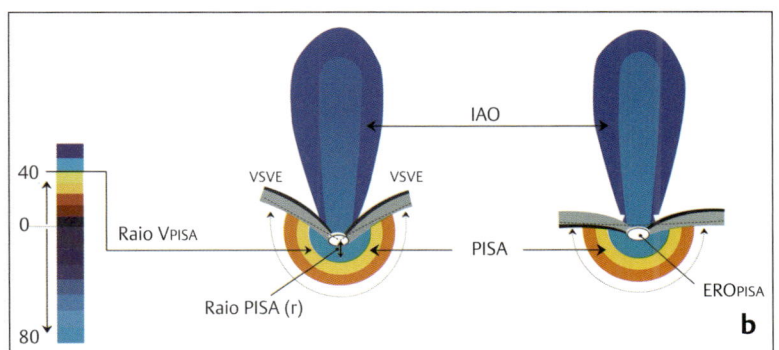

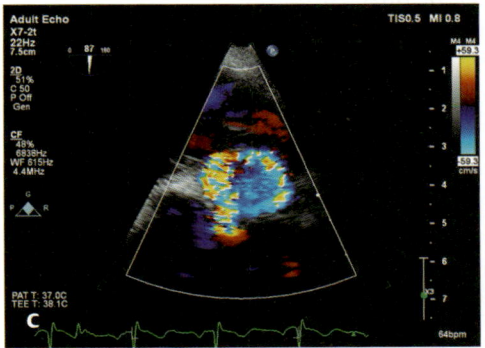

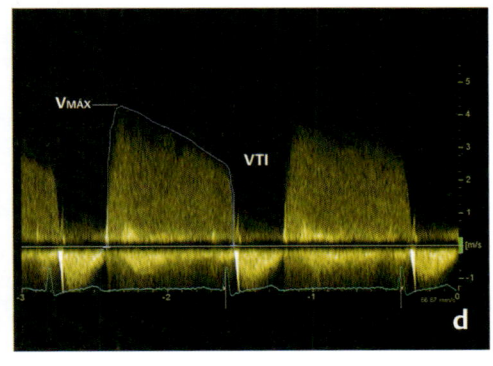

Fig. 37-7. PISA: (**a, b**) componentes do jato; (**c**) fluxo de convergência ao corte transgástrico; (**d**) Doppler contínuo do jato da IAo.

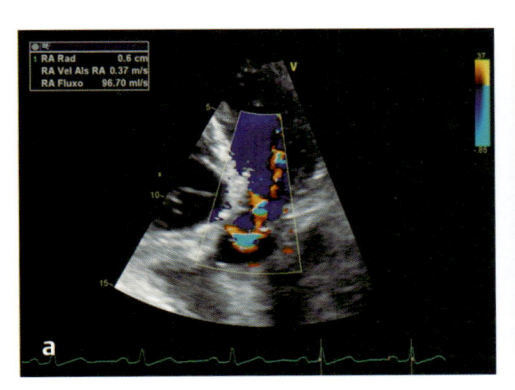

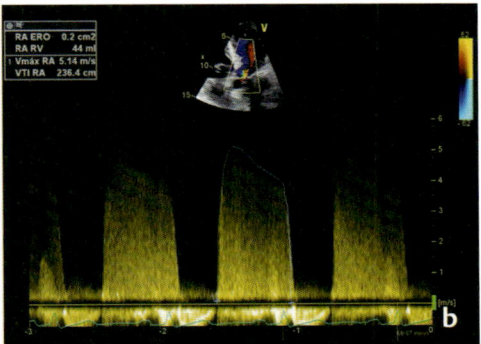

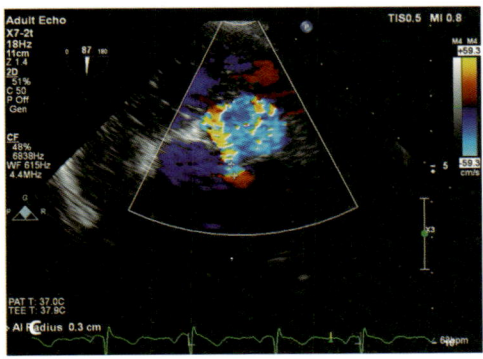

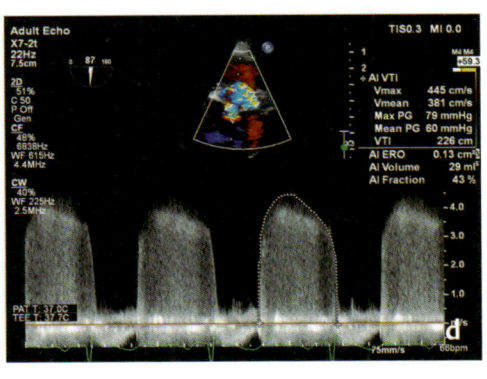

Fig. 37-8. (**a, b**) PISA obtida à ecocardiografia transtorácica. (**c, d**) PISA obtida à ecocardiografia transesofágica.

Doppler Pulsátil

A) *Fluxo diastólico reverso aórtico:* em indivíduos normais, um fluxo reverso diastólico de curta duração na aorta torácica descendente é frequentemente observado ao corte supraesternal. Entretanto, a presença de fluxo reverso holodiastólico em aorta torácica descendente ao corte supraesternal é considerada anormal e indica grau moderado ou importante de insuficiência aórtica. Velocidade final do fluxo reverso > 20 cm/s sugere refluxo importante.[5] A presença de fluxo retrógrado em aorta abdominal é altamente sugestiva de incompetência importante. Outras condições que podem cursar com fluxo retrógrado aórtico holodiastólico são: shunts esquerda-direita pelo canal arterial patente, redução da complacência da aorta em idosos, fístula arteriovenosa, na dissecção aórtica (com fluxo diastólico na falsa luz). É importante salientar que na insuficiência aórtica aguda e na bradicardia pode haver equilíbrio de pressões entre a aorta e o ventrículo esquerdo antes do término da diástole, levando a fluxo reverso não holodiastólico (Fig. 37-9 e Vídeo 37-18).[8]

B) *Quantificação volumétrica (a partir de duas valvas diferentes):* a quantificação do fluxo pelo Doppler pulsado para avaliação da insuficiência aórtica é baseada na comparação das medidas do volume sistólico na via de saída (volume sistólico + volume regurgitante) com o volume estimado pelo fluxo mitral ou pulmonar, na ausência de regurgitação mitral ou pulmonar significativa. Esse método permite a avaliação do volume e a fração regurgitantes. A área do ORE pode ser estimada dividindo este volume pelo VTI do refluxo aórtico por Doppler contínuo. Contudo, trata-se de método sujeito a vários erros, por utilizar múltiplas medidas, além do tempo necessário para sua realização.[15,20]

Doppler Contínuo

A melhor janela para avaliação da insuficiência aórtica por Doppler contínuo é a janela apical. Contudo, em jatos excêntricos, o corte paraesternal pode fornecer melhor alinhamento e avaliação do refluxo.

A) *Intensidade do sinal:* a densidade do jato pelo Doppler contínuo, quando comparada à densidade do fluxo anterógrado, pode sugerir refluxo de grau leve, quando se obtém um traçado incompleto ou de baixa densidade, e significativo quando de alta densidade.

B) *Tempo de meia pressão (PHT – tempo para o gradiente de pressão cair para a metade do seu valor inicial):* para a realização dessa medida, o sinal do Doppler contínuo deve ser adequado, com clara visibilização da velocidade de desaceleração do refluxo aórtico. Uma curva com declínio íngreme indica rápida equalização das pressões entre a aorta e o VE durante a diástole. Assim sendo, um PHT < 200 ms sugere insuficiência importante e > 500 ms sugere insuficiência discreta. Entretanto, como este parâmetro é afetado pela complacência do VE, pacientes com insuficiência crônica importante em sua fase compensatória podem ter valores de PHT indicativos de moderada. Ao contrário, nos casos de insuficiência aórtica discreta em pacientes com disfunção diastólica importante, pode haver encurtamento do PHT. Como o PHT reflete redução no gradiente transvalvar, que também pode ser influenciado pela terapia vasodilatadora, deve-se ter cautela na interpretação deste método em pacientes sob tratamento medicamentoso (Figs. 37-10 e 37-11).[21,22]

Em resumo, múltiplos métodos de graduação devem ser utilizados em conjunto e não isoladamente. Cada um tem vantagens e desvantagens (Quadro 37-2).

Com base na avaliação conjunta dos parâmetros obtidos pela ecocardiografia transtorácica, a gravidade do refluxo aórtico pode ser classificada como leve, moderada ou grave (Quadro 37-3).

Conforme o *Guideline* ASE/2017, a presença de alguns parâmetros específicos é suficiente para determinar se a incompetência é de grau leve ou importante.

Quando ocorrer discrepância entre esses dados, a segunda etapa seria a utilização do método quantitavo, pela PISA – com o cálculo do ORE, volume regurgitante e fração regurgitante (Quadro 37-4 e Fig. 37-12).

Segundo artigo publicado por Gao *et al.* em setembro de 2018, o emprego dos critérios utilizados pelo Guideline de 2017 teve poder para excluir refluxo aórtico de grau importante.[23]

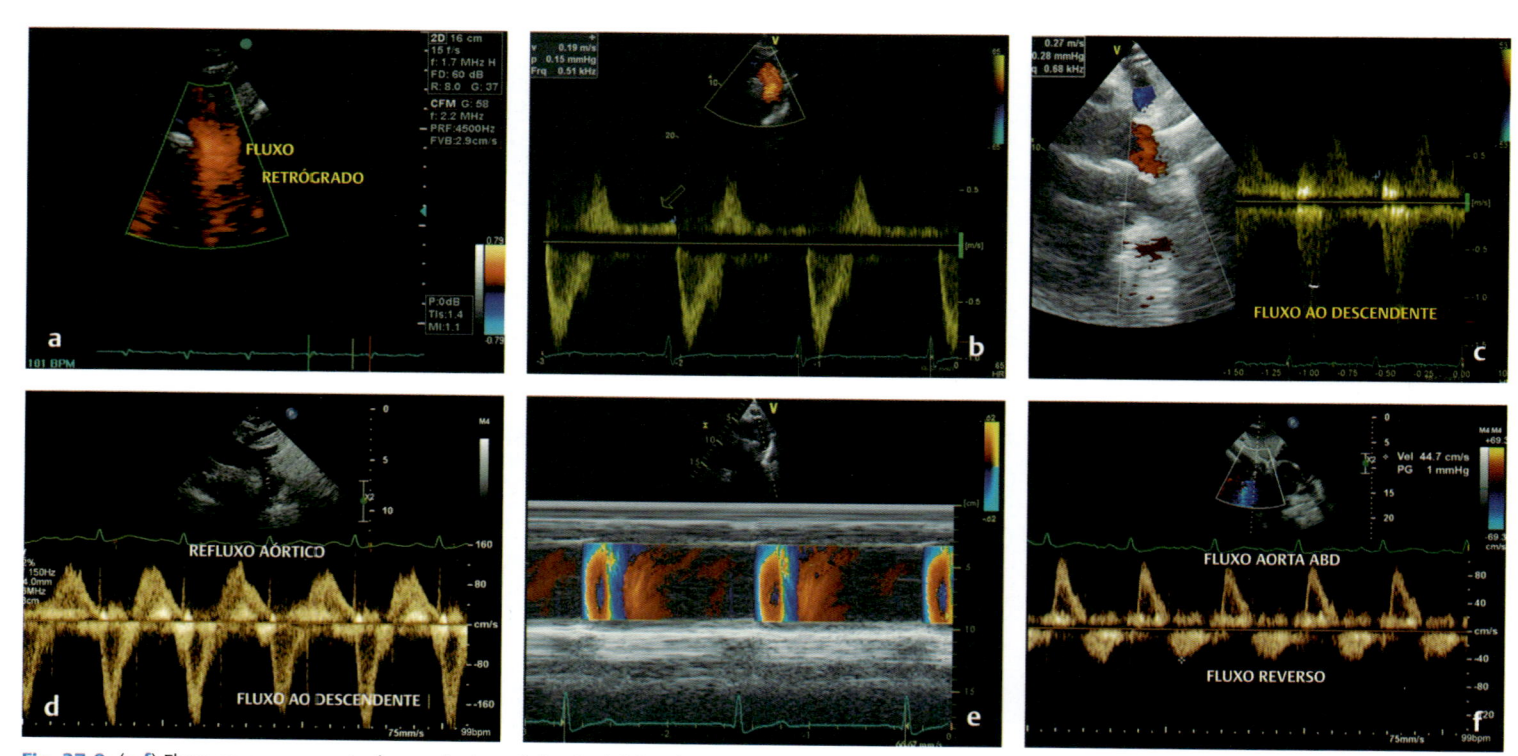

Fig. 37-9. (a-f) Fluxo reverso na aorta descendente e abdominal. (a) Color Doppler em aorta descendente na IAo importante. (b) Doppler pulsátil na aorta descendente moderada. (c) Doppler pulsátil na aorta descendente importante. (d) Doppler pulsátil na aorta abdominal. (e) Modo M na aorta descendente.

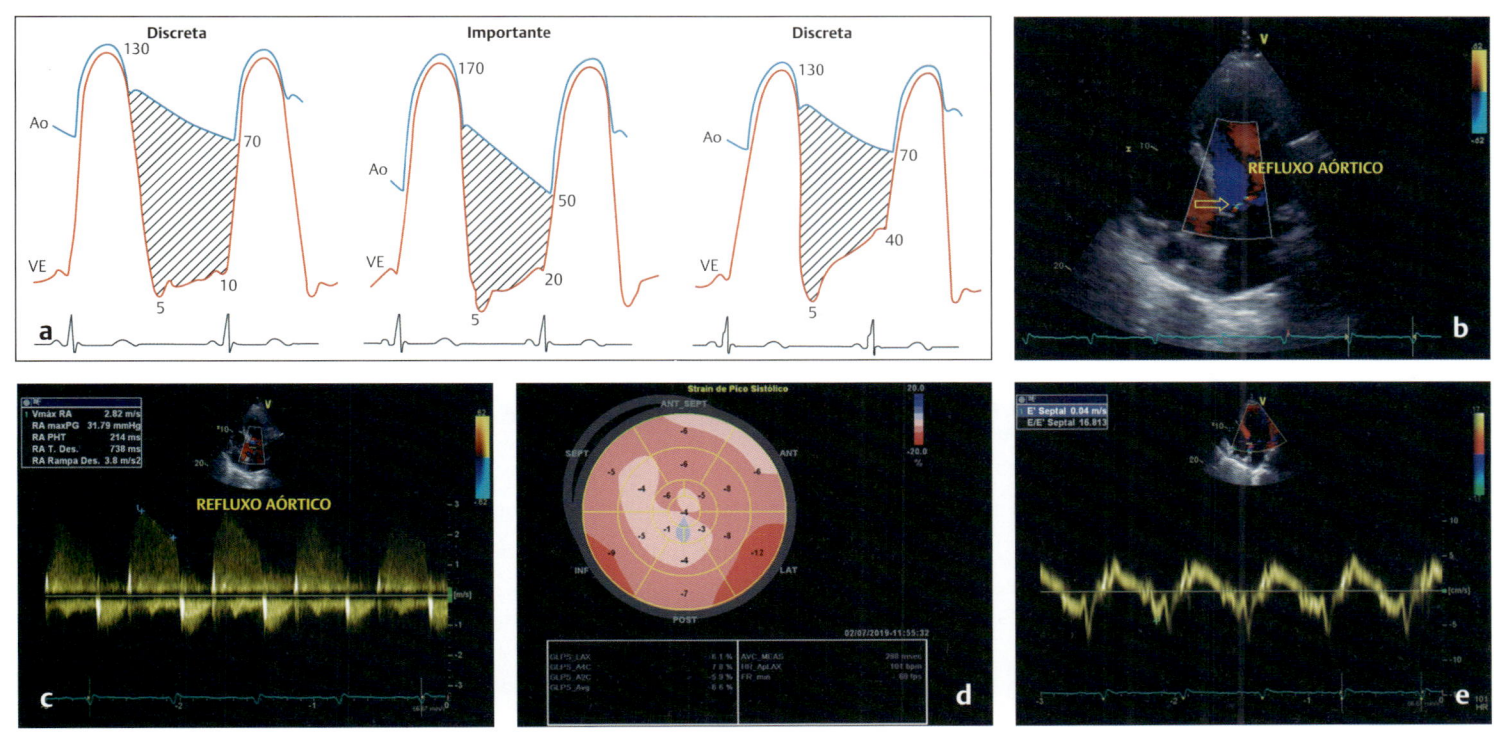

Fig. 37-10. Curva de pressão VE-Ao na insuficiência aórtica. (**a**) À esquerda: IAo leve. Ao centro: IAO importante, a queda da pressão na aorta é mais rápida e associada com rápido aumento da pressão diastólica do VE. À direita: aumento acentuado de pressão diastólica do VE sem insuficiência aórtica importante (disfunção diastólica importante do VE, encurtando o PHT). (**b-e**) Paciente com insuficiência aórtica com PHT de 214 ms e imagem ao color Doppler de IAo leve, disfunção sistólica e diastólica importantes do VE, como ilustrado ao *strain* bidimensional de -9% e fluxo mitral restritivo.

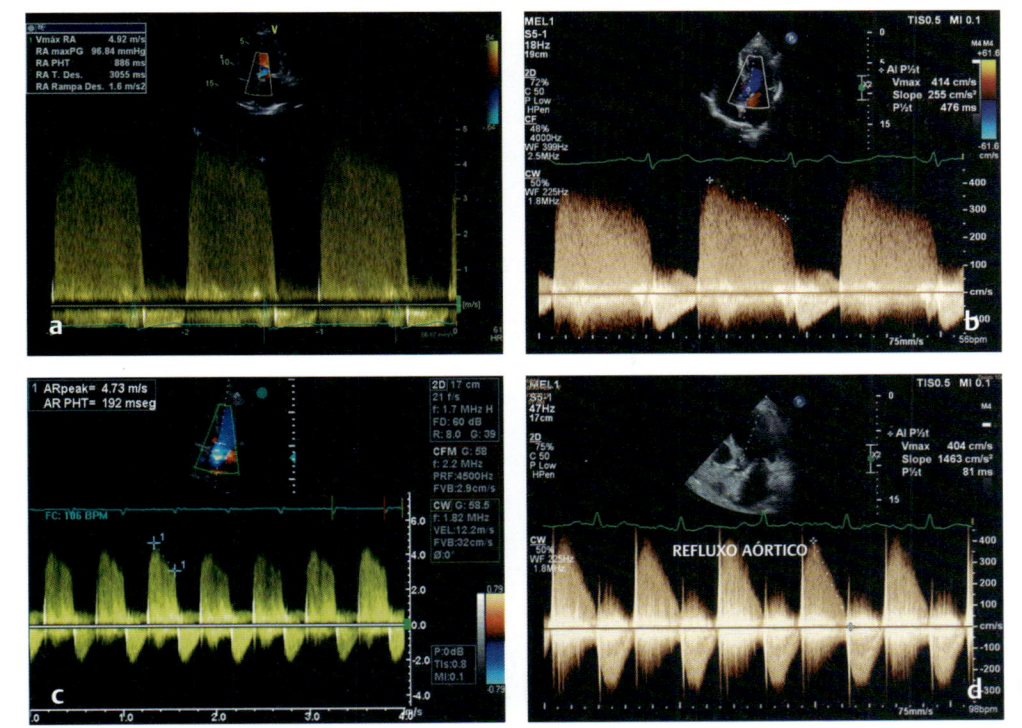

Fig. 37-11. PHT. (**a**) IAo leve; (**b**) IAo moderada; (**c**) IAo importante.

Quadro 37-2. Vantagens e Desvantagens dos Parâmetros Ecocardiográficos

Parâmetros	Vantagens	Desvantagens
Largura do jato/ diâmetro VSVE	• Simples execução • Avaliação da orientação espacial do jato	• Influenciado por fatores hemodinâmicos e técnicos • Pode superestimar a IAo em jatos centrais • Pode subestimar a IAo em jatos excêntricos • Influenciado pela dimensão da VSVE
Área do jato/ área VSVE	• Estimativa da área do orifício regurgitante	• Direção e formato do jato podem subestimar ou superestimar a área do jato
Vena contrata	• Relativamente fácil e rápido • Relativamente independente de fatores hemodinâmicos e técnicos • Bom para diferenciar extremos (discreto x grave) • Pode ser utilizado em jatos excêntricos	• Não é válido para jatos múltiplos • Valores intermediários necessitam de confirmação • Zona de convergência necessita ser visibilizada • Afetado por mudanças sistólicas no fluxo regurgitante
Densidade do jato regurgitante	• Simples execução • Jatos pouco densos ou incompletos são compatíveis com IAo discreta	• Qualitativo • Não diferencia IAo moderada de IAo grave • Jatos centrais podem parecer mais densos do que jatos excêntricos de maior gravidade
PHT	• Simples execução • Sinal específico da relação da pressão da aorta e da pressão do VE	• Qualitativo • Difícil obtenção em jatos excêntricos • Requer alinhamento adequado • Afetado por alterações que modificam o gradiente de pressão entre VE e aorta
PISA	• Pode ser utilizado em jatos excêntricos • Pouco influenciado por fatores hemodinâmicos • Método quantitativo: estima a gravidade da lesão (ORE) e a sobrecarga de volume	• Não é válido para múltiplos jatos • Limitado em valvas muito calcificadas • Grande variabilidade interobservador • Pequenos erros na medida do raio são elevados ao quadrado
Fluxo reverso na aorta descendente proximal	• Simples execução • Mais específico se obtido em aorta abdominal • Pode ser obtido por ETT e/ou ETE	• Dependente da complacência da aorta; menos confiável em pacientes idosos • Pode não ser holodiastólico na IAo aguda
Vena contrata (3D)	• Múltiplos jatos de diferentes direções	• Pode ser subestimado ou supraestimado • Experiência limitada até o presente momento
Método volumétrico	• Quantitativo • Válido para múltiplos jatos e jatos excêntricos	• Não é válido em casos de insuficiência mitral significativa associada • Sujeito a vários erros de medida

Quadro 37-3. Graduação da Insuficiência Aórtica Crônica por Ecocardiografia

	Gravidade da insuficiência aórtica		
	Leve	Moderada	Grave
Parâmetros estruturais			
Válvulas aórticas	Normal ou anormal	Normal ou anormal	Anormal/*flail*, ou amplo defeito de coaptação
Tamanho do VE	Normal	Normal ou dilatado	Normalmente dilatado
Parâmetros qualitativos			
Largura do jato na VSVE (color Doppler)	Pequeno em jatos centrais	Intermediário	Largo em jatos centrais; variáveis em jatos excêntricos
Densidade do jato (Doppler contínuo)	Incompleto ou pouco denso	Denso	Denso
PHT (ms)	> 500	200-500	< 200
Fluxo reverso diastólico na aorta descendente	Protodiastólico, breve	Intermediário	Holodiastólico, proeminente
Parâmetros semiquantitativos			
VC (cm)	< 0,3	0,3-06	> 0,6
Largura do jato/ largura VSVE em jatos centrais (%)	< 25	25-45, 46-64	≥ 65
Área do jato/área VSVE em jatos centrais (%)	< 5	5-20, 21-59	≥ 60
Parâmetros quantitativos			
VR (mL/batimento)	< 30	30-44, 45-59	≥ 60
FR (%)	< 30	30-39, 40-49	≥ 50
ORE (cm²)	< 0,10	0,10-0,19, 0,20-0,29	≥ 0,30

PHT: tempo de meia-pressão; VC: *vena contrata*; VR: volume regurgitante; FR: fração regurgitante; ORE: orifício regurgitante efetivo.

Quadro 37-4. Critérios Ecocardiográficos Específicos para Insuficiência Aórtica Grave

Parâmetros qualitativos e semiquantitativos	
Flail das válvulas	Presente
Fluxo reverso holodiastólico na aorta torácica descendente	Presente
Dilatação do VE com FE normal	Presente
Largura da *vena contrata* (cm)	> 0,6
Largura do jato central em termos de porcentagem da VSVE (%)	> 65
PHT (ms)	< 200
Parâmetros quantitativos	
ORE (cm²)	• ≥ 0,3 (se 2 ou 3 critérios específicos) • 0,20-0,29 (se 3 critérios específicos)
Volume regurgitante (mL)	• ≥ 60 (se 2 ou 3 critérios específicos) • 45-59 (se 3 critérios específicos)

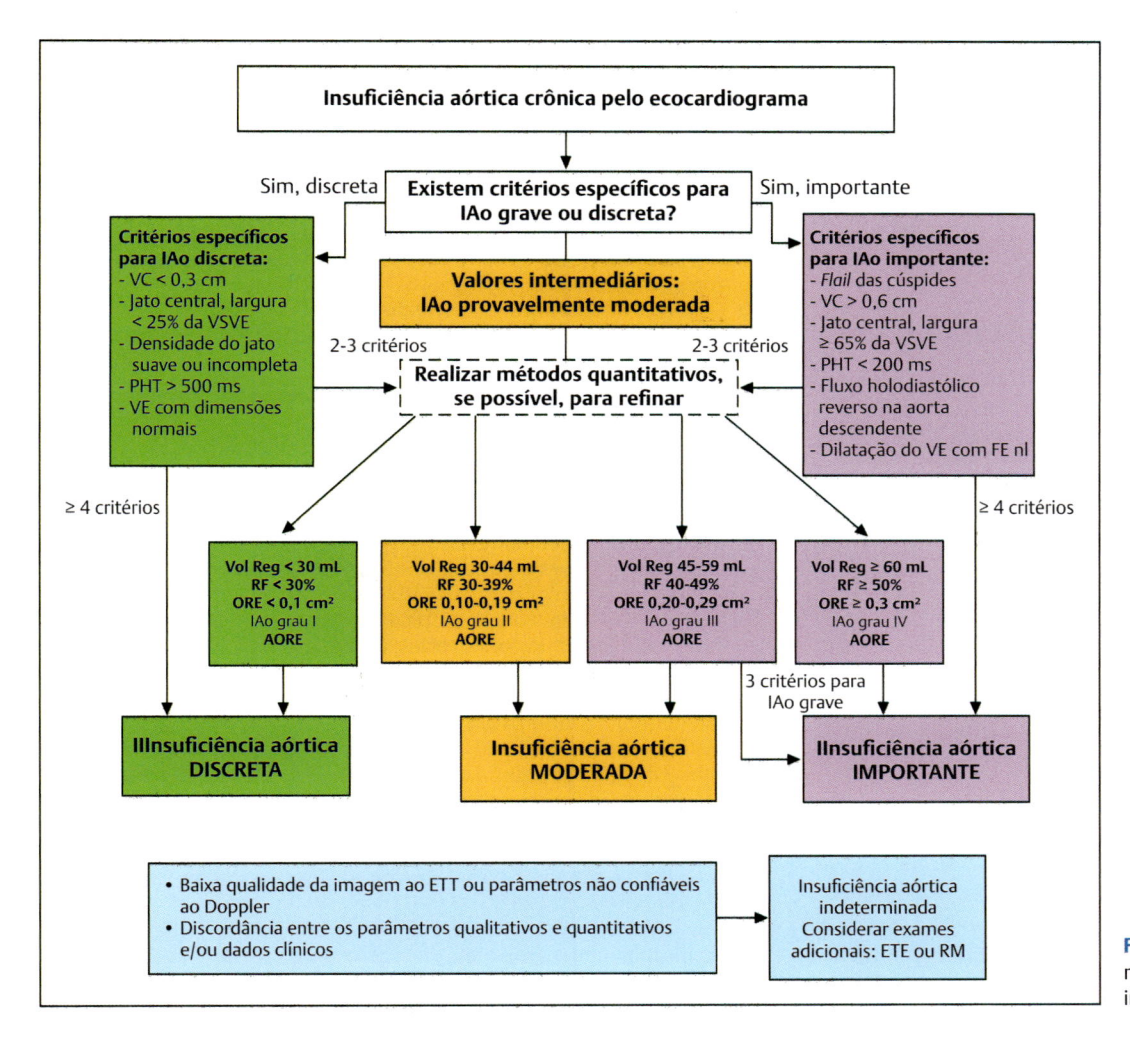

Fig. 37-12. Algoritmo de integração de múltiplos parâmetros de graduação da insuficiência aórtica crônica.

AVALIAÇÃO COMPLEMENTAR

Ecocardiografia Transesofágica

A ecocardiografia transtorácica é considerada a principal modalidade na avaliação da insuficiência aórtica. Contudo, a realização do exame transesofágico pode-se fazer necessária nos casos de imagem subideal, discrepância entre quadro clínico e achados ecocardiográficos, para maior detalhamento da anatomia valvar e da aorta e para planejamento de procedimentos terapêuticos. A ecocardiografia transtorácica é capaz de diagnosticar valva aórtica bicúspide na maioria dos pacientes, com sensibilidade de 92% e especificidade de 96%. Em alguns pacientes a ecocardiografia transesofágica se faz necessária, principalmente em valvas acentuadamente calcificadas.[24,25] Da mesma forma, os jatos excêntricos podem necessitar de uma avaliação complementar. Sua utilização também aumentou a acurácia diagnóstica (tanto ao bidimensional quanto ao tridimensional) nos casos de endocardite, dilatação isolada da raiz aórtica e dissecção da aorta.[26-29] Finalmente, a avaliação detalhada da morfologia valvar e da raiz aórtica, associada à definição do mecanismo da regurgitação são particularmente importantes no planejamento cirúrgico dos pacientes (Fig. 37-13 e Vídeos 37-19 e 37-20).[30,31]

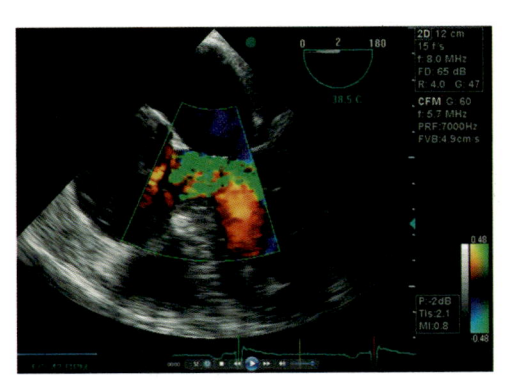

Fig. 37-13. IAo importante em dissecção tipo A.

Ecocardiografia de Estresse

Nos pacientes com insuficiência aórtica importante, o surgimento de sintomas altera significativamente o prognóstico, com mortalidade descrita em torno de 10-20% ao ano.[3,32]

Muitos pacientes portadores de insuficiência aórtica crônica importante, assintomáticos, têm redução gradual e, por vezes, imperceptível de suas atividades. Assim, a ecocardiografia de estresse é útil em acessar objetivamente a capacidade funcional ao esforço, tanto em pacientes assintomáticos ou com sintomas duvidosos. Além disso, auxilia na investigação de DAC concomitante e na avaliação da resposta ventricular esquerda ao esforço.[8] A ausência de reserva contrátil (< 5% de variação da FEVE) foi considerada um preditor de disfunção sistólica ventricular esquerda tanto no acompanhamento clínico dos pacientes como no período de pós-operatório.[32,33]

Nos pacientes com insuficiência aórtica não importante, sintomáticos, o eco de estresse com esforço físico pode auxiliar na investigação de outras causas como disfunção diastólica, hipertensão arterial pulmonar e insuficiência mitral dinâmica.

Em resumo, nos pacientes com insuficiência aórtica a ecocardiografia com estresse é utilizada para desmascarar sintomas, verificar a tolerância ao exercício e à resposta do ventrículo esquerdo ao estresse. A ecocardiografia de estresse não está indicada para regraduar a insuficiência aórtica, uma vez que o aumento da FC induzida pelo teste encurta o período da diástole, limitando sua quantificação.[34]

Ecocardiografia Tridimensional

O melhor parâmetro de quantificação da regurgitação aórtica à ecocardiografia tridimensional ainda não está bem definido.

Considerando que o método bidimensional não leva em conta variações na geometria da área da via de saída do VE e do orifício regurgitante, a eco tridimensional traria benefício na identificação da área da *vena contracta* e do orifício regurgitante efetivo.

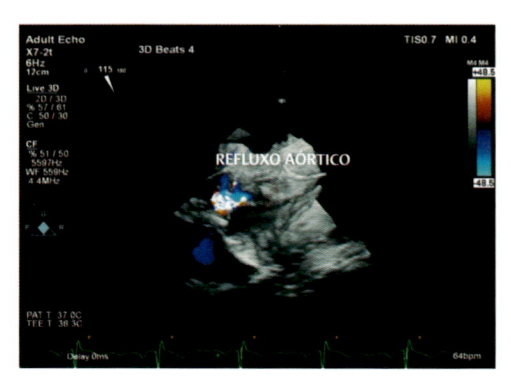

Fig. 37-14. Ecocardiografia tridimensional.

Assim sendo, uma área de VC < 30 mm² sugere incompetência aórtica discreta e, acima de 50 mm² sugere incompetência importante.[15]

A ecocardiografia transesofágica tridimensional pode agregar informações quanto ao mecanismo do refluxo aórtico nas doenças da raiz da aorta, visando ao melhor planejamento cirúrgico (Fig. 37-14).

Ressonância Magnética

Apesar de a ecocardiografia ser a principal modalidade para diagnóstico e graduação da severidade da insuficiência aórtica, em algumas situações a RM teria indicação, como segue:

1. Imagens ecocardiográficas subideais.
2. Discordância entre os achados da ecocardiografia.
3. Discordância entre quadro clínico e dados da ecocardiografia.
4. Pacientes com valva aórtica bicúspide, onde a avaliação da raiz da aorta, junção sinotubular e aorta ascendente não foram totalmente elucidadas à ecocardiografia (mesmo à transesofágica).
5. Em pacientes com doença multivalvar.[35]

ACOMPANHAMENTO DO PACIENTE ASSINTOMÁTICO COM IAo

Pacientes com incompetência aórtica discreta a moderada devem ser acompanhados, clinicamente, uma vez ao ano e submetidos à análise ecocardiográfica a cada dois anos.

Pacientes com insuficiência aórtica importante com função ventricular normal devem repetir o exame após 6 meses. Se não ocorrer modificação significativa nos parâmetros, pode-se avaliar a cada ano.

Quando ocorrer alteração no diâmetro e/ou função do ventrículo esquerdo, ou naqueles com parâmetros limítrofes para intervenção, o acompanhamento deve ser a cada 6 meses.[15]

REFERÊNCIAS BIBLIOGRÁFICAS

1. Bekeredjian R, Grayburn BA. Valvular Heart Desease Aortic Regurgitation Circulation. 2005;112:125-34.
2. Maurer G. Aortic Regurgitation. Heart. 2006;92:994-1000.
3. Nishimura RA, Otto CM, Bonow RO, Carabello BA, Erwin JP 3rd, Guyton RA et al. 2014 AHA/ACC guideline for the management of patients with valvular heart disease: a report of the American College of Cardiology/American Heart Association Task Force on Practice Guidelines. Circulation. 2014;129:e521-643.
4. Singh JP, Evans JC, Levy D, Larson MG, Freed LA, Fuller DL et al. Prevalence and clinical determinants of mitral, tricuspid, and aortic regurgitation (the Framingham Heart Study). Am J Cardiol. 1999;83:897-902.
5. Lebowitz NE, Bella JN, Roman MJ, Liu JE, Fishman DP, Paranicas M et al. Prevalence and correlates of aortic regurgitation in American Indians: the Strong Heart Study. J Am Coll Cardiol. 2000;36:461-67.
6. Akinseye OA, Pathak A, Ibebuogu UN. Aortic Valve Regurgitation: A Comprehensive Review. Curr Probl Cardiol. 2018;43:315-34.
7. El Khoury G, Glineur D, Rubay J, Verhelst R, d'Udekem d'Acoz Y, Poncelet A et al. Functional classification of aortic root/valve abnormalities and their correlation with etiologies and surgical procedures. Curr Opin Cardiol. 2005;20:115-21.
8. Zoghbi WA, Adams D, Bonow RO, Enriquez-Sarano M, Foster E, Grayburn PA et al. Recommendations for noninvasive evaluation of native valvular regurgitation: a report from the American Society of Echocardiography developed in collaboration with the Society for Cardiovascular Magnetic Resonance. J Am Soc Echocardiogr. 2017;30:303-71.
9. Detaint D, Michelena HI, Nkomo VT, Vahanian A, Jondeau G, Sarano ME. Aortic dilatation patterns and rates in adults with bicuspid aortic valves: a comparative study with Marfan syndrome and degenerative aortopathy. Heart. 2014;100:126-34.
10. Tayyareci Y, Yildirimturk O, Aytekin V, Demiroglu ICC, Aytek S. Subclinical left ventricular dysfunction in asymptomatic severe aortic regurgitation patients with normal ejection fraction: A combined tissue Doppler and velocity vector imaging study. Echocardiography. 2010;27:260-8.
11. Park SH, Yang YA, Kim YK, Park SM, Kim HN, Kim JH et al. Left Ventricular Strain as Predictor of Chronic Aortic Regurgitation. J Cardiovasc Ultrasound. 2015;23(2):78-85.
12. Kusunose K, Agarval S, Marwick TH, Griffin BP, Popović ZB. Decision Making in Asymptomatic Aortic Regurgitation in the Era of Guidelines Incremental Values of Resting and Exercise Cardiac Dysfunction. Circ Cardiovasc Imaging. 2014;7:352-62.
13. Lancellotti P, Tribouilloy C. Aortic dilatation patterns and rates in adults with bicuspid aortic valves: a comparative study with Marfan syndrome and degenerative aortopathy. European Association of Echocardiographyrecommendations for the assessment of valvularregurgitation. Part 1: aortic and pulmonaryregurgitation (native valve disease). 2010. Eur J Echocardiograp. 2010;11:223-44.
14. Tribouilloy CM, Enriquez-Sarano M, Bailey KR, Seward JB, Tajik AJ. Assessment of Severity of Aortic Regurgitation Using the Width of the Vena Contracta. A Clinical Color Doppler Imaging Study. Circulation 2000;102:558-64.
15. Lancellotti P, Cosyns B (Eds.). The EACVI Echo Handbook. United Kingdom: Oxford; 2016. p. 244-63.
16. Tribouilloy CM, Sarano EM, Fett SL, Bailey KR, Seward JB, Tajik AJ. Application of the Proximal Flow Convergence Method to Calculate the Effective Regurgitant Orifice Area in Aortic Regurgitation. J Am Coll Cardiol. 1998;32:1032-9.
17. Enriquez-Sarano M, Seward JB, Bailey KR, Tajik AJ. Effective Regurgitant Orifice Area: A Noninvasive Doppler Development of an Old Hemodynamic Concept. J Am Coll Cardiol. 1994;23:443-51.
18. Vandervoort PM, Rivera M, Mele D, Palacios IF, Dinsmore RE, Weyman AE et al. Application of color Doppler Flow Mapping to Calculate Effective Regurgitant Orifice Area An In Vitro Study and Initial Clinical Observations. Circulation. 1993;88:1150-6.
19. Shiota T. New Echocardiography Windows for Quantitative Determination of Aortic Regurgitation Volume Using Color Doppler Flow Convergence and Vena Contracta. Am J Cardiol. 1999;83:1064-8.
20. Schmidt A, Romanno MMD, Pazin-Filho A, Almeida Filho OC, Maciel BC. Ecocardiograma na Valvopatia Aórtica. In: Carlos Eduardo Suaide Silva. Ecocardiografia Princípios e aplicações clínicas. 2. ed. Rio de Janeiro: Revinter; 2012. p. 535-44.
21. Griffin BP, Flachskampf FA, Reimioldi SC, Leef RT, Thomas JD. Relationship of aortic regurgitant velocity slope and pressure half-time to severity of aortic regurgitation under changing haemodynamic conditions. European Heart J. 1994;15:681-5.
22. Griffin BP, Flachskampf FA, Siu S, Weyman AE, Thomas JD. The effects of regurgitant orifice size, chamber compliance, and systemic vascular resistance on aortic regurgitant velocity slope and pressure half-time. Am Heart J. 1991;122:1049-52.
23. Gao SA, Polte CL, Lagerstrand KM, Johnsson AA, Bech-Hanssen O. Evaluation of the Integrative Algorithm for Grading Chronic Aortic and Mitral Regurgitation Severity using the Current American Society of Echocardiography Recommendations: To Discriminate Severe from Moderate Regurgitation. J Am Soc Echocardiogr. 2018;31:1002-12.
24. Chan KL, Stinson WA, Veinot JP. Reliability of transthoracic echocardiography in the assessment of aortic valve morphology: Pathological correlation in 178 patients. Can J Cardiol. 1999;15(1):48-52.
25. Alegret JM, Palazon O, Duran I, Vernis JM. Aortic valve morphology definition with transtoracic combined with transthoracic combined with transesophageal echocardiography in a population with high prevalence of bicuspid aortic valve. Int J Cardiovasc Imaging. 2005 Apr-Jun;21(2-3):213-7.
26. Chaliki HP, Nkomo VT. Quantification of aortic regurgitation. In: Lang RM, Goldstein SA, Kronzon I, Khandheria, Mor-Avi M. ASE's Comprehensive Echocardiography, 2nd ed. Philadelphia: Elsevier Saunders; 2016. p. 446-50.

27. Reynolds HR, Jagen MA, Tunick PA, Kronzon I. Sensitivity of Transthoracic Versus Transesophageal Echocardiography for the Detection of Native Valve Vegetations in the Modern Era. J Am Soc Echocardiogr. 2003;16:67-70.
28. Keane MG, Wiegers SE, Yang E, Ferrari VZ, St John Sutton MG, Bavaria JE. Structural determinants of aortic regurgitation in type A dissection and the role of valvular resuspension as determined by intraoperative transesophageal echocardiography. Am J Cardiol. 2000;85(5):604-10.
29. La Canna G, Maisano F, De Michele L, Grimaldi A, Grassi F, Capritti E et al. Determinants of the degree of functional aortic regurgitation in patients with anatomically normal aortic valve and ascending thoracic aorta aneurysm. Transoesophageal Doppler echocardiography study. Heart. 2009;95:130-6.
30. De Vinuesa PGG, Castro A, Barquero JM, Araji O, Brunstein G, Méndez I et al. Functional Anatomy of Aortic Regurgitation. Role of Transesophageal Echocardiography in Aortic Valve-Sparing Surgery. Rev Esp Cardiol. 2010;63:536-43.
31. le Polain de Waroux JB, Pouleur AC, Goffinet C, Vancraeynest D, Van Dick M, Robert A et al. Functional anatomy of aortic regurgitation: accuracy, prediction of surgical repairability, and outcome implications of transesophageal echocardiography. Circulation. 2007;116(11 Suppl):I264-9.
32. Bonow RO, Lakatos E, Maron BJ, Epstein SE. Serial long-term assessment of the natural history of asymptomatic patients with chronic aortic regurgitation and normal left ventricular systolic function. Circulation. 1991;84:1625-35.
33. Wahi S, Haluska B, Pasquet A, Case C, Rimmerman CM, Marwick TM. Exercise echocardiography predicts development of left ventricular dysfunction in medically and surgically treated patients with asymptomatic severe aortic regurgitation. Heart. 2000;84:606-14.
34. Lancellotti P, Pellikka PA, Budts W, Chaudhry FA, Donal E, Dulgheru R et al. EACVI/ASE Clinical Recommendations. The Clinical Use of Stress Echocardiography in Non-Ischaemic Heart Disease: Recommendations from the European Association of Cardiovascular Imaging and the American Society of Echocardiography. J Am Soc Echocardiogr. 2017;30:101-38.
35. Hendel RC, Patel MR, Kramer CM, Poon M, Hendel RC, Carr JC et al. ACCF/ACR/SCCT/SCMR/ASNC/NASCI/SCAI/SIR 2006 appropriateness criteria for cardiac computed tomography and cardiac magnetic resonance imaging: a report of the American College of Cardiology Foundation Quality Strategic Directions Committee Appropriateness Criteria Working Group, American College of Radiology, Society of Cardiovascular Computed Tomography, Society for Cardiovascular Magnetic Resonance, American Society of Nuclear Cardiology, North American Society for Cardiac Imaging, Society for Cardiovascular Angiography and Interventions, and Society of Interventional Radiology. J Am Coll Cardiol. 2006;48:1475-97.

ANATOMIA E PATOLOGIA DA VALVA MITRAL

Cintia Galhardo Tressino ▪ Marcela Momesso Peçanha
Rodrigo Bellio de Mattos Barretto ▪ David Costa de Souza Le Bihan

ANATOMIA MITRAL

A valva mitral corresponde a uma complexa estrutura anatômica que funciona em sincronismo para exibir ideal abertura e fechamento de suas cúspides, durante a diástole e sístole cardíacas, respectivamente. Qualquer alteração nesse preciso mecanismo pode cursar com disfunção valvar.[1]

O aparato valvar mitral é formado pelo anel mitral, cúspides, cordas tendíneas e músculos papilares. A musculatura do átrio esquerdo, relacionada com a inserção das cúspides, e o miocárdio, ao qual se insere os músculos papilares, também possuem importância no funcionamento valvar.[2]

O ecocardiograma bidimensional representa o exame de escolha para a avaliação inicial das patologias da valva mitral. Contudo, o avanço das técnicas de ecocardiografia tridimensional, de tomografia computadorizada e ressonância magnética contribuiu para o fornecimento de informações adicionais sobre a anatomia valvar, causas e mecanismos de disfunção, bem como avaliação das repercussões cardíaca e hemodinâmica, além de acompanhar a evolução desses pacientes. Dessa forma, um detalhado entendimento anatômico, geométrico e funcional da valva faz-se necessário para uma correta abordagem terapêutica.[3,4]

Anel Mitral

O anel mitral corresponde ao local de junção entre o átrio esquerdo e o ventrículo esquerdo, que dá suporte às cúspides.[5] Essa estrutura se divide em porções anterior e posterior.

O anel mitral anterior é fundamentalmente parte do esqueleto fibroso do coração. É margeado pelos trígonos fibrosos direito (posterior) e esquerdo (anterior), que são separados por uma faixa de tecido, chamada de região intertrigonal. Essas estruturas fazem parte da continuidade que existe entre as válvulas não coronariana e coronariana esquerda (da valva aórtica) e a cúspide anterior da valva mitral, sendo conhecida como fibrosa intervalvar mitroaórtica.[1,3,6] Já o anel posterior é composto principalmente por tecido muscular, conferindo a essa porção maior propensão à dilatação e calcificação.[3,7]

A forma geométrica de paraboloide hiperbólico do anel mitral assemelha-se tridimensionalmente ao formato de uma sela de montaria, com os pontos mais altos (relacionados com o átrio esquerdo) localizados anterior e posteriormente e os pontos mais basais (ventriculares) relacionados com as comissuras anterolateral e posteromedial (Fig. 38-1). A forma de sela do anel mitral permite que essa estrutura apresente uma mudança dinâmica de sua geometria ao longo do ciclo cardíaco, o que faz com que a tensão sobre as cúspides diminua, melhorando, assim, a coaptação valvar. Portanto, graças a essa conformação é que pode ocorrer 25% de diminuição sistólica da circunferência do anel.[8]

A circunferência anular normal é menor que 10 cm, e a área de orifício valvar mitral varia entre 4 a 6 cm².[9] O anel mitral é inervado e fornece vascularização para as cúspides.[5] O ramo de condução atrioventricular passa pelo trígono fibroso direito. Nota-se estreita relação anatômica entre o seio de Valsalva não coronário e o anel posterior, além de proximidade entre a artéria coronária circunflexa e o trígono fibroso esquerdo.[9]

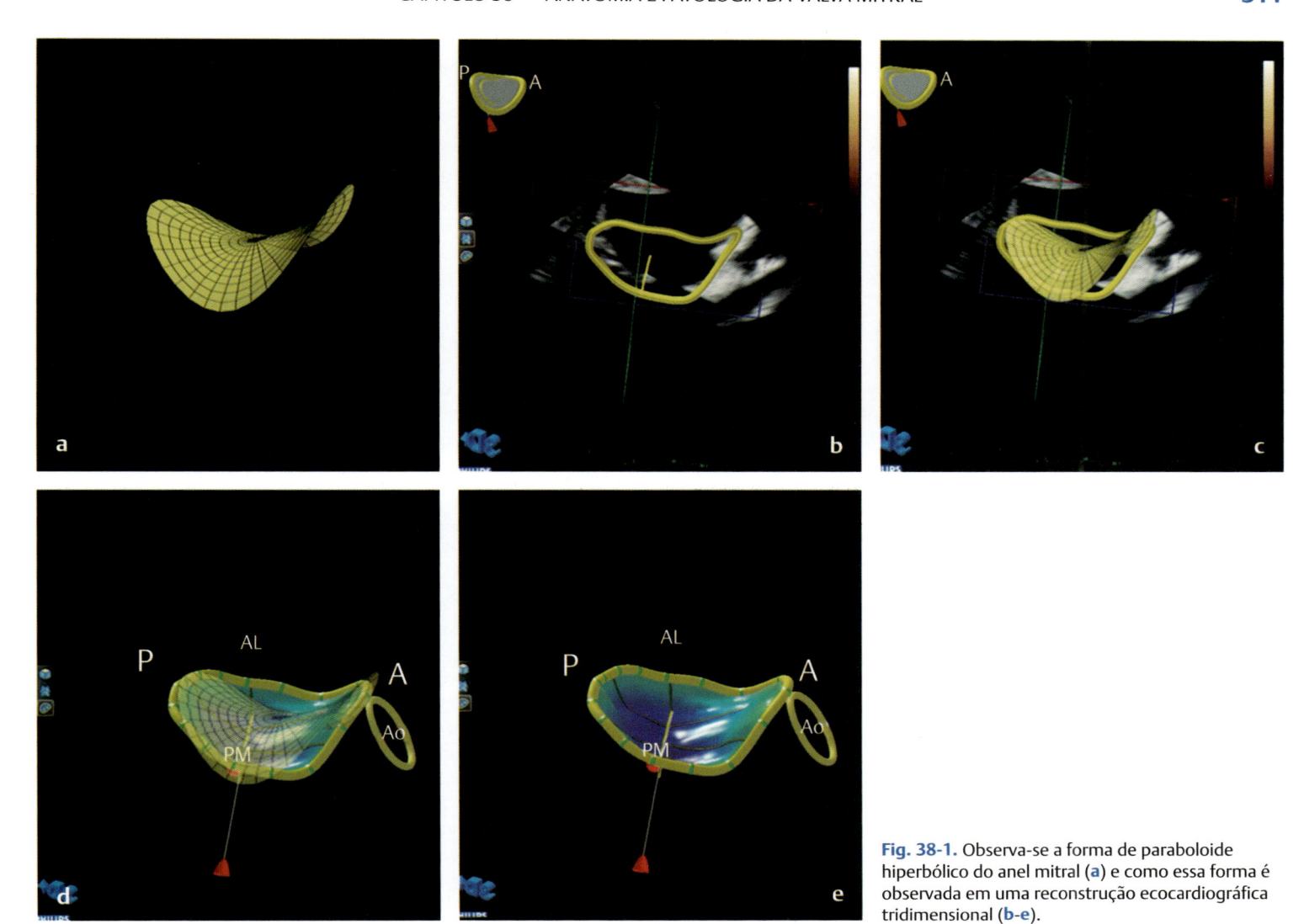

Fig. 38-1. Observa-se a forma de paraboloide hiperbólico do anel mitral (**a**) e como essa forma é observada em uma reconstrução ecocardiográfica tridimensional (**b-e**).

Cúspides

A valva mitral é formada pelas cúspides anterior e posterior, que convergem para as comissuras anterolateral e posteromedial. A cúspide anterior, mais arredondada, possui uma superfície maior e uma base mais curta, ocupando um terço da circunferência do anel mitral. No entanto, a cúspide posterior é mais estreita, com uma maior base de implante no anel, ocupando os dois terços restantes da circunferência. Assim, apesar de apresentarem áreas de superfície semelhantes, essa característica anatômica faz com a que a cúspide anterior forme dois terços do assoalho atrial quando a valva mitral se encontra fechada.[3,7,9]

A cúspide anterior apresenta mudanças dinâmicas no contorno de sua superfície durante o ciclo cardíaco e, assim como uma cortina, separa os tratos de entrada e saída do ventrículo esquerdo.[2,10]

A zona de aposição das cúspides, conhecida como *zona coapta*, forma uma linha de fechamento côncavo-convexa, que não se estende até o anel, mas que termina no limite das comissuras.[7,11] Essa região pode ser medida como a distância entre o topo das cúspides e seu ponto de coaptação mais basal, formada pela sobreposição sistólica das mesmas. Mede aproximadamente 1 cm, criando uma redundância suficiente para prover coaptação reserva em reposta às forças de tração das cordoalhas, sendo essencial para manter a função valvar normal.[12,13]

Anatomicamente, a cúspide posterior apresenta fendas ou subcomissuras em sua linha de fechamento que criam bosselações, conhecidas como *scallops*, que se denominam segmento P1 (mais lateral, em continuidade com a comissura anterolateral), segmento P2 (central) e segmento P3 (em continuidade com a comissura posteromedial).[14] Por correspondência, os segmentos da cúspide anterior são denominados A1, A2 e A3. Entretanto, essa cúspide é lisa e não apresenta bosselações.[15] Os *scallops* não são iguais em tamanho, sendo os segmentos centrais (A2 e P2) os maiores na maioria dos corações (Fig. 38-2).[2]

As cúspides são estruturas finas, delicadas, translúcidas e apresentam uma superfície atrial e ventricular. De acordo com o local de inserção das cordoalhas tendíneas, apresentam uma zona áspera e outra lisa. A zona áspera constitui a margem livre das cúspides, local onde se inserem cordas primárias e que corresponde à linha de fechamento valvar. Já a zona lisa representa a região da cúspide desprovida de cordas. A cúspide posterior ainda apresenta uma terceira zona, onde se inserem cordas basais.[2,9,16]

Histologicamente a cúspide apresenta três camadas: camada *atrialis* (formada por tecido fibroelástico), camada esponjosa (formada por tecido fibromixomatoso rico em glicosaminoglicanos) e camada fibrosa (densa camada de colágeno que se estende pela face ventricular), fornecendo suporte estrutural à cúspide contra as altas pressões enfrentadas durante a sístole.[9,17]

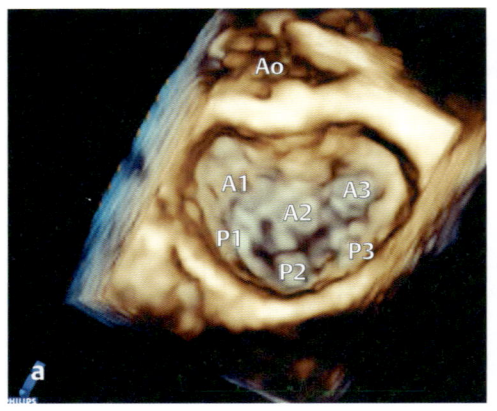

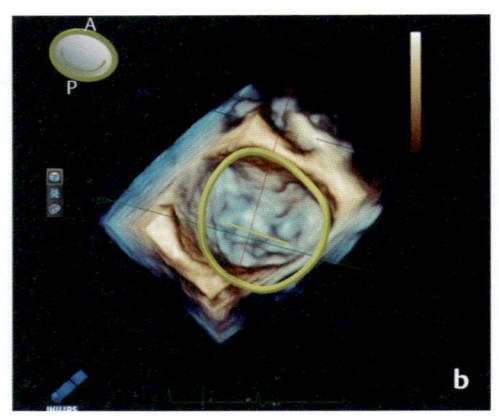

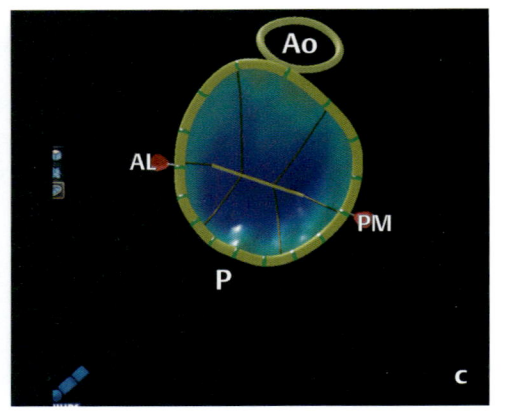

Fig. 38-2. Imagem ecocardiográfica transesofágica tridimensional do anel mitral, mostrando a divisão das cúspides mitrais e sua relação com a aorta (**a**). (**b, c**) Demostram uma reconstrução do anel a partir de um *software* específico, utilizando a imagem adquirida em (**a**).

Cordas Tendíneas

São estruturas fibrosas que unem a margem livre das cúspides e suas superfícies ventriculares aos músculos papilares. De acordo com o local de inserção, classificam-se em cordas primárias (zona áspera, na margem livre das cúspides), cordas secundárias (zona áspera além da margem livre) e cordas terciárias (porção basal da cúspide posterior). Cada músculo papilar emite cordas para a metade ipsolateral de ambas as cúspides, havendo, portanto, algum grau de cruzamento de cordas tendíneas no interior do ventrículo esquerdo.

As cordas primárias são finas, mantêm a aposição das cúspides e facilitam o fechamento valvar. Se seccionadas, resultam em insuficiência mitral aguda, com eversão da cúspide para dentro do átrio (*flail*). Já as cordas secundárias, mais grossas e extensíveis, relacionam-se com a manutenção do tamanho e geometria do ventrículo esquerdo e cursam com regurgitação valvar de menor grau quando rompidas. A função das cordas terciárias ainda não é bem estabelecida.[16,18,19]

Dentre as cordas secundárias, uma corda mais longa e grossa que se insere na cúspide mitral, chamada de corda de suporte, constitui a interface anatômica entre o miocárdio (músculos papilares) e o anel mitral (trígonos fibrosos) e forma uma continuidade papilar-anular, funcionando como uma banda que está sob contínua tensão, que é transmitida para os papilares e trígonos.[20,21]

Músculos Papilares e Parede Ventricular Esquerda

Como unidade funcional, o músculo papilar inclui a porção adjacente da parede ventricular esquerda, constituindo, assim, o componente muscular do aparato mitral.[2]

Nomeados como anterolateral e posteromedial de acordo com a sua relação abaixo das comissuras, os músculos papilares localizam-se entre os terços médio e apical do ventrículo esquerdo, exceto no septo interventricular.[22]

O músculo papilar anterolateral, em sua maioria, possui uma cabeça única e duplo suprimento sanguíneo proveniente da artéria circunflexa e artéria descendente anterior. Porém, o papilar posteromedial comumente possui duas cabeças e suprimento vascular único, sobretudo da artéria descendente posterior, ramo da artéria coronária direita, dependendo da dominância coronariana.[2,5] A ruptura do músculo papilar pode ocorrer como complicação de infarto agudo do miocárdio, causando insuficiência mitral aguda e importante, visto que a metade da sustentação de cada cúspide será perdida.[2]

Os papilares são uma extensão da parede ventricular adjacente. Assim, qualquer mudança no tamanho ou formato do ventrículo esquerdo levará a deslocamento dos músculos papilares, podendo cursar com disfunção valvar.[9]

Parede Atrial Esquerda

Embora geralmente não citada como parte de aparato valvar, alguns autores têm discutido a forma com que essa estrutura pode contribuir com a regurgitação mitral. Em decorrência da continuidade do endocárdio atrial com a superfície atrial da cúspide posterior, a dilatação atrial torna essa cúspide vulnerável ao deslocamento, ocasionando, assim, insuficiência valvar. Entretanto, essa teoria ainda carece de mais estudos.[2]

PATOLOGIA MITRAL

Tendo-se em mente todas essas informações, qualquer patologia que acometa uma ou mais estruturas do aparato mitral pode cursar com disfunção valvar. Ademais, a estenose e insuficiência valvar mitral podem apresentar-se de forma isolada ou coexistirem.

A doença reumática é a principal causa de estenose valvar mitral, sobretudo em países em desenvolvimento,[23] mas também pode ser causa de insuficiência valvar. Outras causas de estenose incluem calcificação do anel, valvulite por radioterapia, causas congênitas, doenças inflamatórias sistêmicas, como o lúpus eritematoso e a artrite reumatoide, além de massas que podem se projetar para o interior da valva e causar obstrução, como mixoma ou vegetações.

As causas de insuficiência mitral podem ser primárias (orgânica) ou secundárias (funcional). A regurgitação mitral primária ocorre por anormalidade em qualquer região do aparato mitral. A principal causa é o prolapso valvar. Outras causas incluem degeneração senil, doença reumática, *cleft* mitral isolado e endocardite.

No entanto, a regurgitação mitral por causa secundária ocorre por causa da alteração da geometria ventricular, que modifica a posição dos músculos papilares e dilata o anel valvar, impedindo o funcionamento adequado do aparato valvar. Podem ser de origem isquêmica e não isquêmica.

O conhecimento da anatomia mitral é fundamental para o entendimento de sua patologia. Somente quando se conheceu a real forma do anel (paraboloide hiperbólico), por exemplo, é que foi possível determinar os critérios corretos para o diagnóstico de prolapso valvar, uma vez que se compreendeu que a projeção das cúspides para o átrio precisaria ser observada em cortes de eixo longo, porque somente nestes cortes a ultrassonografia está orientada para as regiões mais atriais do anel.

Da mesma forma, o conhecimento da anatomia permitiu compreender os processos fisiopatológicos que envolvem a gênese da insuficiência mitral funcional, relacionada com um deslocamento apical e posterior dos músculos papilares, que provoca tração (*tethering*) das cúspides. Além disso, ocorre dilatação do anel, que perde sua forma de paraboloide hiperbólico, o que impede a sua redução sistólica e também prejudica a coaptação das cúspides.

Finalmente, o correto entendimento da anatomia valvar tem permitido, também, uma melhora nas decisões clínicas e terapêuticas, com o desenvolvimento de novos dispositivos e novas estratégias de intervenções percutâneas e cirúrgicas. A ecocardiografia tridimensional tem propiciado imagens muito próximas da anatomia real do coração. A valva mitral, pela sua orientação axial em relação à fonte emissora de ultrassom, seja por via transtorácica ou transesofágica, apresenta uma facilidade natural para a realização das reconstruções tridimensionais. Ademais, novos *softwares* ecocardiográficos têm propiciado a obtenção de uma série de informações numéricas sobre os componentes do aparato valvar, o que tem favorecido sobretudo os procedimentos cirúrgicos realizados sobre a valva, para correção da insuficiência mitral.

REFERÊNCIAS BIBLIOGRÁFICAS

1. McCarthy KP, Ring L, Rana BS. Anatomy of the mitral valve: understanding the mitral valve complex in mitral regurgitation. Eur J Echocardiogr. 2010;11(10):i3-9.
2. Ho SY. Anatomy of the mitral valve. Heart. 2002;88 Suppl 4:iv5-10.
3. Debonnaire P, Palmen M, Marsan NA, Delgado V. Contemporary imaging of normal mitral valve anatomy and function. Curr Opin Cardiol. 2012;27(5):455-64.
4. Kim JH, Kim EY, Jin GY, Choi JB. A Review of the Use of Cardiac Computed Tomography for Evaluating the Mitral Valve before and after Mitral Valve Repair. Korean J Radiol. 2017;18(5):773-85.
5. Dal-Bianco JP, Levine RA. Anatomy of the mitral valve apparatus: role of 2D and 3D echocardiography. Cardiol Clin. 2013;31(2):151-64.
6. Silbiger JJ, Bazaz R. Contemporary insights into the functional anatomy of the mitral valve. Am Heart J. 2009;158(6):887-95.
7. Van Mieghem NM, Piazza N, Anderson RH, Tzikas A, Nieman K, De Laat LE, et al. Anatomy of the mitral valvular complex and its implications for transcatheter interventions for mitral regurgitation. J Am Coll Cardiol. 2010;56(8):617-26.
8. Salgo IS, Gorman JH, 3rd, Gorman RC, Jackson BM, Bowen FW, Plappert T, et al. Effect of annular shape on leaflet curvature in reducing mitral leaflet stress. Circulation. 2002;106(6):711-7.
9. Torii S, Romero ME, Mori H, Harari E, Kolodgie FD, Finn AV, et al. The spectrum of mitral valve pathologies: relevance for surgical and structural interventions. Expert Rev Cardiovasc Ther. 2017;15(7):525-35.
10. Goetz WA, Lim HS, Pekar F, Saber HA, Weber PA, Lansac E, et al. Anterior mitral leaflet mobility is limited by the basal stay chords. Circulation. 2003;107(23):2969-74.
11. Muresian H. The clinical anatomy of the mitral valve. Clin Anat. 2009;22(1):85-98.
12. Delgado V, Tops LF, Schuijf JD, de Roos A, Brugada J, Schalij MJ, et al. Assessment of mitral valve anatomy and geometry with multislice computed tomography. JACC Cardiovasc Imaging. 2009;2(5):556-65.
13. Yamauchi T, Taniguchi K, Kuki S, Masai T, Noro H, Nishino M, et al. Evaluation of the mitral valve leaflet morphology after mitral valve reconstruction with a concept "coaptation length index". J Card Surg. 2004;19(6):535-8.
14. Carpentier AF, Lessana A, Relland JY, Belli E, Mihaileanu S, Berrebi AJ, et al. The "physio-ring": an advanced concept in mitral valve annuloplasty. Ann Thorac Surg. 1995;60(5):1177-85;discussion 85-6.
15. Bateman MG, Quill JL, Hill AJ, Iaizzo PA. The clinical anatomy and pathology of the human atrioventricular valves: implications for repair or replacement. J Cardiovasc Transl Res. 2013;6(2):155-65.
16. Silbiger JJ. Anatomy, mechanics, and pathophysiology of the mitral annulus. Am Heart J. 2012;164(2):163-76.
17. Angelini A, Ho SY, Anderson RH, Davies MJ, Becker AE. A histological study of the atrioventricular junction in hearts with normal and prolapsed leaflets of the mitral valve. Br Heart J. 1988;59(6):712-6.
18. Liao J, Vesely I. A structural basis for the size-related mechanical properties of mitral valve chordae tendineae. J Biomech. 2003;36(8):1125-33.
19. Obadia JF, Casali C, Chassignolle JF, Janier M. Mitral subvalvular apparatus: different functions of primary and secondary chordae. Circulation. 1997;96(9):3124-8.
20. Lam JH, Ranganathan N, Wigle ED, Silver MD. Morphology of the human mitral valve. I. Chordae tendineae: a new classification. Circulation. 1970;41(3):449-58.
21. Nielsen SL, Timek TA, Green GR, Dagum P, Daughters GT, Hasenkam JM, et al. Influence of anterior mitral leaflet second-order chordae tendineae on left ventricular systolic function. Circulation. 2003;108(4):486-91.
22. Victor S, Nayak VM. Variations in the papillary muscles of the normal mitral valve and their surgical relevance. J Card Surg. 1995;10(5):597-607.
23. Carapetis JR, McDonald M, Wilson NJ. Acute rheumatic fever. Lancet. 2005;366(9480):155-68.

CAPÍTULO 39
ESTENOSE MITRAL

Maria do Carmo Pereira Nunes ▪ Victor Teatini Ribeiro ▪ Mario Jorge García

INTRODUÇÃO

A cardiopatia reumática crônica representa a principal causa de estenose mitral (EM) no mundo, sobretudo em países em desenvolvimento.[1-3] O acometimento reumático da valva mitral é caracterizado por fusão das comissuras, que resulta em curvatura ou domo de suas cúspides na diástole. As extremidades das cúspides apresentam-se em geral espessadas, mas o restante delas pode mostrar graus variáveis de espessamento, calcificação ou ambos.[4-6] O processo reumático acomete tipicamente o aparato subvalvar com fusão, encurtamento, fibrose e calcificação da cordoalha tendínea.

A EM mitral também pode ocorrer por calcificação do anel mitral, especialmente em idosos.[7,8] A calcificação anular leve aparece como uma área isolada de calcificação no anel mitral posterior. Na calcificação anular mitral mais grave, a ecogenicidade aumentada é observada em um padrão hemielíptico envolvendo todo o anel posterior. Ocasionalmente, a calcificação se estende até a base das cúspides mitrais, resultando na EM funcional.[8] Na maioria dos pacientes, porém, as consequências hemodinâmicas são poucas ou inexistentes. A EM calcificada pode ser diferenciada da reumática por apresentar espessura normal das cúspides valvares particularmente as extremidades, com mobilidade preservada e sem fusão comissural.[9]

Outras causas raras de EM incluem os defeitos congênitos, doenças infiltrativas e doenças que afetam múltiplos sistemas. Ademais, o próprio reparo valvar com anuloplastia cirúrgica da valva mitral pode causar estenose.[7]

FISIOPATOLOGIA

A redução do orifício valvar decorrente da estenose impede o enchimento ventricular, gerando gradiente pressórico entre átrio e ventrículo esquerdos.[10] O gradiente de pressão diastólico depende da área valvar, bem como do fluxo transvalvar e frequência cardíaca. A EM grave pode estar associada a um volume sistólico baixo, por causa da limitação do enchimento diastólico ventricular esquerdo, resultando em um gradiente médio relativamente baixo.[11] Para uma dada área valvar, o gradiente transmitral médio aumenta com a elevação do débito cardíaco ou com aumento da frequência cardíaca, que reduz a duração da fase de enchimento diastólico.[12] No final da diástole, a contração atrial também contribui para o aumento do fluxo transmitral, e, portanto, para o gradiente de pressão mitral. A EM grave pode, então, apresentar-se com um gradiente baixo em pacientes com baixo débito cardíaco, especialmente se houver fibrilação atrial associada.[11]

O aumento da pressão atrial esquerda, que se transmite de forma retrógrada ao leito vascular pulmonar, determina congestão pulmonar e intolerância aos esforços.[13] A complacência atrioventricular é um importante determinante de hipertensão pulmonar na EM, contribuindo especialmente para a elevação excessiva da pressão arterial pulmonar em resposta ao exercício.[14,15]

A elevação progressiva da pressão atrial esquerda promove o remodelamento atrial esquerdo com dilatação e fibrose em graus variáveis, predispondo ao aparecimento de arritmias. A dilatação do átrio esquerdo favorece o surgimento de fibrilação atrial e estase do fluxo sanguíneo, atuando sinergicamente para o maior risco de formação de trombos e embolia sistêmica.[16]

Tipicamente, os diâmetros e a função sistólica do ventrículo esquerdo estão normais na EM isolada.[13] Não obstante, o volume de ejeção pode estar reduzido como consequência da restrição ao enchimento ventricular e redução da pré-carga. Dessa forma, condições funcionais ou alterações no miocárdio subvalvar decorrente de fibrose podem contribuir para potencial disfunção ventricular associada à EM reumática. A disfunção ventricular esquerda pode melhorar depois da correção da EM.[17] Entretanto, mesmo com fração de ejeção normal, o ventrículo esquerdo pode ter uma disfunção incipiente, detectada por um *strain* diminuído.[18]

A disfunção do ventrículo direito pode estar presente com valor prognóstico.[19,20] Apesar de a hipertensão pulmonar afetar a função ventricular direita, a correlação entre as pressões pulmonares e a disfunção do ventrículo direito é fraca em pacientes com EM.[19]

DIAGNÓSTICO

O ecocardiograma é o exame de escolha para confirmar o diagnóstico, avaliar a anatomia valvar, gravidade da estenose e as consequências hemodinâmicas da estenose.

As características ecocardiográficas necessárias para o diagnóstico da EM reumática são:[7,8]

1. Espessamento com deformidade das cúspides valvares.
2. Movimento anormal das cúspides valvares na diástole.
3. Fusão das comissuras.
4. Redução da área do orifício valvar.

O aspecto ao ecocardiograma bidimensional da valva mitral, por si só, pode sugerir o diagnóstico de EM reumática, com a anatomia característica. As alterações típicas do acometimento reumático são o espessamento valvar, a restrição de sua abertura e o típico aspecto de *doming* das cúspides em diástole e o espessamento do aparato subvalvar (Figs. 39-1 e 39-2).

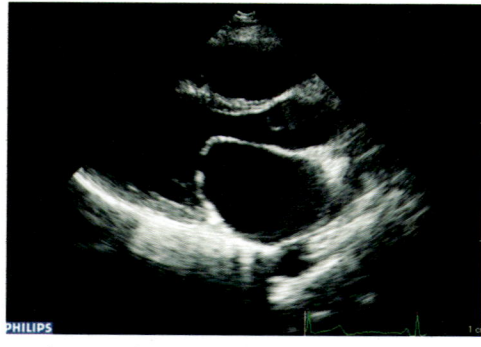

Fig. 39-1. Ecocardiograma bidimensional, corte paraesternal de eixo longo, mostrando espessamento da valva mitral, abertura em domo da cúspide anterior e redução significativa da abertura valvar, característica típica do acometimento reumático da valva mitral, causando estenose mitral.

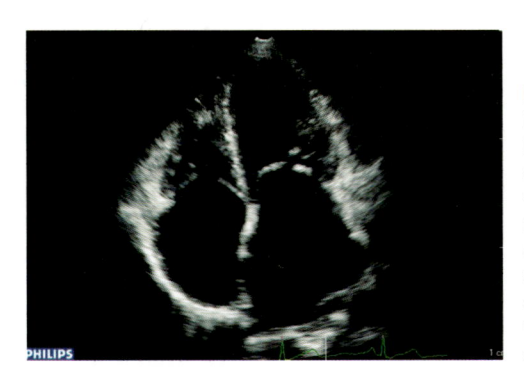

Fig. 39-2. Ecocardiograma bidimensional, corte apical de quatro câmaras, mostrando redução significativa da abertura valvar mitral com deslocamento apical das cúspides valvares e dilatação do átrio esquerdo.

ecocardiograma 2D, mede-se a distância máxima da abertura valvar no corte paraesternal de eixo longo, mantendo a mesma distância no eixo curto para tracejar o menor orifício valvar. A principal limitação da planimetria bidimensional é que, com este método, não é possível determinar com precisão o local das bordas das cúspides, uma vez que estas estejam frequentemente dispostas de forma excêntrica e fora do plano definido pelo eixo de corte. Valvas com orifícios irregulares e extensa calcificação dificultam a medida da área valvar pela planimetria. Entretanto, mesmo com essas limitações, a planimetria independe das condições de carga e de cardiopatias associadas, e constitui a medida de escolha para classificar a gravidade da EM.[7,12]

A ecocardiografia 3D, especialmente com as técnicas de reconstrução de múltiplos planos, supera as limitações da ecocardiografia 2D e fornece uma medida mais acurada da planimetria, em que a circunferência interna do orifício valvar pode ser medida exatamente nas extremidades das cúspides (Fig. 39-4). A ecocardiografia 3D permite padronizar os planos para a avaliação da valva, o que diminui a subjetividade da medida.[21] A planimetria 3D pelo ecocardiograma transesofágico está indicada nos casos de janela transtorácica inadequada e para avaliação mais detalhada das comissuras valvares. Atualmente, a combinação dos métodos convencionais com a ecocardiografia 3D pode ser considerada a melhor opção para diagnóstico e avaliação da gravidade da EM.[22]

QUANTIFICAÇÃO DA GRAVIDADE DA ESTENOSE MITRAL

Os parâmetros avaliados ao ecocardiograma, que definem comprometimento hemodinâmico e gravidade na estenose, são: área valvar mitral, gradiente médio transvalvar e alterações secundárias que incluem dimensões das câmaras cardíacas e estimativa das pressões nas câmaras cardíacas direitas (Quadro 39-1).[12]

A área valvar mitral define gravidade, e os gradientes transvalvares e a pressão arterial pulmonar refletem a consequência hemodinâmica da estenose.

Área Valvar Mitral

A medida direta da área do orifício anatômico valvar pela planimetria por meio do ecocardiograma bidimensional (2D) ou tridimensional (3D) constitui o método de referência para definir a gravidade da estenose valvar (Fig. 39-3a). Baseando-se na área valvar, a EM pode ser classificada em leve (> 1,5 cm²), grave (≤ 1,5 cm²), e muito grave (≤ 1,0 cm²).[12]

As medidas devem ser realizadas na abertura máxima valvar, bem nas extremidades das cúspides. Utilizando-se o

A área valvar calculada pelo tempo de meia-pressão (*pressure half time* – PHT) baseia-se no conceito de que a taxa de declínio da pressão pelo orifício mitral estenótico é determinada pela área da seção transversal do orifício: quanto menor o orifício, mais lenta a taxa de declínio de pressão. Ao Doppler, essa medida é uma indicação do nível inicial do gradiente e da inclinação da rampa diastólica (Fig. 39-3b). Como o gráfico do Doppler indica na realidade velocidade e não pressão, a metade do gradiente máximo será igual à velocidade

Quadro 39-1. Estadiamento da Estenose Mitral[12]

Graus	Definição	Anatomia valvar	Hemodinâmica	Consequência hemodinâmica	Sintomas
A	Risco de EM	▪ *Doming* leve em diástole	Velocidade do fluxo transmitral normal	Nenhuma	Ausente
B	EM progressiva	▪ Alterações reumáticas da VM com fusão comissural e *doming* diastólico das cúspides ▪ AVM > 1,5 cm²	▪ Velocidade do fluxo transmitral aumentada ▪ AVM > 1,5 cm² ▪ PHT < 150 ms	↑ leve a moderado do AE	Ausente
C	EM grave assintomática	▪ Alterações reumáticas da VM com fusão comissural e *doming* diastólico das cúspides ▪ AVM ≤ 1,5 cm² (AVM ≤ 1 cm² com EM grave)	▪ AVM ≤ 1,5 cm² (AVM ≤ 1 cm² com EM grave) ▪ PHT ≥ 150 ms (PHT ≥ 220 ms com EM muito grave)	↑ importante do AE PSAP > 30 mmHg	Ausente
D	EM grave sintomática	▪ Alterações reumáticas da VM com fusão comissural e *doming* diastólico das cúspides ▪ AVM ≤ 1,5 cm²	▪ AVM ≤ 1,5 cm² (AVM ≤ 1 cm² com EM muito grave) ▪ PHT ≥ 150 ms ▪ (PHT ≥ 220 ms com EM muito grave)	↑ importante do AE PSAP > 30 mmHg	▪ Intolerância aos exercícios ▪ Dispneia aos esforços

AE: átrio esquerdo; AVM: área valvar mitral, medida planimetria; EM: estenose mitral; PSAP: pressão sistólica na artéria pulmonar; VM: valva mitral.
Nishimura RA, Otto CM, Bonow RO, *et al.*, 2014.[12]

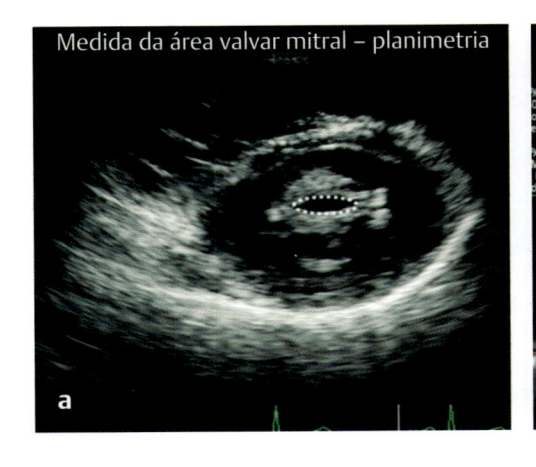

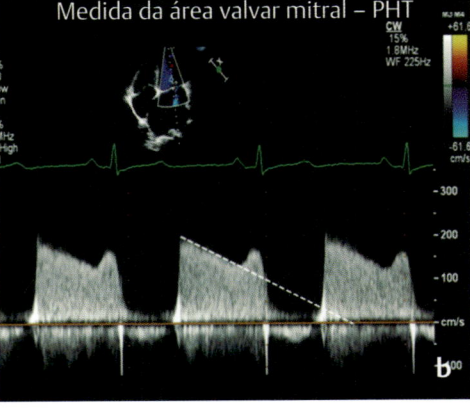

Fig. 39-3. (a) Ecocardiograma bidimensional, corte paraesternal de eixo curto, mostrando a medida da área valvar pela planimetria do orifício valvar.
(b) Registro de Doppler contínuo mostrando a medida do *pressure half time* (PHT) para o cálculo da área valvar mitral.

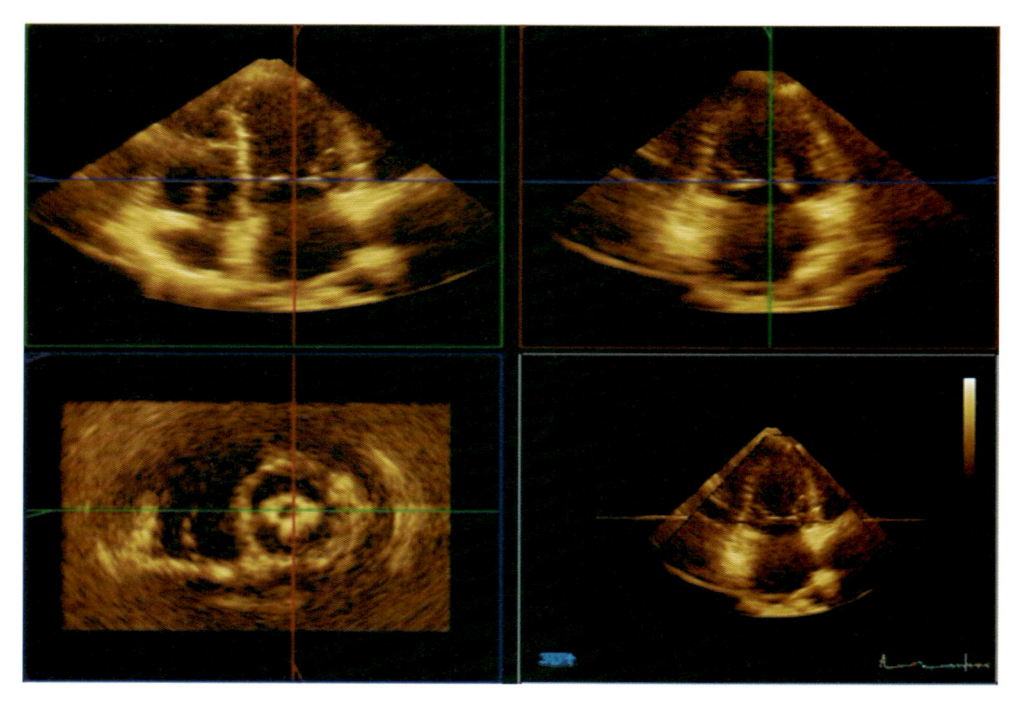

Fig. 39-4. Ecocardiograma tridimensional transtorácico mostrando a medida da área valvar mitral pela planimetria. A representação multiplanar (MPR) permite uma definição exata da área do menor orifício valvar.

máxima dividida pela raiz quadrada de 2. Quando a área do orifício valvar é de 1 cm², o PHT é igual a 220 ms. Portanto, a área pode ser calculada pela seguinte fórmula: área (cm²) = 220/PHT (ms).[7]

Como método para determinar a área valvar, o PHT está indicado para as valvas nativas, não submetidas a nenhuma intervenção. A influência da complacência atrioventricular na taxa de declínio de pressão é assumida como insignificante, uma suposição que nem sempre é garantida, especialmente imediatamente após a comissurotomia percutânea.

A planimetria é também o método de escolha para avaliar área valvar após a valvoplastia mitral percutânea.[23] Após intervenção, há uma alteração abrupta nos gradientes transvalvares e da complacência das câmaras esquerdas, o que faz do PHT um método não fidedigno nessa situação.[24] Também em pacientes com baixa complacência atrial esquerda, pode-se observar um PHT curto, mesmo com estenose grave. Da mesma forma, o PHT se encurta em pacientes com insuficiência aórtica grave, e não deve, portanto, ser usado para estimar a área valvar nesses casos. Em idosos, também se verifica uma menor exatidão do PHT no cálculo da área valvar, o que se explica pela alteração na função diastólica e da complacência ventricular esquerda. Na fibrilação atrial, com variação no tempo da diástole, apenas os ciclos longos em que o período de enchimento diastólico mostre claramente a inclinação precoce-diastólica devem ser utilizados para fazer a medida. Por fim, a EM calcificada degenerativa é outra condição em que o PHT pode ser impreciso, desencorajando o seu uso. As principais limitações dos métodos para medida da área valvar mitral estão descritas no Quadro 39-2.

A equação de continuidade também pode ser usada para calcular a área valvar, sendo uma alternativa útil ao método PHT, especialmente em situações de complacência atrioventricular alterada.[7] A equação de continuidade, semelhante à que ocorre na estenose aórtica, baseia-se na conservação da massa, considerando que o volume de enchimento diastólico do fluxo mitral é igual ao volume de ejeção aórtica. A equação de continuidade não deve ser usada na presença de fibrilação atrial ou quando houver regurgitação mitral ou aórtica significativa.

O método da área de superfície de isovelocidade proximal (*proximal isovelocity surface area* – PISA) não tem sido amplamente aplicado na prática clínica. A maior dificuldade com esta abordagem é que a taxa de fluxo deve ser integrada ao longo do período de enchimento diastólico; uma única imagem colorida produz apenas a taxa de fluxo em um momento na diástole.

AVALIAÇÃO DAS CONSEQUÊNCIAS DA ESTENOSE MITRAL

A avaliação da repercussão hemodinâmica e gravidade da estenose é com base no conhecimento de sua história natural e em vários dados hemodinâmicos. Utilizam-se, particularmente, o gradiente médio e a pressão sistólica na artéria pulmonar.[8]

A hipertensão arterial pulmonar é um marcador de gravidade da obstrução hemodinâmica, com efeitos deletérios sobre o estado funcional, a tolerância ao exercício e o prognóstico.[25] Nas fases iniciais, a hipertensão pulmonar é decorrente da congestão venosa passiva com mudanças reativas da resistência vascular pulmonar, reversível com correção da EM. Com a progressão da doença, pode ocorrer remodelamento vascular pulmonar que pode persistir, a despeito da intervenção valvar apropriada.[26,27] A hipertensão arterial pulmonar contribui para a hipertrofia com dilatação ventricular direita, com subsequente desenvolvimento de insuficiência tricúspide funcional, aumento da pressão no átrio direito e, finalmente, surgimento de insuficiência cardíaca direita (Fig. 39-5).

Quadro 39-2. Limitações para Quantificação da Gravidade da Estenose Mitral

Gradiente pressórico
- Alinhamento adequado do feixe de ultrassom
- Variabilidade na presença de fibrilação atrial
- Dependência do fluxo volumétrico transvalvar (exercício, IM associada)

Área valvar pelo bidimensional (planimetria)
- Orientação da imagem
- Planos tomográficos
- Configurações de ganho
- Variabilidade intra e interobservador na planimetria do orifício valvar
- Janela acústica limitada
- Valvas deformadas e calcificadas, especialmente após comissurotomia

Área valvar pelo PHT
- Definição da velocidade máxima e da rampa de inclinação no início da diástole
- Inclinação da velocidade diastólica inicial não linear
- Ritmo sinusal com onda A sobreposta ao declive da rampa diastólica inicial
- Influência da regurgitação aórtica coexistente
- Alterações da complacência do átrio e do ventrículo esquerdos imediatamente após comissurotomia

Área valvar pela equação de continuidade
- Medida acurada do fluxo transmitral

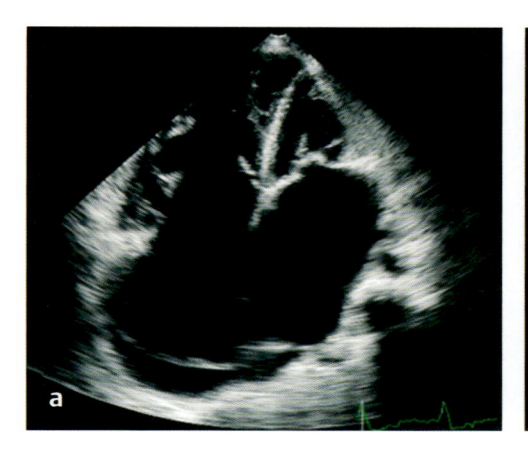

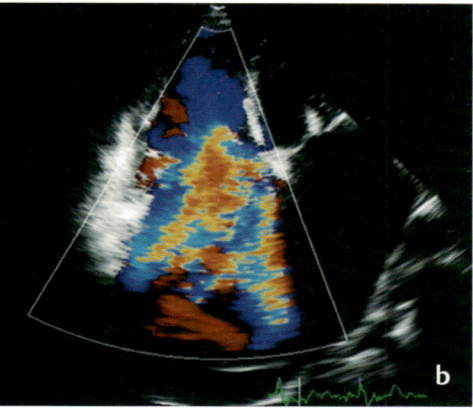

Fig. 39-5. Ecocardiograma bidimensional, corte apical de quatro câmaras, mostrando estenose mitral grave com importante dilatação do ventrículo direito (**a**) associada à insuficiência tricúspide funcional grave (**b**).

O gradiente médio transvalvar mitral fornece informações importantes sobre a consequência da obstrução, sendo o grande determinante do aumento da pressão no átrio esquerdo e na circulação pulmonar. O gradiente médio em repouso é considerado fator independente de aumento da pressão arterial pulmonar durante o esforço físico e está relacionado com o aparecimento de dispneia.[28,29] Da mesma forma, o aumento expressivo no gradiente médio e o da pressão arterial pulmonar durante o esforço estão associados ao aparecimento de dispneia.[30,31] Apesar de os gradientes transvalvares serem altamente dependentes do fluxo e da frequência cardíaca, ajudam a definir a gravidade da lesão valvar, especialmente nos pacientes em ritmo sinusal.

A avaliação do fluxo mitral e a determinação do gradiente devem ser feitas no corte apical de quatro câmaras. O Doppler colorido pode ser útil para determinar a direção exata do fluxo transmitral para posicionar adequadamente o cursor. A visualização com Doppler colorido é especialmente importante, se o jato for excêntrico. O gradiente de pressão deve ser obtido com Doppler contínuo para assegurar que as velocidades máximas estão sendo registradas. Obtêm-se a integral de velocidade-tempo do fluxo mitral (VTI – *velocity-time integral*), a partir da qual se pode calcular o gradiente médio transvalvar, com o uso dos algoritmos apropriados, já incorporados nos aparelhos de ecocardiografia.

Na presença de fibrilação atrial, o cálculo do gradiente diastólico deve ser feito pela média de vários ciclos cardíacos. O gradiente médio diastólico é fortemente influenciado pelo exercício, febre, anemia e gestação. Essas são condições que levam a aumentos importantes nos gradientes transmitrais e à piora dos sintomas. À diferença do gradiente médio, o gradiente mitral diastólico máximo não fornece uma boa estimativa da gravidade da EM. Com frequência, o gradiente máximo sofre forte influência de outros fatores, como a complacência do átrio esquerdo e a função diastólica do ventrículo esquerdo.

Há algumas situações em que se observa discrepância entre os gradientes transmitrais e a área valvar, como ocorre nas arritmias. O tempo de enchimento diastólico está aumentado na bradicardia, causando redução dos gradientes, apesar da área valvar reduzida e estenose grave. O oposto ocorre nas taquicardias, em que os gradientes podem ser altos em razão do tempo diastólico curto, mesmo se a área valvar não estiver reduzida. Outras condições, como a presença de insuficiência mitral significativa associada, também podem aumentar o gradiente, sem relação com a área valvar. Essas discrepâncias devem ser cuidadosamente analisadas e descritas no laudo do ecocardiograma.[7]

Aproximadamente 30% dos pacientes com EM apresentam sintomas que não serão explicados pela gravidade da obstrução medida pela área valvar.[32] Outros parâmetros podem contribuir para a apresentação clínica da EM. Nesse contexto a complacência atrioventricular (C_n) tem um papel fundamental como determinante da repercussão hemodinâmica imposta pela obstrução. Pacientes com baixa C_n apresentam maior limitação funcional com elevação excessiva da pressão arterial pulmonar durante exercícios físicos. A medida da complacência do átrio ou do ventrículo isoladamente só pode ser obtida por técnicas invasivas.[33] Entretanto, com o ecocardiograma é possível obter uma medida não invasiva da C_n, que reflete as complacências do átrio e do ventrículo instantaneamente. Pode ser obtida pela fórmula: C_n (mL/mmHg) = 1.270 × (área valvar [cm^2]/rampa de desaceleração da onda E [cm/s^2]).

A C_n modula a repercussão hemodinâmica da estenose, sendo um importante marcador prognóstico na EM. C_n reduzida prediz progressão da doença, com aparecimento de sintomas e necessidade de intervenção valvar.[14] Além disso, baixa C_n foi preditor independente de morte após valvoplastia percutânea, sugerindo que C_n tem influência na reversão da hipertensão pulmonar após abertura adequada da valva com procedimento percutâneo.[34]

ECOCARDIOGRAFIA DE ESFORÇO NA ESTENOSE MITRAL

A ecocardiografia de esforço utilizando-se a bicicleta semissupina permite que as alterações hemodinâmicas sejam avaliadas sequencialmente com o aumento da carga de trabalho e, particularmente, para se avaliarem o gradiente transmitral médio e a pressão sistólica na artéria pulmonar.[8,28,32,35] É útil em pacientes cujos sintomas são ambíguos ou discordantes com a gravidade da EM.[36] Entretanto, valores limítrofes de gradiente mitral e pressão arterial pulmonar, conforme indicado nas diretrizes anteriores para considerar a intervenção em pacientes assintomáticos, baseavam-se em baixos níveis de evidência, e os valores de corte propostos eram arbitrários, frequentemente alcançados na prática. Na diretriz atual, a hipertensão pulmonar induzida pelo exercício não tem indicação formal para intervenção, embora um aumento na pressão sistólica arterial pulmonar superior a 60-70 mmHg seja um importante aspecto para se considerar cuidadosamente os sintomas do paciente.[12]

A ecocardiografia sob estresse com dobutamina, embora menos fisiológica do que a ecocardiografia com exercício,[36] aumenta o gradiente médio e a pressão sistólica da artéria pulmonar, com valor prognóstico em um estudo.[32]

ECOCARDIOGRAFIA TRANSESOFÁGICA NA ESTENOSE MITRAL

A avaliação ecocardiográfica de rotina na EM reumática não requer a ecocardiografia transesofágica (ETE).[8] No entanto, a ETE deve ser considerada quando a qualidade de imagem e a informação do Doppler obtidas na avaliação transtorácica não são adequadas, ou quando não se correlacionam com a impressão clínica.[7] A ETE é particularmente importante para avaliar complicações da EM reumática, como trombos no apêndice atrial esquerdo ou endocardite. Na EM reumática, a maioria dos trombos se encontra no apêndice atrial esquerdo.

AVALIAÇÃO DA MORFOLOGIA VALVAR PARA DEFINIR A ESTRATÉGIA TERAPÊUTICA

Apesar das modificações recentes nos critérios de gravidade da EM, bem como nas indicações para intervenção valvar, a abordagem terapêutica permanece similar às diretrizes anteriores, dependendo basicamente da classe funcional e anatomia valvar.[11,12,37] Merece destaque

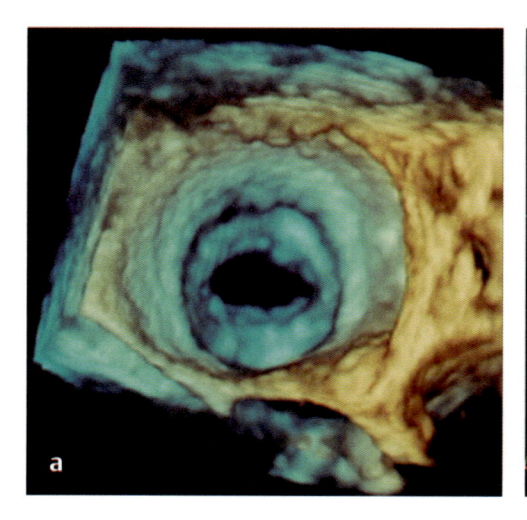

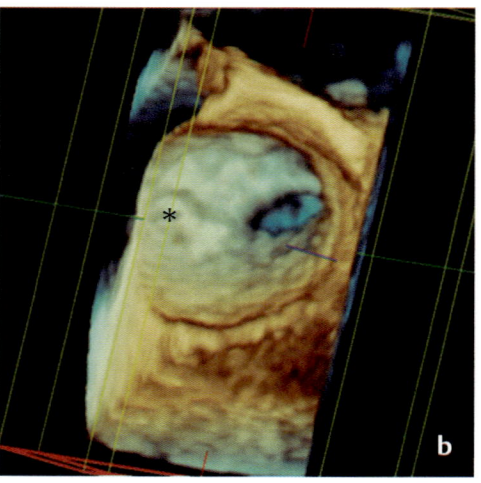

Fig. 39-6. Ecocardiograma tridimensional transesofágico exemplificando um caso de estenose mitral com comissuras espessadas de forma simétrica (**a**), e outro caso evidenciando importante assimetria comissural e espessamento extenso da comissura anterolateral em relação à comissura posteromedial (**b**). *: comissura anterolateral.

a tendência crescente em se abordar precocemente a EM antes do aparecimento de sintomas limitantes e disfunção ventricular direita.

Pacientes assintomáticos com EM grave, sem indicação de intervenção, devem realizar ecocardiograma anualmente, e os pacientes com estenose moderada deve realizar o ecocardiograma a cada 2-3 anos.[11]

A anatomia valvar mitral deve ser avaliada sistematicamente incluindo todo o aparato valvar mitral para se definir o padrão de acometimento reumático valvar, se predomina nas cúspides, comissuras ou no aparato subvalvar.[38] O grau de assimetria de fusão comissural é um dos principais determinantes de sucesso do procedimento percutâneo. O local da calcificação é um fator importante na análise da anatomia valvar. Calcificação restrita às bordas nas cúspides considera-se anatomia favorável, mas se localiza nas comissuras valvares, especialmente se causa assimetria comissural, não se obtêm resultados satisfatórios com a intervenção.

Vários escores foram desenvolvidos para avaliar a anatomia valvar mitral. O escore, amplamente usado (escore de Wilkins,[39] descrito em 1988), permite a avaliação de 4 parâmetros da valva mitral, classificados de 1 a 4, de acordo com a gravidade da alteração morfológica: mobilidade, espessamento e calcificação dos folhetos e acometimento do aparelho subvalvar. No entanto, o escore de Wilkins não inclui a avaliação da morfologia das comissuras e, portanto, não avalia a possibilidade de regurgitação mitral após a intervenção, que é um importante preditor de resultados em longo prazo após valvoplastia mitral percutânea.

O escore modificado que inclui novos parâmetros quantitativos para análise da morfologia da valva mitral, especialmente o deslocamento dos folhetos e a assimetria no remodelamento comissural (Fig. 39-6), tem sido relatado como mais preditivo do desfecho do procedimento do que o escore de Wilkins.[40] Além disso, este novo escore foi particularmente valioso na previsão da regurgitação mitral após valvoplastia mitral percutânea (Quadro 39-3).

Apesar dos escores atuais descritos, a predição de regurgitação mitral após o procedimento ainda não é acurada, necessitando de novos parâmetros para melhor definição do risco de desenvolvimento dessa complicação frequente.

Quadro 39-3. Escore Ecocardiográfico Revisitado para Predição de Resultados Imediatos após VMP (40)

Variáveis	Pontos (0 para 11)	Categoria de risco
AVM ≤ 1cm²	2	
Excursão máxima dos folhetos ≤ 12 mm	3	Baixo (0-3)
Relação das áreas comissurais ≥ 1,25	3	Intermediário (4-5)
Comprometimento subvalvular†	3	Alto (6-11)

† Espessamento ausente ou leve *versus* importante.

CONCLUSÕES

A EM desenvolve-se ao longo de muitos anos após a febre reumática aguda. É difícil avaliar o curso da doença, porque a febre reumática nem sempre é diagnosticada.

O ecocardiograma é o exame de escolha para confirmar o diagnóstico, avaliar a anatomia valvar, gravidade e as consequências hemodinâmicas da estenose. A avaliação da morfologia valvar deve incluir uma análise minuciosa dos folhetos e comissuras. A ecocardiografia 3D permite medida mais precisa da área valvar e melhor definição da anatomia comissural. A ecocardiografia de esforço deve ser considerada quando há discrepância entre os dados clínicos e a gravidade da EM, e o ecocardiograma transesofágico está indicado principalmente para descartar trombos no apêndice atrial esquerdo.

REFERÊNCIAS BIBLIOGRÁFICAS

1. Gemechu T, Mahmoud H, Parry EH, Phillips DI, Yacoub MH. Community-based prevalence study of rheumatic heart disease in rural Ethiopia. Eur J Prevent Cardiol. 2017;24(7):717-23.
2. Marijon E, Mirabel M, Celermajer DS, Jouven X. Rheumatic heart disease. Lancet. 2012;379(9819):953-64.
3. Zuhlke L, Engel ME, Karthikeyan G, Rangarajan S, Mackie P, Cupido B, et al. Characteristics, complications, and gaps in evidence-based interventions in rheumatic heart disease: the Global Rheumatic Heart Disease Registry (the REMEDY study). Eur Heart J. 2015;36(18):1115-22a.
4. Waller BF, Howard J, Fess S. Pathology of mitral valve stenosis and pure mitral regurgitation--Part I. Clin Cardiol. 1994;17(6):330-6.
5. Roberts WC, Perloff JK. Mitral valvular disease. A clinicopathologic survey of the conditions causing the mitral valve to function abnormally. Ann Int Med. 1972;77(6):939-75.
6. Remenyi B, ElGuindy A, Smith SC, Jr., Yacoub M, Holmes DR Jr. Valvular aspects of rheumatic heart disease. Lancet. 2016;387(10025):1335-46.
7. Otto CM. Textbook of Clinical Echocardiography E-Book: Elsevier Health Sciences; 2013.
8. Catherine MO. Valvular Heart Disease: A Companion to Braunwald's Heart Disease, 4e: Braunwald's Series, ELSEVIER, Saunders; 2013.
9. Chu JW, Levine RA, Chua S, Poh K-K, Morris E, Hua L, et al. Assessing mitral valve area and orifice geometry in calcific mitral stenosis: a new solution by real-time three-dimensional echocardiography. J Am Soc Echocardiogr. 2008;21(9):1006-9.
10. Mann DL, Zipes DP, Libby P, Bonow RO. Braunwald's heart disease e-book: a textbook of cardiovascular medicine: Elsevier Health Sciences; 2014.
11. Baumgartner H, Falk V, Bax JJ, De Bonis M, Hamm C, Holm PJ, et al. 2017 ESC/EACTS Guidelines for the management of valvular heart disease. Eur Heart J. 2017;38(36):2739-91.
12. Nishimura RA, Otto CM, Bonow RO, Carabello BA, Erwin JP, 3rd, Guyton RA, et al. 2014 AHA/ACC guideline for the management of patients with valvular heart disease: a report of the American College of Cardiology/American Heart Association Task Force on Practice Guidelines. J Thor Cardiovasc Surg. 2014;148(1):e1-e132.
13. Chandrashekhar Y, Westaby S, Narula J. Mitral stenosis. Lancet. 2009;374(9697):1271-83.

14. Nunes MC, Hung J, Barbosa MM, Esteves WA, Carvalho VT, Lodi-Junqueira L, et al. Impact of net atrioventricular compliance on clinical outcome in mitral stenosis. Circ Cardiovasc Imaging. 2013;6(6):1001-8.
15. Schwammenthal E, Vered Z, Agranat O, Kaplinsky E, Rabinowitz B, Feinberg MS. Impact of atrioventricular compliance on pulmonary artery pressure in mitral stenosis: an exercise echocardiographic study. Circulation. 2000;102(19):2378-84.
16. Nunes MCP, Handschumacher MD, Levine RA, Barbosa MM, Carvalho VT, Esteves WA, et al. Role of LA Shape in Predicting Embolic Cerebrovascular Events in Mitral Stenosis: Mechanistic Insights From 3D Echocardiography. JACC Cardiovascular Imaging. 2014;7(5):453-61.
17. Esteves WAM, Lodi-Junqueira L, Soares JR, Sant'Anna Athayde GR, Goebel GA, Carvalho LA, et al. Impact of percutaneous mitral valvuloplasty on left ventricular function in patients with mitral stenosis assessed by 3D echocardiography. Int J Cardiol. 2017;248:280-5.
18. Ozdemir AO, Kaya CT, Ozdol C, Candemir B, Turhan S, Dincer I, et al. Two-dimensional longitudinal strain and strain rate imaging for assessing the right ventricular function in patients with mitral stenosis. Echocardiography. 2010;27(5):525-33.
19. Sagie A, Freitas N, Padial LR, Leavitt M, Morris E, Weyman AE, et al. Doppler echocardiographic assessment of long-term progression of mitral stenosis in 103 patients: valve area and right heart disease. J Am Coll Cardiol. 1996;28(2):472-9.
20. Wood P. An appreciation of mitral stenosis. I. Clinical features. Brit Med J. 1954;1(4870):1051-63;contd.
21. Lang RM, Badano LP, Tsang W, Adams DH, Agricola E, Buck T, et al. EAE/ASE recommendations for image acquisition and display using three-dimensional echocardiography. Eur Heart J Cardiovasc Imag. 2012;13(1):1-46.
22. Wunderlich NC, Beigel R, Siegel RJ. Management of mitral stenosis using 2D and 3D echo-Doppler imaging. JACC Cardiovasc Imaging. 2013;6(11):1191-205.
23. Palacios IF. What is the gold standard to measure mitral valve area postmitral balloon valvuloplasty? Cathet Cardiovasc Diagn. 1994;33(4):315-6.
24. Athayde GRSA, Nascimento BR, Elmariah S, Lodi-Junqueira L, Soares JR, Saad GP, et al. Impact of left atrial compliance improvement on functional status after percutaneous mitral valvuloplasty. Cathet Cardiovasc Intervent. 2019;93(1):156-63.
25. Magne J, Pibarot P, Sengupta PP, Donal E, Rosenhek R, Lancellotti P. Pulmonary hypertension in valvular disease: a comprehensive review on pathophysiology to therapy from the HAVEC Group. JACC Cardiovasc Imaging. 2015;8(1):83-99.
26. Fawzy ME, Mimish L, Sivanandam V, Lingamanaicker J, Patel A, Khan B, et al. Immediate and long-term effect of mitral balloon valvotomy on severe pulmonary hypertension in patients with mitral stenosis. Am Heart J. 1996;131(1):89-93.
27. Sakao S, Tatsumi K, Voelkel NF. Reversible or irreversible remodeling in pulmonary arterial hypertension. Am J Resp Cell Molec Biol. 2010;43(6):629-34.
28. Song JK, Kang DH, Lee CW, Lee SG, Cheong SS, Hong MK, et al. Factors determining the exercise capacity in mitral stenosis. Am J Cardiol. 1996;78(9):1060-2.
29. Grimaldi A, Olivotto I, Figini F, Pappalardo F, Capritti E, Ammirati E, et al. Dynamic assessment of 'valvular reserve capacity' in patients with rheumatic mitral stenosis. Eur Heart J Cardiovasc Imaging. 2012;13(6):476-82.
30. Lev EI, Sagie A, Vaturi M, Sela N, Battler A, Shapira Y. Value of exercise echocardiography in rheumatic mitral stenosis with and without significant mitral regurgitation. Am J Cardiol. 2004;93(8):1060-3.
31. Brochet E, Detaint D, Fondard O, Tazi-Mezalek A, Messika-Zeitoun D, Iung B, et al. Early hemodynamic changes versus peak values: what is more useful to predict occurrence of dyspnea during stress echocardiography in patients with asymptomatic mitral stenosis? J Am Soc Echocardiogr. 2011;24(4):392-8.
32. Reis G, Motta MS, Barbosa MM, Esteves WA, Souza SF, Bocchi EA. Dobutamine stress echocardiography for noninvasive assessment and risk stratification of patients with rheumatic mitral stenosis. J Am Coll Cardiol. 2004;43(3):393-401.
33. Thomas JD, Wilkins GT, Choong CY, Abascal VM, Palacios IF, Block PC, et al. Inaccuracy of mitral pressure half-time immediately after percutaneous mitral valvotomy. Dependence on transmitral gradient and left atrial and ventricular compliance. Circulation. 1988;78(4):980-93.
34. Nunes MCP, Tan TC, Elmariah S, Lodi-Junqueira L, Nascimento BR, do Lago R, et al. Net atrioventricular compliance is an independent predictor of cardiovascular death in mitral stenosis. Heart. 2017;103(23):1891-8.
35. Grimaldi A, Olivotto I, Figini F, Pappalardo F, Capritti E, Ammirati E, et al. Dynamic assessment of 'valvular reserve capacity in patients with rheumatic mitral stenosis. Eur Heart J Cardiovasc Imag. 2011;13(6):476-82.
36. Lancellotti P, Dulgheru R, Go YY, Sugimoto T, Marchetta S, Oury C, et al. Stress echocardiography in patients with native valvular heart disease. Heart. 2018;104(10):807-13.
37. Tarasoutchi F, Montera MW, Ramos AIDO, Sampaio RO, Rosa VEE, Accorsi TAD, et al. Atualização das Diretrizes Brasileiras de Valvopatias: abordagem das lesões anatomicamente importantes. Arq Bras Cardiol. 2017;109(6):1-34.
38. Nunes MC, Nascimento BR, Lodi-Junqueira L, Tan TC, Athayde GR, Hung J. Update on percutaneous mitral commissurotomy. Heart. 2016;102(7):500-7.
39. Wilkins GT, Weyman AE, Abascal VM, Block PC, Palacios IF. Percutaneous balloon dilatation of the mitral valve: an analysis of echocardiographic variables related to outcome and the mechanism of dilatation. Brit Heart J. 1988;60(4):299-308.
40. Nunes MC, Tan TC, Elmariah S, do Lago R, Margey R, Cruz-Gonzalez I, et al. The echo score revisited: Impact of incorporating commissural morphology and leaflet displacement to the prediction of outcome for patients undergoing percutaneous mitral valvuloplasty. Circulation. 2014;129(8):886-95.

INSUFICIÊNCIA MITRAL

CAPÍTULO 40

Marcela Momesso Peçanha ▪ Cintia Galhardo Tressino
Rodrigo Bellio de Mattos Barretto ▪ David Costa de Souza Le Bihan

INTRODUÇÃO

Cerca de 70% dos indivíduos normais apresentam-se com regurgitações valvares consideradas como fisiológicas.[1] A insuficiência mitral (IM) detectada ao Doppler colorido com baixa intensidade, envelope espectral mal definido e ausência de altas velocidades encontra-se presente em 40 a 50% das pessoas com coração estruturalmente normal e não deve, portanto, ser apontada como patológica.[2,3]

Atualmente, com o envelhecimento da população, observa-se aumento na prevalência da insuficiência mitral. Dessa forma, a IM significativa vem-se tornando uma causa importante de morbidade e mortalidade, e sua análise detalhada faz-se necessária diante deste cenário.[4]

A ecocardiografia é a principal ferramenta para identificar o grau e o mecanismo da insuficiência mitral, assim como avaliar a presença de repercussão hemodinâmica nas câmaras esquerdas e a pressão pulmonar.[5] Sendo assim, tem papel fundamental para o acompanhamento clínico dos pacientes e para a decisão terapêutica.

A ecocardiografia transtorácica é o método ideal para o estudo inicial da insuficiência mitral. No entanto, em casos em que permanecem dúvidas, especialmente no que diz respeito à melhor definição anatômica, o estudo transesofágico deve ser realizado. A ecocardiografia tridimensional, transtorácica ou transesofágica apresenta uma boa acurácia diagnóstica e pode acrescentar valor à análise diagnóstica em situações selecionadas, especialmente no planejamento e monitorização de procedimentos intervencionistas.[6]

ETIOLOGIAS E CLASSIFICAÇÃO DE INSUFICIÊNCIA MITRAL

A insuficiência mitral é dividida em duas categorias: primária (orgânica), onde estão presentes as patologias que acometem, intrinsicamente, o aparelho valvar; e secundária (funcional), em que a regurgitação mitral ocorre por conta da distorção do aparelho valvar por remodelamento do ventrículo esquerdo e/ou do átrio esquerdo. Essa diferenciação é fundamental, uma vez que a decisão terapêutica e os desfechos clínicos diferem nesses dois grupos.[7]

Dentre as causas mais comuns de insuficiência mitral primária, encontram-se:

- *Doença reumática:* o processo inflamatório do acometimento reumático agudo pode levar ao alongamento das cordas tendíneas, prolapso principalmente da cúspide anterior, dilatação do anel mitral e até casos de ruptura de cordoalha, o que pode gerar insuficiência mitral significativa.[8-10] Na forma crônica, observa-se espessamento das cúspides (especialmente em suas bordas livres), calcificação, fusão comissural, abertura em cúpula da cúspide anterior, acometimento do aparato subvalvar, rigidez e redução da mobilidade da cúspide posterior (Fig. 40-1a, b), predispondo jato regurgitante excêntrico direcionado à parede lateral do átrio esquerdo (jato posterior), como visualizado na Figura 40-1c, d.[11]
- *Prolapso da valva mitral:* é definido como deslocamento sistólico de qualquer segmento de uma ou ambas as cúspides, ultrapassando 2 mm do plano do anel mitral em direção ao átrio esquerdo, visualizado na janela paraesternal longitudinal ou apical de 3 câmaras, como mostra a Figura 40-2.[12]

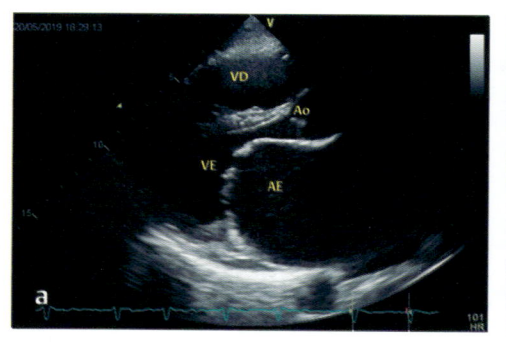

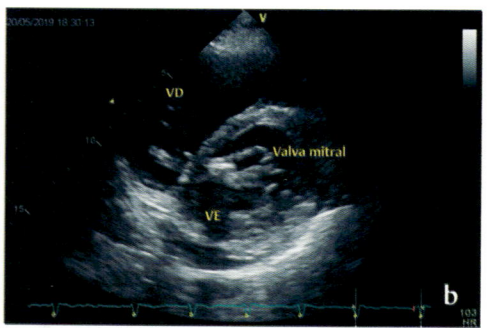

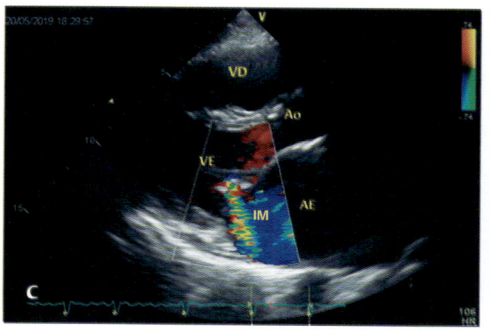

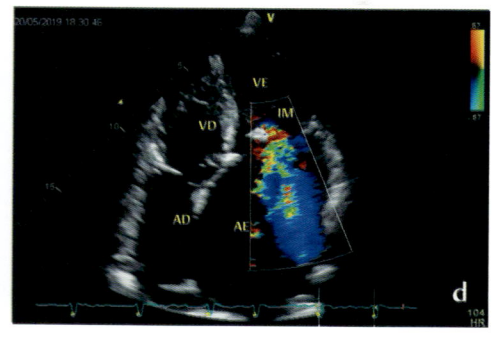

Fig. 40-1. Acometimento reumático, forma crônica. (**a**) Abertura em cúpula da cúspide anterior e cúspide posterior com mobilidade reduzida. (**b**) Corte paraesternal de eixo curto evidencia fusão comissural. (**c**) Corte paraesternal longitudinal com insuficiência mitral excêntrica com jato posterior. (**d**) Corte apical de 4 câmaras em que se nota aumento importante do átrio esquerdo e insuficiência mitral significativa. VE: ventrículo esquerdo; VD: ventrículo direito; Ao: aorta; AE: átrio esquerdo; AD: átrio direito; IM: insuficiência mitral.

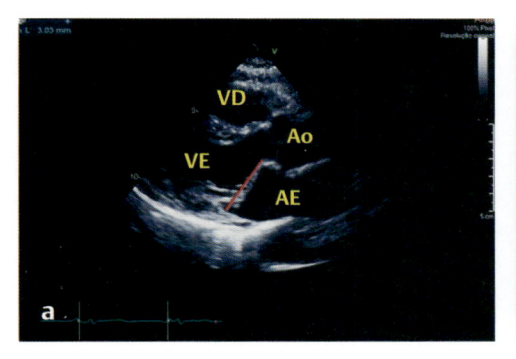

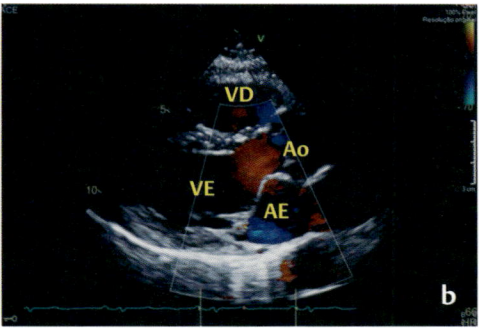

Fig. 40-2. Prolapso de ambas as cúspides da valva mitral. (**a**) Deslocamento sistólico de 3 mm do anel mitral (linha vermelha). (**b**) Nota-se insuficiência mitral discreta por meio do mapeamento colorido de fluxos. VE: ventrículo esquerdo; VD: ventrículo direito; Ao: aorta; AE: átrio esquerdo; AD: átrio direito.

O prolapso valvar mitral se manifesta como um espectro de alterações valvares, podendo evoluir desde uma alteração localizada até o acometimento de todo o tecido valvar. A degeneração mixomatosa pode ou não estar presente e se apresenta à ecocardiografia como espessamento valvar, redundância das cúspides e alongamento de cordas.[13]

Na doença fibroelástica, caracterizada por deficiência localizada de fibrilina, colágeno e elastina, é comum encontrar espessamento e excesso de tecido, caracteristicamente em um único segmento (principalmente o segmento P2) e geralmente associado à corda rota com refluxo excêntrico contralateral ao segmento acometido. Normalmente esse acometimento valvar é encontrado em idades mais avançadas e acredita-se que a deficiência localizada de tecido conjuntivo leva a progressivo estresse, culminando com a ruptura de cordoalha em um segmento específico. Em outro extremo do espectro do prolapso valvar temos a doença de Barlow, em que há acometimento de toda a valva mitral, com excesso de tecido, espessamento difuso, prolapso de 3 ou mais segmentos e alongamento de cordas, sendo este último mais comum que ruptura de cordas.[14]

A ecocardiografia tridimensional auxilia na diferenciação entre essas duas patologias por melhor caracterizar a anatomia da valva mitral. Sendo assim, é de grande valia para definir a programação cirúrgica do reparo valvar (Fig. 40-3).[15,16] A eversão (*flail*) da cúspide para o átrio esquerdo, relacionada com a ruptura de corda primária, também faz parte do espectro de doenças do prolapso da valva mitral, ocorrendo mais comumente na degeneração fibroelástica. Provoca insuficiência mitral importante e denota pior prognóstico.[17]

- *Endocardite infecciosa:* a insuficiência mitral pode ocorrer por falha de coaptação das cúspides em decorrência de edema e distorção do tecido valvar pelo processo infeccioso ou pela presença de vegetações (Fig. 40-4), perfuração das cúspides, abscesso ou ruptura de corda.[18]
- *Calcificação valvar senil:* a calcificação do anel mitral está associada à alteração do seu formato e de sua função e, por consequência, pode levar à regurgitação valvar de diversos graus. Mais comumente são regurgitações discretas. Regurgitações importantes causadas, unicamente, por calcificação senil são raras.[19]
- *Cardiomiopatia hipertrófica assimétrica obstrutiva:* nesta situação existe alteração no posicionamento dos músculos papilares e movimento sistólico anterior do aparato valvar mitral. A regurgitação mitral ocorre em razão da somatória desses dois fenômenos. O deslocamento do aparato valvar em direção à via de saída do ventrículo esquerdo gera refluxo excêntrico posterior, direcionado à parede lateral do átrio esquerdo.[20] O grau da insuficiência é dinâmico, ou seja, pode variar dependendo das condições hemodinâmicas e dependente da obstrução da via de saída do ventrículo esquerdo.
- Cleft *isolado ou fenda mitral:* doença congênita definida como uma fenda nas cúspides mitrais, geralmente na anterior, comumente direcionada à via de saída do ventrículo esquerdo na ausência de defeito do septo atrioventricular, como demonstrado na Figura 40-5.[21]

Dentre outras causas de IM orgânicas estão a valva mitral em paraquedas (presença de um único músculo papilar) e a valva mitral em arcada (ausência ou hipodesenvolvimento acentuado das cordas, com as cúspides diretamente ligadas aos papilares), o acometimento

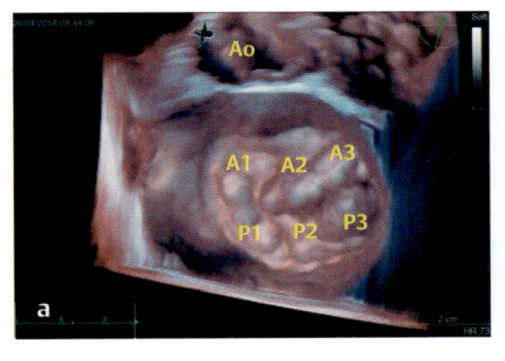

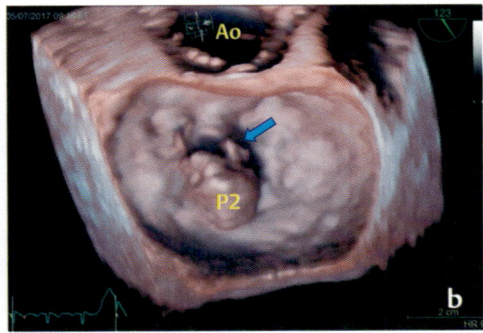

Fig. 40-3. Ecocardiografia transesofágica tridimensional (visão atrial). (**a**) Observa-se doença de Barlow, com prolapso de múltiplos segmentos. (**b**) Observa-se doença fibroelástica e acometimento do segmento P2, com corda rota (seta azul).

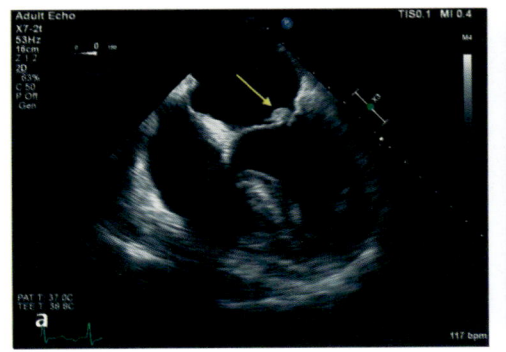

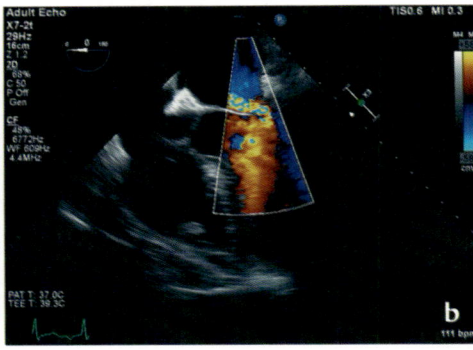

Fig. 40-4. Ecocardiografia transesofágica: incidência de esôfago médio, 0 graus. (**a**) Imagem sugestiva de vegetação em valva mitral (seta). (**b**) Refluxo mitral pela presença de vegetação.

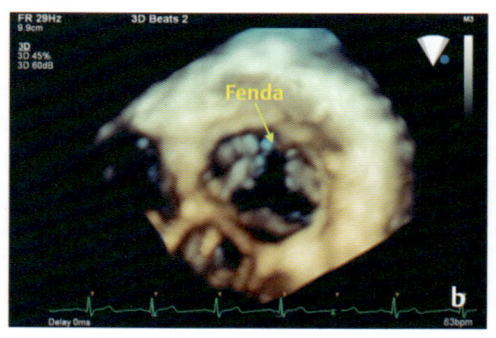

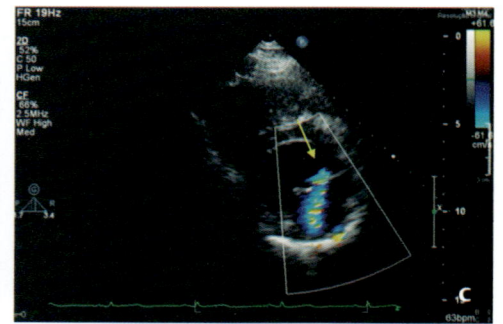

Fig. 40-5. *Cleft* isolado da valva mitral. (**a**) Corte paraesternal em eixo curto bidimensional, com a seta apontando para a fenda na cúspide anterior. (**b**) Reconstrução tridimensional da valva mitral. (**c**) Jato regurgitante com origem na fenda da cúspide anterior (seta).

valvar mitral por uso de medicamentos derivados de ergotamina, lúpus eritematoso sistêmico e outras doenças do colágeno.[22-24]

A insuficiência mitral secundária decorre da distorção geométrica do aparato valvar mitral na presença de dilatação do ventrículo esquerdo, alteração segmentar das paredes inferior e inferolateral ou deformação do anel mitral por dilatação do átrio esquerdo. Nestes casos, as cúspides da valva mitral e suas cordas encontram-se estrutural e histologicamente normais.[25]

A dilatação do ventrículo esquerdo decorrente das doenças musculares ou de isquemia provoca um deslocamento em direção apical e posterior dos músculos papilares. Esse deslocamento dos papilares provoca tração das cúspides e restrição de movimentação sistólica das mesmas, dificultando a coaptação. Nos casos de acometimento difuso do ventrículo esquerdo, existe tração de ambos os papilares de forma simétrica, fazendo com que o defeito na coaptação valvar seja central, em forma de "crescente", ocupando toda a *zona coapta*.

Nos casos de acometimento mais importante das paredes inferior e inferolateral, geralmente associado a eventos isquêmicos, ocorre tração mais acentuada do papilar posteromedial, com restrição de mobilidade da cúspide posterior e refluxo mitral direcionado à parede lateral do átrio esquerdo (tal alteração não deve ser confundida com prolapso da cúspide anterior).[7]

A insuficiência mitral funcional ocorre por desbalanço entre as forças de fechamento da valva (por conta da disfunção sistólica ventricular) e a tração sobre as cúspides. Por esse motivo há predominância da regurgitação na protossístole e na telessístole, o que é bem evidenciado por meio do modo M colorido da valva mitral, que apresenta um padrão com picos precoce e tardio e redução na mesossístole, como demonstra a Figura 40-6.

O grau da IM secundária pode variar de acordo com a condição hemodinâmica do paciente (hipotensão ou hipertensão), terapia medicamentosa ou exercício físico.[26]

A presença de duplo mecanismo (primária e secundária) pode ocorrer em um mesmo paciente, como demonstrado na Figura 40-7, onde se observa cardiomiopatia isquêmica crônica e corda rota associada à cúspide anterior.

Neste caso da Figura 40-7, o modo M com Doppler colorido da valva mitral foi um método auxiliar para a diferenciação do mecanismo da insuficiência mitral (Fig. 40-8).

Alain Carpentier foi um dos pioneiros a tentar entender a patologia da insuficiência valvar mitral e a padronizar os métodos para seu reparo.[27] Ele classificou tal patologia em 3 grupos com base na mobilidade das cúspides, visando definir, basicamente, o mecanismo da regurgitação, com objetivo de obter uma plástica cirúrgica bem-sucedida. Cada mecanismo abrange múltiplas etiologias.

De acordo com essa classificação, o tipo I inclui a insuficiência mitral com mobilidade normal das cúspides. Tal grupo abrange situações como dilatação do anel mitral (cardiomiopatia isquêmica ou dilatada, fibrilação atrial), perfuração das cúspides (endocardite) ou *cleft* mitral.

O tipo II descreve a insuficiência mitral por hipermobilidade de suas cúspides. Encontram-se nesse grupo o prolapso das cúspides por ruptura de corda, ruptura do músculo papilar, alongamento de corda ou alongamento do músculo papilar. O prolapso geralmente é secundário a processos degenerativos, como deficiência fibroelástica e doença de Barlow, mas também pode-se desenvolver como resultado de endocardite, trauma ou mesmo cardiomiopatia isquêmica.

O tipo III refere-se à insuficiência mitral por redução da mobilidade de suas cúspides. Este é subdividido em IIIa, onde a restrição da mobilidade das cúspides ocorre na diástole, geralmente relacionado com doença reumática (fusão comissural, espessamento e fusão de cordas), e IIIb, em que a restrição da mobilidade da cúspide ocorre principalmente na sístole, em decorrência da fixação da cúspide

Fig. 40-6. Modo M colorido da valva mitral, com presença de insuficiência mitral funcional com picos precoce e tardio (setas) e com redução na mesossístole.

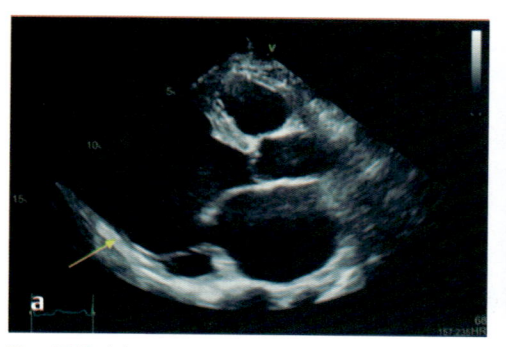

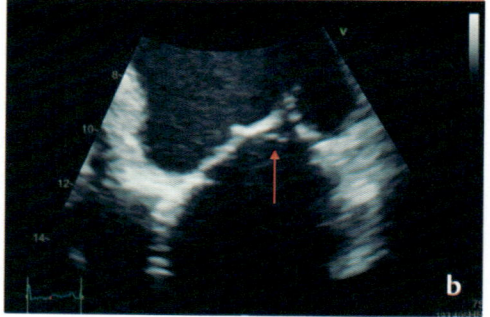

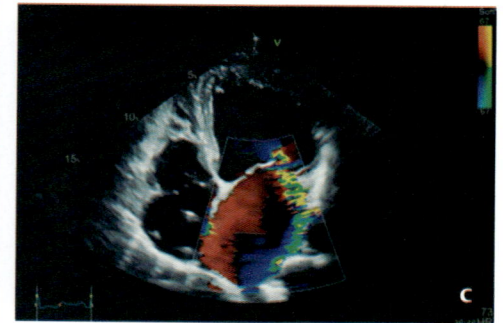

Fig. 40-7. (**a**) Corte paraesternal longitudinal evidencia acinesia da parede inferolateral (seta amarela). (**b**) Corte apical de 4 câmaras com *zoom* do mesmo paciente, exibindo imagem compatível com corda rota relacionada com a cúspide anterior (seta vermelha). (**c**) Jato excêntrico direcionado à parede lateral do átrio esquerdo na incidência apical de 4 câmaras, observada com o mapeamento colorido de fluxos.

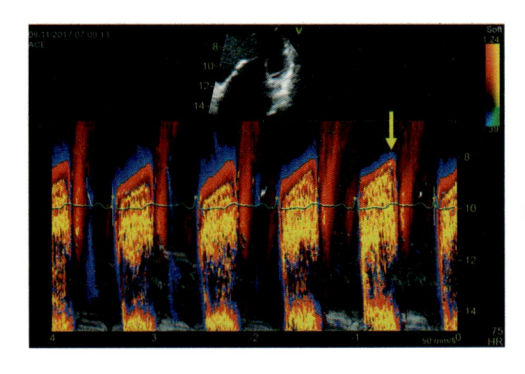

Fig. 40-8. Modo M colorido do refluxo mitral, característico de insuficiência primária, com pico telessistólico (seta amarela).

por deslocamento do músculo papilar, em casos de remodelamento ventricular localizado ou global.[27,28]

Estudo publicado em 2011, por Shah e Raney, propôs acrescentar-se nessa classificação o tipo IV, que inclui insuficiência mitral por movimento sistólico anterior da valva mitral (SAM), e o tipo V, que engloba o mecanismo híbrido (p. ex., doença mitral reumática associada à endocardite infecciosa).[29]

QUANTIFICAÇÃO DA INSUFICIÊNCIA MITRAL

A quantificação da insuficiência mitral exige a utilização conjugada de várias técnicas ecocardiográficas, uma vez que não existe um parâmetro único que seja melhor definidor de gravidade. Os dados utilizados incluem desde a análise morfológica da valva, a avaliação do tamanho das câmaras cardíacas, a análise com Doppler pulsátil e contínuo do jato de refluxo e a análise das características do jato ao mapeamento colorido de fluxos, até a utilização de medidas quantitativas, incluindo a medida da *vena contracta* do jato e o cálculo do orifício efetivo de refluxo, volume e fração regurgitantes, o que pode, por sua vez, ser realizado por várias técnicas, incluindo a equação de continuidade, PISA e ecocardiografia tridimensional.

Insuficiência Mitral Aguda

Acontece em situações agudas como ruptura de corda ou músculo papilar após infarto agudo do miocárdio, perfuração da cúspide por endocardite e cardiomiopatias agudas (miocardite ou Takotsubo). O paciente encontra-se com insuficiência cardíaca descompensada em razão da sobrecarga volumétrica e aumento súbito da pressão imposta a um átrio esquerdo de tamanho relativamente normal.[30] A ecocardiografia evidencia átrio esquerdo pouco aumentado (desproporcional ao refluxo), ventrículo esquerdo hiperdinâmico e, geralmente, há alteração estrutural evidente da valva mitral. Nestes casos agudos, a pressão atrial esquerda está muito aumentada, com rápida equalização entre as pressões do ventrículo e do átrio na sístole. Isso faz com que haja pouca evidência do refluxo ao mapeamento colorido de fluxos. Geralmente observa-se jato excêntrico e não turbulento no interior do átrio esquerdo, com pouca extensão. Eventualmente, evidencia-se *vena contracta* larga. O Doppler contínuo exibe um jato regurgitante com sinal denso e formato triangular com pico precoce, denotando a rápida equalização das pressões.[7,30]

Insuficiência Mitral Crônica

- *Análise bidimensional:* é fundamental para diferenciar a insuficiência primária da secundária, como exemplificado previamente, e auxilia na definição do grau da regurgitação valvar. A presença de corda rota, eversão da cúspide em direção ao átrio esquerdo e falha de coaptação são fatores que denotam uma regurgitação mitral significativa. A dilatação do átrio esquerdo, assim como o aumento do ventrículo esquerdo, podem ou não estar presentes na insuficiência mitral de grau discreto e, geralmente, estão presentes em casos de insuficiência mitral importante.[31] De maneira geral, o volume do átrio esquerdo aumenta linearmente ao grau de regurgitação valvar, enquanto o aumento do ventrículo esquerdo costuma acontecer em graus mais avançados da doença. A fração de ejeção não costuma representar bem a contratilidade miocárdica nesta patologia, visto que há um estado de alta pré-carga e baixa pós-carga. De fato, em fases iniciais, o valor medido costuma estar aumentado, havendo queda somente em fases avançadas. Quedas abaixo de 60% são consideradas um indício de disfunção sistólica, assim como o aumento do diâmetro sistólico final do ventrículo esquerdo acima de 40 mm, sendo esses indicadores para intervenção cirúrgica.[32]
- *Análise através do mapeamento colorido de fluxos:* três métodos estão incluídos nessa modalidade:

1. *Avaliação do jato regurgitante:* o mapeamento colorido de fluxos é bastante sensível em identificar jatos regurgitantes, sendo, portanto, excelente para excluir a presença de insuficiência mitral. Entretanto, tem análise quantitativa limitada, não devendo ser utilizado como parâmetro único para graduar o grau de regurgitação, pois a área do jato é muito dependente de condições hemodinâmicas, aumentando quando existe alto gradiente VE-AE (pacientes hipertensos, por exemplo). De fato, a imagem obtida por meio do mapeamento colorido de fluxos está diretamente relacionada com o *momentum* do jato, matematicamente resumido por fluxo × velocidade^2, o que representa bem a importância relativa do volume de sangue e da velocidade do jato, na gênese da imagem obtida pelo mapeamento colorido.

    Além disso, a imagem obtida pelo mapeamento colorido de fluxos sofre influência do mecanismo da insuficiência mitral, podendo se tornar menos evidente em jatos excêntricos, em que ocorre o efeito Coanda, quando o jato adere à parede do átrio, espalhando-se lateralmente na superfície da parede, diminuindo sua aparência em até 40% (Fig. 40-9). Finalmente, nas insuficiências secundárias, com jato regurgitante central, sua área pode ficar mais evidente, levando o observador a superestimar sua importância.[33]

    Considerando essas limitações, pode-se dizer que, de forma geral, a presença de uma área do jato central inferior a 20% em relação à área do átrio esquerdo em todas as projeções, sugere tratar-se de insuficiência mitral discreta, enquanto jatos com área superior a 40% da área do átrio sugerem insuficiência importante. No entanto, deve-se lembrar que esse método não pode ser isoladamente utilizado e deve ser empregado apenas para *screening* da gravidade da insuficiência mitral e não para sua quantificação final.[34]

2. *Vena contracta (VC):* é a região mais estreita e de maior velocidade de um jato regurgitante e normalmente está localizada na altura ou imediatamente abaixo do orifício regurgitante (Fig. 40-10). Sua medida deve ser feita, idealmente, no corte paraesternal longitudinal, em razão da melhor resolução axial. No entanto, em alguns casos, a *vena contracta* pode ser mais bem visibilizada pelo apical de 4 câmaras. Para sua melhor visibilização, devem-se utilizar o *zoom* e um setor mais estreito para aumentar o número de quadros por segundo e minimizar a taxa de erro.[35] VC < 0,3 cm denota insuficiência mitral discreta e VC ≥ 0,7 cm é um dado específico para insuficiência importante. Valores intermediários podem não significar insuficiência moderada e parâmetros quantitativos devem ser utilizados nesses casos. As vantagens desse método são: sofre pouca influência das condições hemodinâmicas e pode ser igualmente utilizado

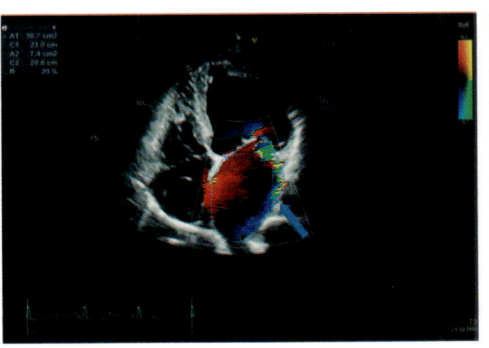

Fig. 40-9. Observa-se jato excêntrico (seta), em que há subestimativa da gravidade da regurgitação, com área do jato correspondendo a apenas 20% da área do átrio esquerdo não fazendo correspondência, portanto, com o grau importante da insuficiência mitral.

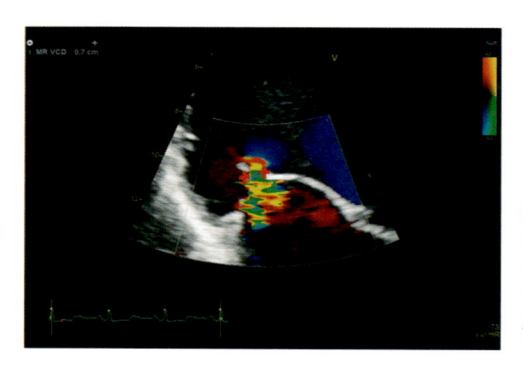

Fig. 40-10. Observa-se a medida da região mais estreita e de maior velocidade do jato regurgitante (*vena contracta*).

em jatos centrais e excêntricos. As limitações ocorrem em situações de múltiplos jatos, jatos elípticos (não circulares) e IM não holossistólica.[7]

3. *Convergência de fluxo (PISA):* é um método prático e validado por vários estudos clínicos para quantificação da IM.[36,37] Tem maior acurácia em jatos centrais do que em excêntricos. Por meio dele, calcula-se o orifício efetivo de refluxo (ERO) e o volume regurgitante. Deve ser realizado, preferencialmente, utilizando-se o corte apical de 4 câmaras, abaixando-se a linha de base do mapeamento colorido em direção ao movimento do fluxo, a uma velocidade (limite de *Nyquist*) entre 15 a 40 cm/s, o que provoca *aliasing*, melhorando a visualização de uma zona de convergência (aumento do raio), facilitando sua medida (Fig. 40-11).

O método do PISA é baseado no princípio da conservação da massa. Ao se aproximar de um orifício restritivo, um fluxo acelera em direção a este em forma de hemisférios concêntricos (zona de convergência). Na extensão de cada hemisfério, o fluido apresenta a mesma velocidade (isovelocidades). Aplicando-se a fórmula de conservação da massa, pode-se inferir que quanto mais próximo do orifício, menor será o hemisfério, enquanto maior será a velocidade do sangue, de forma que o fluxo volumétrico (produto área × velocidade) se mantém constante em cada hemisfério. Portanto, na região do orifício de refluxo, tem-se a maior velocidade e a menor área. Com a utilização do mapeamento colorido, podemos obter a velocidade do sangue na zona de convergência, que será igual à velocidade demonstrada pelo limite de Nyquist. Como o fluxo volumétrico que passa pelo orifício é o mesmo em qualquer ponto da zona de convergência, pode ser calculado pela fórmula: área do hemisfério ($2\pi r^2$) × velocidade de *aliasing* = área do orifício regurgitante (ERO) × velocidade máxima da regurgitação mitral. Ao multiplicar-se o ERO (cm^2) pela integral da velocidade do refluxo mitral (VTI em cm), obtém-se o volume regurgitante (cm^3 = mL/batimento).[38] A fórmula assume que o pico de fluxo do raio do PISA ocorre ao mesmo tempo que a velocidade de pico do jato regurgitante pelo Doppler contínuo.[33]

$$2\pi r^2 \times \text{V}aliasing = \text{ERO} \times \text{V}máx$$

$$\text{ERO} (cm^2) = 2\pi r^2 \times \text{V}aliasing/\text{V}máx$$

Na insuficiência mitral primária, o erro < 0,2 cm² e o volume regurgitante (VR) < 30 mL/bat é consistente com insuficiência mitral discreta, no intervalo entre 0,2-0,39 cm², com VR de 30 a 59 mL/bat, a insuficiência é considerada moderada e quando ERO ≥ 0,4 cm², com VR > 60 mL/bat, a insuficiência é dita importante.

Classicamente, sabe-se que existem limitações para a medição do ERO e VR pela técnica do PISA, sobretudo em pacientes com insuficiência secundária. Neste caso, essa dificuldade se deve, em parte, à variação temporal do jato regurgitante e pelo fato de que a zona de convergência tende a ser mais hemielíptica do que hemisférica, refletindo um orifício com formato também elíptico ("em crescente") ao longo da *zona coapta*. Essas limitações têm sido responsáveis por divergências nos valores utilizados para definição de refluxo importante. Mais modernamente, a ASE tem preferido utilizar os mesmos valores que são recomendados para classificar a insuficiência primária, com a utilização de outras técnicas de medida (equação de continuidade, ecocardiografia tridimensional).

Por outro lado, Bartko *et al.* propuseram, recentemente, uma nova classificação de insuficiência mitral secundária, com base em melhores preditores de risco. Nesta classificação, um ERO < 0,2 cm² e VR < 30 mL é considerado como insuficiência mitral de baixo risco, ERO de 0,2-0,29 cm² e VR entre 30 a 44 mL/bat é considerada de moderado risco e ERO ≥ 0,3 cm² e VR ≥ 45 mL/bat corresponde à insuficiência de alto risco.[39]

- *Análise do Doppler contínuo:* a velocidade máxima da regurgitação mitral obtida por esse método atinge, geralmente, valores entre 4 a 6 m/s. Isso apenas reflete o elevado gradiente sistólico entre o ventrículo esquerdo e o átrio esquerdo e não tem relação com o grau da insuficiência mitral. No entanto, a densidade da curva do Doppler contínuo é diretamente proporcional ao grau do refluxo, pois um sinal denso sugere IM significativa, enquanto um sinal fraco está relacionado com IM discreta.[40,41] Uma curva triangular, com pico máximo de velocidade na protossístole e fase ascendente rápida é um sinal de que há rápida equalização entre as pressões do átrio e do ventrículo por conta de elevada pressão atrial, estando, portanto, relacionada com IM é importante ou com insuficiências de início recente, em que não houve tempo de haver remodelamento atrial para aumento da sua complacência.[31]

- *Análise do Doppler pulsátil:* foi uma das primeiras técnicas usadas para avaliação do grau da IM, a fim de mapear o átrio esquerdo e detectar até qual parte dessa câmara o refluxo alcançava.[42] Atualmente é utilizada para avaliar o fluxo transmitral, pois na ausência de lesões estenóticas associadas, regurgitações de grau importante costumam elevar a velocidade de influxo mitral protodiastólico (onda E maior que 1,2 cm/s). Baixa velocidade da onda E com dominância de onda A praticamente exclui IM importante em indivíduos mais jovens. Entretanto, esse sinal deve ser usado com cautela em idosos ou pacientes com disfunção ventricular ou hipertrofia, pois nesses casos há também tendência à diminuição da onda E, por prolongamento do tempo de relaxamento ventricular.[7] O Doppler pulsátil também é importante para análise do fluxo das veias pulmonares.[43] Seu fluxo normal é composto pela onda S (componente sistólico), onda D (componente diastólico) e onda A (reversa, representa a contração atrial). Quanto maior o grau da insuficiência mitral, menor tende a ser a onda S. Nos casos de insuficiência mitral importante, pode-se observar a presença de reversão do componente sistólico em uma ou mais

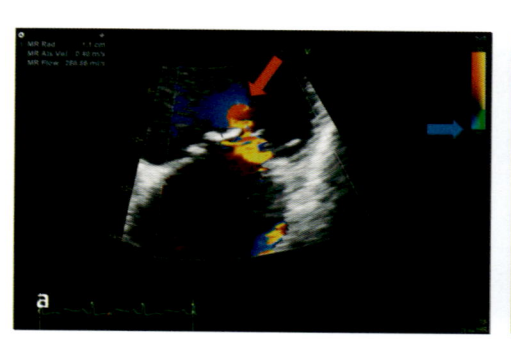

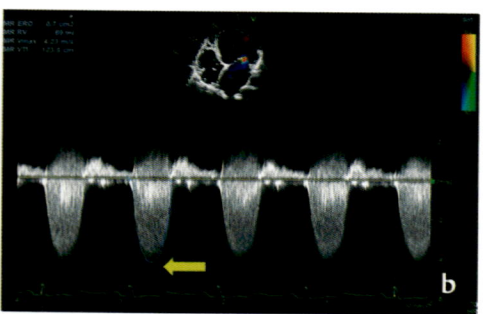

Fig. 40-11. Método de PISA. (**a**) Medida do raio (seta vermelha) após ajuste da linha de base do mapeamento colorido (seta azul). (**b**) Medida da velocidade de pico (seta amarela) e do VTI do jato regurgitante.

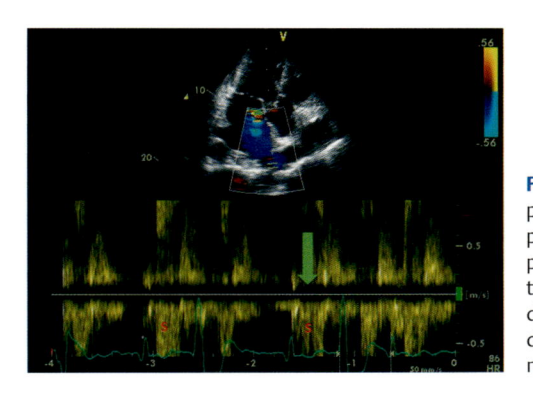

Fig. 40-12. Doppler pulsátil das veias pulmonares, obtido por ecocardiografia transtorácica. Presença de onda S reversa (seta) denota insuficiência mitral importante.

Quadro 40-1. Parâmetros Quantitativos para Graduação da Insuficiência Mitral

	Discreto	Moderado	Moderado a importante	Importante
ERO cm²	< 0,2	0,2-0,29	0,30-0,39	≥ 0,4
RVol mL	< 30	30-44	45-59	≥ 60
RF%	< 30	30-39	40-49	≥ 50%

Zoghbi et al. 2017.[7]

Quadro 40-2. Parâmetros Quantitativos com Base em Desfechos Clínicos: Insuficiência Mitral Secundária

Baixo risco	Risco intermediário	Alto risco
ERO < 0,2 cm²; VR < 30 mL	ERO 20-29 cm²; VR 30-44 mL	ERO ≥ 0,3 cm²; VR ≥ 45 mL

Bartko et al. 2019.[39]

veias pulmonares (Fig. 40-12). Este é um achado muito específico de regurgitação importante. Entretanto, não é um dado sensível, de forma que sua ausência não exclui essa possibilidade. A equação de continuidade é um método que utiliza o Doppler pulsátil para calcular o volume regurgitante mitral, por meio da diferença entre o volume total que entra no ventrículo esquerdo (volume transmitral) e o volume que passa pela via de saída do VE a cada ciclo cardíaco. A fração regurgitante corresponde à relação entre o VR e o volume transmitral. Por fim, o ERO será a relação entre o VR e o VTI do refluxo,[7] como visualizado no esquema da Figura 40-13.

Uma outra forma de executar esse processo é considerar a variação volumétrica total do ventrículo esquerdo, obtida pelo método de Simpson ou ecocardiografia tridimensional. Esse volume corresponde ao total ejetado, incluindo a insuficiência mitral. Desse valor, podemos diminuir o volume que passa pela via de saída do VE, ou seja, o volume ejetado efetivo, obtido por meio de Doppler pulsátil. Essa diferença corresponde ao volume regurgitante.

Esse método não pode ser utilizado em insuficiência aórtica significativa (a não ser que a via de saída do ventrículo direito seja utilizada) ou em *shunts* intercavitários. Tem a vantagem de ser um método quantitativo, validado para jatos excêntricos e múltiplos jatos.[7]

Os valores dos parâmetros quantitativos encontram-se resumidos nos Quadros 40-1 e 40-2.

- *Método tridimensional:* a utilização da ecocardiografia tridimensional é baseada em estudos que indicam que o ERO não tem formato circular na maioria dos casos, especialmente em IM secundária.[44,45] Sendo assim, a medida da *vena contracta* bidimensional é limitada, já que esta última tem a mesma forma do ERO e, para sua avaliação, especialmente quando medida em um único plano, assume-se um ERO circular.

Nesse sentido, vários estudos publicados demonstram melhor acurácia diagnóstica da medida da área da *vena contracta* obtida pelo método tridimensional (também chamada de ERO 3D ou *vena contracta* 3D) em relação ao bidimensional.[46,47] Esse método pode ser utilizado em casos de vários jatos regurgitantes, já que se consegue planos de corte separadamente para cada jato. No entanto, apresenta limitações decorrentes da janela acústica, variação dinâmica do orifício regurgitante ao longo do ciclo cardíaco e dificuldade de ajuste de ganho do mapeamento colorido, para que o sinal não seja aumentado, levando-se a medidas erroneamente maiores.[48] O valor de referência da área da *vena contracta* tridimensional varia na literatura. Zeng et al. propuseram um valor de corte de 0,41 cm² para diferenciação de IM moderada a importante. Por sua vez, Kahlert et al. derivaram seu valor de corte de 0,6 cm.[2,44,49] Como esses dois primeiros estudos chegaram a valores significativamente diferentes, são necessários estudos adicionais que incluam valor clínico e prognóstico associado aos valores de corte dessa variável.

A reconstrução multiplanar a partir de imagens obtidas por ecocardiografia tridimensional permite traçar um plano de corte exatamente na região da *vena contracta* e, dessa forma, sua mensuração por planimetria manual, como demonstrado na Figura 40-14.

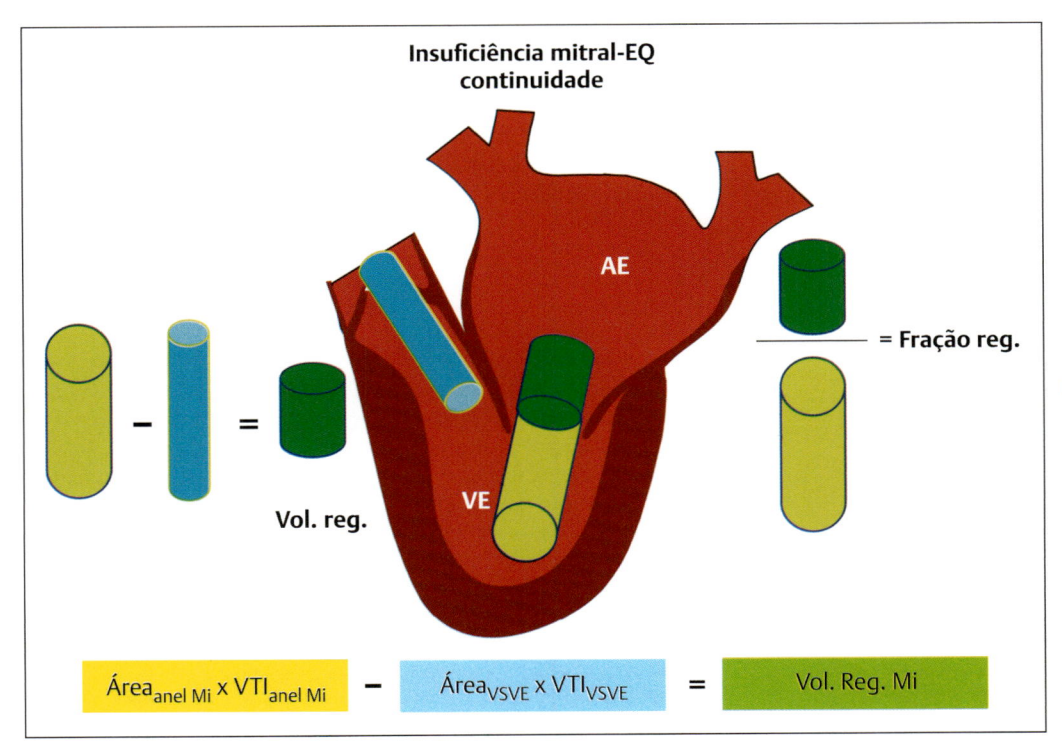

Fig. 40-13. Desenho esquemático representando o cálculo do volume regurgitante e da fração regurgitante, utilizando-se a equação de continuidade. A diferença do fluxo que passa pela via de entrada VE e o fluxo que passa pela via de saída VE corresponde ao volume regurgitante. A fração regurgitante é calculada pela relação entre o volume regurgitante e o fluxo de via de entrada do VE. Outra forma de calcular o volume regurgitante seria obter a variação volumétrica total do VE, utilizando-se os métodos de Simpson ou tridimensional, e diminuir do fluxo que sai pela via de saída.

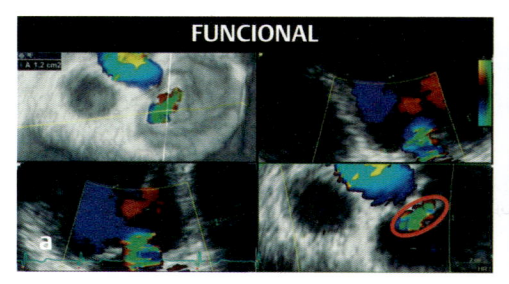

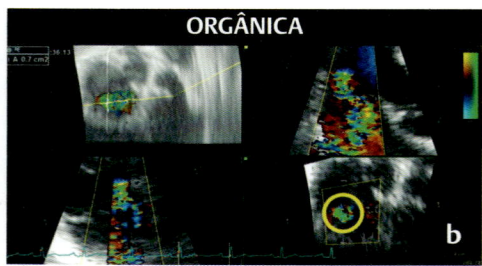

Fig. 40-14. Medida da área da *vena contracta* por meio de ecocardiografia tridimensional em dois pacientes com IM. (**a**) Trata-se de IM funcional, com área *da vena contracta* de formato elíptico (traçado vermelho). (**b**) Observa-se uma IM orgânica, com área da *vena contracta circular* (traçado amarelo).

INSUFICIÊNCIA MITRAL CRÔNICA

Critério para discreta ou importante?

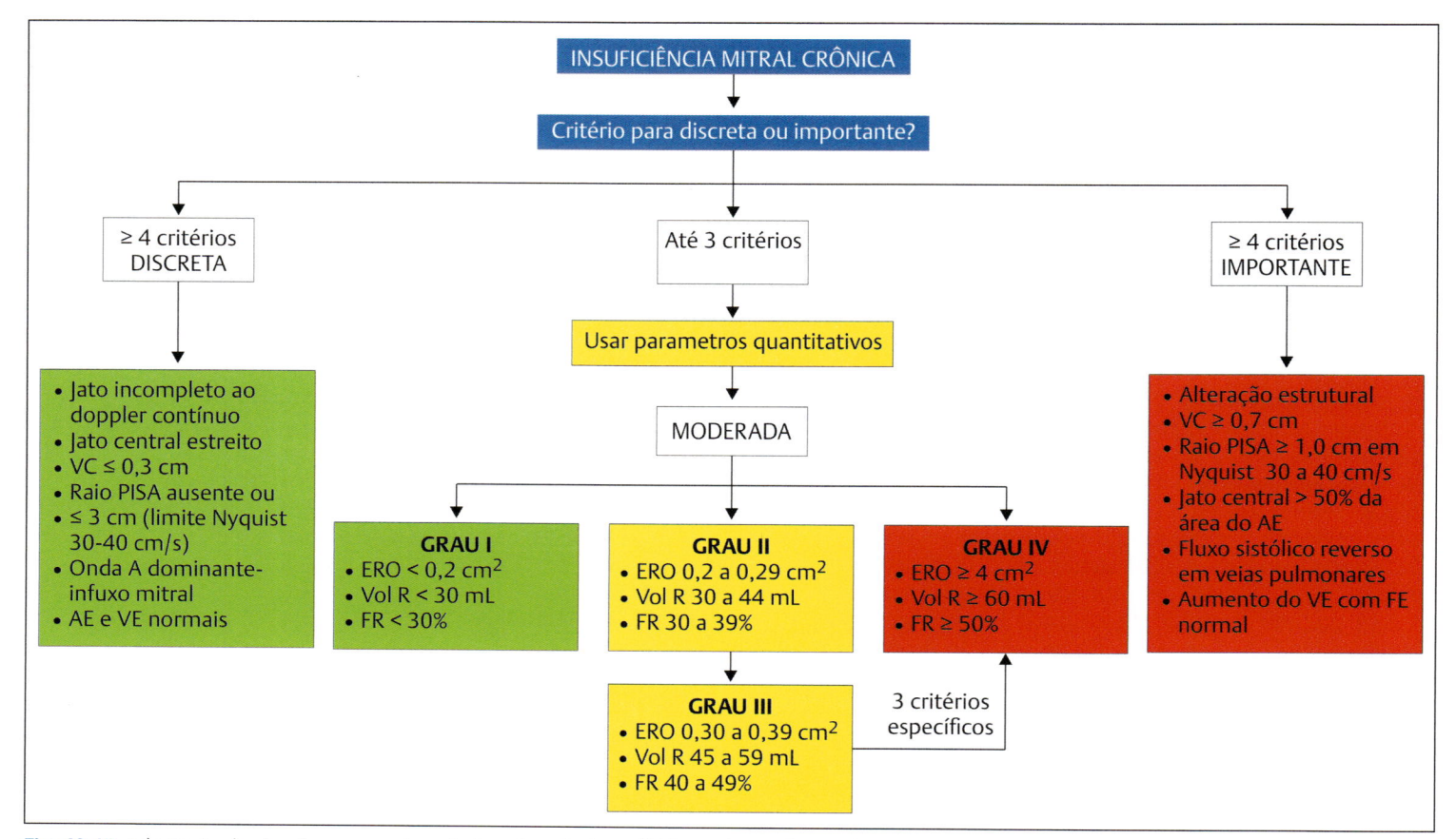

- **≥ 4 critérios DISCRETA**
  - Jato incompleto ao doppler contínuo
  - Jato central estreito
  - VC ≤ 0,3 cm
  - Raio PISA ausente ou ≤ 3 cm (limite Nyquist 30-40 cm/s)
  - Onda A dominante-infuxo mitral
  - AE e VE normais

- **Até 3 critérios** → Usar parametros quantitativos → MODERADA
  - **GRAU I**
    - ERO < 0,2 cm^2
    - Vol R < 30 mL
    - FR < 30%
  - **GRAU II**
    - ERO 0,2 a 0,29 cm^2
    - Vol R 30 a 44 mL
    - FR 30 a 39%
  - **GRAU III**
    - ERO 0,30 a 0,39 cm^2
    - Vol R 45 a 59 mL
    - FR 40 a 49%
  - **GRAU IV**
    - ERO ≥ 4 cm^2
    - Vol R ≥ 60 mL
    - FR ≥ 50%
  - 3 critérios específicos

- **≥ 4 critérios IMPORTANTE**
  - Alteração estrutural
  - VC ≥ 0,7 cm
  - Raio PISA ≥ 1,0 cm em Nyquist 30 a 40 cm/s
  - Jato central > 50% da área do AE
  - Fluxo sistólico reverso em veias pulmonares
  - Aumento do VE com FE normal

Fig. 40-15. Adaptação do algoritmo proposto pela American Society of Echocardiography (ASE) para graduação da IM. De acordo com a ASE, a partir de 4 critérios sugestivos de IM discreta ou importante (quadros verde e vermelho, respectivamente), não haveria necessidade de outras avaliações. Por outro lado, na presença de até 3 critérios, dever-se-iam empregar os métodos quantitativos. A IM grau III, a partir da análise dos métodos quantitativos, pode ser considerada importante se 3 critérios de gravidade (quadro vermelho) estiverem presentes.

CONSIDERAÇÕES FINAIS

A ecocardiografia é uma ferramenta fundamental na prática clínica para auxílio diagnóstico e prognóstico da insuficiência mitral. Por esse método evidencia-se o mecanismo, a etiologia, o grau e a repercussão hemodinâmica da IM. Estes dados são indispensáveis para se definir o momento de intervenção e se obter melhores desfechos clínicos para o paciente.

Diante de uma valva mitral anatomicamente normal, com insuficiência mitral cujo jato é pequeno (*vena contracta* < 0,3 cm) e central, sem convergência do fluxo proximal, padrão de influxo mitral com onda A dominante e cavidades de tamanhos normais, não se faz necessária a quantificação adicional. Por outro lado, ao deparar-se com eversão de cúspide para o átrio esquerdo, *vena contracta* > 0,7 cm ou fluxo reverso nas veias pulmonares, deve-se inferir que a IM é, provavelmente, importante e os parâmetros quantitativos devem ser empregados para comprovar sua gravidade. No entanto, ao se deparar com casos diferentes destes dois extremos, o ecocardiografista deve lançar mão de todos os parâmetros qualitativos, semiquantitativos e quantitativos, a fim de se obter o grau correto da IM. Assim, a melhor forma de o ecocardiografista proceder na análise da IM é conhecer e saber utilizar todos os parâmetros em conjunto, do modo M ao método tridimensional, quando necessário.

A American Society of Echocardiography (ASE) propõe o seguinte algoritmo para graduação da insuficiência mitral (Fig. 40-15).

REFERÊNCIAS BIBLIOGRÁFICAS

1. Berger M, Hecht S, Tosh A and Lingam U. Pulsed and continuous wave doppler echocardiographic assessment of valvular regurgitation in normal subjects. J Am Coll Cardiol. 1989;13:735-1097.
2. Yoshida K, Yoshikawa J, Shakudo M, Akasaka T, Yyo Y, Takao S, Shiratori K et al. Color Doppler evaluation of valvular regurgitation in normal subjects. Circulation. 1988;78:840-7.
3. Klein A, Burstow D, Tajik A, Zachariah P, Taliercio CP, Taylor CL et al. Age-related Prevalence of Valvular Regurgitation in Normal Subjects: A Comprehensive Color Flow Examination of 118, Volunteers. J Am Soc Echocardiogr. 1990;3:54-63.
4. Vahanian A, Baumgartner H, Bax J, Butchart E, Dion R, Filippatos G et al. Guidelines on the management of valvular heart disease: the task force on the management of valvular heart disease of the European society of cardiology. Eur Heart J. 2007;28:230-68.
5. Baumgartner H, Falk V, Bax JJ, De Bonis M, Hamm C, Holm PJ et al. Guidelines for the management of valvular heart disease. The Task Force for the Management of Valvular Heart Disease of the European Society of Cardiology (ESC) and the European Association for Cardio-Thoracic Surgery (EACTS) European Heart Journal. Eur Heart J. 2017 Sep 21;38(36):2739-91.
6. Macnab A, Jenkins P, Ewington I, Bridgewater B, Hooper T, Greenhalgh D et al. A method for the morphological analysis of the regurgitant mitral valve using three dimensional echocardiography. Heart. 2004;90:771-6.

7. Zoghbi W, Adams D, Bonow R, Sarano M, Foster E, Grayburn P et al. Recommendations for Noninvasive Evaluation of Native Valvular Regurgitation. A Report from the American Society of Echocardiography Developed in Collaboration with the Society for Cardiovascular Magnetic Resonance. J Am Soc Echocardiogr. 2017;30:303-71.
8. Herdy G, Pinto C, Carrinho M, Olivaes M, Medeiros C, Souza D. Estudo Clínico e Ecocardiográfico das Alterações do Aparelho Mitral em Crianças com Cardite Reumática Grave. Aspecto de Prolapso ou Ruptura. Arq Bras Cardiol. 1996;66(3):125-8.
9. Sanders CA, Austen WG, Harthorne JW et al. Diagnosis and surgical treatment of mitral regurgitation secondary to ruptured chordae tendineae. N Engl J Med. 1967;176:943-9.
10. Marcus RH, Sareli P, Pocock WA. The spectrum of severe rheumatic mitral valve disease in a developing country. Correlations among clinical presentation, surgical pathologic findings, and hemodynamic sequelae. Ann of Inter Med. 1994;120:177-83.
11. Meel R, Peters F, Libhaber E, Essop M. The changing spectrum of rheumatic mitral regurgitation in Soweto, South Africa. Cardiovasc J Afr. 2017 July-Aug;28(4):215-20.
12. Madamanchi C and Chung E. Mitral Valve Prolapse and Mitral Valve Regurgitation in Athletes. Am Coll of Cardiol 2017 Feb;21.
13. He Y, Guo Y, Li Z, Chen J, Kontos M, Paulsen H et al. Echocardiographic Determination of the Prevalence of Primary Myxomatous Degeneration of the Cardiac Valves. J Am Soc Echocardiog 2011;24(4):399-404.
14. Anyanwu A, Adams D. Etiologic Classification of Degenerative Mitral Valve Disease: Barlow's Disease and Fibroelastic Deficiency. Semen Thorac Cardiovasc Surg. 2007;19(2):90-6.
15. Omran A, Arifi A and Mohamed. Echocardiographic atlas of the mitral regurgitation. J Saudi Heart Assoc. 2011 July;23(3):163-70.
16. Biaggi P, Jedrzkiewicz S, Gruner C, Meineri M, Karski J, Vegas AJ et al. Quantification of mitral valve anatomy by three-dimensional transesophageal echocardiography in mitral valve prolapse predicts surgical anatomy and the complexity of mitral valve repair. J Am Soc Echocardiogr. 2012 July;25(7):758-65.
17. Ling LH, Enriquez-Sarano M, Seward JB, Tajik AJ, Schaff HV, Bailey KR et al. Clinical outcome of mitral regurgitation due to flail leaflet. N Engl J Med. 1996;335:1417-23.
18. Bayer AS, Bolger AF, Taubert KA, Wilson W, S Feckelberg J, Karchmer AW et al. Diagnosis and management of infective endocarditis and its complications. Circulation. 1998;98:2936-48.
19. Pressman G, Movva R, Topilsky Y, Clavel M, Saldanha J, Watanabe N et al. Mitral Annular Dynamics in Mitral Annular Calcification: A Three-Dimensional Imaging Study. J Am Soc Echocardiogr 2015July;28(7):786-94.
20. Ommen SR, Shah PM, Tajik AJ. Left ventricular outflow tract obstruction in hypertrofic cardiomyopathy: past, present and future. Heart. 2008;94:1276-8.
21. Miglioranza M, Muraru D, Mihaila S, Haertel JC, Iliceto S. Fenda Isolada no Folheto Anterior da Valva Mitral: Estratégia Cirúrgica Guiada por Ecocardiografia Transtorácica Tridimensional. Arq Bras Cardiol. 2015 Maio;104(5).
22. Connolly HM, Crary JL, McGoon MD, Hemsrud DD, Edwards BS, Edwards WD et al. Valvular heart disease associated with fenfluramine-phentermine. N Engl J Med. 1997;337:581-8.
23. Redfield MM, Nicholson WJ, Edwards WD, Tajik AJ. Valve didease associated with ergot alkaloid use: echocardiographic and pathologic correlations. Ann Intern Med. 1992;117:50-2.
24. Metz D, Jolly D, Graciet- Richard J, Nazeyrollas P, Chabert JP, Maillier B et al. Prevalence of valvular involvement in systemic lupus erythematosus and association with antiphospholipid syndrome: a matched echocardiographic study. Cardiology. 1994;85:129-36.
25. Vahanian A, Alfieri O, Andreotti F, Antunes MJ, Baroón-Esquivias G, Baumgartner H et al. Guidelines on the management of valvular heart disease (version 2012). The Joint Task Force on the Management of Valvular Heart Disease of the European Society of Cardiology and the European Association for Cardio-Thoracic Surgery. Eur Heart J. 2012;33:2451-96.
26. Lancellotti P, Gérard P, Piérard L. Long term outcome of patients with heart failure and dynamic functional mitral regurgitation. Eur Heart J. 2005;26:1528-32.
27. Carpentier A. Cardiac valve surgery – the "French correction" J. Thorac Cardiovasc Surg. 1983;86(3):323-37.
28. Schubert S, Mehaffey J, Charles E and Kron I. Mitral Valve Repair: The French Correction vs the American Correction. Surg Clin North Am. 2017 Aug; 97(4): 867-88.
29. Shah PM e Raney AA. Echocardiography in Mitral Regurgitation with Relevance to Valve Surgery. J Am Soc Echocardiogr. 2011 Oct;24(10):1086-91.
30. Watanabe N. Acute mitral regurgitation. Review. Heart. 2019;0:1-7.
31. Zoghbi W, Sarano M, Foster E, Grayburn P, Kraft C, Levine R et al. Recommendations for Evaluation of the Severity of Native Valvular Regurgitation with Two-dimensional and Doppler Echocardiography. J Am Soc Echocardiogr. 2003;16:777-802.
32. Nishimura RA, Otto CM, Bonow RO, Carabello BA, Erwin JP 3rd, Guyton RA et al. 2014 AHA/ACC guideline for the management of patients with valvular heart disease: executive summary: a report of the American College of Cardiology/American Heart Association Task Force on Practice Guidelines. J Am Coll Cardiol. 2014;63:2438-88.
33. Grayburn PA, Weissman NJ, Zamorano JL. Quantitation of mitral regurgitation. Circulation. 2012;126:2005-17.
34. Zamorano JL, Fernández-Golfín C and González-Gómez A. Quantification of mitral regurgitation by echocardiography. Heart. 2014;0:1-9.
35. Roberts BJ and Grayburn PA. Color flow imaging of the vena contracta in mitral regurgitation: technical considerations. J Am Soc Echocardiogr. 2003 Sep;16(9):1002-6.
36. Simpson IA, Shiota T, Gharib M, Sahn DJ. Current status of flow convergence for clinical applications: is it a leaning tower of "PISA"? J Am Coll Cardiol. 1996;27:504-9.
37. Enriquez-Sarano M, Miller FA, Hayes SN, Bailey KR, Tajik AJ, Seward JB. Effective mitral regurgitant orifice area: clinical use and pitfalls of the proximal isovelocity surface area method. J Am Coll Cardiol. 1995;25:703-9.
38. Bargiggia GS, Tronconi L, Sahn DJ, Recusani F, Raisaro A, De Servi S et al. A new method for quantitation of mitral regurgitation based on color flow Doppler imaging of flow convergence proximal to regurgitant orifice. Circulation. 1991;84:1481-9.
39. Bartko P E, Arfsten H, Heitzinger G, Pavo N, Toma A, Strunk G et al. A Unifying Concept for the Quantitative Assessment of Secondary Mitral Regurgitation. J Am Coll Cardiol. 2019 May;73(20):2506-17.
40. Bolger AF, Eidenvall L, Ask P, Loyd D, Wranne B. Understanding continuous-wave Doppler signal intensity as a measure of regurgitant severity. J Am Soc Echocardiogr. 1997;10:613-22.
41. Utsunomiya T, Patel D, Doshi R, Quan M, Gardin JM. Can sinal intensity of the continuous wave Doppler regurgitant jet estimate severity of mitral regurgitation? Am Heart J. 1992;123:66-71.
42. Zhang Y, Ihlen H, Myhre E, Levorstad K, Nitter-Hauge S. Measurement of mitral regurgitation by Doppler echocardiography. Br Heart J. 1985;54:384-91.
43. Pu M, Griffin BP, Vandervoort PM, Stewart WJ, Fan X, Cosgrove DM et al. The value of assessing pulmonary venous flow velocity for predicting severity of mitral regurgitation: a quantitative assessment integrating left ventricular function. J Am Soc Echocardiogr. 1999;12:736-43.
44. Kahlert P, Plicht B, Schenk IM, Janosi RA, Erbel R, Buck T. Direct assessment of size and shape of noncircular vena contracta area in functional versus organic mitral regurgitation using real-time three-dimensional echocardiography. J Am Soc Echocardiogr. 2008;21:912-21.
45. Yosefy C, Levine RA, Solis J, Vaturi M, Handschumacher MD, Hung J. Proximal flow convergence region as assessed by real-time 3-dimensional echocardiography: challenging the hemispheric assumption. J Am Soc Echocardiogr. 2007;20:389-96.
46. Little SH, Pirat B, Kumar R, Igo SR, McCulloch M, Hartley CJ et al. Three-dimensional color Doppler echocardiography for direct measurement of vena contracta area in mitral regurgitation: in vitro validation and clinical experience. JACC Cardiovasc Imaging. 2008;1:695-704.
47. Shanks M, Siebelink HM, Delgado V, van de Veire Ng AC, Sieders A, Schuijf JD et al. Quantitative assessment of mitral regurgitation: comparison between three-dimensional transesophageal echocardiography and magnetic resonance imaging. Circ Cardiovasc Imaging. 2010.
48. Buck T, Plicht B. Real-Time Three-Dimensional Echocardiographic Assessment of Severity of Mitral Regurgitation Using Proximal Isovelocity Surface Area and Vena Contracta Area Method. Lessons We Learned and Clinical Implications. Curr Cardiovasc Imaging Re. 2015;8:38.
49. Zeng X, Levine RA, Hua L, Morris EL, Kang Y, Flaherty M et al. Diagnostic value of vena contracta area in the quantification of mitral regurgitation severity by color Doppler 3D echocardiography. Circ Cardiovasc Imaging. 2011;4:506-13.

CAPÍTULO 41
ANATOMIA E PATOLOGIA DA VALVA TRICÚSPIDE

Marcelo Haertel Miglioranza ■ Alex Felix

INTRODUÇÃO

A valva tricúspide (VT) apresenta um papel importante em diversas doenças cardiovasculares, como nas valvulopatias mitrais e aórticas, na insuficiência cardíaca e na hipertensão pulmonar. Diversos estudos demonstraram que o desenvolvimento de insuficiência tricúspide (IT) funcional está diretamente relacionada com aumento da morbimortalidade nestas patologias.[1] Portanto, tem sido observado crescente interesse no entendimento da anatomia e do funcionamento do complexo VT, bem como da sua complexa interação com o ventrículo direito (VD), o átrio direito (AD) e a circulação pulmonar.[2] Muito desse interesse tem sido alavancado pela busca do aprimoramento das técnicas de reparo cirúrgico aberto e pelo desenvolvimento de tecnologias para as intervenções percutâneas.

O adequado manejo clínico, bem como a precisa indicação e o planejamento de uma eventual intervenção cirúrgica depende de acurada avaliação da morfologia e da função da VT. A ecocardiografia bidimensional (2D) apresenta uma série de limitações técnicas que tornam o exame da VT um desafio, e muitas vezes impreciso, em decorrência, em grande parte, da estrutura anatômica valvar única e da complexa relação com o VD.[3] Com o advento da ecocardiografia tridimensional (3D), tornou-se possível a visibilização volumétrica frontal (*en face*) e dinâmica de toda a VT (com visão conjunta das três cúspides, do anel valvar e do aparato subvalvar) por meio das perspectivas atrial e ventricular direita durante todo o ciclo cardíaco, permitindo uma avaliação acurada, objetiva e quantitativa da anatomia e função valvar, reduzindo a subjetividade na interpretação das imagens (Fig. 41-1). Ademais, o 3D é um dos únicos métodos que permitem uma avaliação acurada da morfologia e do tamanho do anel valvar nas diferentes fases do ciclo cardíaco, tendo papel fundamental na determinação da necessidade de uma anuloplastia tricúspide naqueles pacientes submetidos à cirurgia valvar cardíaca nas câmaras esquerdas e no planejamento das intervenções percutâneas.

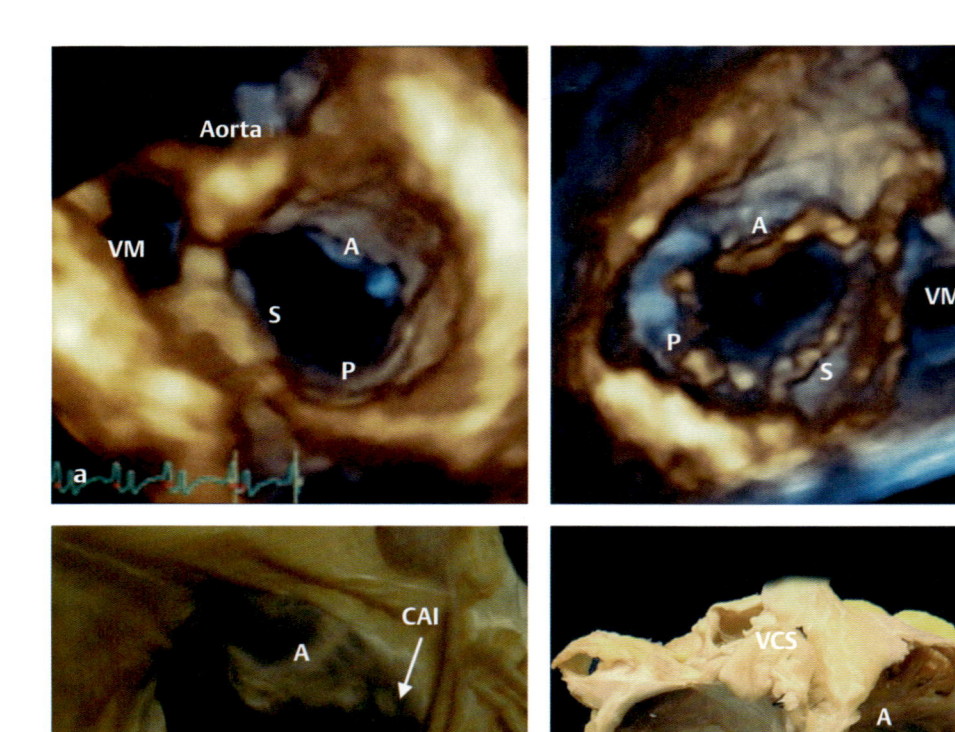

Fig. 41-1. Visibilização *en face* da valva tricúspide por ecocardiografia transtorácica tridimensional permitindo análise morfológica e funcional a partir de uma perspectiva atrial direita (**a**), semelhante à visão do cirurgião, e de uma perspectiva ventricular direita (**b**). Visibilização *en face* da valva tricúspide em peça anatômica pela perspectiva atrial (**c**). Visibilização da relação anatômica da valva tricúspide com valva mitral e veias cavas (**d**).
A: cúspide anterior; AAD: apêndice atrial direito; CAI: comissura anteroposterior; P: cúspide posterior; S: cúspide septal; VCI: veia cava inferior; VCS: veia cava superior; VM: valva mitral; VP: valva pulmonar; VT: valva tricúspide.

ANATOMIA DA VALVA TRICÚSPIDE

O complexo valvar tricúspide corresponde a uma unidade anatômico-funcional composta por cúspides valvares, cordoalhas tendíneas, músculos papilares e ânulo valvar que interagem de forma dinâmica para permitir a integridade funcional da valva. A relação das cúspides valvares com as cordoalhas e com os músculos papilares apresenta um papel importante para a coaptação adequada durante a sístole, estando intimamente relacionada com o tamanho e a função da cavidade VD. Do ponto de vista anatômico, a VT é a valva cardíaca com posição mais apical (com a inserção da cúspide septal normalmente ≤ 10 mm de distância em relação à inserção da cúspide anterior da valva mitral) e a que apresenta o maior orifício valvar (7 a 9 cm²) (Fig. 41-2).

Cúspides Valvares

Apresenta, normalmente, três cúspides valvares de tamanhos assimétricos, referidas como: anterior, septal e posterior. No entanto, diversos estudos anatômicos mais recentes demonstram que a caracterização das cúspides da VT é muito mais complexa e heterogênea do que se pensava. São extremamente frequentes as variações morfológicas em relação ao número de cúspides, além dos achados de comissuras duplas ou de dobras funcionais de tecido.[4-7] Em relação ao número de cúspides, as composições mais frequentes são de 3 e 4, com 57,5 e 42% de prevalência, respectivamente.[4-7]

- *Cúspide anterior (também denominado de superior ou anterossuperior):* costuma ser a maior em diâmetro, área e mobilidade. Estende-se da região infundibular anterior em direção posterior à parede inferolateral do VD.
- *Cúspide septal:* é a menor em diâmetro radial e com menor mobilidade. Estende-se da região infundibular, contígua ao septo interventricular, em direção à borda da parede posterior do VD. Tem inserção junto ao septo interventricular, caracteristicamente, em um plano mais apical, porém, a ≤ 10 mm de distância em relação ao plano de inserção septal da cúspide anterior da valva mitral.
- *Cúspide posterior (também denominado de mural ou inferior):* está inserido ao longo da margem posterior do anel valvar, estendendo-se do septo à parede inferolateral.

Nos casos de VT quadricúspide, o folheto extra costuma ser observado na região mais inferior do anel, entre as cúspides septal e posterior, sendo, portanto, denominado cúspide inferior (Fig. 41-3).

As referências anatômicas de cada cúspide podem variar significativamente na dependência do tamanho e formato do anel tricúspide, e do número das cúspides. Quando a VT apresenta 3 cúspides, a comissura posterosseptal (sempre claramente visível) costuma estar localizada entre o óstio do seio coronário e a crista terminal em 69,6% dos casos e ao longo da crista terminal (deslocada mais superiormente) nos 30,4% restantes. O seio de Valsalva não coronariano da raiz aórtica geralmente é adjacente à comissura anterosseptal.

A coaptação das cúspides na VT normal costuma estar localizada na região do plano do anel valvar ou logo abaixo dele, com altura do bordo de coaptação de 5 a 10 mm. Este bordo de coaptação amplo funciona como uma reserva, permitindo ocorrer certa dilatação do anel valvar sem que ocorra falha de coaptação.

A correta identificação das cúspides da valva tricúspide é extremamente difícil apenas com o uso da ecocardiografia 2D, em razão da grande variabilidade entre os pontos de interseção entre o plano de corte das janelas ecocardiográficas convencionais com as cúspides, havendo diferenças mesmo entre renomados livros-textos de ecocardiografia,[8,9] nas descrições de quais cúspides são evidenciadas em cada uma dessas janelas. Em elegante publicação, Addetia *et al.* demonstraram que o 3D não só consegue evidenciar corretamente as cúspides por sua visão *en face*, mas também com uso de ferramenta de reconstrução multiplanar, pode decompor estas imagens em projeções 2D customizadas, com base em marcadores anatômicos e orientadas pelo 3D, aumentando bastante a acurácia.[3]

Aparato Subvalvar

É constituído pelas cordoalhas e pelos músculos papilares. Existem, normalmente, três grupos de músculos papilares geralmente localizados próximos às comissuras – dois papilares bem diferenciados, o anterior e o posterior, com a presença variável de um terceiro papilar, denominado septal.

O papilar anterior é o mais proeminente e fornece cordoalhas para as cúspides anterior e posterior, podendo-se fundir com a banda moderadora, em alguns casos. Por estar inserido ao longo da parede anterolateral do VD, o papilar anterior sofre influência direta do remodelamento da cavidade. Assim, quando ocorre o distanciamento entre parede livre e o septo interventricular, o papilar anterior tracionará as cúspides, gerando *tethering* valvar e consequente falha de coaptação. O papilar posterior fornece cordoalhas para as cúspides septal e posterior e tem um formato que pode ser bífido ou trífido. O papilar septal é o menor e o que apresenta

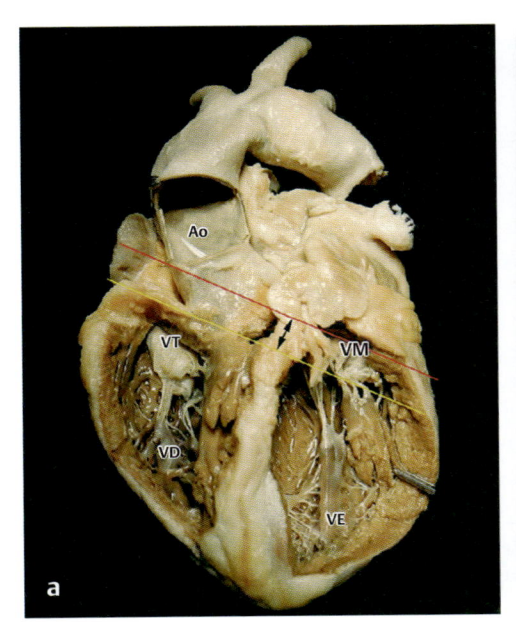

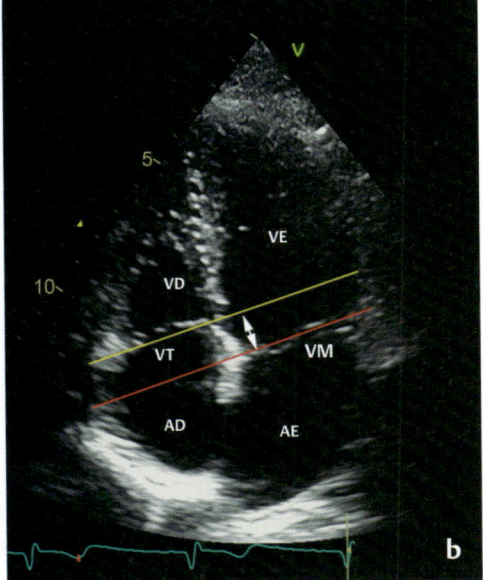

Fig. 41-2. Peça anatômica (**a**) e imagem apical de 4 câmaras de exame ecocardiográfico 2D (**b**) demonstrando a posição mais apical do anel valvar tricúspide em relação ao anel valvar mitral. AE: átrio esquerdo; AD: átrio direito; Ao: aorta; VE: ventrículo esquerdo; VD: ventrículo direito; VM: valva mitral; VT: valva tricúspide. Linha amarela: plano do anel valvar tricúspide; Linha vermelha: plano do anel valvar mitral.

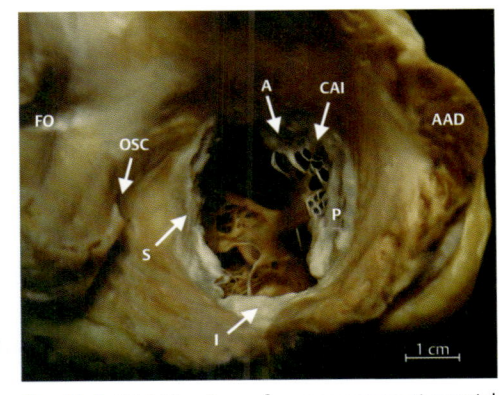

Fig. 41-3. Visibilização *en face* por perspectiva atrial de uma peça anatômica de valva tricúspide com quatro cúspides. A: cúspide anterior; AAD: apêndice atrial direito; CAI: comissura anteroposterior; FO: fossa *ovalis*; I: cúspide inferior; OSC: óstio do seio coronário; P: cúspide posterior; S: cúspide septal.

maior variação anatômica, podendo, inclusive, ser múltiplo ou não existir. Quando presente, o papilar septal fornece cordoalhas para as cúspides anterior e septal. Em caso de não haver o papilar septal, as cordoalhas costumam emergir diretamente do septo para as cúspides anterior e septal.[10]

Vale ressaltar que as cordoalhas do aparato subvalvar tricúspide são menos distensíveis que as do subvalvar mitral, por ter densos feixes de colágeno, e isso ajuda a explicar o acentuado *tethering* que ocorre com a dilatação da cavidade, comparavelmente maior que a que ocorre com a dilatação do ventrículo esquerdo (VE).

Podemos encontrar, também, eventuais cordoalhas acessórias que podem ligar os folhetos diretamente à parede livre do VD ou mesmo à banda moderadora.

Anel Valvar

O anel valvar tricúspide, diferente do anel mitral, não é uma estrutura fibrosa e bem delimitada à inspeção anatômica, sendo, na verdade, formado principalmente por bandas musculares entrecruzadas que se estendem ao longo das bordas de inserção das cúspides da valva tricúspide, da parede livre do VD ao septo. Em sua porção relacionada com o septo, a estrutura do anel se incorpora ao trígono fibroso, sendo, portanto, mais resistente ao remodelamento e dilatação nesta região. O anel tricúspide apresenta geometria não planar, com formato de sela, e geralmente é oval, lembrando um formato de letra "D", com a parte reta deste "D" correspondendo à porção relacionada com a cúspide tricúspide septal e septo ventricular. Quando sofre dilatação, o anel se torna mais circular e plano, crescendo em direção às paredes anterolateral e posterior, contribuindo para o desenvolvimento de regurgitação tricúspide secundária, e a correta determinação deste mecanismo fisiopatológico nem sempre é fácil, utilizando apenas a ecocardiografia 2D (Fig. 41-4).[11]

O anel tricúspide é estrutura bastante dinâmica, apresentando ampla variação de suas dimensões em resposta à pré-carga e durante o ciclo cardíaco, chegando a ter um encurtamento de 25% nos seus diâmetros, e de 30-40% de sua área em sujeitos normais, sendo maior no final da diástole ventricular e menor no meio e final da sístole ventricular.[12,13] O aumento significativo do diâmetro do anel tricúspide ao 2D em adultos é definido como > 40 mm ou > 21 mm/m², medido na diástole pela projeção apical de 4 câmaras, segundo as recomendações da Sociedade Europeia de Imagem Cardiovascular e da Sociedade Americana de Ecocardiografia.[14,15] Um estudo recente propôs 42 mm ou 23 mm/m² como pontos de corte para determinar aumento do anel tricúspide.[16] Contudo, esses pontos de corte não foram baseados em desfechos cirúrgicos e a medida do anel foi livremente relatada como obtida "na diástole, durante o período de maior abertura das cúspides". Ademais, tais pontos de corte não foram obtidos pelo 3D, mas pelo 2D. Estas medidas ao 2D estão sujeitas à grande variabilidade uma vez que o anel não é redondo, e várias medidas transversas distintas podem ser realizadas ao longo dos mais diversos eixos. Como a dilatação do anel tricúspide não ocorre uniformemente em apenas uma direção, uma avaliação mais detalhada por 3D se faz mais que apropriada. Em geral, as medidas ao 2D subestimam o maior diâmetro do anel quando comparado ao 3D, técnica que fornece maior acurácia e reprodutibilidade às medidas, principalmente quando utilizado um *software* dedicado à VT.[12,13,17] Quando comparado com a tomografia computadorizada, o 3D subestima sistematicamente o perímetro e a área do anel tricúspide.[17]

Ao 3D, os parâmetros normais do anel tricúspide, ao final da diástole, são: área = 8,6 ± 2 cm²; perímetro = 10,5 ± 1,2 cm; diâmetro maior = 36 ± 4 mm; diâmetro menor 30 ± 4 mm; índice de circularidade = 0,83 ± 0,1.[13]

ESTRUTURAS ANATÔMICAS ADJACENTES

Em íntima proximidade com a VT, três estruturas anatômicas importantes de interesse cirúrgico devem ser destacadas (Fig. 41-5):

- *O seio de Valsalva não coronariano:* se localiza adjacente à comissura anterosseptal. Dessa forma, dispositivos que requerem fixação nesta região apresentam grande risco de perfuração aórtica.
- *O nodo atrioventricular e o feixe de His:* cursam próximo à inserção do folheto septal, no trígono de Koch, cerca de 3 a 5 mm posteriormente à comissura anterosseptal. Pressão ou perfuração do nodo pode resultar em bloqueio atrioventricular (A-V).
- *Artéria coronária direita:* emerge do seio de Valsalva coronariano direito e segue no sulco A-V direito posteriormente para a *Crux Cordis*, onde faz uma curva aguda e continua em direção inferior no sulco interventricular posterior. Como uma longa porção da artéria coronária direita se localiza no sulco A-V, ela pode ser usada como referência para indicar a localização aproximada do anel da VT. Embora a porção proximal da artéria coronária direita esteja relativamente distante do anel, à medida que o seu trajeto progride no sulco A-V em direção ao segmento inferior do anel tricúspide, há diminuição gradual desta distância para, aproximadamente, 3 mm. A proximidade à coronária direita em relação à porção inferior do anel tricúspide deve ser considerada ao se usar dispositivos com ancoramento no anel.

As veias cavas superior e inferior também são estruturas importantes, principalmente quando se considera intervenções transcateter. Além de servirem como via de acesso para a abordagem percutânea da VT, em alguns casos as veias cavas servem como local de liberação de dispositivos implantáveis.

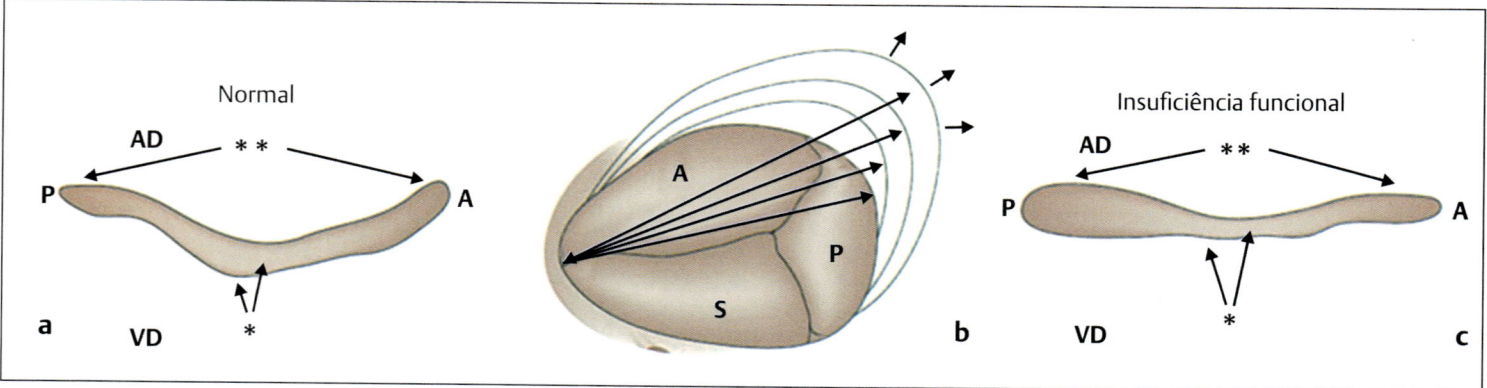

Fig. 41-4. (**a**) Visão de perfil do anel valvar tricúspide normal demonstrando a conformação não planar em sela, com dois pontos superiores (******) e dois pontos inferiores (*****). (**b**) Visão em face a partir do átrio direito da valva tricúspide esquematizando o aumento das dimensões do anel em direção às paredes anterolateral e posterior, contribuindo para o desenvolvimento de regurgitação tricúspide secundária. (**c**) Visão de perfil do anel valvar tricúspide em um paciente com insuficiência tricúspide funcional, demonstrando a conformação quase plana. Observe que em **c** os dois pontos superiores (******) e dois pontos inferiores (*****) estão quase no mesmo plano.

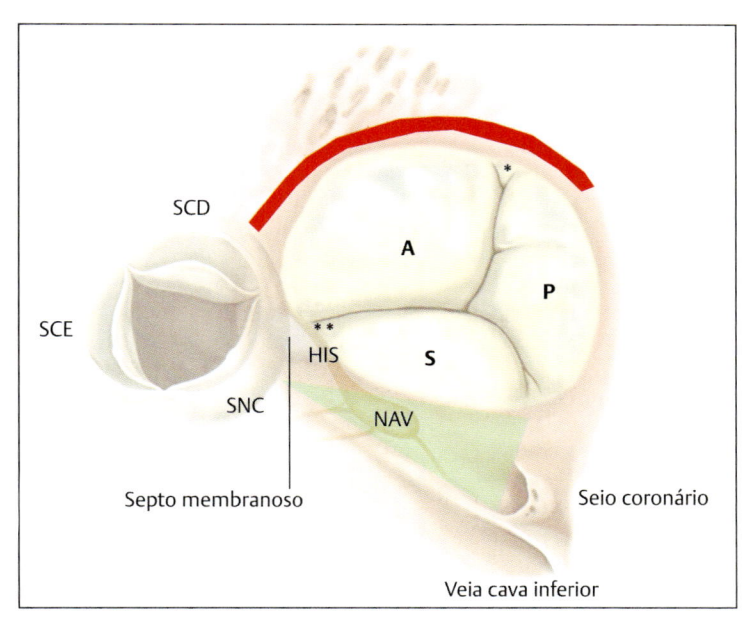

Fig. 41-5. Esquematização da relação da valva tricúspide com as estruturas anatômicas próximas. A: cúspide anterior; HIS: feixe de His; NAV: nó atrioventricular; S: cúspide septal; SCD: seio coronariano direito; SCE: seio coronariano esquerdo; SNC: seio não coronariano; P: cúspide posterior; * comissura anteroposterior; ** comissura anterosseptal; área verde: trígono de Koch; área em vermelho: trajeto da artéria coronária direita.

PATOLOGIA DA VALVA TRICÚSPIDE
Insuficiência Valvar
Podemos dividir as regurgitações tricúspides em primárias e secundárias. As primárias são decorrentes de alterações orgânicas do tecido valvar e/ou subvalvar, podendo ser de origem congênita ou adquirida. As regurgitações secundárias são as mais frequentes, não havendo alteração tecidual intrínseca da valva tricúspide, sendo decorrentes de outras patologias como hipertensão pulmonar, dilatação do VD, sobrecarga ventricular esquerda com aumento das pressões de enchimento do VE ou disfunção primária do VD.

Regurgitação Tricúspide Primária ou Orgânica
Nas regurgitações primárias existem alterações orgânicas da VT, podendo envolver cúspides, cordoalhas ou ambos, resultante de doenças congênitas ou adquiridas. São menos comuns que as regurgitações secundárias e sua identificação é de extrema importância pela possibilidade de tratamentos específicos para a doença de base e abordagem diferenciada em relação ao tratamento cirúrgico ou percutâneo, quando indicado.

Em relação às afecções congênitas, a principal é a anomalia de Ebstein, caracterizada pelo posicionamento mais apical do anel da VT (> 10 mm abaixo da inserção da cúspide anterior mitral), causado pela falha na delaminação das cúspides posterior e septal. Já em relação às afecções adquiridas, os principais exemplos são a doença reumática, síndrome carcinoide e endocardite.

Regurgitação Tricúspide Secundária ou Funcional
Nas regurgitações secundárias, diversos mecanismos podem ser responsáveis por alterações na interação funcional dos vários componentes do complexo valvar tricúspide, embora não haja lesão orgânica do tecido valvar *per se*. Podem ser classificadas de acordo com o mecanismo morfofuncional em decorrentes de: 1) *tethering* ou *tenting* das cúspides; 2) deslocamento dos músculos papilares; 3) disfunção do VD; 4) dilatação do anel valvar e/ou do AD.[18] São comumente decorrentes de doenças cardíacas esquerdas, com consequente aumento das pressões do átrio esquerdo, hipertensão venocapilar pulmonar e aumento da resistência pulmonar (aumento de pós-carga do VD) ou podem, também, ser decorrentes de doenças primárias do VD (miocardiopatias) ou doenças pulmonares (*cor pulmonale*). Em alguns casos vemos mecanismos mistos, onde, além da dilatação do VD e deslocamento dos papilares, temos importante *tethering* das cúspides e, por fim, a disfunção do VD. A definição correta do mecanismo principal determinante da incompetência funcional da valva é de fundamental importância, uma vez que a plastia com redução de anel não é tratamento eficaz para pacientes onde o mecanismo funcional predominante é o *tethering* das cúspides, com significativa área de *tenting*, sendo importante informação para pacientes que estejam sendo avaliados para proposta cirúrgica.

Em alguns pacientes podemos ter, inclusive, mecanismos mistos, onde, além da dilatação do anel e/ou *tethering* das cúspides, há também sinais de lesão orgânica da valva, que pode ter atuado como mecanismo primário, e que com a sobrecarga volumétrica crônica imposta à cavidade acabou evoluindo com remodelamento, dilatação do anel e afastamento dos papilares com *tenting* das cúspides.

Ao 3D, a determinação da área e volume de *tenting* tem correlação com a gravidade da regurgitação tricúspide e com sua recorrência após o reparo da valva.[19] Área de *tenting* > 1,63 cm^2 é preditor de recorrência de regurgitação tricúspide após a plastia da valva.[20]

Estudos recentes têm lançado foco sobre a dilatação do átrio direito não apenas como consequência passiva de regurgitações tricúspides crônicas funcionais, podendo, em alguns casos, ser o mecanismo causador da dilatação do anel e consequente regurgitação funcional, como podemos observar em pacientes com fibrilação atrial persistente sem outras doenças que possam causar repercussão secundária de cavidades direitas.[21]

Estenose Valvar
A estenose valvar tricúspide é um acometimento incomum em pacientes adultos, sendo praticamente todos os casos de etiologia reumática em associação ao envolvimento mitral e/ou aórtico. Contudo, a doença carcinoide e os efeitos da radioterapia torácica também são causas potenciais de estenose valvar tricúspide.

CONCLUSÃO
A avaliação morfofuncional do complexo valvar tricúspide ganhou nova perspectiva com o advento do 3D, possibilitando compreensão anatômica e fisiopatológica dos diferentes mecanismos dos acometimentos da valva tricúspide. A insuficiência tricúspide secundária pode resultar de vários processos da doença nos quais os diferentes componentes do aparelho tricúspide podem estar envolvidos, em combinação ou individualmente, e sem uma lesão primária significativa da valva tricúspide. Um entendimento abrangente da anatomia da valva tricúspide normal é essencial à compreensão da fisiopatologia por trás da falha da coaptação das cúspides. Além disso, à medida que as intervenções avançam em direção a soluções transcateter para insuficiência tricúspide funcional, a familiaridade com essa anatomia complexa torna-se essencial.

REFERÊNCIAS BIBLIOGRÁFICAS
1. Nath J, Foster E, Heidenreich PA. Impact of tricuspid regurgitation on long-term survival. J Am Coll Cardiol. 2004;43(3):405-9.
2. Hahn RT, Waxman AB, Denti P, Delhaas T. Anatomic relationship of the complex tricuspid valve, right ventricle, and pulmonary vasculature: a review. JAMA Cardiol. 2019;4(5):478-87.
3. Addetia K, Yamat M, Mediratta A et al. Comprehensive Two-Dimensional Interrogation of the Tricuspid Valve Using Knowledge Derived from Three-Dimensional Echocardiography. J Am Soc Echocardiogr. 2016;29(1):74-82.
4. Xanthos T, Dalivigkas I, Ekmektzoglou KA. Anatomic variations of the cardiac valves and papillary muscles of the right heart. Ital J Anat Embryol. 2011.
5. Skwarek M, Hreczecha J, Dudziak M, Grzybiak M. The morphology of the right atrioventricular valve in the adult human heart. Folia Morphol (Warsz). 2006.
6. Kocak A, Govsa F, Aktas EO, Boydak B, Yavuz IC. Structure of the human tricuspid valve leaflets and its chordae tendineae in unexpected death. A forensic autopsy study of 400 cases. Saudi Med J. 2004.
7. Hołda MK, Zhingre Sanchez JD, Bateman MG, Iaizzo PA. Right Atrioventricular Valve Leaflet Morphology Redefined: Implications

for Transcatheter Repair Procedures. JACC Cardiovasc Interv. 2019;12(2):169-78.
8. Armstrong WF, Ryan T (Eds.). Feigenbaum's Echocardiography. 7th ed. Wolters Kluwer Health/Lippincott Willians & Wilkins; 2010.
9. Otto CM (Ed.). Textbook of Clinical Echocardiography (Otto). 3rd ed. Philadelphia: WB Saunders; 2004.
10. Tretter JT, Sarwark AE, Anderson RH, Spicer DE. Assessment of the anatomical variation to be found in the normal tricuspid valve. Clin Anat. 2016.
11. Mahmood F, Kim H, Chaudary B et al. Tricuspid annular geometry: A three-dimensional transesophageal echocardiographic study. J Cardiothorac Vasc Anesth. 2013.
12. Miglioranza MH, Mihăilă S, Muraru D, Cucchini U, Iliceto S, Badano LP. Dynamic Changes in Tricuspid Annular Diameter Measurement in Relation to the Echocardiographic View and Timing during the Cardiac Cycle. J Am Soc Echocardiogr. 2015;28(2):226-35.
13. Addetia K, Muraru D, Veronesi F et al. 3-Dimensional Echocardiographic Analysis of the Tricuspid Annulus Provides New Insights into Tricuspid Valve Geometry and Dynamics. JACC Cardiovasc Imaging. JACC Cardiovasc Imaging 2019 Mar;12(3):401-12.
14. Lancellotti P, Moura L, Pierard LA et al. European association of echocardiography recommendations for the assessment of valvular regurgitation. Part 2: Mitral and tricuspid regurgitation (native valve disease). Eur J Echocardiogr. 2010.
15. Zoghbi WA, Adams D, Bonow RO et al. Recommendations for Noninvasive Evaluation of Native Valvular Regurgitation: A Report from the American Society of Echocardiography Developed in Collaboration with the Society for Cardiovascular Magnetic Resonance. J Am Soc Echocardiogr. 2017.
16. Dreyfus J, Durand-Viel G, Raffoul R et al. Comparison of 2-dimensional, 3-dimensional, and surgical measurements of the tricuspid annulus size clinical implications. Circ Cardiovasc Imaging. 2015.
17. Volpato V, Lang RM, Yamat M et al. Echocardiographic Assessment of the Tricuspid Annulus: The Effects of the Third Dimension and Measurement Methodology. J Am Soc Echocardiogr. 2019.
18. Dahou A, Levin D, Reisman M, Hahn RT. Anatomy and Physiology of the Tricuspid Valve. JACC Cardiovasc Imaging. 2019.
19. Park YH, Song JM, Lee EY, Kim YJ, Kang DH, Song JK. Geometric and hemodynamic determinants of functional tricuspid regurgitation: A real-time three-dimensional echocardiography study. Int J Cardiol. 2008.
20. Fukuda S, Song JM, Gillinov AM et al. Tricuspid valve tethering predicts residual tricuspid regurgitation after tricuspid annuloplasty. Circulation. 2005.
21. Utsunomiya H, Itabashi Y, Mihara H et al. Functional Tricuspid Regurgitation Caused by Chronic Atrial Fibrillation: A Real-Time 3-Dimensional Transesophageal Echocardiography Study. Circ Cardiovasc Imaging. 2017.

ESTENOSE E INSUFICIÊNCIA TRICÚSPIDE

Marcelo Haertel Miglioranza ▪ Mônica Luiza de Alcântara

INTRODUÇÃO

A doença valvar tricúspide e, particularmente, a insuficiência tricúspide (IT), é uma condição altamente prevalente, com fisiopatologia complexa e consequências adversas a longo prazo. Embora historicamente negligenciada, a doença valvar tricúspide atualmente é objeto de muito interesse dos ecocardiografistas e cirurgiões. A avaliação da gravidade requer a integração de múltiplos parâmetros qualitativos e quantitativos. Recentemente, a ecocardiografia tridimensional (ECO 3D) aumentou bastante nossa compreensão sobre a valva tricúspide e suas peculiaridades em relação à valva mitral, possibilitando resolver muitos problemas atuais da ecocardiografia bidimensional (ECO 2D). O tratamento cirúrgico continua sendo o padrão de atendimento, mas continua a ter uma das mais altas taxas de mortalidade entre todos os procedimentos relacionados às valvas cardíacas, e ampla gama de pacientes ainda não recebe terapia eficaz para a doença valvar tricúspide na prática clínica contemporânea. Esses maus resultados são, principalmente, em decorrência do encaminhamento tardio de pacientes com estenose valvar tricúspide de longa duração, geralmente ligada a condições como coagulopatia, insuficiência hepática, insuficiência renal crônica e insuficiência cardíaca terminal. Neste capítulo discutiremos sobre a avaliação clínica e de imagem da doença valvar tricúspide.

ESTENOSE TRICÚSPIDE

A estenose valvar tricúspide (ET) é um acometimento pouco frequente em pacientes adultos. Quando presente, mais de 90% dos casos de ET têm como etiologia a cardiopatia reumática que, por sua vez, também pode estar associada à presença de envolvimento reumático das valvas mitral e/ou aórtica.[1] Desta forma, recomenda-se sempre uma cuidadosa avaliação da valva tricúspide em todos os pacientes que se apresentam com diagnóstico de doença reumática mitral e/ou aórtica. Assim como na valva mitral, a inflamação reumática da valva tricúspide provoca cicatrizes e fibrose das cúspides, com fusão das comissuras e encurtamento das cordoalhas, resultando na redução da abertura da valva e consequente redução da área do orifício valvar.

Outras causas de ET incluem radioterapia, síndrome carcinoide (que costuma ocorrer em combinação com a insuficiência tricúspide, que é o achado mais comum), obstrução mecânica valvar por tumores benignos ou malignos (p. ex., mixoma), algumas raras malformações, lúpus, e aderências e cicatrizes induzidas pela endocardite infecciosa ou pelo cabo do marca-passo.[2-5]

A principal consequência da ET é a elevação da pressão atrial direita e o desenvolvimento de congestão sistêmica com sintomas de insuficiência cardíaca direita.

Diagnóstico e Avaliação da Gravidade

A avaliação da gravidade da ET costuma ser realizada por meio de uma análise anatômica qualitativa e quantitativa do complexo valvar tricúspide por ECO 2D e ECO 3D, associada à quantificação do fluxo diastólico transvalvar por Doppler. Em relação à morfologia valvar tricúspide, deve-se ater para a posição e mobilidade das cúspides (na síndrome carcinoide, as cúspides apresentam importante imobilidade), presença de restrição do grau de abertura, padrão do tipo de abertura ("*dome*" diastólico sugere doença reumática), presença de espessamento e calcificações nas cúspides, fusão das comissuras valvares, bem como espessamento, calcificações e retração do aparato subvalvar.

O ECO 2D apresenta limitações para a avaliação do complexo valvar tricuspídeo, particularmente no que tange à análise das comissuras e à quantificação da área do orifício estenótico pela planimetria. O ECO 3D tem valor adicional relevante na quantificação do grau de estenose por meio da planimetria da área do orifício valvar, que pode ser claramente visibilizado e mensurado na visão *en face* da valva tricúspide a partir do ventrículo direito (Fig. 42-1). Salienta-se que devemos atentar para o ajuste adequado do ganho, que pode afetar, significativamente, o tamanho da área do orifício valvar, resultando em hiper ou subestimação do grau de estenose. O ajuste do ganho guiado pela otimização das imagens ECO 2D tem sido recomendado como uma forma de evitar tal variabilidade e risco de quantificação errônea. Outra vantagem do ECO 3D é, a possibilidade de identificar o grau de fusão comissural por meio da visibilização dinâmica e simultânea das faces ventricular e atrial.

Similar à estenose valvar mitral, a graduação da ET requer a avaliação do fluxo diastólico transvalvar com o Doppler contínuo, mensurando a velocidade de pico e os gradientes pressóricos máximo

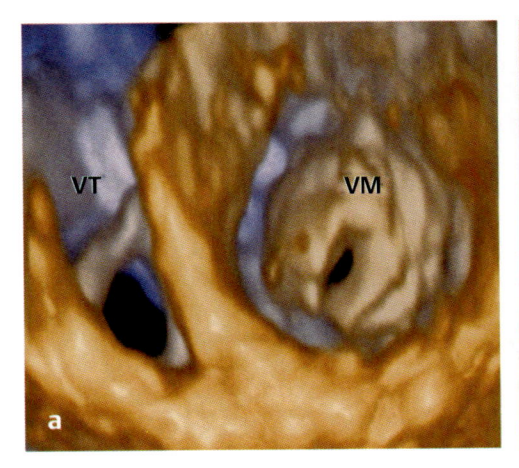

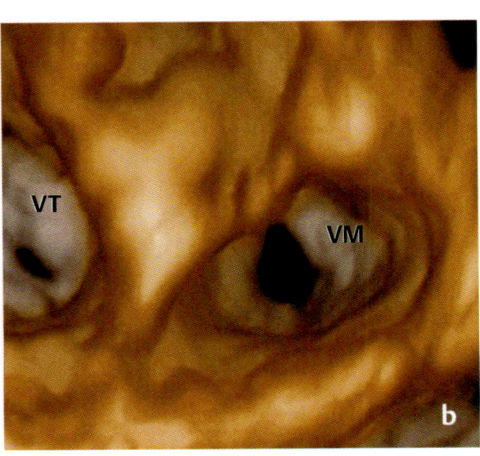

Fig. 42-1. Visibilização *en face* de uma valva tricúspide estenótica por ecocardiografia transtorácica 3D permitindo uma análise morfológica e funcional, e a quantificação da área do orifício estenótico por planimetria direta, a partir de uma perspectiva ventricular direita (**a**), ideal para a quantificação, e de uma perspectiva atrial direita (**b**), semelhante à visão do cirurgião. VM: valva mitral; VT: valva tricúspide.

e médio. Não existe uma classificação geralmente aceita da gravidade da estenose tricúspide, mas um gradiente médio ≥ 5 mmHg é considerado indicativo de ET importante.[6-8] Outro achado que fala a favor da presença de ET é um aumento da velocidade de pico da onda E do fluxo diastólico para valores ≥ 1 m/s.[8] O cateterismo não é mais usado para avaliar a gravidade da ET.

A quantificação da área valvar tricúspide derivada do Doppler por tempo de meia pressão (PHT) é pouco utilizada na prática clínica.[7] De forma geral, um PHT > 190 ms frequentemente está associado à estenose significativa. A estimativa da área valvar pelo PHT pode ser obtida pela fórmula: área tricúspide = 190/PHT.

Alternativamente ao cálculo pelo PHT, também podemos estimar o orifício estenótico pela equação de continuidade, considerando na fórmula o volume ejetivo do ventrículo direito (VD) ou esquerdo dividido pela integral do tempo-velocidade do fluxo diastólico transtricuspídeo. Contudo, à medida que a gravidade da insuficiência tricúspide aumenta, a área da ET é progressivamente subestimada pelo método da continuidade. Mesmo na presença de IT significativa, uma área valvar tricúspide ≤ 1 cm^2 é considerada um indicativo de estenose grave.

Do ponto de vista prático, devemos reconhecer, no exame ecocardiográfico, aqueles pacientes com ET hemodinamicamente significativa, aos quais uma intervenção cirúrgica ou percutânea será potencialmente benéfica para aliviar os sintomas de congestão sistêmica. Assim, devemos sempre considerar na avaliação os sinais da repercussão hemodinâmica da ET em câmara atrial direita (AD) e veia cava inferior, bem como sinais clínicos de insuficiência cardíaca direita. No exame ecocardiográfico devemos prestar atenção aos marcadores da severidade da ET que são: presença de cúspides espessadas com reduzida mobilidade diastólica; aparato subvalvar espessado e encurtado; elevação dos gradientes pressóricos transtricuspídeos médio e máximo; redução da área valvar; e presença de fusão das comissuras valvares (Quadro 42-1).

Considerações e Aspectos Técnicos

- A velocidade de pico e a mensuração dos gradientes pelo Doppler são afetadas pela frequência cardíaca e a fase do ciclo respiratório. Dessa forma, recomenda-se uma avaliação adequada, que as medidas sejam realizadas durante uma pausa expiratória com frequência cardíaca entre 70 e 80 batimentos por minuto.
- A visualização do orifício estenótico tricúspide pela ecocardiografia 2D só é possível em uma minoria dos pacientes por meio da janela subcostal e, portanto, a quantificação da área do orifício estenótico pela planimetria é muito difícil.
- Dada a superioridade da ecocardiografia 3D para a quantificação da área do orifício estenótico, não se recomenda a medida da planimetria por ecocardiografia 2D.
- A quantificação da área da ET pela equação de continuidade não é acurada na presença de insuficiência tricúspide de grau moderado a importante.
- Na presença de dupla lesão tricúspide, a avaliação da ET pelo Doppler contínuo não é ideal, em razão da influência oposta das lesões na quantificação da velocidade máxima e dos gradientes médio e máximo.
- Frequentemente, na ecocardiografia transesofágica, a avaliação do fluxo transtricuspídeo é dificultada em razão de sua direção perpendicular ao feixe do ultrassom e por ocasional sombra acústica derivada do septo e/ou das valvas mitral ou aórtica. Assim, a subestimação dos gradientes e da velocidade máxima pelo Doppler contínuo são comuns.

Quadro 42-1. Critérios para Diagnóstico de Estenose Tricúspide Importante

- Gradiente médio ≥ 5 mmHg
- PHT do fluxo tricúspide ≥ 190 ms
- Área valvar pela equação de continuidade ≤ 1 cm^2
- Outros marcadores indiretos: dilatação do átrio direito e da veia cava inferior

INSUFICIÊNCIA TRICÚSPIDE

A insuficiência tricúspide (IT) representa o refluxo de sangue do VD para o AD ocorrendo, normalmente, durante a sístole, mas em condições raras (bloqueio atrioventricular, flutter atrial, cardiomiopatia restritiva, etc.) podendo ocorrer durante a diástole. É um achado frequente nos exames ecocardiográficos, estando presente em até 86% da população.[9] Com o envelhecimento da população, as prevalências de IT moderada e grave aumentam para 1,5 e 5,6% nos indivíduos maiores de 70 anos, respectivamente.[9] Embora a IT de grau leve, na ausência de alteração valvar, possa ser considerada um achado fisiológico benigno, as insuficiências de graus moderado e grave estão associadas a aumento da morbimortalidade.

Etiologia

Em geral, a etiologia da IT é classificada de acordo com a presença de patologia valvar tricúspide primária (IT primária), presença de doença cardíaca esquerda associada (IT secundária) ou presença de regurgitação sem a coexistência de nenhuma doença cardíaca esquerda associada (IT isolada). Enquanto as frequências estimadas relatadas para IT primária variam de 8 a 10%, a IT secundária constitui o mecanismo predominante em > 90% dos casos. No entanto, existe uma população emergente com prevalência significativa de pacientes adultos sem doença cardíaca do lado esquerdo, HP ou anormalidades congênitas que, no entanto, desenvolvem IT isolada sintomática. Mais recentemente, a IT isolada está sendo reconhecida como uma classe etiológica distinta.

Primária

A IT primária é causada por uma anormalidade da valva tricúspide e/ou de seu aparato subvalvar (cúspides, cordoalhas, músculos papilares ou anel), em razão de causas congênitas ou adquiridas. Historicamente pensava-se que a IT primária fosse limitada a pacientes com cardiopatia congênita, como anomalia de Ebstein (a causa congênita mais comum), defeitos atrioventriculares e prolapso mixomatoso. Na anomalia de Ebstein, a alteração valvar geralmente é caracterizada por cúspides displásicas deslocadas em direção ao ápice, surgindo diretamente da parede do ventrículo direito (VD) sem cordoalhas identificáveis.[10] A alteração mixomatosa tricúspide é um achado relativamente frequente, presente em 30 a 40% dos pacientes com prolapso mitral.

As causas adquiridas de IT primária incluem tumores (síndrome carcinoide, mixoma), dano às cúspides induzido por medicamentos (alcaloides tipo ergotamina e pergolida, agonistas da dopamina e medicamentos anoréxicos), lesões iatrogênicas (eletrodos intracavitarios, biópsia endomiocárdica), endocardite infecciosa e abacteriana trombótica, doenças sistêmicas (lúpus eritematoso), sarcoidose, radiação, doença reumática e trauma.[11] Os eletrodos intracavitários podem afetar diretamente o movimento de uma ou mais cúspides, interferir no aparato subvalvar, impedindo, principalmente, a coaptação, ou perfurar as cúspides. Com o aumento do número global de pacientes com marca-passo, ressincronizador e desfibrilador implantável, a prevalência de IT induzida por eletrodo intracavitário pode aumentar consideravelmente em um futuro próximo. Estudo retrospectivo recente demonstrou que até 38% dos pacientes com eletrodos intracavitários apresentaram evolução da IT de leve para importante no acompanhamento de 1 a 1,5 anos após o implante do dispositivo.[12]

Secundária

Na IT secundária, o mecanismo subjacente é caracterizado principalmente por dilatação e disfunção do VD, levando à tração das cúspides (*tethering*), dilatação do anel tricúspide com consequente má coaptação das cúspides.[13] Geralmente é causada por valvulopatias e/ou doença miocárdica significativa do lado esquerdo, o que leva a aumento da pressão do lado esquerdo, hipertensão pulmonar, aumento da pós-carga do VD com consequente remodelamento da câmara. Em pacientes com insuficiência mitral grave ou estenose aórtica grave, a IT moderada e grave está presente em mais de 25 e

40% dos pacientes, respectivamente.[14,15] No caso de IT secundária a uma doença cardíaca em câmaras esquerdas, uma abordagem conservadora em relação ao tratamento da IT foi historicamente defendida. Sempre se assumiu que a correção da doença cardíaca esquerda levaria à regressão do grau da IT. No entanto, após o tratamento cirúrgico ou transcateter da insuficiência mitral, estenose aórtica ou tratamento da insuficiência cardíaca, foram observados, com frequência, a progressão ou início tardio da IT. Essas ideias levaram à mudança de paradigma nas diretrizes atuais da doença valvar, defendendo um tratamento mais precoce com base na dilatação do anel tricúspide, independentemente do grau de IT.[8] Outras causas que levam à hipertensão pulmonar e consequente IT incluem: hipertensão pulmonar primária, embolia pulmonar e doença pulmonar crônica, similarmente levando a aumento da pós-carga, remodelamento e disfunção do VD. Na ausência de hipertensão pulmonar, a doença intrínseca do VD, como cardiomiopatia arritmogênica ou isquemia miocárdica no infarto inferior, pode levar à IT pelo deslocamento dos músculos papilares, aumento da *tethering* e consequente déficit de coaptação das cúspides da valva tricúspide.

Isolada

IT isolada faz parte de uma nova proposta de classificação que considera uma etiologia distinta, frequentemente observada em pacientes idosos com alta prevalência de fibrilação atrial, na ausência de hipertensão pulmonar concomitante ou doença cardíaca esquerda coexistente. O mecanismo subjacente é a dilatação acentuada atrial direita e anular tricúspide, levando à má coaptação das cúspides mesmo na ausência de remodelação acentuada do VD.[16-18]

A classificação de Carpentier também pode ser utilizada para classificar funcionalmente a IT:

- *Tipo I:* cúspides com mobilidade normal (dilatação do anel; perfuração das cúspides por endocardite ou cabo de marca-passo).
- *Tipo II:* mobilidade excessiva das cúspides (prolapso de uma ou mais cúspides).
- *Tipo III:* restrição da mobilidade das cúspides (doença reumática, síndrome carcinoide, dano induzido por medicamento e *tethering* excessivo na IT secundária).

Repercussão Hemodinâmica

A IT costuma permanecer sem ser detectada durante um longo período, geralmente sendo diagnosticada durante a investigação de queixas relacionadas com doença cardíaca esquerda. Na IT importante de longa data, os pacientes desenvolvem sinais de insuficiência cardíaca direita (ascite, edema periférico, ganho de peso, disfunção hepática). No exame clínico, leve sopro sistólico pode ser auscultado. Quando a regurgitação se torna importante, a onda V da IT funde-se com a onda C, formando uma única onda C-V ampla, que pode ser vista no pulso jugular. Em estudos hemodinâmicos invasivos, a ventricularização do traçado da pressão atrial direita (o contorno da pressão atrial direita se torna semelhante ao contorno da pressão do VD) é um achado altamente específico, apesar de ser encontrado apenas em uma minoria de pacientes com IT importante.[19]

Diagnóstico

Uma avaliação abrangente anatômica e funcional do complexo valvar tricúspide, com sua variabilidade anatômica e a interação de todos os seus componentes funcionais (anel tricúspide, cúspides, cordoalhas tendíneas e músculos papilares, VD e átrio direito), é essencial para estabelecer o diagnóstico e graduar a IT.

Na prática clínica diária, a ecocardiografia transtorácica bidimensional (2D) permanece a pedra angular no estabelecimento do diagnóstico da IT e na classificação de sua gravidade, fornecendo parâmetros qualitativos, semiquantitativos e quantitativos. Os parâmetros qualitativos incluem avaliação da morfologia da valva tricúspide, mobilidade de folhetos, jato da IT por Doppler colorido e sinal espectral do Doppler contínuo. O movimento excessivo de uma das cúspides pode apontar para uma ruptura traumática de cordoalha, mas no caso de tecido redundante também pode indicar a presença de doença valvar mixomatosa. Já a presença de espessamento e mobilidade restrita das cúspides sugere como etiologia a síndrome carcinoide. Massas móveis aderidas à superfície da cúspide podem sugerir endocardite da valva tricúspide, muito associada ao uso de drogas intravenosas, cateteres venosos ou dispositivos intracardíacos. Na IT funcional, a dilatação progressiva do anel da valva tricúspide e da câmara VD geram um *tethering* e uma restrição de mobilidade das cúspides morfologicamente normais. Na IT relacionada com a presença de eletrodo intracavitário, a ecocardiografia 3D mostrou a possibilidade de identificar a posição do eletrodo em que ocorre impedimento de mobilidade da cúspide, podendo, assim, ser usado para um posicionamento ainda mais seguro do eletrodo intracavitário de estimulação do VD.[20] Além disso, uma proporção aumentada entre o tamanho do jato da IT pelo Doppler colorido e a área do átrio direito pode indicar a presença de IT grave. No entanto, no caso de jatos regurgitantes excêntricos com efeito Coanda, a avaliação qualitativa da área do fluxo regurgitante pelo Doppler colorido pode subestimar a gravidade da IT e, portanto, não deve ser usada de modo isolado. A presença de um sinal espectral triangular denso com pico sistólico precoce nos registros de Doppler contínuo sugere a presença de IT grave. No entanto, na IT maciça, a velocidade de pico do jato regurgitante pode ser paradoxalmente baixa em decorrência de pressões de enchimento do átrio direito cronicamente elevadas.

Os parâmetros semiquantitativos são derivados da avaliação da largura da *vena contracta*, do raio da área da superfície de isovelocidade proximal (PISA), do fluxo da valva tricúspide e do padrão de fluxo da veia hepática. A largura da *vena contracta* representa o diâmetro da coluna de sangue que passou pelo orifício regurgitante, sendo medida, geralmente, na projeção apical de 4 câmaras, durante a mesossístole, na parte mais estreita do jato após o plano valvar, refletindo a região de maior velocidade regurgitante. Uma largura da *vena contracta* ≥ 7 mm é indicativa de IT grave; em situações de múltiplos jatos, a medida de *vena contracta* com larguras menores não exclui o diagnóstico de IT grave. Ajustando a velocidade de Nyquist para ± 30 cm/s, o método PISA pode ser realizado na mesossístole, medindo a distância da *vena contracta* à primeira velocidade de convergência, sendo um raio PISA > 9 mm indicativo de IT grave. Outros parâmetros semiquantitativos são derivados de registros de Doppler de onda pulsátil, com velocidade de pico do fluxo tricúspide diastólico inicial (velocidade E) ≥ 1 m/s e reversão sistólica do fluxo da veia hepática indicativa de IT importante.

Finalmente, usando o método de PISA (Fig. 42-2), a quantificação de IT pode ser realizada pelo cálculo da área do orifício regurgitante efetivo (EROA) e do volume regurgitante (RVol). Foi demonstrado que os pontos de corte de um EROA ≥ 40 mm^2 ou RVol ≥ 45 mL têm importância prognóstica em pacientes com IT isolada.[21]

Na IT funcional, o PISA pelo ECO 2D pode subestimar a gravidade do IT em 30%, sendo menos preciso em jatos excêntricos. O Doppler em cores pelo ECO 3D pode fornecer a geometria real da convergência de fluxo (PISA 3D) sem suposições sobre sua forma hemisférica, reduzindo erros no cálculo da área efetiva do orifício regurgitante pelo método do PISA 2D (Fig. 42-3).[22] Ainda não temos estudos de validação clínica das medidas quantitativas da gravidade da IT pelo ECO 3D (PISA 3D; área da *vena contracta* por planimetria) em razão da falta de um método de referência adequado que possa ser usado como padrão ouro.

Ao combinar os parâmetros acima mencionados, as diretrizes atuais advogam uma abordagem multiparamétrica para melhorar a precisão do diagnóstico de IT importante (Quadro 42-2).[6,23,24]

A avaliação do impacto hemodinâmico da IT deve ser incluída em todas as avaliações ecocardiográficas, avaliando as dimensões, função e pressões do AD e do VD. Dependendo do tipo de IT, o remodelamento do VD e a dilatação do anel tricúspide podem estar presentes de forma variável. Na presença de hipertensão pulmonar, o VD remodela-se na direção longitudinal (deformação elíptica/esférica), levando a aumento do *tethering* valvar, com dilatação anular tricúspide leve. Por outro lado, na IT isolada, na ausência de

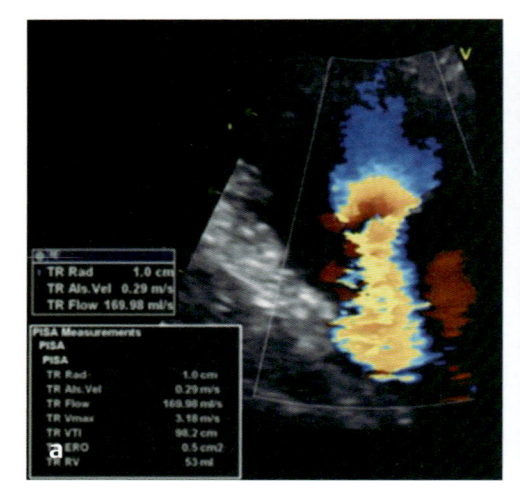

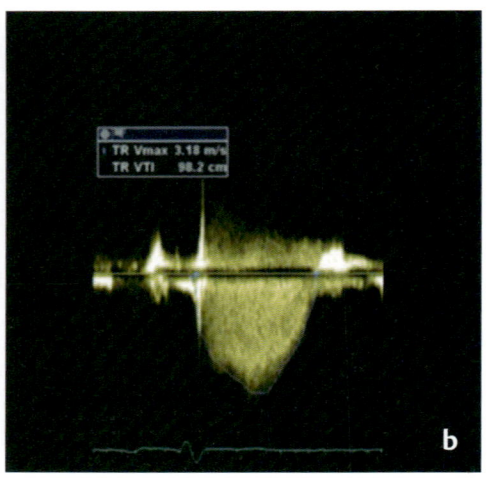

Fig. 42-2. Quantificação do orifício regurgitante pelo método de PISA 2D. (**a**) Observamos a superfície de isovelocidade proximal (PISA). (**b**) Temos o registro espectral do fluxo regurgitante por Doppler contínuo. Reparem o formato do registro espectral que é bem típico de insuficiência tricúspide importante.

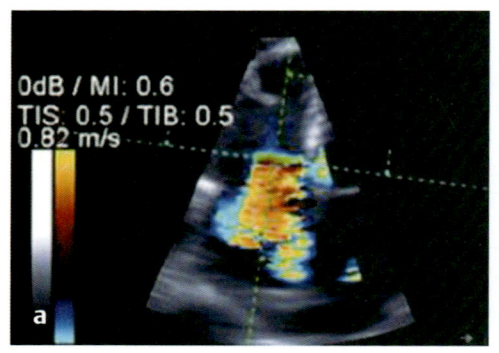

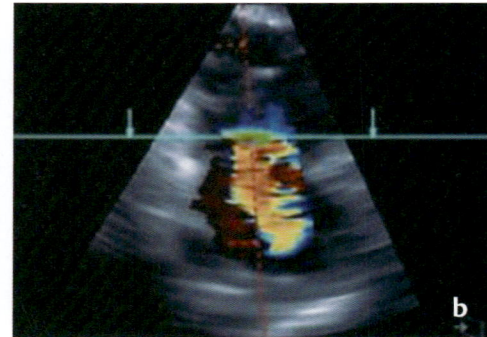

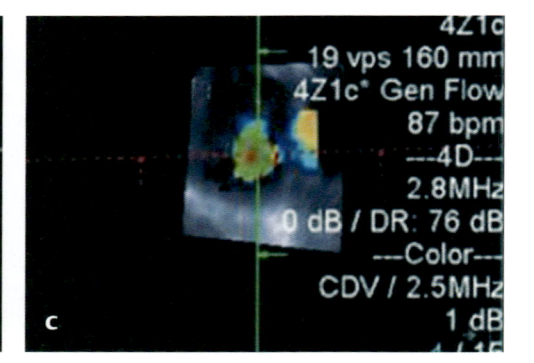

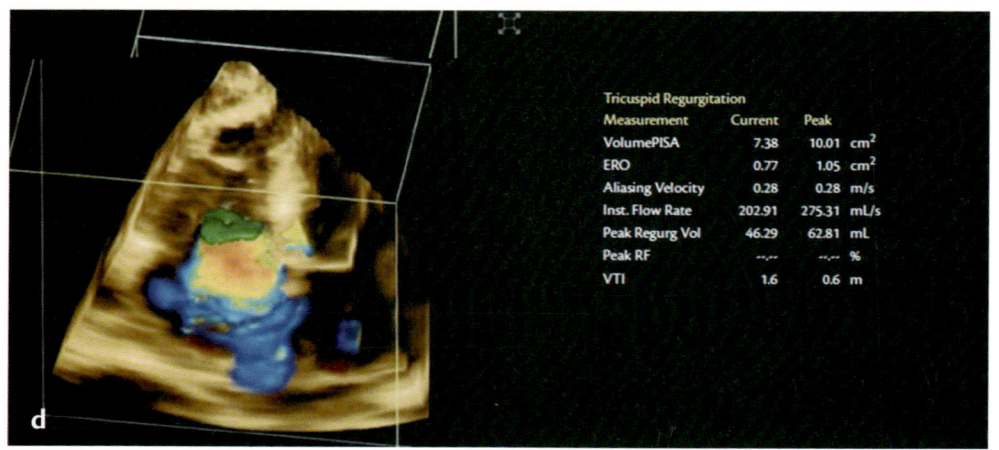

Fig. 42-3. Ecocardiografia com color Doppler 3D demonstrando a metodologia do PISA 3D para uma estimativa mais precisa da área do orifício regurgitante efetivo em caso de insuficiência tricúspide funcional. (**a, b**) Temos dois planos ortogonais 2D distintos derivados do ECO 3D, em que nos permitem observar a diferente largura da *vena contracta*. Essa diferença da largura da *vena contracta* conforme o plano do ECO 2D observado é decorrente da conformação do orifício regurgitante que tem formato geométrico não circular. (**c**) Um corte 2D transversal derivado do ECO 3D e ajustado no plano do orifício regurgitante, observamos que o orifício regurgitante tem conformação elíptica. (**d**) É interessante observar a geometria complexa da superfície de isovelocidade proximal (PISA) real observada por 3D, que difere do pressuposto geométrico de uma hemiesfera que utilizamos para o cálculo do PISA 2D.

hipertensão pulmonar, o VD tende a se dilatar, predominantemente, nos segmentos basais (deformação cônica), com maior dilatação anular e remodelação do átrio direito. Mais frequentemente, esta última forma de remodelamento do VD ocorre em pacientes idosos com história prévia de fibrilação atrial. A avaliação das dimensões e função do VD pela ecocardiografia 2D é um desafio em decorrência de sua complexa geometria em forma de crescente.[25] Embora sejam dependentes da carga e meçam apenas a função longitudinal de uma pequena porção de uma estrutura 3D complexa, as velocidades miocárdicas (onda S') e a excursão sistólica do plano anular tricúspide (TAPSE) são os marcadores mais utilizados da função do VD. A fração de encurtamento de área e a deformação (*strain*) miocárdica longitudinal da parede livre do VD são menos dependentes do ângulo e da carga, contudo, ainda permanecem avaliando apenas um plano da cavidade VD. Modalidades de imagem tridimensional, como ressonância magnética cardiovascular (CMR) e ecocardiografia 3D medem diretamente os volumes do VD sem a necessidade de suposições geométricas e são consideradas mais precisas que a ecocardiografia 2D. Atualmente, a CMR é considerada a técnica de referência padrão em razão de sua capacidade exclusiva de fornecer uma avaliação precisa e reprodutível da função e caracterização do tecido.

Quadro 42-2. Parâmetros para Avaliação da Gravidade da Insuficiência Tricúspide

	Parâmetro	Leve	Moderada	Importante
Qualitativo	Morfologia da valva tricúspide	Normal/anormal	Normal/anormal	Anormal – largo defeito de coaptação/*flail*
	Jato regurgitante no Doppler colorido	Pequeno, central	Intermediário	Jato central largo ou jato excêntrico
	Registro espectral ao Doppler contínuo	Fraco, parabólico	Denso, parabólico	Denso/triangular com pico de velocidade precoce (velocidade pico < 2 m/s na insuficiência massiva)
Semiquantitativo	Largura da *vena contracta* (mm)[a]	Indefinido	< 7	> 7
	Raio do PISA (mm)[b]	≤ 5	6-9	> 9
	Fluxo da veia hepática[c]	Dominância sistólica	Embotamento sistólico	Fluxo reverso sistólico
	Fluxo diastólico tricúspide	Normal	Normal	Dominância da onda E (≥ 1 m/s)[d]
Quantitativo	Área do orifício regurgitante efetivo (mm²)	Não definido	Não definido	≥ 40
	Volume regurgitante (mL)	Não definido	Não definido	≥ 45

Avaliar dimensões do átrio direito, ventrículo direito e veia cava inferior[e]

[a] No limite de Nyquist de 50 a 60 cm/s.
[b] Deslocamento limite da linha de base Nyquist de 28 cm/s.
[c] A menos que existam outras razões do embotamento sistólico (fibrilação atrial, pressão elevada do átrio direito).
[d] Na ausência de outras causas de pressão atrial direita elevada.
[e] A menos que por outros motivos, o tamanho do átrio direito e do ventrículo direito e da veia cava inferior geralmente são normais em pacientes com insuficiência tricúspide leve. Um índice de excentricidade sistólico final do ventrículo direito > 2 é a favor de insuficiência tricúspide importante. Na insuficiência tricúspide aguda importante, o tamanho do ventrículo direito geralmente é normal. Na insuficiência tricúspide importante crônica, o ventrículo direito é classicamente dilatado. Valores de corte aceitos para aumento não significativo das câmaras do lado direito (medições obtidas de visão apical de 4 câmaras): dimensão média do ventrículo direito ≤ 33 mm, área diastólica final do ventrículo direito ≤ 28 cm², área sistólica final do ventrículo direito ≤ 16 cm², alteração da área fracionária do ventrículo direito > 32%, volume máximo de átrio direito 2D ≤ 33 mL/m². Um diâmetro de veia cava inferior < 2,1 cm é considerado normal.
Adaptado de: Lancellotti P, Tribouilloy C, Hagendorff A et al. Recommendations for the echocardiographic assessment of native valvular regurgitation: an executive summary from the European association of cardiovascular imaging. Eur Heart J Cardiovasc Imaging. 2013;14:611-44.

Considerações e Aspectos Técnicos

A fisiopatologia da IT secundária e isolada ainda precisam ser esclarecidas. Isso se deve, principalmente, ao fato de que o ECO 2D e o Doppler convencional não são as metodologias mais adequadas para uma anatomia complexa em um ambiente hemodinâmico exclusivo.

- A avaliação qualitativa da área do fluxo regurgitante pelo Doppler colorido é dependente do ajuste do ganho e da escala de velocidade, podendo, também, ser influenciada pela presença de jatos excêntricos (p. ex., efeito Coanda) que subestima a gravidade da IT.
- Na IT funcional, a *vena contracta* costuma ser elipsoide, tendo seu maior diâmetro, usualmente, orientado no plano anteroposterior. Desta forma, o plano de maior largura da *vena contracta* não coincide com o plano da janela apical de 4 câmaras. Em razão de o orifício regurgitante apresentar uma conformação geométrica não circular, a largura da *vena contracta* pode variar consideravelmente entre as diferentes janelas ecocardiográficas. Da mesma forma, a conformação do PISA pode não ser esférica.
- Uma velocidade elevada do fluxo regurgitante tricúspide não indica que a IT é de grau importante.

CONSIDERAÇÕES FINAIS

A ecocardiografia em suas modalidades 2D e 3D apresenta papel central na avaliação da doença valvar tricúspide, permitindo a estimativa da gravidade, entendimento do mecanismo, avaliação da pressão arterial pulmonar, avaliação da função ventricular direita e guiando a tomada de decisão clínica entre a intervenção cirúrgica ou o tratamento clínico. No que tange à IT, o advento das técnicas avançadas de imagem está fornecendo novas ideias sobre o importante papel da remodelação do coração direito na fisiopatologia da regurgitação, o que pode levar à melhor estratificação de risco no futuro próximo.

REFERÊNCIAS BIBLIOGRÁFICAS

1. Yousof AM, Shafei MZ, Endrys G, Khan N, Simo M, Cherian G. Tricuspid stenosis and regurgitation in rheumatic heart disease: a prospective cardiac catheterization study in 525 patients. Am Heart J. 1985;110(1 Pt 1):60-4.
2. Saito T, Horimi H, Hasegawa T, Kamoshida T. Isolated tricuspid valve stenosis caused by infective endocarditis in an adult: report of a case. Surg Today. 1993;23(12):1081-4.
3. Old WD, Paulsen W, Lewis SA, Nixon JV. Pacemaker lead-induced tricuspid stenosis: diagnosis by Doppler echocardiography. Am Heart J. 1989;117(5):1165-7.
4. Ames DE, Asherson RA, Coltart JD, Vassilikos V, Jones JK, Hughes GR. Systemic lupus erythematosus complicated by tricuspid stenosis and regurgitation: successful treatment by valve transplantation. Ann Rheum Dis. 1992;51(1):120-2.
5. Kuralay E, Cingöz F, Günay C, Demirkiliç U, Tatar H. Huge Right Atrial Myxoma Causing Fixed Tricuspid Stenosis with Constitutional Symptoms. In: J Cardiac Surg. 2003;18:550-3.
6. Zoghbi WA, Enriquez-Sarano M, Foster E et al. Recommendations for Evaluation of the Severity of Native Valvular Regurgitation with Two-dimensional and Doppler Echocardiography. J Am Soc Echocardiogr. 2003;16(7):777-802.
7. Fawzy ME, Mercer EN, Dunn B, Al-amri M, Andaya W. Doppler echocardiography in the evaluation of tricuspid stenosis. Eur Heart J. 1989;10(11):985-90.
8. Vahanian A, Alfieri O, Andreotti F et al. Guidelines on the management of valvular heart disease (version 2012). Eur Heart J. 2012;33(19):2451-96.
9. Singh JP, Evans JC, Levy D et al. Prevalence and clinical determinants of mitral, tricuspid, and aortic regurgitation (the Framingham Heart Study). Am J Cardiol. 1999;83(6):897-902.
10. Paranon S, Acar P. Ebstein's anomaly of the tricuspid valve: from fetus to adult. Heart. 2008;94(2):237-43.
11. Adler DS. Non-functional tricuspid valve disease Keynote Lecture Series. Ann Cardiothorac Surg. 2017.
12. Hoke U, Auger D, Thijssen J et al. Significant lead-induced tricuspid regurgitation is associated with poor prognosis at long term follow-up. Eur Heart J. 2013.
13. Dreyfus GD, Martin RP, Chan KMJ, Dulguerov F, Alexandrescu C. Functional tricuspid regurgitation: A need to revise our understanding. J Am Coll Cardiol. 2015;65(21):2331-6.
14. Shiran A, Sagie A. Tricuspid Regurgitation in Mitral Valve Disease. Incidence, Prognostic Implications, Mechanism, and Management. J Am Coll Cardiol. 2009;53(5):401-8.

15. Généreux P, Pibarot P, Redfors B et al. Staging classification of aortic stenosis based on the extent of cardiac damage. Eur Heart J. 2017;38(45):3351-8.
16. Mutlak D, Lessick J, Reisner SA, Aronson D, Dabbah S, Agmon Y. Echocardiography-based Spectrum of Severe Tricuspid Regurgitation: The Frequency of Apparently Idiopathic Tricuspid Regurgitation. J Am Soc Echocardiogr. 2007;20(4):405-8.
17. Topilsky Y, Khanna A, Le Tourneau T et al. Clinical context and mechanism of functional tricuspid regurgitation in patients with and without pulmonary hypertension. Circ Cardiovasc Imaging. 2012;5(3):314-23.
18. Park JH, Shin SH, Lee MJ et al. Clinical and echocardiographic factors affecting tricuspid regurgitation severity in the patients with lone atrial fibrillation. J Cardiovasc Ultrasound. 2015;23(3):136-42.
19. Rao S, Tate DA, Stouffer GA. Hemodynamic findings in severe tricuspid regurgitation. Catheter Cardiovasc Interv. 2013;81(1):162-9.
20. Mediratta A, Addetia K, Yamat M et al. 3D Echocardiographic Location of Implantable Device Leads and Mechanism of Associated Tricuspid Regurgitation. JACC Cardiovasc Imaging. 2014;7(4):337-47.
21. Topilsky Y, Nkomo VT, Vatury O et al. Clinical outcome of isolated tricuspid regurgitation. JACC Cardiovasc Imaging. 2014;7(12):1185-94.
22. de Agustin JA, Viliani D, Vieira C et al. Proximal Isovelocity Surface Area by Single-Beat Three-Dimensional Color Doppler Echocardiography Applied for Tricuspid Regurgitation Quantification. J Am Soc Echocardiogr. 2013;26(9):1063-72.
23. Lancellotti P, Moura L, Pierard LA et al. European association of echocardiography recommendations for the assessment of valvular regurgitation. Part 2: Mitral and tricuspid regurgitation (native valve disease). Eur J Echocardiogr. 2010.
24. Zoghbi WA, Adams D, Bonow RO et al. Recommendations for Noninvasive Evaluation of Native Valvular Regurgitation: A Report from the American Society of Echocardiography Developed in Collaboration with the Society for Cardiovascular Magnetic Resonance. J Am Soc Echocardiogr. 2017.
25. Haddad F, Hunt SA, Rosenthal DN, Murphy DJ. Right ventricular function in cardiovascular disease, part I: Anatomy, physiology, aging, and functional assessment of the right ventricle. Circulation. 2008;117(11):1436-48.

ANATOMIA E PATOLOGIA DA VALVA PULMONAR

CAPÍTULO 43

Bruna Clemenc Esteves Cezar ▪ Luciana Menezes Martins ▪ Simone Rolim Fernandes Fontes Pedra

A valva pulmonar é uma valva semilunar com três válvulas, localizada anterior e superiormente à valva aórtica. Suas válvulas são definidas por sua relação com a valva aórtica em anterior (ou não septal), direita e esquerda (Fig. 43-1).[1] Cada válvula exibe um nó fibroso no ponto médio das bordas (semelhantes aos nós de Aranti na válvula aórtica), e tem forma decrescente, que serve como superfície coaptiva da válvula.[1]

As valvas semilunares conectam os ventrículos às grandes artérias e servem para manter o fluxo sanguíneo unidirecional. Por não apresentarem aparato subvalvar, como cordas tendíneas e músculos papilares, as valvas semilunares são mais simples do que as valvas atrioventriculares, e a abertura e o fechamento são processos passivos.[2]

Assim como as valvas atrioventriculares, as valvas semilunares, histologicamente, consistem em camadas fibrosas e esponjosas, com pouco tecido elástico. Como estruturas passivamente móveis, elas não têm memória de forma e nenhuma tendência a assumir uma posição aberta ou fechada. Durante a contração ventricular isovolumétrica, a expansão da raiz arterial promove a separação das comissuras e, com isso, inicia-se a abertura valvar. Cada válvula move-se em direção ao seu seio arterial durante sístole ventricular e depois de volta para a junção anatômica durante diástole.[2]

As valvas semilunares são nomeadas de acordo com a grande artéria em que se conectam e não com os ventrículos que estão conectados. Durante o desenvolvimento fetal e a infância, as válvulas aórticas e pulmonares são quase idênticas. No entanto, durante a infância, as válvulas da aorta começam a espessar-se e tornar-se mais hiperecogênicas à ecocardiografia do que as válvulas pulmonares, como resultado de maiores pressões do lado esquerdo. As dimensões anulares das valvas aórticas e pulmonares são semelhantes desde o nascimento até as primeiras quatro décadas de vida, mas além dos 40 anos de idade, a taxa de dilatação anular relacionada com a idade é maior para a valva aórtica do que para a valva pulmonar.[2]

A raiz pulmonar tem sua origem na via de saída do ventrículo direito e é composta por três seios de Valsalva na região proximal, com suas respectivas válvulas, e pela junção sinotubular na região mais distal, que é menos proeminente do que a da valva aórtica.[3,4] A conexão semilunar das válvulas pulmonares forma o anel valvar anatômico e marca a junção ventriculoarterial (Figs. 43-2). A avaliação ecocardiográfica da valva pulmonar deve abordar todas estas estruturas.

Na maioria dos casos, o anel valvar pulmonar tem tamanho normal, no entanto, recomenda-se a medida do anel ao bidimensional, sempre na fase sistólica do ciclo cardíaco, quando o anel atinge seu maior diâmetro. Essa medida pode ser utilizada para comparação nos casos em que há suspeita de estenose supravalvar pulmonar, onde o estreitamento geralmente é menor do que a medida do anel valvar.

É recomendada a medida do anel valvar pulmonar à ecocardiografia bidimensional, no entanto, o ecocardiografista também deve estar ciente de que, se as medições forem retiradas do anexo basal de uma válvula para o anexo basal de uma válvula adjacente, essas linhas não necessariamente abrangem todo o diâmetro do trato de saída, podendo subestimar a medida (Fig. 43-3).[6]

Imediatamente abaixo deste local encontra-se a musculatura do infundíbulo subpulmonar, conhecida como via de saída do ventrículo direito,[5] o que garante a não continuidade da valva pulmonar com a tricúspide. A presença do infundíbulo posiciona a valva pulmonar acima do septo interventricular, o que é uma vantagem quando a ressecção da valva pulmonar deve ser realizada, pois não há impacto sobre outras estruturas cardíacas.[5]

A ecocardiografia transtorácica é o exame de imagem para triagem inicial de patologias na valva pulmonar. Apesar de a visualização da valva *en face* ser mais difícil por sua localização restroesternal e válvulas mais finas, quando há presença de espessamento ou abertura em cúpula esta pode ser prontamente avaliada. A avaliação bidimensional da valva pulmonar na ecocardiografia pode ser realizada em diversos planos.

Na janela paraesternal do eixo longitudinal visualiza-se a valva pulmonar a partir da anteriorização do transdutor em relação à imagem padrão. No paraesternal eixo curto, a via de saída do ventrículo direito e a valva pulmonar são identificadas com o deslocamento do transdutor superiormente em direção à base do coração. Ainda nas janelas apical de 4 câmaras e subcostal (eixo coronal e sagital) pode-se avaliar o plano subvalvar e valvar pulmonar a partir da anteriorização do transdutor, principalmente em lactentes e crianças menores (Fig. 43-4).

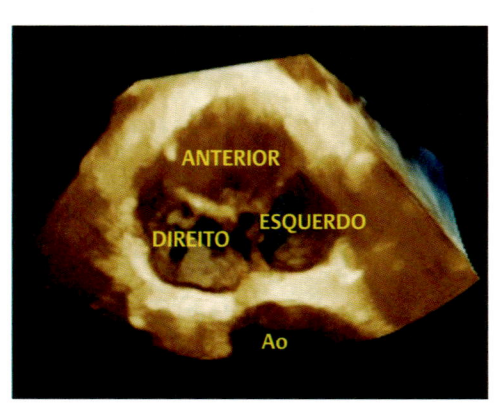

Fig. 43-1. ETT tridimensional mostrando as válvulas pulmonares e sua relação com a aorta.

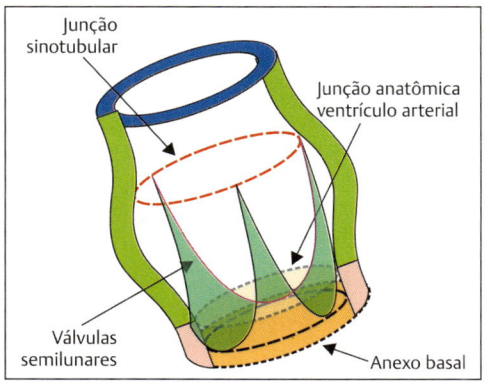

Fig. 43-2. O desenho mostra a disposição tridimensional das estruturas que formam a valva pulmonar. Três anéis formam esse complexo: junção sinotubular, junção ventriculoarterial e o anexo basal que corresponde à porção próxima das válvulas ainda na via de saída do ventrículo direito.

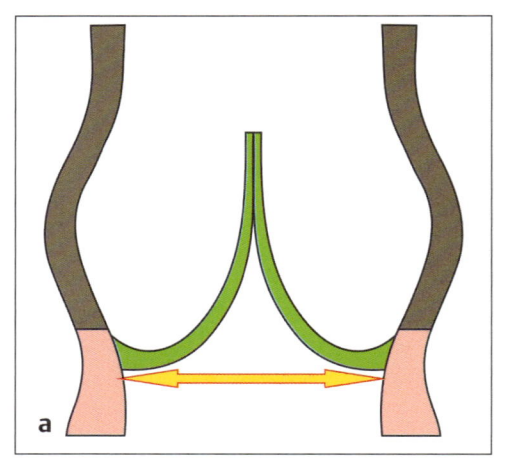

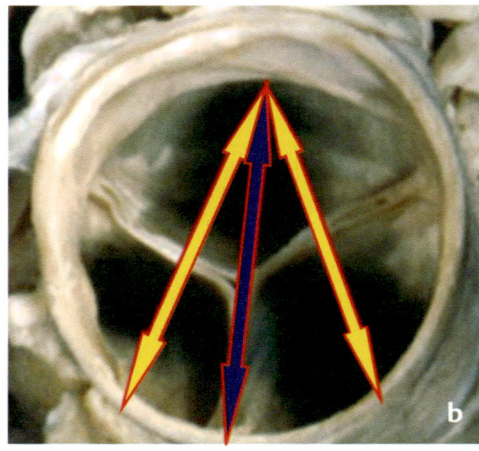

Fig. 43-3. Ilustração mostrando a geometria das medições do anel valvar a partir dos anexos basais das válvulas com o infundíbulo muscular. As medidas realizadas a partir do nadir da dobradiça de uma das válvulas à outra adjacente (setas amarelas em **a, b**) podem não definir o real diâmetro da via de saída (seta azul).

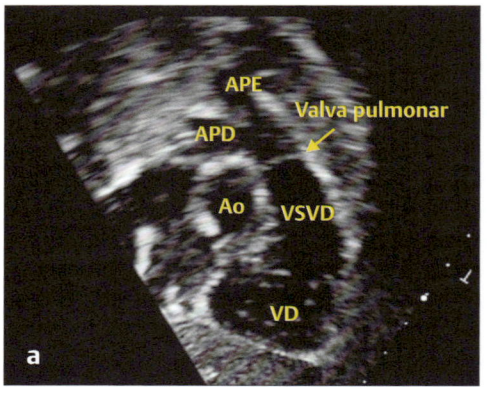

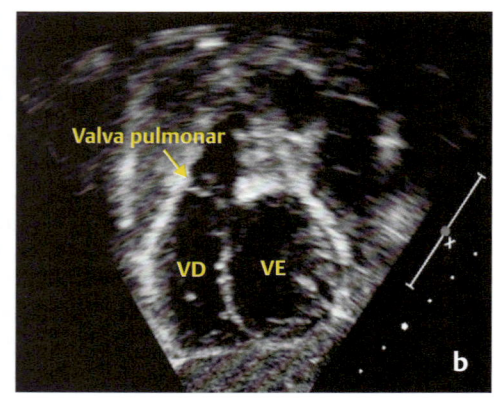

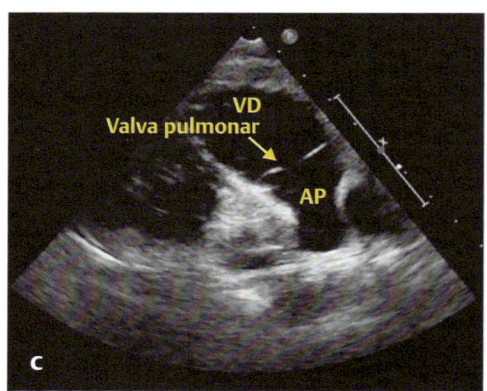

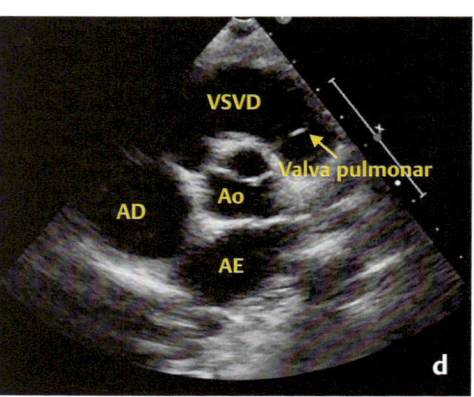

Fig. 43-4. ETT mostrando janelas para avaliação da valva pulmonar. (**a**) Janela subcostal do eixo coronal. (**b**) Janela subcostal do eixo sagital. (**c**) Janela paraesternal do eixo longitudinal. (**d**) Janela paraesternal do eixo curto da aorta.

A medida do anel valvar deve ser realizada na janela paraesteranal do eixo longo ou curto, podendo, em alguns casos, ser medida na janela subcostal, dependendo da qualidade da imagem.

A valva pulmonar também pode ser avaliada por ecocardiografia transesofágica, apesar de sua imagem poder ser limitada por sua posição anterior e maior distância da sonda localizada no esôfago. Na janela do eixo curto da aorta no esôfago médio, em torno de 40° a 60°, é possível avaliar tanto a via de entrada como a via de saída do ventrículo direito, bem como a valva pulmonar. Nesta posição, duas das válvulas pulmonares podem ser avaliadas. Na presença de calcificação ou prótese aórtica pode haver interferência acústica que prejudica a avaliação da valva pulmonar, já que a aorta se apresenta em plano ortogonal e anterior a esta. Na janela transgástrica a partir da rotação horária da sonda é possível visualizar a valva pulmonar e garantir bom alinhamento do Doppler.

Com uma boa aquisição da imagem no bidimensional é possível a reconstrução 3D, que permite melhor definição da valva e região proximal da artéria pulmonar, principalmente para realização de medidas mais acuradas do anel e área valvar.

PATOLOGIA
Estenose Pulmonar

A estenose da valva pulmonar é, na maioria das vezes, de causa congênita, e ocorrem em torno de 1 em cada 2.000 nascidos vivos.[7] A anormalidade anatômica mais comum nos casos de estenose valvar pulmonar é a fusão comissural, ocasionando a restrição da sua abertura com um orifício de abertura restritivo. As válvulas apresentam graus variáveis de espessamento e normalmente observa-se a abertura em cúpula durante a sístole (Fig. 43-5),[8] correspondendo à abertura incompleta da válvula.[1] Encontrar calcificação na valva pulmonar é raro, particularmente na infância.[5]

O grau de fusão comissural entre as válvulas é que define a gravidade da estenose pulmonar, podendo apresentar-se até como válvula imperfurada. Nos casos em que a valva pulmonar é imperfurada sem componente infundibular, o volume do ventrículo direito é maior do que nos casos em que há atresia da valva pulmonar associado à componente infundibular (muscular), havendo, nestes casos, comprometimento do volume do ventrículo direito e até da valva tricúspide.[9]

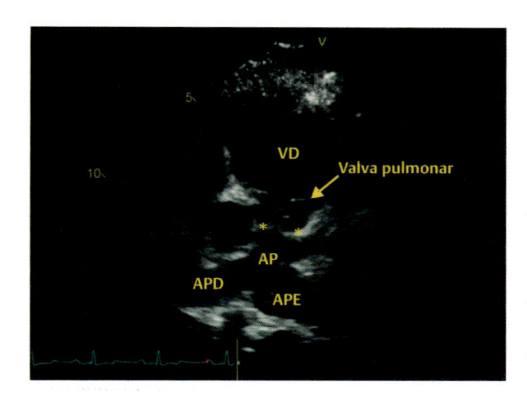

Fig. 43-5. ETT de janela paraesternal mostrando valva pulmonar espessada com abertura em cúpula. A fusão comissural desta doença torna a junção sinotubular mais evidente (*).

A apresentação neonatal da estenose pulmonar valvar caracteriza-se por válvulas espessadas, abertura em cúpula e anel bem desenvolvido na maioria dos casos. Frequentemente observa-se estenose infundibular associada (reação infundibular) e forame oval patente com fluxo direcionado do átrio direito para esquerdo, sendo o canal arterial a principal forma de suprimento de fluxo pulmonar em alguns casos. Esta forma responde muito bem à valvoplastia percutânea com balão, sendo este o procedimento de escolha para seu tratamento.

Outra causa congênita de estenose pulmonar é a forma displásica, comumente associada à Síndrome de Noonan,[2,5] sendo caracterizada por combinação de válvulas espessadas, com redução de sua mobilidade e sinais de degeneração mixomatosa.[8] Nestes casos há hipoplasia do anel pulmonar e do tronco pulmonar, não havendo boa resposta à terapêutica com balão.[9]

Há também estenose pulmonar secundária à doença reumática e síndrome carcinoide.[1] A síndrome carcinoide pode acometer, também, a valva tricúspide e caracteriza-se por constrição do anel valvar pela presença das placas carcinoides, com retração e fusão das válvulas, podendo ocasionar tanto estenose quanto insuficiência pulmonar.[9,10] Estenose pulmonar por obstrução extrínseca da região do anel pulmonar pode ocorrer em casos de tumores cardíacos ou aneurisma do seio de Valsalva.[9]

A estenose supravalvar e subvalvar pulmonar raramente ocorrem de forma isolada. Estão associadas a outras patologias como tetralogia de Fallot, síndrome de Noonan, síndrome de Williams, CIV e síndrome de Alagille. Nestes casos não é comum a dilatação da artéria pulmonar.[9,11,12]

Dependendo do grau de estenose ou insuficiência da valva pulmonar, pode-se observar repercussão no ventrículo direito que responde com hipertrofia e dilatação, respectivamente. A hipertrofia pode ser quantificada a partir do aumento da espessura de sua parede anterior, que pode ser medida empregando-se os modos M ou bidimensional. Espessura acima de 5 mm caracterizam a hipertrofia.[6] Nem sempre a hipertrofia é proporcional à severidade da estenose pulmonar.

Na vigência de estenose da valva pulmonar há aumento da pressão sistólica do ventrículo direito. A velocidade de regurgitação da valva tricúspide permite a estimativa desta pressão. Não havendo insuficiência tricúspide, pode-se inferir a pressão ventricular direita por meio do comportamento da curvatura do septo interventricular na projeção de eixo curto dos ventrículos. Se a curvatura estiver na posição habitual, a pressão ventricular direita é menor que 50% da esquerda. Se o septo estiver retificado, as pressões direita e esquerda são semelhantes e, se houver abaulamento do septo para o ventrículo esquerdo, a pressão é suprassistêmica.

A avaliação de fluxo da valva pulmonar pode ser realizada empregando-se o Doppler colorido, pulsátil e contínuo, procurando sempre o melhor alinhamento com o jato, o que ocorre na maioria dos casos na janela paraesternal do eixo curto vasos da base. A velocidade normal esperada é de 1 a 1,5 m/s. Aplicando-se a equação modificada de Bernoulli é possível a estimativa do gradiente transvalvar que tem boa relação com o gradiente pico a pico obtido pelo cateterismo.[13-15]

Assim como outras valvas, o tempo de aceleração e a integral de tempo-velocidade também pode ser utilizada a fim de cálculo de fluxo volumétrico.

Insuficiência Pulmonar

A insuficiência pulmonar mínima é comum em torno de 75% da população de pessoas saudáveis, sendo considerada fisiológica.[16,17] Nos casos de refluxo patológico da valva pulmonar, frequentemente há associação à estenose pulmonar e pode ocorrer por prolapso da valva pulmonar, valva pulmonar bicúspide, síndrome de Marfan ou por falha de coaptação. Pode ser encontrada isoladamente, pós-valvoplastia pulmonar com cateter balão e nos casos congênitos, sendo frequentemente encontrada em pacientes em pós-operatório de correção de Tetralogia de Fallot e na apresentação de tetralogia de Fallot com valva pulmonar ausente.

Causas adquiridas de insuficiência pulmonar são raras (< 1%) e, quando ocorrem, são consequência de doença reumática, endocardite, síndrome carcinoide e tumores como papiloma e fibroelastoma. Nas causas secundárias de insuficiência pulmonar, a valva apresenta características normais. Podem ocorrer comumente em pacientes com hipertensão pulmonar, pela dilatação do anel e artéria pulmonar, e raramente em traumas torácicos que levam à ruptura e prolapso de válvula.

Na insuficiência pulmonar a valva pode apresentar espessamento, válvulas encurtadas, dilatação do anel, vegetações, prolapso e falha de coaptação.

A combinação de estenose com insuficiência pulmonar é comumente encontrada nos casos em que há manipulação da via de saída do ventrículo direito e valva pulmonar. Isso ocorre em decorrência da interposição de tecido na via de saída, que ao longo dos anos sofre atrito natural tanto pela durabilidade do material como pelo crescimento somático, calcificação, estenose residual, proliferação intimal e aneurisma.[5]

Na avaliação ecocardiográfica da insuficiência pulmonar é fundamental a avaliação da dimensão do ventrículo direito, bem como a realização de medidas do anel, tronco pulmonar e artérias pulmonares, a fim de avaliar a evolução da patologia e, principalmente, definir o momento da troca valvar pulmonar, quando esta for recomendada.

Nos casos em que há insuficiência pulmonar grave por causas primárias, o jato da regurgitação ao Doppler colorido pode ser difícil de ser avaliado, já que a velocidade do jato é baixa, laminar e breve em razão da rápida equalização de pressão pela valva pulmonar.

REFERÊNCIAS BIBLIOGRÁFICAS

1. Bhatia A. Transesophageal echocardiography evaluation of tricuspid and pulmonic valves. Ann Card Anaesth. 2016;19(5):S21-5.
2. Allen HD, Shaddy RE, Penny DJ, Feltes TF, Cetta F. Moss and Adams Heart Disease in Infants, Children and Adolescents. 9. ed. Volume I.
3. Anderson RH, Razavi R, Taylor AM. Cardiac anatomy revisited. J Anat. 2004.
4. Martinez RM, Anderson RH. Echocardiographic features of the morphologically right ventriculo-arterial junction. Cardiol Young. 2005.
5. Pignatelli RH, Noel C, Reddy SCB. Imaging of the pulmonary valve in the adults. Curr Opin Cardiol. 2017;32(5):529-40.
6. Rudski LG, Lai WW, Afilalo J, Hua L, Handschumacher MD, Chandrasekaran K et al. Guidelines for the Echocardiographic Assessment of the Right Heart in Adults: A Report from the American Society of Echocardiography. Endorsed by the European Association of Echocardiography, a registered branch of the European Society of Cardiology, and the Canadian Society of Echocardiography. J Am Soc Echocardiogr [Internet]. 2010;23(7):685-713.
7. Nishimura RA, Pieroni DR, Bierman FZ, Colan SD, Kaufman S, Sanders SP et al. Second Natural History Study of Congenital Heart Defects: Pulmonary stenosis: Echocardiography. Circulation. 1993.

8. Stamm C, Anderson RH, HO SY. Clinical Anatomy of the Normal Pulmonary Root Compared With That in Isolated Pulmonary Valvular Stenosis. JACC. 1998.
9. Braunwald. Tratado de Doenças Cardiovasculares. 10. ed. Elsevier; 2017.
10. Jonas S et al. Pulmonary Valve Anatomy and Abnormalities: A Pictorial Essay of Radiography, Computed Tomography (CT), and Magnetic Resonance Imaging (MRI). J Thorac Imaging. 2016 Jan;31(1).
11. Van Der Linde D, Konings EEM, Slager MA, Witsenburg M, Helbing WA, Takkenberg JJM et al. Birth prevalence of congenital heart disease worldwide: A systematic review and meta-analysis. J Am Coll Cardiol. 2011.
12. Cuypers JAAE, Witsenburg M, Van Der Linde D, Roos-Hesselink JW. Pulmonary stenosis: Update on diagnosis and therapeutic options. Heart. 2012;99(5):339-47.
13. Anderson RH, Mohun TJ, Spicer DE, Bamforth SD, Brown NA, Chaudhry B, Henderson DJ. Myths and Realities Relating to Development of the Arterial Valves. J. Cardiovasc. Dev. Dis. 2014;1:177-200.
14. Snider AR, Stevenson JG, French JW, Rocchini AP, Dick M, Rosenthal A et al. Comparison of high pulse repetition frequency and continuous wave doppler echocardiography for velocity measurement and gradient prediction in children with valvular and congenital heart disease. J Am Coll Cardiol [Internet]. 1986;7(4):873-9.
15. Currie PJ, Hagler DJ, Seward JB, Reeder GS, Fyfe DA, Bove AA et al. Instantaneous pressure gradient: A simultaneous doppler and dual catheter correlative study. J Am Coll Cardiol. 1986;7(4):800-6.
16. Cuypers JAAE, Menting ME, Opić P, Utens EMWJ, Helbing WA, Witsenburg M et al. The unnatural history of pulmonary stenosis up to 40 years after surgical repair. Heart. 2017;103(4):273-9.
17. Klein AL, Burstow DJ, Tajik AJ, Zachariah PK, Taliercio CP, Taylor CL et al. Age-related Prevalence of Valvular Regurgitation in Normal Subjects: A Comprehensive Color Flow Examination of 118, Volunteers. J Am Soc Echocardiogr [Internet]. 1990;3(1):54-63.

ESTENOSE PULMONAR E INSUFICIÊNCIA PULMONAR

Carlos Alberto de Jesus ▪ Vanessa Augusto Canuto Nunes ▪ Waldinai Pereira Ferreira

ESTENOSE PULMONAR

A estenose pulmonar (EP) corresponde a aproximadamente 8-10% das cardiopatias congênitas.[1,2] Geralmente tem origem congênita, mas já foram descritos casos adquiridos, sendo a etiologia reumática extremamente incomum. A doença carcinoide pode causar uma combinação de estenose e insuficiência pulmonar e, ocasionalmente, tumores cardíacos podem causar obstrução na via de saída do ventrículo direito (VD). A EP pode ocorrer de forma isolada, mas pode estar associada a outros defeitos cardíacos como comunicação interatrial (CIA), comunicação interventricular (CIV) e persistência do canal arterial (PCA), ou pode fazer parte de cardiopatias congênitas cianogênicas como tetralogia de Fallot, dupla via de saída do VD, entre outras.[3-5]

Quanto ao nível da obstrução, a estenose pode ocorrer na própria valva (80 a 90% dos casos), abaixo do plano valvar, ou acima dele, envolvendo o tronco pulmonar (TP) ou artérias pulmonares, sendo denominada valvar, subvalvar, supravalvar ou periférica, respectivamente.[3-6]

A EP subvalvar pode ser infundibular, como observada na tetralogia de Fallot ou subinfundibular, conhecida como dupla câmara de VD, observada em pacientes com comunicação interventricular.[3-6]

A EP supravalvar pode envolver um único ou múltiplos sítios ao longo do TP ou qualquer de seus ramos e as lesões variam de estreitamento focal à hipoplasia difusa (Fig. 44-1). Comumente está associada a síndromes genéticas como Williams, Noonan, Alagille, DiGeorge e Leopard.[3-5] Isoladamente é rara e pode estar associada à síndrome da rubéola congênita, compressão extrínseca ou invasão intraluminal por neoplasias torácicas.[7-9] Porém, a EP supravalvar pode fazer parte de cardiopatias congênitas complexas como tetralogia de Fallot, D ou L-transposição das grandes artérias. Estenoses no tronco pulmonar ou nas artérias pulmonares podem surgir após procedimentos cirúrgicos, como na operação de Jatene para transposição das grandes artérias.[10]

Classificação Morfológica

Quanto à morfologia, a EP valvar pode ser dividida em três categorias:

1. *Em cúpula (dome)*: é a forma mais comum de EP valvar (40-60%), apresenta abertura em forma de cone, com abaulamento das válvulas para o interior do tronco pulmonar, resultado da combinação entre fusão das comissuras e movimento preservado das cúspides (Fig. 44-2 e Vídeo 44-1). O grau de fusão das comissuras determina o tamanho do orifício valvar.[11] Frequentemente observa-se dilatação do TP e artéria pulmonar esquerda em decorrência de jato excêntrico pós-estenótico e possível anormalidade intrínseca no tecido conjuntivo do TP. A predileção da dilatação da artéria pulmonar esquerda resulta de sua emergência menos aguda do TP.[12]
2. *Displásica*: corresponde a 20% dos casos de EP valvar, apresenta válvulas muito espessadas e mixomatosas, com pouca mobilidade (Fig. 44-3 e Vídeo 44-2). Geralmente é acompanhada de hipoplasia do anel pulmonar e estreitamento da junção sinotubular. É comumente associada à síndrome de Noonan.[11,13]
3. *Valva pulmonar bivalvular ou univalvular*: raramente aparece de forma isolada, em geral é encontrada em cardiopatias complexas, como a tetralogia de Fallot.

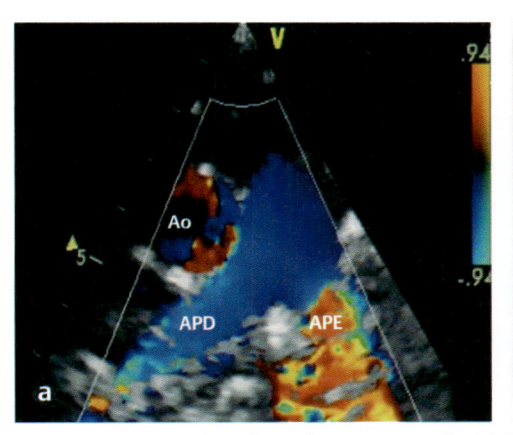

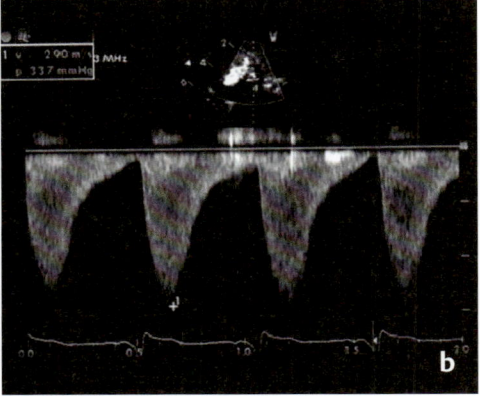

Fig. 44-1. Estenose da artéria pulmonar esquerda. (**a**) Corte paraesternal do eixo curto. Ao Doppler colorido, nota-se aceleração do fluxo a partir da origem da artéria pulmonar esquerda. (**b**) Doppler contínuo mostrando gradiente sistólico máximo de aproximadamente 34 mmHg com invasão diastólica do fluxo.

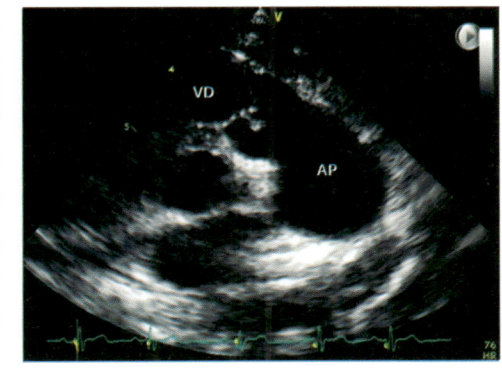

Fig. 44-2. Corte paraesternal do eixo curto de estenose pulmonar por fusão comissural. Dilatação de tronco pulmonar e artéria pulmonar esquerda.

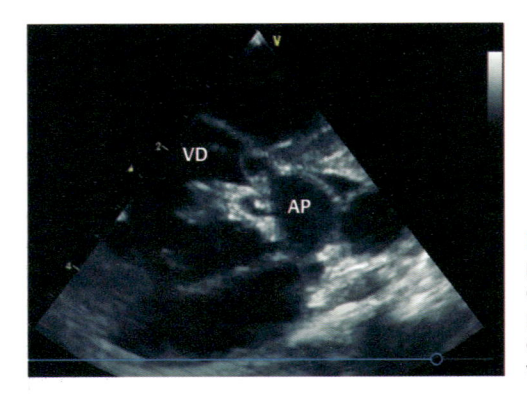

Fig. 44-3. Estenose pulmonar por displasia valvar. Corte paraesternal do eixo curto mostrando válvulas espessadas.

Fisiopatologia

A primeira consequência da EP é sobrecarga pressórica no VD, cujo grau depende da gravidade da estenose. Essa sobrecarga resulta em aumento da contratilidade miocárdica e dilatação, que promovem aumento do estresse de parede e hipertrofia compensatória do VD. O aumento da massa muscular do VD possibilita que um débito cardíaco normal seja mantido. A hipertrofia pode diminuir a complacência ventricular, resultando em aumento da pressão diastólica final do VD e, consequentemente, da pressão atrial direita. Caso exista uma CIA, pode ocorrer *shunt* para o átrio esquerdo. À medida que a hipertrofia e a rigidez miocárdica progridem, podem surgir disfunção sistólica e diastólica do VD.[14]

Estenose Pulmonar Crítica no Neonato

A EP crítica é definida como obstrução pulmonar grave, resultando em pressão suprassistêmica no VD com consequente insuficiência tricúspide, *shunt* direita-esquerda por meio do septo interatrial e circulação pulmonar dependente do canal arterial, ou seja, o VD é incapaz de manter saturação arterial sistêmica acima de 90% (Fig. 44-4; Vídeos 44-3 e 44-4). A cianose presente na EP crítica é causada pelo *shunt* direita-esquerda na fossa oval e consequente redução do fluxo pulmonar.[15-17] A EP crítica geralmente exige intervenção urgente, pois o fluxo pulmonar gravemente é restrito.[11,16]

Ecocardiografia

A ecocardiografia, em suas diversas modalidades, desempenha um papel fundamental na avaliação da EP. Em razão de sua ampla disponibilidade, portabilidade e baixo custo, a ecocardiografia transtorácica (ETT) é o exame inicial de diagnóstico, sendo útil em detectar o nível de obstrução, quantificar a gravidade e determinar o mecanismo da estenose, sendo essencial na programação do tratamento.[18]

A avaliação ecocardiográfica da gravidade da EP é baseada, principalmente, no gradiente de pressão transpulmonar, pois o cálculo da área valvar pulmonar pela planimetria não é possível em razão da dificuldade técnica em se obter o plano de corte necessário. O cálculo da área valvar pulmonar pela equação da continuidade ou pelo método do PISA (*proximal isovelocity surface area*) raramente é realizado, uma vez que não foram validados na EP.[18]

A estimativa do gradiente de pressão sistólica feita por meio do Doppler contínuo (DC) utiliza a equação de Bernoulli simplificada ($\Delta P = 4V^2$) que possui boa correlação com medidas invasivas obtidas no cateterismo cardíaco.[19]

Ao utilizar o DC é importante posicionar o cursor paralelamente ao fluxo orientando-se com o mapeamento do fluxo em cores (Fig. 44-5). Em adultos, o gradiente pressórico geralmente é obtido no corte paraesternal em eixo curto. Em crianças, o gradiente também pode ser obtido na janela subcostal. Além disso, a via de saída do VD pode ser vista no corte apical de 5 câmaras, sendo essa mais uma alternativa para se obter o gradiente na EP. Deve-se levar em conta a maior velocidade (gradiente) obtida nos diversos cortes ecocardiográficos.[20,21] A equação de Bernoulli simplificada se aplica bem na grande maioria dos casos de EP valvar e não considera a velocidade proximal à obstrução, pois esta geralmente está em torno de 1 m/s. Porém, em casos de duas estenoses sequenciais, pode ser difícil precisar a contribuição individual de cada obstrução na geração do gradiente transpulmonar.[22]

A obstrução muscular infundibular é caracterizada no DC por jato sistólico com pico tardio em forma de adaga, que indica a natureza dinâmica da obstrução (Fig. 44-6). Esse padrão do jato é útil na distinção entre obstrução muscular dinâmica e obstrução valvar fixa, em que a velocidade de pico é precoce.[18]

Fig. 44-4. Estenose pulmonar crítica. (**a**) Corte paraesternal do eixo curto: valva pulmonar espessada e dilatação de tronco pulmonar e artéria pulmonar esquerda. (**b**) Doppler contínuo mostrando velocidade elevada com gradiente de pico de aproximadamente 56 mmHg. (**c**) Corte subcostal coronal com *shunt* direita-esquerda por comunicação interatrial. (**d**) Corte apical de 4 câmaras mostrando regurgitação da valva tricúspide.

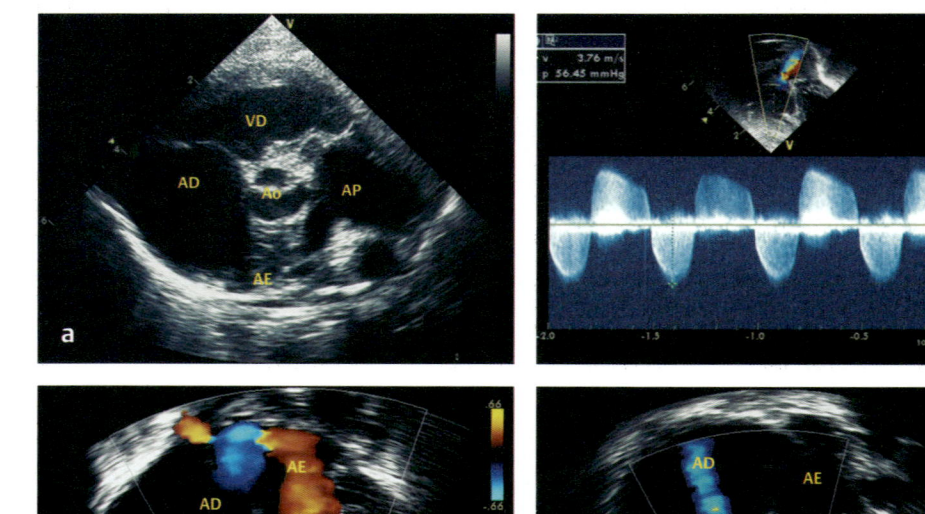

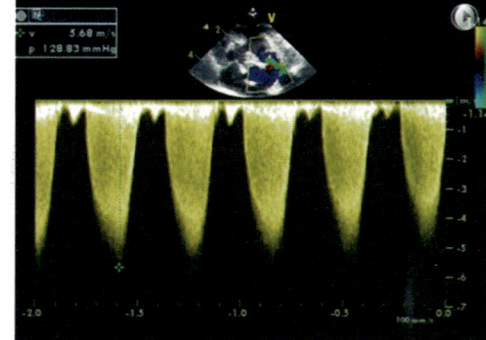

Fig. 44-5. EP valvar grave. Corte paraesternal do eixo curto: Doppler contínuo com gradiente sistólico de pico de 128 mmHg.

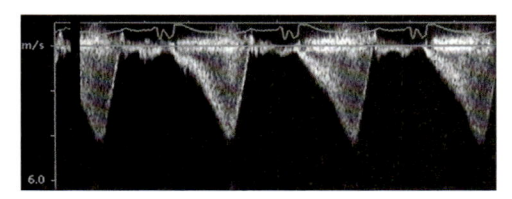

Fig. 44-6. EP infundibular grave. Doppler contínuo exibindo pico sistólico tardio (forma de adaga).

Quadro 44-1. Classificação do Grau de Estenose Pulmonar por Ecocardiografia

	Leve	Moderada	Grave
Velocidade de pico (m/s)	< 3	3-4	> 4
Gradiente de pico (mmHg)	< 36	36-64	> 64

Modificado de Baumgartner H, Hung J, Bermejo J et al. 2009[18]

As diretrizes do American College of Cardiology/American Heart Association classificam a EP valvar em leve, moderada e grave, com base na velocidade de pico e gradiente de pico obtidos pelo DC pela valva pulmonar (Quadro 44-1).[18] A EP grave é caracterizada quando a velocidade de pico registrada pelo DC é > 4 m/s, o gradiente de pressão sistólica VD-TP é ≥ 64 mmHg e identifica-se hipertrofia ventricular direita (espessura da parede do VD > 5 mm).[18]

Deve-se fazer avaliação do tronco pulmonar e artérias pulmonares à procura de estenose supravalvar pulmonar nas diversas janelas ecocardiográficas citadas anteriormente. As dimensões do anel valvar pulmonar e da junção sinotubular são iguais em pessoas com corações normais. Em indivíduos com estenose supravalvar pulmonar, a dimensão da junção sinotubular é significativamente menor que a do anel pulmonar.[23] O estreitamento das artérias pulmonares pode ser focal ou difuso, sendo importante a obtenção de suas medidas e compará-las aos valores normais pelo escore z.[23]

Ecocardiografia Transesofágica

Em certos casos de janelas acústicas limitadas ao ETT, a ecocardiografia transesofágica (ETE) pode permitir avaliação mais acurada da valva pulmonar (VP) e via de saída do VD (Fig. 44-7 e Vídeo 44-5). A visualização da VP por meio do ETE é uma tarefa difícil, pois além de a VP possuir válvulas mais finas, situa-se mais distante da sonda esofágica. Com a sonda no esôfago médio e ângulos entre 60 e 90 graus, consegue-se avaliar a via de saída do VD e a VP em eixo longo.[24]

O corte ecocardiográfico ao nível do esôfago alto com ângulo de zero grau proporciona visão do tronco pulmonar e de sua bifurcação, com ótima visão da artéria pulmonar direita. O cursor pode ser alinhado paralelo ao fluxo pela VP e pelo tronco pulmonar.[24]

Outra janela muito útil na avaliação da EP ao ETE é a transgástrica profunda, em que a via de entrada e a via de saída do VD podem ser avaliadas em uma única imagem, permitindo bom alinhamento do feixe Doppler com a área de estenose subvalvar e valvar pulmonar.[18]

Ecocardiografia Tridimensional na Estenose Pulmonar

Nos últimos anos a ecocardiografia tridimensional tem sido empregada na avaliação da doença valvar pulmonar. A ECO 3D transtorácica permite avaliar de modo acurado o volume e a função do VD, estimando sua fração de ejeção, desde que a janela ecocardiográfica seja adequada.[25] O ETE-3D pode fornecer dados mais acurados que o ETE-2D na avaliação da EP. A partir de cortes na região do esôfago médio (30-45°) é possível obter visualizações *en face* da valva pulmonar e avaliar a morfologia e o número de válvulas (uni, bi ou trivalvular), bem como medir o anel e a área valvar pulmonar pelo método de planimetria. Esse método é particularmente útil em condições que aumentam o fluxo pulmonar, e que podem superestimar a velocidade de pico e o gradiente sistólico transvalvar, como CIA, IP e gravidez.[26]

Ecocardiografia na Tomada de Decisão do Tratamento da Estenose Pulmonar

O objetivo do tratamento da EP é remover a obstrução, e dessa forma aliviar a sobrecarga de pressão do VD. De acordo com a AHA/ACC Guideline for the Management of Adults with Congenital Heart Disease de 2018, a valvoplastia pulmonar percutânea é recomendada em pacientes com estenose pulmonar moderada ou grave com sintomas de insuficiência cardíaca (IC), cianose causada por *shunt* direita-esquerda por comunicação interatrial ou intolerância ao esforço. Caso a valvoplastia pulmonar percutânea não seja factível nesses grupos de pacientes, a correção cirúrgica está recomendada. Ainda de acordo com as referidas diretrizes, a intervenção percutânea é considerada um procedimento razoável em indivíduos assintomáticos com EP valvar grave.[27]

A intervenção está indicada, mesmo com gradiente sistólico na via de saída do VD < 64 mmHg, quando a função sistólica do VD estiver reduzida ou na presença de dupla câmara de VD.[4]

Estenose Pulmonar Fetal

A ecocardiografia fetal tem papel relevante no diagnóstico e na tomada de decisão em fetos com EP (Fig. 44-8). Recomenda-se repetir o ECO a cada 2-4 semanas em decorrência do risco de hipoplasia do ventrículo direito e de disfunção sistólica do VD.[28] Fetos com EP e septo ventricular íntegro são candidatos à valvoplastia pulmonar quando apresentam *shunt* reverso por meio do canal arterial (*shunt* esquerda-direita) e hipoplasia do ventrículo direito. A valvoplastia pulmonar deveria ser realizada entre 22 e 32 semanas de gestação.[28] A valvoplastia fetal na EP crítica tem como objetivo principal promover o crescimento e o desenvolvimento funcional do VD, e desse modo aumentar as chances de circulação biventricular no período pós-natal. A seleção dos candidatos à intervenção fetal é baseada nos riscos de o feto evoluir para circulação univentricular sem a intervenção fetal e na possibilidade de alterar essa evolução.[28]

O sucesso da intervenção é avaliado pelo fluxo anterógrado pela valva pulmonar, redução do fluxo reverso pelo canal arterial e surgimento de insuficiência pulmonar.[28]

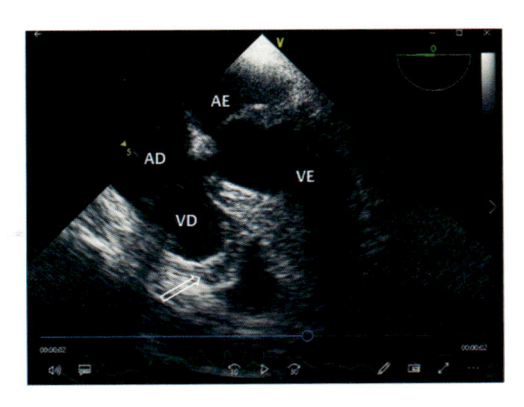

Fig. 44-7. ECO transesofágico em esôfago médio a 0°. Corte de 4 câmaras mostrando banda anômala do VD (seta).

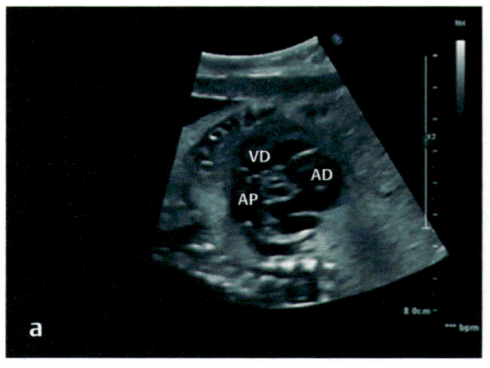

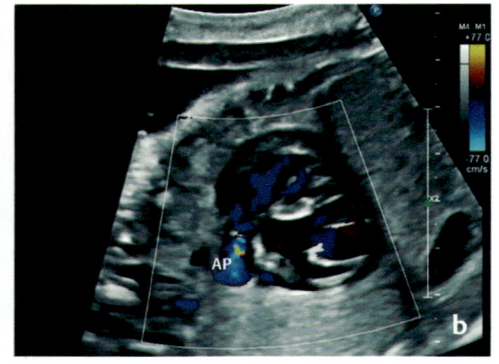

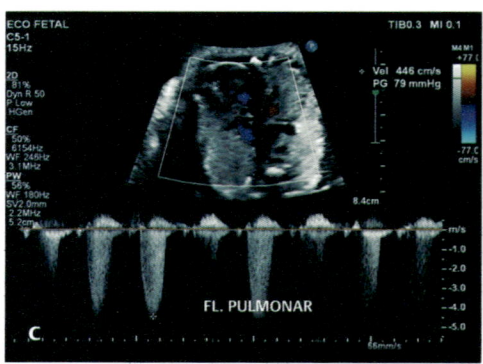

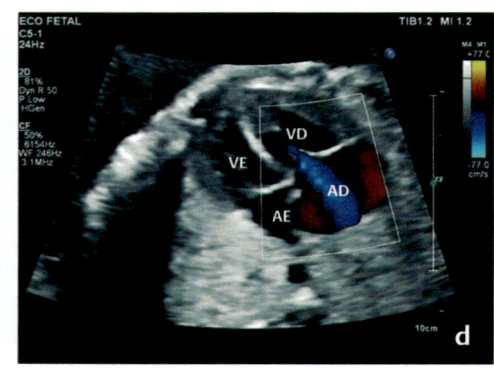

Fig. 44-8. Estenose pulmonar fetal. (**a**, **b**) Corte sagital mostrando valva pulmonar ao ECO bidimensional e Doppler colorido com fluxo turbulento. (**c**) Doppler contínuo exibe gradiente sistólico de pico de 79 mmHg. (**d**) Corte de 4 câmaras com Doppler colorido mostrando regurgitação tricúspide.

Banda Anômala do VD

A dupla câmara do VD é uma anomalia cardíaca em que uma banda muscular anômala se projeta na cavidade e resulta em obstrução ao fluxo pulmonar dentro da cavidade ventricular direita (Fig. 44-9; Vídeos 44-6 e 44-7). Do ponto de vista morfológico, essa banda anômala pode representar uma anomalia da banda parietosseptal, da banda moderadora ou de uma prateleira apical. Divide a cavidade ventricular direita em uma câmara proximal de alta pressão e uma câmara distal de baixa pressão. A maioria dos casos de dupla câmara de VD vem associada à CIV.[29]

Na maioria dos casos de banda anômala, a obstrução progride com o passar dos anos, enquanto a CIV tende à diminuição espontânea de seu tamanho e, em alguns casos, ao fechamento espontâneo. Portanto, é plausível que, numa proporção de casos, no momento do diagnóstico da dupla câmara de VD, a CIV tenha se fechado espontaneamente e a real associação entre dupla câmara de VD e CIV possa ser maior.[29]

A localização da CIV em relação à banda anômala influencia a hemodinâmica e os achados clínicos. Se a CIV se localiza proximalmente à banda anômala, a progressão da obstrução pela banda anômala diminuirá a quantidade de fluxo pulmonar e, em alguns casos, poderá causar uma inversão do *shunt* pela CIV.[29]

Tomografia Computadorizada

Geralmente a ecocardiografia é suficiente para avaliar a EP, porém, em alguns casos, necessita-se recorrer à outra modalidade de imagem. Esses casos incluem adultos com valva pulmonar displásica, obstrução pulmonar em múltiplos níveis e janela ecocardiográfica inadequada. Nessas situações a tomografia computadorizada (TC) permite avaliação da anatomia e mobilidade da valva pulmonar, bem como do tronco pulmonar e artérias pulmonares. Em razão da alta resolução da TC, consegue-se melhor definição do anel pulmonar, seios pulmonares e via de saída do VD quando comparado ao ETT. Além disso, a TC é útil na avaliação valvar, tanto nativa quanto protética, e é o método de escolha para avaliação das artérias coronárias.[3]

Ressonância Magnética

Assim como a TC, a ressonância magnética (RM) é útil no estudo da anatomia da via de saída do VD, tronco pulmonar e artérias pulmonares. Também permite a localização precisa do nível de obstrução (subvalvar, valvar ou supravalvar). A velocidade de pico do sangue pela valva pulmonar medida pela RM é geralmente maior que a obtida pelo eco Doppler. A RM também tem papel de destaque na insuficiência pulmonar (IP), possibilitando a determinação do volume regurgitante e a quantificação do volume, massa e função do VD, sem necessidade de pressuposição geométrica da cavidade. Limitações para realização da RM incluem portadores de marca-passo, pacientes claustrofóbicos, necessidade de ritmo cardíaco regular e apneia, alto custo e disponibilidade restrita a grandes centros.[4]

INSUFICIÊNCIA PULMONAR

A insuficiência discreta da valva pulmonar é considerada fisiológica e pode ser observada em aproximadamente 75% da população, principalmente em crianças.[30-32] A etiologia primária da insuficiência pulmonar é extremamente rara, pouco relatada na literatura. Consiste no prolapso e/ou falha da coaptação das válvulas, sendo denominada displasia isolada da valva pulmonar. Em adultos a hipertensão pulmonar representa a principal etiologia que evolui secundariamente com IP.[33] Síndrome carcinoide, endocardite infecciosa e dilatação idiopática da artéria pulmonar são outras causas.[34] As cardiopatias congênitas são as grandes responsáveis pela IP significativa, ocorrendo, principalmente, como consequência de alguma intervenção cirúrgica ou hemodinâmica nas lesões obstrutivas da via de saída do ventrículo direito.[12,35] A grande maioria dos casos de IP grave é encontrada no pós-operatório de pacientes com tetralogia de Fallot pelo emprego de *patch* transanular desde a via de saída do ventrículo direito até o tronco pulmonar.[36] Atualmente a proposta

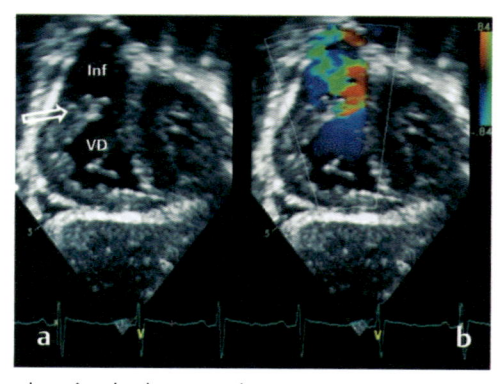

Fig. 44-9. Banda anômala obstrutiva do VD. Corte subcostal sagital (**a**) demonstra hipertrofia ventricular direita e banda anômala proeminente (seta) dividindo o VD em duas cavidades. (**b**) Mesmo corte com Doppler colorido mostrando fluxo turbulento em região da banda muscular. Inf: infundíbulo.

cirúrgica ideal tem sido posicionar o *patch* apenas na via de saída, preservando o anel pulmonar, quando possível.[37]

Apresentação Clínica

Os pacientes são assintomáticos por um longo período de tempo mesmo nas regurgitações graves.[38,39] Na evolução ocorre dilatação paulatina do VD, regurgitação tricúspide por dilatação do anel e progressiva disfunção ventricular direita, fase em que os sintomas de insuficiência cardíaca começam a surgir.[9]

Fisiopatologia

A adaptação do VD à sobrecarga de volume proporcionada pela insuficiência pulmonar depende de propriedades relativas ao próprio ventrículo, como complacência e hipertrofia, além de fatores como grau e duração da regurgitação pulmonar, presença de regurgitação tricúspide e alterações da anatomia das artérias pulmonares.[37,40] Inicialmente ocorre aumento do volume diastólico final. Com o tempo, há progressão, também, do volume sistólico final e, em seguida, queda da função ventricular.[37,40]

Agenesia da Valva Pulmonar

A agenesia da valva pulmonar representa 0,2-0,4% das cardiopatias congênitas e consiste em displasia ou mesmo agenesia das válvulas.[11] Ocorre insuficiência importante por falha de coaptação e, em geral, associa-se à tetralogia de Fallot. As artérias pulmonares são caracteristicamente aneurismáticas, podendo comprimir a árvore brônquica pulmonar (Fig. 44-10 e Vídeos 44-8 e 44-9).[41]

Ecocardiografia

Anatomia da Valva Pulmonar

A avaliação anatômica da valva pulmonar deve ser realizada no estudo bidimensional de forma minuciosa. As principais janelas acústicas são paraesternal eixo curto e paraesternal eixo longo com orientação anterior para boa visualização da valva pulmonar.[40,42] Em crianças é possível, também, utilizar as janelas apical de 4 câmaras com orientação anterior, subcostal sagital e coronal, esta última muito útil para boa observação do desvio anterior do septo infundibular nos casos de tetralogia de Fallot.[43]

Quantificação da Insuficiência

O grau de insuficiência pulmonar pode ser avaliado pela ecocardiografia utilizando-se o Doppler contínuo e o Doppler colorido. O Doppler pulsado é mais empregado no cálculo do volume de ejeção ventricular. Por apresentar baixa acurácia em doenças relacionadas com insuficiência pulmonar, é pouco aplicado para este fim.[44] Apesar do uso escasso na prática diária, métodos semiquantitativos (*vena contracta*) e quantitativos (PHT-*pressure half time*, volume regurgitante e fração regurgitante) são sugeridos na avaliação não invasiva de regurgitação em valvas nativas pela sociedade americana de ecocardiografia.[45] Como não foram validados com outros métodos diagnósticos, esses parâmetros não são tão robustos em comparação à aplicação dos mesmos na regurgitação valvar aórtica. Para o cálculo do volume regurgitante utiliza-se a medida do anel pulmonar no início da ejeção ventricular e a integral das velocidades na via de saída do VD com o cursor posicionado logo abaixo do plano valvar pulmonar.[45]

Ao **Doppler contínuo** são analisadas, qualitativamente, características do perfil da imagem espectral da regurgitação pulmonar, como densidade e formato.[46] Compara-se a densidade entre os fluxos pulmonares anterógrado e retrógrado, ou seja, quanto mais denso for o envelope do fluxo retrógrado, mais parecido com o do fluxo anterógrado, maior o grau de insuficiência (Fig. 44-11). Também se considera o formato e a duração do refluxo no ciclo cardíaco. No refluxo discreto a curva ocupa toda a diástole ventricular com formato em platô. No grau moderado, a curva do refluxo também ocupa toda a diástole, porém, com formato triangular. Nesta situação avalia-se, concomitantemente, os tempos de aceleração (início ao pico da curva) e de desaceleração (pico ao final da curva). No refluxo moderado esses tempos são semelhantes. Já no refluxo grave a curva não chega a ocupar toda a diástole, pois em razão da rápida equalização de pressões entre a artéria pulmonar

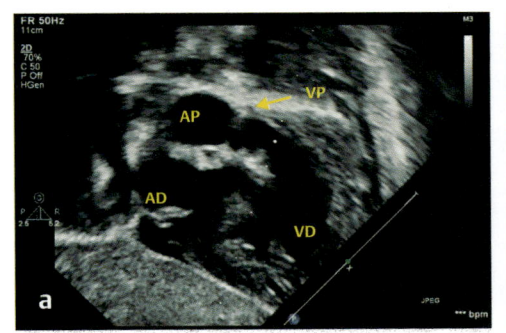

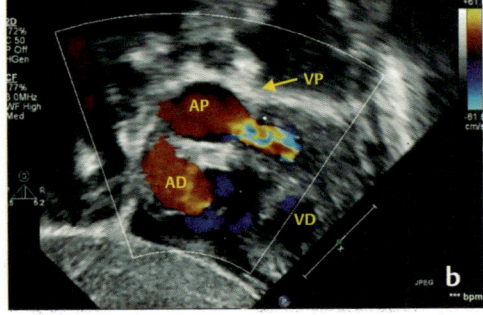

Fig. 44-10. Agenesia da valva pulmonar. (**a**) Corte subcostal coronal mostrando desvio anterior do septo infundibular (característico da tetralogia de Fallot), resquícios da valva pulmonar (seta) e dilatação aneurismática da artéria pulmonar. (**b**) Doppler colorido mostrando insuficiência pulmonar.

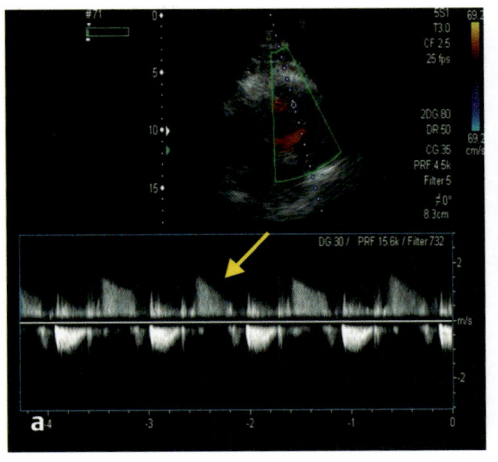

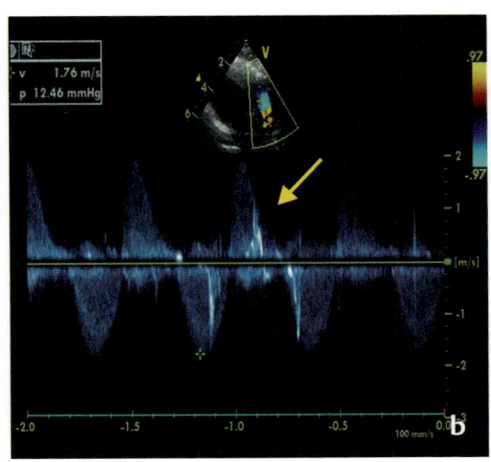

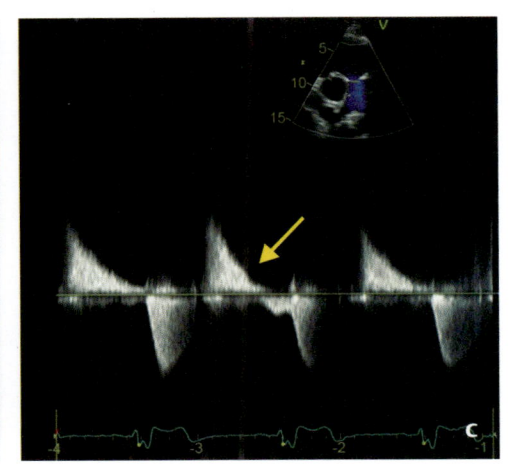

Fig. 44-11. Doppler espectral da curva da insuficiência pulmonar. (**a**) Insuficiência discreta: densidade baixa, formato em platô, ocupa toda a diástole. (**b**) Insuficiência moderada: densidade intermediária, formato triangular simétrico, ocupa toda a diástole. (**c**) Insuficiência importante: densidade intensa, formato triangular assimétrico, fluxo cessa antes do final da diástole.

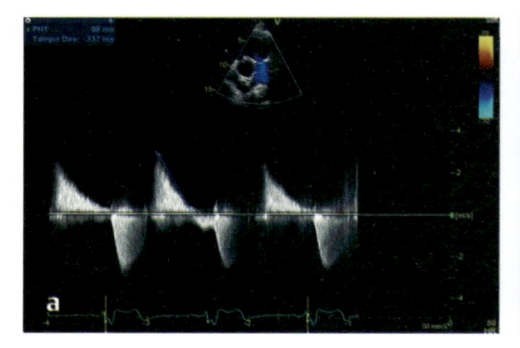

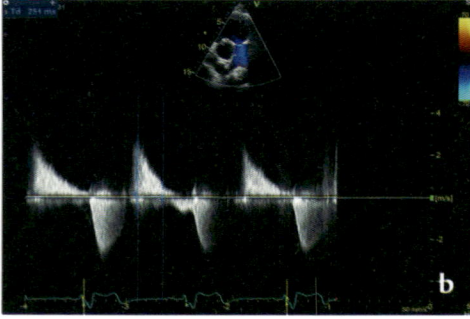

Fig. 44-12. Doppler espectral da curva de insuficiência pulmonar grave. (**a**) Medida do PHT (*pressure half time*). (**b**) Medida do tempo de desaceleração.

e a via de saída do ventrículo direito, o fluxo regurgitante cessa ainda na mesodiástole.⁴⁵ O formato da curva também é triangular, porém, assimétrico, pois o tempo de aceleração é mais curto que o de desaceleração (Fig. 44-11).

O tempo e a velocidade de desaceleração do jato regurgitante (TD e PHT) são outros métodos quantitativos obtidos pelo Doppler contínuo. Valores menores que 260 e 100 ms, respectivamente, se relacionam com a insuficiência pulmonar grave (Fig. 44-12).⁴⁷,⁴⁸

Outro parâmetro disponível é o índice de regurgitação pulmonar, que consiste numa razão entre a duração da regurgitação e a duração da diástole ventricular. Quando menor que 0,77, tem boa correlação com insuficiência pulmonar grave estimada pela ressonância nuclear magnética (Fig. 44-13).⁴⁸,⁴⁹ Contudo, esse índice sofre influência da pressão ventricular e da função diastólica do ventrículo direito.³

O **Doppler colorido** permite a análise do jato regurgitante quanto à largura (*vena contracta*), área e profundidade. É importante o ajuste correto do *frame rate*, do tamanho do setor e da escala (limite de Nyquist entre 50-70 cm/s) para adequada interpretação.⁴⁴ Refluxo pulmonar com profundidade de jato inferior a 10 mm é considerado insignificante (Fig. 44-14).³⁹ A área do jato tem sido correlacionada a medidas hemodinâmicas de avaliação da insuficiência pulmonar, porém, tem baixa reprodutibilidade.⁴⁵ A *vena contracta* é o parâmetro semiquantitativo mais aferido, com boa reprodutibilidade, de fácil aquisição, sendo menos influenciado pelas pressões de enchimento ventricular.⁴⁵ Em geral é feita uma relação com o anel valvar pulmonar. Uma relação superior a 0,5 (*vena contracta*/anel pulmonar) se correlaciona à insuficiência pulmonar grave estimada por ressonância nuclear magnética (Fig. 44-15).⁴⁸

Qualitativamente, o Doppler colorido também detecta o local de reversão do fluxo pulmonar, classificando a insuficiência em discreta, moderada ou grave se a reversão se origina na valva pulmonar, no tronco pulmonar ou nas artérias pulmonares, respectivamente (Fig. 44-16 e Vídeos 44-10 a 44-12).⁴⁵,⁴⁸ É válido ressaltar que em casos de estenose da valva pulmonar pode surgir um fluxo ascendente por turbilhonamento em forma de redemoinho na artéria pulmonar dilatada, que pode ser confundido com refluxo pulmonar. O diferencial é que esse fluxo ascendente ocorre, predominantemente, na sístole, enquanto o refluxo ocorre na diástole ventricular (Vídeo 44-13).

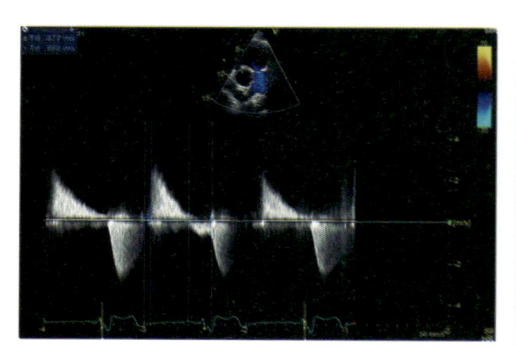

Fig. 44-13. Doppler espectral da curva de insuficiência pulmonar mostrando índice de regurgitação pulmonar (tempo de regurgitação dividido pelo tempo diastólico) de 0,56, que corresponde à IP grave.

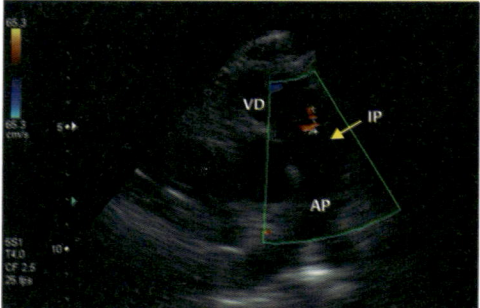

Fig. 44-14. Doppler colorido da insuficiência pulmonar. Profundidade do jato menor que 10 mm (IP insignificante).

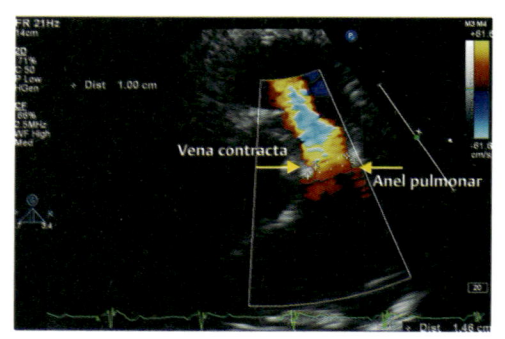

Fig. 44-15. Doppler colorido da insuficiência pulmonar. Razão *vena contracta*/anel pulmonar = 0,68 correspondendo a IP grave.

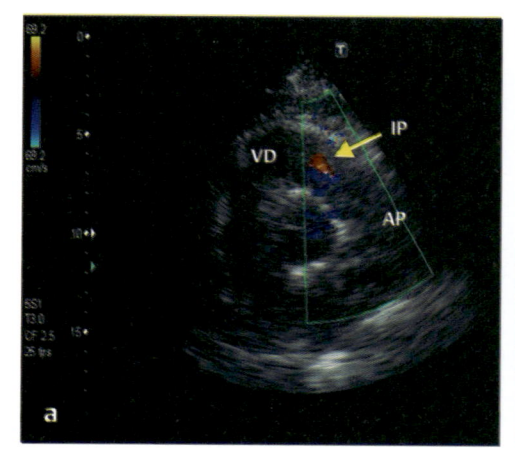

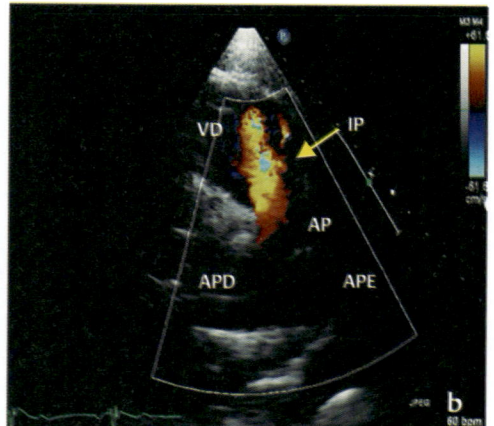

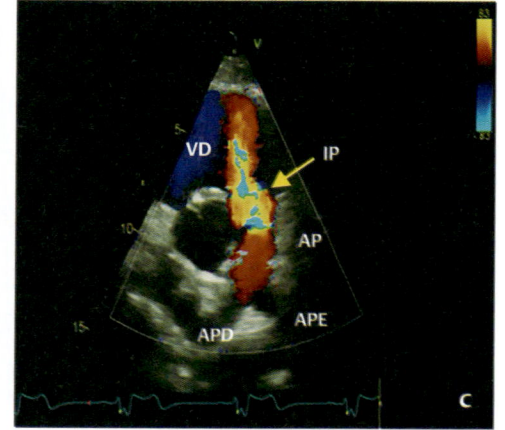

Fig. 44-16. Doppler colorido da insuficiência pulmonar. (**a**) IP discreta – refluxo inicia no plano valvar. (**b**) IP moderada – refluxo inicia no tronco pulmonar. (**c**) IP grave – refluxo inicia desde as artérias pulmonares.

Quadro 44-2. Parâmetros Ecocardiográficos Disponíveis para Graduação da Insuficiência Pulmonar

Parâmetro	Insuficiência pulmonar		
	Discreta	Moderada	Grave
Comprimento do jato regurgitante	< 10 mm	Intermediário	Variável
Densidade do jato regurgitante	Tênue	Intermediário	Denso
Vena contracta/anel pulmonar			> 0,7
Formato da curva	Platô	Triangular simétrico	Triangular assimétrico
PHT			< 100 ms
Tempo de desaceleração			< 260 ms
Índice regurgitação pulmonar		< 0,77	< 0,77
Reversão do fluxo	Valva pulmonar	Tronco pulmonar	Artérias pulmonares
Dimensões do VD	Normal	Normal/dilatado	Dilatado

PHT: *pressure half-time* (Tempo de meia-pressão); VD: ventrículo direito.
Modificado de Zoghbi WA, Adams D, Bonow RO et al. 2017.[45]

O modo M pode ser útil na detecção da variação dos diâmetros sistólico e diastólico da artéria pulmonar direita, estimando assim o grau de insuficiência pulmonar.[50]

Nem sempre todos os parâmetros da ecocardiografia coincidem na classificação da regurgitação pulmonar. Para uma definição deve ser considerado quantos critérios são favoráveis para determinada classificação além das dimensões do ventrículo direito. No Quadro 44-2 estão dispostos os parâmetros ecocardiográficos para avaliação da insuficiência pulmonar.[45]

Avaliação do Ventrículo Direito

A insuficiência pulmonar grave associa-se à dilatação do ventrículo direito, que pode ser avaliada pelas dimensões lineares nas regiões basal, média e longitudinal ao corte apical de 4 câmaras ou pela estimativa dos volumes ventriculares. Um sinal indireto de sobrecarga volumétrica do ventrículo direito é a retificação diastólica do septo interventricular no corte paraesternal do eixo curto dos ventrículos (Vídeo 44-14).[45] Os volumes diastólico e sistólico do VD, essenciais na indicação de implante de prótese pulmonar em casos de IP grave, podem ser estimados por meio da ecocardiografia tridimensional com valores equiparáveis, ainda que um pouco subestimados, aos obtidos pela ressonância nuclear magnética, considerada o padrão-ouro até o momento (Fig. 44-17).[51,52] O cálculo dos volumes pela ecocardiografia bidimensional, obtidos pelo método de Simpson, não se aplica ao VD em decorrência de sua forma geométrica anatômica triangular.[53]

Medidas lineares do anel pulmonar, do tronco pulmonar e das artérias pulmonares devem ser realizadas e parametradas pelo escore z (valores normais entre -2 e +2). Outra medida relevante é a da via de saída do VD no corte paraesternal do eixo curto, necessária ao planejamento de implante percutâneo de prótese pulmonar.

A ecocardiografia transesofágica auxilia nas situações de janela transtorácica muito limitada, especialmente quando é necessária adequada avaliação da valva pulmonar por suspeita de dupla lesão.[44]

Pressão Pulmonar

A curva espectral do jato regurgitante pulmonar permite estimar a pressão média e a pressão diastólica final da artéria pulmonar utilizando-se os picos de velocidade no início e no final da curva, respectivamente, aplicando-se a equação de Bernoulli.[54] Esses valores refletem a pressão pulmonar caso não haja obstrução à ejeção ventricular direita, habitualmente encontrada nas cardiopatias congênitas (Fig. 44-18).

Tratamento

A indicação de implante de prótese em posição pulmonar, cirurgicamente ou por cateterismo, tem sido objeto de diversos estudos.[55] A insuficiência pulmonar por si só, mesmo que grave, não configura indicação. As indicações abrangem critérios clínicos como intolerância aos exercícios físicos e cansaço progressivo aos esforços, critérios eletrocardiográficos como prolongamento da duração do QRS e ecocardiográficos destacando-se a queda da função ventricular e valores dos volumes diastólico e sistólico finais do ventrículo direito.

Atualmente o implante de prótese pulmonar em pacientes assintomáticos é indicado se a fração regurgitante for superior a 24% (calculado pela RM) associado a pelo menos dois dos critérios abaixo.[56,57]

- Fração de ejeção do ventrículo direito < 45%.
- Volume diastólico final do ventrículo direito > 150 mL/m².
- Volume sistólico final do ventrículo direito > 70 mL/m².
- Aneurisma da via de saída do ventrículo direito.
- Duração do QRS > 180 ms, ou progressão de 3,5 ms/ano.
- Surgimento de sintomas.

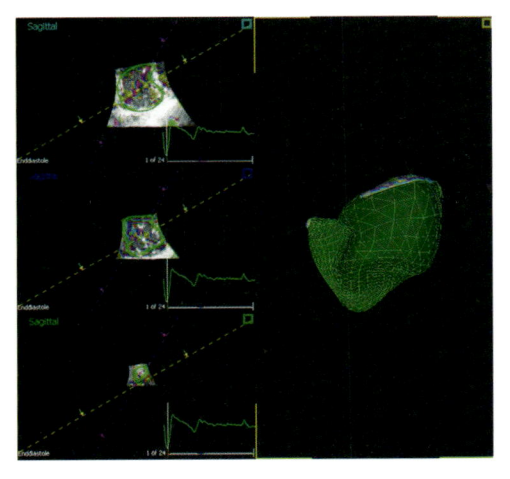

Fig. 44-17. Ecocardiografia tridimensional do ventrículo direito. Estimativas dos volumes diastólico e sistólico do VD.

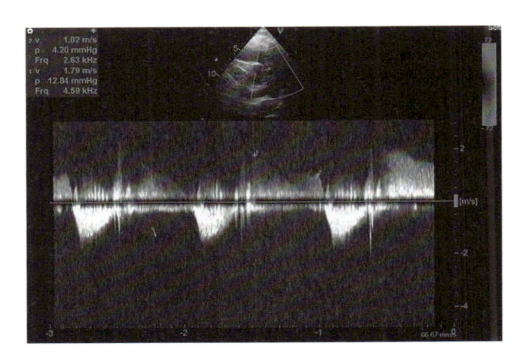

Fig. 44-18. Doppler espectral da curva de insuficiência pulmonar. As velocidades no pico e no final da curva refletem as pressões média e diastólica da artéria pulmonar, respectivamente.

REFERÊNCIAS BIBLIOGRÁFICAS

1. Van Der Linde D, Konings EEM, Slager MA, Witsenburg M, Helbing WA, Takkenberg JJM et al. Birth prevalence of congenital heart disease worldwide: A systematic review and meta-analysis. J Am Coll Cardiol. 2011;58(21):2241-7.
2. Prieto L, Latson L. Pulmonary Stenosis. In: Allen HD, Shaddy RE, Penny DJ (Eds.). Moss and Adam's Heart Disease in Infants, Children, and Adolescents: Including the Fetus and Young Adult. Philadelphia: Lippincott Williams & Wilkins; 2016. p. 983-1007.
3. Pignatelli RH, Noel C, Reddy SCB. Imaging of the pulmonary valve in the adults. Curr Opin Cardiol. 2017;32(5):529-40.
4. Cuypers JAAE, Witsenburg M, Van Der Linde D, Roos-Hesselink JW. Pulmonary stenosis: Update on diagnosis and therapeutic options. Heart. 2013;99(5):339-47.
5. Cuypers JAAE, Menting ME, Opić P, Utens EMWJ, Helbing WA, Witsenburg M et al. The unnatural history of pulmonary stenosis up to 40 years after surgical repair. Heart. 2017;103(4):273-9.
6. Driscoll DJ, Michels VV, Gersony W et al. Occurrence risk for congenital heart defects in relatives of patients with aortic stenosis, pulmonary stenosis, or ventricular septal defect. Circulation. 1993;87(2 Supp):I114-120.
7. Oster ME, Riehle-Colarusso T, Correa A. An update on cardiovascular malformations in congenital rubella syndrome. Birth Defects Res Part A - Clin Mol Teratol. 2010;88(1):1-8.
8. Cohen IS, Raible SJ, Ansinelli RA. Two-dimensional echocardiography in the detection of noneffusive cardiac involvement by intrathoracic neoplasms. Am Heart J. 1984;107(3):532-6.
9. Katz ES, Shah A, Rosenzweig BP, Tunick PA, Kronzon I. Bilateral pulmonary artery compression and obstruction by tumor: Diagnosis by unusual Doppler flow patterns. J Am Soc Echocardiogr. 2003;16(2):185-7.
10. Walter EMD, Miera O, Nasseri B, Huebler M. Onset of pulmonary stenosis after arterial switch operation for transposition of great arteries with intact ventricular septum. HSR Proc Intensive Care Cardiovasc Anesth. 2011;3(3):177-87.
11. Lemler MS, Ramaciotti C. Anomalies of the right ventricular outflow tract and pulmonary valve. In: Lai WW, Mertens LL, Cohen MS, Geva T (Ed.). Echocardiography in Pediatric and Congenital Heart Disease. Wiley-Blackwell; 2014. p. 251-63.
12. Fathallah M, Krasuski RA. Pulmonic Valve Disease: Review of Pathology and Current Treatment Options. Curr Cardiol Rep. 2017;19(11):108.
13. Bashore T. Adult congenital heart disease:Right Ventricular Outflow Tract Lesions. Circulation. 2007;115:1933-47.
14. Ruckdeschel E, Kim YY. Pulmonary valve stenosis in the adult patient: pathophysiology, diagnosis and management. Heart. 2018;0:1-9.
15. Latson LA. Critical pulmonary stenosis. J Interv Cardiol. 2001;14(3):345-50.
16. Kovalchin JP, Forbes TJ, Nihill MR, Geva T. Echocardiographic determinants of clinical course in infants with critical and severe pulmonary valve stenosis. J Am Coll Cardiol. 1997;29(5):1095-101.
17. Rao PS. Percutaneous balloon pulmonary valvuloplasty: State of the art. Catheter Cardiovasc Interv. 2007;69(5):747-63.
18. Baumgartner H, Hung J, Bermejo J, Chambers JB, Evangelista A, Griffin BP et al. Echocardiographic assessment of valve stenosis: EAE/ASE recommendations for clinical practice. J Am Soc Echocardiogr. 2009;22(1):1-23.
19. Lima CO, Sahn DJ, Valdes-Cruz LM, Goldberg SJ, Barron JV, Allen HD, Grenadier E. Noninvasive prediction of transvalvular pressure gradient in patients with pulmonary stenosis by quantitative two-dimensional echocardiographic Doppler studies. Circulation. 1983;67(4):866-71.
20. Aldousany AW, DiSessa TG, Dubois R, Alpert BS, Willey ES, Birnbaum S. Doppler Estimation of Pressure Gradient in Pulmonary Stenosis: Maximal Instantaneous vs Peak-to-Peak, vs Mean Catheter Gradient. Pediatr Cardiol. 1989;10:145-9.
21. Frantz EG, Silverman NH. Doppler ultrasound evaluation of valvar pulmonary stenosis from multiple transducer positions in children requiring pulmonary valvuloplasty. Am J Cardiol. 1988;61(10):844-9.
22. Johnson GL, Kwan OL, Handshoe S, Noonan JA, DeMaria AN. Accuracy of combined two-dimensional echocardiography and continuous wave Doppler recordings in the estimation of pressure gradient in right ventricular outlet obstruction. J Am Coll Cardiol. 1984;3(4):1013-8.
23. Michelfelder EC, Border WL. Anormalidades da Via de Saída Ventricular Direita. In: Eidem BW, Cetta F, O'Leary PW (Eds.). Ecocardiografia nas Cardiopatias Congênitas das Crianças e dos Adultos. Rio de Janeiro: DiLivros; 2010. p. 219-40.
24. Prabhu M. Trans-esophageal echocardiography for tricuspid and pulmonary valves. Ann Card Anaesth. 2009;12(2):174.
25. Van Der Zwaan HB, Geleijnse ML, McGhie JS, Boersma E, Helbing WA, Meijboom FJ et al. Right ventricular quantification in clinical practice: Two-dimensional vs. three-dimensional echocardiography compared with cardiac magnetic resonance imaging. Eur J Echocardiogr. 2011;12(9):656-64.
26. Kemaloğlu Öz T, Özpamuk Karadeniz F, Akyüz Ş, Ünal Dayı Ş, Esen Zencirci A, Atasoy I et al. The advantages of live/real time three-dimensional transesophageal echocardiography during assessments of pulmonary stenosis. Int J Cardiovasc Imaging. 2016;32(4):573-82.
27. Stout KK, Daniels CJ, Aboulhosn JA, Bozkurt B, Broberg CS, Colman JM et al. 2018 AHA/ACC Guideline for the Management of Adults With Congenital Heart Disease. J Am Coll Cardiol. 2019;73(12):e81-192.
28. Pedra SRFF, Zielinsky P, Binotto CN, Martins CN, Fonseca ESVB da, Guimarães ICB et al. Diretriz Brasileira de Cardiologia Fetal - 2019. Arq Bras Cardiol. 2019;112(5):600-48.
29. Hubail ZJ, Ramaciotti C. Spatial relationship between the ventricular septal defect and the anomalous muscle bundle in a double-chambered right ventricle. Congenit Heart Dis. 2007;2(6):421-3.
30. Zoghbi WA, Enriquez-Sarano M, Foster E, Grayburn PA, Kraft CD, Levine RA et al. Recommendations for Evaluation of the Severity of Native Valvular Regurgitation with Two-dimensional and Doppler Echocardiography. J Am Soc Echocardiogr. 2003;16(7):777-802.
31. Choong CY, Abascal VM, Weyman J, Levine RA, Gentile F, Thomas JD et al. Prevalence of valvular regurgitation by Doppler echocardiography in patients with structurally normal hearts by two-dimensional echocardiography. Am Heart J. 1989;117(3):636-42.
32. Takao S, Miyatake K, Izumi S, Okamoto M, Kinoshita N, Nakagawa H, et al. Clinical implications of pulmonary regurgitation in healthy individuals: Detection by cross sectional pulsed Doppler echocardiography. Heart. 1988;59(5):542-50.
33. Iung B, Vahanian A. Epidemiology of valvular heart disease in the adult. Nat Rev Cardiol. 2011 Jan;8:162.
34. Siegel RJ, Luo H, Makar M, Beigel R. Optimal use of echocardiography in valvular heart disease evaluation. Heart. 2015;101(12):977-86.
35. Chatterjee A, Bajaj NS, McMahon WS, Cribbs MG, White JS, Mukherjee A et al. Transcatheter pulmonary valve implantation: A comprehensive systematic review and meta-analyses of observational studies. J Am Heart Assoc. 2017;6(8):1-10.
36. Frigiola A, Hughes M, Turner M, Taylor A, Marek J, Giardini A et al. Physiological and phenotypic characteristics of late survivors of tetralogy of fallot repair who are free from pulmonary valve replacement. Circulation. 2013;128(17):1861-8.
37. Bouzas B, Kilner PJ, Gatzoulis MA. Pulmonary regurgitation: Not a benign lesion. Eur Heart J. 2005;26(5):43-9.
38. Mercer-Rosa L, Ingall E, Zhang X, McBride M, Kawut S, Fogel M et al. The Impact of Pulmonary Insufficiency on the Right Ventricle: A Comparison of Isolated Valvar Pulmonary Stenosis and Tetralogy of Fallot. 2016;36(4):796-801.
39. Shimazaki Y, Blackstone EH, Kirklin JW. The natural history of isolated congenital pulmonary valve incompetence: surgical implications. Thorac Cardiovasc Surg. 1984;32(4):257-9.
40. Schiller NB, Ristow B, Ren X. Echocardiographic evaluation of the pulmonic valve and pulmonary artery. UpToDate. 2013.
41. Grewal DS, Chamoli SC, Saxena S. Absent pulmonary valve syndrome - Antenatal diagnosis. Med J Armed Forces India. 2014;70(2):198-200.
42. Wang S shui, Xu M guo, Zhuang J, Li W bin, Zhang Z wei, Xu G. Transthoracic Echocardiographic Evaluation of Pulmonary Valve Anomalies in Pediatric Patients. J Ultrasound Med. 2019;38(4):1091-6.
43. Kreeger J, Watson T, Mahle WT. Echocardiography of the tricuspid and pulmonary valve in children. Cardiol Young. 2014;24(6):1023-9.
44. Shillcutt SK, Tavazzi G, Brian P, Diaz-gomez J. Pulmonic Regurgitation in the Adult Cardiac Surgical Patient. J Cardiothorac Vasc Anesth. 2017;31(1):215-28.
45. Zoghbi WA, Adams D, Bonow RO, Enriquez-Sarano M, Foster E, Grayburn PA et al. Recommendations for Noninvasive Evaluation of Native Valvular Regurgitation: A Report from the American Society of Echocardiography Developed in Collaboration with the Society for Cardiovascular Magnetic Resonance. J Am Soc Echocardiogr. 2017;30(4):303-71.
46. Lancellotti P, Tribouilloy C, Hagendorff A, Popescu BA, Edvardsen T, Pierard LA et al. Recommendations for the echocardiographic assessment of native valvular regurgitation: an executive summary

from the European Association of Cardiovascular Imaging. Eur Heart J Cardiovasc Imaging. 2013;14(7):611-44.

47. Silversides CK, Veldtman GR, Crossin J, Merchant N, Webb GD, McCrindle BW et al. Pressure half-time predicts hemodynamically significant pulmonary regurgitation in adult patients with repaired tetralogy of fallot. J Am Soc Echocardiogr. 2003;16(10):1057-62.

48. Renella P, Aboulhosn J, Lohan DG, Jonnala P, Finn JP, Satou GM et al. Two-Dimensional and Doppler Echocardiography Reliably Predict Severe Pulmonary Regurgitation as Quantified by Cardiac Magnetic Resonance. J Am Soc Echocardiogr. 2010;23(8):880-6.

49. Li W, Davlouros PA, Kilner PJ, Pennell DJ, Gibson D, Henein MY et al. Doppler-echocardiographic assessment of pulmonary regurgitation in adults with repaired tetralogy of Fallot: comparison with cardiovascular magnetic resonance imaging. Am Heart J. 2004;147(1):165-72.

50. Festa P, Ait-ali L, Minichilli F, Kristo I, Deiana M. A New Simple Method to Estimate Pulmonary Regurgitation by Echocardiography in Operated Fallot: Comparison With Magnetic Resonance Imaging and Performance Test Evaluation. J Am Soc Echocardiogr. 2010;23(5):496-503.

51. Shimada YJ, Shiota M, Siegel RJ, Shiota T. Accuracy of Right Ventricular Volumes and Function Determined by Three-Dimensional Echocardiography in Comparison with Magnetic Resonance Imaging: A Meta-Analysis Study. J Am Soc Echocardiogr. 2010;23(9):943-53.

52. Mercer-Rosa L, Yang W, Kutty S, Rychik J, Fogel M, Goldmuntz E. Quantifying Pulmonary Regurgitation and Right Ventricular Function in Surgically Repaired Tetralogy of Fallot: A Comparative Analysis of Echocardiography and Magnetic Resonance Imaging. Circ Cardiovasc Imaging. 2012;5(5):637-43.

53. Rudski LG, Lai WW, Afilalo J, Hua L, Handschumacher MD, Chandrasekaran K et al. Guidelines for the Echocardiographic Assessment of the Right Heart in Adults: A Report from the American Society of Echocardiography. J Am Soc Echocardiogr. 2010;23(7):685-713.

54. Harris P, Kuppurao L. Quantitative Doppler echocardiography. BJA Educ. 2016;16(2):46-52.

55. Merino-ingelmo R, de Soto JS, Coserria-Sanchez F, Descalzo-senoran A, Valverde-perez I. Long-term Results of Percutaneous Balloon Valvuloplasty in Pulmonary Valve Stenosis in the Pediatric Population. Rev Esp Cardiol. 2014;67(5):374-9.

56. Ferraz Cavalcanti PE, Sá MPBO, Santos CA, Esmeraldo IM, Escobar RR De, Menezes AM de et al. Pulmonary valve replacement after operative repair of Tetralogy of Fallot: Meta-analysis and meta-regression of 3,118 patients from 48 studies. J Am Coll Cardiol. 2013;62(23):2227-43.

57. Nordmeyer J, Ewert P, Gewillig M, AlJufan M, Carminati M, Kretschmar O, et al. Acute and midterm outcomes of the post-approval MELODY Registry: a multicentre registry of transcatheter pulmonary valve implantation. Eur Heart J. 2019;12:1-10.

DOENÇAS VALVARES MÚLTIPLAS E ASSOCIADAS

Luciano Belém ▪ Marcela Cedenilla ▪ Alex Felix

INTRODUÇÃO

A doença multivalvar com suas inúmeras combinações é frequente, principalmente no Brasil, onde a febre reumática ainda é muito comum. Ao contrário da doença valvar isolada, não existem recomendações específicas para o manejo das lesões combinadas. Cada caso deve ser considerado individualmente, e a conduta é com base no entendimento dos distúrbios hemodinâmicos e no efeito dos mesmos sobre a função ventricular. Na avaliação destes pacientes o caminho mais simples é determinar a lesão dominante e direcionar a conduta com base na lesão principal.[1]

Os objetivos deste capítulo são revisar as interações entre as mais frequentes combinações de lesões valvares (orgânicas e funcionais) e explorar as nuances diagnósticas e as estratégias que devem ser consideradas no acompanhamento do paciente com doença valvar múltipla. Os *guidelines* internacionais são pouco esclarecedores na abordagem deste tema, e suas recomendações são com base na opinião de especialistas.

ETIOLOGIA

As lesões multivalvares podem ser adquiridas ou congênitas. A febre reumática é a principal etiologia, porém sua incidência nos países desenvolvidos tem diminuído nas últimas décadas. O envolvimento aórtico está presente em 40% dos pacientes com lesão mitral reumática e destaca-se que na cardiopatia reumática o acometimento isolado da valva aórtica é incomum.[2] A forma mais comum de doença mitrotricuspídea ocorre em pacientes com doença valvar mitral primária que desenvolvem hipertensão arterial pulmonar, disfunção do VD e regurgitação tricúspide secundária à dilatação do anel valvar. A síndrome de Marfan e outras doenças do tecido conjuntivo podem associar-se ao prolapso valvar mitral e dilatação anular aórtica. A degeneração fibrocálcica acomete tanto a valva aórtica, quanto o complexo valvar mitral, levando frequentemente ao desenvolvimento de estenose aórtica e regurgitação mitral em pacientes mais idosos.[3] Outras causas de doença multivalvar incluem endocardite infecciosa, síndrome carcinoide, radioterapia prévia e efeitos adversos de medicamentos, com destaque para os agentes anorexígenos.

DIAGNÓSTICO

Diversas síndromes clínicas e hemodinâmicas podem ser produzidas por diferentes combinações de anomalias valvares. As manifestações clínicas dependem da gravidade relativa de cada uma das lesões. Quando as lesões são de gravidade semelhante, predominam as manifestações clínicas decorrentes da lesão mais proximal. Isto é, o acometimento mitral predomina nos pacientes com doença mitroaórtico, e o acometimento da valva tricúspide predomina naqueles com doença mitrotricuspídea.[3] O predomínio de uma lesão valvar proximal pode mascarar as manifestações clínicas e ecocardiográficas da lesão distal. A determinação adequada da gravidade das lesões requer uma avaliação criteriosa e abrangente, englobando os dados clínicos, ecocardiográficos e em alguns casos as informações hemodinâmicas derivadas do cateterismo cardíaco direito e esquerdo.

O ecocardiograma é o primeiro método a ser solicitado para confirmar a presença e a gravidade das lesões A ecocardiografia pode auxiliar na definição da etiologia das lesões valvares e demonstrar as repercussões hemodinâmicas destas lesões. No entanto, a determinação da quantificação das lesões valvares em pacientes com doença multivalvar é um desafio, pois os métodos ecocardiográficos utilizados para avaliação das lesões regurgitantes e estenóticas são validados apenas em pacientes com doença valvar isolada. O Quadro 45-1 exibe os métodos preferenciais para avaliação nas doenças valvares múltiplas e mistas. A quantificação ecocardiográfica da gravidade das lesões valvares é com base na interpretação conjunta de dados obtidos ao Doppler e dados indiretos que refletem o grau de repercussão hemodinâmica nas cavidades, cuja acurácia pode estar comprometida quando lidamos com lesões valvares combinadas. Desta forma, o uso de técnicas menos dependentes de pré e pós-carga ou, mesmo independentes, de fluxos pode ser de grande utilidade em alguns casos. A planimetria valvar para lesões estenóticas das valvas mitral e aórtica pode ser útil para uma estimativa mais precisa do grau de lesão valvar, ou mesmo ser utilizado como balizador dos demais dados obtidos, quando os métodos com base na avaliação de fluxos podem ter a acurácia prejudicada, como na presença de lesões sequenciais (subestimativa de gradientes) ou de duplas lesões valvares (superestimativa de gradientes transvalvares pelas lesões regurgitantes).

O ecocardiograma tridimensional (ECO 3D) pode ser de grande utilidade nestes casos, por fornecer um melhor alinhamento dos orifícios valvares para a realização da planimetria, com o uso de técnicas de reconstrução multiplanar. O ECO 3D também pode exercer importante papel para uma quantificação acurada das lesões valvares estenóticas, mesmo quando usamos técnicas de quantificação com base em fluxos, como na equação de continuidade, uma vez que a medida correta da área da via de saída do ventrículo esquerdo seja fundamental para a sua acurácia. Uma medida linear, realizada em uma única projeção ao ecocardiograma bidimensional, pode levar a valores falsos uma vez que, em geral, a VSVE seja oval, e não circular, e este erro é elevado ao quadrado na fórmula de cálculo. Desta forma, o ECO 3D permite a realização da medida direta da área, com alinhamento perfeito da secção transversal da estrutura, reduzindo a possibilidade de erro. A medida direta dos volumes diastólico e sistólico final do VE ao ECO 3D também permite obter maior acurácia na equação de continuidade em situações específicas, por ser medida direta e totalmente independente da área da VSVE. Em lesões regurgitantes o ECO 3D também pode auxiliar na medida direta do orifício regurgitante efetivo (ERO), pela medida *en face* da área da *vena contracta*,[4] que possui maior acurácia quando comparado ao método de convergência de fluxo (PISA) ao 2D.

O ecocardiograma de estresse pode ser de grande auxílio na indicação cirúrgica das lesões combinadas, sobretudo quando avaliamos pacientes com lesões graves e poucos sintomas ou quando temos lesões moderadas em pacientes muito sintomáticos. Preferencialmente é utilizado o teste de esforço, que fornece dados adicionais importantes para a avaliação funcional dinâmica destes pacientes, tal como a tolerância ao esforço e demais parâmetros hemodinâmicos, avaliados sob estresse fisiológico. Esse exame pode ser útil nas lesões mitroaórticas. Quando há dúvida sobre a importância das lesões valvares, o desenvolvimento de hipertensão pulmonar grave (> 60 mmHg) pode ser utilizado como dado adicional na tomada de decisão para a indicação de intervenção cirúrgica.[5] Idealmente o ecocardiograma de esforço para a avaliação de lesões valvares deve ser realizado com cicloergômetro (bicicleta supina), que permite a avaliação contínua ao

Quadro 45-1. Associação de Lesões Valvares

Associe uma coluna a uma linha para saber a implicação da associação	Associação de Lesões Valvares				
	EAO	IAO	EM	IM	IT
EAO		▪ O gradiente VE-Ao pode estar superestimado ▪ A quantificação da IAO pelo PHT não deve ser usada	▪ Esta combinação leva a baixo débito e gradientes baixos ▪ PHT para cálculo da área mitral não deve ser usado	▪ IM pode ser superestimada no Doppler colorido ▪ ERO menos afetado ▪ Possibilidade de EAO com baixo fluxo	Possível IT funcional importante
IAO	O hiperfluxo pela IAO pode superestimar os gradientes e grau da EAO		▪ Cálculo da área mitral prejudicado pelo PHT e eq. continuidade ▪ IAO subestimada	▪ IM geralmente funcional ▪ Dificuldade de avaliar função sistólica do VE	Possível IT funcional importante
EM	▪ EAO *low flow low gradient* ▪ Área mitral não deve ser calculada pelo PHT	▪ A IAO subestimada pelo baixo fluxo e a dilatação do VE não deve estar presente ▪ Avaliar IAO por vários critérios incluindo PISA/ fluxo retrógrado Ao		▪ Valorizar grau de sobrecarga cavitária e repercussões à direita ▪ Casos duvidosos de eco de esforço	▪ Avaliar diâmetro anel T, PSAP e função VD ▪ Necessidade plastia T
IM	▪ Possível EAO *low flow low gradient* ▪ Não confundir jato IM com jato da EAO	▪ PHT da IAO não deve ser usado para graduar IAO ▪ Sobrecarga volumétrica prejudica avaliação da função do VE	▪ Valorizar grau de sobrecarga cavitária e repercussões à direita ▪ Casos duvidosos no eco de esforço		▪ Avaliar diâmetro anel T, PSAP e função VD ▪ Necessidade plastia T

longo de todo o exercício, diferente do teste em esteira ergométrica, que permite apenas a avaliação na fase de repouso e logo após o pico do esforço. A escolha da modalidade de esforço irá depender da experiência do ecocardiografista e da disponibilidade de cada serviço. Importante ressaltar como vantagem para o uso do cicloergômetro a possibilidade de avaliação em baixa carga, o que permite a avaliação de reserva contrátil e alterações de deformação miocárdica ao *strain* longitudinal, com a detecção de disfunção ventricular subclínica. O aumento da pressão sistólica de artéria pulmonar em baixa carga também possui maior especificidade na determinação de uma lesão valvar grave com significado hemodinâmico.[6]

O estudo hemodinâmico invasivo raramente está indicado, mas pode auxiliar na quantificação da gravidade das lesões em pacientes sintomáticos, quando os testes não invasivos são inconclusivos ou quando há discrepância entre os achados clínicos e o ecocardiograma. A seguir, discutem-se aspectos relativos às lesões valvares múltiplas mais frequentemente encontradas e às dificuldades no seu diagnóstico.

Estenose Mitral e Insuficiência Aórtica (Fig. 45-1 e Vídeos 45-1 e 45-2)

Cerca de dois terços dos pacientes com estenose mitral (EM) grave reumática apresentam insuficiência aórtica (IAo) associada.[3] Em aproximadamente 90% destes pacientes, a insuficiência aórtica é leve ou moderada, em geral de pouca importância clínica. Todavia, cerca de 10% dos pacientes com EM apresentam IAo grave.[7] Pacientes

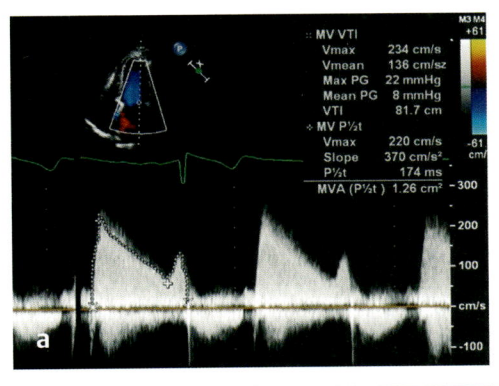

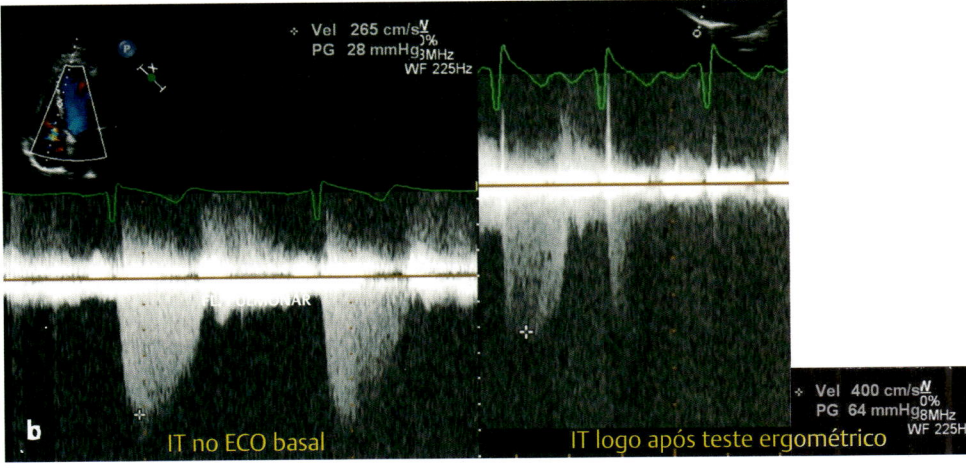

Fig. 45-1. Paciente feminina, 38 anos, com estenose mitral e insuficiência aórtica. CF II (NYHA). Associação bastante comum. Dificulta a quantificação da gravidade da IAO, e os métodos de quantificação da área valvar mitral, PHT e equação de continuidade superestimam a área. (**a**) A área mitral calculada em 1,26 cm² está superestimada. Neste caso optou-se pela realização de um ECO de esforço, pré e pós-teste ergométrico em esteira. (**b**) A PSAP passou de 31 mmHg para 67 mmHg além de um aumento importante do gradiente AE-VE caracterizando uma estenose mitral grave apesar da área calculada em 1,2 cm².

com estenose mitral que serão submetidos à cirurgia cardíaca e apresentam insuficiência aórtica moderada, devendo esta, em geral, ser abordada. A presença de um ventrículo esquerdo muito aumentado, sobretudo quando a função sistólica está preservada, sugere a possibilidade de insuficiência aórtica significativa associada nos pacientes portadores de EM. Em pacientes com IAo isolada não é comum a presença de aumento importante do átrio esquerdo, fibrilação atrial, insuficiência ventricular direita ou de hipertensão arterial pulmonar grave. Estes achados devem levantar a suspeita de lesão valvar mitral associada. A área valvar mitral estimada pelo método do tempo de meia-pressão (PHT) costuma estar superestimada na presença de IAO importante com elevação da pressão de enchimento do ventrículo esquerdo. Superestimativa da área mitral também pode ser observada quando se utiliza a equação de continuidade. Nesses casos a medida da área valvar feita pela planimetria é mais fidedigna.[8] A fibrilação atrial também dificulta a quantificação da gravidade da lesão mitral. Em virtude da variação dos tempos de enchimento ventricular faz-se necessário obter a média de vários ciclos ou um ciclo que represente uma média dos demais para estimativa adequada da área valvar.[5]

Sinais ecocardiográficos que sugerem insuficiência aórtica significativa, pelo menos moderada, associada à estenose mitral grave:

- ECO modo M/ECO 2D com dilatação do VE.
- Doppler colorido da IAO com efeito PISA.
- Doppler PW com fluxo retrogrado holodiastólico em aorta.

Estenoses Mitral e Aórtica

Esta associação de lesões não é incomum, principalmente nos países em desenvolvimento onde predomina a febre reumática. A estenose mitral de origem reumática costuma ser mais grave quando comparada à degeneração fibrocálcica senil mitroaórtica, a etiologia mais frequente em países desenvolvidos.

Quando EM e estenose aórtica (EAo) coexistem, a primeira pode mascarar as manifestações da segunda.[6] O débito cardíaco tende a ser mais reduzido do que naqueles pacientes com estenose aórtica isolada. A EM reduz o enchimento ventricular esquerdo (pré-carga), a pressão sistólica ventricular esquerda e o gradiente de pressão transvalvar aórtico. Essas alterações hemodinâmicas retardam o aparecimento de HVE, reduzem a incidência de angina e adiam o desenvolvimento de calcificação valvar aórtica.[3] Por outro lado, o aparecimento de fibrilação atrial e embolia sistêmica ocorre mais frequentemente quando a EM se associa à EAo do que naqueles com EAo isolada. Nos pacientes com EM e indicação de valvuloplastia mitral percutânea, o diagnóstico de doença valvar aórtica significativa é crucial. Esse procedimento pode ser arriscado. Um VE anteriormente protegido pela EM pode não resistir à súbita sobrecarga hemodinâmica produzida pela correção da EM o que muitas vezes precipita congestão pulmonar e edema agudo de pulmão[3].

O cálculo da área valvar neste caso deve ser valorizado em vez dos gradientes. O método do *pressure half-time* (PHT) não deve ser utilizado, porque o aumento da pressão no VE causado pela estenose aórtica levará a uma redução do PHT, superestimando a área valvar mitral por este método. O cálculo da área pode ser feito por planimetria ou, caso esta não seja possível, pela equação de continuidade, caso não haja lesão regurgitante associada.

Mesmo os estudos hemodinâmicos invasivos apresentam limitações. A dosagem de BNP pode ser útil para avaliar a repercussão hemodinâmica das lesões.

Estenose Aórtica e Insuficiência Mitral

A insuficiência mitral é uma associação comum na estenose aórtica. A obstrução do esvaziamento do VE pela aorta leva a um aumento do volume regurgitante mitral e a uma redução do fluxo anterógrado.

A insuficiência mitral pode ser funcional (mais frequente), secundaria à disfunção e dilatação do VE, aumento da pressão no AE e dilatação do anel, ou orgânica. As lesões orgânicas podem ser degenerativas com calcificações envolvendo ambas as valvas e reumáticas. Esta última não é uma etiologia frequente para esta associação. Uma outra possibilidade seria a estenose aórtica calcificada degenerativa associada à doença coronária levando a uma insuficiência mitral isquêmica.

Esta associação pode levar a uma situação de estenose aórtica com baixo fluxo, diminuindo os gradientes pela válvula aórtica, dificultando a avaliação da gravidade da EAo. A hipercinesia de paredes, decorrente da insuficiência mitral significativa, pode dificultar a análise da função sistólica do VE e mascarar o desenvolvimento de disfunção ocasionada pela EAo.[8]

Insuficiências Mitral e Aórtica

A presença concomitante de regurgitações mitral e aórtica é relativamente comum e acarreta uma grave dilatação do VE.[3] As características clínicas da regurgitação aórtica predominam. Muitas vezes é difícil determinar se a regurgitação mitral é orgânica ou secundária à dilatação do anel secundária ao aumento do VE. A combinação de IM e IAo graves é pouco tolerada, já que o sangue pode refluir da aorta por ambas as câmaras esquerdas para o interior das veias pulmonares.[3] A avaliação da função sistólica do VE também é problemática por causa da grande sobrecarga volumétrica do VE – disfunção sistólica do VE no pós-operatório é sempre uma preocupação.

Doença Valvar Pulmonar e Tricúspide Combinadas

A presença concomitante de lesões valvares tricúspide e pulmonar não é infrequente, podendo ser observada nas doenças de cavidades direitas congênitas e adquiridas e na *cor pulmonale*, quando secundárias à hipertensão pulmonar crônica. No entanto, rara é a ocorrência de lesões combinadas de valvas direitas quando ambas têm repercussão hemodinâmica, sendo em geral predominante em apenas uma delas, como, por exemplo, na estenose pulmonar congênita grave, onde podemos encontrar frequentemente regurgitação tricúspide secundária à sobrecarga pressórica (por aumento da pressão no interior do VD), mas que em geral é de grau leve ou moderado, e habitualmente melhora após a intervenção na valva pulmonar.

Podemos encontrar lesões graves em ambas as valvas em pacientes com doença carcinoide cardíaca, em pacientes com acometimento reumático de ambas as valvas (condição rara) e em pacientes com lesões congênitas.

Na doença carcinoide cardíaca, podemos observar lesões valvares tricúspide e pulmonar associadas em mais de 80% dos casos,[9] que podem levar a quadro de insuficiência ventricular direita (IVD) com importante comprometimento funcional (em geral classes funcionais III e IV da New York Heart Association), com prognóstico clínico bastante reservado.[10]

Nas doenças reumáticas é bastante raro o acometimento associado de valvas tricúspide e pulmonar, sobretudo com lesões valvares hemodinamicamente significativas em ambas, causando importante sintomatologia de insuficiência ventricular direita (IVD).

Há que se considerar em casos de lesões combinadas de valvas direitas que estenoses tricúspides hemodinamicamente significativas subestimam as lesões da valva pulmonar, por reduzir os fluxos transvalvares e o enchimento ventricular direito (pré-carga), levando à redução da pressão sistólica ventricular esquerda e do gradiente de pressão transvalvar pulmonar. A estenose pulmonar grave tende a aumentar o grau de regurgitação tricúspide pelo aumento da força de contração e pressão intraventricular no VD, sobretudo em pacientes com função contrátil do VD ainda preservada. A própria regurgitação tricúspide pode dificultar a avaliação da gravidade da estenose pulmonar por causa de uma redução do fluxo transvalvar, pelo desvio de fluxos sistólicos para o AD, em caso de volume regurgitante tricúspide significativo. A regurgitação tricúspide, quando grave, também pode causar superestimativa dos parâmetros de função do VD, como alteração fracional de área, a fração de ejeção do VD, deslocamento do anel tricúspide lateral (TAPSE) e onda sistólica ao Doppler tecidual do anel tricúspide lateral (onda S'), podendo mascarar e retardar a detecção do desenvolvimento de disfunção sistólica do VD causada pela estenose pulmonar.

Insuficiência Tricúspide e Doença Valvar Esquerda (Fig. 45-2 e Vídeos 45-3 e 45-4)

A insuficiência tricúspide (IT) secundária a lesões valvares mitrais e/ou aórticas é relativamente comum e pode determinar um pior prognóstico clínico e aumentar a morbimortalidade dos pacientes que são submetidos ao tratamento cirúrgico por lesões valvares esquerdas. É de extrema importância na avaliação pré-operatória determinar quais pacientes se beneficiam com a abordagem cirúrgica da IT funcional, preferencialmente pela realização de valvuloplastia (com ou sem anel protético), juntamente com a correção da lesão valvar esquerda. Fatores importantes a considerar são: o tamanho do anel tricúspide, a presença de hipertensão arterial pulmonar e de disfunção do VD. Importante ressaltar que o grau da IT pode estar subestimado em alguns casos, pela sua importante dependência da pré-carga, manifestando maior repercussão no pós-operatório ou ao longo do *follow-up* pós-operatório em médio e longo prazos. O aumento significativo do diâmetro do anel tricuspídeo ao ecocardiograma 2D em adultos é definido como > 40 mm ou > 21 mm/m^2, medido na diástole na projeção apical de 4 câmaras, segundo as recomendações da Sociedade Europeia de Imagem Cardiovascular e da Sociedade Americana de Ecocardiografia,[11,12] e é índice adotado por alguns serviços como fator importante nesta decisão. É sempre importante definir se existe lesão orgânica da valva tricúspide, levando-se em conta que a qualidade do tecido valvular é fundamental para a reparabilidade da mesma, sendo bastante improvável que se consiga um bom reparo em valvas degeneradas, como valvas reumáticas ou com perda de tecido ou encurtamento de folhetos, como em pacientes com sequela de endocardite prévia. Mesmo em pacientes com regurgitação funcional, é de extrema importância avaliar se o *tethering* é o principal mecanismo que interfere com a coaptação adequada dos folhetos, casos em que apenas o uso de técnicas de redução do anel pode falhar em restabelecer o bom funcionamento do aparato valvar tricuspídeo.

Dupla Lesão Valvar: Mitral e Aórtica

Os portadores de dupla lesão valvar que preenchem critérios ecocardiográficos de estenose e regurgitação de grau moderado podem-se comportar como portadores de lesão valvar grave com repercussões importantes em termos de sobrecarga cavitária. Quando a lesão regurgitante predomina sobre a estenótica, existe geralmente dilatação cavitária. É importante na determinação da gravidade das lesões estenóticas não se basear apenas na medida das velocidades e dos gradientes transvalvares, especialmente o máximo, que podem estar superestimados em decorrência do hiperfluxo ocasionado pela lesão regurgitante. O cálculo da área valvar pelo PHT, para avaliação de estenose mitral, nos portadores de dupla lesão, é menos confiável e devemos utilizar, nesta situação, a planimetria direta do orifício valvar. Em pacientes com dupla lesão aórtica, o cálculo da área valvar aórtica pela equação de continuidade é confiável. O tempo de meia-pressão pode estar encurtado na presença de estenose aórtica decorrente de um maior aumento das pressões diastólicas do VE e não deve ser um parâmetro útil na quantificação da gravidade da regurgitação aórtica.

CONCLUSÃO E CONSIDERAÇÕES FINAIS

O envolvimento multivalvar é provocado pela febre reumática na maioria dos casos. A apresentação clínica da doença multivalvar depende de uma interação complexa de fatores que englobam a gravidade de cada lesão valvar individual, os tipos de combinações de lesões valvares, o tempo de instalação das lesões (agudo ou crônico), das condições de pré-carga e do desenvolvimento de mecanismos compensatórios pelo VE. A gravidade relativa de cada lesão valvar pode ser difícil de estimar, pois uma lesão pode mascarar as manifestações da outra. A quantificação adequada destas lesões é muito importante, uma vez que a falha na correção de todas as lesões significativas no momento da cirurgia pode aumentar de maneira significativa a mortalidade e diminuir a sobrevida em médio e longo prazos. A troca de múltiplas valvas associa-se a um risco mais elevado e sobrevida pior do que a troca de apenas uma das valvas.[13] Em virtude da elevada morbimortalidade perioperatória recomenda-se maior cautela na indicação de cirurgia em pacientes com doença multivalvar.

REFERÊNCIAS BIBLIOGRÁFICAS

1. Bonow RO, Carabello BA, Chatterjee K, et al. American College of Cardiology/American Heart Association Task Force on Practice Guidelines. 2008 focused update incorporated into the ACC/AHA 2006 guidelines for the management of patients with valvular heart disease: a report of the American College of Cardiology/American Heart Association Task Force on Practice Guidelines. J Am Coll Cardiol. 2008;52:e1e142.
2. Soma Raju B, Turi ZG. Rheumatic Fever. Braunwald Tratado de Doenças Cardiovasculares. Tradução da 8ª edição. Rio de Janeiro: Elsevier; 2010. p. 2079-86.
3. Zipes DP, Libby P, Bonow RO. Doença multivalvar. Em: Braunwald Tratado de Doenças Cardiovasculares. 11. ed. Rio de Janeiro: Elsevier; 2010. p. 1452-1453.
4. Abudiab MM, Chao CJ, Liu S, et al. Quantitation of valve regurgitation severity by three-dimensional vena contracta area is superior to flow convergence method of quantitation on transesophageal echocardiography. Echocardiography. 2017;1-10.
5. Lira Filho EB, Rodrigues AC, Aleixo D. Ecocardiograma na Valvopatia Mitral. Em: Ecocardiografia Princípios e Aplicações Clínicas. Rio de Janeiro: Revinter; 2007. p. 483-502.
6. Lancellotti P, Dulgheru R, Go YY, Sugimoto T, et al. Stress echocardiography in patients with native valvular heart disease. Heart. 2017;0:1-7.
7. Paraskos JÁ. Combined valve disease. Em Alpert JS, Dalen JE, Rahimtoola SH. Valvular Heart Disease.3rd ed. Philadelphia, Lippincott Williams & Wilkins,2000. p. 291-337.
8. Unger P, Rosenhek R, Dedobbeleer C, et al. Management of multiple valve disease. Heart 2011;97:272-77.
9. Pellikka PA, Tajik AJ, Khandheria BK, et al. Carcinoid heart disease. Clinical and echocardiographic spectrum in 74 patients. Circulation. 1993;87:1188-97.
10. Moller JE, Pellikka PA, Bernheim AM, Schaff HV, Rubin J, Connolly HM. Prognosis of carcinoid heart disease: analysis of 200 cases over two decades. Circulation. 2005;112(21):3320-7.
11. Lancellotti P, Moura L, Pierard LA, et al. European Association of Echocardiography recommendations for the assessment of valvular regurgitation. Part 2: mitral and tricuspid regurgitation (native valve disease). Eur J Echocardiogr. 2010;11:307-32.
12. Zoghbi WA, Adams D, Bonow RO, et al. Recommendations for noninvasive evaluation of native valvular regurgitation: a report from the American Society of Echocardiography developed in collaboration with the Society for Cardiovascular Magnetic Resonance. J Am Soc Echocardiogr. 2017:303
13. John S, Ravikumar E, John CN, et al. 25-year experience with 456 combined mitral and aortic valve replacement for rheumatic heart disease. Ann Thorac Surg. 2000;69:1167.

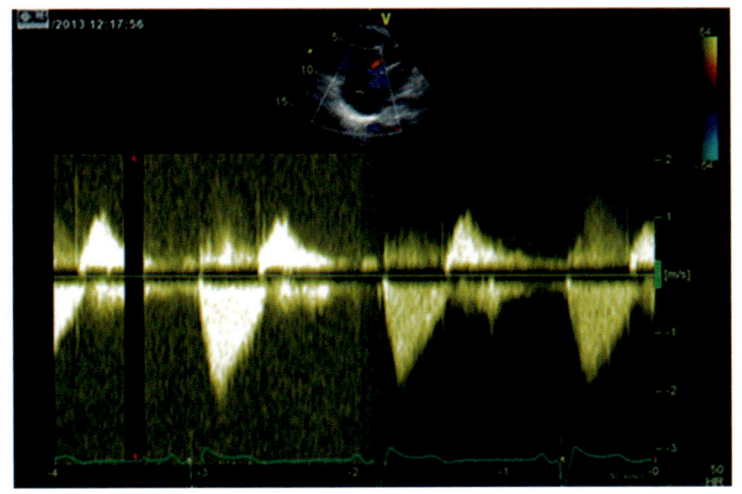

Fig. 45-2. Paciente com 84 anos portadora de estenose aórtica grave que desenvolveu regurgitação tricúspide também grave, funcional. Nota-se que a IT ao Doppler CW não apresenta velocidade aumentada (em torno de 2 m/s), mas o formato da curva, com pico triangular e outros dados indicam IT grave. A PSAP não deve ser calculada por este método nestes casos. Tratada com TAVI teve boa recuperação e regressão da IT grave.

AVALIAÇÃO ECOCARDIOGRÁFICA DAS PRÓTESES VALVARES CARDÍACAS

Rogério Tasca ▪ Manuela Gonçalves Tasca ▪ Paulo Artur de Araújo Amorim

INTRODUÇÃO

As primeiras próteses valvares cardíacas (Prt) foram implantadas com sucesso em humanos no início da década de 1960.[1,2] Desde então, ocorreram significativos avanços no tratamento de pacientes valvopatas. No Quadro 46-1, listamos as principais características desejadas para uma Prt cardíaca considerada "ideal",[3] meta que até o momento não foi alcançada. Mesmo com o desenvolvimento de Prt mais eficientes, o implante de uma valva cardíaca artificial está longe de representar uma cura completa, permanecendo os pacientes com os riscos das suas complicações e necessidade de acompanhamento médico.

Desde seu desenvolvimento, as Prt vêm-se aprimorando, e diversos modelos foram retirados do mercado.[4-6] Porém, ainda existem pacientes com modelos não mais comercializados, de modo que é necessário o ecocardiologista ter conhecimento de todas as Prt para poder avaliá-las corretamente. O Quadro 46-2 cita os diferentes tipos de Prt existentes.

CONSIDERAÇÕES GERAIS

A ecocardiologia (ECO), com suas várias modalidades, tem papel importante na avaliação não invasiva das Prt. O ECO transtorácico (ETT), além de informar sobre a estrutura da Prt, permite também estudar as valvas nativas, dimensões cavitárias e funções ventriculares. Com a introdução do ECO transesofágico (ETE), na década de 1990, a avaliação das Prt teve um grande avanço.[7-10] Atualmente, o ETE é método diagnóstico de rotina em pacientes com suspeita de disfunção protética. Recentemente, com o aparecimento do ECO Tridimensional (ECO 3D) e especialmente o ETE Tridimensional (ETE3D), a avaliação das disfunções protéticas entrou numa nova era.[11-13]

Importante lembrar que o Eco é um exame complementar e deve ser sempre correlacionado com os achados clínicos.[14,15]

PRÓTESES CARDÍACAS

Existem atualmente mais de 50 tipos, que podem ser divididas em Mecânicas e Biológicas (ou bioproteses). As Prt, utilizadas para troca valvar através de implantes percutâneos, não serão descritas aqui, uma vez que este procedimento será abordado em capítulo separado neste livro.

Próteses Mecânicas (PrtM)

As PrtM, como o próprio nome sugere, são formadas por anéis metálicos. São três os principais tipos: bola-gaiola, monodisco e duplo hemidisco.

- *Próteses de bola-gaiola (próteses de alto perfil):* montada num anel circular de onde saem dois arcos em **"U"** formando uma gaiola. Dentro da gaiola excursiona passivamente uma bola de Silastic®. A mais conhecida das valvas do tipo bola-gaiola é a de Starr-Edwards, que foi a primeira desenvolvida comercialmente.[2] Estas Prt não são mais utilizadas há muitos anos, pois são restritivas e de alto perfil, não podendo ser implantadas em ventrículos esquerdos (VE) pequenos.
- *Próteses de monodisco (próteses de baixo perfil):* representam a segunda geração de PrtM. Formadas por um anel metálico e um disco único que se abre perpendicularmente ao anel. A principal diferença entre os vários modelos é modo de sustentação do disco no anel, que permitem graus diferentes de abertura do mesmo, variando entre 60 a 80°. Quanto maior o ângulo de abertura do disco, menos restritiva será a Prt. Como o disco fecha passivamente pela pressão do fluxo sanguíneo retrógrado, ele não pode abrir 90°. A sustentação do disco nunca ocorre no centro do anel, fato que ocasiona abertura excêntrica, formando dois orifícios de diferentes tamanhos, gerando fluxos excêntricos. Por isto, estas próteses são chamadas de fluxo semicentral.[16,17] Este ângulo causa resistência ao fluxo em volta do disco e fluxo estagnado atrás do mesmo, sendo este um local de potencial formação de trombos.[18]
- *Próteses de duplo hemidisco:* são a terceira geração de PrtM, sendo o modelo utilizado atualmente com maior frequência no mundo todo. É uma Prt de baixo perfil: montada num anel metálico onde existem dois hemidiscos (semilunares) de carvão pirolítico, presos ao anel por pequenos eixos posicionados lateralmente. Os hemidiscos abrem perpendicularmente ao anel e em paralelo entre si, formando três orifícios paralelos ao fluxo sanguíneo, sendo o central menor que os dois periféricos.[19,20] Esta ampla abertura proporciona fluxo anterógrado central, motivo pelo qual são também chamadas de Prt de fluxo central. Os hemidiscos se abrem quase totalmente (85°). Esta grande abertura causa pouca resistência ao fluxo, fato que as torna pouco restritivas. São as Prt mecânicas mais implantadas na atualidade tanto para posição mitral, como aórtica.

Quadro 46-1. Características de uma Prótese Valvar Cardíaca "Ideal"

1. Possibilidade de ser implantada facilmente
2. Tão durável quanto às valvas nativas
3. Quimicamente inerte
4. Silenciosa
5. Não restritiva
6. Livre de complicações como trombose, endocardite infecciosa e hemólise
7. Passível de ser avaliada evolutivamente com métodos diagnósticos não invasivos

Quadro 46-2. Principais Tipos de Próteses Valvares Cardíacas

Mecânicas
▪ Bola-Gaiola
▪ Monodisco
▪ Duplo hemidisco

Biológicas
▪ Heterólogas
• Valva aórtica do porco (porcina)
• Pericárdio bovino
▪ Homólogas
• Valva aórtica fresca de cadáver humano
• Dura-máter
• Fáscia lata
▪ Autóloga
• Valva pulmonar do próprio paciente reimplantada em posição aórtica

Próteses Biológicas (PrtB)

Existe uma grande variedade de PrtB. Foram desenvolvidas para reduzir as complicações da anticoagulação nos portadores de valvas mecânicas. Outras vantagens incluem a ausência de ruídos, menor incidência de hemólise e menor turbulência do fluxo transprotético. A grande desvantagem é a menor durabilidade, pela possibilidade de ruptura e calcificação dos folhetos (Fig. 46-1). Descreveremos a seguir os principais tipos de bioproteses.

Heterólogas

- *Porcinas com sustentação (stented):* são desenvolvidas a partir da valva aórtica nativa do porco.[21,22] As cúspides da valva aórtica do porco são montadas num anel rígido ou flexível e sustentadas por três hastes dispostas simetricamente, dando à Prt o aspecto de uma coroa de rei. Estas valvas são menos flexíveis que a valva aórtica humana e formam um orifício de abertura central em formato triangular.[23]
- *Porcinas sem sustentação (stentless):* usam a valva do porco, porém sem anel ou hastes de sustentação. Nesta técnica, o cirurgião usa o anel do próprio paciente como sustentação. A ausência das hastes permite implantar uma valva maior no anel nativo, resultando num orifício efetivo maior e com menor resistência ao fluxo. A ausência da estrutura de sustentação torna o procedimento cirúrgico tecnicamente mais difícil, podendo haver distorção dos folhetos durante a sutura, causando refluxo valvar no pós-operatório.[24,25]
- *Pericárdio bovino:* na tentativa de minimizar as limitações hemodinâmicas das valvas porcinas, foram desenvolvidas válvulas utilizando o pericárdio bovino preservado com glutaraldeído e montado sob uma estrutura formada por um anel e hastes de sustentação, semelhante às valvas porcinas com sustentação. Atualmente, as próteses de pericárdio bovino apresentam durabilidade e padrões hemodinâmicos semelhantes às porcinas.[26]

Mais recentemente, foram desenvolvidas PrtB em que o pericárdio é montado por fora da estrutura de sustentação, permitindo uma maior AOE e tornando estas válvulas menos restritivas.

Homólogas

Chamamos de homólogas as bioproteses fabricadas com tecidos humanos, podendo ser:

- *Autoenxertos:* quando utilizado tecido não valvar do próprio paciente como, por exemplo, válvulas montadas com o pericárdio retirado do próprio paciente. Esta técnica é pouco utilizada, pois devem ser montadas durante o ato cirúrgico e precisam de um *kit* para sua preparação.[27]
- *Heteroenxertos:* quando utilizam tecidos retirados de cadáveres, e que podem ser feitas de dura-máter ou de valvas cardíacas:
  - Dura-máter: esta prótese foi criada e produzida no Brasil, tendo sido usada até o início dos anos 1980, caindo em desuso por causa de maior incidência de endocardite e rompimento dos folhetos.[28]
  - Valvas pulmonar ou aórtica retiradas de cadáveres: as valvas, retiradas dentro de 24 horas da morte do doador, são esterilizadas com antibióticos e criopreservadas por longo período a -196°C.[29] Não são necessários testes de compatibilidade sanguínea entre o doador e receptor ou administração de imunossupressores para o receptor. A técnica consiste na retirada em bloco, que inclui a aorta ascendente do cadáver, valva aórtica, parte do folheto anterior mitral e parte do septo interventricular. No momento do implante, o cirurgião resseca parte do bloco para adaptação ao receptor. Como estas valvas são implantadas diretamente em posição aórtica, sem sustentação metálica, apresentam melhor desempenho hemodinâmico que as demais valvas biológicas.[30] Outras vantagens incluem a baixa incidência de infecções e tromboembolismo.[31] Estas valvas são de difícil implante em pacientes com dilatação do anel valvar e aorta ascendente. Seu uso é também limitado por causa de menor disponibilidade.

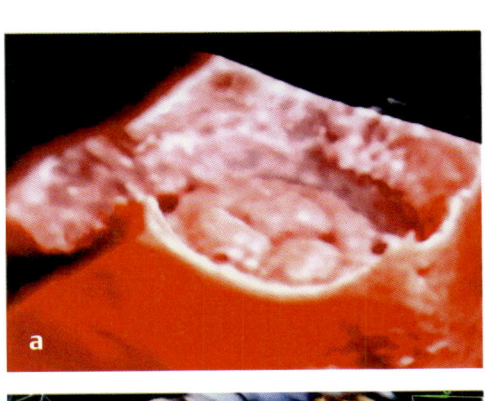

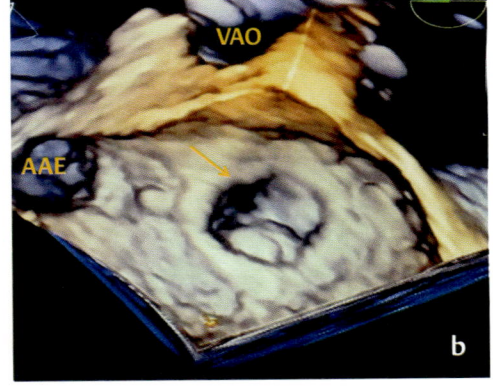

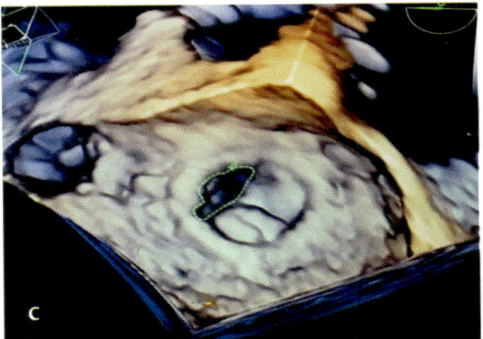

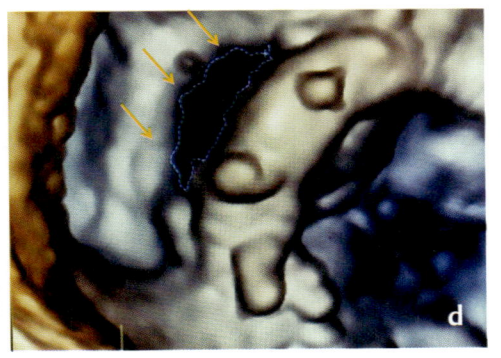

Fig. 46-1. Demonstração por Ecocardiografia Transesofágica Tridimensional de prótese biológica em posição mitral (visão a partir do átrio esquerdo). (**a**) Prótese biológica normal (técnica de transiluminescência); (**b, c**) prótese biológica apresentando ruptura de um dos folhetos (seta); (**d**) prótese biológica apresentando *leak* paraprotético (setas). VAO: valva aórtica; AAE: apêndice atrial esquerdo.

Autólogas

Valva pulmonar – cirurgia de Ross. Nesta cirurgia, inicialmente descrita, em 1967,[32] a valva pulmonar do próprio paciente, juntamente com a região adjacente do tronco da artéria pulmonar, é removida e usada para substituir a valva aórtica disfuncionante. No lugar da artéria e valva pulmonar removidas, é colocada uma bioprótese porcina sem sustentação. As próteses autólogas são resistentes à infecção, apresentam excelente perfil hemodinâmico e boa durabilidade em longo prazo.[33,34] Outra vantagem da cirurgia de Ross é que a valva pulmonar colocada em posição aórtica pode "crescer" junto com o paciente, estando indicada em crianças.[35] Embora a maior indicação para a Cirurgia de Ross seja em crianças, adolescente e adultos jovens, onde a expectativa de vida é longa, esta cirurgia é pouco utilizada por ser tecnicamente muito mais complexa que uma simples troca da valva aórtica, devendo ser realizada apenas por cirurgiões muito experientes.

PRÓTESES NORMAIS: ASPECTOS ECOCARDIOGRÁFICOS

Mecânicas

Os feixes do ultrassom refletem quase totalmente ao atingirem uma estrutura metálica, causando reverberações que são responsáveis por ecos "fantasmas" (imagens que não existem). Além disto, a sombra acústica causada pelo metal dificulta a identificação das estruturas localizadas no interior do anel metálico e por trás da Prt.

Em posição mitral, a sombra acústica impede a boa visibilização do átrio esquerdo (AE), tanto pelos cortes paraesternais, como apicais (CA) (Fig. 46-2). Não apenas a imagem por trás da PRT fica prejudicada, mas também a avaliação do registro com o Doppler pulsátil (DP) e Doppler colorido (Dcores). Como sabemos, o ETE aborda o coração posteriormente, evitando a sombra acústica e os artefatos, permitindo adequada abordagem da face atrial da valva mitral e do AE. Nestes casos, é a imagem do VE que fica prejudicada. Utilizando o ETE, devemos fazer uma varredura cuidadosa utilizando todos os ângulos e cortes. Nas Prt de duplo hemidisco em posição mitral, quando o feixe do ultrassom atinge os hemidiscos perpendicularmente, na diástole eles aparecem abertos, como duas linhas no interior do anel, e quando fechados durante a sístole, formam um ângulo obtuso entre eles.[36] Com o ETE 3D, podemos ver a prótese e os hemidiscos com resolução espacial melhor (Fig. 46-3).

Em posição aórtica, a sombra acústica e as reverberações dificultam a visualização adequada da própria Prt e do AE, quando estudadas pelo ETT. Com o ETE, em razão de a aorta ascendente e a valva aórtica serem mais anteriores, os feixes do ultrassom não permitem abordagem com a mesma excelência das mitrais. A sombra acústica incide sobre a Prt, dificultando a visibilização parcial da valva, da via de saída do VE (VSVE) e do anel aórtico anterior.[9,37] Quando utilizamos o ângulo em torno de 135°, é possível visibilizar melhor a PrtM aórtica, VSVE e o início da aorta ascendente (Fig. 46-4).

A visibilização das PrtM aórticas fica ainda mais prejudicada nos casos de dupla PrtM, pois a sombra da mitral incide na VSVE e sobre a Prt aórtica.

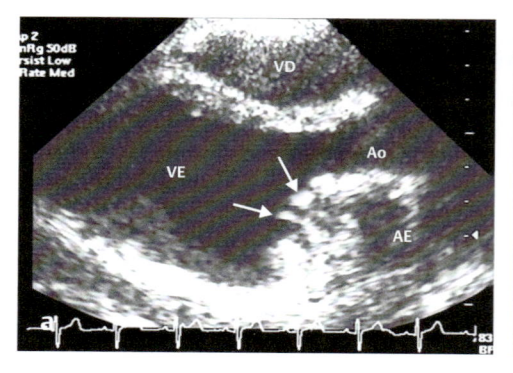

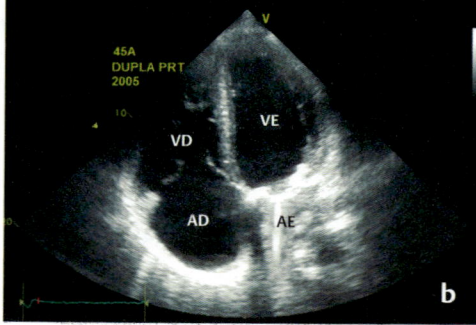

Fig. 46-2. Próteses mecânicas em posição mitral dificultam a visibilização da própria prótese e do AE decorrente da reverberação e sombra acústica, tanto pelos cortes paraesternais (**a**) e apicais (**b**).

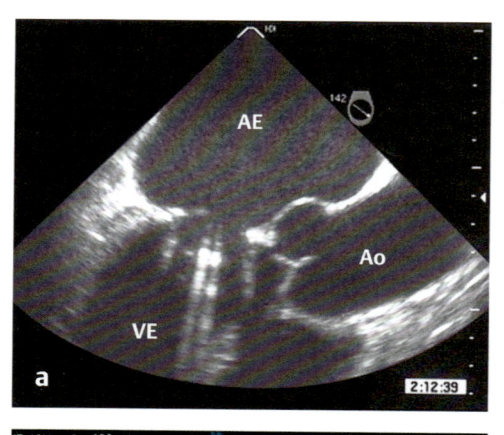

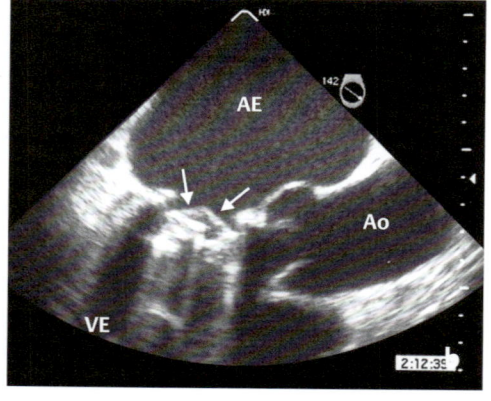

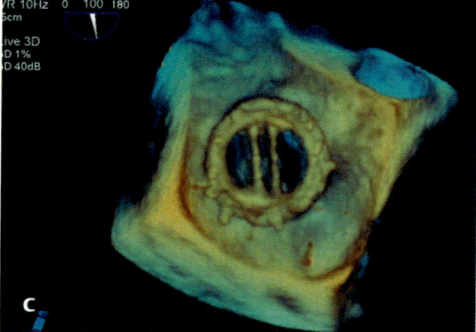

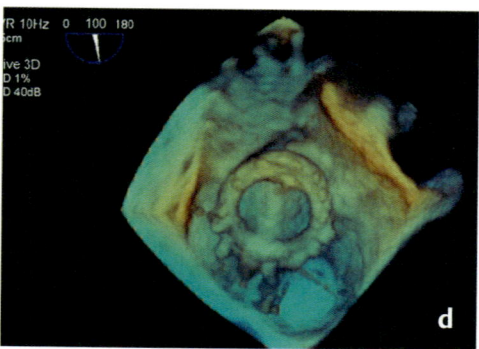

Fig. 46-3. Com o ETE, os artefatos se projetam para o VE, permitindo melhor identificação da prótese mitral e do AE. (**a**) Em diástole vemos as reverberações dos dois hemidiscos abertos formando três orifícios, e em sístole (**b**), as setas indicam os dois hemidiscos fechados. Com o ETE 3D (**c, d**), vemos a prótese em uma visão do AE, e os discos podem ser bem analisados tanto em diástole (**c**) como sístole (**d**).

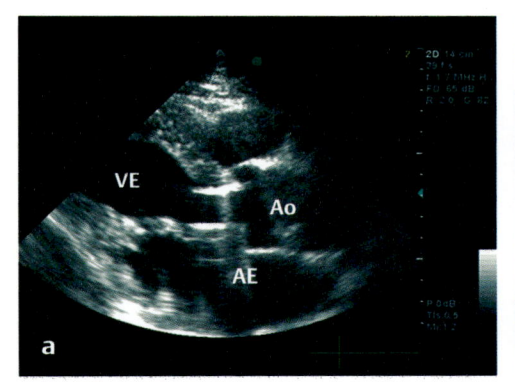

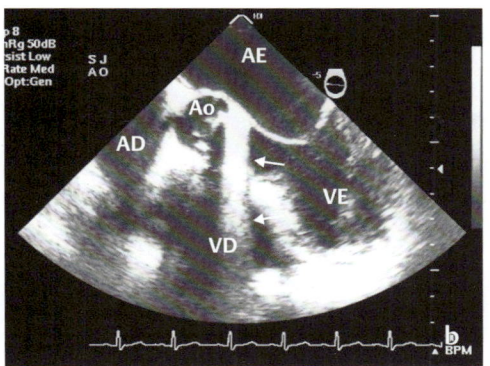

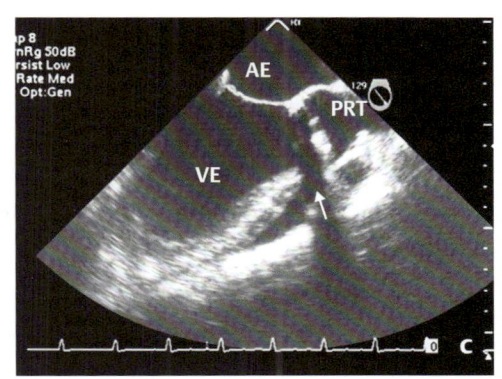

Fig. 46-4. Próteses mecânicas aórticas: (**a**) corte paraesternal longitudinal mostrando as reverberações e a sombra acústica sobre a própria prótese e sobre o AE. Quando abordadas pelo ETE, no corte a 0° (**b**), as reverberações (setas) e sombras acústicas atrapalham a visibilização da prótese e do anel aórtico anterior. Na incidência com ângulo próximo a 120° (**c**), identificamos melhor a VSVE. O anel aórtico anterior continua sendo coberto pela reverberação e sombra (seta).

Biológicas

A ausência de grandes áreas de sombras acústicas ou reverberações permite adequado reconhecimento das bioproteses, mesmo com o ETT.[38]

Em posição mitral, a partir do corte paraesternal longitudinal (CPL), identificamos duas das três hastes de sustentação. A posição em que a valva é fixada no anel mitral frequentemente deixa uma das hastes se projetando para a VSVE. A presença desta haste, embora geralmente não cause obstrução,[39] quando muito proeminente, pode causar turbulência sistólica na VSVE e vibrações ou fechamento parcial das válvulas aórticas.[5] Ao unidimensional, é possível avaliar a sua mobilidade, cujo aspecto lembra uma valva aórtica nativa em posição mitral. Os cortes apicais também permitem boa avaliação anatômica e funcional das PrtB em posição mitral (Fig. 46-5). Embora elas possam ser bem estudadas pelo ETT, não há dúvidas que o ETE permite excelente abordagem estrutural e da função valvar. Com este exame, os folhetos protéticos, mesmo quando muito delgados, podem ser detalhados e avaliados quanto à sua inserção no anel, mobilidade, espessura, integridade etc. A ausência de sombras e reverberações permite abordagem tanto da face atrial, como ventricular do anel e dos folhetos da prótese. O ETE3D, com visão do AE, permite visualização simultânea de todo o anel e dos seus três folhetos (Fig. 46-6).

Em posição aórtica, nos casos de PrtB sem sustentação, valva aórtica de cadáver ou cirurgia de Ross, como não existem hastes, o aspecto é praticamente igual ao de uma valva aórtica nativa, sendo possível, em alguns casos, notar que as paredes da aorta ascendente são mais espessas, por causa do implante em bloco da valva e aorta ascendente (Fig. 46-7a). Nas biopróteses aórticas com sustentação, as hastes podem ser identificadas. Geralmente elas ficam menos visíveis do que nas mitrais, pois estão praticamente juntas das paredes da aorta ascendente (Fig. 46-7b). Os folhetos da prótese também podem ser identificados, porém nos casos de paredes aórticas com algum grau de calcificação eles podem não aparecer no CPL. O eco unidimensional permite registrar a mobilidade dos folhetos, sendo praticamente igual à de uma valva aórtica nativa. Não é raro ocorrer vibrações sistólicas dos folhetos, causada pelo fluxo de alta velocidade através deles.[40] Os cortes apical longitudinal (CAL) e apical de 5 câmaras (CA5C) ajudam muito na análise dos folhetos aórticos, podendo inclusive evitar a eventual sombra acústica das paredes da aorta ascendente. Nestas Prt, a ausência de grandes áreas de sombra acústica permite que o ETE identifique com facilidade as hastes, os folhetos e o anel valvar aórtico (Fig. 46-7c, d). No ETE 3D, com a visão da aorta ascendente, podemos visualizar os três folhetos da PrtB abertos durante a sístole (Fig. 46-7e).

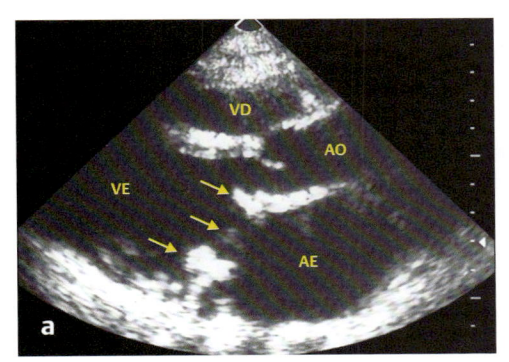

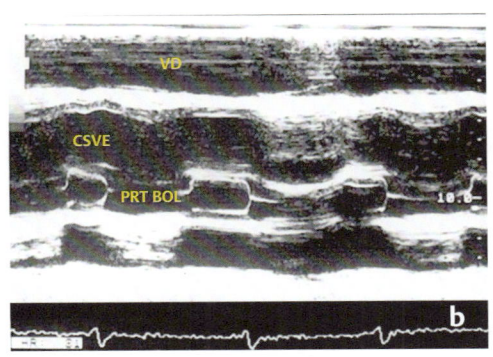

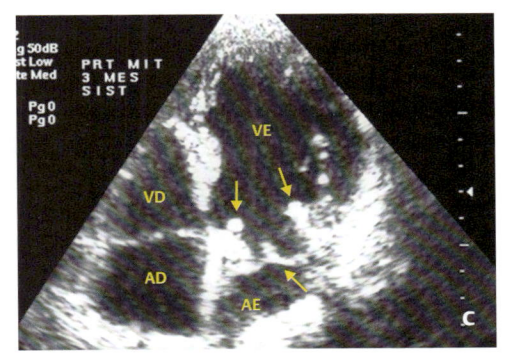

Fig. 46-5. Prótese biológica em posição mitral. (**a**) Corte paraesternal longitudinal em sístole: identificamos duas das três hastes de sustentação (setas superior e inferior) e o ponto de coaptação sistólico dos folhetos fechados no centro da prótese (seta central). (**b**) Registro do modo M de uma bioprotese mitral. Observem a semelhança com uma valva aórtica nativa. (**c**) Corte apical de 4 câmaras: as setas superiores mostram as duas hastes visíveis nesta incidência. A seta inferior indica os folhetos fechados, formando certa convexidade para o AE.

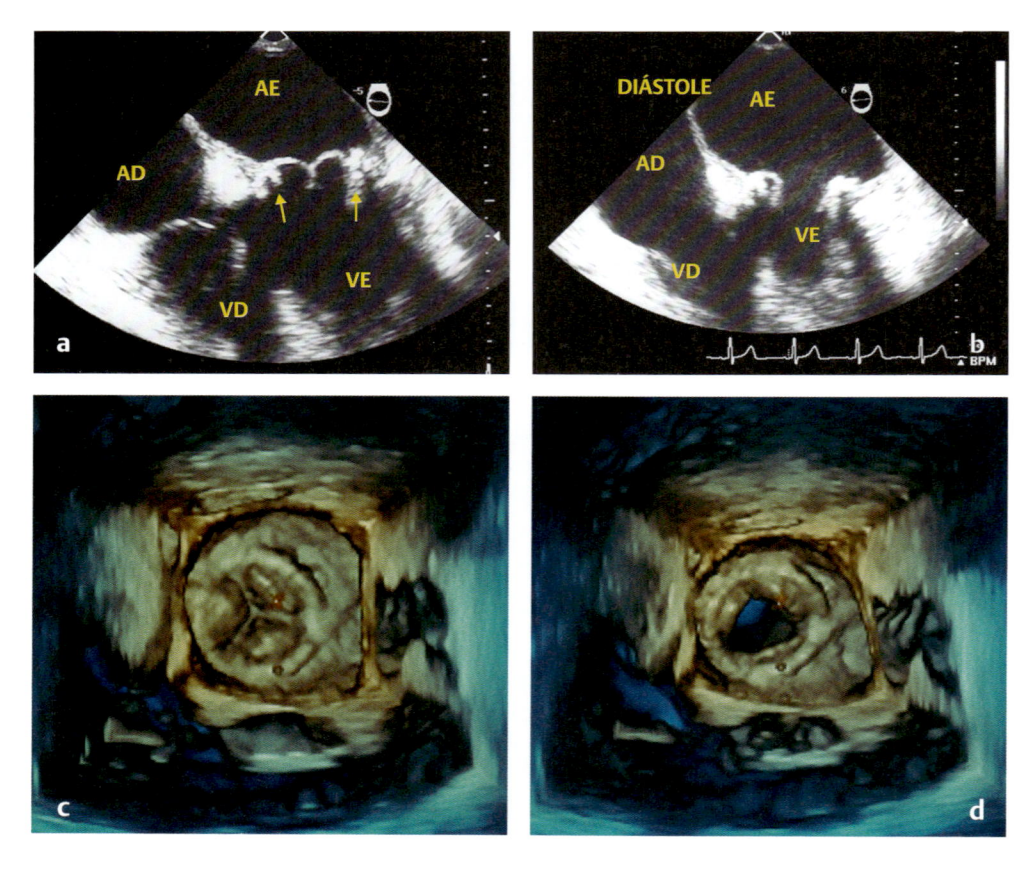

Fig. 46-6. Prótese biológica em posição mitral: ETE. (**a, b**) ETE na incidência 0°. As setas apontam as duas hastes cortadas neste plano. No centro da prótese, os folhetos fechados na fase sistólica (**a**) e abertos na diástole (**b**). (**c, d**) ETE 3D numa visão do AE, com os três folhetos fechados em sístole (**c**), e abertos em diástole (**d**).

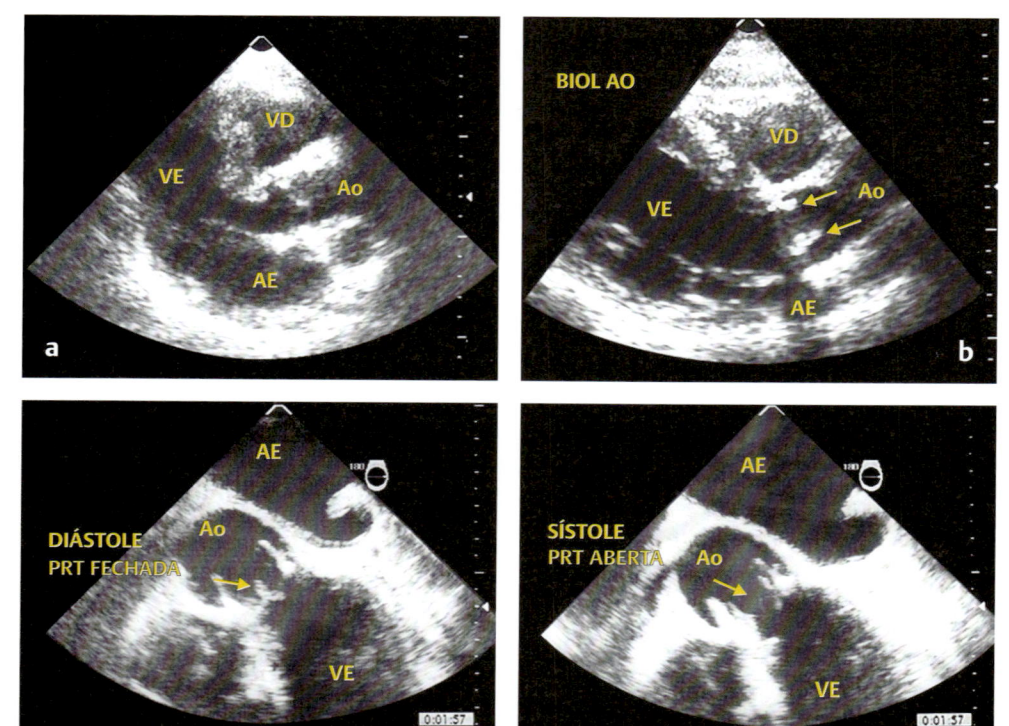

Fig. 46-7. Prótese biológica em posição aórtica. (**a**) Corte paraesternal longitudinal de uma prótese aórtica de cadáver humano (homóloga) em posição aórtica. Vejam que praticamente não existe diferença de uma valva nativa. (**b**) Prótese porcina com sustentação, onde as hastes são evidentes (setas). (**c, d**) ETE no corte de 5 câmaras mostrando uma prótese porcina com sustentação. As hastes aparecem próximas às paredes da aorta, e as setas apontam os folhetos fechados em diástole (**c**) e abertos em sístole (**d**).

PADRÕES DE FLUXOS DAS PRT NORMOFUNCIONANTES

Cada tipo e modelo de Prt apresentam características estruturais próprias, gerando padrões de imagens e também perfis hemodinâmicos variáveis. Podem ocorrer fluxos com padrões e velocidades completamente diferentes, dependendo do tamanho e posição da Prt, se biológica ou mecânica, de alto ou baixo perfil, monodisco ou duplo hemidisco.[41] Sendo assim, é importante conhecer os modelos das próteses disponíveis no mercado e procurar entender sua dinâmica. O anel protético é sempre menor que o anel nativo, pois é suturado dentro deste. Além disto, as Prt apresentam orifício efetivo menor que as valvas naturais, decorrente de os discos, folhetos ou hastes de sustentação prejudicarem a passagem do sangue. Estes fatores fazem com que praticamente todas, mesmo normofuncionantes, sejam restritivas quando comparadas às valvas nativas normais.[42-44] Muitas vezes, é difícil diferenciar ao Doppler uma Prt restritiva (sem disfunção) de uma estenótica (com disfunção). A Prt será menos restritiva quanto maior a área de seu orifício efetivo (AOE). Considera-se **orifício efetivo** a área do anel protético menos a área ocupada por estruturas que dificultem o fluxo sanguíneo, como folhetos, discos, ou hastes de sustentação.

As Prt de maior AOE têm velocidades e gradientes menores. Nas aórticas, alguns modelos pequenos geram gradientes pressóricos com valores considerados, como estenose em valvas nativas. Em posição mitral, os gradientes são menores, pois geralmente o anel nativo permite implantar valvas maiores, e também porque os fluxos entre o AE e VE são de baixa velocidade e pressão. É importante lembrar que possíveis alterações hemodinâmicas dependem da frequência cardíaca, função ventricular, variações volêmicas e da viscosidade sanguínea, fatores que, entre outros, poderão variar os padrões e velocidades dos fluxos transprotéticos. Outro importante fator a ser considerado, principalmente em posição aórtica, é o chamado **prótese-paciente** *mismatch,* que será abordado com mais detalhes posteriormente. Preconiza-se realizar um eco basal quando o paciente estiver com suas condições hemodinâmicas restabelecidas, cerca de 30 a 60 dias após a cirurgia de implante da Prt, que servirá como referência para exames futuros (Quadro 46-3).[41]

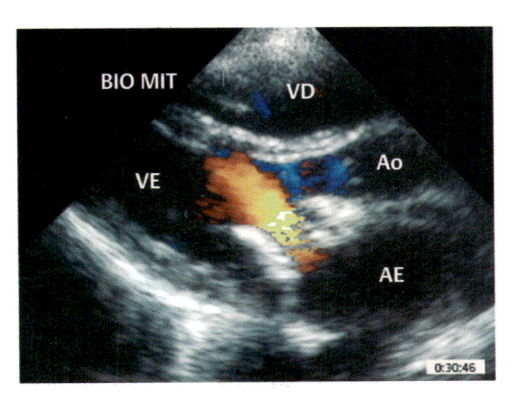

Quadro 46-3. Avaliação Ecocardiográfica Evolutiva Recomendada em Portadores de Próteses Valvares Cardíacas

Pós-op. recente	
Qualquer tipo de prótese	Estudo basal em todos pacientes
Avaliação tardia	
Bioproteses:	
Clinicamente normal	Primeiros 6 anos: a cada 2 anos
	Após 6 anos: anualmente
	Após 10 anos: a cada 6 meses
Paciente-prótese *mismatch*	Anualmente
Insuficiência renal crônica	Anualmente
Prt mecânicas	
Clinicamente normal	A cada 2 ou 3 anos
Paciente-prótese *mismatch*	Anualmente

Adaptado de: Yoganathan AP, Travis BR. 2002.[41]

Padrões dos Fluxos Anterógrados

Biológicas

Nas bioproteses, o padrão normal do fluxo anterógrado é central e relativamente laminar.[45] Na posição mitral, por causa da anatomia do anel, o orifício da Prt geralmente fica orientado anteriormente (Fig. 46-8), e o fluxo diastólico é direcionado também anteriormente, sobre o septo interventricular (Fig. 46-8). Nestes casos, é possível registrar o fluxo diastólico transprotético mesmo pelo corte paraesternal longitudinal (CPL), pois o ângulo com o fluxo pode ficar a 0° com o feixe do Doppler.[5,46]

Mecânicas

Próteses de duplo hemidisco: os dois hemidiscos se abrem em torno de 85 graus, formando três orifícios, sendo os dois externos maiores que o central (Fig. 46-9a). Esta disposição dos dois hemidiscos causa pouca restrição ao fluxo, tornando estas próteses menos restritivas e causando pouca turbulência ao fluxo.[47,48] Deste modo, o

Fig. 46-8. Padrão de fluxo em prótese biológica mitral. No corte paraesternal longitudinal, o Doppler em cores mostra a direção do fluxo diastólico sobre o septo interventricular anterior.

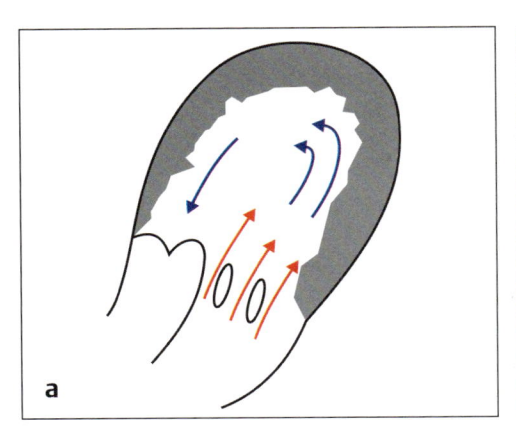

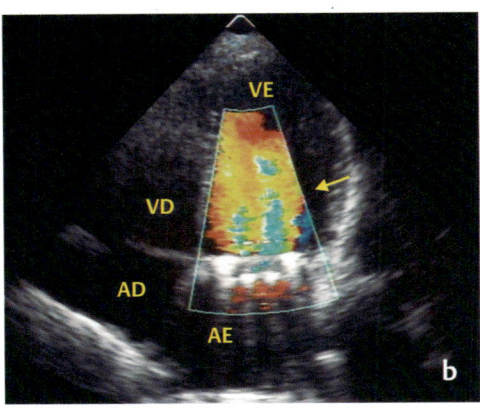

Fig. 46-9. (a, b) Doppler em cores mostrando o padrão do fluxo diastólico encontrado nas próteses de duplo hemidisco em posição mitral obtidos a partir do corte apical de 4 câmaras. O fluxo é central, em direção ao corpo do VE. Podemos identificar os três jatos diastólicos pelos três orifícios formados pelos dois hemidiscos abertos. No interior do AE podemos ver as reverberações formadas pelos discos e anel da prótese.

fluxo é paralelo ao anel e, quando em posição mitral, é direcionado para o centro do VE, ao contrário das demais Prt. Os fluxos dos orifícios laterais são laminares enquanto que o central é ligeiramente turbulento e de maior velocidade.

Nas Prt aórticas, mecânicas ou biológicas, utilizamos o Doppler contínuo (DC) a partir do corte CA5C ou paraesternal direito (CPDir) para registrar o fluxo anterógrado.

A Figura 46-10 mostra os padrões dos fluxos em PrtB e mecânicas em posições mitral e aórtica, obtidas pelo DP e DC.

Padrões dos Fluxos Retrógrados

As Prt cardíacas apresentam, quase invariavelmente, graus pequenos de fluxos retrógrados, chamados **refluxos fisiológicos** (RF). Praticamente todas as próteses mecânicas e em torno de 30 a 50% das biológicas têm RF.[9,41] O DCores tem maior sensibilidade para detectar estes pequenos refluxos, sendo que em posição mitral o ETE é muito mais sensível que o ETT.[9,49] Ocorre que no ETT, a sombra acústica no AE impede a visibilização dos pequenos refluxos. Cada tipo de prótese apresenta RF característicos (Fig. 46-11). Assim, as próteses **biológicas** geralmente refluem no ponto de coaptação central dos folhetos, podendo também ocorrer ao longo da junção dos mesmos. As de **duplo hemidisco** refluem em volta do anel, decorrente de mínima folga existente entre o anel e os hemidiscos,[50] e também ao longo da linha de coaptação dos dois hemidiscos.[51,52] Os RF ocorrem sempre dentro da prótese, entre o anel e o disco, ou na coaptação dos folhetos das bioproteses, são de baixa velocidade, pouco turbulentos e geralmente formam jatos menores do que 2 cm (Quadro 46-4). No caso das Prt aórticas, como não ocorre sombra na VSVE, os RF podem ser registrados pelo ETT no CA5C (Fig. 46-11d).

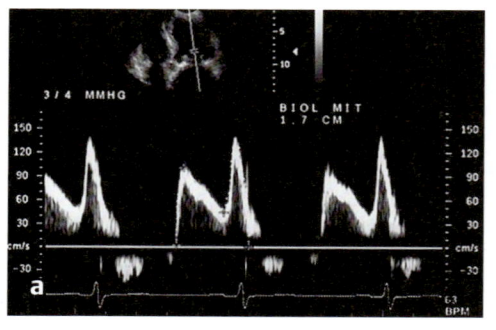

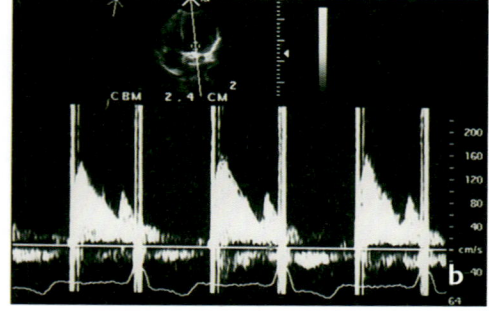

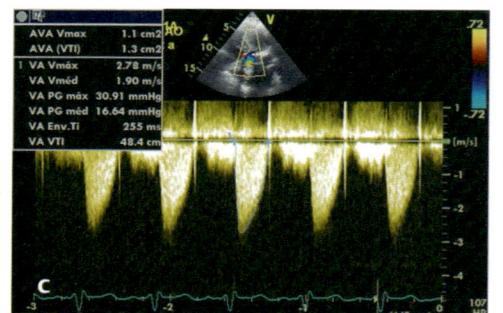

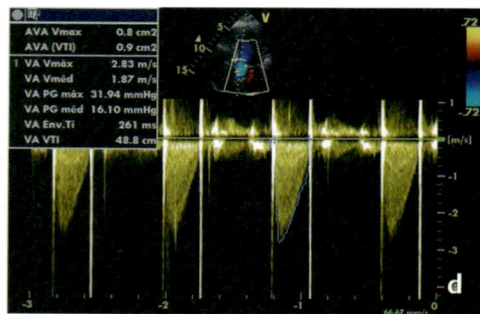

Fig. 46-10. Padrões dos fluxos das próteses mitral e aórtica obtidas com o Doppler pulsátil e contínuo. (a) Fluxo anterógrado diastólico por meio de bioprótese mitral em paciente com ritmo sinusal registrado com o Doppler pulsátil a partir do corte apical de 4 câmaras. O padrão do fluxo é semelhante aos das valvas nativas, com presença das ondas "E" e "A". (b) Fluxo anterógrado de prótese mecânica mitral registrado pelo Doppler contínuo. Notem as linhas verticais no traçado, representando os ruídos de abertura e fechamento do disco. (c) Fluxo sistólico através de bioprótese aórtica registrada pelo corte apical de 5 câmaras com o Doppler contínuo. (d) Registro do fluxo sistólico com Doppler contínuo a partir do corte apical de 5 câmaras em prótese mecânica aórtica. Observem as linhas verticais no início e final do fluxo, decorrente do ruído de abertura e fechamento do componente móvel.

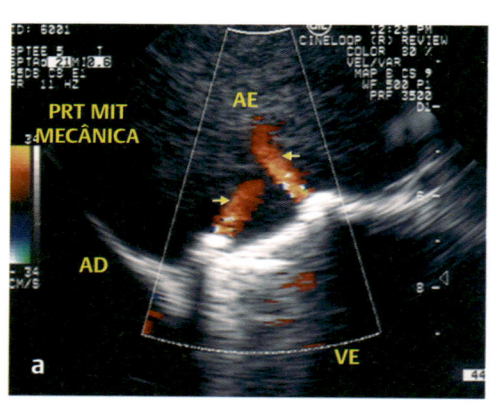

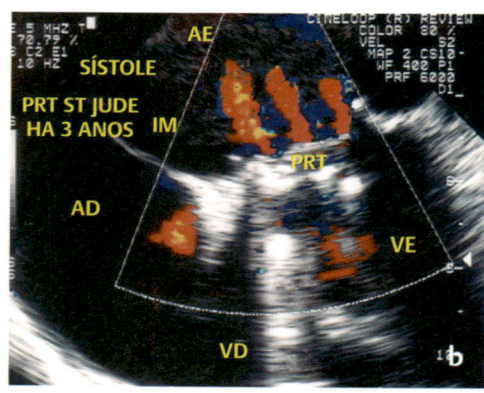

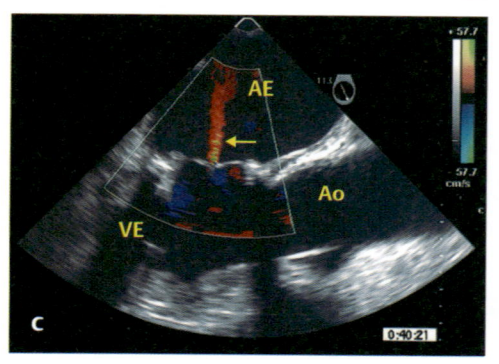

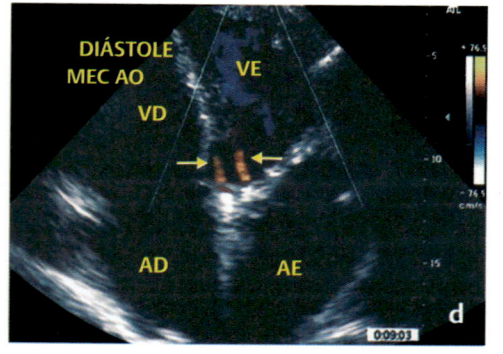

Fig. 46-11. Refluxos fisiológicos em próteses normais. (a) ETE demostrando refluxo fisiológico em prótese mitral mecânica de monodisco. As setas apontam os dois jatos regurgitantes que ocorrem na junção do disco com o anel. (b) ETE revelando refluxo fisiológico em prótese mecânica de duplo hemidisco. Esta incidência secciona transversalmente a linha de coaptação dos dois discos e registra três jatos, sendo o do meio correspondente à linha de fechamento entre os dois hemidiscos. Nestas próteses, conforme o ângulo de incidência, podem aparecer apenas dois jatos de refluxo. (c) ETE com corte a 90°, revelando refluxo fisiológico central em bioprótese mitral. (d) ETT com corte apical de 5 câmaras em prótese mecânica aórtica. Doppler em cores revela dois jatos regurgitantes fisiológicos na VSVE (setas).

Quadro 46-4. Principais Características dos Refluxos Protéticos Normais ("Fisiológicos")

- Sempre protéticos (nunca periprotéticos)
- Pouca turbulência
- Baixa velocidade
- Geralmente não atingem mais do que 2 cm dentro da cavidade
- Obedecem às características estruturais das próteses:
  - Mecânicas:
    - Monodisco: refluem ao redor do anel, na região de fechamento do disco
    - Duplo hemidisco: refluem ao redor do anel, na região de fechamento do disco e na linha central de junção dos dois hemidiscos
  - Biológicas: geralmente central (no ponto de coaptação entre os folhetos), podendo refluir ao longo das linhas de coaptação

AVALIAÇÃO HEMODINÂMICA DAS DISFUNÇÕES DAS PRT

Avaliação das Lesões Estenóticas

- *Cálculo dos gradientes pressóricos:* o fluxo anterógrado deve ser registrado de preferência com o DC, orientado pelo DCores, na tentativa de obter o fluxo mais paralelo possível, evitando ângulos muito acentuados que possam subestimar as velocidades e consequentemente os gradientes pressóricos. Os gradientes máximo e médio podem ser estimados tanto nas Prt mitrais como aórticas (Fig. 46-12).
- *Aórticas:* o registro sempre deve ser feito com o DC, utilizando os CA5C ou CPDir.
- *Mitrais:* as biológicas, como já mencionado, apresentam fluxos dirigidos anteromedialmente, sendo que nos casos em que o fluxo é muito anteriorizado, sobre a VSVE, é preferível registrá-lo pelo corte CPL ou mais baixo, entre o CPL e o corte apical longitudinal (CAL). Ao realizar-se o registro pelo CA4C, deve-se procurar alinhar mais paralelamente possível os feixes do DC ou DP com o fluxo diastólico protético.

Os gradientes máximo e médio podem ser estimados a partir da equação de Bernoulli simplificada: $P = 4 \cdot V^2$, usada para converter velocidades em gradientes pressóricos,[53] onde V representa a velocidade obtida na aorta ascendente nos casos de Prt aórticas ou na câmara de entrada do VE, nos casos de Prt mitrais. Esta fórmula simplificada considera que a velocidade do fluxo pré-valvar é menor que 1 m/s. Quando a velocidade pré-valvar é > 1 m/s, é necessário aplicar a fórmula completa de Bernoulli, $P = 4(V2^2 - V1^2)$, evitando superestimar o gradiente. Isto pode ocorrer nas Prt aórticas com refluxo significativo, hipertrofia na VSVE, ou, por exemplo, estados hipercinéticos. Nestes casos, a velocidade na VSVE (V1) deverá ser subtraída da velocidade na aorta ascendente (V2).

Clinicamente, deve-se dar mais valor ao gradiente médio do que ao gradiente máximo, pois as Prt podem ter velocidades instantâneas maiores no momento da abertura valvar, diminuindo rapidamente durante o restante do ciclo cardíaco, mantendo um gradiente médio normal.[54]

Nas mecânicas de duplo hemidisco em posição mitral, a diferença de velocidade do fluxo entre os orifícios laterais e central é muito pequena e não altera significativamente o gradiente AE/VE. Importante lembrar que aumentos ou reduções dos fluxos transvalvares podem respectivamente aumentar ou diminuir os gradientes pressóricos das próteses. Sendo assim, situações, como anemia, gravidez, febre e outras síndromes hipercinéticas, podem gerar aumentos significativos dos gradientes sem significar disfunção da Prt. Inversamente, a disfunção sistólica importante do VE pode causar redução dos gradientes, principalmente em Prt aórticas.[55]

Cálculo da Área do Orifício Efetivo (AOE) das Próteses

Não é possível quantificar a área anatômica das PrtM pela planimetria, e raramente conseguimos esta estimativa nas PrtB. A AOE das Prt deve ser estimada pela equação de continuidade, não sendo validado pelo *pressure half time* (PHT).[56,57]

Próteses aórticas: para estimativa da AOE destas próteses, devemos usar a **Equação de Continuidade**:

$$AprtAo = (Avsve \cdot IVvsve)/IVprtAo$$

Onde: AprtAo = AOE da Prt aórtica, Avsve = área da VSVE, IVvsve = integral da velocidade do fluxo na VSVE e IVprtAo = integral da velocidade do fluxo da Prt aórtica, registrado na aorta ascendente.

É importante usar a medida do diâmetro da VSVE obtida pelo corte CPL e não utilizar o diâmetro do anel da Prt fornecida pelo fabricante, pois esta se refere ao anel externo e não ao anel que corresponde ao orifício efetivo. O fluxo na VSVE deve ser obtido com o DP, próximo à Prt aórtica, antes da região de aceleração, imediatamente abaixo da válvula. O fluxo transvalvar aórtico deve ser obtido com o DC, utilizando-se os CA5C ou CPDir, aquele que registrar a maior velocidade.

Índice de Velocidade do Doppler (IVD): outra forma de estimar possíveis estenoses das Prt aórticas é pelo cálculo do índice que correlaciona as velocidades máximas ou a integral das velocidades entre o fluxo subvalvar (VSVE) e a velocidade do fluxo pela Prt (aorta ascendente): **IVD = Vvsve/Vprt**.[58] Este índice é muito simples de ser calculado, pois necessita apenas medir com o Doppler as velocidades máximas ou a integral das velocidades na VSVE e na aorta ascendente. Quanto maior o grau de estenose da prótese, maior a velocidade do jato pós-estenótico, mantendo inalterada a velocidade na VSVE. Este valor é próximo a 1 nos casos de valvas nativas sem estenose aórtica ou subaórtica. Quanto maior o grau de estenose da Prt aórtica, menor será o IVD. Sabendo que Prt são normalmente restritivas, considera-se normal o valor entre 0,35 a 0,50, enquanto que para valvas nativas, o valor normal varia entre 0,75 a 0,90.[59]

Próteses mitrais: a estimativa da AOE das Pt mitrais pode ser feita do mesmo modo que nas valvas nativas. A maneira mais prática é pelo **PHT**. Este método foi descrito para valvas nativas,[53] e, embora não seja validado para estimar AOE das Prt, pode ser útil para diferenciar uma Prt normal de uma estenótica, e pode ser usado para

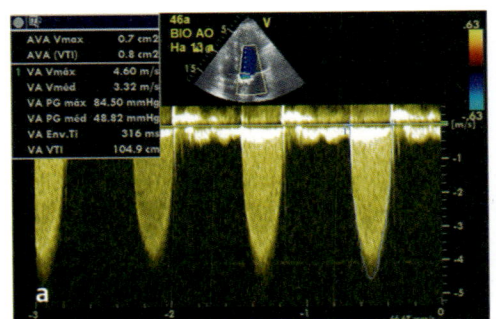

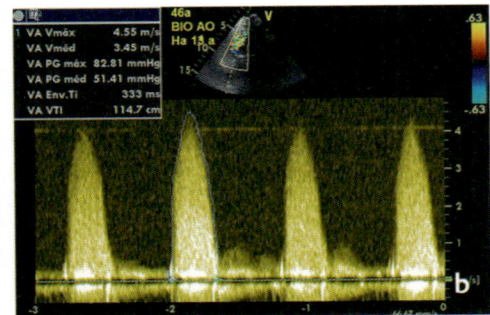

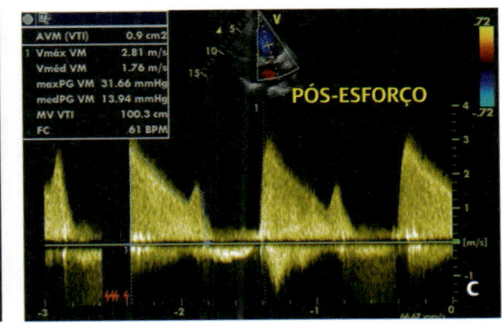

Fig. 46-12. Registro dos fluxos de próteses estenóticas. Doppler contínuo a partir do corte apical de 5 câmaras (**a**) e paraesternal direito (**b**), em bioprótese aórtica implantada há 13 anos e com folhetos calcificados. O gradiente VE/Ao máximo foi estimado em 84 mmHg e médio em 48 mmHg, e a área efetiva estimada pela equação de continuidade estimada em 0,8 cm². Os dois registros detectaram velocidades semelhantes. (**c**) Doppler contínuo obtido pelo corte apical de 4 câmaras em bioprótese mitral estenótica, com ritmo sinusal. Gradientes máximo/médio estimados em 31/16 mmHg e a área valvar efetiva estimada pela equação de continuidade em 0,9 cm².

avaliação evolutiva nas Prt mitrais e tricúspides.[60] Do mesmo modo que nas valvas nativas, a fibrilação atrial (FA) é fator limitante para estimativa adequada da AOE destas Prt. Nestes casos, deveremos fazer uma média entre cinco registros, ou, nos casos de alta frequência ventricular, é aconselhável repetir o exame após controle da frequência cardíaca.

O cálculo da AOE de Prt mitral deve ser feito pela **Equação de Continuidade**, desde que não exista refluxo mitral significativo.[61] Nos casos de refluxo aórtico maior do que leve, devem-se utilizar a área e o fluxo da via de saída do ventrículo direito (VD), em vez da VSVE.[62] A vantagem da equação de continuidade para estimar a AOE das Prt mitrais é que é independente do gradiente transvalvar e da complacência ventricular.

Avaliação das Lesões Regurgitantes

Assim como nas lesões estenóticas, os mesmos métodos das valvas nativas são usados para avaliar os refluxos das Prt.[63,64] No entanto, as dificuldades técnicas são maiores, principalmente nas mecânicas, onde a sombra acústica e as reverberações podem dificultar a localização e quantificação dos jatos regurgitantes. O ETE está indicado nos pacientes com suspeita de incompetência mitral, onde a sombra acústica prejudica a visibilização do AE. Na avaliação dos refluxos das mecânicas aórticas, no entanto, o ETE é limitado.[65,66] Os refluxos patológicos podem cursar com sinais indiretos, como aumento da pressão arterial pulmonar, sobrecarga de volume do VE e aumento da velocidade do fluxo anterógrado da Prt mitral. Na suspeita de lesões regurgitantes, a ausculta cardíaca cuidadosa é importante, à procura de sopros de refluxo aórtico ou mitral, fato que alertará para a possibilidade de lesões patológicas, uma vez que os RF não sejam audíveis com o estetoscópio.[15]

Próteses aórticas: as incompetências das Prt aórticas podem geralmente ser detectadas e quantificadas pelo ETT. Isto porque a VSVE está livre da sombra acústica e das reverberações, tanto pelo CPL, como CA5C. Ao identificar-se um pequeno jato regurgitante com o DCores, deve-se pensar na possibilidade de RF. Uma vez que os RF possam ser múltiplos, centrais ou próximos do anel, devemos tomar cuidado para não os confundir com pequenos refluxos paraprotéticos aórticos. Embora em alguns casos permaneça a dúvida mesmo para ecocardiografistas experientes, como estes refluxos pequenos não têm repercussão hemodinâmica ou clínica, podem ser acompanhados evolutivamente.

Os refluxos patológicos das Prt aórticas podem ser quantificados utilizando-se os mesmos critérios empregados nas valvas aórticas nativas (Fig. 46-13). Com o DCores, deve-se tentar identificar a origem do refluxo, se protético ou paraprotético, avaliar a área ocupada pelo jato na VSVE e até onde ele se estende no VE. Importante enfatizar que as limitações podem ser ainda maiores nos casos das mecânicas, pois muitas vezes o refluxo é muito turbulento, preenchendo completamente a VSVE, mesmo sem ser de grau importante. Pode-se também estimar o grau do refluxo analisando a intensidade do registro pelo DC. Quanto mais intenso o sinal, maior o grau do refluxo. Ainda com o DC, deve-se medir a velocidade de desaceleração e o PHT do jato regurgitante, considerando-se os mesmos valores utilizados para quantificar a insuficiência aórtica em valvas nativas. É possível também estimar o grau da insuficiência aórtica pelo registro do fluxo nas aortas descendente e abdominal com o DP, à procura de fluxos holodiastólicos reversos. Embora o ETE tenha limitações na quantificação dos refluxos aórticos, ele poderá diferenciar se o jato se origina no interior (protético) ou fora (paraprotético) do anel da Prt (Fig. 46-14). A região posterior do anel mitro-aórtico é mais bem visualizada com o ETE, enquanto

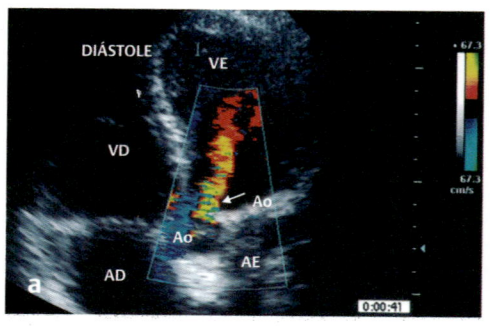

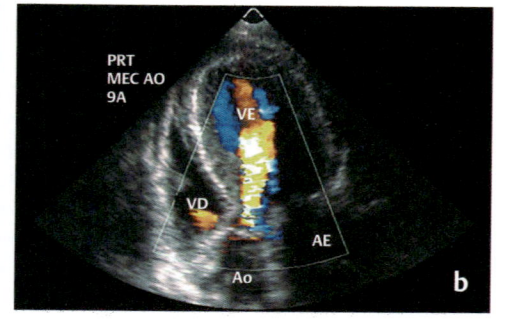

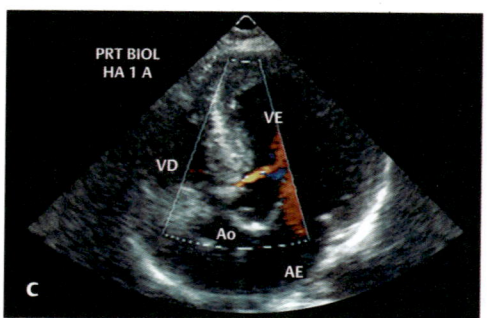

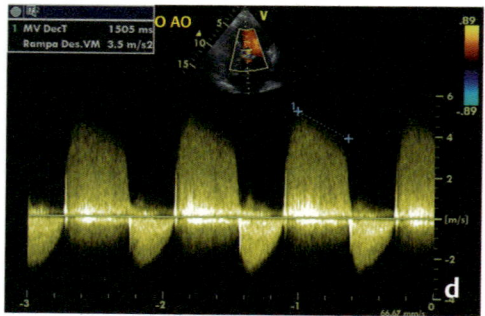

Fig. 46-13. Refluxo das próteses aórticas. (**a**, **b**) Imagens de próteses aórticas com refluxo protético moderado (**a**) e severo (**b**), obtidas com o Doppler colorido pelos cortes apicais de 5 câmaras. (**c**) Corte apical de 5 câmaras em paciente com bioprótese aórtica com leve refluxo, aparentemente periprotético, evidenciado pelo Doppler colorido. (**d**) Registro com o Doppler contínuo pelo corte apical de 5 câmaras em bioprótese aórtica com dupla disfunção. O jato regurgitante diastólico tem desaceleração de 3,6 m/s².

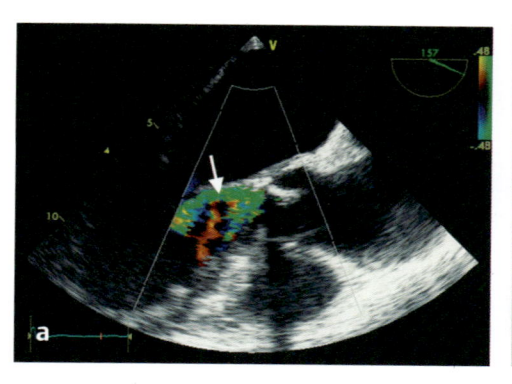

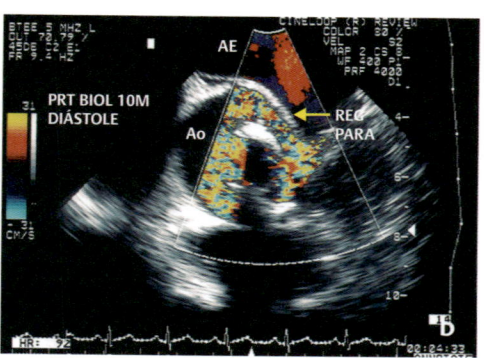

Fig. 46-14. (**a**) ETE em PrtM aórtica. Imagem com ângulo de 157°, evidenciando incompetência da Prt. A seta à esquerda mostra o jato regurgitante na VSVE, e a seta à direita indica a presença de sombra acústica causada pela Prt, prejudicando a quantificação do refluxo pelo DCores e a visualização da região anterior da Prt e do anel valvar. (**b**) ETE com corte a 0° em paciente com PrtB aórtica. Observem refluxo paraprotético junto ao anel posterior (seta).

que a região anterior do anel pode ficar escondida pela sombra da própria Prt, principalmente quando for mecânica (Fig. 46-14b). Esta dificuldade aumenta no caso de pacientes com dupla PrtM, uma vez que a sombra da mitral incidirá sobre a aórtica e na VSVE.

Próteses mitrais: refluxo mitral pode ser detectado com relativa facilidade pelo ETT em portadores de PrtB. Já nas PrtM, a sombra acústica no AE limita significativamente seu registro. A quantificação dos refluxos patológicos pode ser feita do mesmo modo que nas valvas nativas. Os RF, como são pequenos, nem sempre são identificados pelo Dcores. Os refluxos patológicos podem ser protéticos ou paraprotéticos (Fig. 46-15). Cuidadosa avaliação pelos cortes apicais pode diferenciá-los. Os paraprotéticos estarão por fora da valva, entre o anel da Prt e o anel nativo. Em alguns casos, poderemos ficar em dúvida, pois jatos protéticos excêntricos poderão parecer que estão se originando fora do anel valvar.[67-69] É necessária cuidadosa avaliação das bordas do anel com o Dcores, pois pequenos refluxos protéticos ou paraprotéticos podem ficar "escondidos" pela sombra do anel da Prt. A intensidade do sinal do DC pode ser usada para estimar o grau do refluxo mitral: quanto mais intenso o registro, mais importante deve ser o refluxo, sendo que os de maior gravidade apresentam sinal próximo ou igual ao fluxo anterógrado.[70,71] O fluxo anterógrado das Prt também deve ser considerado quando existe refluxo mitral. Quando o refluxo é importante, o fluxo anterógrado aumenta sua velocidade, sendo tanto maior quanto mais importante for a insuficiência. Fluxos anterógrados com onda "E" mitral maior que de 2 m/s são compatíveis com refluxo mitral severo.[71,72] Devemos lembrar que os estados hipercinéticos também podem aumentar a velocidade do fluxo anterógrado das Prt mitrais normofuncionantes.

Como o DC tem capacidade de registrar fluxos mesmo "através" da sombra acústica, deve ser utilizado pelos cortes apicais, fazendo cautelosa varredura no AE, mapeando a face atrial da PrtM, à procura de jatos regurgitantes de alta velocidade.[5] Os RF não são reconhecidos desta maneira, pois são de baixa velocidade. Lembramos que a não detecção de insuficiência pelo ETT em PrtM mitrais não afasta este diagnóstico (baixo valor preditivo negativo). Sempre que houver a suspeita clínica ou pelo ETT, de incompetência mitral com repercussão hemodinâmica, deve-se realizar o ETE.

O ETE aumentou muito a acurácia do diagnóstico etiológico e das características dos fluxos regurgitantes das Prt mitrais.[10,64] Os refluxos mitrais poderão ser mais bem avaliados, uma vez que a sombra e reverberação estarão sobre o VE e não sobre o AE (Fig. 46-16). Podem-se quantificar as insuficiências de maneira subjetiva com o Dcores, avaliando a espessura, localização, direção e profundidade do jato regurgitante. Quando visibilizável, é possível estimar o grau do refluxo calculando o diâmetro da *vena contracta*.[73] Importante lembrar que o Dcores registra velocidade e não volume sanguíneo. Sendo assim, jatos excêntricos que circundam as paredes atriais, embora demonstrem áreas pequenas, podem apresentar grandes volumes de sangue, fenômeno conhecido como efeito coanda.[74] Com o ETE, orifícios paraprotéticos de regurgitação serão mais facilmente detectados e podem mostrar fluxos retrógrados e anterógrados nestes orifícios. A quantificação da insuficiência mitral também pode ser realizada pelo registro dos fluxos nas veias pulmonares, do mesmo modo que as valvas nativas (Fig. 46-16f).[75,76] Devemos estar atentos para a possibilidade de múltiplos jatos regurgitantes, muitas vezes podendo ser protéticos e paraprotéticos em um mesmo paciente (Fig. 46-16g).

O ETE 3D permite localizar o orifício paraprotéticos, dando uma maior orientação espacial e relação à localização no anel da Prt, orientando também no fechamento percutâneo destes refluxos (Fig. 46-16h).

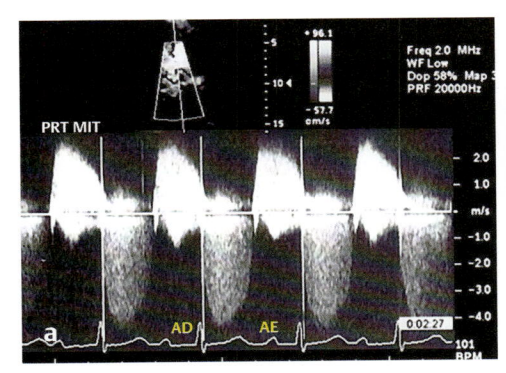

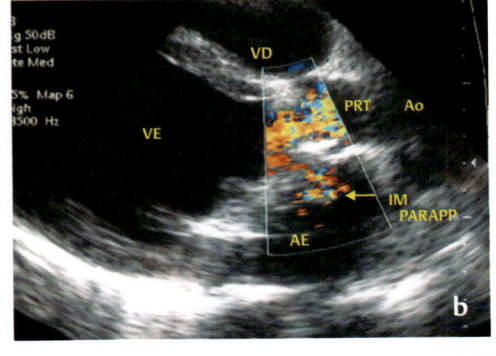

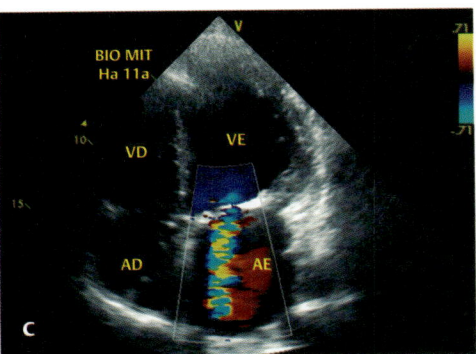

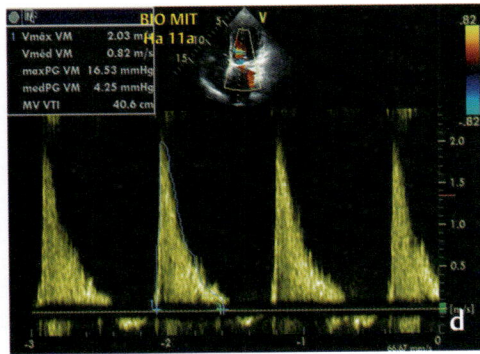

Fig. 46-15. Refluxo das próteses mitrais pelo ETT. (**a**) Registro com Doppler contínuo obtido pelo corte apical de 4 câmaras em paciente com suspeita de refluxo da prótese mecânica em posição mitral. O intenso sinal do refluxo (sístole) e a alta velocidade do fluxo anterógrado (diástole), em torno de 3 m/s, são compatíveis com IM severa. (**b**) Corte paraesternal longitudinal em paciente com dupla prótese biológica. Observem que o Doppler colorido revela em sístole, além do fluxo normal pela prótese aórtica, um fluxo turbilhonar na região anterior do anel mitral (seta), entre o anel da prótese e o anel aórtico, compatível com refluxo paraprotético. (**c**) Corte apical de 4 câmaras em prótese biológica mitral implantada há 11 anos. O Doppler colorido revela severa incompetência protética. Notem que o refluxo é central (protético), e se projeta até o teto do AE. Observem também que nas regiões medial e lateral do AE não aparece o jato do refluxo, possivelmente "escondido" pela sombra do anel da prótese. (**d**) Registro com Doppler pulsátil obtido pelo corte apical de 4 câmaras do mesmo paciente descrito em **b**, evidenciando um fluxo anterógrado de alta velocidade (2 m/s), sugerindo refluxo mitral severo.

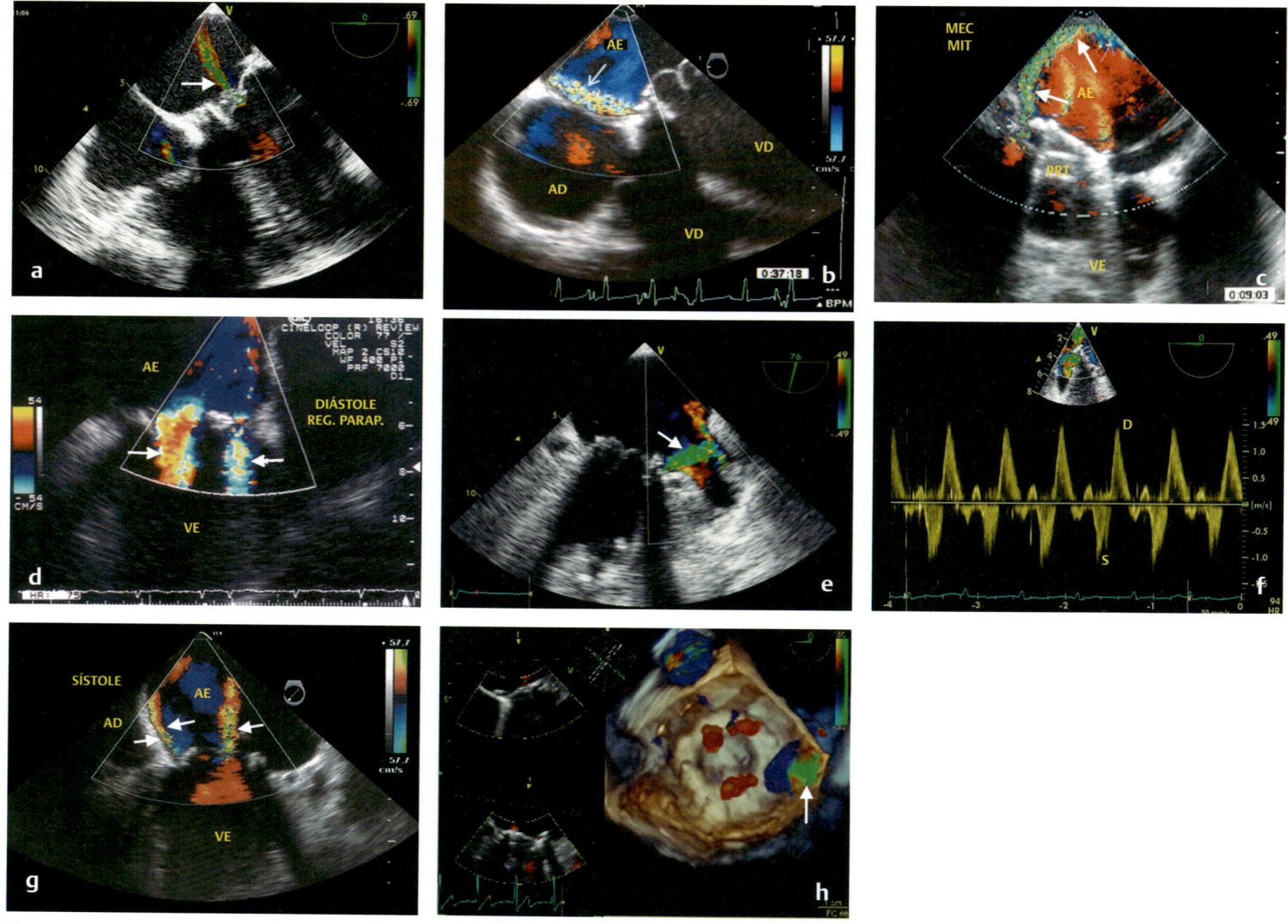

Fig. 46-16. ETE nos refluxos das próteses mitrais. (**a**) Prótese biológica apresentando refluxo central de grau leve (seta). (**b**) Prótese biológica: Doppler colorido revelando refluxo importante paraprotético, se projetando sobre o septo interatrial (seta). (**c**) Prótese mecânica: observem o jato regurgitante paraprotético (seta) sobre a parede do AE (efeito "Coanda"). Notem que a sombra acústica neste caso se faz sobre o VE. (**d**) Prótese biológica: o Doppler colorido revela dois fluxos na diástole, sendo o da esquerda pela prótese e o da direita pelo orifício paraprotético (seta). (**e**) Prótese biológica: presença de jato regurgitante periprotético, excêntrico, sobre o AAE (seta). (**f**) Mesmo paciente de **e**, onde o registro do fluxo na veia pulmonar superior esquerda revela inversão da onda sistólica "S", compatível com insuficiência severa. (**g**) Prótese biológica: Doppler colorido mostrando dois jatos de regurgitação: paraprotético com efeito "Coanda" à esquerda e protético, no centro da prótese (setas). (**h**) Prótese biológica, registrada com o ETE 3D, com visão do AE, onde o Doppler colorido revela três jatos de refluxo de baixa velocidade no interior do anel da Prt, compatíveis com refluxos fisiológicos, e um jato com maior velocidade e turbilhonar, que se origina fora do anel, compatível com refluxo paraprotético (seta).

Paciente-Prótese *Mismatch*

Inicialmente descrito por Rahimtoola, em 1978,[77] o termo *Patient-Prosthesis Mismatch* (PPM) se refere aos casos de Prt normofuncionantes que apresentam na fase pós-operatória gradientes hemodinâmicos acima do esperado para aquele modelo e tamanho de valva implantada. Este fato ocorre por causa de o orifício efetivo da Prt ser pequeno em relação à superfície corporal do paciente. Uma Prt pode-se comportar normalmente para um paciente pequeno e sedentário, sendo que esta mesma prótese pode ser restritiva para um indivíduo fisicamente grande e ativo. PPM é frequente em pacientes com grande superfície corporal, que tinham estenose aórtica com anel nativo calcificado e pequeno, não permitindo implante de Prt grandes.[77] Como as Prt são montadas em anéis que são suturados dentro do anel nativo, elas sempre terão área efetiva menor que a valva nativa normal. Além disto, dependendo não apenas do tamanho, mas também do modelo da prótese implantada em posição aórtica, elas serão mais ou menos restritivas. A falta de padronização entre os vários fabricantes, com relação aos diâmetros externo, interno e a numeração das Prt, pode induzir a estratégias mais ou menos agressivas na escolha do tamanho da Prt. Isto torna necessário um conhecimento da disparidade entre esses valores por parte do cirurgião, para evitar o implante de uma prótese potencialmente restritiva, levando ao PPM (Fig. 46-17).[78] O Quadro 46-5 mostra uma relação de diferentes tipos e tamanhos de Prt, com a respectiva AOE estimada.

É comum encontrarmos gradientes altos em Prt aórticas normofuncionantes (Fig. 46-18a, b). Nestes casos, permanece um gradiente residual pós-operatório acima do esperado mesmo em repouso, ou com grande aumento durante o esforço. O PPM pode também ser suspeitado quando não ocorrer regressão da hipertrofia do VE após seis meses da troca valvar aórtica.[79] Clinicamente estes indivíduos podem-se comportar como portadores de estenose aórtica, com sintomas durante o esforço, apresentar maior número de intercorrências clínicas, ter menor durabilidade da Prt e mesmo maior número de internações em relação a pacientes sem PPM.[80] Em posição mitral, o PPM é pouco comum em razão de o anel valvar permitir implante de Prt maiores, e também a diferença de pressão entre o AE e VE ser pequena (Fig. 46-18b, c). Para considerar o diagnóstico de PPM, é necessário excluir disfunções das Prt que possam estar levando à estenose valvar. As causas possíveis de estenose das Prt são as disfunções primárias (calcificação dos folhetos nas biológicas e emperramento dos discos nas mecânicas), trombose e *pannus*, causas que serão abordadas mais adiante. As síndromes hipercinéticas, como gravidez, anemia, hipertireoidismo e outras, também podem causar gradientes transprotéticos elevados, e devem ser diferenciados de PPM. Os refluxos protéticos e paraprotéticos, sendo maiores

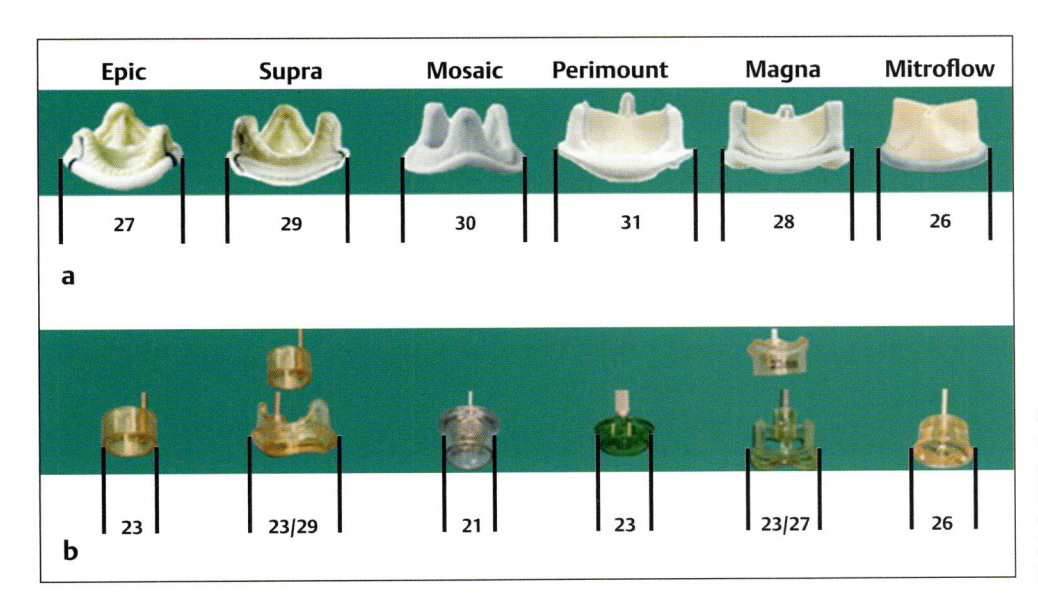

CAPÍTULO 46 ▪ AVALIAÇÃO ECOCARDIOGRÁFICA DAS PRÓTESES VALVARES CARDÍACAS

Fig. 46-17. Imagem mostrando discrepâncias entre valores referentes às próteses de Nr 23. Note a divergência entre o tamanho real da prótese (diâmetro externo) (**a**) e diâmetro interno (tamanho do medidor) (**b**). Um paciente com anel tamanho 23 mm receberia próteses de diferente numeração dependendo do fabricante.

Quadro 46-5. Relação de Diferentes Tipos e Tamanhos de Prt com a Respectiva AOE Estimada

Valores normais de referência das áreas do orifício efetivo das próteses aórticas						
Tamanho da prótese (mm)	19	21	23	25	27	29
Próteses biológicas com sustentação						
Mosaic	1,1 ± 0,2	1,2 ± 0,3	1,4 ± 0,3	1,7 ± 0,4	1,8 ± 0,4	2 ± 0,4
Hancock II	–	1,2 ± 0,2	1,3 ± 0,2	1,5 ± 0,2	1,6 ± 0,2	1,6 ± 0,2
Carpentier-Edwards Perimount	1,1 ± 0,3	1,3 ± 0,4	1,5 ± 0,4	1,8 ± 0,4	2,1 ± 0,4	2,2 ± 0,4
Carpentier-Edwards Magna	1,3 ± 0,3	1,5 ± 0,3	1,8 ± 0,4	2,1 ± 0,5	–	–
Biocor (Epic)	1 ± 0,3	1,3 ± 0,5	1,4 ± 0,5	1,9 ± 0,7	–	–
Mitroflow	1,1 ± 0,2	1,2 ± 0,3	1,4 ± 0,3	1,6 ± 0,3	1,8 ± 0,3	–
Trifecta	1,4	1,6	1,8	2	2,2	2,4
Próteses biológicas sem sustentação						
Medtronic Freestyle	1,2 ± 0,2	1,4 ± 0,2	1,5 ± 0,3	2 ± 0,4	2,3 ± 0,5	–
St Jude Medical Toronto SPV	–	1,3 ± 0,3	1,5 ± 0,5	1,7 ± 0,8	2,1 ± 0,7	2,7 ± 1
Prima Edwards	–	1,3 ± 0,3	1,6 ± 0,3	1,9 ± 0,4	–	–
Próteses mecânicas						
Medtronic-Hall	1,2 ± 0,2	1,3 ± 0,2	-	-	-	-
St Jude Medical Standard	1 ± 0,2	1,4 ± 0,2	1,5 ± 0,5	2,1 ± 0,4	2,7 ± 0,6	3,2 ± 0,3
St Jude Medical Regent	1,6 ± 0,4	2 ± 0,7	2,2 ± 0,9	2,5 ± 0,9	3,6 ± 1,3	4,4 ± 0,6
MCRI On-X	1,5 ± 0,2	1,7 ± 0,4	2 ± 0,6	2,4 ± 0,8	3,2 ± 0,6	3,2 ± 0,6
Carbomedics Standard and Top Hat	1 ± 0,4	1,5 ± 0,3	1,7 ± 0,3	2 ± 0,4	2,5 ± 0,4	2,6 ± 0,4
ATS Medical[a]	1,1 ± 0,3	1,6 ± 0,4	1,8 ± 0,5	1,9 ± 0,3	2,3 ± 0,8	–

A área efetiva do orifício é expressa como valores médios disponíveis na literatura. Mais estudos são necessários para validar esses valores de referência. Para a prótese ATS, os tamanhos disponíveis são 18, 20, 22, 24 e 26 mm. As velocidades altas são comuns nas próteses de tamanho 19 ou 21.

Valores normais de referência das áreas do orifício efetivo das próteses mitrais					
Tamanho da prótese (mm)	25	27	29	31	33
Próteses biológicas com sustentação					
Medtronic Mosaic	1,5 ± 0,4	1,7 ± 0,5	1,9 ± 0,5	1,9 ± 0,5	–
Hancock II	1,5 ± 0,4	1,8 ± 0,5	1,9 ± 0,5	2,6 ± 0,5	2,6 ± 0,7
Carpentier-Edwards Perimount	1,6 ± 0,4	1,8 ± 0,4	2,1 ± 0,5	–	–
Próteses mecânicas					
St Jude Medical Standard	1,5 ± 0,3	1,7 ± 0,4	1,8 ± 0,4	2 ± 0,5	2 ± 0,5
MCRI On-X[a]	2,2 ± 0,9	2,2 ± 0,9	2,2 ± 0,9	2,2 ± 0,9	2,2 ± 0,9

A área efetiva do orifício é expressa como valores médios disponíveis na literatura. Mais estudos são necessários para validar esses valores de referência. Prótese On-X de apenas um tamanho para próteses de 27 a 29 e 31 a 33 mm. Além disso, o suporte e os folhetos são idênticos para todos os tamanhos (25 a 33 mm); apenas o tamanho do manguito de costura é diferente.

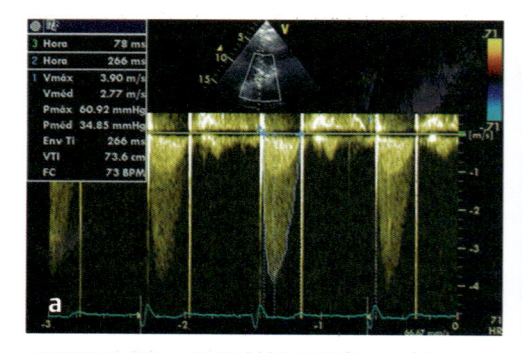

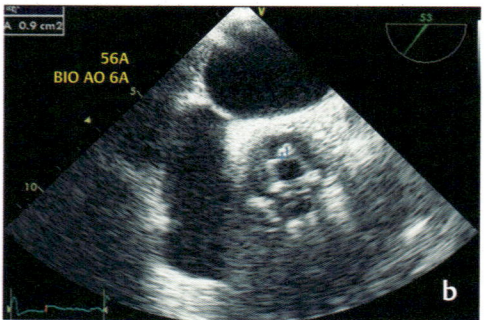

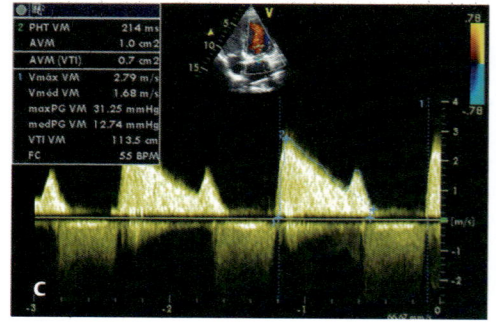

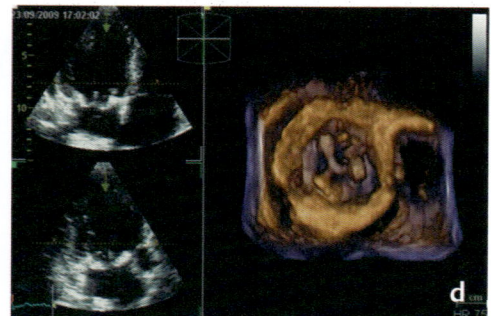

Fig. 46-18. Exemplos de paciente-prótese *mismatch* (PPM). (**a, b**) Prótese biológica aórtica. (**a**) O registro do fluxo transprotético pelo ETT mostra gradiente protético máximo/médio elevado (61/35 mmHg). O ETE (**b**), num corte transversal, revelou mobilidade preservada dos folhetos e uma área efetiva pequena (0,9 cm²) estimada pela planimetria, sugerindo PPM. (**c, d**) Prótese biológica mitral. O registro do Doppler contínuo pelo ETT (**c**) revela gradiente AE/VE máximo/médio elevado (31/13 mmHg) e área efetiva de 0,7 cm². O ETE 3D (**d**) demostrou que a mobilidade dos folhetos está preservada, sugerindo ser de uma prótese normofuncionante, porém pequena pra a SC do paciente (PPM).

que leves, também são capazes de elevar os gradientes das Prt. A maneira mais eficaz de diferenciarmos PPM de disfunção estenótica nas Prt é a realização de ecos evolutivos, uma vez que pacientes com PPM terão comportamentos hemodinâmicos compatíveis já nos ecocardiogramas basais, que devem ser realizados na fase precoce pós-operatória.[41] Neste ETT basal, que será mantido como referência, devemos calcular os gradientes transprotéticos máximo e médio, AOE da Prt, IVD, tempo de aceleração (TA) e tempo de ejeção (TE) do fluxo aórtico, bem como registrar possíveis RF ou patológicos. Também é importante orientar o paciente para guardar o relato cirúrgico, onde deve constar o tipo e tamanho da Prt implantada. Na suspeita de PPM, pode-se calcular a AOE da Prt indexada para a superfície corporal do paciente. Assim, no caso de uma Prt aórtica, vamos estimar a sua AOE pela equação de continuidade e dividir pela superfície corporal do paciente. Valores acima de 0,85 cm²/m² são considerados como hemodinamicamente insignificantes, entre 0,85 e 0,65 cm²/m² como moderado e abaixo de 0,65 cm²/m² como PPM severa.[82,83]

Próteses Tricúspides

Embora a plastia da valva tricúspide seja relativamente frequente, sua troca por Prt é muito mais rara que nas valvas esquerdas. Em decorrência das baixas pressões nas cavidades direitas, deve-se implantar PrtB para evitar o tromboembolismo, que é mais frequente nas mecânicas. A velocidade do fluxo diastólico transvalvar depende do tamanho da Prt. Importante lembrar que a velocidade diastólica tricúspide é baixa, e mesmo pequenos aumentos no gradiente entre o átrio direito (AD) e ventrículo direito (VD) podem causar repercussões hemodinâmicas.[62] As disfunções das Prt tricúspides podem ser facilmente detectadas pelo ETT. Devem-se utilizar os cortes paraesternal de câmara de entrada do VD e CA4C. Nas bioproteses, é relativamente fácil identificar a calcificação ou ruptura dos folhetos, causando estenoses, refluxos ou dupla disfunção. O DCores é importante para detectar e quantificar os refluxos protéticos ou periprotéticos. Nas estenoses, por causa das variações respiratórias do fluxo tricúspide, preconizam-se estimar os gradientes utilizando uma média de cinco ciclos cardíacos, ou solicitar que o paciente faça uma apneia durante o registro pelo Doppler.[81] Suspeita-se de estenose da Prt tricúspide quando: velocidade da onda E > 1,7 m/s; Gradiente AD/VD médio > 6 mmHg e PHT > 230 ms (Fig. 46-19).[84] A avaliação do tamanho das câmaras direitas e da Veia Cava Inferior, bem como a função sistólica do VD devem ser consideradas. Embora o ETE esteja indicado como complemento na avaliação anatômica/estrutural das disfunções das Prt tricúspides, como a tricúspide é a mais anterior das válvulas cardíacas e, portanto, a mais distante do transdutor do ETE, nem sempre teremos imagens adequadas. Além disto, estes pacientes muitas vezes são portadores de outras Prt em posição aórtica ou mitral, que podem causar sombras acústicas na tricúspide, principalmente se forem mecânicas.

Próteses Pulmonares

Entre as quatro valvas cardíacas, sem dúvida, a pulmonar é a menos substituída por Prt. Isto porque as lesões pulmonares são mais raras, e os procedimentos terapêuticos, como valvoplastia percutânea ou cirurgia reparadora, são mais eficientes. No caso da cirurgia de Ross, a valva pulmonar nativa é retirada para substituir a valva aórtica patológica do próprio paciente, sendo colocada uma bioprótese em posição pulmonar, a qual pode apresentar degeneração e mau funcionamento.[32,85] Como em todas as Prt mesmo normofuncionantes, também em posição pulmonar ela pode ser restritiva, podendo causar aumento da velocidade do fluxo transprotético (Fig. 46-20). A avaliação ecocardiográfica pode ser realizada por cortes paraesternais transversais, de via de saída do VD ou subcostais, em crianças.[7] Em pacientes com dificuldade de alinhar o Doppler na artéria pulmonar pelos cortes paraesternais, pode-se utilizar o corte A5C, anteriorizando mais ainda o transdutor, identificando a VSVD e valva pulmonar. Pelo ETE, o melhor corte para visibilizar a valva pulmonar é a 90°, onde ela aparece anteriormente à valva aórtica.

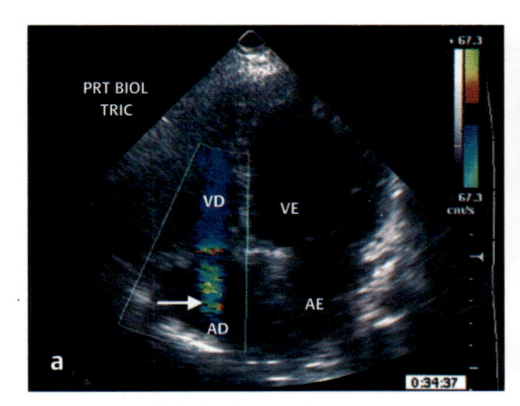

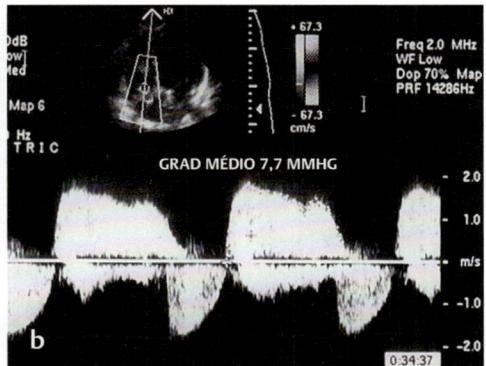

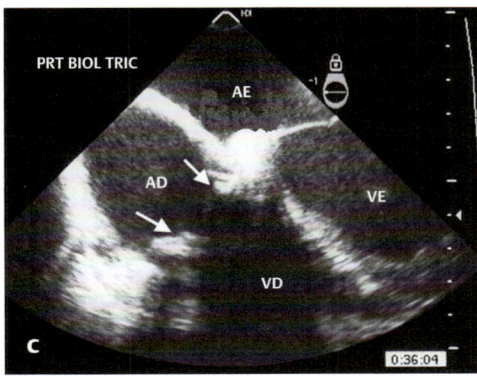

Fig. 46-19. Prótese em posição tricúspide. (**a**) Doppler colorido demostrando prótese biológica com refluxo central (seta). (**b**) Registro com Doppler contínuo pelo corte apical de 4 câmaras de bioprótese tricúspide com dupla disfunção. O gradiente médio foi estimado em 7,7 mmHg. (**c**) ETE a 0° mostrando bioprótese tricúspide. As setas apontam o anel e as hastes de sustentação.

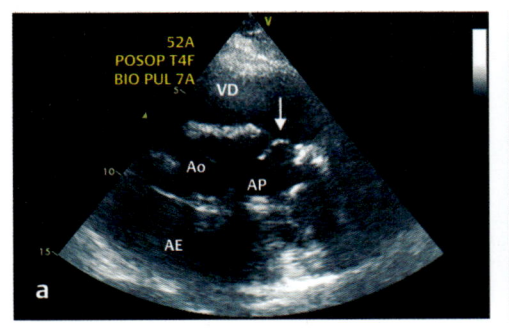

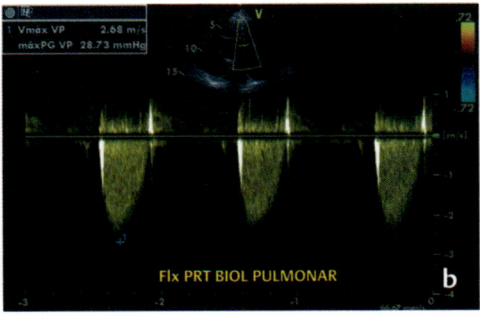

Fig. 46-20. Paciente de 54 anos submetido à correção de tetralogia de Fallot, com prótese biológica pulmonar implantada há 7 anos. (**a**) Corte paraesternal transversal mostrando a prótese em diástole, com os folhetos fechados. (**b**) Fluxo transprotético detectado com o Doppler contínuo a partir de um corte paraesternal transversal. Registro na sístole estimou o gradiente VD/AD máximo em 28,7 mmHg. Não há sinais de refluxo pulmonar.

Disfunções Protéticas

Disfunção Estrutural Primária

É assim considerada a disfunção que envolve primariamente o funcionamento da Prt, prejudicando sua abertura ou fechamento (Quadro 46-6).

As **PrtM** atuais raramente apresentam disfunções primárias. Quando ocorrem, são defeitos de *design* ou desgaste do material da prótese, causando refluxos ou estenoses. Defeitos estruturais em próteses de monodisco ou duplo hemidisco são muito raros. Existem relatos de raros casos de embolizações de próteses metálicas de baixo perfil.[86,87] Há relatos de disfunção em PrtM decorrente da imobilização do disco causada pelo tecido subvalvar mitral nos casos em que o cirurgião preserva o tecido subvalvar.[88,89]

Nas **PrtB**, os defeitos estruturais são mais comuns que nas mecânicas, estando na maioria das vezes relacionados com o tempo de implante. Poderemos ter calcificações dos folhetos com restrição da sua mobilidade ou mesmo ruptura. A degeneração das bioprósteses em média progride lentamente até o sexto ano, aumentado rapidamente depois, por causa da degeneração tecidual com fragmentação do colágeno, erosão e calcificação dos folhetos (Fig. 46-21).[60,90] Quando implantadas em pacientes abaixo de 35 anos, a degeneração pode ser mais acentuada antes dos seis anos de implante.[91] A possibilidade de ruptura dos folhetos aumenta com a idade da valva e geralmente ocorre adjacente à região de uma calcificação, embora possa ocorrer precocemente em razão de um estresse estrutural.[92] A ruptura dos folhetos é mais frequente em posição mitral do que aórtica.[93] A incidência de disfunção varia

Quadro 46-6. Principais Causas de Disfunção das Próteses Valvares Cardíacas

Disfunções estruturais primárias	Endocardite infecciosa	Estenose protética	Regurgitação protética	Complicações tromboembólicas	Anemia hemolítica	Pseudoaneurisma
■ Próteses mecânicas • Regurgitação paravalvar • Deiscência da prótese • Crescimento de tecido (*pannus*) • Trombose ■ Próteses biológicas • Degeneração dos folhetos • Calcificação dos folhetos • Regurgitação paravalvar	■ Vegetações ■ Abscesso paraprotético	■ Trombose protética ou *pannus* (mecânicas) ■ Calcificação ou *pannus* (biológicas)	■ Paraprotética ■ Transprotética	■ Embolia sistêmica ■ Trombose protética ■ Contraste espontâneo ("microtrombos")		■ Raiz aórtica ■ Ventrículo esquerdo ■ Fibrose intervalvar mitroaórtica

Adaptado de: Otto CM. Valvular Heart Disease. 2nd Ed. Saunders. 2004 p. 462.

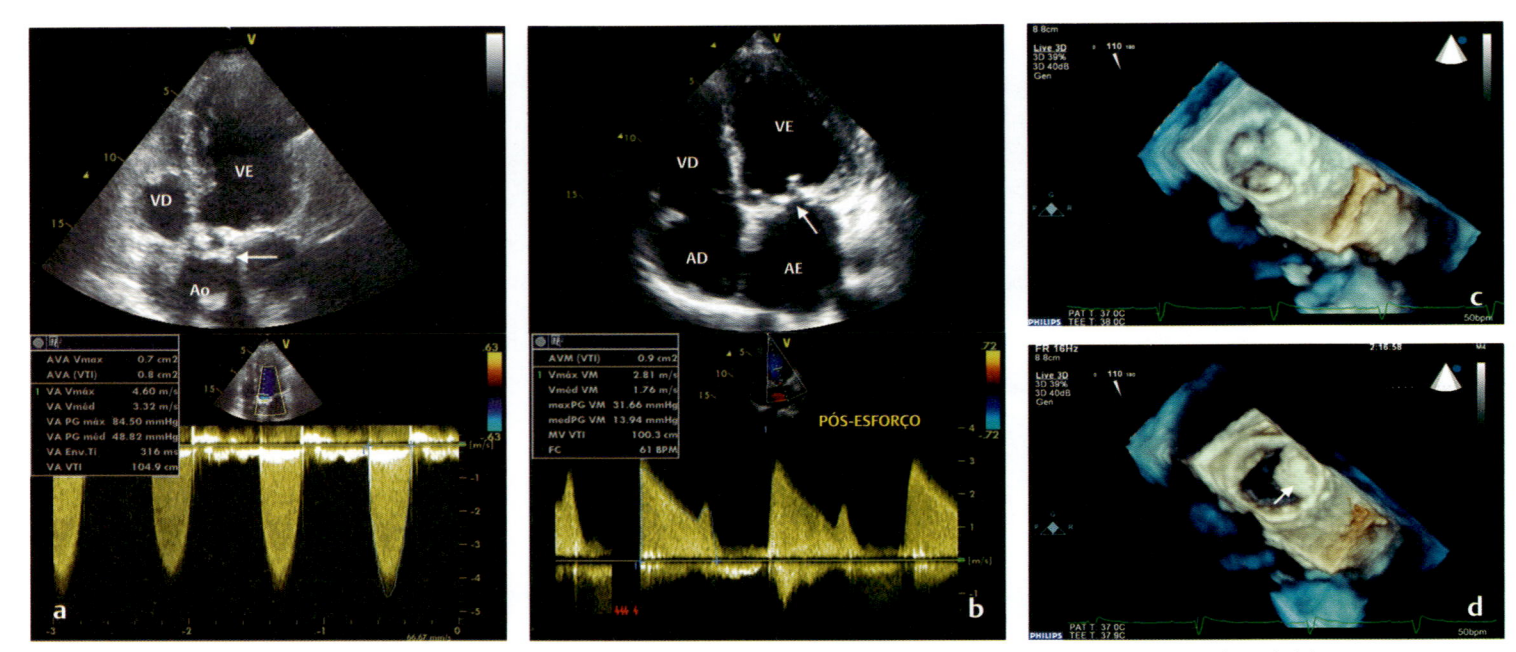

Fig. 46-21. Disfunções primárias das próteses. (**a**) Paciente com 46 anos. Corte apical de 5 câmaras: prótese biológica aórtica implantada há 13 anos, com folhetos calcificados (seta). O fluxo aórtico registrado com o Doppler contínuo estimou o gradiente VE/AO máximo em 84 e médio em 48 mmHg, e a área efetiva em 0,8 cm². (**b**) Corte apical de 4 câmaras em bioprótese mitral implantada há 12 anos, apresentando calcificação dos folhetos (seta). O Doppler contínuo realizado após esforço (flexões abdominais) revelou fluxo turbilhonar e de alta velocidade, com gradiente AE/VE máximo de 31 e médio de 14 mmHg, e área efetiva estimada em 0,9 cm². (**c**) ETE 3D em prótese mitral em sístole mostrando os três folhetos fechados. (**d**) Mesmo paciente da figura **c**, porém em diástole, revelando um dos folhetos fixos (seta), decorrente de degeneração estrutural.

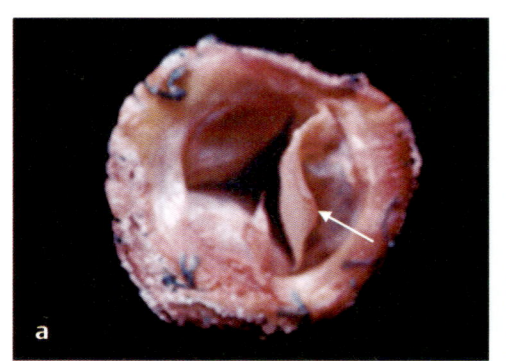

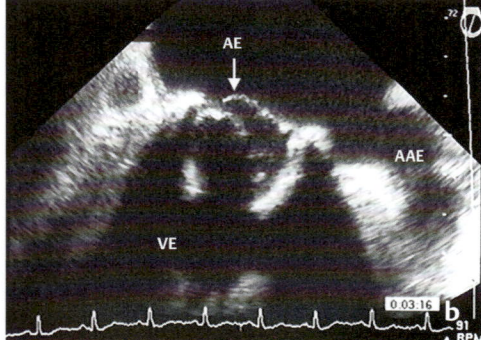

Fig. 46-22. Disfunção primária das próteses. (**a**) Bioprótese de pericárdio bovino retirada da posição mitral decorrente da ruptura de um dos folhetos (seta). (**e**) ETE revelando PrtB mitral com folheto roto, se projetando na sístole para o interior do AE (seta).

entre 20 a 30% nas bioproteses implantadas até 10 anos, e em mais de 50% com 15 anos, podendo ser mais precoce caso implantada em indivíduos com menos que 35 anos de idade.[94] Em 90% dos pacientes acima de 70 anos, no entanto, são relatadas ausências de retrocas em valvas com até 15 anos de implante. Isto pode ser decorrente da redução da velocidade de degeneração nos idosos ou maior taxa de óbitos não relacionados com as Prt neste grupo de pacientes.[85,95] Nos casos de ruptura de bioprótese mitral, um ou mais folhetos rotos se projetam na sístole em direção ao AE (Fig. 46-22). O refluxo valvar geralmente é grave, podendo ser excêntrico, direcionado em oposição ao folheto roto.

Trombose das Próteses

As complicações de tromboembolismo são as maiores causas de morbidade em pacientes portadores de Prt cardíacas. A incidência estimada de eventos clínicos varia entre 0,6 a 2,3% por paciente ano.[96-98] Estas complicações vão desde trombose protética até eventos embólicos centrais ou periféricos. Existem fatores associados que aumentam o risco de tromboembolismo, como FA, dilatação do AE, aumento e/ou disfunção sistólica do VE e anticoagulação inadequada. Trombose da Prt pode levar à estenose ou regurgitação valvar. A instalação do quadro clínico pode ser lenta, se o trombo crescer lentamente, ou aguda, caso ocorra obliteração do disco valvar. O ETT está indicado quando existe suspeita clínica de trombose ou de fenômenos embólicos. O ETE tem grande sensibilidade e acurácia diagnóstica para detectar trombose das Prt e para avaliar a eficácia terapêutica, principalmente nas próteses mitrais, uma vez que os trombos frequentemente se instalem na face atrial da Prt e do anel valvar (Fig. 46-23).[99-103] Nos casos de a trombose causar estenose valvar significativa, é comum a presença de estase sanguínea e/ou trombos organizados no AE e apêndice atrial esquerdo (AAE). As tromboses agudas causando oclusão total da Prt podem ocorrer nas próteses de monodisco. Nas de duplo hemidisco, poderemos ter trombose e oclusão de apenas um dos hemidiscos, enquanto o outro mantém a mobilidade, permitindo o enchimento do VE. Em alguns casos, podemos identificar trombos pedunculados se projetando para o interior do anel na diástole (Fig. 46-24). A não visibilização de trombos mesmo ao ETE não permite afastar tromboembolismo quando existe suspeita clínica. Lembramos que a diferenciação entre trombos pedunculados e vegetações nem sempre é possível, sendo importante a correlação clínica.[15,104] No Quadro 46-7 estão listadas as principais indicações do ETE em pacientes com Prt valvares.

CAPÍTULO 46 ■ AVALIAÇÃO ECOCARDIOGRÁFICA DAS PRÓTESES VALVARES CARDÍACAS

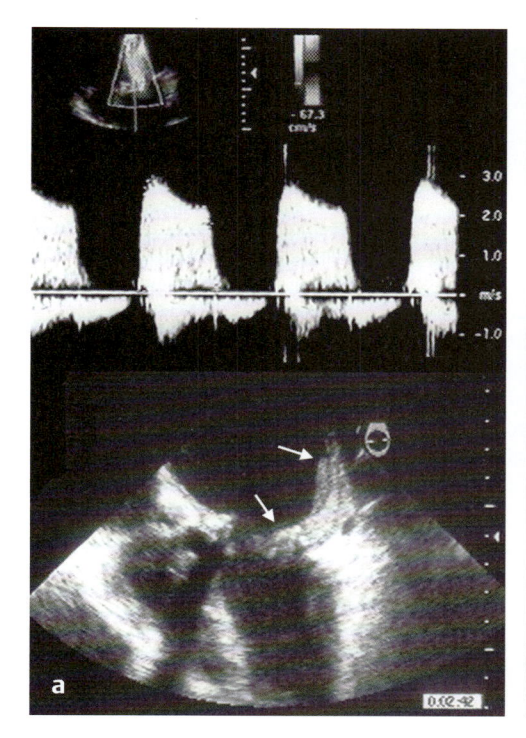

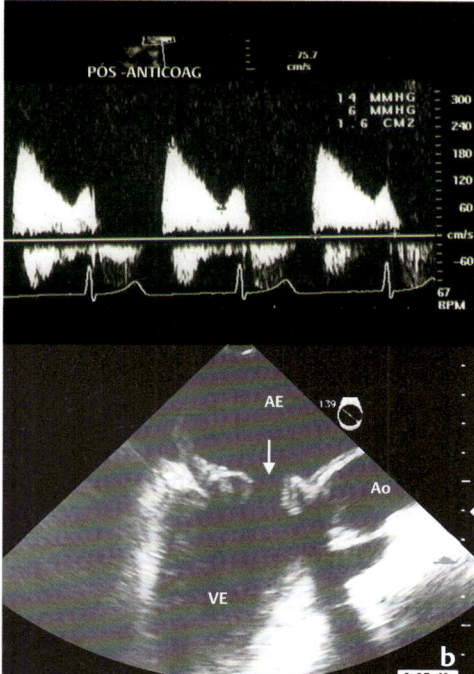

Fig. 46-23. Trombose das próteses. (**a**) Registro pelo Doppler contínuo em prótese biológica mitral de paciente com queixas recentes de dispneia aos esforços e exames anteriores sem sinais de disfunção protética. A área valvar foi estimada em 1,1 cm² e o gradiente AE/VE máximo de 17 mmHg e médio de 10 mm Hg. O ETE (inferior) revela trombose da face atrial dos folhetos e da parede do AE. (**b**) Mesmo paciente após anticoagulação, mostrando desaparecimento do trombo no AE, melhora da mobilidade dos folhetos (seta) e redução acentuada do gradiente AE/VE, agora com 14 mmHg de máximo e 6 mmHg de médio.

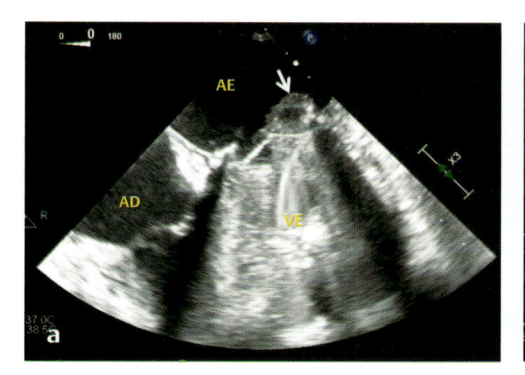

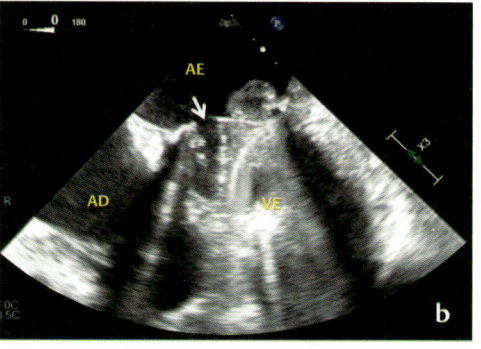

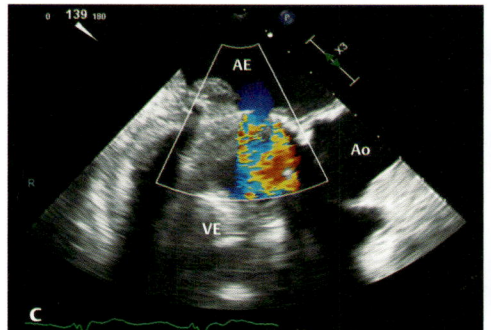

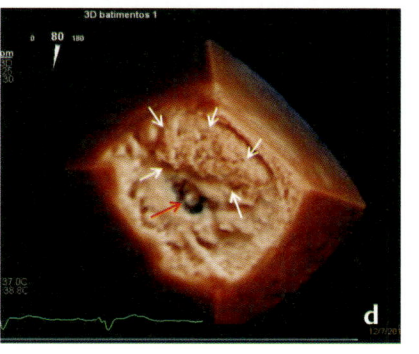

Fig. 46-24. Trombose de prótese mecânica de duplo hemidisco em posição mitral: ETE com incidência de 0°. (**a**) Em sístole, os dois hemidiscos estão fechados. A seta aponta grande trombo dentro do AE, posicionado sobre um dos hemidiscos. (**b**) Em diástole, registramos a abertura apenas do hemidisco não trombosado (seta), enquanto que o hemidisco trombosado permanece imóvel. (**c**) Com a incidência de 139 ° o Doppler colorido confirma fluxo apenas por um hemidisco. (**d**) Com o ETE 3 D em diástole, com vista do AE, e usando um efeito de transiluminação, podemos identificar o grande trombo dentro do AE e sobre um dos hemidiscos (setas brancas). A seta vermelha mostra que existe um pequeno trombo pedunculado, que se projeta para o AE pelo disco móvel.

Quadro 46-7. Principais Indicações do ETE nas Próteses Valvares Cardíacas

Estenoses	Regurgitações	Evento tromboembólico	Endocardite
■ Suspeita de trombose aguda ou tromboembolismo ■ Avaliação evolutiva pós-terapia trombolítica para trombose valvar ■ Avaliação da causa da estenose protética não diagnosticada pelo ETT	■ Todas as próteses mitrais ■ Próteses aórticas com ETT inconclusivo ■ Conduítes aórticos valvados para avaliação da aorta proximal	■ ETT não conclusivo	■ Suspeita de endocardite – estudo inicial ■ Ausência de melhora com terapêutica – estudo evolutivo

Adaptado de Herrera CJ, Chaudhry FA, Mehlman DJ, Mulhern KM, O'Rourke RA, Zabalgoitia M. 1992.[10]

Strands

Foram observadas durante exames de ETE imagens filiformes aderidas às Prt e descritas como *fibrin strands* (franjas de fibrina).[105] São estruturas formadas por finos filamentos que podem medir vários milímetros de comprimento e apresentam mobilidade independente da Prt. Podem ser encontradas nos componentes móveis ou região perianular das próteses biológicas ou mecânicas normofuncionantes. Independem do tempo do implante, tendo sido visibilizados mesmo 2 horas após troca valvar. Há relatos de associações de *strands* com maior incidência de eventos embólicos.[106,107] Existem dúvidas ainda quanto à sua composição histológica, existindo relatados de fibrina, colágeno, trombos e mesmo composição de heterogenia.[108,109] O fato de se formarem *strands* mesmo em pacientes anticoagulados sugere que eles não são compostos apenas de trombos. Por outro lado, em nossa experiência, em vários casos em que encontramos *strands* nas PrtB de pacientes não anticoagulados, eles desapareceram após a introdução do medicamento. Embora a literatura relate a possibilidade de diferenciar os *strands* de trombos e vegetações, por causa do seu tamanho e mobilidade caótica, o diagnóstico diferencial deve estar sempre embasado na correlação clínica.[14] A visibilização de *strands* pelo ETT em próteses mecânicas é pouco frequente. Isto é explicável pela sombra acústica e reverberações prejudicarem a sua visibilização. Nas bioproteses, no entanto, é possível identificá-los pelo ETT (Fig. 46-26a). A maior sensibilidade do ETE permite detectar *strands* em ambos os tipos de Prt (Fig. 46-25b).[110] Embora a literatura relate presença de *strands* em Prt mitrais e aórticas,[105] a incidência é muito maior em posição mitral. Talvez isto ocorra em razão da menor velocidade do fluxo pela prótese mitral permitir maior formação de *strands,* e também em razão de o ETE proporcionar melhor abordagem da face atrial das Prt mitrais do que a face ventricular das Prt aórticas.

Endocardite Infecciosa

A incidência de endocardite infecciosa (EI) em Prt é muito maior do que em valvas nativas, sendo o risco estimado entre 0,5 a 1% ao ano, mesmo com adequada profilaxia.[111-113] Parece não existir diferenças significativas quanto à incidência em próteses biológicas ou mecânicas.[114] Na suspeita clínica de EI, deve-se sempre considerar a realização do ETE (Fig. 46-26).[115] Nas bioproteses, tanto em posição aórtica como mitral, geralmente as vegetações são identificadas pelo ETT (massas de ecos móveis, pedunculadas e presas aos folhetos), na dependência do seu tamanho e da janela acústica do paciente. Vegetações maiores que 10 mm têm maior incidência de complicações emboligênicas.[116,117] Nas bioproteses, geralmente ocorre destruição dos folhetos com consequente disfunção valvar. Nas valvas mecânicas, são frequentes vegetações em volta do anel, podendo interferir no componente móvel, causando refluxo e/ou estenose. Nas mecânicas mitrais, em decorrência da sombra e reverberações, é raro identificarmos as vegetações com o ETT, estando sempre indicado o ETE.

As complicações causadas pela EI são frequentes. As infecções das PrtM frequentemente se estendem além do anel, para o tecido perianular e para a fibrosa intervalvar mitroaórtica, podendo causar abscessos anulares, abscessos septais, pericardite, trajetos fistulosos e deiscência da Prt, com regurgitação valvar de importante repercussão hemodinâmica. O ETE define melhor os abscessos perianulares, que se apresentam como massas ecolucentes, localizadas junto ao anel da Prt, sendo mais frequentes na junção do anel mitro aórtico.[116,117] Uma região mais espessa com ecos mais densos na região perianular, sem formação cística, pode representar a fase inicial ainda não abscedada desta complicação (Fig. 46-27a). Em razão da fragilidade da região fibrosa, estes pacientes podem apresentar deiscência de sutura e refluxo perianular. Outra complicação não rara é o envolvimento de mais de uma valva no processo infeccioso.[1118-121] Importante enfatizar que, ao ecocardiograma, muitas vezes é impossível diferenciar trombos de vegetações, sendo a correlação clínica fundamental para fechar o diagnóstico.

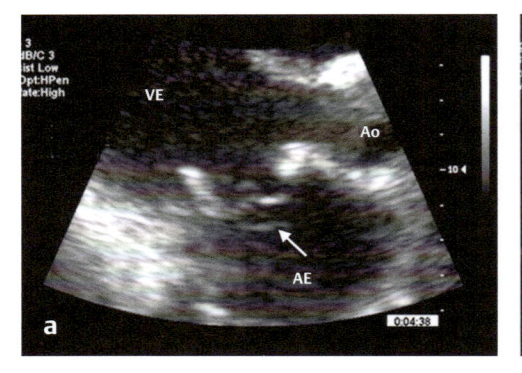

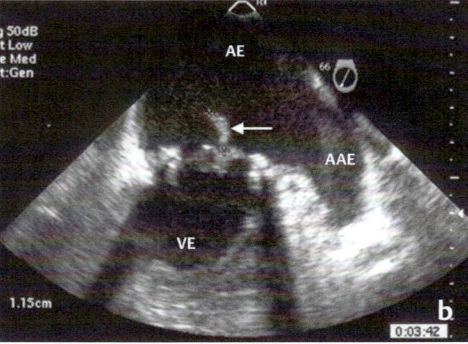

Fig. 46-25. *Strands.* (**a**) ETT no corte paraesternal longitudinal com ampliação da imagem, realizado em exame de rotina em paciente assintomático, dois meses após implante de bioprótese mitral. A seta indica imagem filiforme no interior do AE, presa aos folhetos, sugestiva de *strand*. (**b**) ETE revelando estrutura filiforme, presa à face atrial de um dos folhetos da bioprótese mitral, medindo 1,1 cm de comprimento, sugestivo de *strand* (seta). Observem presença de estase sanguínea no AAE.

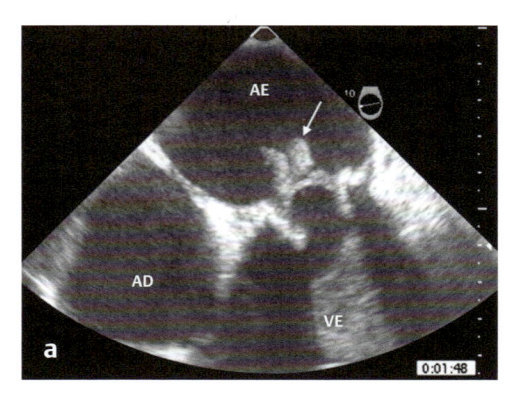

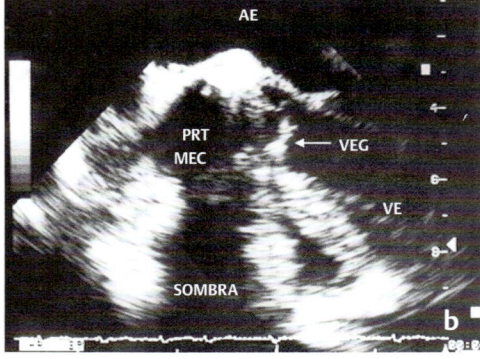

Fig. 46-26. Endocardite. ETE revelando grandes vegetações (setas) na face atrial de prótese mitral biológica (**a**) e na face ventricular de prótese mecânica aórtica (**b**). Notem a grande sombra acústica que a prótese metálica causa.

Pseudoaneurismas

O pseudoaneurisma da fibrose mitro aórtica é uma complicação rara após implante protético. Ocorre uma fragilidade e dilatação do tecido fibroso que forma a junção entre o anel mitral anterior e o anel aórtico posterior. Os achados nestes casos são de uma formação sacular entre a aorta e o AE que se comunica com o VE (Fig. 46-27b-d).[122,123] A causa mais frequente que leva à formação destes pseudoaneurismas é a EI pós-implante de Prt esquerdas, podendo também ocorrer espontaneamente, sem causa infecciosa. Raramente estes pseudoaneurismas rompem, fistulizando para outra cavidade ou para o pericárdio.[122,124]

Deiscência da PRT

A deiscência das Prt geralmente é decorrente da soltura de um ou mais pontos na região de fixação do anel. A causa pode ser infecciosa, técnica cirúrgica inadequada ou fragilidade do tecido do paciente.[89] Quando ocorre ruptura de vários pontos, a valva pode-se desprender parcialmente do anel, apresentando um movimento pendular, característico das deiscências, e que pode ser diagnosticado pelo Eco, tanto em posição aórtica como mitral (Fig. 46-28). Nestes casos, ocorrem refluxos perivalvares importantes. Como já relatado, a EI pode envolver o anel valvar, principalmente nas valvas mecânicas, causando dissecções ou abscessos perianulares, que também podem levar à deiscência protética.

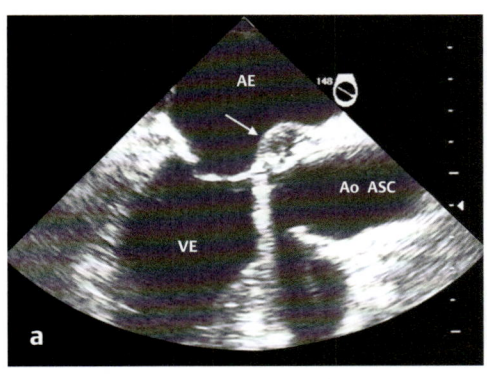

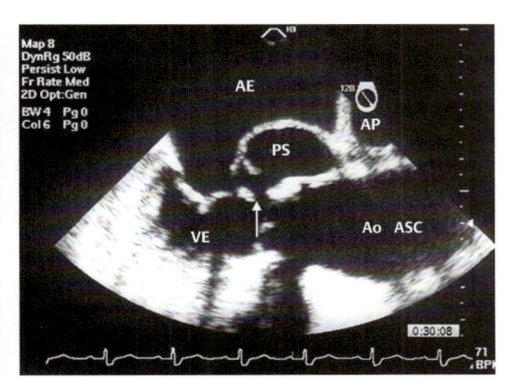

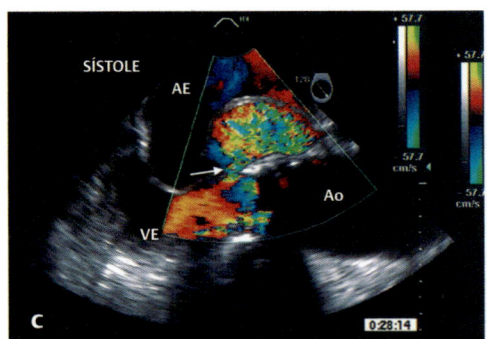

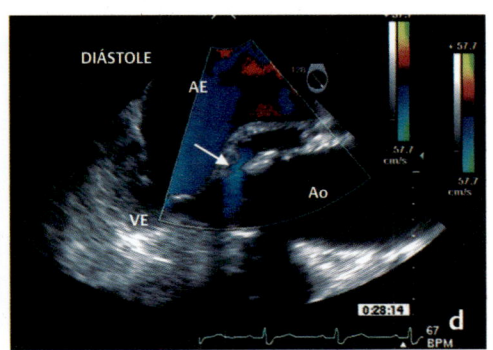

Fig. 46-27. Complicações da endocardite infecciosa (EI). ETE com cortes em torno de 135°. (a) A seta indica abscesso incipiente na fibrosa mitroaórtica em paciente portador de tubo valvado aórtico com prótese mecânica e suspeita clínica de EI. (b-d) Grande pseudoaneurisma na fibrosa mitroaórtica (PS) causado por EI em portador de prótese mecânica aórtica. (b) A seta mostra o orifício de comunicação com o VE. Com o Doppler colorido, como não há fistulização, (c) em sístole o fluxo sanguíneo distende o pseudoaneurisma, e na diástole (d), o fluxo retorna ao VE (seta), reduzindo as dimensões do pseudoaneurisma.

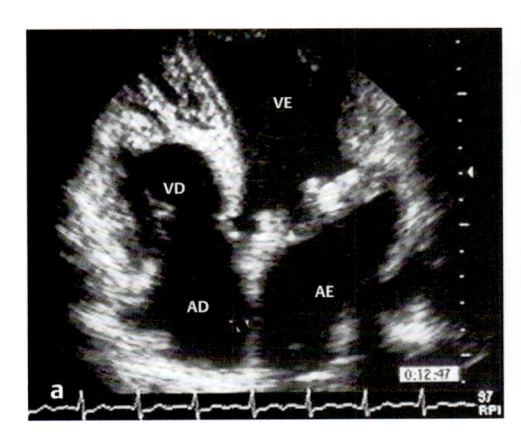

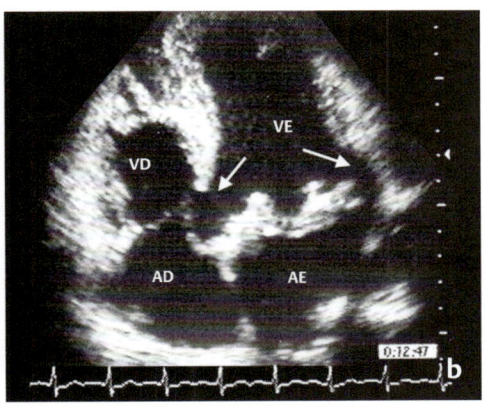

Fig. 46-28. ETT no corte apical de 4 câmaras em bioprótese mitral com sinais de deiscência de sutura. (a) Em diástole a prótese aparece normoposicionada no anel mitral. (b) Na sístole, ocorre deslocamento de toda a prótese em direção ao AE (setas). O Doppler detectou severo refluxo paraprotético. Os achados foram confirmados na retroca valvar realizada com urgência.

Pannus

O crescimento de tecido fibroso em volta e no interior do anel da prótese, interferindo na mobilidade do seu componente móvel, é conhecido como *pannus formation*.[125-127] Por causa de o crescimento deste tecido ser lento, esta complicação é tardia, raramente acontecendo antes de seis meses pós-implante. Acomete principalmente as PrtM tanto em posição mitral, como aórtica, podendo causar estenose, refluxo ou dupla disfunção (Fig. 46-29). O diagnóstico diferencial deve ser feito com trombose. Conforme Baterseas *et al.* demonstraram,[128] a disfunção da Prt por trombose ocorre com menor tempo de implante, início mais recente dos sintomas até o diagnóstico, e pior controle da anticoagulação em relação aos pacientes que tiveram o *pannus* como causa da disfunção protética. A identificação do *pannus* pelo ECO é difícil, pois está no interior do anel e não é móvel.[128] Como a formação do *pannus* é lenta, a redução progressiva da mobilidade dos componentes móveis da Prt poderá ser detectada pelo aumento do gradiente valvar durante ETT evolutivos de rotina, mesmo antes de surgirem sintomas. A trombose, por sua vez, geralmente, é aguda e pode estar associada a fenômenos embólicos. Atualmente, o anel das PrtM apresenta bordas mais "altas" dificultando o crescimento de tecido fibroso para seu interior.

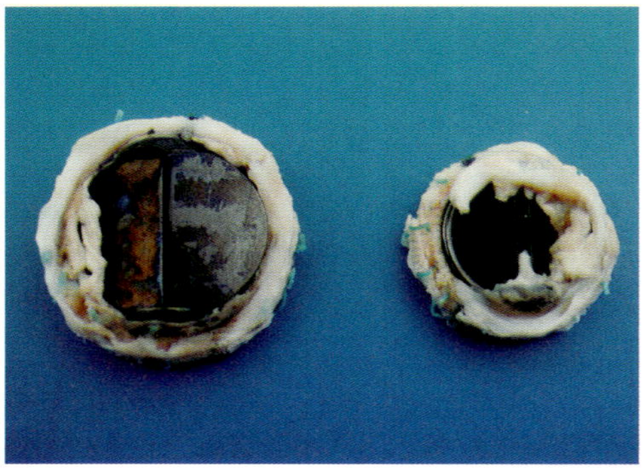

Fig. 46-29. Próteses mecânicas de duplo hemidisco, mitral (à esquerda) e aórtica, retiradas de um mesmo paciente, oito anos após implante, mostrando o tecido fibroso (*pannus*) envolvendo o anel e causando disfunção de ambas as Prt.

Hemólise

A hemólise decorre da destruição mecânica das hemácias por trauma. Graus leves de hemólise podem estar presentes em 50 a 95% de pacientes portadores de próteses mecânicas normofuncionantes. Graus maiores que causem anemia raramente ocorrem, e geralmente estão associados a refluxos das Prt.[129,130] As bioproteses normais parecem não causar hemólise, enquanto que as mecânicas de duplo hemidisco apresentam uma incidência muito baixa. No entanto, graus importantes de hemólise podem ocorrer com refluxos centrais ou paravalvares, ou com estenoses importantes, por causa da rápida aceleração e desaceleração do fluxo sanguíneo.[131] Não parece existir correlação do grau de refluxo paraprotético com o surgimento de hemólise, podendo existir mesmo na presença de refluxos leves. Deste modo, a confirmação clínica e laboratorial de hemólise na avaliação evolutiva de uma Prt até então normofuncionante deve levantar suspeita de disfunção, estando indicado realizar ETT e mesmo o ETE para afastar principalmente incompetência para-anular em Prt mitrais.

REFERÊNCIAS BIBLIOGRÁFICAS

1. Harken DE, Soroff MS, Taylor MC. Partial and complete prostheses in aortic insufficiency. J Thorac Cardiovasc Surg. 1960;40:744.
2. Starr A, Edwards M. Mitral replacement: Clinical experience with a ball valve prosthesis. Ann Thorac Surg. 1961;154:726.
3. Harken DE. Heart valves: Ten commandments and still counting. Ann Thorac Surg. 1989;48:S18-9.
4. Assef JE, Barreto RBM, Tasca R. Avaliação das Próteses Valvares. Rev Bras de Eco. 2001;4;64-77.
5. Tasca R. Avaliação das próteses cardíacas pela ecodopplercardiografia. Rev Bras Eco. 1990;3:7-54
6. Tasca R. Avaliação Ecocardiográfica das Próteses Valvares Cardíacas. In: Silva CES, editor. Ecocardiografia - Princípios e Indicações Clínicas. Rio de Janeiro: Revinter; 2007. p. 551-607.
7. Seward JB, Khandheria BK, Oh JK, et al. Transesophageal echocardiography: Technique, anatomic correlations, implementation, and clinical applications. Mayo Clin Proc. 1988;63:649-680.
8. Spanó LMA, Tasca R, Weitzel LH, et al. Ecocardiograma Transesofágico: experiência de 510 casos realizados no Cardiolab. Rev Bras Eco.1991;4:M-16 (abstr.)
9. Tasca R, Spanó LMA, Pimentel P, Weitzel LH, Tress JC, Moll JN. Ecocardiograma Transtorácico x Transesofágico na abordagem das próteses valvares cardíacas. Rev Bras Eco. 1991;4:TO-11 (abstr.)
10. Herrera CJ, Chaudhry FA, Mehlman DJ, Mulhern KM, O'Rourke RA, Zabalgoitia M. Value and limitations of transesophageal echocardiography in evaluating prosthetic or bioprosthetic valve dysfunction. Am J Cardiol. 1992;69:697-9.
11. Sezai A, Shiono M, Orime Y, Hata H, Yagi S, Tsukamoto S, et al. Three dimensional transesophageal echocardiographic assessment for prosthetic valves [abstract]. J Jap Assoc Thor Surg. 1997;45:1084-9.
12. Mannaerts H, Li Y, Kamp O, Valocik G, Hrudova J, Ripa S. Quantitative assessment of mechanical prosthetic valve area by 3-dimensional transesophageal echocardiography. J Am Soc Echocardiogr. 2001;14:723-731.
13. Singh P, Inamdar V, Hage FG, Kodali V, Karakus G, Suwanjutah T, et al. Usefulness of Live/Real Time Three-Dimensional Transthoracic Echocardiography in Evaluation of Prosthetic Valve Function. ECHOCARDIOGRAPHY: A Jrnl. of CV Ultrasound & Allied Tech. 2009;26(10).
14. Otto CM. The Pactice of Clinical Echocardiography. W.B. Saunders Company; 1997. p. 797-919.
15. Weitzel LH, Tasca R, Spanó LMA, Moll JN. Avaliação não invasiva das próteses valvares cardíacas – do estetoscópio ao Ecocardiograma Transesofágico. Rev Bras Eco. 1992;17:26-34.
16. Kaster RL, Lillehei CW, Starek PJK. The Lillehei-Kaster pivoting disc aortic prosthesis and a comparative study of its pulsatile flow characteristics with four other prostheses. Trans Am Soc Artif Intem Orggans. 1970;16:233-243.
17. Hall KV. The Medtronic Hall heart valve: Background, latest results, and future work. Ann Thorac Surg. 1989;48:S47-S48.
18. Zabalgoitia M. Ecocardiographic of Prostethic Heart Valves, Austin, RG Landes, 1994.
19. Gott VL, Daggett RL, Young WP. Development of a carbon-coated, central-hinging, bileaflet valve. Ann Thorac Surg. 1989;48 (Suppl 3):S28-S30.
20. Wang JH. The design simplicity and clinical elegance of the St. Jude Medial heart valve. Ann Thorac Surg. 1989;48 (Suppl 3):S55-S56.
21. Carpantier A, Lemeigre G, Robert L. Biological factors affecting long-term of valvular heterografts. J Thorac cardio Vasc Surg. 1969;58:467.
22. Buch WS, Pinkim RD, Hancock WD, Fogarty TJ. Mitral valve replacement with the Hancock Stabilized glutaraldehyde valve. Arch Surg. 1975;110:148.
23. Thomson FJ, Barratt Boyes BG. The glutaraldehyde-treated heterograft valve: Some engineering observations. J Thorac Cardiovasc Surg. 1977;74(2):317-321.
24. Yoganathan AP, Eberhardt CE, Walker PG. Hydrodynamic performance of the Medronic Freestyle aortic root bioprosthesis. J Heart Valve Dis. 1994;3:571-80.
25. O'Brien MF. The Cryolife-O'Brien composite aortic stentless xenograft: Surgical technique of implantation. Ann Thorac Surg. 1995;60(supl 2):S410-S413.
26. Pelletier LC, Carrier M, Leclerc Y, et al. Porcine versus pericardial bioprostheses: A comparison of late results in 1,593 patients. Ann Thorac Surg. 1989;47:352-360.
27. Frater RWM, Cosgrove CM, et al. Long term durability and patient functional status the Carpentier-Edwards Perimount Pericardial Bioprosthesis in the aortic position. J Heart Valve Dis. 1998;7:48.
28. Gregori FJ, Silva SS, Peixoto RS, Façanha LA, Kreling PA, Canesin O. Avaliação hemodinâmica tardia da valva de dura-máter em posição mitral. Arq Bras Cardiol. 1978;31:15.
29. Beall AC, Morris GC, Cooley DA, et al. Homotransplantation of the aortic valve. J Thorac Cardiovasc Surg. 1961;42:497.
30. Jaffe WM, Coverdale HA, Roche AH, Brandt PW, Ormiston JA, Barran Boyes BG. Doppler echocardiography in the assessment of the homograft aortic valve. Am J Cardiol. 1989;63(20):1466-1470.
31. Kirklin JK, Smith D, Novick W. Long-term function of cryopreserved aortic homografts: A ten year study. J Thorac Cardiovasc Surg. 1993;106:154.
32. Ross DN. Replacement of aortic and mitral valves with a pulmonary autograft. Lancet. 1967;2:956-8.

33. Brind M, Pibarot P, Dumesnil JG, Cartier P. Midterm echocardiographic follow-up after Ross operation. Circulation. 2000;102(19 suppl 3);10-14.
34. Porter GF, Skillington PD, Bjoksten AR, Morgan JG, Yapanis AG, Grigg LE. Exercise hemodynamic performance of the pulmonary autograft following the Ross procedure. J Heart Valve Dis. 1999;8(5):516-521.
35. Hokken RB, Bogers AJ, Taams MA, et al. Does the pulmonary autograft in the aortic position in adults increase in diameter? An echocardiographic study. J Thorac Cardiovasc Surg. 1997;113(4):667-674.
36. Lange HW, Olson JD, Pederson WR, Kane MA, Daniel JA, Mooney MR, et al. Transesophageal color Doppler echocardiography of the normal St Jude Medical mitral valve prosthesis. Am Heart J. 1991;122:489-94.
37. Otto CM. Textbook of clinical Clinical Echocardiography. Elsevier Saunders; 2004. p.355-381
38. Miller FA, Khanderia BK, Tajik AJ. Echocardiographic assessment of prosthetic heart valves. In: Freeman WK, ed. *Transesophageal Echocardiography*. Boston, Little, Brown; 1994. p. 243.
39. Roberts WC, Sullivan MF. Clinical and necropsy observations early after simultaneous replacement the mitral and aortic valves. Am J Cardiol. 1986;58:1067-1084.
40. Walther T, Falk V, Autschbach R, Scheidt A, Baryalei M, Schindewolf K, et al. Hemodynamic assessment of the stentless Toronto SPV bioprosthesis by echocardiograhy. J Heart Valve Dis. 1994;3:657-65.
41. Yoganathan AP, Travis BR. Fluid dynamics of prosthetic valves. In: Otto CM (Ed.). The practice of clinical Echocardiography. Philadelphia: WB Saunders; 2002. p. 501-524.
42. Tasca R, Moll J. Avaliação das próteses mitrais pelo ecoDoppler de esforço. Arq Bras Cardiol.1987 Set; XLIX (suppl 1):114 (abstract).
43. Rosenhek R, Binder T, Maurer G, Baumgartner H. Normal values for Doppler echocardiographic assessment of heart valve prostheses. J Am Soc Echocardiogr. 2003 Nov;16(11):1116-1127.
44. Malouf JF, Ballo M, Connolly HM, Hodge DO, Herges RM, et al. Doppler echocardiography of 119 normal-functioning St Jude Medical mitral valve prostheses: A comprehensive assessment including time-velocity integral ratio and prosthesis performance index. J Am Soc Echocardiogr. 2005 March;18(3):252-256.
45. Goetze S, Brechtken J, Agler DA, Thomas JD, Sabik JF, Jaber WA. In vivo short-term Doppler hemodynamic profiles of 189 Carpentier-Edwards perimount pericardial bioprosthetic valves in the mitral position. J Am Soc Echocardiogr. 2004 Sept;17(9):981-987.
46. Jones M, Eidbo E. Doppler color flow evaluation of Prosthetic Mitral valves: Experimental epicardial studies. J Am Cardiol. 1989; 13:234-40.
47. Bech-Hanssen O, Wallentin I, Larsson S, Caidahl K. Reference Doppler Echocardiographic Values for St. Jude Medical, Omni carbon, and Biocor prosthetic valves in the Aortic Position. J Am Soc Echocardiogr. 1998 May;11(5):466-477.
48. Solowiejczyk DE, Yamada I, Cape EG, Manduley RA, Gersony WM, Jones M, et al. Simultaneous Doppler and Catheter Transvalvular Pressure Gradients Across St Jude Bileaflet Mitral Valve Prosthesis: In Vivo Study in a Chronic Animal Model with Pediatric Valve Sizes. J Am Soc Echocardiogr. 1998 Dec;11(12):1145-1154.
49. Badano L, Mocchegiani R, Bertoli D, DeGaetano G, Carratino L, Pasetti L, et al. Normal echocardiographic characteristics of the sorin bicarbon bileaflet prosthetic heart valve in the mitral and aortic positions. J Am Soc Echocardiogr. 1997 July:10(6):632-643.
50. Kohler J, Wirtz R, Fehske W. In vitro steady leakage jet formation of technical heart valve prostheses: A photo video optical and color Doppler study. In: Liepschs D (Ed.). Third International Symposium on Biofluid Mechanics. Munich: VDI-Verlag GmbH; 1994. p. 315-23.
51. Hixson CS, Smith MD, Mattson MD, Moris EJ, Lenhoff SJ, Salley RK. Comparison of transesophageal color flow Doppler imaging of normal mitral regurgitam jets in St. Jude Medical and Medtronic-Hall prostheses. J Am Soc Echocardiogr. 1992;5:57-62.
52. Jones M, McMillan ST, Eidbo EE, Woo Y-R, Yoganathan Ap. Evaluation of prosthetic heart valves by Doppler flow imaging. Echocardiograhy. 1986;3:513-525.
53. Hatle L, Angelsen B. Doppler Ultrasound in clinical cardiology; Physical Principies and clinical Applications. 2nd ed. Philadelphia, Lea & Febiger; 1985.
54. Catherine M. Valvular Heart Disease. 2nd ed. Saunders; 2004. p. 437-481.
55. Ren JF, Chandrasekaran K, Mintz GS, et al. Effects of depressed left ventricular function on hemodynamics of normal St Jude Medical prosthesis in the aortic valve position. Am J Cardiol. 1990;65:1004-1009.
56. Hatle L, Angelsen B. Doppler Ultrasound in clinical cardiology; Physical Principies and clinical Applications. 2nd ed. Philadelphia, Lea & Febiger; 1985. p. 188-205.
57. Rothbart RM, Castriz JL, Harding LV, Russo CD, Teague SM. Determination of aortic valve área by two-dimensional and Doppler echocardiography in patients with normal and stenostic bioprosthetic valves. J Am Coll Cardiol. 1990;15:817-24.
58. Saad RM, Olmos L, Rubio N, Zoghbi WA. Application of the continuity equation to the evaluation of St Jude prosthetic aortic valve dysfunction [abstract]. Circulation. 1994;90:I-115.
59. Chafizadeh ER, Zoghbi WA. Doppler echocardiographic assessment of the St. Jude Medicai prosthetic valve in the aortic position using the continuity equation. Circulation. 1991;83:213-23.
60. Nanda NC, Cooper JW, Mahan EF, Fan PH. Echocardiographic assessment of prosthetic valves. Circulation. 1991;84(suppl I):I228-I239.
61. Dumesnil JG, Honos GN, Lemieux M, Beauchemin J. Validation and applications of mitral prosthetic valvular areas by Doppler echocardiography. Am J Cardiol. 1990;65:1443-8.
62. Zabalgoitia M. Ecocardiographic Assessment of Prosthetic Heart Valves. Curr Probl Cardiol. 2000 March;25(3).
63. Nellessen U, Masuyama T, Appleton CP, Tye T, Popp RL. Mitral prosthesis malfunction. Comparative Doppler echocardiographic studies of mitral prostheses before and after replacement. Circulation. 1989;79(2):330-336.
64. Nellessen U, Schnittger I, Appleton CP, et al. Transesophageal two-dimensional echocardiography and color Doppler flow velocity mapping in the evaluation of cardiac valve prostheses. Circulation. 1988;78(4):848-855.
65. Khandheria BK, Seward JB, Oh JK, et al. Value and limitations of transesophageal echocardiography in assessment of mitral valve prostheses. Circulation 1991;83(6):1956-1968.
66. Daniel WG, Mugge A, Grote J, et al. Comparison of transthoracic and transesophageal echocardiography for detection of abnormalities of prosthetic and bioprosthetic valves in the mitral and aortic positions. Am J Cardiol. 1993;71(2):210-215.
67. Alam M, Rosman HS, Lakier JB, Kemp S, Khaja F, Hautamaki K, et al. Doppler and echocardiographic features of normal and dysfunctioning bioprosthetic valves. J Am Coll Cardiol. 1987;10:851.
68. Sagar KB, Wann LS, Paulsen WJ, Romhilt DW. Doppler echocardiographic evaluation of Hancock and Bjork-Shiley prosthetic valves. J Am Coll Cardiol. 1986;7:681.
69. Flachskampf FA, O'Shea JP, Griffin BP, Guerrero L, Weyman AE, Thomas JD. Patterns of normal transvalvular regurgitarion in mechanical valve prostheses. J Am Coll Cardiol. 1991;18(6):1493-1498.
70. Baumgartner H, Khan S, DeRobertis M, Czer L, Maurer G. Effect of prosthetic aortic valve design on the Doppler-catheter gradient correlation: An in-vitro study of normal St. Jude, Medtronic-Hall, Starr-Edwards and Hancock valves. J Am Coll Cardiol 1992;19:324-32.
71. Cohen GI, Davison MB, Klein AL, Salcedo EE, Stewart WJ. A comparison of flow convergence with other transthoracic echocardiographic indexes of prosthetic mitral regurgitation. J Am Soc Echocardiogr. 1992;5:620-7.
72. Come PC. Pitfalls in the diagnosis of periprosthetic valvular regurgitation by pulsed Doppler echocardiography. J Am Coll Cardiol. 1987;9:1176-9.
73. Hall SA, Brickner E, Willett DL, Irani WN, Afridi I, Grayburn PA. Assessment of mitral regurgitation severity by Doppler color flow mapping of the vena contracta. Circulation. 1997;95:636-642.
74. Chao K, Moisés VA, Shandas R, Elkadi T, Sahn DJ, Weintraub R. Influence of the Coanda effect on color Doppler jet area and color encoding. In vitro studies using color Doppler flow mapping. Circulation. 1992;85:333-41.
75. Klein AL, Tajik AJ. Doppler assessment of pulmonary venous flow in healthy subjects and in patients with heart disease. J Am Echocardiogr. 1991;4:379-392.
76. Castello R, et al. Effect of mitral regurgitation on pulmonary venous velocities derived from transesophageal echocardiography color-guided pulsed Doppler imaging. J Am Coll Cardiol. 1991;17:1499-1506
77. Rahimtoola SH. The problem of valve prosthesis-patient mismatch. Circulation 1978;58:20-4.
78. Doenst T, Amorim PA, Diab M, Hagendorff A, Faerber G, Graff J, et al. Novel thoughts on patient-prosthesis mismatch in aortic valve replacement: the rationale for the PAR I trial. Thorac Cardiovasc Surg. 2014 Sep;62(6):463-8.

79. Christakis GT, Joyner CD, Morgan CD, et al. Left ventricular mass regression early after aortic valve replacement. Ann Thorac Surg. 1996;62:1084-9
80. Pibarot P, Dumesnil JG. Hemodynamic and clinical impact of prosthesis patient mismatch in the aortic valve position and its prevention. J Am Coll Cardiol. 2000;36:1131-41.37.
81. Pibarot P, Magne J, Leipsic J, Côté N, Blanke P, Thourani VH, Hahn R. Imaging for Predicting and Assessing Prosthesis-Patient Mismatch After Aortic Valve Replacement. J Am Coll Cardiol Cardiovsc Imag. 2019;12(1):149-62.
82. Zoghbi WA, Chambers JB, Dumesnil JG, Foster E, Gottdiener JS, Grayburn PA, et al. Recommendations for Evaluation of Prosthetic Valves With Echocardiography and Doppler Ultrasound. J Am Soc Echocardiogr. 2009;22:975-1009
83. Dumesnil JG, Honos GN, Lemieux M, Beauchemin J. Validation and applications of indexed aortic prosthetic valve areas calculated by Doppler echocardiography. J Am Coll Cardiol. 1990;16:637-43.
84. Kobayashi Y, Nagata S, Ohmori F, Eishi K, Nakano K, Miyatake K. Serial Doppler echocardiographic evaluation of bioprosthetic valves in the tricuspid position. J Am Coll Cardiol. 1996;27:1693-7.
85. Carr-White GS, Kilner PJ, Hon JK, et al. Incidence, location, pathology, and significance of pulmonary homograft stenosis after the Ross operation. Circulation. 2001;104(suppl 1): 16-20
86. Grunkemeier GL, Starr A, Rahimtoola SH. Prosthetic heart valve performance: Long term follow-up. Curr Probl Cardiol. 1992;17:331- 406.
87. Lindblom D, Rodriguez I, Bjork VO. Mechanical failure of the Bjork-Shiley valve. Updated follow-up and considerations on prophylactic replacement. J Thorac Cardiovasc Surg. 1989;97(l):95-97
88. Spanó LMA, Ribeiro CL, Tasca R. Aspectos Ecocardiográficos pós-cirurgia para implante de prótese biológica em posição mitral com manutenção do aparelho subvalvar. Rev Bras Eco. 1995 maio;3: P64 (abstr.).
89. Mayo Clinic Practice of Cardiology, 3rd ed. Mosby 1996. Chapter 37.
90. Gallo I, Nistal F, Blasquez R, et al. Incidence of primary tissue valve failure in porcine bioprosthetic heart valves. Ann Thorac Surg. 1988;45:66-70.
91. Magilligan DJ Jr, Lewis JW Jr, Jara FM, et al. Spontaneous degeneration of porcine bioprosthetic valves. Ann Thorac Surg. 1980;30:259-265.
92. Ishihara T, Ferrans VJ, Boyce SW, Jones M, Roberts WC. Structure and classification of cuspal tears and perfurations in porcine bioprosthetic cardiac valves implanted in patients. Am J Cardiol. 1981;48(4):665-678.
93. Jamieson WR, Tyers GF, Janusz MT, et al. Age as a determinant for selection of porcine bioprostheses for cardiac valve replacement: experience with Carpentier-Edwards standard bioprosthesis. Can J Cardiol. 1991;7:181-188.
94. Fann JI, Miller DC, Moore KA, et al. Twenty-year clinical experience with porcine bioprostheses. Ann Thorac Surg. 1996;62(5):1301-1311.
95. Jones EL, Weintraub WS, Craver JM, et al. Ten-year experience with the porcine bioprosthetic valve: Interrelationship of valve survival and patient survival in 1,050 valve replacements. Ann Thorac Surg. 1990;49:370-384.
96. Edmunds LH Jr. Thromboembolic complications of current cardiac valvular prostheses. Ann Thorac Surg 1982;34(1):96-106.
97. Debetaz LF, Ruchat P, Hurni M, et al. St. Jude Medical valve prosthesis: An analysis of long-term outcome and prognostic factors. J Thorac Cardiovasc Surg. 1997;113(1):134-148.
98. Florez S, DI Stefano S, Carrascal Y, et al. Valve replacement with the Omnicarbon valve prosthesis: A 10-year follow-up. Arq Bras Cardiol. 2005 may;84(5):371-375.
99. Young E, Shapiro SM, French WJ, Ginzton LE. Use of transesophageal echocardiography during thrombolysis with tissue plasminogen activator of a thrombosed prosthetic mitral valve. J Am Soc Echocardiogr. 1992;5:153-8.
100. Lanzieri M, Michaelson S, Cohen IS. Transesophageal echocardiography in the diagnosis of mitral bioprosthetic obstruction. Crit Care Med. 1991;19:979-81.
101. Habib G, Cornen A, Mesana T, Monties JR, Djiane P, Luccioni R. Diagnosis of prosthetic heart valve thrombosis. The respective values of transthoracic and transoesophageal Doppler echocardiography. Eur Heart J. 1993;14(4):447- 455.
102. Gueret P, Vignon P, Fournier P, et al. Transesophageal echocardiography for the diagnosis and management of nonobstruetive thrombosis of mechanieal mitral valve prosthesis. Circulation. 1995;91(1):103-110.
103. Katz M, Tarasoutchi F, Grimberg M. Terapêutica Trombolítica em Trombose de Prótese Valvar. Arq Bras Cardiol. 2005 julho;85(1):76-78.
104. Effron MK, Popp RL. Two-dimensional echocardiographic assessment of bioprosthetic valve dysfunction and infective endocarditis. J Am Coll Cardiol. 1983;2:597-606.
105. Ionescu AA, Moreno P, Dunstan FD, Butchart EG, Fraser AG. Mobile echoes on prosthetic valves are not reproducible: Results and clinical implications of a multicentric study. Eur Heart J. 1999;20:140-7
106. Isada LR, Torelli JN, Stewart WJ, Klein AL. Detection of fibrous strands on prosthetic mitral valves with transesophageal echocardiography: Another potential embolic source. J Am Soc Echocardiogr. 1994;7:641-651.
107. Orsinelli DA, Pearson AC. Detection of prosthetic valve strands by transesophageal echocardiography: Clinicai significance in patients with suspected cardiac source of embolism. J Am Coll Cardiol. 1995;26:1713-8.
108. Ionescu AA, Newman GR, Butchart EG, Fraser AG. Morphologic analysis of a strand recovered from a prosthetic mitral valve: No evidence of fibrin. J Am Soc Echocardiogr. 1999;12:766-8.
109. Rozich JD, Edwards WD, Hanna RD, Laffey DM, Johnson GH, Klarich KW. Mechanical prosthetic valve-associated strands: Pathologic correlates to transesophageal echocardiography. J Am Soc Echocardiogr. 2003;16(1):97-100
110. Stoddar MF, Dawkins PR, Longaker RA. Mobile strands are frequently attached to the St Jude Medical mitral valve prosthesis as assessed by two-dimensional transesophageal echocardiography. Am Heart J. 1992;124:671-674.
111. Thevenet A, Albat B. Long term follow up of 292 patients after valve replacement with the Omni-carbon prosthetic valve. J Heart Valve Dis. 1995;4(6):634-639.
112. Tatoulis J, Chaiyaroj S, Smith JA. Aortic valve replacement in patients 50 years old or younger with the St. Jude Medicai valve: 14-year experience. J Heart Valve Dis. 1996;5(5):491-497.
113. Heimberger TS, Duma RJ. Infections of prosthetic heart valves and cardiac pacemakers. Inf Dis Clin North Am. 1989;3(2):221-245.
114. Hammermeister KE, Henderson WG, Burchfiel CM, et al. Comparison of outcome after valve replacement with a bioprosthesis versus a mechanical prosthesis: initial 5 year results of a randomized trial. J Am Coll Cardiol. 1987;10(4):719-732.
115. Yvorchuk KJ, Chan KL. Application of transthoracic and transesophageal echocardiography in the diagnosis and management of infective endocarditis. J Am Soc Echocardiogr. 1994;14:294-308.
116. Sanfilippo AJ, Picard MH, Newell JB, et al. Echocardiographic assessment of patients with infectious endocarditis: Prediction of risk for complications. J Am Coll Cardiol. 1991;18:1191-9.
117. Mugge A, Daniel WG, Frank G, Lichtlen PR. Echocardiography in infective endocarditis: reassessment of prognostic implications of vegetation size determined by the transthoracic and the transesophageal approach. J Am Coll Cardiol. 1989;14:631-8.
118. Baumgartner FJ, Omari BO, Robertson JM, Nelson RJ, Pandya A, et al. Annular abscess in surgical endocarditis: Anatomic, clinical, and operative features. Ann Thorac Surg. 2000;70:442-7.
119. Lerakis S, Taylor WR, Lynch M, Litman C, Clements S, Thompson T, et al. The role of transesophageal echocardiography in the diagnosis and management of patients with aortic perivalvular abscesses. Am J Med Sci. 2001;321:152-5.
120. Cosmi JE, Tunick PA, Kronzon. Mortality in patients with paravalvular abscess diagnosed by transesophageal echocardiography. J Am Soc Echocardiogr. 2004;17(7):766-768.
121. Lerakis S, Taylor WR, Lynch M, Litman C, Clements S, Thompson T, et al. The role of transesophageal echocardiography in the diagnosis and management of patients with aortic perivalvular abscesses. Am J Med Sci. 2001;321:152-5.
122. Chesler E, Korns ME, Porter GE, Reyes CN, Edwards JE. False aneurysm of the left ventricle secondary to bacterial endocarditis with perforation of the mitral-aortic interventricular fibrosa. Circulation. 1968;37(4):518-523
123. Afridi I, Apostolidou MA, Saad RM, Zoghbi WA. Pseudoaneurysms of the mitral-aortic intervalvular fibrosa: Dynamic characterization using transesophageal echocardiographic and Doppler techniques. J Am Coll Cardiol. 1995;25(1):137-145
124. Qizilbash AH, Schwartz CJ. False aneurysm of left ventricle due to perforation of mitral-aortic intervalvular fibrosa with rupture and cardiac tamponade. Rare complication of infective endocarditis. Am J Cardiol. 1973;32(1):110-113

125. Wright JO, Hiratzka LF, Brandt B III, Doty DB. Thrombosis of the Bjork-Shiley prosthesis: Illustrative cases and review of the literature. J Thorac Cardiovasc Surg. 1982;84:138-44.
126. Yoganathan AP, Corcoran WH, Harrison EC, Carl JR. The Bjork-Shiley aortic prosthesis: Flow characteristics thrombus formation and tissue overgrowth. Circulation. 1978;58:70-6.
127. Cleveland JC, Lebenson IM, Dague JR. Early postoperative development of aortic regurgitation related to pannus ingrowth causing incomplete disc seating of a Bjork-Shiley prosthesis. Ann Thorac Surg. 1982;33:496-8
128. Barbetseas J, Nagueh SF, Pitsavos C, Toutouzas PK, Quinones MA, Zoghbi WA. Differentiating thrombus from pannus formation in obstructed mechanical prosthetic valves: An evaluation of clinical, transthoracic, and transesophageal echocardiographic parameters. J Am Coll Cardiol. 1998;32:1410-7.
129. Skoularigis J, Essop MR, Skudicky D, Midlemost SJ, Sareli P. Frequency and severity of intravascular hemolysis after left-sided cardiac valve replacement with Medtronic Hall and St. Jude Medical prostheses, and influence of prosthetic type, position, size and number. Am J Cardiol. 1993;71(7):587-591
130. Mecozzi G, Milano AD, De Carlo M, et al. Intravascular hemolysis in patients with new-generation prosthetic heart valves: A prospective study. J Thorac Cardiovasc Surg. 2002;123(3):550-556
131. Garcia MJ, Vandervoort P, Stewart WJ, et al. Mechanisms of hemolysis with mitral prosthetic regurgitation. Study using transesophageal echocardiography and fluid dynamic simulation. J Am Coll Cardiol. 1996;27(2)399-406.

ENDOCARDITE INFECCIOSA

Cláudio Leinig Pereira Da Cunha ▪ Raphael Henrique Déa Cirino

Poucas áreas da Cardiologia tiveram contribuição tão significativa da ecocardiografia como a endocardite infecciosa (EI), tanto em aspectos diagnósticos, quanto terapêuticos. Já com a introdução do ecocardiograma unidimensional foi possível detectar vegetações valvares, assim como suas lesões estruturais decorrentes. Estes aspectos foram sobejamente incrementados com a ecocardiografia bidimensional, a Doppler ecocardiografia e a ecocardiografia transesofágica, de maneira que os achados ecocardiográficos passaram a ser Critérios Diagnósticos Maiores para a EI.[1] Também, com o aprimoramento diagnóstico da EI propiciado pela Ecocardiografia, o tratamento medicamentoso pôde ser iniciado mais precocemente, assim como a terapêutica cirúrgica passou a ter indicação mais precisa e com melhores resultados.[2]

A EI é definida como uma infecção localizada no endocárdio ou em qualquer material protético intracardíaco.[3] Apesar dos avanços na avaliação por exames de imagem, na antibioticoterapia e no tratamento cirúrgico, a EI permanece sendo uma condição clínica associada à elevada morbimortalidade, principalmente por causa dos atrasos diagnóstico e terapêutico.[4]

A Ecocardiografia apresenta papel essencial nas avaliações diagnóstica e terapêutica dos pacientes com suspeita de EI. Apesar de isoladamente não confirmar o diagnóstico, a ecocardiografia, quando avaliada em conjunto com o contexto clínico e os exames laboratoriais, principalmente hemoculturas, é capaz de estabelecer o diagnóstico, detectar complicações e auxiliar na escolha da modalidade terapêutica nos pacientes com EI.[5]

O objetivo deste capítulo é apresentar uma abordagem prática para a avaliação de pacientes com suspeita de EI, incluindo a aplicabilidade das diferentes modalidades ecocardiográficas, o diagnóstico de EI e de suas complicações, os desafios da EI associada a próteses valvares e a dispositivos intracardíacos, às limitações e armadilhas inerentes ao método e, por fim, às perspectivas futuras da Ecocardiografia na EI.

MODALIDADES ECOCARDIOGRÁFICAS NA ENDOCARDITE INFECCIOSA

A ecocardiografia transtorácica (ETT) é o exame de escolha inicial na maioria dos pacientes com suspeita de EI. A ETT apresenta alta especificidade, superior a 90%, para a detecção de vegetações, porém, em razão de sua resolução espacial limitada, a sua sensibilidade varia de 58 a 79%, mesmo quando são utilizados os aparelhos mais modernos de ecocardiografia.[5-7] Uma das principais limitações da ETT na avaliação da EI são as próteses valvares e os dispositivos intracardíacos pois, nesses casos, há acentuada atenuação acústica e artefatos decorrentes da presença do material protético, o que reduz a sensibilidade da ETT para 20 a 40%. A sombra acústica decorrente das próteses valvares compromete também a avaliação de jatos regurgitantes, que podem ocorrer na presença de EI.[7,8] Portanto, se a suspeita clínica de EI for baixa, um ETT sem evidência de EI é o suficiente na maioria dos casos, porém, se a suspeita clínica de EI for alta, será necessária a avaliação com ecocardiograma transesofágico ou com outros métodos de imagem pois, nesse cenário clínico, a ETT não é capaz de excluir o diagnóstico de EI.[5,8] Por outro lado, a ETT é útil na avaliação de alterações hemodinâmicas decorrentes da EI, como dilatação das câmaras cardíacas e disfunção sistólica do ventrículo esquerdo e na situação específica de abscesso relacionado com a prótese valvar aórtica localizado anteriormente, uma vez que pode ser difícil visualizá-lo no ETE.[5,9]

A ecocardiografia transesofágica (ETE) é a modalidade ecocardiográfica mais importante na avaliação dos pacientes com suspeita de EI. Tanto sua sensibilidade quanto sua especificidade são elevadas para a detecção de vegetações, maiores do que 90%. Situações em que a ETT perde em sensibilidade, como nas próteses valvares, nos abscessos perivalvares e nas perfurações de cúspide valvar, a ETE mantém sensibilidade de cerca de 92, 87 e 95%, respectivamente.[10,11] A ETE avalia com mais precisão as estruturas cardíacas localizadas posteriormente, o que a torna uma ferramenta essencial na avaliação dos pacientes com suspeita de EI, especialmente naquelas áreas.[5] Além disso, a melhor resolução espacial da ETE permite a detecção de vegetações com menos de 2 a 3 mm, que ao ETT poderiam passar despercebidas.[8] Por estes motivos, a ETE é o exame de escolha nos pacientes com suspeita de EI, particularmente quando associada à prótese valvar ou a dispositivos intracardíacos, na suspeita de complicações, como abscessos perivalvares e perfurações de cúspide valvar, e nos pacientes que apresentam qualidade de imagem limitada ao ETT como aqueles com janela acústica desfavorável.[5]

A ecocardiografia transesofágica tridimensional (ETE 3D) é uma técnica em ascensão no manejo de pacientes com EI, principalmente no que remete à avaliação do tamanho das vegetações e, portanto, do risco de embolia, da indicação de tratamento cirúrgico e do prognóstico da doença.[12,13] Além do tamanho das vegetações, a ETE 3D pode auxiliar na determinação da extensão perivalvar da EI e na detecção de deiscência de prótese valvar e de perfuração de cúspide valvar.[8] Atualmente, a ETE 3D é considerada um método suplementar na avaliação de pacientes com EI, sendo que seu uso para auxílio no diagnóstico e na escolha da modalidade terapêutica deve ser ponderado em casos selecionados.[8]

Nos casos em que há necessidade de tratamento cirúrgico, a ecocardiografia transesofágica intraoperatória é de grande utilidade, uma vez que é capaz de identificar a exata localização da infecção e de suas complicações, guiar o cirurgião e avaliar o resultado pós-intervenção imediato, podendo detectar anormalidades como refluxos paravalvares, imobilização das cúspides valvares, regurgitação valvar significativa decorrente da lesão da valva após a ressecção da vegetação, entre outras, o que permite a correção do defeito no mesmo ato cirúrgico.[8,14]

DIAGNÓSTICO DE ENDOCARDITE INFECCIOSA

Os critérios diagnósticos para EI antes do advento da ecocardiografia foram propostos por von Reyn *et al.* e valorizavam características clínicas associadas à evidência de infecção na corrente sanguínea. Posteriormente, os critérios de Duke originais adicionaram achados ecocardiográficos aos critérios diagnósticos da EI.[1] Atualmente, o diagnóstico de EI é estabelecido de acordo com os critérios de Duke modificados, que se apoiam em três pilares: 1) diagnóstico microbiológico ou detecção do microrganismo causador da infecção, geralmente por meio de hemoculturas; 2) achados ecocardiográficos compatíveis com EI; e 3) características clínicas associadas à EI.[15]

Apesar de não estarem contemplados nos critérios de Duke modificados, outros métodos de imagem podem ser considerados em situações clínicas em que permanece dúvida quanto ao diagnóstico de EI. Entre eles encontram-se a tomografia computadorizada cardíaca e a tomografia por emissão de pósitrons (PET/CT), que podem auxiliar na detecção de lesões endocárdicas e associadas a próteses valvares,[9,16] e a ressonância magnética de crânio, capaz de detectar eventos embólicos silenciosos.[8,17]

O achado ecocardiográfico mais característico de EI é a vegetação valvar, porém, a EI pode-se manifestar de outras formas, como vegetações não valvares como na parede miocárdica ou em dispositivos intracardíacos, abscesso perivalvar, pseudoaneurisma, perfuração de cúspide valvar, fístula, deiscência de prótese valvar ou nova regurgitação valvar, desde que o contexto clínico do paciente seja compatível com EI.[5] É essencial que o ecocardiografista conheça as características típicas de uma vegetação, uma vez que outras estruturas semelhantes, não relacionadas com a EI, podem gerar confusão no diagnóstico (ver Limitações e Armadilhas). Outro aspecto importante é que não existe nenhuma característica ecocardiográfica isolada que defina que uma determinada estrutura é uma vegetação, portanto, deve-se buscar um conjunto de atributos ecocardiográficos e correlacioná-los com dados clínicos para se estabelecer o diagnóstico. A identificação de alterações cardíacas estruturais e de fatores microbiológicos que conferem risco aumentado para o desenvolvimento de EI, como presença de próteses valvares, de outras valvopatias prévias, de cardiopatias congênitas ou de bacteriemia por *Staphylococcus aureus*, também deve ser levada em consideração na avaliação diagnóstica.[3,18]

As vegetações classicamente apresentam um formato irregular, amorfo ou lobulado; são móveis, oscilantes em alta frequência e independentes do movimento das cúspides valvares ou de outras estruturas cardíacas; apresentam ecotextura semelhante à do miocárdio; podem ser sésseis ou pedunculadas; geralmente ocorrem a montante da valva, ou seja, no lado ventricular das valvas ventrículo-arteriais e no lado atrial das valvas atrioventriculares; apresentam tamanhos variáveis, podendo aumentar com a evolução da infecção ou diminuir em decorrência da embolização ou tratamento.

Quadro 47-1. Características Ecocardiográficas das Vegetações e Características Ecocardiográficas que não Sugerem Vegetação

Características que sugerem vegetação
- *Formato*: irregular, amorfo ou lobulado
- *Mobilidade*: móveis, oscilantes e com movimento independente
- *Textura*: ecogenicidade semelhante à do miocárdio
- *Fixação*: sésseis ou pedunculadas
- *Localização mais frequente*: lado atrial das valvas mitral e tricúspide e lado ventricular das valvas aórtica e pulmonar
- *Tamanho*: variável
- *Fatores associados*: disfunção valvar, complicações perivalvares

Características que não sugerem vegetação
- *Formato*: regular
- *Mobilidade*: imobilidade
- *Textura*: alta ecogenicidade
- *Fatores associados*: ausência de disfunção valvar

Podem estar associadas à disfunção valvar, principalmente regurgitação, e a outras complicações, como perfuração valvar, abscesso perivalvar e deiscência de prótese valvar (Figs. 47-1 e 47-2).[3,5] Por outro lado, características ecocardiográficas que não sugerem vegetação incluem alta ecogenicidade, formato regular, imobilidade e ausência de disfunção valvar (Quadro 47-1).[3] Deve-se também estar atento às características ecocardiográficas de uma vegetação curada, que pode ser menor, mais circunscrita e mais calcificada. Nesses casos é importante registrar essas características em um exame de ecocardiografia basal pós-tratamento, para evitar interpretações errôneas se posteriormente houver nova suspeita de EI.[5] Alterações valvares que podem ser confundidas com vegetações incluem fibroelastoma papilar, *strands* valvares, excrescências de Lambl, calcificação do anel mitral com componentes móveis, cordoalhas tendíneas redundantes e endocardite trombótica não bacteriana.[5]

A EI se inicia como um foco microscópico de infecção e gradualmente cresce até formar uma vegetação. Por este motivo, a Ecocardiografia pode não detectar a vegetação em uma fase inicial do

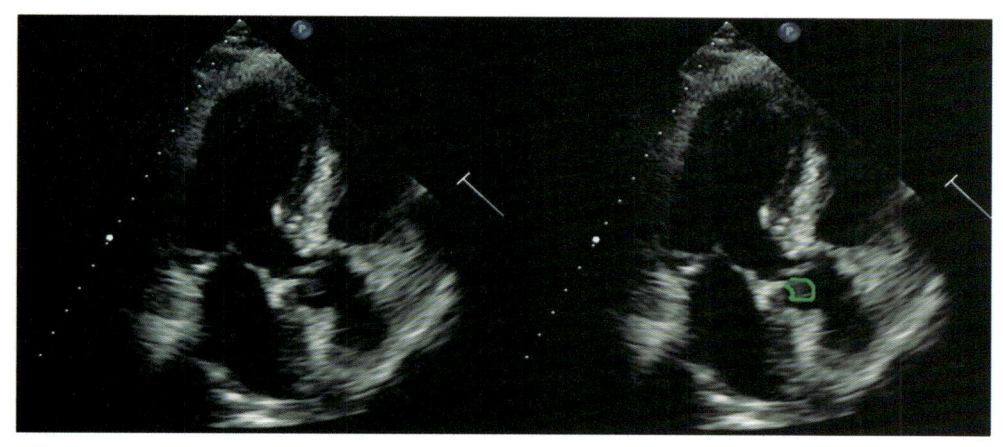

Fig. 47-1. Endocardite infecciosa em valva aórtica nativa calcificada e estenótica, ao ecocardiograma transtorácico. Observa-se uma vegetação aderida à válvula não coronariana da valva aórtica (contorno verde).

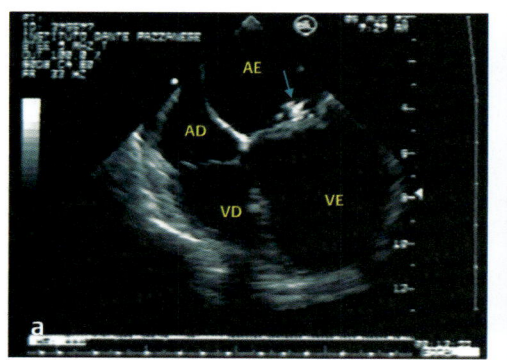

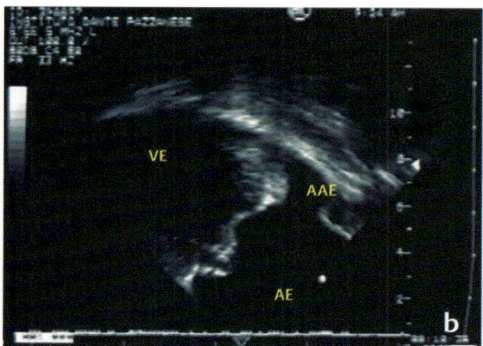

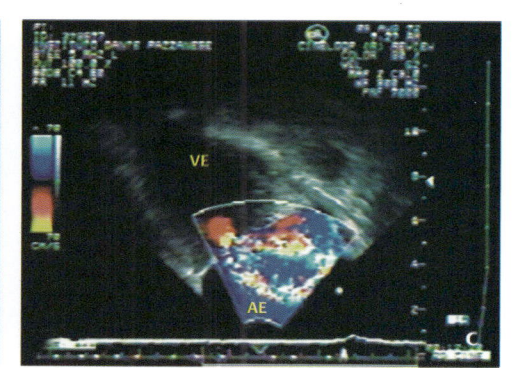

Fig. 47-2. Endocardite infecciosa em valva mitral nativa, ao ecocardiograma transesofágico. (**a**) Observa-se uma vegetação de aspecto heterogêneo aderida às cúspides da valva mitral. (**b**) Nota-se má coaptação das cúspides da valva mitral. (**c**) Ao Doppler colorido, um jato de regurgitação mitral de grau importante.

processo infeccioso. Portanto, deve-se considerar repetir o ETT ou o ETE, cinco a sete dias após um primeiro exame negativo, principalmente quando se mantém a suspeita clínica de EI.[8]

COMPLICAÇÕES DA ENDOCARDITE INFECCIOSA

As complicações da EI ocorrem por causa da propagação perivalvar da infecção, o que pode acarretar alterações estruturais, como perfuração ou ruptura de cúspide valvar, abscesso perivalvar, pseudoaneurisma, fístula e deiscência de prótese valvar (Fig. 47-3). Essas alterações estruturais podem ocasionar distúrbios hemodinâmicos graves decorrentes de regurgitação valvar aguda, obstrução valvar, insuficiência cardíaca, *shunt*s intracardíacos e tamponamento cardíaco, levando o paciente, em muitos casos, à morte. Outra complicação frequente é a embolia da vegetação, que pode causar acidente vascular encefálico e isquemia ou infecção em outros territórios arteriais e órgãos nos casos de EI do lado esquerdo do coração, ou embolia e infecção pulmonar nos casos de EI do lado direito do coração (Quadro 47-2).[3] O papel da ecocardiografia consiste na detecção precoce das complicações estruturais e na predição do risco de eventos embólicos, guiando a escolha do melhor momento para intervenção e da modalidade terapêutica mais adequada para cada paciente.[2,3]

Perfuração de cúspide valvar pode ser identificada, preferencialmente pela ETE, como uma solução de continuidade valvar, afastada das regiões comissurais e associada a um jato regurgitante de alta velocidade e turbulento, detectado ao Doppler colorido, que atravessa o tecido valvar durante a sístole no caso das valvas atrioventriculares ou durante a diástole no caso das valvas ventrículo-arteriais (Fig. 47-4).[11] As perfurações ou rupturas de cúspide valvar podem ocasionar regurgitação valvar aguda, insuficiência cardíaca e instabilidade hemodinâmica, exigindo rápida definição diagnóstica e terapêutica.[3]

O processo de formação de um abscesso envolve inicialmente o espessamento da parede arterial ou miocárdica, evolui para a formação de uma bolsa localizada de infecção ou o abscesso em si e, com a evolução da doença, podem ocorrer pseudoaneurismas e/ou fístulas.[8] Os abscessos aparecem como espessamentos ou espaços ecolucentes ou de ecogenicidade heterogênea, geralmente localizados nas proximidades das valvas cardíacas e, em alguns casos, podem ser preenchidos pelo sinal do Doppler colorido, o que indica a presença de fluxo sanguíneo em seu interior.[3,5] Eles são mais

Quadro 47-2. Complicações da Endocardite Infecciosa

- *Perfuração da cúspide valvar*: solução de continuidade valvar, longe das regiões comissurais, associada a jato regurgitante de alta velocidade e turbulento ao Doppler colorido
- *Abscesso perivalvar*: área espessada ou espaço ecolucente ou de ecogenicidade heterogênea, próximo das valvas cardíacas, podendo ser preenchido pelo sinal do Doppler colorido, sem comunicação com o lúmen cardiovascular
- *Pseudoaneurisma*: espaço perivalvular pulsátil sem ecos, provocado por rompimento ou perfuração de vaso ou estrutura cardíaca, que se comunica com o lúmen cardiovascular, e tem fluxo ao Doppler colorido
- *Fístula*: comunicação entre duas cavidades vizinhas por uma perfuração, detectada pelo Doppler colorido, decorrente da ruptura de um abscesso
- *Comunicação interventricular*: ruptura do septo interventricular decorrente da abscedação muscular por processo infeccioso continuado
- *Distúrbios hemodinâmicos e do sistema de condução*: insuficiência valvar aguda, estenose valvar, insuficiência cardíaca, bloqueios atrioventriculares
- *Embolia da vegetação*: desprendimento da vegetação, que percorre e obstrui os leitos arteriais cerebral, esplênico, pulmonar entre outros
- *Regurgitação paraprotética*: regurgitação detectada pelo Doppler colorido nas regiões de sutura da prótese valvar
- *Deiscência de prótese valvar*: balanço da prótese em relação ao anel de sutura decorrente do comprometimento e da destruição das regiões de sutura da prótese valvar

frequentes na EI de valva aórtica, principalmente quando associada à prótese valvar.[19,20] Nesses casos, o abscesso costuma se formar próximo do tecido fibroso mitro-aórtico, enquanto na EI de valva mitral ele geralmente ocorre posterior ou lateralmente (Figs. 47-5 a 47-7).[8] Abscessos podem estar presentes mesmo na ausência de vegetações.[3]

Os processos infecciosos podem levar à perfuração ou ao rompimento de paredes arteriais, principalmente da aorta, ou de paredes cardíacas, com extravasamento de sangue que, se estancado pelas estruturas circunjacentes, levam à formação de pseudoaneurismas. O pseudoaneurisma tem um aspecto diferente do aneurisma verdadeiro por ter um local bem definido, agudo, no local de ruptura, onde ocorre a comunicação entre o vaso ou coração e a cavidade aneurismal (Fig. 47-8).[5,21] Os pseudoaneurismas podem conter material infeccioso ou apresentar fluxo livre de sangue; também podem ocorrer na ausência de abscesso.[3,22]

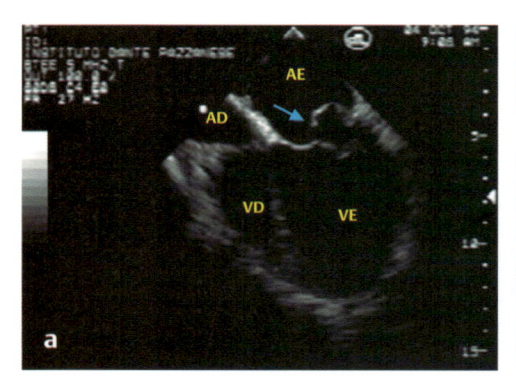

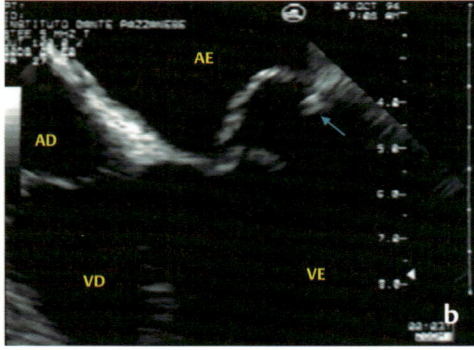

Fig. 47-3. Endocardite infecciosa em valva mitral nativa ao ecocardiograma transesofágico. (**a**) Observa-se prolapso da cúspide posterior da valva mitral (seta azul) decorrente de ruptura de cordoalha tendínea. (**b**) Nota-se uma vegetação aderida à base da cúspide posterior da valva mitral (seta azul).

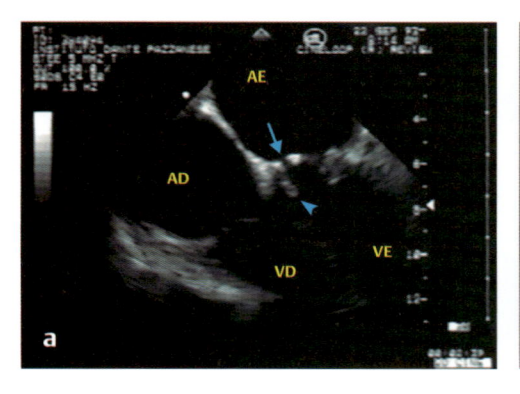

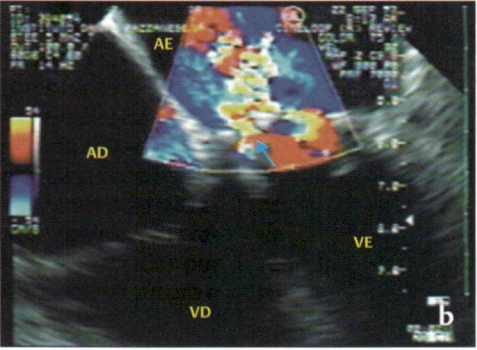

Fig. 47-4. Perfuração da valva mitral decorrente de endocardite infecciosa ao ecocardiograma transesofágico. (**a**) Observa-se uma vegetação (ponta de seta) e uma solução de continuidade na cúspide anterior da valva mitral (seta azul), compatível com perfuração valvar mitral. (**b**) Nota-se, ao Doppler colorido, um jato regurgitante de alta velocidade atravessando o local da perfuração (seta azul).

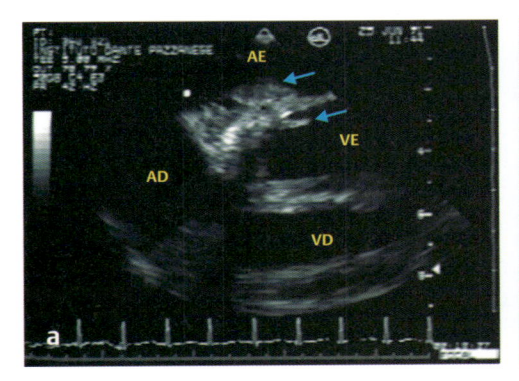

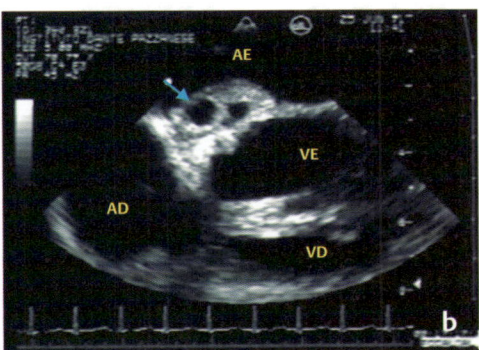

Fig. 47-5. Ecocardiograma transesofágico. (a) Observa-se espessamento localizado na região do tecido fibroso mitro-aórtico (seta azul) associado a (b) formação de espaços ecolucentes em seu interior (seta azul), compatível com endocardite infecciosa complicada por abscesso perivalvar.

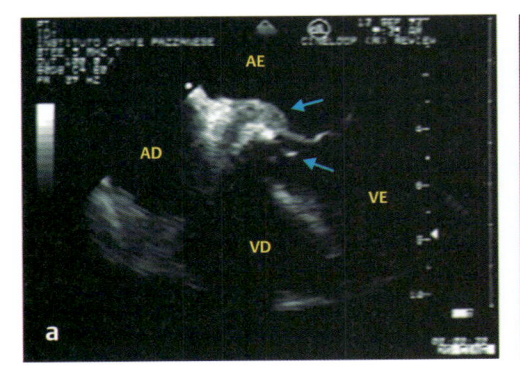

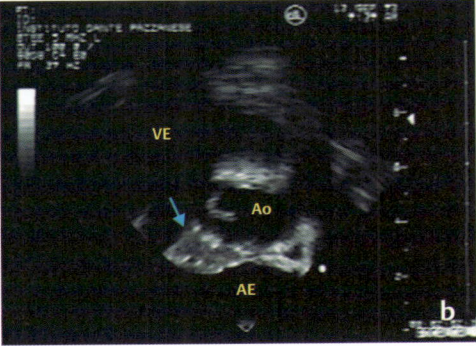

Fig. 47-6. Ecocardiograma transesofágico. (a) Observa-se uma vegetação de aspecto filamentar aderida à valva aórtica (seta azul) e (a, b) espessamento localizado na região do tecido fibroso mitro-aórtico (seta azul), caracterizando um abscesso perivalvar.

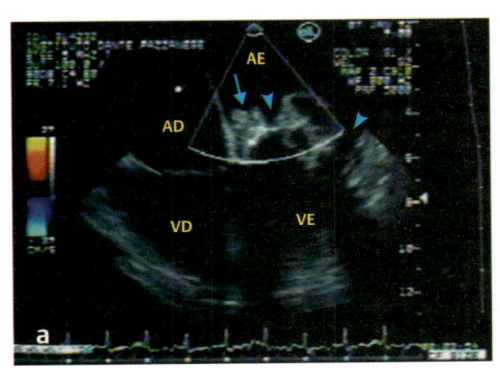

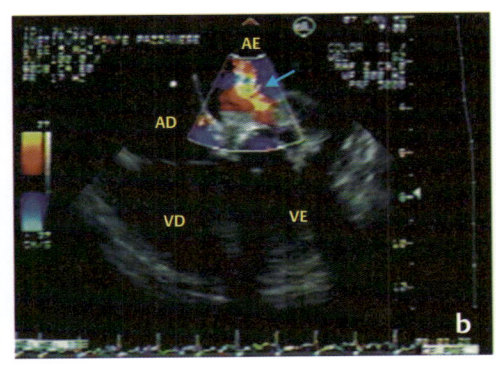

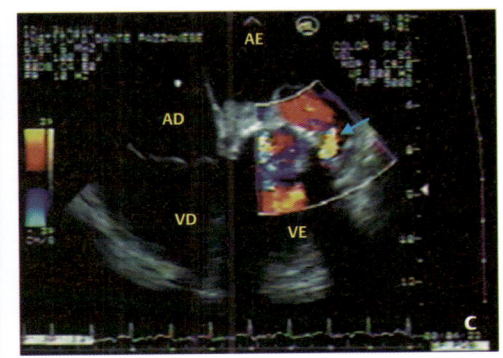

Fig. 47-7. Abscesso perivalvar secundário à endocardite infecciosa da valva mitral ao ecocardiograma transesofágico. (a) Observa-se uma vegetação aderida à cúspide anterior da valva mitral (seta azul) e a formação de um abscesso na região lateral do anel mitral (segunda ponta de seta). (b) Nota-se um jato central de regurgitação mitral (seta azul). (c) Percebe-se que a cavidade do abscesso fica preenchida pelo sinal do Doppler colorido e há uma imagem compatível com perfuração da cúspide posterior da valva mitral próximo ao anel mitral lateral determinando um jato regurgitante adicional (seta azul).

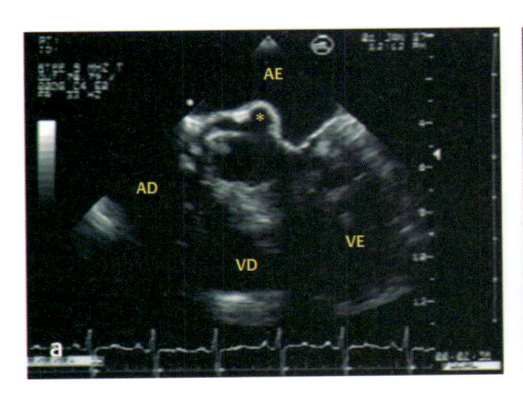

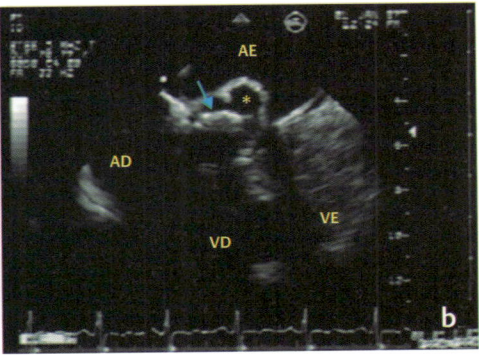

Fig. 47-8. Pseudoaneurisma de raiz aórtica decorrente de endocardite infecciosa. (a) Observa-se uma evaginação ecolucente da parede da raiz aórtica (asterisco), compatível com pseudoaneurisma. (b) Nota-se também uma vegetação relacionada ao pseudoaneurisma de raiz aórtica (seta azul).

Os abscessos eventualmente promovem a formação de fístulas, com comunicação entre duas estruturas vizinhas. As fístulas podem ser detectadas pelo Doppler, que registra o fluxo no seu interior e documenta a comunicação entre as câmaras envolvidas. Os achados são variáveis, podendo ocorrer conexão entre duas câmaras cardíacas ou entre a raiz aórtica e uma câmara cardíaca (Figs. 47-9 e 47-10).[23]

Outra complicação da EI é a ruptura do septo interventricular, que pode ocorrer por causa da evolução do processo infeccioso e da formação de abscesso ao nível do septo interventricular, instalando-se uma comunicação interventricular de etiologia infecciosa (Fig. 47-11).[24-26] Os abscessos e suas complicações podem levar também à disfunção valvar, ao comprometimento do sistema de condução cardíaco e à insuficiência cardíaca e, portanto, estão associados à elevada morbimortalidade na EI e à necessidade de tratamento cirúrgico na maioria dos casos [22,23,27]

Embolia sistêmica da vegetação ocorre em até 50% dos casos de EI, podendo ou não se manifestar clinicamente.[8] Acidente vascular encefálico é a complicação mais grave relacionada com a embolia da vegetação e está associada ao aumento da morbimortalidade

Fig. 47-9. Fístula entre a raiz aórtica e o átrio esquerdo secundária à endocardite infecciosa. (**a, b**) Observa-se uma evaginação ecolucente da parede da raiz aórtica. (**c, d**) Ao Doppler colorido, nota-se um fluxo de alta velocidade entre a raiz aórtica e o átrio esquerdo, caracterizando uma fístula entre as duas cavidades (seta azul).

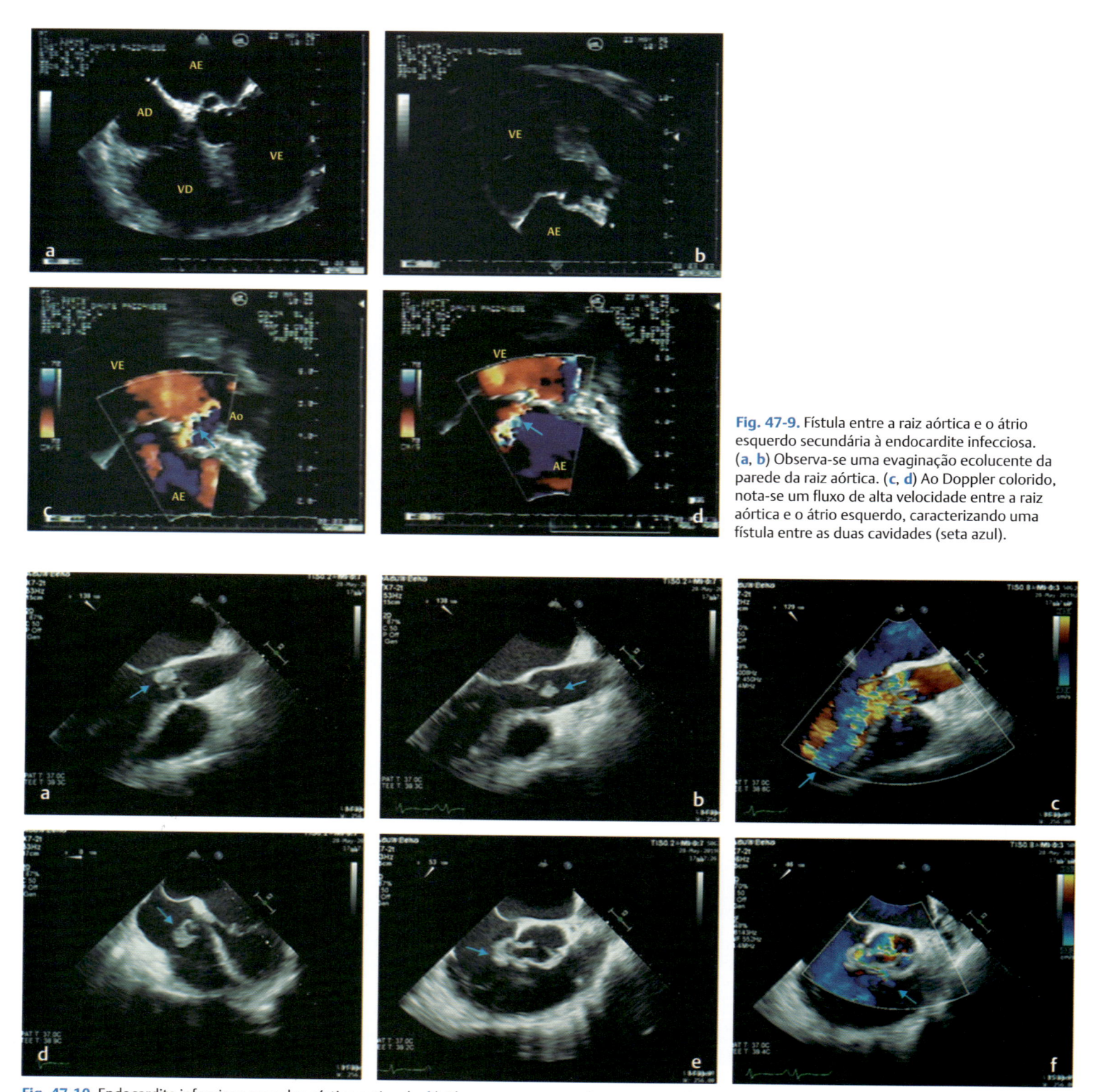

Fig. 47-10. Endocardite infecciosa em valva aórtica nativa. (**a, b**) Observa-se uma grande vegetação aderida predominantemente à válvula não coronariana e com movimentação através da valva aórtica (seta azul). (**c**) Ao Doppler colorido, nota-se um importante jato de regurgitação aórtica (seta azul) decorrente de disfunção valvar aguda. (**d, e**) Observa-se, na região do seio de Valsalva coronariano direito, espessamento e abaulamento da parede da raiz aórtica (seta azul), o que caracteriza um abscesso em formação. (**f**) Ao Doppler colorido, nota-se um trajeto fistuloso entre a raiz aórtica e o ventrículo direito (seta azul), decorrente de ruptura do seio de Valsalva coronariano direito.

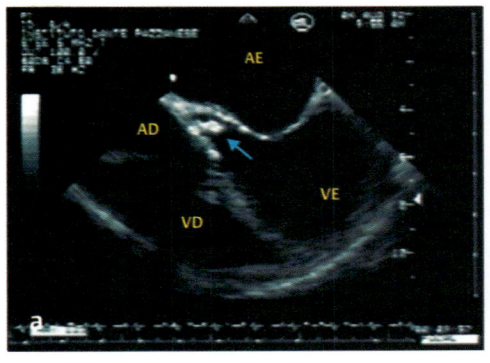

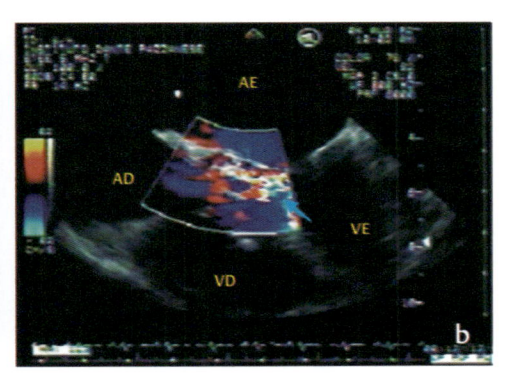

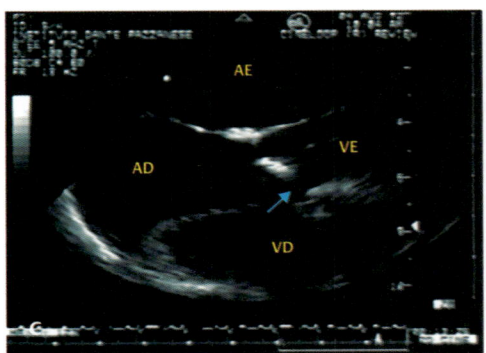

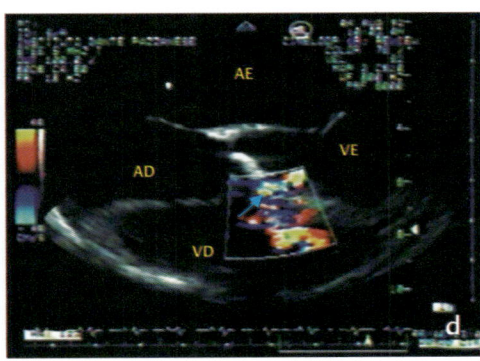

Fig. 47-11. Ruptura do septo interventricular perimembranoso decorrente de endocardite infecciosa. (**a**) Observa-se uma vegetação aderida à valva aórtica (seta azul) e (**b**) um jato de regurgitação aórtica (seta azul). (**c**) Nota-se uma solução de continuidade ao nível do septo interventricular perimembranoso e (**d**) uma comunicação interventricular com fluxo do ventrículo esquerdo ao direito.

na EI.[28] Embolias esplênica e pulmonar também são frequentes na EI.[8] Algumas características ecocardiográficas estão associadas ao aumento do risco de eventos embólicos, logo, a ecocardiografia é importante ao identificar essas características, contribuindo para a indicação de tratamento cirúrgico precoce nos pacientes com EI.[2,29-31] Dentre essas características, o tamanho e a mobilidade da vegetação são os preditores mais fortes para a ocorrência de eventos embólicos, sendo que vegetações maiores do que 10 a 15 milímetros e com alta mobilidade aumentam significativamente o risco de embolia.[2,29] A ETE-3D também pode ser utilizada para refinar a avaliação do tamanho da vegetação e, consequentemente, melhorar a predição do risco de embolia.[32] Outros aspectos associados ao aumento do risco de embolia incluem presença de abscesso, EI de valva mitral, acometimento de duas ou mais valvas, vegetações visíveis tanto na ETT, quanto na ETE e EI causada por *Staphylococcus aureus*, *Streptococcus bovis* ou fúngica.[5,30] O início da antibioticoterapia também está associado ao aumento do risco de embolia, porém, esse risco diminui significativamente após uma a duas semanas de tratamento.[5,30,33] A decisão de se indicar tratamento cirúrgico na EI decorrente do risco de embolia da vegetação nunca é fácil, devendo-se considerar o contexto clínico do paciente, as características ecocardiográficas da vegetação, a presença de eventos embólicos prévios e a evolução da doença após o início da antibioticoterapia.[8]

ENDOCARDITE INFECCIOSA EM SITUAÇÕES ESPECIAIS
Endocardite Infecciosa Associada à Prótese Valvar

A endocardite infecciosa associada à prótese valvar ocorre em 1 a 6% dos pacientes com valva protética, representa 10 a 30% de todos os casos de EI e acomete igualmente próteses mecânicas e biológicas, sejam elas implantadas por meio de cirurgia convencional ou transcateter (Figs. 47-12 a 47-14).[8,34,35] O diagnóstico ecocardiográfico de EI associada à prótese valvar é complexo, uma vez que o material da prótese apresenta uma natureza altamente refletora, gera sombra acústica e interage com o tecido cardíaco normal, o que reduz a acurácia dos métodos ecocardiográficos.[3] Nesse cenário, a ETE é superior à ETT para a detecção de vegetações, que geralmente ocorrem na base ou no anel de sutura da prótese, mas podem-se propagar para os folhetos ou para o mecanismo oclusor, comprometendo o fechamento e/ou a abertura da prótese. A ETE também é superior à ETT na detecção de complicações da EI nos pacientes com valva protética, que incluem as regurgitações paraprotéticas e a deiscência da prótese, que ocorrem por causa do comprometimento e da destruição das regiões de sutura da prótese. A deiscência da prótese é visualizada como um balanço da prótese em relação ao anel de sutura.[3,36] Apesar disso, a ETE pode não detectar anormalidades estruturais localizadas anteriormente em razão da sombra acústica proporcionada pela prótese valvar.[9] Por este motivo, uma combinação dos dois métodos é a

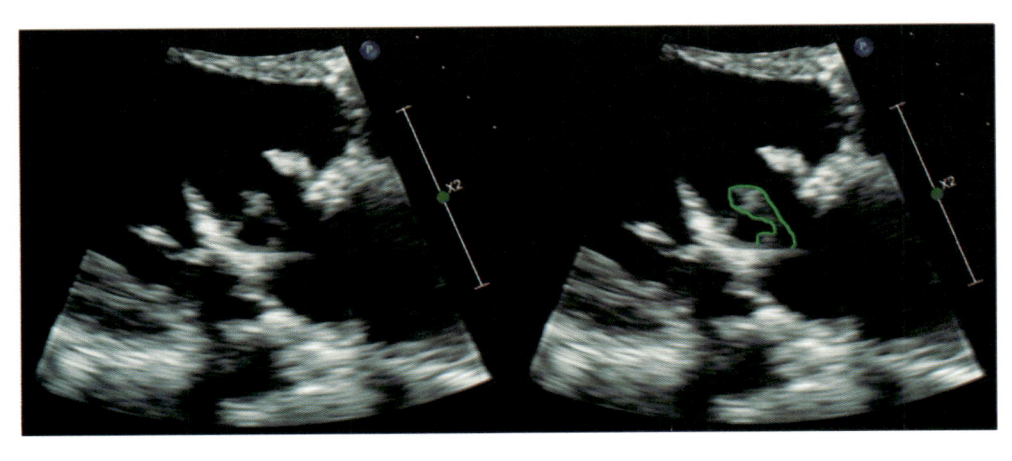

Fig. 47-12. Paciente masculino, 23 anos, com doença renal crônica dialítica, submetido à troca valvar mitral por prótese biológica devido à endocardite infecciosa (EI). Novo episódio de EI, aproximadamente 1 ano após, no qual observa-se uma vegetação aderida à base do folheto posterior da prótese valvar mitral (contorno verde).

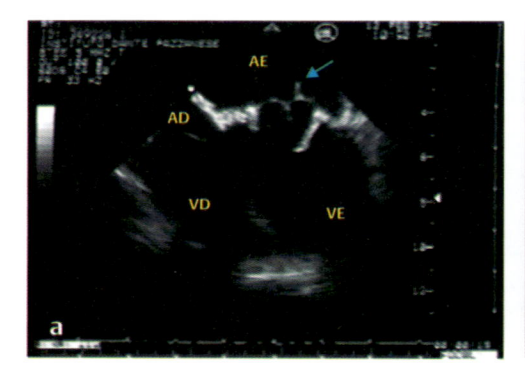

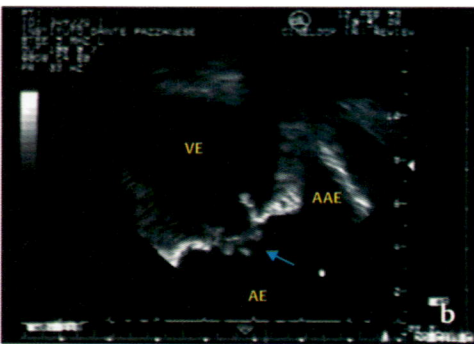

Fig. 47-13. Endocardite infecciosa em bioprótese valvar mitral. (a, b) Observa-se uma vegetação de aspecto filamentar aderida ao folheto posterior da prótese valvar mitral (seta azul).

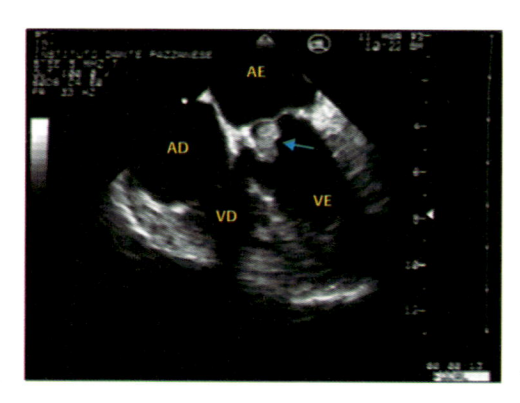

Fig. 47-14. Endocardite infecciosa em bioprótese valvar mitral. Observa-se uma grande vegetação (seta azul) aderida à haste de sustentação da prótese valvar mitral.

estratégia de melhor acurácia diagnóstica, obtendo um valor preditivo negativo ao redor de 95%.[36] Quando, ainda assim, permanece dúvida quanto ao diagnóstico de EI, deve-se considerar repetir a ETT e/ou a ETE ou indicar outra modalidade de imagem, como a tomografia computadorizada cardíaca e a tomografia por emissão de pósitrons (PET/CT), recentemente incorporadas ao arsenal diagnóstico na EI.[8,37] A correlação dos achados ecocardiográficos com dados clínicos e exames laboratoriais e a comparação com estudos prévios pós-implante da prótese valvar também são essenciais nos pacientes com suspeita de EI associada à valva protética, pois outras estruturas semelhantes a vegetações, como trombos, *strands* protéticos, fios de sutura e remanescentes do aparelho subvalvar mitral, podem estar presentes e confundir o ecocardiografista, uma vez que a diferenciação dessas estruturas nem sempre seja possível, analisando-se apenas o seu aspecto ecocardiográfico.[36]

Endocardite Infecciosa Associada a Dispositivos Intracardíacos

A endocardite infecciosa associada a dispositivos intracardíacos define-se por uma infecção que se estende para os cabos, eletrodos e/ou qualquer superfície endocárdica relacionada com o dispositivo. A incidência de EI associada a dispositivos intracardíacos, uma doença grave e com elevada mortalidade, aumentou significativamente nos últimos anos por causa do desenvolvimento e, consequentemente, da maior utilização desses dispositivos, incluindo marca-passos, terapia de ressincronização cardíaca e cardiodesfibriladores implantáveis.[8,38] Assim como em outras formas de EI, o diagnóstico se apoia em três pilares: manifestações clínicas, achados ecocardiográficos e diagnóstico microbiológico. A Ecocardiografia é importante ao detectar as vegetações, avaliar as dimensões dessas vegetações, diagnosticar complicações, como a regurgitação tricúspide e realizar o acompanhamento ecocardiográfico após a extração do dispositivo, necessária na maioria dos casos. As vegetações podem-se aderir a qualquer parte do dispositivo ou de sua vizinhança, desde o seu local de inserção, a veia cava superior, o cabo ou eletrodo do dispositivo, a valva tricúspide ou o endocárdio das câmaras direitas.[8] O aspecto das vegetações é variado, podendo se apresentar como múltiplas vegetações com pedículos finos, vegetação única arredondada e pediculada ou faixas espessas e flutuantes (Fig. 47-15).[39] Vegetações "fantasmas" podem ser vistas em alguns casos, mesmo após a retirada do dispositivo intracardíaco.[40] A ETE apresenta maiores sensibilidade e especificidade do que a ETT para a realização do diagnóstico, uma vez que é capaz de interrogar toda a extensão do dispositivo intracardíaco.[39,41] A ETT é útil na avaliação da função ventricular, da função da valva tricúspide e na detecção de complicações, como a embolia pulmonar séptica e o derrame pericárdico. Logo, a ETT e a ETE são métodos complementares na avaliação de pacientes com suspeita de EI associada a dispositivos intracardíacos.[8] No entanto, quando a avaliação ecocardiográfica é negativa, e a suspeição clínica persiste, a combinação dos dois métodos não é capaz de excluir o diagnóstico, devendo-se considerar a utilização de outros métodos de imagem para complementar a investigação diagnóstica, como a ecocardiografia intracardíaca e a PET/CT.[42-45]

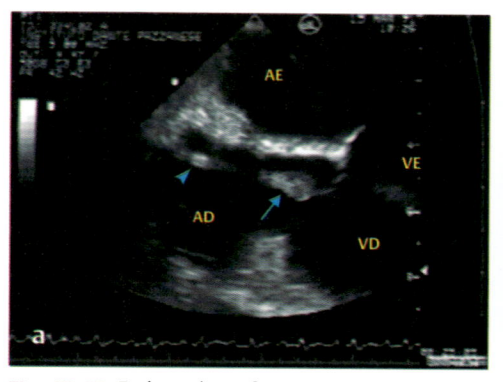

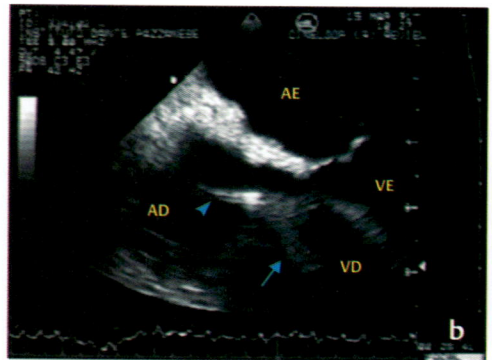

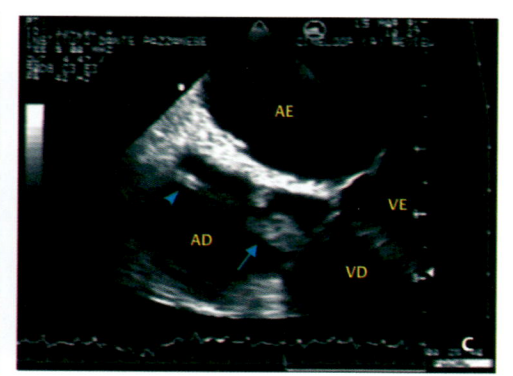

Fig. 47-15. Endocardite infecciosa associada a um cateter venoso central. (a-c) Observa-se cateter venoso no interior do átrio direito (ponta de seta) e vegetação de grande extensão aderida à sua extremidade distal (seta azul). (b) Nota-se que a vegetação compromete a valva tricúspide e invade o ventrículo direito.

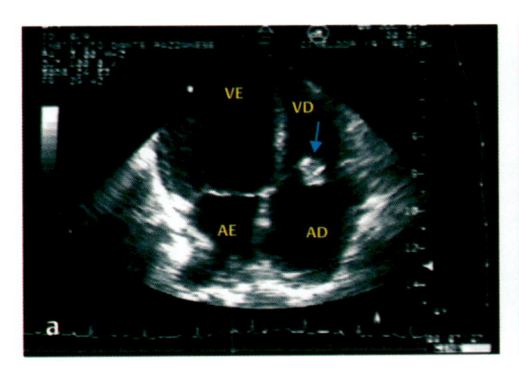

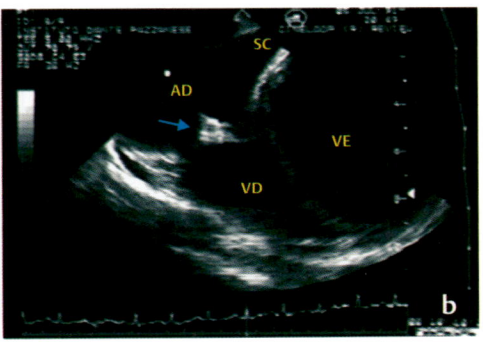

Fig. 47-16. Endocardite infecciosa em valva tricúspide. (**a, b**) Ecocardiograma transtorácico. Observa-se uma grande vegetação (seta azul), de ecogenicidade heterogênea, aderida às cúspides da valva tricúspide.

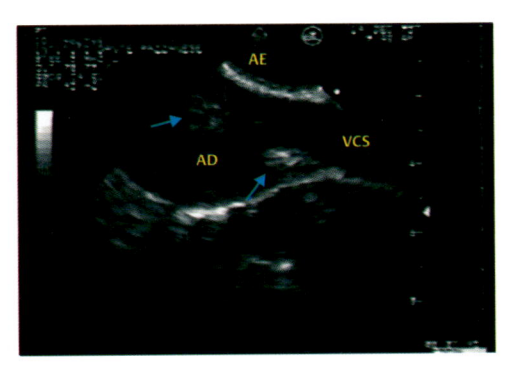

Fig. 47-17. Endocardite infecciosa de câmaras direitas. Observam-se duas vegetações de grande extensão no interior do átrio direito, uma delas próxima à desembocadura da veia cava superior, podendo ser confundida com a *crista terminalis*, e outra aderida ao septo interatrial (setas azuis).

Endocardite Infecciosa do Lado Direito do Coração

Quando comparada à EI do lado esquerdo do coração, a EI do lado direito apresenta vegetações maiores, menor incidência de complicações perianulares e melhores desfechos clínicos. A EI do lado direito do coração acomete mais frequentemente usuários de drogas intravenosas, pacientes imunossuprimidos ou que apresentam dispositivos intracardíacos ou cateteres venosos centrais de curta ou de longa permanência. Pode afetar também pacientes com EI do lado esquerdo do coração, ou ocorrer em indivíduos que não apresentem nenhuma das situações citadas anteriores.[40] As vegetações podem-se aderir a estruturas normais, como a valva tricúspide, a valva pulmonar, a válvula de Eustáquio ou a própria parede do átrio direito, a dispositivos intracardíacos (ver Endocardite Infecciosa Associada a Dispositivos Intracardíacos) ou a cateteres venosos centrais (Fig. 47-16). O tamanho das vegetações na EI do lado direito do coração geralmente é maior quando comparada à EI do lado esquerdo do coração, por causa das baixas pressões intracavitárias nas câmaras cardíacas direitas. O tamanho das vegetações também apresenta valor prognóstico na EI do lado direito do coração.[40,46] Estruturas normais localizadas nas câmaras cardíacas direitas podem mimetizar vegetações, incluindo a válvula de Eustáquio, a rede de Chiari, a válvula de Tebésio, a banda moderadora e a *crista terminalis* (Fig. 47-17).[40] A válvula de Eustáquio é a válvula da veia cava inferior, fica aderida às bordas da veia cava inferior e apresenta alta mobilidade, principalmente na sua porção distal. Vale lembrar que a válvula de Eustáquio pode mimetizar vegetações ou servir de base para a sua implantação. Válvula de Eustáquio normais tendem a ser menores do que 3 mm, filiformes e geralmente apresentam movimentos oscilatórios regulares.[47] A rede de Chiari é uma estrutura filiforme, com o aspecto de uma rede, que também se origina das bordas da veia cava inferior mas, diferentemente da válvula de Eustáquio, atravessa o átrio direito para se inserir na *crista terminalis* ou na parte posterior do septo interatrial.[40] A válvula de Tebésio é a valva do seio coronariano e se apresenta como uma aba de tecido localizada nas proximidades da desembocadura do seio coronariano no átrio direito. A banda moderadora é uma banda muscular localizada próximo ao ápice do ventrículo direito. A *crista terminalis* é uma estrutura geralmente imóvel, localizada próximo à desembocadura da veia cava superior e que separa o átrio direito do apêndice atrial direito.[40] A ETT é o suficiente para o diagnóstico na maioria dos casos de EI do lado direito do coração, pois ela acomete mais comumente a valva tricúspide, que está localizada anteriormente, ou seja, mais próxima da parede torácica, e pelo fato de que complicações perivalvares são infrequentes nesses casos. A ETE fica reservada para os pacientes com janelas acústicas inadequadas ao ETT, dispositivos intracardíacos, cateteres venosos centrais, suspeita de EI de valva pulmonar ou do lado esquerdo do coração e ETT negativo com moderada à alta suspeita clínica e sem diagnóstico alternativo.[40]

LIMITAÇÕES E ARMADILHAS

As limitações e armadilhas decorrem da modalidade ecocardiográfica utilizada, do substrato anatômico da EI e dos diagnósticos diferenciais das vegetações (Quadro 47-3).

Quadro 47-3. Limitações e Armadilhas

Modalidade ecocardiográfica utilizada

ETT:
- Apresenta limitação para a detecção de alterações localizadas posteriormente
- Apresenta limitação para a detecção de vegetações pequenas (< 2 mm)
- Apresenta baixa sensibilidade para o diagnóstico de EI no contexto de prótese valvar e de dispositivos intracardíacos
- Apresenta menor sensibilidade para o diagnóstico de complicações da EI

ETE:
- Apresenta limitação para a detecção de alterações localizadas anteriormente

ETT e ETE:
- Apresentam limitação para a detecção de EI não vegetante
- Apresentam limitação para a detecção de vegetação já embolizada
- Não excluem o diagnóstico de EI no contexto de moderada à alta suspeita clínica

Substrato anatômico da EI

Próteses valvares:
- Natureza altamente refletora, sombra acústica, reverberação
- Estruturas semelhantes às vegetações: *strands* protéticos, trombos, fios de sutura, remanescentes do aparelho subvalvar mitral
- Abscesso de raiz aórtica no pós-operatório

Dispositivos intracardíacos:
- Vegetações "fantasmas"

Diagnósticos diferenciais das vegetações

Valvas nativas:
- Fibroelastoma papilar, *strands* valvares, excrescências de Lambl, calcificação do anel mitral com componentes móveis, cordoalhas tendíneas redundantes, endocardite trombótica não bacteriana

Próteses valvares:
- *Strands* protéticos, trombos, fios de sutura, remanescentes do aparelho subvalvar mitral

EI do lado direito do coração:
- Válvula de Eustáquio, rede de Chiari, válvula de Tebésio, banda moderadora, *crista terminalis*

PERSPECTIVAS FUTURAS

A ecocardiografia tridimensional não é imprescindível na avaliação da EI, mas é especialmente útil para o diagnóstico de perfuração das válvulas e para avaliar as lesões perivalvares, assim como permite realizar uma apreciação ideal das lesões valvares para comparar a resultados anatômicos. A evolução tecnológica certamente contribuirá para o aprimoramento diagnóstico ecocardiográfico da EI e suas complicações.

Os maiores desafios da Ecocardiografia nos próximos anos provavelmente estarão relacionados com o diagnóstico de EI em pacientes com próteses valvares e com dispositivos intracardíacos. O desenvolvimento de próteses valvares para implante transcateter e de novos dispositivos intracardíacos de longa permanência aumentou a utilização dessas tecnologias nos pacientes com doenças cardíacas. Os pacientes submetidos a esses novos procedimentos em sua maioria são idosos e apresentam maior número de comorbidades, ou seja, são mais complexos tanto no diagnóstico, quanto no manejo de EI e, geralmente, apresentam maior risco de complicações e de desfechos desfavoráveis. Os ecocardiografistas terão que conhecer essas tecnologias para desenvolver novas estratégias diagnósticas, muitas vezes integrando outras modalidades de imagem, com o intuito de facilitar o manejo, melhorar os resultados do tratamento e aumentar a sobrevida dos pacientes com EI.[9]

AGRADECIMENTOS

Ao Dr. Jorge Eduardo Assef, do Serviço de Ecocardiografia do Instituto Dante Pazzanese de Cardiologia, pela cessão das Figuras 2, 3, 4, 5, 6, 7, 8, 9, 11, 13, 14, 15, 16 e 17.

Ao Serviço de Ecocardiografia do Hospital de Clínicas da UFPR pela cessão das Figuras 1, 10 e 12.

REFERÊNCIAS BIBLIOGRÁFICAS

1. Durack DT, Lukes AS, Bright DK. New criteria for diagnosis of infective endocarditis: utilization of specific echocardiographic findings. Am J Med. 1994;96(3):200-209.
2. Thuny F, Di Salvo G, Belliard O, Avierinos JF, Pergola V, Rosenberg V et al. Risk of Embolism and Death in Infective Endocarditis: Prognostic Value of Echocardiography. Circulation. 2005;112(1):69-75.
3. Armstrong WF, Ryan T. Feigenbaum Ecocardiografia. 7. ed. Rio de Janeiro: Guanabara Koogan; 2012.
4. Thuny F, Grisoli D, Collart F, Habib G, Raoult D. Management of infective endocarditis: challenges and perspectives. Lancet. 2012;379(9819):965-975.
5. Saric M, Armour AC, Arnaout MS, Chaudhry FA, Grimm RA, Kronzon I et al. Guidelines for the Use of Echocardiography in the Evaluation of a Cardiac Source of Embolism. J Am Soc Echocardiogr. 2016;29(1):1-42.
6. Mugge A, Daniel WG, Frank G, Lichtlen PR. Echocardiography in infective endocarditis: Reassessment of prognostic implications of vegetation size determined by the transthoracic and the transesophageal approach. J Am Coll Cardiol. 1989;14(3):631-638.
7. Jacob S, Tong AT. Role of echocardiography in the diagnosis and management of infective endocarditis. Curr Opin Cardiol. 2002;17(5):478-485.
8. Habib G, Lancellotti P, Antunes MJ, Bongiorni MG, Casalta JP, Del Zotti F et al. 2015 ESC Guidelines for the management of infective endocarditis. The Task Force for the Management of Infective Endocarditis of the European Society of Cardiology (ESC). Eur Heart J. 2015;36(44):3075-3128.
9. Cahill T, Baddour LM, Habib G, Hoen B, Salaun E, Pettersson GB et al. Challenges in Infective Endocarditis. J Am Coll Cardiol. 2017;69(3):325-344.
10. Daniel WG, Mugge A, Martin RP, Lindert O, Hausmann D, Nonnast-Daniel B et al. Improvement in the diagnosis of abscesses associated with endocarditis by transesophageal echocardiography. N Engl J Med. 1991;324(12):795-800.
11. De Castro S, Cartoni D, d'Amati G, Beni S, Yao J, Fiorell M et al. Diagnostic accuracy of transthoracic and multiplane transesophageal echocardiography for valvular perforation in acute infective endocarditis: correlation with anatomic findings. Clin Infect Dis. 2000;30(5):825-826.
12. Pérez-García CN, Olmos C, Islas F, Marcos-Alberca P, Pozo E, Ferrera C et al. Morphological characterization of vegetation by real-time three-dimensional transesophageal echocardiography in infective endocarditis: Prognostic impact. Echocardiography. 2019;36(4):742-751.
13. Liu YW, Tsai WC, Lin CC, Hsu CH, Li WT, Lin LJ et al. Usefulness of real-time three-dimensional echocardiography for diagnosis of infective endocarditis. Scand Cardiovasc J. 2009;43(5):318-323.
14. Shapira Y, Weisenberg DE, Vaturi M, Sharoni E, Raanani E, Sahar G et al. The Impact of Intraoperative Transesophageal Echocardiography in Infective Endocarditis. Isr Med Assoc J. 2007;9(4):299-302.
15. Li JS, Sexton DJ, Mick N, Nettles R, Fowler VG Jr, Ryan T et al. Proposed Modifications to the Duke Criteria for the Diagnosis of Infective Endocarditis. Clin Infect Dis. 2000;30(4):633-638.
16. Hohmann C, Michels G, Schmidt M, Pfister R, Mader N, Ohler M et al. Diagnostic challenges in infective endocarditis: is PET/CT the solution? Infection. 2019 [Epub ahead of print].
17. Grabowski M, Hryniewiecki T, Janas J, Stępińska J. Clinically overt and silent cerebral embolism in the course of infective endocarditis. J Neurol. 2011;258(6):1133-1139.
18. Rasmussen RV, Host U, Arpi M, Hassager C, Johansen HK, Korup E et al. Prevalence of infective endocarditis in patients with Staphylococcus aureus bacteraemia: the value of screening with echocardiography. Eur J Echocardiogr. 2011;12(6):414-420.
19. Leung DY, Granney GB, Hopkins Ap, Walsh WF. Role of transesophageal echocardiography in the diagnosis and management of aortic root abscesso. Br Heart J. 1994;72(2):175-181.
20. Graupner C, Vilacosta I, SanRomán J, Ronderos R, Sarriá C, Fernández C et al. Periannular extension of infective endocarditis. J Am Coll Cardiol. 2002;39(7):1204-1211.
21. Jae KOH, Seward JB, Tajik AJ. The Echo Manual – Diseases of the Aorta. Lippincott Williams e Wilkins; 1999.
22. Tingleff J, Egeblad H, Gotzsche CO, Baandrup U, Kristensen BO, Pilegaard H et al. Perivalvular cavities in endocarditis: Abscesses versus pseudoaneurysms? A transesophageal Doppler echocardiographic study in 118 patients with endocarditis. Am Heart J. 1995;130(1):93-100.
23. Anguera I, Miro JM, Vilacosta I, Almirante B, Anguita M, Munoz P et al. Aorto-cavitary fistulous tract formation in infective endocarditis: clinical and echocardiographic features of 76 cases and risk factors for mortality. Eur Heart J. 2005;26(3):288-297.
24. Anguera I, Miro JM, Evangelista A, Cabell CH, San Roman JA, Vilacosta I et al. Periannular complications in infective endocarditis involving native aortic valves. Am J Cardiol. 2006;98(9):1254-1260.
25. Anguera I, Miro JM, San Roman JA, de Alarcon A, Anguita M, Almirante B et al. Periannular complications in infective endocarditis involving prosthetic aortic valves. Am J Cardiol. 2006;98(9):1261-1268.
26. Darabant S, Oberton SB, Roldan LP, Roldan CA. Ventricular Septal Defect from Aortic Regurgitation Jet Lesion in Aortic Valve Infective Endocarditis. J Heart Valve Dis. 2016;25(2):150-152.
27. Chan KL. Early clinical course and long-term outcome of patients with infective endocarditis complicated by perivalvular abscesso. CMAJ. 2002;167(1):19-24.
28. Thuny F, Avierinos JF, Tribouilloy C, Giorgi R, Casalta JP, Milandre L et al. Impact of cerebrovascular complications on mortality and neurologic outcome during infective endocarditis: a prospective multicentre study. Eur Heart J. 2007;28(9):1155-1161.
29. Di Salvo G, Habib G, Pergola V, Avierinos JF, Philip E, Casalta JP et al. Echocardiography predicts embolic events in infective endocarditis. J Am Coll Cardiol. 2001;37(4):1069-1076.
30. Vilacosta I, Graupner C, San Román JA, Sarriá C, Ronderos R, Fernández C et al. Risk of embolization after institution of antibiotic therapy for infective endocarditis. J Am Coll Cardiol. 2002;39(9):1489-1495.
31. Kang DH, Kim YJ, Kim SH, Sun BJ, Kim DH, Yun SC et al. Early Surgery versus Conventional Treatment for Infective Endocarditis. N Engl J Med. 2012;366(26):2466-2473.
32. Berdejo J, Shibayama K, Harada K, Tanaka J, Mihara H, Gurudevan SV et al. Evaluation of vegetation size and its relationship with embolism in infective endocarditis: a real-time 3-dimensional transesophageal echocardiography study. Circ Cardiovasc Imaging. 2014;7(1):149-154.
33. Dickerman SA, Abrutyn E, Barsic B, Bouza E, Cecchi E, Moreno A et al. The relationship between the initiation of antimicrobial therapy and the incidence of stroke in infective endocarditis: An analysis from the ICE Prospective Cohort Study (ICE-PCS). Am Heart J. 2007;154(6):1086-1094.
34. Habib G, Thuny F, Avierinos JF. Prosthetic valve endocarditis: current approach and therapeutic options. Prog Cardiovasc Dis. 2008;50(4):274-281.
35. Butt JH, Ihlemann N, De Backer O, Sondergaard L, Havers-Borgersen E, Gislason GH et al. Long-Term Risk of Infective Endocarditis

After Transcatheter Aortic Valve Replacement. J Am Coll Cardiol. 2019;73(13):1646-1655.
36. Zoghbi WA, Chambers JB, Dumesnil JG, Foster E, Gottdiener JS, Grayburn PA et al. Recommendations for Evaluation of Prosthetic Valves With Echocardiography and Doppler Ultrasound: a report From the American Society of Echocardiography's Guidelines and Standards Committee and the Task Force on Prosthetic Valves, developed in conjunction with the American College of Cardiology Cardiovascular Imaging Committee, Cardiac Imaging Committee of the American Heart Association, the European Association of Echocardiography, a registered branch of the European Society of Cardiology, the Japanese Society of Echocardiography and the Canadian Society of Echocardiography, endorsed by the American College of Cardiology Foundation, American Heart Association, European Association of Echocardiography, a registered branch of the European Society of Cardiology, the Japanese Society of Echocardiography, and Canadian Society of Echocardiography. J Am Soc Echocardiogr. 2009;22(9):975-1014.
37. De Camargo RA, Bitencourt MS, Meneghetti JC, Soares J, Gonçalves LFT, Buchpiguel CA et al. The role of 18F-FDG-PET/CT in the Diagnosis of left-sided Endocarditis: native vs. prosthetic valves endocarditis. Clin Infect Dis. 2019 [Epub ahead of print].
38. Jedrzejczyk-Patej E, Mazurek M, Kowalski O, Sokal A, Koziel M, Adamczyk K et al. Device-related infective endocarditis in cardiac resynchronization therapy recipientes – Single center registry with over 2500 person-years follow-up. Int J Cardiol. 2017;224:18-24.
39. Victor F, De Place C, Camus C, Le Breton H, Leclercg C, Pavin D et al. Pacemaker lead infection: echocardiographic features, management, and outcome. Heart. 1999;81(1):82-87.
40. San Román JA, Vilacosta I, López J, Revilla A, Arnold R, Sevilla T et al. Role of Transthoracic and Transesophageal Echocardiography in Right-Sided Endocarditis: One Echocardiographic Modality Does Not Fit All. J Am Soc Echocardiogr. 2012;25(8):807-814.
41. Cacoub P, Leprince P, Nataf P, Hausfater P, Dorent R, Wechsler B et al. Pacemaker infective endocarditis. Am J Cardiol. 1998;82(4):480-484.
42. Bongiorni MG, Di Cori A, Soldati E, Zucchelli G, Arena G, Segreti L et al. Intracardiac echocardiography in patients with pacing and defibrillating leads: a feasibility study. Echocardiography. 2008;25(6):632-638.
43. Narducci ML, Pelargonio G, Russo E, Marinaccio L, Di Monaco A, Perna F et al. Usefulness of intracardiac echocardiography for the diagnosis of cardiovascular implantable electronic device-related endocarditis. J Am Coll Cardiol. 2013;61(13):1398-1405.
44. Ploux S, Riviere A, Amraoui S, Whinnett Z, Barandon L, Lafitte S et al. Positron emission tomography in patients with suspected pacing system infections may play a critical role in difficult cases. Heart Rhythm. 2011;8(9):1478-1481.
45. Sarrazin JF, Philippon F, Tessier M, Guimond J, Molin F, Champagne J et al. Usefulness of fluorine-18 positron emission tomography/computed tomography for identification of cardiovascular implantable electronic device infections. J Am Coll Cardiol. 2012;59(18):1616-1625.
46. Martín-Dávila P, Navas E, Fortún J, Moya JL, Cobo J, Pintado V et al. Analysis of mortality and risk factors associated with native valve endocarditis in drug users: The importance of vegetation size. Am Heart J. 2005;150(5):1099-1106.
47. San Román JÁ, Vilacosta I, Sarriá C, Garcimartín I, Rollán MJ, Fernández-Avilés F. Eustachian valve endocarditis: Is it worth searching for? Am Heart J. 2001;142(6):1037-1040.

Parte VII

Abordagem Ecocardiográfica das Doenças – Tópicos Especiais e Doenças da Aorta

Coordenador: André Luiz Cerqueira de Almeida

HIPERTENSÃO ARTERIAL SISTÊMICA

Sandra Nívea dos Reis Saraiva Falcão ▪ Mauricio Silva Santana de Mello ▪ Edgar Daminello

INTRODUÇÃO

A hipertensão arterial sistêmica (HAS) é caracterizada por elevação pressórica sustentada ≥ 140 e/ou 90 mmHg.[1] No Brasil acomete 32,5% dos adultos e 60% dos idosos e, segundo dados norte-americanos de 2015,[2] estava presente em mais de 60% dos pacientes com o primeiro episódio de infarto agudo do miocárdio, acidente vascular encefálico, insuficiência cardíaca e doença arterial periférica.[3,4]

Sendo a HAS uma condição que primariamente envolve sobrecarga de pressão e/ou volume, um exame que permita a avaliação da geometria, função e *performance* cardíaca torna-se útil no entendimento dos mecanismos hemodinâmicos envolvidos e suas repercussões.[5]

A ecocardiografia é usada para detectar lesão cardíaca como órgão-alvo da HAS e,[6,7] principalmente, para avaliação da massa do ventrículo esquerdo (VE), disfunção diastólica e, tardiamente, disfunção sistólica.[6,8] Outras alterações cardíacas com prevalência relativamente maior em pessoas hipertensas incluem aumento atrial esquerdo (AE), calcificação do anel valvar mitral e graus discretos de insuficiência aórtica. Na hipertensão de longa duração pode promover aumento da aorta ascendente e aterosclerose da aorta.[6]

Comparado a exames de imagem cardiovascular mais acurados, a ecocardiografia ainda é o método mais disponível e viável para obter-se informação com potencial de influenciar a tomada de decisão.[9]

MASSA E GEOMETRIA DO VENTRÍCULO ESQUERDO

A alteração hemodinâmica é estímulo biológico para modificações da geometria cardíaca.[10] Dentre essas modificações, o aumento da massa do ventrículo esquerdo (MVE) é a mais evidente e estudada.

A medida da MVE pode ser realizada pelo modo M, pelo método bidimensional (2D) ou tridimensional (3D) e deve ser realizada nos pacientes hipertensos por causa do seu valor prognóstico, sendo forte preditor de eventos cardiovasculares (CV).[8,11] Verdecchia *et al.* demonstraram um aumento de 40% no risco de eventos CV para cada 39 g/m² de aumento na massa do VE/ASC em pacientes com HAS não complicada.[12] A MVE tem sido considerada marcador de lesão de órgão-alvo na HAS e evidência de doença cardiovascular pré-clínica, sendo observado em diversos trabalhos que a regressão da MVE aos níveis normais é acompanhada por redução do risco cardiovascular.[13]

A avaliação da MVE requer medições precisas da espessura das paredes e das dimensões da câmara. As medidas lineares dos diâmetros diastólicos da cavidade ventricular esquerda (DDVE), do septo interventricular (SIV) e da parede posterior (PW) são realizadas na janela acústica do eixo longo paraesternal, em nível do menor eixo do VE, na extremidade das cúspides da valva mitral.[11]

A partir destas medidas lineares é possível calcular a MVE pela fórmula simplificada (modelo de geometria elipsoide): MVE = 0,8 {1,04 [(DDVE + PW + SIV)³ - (DDVE)³]} + 0,6 g.[8] Nesta, converte-se o volume em massa por multiplicar o volume do miocárdio pela sua densidade (aproximadamente 1,05 g/mL). O ecocardiograma tridimensional é o único método ecocardiográfico que mede diretamente o volume miocárdico.[11]

Os limites superiores de referência da massa do VE indexado pela superfície corpórea são 95 g/m² em mulheres e 115 g/m² em homens (Quadro 48-1).[11] Atualmente, há tendência à indexação pela altura, embora a utilização da superfície corporal permaneça sendo usada amplamente, por causa da subestimação das modificações de MVE em obesos.[14x]

Quadro 48-1. Graus de Anormalidade da Massa do Ventrículo Esquerdo

	Feminino				Masculino			
	Referência	Aumento discreto	Aumento moderado	Aumento severo	Referência	Aumento discreto	Aumento moderado	Aumento severo
Método linear								
Massa do VE, g	67-162	163-186	187-210	≥ 211	88-224	225-258	259-292	≥ 293
Massa/sc, g/m²	**43-95**	**96-108**	**109-121**	**≥ 122**	**49-115**	**116-131**	**132-148**	**≥ 149**
Massa/altura, g/m	41-99	100-115	116-128	≥ 129	52-126	127-144	145-162	≥ 163
Massa/altura[2,7], g/m[2,7]	18-44	45-51	52-58	≥ 59	20-48	49-55	56-63	≥ 64
ERP (2xPPVE/DDVE)	0,22-0,42	0,43-0,47	0,48-0,52	≥ 0,53	0,24-0,42	0,43-0,46	0,47-0,51	≥ 0,52
Espessura do septo, cm	0,6-0,9	1,0-1,2	1,3-1,5	≥ 1,6	0,6-1,0	1,1-1,3	1,4-1,6	≥ 1,7
Espessura da PPVE, cm	0,6-0,9	1,0-1,2	1,3-1,5	≥ 1,6	0,6-1,0	1,1-1,3	1,4-1,6	≥ 1,7
Método 2D								
Massa do VE, g	66-150	151-171	172-182	≥ 193	96-200	201-227	228-254	≥ 255
Massa/sc, g/m²	**44-88**	**89-100**	**101-112**	**≥ 113**	**50-102**	**103-116**	**117-130**	**≥ 131**

sc: superfície corporal; ERP: espessura relativa da parede; PPVE: parede posterior do VE; DDVE: diâmetro diastólico do VE; 2D: bidimensional; Valores em negrito: recomendados e mais bem validados.
Fonte: Barberato SH, *et al.* 2019.[35]

Quadro 48-2. Padrões Geométricos do Ventrículo Esquerdo[6]

Geometria do VE	Massa do VE/sc	ERP
Padrão geométrico normal	≤ 115 g/m² (homens) ou ≤ 95 g/m² (mulheres)	≤ 0,42
Hipertrofia concêntrica do VE	> 115 g/m² (homens) ou > 95 g/m² (mulheres)	> 0,42
Hipertrofia excêntrica do VE	> 115 g/m² (homens) ou > 95 g/m² (mulheres)	≤ 0,42
Remodelamento concêntrico	≤ 115 g/m² (homens) ou ≤ 95 g/m² (mulheres)	> 0,42

Medidas realizadas pelo método linear; VE: ventrículo esquerdo; ERP: espessura relativa da parede; sc: superfície corporal.
Fonte: Barberato SH, et al. 2019.[35]

Porém, os métodos lineares possuem duas principais limitações: a fórmula não é precisa em pacientes com grandes distorções na geometria do VE (p. ex., aneurisma apical, ou qualquer condição em que a relação do eixo 2:1 não é mantida); além disso, as medidas são altamente dependentes da qualidade de imagem e da perícia do examinador.[8]

Considera-se hipertrofia ventricular esquerda (HVE) quando a massa ventricular esquerda indexada para a superfície corpórea é igual ou superior a 116 g/m² em homens e 96 g/m² em mulheres.[1]

Em pacientes com HAS de início recente e/ou bem controlada, a geometria do VE provavelmente será normal. Já naqueles com hipertensão de longa data e/ou não tratada, podem-se observar alterações na forma do VE e, eventualmente, deterioração da sua função.[15]

O padrão geométrico do ventrículo esquerdo é obtido pela avaliação conjunta da MVE e da espessura relativa da parede (ERP). O cálculo da ERP pela fórmula, (2 × PW)/(DDVE) permite a caracterização do aumento da massa do VE em hipertrofias concêntricas ou excêntricas e permite a identificação do remodelamento concêntrico (Quadro 48-2).[11]

Hipertrofia concêntrica do VE é caracterizada por tamanho normal da sua cavidade, aumento da espessura relativa da parede do VE e aumento da MVE, estando comumente associada à hipertensão, alterações na função diastólica, na função miocárdica longitudinal e radial e no tamanho atrial.[8] Dentre os padrões geométricos alterados do ventrículo esquerdo, a HVE concêntrica é a que está associada a um risco mais elevado de complicações cardiovasculares.[16]

Na hipertrofia excêntrica também estão presentes alterações na função diastólica e nas funções miocárdicas longitudinal e radial. Porém, em contraste com a HVE concêntrica, está associada à sobrecarga de volume, e por causa desta sobrecarga crônica, na HVE excêntrica geralmente observa-se função sistólica reduzida ou levemente comprometida.[17,18]

O remodelamento concêntrico do VE caracteriza-se pelo aumento da espessura relativa da parede do VE associado à massa ventricular esquerda preservada. Como na HVE concêntrica, também está associada à disfunção sistólica e/ou diastólica e à perda de funções miocárdicas radial e longitudinal.[8,18]

A HVE da HAS, diferente da hipertrofia fisiológica (crescimento, gravidez e atividade física), é comumente associada à fibrose, disfunção miocárdica e aumento de mortalidade,[19] sendo preditor de mortalidade cardiovascular por todas as causas, independente da pressão arterial.[8] A regressão da HVE, na ecocardiografia, está associada à redução do risco de eventos cardiovasculares.[20]

AVALIAÇÃO DO ÁTRIO ESQUERDO

O aumento do átrio esquerdo (AE) é um marcador de aumento da pressão atrial de longa duração no coração do hipertenso e está associado a eventos cardiovasculares adversos.[6,8]

A avaliação do tamanho do AE deve ser realizada pela medida do volume. Embora a medida do diâmetro anteroposterior seja amplamente utilizada na prática clínica, a aferição do volume do AE correlaciona-se melhor com os desfechos em pacientes cardiopatas.[11] O volume do AE pode ser calculado pelos métodos de área modificada ou pelo método de Simpson modificado, sendo geralmente indexado à ASC e expresso em mL/m². Considera-se normal até 34 mL/m² para ambos os sexos.[11] A geometria do AE não é simétrica, sendo que o seu aumento pode ocorrer de maneira não uniforme, predominantemente em uma direção. Consequentemente, o AE é mais bem avaliado com o volume de AE com base em 2D ou 3D do que com o modo M.

AVALIAÇÃO DA AORTA

A HAS é um importante contribuinte para a doença da aorta. Já a ecocardiografia possui valor incremental na triagem de homens > 65 anos de idade na pesquisa de aneurisma da aorta.[8,11] A hipertensão aparentemente gera pouco impacto no diâmetro da raiz aórtica na altura do seio de Valsalva, mas está associada a dilatações em segmentos mais distais.[11]

A avaliação do arco aórtico distal e da aorta descendente, utilizando-se o corte supraesternal, faz parte da rotina do exame ecocardiográfico no paciente hipertenso. A análise destes segmentos pelo eco bidimensional e pelo Doppler colorido torna-se ainda mais importante nos jovens com suspeita de hipertensão secundária, quando a coarctação da aorta passa a ser uma possibilidade a ser investigada.[6,8]

AVALIAÇÃO DA FUNÇÃO SISTÓLICA DO VENTRÍCULO ESQUERDO

No contexto da HAS a fração de ejeção do ventrículo esquerdo (FEVE) não é índice acurado, dado a variabilidade frente mudanças de pós-carga e geometria do ventrículo. Apesar destas considerações; entretanto, a FEVE permanece amplamente utilizada na avaliação da função sistólica do VE.[9] Na ecocardiografia bidimensional, o método biplano de discos (método de Simpson modificado) obtido a partir das janelas apical de quatro e duas câmaras é o mais preciso em ventrículos com formas anormais, e a fração de ejeção ventricular esquerda (FEVE) continua sendo a medida mais amplamente divulgada da função global da função sistólica do VE. A FEVE ≥ 52% para os homens e ≥ 54% para as mulheres é indicativa de função sistólica do ventrículo esquerdo normal.[8]

A avaliação dos volumes do VE pela ecocardiografia bidimensional é limitada e resulta em uma subestimação dos volumes verdadeiros, particularmente em ventrículos remodelados.[21,22] Já a ecocardiografia tridimensional transtorácica é um método rápido e preciso para quantificar os volumes do VE e a FEVE, com uma correlação mais próxima com os volumes derivados da Ressonância Magnética,[6,23,24] sendo a recomendada pela Sociedade Americana de Ecocardiografia e Associação Europeia de Imagem Cardiovascular para a avaliação de rotina dos volumes do VE e FEVE.[24]

AVALIAÇÃO DA FUNÇÃO MIOCÁRDICA PELO *STRAIN* GLOBAL LONGITUDINAL (SGL)

No coração do hipertenso a camada endocárdica do miocárdio é submetida ao impacto do desenvolvimento inicial de fibrose. O SGL, por permitir a avaliação desta camada, possibilita a identificação precoce de disfunção sistólica subclínica.[8,25]

Embora o SGL seja inespecífico para o diagnóstico de cardiopatia hipertensiva, ele auxilia no diagnóstico diferencial de outras patologias que causam aumento da espessura miocárdica como amiloidose, cardiopatia hipertrófica, coração de atleta e doença de Fabry.[8,26]

O SGL se relaciona com as pressões de enchimento do VE e tem valor prognóstico no paciente hipertenso: a redução do SGL em pacientes com doença cardíaca hipertensiva assintomática está associada à hospitalização por insuficiência cardíaca, infarto do miocárdio, acidente encefálico e morte. Estes desfechos mostraram uma maior correlação com o SGL do que com a própria HVE.[27]

AVALIAÇÃO DA FUNÇÃO DIASTÓLICA NA HIPERTENSÃO

Inicialmente, na HAS leve, a HVE geralmente está ausente, e a primeira manifestação é disfunção diastólica tipo I, ou alteração do relaxamento.[17,28] Se não tratada, entretanto, a elevação crônica da PA pode levar à hipertrofia ventricular e desenvolver aumento da pressão de enchimento e disfunção diastólica mais grave. A relação E/e'> 13 está associada a aumento do risco cardíaco em hipertensos, independente da MVE e da ERP.[29]

Na HAS, o padrão de fluxo transmitral normal indica baixo risco de insuficiência cardíaca, independentemente da pressão arterial.[30] Porém, em pacientes com HVE, apesar de o tratamento anti-hipertensivo resultar em melhora dos padrões de influxo mitral, isso não foi associado à redução de morbidade e mortalidade.[8]

As medidas da onda E e A, relação E/A, tempo de desaceleração da velocidade da onda E (TDE), juntamente com medida do volume de átrio esquerdo e pressão sistólica de artéria pulmonar podem ajudar a discriminar o grau de disfunção diastólica por meio de algoritmos comparáveis a medidas invasivas.[31]

INDICAÇÃO CLÍNICA

Segundo o documento publicado pela American College of Cardiology em cooperação com diversas associações (entre elas a American Society of Echocardiography) é apropriada a realização do estudo ecocardiográfico no cenário de HAS quando houver suspeita de cardiopatia hipertensiva,[32] com base na presença de sinais e sintomas clínicos; sendo considerada possivelmente apropriada, na avaliação rotina da HAS sem sinais e sintomas de cardiopatia.

O Ecocardiograma é mais sensível do que o ECG no diagnóstico de HVE.[1,8,33,34] Entretanto, a 7ª diretriz brasileira de hipertensão arterial recomenda o uso da ecocardiografia em caso de suspeita de hipertrofia ventricular esquerda (VE) sugerida ao eletrocardiograma ou na suspeita clínica de cardiopatia hipertensiva.[1]

Na Diretriz ESC/ESH de 2018 a ecocardiografia transtorácica é considerada indicação classe II (nível de evidência B) para avaliação de risco cardiovascular em adultos hipertensos assintomáticos.[6] Nesta diretriz, a HVE, o aumento do átrio esquerdo e a disfunção diastólica do VE são considerados sinais específicos de doença cardíaca hipertensiva.

Em hipertensos sintomáticos, o ecocardiograma fornece avaliação adicional para disfunções sistólica e diastólica, bem como para a avaliação de anormalidades da contratilidade segmentar miocárdica na suspeita de doença arterial coronariana (DAC).

Apesar de a ecocardiografia ter sido fundamental na demonstração dos efeitos benéficos do tratamento da HAS em grandes estudos de coorte, sua realização de rotina para avaliar a resposta ao tratamento em indivíduos hipertensos não é recomendada. Entretanto, ecocardiogramas de acompanhamento podem ser valiosos para avaliar mudanças nos sintomas.[8] O "Posicionamento sobre Indicações da Ecocardiografia em Adultos – 2019", documento da Sociedade Brasileira de Cardiologia, recomenda a realização do ecocardiograma, como classe de recomendação I, nas seguintes situações no paciente hipertenso: na pesquisa de HVE, na avaliação das funções sistólica e diastólica nos hipertensos com suspeita clínica de insuficiência cardíaca, nos pacientes hipertensos com bloqueio do ramo esquerdo e na avaliação do diâmetro da aorta no hipertenso sem controle pressórico adequado.[35]

REFERÊNCIAS BIBLIOGRÁFICAS

1. Malachias MVB, Souza W, Plavnik F, Rodrigues C, Brandão A, Neves M. 7ª Diretriz brasileira de hipertensão arterial. Arq Bras Cardiol. 2016;107(3):1-103.
2. Scala LC ML, Machado A. Epidemiologia da hipertensão arterial sistêmica. 2a ed. Texto da Sociedade Brasileira de Cardiologia. 2. ed. Manole; 2015.
3. Mozaffarian D, Benjamin EJ, Go AS, Arnett DK, Blaha MJ, Cushman M, et al. Executive summary: heart disease and stroke statistics—2015 update: a report from the American Heart Association. Circulation. 2015;131(4):434-41.
4. Mozaffarian D, Benjamin EJ, Go AS, Arnett DK, Blaha MJ, Cushman M, et al. Heart Disease and Stroke Statistics—2015 Update. Circulation. 2015;131(4):e29-e322.
5. Lee JH, Park JH. Role of echocardiography in clinical hypertension. Clin Hypertens. 2015;21:9.
6. Williams B, Mancia G, Spiering W, Agabiti Rosei E, Azizi M, Burnier M, et al. 2018 ESC/ESH Guidelines for the management of arterial hypertension. European Heart Journal. 2018;39(33):3021-104.
7. Chobanian AV, Bakris GL, Black HR, Cushman WC, Green LA, Izzo J, et al. The Seventh Report of the Joint National Committee on Prevention, Detection, Evaluation, and Treatment of High Blood PressureThe JNC 7 Report. JAMA. 2003;289(19):2560-71.
8. Marwick TH, Gillebert TC, Aurigemma G, Chirinos J, Derumeaux G, Galderisi M, et al. Recommendations on the use of echocardiography in adult hypertension: a report from the European Association of Cardiovascular Imaging (EACVI) and the American Society of Echocardiography (ASE). Eur Heart J 2015;16(6):577-605.
9. de Simone G, Izzo R, Chinali M, De Marco M, Casalnuovo G, Rozza F, et al. Does information on systolic and diastolic function improve prediction of a cardiovascular event by left ventricular hypertrophy in arterial hypertension? Hypertension. 2010;56(1):99-104.
10. de Simone G, Devereux RB, Kimball TR, Mureddu GF, Roman MJ, Contaldo F, et al. Interaction between body size and cardiac workload: influence on left ventricular mass during body growth and adulthood. Hypertension. 1998;31(5):1077-82.
11. Lang RM, Badano LP, Mor-Avi V, Afilalo J, Armstrong A, Ernande L, et al. Recommendations for cardiac chamber quantification by echocardiography in adults: an update from the American Society of Echocardiography and the European Association of Cardiovascular Imaging. Eur Heart J. 2015;16(3):233-71.
12. Verdecchia P, Carini G, Circo A, Dovellini E, Giovannini E, Lombardo M, et al. Left ventricular mass and cardiovascular morbidity in essential hypertension: the MAVI study. Journal of the American College of Cardiology. 2001;38(7):1829-35.
13. Devereux RB, Wachtell K, Gerdts E, Boman K, Nieminen MS, Papademetriou V, et al. Prognostic significance of left ventricular mass change during treatment of hypertension. JAMA. 2004;292(19):2350-6.
14. Kuznetsova T, Haddad F, Tikhonoff V, Kloch-Badelek M, Ryabikov A, Knez J, et al. Impact and pitfalls of scaling of left ventricular and atrial structure in population-based studies. J Hypertens. 2016;34(6):1186-94.
15. Krishnamoorthy A, Brown T, Ayers CR, Gupta S, Rame JE, Patel PC, et al. Progression from normal to reduced left ventricular ejection fraction in patients with concentric left ventricular hypertrophy after long-term follow-up. Am J Cardiol. 2011;108(7):997-1001.
16. Koren MJ, Devereux RB, Casale PN, Savage DD, Laragh JH. Relation of left ventricular mass and geometry to morbidity and mortality in uncomplicated essential hypertension. Ann Int Med. 1991;114(5):345-52.
17. Masugata H, Senda S, Inukai M, Murao K, Hosomi N, Iwado Y, et al. Differences in left ventricular diastolic dysfunction between excentric and concentric left ventricular hypertrophy in hypertensive patients with preserved systolic function. J Int Med Research. 2011;39(3):772-9.
18. Mizuguchi Y, Oishi Y, Miyoshi H, Iuchi A, Nagase N, Oki T. Concentric left ventricular hypertrophy brings deterioration of systolic longitudinal, circumferential, and radial myocardial deformation in hypertensive patients with preserved left ventricular pump function. J Cardiol. 2010;55(1):23-33.
19. McMullen JR, Jennings GL. Differences between pathological and physiological cardiac hypertrophy: novel therapeutic strategies to treat heart failure. Clin Exper Pharmacol Physiol. 2007;34(4):255-62.
20. Pierdomenico SD, Lapenna D, Cuccurullo F. Regression of echocardiographic left ventricular hypertrophy after 2 years of therapy reduces cardiovascular risk in patients with essential hypertension. Am J Hypertension. 2008;21(4):464-70.
21. Jenkins C, Moir S, Chan J, Rakhit D, Haluska B, Marwick TH. Left ventricular volume measurement with echocardiography: a comparison of left ventricular opacification, three-dimensional echocardiography, or both with magnetic resonance imaging. Eur Heart J. 2008;30(1):98-106.
22. Dorosz JL, Lezotte DC, Weitzenkamp DA, Allen LA, Salcedo EE. Performance of 3-dimensional echocardiography in measuring left ventricular volumes and ejection fraction: a systematic review and meta-analysis. J Am Col Cardiol. 2012;59(20):1799-808.
23. Hung J, Lang R, Flachskampf F, Shernan SK, McCulloch ML, Adams DB, et al. 3D echocardiography: a review of the current status and future directions. J Am Society Echocardiogr. 2007;20(3):213-33.
24. Monaghan MJ. Role of real time 3D echocardiography in evaluating the left ventricle. Heart. 2006;92(1):131-6.

25. Yingchoncharoen T, Agarwal S, Popović ZB, Marwick TH. Normal ranges of left ventricular strain: a meta-analysis. J Am Society Echocardiogr. 2013;26(2):185-91.
26. Singh A, Voss WB, Lentz RW, Thomas JD, Akhter N. The Diagnostic and Prognostic Value of Echocardiographic Strain. JAMA. 2019;4(6):580-8.
27. Saito M, Khan F, Stoklosa T, Iannaccone A, Negishi K, Marwick TH. Prognostic implications of LV strain risk score in asymptomatic patients with hypertensive heart disease. JACC. 2016;9(8):911-21.
28. Dianzumba S, DiPette D, Joyner CR, Townsend R, Weber E, Mauro K, et al. Left ventricular function in mild hypertension after adrenergic blockade. Hypertension. 1988;11(2_pt_2):I98.
29. Sharp AS, Tapp RJ, Thom SAM, Francis DP, Hughes AD, Stanton AV, et al. Tissue Doppler E/E' ratio is a powerful predictor of primary cardiac events in a hypertensive population: an ASCOT substudy. Eur Heart J. 2009;31(6):747-52.
30. Wachtell K, Palmieri V, Gerdts E, Bella JN, Aurigemma GP, Papademetriou V, et al. Prognostic significance of left ventricular diastolic dysfunction in patients with left ventricular hypertrophy and systemic hypertension (the LIFE Study). Am J Cardiol. 2010;106(7):999-1005.
31. Nagueh SF, Smiseth OA, Appleton CP, Byrd BF, Dokainish H, Edvardsen T, et al. Recommendations for the Evaluation of Left Ventricular Diastolic Function by Echocardiography: An Update from the American Society of Echocardiography and the European Association of Cardiovascular Imaging. Eur Heart J Cardiovasc Imaging. 2016;17(12):1321-60.
32. Doherty JU, Kort S, Mehran R, Schoenhagen P, Soman P, Members RP, et al. ACC/AATS/AHA/ASE/ASNC/HRS/SCAI/SCCT/SCMR/STS 2019 Appropriate Use Criteria for Multimodality Imaging in the Assessment of Cardiac Structure and Function in Nonvalvular Heart Disease : A Report of the American College of Cardiology Appropriate Use Criteria Task Force, American Association for Thoracic Surgery, American Heart Association, American Society of Echocardiography, American Society of Nuclear Cardiology, Heart Rhythm Society, Society for Cardiovascular Angiography and Interventions, Society of Cardiovascular Computed Tomography, Society for Cardiovascular Magnetic Resonance, and the Society of Thoracic Surgeons. J Nucl Cardiol. 2019;26(4):1392-413.
33. Devereux RB. Is the electrocardiogram still useful for detection of left ventricular hypertrophy? Circulation. 1990;81(3):1144-6.
34. Liebson PR, Grandits G, Prineas R, Dianzumba S, Flack JM, Cutler JA, et al. Echocardiographic correlates of left ventricular structure among 844 mildly hypertensive men and women in the Treatment of Mild Hypertension Study (TOMHS). Circulation. 1993;87(2):476-86.
35. Barberato SH, Romano MMD, Beck ALS, Rodrigues ACT, Almeida ALC, Assunção BMBL, et al. Posicionamento sobre Indicações da Ecocardiografia em Adultos – 2019. Arq Bras Cardiol. 2019;113(1):135-181.

CORAÇÃO DE ATLETA

José Luiz Barros Pena ■ Marconi Gomes da Silva ■ Bruno Rezende Passos

INTRODUÇÃO

O número de indivíduos que praticam atividades esportivas regulares em nosso país cresceu nas últimas décadas. Segundo dados do Ministério do Esporte,[1] cerca de 30% da população brasileira realizam exercícios físicos e 25,6% das pessoas estão associadas a atividades esportivas, sendo que 5,5% destas participaram de competições oficiais no ano de 2013. Paralelamente, aumenta também o número absoluto de indivíduos em risco para morte súbita cardíaca (MSC), já que o exercício físico funciona como gatilho para tal evento em atletas com anormalidades cardíacas estruturais ou elétricas, levando a arritmias malignas.

A atividade física regular e intensa é responsável por uma série de profundas alterações elétricas, estruturais e funcionais adaptativas, usualmente referidas como "coração de atleta". A análise dessa condição é de suma importância para melhor compreensão dos mecanismos de adequação cardíaca para melhora da *performance* e do rendimento, assim como guiar o desenvolvimento de regimes de treinamento que vão otimizar a adaptação cardíaca, além de permitir a diferenciação de patologias que podem ter características morfológicas semelhantes àquelas induzidas por treinamento. Algumas vezes pode ser extremamente difícil estimar o grau de remodelamento esperado, em decorrência das faixas correspondentes muito variáveis relatadas na literatura. Nesse contexto, a avaliação de doenças que possam colocar os atletas em risco se torna imperativa. Técnicas de imagem como ecocardiografia (ECO) e ressonância magnética cardíaca (RMC) têm favorecido expressivo avanço em nossa compreensão do que é o coração de atleta, permitindo aplicar essa informação no cenário clínico. A ECO, por sua disponibilidade, versatilidade e inocuidade, é parte fundamental do rastreio.

TRIAGEM ANTES DA PARTICIPAÇÃO

A grande finalidade dos programas de rastreio em atletas é a prevenção da MSC e sua incidência real varia de acordo com a população estudada, ocorrendo em torno de dois casos de morte súbita por 100.000 atletas por ano.[2,3]

Existem diferentes protocolos de triagem antes da participação em atividades esportivas, principalmente para atletas de alto rendimento em nível competitivo. Consensos europeus recomendam uma avaliação composta por três etapas:[4] a) história clínica com ênfase nos antecedentes pessoais e familiares; b) exame físico e c) eletrocardiografia (ECG) de 12 derivações. Porém, o ECG apresenta uma sensibilidade limitada (em torno de 70%) para detecção das causas mais frequentes de MSC em atletas,[4] particularmente quando se trata de origem anômala de artérias coronárias, doenças da aorta e formas iniciais de cardiomiopatias.

Com a finalidade de aumentar a sensibilidade dos protocolos de rastreio, principalmente em atletas de alto rendimento, envolvidos em atividades esportivas com elevado componente estático ou dinâmico (treinamento de alta intensidade tanto no componente resistido e aeróbico acima de 10 horas por semana),[5-7] a ECO é um método extremamente útil, acessível e não invasivo que reconhece facilmente alterações estruturais não identificadas pela história clínica e ECG, fato que acontece em cerca de 7,5% dos atletas submetidos a estudo ecocardiográfico.[8]

Pela última atualização da Diretriz em Cardiologia do Esporte e do Exercício da Sociedade Brasileira de Cardiologia e da Sociedade Brasileira de Medicina do Exercício e Esporte,[9] na avaliação pré-participação de atletas e esportistas, a ECO pode diagnosticar as principais doenças responsáveis por MSC em atletas. A causa mais comum de MSC em atletas jovens é a cardiomiopatia hipertrófica,[10-12] seguida da origem anômala de artérias coronárias.[12,13] Outras etiologias menos comuns incluem a dilatação da aorta pela síndrome de Marfan, miocardites e prolapso da valva mitral. A cardiomiopatia/displasia arritmogênica do VD, a doença arterial coronariana e a estenose aórtica podem levar a MSC em indivíduos jovens envolvidos em esportes de competição (Quadro 49-1). Além disso, a avaliação ecográfica morfofuncional pode auxiliar na diferenciação entre alterações fisiológicas do coração de atleta e hipertrofia patológica de forma rápida e com relativo baixo custo.[9]

Vale ressaltar, também, a importância da ECO em esportistas ou atletas com cardiopatias congênitas já diagnosticadas, sobretudo aquelas de menor complexidade, sem contraindicação aos exercícios de alto rendimento. Nessa circunstância, a realização periódica da ecocardiografia auxilia na avaliação evolutiva e guia o correto manejo desse atleta profissional ou amador. Alguns trabalhos demonstram, também, a importância da ECO de esforço físico em situações em que a verificação da função cardíaca durante o exercício pode auxiliar no diagnóstico e conduta, incluindo pacientes com cardiomiopatia hipertrófica (CMH).[9]

No presente momento, a ecocardiografia representa modalidade diagnóstica confirmatória a ser realizada após suspeita durante avaliação pré-participação inicial, com grau de recomendação I, nível de evidência A.

Sugere-se a realização de exame ecocardiográfico padrão, com análise criteriosa e completa, morfológica e funcional, conforme descrito no Quadro 49-2.

Quadro 49-1. Principais Causas de Morte Súbita em Atletas

Idade < 35 anos	Idade > 35 anos
■ Cardiomiopatia hipertrófica ■ Doença arterial coronária ■ Displasia arritmogênica do ventrículo direito ■ Origem anômala das artérias coronárias ■ Miocardite ■ Doença valvar ■ Síndromes de pré-excitação ■ Doença do sistema de condução	Doença arterial coronária

Quadro 49-2. Janelas Ecocardiográficas Recomendadas durante Exame Ecocardiográfico em Atletas, com Estruturas Analisadas e Possíveis Alterações

Janela	Estruturas avaliadas e possíveis alterações
Paraesternal de eixo longo (bidimensional + modo M + Doppler colorido)	▪ Hipertrofia e/ou dilatação do VE ▪ Morfologia e função das valvas mitral e aórtica ▪ Raiz de aorta e aorta ascendente (síndrome de Marfan)
Paraesternal de eixo curto ao nível dos vasos da base e ventrículos	▪ Origem das artérias coronárias ▪ Morfologia da valva aórtica ▪ Valva pulmonar ▪ Septos interatrial e interventricular ▪ Persistência do canal arterial (PCA) ▪ Hipertrofia do VE ▪ VE não compactado
Paraesternal direito	▪ Morfologia e função do VD
Apical de 4 câmaras (bidimensional + Doppler colorido + Doppler contínuo na valva aórtica)	▪ Função do VE ▪ Morfologia e função do VD ▪ Morfologia e função das valvas aórtica, mitral e tricúspide ▪ Septos interatrial e interventricular ▪ Veias pulmonares
Supraesternal	▪ Arco aórtico ▪ Persistência do canal arterial (PCA)
Subcostal	▪ Morfologia, espessura e função do VD ▪ Septos interatrial e interventricular

DIFERENCIAÇÃO ENTRE ACHADOS ADAPTATIVOS E PATOLÓGICOS

As mudanças adaptativas cardíacas diante do exercício físico, classicamente chamadas de coração de atleta, são descritas desde o século XIX e incluem uma série de mecanismos (estruturais, funcionais, neuro-humorais, autonômicos e regulatórios),[14] com o objetivo de aumentar o débito cardíaco. Durante o pico do esforço, por exemplo, a frequência cardíaca pode ser superior a 220 batimentos por minuto e o débito cardíaco (DC) se eleva de 6 a 8 vezes em relação aos seus valores basais. O incremento do volume sistólico ocorre pelo aumento do volume diastólico final ventricular e, em menor grau, pela redução do volume sistólico final mediado pelo sistema simpático.[15]

FATORES QUE INFLUENCIAM O REMODELAMENTO CARDÍACO EM ATLETAS

Diversos fatores, principalmente demográficos e aqueles intrínsecos à modalidade esportiva, alteram de maneiras distintas o remodelamento cardíaco.

Idade

Grande parte dos estudos para análise das adaptações cardíacas aos exercícios físicos é realizada em atletas adultos (18 a 35 anos), porém, tais alterações se iniciam já na adolescência, com maior espessura da parede do VE em relação aos não atletas.[16]

Existem variações entre esportistas adultos e adolescentes, com um limite superior de espessura da parede do VE de 16 mm em adultos e 14 mm em adolescentes, sendo que a incidência de valores superiores a 12 mm nesses grupos em alguns estudos ocorre em aproximadamente 2 e 0,5%, respectivamente.[16,17] Tais achados apontam para a necessidade de valores de corte inferiores em atletas mais jovens e seriam justificados pela massa muscular esquelética inferior, menor treinamento cumulativo, níveis muito baixos de testosterona pré-puberdade e resposta discreta do exercício às catecolaminas.

Gênero

Atletas masculinos exibem um remodelamento mais pronunciado, com espessura das paredes do VE 23% maior e cavidade ventricular esquerda com diâmetro 11% superior em relação a atletas do sexo feminino, equiparados por idade e intensidade de treinamento. Um valor de espessura de parede do VE superior a 12 mm em mulheres esportistas deve chamar a atenção para possíveis condições patológicas subjacentes.[18] Ressalta-se que uma proporção maior de homens participa de esportes competitivos e de resistência extrema, porém, fatores hormonais também podem explicar tais diferenças entre os gêneros.

Etnia

Atletas de raça negra (ou afrodescendentes) e afro-caribenhos apresentam alterações adaptativas mais acentuadas quando comparados aos brancos, com valores de espessura das paredes do VE superiores a 12 mm em 18% dos casos, contra apenas 4% em atletas brancos.[19] Nessa mesma série de casos, nenhum dos atletas brancos apresentou espessura de parede maior ou igual a 15 mm, enquanto tal achado ocorreu em 3% dos esportistas afrodescendentes. Diferenças quanto à modulação da pressão arterial, função endotelial, rigidez arterial, polimorfismos na expressão do gene I/D da enzima conversora da angiotensina e expressão do fator de crescimento semelhante à insulina tipo 1 (IGF-1) são fatores que podem explicar as disparidades entre as raças.

Fatores Relacionados com a Modalidade Esportiva

Diferentes modalidades de exercício impõem ao sistema cardiovascular alterações hemodinâmicas distintas. Classicamente, duas formas foram descritas de acordo com seu efeito hemodinâmico, chamadas tradicionais. Exercícios isotônicos, conhecidos também por dinâmicos ou de *endurance* (como ciclismo e corrida), resultam em aumento do DC em razão do incremento tanto da frequência cardíaca quanto do volume sistólico, além de reduzirem a resistência vascular periférica (RVP) e elevarem a pressão arterial sistêmica (PAS), gerando sobrecarga de volume. De outro lado, exercícios isométricos, denominados igualmente de exercícios de força, resistidos ou estáticos (como o levantamento de peso e o fisiculturismo) são caracterizados por DC e RVP periférica estáveis ou discretamente aumentados, levando a aumento da pressão arterial e, em última análise, ao incremento da pós-carga do VE.

As atividades isotônicas geralmente induzem um remodelamento cardíaco mais acentuado, porém, existem esportes que combinam aspectos de resistência e força em proporções variáveis, como o futebol e a natação, resultando em diferentes alterações adaptativas estruturais e funcionais cardíacas.[20]

Além disso, tais modificações não apresentam resposta linear com o exercício e variam de acordo com fatores genéticos individuais, gênero e raça. Devemos estar atentos de que essas variáveis, chamadas de critérios de Mitchell,[21] consideram o impacto cardiovascular do exercício de acordo com os componentes estáticos ou dinâmicos, graduados de I a III e de A a C, respectivamente.

A Figura 49-1 demonstra os diferentes componentes estáticos e dinâmicos nas diferentes modalidades esportivas. Embora a maioria dos estudos caracterize a adaptação cardíaca esperada de acordo com esse esquema, é importante verificar que este não é o objetivo dos critérios de Mitchell. Na verdade, eles foram desenvolvidos como um guia de fisiologia para auxiliar na elegibilidade esportiva, incorporando temas como riscos associados a esportes de força explosiva que podem desencadear eventos arrítmicos em atletas com cardiomiopatias.

	Bobsled/Luge Esportes de arremesso ou lançamento (peso/disco/dardo/martelo) Ginástica artística * † Artes marciais Escalada Vela Esqui aquático * † Levantamento de peso * † Windsurf * †	Fisiculturismo * † Esqui alpino Skate* † Snowboard * † Luta greco-romana *	Boxe Canoagem Ciclismo * † Decatlo Remo Patinação de velocidade Triatlo * †
III. Alto (> 30%)			
II. Moderado (10-20%)	Tiro com arco Automobilismo * † Mergulho * † Hipismo * † Motociclismo * †	Futebol americano* Esportes de salto (com vara/em distância) Patinação artística Rodeio * † Corrida de curta distância ou sprint Surfe Natação artística † Ultramaratona	Basquete* Hóquei no gelo* Esqui cross-country (estilo livre) Lacrosse* Corrida de média distância Natação Handebol Tênis
I. Baixo (< 10%)	Boliche Críquete Curling Golfe Tiro com rifle Ioga	Beisebol/softbol Esgrima Tênis de mesa Voleibol	Badminton Esqui cross-country (estilo clássico) Hóquei sobre grama* Corrida de orientação Marcha atlética Raquetebol/squash Corrida de longa distância Futebol*
	A. Baixo (< 50%)	B. Moderado (50-75%)	C. Alto (> 75%)

Aumento do componente estático ↑

Aumento do componente dinâmico →

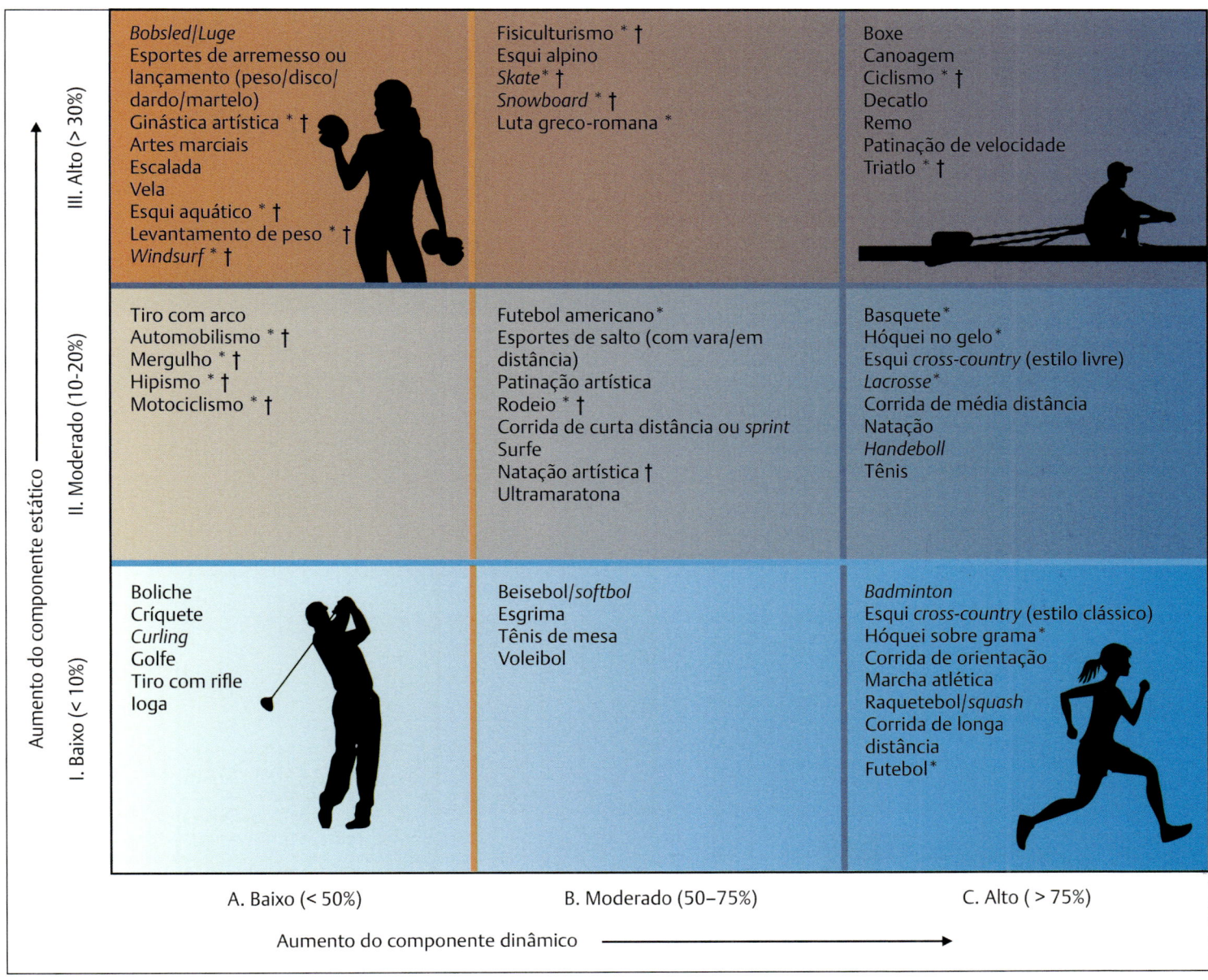

Fig. 49-1. Classificação de esportes com base nos componentes estáticos e dinâmicos de pico obtidos durante a competição; no entanto, valores mais altos podem ser alcançados durante o treinamento. O componente dinâmico crescente é definido em termos da porcentagem estimada de consumo máximo de oxigênio (VO$_2$ máx) alcançada e resulta em DC crescente. O aumento do componente estático está relacionado com a porcentagem estimada de contração voluntária máxima atingida e resulta em uma carga de PA crescente. As menores demandas cardiovasculares totais (DC e PA) são mostradas na cor pálida, com aumento da carga dinâmica representado pelo aumento da intensidade do azul e o aumento da carga estática pelo aumento da intensidade do vermelho. Observe a transição gradual entre as categorias, que deve ser individualizada com base na posição do jogador e no estilo de jogo. *: Indica perigo de colisão corporal; †: maior risco de ocorrer síncope.[20]

ALTERAÇÕES ADAPTATIVAS NAS CÂMARAS CARDÍACAS EM ATLETAS

Ventrículo Esquerdo

As primeiras alterações no ventrículo esquerdo (VE) ocasionadas pelo exercício foram descritas na década de 1970 e ficaram classicamente conhecidas como **hipótese de Morganroth**:[22] os exercícios de resistência levariam, caracteristicamente, a aumento da massa ventricular esquerda por dilatação do ventrículo esquerdo associada a incremento da espessura da parede, resultando em hipertrofia excêntrica do VE, enquanto os exercícios de força acarretariam, basicamente, espessamento das paredes do VE, caracterizando hipertrofia concêntrica.

Porém, essa divisão binomial atualmente parece obsoleta,[23] já que estudos mais recentes não encontraram este modelo clássico de apresentação tanto em atletas submetidos a exercícios de força quanto de resistência e a maioria dos esportes combinam componentes isométricos e isotônicos em proporções variadas.[24] O aumento da espessura das paredes do VE é uma característica típica do coração de atleta com o intuito de elevar o volume sistólico, no entanto, geralmente é discreta e muitas vezes permanece dentro da faixa de normalidade. Incrementos mais pronunciados da espessura miocárdica (> 13 mm) são encontrados em apenas 1,7% dos atletas de elite e cerca de 10 a 15% dos casos caem no intervalo entre 12 a 15 mm,[17] conhecida como "zona cinzenta" entre o coração de atleta e a expressão fenotípica de formas incipientes de cardiomiopatia hipertrófica (CMH) (Fig. 49-2).[16,25]

Em estudo comparativo de diversos parâmetros ecocardiográficos entre atletas com hipertrofia ventricular esquerda (HVE) e pacientes com CMH incipiente dentro da zona cinzenta, observou-se que o diâmetro diastólico final do VE (DD$_f$VE), a espessura relativa das paredes (ERP), os índices de função diastólica incluindo o tempo de desaceleração (TD), tempo de relaxamento isovolumétrico (TRIV) do fluxo mitral e onda e' septal do Doppler tecidual, além da relação E/A do fluxo tricúspide e da dosagem do peptídeo natriurético cerebral (BNP) em repouso, tiveram boa capacidade discriminatória para o diagnóstico de CMH (área sob a curva = 0,958) quando analisados em conjunto.[26]

Porém, o diagnóstico diferencial de formas iniciais de CMH e as alterações adaptativas do coração de atleta permanece desafiador,

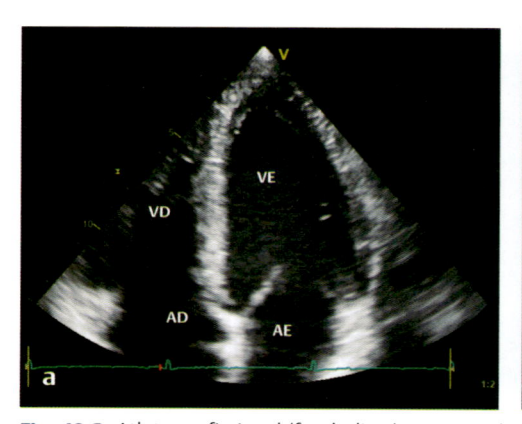

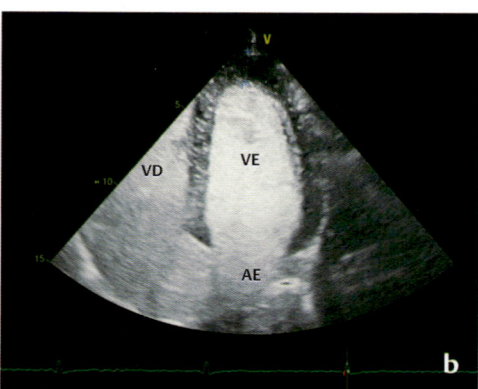

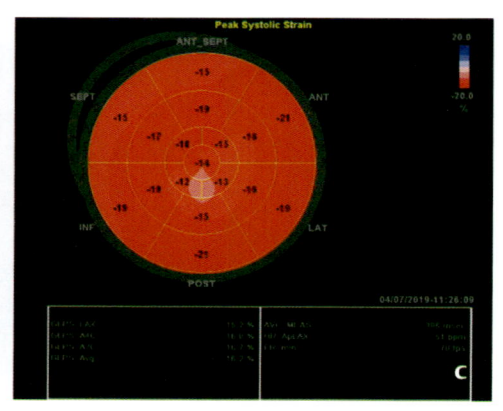

Fig. 49-2. Atleta profissional (futebolista), assintomático, com isquemia subepicárdica em parede anterior, ao ECG. (**a**) Corte apical de 4 câmaras demonstra aumento global das câmaras cardíacas, com hipertrofia das paredes mais acentuada no ápice do VE. (**b**) Confirmamos aspecto de cardiomiopatia hipertrófica apical com emprego de agente de realce (contraste com microbolhas). (**c**) Representação paramétrica em *bull's eye* demonstrando deformação miocárdica reduzida no ápice.

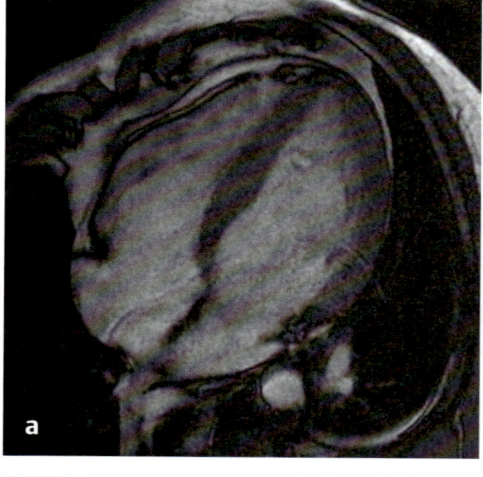

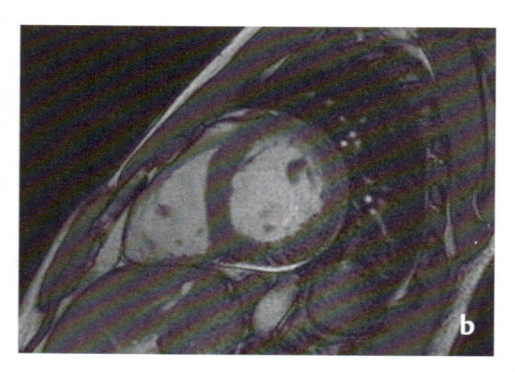

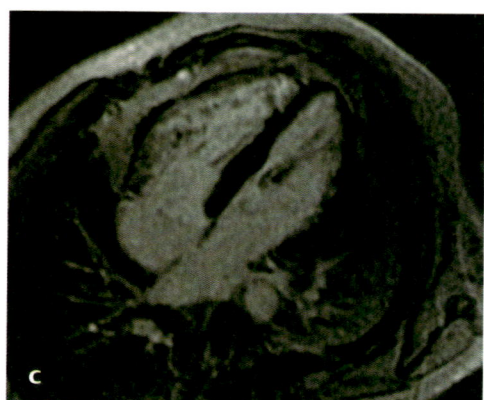

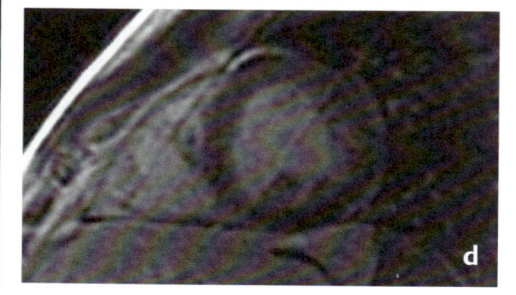

Fig. 49-3. Atleta de basquete profissional, 19 anos, sexo masculino, afrodescendente, com alterações significativas ao ECG basal, hipertrofia miocárdica importante do ventrículo esquerdo ao ECO, predominante no septo interventricular. A RM demonstrou aumento e hipertrofia das câmaras cardíacas, septo interventricular medindo no máximo 19 mm, ausência de áreas de realce tardio após injeção de gadolínio (**a**) (visão de 4 câmaras) e (**b**) transversal ao nível dos músculos papilares. Optou-se por interrupção da atividade física por 3 meses (destreinamento). (**c, d**) Novo exame demonstrou regressão significativa da hipertrofia miocárdica, indicando que as alterações eram decorrentes de condicionamento físico. (Cortesia do Dr. Eduardo Belisario Falchetto.)

pois não há nenhum sinal patognomônico que separe essas condições. Assim, recomenda-se a combinação da história clínica e familiar com achados eletro e ecocardiográficos, incluindo a modalidade tridimensional e o uso dos índices de deformação miocárdica (*strain/strain rate*). A avaliação com outros métodos de imagem, incluindo a ressonância magnética cardíaca (RMC) pode auxiliar na diferenciação (Fig. 49-3).

A dilatação das câmaras cardíacas, notadamente do VE, é outra característica da adaptação cardíaca ao exercício, com o intuito de aumentar o volume sistólico, seguindo o princípio fisiológico de Frank-Starling.[27] Diâmetro diastólico final do VE maior que 54 mm, associado a aumento do volume do VE e, particularmente, a relação volume/massa do VE na RMC têm sido propostos para distinguir o coração de atleta de condições patológicas.[28,29] A dilatação da cavidade ventricular esquerda ao exercício é, na maioria dos casos, em grau discreto e quando indexadas para a superfície corpórea, as dimensões em geral ficam dentro dos limites normais. Comparados aos não desportistas, os atletas apresentam valores de espessura das paredes 15 a 20% superiores, assim como medidas 10 a 15% maiores dos diâmetros da cavidade ventricular esquerda (Quadro 49-3).[30]

Porém, em pequena parte (14%) dos atletas de elite, principalmente em atividades de ultrarresistência, essa dilatação pode ser significativa, com dimensão diastólica final acima de 60 mm, assemelhando-se a formas de cardiomiopatia dilatada (CMPD) (Fig. 49-4).[31]

Deve-se enfatizar que diâmetros acima de 65 mm são raros em atletas saudáveis e que tais remodelamentos expressivos podem persistir em 20% dos atletas, mesmo após 5 anos do abandono das atividades esportivas.[32]

Outro achado comumente encontrado em atletas são as hipertrabeculações, encontradas em 20% dos atletas em estudos observacionais,[33] sendo que em 8% dos casos as ECOs preenchiam os critérios para o diagnóstico de miocárdio não compactado do VE, com aumento para 13% se levados em consideração apenas atletas negros. Uma das teorias propostas para a presença de hipertrabeculação no VE dos atletas é que se trata de uma expressão fenotípica do ventrículo esquerdo ao incremento da pré e pós-cargas ocasionadas pelo exercício, influenciada também por fatores genéticos e étnicos.[33]

Quadro 49-3. Limites Estruturais do Coração de Atleta Considerado "Normal" pela Idade, Etnia e Gênero, com Limites (Colocados em Parênteses) fora dos Quais a Possibilidade de uma Doença Subjacente Deve Ser Considerada[30]

	Adolescente caucasiano	Adulto caucasiano	Adolescente afro-caribenho	Adulto afro-caribenho
Homens				
PpVE (mm)	6-13 (> 12)	7-14 (> 12)	6-14 (> 12)	8-16 (> 14)
DdVE (mm)	45-60 (> 60)	42-66 (> 60)	35-62 (> 60)	44-64 (> 60)
Massa VE (g)	42-465	113-489	109-329	113-618
VDFVE (mL)		180-340 (> 330)		
FEVE (%)		41-77 (< 45)	50-76 (< 50)	
DdAE (mm)	25-41 (> 40)	23-50 (> 45)	25-44 (> 40)	
VDFVD (mL)		200-390 (> 375)		
FEVD (%)		40-58 (< 45)		
Mulheres				
PpVE (mm)	6-11 (> 10)	6-11 (> 10)		6-12 (> 11)
DdVE (mm)	41-55 (> 55)	40-62 (> 55)		39-60 (> 55)
Massa VE (g)	54-268	86-293		95-322
VDFVE (mL)		140-260 (260)		
FEVE (%)		44-76 (< 45)		41-78 (< 45)
DdAE (mm)		22-46 (> 40)		21-41 (> 40)
VDFVD (mL)		150-290 (> 280)		
FEVD (%)		40-67 (< 45)		

Há ausência de dados em muitas categorias e os níveis de referência em outros grupos étnicos são ainda mais escassos.
AE: átrio esquerdo; VE: ventrículo esquerdo; PpVE: parede posterior do ventrículo esquerdo; DdVE: diâmetro diastólico do ventrículo esquerdo; VDFVE: volume diastólico final do ventrículo esquerdo; FEVE: fração de ejeção do ventrículo esquerdo; DdAE: diâmetro diastólico do átrio esquerdo; VDFVD: volume diastólico final do ventrículo direito; FEVD: fração de ejeção do ventrículo direito.

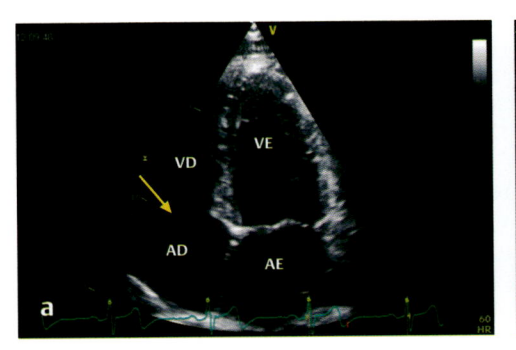

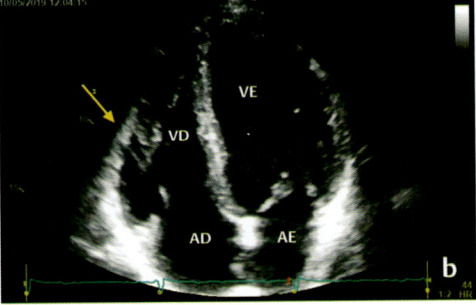

Fig. 49-4. Ecocardiografia em corte apical de 4 câmaras comparando o coração do paciente de 29 anos não atleta com triatleta de mesma idade e sexo (**a**). O volume de carga do esporte de *endurance* resulta em dilatação de todas as câmaras cardíacas com aumento no volume de ejeção apesar de a função em repouso ser normal ou mesmo reduzida. Neste caso o débito cardíaco normal permanece em repouso, apesar de a função miocárdica do VE estar normal ou mesmo reduzida. A profundidade do campo é marcada por seta amarela para acentuar as diferenças no tamanho do coração (**b**).

Algumas características podem auxiliar na diferenciação entre adaptação ao exercício e miocárdio não compactado:

- Localização das trabeculações: no miocárdio não compactado são encontradas na região apical do VE, enquanto em atletas elas se localizam na região média da cavidade ventricular esquerda.
- Presença de realce tardio na ressonância magnética cardíaca após infusão de gadolínio,[34] além de alterações na função sistólica e diastólica do VE, são sugestivos de miocárdio não compactado.
- Em casos duvidosos de atletas com fração de ejeção do VE discretamente reduzida, o emprego do contraste com microbolhas e a melhora da função sistólica do VE com o exercício é característica de indivíduos saudáveis.[33]

Quanto à análise funcional, a fração de ejeção do VE (FEVE) geralmente é normal em atletas, porém, em alguns esportistas de *endurance* de alta intensidade, uma leve redução dos índices de função sistólica do VE pode ser constatada em repouso.[35] Até mesmo uma redução da FEVE denominada "fadiga cardíaca" foi demonstrada após realização de atividade física extenuante em indivíduos com função sistólica normal em repouso.[36]

Cabe a ressalva de que os índices de função sistólica convencionais são de valor limitado na avaliação ventricular em repouso, em razão da dependência da FEVE em relação à pré-carga e ao fato de que os parâmetros obtidos com Doppler são registrados apenas durante a fase sistólica.

Diante desses cenários, novas tecnologias na área da ecocardiografia podem ser úteis na diferenciação de quadros patológicos, como os índices de deformação miocárdica (*strain* longitudinal, radial e circunferencial) obtidos pelo *speckle-tracking* ou o *strain* e o *strain rate* obtidos pelo Doppler tecidual, demonstrando valores normais desses parâmetros no VE de atletas saudáveis.[37] Os efeitos do treinamento de resistência sobre a torção e o *untwisting* do VE necessitam de mais estudos, porém, resultados preliminares apontam para índices supranormais induzidos pelo exercício.[38]

Enquanto os parâmetros ecocardiográficos geralmente não auxiliam fielmente na diferenciação entre as alterações do coração de atleta ocasionadas pelas atividades de *endurance* ou de força, demonstrou-se que o *strain* global longitudinal (SGL) é discretamente menor (mas ainda dentro da faixa da normalidade de ≤ -18,9%) em esportistas de *endurance*, quando comparados a atletas com exercícios basicamente de força.[39,40] A torção ou *twist* do VE, definida como a diferença absoluta em graus entre a rotação entre os segmentos basais e apicais no eixo curto paraesternal, parece fornecer dados para diferenciação entre os dois tipos básicos de exercício, já que foram demonstrados valores superiores de torção sistólica do VE em pacientes submetidos a atividades dinâmicas em comparação àqueles que praticavam exercícios estáticos.[39]

Em revisão sistemática e metanálise envolvendo 590 atletas de elite, verificou-se que quando as categorizações dos atletas em relação ao tipo de exercício predominante são ignoradas, não há diferenças significativas nos índices de deformação miocárdica do VE e torção, com exceção do *untwisting,* quando comparados com controles normais.[41] No entanto, quando os atletas são categorizados de acordo com o tipo e a intensidade de exercícios praticados, em estático e dinâmico, por meio da classificação de Mitchell, surgem diferenças predominantemente em aspectos mecânicos do VE. A torção cardíaca foi maior em atletas nos classificados como A3 (dinâmica baixa, estática alta), como: levantamento de peso, artes marciais e C1 (estática baixa, dinâmica alta), como: corrida de longa distância, futebol, quando comparados aos controles não treinados. Contrariamente, a torção foi menor nos atletas em C2 (dinâmica alta, estática moderada), como: natação, polo aquático, o que pode ser explicado por alterações na rotação apical, mas não na rotação basal. O valor de *untwisting* foi maior em atletas do grupo A3 (levantamento de peso, artes marciais) e em C1 (corredores de longas distâncias, futebolistas), e menor que os controles para atletas em C3 (dinâmica alta, estática alta), correspondentes a esportes como remo e ciclismo. Além disso, usando a categorização tradicional, os atletas de *endurance* mostraram tendência a valores menores de torção do VE em comparação aos controles. Subdivisões do nível de treinamento revelaram que atletas de elite nas modalidades de *endurance* demonstraram menor torção do que controles, explicada por menor rotação apical. O pico de *untwisting* foi maior em atletas com predominância de exercícios com componentes dinâmico baixo e estático alto (A3), enquanto picos menores foram encontrados em atletas que praticavam esportes com componentes dinâmico alto e estático alto (C3).[41]

Os índices de deformação miocárdica são úteis também para a identificação de quadros patológicos. Comparativamente a atletas, o *strain* global longitudinal (SGL), radial (SGR) e circunferencial (SGC) estão reduzidos em pacientes com CMH.[42]

Em pacientes com HVE secundária à hipertensão arterial sistêmica (HAS), reduções significativas tanto do *strain* sistólico e diastólico, quanto do *strain rate* (SR) foram observadas em pacientes hipertensos em relação a atletas engajados em esportes de força.[43] Valores mais baixos do SGL também foram encontrados em pacientes jovens hipertensos em comparação a atletas, enquanto o SGC, o SGR e a torção do VE se mantiveram em patamares semelhantes.[44]

Esse padrão de índices de deformação miocárdica reduzido que pode ser encontrado em atletas de alto rendimento e que apresentam grandes volumes do ventrículo esquerdo parece pertencer ao espectro da fisiologia saudável típico do "coração do atleta". Por esse motivo, a presença de valores reduzidos de SGL em atletas com função diastólica do VE normal ou supranormal pode ser determinante para a distinção entre as adaptações secundárias aos exercícios e as patologias cardíacas.[43] Em tese, a medida do SGL em atletas pode representar papel significativo para definir índices para diferenciação entre o "coração do atleta" e condições patológicas. No entanto, essa hipótese ainda permanece controversa, tendo em vista a necessidade de melhor definição dos valores de referência do SGL em atletas e o impacto do treinamento físico na mecânica sistólica do VE em repouso.

A representação paramétrica em *bull's eye* pode fornecer subsídios para diferenciar o coração do atleta de outras doenças que cursam com hipertrofias (Fig. 49-5).

Apesar do crescente conhecimento e experiência com os índices de deformação miocárdica, atletas com índices de SGL significativamente reduzidos, quando acompanhados de hipertrofia do VE, devem ser cuidadosamente avaliados e acompanhados.

A ecocardiografia tridimensional (3D) é considerada uma modalidade diagnóstica que proporciona maior detalhamento na avaliação da anatomia cardíaca, função ventricular e doenças valvares em relação ao estudo bidimensional (2D). Através do fornecimento de dados da geometria ventricular e sincronismo da contração, levando em consideração diferenças no comprimento e conformação do VE, a 3D permite a demonstração do remodelamento harmônico que acontece em atletas, ao contrário do que é observado em pacientes com CMH ou CMPD.[40,45] Além disso, quantifica o volume e a massa do VE de maneira equiparável à RMC, porém, é mais reprodutível e tem menor custo (Fig. 49-6).

Função Diastólica do VE

A função diastólica do VE é parte indissociável da avaliação ecocardiográfica do coração de atleta e ganha importância, principalmente, na diferenciação de estados patológicos, pois normalmente as alterações da função diastólica precedem o surgimento de disfunção sistólica.

Os atletas apresentam função diastólica normal ou supranormal (relação E/A do fluxo mitral geralmente maior que 2, velocidades baixas da onda A e elevadas das ondas e' septal e lateral ao Doppler tecidual e relação E/e' reduzida), expressão ecocardiográfica do recolhimento elástico e do relaxamento do VE. De outro lado, nos pacientes com CMH a disfunção diastólica pode ser a primeira expressão da doença, antes mesmo do desenvolvimento de HVE,[46] com relação E/A inferior a 1, redução da onda e' septal do Doppler tecidual e alterações regionais da função diastólica (e'/a' menor que 1) nos segmentos acometidos pela doença.[47] Um valor de corte para a onda e' de 11,5 cm/s foi sugerido como parâmetro útil na diferenciação entre CMH e coração de atleta.[29] A análise dos parâmetros diastólicos do VE por Doppler tecidual também são úteis na identificação de pacientes que carreiam mutações da CMH (conhecidos como genótipo-positivos), independentemente da expressão fenotípica da doença.[48]

Ventrículo Direito

O ventrículo direito (VD) do ponto de vista fisiológico desempenha sua função contrátil sob baixas pressões e a alta demanda metabólica gerada pelo exercício exerce efeitos acentuados no VD.[49] Durante a atividade física intensa, há aumento expressivo do DC biventricular, porém, a diminuição da resistência vascular é menos pronunciada na circulação pulmonar. O cenário de elevação acentuada do débito do VD associada à vasodilatação no leito vascular pulmonar pode levar a aumento anormal da pressão arterial pulmonar e, consequentemente, da pós-carga do VD, com aumento de seus diâmetros cavitários. As elevações nas pressões e volumes ventriculares são maiores para o VD, enquanto o aumento da espessura da parede do VD é menos pronunciado quando comparado ao VE. Isso acarreta expressivo incremento (em torno de 125%) da tensão parietal do VD comparativamente ao VE (apenas 14%).[50]

Portanto, em repouso, uma leve redução na função sistólica global do VD pode ser considerada uma consequência fisiológica dessa dilatação, já que o volume sistólico necessário para atender às demandas metabólicas do exercício será atingido com maiores volumes diastólicos finais do VD e, consequentemente, com menor fração de ejeção.[45] Ressalta-se que uma função sistólica do VD gravemente comprometida deve ser considerada anormal, mesmo em atletas altamente treinados.

Esses achados já são bem descritos na literatura, com estudos demonstrando aumento dos volumes do VD em comparação com VE logo após provas de resistência, levando à redução dos índices de função sistólica do VD e do *strain* sistólico de pico do VD.[51,52] Mesmo em repouso, os índices de deformação miocárdica obtidos tanto pelo Doppler tecidual quanto pelo *strain* bidimensional estão reduzidos (porém ainda dentro dos limites da normalidade) em seu segmento basal e na porção média da parede livre do VD, notadamente em atletas de resistência em comparação com controles.[53] Ainda é controverso se tal redução da deformação miocárdica do VD é apenas uma resposta adaptativa ao exercício ou se é uma alteração subclínica por lesão miocárdica.[54-56]

Em relação aos exercícios de força, poucos estudos estão direcionados para a análise do VD nesse contexto, porém, o efeito desse tipo de treinamento[40,45] sobre o VD parece ser menos evidente.[57]

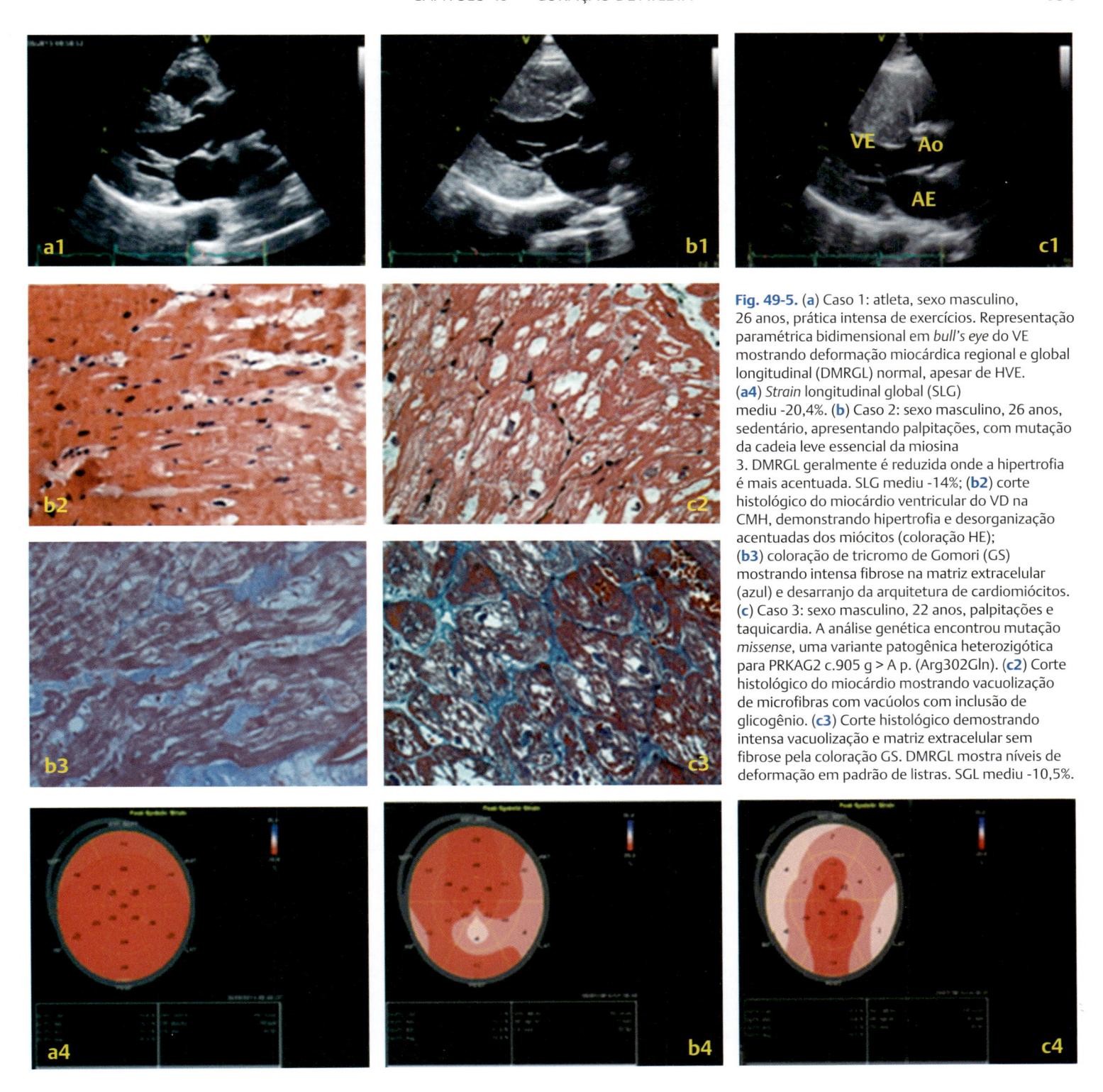

Fig. 49-5. (**a**) Caso 1: atleta, sexo masculino, 26 anos, prática intensa de exercícios. Representação paramétrica bidimensional em *bull's eye* do VE mostrando deformação miocárdica regional e global longitudinal (DMRGL) normal, apesar de HVE. (**a4**) *Strain* longitudinal global (SLG) mediu -20,4%. (**b**) Caso 2: sexo masculino, 26 anos, sedentário, apresentando palpitações, com mutação da cadeia leve essencial da miosina 3. DMRGL geralmente é reduzida onde a hipertrofia é mais acentuada. SLG mediu -14%; (**b2**) corte histológico do miocárdio ventricular do VD na CMH, demonstrando hipertrofia e desorganização acentuadas dos miócitos (coloração HE); (**b3**) coloração de tricromo de Gomori (GS) mostrando intensa fibrose na matriz extracelular (azul) e desarranjo da arquitetura de cardiomiócitos. (**c**) Caso 3: sexo masculino, 22 anos, palpitações e taquicardia. A análise genética encontrou mutação *missense*, uma variante patogênica heterozigótica para PRKAG2 c.905 g > A p. (Arg302Gln). (**c2**) Corte histológico do miocárdio mostrando vacuolização de microfibras com vacúolos com inclusão de glicogênio. (**c3**) Corte histológico demonstrando intensa vacuolização e matriz extracelular sem fibrose pela coloração GS. DMRGL mostra níveis de deformação em padrão de listras. SGL mediu -10,5%.

Portanto, a análise da contratilidade e dos índices de deformação miocárdica do VD em repouso não refletem fielmente sua função sistólica em atletas altamente treinados e, em certas ocasiões, a ECO com esforço físico pode ser necessária para avaliar a reserva contrátil do VD nesses indivíduos.[58]

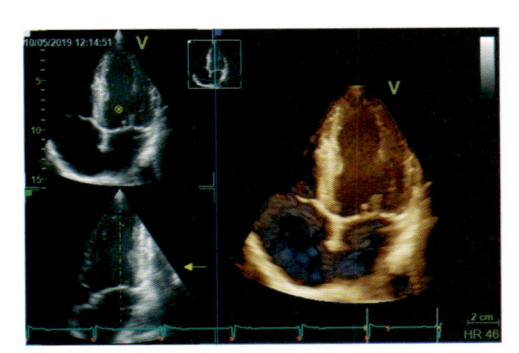

Fig. 49-6. Ecocardiografia tridimensional obtida em *full-volume* com múltiplos batimentos (6 ciclos cardíacos), demonstrando detalhes anatômicos de triatleta de elite.

Apesar da recuperação aparentemente completa do VD após o exercício, os efeitos dessas alterações transitórias da função e geometria do VD a longo prazo ainda não são completamente conhecidos. Entretanto, tanto as alterações agudas quanto as crônicas podem predispor a arritmias atriais e ventriculares, configurando uma cardiomiopatia induzida pelo exercício,[59] principalmente nas atividades com componente dinâmico intenso. Essas agressões repetidas que geram dilatação e disfunção do VD após exercícios extremos podem alterar a matriz intersticial do VD. Corroborando essa hipótese, uma prevalência de mutações genéticas desmossomais menor que a esperada foi identificada em atletas de *endurance* que apresentavam arritmias ventriculares complexas com origem no VD.[60]

Conforme anteriormente mencionado, os exercícios físicos, principalmente com componente isotônico e de alta intensidade, levam à dilatação do VD (geralmente proporcional à do VE, ou seja, com relação VE/VD mantida) e aumento da espessura de sua parede livre. Porém, alguns atletas de elite em esportes com alto componente dinâmico podem apresentar aumento acentuado e desproporcional do VD em relação ao VE (com queda da relação VE/VD), assemelhando-se à cardiomiopatia arritmogênica do VD (CAVD) em estágio inicial, uma das causas mais importantes de MSC em atletas (Vídeos 49-1 e 49-2).[12] Aproximadamente 3% de atletas afrodescendentes e 0,3% de esportistas brancos preenchem os critérios para CAVD, porém, sem quaisquer achados patológicos após a extensão da propedêutica.[61]

Algumas características auxiliam na caracterização da CAVD em relação às adaptações fisiológicas do VD em atletas:

- Aumento desproporcional da via de saída do VD.
- Presença de alterações da contratilidade do VD (acinesia/discinesia/aneurismas).
- Relação VD/VE ≥ 1.

Em casos duvidosos, a RMC pode fornecer avaliações morfológicas e estruturais de forma precisa, além da capacidade única de caracterização tecidual, auxiliando no diagnóstico da CAVD.

Porém, assim como na CMH, não há um sinal único e patognomônico para diferenciação entre a CAVD e a adaptação ao exercício e recomenda-se a avaliação em conjunto da história clínica e familiar, ECG e ECO.

Átrios

O treinamento físico intenso resulta em aumento global de todas as câmaras cardíacas, incluindo os átrios. Portanto, o remodelamento atrial é completamente normal e esperado em atletas, principalmente naqueles dedicados a atividades com componente predominantemente dinâmico. O aumento atrial adaptativo dos atletas é acompanhado de pressões intracavitárias normais em repouso (p. ex., a relação E/e').

Vários fatores influenciam o remodelamento atrial em atletas, como idade, tipo de esporte, quantidade de anos de prática esportiva e grau de condicionamento físico. Portanto, uma avaliação abrangente e que inclua essas informações é fundamental para interpretação adequada dos achados ecocardiográficos.

Uma metanálise recente contemplando mais de 7.000 atletas identificou que esportistas apresentaram diâmetros do átrio esquerdo (AE) 13% maiores e valores 30% superiores do volume atrial esquerdo indexado para a superfície corpórea em relação aos controles.[62]

O aumento do AE observado em atletas representa um mecanismo adaptativo secundário à sobrecarga de volume induzida pelo treinamento que pode acontecer precocemente, a partir de 4 meses de exercícios físicos intensos.[62] Geralmente esse remodelamento também é reversível, no entanto, em atletas altamente treinados, o grau de remodelamento atrial esquerdo pode ser relevante, sendo um diagnóstico diferencial para doenças cardíacas.

De forma análoga ao AE, o átrio direito (AD) apresenta dimensões aumentadas em atletas de elite em comparação com indivíduos sedentários, tanto em sua área avaliada ao exame bidimensional quanto em seu volume indexado à superfície corporal.[63] O remodelamento atrial direito também pode ocorrer precocemente a partir de 4 semanas de treinamento vigoroso.[64] Mais especificamente, um limite superior de 23 cm² para área do AD tem sido proposto para atletas,[65] valor consideravelmente maior do que o estabelecido para a população geral, que é de 18 cm².[66]

Porém, sabe-se que em atletas o aumento das dimensões atriais não são, intrinsecamente, uma expressão de disfunção atrial.

Novas técnicas ecocardiográficas ajudam a entender melhor as adaptações atriais induzidas pelo exercício, demonstrando que as cavidades atriais melhoram sua função de reservatório e conduto em resposta ao aumento da pré-carga ocasionado pelo treinamento com o objetivo de acomodar o incremento do retorno venoso, mantendo sua função de esvaziamento e contração normais. Dentre os índices utilizados para a estimativa da função atrial, podemos citar a fração de ejeção atrial (pela ecocardiografia bi ou tridimensional), a velocidade sistólica de pico (onda S') e a integral fluxo-tempo do fluxo sistólico pulmonar das veias pulmonares (um parâmetro da função de reservatório do AE). Mais recentemente, vem sendo utilizados os índices de deformação atrial pela técnica do *speckle-tracking*: o pico do *strain* atrial longitudinal (PSAL) – que analisa a função de reservatório atrial – e o pico do *strain* de contração atrial (PSCA) – uma medida de sua reserva contrátil. Tanto o PSAL quanto o PSCA no AD e AE estão discretamente reduzidos em atletas, porém, ainda dentro da faixa da normalidade. Mais estudos são necessários para ratificar a provável condição benigna desses achados.

Contudo, a identificação de reduções significativas na função de reservatório em atletas deve levantar a suspeita para alterações cardíacas subjacentes, como a HAS e a CMH.[63,67]

Aorta

A aorta não tem apenas a função de conduto do sangue que é ejetado do ventrículo esquerdo, mas também atua como importante modulador de todo o sistema cardiovascular, convertendo o fluxo pulsátil para fornecer um fluxo constante no leito capilar. Através de suas propriedades elásticas, influencia também a função do VE e o fluxo coronariano.

O aumento dos diâmetros da raiz da aorta é outro achado comum em atletas altamente treinados, em razão do aumento do volume sistólico ocasionado pela demanda metabólica elevada durante o exercício. Estudos evidenciam diâmetros maiores na raiz da aorta em atletas de *endurance* em relação aos de força.[68,69] Uma dimensão da raiz de aorta > 40 mm em atletas altamente condicionados do sexo masculino e > 34 mm em atletas do sexo feminino é incomum.[69]

Uma metanálise recente composta por 5.580 atletas de elite mostrou que a dilatação aórtica em esportistas é discreta,[70] mas estatisticamente significante em comparação aos controles saudáveis. O diâmetro médio, medido ao nível dos seios de Valsalva dos atletas, foi 3,2 mm superior aos controles, e ao nível do anel aórtico o diâmetro dos atletas foi 1,6 mm maior que os controles.

As dimensões normais da aorta em atletas não são bem definidas, porém, é recomendado que os diâmetros sejam indexados à superfície corporal do paciente.[71] Caso sejam encontrados diâmetros aumentados em qualquer uma das porções da aorta em atletas, uma avaliação abrangente e pormenorizada deve ser realizada, já que uma dilatação significativa da raiz de aorta e a presença de regurgitação aórtica são achados incomuns nessa população.

Novas técnicas ecocardiográficas auxiliam na distinção das funções da aorta em atletas de resistência em relação aos de força. As velocidades da parede da aorta, assim como o *strain* obtido por Doppler tecidual estão significativamente aumentados em esportistas com componente predominantemente dinâmico e reduzidos em atletas de força, em comparação com controles sadios.[40] Os mecanismos para justificar tais diferenças não estão completamente elucidados, mas acredita-se que a melhora da distensibilidade da aorta no primeiro grupo pode melhorar a função diastólica do VE em razão do fenômeno de acoplamento ventriculovascular, enquanto a maior rigidez aórtica no segundo grupo pode-se correlacionar com o aumento da tensão da parede do VE por conta da elevação da pós-carga, e a HVE seria um mecanismo para diminuir o estresse parietal.

CONCLUSÕES

A ecocardiografia Doppler é uma ferramenta primordial na análise morfológica e funcional cardíaca nos praticantes de atividade esportiva a nível recreativo ou competitivo, tanto para avaliação das adaptações cardíacas ao exercício quanto para identificação de alterações patológicas que podem aumentar o risco de MSC. A apresentação fenotípica do coração de atleta é um exemplo fantástico de adaptação fisiológica às demandas impostas pelo treinamento e competição. A partir da correlação entre fatores como disciplina esportiva, volume do treinamento, gênero e raça e o remodelamento estrutural, funcional e elétrico resultante, podemos diferenciar de forma mais confiável o coração de atleta do remodelamento patológico que pode ocorrer em decorrência de cardiomiopatia genética ou adquirida.[72] Novas modalidades ecocardiográficas (*speckle-tracking* e ECO 3D) e a RMC têm provado ser bastante úteis nessa diferenciação.

REFERÊNCIAS BIBLIOGRÁFICAS

1. Ministério do Esporte. Diagnóstico nacional do esporte. Brasília; 2013. [Acesso em 20 de abril de 2019]. Disponível em http://www.esporte.gov.br/diesporte/2.html
2. Corrado D, Basso C, Pavei A, Michieli P, Schiavon M, Thiene G. Trends in sudden cardiovascular death in young competitive athletes after implementation of a preparticipation screening program. JAMA. 2006;296(13):1593-601.
3. Steinvil A, Chundadze T, Zeltser D, Rogowski O, Halkin A, Galily Y et al. Mandatory electrocardiographic screening of athletes to reduce their risk for sudden death proven fact or wishful thinking? J Am Coll Cardiol. 2011;57(11):1291-6.
4. Corrado D, Pelliccia A, Bjørnstad HH, Vanhees L, Biffi A, Borjesson M et al. Cardiovascular pre-participation screening of young competitive athletes for prevention of sudden death: proposal for a common European protocol. Consensus Statement of the Study Group of Sport Cardiology of the Working Group of Cardiac Rehabilitation and Exercise Physiology and the Working Group of Myocardial and Pericardial Diseases of the European Society of Cardiology. Eur Heart J. 2005;26(5):516-24.
5. Perez M, Fonda H, Le VV, Mitiku T, Ray J, Freeman JV et al. Adding an electrocardiogram to the pre- participation examination in competitive athletes: a Systematic Review. Curr Probl Cardiol. 2009;34(12):586-662.
6. Rizzo M, Spataro A, Cecchetelli C, Quaranta F, Livrieri S, Sperandii F et al. Structural cardiac disease diagnosed by echocardiography in asymptomatic young male soccer players: implications for pre-participation screening. Br J Sports Med. 2012;46(5):371-3.
7. Sitges M, Gutiérrez JA, Brugada J, Balius R, Bellver M, Cuixart D et al. Consensus for the prevention of sudden cardiac death in athletes. Apunt Med Esport. 2013;48(177):35-41.
8. Grazioli G, Merino B, Montserrat S, Vidal B, Azqueta M, Pare C et al. Usefulness of echocardiography in preparticipation screening of competitive athletes. Rev Esp Cardiol (Engl Ed). 2014;67(9):701-5.
9. Ghorayeb N, Stein R, Daher DJ, Silveira AD, Ritt LEF, Santos DFP et al. Atualização da Diretriz em Cardiologia do Esporte e do Exercício da Sociedade Brasileira de Cardiologia e da Sociedade Brasileira de Medicina do Esporte - 2019. Arq Bras Cardiol. 2019;112(3):326-68.
10. Koester MC. A Review of Sudden Cardiac Death in Young Athletes and Strategies for Preparticipation Cardiovascular Screening. J Athl Train. 2001 Apr-Jun;36(2):197-204.
11. Wasfy MM. Hutter AM, Weiner RB. Sudden Cardiac Death in Athletes. Methodist Debakey Cardiovasc J. 2016;12(2):76-80.
12. Maron BJ, Doerer JJ, Haas TS, Tierney DM, Mueller FO et al. Sudden deaths in young competitive athletes: analysis of 1866 deaths in the United States, 1980-2006. Circulation. 2009;119(8):1085-92.
13. Rowin EJ, Maron BJ, Appelbaum E, Link MS, Gibson CM, Lesser JR et al. Significance of false negative electrocardiograms in preparticipation screening of athletes for hypertrophic cardiomyopathy. Am J Cardiol. 2012;110(7):1027-32.
14. Henschen S. Skidlauf und Skidwettlauf. Eine medizinische Sportstudie. Mitt Med Klin Upsala Jena. 1899;2:15-8.
15. Dores H, Freitas A, Malhotra A, Mendes M, Sharma S. The hearts of competitive athletes: an up-to-date overview of exercise-induced cardiac adaptations. Rev Port Cardiol. 2015;34(1):51-64.
16. Sharma S, Maron BJ, Whyte G, Firoozi S, Elliott PM, McKenna WJ. Physiologic limits of left ventricular hypertrophy in elite junior athletes: relevance to differential diagnosis of athlete's heart and hypertrophic cardiomyopathy. J Am Coll Cardiol. 2002;40(8):1431-36.
17. Pelliccia A, Maron BJ, Spataro A, Proschan MA, Spirito P. The upper limit of physiologic cardiac hypertrophy in highly trained elite athletes. N Engl J Med. 1991;324(5):295-301.
18. Pelliccia A, Maron BJ, Culasso F, Spataro A, Caselli G. Athlete's heart in women. Echocardiographic characterization of highly trained elite female athletes. JAMA. 1996;276(3):211-5.
19. Basavarajaiah S, Boraita A, Whyte G, Wilson M, Carby L, Shah A, Sharma S. Ethnic differences in left ventricular remodeling in highly-trained athletes: relevance to differentiating physiologic left ventricular hypertrophy from hypertrophic cardiomyopathy. J Am Coll Cardiol. 2008;51(23):2256-62.
20. Levine BD, Baggish AL, Kovacs RJ, Link MS, Maron MS, Mitchell JH. Eligibility and Disqualification Recommendations for Competitive Athletes with Cardiovascular Abnormalities: Task Force 1: Classification of Sports: Dynamic, Static, and Impact: A Scientific Statement From the American Heart Association and American College of Cardiology. J Am Coll Cardiol. 2015;66(21):2350-5.
21. Mitchell JH, Haskell W, Snell P, Van Camp SP. Task Force 8: classification of sports. J Am Coll Cardiol. 2005;45:1364-7.
22. Morganroth J, Maron BJ, Henry WL, Epstein SE. Comparative left ventricular dimensions in trained athletes. Ann Intern Med. 1975;82(4):521-4.
23. Haykowsky MJ, Samuel TJ, Nelson MD, La Gerche A. Athlete's Heart: Is the Morganroth Hypothesis Obsolete? Heart, Lung and Circulation. 2018;27(9):1037-41.
24. Utomi V, Oxborough D, Whyte GP, Somauroo J, Sharma S, Shave R et al. Systematic review and meta-analysis of training mode, imaging modality and body size influences on the morphology and function of the male athlete's heart. Heart. 2013;99(23):1727-33.
25. Caselli S, Di Paolo FM, Pisicchio C, Di Pietro R, Quattrini FM, Di Giacinto B et al. Three-dimensional echocardiographic characterization of left ventricular remodeling in Olympic athletes. Am J Cardiol. 2011;108(1):141-7.
26. Pagourelias ED, Efthimiadis GK, Kouidi E, Zorou P, Giannoglou G, Deligiannis A et al. Efficacy of various "classic" echocardiographic and laboratory indices in distinguishing the "gray zone" between athlete's heart and hypertrophic cardiomyopathy: a pilot study. Echocardiography. 2013 Feb;30(2):131-9.
27. Hall JE. Control of Cardiac Output by Venous Return - Role of the Frank-Starling Mechanism of the Heart. Guyton and Hall textbook of medical physiology. 12th ed. Philadelphia: Elsevier; 2010. p. 229-39.
28. Luijkx T, Cramer MJ, Buckens CF, Zaidi A, Rienks R, Mosterd A et al. Unravelling the grey zone: cardiac MRI volume to wall mass ratio to differentiate hypertrophic cardiomyopathy and the athlete's heart. Br J Sports Med. 2015;49(21):1404-9.
29. Caselli S, Maron MS, Urbano-Moral JA, Pandian NG, Maron BJ, Pelliccia A. Differentiating left ventricular hypertrophy in athletes from that in patients with hypertrophic cardiomyopathy. Am J Cardiol. 2014;114(9):1383-9.
30. Prior DL, La Gerche A. The athlete's heart. Heart. 2012;98(12):947-55.
31. Pelliccia A, Culasso F, Di Paolo FM, Maron BJ. Physiologic left ventricular cavity dilatation in elite athletes. Ann Intern Med. 1999;130(1):23-31.
32. Pelliccia A, Maron BJ, De Luca R, Di Paolo FM, Spataro A, Culasso F. Remodeling of left ventricular hypertrophy in elite athletes after long-term deconditioning. Circulation. 2002;105(8):944-9.
33. Gati S, Chandra N, Bennett RL, Reed M, Kervio G, Panoulas VF et al. Increased left ventricular trabeculation in highly trained athletes: do we need more stringent criteria for the diagnosis of left ventricular non-compaction in athletes? Heart. 2013;99(6):401-8.
34. Wan J, Zhao S, Cheng H, Lu M, Jiang S, Yin G et al. Varied distributions of late gadolinium enhancement found among patients meeting cardiovascular magnetic resonance criteria for isolated left ventricular non-compaction. J Cardiovasc Magn Reson. 2013;15(1):20.
35. Abergel E, Chatellier G, Hagege AA, Oblak A, Linhart A, Ducardonnet A et al. Serial left ventricular adaptations in world-class professional cyclists: Implications for disease screening and follow-up. J Am Coll Cardiol. 2004;44(1):144-9.
36. Scharf M, Brem MH, Wilhelm M, Schoepf UJ, Uder M, Lell MM. Cardiac magnetic resonance assessment of left and right ventricular morphologic and functional adaptations in professional soccer players. Am Heart J. 2010;159(5):911-8.
37. Baggish AL, Yared K, Wang F, Weiner RB, Hutter AM Jr, Picard MH et al. The impact of endurance exercise training on left ventricular systolic mechanics. Am J Physiol Heart Circ Physiol. 2008;295(3):1109-16.
38. Notomi Y, Martin-Miklovic MG, Oryszak SJ, Shiota T, Deserranno D, Popovic ZB et al. Enhanced ventricular untwisting during exercise: a mechanistic manifestation of elastic recoil described by doppler tissue imaging. Circulation. 2006;113(21):2524-33.
39. Szauder I, Kovács A, Pavlik G. Comparison of left ventricular mechanics in runners versus bodybuilders using speckle tracking echocardiography. Cardiovasc Ultrasound. 2015;18(13):7.
40. Vitarelli A, Capotosto L, Placanica G, Caranci F, Pergolini M, Zardo F et al. Comprehensive assessment of biventricular function and aortic stiffness in athletes with different forms of training by three-dimensional echocardiography and strain imaging. Eur Heart J Cardiovasc Imaging. 2013;14(10):1010-20.
41. Beaumont A, Grace F, Richards J, Hough J, Oxborough D, Sculthorpe N. Left ventricular speckle tracking-derived cardiac strain and cardiac twist mechanics in athletes: a systematic review and meta-analysis of controlled studies. Sports Med. 2017;47:1145-70.
42. Richand V, Lafitte S, Reant P, Serri K, Lafitte M, Brette S et al. An ultrasound speckle tracking (twodimensional strain) analysis of myocardial deformation in professional soccer players compared with

healthy subjects and hypertrophic cardiomyopathy. Am J Cardiol. 2007;100(1):128-32.
43. Saghir M, Areces M, Makan M. Strain rate imaging differentiates hypertensive cardiac hypertrophy from physiologic cardiac hypertrophy (athlete's heart). J Am Soc Echocardiogr. 2007;20(2):151-7.
44. Galderisi M, Lomoriello VS, Santoro A, Esposito R, Olibet M, Raia R et al. Differences of myocardial systolic deformation and correlates of diastolic function in competitive rowers and young hypertensives: a speckle-tracking echocardiography study. J Am Soc Echocardiogr. 2010;23(11):1190-8.
45. D'Andrea A, Bossone E, Radmilovic J, Caso P, Calabrò R, Russo MG et al. The role of new echocardiographic techniques in athlete's heart. F1000 Research. 2015;4:289
46. Nagueh SF, Bachinski LL, Meyer D, Hill R, Zoghbi WA, Tam JW et al. Tissue Doppler imaging consistently detects myocardial abnormalities in patients with hypertrophic cardiomyopathy and provides a novel means for an early diagnosis before and independently of hypertrophy. Circulation. 2001;104(2):128-30.
47. Severino S, Caso P, Galderisi M, De Simone L, Petrocelli A, de Divitiis O et al. Use of pulsed Doppler tissue imaging to assess regional left ventricular diastolic dysfunction in hypertrophic cardiomyopathy. Am J Cardiol. 1998;82(11):1394-8.
48. Liu W, Sun D, Yang J. Diastolic dysfunction of hypertrophic cardiomyopathy genotype-positive subjects without hypertrophy is detected by tissue doppler imaging: a systematic review and meta-analysis. J Ultrasound Med. 2017;36(10):2093-103.
49. La Gerche A, Heidbüchel H, Burns AT, Mooney DJ, Taylor AJ, Pfluger HB et al. Disproportionate exercise load and remodeling of the athlete's right ventricle. Med Sci Sports Exerc. 2011;43(6):974-81.
50. D'Andrea A, Riegler L, Morra S, Scarafile R, Salerno G, Cocchia R et al. Right ventricular morphology and function in top-level athletes: a three-dimensional echocardiographic study. J Am Soc Echocardiogr. 2012;25(12):1268-76.
51. La Gerche A, Burns AT, Mooney DJ, Inder WJ, Taylor AJ, Bogaert J et al. Exercise-induced right ventricular dysfunction and structural remodelling in endurance athletes. Eur Heart J. 2012;33(8):995-1006.
52. Oxborough D, Shave R, Warburton D, Williams K, Oxborough A, Charlesworth S et al. Dilatation and dysfunction of the right ventricle immediately after ultra- endurance exercise: exploratory insights from conventional two-dimensional and speckle tracking echocardiography. Circ Cardiovasc Imaging. 2011;4(3):253-63.
53. Teske AJ, Prakken NH, De Boeck BW, Velthuis BK, Martens EP, Doevendans PA et al. Echocardiographic tissue deformation imaging of right ventricular systolic function in endurance athletes. Eur Heart J. 2009;30(8):969-77.
54. King G, Almuntaser I, Murphy RT, La Gerche A, Mahoney N, Bennet K et al. Reduced right ventricular myocardial strain in the elite athlete may not be a consequence of myocardial damage. "Cream masquerades as skimmed milk". Echocardiography. 2013;30(8):929-35.
55. La Gerche A, Burns AT, D'Hooge J, Macisaac AI, Heidbüchel H, Prior DL. Exercise Strain Rate Imaging Demonstrates Normal Right Ventricular Contractile Reserve and Clarifies Ambiguous Resting Measures in Endurance Athletes. J Am Soc Echocardiogr. 2012;25(3):253-62.
56. Heidbüchel H, Hoogsteen J, Fagard R, Vanhees L, Ector H, Willems R et al. High prevalence of right ventricular involvement in endurance athletes with ventricular arrhythmias. Role of an electrophysiologic study in risk stratification. Eur Heart J. 2003;24(16):1473-80.
57. Pagourelias ED, Kouidi E, Efthimiadis GK, Deligiannis A, Geleris P, Vassilikos V. Right atrial and ventricular adaptations to training in male Caucasian athletes: an echocardiographic study. J Am Soc Echocardiogr. 2013;26(11):1344-52.
58. Paterick TE, Gordon T, Spiegel D. Echocardiography: profiling of the athlete's heart. J Am Soc Echocardiogr. 2014;27(9):940-8.
59. Heidbuchel H, Prior DL, La Gerche A. Ventricular arrhythmias associated with long-term endurance sports: what is the evidence? Br J Sports Med. 2012;46 Suppl 1:44-50.
60. La Gerche A, Robberecht C, Kuiperi C, Nuyens D, Willems R, de Ravel T et al. Lower than expected desmosomal gene mutation prevalence in endurance athletes with complex ventricular arrhythmia of right ventricular origin. Heart. 2010;96(16):1268-74.
61. Zaidi A, Ghani S, Sharma R, Oxborough D, Panoulas VF, Sheikh N et al. Physiological right ventricular adaptation in elite athletes of African and Afro-Caribbean origin. Circulation. 2013;127(17):1783-92.
62. Iskandar A, Mujtaba MT, Thompson PD. Left atrium size in elite athletes. JACC Cardiovasc Imaging. 2015;8(7):53-62.
63. D'Ascenzi F, Anselmi F, Focardi M, Mondillo S. Atrial Enlargement in the Athlete's Heart: Assessment of Atrial Function May Help Distinguish Adaptive from Pathologic Remodeling. J Am Soc Echocardiogr. 2018;31(2):148-57.
64. D'Andrea A, Riegler L, Golia E, Cocchia R, Scarafile R, Salerno G et al. Range of right heart measurements in top-level athletes: the training impact. Int J Cardiol. 2013;164(1):48-57.
65. D'Ascenzi F, Pelliccia A, Solari M, Piu P, Loiacono F, Anselmi F et al. Normative reference values of right heart in competitive athletes: a systematic review and meta-analysis. J Am Soc Echocardiogr. 2017;30(9):845-58.
66. Rudski LG, Lai WW, Afilalo J, Hua L, Handschumacher MD, Chandrasekaran K et al. Guidelines for the echocardiographic assessment of the right heart in adults: a report from the American Society of Echocardiography endorsed by the European Association of Echocardiography, a registered branch of the European Society of Cardiology, and the Canadian Society of Echocardiography. J Am Soc Echocardiogr. 2010;23(7):685-713.
67. Gabrielli L, Enriquez A, Cordova S, Yãnez F, Godoy I, Corbalan R. Assessment of left atrial function in hypertrophic cardiomyopathy and athlete's heart: a left atrial myocardial deformation study. Echocardiography. 2012;29(8):943-9.
68. D'Andrea A, Cocchia R, Riegler L, Scarafile R, Salerno G, Gravino R et al. Aortic root dimensions in elite athletes. Am J Cardiol. 2010;105(11):1629-34.
69. Pelliccia A, Di Paolo FM, De Blasiis E, Quattrini FM, Pisicchio C, Guerra E et al. Prevalence and clinical significance of aortic root dilation in highly trained competitive athletes. Circulation. 2010;122(7):698-706.
70. Iskandar A, Thompson PD. A meta-analysis of aortic root size in elite athletes. Circulation. 2013;127(7):791-8.
71. Lang RM, Badano LP, Mor-Avi V, Afilalo J, Armstrong A, Ernande L et al. Recommendations for cardiac chamber quantification by echocardiography in adults: an update from the American Society of Echocardiography and the European Association of Cardiovascular Imaging. J Am Soc Echocardiogr. 2015;28(1):1-39.
72. Pena JLB, Santos WC, Araújo SA, Dias GM, Sternick EB. How echocardiographic deformation indices can distinguish different types of left ventricular hypertrophy. Arq Bras Cardiol. 2018;111(5):758-9.

CORAÇÃO NA GRAVIDEZ

Cláudia Maria Vilas Freire ▪ Juliana Rodrigues Soares Oliveira ▪ Maria Cristina Costa de Almeida

INTRODUÇÃO

As doenças cardiovasculares estão presentes em cerca de 1-4% das gestações. Profundas adaptações morfológicas, hormonais e hemodinâmicas ocorrem durante a gravidez no sistema cardiovascular materno. Essas alterações podem não só agravar doenças cardiovasculares preexistentes, como ser o fator deflagrador de sua manifestação, bem como precipitar novas más adaptações. Portanto, o conhecimento da estrutura cardíaca e suas alterações fisiológicas são de extrema importância para o acompanhamento das cardiopatas e resolução de suas possíveis complicações. O ecocardiograma é o método de imagem de escolha para a propedêutica armada na gestação pelas suas vantagens: relativo baixo custo, acessibilidade, repetibilidade e ausência de radiação. Nesse capítulo reunimos as atuais publicações sobre o tema.

ALTERAÇÕES HEMODINÂMICAS DO SISTEMA CARDIOVASCULAR NA GESTAÇÃO

Durante a gestação ocorrem alterações hemodinâmicas importantes no coração da mulher, como mecanismo fisiológico de adaptação a mudanças transitórias da pré e pós-cargas. A atuação dos hormônios femininos no sistema cardiovascular ocorre com o objetivo de manter a perfusão dos órgãos associados ao aparelho reprodutor, da placenta e do feto desde o início da gestação, porém ocasionam sobrecargas e alterações estruturais do coração.

As alterações hemodinâmicas adaptativas da gestação se iniciam no primeiro trimestre, atingem seu auge no segundo e início do terceiro trimestre e então permanecem constantes até o parto.[1] O débito cardíaco (DC) aumenta ao longo da gestação pelo aumento do volume sistólico como mecanismo primário no primeiro trimestre, e o aumento da frequência cardíaca (FC) no final da gestação. O volume plasmático começa a aumentar desde a sexta semana de gravidez e no segundo trimestre atinge um aumento de 50% em relação aos níveis pré-gestacionais, mantendo um *plateau* até o final da gestação. Paralelamente existe um leve aumento da massa eritrocitária, o que leva a uma anemia relativa, característica da gestação. A FC aumenta cerca de 20 a 24% acima dos níveis basais até o final do terceiro trimestre (em média 16 batimentos por minuto). A resistência vascular periférica (RVP) reduz desde o primeiro trimestre, o que contribui para uma leve queda na PA, entre 10 e 15 mmHg.[2] A pressão venosa nos membros inferiores aumenta pela estase sanguínea secundária ao aumento da complacência vascular pela ação hormonal e, à medida que o útero cresce, pela compressão da veia cava inferior, dificultando o retorno venoso. As gestações múltiplas apresentam um aumento adicional do DC em 20% com pico na 30ª semana de gestação, em decorrência do incremento de 15% no volume sistólico e 3,5% na FC, o que pode contribuir para complicações em gestantes cardiopatas.[3]

As alterações hemodinâmicas persistem no trabalho de parto e são abruptas. Em cada contração uterina mais de 500 mL de sangue são liberados na corrente sanguínea, aumentando ainda mais o DC e a PA. O DC está geralmente acima dos níveis basais durante o segundo estágio do trabalho de parto e pode aumentar ainda mais no momento do parto. No parto vaginal existe perda sanguínea de cerca de 400 mL de sangue, e na cesariana este valor chega a 800 mL, o que pode ser fator de descompensação hemodinâmica nesse estágio. Após o período expulsivo há um aumento significativo do retorno venoso, em parte pela auto-hemotransfusão de origem uterina, e também pela descompressão mecânica da veia cava inferior. Esse mecanismo de auto-hemotransfusão persiste por 24 a 72 horas após o parto, podendo levar a complicações, como edema agudo dos pulmões em mulheres cardiopatas.[4,5]

Alterações Anatômicas Fisiológicas da Gravidez ao Ecocardiograma

Os dados referentes ao diâmetro das câmaras cardíacas, espessura da parede miocárdica e massa cardíaca durante a gestação são controversos. No final da gestação normal achados, como aumento de câmaras, dilatação do anel valvar e pequeno derrame pericárdico assintomático, são frequentes. Regurgitações multivalvulares fisiológicas, predominantemente à direita, também são frequentes no final da gravidez: cerca de 28, 94 e 94% nas valvas mitral, tricúspide e pulmonar, respectivamente. As regurgitações podem persistir no período pós-parto imediato.[6,7] O tamanho do átrio esquerdo e o volume diastólico final do VE aumentam gradativamente na gestação, porém ainda permanecem dentro da normalidade. Há também aumento da raiz da aorta, e dos diâmetros dos anéis mitral e tricúspide. O ventrículo direito também aumenta em tamanho ao longo da gestação pelo aumento da pré-carga.[2]

Estudo prospectivo realizado em 559 gestantes nulíparas mostrou que a massa do ventrículo esquerdo aumentou progressivamente 40%, em média, desde o início até o final da gestação. A espessura relativa da parede do VE também aumentou neste período, retornando aos valores basais no pós-parto.[8] Essa hipertrofia "fisiológica" reversível resulta do aumento do diâmetro diastólico do ventrículo esquerdo e aumento da espessura da parede posterior e septo interventricular (Quadro 50-1).[9]

Quadro 50-1. Achados ao Ecocardiograma na Gestação Normal

Variáveis ecocardiográficas	Modificações na gestação
Dimensão e volume do VE	Aumentam
Espessura de parede e massa do VE	Aumentam
Fração de ejeção do VE	Não altera no geral
Strain longitudinal do VE	Habitualmente reduz no 3º trimestre
Diâmetro da raiz da aorta	Aumenta
Dimensão/volume do VD	Aumenta
Tamanho/volume do AE	Aumentam
Volume de ejeção	Aumenta
Velocidade da onda E mitral	Aumento não significativo
Velocidade da onda A mitral	Aumento significativo
Relação E/A	Geralmente reduz no final

FUNÇÃO SISTÓLICA NA GESTAÇÃO

Para análise da função sistólica na gestação, é importante o entendimento da fisiologia cardiovascular, como descrito anteriormente. Outros desafios que se impõem na análise das funções cardíacas na gestação são a qualidade e alinhamento da imagem. Numa área onde temos pontos de corte numéricos definidos, seja para função sistólica, seja diastólica ventricular, imagens inadequadas e angulações excessivas podem fazer diferença na análise final. Estudos mostram que, em cerca de 10-20% das gestantes, a imagem é inadequada para esta análise.[10,11]

Os principais determinantes do desempenho miocárdico do VE são as condições de carga (pré-carga, pós-carga), contratilidade e frequência cardíaca. Uma avaliação completa da função contrátil do VE requer a consideração de todos esses parâmetros em níveis global e regional. O desempenho global do coração como uma bomba é descrito pelo *stroke work* (volume de ejeção multiplicado pela pressão arterial) e, em um nível local, pela função contrátil das miofibras. Fração de ejeção, fração de encurtamento e *strain* do VE são parâmetros que descrevem a função e a deformação do VE em níveis global ou regional. Para fins clínicos, eles geralmente são utilizados como substitutos da função miocárdica. No entanto, estão intrinsecamente ligados e influenciados pela carga e geometria e, portanto, refletem a função ventricular apenas indiretamente.[9] As medidas da fração de ejeção e todas as outras medidas de avaliação da função sistólica são com base nos mesmos princípios que são utilizados fora da gestação. A despeito de várias inconsistências e discordâncias, a *performance* cardíaca num global parece aumentada por causa de uma combinação de efeitos: aumento da pré-carga, redução da pós-carga, elevação da frequência cardíaca e aumento da complacência dos vasos de condução.[8] Os parâmetros da função sistólica do miocárdio, incluindo a fração de ejeção (FE), a fração de encurtamento e a velocidade do Doppler tecidual, têm sido descritos como diminuídos, aumentados ou permanecendo constantes. Entretanto, a maioria dos estudos não encontrou alterações significativas na fração de ejeção do VE.[2] Esses parâmetros são dependentes da carga, portanto, o uso deles é limitado pelas variações nas condições de carga ventricular durante a gravidez. A razão mais provável para esses resultados conflitantes é que dados complexos sobre a função cardíaca materna não foram interpretados no contexto da geometria do coração, condições de carga e fatores antropométricos maternos, que são todos modificados a partir da concepção e continuam a mudar ao longo da gestação. Além disso, essa variação de resultados pode ser secundária à amostra estudada e a diferentes populações.[12]

Alguns estudos da função sistólica do VE foram realizados pela ecocardiografia tridimensional (3D). Lee *et al.* utilizaram a ecocardiografia 3D para avaliação da estrutura e função cardíaca em 45 gestantes normais. Os autores mostraram uma pequena, mas significativa, queda da fração de ejeção pelo ecocardiograma 3D no terceiro trimestre, quando comparado ao primeiro, assim como um aumento progressivo do volume diastólico final do VE, acima dos valores encontrados pelo ecocardiograma 2D. Esse comportamento da FE do VE avaliado pelo ecocardiograma 3D também foi descrito numa população de gestantes chinesas.[9,13,14] As publicações que avaliaram o comportamento da *performance* do VD em gestantes sem cardiopatia são muito escassas. Num estudo que avaliou gestantes durante a gravidez e 1 ano pós-parto, mostrou-se uma redução do TAPSE no segundo e terceiro trimestres, retornando ao normal no pós-parto. Entretanto, uma publicação, que envolveu também a ressonância magnética cardíaca, não mostrou alteração na função sistólica do VD, por ambos os métodos.[8,15]

Por décadas a ecocardiografia e a análise do Doppler foram os pilares centrais na avaliação da função ventricular. Entretanto, como vimos anteriormente, essa avaliação está sujeita à ampla variabilidade interobservador, angulações e os problemas da carga. A análise da deformação cardíaca pelo *speckle-tracking* (STE) surgiu para adicionar valor aos parâmetros tradicionais na avaliação da função sistólica ventricular. STE é uma técnica menos sujeita à dependência do ângulo do Doppler e do movimento dos segmentos adjacentes. Várias cardiopatias mostram uma redução do *strain* longitudinal global (SLG) do VE, antes da deterioração da fração de ejeção, sendo de grande importância em alguns cenários. O capítulo correspondente desta avaliação está detalhado nessa publicação e, por isso, nos ateremos à descrição da modificação desses parâmetros na gravidez.[16] Na gestação temos algumas publicações em pacientes normais e na maioria delas mostra-se uma redução do SLG do VE no terceiro trimestre com recuperação no pós-parto. O SLG e *strain* global circunferencial (SGC) são descritos também como levemente reduzidos no primeiro e segundo trimestres de gestação, chegando no terceiro trimestre a valores de -17,36% ± 0,9% e -17,88% ± 0,09%, respectivamente. Uma grande vantagem da avaliação do *strain* pelo *speckle tracking* é sua baixa variabilidade interobservador na maioria dos estudos.[2,10] Usando o *strain* 3D, Cong *et al.* mostraram reduções pequenas, mas significativas, no SLG e *area strain* entre o segundo e terceiro trimestres, enquanto FE não mostrou mudanças significativas ao mesmo tempo. Estes dados estão em concordância com outros estudos que detectam mudanças sutis na deformação miocárdica mais sensíveis que a FE. Todos os parâmetros obtidos pelo STE 3D apresentaram boa reprodutibilidade e, por isso, parecem ser suficientemente confiáveis para serem usados na detecção precoce de distúrbios associados à gravidez, como a cardiomiopatia periparto. Os autores sugerem que a redução sutil da deformação miocárdica parece ser uma resposta adaptativa às mudanças de pré-carga, pós-carga e geometria do VE e, consequentemente, contribui para a pequena diminuição da FE no final da gestação. O *strain* radial global (SRG) do VE mostrou resultados conflitantes entre as avaliações pelo STE 2D e o 3D. Enquanto pelo 2D o SRG parece aumentar levemente na gestação, na avaliação pela STE 3D ele apresentou leve redução. No futuro, o uso clínico do STE 3D será mais bem delineado para a detecção precoce de complicações em gestantes. Os valores normais precisarão ser ajustados à idade gestacional.[9,10,14]

FUNÇÃO DIASTÓLICA DO VE

A análise da função diastólica do VE é complexa, multiparamétrica e com pontos de cortes mais bem estabelecidos em corações disfuncionantes. Essa análise em um modelo de sobrecarga volumétrica e com cronotropismo acelerado, como na gestação, às vezes, torna difícil a tradução clínica dessa avaliação. A avaliação da função diastólica do VE requer uma combinação de parâmetros dependentes e independentes de carga. Houve relatos conflitantes sobre alterações na função diastólica durante a gravidez. A maioria dos estudos mostra que a função diastólica do VE está preservada na gravidez normal, embora a pré-carga esteja aumentada. Como é de se esperar diante de sobrecargas volumétricas, observa-se elevação das velocidades dos fluxos e massa. Observa-se elevação da velocidade da onda E sem significância; entretanto, a velocidade da onda A cresce significativamente no final da gestação, reduzindo assim a relação E/A. Na análise do Doppler tecidual, há relatos de elevação e redução de e' durante a gestação, entretanto, a relação E/e' varia ainda dentro da normalidade. Apesar desses achados, um estudo de 559 pacientes mostrou que, quando a função global da câmara é considerada, quase um quinto das gestações a termo atende aos critérios diagnósticos da EAE/ASE para disfunção diastólica. A normalização do fluxo mitral ocorre em torno de 2 meses após o parto.[2,8,10,17,18]

O tamanho do átrio esquerdo aumenta gradualmente na gravidez, embora a medida ainda permaneça dentro dos limites normais. Song *et al.* avaliaram a função atrial esquerda usando STE 2D na gravidez e constataram que o reservatório do átrio esquerdo e a função de bomba de reforço estão aumentados. A função do conduto é diminuída, o que pode ser causado pela hipertrofia miocárdica fisiológica durante a gravidez. No entanto, as mudanças são reversíveis.[19]

AVALIAÇÃO HEMODINÂMICA PELA ECOCARDIOGRAFIA

A ecocardiografia transtorácica é comumente usada para determinar o DC e RVS em gestantes, por ser uma técnica não invasiva, segura e acessível, além de poder ser usada à beira do leito. Todos esses parâmetros podem ser calculados da mesma maneira que se faz fora do período gestacional. Essas medidas devem ser realizadas de preferência no decúbito lateral esquerdo, para evitar a compressão da cava e subestimação do DC.[20] Uma revisão sistemática, realizada para comparar o DC aferido pela ecocardiografia ao DC estimado pelo método de termodiluição, mostrou uma boa concordância, e os autores concluíram que o cálculo do DC pela ecocardiografia é equivalente ao calculado pela termodiluição e deve ser considerado uma ferramenta substituta.[21]

AVALIAÇÃO DAS VALVOPATIAS
Estenose Mitral
A estenose mitral reumática é a valvopatia mais prevalente e temida na gestação. A avaliação ecocardiográfica permite o diagnóstico, avaliação da gravidade, monitorização e otimização da terapia. Além disso, tem papel imprescindível, determinando a elegibilidade, guiando e avaliando os desfechos na valvuloplastia mitral por balão (VMPB), atual procedimento terapêutico de escolha. A avaliação da anatomia valvar é realizada de forma semelhante à realizada na população em geral, no entanto, na avaliação da gravidade existem algumas peculiaridades que devem ser consideradas durante a gestação e puerpério (Fig. 50-1).

A hipervolemia fisiológica e o aumento da frequência cardíaca aumentam significativamente os gradientes de pressão transmitral na gestação. A estimativa da área valvar pela planimetria tem a vantagem de ser uma medida direta da área valvar e apresenta a melhor correlação com a área valvar medida de valvas explantadas. A planimetria é o método de escolha para avaliação da área mitral em gestantes e na população em geral, pois é independente de alterações de fluxos, complacência de câmaras, de outras lesões valvares associadas. As limitações são: impossibilidade de ser realizada de forma acurada em janelas ecocardiográficas subótimas (o que pode acontecer em 10-20% das gestantes), em valvas com anatomia muito distorcida e por ecocardiografistas pouco experientes com a técnica.[22]

A estimativa da área valvar pelo método *pressure half time (PHT)* tem boa correlação com a área mitral medida de valvas explantadas, entretanto, a despeito da facilidade técnica, o gradiente transmitral e função diastólica ventricular esquerda estão alterados durante a gestação. Assim, a área valvar mitral estimada pela PHT é superestimada no período da gravidez e puerpério.[2,22,23]

A acurácia e reprodutibilidade da equação de continuidade para estimar a área valvar mitral é prejudicada pela necessidade de realização de diversas medidas, o que aumenta o impacto do erro. No entanto, é um método também válido na gestação.[23]

Na gestação, em pacientes refratárias ao tratamento clínico, em que aguardar o término da gestação não seria seguro, a VPMB se mostrou ser um método seguro e efetivo no segundo trimestre, com excelentes desfechos maternos e fetais.[24] A avaliação ecocardiográfica da anatomia valvar é um importante preditor de sucesso e complicações do procedimento, e deve ser realizada da mesma maneira daquela realizada em pacientes não gestantes, conforme detalhado em capítulo dedicado ao tema. Da mesma maneira que na população em geral, o ecocardiograma transesofágico (ETE) deve ser realizado antes da VPMB em gestantes para avaliação da presença de trombos no átrio esquerdo e apêndice atrial esquerdo, o que, em geral, contraindica o procedimento (o ETE não possui contraindicação na gestação, ver a seguir). A utilização do ecocardiograma para auxiliar na punção transeptal e para guiar o direcionamento do cateter pela valva mitral, assim como a utilização do ecocardiograma e Doppler para avaliação de complicações, tem reduzido a quantidade de radiação ionizante utilizada no procedimento, aumentado a segurança da VPMB no período gestacional. Existem centros que realizam o procedimento guiado exclusivamente pela ecocardiografia, sem a utilização de radiação ionizante.[25]

Regurgitação Mitral
A regurgitação mitral é a segunda valvopatia mais prevalente na gestação. As principais etiologias, na idade reprodutiva, são: doença mixomatosa, doença reumática, miocardiopatias e de forma mais rara, pode estar relacionada com cardiopatia congênita complexa. O diagnóstico e a avaliação ecocardiográfica padrão da regurgitação mitral, pelo ecocardiograma, são realizados de forma semelhante aos realizados na população em geral.

A avaliação da gravidade da regurgitação mitral e a da função ventricular esquerda podem estar alteradas pelas adaptações anatômicas e hemodinâmicas que ocorrem na gestação. Embora a hipervolemia, a dilatação do anel valvar e as alterações hormonais (aumentando a mobilidade valvar) possam aumentar as regurgitações valvares, a redução da resistência vascular sistêmica e redução da pressão arterial tendem a reduzi-las. A redução da resistência vascular sistêmica pode acarretar uma redução aparente da gravidade da regurgitação mitral e uma melhora aparente da função ventricular esquerda, minimizando a gravidade da regurgitação. Por outro lado, as dimensões do ventrículo esquerdo podem estar levemente aumentadas em relação ao período não gravídico, levando a erros em pacientes com regurgitação apenas moderada. Dessa forma, a gravidade da regurgitação mitral e função ventricular esquerda devem ser reavaliadas no período pós-gestacional para correto diagnóstico.[2,23,26]

Estenose Aórtica
As principais etiologias de estenose aórtica na idade reprodutiva são: doença reumática e valva aórtica bicúspide, essa última a principal etiologia em diversas séries de casos. O aumento do volume sistólico pela valva aórtica acarreta um aumento nos gradientes sistólicos. A medida da área valvar pela equação de continuidade mantém a acurácia durante a gestação e, dessa forma, deve ser priorizada em relação à medida dos gradientes. O índice de velocidades (velocidade de pico da via de saída/velocidade de pico do anel valvar), que tem a vantagem de não depender da medida do diâmetro da via de saída, manteve-se estável ao longo da gestação.[27]

Estudos recentes com novas técnicas ecocardiográficas mostraram um aumento do *twist* do ventrículo esquerdo nos pacientes com estenose aórtica, com um aumento adicional durante a gestação em gestantes com estenose aórtica. Um estudo mostrou correlação entre a ausência do aumento adicional do *twist* do ventrículo esquerdo durante a gestação e piores desfechos clínicos. É esperado que com a maior evolução e experiência das novas técnicas ecocardiográficas, novos parâmetros possam aumentar a acurácia da avaliação das valvopatias nos períodos gestacional e pré-gestacional.[28]

Regurgitação Aórtica
As etiologias da regurgitação valvar aórtica durante a gestação são principalmente: doença reumática, valva aórtica bicúspide, endocardite e dilatação da aorta. Os métodos de detecção e quantificação pelo ecocardiograma normalmente utilizados para avaliação da regurgitação aórtica são também aplicáveis em pacientes gestantes. A redução da pós-carga e da pressão arterial durante a gestação pode reduzir a gravidade da regurgitação aórtica. Por outro lado, as alterações hormonais e vasculares da gestação podem aumentar o diâmetro da raiz da aorta acarretando agravamento da

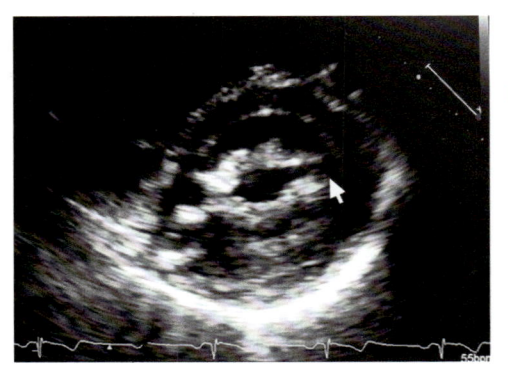

Fig. 50-1. Aspecto da valva mitral após valvuloplastia por cateter balão (VMCB) durante gestação. Corte paraesternal de eixo curto da valva mitral após VMPB em paciente gestante, seta mostrando abertura da comissura anterolateral.

regurgitação. Além disso, o leve aumento dos diâmetros e fração de ejeção do ventrículo esquerdo podem prejudicar a correta avaliação da gravidade da regurgitação aórtica. Dessa forma, uma reavaliação pós-parto (após seis semanas) da regurgitação aórtica é desejável para correta decisão clínica.[20]

Estenoses Tricúspide e Pulmonar

A estenose tricúspide é uma condição rara. As principais etiologias são: reumática (frequentemente associada a outras valvopatias), congênita, síndrome carcinoide, estenose relacionada com o eletrodo de marca-passo, estenose relacionada com tumores do lado direito do coração e endocardite. A avaliação anatômica na maioria das vezes revela a etiologia, assim como na população não gestante. Da mesma maneira que em estenoses do lado esquerdo do coração, as estenoses do lado direito tendem a aumentar seus gradientes transvalvares durante a gestação, e cautela deve-se ter para quantificá-las nesse período da vida da mulher. Não se devem utilizar o tamanho do átrio direito e dilatação da veia cava inferior para auxílio na quantificação da estenose tricúspide, uma vez que esses parâmetros podem estar alterados na gestação. Assim, é desejável uma avaliação no mínimo seis semanas pós-parto.

A principal etiologia da estenose pulmonar é congênita. Como a quantificação da estenose é com base exclusivamente nos gradientes transvalvares, avaliação da gravidade durante a gravidez pode estar prejudicada.[22]

Regurgitações Tricúspide e Pulmonar

As principais etiologias da regurgitação tricúspide em gestantes são: funcional, reumática, endocardite e etiologias congênitas, principalmente após correção de tetralogia de Fallot, como será comentado adiante. A avaliação e quantificação das regurgitações tricúspide e pulmonar pelo ecocardiograma são realizadas de forma semelhante às realizadas em pacientes não gestantes.

Próteses Valvares

Como já apontado anteriormente, a avaliação das velocidades e gradientes pressóricos está alterada na gestação, afetando a acurácia da estimativa da área valvar pela PHT. A avaliação da movimentação dos elementos da prótese deve ser realizada da mesma maneira da realizada em não grávidas, entretanto, janelas subótimas podem gerar a necessidade de avaliação pelo ETE.[26,27]

Estudos iniciais apontaram uma deterioração mais rápida de próteses biológicas relacionada com a gestação, com índices altos de insuficiência cardíaca e troca valvar no período pós-parto, e redução da sobrevida da prótese em 10 anos após duas gestações, se comparada a mulheres com apenas uma gestação.[29,30] No entanto, estudo mais recente, que usou um grupo-controle de não grávidas, concluiu que as próteses não degeneram mais rápido na gestação, mas que a rápida degeneração estaria relacionada com a idade mais jovem das pacientes.[31]

CARDIOMIOPATIAS

O risco das cardiomiopatias na gestação está relacionado com a gravidade delas. Não há diferença significativa na avaliação ecocardiográfica das gestantes portadoras de cardiomiopatias, exceto na interpretação de tamanho de cavidades limítrofes, gradientes transvalvares e quantificação de regurgitações, como abordado anteriormente.

Na gestante portadora de cardiomiopatia hipertrófica o aumento do volume sanguíneo e, consequentemente, do tamanho ventricular esquerdo compensa o efeito adverso da queda da resistência vascular periférica no gradiente da VSVE. Além disso, a contratilidade e a frequência cardíaca aumentadas do VE, com tempo de enchimento diastólico encurtado, podem aumentar o gradiente na VSVE, podendo exacerbar ou precipitar a insuficiência cardíaca. Apesar dessas complicações potenciais, parece que a maioria das mulheres com CMH tolera bem a gravidez.[32]

Na cardiomiopatia periparto (CMPP), uma forma de cardiomiopatia exclusiva da gestação, o ecocardiograma é o método de escolha para diagnóstico e acompanhamento. A saber, a definição mais aceita da CMPP é: cardiomiopatia idiopática que se apresenta com insuficiência cardíaca secundária à disfunção sistólica do ventrículo esquerdo no período final da gravidez ou nos meses seguintes ao parto, quando nenhuma outra causa de insuficiência cardíaca é encontrada. É um diagnóstico de exclusão. O VE pode não ser dilatado, mas a FEVE é quase sempre reduzida abaixo de 45%. Ao ecocardiograma podemos identificar marcadores de gravidade: fração de ejeção < 30% ao diagnóstico, diâmetro diastólico do VE ≥ 60 mm e envolvimento do VD.[33]

DOENÇA ISQUÊMICA NA GESTAÇÃO

Apesar de a doença isquêmica cardíaca não ser comum na gestação, ela tem uma frequência 3-4 vezes maior nesse período quando comparada à frequência em mulheres da mesma faixa etária. Ocorre mais frequentemente no terceiro trimestre e no pós-parto, e a etiologia mais prevalente é a dissecção coronariana seguida das lesões ateroscleróticas. Cerca de 70% dos infartos na gravidez acometem a parede anterior, e 30% a parede inferior. O diagnóstico do infarto do miocárdio nesse período pode ser desafiador, pois alterações eletrocardiográficas no segmento ST-T são comuns na gravidez e durante a anestesia no parto. O ecocardiograma é uma ferramenta bastante útil no fluxograma diagnóstico da dor torácica durante a gestação. A alteração segmentar da contratilidade do VE é sinal precoce de isquemia coronariana e não é marcada pela gestação, sendo não só um guia do diagnóstico, mas também um indicador prognóstico. O ecocardiograma com *stress* submáximo na bicicleta ergométrica pode ser uma opção razoável na busca do diagnóstico da dor torácica na gestação, entretanto, o estresse farmacológico com uso de vasodilatadores, como adenosina e dipiridamol, não é recomendado durante a gestação pelos riscos decorrentes da hipotensão ortostática. O eco de *stress* com dobutamina é raramente indicado na gravidez. Apesar dessas recomendações, a literatura é muito pobre de dados sobre o uso do ecocardiograma de *stress* no período gravídico, já que a própria gestação é considerada um teste de *stress*.

Adicionalmente, o ecocardiograma tem um papel também importante no diagnóstico diferencial da dor torácica na gestação, aí incluindo: miocardiopatias, tromboembolismo pulmonar submaciço e maciço, dissecção aórtica e Takotsubo.[33,34]

CARDIOPATIAS CONGÊNITAS

Atualmente as cardiopatias congênitas (CC) têm sido cada vez mais frequentes em mulheres na fase reprodutiva por causa da melhoria nos tratamentos clínico e cirúrgico das cardiopatias. As mulheres com cardiopatias congênitas complexas que atingem a vida adulta em idade reprodutiva já terão se submetido, em geral, a mais de uma correção cirúrgica. Os principais mecanismos fisiopatológicos em gestantes com CC incluem sobrecarga de volume, *shunts* esquerda-direita, sobrecarga de pressão e *shunts* cianóticos direita-esquerda. Independentemente da gravidez, a interpretação do ecocardiograma em pacientes com cardiopatias congênitas é melhor obtida através de uma interrogação sistemática dos segmentos arterial, ventricular e atrial, com determinação dos *situs* atrial e ventricular e das conexões dos átrios aos ventrículos e dos ventrículos às grandes artérias.[35]

A doença congênita mais comum na gestação é a comunicação interatrial (CIA), sendo o ecocardiograma de grande utilidade para seu diagnóstico. Em razão da redução da RVP, haverá redução do *shunt* esquerda-direita pela comunicação durante a gestação, com chances de se subestimar a repercussão hemodinâmica da CIA. Caso as pressões pulmonares mantenham-se normais, as repercussões hemodinâmicas da CIA costumam ser bem toleradas durante todo o período gestacional, independente do grau do *shunt* esquerda-direita. A comunicação interventricular (CIV) na idade reprodutiva é pouco frequente, especialmente nas situações de CIV ampla. Os achados ecocardiográficos não alteram com a gestação e esta será mais bem tolerada na ausência de hipertensão pulmonar, disfunção de VD ou arritmias secundárias à anomalia. A síndrome de Eisenmenger, secundária a grandes comunicações de fluxo sistêmico-pulmonar, leva à alta mortalidade materno-fetal na gestação e no período periparto. A redução da resistência vascular periférica e hipertensão pulmonar irreversível leva a aumento do *shunt* direita-esquerda e redução do fluxo sanguíneo pulmonar, hipóxia e hipotensão, com alta mortalidade materno-fetal.

Ocasionalmente pode ocorrer persistência do canal arterial (PCA) não diagnosticada previamente à gestação. O achado de aumento de AE e VE acima dos níveis esperados na gravidez, fluxo diastólico reverso em aorta descendente na ausência de regurgitação aórtica significativa, fluxo contínuo no tronco da artéria pulmonar ou, ainda, hipertensão pulmonar inexplicável deve levar à suspeita diagnóstica.

A coarctação de aorta, mesmo as previamente corrigidas, pode ter estenose residual ou recorrente, além de risco de hipertensão arterial tardia e suas complicações. As com gradiente residual menor que 20 mmHg podem ter gestações com menor risco materno-fetal. Aneurisma em região de correção prévia da coarctação ou na aorta ascendente pode ocorrer, sendo às vezes difícil o diagnóstico pelo ecocardiograma.

As cardiopatias congênitas cianóticas são mal toleradas e levam à alta morbimortalidade materna e fetal, principalmente na presença de disfunções ventriculares, redução da saturação de oxigênio, elevação da hemoglobina e sobrecarga do VD. Outras cardiopatias congênitas encontradas no período gestacional devem ser avaliadas como fora da gestação, mas o ecocardiograma é uma ferramenta importante para estimar a pressão sistólica da artéria pulmonar e definição das alterações anatômicas e função ventricular, que são marcadores prognósticos.[20,35]

HIPERTENSÃO ARTERIAL

As doenças hipertensivas da gestação são a segunda causa mais comum de mortalidade materna em todo o mundo e trazem complicações fetais importantes, como prematuridade, peso reduzido ao nascimento e natimortalidade. O ecocardiograma é importante na avaliação das alterações estruturais e funcionais no sistema cardiovascular das gestantes hipertensas. Além da avaliação da gravidade do impacto da hipertensão sobre as funções sistólica e diastólica, pode ser usado seriadamente no acompanhamento de mulheres com estados hemodinâmicos muito flutuantes, como as pacientes com pré-eclâmpsia (PE). Vários estudos mostram alteração na RVP na hipertensão gestacional e PE, disfunção diastólica na PE, e dados conflitantes em relação ao DC podem ser detectados mesmo antes de as manifestações clínicas ocorrerem. Evidências sugerem que as alterações na PE se devem às disfunções sistêmicas da doença, trazendo maior impacto ao coração, principalmente, quando se manifesta de forma mais precoce e mais grave. Pacientes com aumento da resistência vascular e massa do VE têm mais risco de complicações, sendo o ecocardiograma de grande utilidade para a estratificação das pacientes em alto ou baixo risco.[36] A identificação de sinais de disfunção diastólica pode ser preditor de morbidade cardiovascular tardia. A redução da onda e' no Doppler tecidual e elevação da relação E/e' pode ser um útil e precoce preditor de PE. Além disso, pode identificar as gestantes que evoluem com redução da função sistólica e que podem ter complicações no parto e pós-parto. O ecocardiograma é importante na estratificação de gestantes hipertensas em subgrupos hemodinâmicos, direcionando o clínico quanto ao anti-hipertensivo mais adequado. Também pode direcionar o balanço hídrico, um dos maiores desafios na PE, uma vez que a sobrecarga de volume pode levar a edema agudo dos pulmões, e a hipovolemia pode levar à hipoperfusão de órgãos nobres e piora do quadro. Finalmente, a análise do *strain* pode detectar disfunção sistólica precoce em gestantes com e sem PE.[36,37]

TROMBOEMBOLISMO PULMONAR

A gestação e puerpério são fatores de risco bem estabelecidos para tromboembolismo venoso, com uma incidência de 4 a 50 vezes maior se comparado a mulheres não gestantes.[38] O ecocardiograma é frequentemente solicitado no contexto de suspeita de embolia pulmonar (EP) ou mesmo em pacientes com EP confirmada. Da mesma forma que na população em geral, em gestantes o ecocardiograma raramente confirma o diagnóstico de EP (quando o trombo é visualizado na artéria pulmonar ou seus ramos), tem valor prognóstico e pode auxiliar no diagnóstico quando um trombo é visualizado no ventrículo direito ou quando novo aumento e disfunção do ventrículo direito podem ser diagnosticados.[39] Na gestação especificamente, deve-se levar em consideração o leve aumento do ventrículo direito descrito em gestações normais e a importância do ecocardiograma no diagnóstico diferencial de sintomas, como dispneia, taquicardia e edema de membros inferiores, que podem ser normais da gestação, relacionada com insuficiência cardíaca, ou com a EP.

ECOCARDIOGRAMA TRANSESOFÁGICO

O ecocardiograma transesofágico (ETE) é relativamente seguro e tem suas indicações convencionais, destacando-se que o risco de vômito e aspiração é aumentado principalmente após 20 semanas de gestação. Esta realidade exige a presença do anestesista que auxilia na seleção da sedação mais adequada, no controle da ventilação e da monitorização fetal durante o procedimento.[33]

PONTOS-CHAVE

- Conhecer as alterações hemodinâmicas e anatômicas do sistema cardiovascular na gestação é fundamental para adequada interpretação do exame ecocardiográfico.
- Espera-se um aumento das câmaras cardíacas e da massa ventricular com o evoluir da gestação.
- A função sistólica medida pela fração de ejeção e encurtamento parece não modificar de maneira significativa.
- O SLG do VE parece reduzir no final da gestação e recuperar no pós-parto.
- Pelo aumento do volume circulante os gradientes transvalvares estão elevados na gestação, podendo superestimar as estenoses valvares e protéticas. Assim, na estenose mitral a planimetria valvar é o método de escolha para o cálculo da área valvar mitral.
- As regurgitações valvares podem reduzir na gestação, nos trimestres em que há redução da resistência vascular, entretanto, pode haver um contrabalanço pela dilatação dos anéis valvares. Assim, elas deverão ser reavaliadas pós-parto.
- As medidas ecocardiográficas utilizadas para diagnóstico e avaliação de cardiomiopatias, cardiopatias congênitas e TEP são idênticas às utilizadas fora da gravidez, ponderando-se as alterações anatômicas cardíacas próprias da gestação.
- A monitorização hemodinâmica pelo ecocardiograma pode guiar tratamentos clínicos e intervencionistas na gestação, reduzindo exposição à radiação e procedimentos invasivos.

REFERÊNCIAS BIBLIOGRÁFICAS

1. Chapman AB, Abraham WT, Zamudio S, et al. Temporal relationships between hormonal and hemodynamic changes in early human pregnancy. Kidney Int. 1998;54:2056-63.
2. Liu S, Elkayan U, Naqvi TZ. Echocardiography in pregnancy Part1. Curr Cardiol Rep. 2016;18:92.
3. Kametas NA, McAuliffe F, Krampl E, et al. Maternal cardiac function in twin pregnancy. Obstet Gynecol. 2003 Oct;102(4):806-15.
4. Bonnow RO, Mann DL, Zypes DP, Libby P. Braunwald's heart disease: A Textbook of Cardiovascular Medicine, 8th ed. Philadelphia, Pennsylvania: Saunders Elsevier; 2007.
5. Halpem DG, Weinberg CR, Pinnelas R, et al. Use of medication for cardiovascular disease during pregnancy. JACC. 2019;73:457-76.
6. Desai DK, Moodley J, Naidoo DP. Echocardiographic assessment of cardiovascular hemodynamics in normal pregnancy. Obstet Gynecol. 2004 Jul;104(1):20-9.
7. Robson SC, Hunter S, Moore M, Dunlop W. Haemodynamic changes during the puerperium: a Doppler and M-mode echocardiographic study. Br J Obstet Gynaecol. 1987 Nov;94(11):1028-39.
8. Melchiorre K, Sharma R, Khalil A, Thilaganathan B. Maternal Cardiovascular Function in Normal Pregnancy Evidence of

Maladaptation to Chronic Volume Overload. Hypertension. 2016;67:754-762.
9. Savu O, Jurcut R, Giusca S, van Mieghem T, et al. Morphological and functional adaptation of the maternal heart during pregnancy. Circ Cardiovasc Imaging. 2012;5:289-97.
10. Sengupta SP, Bansal M, Hofstra L, et al. Gestational changes in left ventricular myocardial contractile function: new insights from two-dimensional speckle tracking echocardiography. Int J Cardiovasc Imaging. 2017 Jan;33(1):69-82.
11. Estensen ME, Beitnes JO, Grindheim G, et al. Altered maternal left ventricular contractility and function during normal pregnancy. Ultrasound Obstet Gynecol. 2013;41:659–666.
12. Vogt M, Müller J, Kühn A, et al. Cardiac Adaptation of the Maternal Heart During Pregnancy: A Color-Coded Tissue Doppler Imaging Study – Feasibility, Reproducibility and Course during Pregnancy. Ultraschall in Med. 2015;36:270-275
13. Lee MS NM, Qamruddin S, et al. Assessment of cardiac structure and function by three-dimensional echocardiography in healthy pregnant women. J Am Soc Echocardiogr. 2013;26(6):B69-70.
14. Cong J, Fan T, Yang X, et al. Structural and functional changes in maternal left ventricle during pregnancy: a three-dimensional speckle-tracking echocardiography study. Cardiovasc Ultrasound. 2015 Jan 27;13:6.
15. Ducas RA, Elliott JE, Melnyk SF, et al. Cardiovascular magnetic resonance in pregnancy: insights from the cardiac hemodynamic imaging and remodeling in pregnancy (CHIRP) study. J Cardiovasc Magn Reson. 2014 Jan 3;16:1.
16. Lang RM, Badano LP, Mor-Avi V, et al. Recommendations for cardiac chamber quantification by echocardiography in adults: an update from the American Society of Echocardiography and the European Association of Cardiovascular Imaging. Eur Heart J Cardiovasc Imaging. 2015 Mar;16(3):233-70.
17. Fok WY, Chan LY, Wong JT, et al. Left ventricular diastolic function during normal pregnancy: assessment by spectral tissue Doppler imaging. Ultrasound Obstet Gynecol. 2006 Nov;28(6):789-93.
18. Nagueh SF, Smiseth OA, Appleton CP, et al. Recommendations for the Evaluation of Left Ventricular Diastolic Function by Echocardiography: An Update from the American Society of Echocardiography and the European Association of Cardiovascular Imaging. J Am Soc Echocardiogr. 2016 Apr;29(4):277-314.
19. Song G, Liu J, Ren W, et al. Reversible changes of left atrial function during pregnancy assessed by two-dimensional speckle tracking echocardiography. PLoS One. 2015;10:e0125347.
20. Otto C, Easterling TR, Benedetti TJ. The role of echocardiography in the diagnosis and management of heart disease in pregnancy. In: Otto C (Ed.). The Practice of Clinical Echocardiography. 2ed. Philadelphia, Pennsylvania W.B. Saunders Company; 2002. p. 679-704.
21. Cornette J, Laker S, Jeffery B, et al. Validation of maternal cardiac output assessed by transthoracic echocardiography against pulmonary artery catheterization in severely ill pregnant women: prospective comparative study and systematic review. Ultrasound Obstet Gynecol. 2017 Jan;49(1):25-31.
22. Baumgartner H, Hung J, Bermejo J, et al. Echocardiographic assessment of valve stenosis: EAE/ASE recomendations for clinical practice. J Am Soc Echocardiogr. 2009;22:1.
23. Rokey R, Hsu HW, Moises KJ, et al. Inaccurate noninvasive mitral valve area calculation during pregnancy. Obstet Gynecol. 1994;84:950–5.
24. De Souza JA, Martinez EE Jr, Ambrose JA, et al. Percutaneous ballon mitral valvuloplasty in comparison with open mitral valve commissurotomy for mitral stenosis during pregnancy. J Am Coll Cardiol. 2001;37(3):900-3.
25. Liu Y, Guo G-L, Wen B, et al. Feasibility and effectiveness of percutaneous balloon mitral valvuloplasty under echocardiographic guidance only. Echocardiography. 2018;00:1-5.
26. Rokey R, Hsu HW, Moises KJ, et al. Otto C, Easterling TR, Benedetti TJ. The role of echocardiography in the diagnosis and management of heart disease in pregnancy. In: Otto C (Ed.). The Practice of Clinical Echocardiography. 2ed. Philadelphia, Pennsylvania W.B. Saunders Company; 2002. p. 679-704.
27. Samiei N, Amirsardari M, Rezaei Y, et al. Echocardiographic evaluation of hemodynamic changes in left-sided heart valvaes in pregnant women with valvular heart disease. Am J Cardiol. 2016 oct 1;118(7):1046-52.
28. Tzemos N, Silversides CK, Carasso S, et al: Effect of pregnancy on left ventricular motion (twist) in women with aortic stenosis. Am J Cardiol. 2008;101:870-3.
29. Sbarouni E, Oakley CM. Outcome of pregnancy in women with valve prostheses. Br Heart J. 1994;71:196-201.
30. Lee CN, Wu CC, Lin PY. et al Pregnancy following cardiac prosthetic valve replacement. Obstet Gynecol. 1994;83:353-56
31. Salazar E, Espinola N, Roman L, et al: Effect of pregnancy on the duration of bovine pericardial bioprostheses. Am Heart J. 1999;137:714-20.
32. Goland S, van Hagen IM, Elbaz-Greener G, Elkayam U, Shotan A, Merz WM, et al. Pregnancy in women with hypertrophic cardiomyopathy: data from the European Society of Cardiology initiated Registry of Pregnancy and Cardiac disease (ROPAC). Eur Heart J. 2017 Sep 14;38(35):2683-90.
33. Task Force on the Management of Cardiovascular Diseases During Pregnancy of the European Society of Cardiology. 2018 ESC Guidelines on the management of cardiovascular diseases during pregnancy. Eur Heart J. 2018.
34. Kealey AJ. Coronary artery disease and myocardial infarction in pregnancy: A review of epidemiology, diagnosis, and medical and surgical management. Can J Cardiol. 2010;26(6):e185-e189
35. Narayanan M, Elkayam U, Naqvi TZ. Echocardiography in Pregnancy: Part 2. Curr Cardiol Rep. 2016;18:90.
36. Castleman, JS, Ganapathy R, Taki F, et al. Echocardiographic structure and function in hypertensive disorders of pregnancy. Circ Cardiovasc Imaging. 2016;9:e004888.
37. Kyung CS, Chul SJ, Gyu PY, et al. The efficacy of peripartum transthoracic echocardiography in women with preeclampsia. Pregnancy Hypertens. 2017;10:187-191.
38. Marik PE, Plante LA. Venous thromboembolic disease and pregnancy. N Engl J Med. 2008; 359:2025-33.
39. Goldhaber SZ. Echocardiography in the management of pulmonary embolism. Ann Intern Med. 2002;136(9):691-700.

CORAÇÃO DO IDOSO

Bruno de Freitas Leite ▪ Oscar Francisco Sanchez Osella ▪ Edgar Bezerra de Lira Filho

A população idosa cresce vertiginosamente no Brasil. Em 1920, a esperança de vida era de apenas 35,2 anos e os idosos representavam 4% da população total do país. Em 2010, com o dobro da esperança de vida (quase 74 anos), 10,8% da população brasileira tinha 60 anos ou mais, ampliando gradativamente sua participação relativa na composição etária do país. Estimativas populacionais realizadas pela Coordenação de População e Indicadores Sociais do Instituto Brasileiro de Geografia e Estatística apontam para uma participação de aproximadamente 23,8% do contingente populacional idoso em 2040.

A doença cardiovascular é a principal causa de morbimortalidade no país, sendo a idade avançada um importante fator de risco para seu desenvolvimento, em razão do aumento da prevalência de comorbidades. Envelhecer não significa, necessariamente, adoecer. O envelhecimento normal resulta em mudanças na estrutura e função cardiovascular, bem como alterações em outros sistemas orgânicos. A maioria destas são prontamente identificáveis por meio da ecocardiografia. Isso também é verdade nas condições que são patológicas, porém, comuns em idosos. Por conseguinte, a ecocardiografia desempenha importante papel na diferenciação e manejo clínico desta população.

ALTERAÇÕES NORMAIS NA ESTRUTURA CARDÍACA
Ventrículo Esquerdo

Em um nível estrutural, o fenômeno mais notável percebido com a idade é o aumento na espessura da parede do ventrículo esquerdo como resultado do aumento do tamanho dos cardiomiócitos.[1] A hipertrofia ventricular esquerda é vista, principalmente, como uma resposta compensatória após a perda de cardiomiócitos com o envelhecimento.[2]

Além disso, o comprimento do ventrículo esquerdo diminui ao longo do tempo sem alteração na dimensão diastólica do eixo curto, sugerindo aumento da espessura miocárdica e da esfericidade com o envelhecimento.[3]

Com relação à massa total, após alguns estudos sugerirem aumento com a idade, vários trabalhos recentes demonstraram que não há mudança na massa do ventrículo esquerdo em mulheres e diminuição real em homens com o avançar da idade.[4,5]

Portanto, o envelhecimento está associado à hipertrofia concêntrica do ventrículo esquerdo, afetando-o de maneira assimétrica, com predomínio no septo ventricular e levando à redistribuição do músculo cardíaco, explicando a ausência de efeito na massa cardíaca total.[6] Este aumento da espessura mais proeminente no septo ventricular está ligada a um achado ecocardiográfico visto no coração do idoso: o septo sigmoide; caracterizado pelo aumento da espessura na base do septo interventricular e aumento do ângulo da aorta em relação ao eixo longo do ventrículo esquerdo. Mais frequentemente visto em hipertensos com idades mais avançadas, o septo sigmoide não foi associado a eventos de doença cardiovascular ou mortalidade após ajuste dos fatores de risco no Framingham Heart Study.[7]

Entretanto, sugere-se, ao fazer o relatório do exame ecocardiográfico, descrever a espessura nos segmentos médio e basal do septo ventricular. O diagnóstico diferencial nestes casos é a cardiomiopatia hipertrófica genética, principalmente em sua forma septal assimétrica, que costuma estar associada a movimento sistólico anterior da valva mitral, gradiente pressórico dinâmico aumentado na via de saída do ventrículo esquerdo e à regurgitação mitral, achados que não são comuns nos pacientes com septo sigmoide (Fig. 51-1).

Outra condição a ser levada em conta no contexto de aumento da espessura miocárdica observada em idosos é a amiloidose senil, entidade muito prevalente onde a proteína amiloide pode ser encontrada no coração em até 50% dos indivíduos com mais de 60 anos de idade.[8] É importante salientar que a proteína envolvida na amiloidose senil é diferente daquela com amiloidose primária, com um prognóstico bem melhor.[9] Embora raramente cause sintomas ou sinais clínicos, tem sido associada à fibrilação atrial, arritmias ventriculares e insuficiência cardíaca, esta geralmente na presença de maior depósito proteico.[10]

A fração de ejeção ventricular, porcentagem de encurtamento fracional e débito cardíaco avaliados por ecocardiografia assim como pela ventriculografia com radionuclídeos, não são afetados pela idade em normotensos saudáveis em repouso.[11]

Durante o exercício ocorre declínio no débito cardíaco máximo no pico do esforço, resultado da resposta da frequência cardíaca atenuada e da fração de ejeção do ventrículo esquerdo, não atingindo o mesmo pico que as pessoas mais jovens, em decorrência da diminuição da capacidade de redução dos volumes sistólicos finais. Esses achados, provavelmente, resultam de múltiplos mecanismos, como contratilidade miocárdica reduzida, aumento da pós-carga vascular, modulação autonômica diminuída da contratilidade do ventrículo esquerdo.[12]

Embora o desempenho sistólico ventricular esquerdo nos idosos esteja preservado, a função diastólica se altera marcadamente com a idade, ocorrendo uma redução de aproximadamente 50% na taxa de pico de enchimento diastólico inicial (velocidade máxima da onda

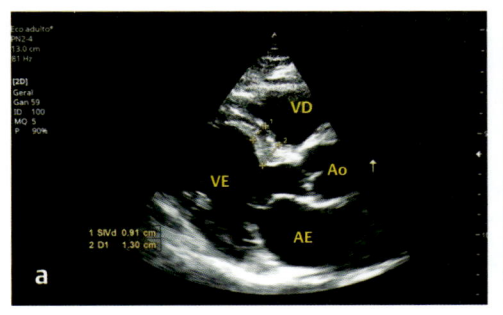

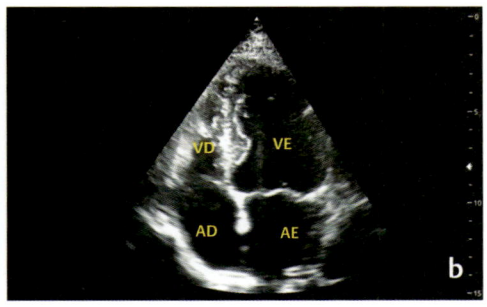

Fig. 51-1. Septo sigmoide visto no paraesternal de eixo longo (**a**) e no corte apical de 4 câmaras (**b**). Notam-se os locais para registro das medidas do septo em sua base e em uma posição mais medial.

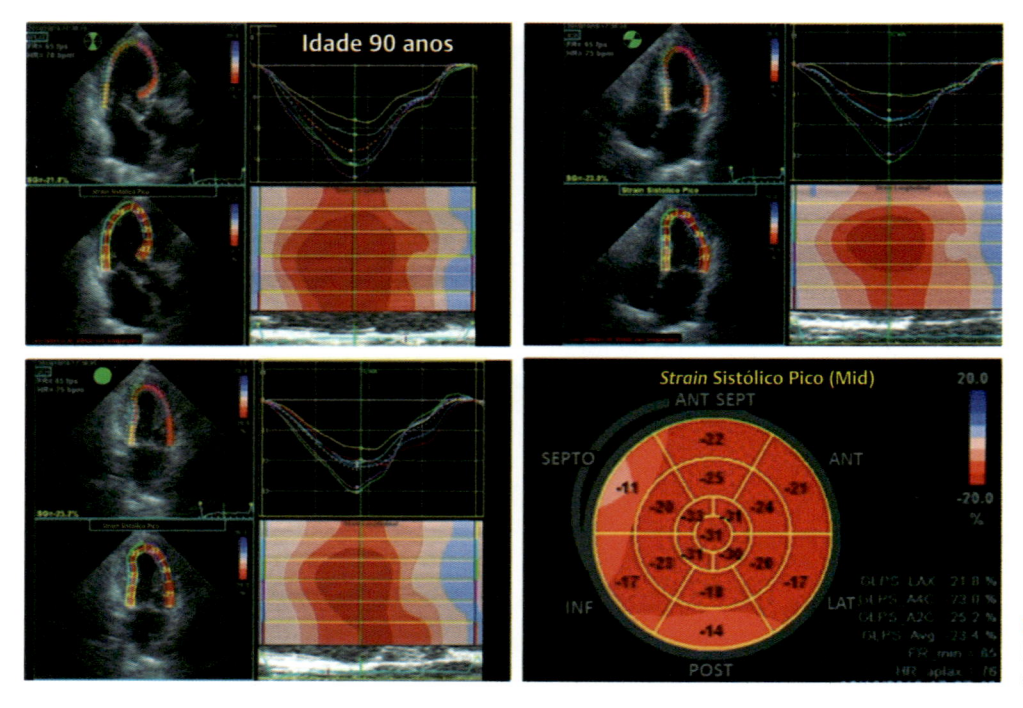

Fig. 51-2. Paciente de 90 anos de idade. *Strain* longitudinal normal com valores equivalentes aos de adulto jovem.

E mitral) entre 20 e 80 anos de idade. Há, também, aumento concomitante com a idade no pico da velocidade da onda A mitral, representando o enchimento tardio do ventrículo esquerdo resultante da contração atrial. Esta contribuição aumentada do átrio esquerdo para o enchimento ventricular é um mecanismo compensatório para a reduzida taxa de enchimento diastólico precoce no ventrículo mais espesso, presumivelmente menos complacente.

Com relação aos valores de *strain* longitudinal, estes tendem a diminuir com o envelhecimento, aproximando-se dos limites inferiores da normalidade para adultos jovens, indicando perda da reserva funcional. Valores de *strain* longitudinal global inferiores ao ponto de corte de -18% têm valor prognóstico independente, indicativo de evolução clínica desfavorável nas diferentes cardiopatias e na insuficiência cardíaca sistólica ou diastólica, com incremento do número de hospitalizações e maior mortalidade.[13,14] São escassos os estudos da deformidade miocárdica com pacientes sadios acima de 80 anos. No entanto, há pacientes com idade mais avançada apresentam valores de *strain* equivalentes aos encontrados em jovens (Fig. 51-2).

Outra funcionalidade que aumenta com o avanço da idade é a torção apical. Normalmente as fibras subepicárdicas do ventrículo esquerdo promovem a torção sistólica e o alongamento da cavidade, enquanto as fibras subendocárdicas opõem resistência elástica, o que, por sua vez, contribui para fase diastólica de enchimento rápido. O aumento da torção no envelhecimento, se atribui ao predomínio funcional das fibras subepicárdicas sobre as fibras subendocárdicas, que perdem, progressivamente, sua função. A torção ventricular tem valor prognóstico tanto na insuficiência cardíaca diastólica quanto na sistólica. Inicialmente a contratorção diastólica (*untwist*) se torna mais lenta. Nos estágios avançados se agrega à diminuição da torção sistólica.[15,16]

Átrio Esquerdo

Como mencionado anteriormente, nos idosos, a contração atrial desempenha um papel muito maior no enchimento do ventrículo esquerdo durante a diástole do que na população jovem. Esta mudança de função está associada ao desenvolvimento de hipertrofia e dilatação atrial. O aumento do tamanho do átrio esquerdo tem sido associado à presença de fibrilação atrial, indicando que o remodelamento atrial favorece o desenvolvimento dessa arritmia.[17] Desta forma, as duas principais características da remodelação estrutural do coração relacionada com a idade – a hipertrofia concêntrica do ventrículo e a dilatação atrial esquerda – estão associadas às duas principais cardiopatias da velhice: insuficiência cardíaca com fração de ejeção preservada (ICFEP) e fibrilação atrial. Essas duas condições geralmente ocorrem juntas, com dois terços dos pacientes com ICFEP em algum momento apresentando fibrilação atrial. No entanto, a maioria dos indivíduos desenvolve, isoladamente, fibrilação atrial e, posteriormente, insuficiência cardíaca (Fig. 51-3).[18]

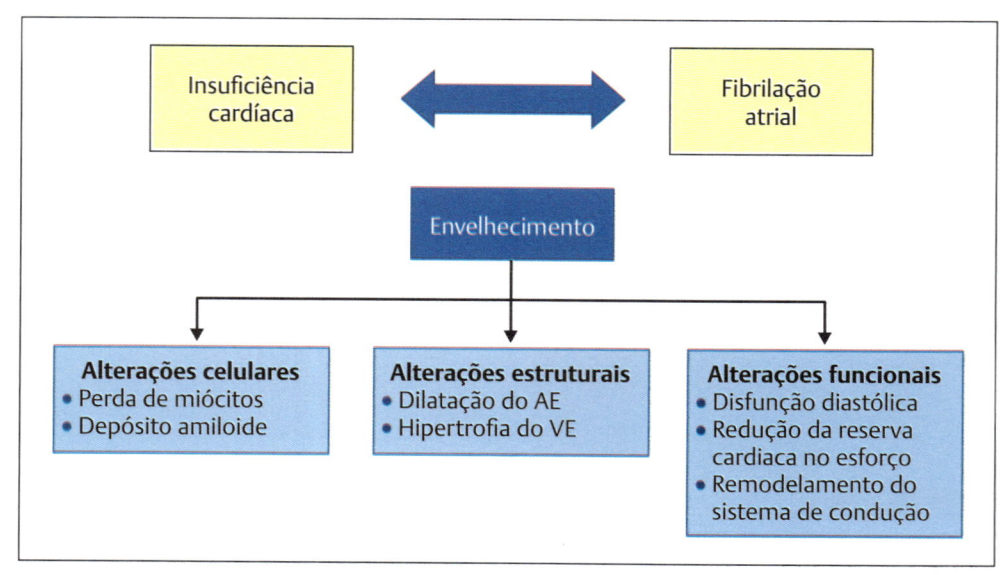

Fig. 51-3. Ilustração demostrando as alterações vistas com o envelhecimento e suas relações com o desenvolvimento de FA e ICFEP – condições patológicas frequentes no idoso.

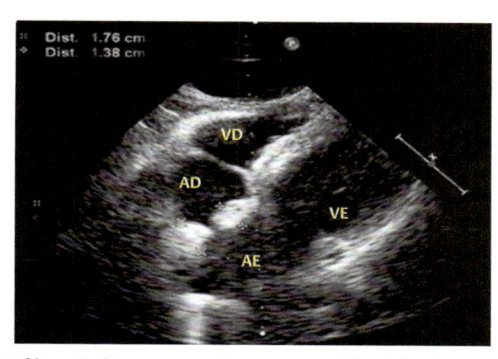

Fig. 51-4. A infiltração lipomatosa do septo atrial foi definida como espessamento ≥ 10 mm de ambos os polos do septo atrial, geralmente poupando a fossa *ovalis*, dando-lhe um formato característico de halteres e perpendicularmente medida no corte subcostal de 4 câmaras ao final da diástole com o paciente em inspiração máxima.

O septo atrial torna-se mais espesso e rígido com o avançar da idade, provavelmente em decorrência de infiltração gordurosa e fibrose.[19] Isso faz com que o septo atrial fique menos móvel com a variação da pressão interatrial durante a respiração. O achado de septo atrial hipermóvel e adelgaçado pela ecocardiografia em idoso deve levantar a suspeita de aneurisma, forame oval patente ou defeito do septo atrial, levando à análise mais cuidadosa pelo ecocardiografista.

A infiltração exagerada de gordura relacionada com a idade, chamada hipertrofia lipomatosa do septo atrial, é encontrada quase exclusivamente em pacientes mais velhos. Pode imitar a aparência de um tumor intracardíaco, mas é reconhecível por sua forma característica de haltere (Fig. 51-4).[20]

Valvas Cardíacas

As quatro valvas cardíacas sofrem alterações morfológicas com a idade. Essas mudanças são mais acentuadas nas esquerdas por conta das pressões mais altas a que são submetidas.

As circunferências de todas as valvas (medidas na autópsia) aumentam com a idade em corações normais de mulheres e homens, e parecem estar associadas à degeneração da matriz do colágeno e acúmulo lipídico no anel valvar.[21]

Esse aumento é mais notável nas valvas semilunares do que nas valvas atrioventriculares.[22] É provável que a dilatação anular contribua para a regurgitação valvar relacionada com a idade, documentada pelo Doppler em sujeitos saudáveis, normais e assintomáticos.

Aos 80 anos, 90% dos indivíduos aparentemente saudáveis apresentavam regurgitação multivalvar, sendo a valva aórtica afetada mais precocemente.[23] O grau de regurgitação valvar decorrente do envelhecimento normal é sempre trivial ou leve, central e associado a folhetos de aparência normal (para a idade).

O envelhecimento está associado ao espessamento e à calcificação das válvulas da valva aórtica, também denominada esclerose da valva aórtica, e dos anéis valvares mitral e aórtico, denominados calcificação anular mitral e aórtica, respectivamente.[24] Vários estudos em idosos identificaram uma prevalência de aproximadamente 50% para cada uma dessas lesões. Embora a esclerose da valva aórtica seja igualmente comum em homens e mulheres, a calcificação do anel mitral é mais comum em mulheres.[25,26]

Utiliza-se o termo síndrome de calcificação senil para descrever pacientes com esclerose da valva aórtica, calcificação do anel mitral e calcificação das artérias coronárias epicárdicas.

Esclerose da Valva Aórtica

A esclerose da valva aórtica (EVA) faz parte do espectro da doença valvular aórtica calcificada, sendo relativamente prevalente, afetando 21 a 26% dos adultos com mais de 65 anos de idade.[27] Em geral, o diagnóstico de EVA por ecocardiografia baseia-se em uma avaliação subjetiva do espessamento valvular aórtico focal ou difuso com aumento de ecogenicidade sugestivo de calcificação (Fig. 51-5), mas com abertura das válvulas relativamente irrestrita e sem efeito hemodinâmico significativo, geralmente indicado por velocidade máxima transvalvar de 2 a 2,5 m/s.[28] As lesões da esclerose aórtica são decorrentes do estresse mecânico - maiores na face aórtica da valva – e pelo estresse de cisalhamento (constante "abre-fecha" na inserção das válvulas no anel).

As lesões da esclerose da valva aórtica são ativas, com evidência de infiltração de células inflamatórias, calcificação microscópica e evidências de oxidação de lipoproteínas de baixa densidade.[29] A progressão da esclerose valvar aórtica para estenose aórtica está bem documentada em vários estudos longitudinais.[30] Outros trabalhos encontraram forte associação entre a esclerose da valva aórtica com desfechos cardiovasculares adversos e mortalidade.[31]

A EVA, mesmo levando em consideração outros fatores de risco como idade, pressão arterial, níveis lipídicos e tabagismo, está associada a risco aumentado de aproximadamente 50% de morte por causas cardiovasculares e aumento de 40% no risco de infarto do miocárdio. Esses dados sugerem que a esclerose aórtica pode não ser um achado incidental benigno na ecocardiografia, mas pode ser um marcador para risco aumentado de eventos cardiovasculares.[32]

A esclerose aórtica também tem sido associada a eventos isquêmicos cerebrais, assim como a estenose aórtica, podendo apresentar aumento de 27% no risco de acidente vascular cerebral.[25]

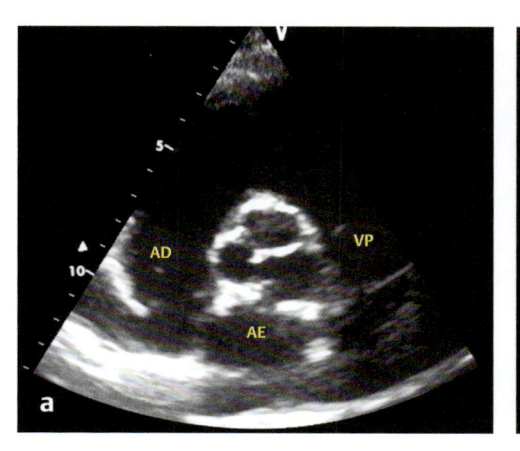

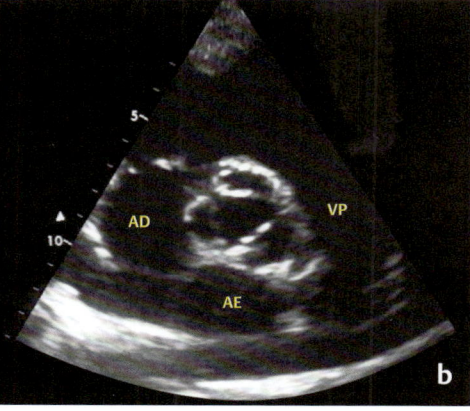

Fig. 51-5. Eixo curto na região dos vasos da base evidenciando o espessamento e o aumento da ecogenicidade das válvulas da valva aórtica em diástole (**a**) e em sístole (**b**).

Calcificação Anular Mitral

A calcificação do anel mitral (CAM) é caracterizada por calcificação nas margens das cúspides e no anel. Calcificações discretas do anel valvar mitral podem ser definidas pelo envolvimento de menos de um terço da circunferência anular e geralmente se restringem ao ângulo entre a cúspide posterior da valva mitral e a parede posterior do ventrículo esquerdo.

Na calcificação moderada, menos de dois terços da circunferência anular está envolvida. Já nos casos severos, mais de dois terços da circunferência é afetada, geralmente estendendo-se abaixo de todo a cúspide posterior e formando um círculo completo (Fig. 51-6).[33]

Uma variante da CAM é a forma caseosa. Na análise ecocardiográfica, esta entidade é uma grande estrutura com centro ecolucente e bordas lisas, geralmente localizadas na região anular posterior (Fig. 51-7). Os achados anatomopatológicos incluem um envelope calcificado em torno da necrose caseosa, com colesterol e ácidos graxos.[34]

O diagnóstico diferencial, quando observado por ecocardiografia, inclui tumores, abscessos e vegetações. Os tumores são, geralmente, vasculares e não apresentam calcificação de borda; já os abcessos e vegetações são tipicamente vistos no contexto de infecção, sendo estas últimas quase sempre massas móveis que estão ligadas à valva, movendo-se caótica e frequentemente acompanhadas de regurgitação.

A CAM está associada a alterações na função valvar. Uma extensão maior de envolvimento pode tornar a base da cúspide posterior imóvel e resultar em graus variáveis de regurgitação valvar.[35]

A estenose mitral como resultado da calcificação do anel mitral é incomum e tende a ser mais discreta. Em contraste com a estenose mitral reumática, onde há fusão comissural, na estenose associada à calcificação do anel mitral os folhetos não são fundidos, com as velocidades de fluxo aumentadas sendo decorrentes da diminuição da excursão anular mitral resultante da calcificação.[36]

Provavelmente secundária à calcificação concomitante dentro do sistema de condução elétrica, a CAM está associada a anormalidades como bloqueio atrioventricular, doença do nó sinoatrial, bloqueio de ramo.

A CAM também está associada a várias condições que predispõem ao acidente vascular cerebral tromboembólico como fibrilação atrial, regurgitação e estenose mitral, aumento do átrio esquerdo e insuficiência cardíaca. Além disso, tem sido associada a placas de ateroma e debris aórticos complexos principalmente na aorta torácica, podendo ser fontes potencias de eventos embólicos.[37]

Não existem dados concordantes com relação ao fato de a CAM ser um fator de risco independente para acidente vascular encefálico.[38,39]

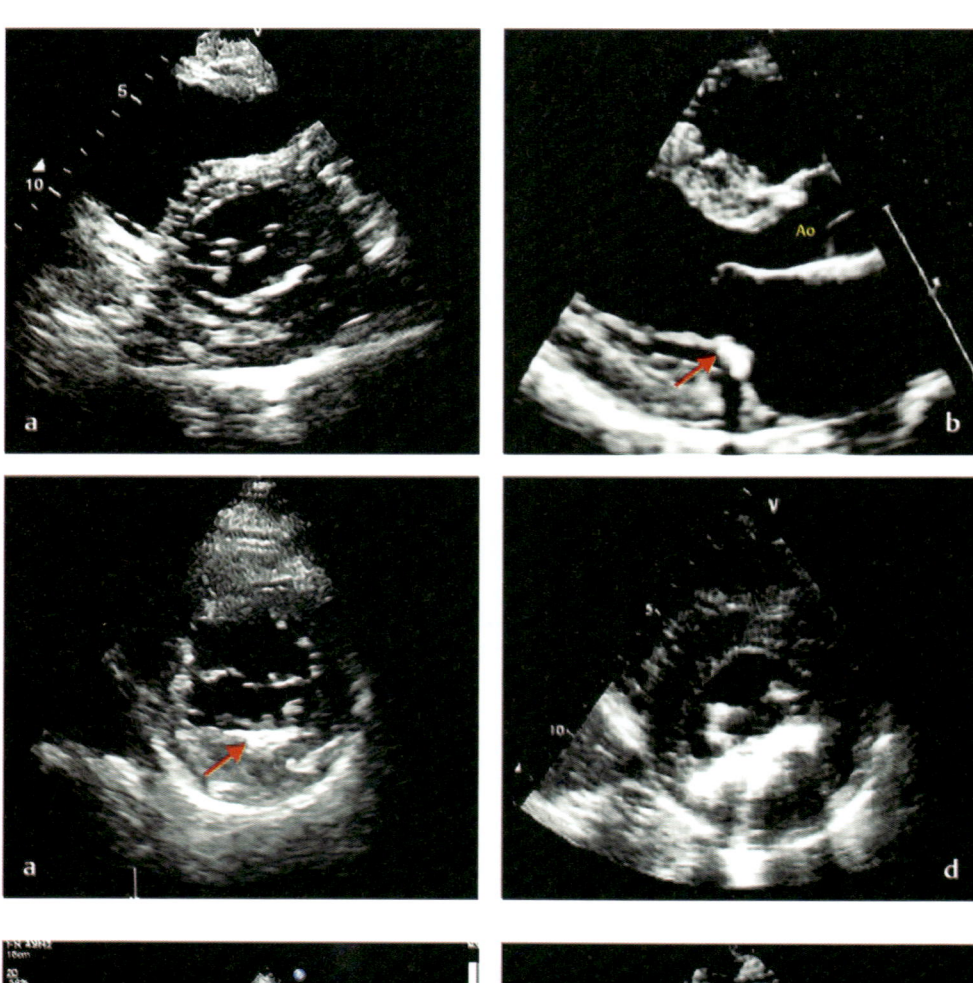

Fig. 51-6. Calcificação anular mitral em variados graus de acometimento. (**a**) Calcificação discreta restrita à base do folheto posterior. (**b**) Eixo longo de uma calcificação discreta e sombra acústica (seta). (**c**) Calcificação moderada envolvendo cerca de metade do anel. (**d**) Calcificação intensa em mais de dois terços da circunferência do anel mitral.

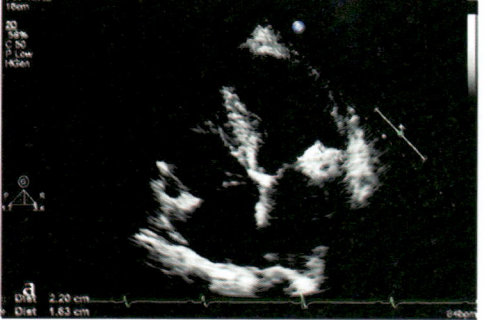

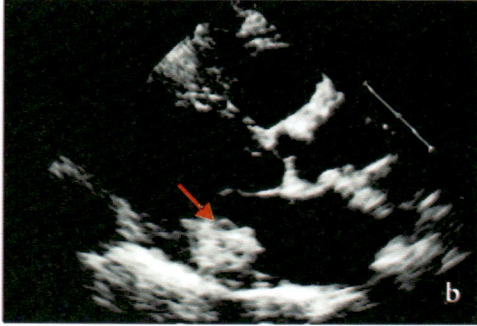

Fig. 51-7. Corte apical de 4 câmaras (**a**) e eixo longo (**b**) mostrando necrose caseosa em sua localização típica no anel posterior.

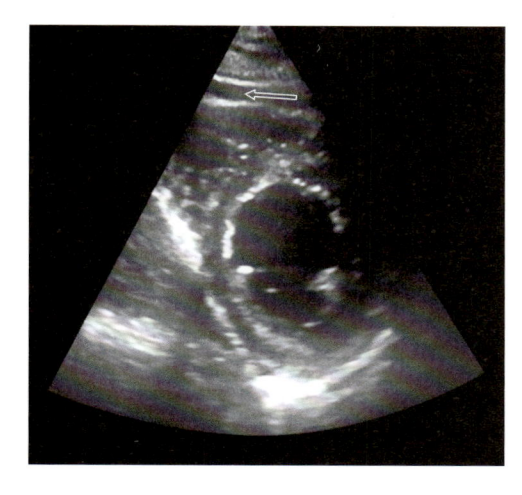

Fig. 51-8. Corte paraesternal de eixo curto evidenciando espaço ecolucente entre o miocárdio e o pericárdio adjacente à parede livre do ventrículo direito compatível com gordura epicárdica.

Quadro 51-1. Quadro Ilustrativo dos Aspectos Ecocardiográficos e Clínicos Observados nas Estruturas Cardíacas Relacionados com o Envelhecimento

Parâmetro	Efeito com envelhecimento	Aspectos ecocardiográficos	Aspectos clínicos
Átrio esquerdo	Aumento das dimensões	Preferir medidas de volume do que as lineares	Risco aumentado de FA e eventos embólicos
VE	Dimensões mantidas ou reduzidas	Mais espesso e mais esférico	Hipertrofia concêntrica
Massa VE	Mantida	Septo em sigmoide Atenção ao local da medida linear	Diferencial com cardiomiopatia hipertrófica
Valva mitral	Calcificação do anel	Diferencial com vegetação ou tumor (necrose caseosa)	IM, risco aumentado de eventos CV
Valva aórtica	Esclerose	Abertura valvar preservada	IAo, risco de progressão para estenose e de eventos CV
Septo interatrial	Hipertrofia lipomatosa	Diferencial com tumor	Septo em haltere
Função diastólica	E-A < 1	Medida no topo dos folhetos mitrais	Relação com IC FEP
Função sistólica	Inalterado	Sem mudanças na FE ou encurtamento fracional	Anormalidades de contração segmentar não são devidas ao envelhecimento
Ventrículo direito	Diminuição das dimensões	Mais bem avaliado pela ECO 3D	Aumento pode estar relacionado com HP
Aorta	Dilatação da raiz aórtica	IAo	Risco de progressão para aneurisma (principalmente com HAS)

Pericárdio

No processo de envelhecimento ocorre diminuição da massa magra e aumento da massa gorda, com redistribuição do tecido adiposo para o tronco e as vísceras.[40] Dessa forma, a quantidade de gordura epicárdica e pericárdica aumenta com a idade, particularmente em mulheres e obesos. A gordura epicárdica é distribuída de forma variável, sendo mais proeminente nos sulcos atrioventricular, interventricular e na parede lateral do ventrículo direito. Os espaços ecolucentes aumentados vistos na ecocardiografia podem ser confundidos com derrame pericárdico (Fig. 51-8), porém, o derrame costuma ser circunferencial enquanto a gordura é mais localizada.[41]

CONSIDERAÇÕES PARA REALIZAÇÃO DE EXAMES ESPECIAIS NOS IDOSOS

Ecocardiografia sob Estresse

A idade é um importante fator de risco para doença coronariana e frequentemente idosos são encaminhados para realização do ecocardiografia sob estresse. As técnicas utilizadas para pacientes idosos são as mesmas daquelas para pacientes mais jovens. Como muitos pacientes idosos apresentam condições comórbidas que tornam o teste com esforço não factível, o uso de estresse farmacológico é o mais elegível neste grupo etário.

Vasodilatadores como adenosina ou dipiridamol e catecolaminas (dobutamina) como agentes de estresse farmacológico são utilizados nessa população. O perfil de segurança desses vários tipos de testes sob estresse em idosos é bom. Apesar de o dipiridamol e a adenosina poderem causar broncospasmo, hipotensão e arritmias, em sua maior parte esses efeitos não parecem estar relacionados com a idade.[42]

No entanto, pacientes idosos submetidos a testes de estresse com adenosina podem ter maior probabilidade de experimentar bloqueio atrioventricular transitório.[43]

Com dobutamina, podem ocorrer em idosos maiores taxas de hipotensão assintomática, taquicardia supraventricular e de extrassístoles ventriculares do que em indivíduos mais jovens.[44]

Ecocardiografia Transesofágica

A ecocardiografia transesofágica geralmente é uma modalidade segura, embora possíveis complicações possam acontecer relacionadas com a sedação ou de trauma mecânico, sendo estas mais prováveis nos idosos, pela maior prevalência de comorbidades. A hipotensão sistêmica transitória pode ser mais comum em idosos comparados com pacientes jovens, provavelmente relacionados com a sedação. A perfuração de esôfago é rara na ausência de patologia preexistente, que deve ser examinada antes do procedimento, como perfuração prévia, estenose esofágica, tumores, síndrome de Mallory-Weiss, cirurgia esofágica ou gastrointestinal recente e sangramento ativo.[45]

A ecocardiografia permite reconhecer e quantificar as alterações decorrentes do envelhecimento, apesar dos poucos estudos. No entanto, para a correta interpretação, é necessário sempre correlacionar os achados do exame com a idade (Quadro 51-1).

REFERÊNCIAS BIBLIOGRÁFICAS

1. Steenman M, Lande G. Cardiac aging and heart disease in humans. Biophys Rev. 2017;9(2):131-7.
2. Olivetti G, Melissari M, Capasso JM, Anversa P. Cardiomyopathy of the aging human heart. Myocyte loss and reactive cellular hypertrophy. Circ Res. 1991;68(6):1560-8.
3. Oe H, Hozumi T, Arai K, Matsumura Y, Negishi K, Sugioka K et al. Comparison of accurate measurement of left ventricular mass in patients with hypertrophied hearts by real-time three-dimensional echocardiography versus magnetic resonance imaging. Am J Cardiol. 2005;95(10):1263-7.
4. Hees PS, Fleg JL, Lakatta EG, Shapiro EP. Left ventricular remodeling with age in normal men versus women: novel insights using three-dimensional magnetic resonance imaging. Am J Cardiol. 2002;90(11):1231-6.
5. Khouri MG, Maurer MS, El-Khoury Rumbarger L. Assessment of age-related changes in left ventricular structure and function by freehand three-dimensional echocardiography. Am J Geriatr Cardiol. 2005;14(3):118-25.
6. Strait JB, Lakatta EG. Aging-associated cardiovascular changes and their relationship to heart failure. Heart Fail Clin. 2012;8(1):143-64.
7. Diaz T, Pencina MJ, Benjamin EJ, Aragam J, Fuller DL, Pencina KM et al. Prevalence, clinical correlates, and prognosis of discrete upper septal thickening on echocardiography: the Framingham Heart Study. Echocardiography. 2009;26(3):247-53.
8. Hodkinson HM, Pomerance A. The clinical significance of senile cardiac amyloidosis: a prospective clinico-pathological study. Q J Med. 1977;46(183):381-7.
9. Kyle RA, Spittell PC, Gertz MA, Li CY, Edwards WD, Olson LJ, et al. The premortem recognition of systemic senile amyloidosis with cardiac involvement. Am J Med. 1996;101(4):395-400.
10. Smith TJ, Kyle RA, Lie JT. Clinical significance of histopathologic patterns of cardiac amyloidosis. Mayo Clin Proc. 1984;59(8):547-55.

11. Lakatta EG, Gerstenblith G, Angell CS, Shock NW, Weisfeldt ML. Prolonged contraction duration in aged myocardium. J Clin Invest. 1975;55(1):61-8.
12. Fleg JL, O'Connor F, Gerstenblith G, Becker LC, Clulow J, Schulman SP et al. Impact of age on the cardiovascular response to dynamic upright exercise in healthy men and women. J Appl Physiol. 1995;78(3):890-900.
13. Bianco CM, Farjo PD, Ghaffar YA, Sengupta PP. Myocardial Mechanics in Patients With Normal LVEF and Diastolic Dysfunction. JACC Cardiovasc Imaging. 2019.
14. Buckberg G, Hoffman JI, Nanda NC, Coghlan C, Saleh S, Athanasuleas C. Ventricular torsion and untwisting: further insights into mechanics and timing interdependence: a viewpoint. Echocardiography. 2011;28(7):782-804.
15. Hung C-L, Shah A, Cheng S, Kitzman D, Solomon S. Age and gender-related influences on left ventricular torsion and longitudinal strain in a community-based elderly cohort: the aric study. 2013;61(10 Supplement):E863.
16. Notomi Y, Thomas JD. Slow Untwisting May Identify Risk of Progression in Elderly with Stage A Heart Failure. JACC Cardiovasc Imaging. 2019.
17. Lam CS, Rienstra M, Tay WT, Liu LC, Hummel YM, van der Meer P et al. Atrial Fibrillation in Heart Failure With Preserved Ejection Fraction: Association with Exercise Capacity, Left Ventricular Filling Pressures, Natriuretic Peptides, and Left Atrial Volume. JACC Heart Fail. 2017;5(2):92-8.
18. Santhanakrishnan R, Wang N, Larson MG, Magnani JW, McManus DD, Lubitz SA et al. Atrial Fibrillation Begets Heart Failure and Vice Versa: Temporal Associations and Differences in Preserved versus Reduced Ejection Fraction. Circulation. 2016;133(5):484-92.
19. Kitzman DW, Edwards WD. Age-related changes in the anatomy of the normal human heart. J Gerontol. 1990;45(2):M33-9.
20. Kitzman DW. Normal Age-Related Changes in the Heart: Relevance to Echocardiography in the Elderly. 2000;9(6):311-20.
21. Kitzman DW, Scholz DG, Hagen PT, Ilstrup DM, Edwards WD. Age-related changes in normal human hearts during the first 10 decades of life. Part II (Maturity): A quantitative anatomic study of 765 specimens from subjects 20 to 99 years old. Mayo Clin Proc. 1988;63(2):137-46.
22. Krovetz LJ. Age-related changes in size of the aortic valve annulus in man. Am Heart J. 1975;90(5):569-74.
23. Akasaka T, Yoshikawa J, Yoshida K, Okumachi F, Koizumi K, Shiratori K et al. Age-related valvular regurgitation: a study by pulsed Doppler echocardiography. Circulation. 1987;76(2):262-5.
24. Sahasakul Y, Edwards WD, Naessens JM, Tajik AJ. Age-related changes in aortic and mitral valve thickness: implications for two-dimensional echocardiography based on an autopsy study of 200 normal human hearts. Am J Cardiol. 1988;62(7):424-30.
25. Coffey S, Cox B, Williams MJ. The prevalence, incidence, progression, and risks of aortic valve sclerosis: a systematic review and meta-analysis. J Am Coll Cardiol. 2014;63(25 Pt A):2852-61.
26. Kanjanauthai S, Nasir K, Katz R, Rivera JJ, Takasu J, Blumenthal RS et al. Relationships of mitral annular calcification to cardiovascular risk factors: the Multi-Ethnic Study of Atherosclerosis (MESA). Atherosclerosis. 2010;213(2):558-62.
27. Stewart BF, Siscovick D, Lind BK, Gardin JM, Gottdiener JS, Smith VE et al. Clinical factors associated with calcific aortic valve disease. Cardiovascular Health Study. J Am Coll Cardiol. 1997;29(3):630-4.
28. Gharacholou SM, Karon BL, Shub C, Pellikka PA. Aortic valve sclerosis and clinical outcomes: moving toward a definition. Am J Med. 2011;124(2):103-10.
29. Olsson M, Thyberg J, Nilsson J. Presence of oxidized low density lipoprotein in nonrheumatic stenotic aortic valves. Arterioscler Thromb Vasc Biol. 1999;19(5):1218-22.
30. Faggiano P, Antonini-Canterin F, Erlicher A, Romeo C, Cervesato E, Pavan D, et al. Progression of aortic valve sclerosis to aortic stenosis. Am J Cardiol. 2003;91(1):99-101.
31. Owens DS, Budoff MJ, Katz R, Takasu J, Shavelle DM, Carr JJ et al. Aortic valve calcium independently predicts coronary and cardiovascular events in a primary prevention population. JACC Cardiovasc Imaging. 2012;5(6):619-25.
32. Otto CM, Lind BK, Kitzman DW, Gersh BJ, Siscovick DS. Association of aortic-valve sclerosis with cardiovascular mortality and morbidity in the elderly. N Engl J Med. 1999;341(3):142-7.
33. Nair CK, Thomson W, Ryschon K, Cook C, Hee TT, Sketch MH. Long-term follow-up of patients with echocardiographically detected mitral anular calcium and comparison with age- and sex-matched control subjects. Am J Cardiol. 1989;63(7):465-70.
34. Deluca G, Correale M, Ieva R, Del Salvatore B, Gramenzi S, Di Biase M. The incidence and clinical course of caseous calcification of the mitral annulus: a prospective echocardiographic study. J Am Soc Echocardiogr. 2008;21(7):828-33.
35. Elmariah S, Budoff MJ, Delaney JA, Hamirani Y, Eng J, Fuster V et al. Risk factors associated with the incidence and progression of mitral annulus calcification: the multi-ethnic study of atherosclerosis. Am Heart J. 2013;166(5):904-12.
36. Movva R, Murthy K, Romero-Corral A, Seetha Rammohan HR, Fumo P, Pressman GS. Calcification of the mitral valve and annulus: systematic evaluation of effects on valve anatomy and function. J Am Soc Echocardiogr. 2013;26(10):1135-42.
37. Pujadas R, Arboix A, Anguera N, Rafel J, Sagues F, Casanas R. Mitral annular calcification as a marker of complex aortic atheroma in patients with stroke of uncertain etiology. Echocardiography. 2008;25(2):124-32.
38. Kizer JR, Wiebers DO, Whisnant JP, Galloway JM, Welty TK, Lee ET et al. Mitral annular calcification, aortic valve sclerosis, and incident stroke in adults free of clinical cardiovascular disease: the Strong Heart Study. Stroke. 2005;36(12):2533-7.
39. Kohsaka S, Jin Z, Rundek T, Boden-Albala B, Homma S, Sacco RL et al. Impact of mitral annular calcification on cardiovascular events in a multiethnic community: the Northern Manhattan Study. JACC Cardiovasc Imaging. 2008;1(5):617-23.
40. Dey DK, Rothenberg E, Sundh V, Bosaeus I, Steen B. Height and body weight in the elderly. I. A 25-year longitudinal study of a population aged 70 to 95 years. Eur J Clin Nutr. 1999;53(12):905-14.
41. Savage DD, Garrison RJ, Brand F, Anderson SJ, Castelli WP, Kannel WB, et al. Prevalence and correlates of posterior extra echocardiographic spaces in a free-living population based sample (the Framingham study). Am J Cardiol. 1983;51(7):1207-12.
42. Ranhosky A, Kempthorne-Rawson J. The safety of intravenous dipyridamole thallium myocardial perfusion imaging. Intravenous Dipyridamole Thallium Imaging Study Group. Circulation. 1990;81(4):1205-9.
43. Anthopoulos LP, Bonou MS, Kardaras FG, Sioras EP, Kardara DN, Sideris AM et al. Stress echocardiography in elderly patients with coronary artery disease: applicability, safety and prognostic value of dobutamine and adenosine echocardiography in elderly patients. J Am Coll Cardiol. 1996;28(1):52-9.
44. Elhendy A, van Domburg RT, Bax JJ, Valkema R, Reijs AE, Krenning EP et al. Safety, hemodynamic profile, and feasibility of dobutamine stress technetium myocardial perfusion single-photon emission CT imaging for evaluation of coronary artery disease in the elderly. Chest. 2000;117(3):649-56.
45. Stoddard MF, Longaker RA. The safety of transesophageal echocardiography in the elderly. Am Heart J. 1993;125(5 Pt 1):1358-62.

DOENÇAS COM MAIOR ACOMETIMENTO DOS APARELHOS VALVARES

Marcelo Dantas Tavares de Melo ■ Thyago Monteiro do Espírito Santo ■ Marcelo Goulart Paiva

FEBRE REUMÁTICA

A febre reumática (FR) e a doença cardíaca reumática (DCR) são complicações não supurativas da faringoamigdalite causadas pelo estreptococo beta-hemolítico do grupo A. Decorrem de resposta imune tardia, principalmente em crianças e adultos jovens em populações geneticamente predispostas, em especial nos países em desenvolvimento.[1]

O diagnóstico de FR é clínico, não existindo sinal patognomônico ou exame específico. Exames laboratoriais reforçam os sinais inflamatórios e a infecção estreptocócica (elevação dos títulos de ASLO e cultura de orofaringe). Os critérios de Jones modificados pela American Heart Association, em 1992, devem ser utilizados para o diagnóstico do primeiro surto, enquanto os critérios de Jones revisados pela Organização Mundial da Saúde em 2004 visam ao diagnóstico de recorrências em pacientes com DVR estabelecida.[1,2]

A cardite ocorre em 40 a 70% dos primeiros surtos, sendo a manifestação mais grave podendo deixar sequelas ou mesmo levar a óbito. Caracteriza-se por pancardite, onde pericardite e miocardite, em geral, são oligossintomáticas. As lesões valvares são as responsáveis pelo quadro clínico e prognóstico. Os quadros subclínicos e leves podem passar despercebidos, sendo diagnosticados por ocasião de exames médicos futuros ou em surtos subsequentes. A diferenciação da regurgitação valvar fisiológica da patológica, nestes casos, é importante para definição do tempo de profilaxia secundária.[1-3]

A ecocardiografia é o principal exame complementar para a confirmação, diagnóstico e monitorização das lesões valvares no curso da FR, em especial nos casos subclínicos (DCR latente).[3] Diversos estudos salientaram a superioridade da ecocardiografia na detecção da cardiopatia valvar em relação à ausculta cardíaca. Desta forma, a Organização Mundial da Saúde (OMS) padronizou a abordagem diagnóstica da DCR levando em consideração tanto alterações morfológicas quanto funcionais das valvas esquerdas (Quadro 52-1).[4,5]

Os critérios para DCR definitiva ou *borderline* levam em consideração a idade do paciente e a combinação dos achados patológicos mitral ou aórtico (regurgitação e estenose) com achados morfológicos (da valva correspondente). Dada a possibilidade do surgimento de regurgitação valvar aórtica com a idade, os critérios não devem ser aplicados após os 35 anos de idade (Quadro 52-2).[4]

A DCR envolve a valva mitral em praticamente todos os casos, valva aórtica em 20 a 30% e, mais raramente, a tricúspide. A regurgitação mitral é a lesão mais comum, resultante do comprometimento do aparelho valvar e subvalvar. Os aspectos morfológicos como espessamento, fibrose, fusão comissural, encurtamento da cordoalha tendínea, calcificação e restrição de mobilidade são comuns na fase crônica, tanto na insuficiência quanto na estenose mitral. O aspecto clássico chama atenção pelo comprometimento predominante da extremidade distal da VM, poupando a região média e basal das cúspides (aspecto de "taco de golfe") – (Fig. 52-1).

Quadro 52-1. OMS – 2012. Critérios Patológicos e Morfológicos da DCR

	Mitral	Aórtica
Morfológico	■ Aguda: dilatação do anel mitral, alongamento da cordoalha, ruptura de cordoalha, prolapso da cúspide (anterior > posterior), lesão nodular nas cúspides ■ Crônica: Espessamento dos folhetos*, espessamento/fusão da cordoalha tendínea, mobilidade reduzida das cúspides, calcificação	Espessamento das válvulas, falha de coaptação das válvulas, mobilidade reduzida das válvulas, prolapso das válvulas
Patológico (presença de todos os critérios)	Visualizada em duas projeções, regurgitação com comprimento do jato ≥ 2 cm (pelo menos uma projeção), velocidade de pico > 3 m/s, regurgitação pansistólica	Visualizada em duas projeções, regurgitação com comprimento do jato ≥ 2 cm (pelo menos uma projeção), velocidade de pico > 3 m/s, regurgitação pandiastólica

*Espessamento do folheto anterior da valva mitral ≥ 3 mm em pacientes com menos de 20 anos, ≥ 4 mm 21-40 anos e ≥ 5 mm para maiores de 40 anos.

Quadro 52-2. OMS – 2012. Critérios para Diagnóstico Ecocardiográfico da DCR

Idade < 20 anos	DCR definitiva (A, B, C ou D)	■ Regurgitação mitral e ao menos 2 critérios morfológicos da valva mitral ■ Estenose mitral com gradiente médio > 4 mmHg ■ Regurgitação aórtica e ao menos 2 critérios morfológicos da valva aórtica ■ DCR *borderline* mitral e aórtica
	DCR *borderline* (A, B ou C)	■ Ao menos 2 alterações morfológicas da valva mitral sem regurgitação ou estenose mitral ■ Regurgitação mitral ■ Estenose mitral
Idade > 20 anos	DCR definitiva (A, B, C ou D)	■ Regurgitação mitral e ao menos 2 critérios morfológicos da valva mitral ■ Estenose mitral com gradiente médio > 4 mmHg ■ Regurgitação aórtica e ao menos 2 critérios morfológicos da valva aórtica (idade < 35 anos) ■ Regurgitação aórtica e ao menos 2 critérios morfológicos da valva mitral

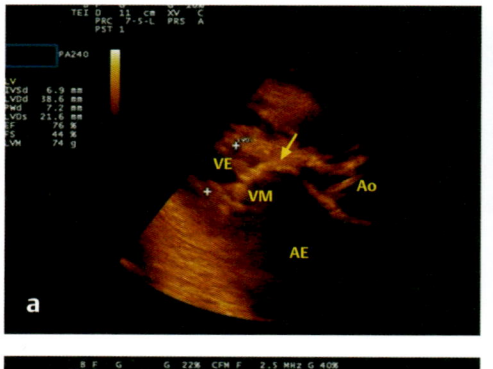

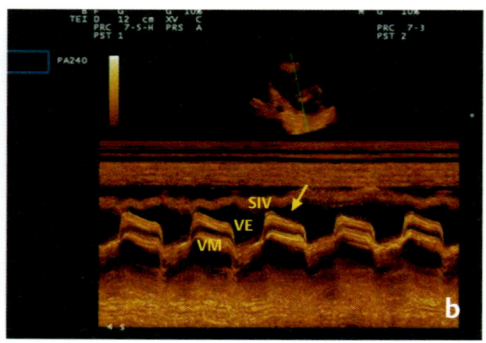

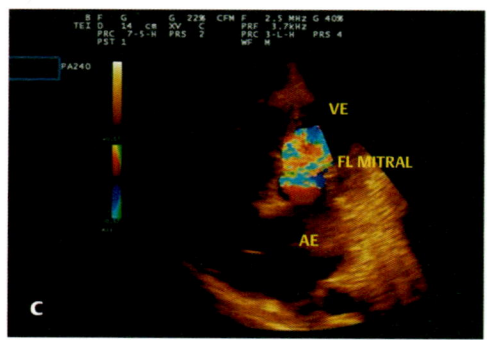

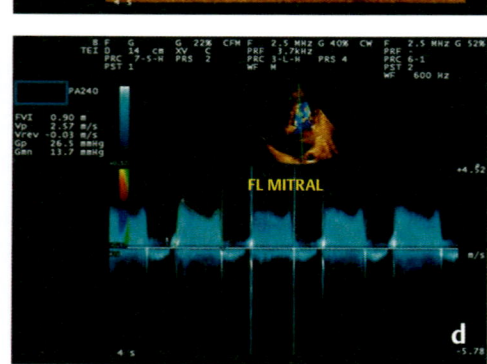

Fig. 52-1. Paciente feminina, 27 anos, antecedente de FR na infância, sem profilaxia adequada, quadro de congestão pulmonar. (a) Estenose valvar mitral, restrição da porção distal das cúspides (seta). (b) Espessamento da cúspide mitral (seta).

A regurgitação aórtica vem quase sempre acompanhada do envolvimento mitral e decorre do espessamento e da retração das cúspides. Na estenose aórtica observamos espessamento, fibrose, fusão comissural e calcificação usualmente com regurgitação aórtica e lesão mitral. O comprometimento valvar tricúspide geralmente se dá pela dilatação do anel, secundária à repercussão hemodinâmica da doença valvar mitral. Entretanto, podemos observar insuficiência tricúspide e, mais raramente, estenose, em decorrência do comprometimento reumático dos folhetos bem como do aparelho subvalvar.[1,2,5]

O intervalo entre o episódio inicial de FR e a manifestação clínica da DCR pode variar conforme a gravidade inicial, recorrência de novos surtos e progressão da lesão cardíaca. A história natural da DCR latente, do *borderline* e a influência da profilaxia secundária ainda são motivos de controvérsia, sendo esperadas respostas definitivas após o estudo multicêntrico REMEDY.[5]

LÚPUS ERITEMATOSO SISTÊMICO

Definição

Lúpus eritematoso sistêmico (LES) é o protótipo das doenças autoimunes, caracterizado pelo envolvimento heterogêneo e multissistêmico, além da produção de uma série de autoanticorpos. A apresentação clínica em pacientes individuais pode ser bastante variável, desde envolvimento leve das articulações e pele até envolvimento grave de órgãos internos com risco de morte.[6]

O envolvimento cardíaco é frequente entre os pacientes com LES, sendo uma das principais causas de morbidade e mortalidade.[7,8] Estima-se que a prevalência de envolvimento cardíaco no LES seja superior a 50%, quando investigado com métodos de imagem de alta sensibilidade.[9]

Todas as estruturas anatômicas do coração podem ser afetadas pelo LES, incluindo pericárdio, miocárdio, artérias coronárias, valvas e o sistema de condução.[7]

A ecocardiografia é o método não invasivo mais importante para a avaliação das anormalidades cardíacas presentes em pacientes com doenças reumatológicas.[10]

Acometimento Pericárdico

Pericardite é a manifestação cardíaca mais comum do LES.[11,12] O envolvimento pericárdico frequentemente é assintomático, sendo detectado, muitas vezes, durante ecocardiografia realizada por outras indicações.[12]

Derrame pericárdico é observado em 4,6-50% dos pacientes com LES, sendo, na maioria das vezes, leve. Tamponamento cardíaco é raro, ocorrendo em < 1% dos casos.[13-15]

Acometimento Miocárdico

A prevalência de miocardite lúpica diminuiu muito após a introdução da terapia com corticosteroides; atualmente, miocardite lúpica clinicamente evidente é incomum.[16] Miocardite é uma manifestação clínica frequentemente subclínica do LES.[17]

A ecocardiografia pode demonstrar hipocinesia global, alterações segmentares não obedecendo um território coronariano específico, dilatação ventricular esquerda, disfunção diastólica e derrame pericárdico.[18]

Acometimento Valvar

As lesões valvares são comuns nos pacientes com LES, sendo encontradas alterações ecocardiográficas em até 73% dos pacientes.[19-21]

Existem quatro formas principais de envolvimento valvar observados nos pacientes com LES: espessamento, estenose, insuficiência e massas/vegetações.[22]

Um estudo utilizando ecocardiografia transesofágica demonstrou espessamento valvar em 51% dos pacientes com LES (7% no grupo controle) e vegetações valvares em 43% (0% no grupo controle). Insuficiência valvar foi observada em taxas elevadas nos pacientes com LES em comparação com pacientes do grupo-controle, sendo mais comum do que estenose (25% com insuficiência e 4% com estenose).[21]

A endocardite de Libman-Sacks (também conhecida como endocardite trombótica não bacteriana ou verrucosa) foi descrita pela primeira vez em 1924 como lesões valvares estéreis, verrucosas e atípicas associadas ao LES. Elas foram encontradas em 13 a 74% dos pacientes em estudos de necropsia.[23-25]

A endocardite de Libman-Sacks envolve, mais comumente, as valvas mitral e aórtica, e raramente afetam as valvas cardíacas à direita.[26] As lesões valvares frequentemente são assintomáticas, sem disfunção valvar significativa. A insuficiência valvar é a alteração mais comum sendo a estenose rara.[26,27]

As vegetações de Libman-Sacks podem ser complicadas com embolização cerebral, embolização arterial periférica, insuficiência valvar grave e endocardite infecciosa sobreposta.[21,28,29]

À avaliação ecocardiográfica, as vegetações de Libman-Sacks se apresentam como massas valvares heterogêneas, de forma, ecogenicidade e tamanhos variados (geralmente < 10 mm de diâmetro), sem movimentação independente, podendo estar fixada tanto à superfície atrial quanto ventricular das cúspides.[26,30-32] Elas frequentemente estão localizados na extremidade ou porção média das cúspides, mas também podem envolver o anel, o aparelho subvalvar e outras superfícies endocárdicas do coração.[26,30] A ecocardiografia transesofágica é mais sensível, identificando vegetações entre 60-80% dos pacientes com LES, enquanto a ecocardiografia transtorácica está entre 30-40%.[26]

Doença Arterial Coronariana

Aterosclerose em pacientes com LES é prematura e acelerada, sendo uma das mais importantes causas de mortalidade.[33]

O risco de desenvolver doença cardiovascular é 8 vezes maior entre os pacientes com LES quando comparados com a população geral.[34] O estudo de Manzi[35] mostra um risco de infarto do miocárdio 50 vezes maior em mulheres com idade entre 35 e 44 anos.

A aterosclerose acelerada do LES tem sido associada à atividade inflamatória sistêmica e aos efeitos cardiovasculares adversos das drogas utilizadas no tratamento, principalmente os glicocorticoides.[36,37]

Além da aterosclerose, a isquemia miocárdica nos pacientes com LES pode ter como causa: arterite coronária, vasospasmo, trombose coronária, embolização e doença microvascular.[7]

ARTRITE REUMATOIDE
Definição

Artrite reumatoide (AR) é uma doença autoimune inflamatória crônica que acomete, principalmente, as articulações. Nesta doença, a membrana sinovial é o alvo principal, embora manifestações extra-articulares possam ocorrer, incluindo o envolvimento cardíaco.[38]

A mortalidade prematura entre os pacientes com AR frequentemente é causada por doença cardiovascular.[39,40] Pericardite é a manifestação cardíaca mais comum, no entanto, também pode haver envolvimento miocárdico, vasculite coronariana, disfunção diastólica, aterosclerose acelerada e lesões valvares.[41]

Acometimento Pericárdico

Pericardite é a manifestação cardíaca mais comum na AR, sendo, na maioria dos casos, assintomática e subclínica.[41,42] Durante a evolução da doença, menos de 10% dos pacientes apresentam quadro de pericardite sintomática.[41] Pericardite constritiva e tamponamento cardíaco raramente ocorrem.[42]

Derrame pericárdico assintomático pode ser detectado por ecocardiografia em até 30% dos pacientes com AR.[38,42-44]

Acometimento Miocárdico

Inicialmente imaginava-se que a miocardite era uma manifestação rara na AR, na maioria das vezes subclínica, podendo ser granulomatosa ou intersticial, sendo a forma granulomatosa a mais comum.[45,46] Estudos recentes com ressonância demonstraram que miocardite subclínica na AR é comum, com pequenas séries mostrando realce tardio pelo gadolínio em aproximadamente metade dos pacientes.[46,47]

Acometimento Valvar

Pacientes com AR têm incidência aumentada de doença valvar quando comparados com a população geral. Em estudos utilizando ecocardiografia transtorácica e transesofágica foi encontrada uma prevalência de anormalidades valvares em 47 e 59% dos pacientes, respectivamente.[48,49] As principais anormalidades valvares encontradas são: espessamento dos folhetos, que pode ser focal ou difuso; nódulos valvares, que podem ser únicos ou múltiplos e insuficiência valvar.[49] O espessamento dos folhetos, quando focal ou localizado, pode envolver qualquer parte do folheto, acometer, de forma semelhante, as valvas mitral e aórtica e, raramente, envolver o anel e o aparelho subvalvar.[49]

Os nódulos valvares acometem, de forma semelhante, as valvas mitral e aórtica. Geralmente são únicos e pequenos (medindo entre 4 e 12 mm). Localizados, principalmente, nas porções basal ou média dos folhetos. Apresentam bordas regulares, formato oval, ecogenicidade ecocardiográfica homogênea e ausência de calcificações.[49]

Os nódulos reumatoides também podem ser encontrados na aorta, miocárdio, gordura epicárdica, epicárdico, septo interventricular e cordas tendíneas.[50]

Insuficiência valvar afeta, principalmente, as valvas mitral e aórtica, sendo, na maioria dos pacientes, leve ou moderada.[49]

Doença Arterial Coronariana

A cardiopatia isquêmica é a principal causa de mortalidade cardiovascular nos pacientes com AR, sendo o risco de doença arterial coronariana 2 a 3 vezes maior quando comparado com a população sem doença.[51-53]

Mulheres com AR apresentaram risco mais de duas vezes maior de desenvolver infarto do miocárdio em comparação com mulheres sem essa patologia, mesmo após o ajuste para possíveis fatores de risco cardiovascular.[54]

O mecanismo responsável pelo aumento do risco cardiovascular nos pacientes com AR é atribuído tanto aos fatores de risco tradicionais para doença arterial coronariana, que podem estar aumentados nesta população, como por aterosclerose acelerada induzida pelo processo inflamatório crônico.[52,55]

SÍNDROME DO ANTICORPO ANTIFOSFOLIPÍDEO

Síndrome do anticorpo antifosfolipídeo (SAF) é uma desordem autoimune multissistêmica caracterizada pela presença do anticorpo antifosfolipídeo persistente, hipercoagulabilidade, trombose vascular e abortos de repetição.[56,57]

O envolvimento cardíaco é frequente nesta síndrome, sendo as anormalidades valvares as mais comuns. As valvas cardíacas à esquerda são as mais frequentemente envolvidas, principalmente a valva mitral.[58-60]

A SAF pode-se apresentar de três formas clinicamente distintas: primária (SAFP), sem nenhuma patologia de base associada; secundária (SAFS), associada a outras doenças autoimunes, principalmente o LES; e catastrófica (SAFC), que é a forma menos comum, caracterizada pela ocorrência de eventos trombóticos simultâneos em múltiplos sistemas orgânicos.[61]

A alteração ecocardiográfica mais prevalente da SAF é o espessamento das cúspides (mais de 3 mm), que pode ser focal ou difuso, normalmente envolvendo a porção proximal ou média das cúspides.[56] Identificado em 40 a 60% dos pacientes com SAFP e em 30 a 70% dos pacientes com SAFS.[62]

Os nódulos valvares ou vegetações (também conhecidos como endocardite de Libman-Sacks ou endocardite trombótica não bacteriana) são lesões irregulares predominantemente solitárias, podendo ser múltiplas. Durante a evolução da doença podem modificar seu aspecto, desaparecer ou reaparecer.[63-65] As vegetações podem estar presentes em até 40% dos pacientes com SAF.[62] Geralmente se localizam na face atrial da valva mitral, enquanto na valva aórtica têm sido descritas tanto na face arterial quanto na face ventricular.[66] Lesões estenóticas ou regurgitantes hemodinamicamente significativas ocorrem em apenas 3 a 5% dos casos.[67] Lesões trombóticas em bioproteses com necessidade de reoperação também têm sido descritas.[68]

As anormalidades valvares e a doença arterial coronariana são responsáveis por mais de dois terços das manifestações cardíacas na SAF.[69] O infarto do miocárdio pode ser secundário ao tromboembolismo coronariano, aterosclerose acelerada com ruptura de placa ou trombose microvascular.[69] Outras anormalidades cardíacas associadas à SAF detectadas por ecocardiografia incluem contraste atrial espontâneo em pacientes com ritmo sinusal, trombose intracardíaca e hipertensão pulmonar.[62]

VASCULITES SISTÊMICAS
Arterite de Takayasu

Arterite de Takayasu (ATK) é uma vasculite de grandes vasos, de etiologia desconhecida, que acomete, principalmente, a aorta e seus ramos principais em mulheres jovens.[70] As doenças cardíacas são as principais causas de morbidade e mortalidade na ATK.[71-74] Quase um terço dos pacientes apresentam envolvimento cardíaco durante a evolução da doença.[70]

Como consequência da aortite e formação de aneurisma da aorta ascendente há dilatação anular e separação valvular, responsável pela insuficiência aórtica.[75] Dependendo do método diagnóstico utilizado, insuficiência aórtica é relatada em 15 a 50% dos pacientes com ATK.[73] As artérias pulmonares são afetadas em até 50% dos pacientes com ATK, no entanto, hipertensão arterial pulmonar clinicamente significativa é vista em aproximadamente ¼ dos casos.[70,73,76]

Valvopatia mitral e tricúspide foram relatadas em aproximadamente 20% dos pacientes e geralmente eram leves.[75] As artérias coronárias são envolvidas em até 60% dos casos,[70,71,73,77] sendo mais comuns próximos aos óstios (> 70%) e segmentos proximais.[78-80] Alguns estudos indicam que até 50% dos pacientes com ATK apresentam algum grau de inflamação miocárdica, que frequentemente é subclínica.[81,82] Derrame pericárdico é incomum, podendo fazer parte da apresentação inicial da doença.[83]

Arterite Temporal

Arterite temporal (AT) ou arterite de células gigantes é classificada como uma vasculite de vasos de médio e grande calibres, raramente presente em pessoas abaixo dos 50 anos.[84,85] A incidência de envolvimento cardíaco pela AT é baixa (< 5%).[76] O risco de desenvolver aneurisma da aorta torácica em pacientes com AT é 17 vezes maior quando comparado com as pessoas sem a doença, elevando o risco de desenvolver insuficiência aórtica.[86] A idade avançada dos pacientes diagnosticados com AT e a presença de fatores de risco cardiovascular aumentados nesta população, tornam a diferenciação entre doença coronariana induzida pela vasculite e aterosclerose muito difícil.[87]

Arterite coronariana é uma complicação rara, mas potencialmente fatal da doença.[88-91] Miocardite e pericardite são complicações incomuns da AT, sendo, em sua maioria, limitadas a relatos de caso.[92-95]

Poliarterite Nodosa

Poliarterite nodosa (PAN) é uma vasculite necrosante sistêmica que acomete, geralmente, artérias musculares de médio calibre.[96] As manifestações cardíacas principais incluem arterite coronariana, pericardite fibrinosa e raramente miocardite.[97,98] Disfunção ventricular esquerda pode ser consequência de isquemia miocárdica e/ou hipertensão grave (secundária à estenose de artéria renal vasculítica).[98] Pericardite fibrinosa aguda não urêmica tem sido relatada em 5 a 10% dos pacientes com PAN. Miocardite é rara e geralmente leve.[98-100]

Granulomatose Eosinofílica com Poliangiite

A granulomatose eosinofílica (EGPA), anteriormente conhecida como síndrome de Churg-Strauss, é uma vasculite necrosante de vasos sanguíneos de pequeno e médio calibres caracterizada por asma grave e eosinofilia sanguínea e tecidual.[101,102] Envolvimento cardíaco na EGPA ocorre em 15 a 60% dos casos, sendo frequentemente grave,[103,104] responsável por quase metade das mortes associadas à EGPA.[105,106] Qualquer estrutura cardíaca pode ser envolvida, porém, as manifestações cardíacas mais frequentes são pericardite e miocardiopatia, cada uma ocorrendo em aproximadamente 15 a 30% dos casos. Lesões valvares são detectadas em até 30% dos casos, sendo frequentemente assintomáticas.[107]

Vasculite coronariana e bloqueio cardíaco são vistos em menos de 3% dos indivíduos, enquanto a formação de trombo intraventricular é limitada a alguns relatos de caso isolados.[108] O dano miocárdico na EGPA é causado, principalmente, por citotoxidade eosinofílica, sendo a histologia vista nesta doença similar àquelas observadas em outras síndromes hipereosinofílicas.[109]

Granulomatose com Poliangiite (Granulomatose de Wegner)

A granulomatose com poliangiite (GPA), anteriormente conhecida como granulomatose de Wegener, é uma vasculite necrosante de vasos de pequeno e médio calibres.[110] O envolvimento cardíaco sintomático é visto em uma pequena porcentagem dos pacientes com GPA.[75] Em um estudo ecocardiográfico de pacientes com GPA, alterações da contratilidade segmentar, geralmente não obedecendo um território coronariano específico, foi visto em 65% dos pacientes, diminuição da fração de ejeção do ventrículo esquerdo em 50% (com e sem dilatação ventricular), derrame pericárdico em 19% e lesões valvares em sua maioria discretas (insuficiência mitral: 54%, insuficiência aórtica: 23% e insuficiência tricúspide 38%). Outros achados incluíram: insuficiência aórtica aguda, discreto aneurisma ventricular esquerdo e grande massa na via de saída do ventrículo esquerdo consistente com tecido granulomatoso.[111]

Doença de Behçet

Uma série de casos demonstrou envolvimento cardíaco em aproximadamente 6% dos pacientes com doença de Behçet (BD). Pericardite foi a manifestação mais comum (38,5%), seguida por lesões valvares (26,9%, principalmente aórtica), trombose intracardíaca (19,2%), infarto do miocárdio causado por vasculite coronariana (17,3%) e fibrose endomiocárdica (7,7%).[112]

Os trombos intracardíacos são encontrados, principalmente, no ventrículo direito e frequentemente estão associados a aneurisma da artéria pulmonar. Parece que a fibrose endomiocárdica desempenha um papel no desenvolvimento do trombo intracardíaco em alguns pacientes. Devido à alta especificidade do trombo cardíaco no ventrículo direito na DB, o diagnóstico desta patologia deve ser considerado em pacientes que apresentem este achado.[113]

ESPONDILITE ANQUILOSANTE

A espondilite anquilosante (EA) é uma espondiloartropatia inflamatória em que pode estar presente o HLA-B27. Tem caráter progressivo quando não tratado e acomete, principalmente, a coluna, articulações e tendões periarticulares. O acometimento extra-articular é encontrado na pele, olhos, além dos aparelhos gastrointestinal e cardiovascular.[114] O acometimento cardiovascular é bem descrito, ocorrendo de 2-10% dos casos. Em estudos de autópsias, a presença de aortite sem sinais clínicos aparentes varia de 20-30%.[115] Os achados mais comuns são: insuficiência aórtica isolada; dilatação da raiz e da porção tubular da aorta ascendente; distúrbios da condução atrioventricular; cristas fibrosas subvalvares, principalmente na via de saída do ventrículo esquerdo; fibrose na base da cúspide anterior da mitral e disfunção diastólica. Esse processo inflamatório crônico leva à alta prevalência de lesão cardíaca subclínica da raiz da aorta e das semilunares, ocorrendo em 82% dos pacientes com EA em estudos de ecocardiografia transesofágica.[116] Interessante que o acometimento cardíaco não parece ter relação com a atividade de doença ou terapia utilizada, sendo relacionada com a idade do paciente (mais de 45 anos) e com o tempo de doença (mais de 15 anos). A atividade inflamatória pode acometer, mais raramente, as coronárias, levando à formação de pequenos aneurismas.[117] Tal acometimento da raiz da aorta decorrente de um processo inflamatório, principalmente por um infiltrado inflamatório na *vasa vasorum*, também é descrito em outras doenças reumatológicas como na Síndrome de Reiter. Não se sabe a clara relação entre progressão da doença aórtica e atividade inflamatória da doença, assim como sua relevância em seu manejo terapêutico da EA.

SÍNDROME DE REITER

Síndrome de Reiter (SR), atualmente chamada de artrite reativa, encontra-se dentro das espondiloartropatias.[118] Clinicamente, apresenta-se de forma muito similar à EA, fazendo parte artrite, conjuntivite e uretrite. É bem reconhecido seu acometimento no sistema cardiovascular, principalmente aortite, insuficiência aórtica e distúrbios de condução. Uma maneira de diagnosticar a aortite é por seu espessamento da raiz da aorta e de insuficiência valvar.[119-121] Muitas vezes é despercebido pelo ecocardiografista, havendo necessidade de alto grau de suspeição clínica por parte do examinador. As principais janelas para sua visualização por ecocardiografia transtorácica é o paraesternal de eixo longo e eixo curto. Pela ecocardiografia transesofágica a visualização é mais fácil, sendo a janela de visualização da via de saída uma excelente opção, em que além do espessamento das semilunares e das cristas fibrosas subaórticas, pode-se facilmente visualizar o espessamento da cortina mitroaórtica, outro sinal de aortite. Diagnóstico diferencial que deve ser sempre levado em consideração quando há sinais de aortite são as vasculites como arterite de células gigantes e Takayasu. Quadros infecciosos podem apresentar os mesmos sinais, como na endocardite e na aortite bacteriana, sendo, muitas vezes, um desafio diagnóstico.[122] Alguns achados corroboram para afastar tais diagnósticos infecciosos como ausência de sinais de sepse, hemoculturas negativas e ausência de vegetações. Em relação à aortite bacteriana, a ausência de placas de aterosclerose pode representar um bom sinal de ausência da doença, uma vez que esta patologia geralmente ocorre em regiões da aorta onde há aterosclerose. Quando há um espessamento aórtico difuso, há possibilidade de se pensar em hematoma intramural. Nestes casos, clinicamente o paciente apresenta-se com dor torácica aguda, fazendo parte das síndromes torácicas agudas. Na imagem, o hematoma intramural apresenta um formato em crescente na secção transversal e com áreas ecolucentes que correspondem a pequenas áreas de hematoma não comunicante. O achado mais importante diante de uma suspeita de aortite pela SR é a presença de acometimento da raiz da aorta, da cortina mitroaórtica, poupando a borda da cúspide anterior e toda a cúspide posterior da mitral. Esses sinais são importantes uma vez que comumente estão associados a distúrbios de condução, como bloqueio atrioventricular total em sua forma mais grave. Apesar de não trazer, usualmente, complicações vasculares ao logo da vida desses pacientes, tais achados podem corroborar com o diagnóstico, principalmente naqueles ainda não definidos.

PSEUDOXANTOMA ELÁSTICO

Pseudoxantoma elástico (PXE) é uma doença hereditária que afeta, principalmente, a pele, retina e sistema cardiovascular.[123] Postula-se que ocorra uma fragmentação e mineralização das fibras elásticas de forma progressiva e, clinicamente, sua apresentação é bastante heterogênea, dependendo da idade, dos sintomas e do grau de acometimento dos órgãos. Atribui-se a uma mutação autossômica recessiva no gene ABCC6 (*adenosine triphosphate – binding cassette subtype C number 6*). Apesar de conhecer a mutação associada à doença, ainda é desconhecido se seus metabólitos seriam responsáveis por sua mineralização patológica. Recentemente foi demonstrado que o PXE apresenta redução na secreção hepática de adenosina trifosfato, reduzindo os níveis séricos de pirofosfato inorgânico. Este é um potente inibidor da mineralização periférica do PXE. Então se postula que a redução dos níveis de pirofosfato seja responsável por acelerar o processo de mineralização da doença.[124-126] A prevalência é estimada entre 1:25.000 a 1:100.000.[127] Clinicamente, a lesão arterial é indistinguível da aterosclerose e a fisiopatologia do envolvimento cardíaco ainda se desconhece, sendo a maioria dos diagnósticos realizada a partir das alterações oftalmológicas e cutâneas. Sabe-se que a disfunção diastólica é a primeira manifestação pré-clínica. Porém, nessa população, quando comparada com controle saudável, não houve diferenças entre elas no que se refere à função diastólica, sistólica e *strain* global do VE. Além disso, essas alterações não tiveram correlação com as alterações cutâneas ou oftalmológicas.[128] Portanto, o principal acometimento a ser clinicamente monitorizado é decorrente das lesões vasculares arteriais. Apenas um estudo randomizado (TEMP *trial*) avaliou o benefício de uma medicação, o etidronato, quando foi demonstrado uma redução na progressão do acometimento da retina.[129] Estudos de maior acompanhamento serão necessários para analisarmos o impacto dessa medicação em desfechos clínicos em território arterial de vasos de maior calibre. É possível que estudos com escore de cálcio possam auxiliar nesse propósito.

OSTEOGÊNESE IMPERFEITA

Osteogênese imperfeita (OI) é uma doença rara, relacionada com alterações estruturais na produção do colágeno tipo I, ou modificação causada por mutação nos genes COL1A1, COL1A2, principalmente.[130] A incidência estimada é de 0,3 a 0,7:10.000 nascidos vivos.[131,132] Sua característica mais marcante é seu acometimento ósseo com fraturas ósseas, geralmente múltiplas e recorrentes, sendo conhecida como ossos de vidro, doença de Lobstein ou doença de Ekman Lobstein. Esse quadro clínico depende do tipo da OI. Atualmente há 18 tipos, sendo a forma menos grave a tipo I. Os tipos III e IV são consideradas moderadas a grave. Já a tipo II é a forma letal. O acometimento cardíaco pode ocorrer, mas é raro.[133,134] Curiosamente, o grau de acometimento esquelético não prediz a extensão das lesões cardiovasculares.[135] Porém, a progressão da dilatação da aorta, dilatação e aumento da massa do ventrículo esquerdo são descritos na OI tipo III, quando comparada com a tipo I e a tipo IV.[136] O diâmetro do ventrículo esquerdo na OI tipo I geralmente é maior que os outros tipos de OI e com a espessura miocárdica mais fina.[137] As manifestações cardiovasculares comumente afetam as valvas esquerdas do coração (3,6%), a raiz da aorta (12,1%) e a porção tubular da aorta ascendente, sendo mais frequente após a segunda década de vida. A lesão mais comum é a insuficiência aórtica (prevalência de 1,8%),[138] seguida de insuficiência mitral, esta geralmente associada ao prolapso valvar. Previamente, acreditava-se que essas alterações eram discretas e seguiam um curso estável, sendo a dissecção da aorta um evento raro.[138] A principal causa de mortalidade nos doentes com OI eram complicações respiratórias decorrentes de alterações torácicas sofridas ao longo da vida. Porém, um estudo dinamarquês recente mostrou que os pacientes com OI têm 50% de chances a mais de falecerem de problemas cardiovasculares, sendo, atualmente, a principal causa de mortalidade nesses pacientes. Dentre as principais etiologias estão a dissecção da aorta, doenças valvares e disfunção miocárdica.[139] Um estudo norueguês comparou 99 pacientes com OI com indivíduos saudáveis. Observou-se que 37% eram hipertensos, 34,4% se queixavam de dor precordial, 18,2% com dispneia aos esforços, 36,4% com tontura, 47,5% com palpitação e 19,2% tinham síncope classificada como não cardiogênica. Após análise de regressão múltipla, OI não foi preditor para disfunção diastólica e sistólica do ventrículo esquerdo. Diferentemente do ventrículo esquerdo, a análise de regressão múltipla mostrou que a OI é preditora de redução dos parâmetros de função do ventrículo direito (S' e TAPSE).[140] Há descrição de um relato de ruptura espontânea de átrio esquerdo em estudo de necropsia, assim como de dissecção espontânea de coronária.[141,142] Em decorrência das alterações do tecido conjuntivo, a morbimortalidade é elevada nesses pacientes que serão submetidos à cirurgia cardíaca (12-25%). Além dessa maior gravidade cirúrgica, há de se ter mais cautela durante a inserção da sonda da ecocardiografia transesofágica, podendo haver risco aumentado de perfuração do esôfago nessa população.[143]

EHLERS-DANLOS

A síndrome de Ehlers-Danlos (SED) é um termo guarda-chuva para um grupo clínica e geneticamente heterogêneo de doenças do tecido conjuntivo. Classicamente, há 6 subtipos de acordo com a classificação de Villefranche,[144] sendo a maioria deles causada por alteração da estrutura primária do colágeno, ou por alterações de enzimas modificadoras do colágeno.[145,146] A SED vascular, formalmente conhecida como tipo IV, afeta cerca de 1:200.000 indivíduos. Para a forma vascular, 50% são causados por mutação *de novo* na proteína do colágeno COL3A1 e outros 50% são herdados por mutação autossômica dominante.[147] As mulheres são mais frequentemente afetadas. Teoricamente, a SED afeta ambos os sexos, porém, as mulheres apresentam maior expressividade fenotípica. Mulheres grávidas com a forma vascular apresentam mortalidade periparto de 5,3% por ruptura uterina, ou ruptura vascular. Além disso, 57,2% apresentam aborto espontâneo e 25,2%, parto prematuro.[148] Os sinais classicamente descritos são hiperextensibilidade da pele e hipermobilidade das articulações, podendo estar presente a pele fina e translúcida, com facilidade para apresentar lesões cutâneas. A fragilidade vascular, juntamente com a do trato gastrointestinal, são as principais causas de morbimortalidade nessa síndrome em que ocorre a ruptura do trato gastrointestinal e a ruptura espontânea de vasos sanguíneos muitas vezes sem dilatação prévia. Isto tem um impacto na sobrevida desses pacientes, cuja média de idade é de 48 anos, sendo a causa mais comum de morte a ruptura espontânea de vasos.[149] A apresentação de sintomas é rara na infância, sendo que 25% vai ter a primeira complicação aos 20 anos e 80% terá pelo menos uma complicação aos 40 anos. Os achados ecocardiográficos mais característicos da doença são dilatação da raiz da aorta, prolapso mitral e da valva aórtica e aneurisma do seio de Valsalva. O aneurisma membranoso septal é visto mais raramente.[150] Em estudo realizado com ecocardiografia em 38 pacientes com SED, 63,1% apresentaram alguma alteração morfofuncional ao exame. As alterações mais frequentes foram as regurgitações valvares (mitral, aórtica e tricúspide), presente em 26% dos caos, 13% com dilatação da aorta ascendente (raiz, seio de Valsalva ou porção tubular da aorta ascendente) e apenas um caso com prolapso valvar mitral.[151] O acometimento e a gravidade da lesão vascular dependem da mutação envolvida. Casos com a mutação envolvida no colágeno tipo III COL3A1 geralmente apresentam-se com progressão mais acentuada com risco maior de dissecção arterial, sendo considerada SED vascular.[152] As complicações vasculares mais comumente encontradas são aneurisma e ruptura das artérias renais, hematomas, sangramento gengival, além de prolongamento do sangramento cirúrgico e menstrual. O hematoma é a complicação mais comum e presente em mais da metade dos pacientes. A SED vascular apresenta alta taxa de complicações, sendo que 78% apresentam alguma alteração vascular nos exames radiológicos, incluindo ectasias (14,5%), aneurismas (50,6%), dissecção (22,9%) e oclusões. As localizações mais comuns são visceral (31,3%), ilíaca (26,5%), cervicocerebral (19,3%) e aórtica (10,8%).[153] Apesar dessa denominação de SED vascular e não vascular, esta última não está isenta de complicações, sendo demonstrada uma taxa de 53% de hematoma, 18% de sangramento intracraniano, 16% de dissecção, 5% de aneurisma e 5% de sangramento perioperatório. Os subtipos da SED não vascular mais comumente relacionados com essas complicações são mcEDS-DSE (67%), mcEDS-CHST14 (63%), clEDS-TNXB (53%). Importante porque um número expressivo de pacientes (17%) apresenta complicações vasculares graves, levantando um questionamento clínico em dividir a síndrome em vascular e não vascular. Talvez seria mais apropriado estratificar tais doentes mais por sua mutação que pela sua classificação.[154] Estudo retrospectivo na população infantojuvenil avaliou 213 pacientes. Destes, 10,8% apresentavam dilatação da raiz da aorta sem refluxo valvar aórtico significativo. Quando se analisou pelo diagnóstico, 20/163 (12%) dos pacientes com a SED com hipermobilidade apresentaram dilatação da raiz, contra apenas 6% das demais formas. Nenhum paciente com o diâmetro normal desenvolveu dilatação na fase adulta. Das alterações valvares, 6% tinham prolapso da valva mitral e apenas 1 paciente (0,4%) apresentou refluxo valvar mitral significativo.[155] Esse grupo de pacientes apresenta dados que dificultam estabelecer, de forma segura, os pontos de corte para abordagem terapêutica das dilatações vasculares. É prudente estabelecer um acompanhamento ao longo da vida desses doentes, mesmo que alguns estudos tenham demonstrado poucas alterações ao longo do tempo, valendo ressaltar que foram estudos de acompanhamento curto (< 10 anos). Conforme dito, é preciso cautela ao se rotular SED como não vascular, uma vez que foi demonstrado que faz parte, em menor prevalência, as dilatações e complicações vasculares nessa população.

ESCLEROSE SISTÊMICA

Esclerose sistêmica (ES) é uma doença do tecido conjuntivo caracterizada por anormalidades vasculares e disfunção imunológica, levando à fibrose da pele e dos órgãos internos. Estas manifestações são resultados de complexa fisiopatologia, originada por disfunção endotelial, inflamação induzida pela autoimunidade e hiperatividade dos fibroblastos. A doença acomete mais mulheres que homens em uma prevalência entre 3:1 a 14:1.[156] Curiosamente, a manifestação clínica do acometimento cardíaco e pulmonar difere entre os sexos, ocorrendo maior acometimento do ventrículo direito, lesão pulmonar intersticial e redução da fração de ejeção do ventrículo esquerdo nos homens. Apesar de mais raro, quando a doença é no sexo masculino, guarda um prognóstico pior.[157] De acordo com o banco de dados do grupo de pesquisa europeia em esclerodermia, a mortalidade elevada nos pacientes com ES é secundária à hipertensão arterial pulmonar (HAP), doença pulmonar intersticial e doenças cardíacas relacionadas.[158] Aproximadamente 1/3 das mortes nessa população são causadas por doenças cardíacas e elas ocorrem 10 anos mais precoces que na população geral.[159] O mecanismo proposto parece estar relacionado com o processo de acometimento da microcirculação, levando ao dano miocárdico por isquemia e hipoperfusão, o que pode levar à progressão da fibrose cardíaca. Este acometimento parece ocorrer de forma mais intensa no primeiro ano da doença.[160] O envolvimento cardíaco está presente em praticamente todos os pacientes, geralmente é subclínico e sua detecção dependerá da sensibilidade da ferramenta do método diagnóstico utilizado. Estudo de necropsia mostra envolvimento cardíaco primário em 70% dos pacientes.[161] Os principais acometimentos do sistema cardiorrespiratório são miocardite, fibrose miocárdica, hipertensão pulmonar e anormalidades vasculares. É consensual que a disfunção diastólica precede a síndrome clínica da insuficiência cardíaca. Tennøe AH et al. avaliaram 275 pacientes com ES em Oslo, Noruega. Destes, 186 foram seguidos. Na ecocardiografia basal, 17% (46 pacientes) apresentavam disfunção diastólica. Após um acompanhamento médio de 3,4 anos, a prevalência da disfunção diastólica subiu de 17 para 29%. Durante o acompanhamento, 57% dos pacientes que tinham disfunção diastólica por ecocardiografia basal morreram contra 17% que não tinham disfunção diastólica pelo exame inicial. Estes dados reforçam a alta prevalência de disfunção diastólica nessa população, além de ser um marcador preditor de maior mortalidade nesse grupo de doentes, sugerindo ser mais impactante que a própria hipertensão pulmonar. Porém, o desenho do estudo não permitiu avaliar a causalidade entre disfunção diastólica e mortalidade.[162]

A HAP na ES é considerada grupo I, porém, não é raro encontrar doentes com cateterismo direito demonstrando pertencer ao grupo II.[163] Um dado que talvez reforce a relevância da disfunção diastólica nesses pacientes é a prevalência de hipertensão pulmonar tipo II (secundária ao acometimento do VE), que varia de 20 a 45%.[164,165] Estudo recente avaliou 127 pacientes com ES e HAP. Destes, 93 tinham HAP tipo I (pré-capilar pulmonar) e 24 HAP tipo II (pós-capilar pulmonar). Este segundo grupo era composto por pacientes com HAP secundária à insuficiência cardíaca com a fração de ejeção preservada. A hipótese avaliada era que ambos os grupos teriam o mesmo impacto prognóstico. Os pacientes com HAP tipo II apresentaram risco de morte duas vezes maior que os pacientes com hipertensão pulmonar tipo I, após ajustes hemodinâmicos.[166]

Novas ferramentas diagnósticas ecocardiográficas vêm-se aprimorando para evitar o diagnóstico em estágios tardios, clinicamente manifestos e já com repercussão hemodinâmica. Estudos seriados com as técnicas convencionais mostram que estas são ferramentas importantes para o diagnóstico e a estratificação prognóstica nos casos de ES. Entretanto, não são eficientes para guiar o tratamento precoce desta patologia. A análise de deformação miocárdica, *strain*, permite detectar precocemente alterações subclínicas, sendo uma modalidade diagnóstica mais robusta e com menor variabilidade temporal. Por outro lado, a avaliação tradicional por ecocardiografia tem baixa sensibilidade e especificidade na detecção precoce do acometimento cardíaco na esclerose sistêmica.[167]

Estudo recente, tipo caso-controle, comparou indivíduos normais contra 52 pacientes com ES sem lesões cardíacas por ecocardiografia tradicional. Os autores avaliaram se o *strain* longitudinal global (SLG) seria capaz de detectar lesão cardíaca subclínica. Como resultado, observou-se redução do SLG do ventrículo esquerdo (VE) em 63% dos pacientes e do SLG do ventrículo direito (VD) em 68% dos mesmos. Os autores demonstraram que o SLG do VE e o SLG do VD foram as únicas variáveis ecocardiográficas que diferiram, estatisticamente, em relação aos indivíduos normais (−19,2% *vs.* −21,1%; P = 0,009 e −18,2% *vs.* −22,3%; P = 0,012, respectivamente). Através da análise de regressão linear, o SLG do VE e do VD retêm uma significância estatística com o diagnóstico de ES, independente do sexo, idade, hipertensão, diabetes e tabagismo.[168]

Em outro estudo, os autores avaliaram 234 pacientes com ES durante um acompanhamento ecocardiográfico de 2,3 anos, em média.

Nesse período, os autores não detectaram mudanças nos volumes diastólico e sistólico do VE, assim como na fração de ejeção dos pacientes. Foram observadas alterações sutis em alguns parâmetros diastólicos, que mostraram tendência de piora. Houve aumento do número de pacientes com hipertensão pulmonar de 9 para 12%, com discreta redução do TAPSE. Observou-se, também, piora na deformação longitudinal do ventrículo esquerdo em 19% dos pacientes (queda superior a 15%). A presença de Raynaud, anticorpos antinucleares e miosite foi semelhante quando se comparou o grupo que apresentou redução do SLG e o que não apresentou alteração na deformação longitudinal. Porém, a redução do *strain* foi mais prevalente naqueles com acometimento cutâneo difuso. Ao longo do tempo, os que tiveram queda do *strain* apresentaram mais fraqueza muscular, fibrose pulmonar e piora da função renal. Curiosamente, os autores não observaram mudanças na FEVE, independente do comportamento do SLG. Entretanto, a ocorrência de derrame pericárdico, aumento da pressão sistólica da artéria pulmonar e piora dos parâmetros diastólicos foi mais prevalente entre os pacientes que reduziram o SLG. Importante: a redução do SLG foi um marcador de mortalidade por todas as causas neste grupo de pacientes com ES (HR 2.771, 95% CI 1.002–7.666, p = 0.050; *log-rank* 4.330, p = 0,037).[169]

A hipertensão pulmonar (HAP) é a principal causa de morte na ES. Pacientes com HAP e ES têm o risco quase 3 vezes maior de morrer comparados àqueles com HAP idiopática. A avaliação ecocardiográfica tradicional consegue diagnosticar apenas 50% dos casos de HAP nesta população. Trata-se, portanto, de uma ferramenta inadequada para o rastreio de uma alteração que impacta na sobrevida desses doentes.[170] O *strain* do VD tem-se mostrado promissor na avaliação de lesão subclínica desta câmara nos casos de ES com HAP. Avaliação de 80 pacientes com ES mostrou que o *strain* foi menor na região apical do VD naqueles com HAP comparado com os que não tinham esta complicação. Modelo de regressão logística mostrou que apenas a área do átrio direito, o pico de *strain* da porção apical da parede livre do VD e a velocidade máxima do refluxo tricúspide foram preditores de hipertensão pulmonar. O valor de corte do *strain* apical do VD para predição de hipertensão pulmonar na ES foi de -14,48%, com sensibilidade de 62% e especificidade de 100%.[171] A hipertensão arterial pulmonar (HAP) está presente nas colagenoses em 15,3% dos casos,[172] sendo mais comum em ES e sendo, também, considerada a principal causa de mortalidade,[173,174] estando presente em 8 a 15% dos pacientes, com uma média de sobrevida de 1,5 a 2 anos.[175,176] Não há correlação entre os níveis séricos dos anticorpos Scl-70 e a presença de HAP.[177] A contratilidade do VD é melhor na HAP idiopática que na HAP por ES, quando expostos às mesmas condições hemodinâmica. Estes dados sugerem que os pacientes com ES apresentam uma dupla agressão ao VD: lesão miocárdica intrínseca e aumento da pós-carga[178]. Isto reforça o pior prognóstico da hipertensão pulmonar nos doentes com ES. Quando realizada a análise de deformação miocárdica do VD entre os dois grupos (idiopática vs. ES), os pacientes com HAP por ES apresentam menores valores de *strain* que os pacientes com HAP idiopática (-12,6 ± 0,16 vs. -15,6 ± 0,19, p = 0,03, respectivamente) sob as mesmas condições hemodinâmicas. Em relação ao prognóstico, pacientes com ES, HAP e *strain* do VD menor que -13,7% apresentam maior mortalidade por todas as causas.[179]

A presença de fibrose miocárdica nos pacientes com ES foi demonstrada pela associação do SLG do VE com alguns marcadores de fibrose, como a galectina-3 e a GDF-15, assim como pelos marcadores de fibrose intersticial pela ressonância (mapa T1 e ECV).[180]

O acometimento vascular na ES pode afetar as coronárias, carótidas, sistema arterial cerebrovascular e arterial periférico. O processo inflamatório sistêmico crônico, comum na ES, associado à disfunção microvascular, alteração do perfil lipídico e medicamentos associadas ao tratamento (corticosteroides, por exemplo) contribuem ativamente para aceleramento da aterosclerose.[181] O tecido adiposo exerce atividade endócrina e parácrina. O aumento da sua espessura epicárdica é um marcador de risco de doença coronariana aterosclerótica.[182] Os pacientes com ES apresentam aumento da espessura da gordura pericárdica, quando comparada com um grupo-controle saudável.[183] Esse marcador de aterosclerose na ES carece de estudos clínicos e prospectivos para avaliar seu impacto prognóstico terapêutico.

SÍNDROME DE MARFAN

A ecocardiografia é o principal exame utilizado no *screening* do envolvimento cardiovascular na síndrome de Marfan (SDM), uma doença hereditária autossômica dominante e com amplo espectro fenotípico. Classicamente decorre de alterações nas miofibrilas, habitualmente em decorrência de mutação no gene fibrilina-1 (FBN1). Os achados histológicos típicos são fragmentação e desorganização das fibras elásticas na camada média da aorta.[184]

O diagnóstico baseia-se em história clínica cuidadosa sobre antecedente familiar da doença ou morte súbita inexplicada, nos Critérios de Ghent (Quadro 52-3) revisados, com maior valorização dos achados clínicos e testes genéticos.[184,185]

Escore sistêmico: alterações osteoarticulares, oftalmológicas, fenotípicas ao exame clínico. Escore "Z": na população pediátrica as dimensões da aorta são corrigidas pela superfície corporal e o escore Z representa o número de desvios padrões acima do esperado para população normal. Valores superiores a 2 são considerados fora do padrão de normalidade.

O achado cardiovascular mais frequente é a dilatação progressiva da aorta na região do seio de Valsalva levando ao aneurisma em 50% das crianças e 50 a 60% dos adultos com SDM. Da mesma forma, as complicações cardiológicas representam importante causa de morbidade e mortalidade, sendo as emergências aórticas responsáveis por metade dos óbitos. O aumento na sobrevida dos portadores de SDM observado nos últimos 30 anos é, em parte, em decorrência do diagnóstico precoce da dilatação aneurismática e da intervenção cirúrgica nestes casos.

A dilatação da aorta, apesar de poder ocorrer em qualquer segmento, acomete, preferencialmente, as regiões do seio de Valsalva, junção sinotubular e porção proximal da aorta ascendente, podendo assumir um aspecto tubular onde os segmentos apresentam o mesmo diâmetro.

Como consequência, na medida em que ocorre progressão da dilatação, teremos o surgimento de regurgitação aórtica e, nos segmentos aórticos, possível ruptura ou dissecção da mesma. Diferentemente dos aneurismas não relacionados com doenças do tecido conjuntivo, onde o risco aumenta substancialmente quando o diâmetro ultrapassa 55 mm, na SDM outros fatores parecem estar envolvidos. Devem ser considerados sinais de alerta para o risco de dissecção.[185,186]

1. Diâmetro da aorta > 5 cm.
2. Dilatação da aorta após região do seio de Valsalva.
3. Rápida progressão da dilatação da aorta (mais de 5% ou 5 mm ao ano).
4. História familiar de dissecção.
5. Dilatação da aorta descendente.

Quadro 52-3. Critério de Ghent Revisado para o Diagnóstico de Síndrome de Marfan

História familiar (+) de SDM e qualquer 1 dos abaixo
- Subluxação do cristalino
- Soma de escore sistêmico (características fenotípicas individuais) ≥ 7
- Diâmetro da aorta na região do seio de Valsalva escore Z ≥ 2 com mais de 20 anos ou ≥ 3 com menos de 20 anos

História familiar (–) de SDM
- Diâmetro da aorta na região do seio de Valsalva escore Z ≥ 2 + subluxação do cristalino
- Diâmetro da aorta na região do seio de Valsalva escore Z ≥ 2 com mais de 20 anos ou ≥ 3 com menos de 20 anos + mutação da fibrilina-1
- Diâmetro da aorta na região do seio de Valsalva escore Z ≥ 2 + soma de escore sistêmico (características fenotípicas individuais) ≥ 7
- Subluxação do cristalino + mutação da fibrilina-1 + dilatação da aorta

Adaptado de Loeys BL, Dietz HC, Braverman Ac et al. 2010.[184]

A ecocardiografia, tanto transtorácica quanto transesofágica, é vital no acompanhamento da dilatação da aorta e no diagnóstico destas emergências, sendo fundamental a descrição anatômica do local da ruptura, presença de regurgitação aórtica, sinais de extravasamento (p. ex.: derrame pericárdico) e comprometimento de outros vasos.[187]

O prolapso da valva mitral é definido como um deslocamento superior a 2 mm de um ou ambos os folhetos para o interior do átrio esquerdo, podendo levar a falha de coaptação, regurgitação mitral e suas eventuais repercussões funcionais. Na SDM é a lesão valvar mais comum (prevalência de 35%) e, diferentemente de quando ocorre por degeneração mixomatosa, acomete mais frequentemente o folheto anterior que o posterior, estando os mesmos mais alongados e menos espessados.[188,189]

Na avaliação do ventrículo esquerdo é possível identificar comprometimento funcional independente da presença de lesão valvar. Sinais de disfunção diastólica, tipo alteração do relaxamento, foram descritos mesmo em crianças (prolongamento do tempo de desaceleração, do tempo de contração isovolumétrico, decréscimo da relação E/A da valva mitral e da velocidade da onda E'). Em um grupo de 234 adultos com SDM, observou-se aumento dos diâmetros sistólico e diastólico finais do ventrículo esquerdo com discreta redução da fração de ejeção.[190] Em outro estudo, utilizando o *speckle-tracking* 3D, os pacientes com SDM apresentavam redução na fração de ejeção e no *strain* longitudinal e circunferencial.[191]

Dilatação do tronco da artéria pulmonar (> 23 mm) e mais raramente calcificação do anel mitral antes dos 40 anos, prolapso da valva tricúspide ou pulmonar, aneurisma do septo interatrial e dissecção da artéria coronária também são descritos.[189]

Nova avaliação ecocardiográfica após o diagnóstico será feita após 6 meses, quando todos os segmentos da aorta deverão ser reavaliados. Em adultos, casos estáveis com diâmetro inferior a 4,5 cm podem ser acompanhados anualmente, já aneurismas superiores a 4,5 cm ou com crescimento rápido (> 5 mm) deverão ser repetidos em intervalos menores. Gestantes apresentam risco maior de dissecção, especialmente no terceiro trimestre e quando dilatação maior do que 4 cm.[192,193]

DOENÇA CARDÍACA CARCINOIDE

Os tumores neuroendócrinos são neoplasias raras, atingindo 2,5 a 5 casos por 100.000 habitantes. Podem surgir em qualquer lugar, sendo mais frequente no trato gastrointestinal (carcinoides). Cerca de 30 a 40% dos casos, em sua maioria localizados no intestino delgado e cólon proximal, manifestam alterações vasomotoras (hipotensão ou hipertensão, *flushing*), além de diarreia e broncospasmo. Estas alterações compõem a chamada síndrome carcinoide, que geralmente está associada a presença de metástase hepática. A presença de biomarcadores como NT-proBNP, Cromagranina A e 5-hidroxindolacético (5-HIAA) são úteis tanto no diagnóstico quanto no prognóstico da doença carcinoide.[194]

A doença cardíaca carcinoide (DCC), manifestada pela formação de placas, espessamento e fibrose endocárdica, acomete, preferencialmente, as cavidades direitas, valvas tricúspide e pulmonar, sendo provavelmente relacionada com a exposição crônica ao 5-HIAA. O comprometimento das cavidades esquerdas (15% dos casos), além das valvas mitral e aórtica, é visto na presença de *shunt* direita-esquerda (p. ex., forame oval patente) ou na presença de tumor carcinoide brônquico.[194,195]

O diagnóstico precoce e a monitorização da progressão da DCC impactam drasticamente no prognóstico e na sobrevida a longo prazo (sobrevida média de 1,6 anos contra 4,6 anos na ausência de DCC), uma vez que o tratamento cirúrgico precoce é fundamental para o sucesso.[194-196]

A ecocardiografia é o padrão-ouro para o diagnóstico e o acompanhamento da DCC. A avaliação das cavidades direitas (átrio e ventrículo), função ventricular direita, espessamento, mobilidade dos folhetos e a presença de regurgitação ou estenose valvar (analisadas individualmente) devem ser realizados na suspeita clínica inicial, no surgimento de novo sopro cardíaco, novos sintomas, ou a cada 3 a 6 meses, conforme a severidade da DCC.

O comprometimento da valva tricúspide levando à regurgitação é a alteração mais frequente, seguida da regurgitação pulmonar, estenose tricúspide e por último a estenose pulmonar. Na valva tricúspide ocorre, principalmente, o envolvimento dos folhetos septal e anterior, ficando o folheto posterior relativamente preservado. Dilatação e disfunção do ventrículo direito são consequências da gravidade das lesões valvares. A identificação de metástase cardíaca (4% dos casos) também é possível por ecocardiografia, entretanto, é mais bem visualizada por RNM.[194-196]

Diversos escores ecocardiográficos foram propostos para reduzir a variação interobservador, sendo semelhantes na capacidade diagnóstica e correlação com os biomarcadores (NT-proBNP e 5-HIAA). Recente consenso de especialistas recomenda que escores mais simples sejam utilizados no *screening*, deixando os mais complexos (no acompanhamento anual) para avaliação da progressão e indicação de eventual tratamento cirúrgico.[197]

Dentre os escores mais simples, o descrito por Westberg et al. avalia apenas a anatomia e regurgitação da valva tricúspide, sendo a soma dos pontos > 1 considerado como patológico, com acurácia de 87%. A sobrevida em 3 anos é inferior a 45% quando escore é > 4 contra 75% no escore = 0 (Quadro 52-4).

Escores mais complexos, como o de Bhattacharyya, oferecem um número maior de informações, sendo úteis no acompanhamento e planejamento cirúrgico (Quadro 52-5). Escore > 8 apresenta acurácia de 96% para o diagnóstico de DCC e aumento de 5 pontos no score foi preditor independente da progressão da DCC (RR 2,95) e de mortalidade (RR 2,66) segundo Dobson.[198]

Tratamento cirúrgico cardíaco está indicado por ocasião da dilatação e disfunção do ventrículo direito e sinais de insuficiência cardíaca refratária ao tratamento medicamentoso. O fechamento de FOP com o objetivo de reduzir o *shunt* direita-esquerda e a remoção das metástases devem ser recomendados durante a abordagem.[194]

Quadro 52-4. Escore de Westberg

Característica da VT	Severidade e pontuação				
Espessamento	Normal 0	Leve 1	Moderada 2	Severa 3	Severa + retração 4
Regurgitação	Normal 0	Leve 1	Moderada 2	Importante 3	Extrema 4

Quadro 52-5. Bhattacharyya Escore, Sendo a Quantificação da Lesão Orovalvar Realizada Conforme a Recomendação da Sociedade Americana e Europeia de Cardiologia e do Ventrículo Direito pela Sociedade Americana de Ecocardiografia

Característica	Severidade e pontuação			
Espessamento	< 3 mm 0	≥ 3 e < 4 mm 1	≥ 4 e < 5 mm 2	≥ 5 mm 3
Mobilidade	Normal 0	Leve 1	Moderada 2	Severa/fixa 3
Morfologia	Normal 0	Retificada 1	Retração leve 2	Retração moderada/severa 3
Estenose	Normal 0	Leve 1	Moderado 2	Importante 3
Regurgitação	Normal 0	Leve 1	Moderado 2	Importante 3
Diâmetro Ventrículo direito	Normal 0	Aumento leve 1	Aumento moderado 2	Aumento importante 3
Função Ventrículo direito	Normal 0	Redução leve 1	Redução moderada 2	Redução importante 3

REFERÊNCIAS BIBLIOGRÁFICAS

1. Diretrizes Brasileiras para o Diagnóstico, tratamento e prevenção da febre reumática. Arq Bras Cardiol. 2009;93(3 supl.4):1-18.
2. Szczygielska I, Hermik E, Kotodziejczyk B et al. Rheumatic fever – new diagnostic criteria. Reumatologia. 2018;56(1):37-41.
3. Coelho Leal MTB, Passos LLA, Guarçoni FV et al. Rheumatic heart disease in modern era: recent developments and current challenges. Rev Soc Bras de Medic Trop. 2019;52:e-20180226.
4. Nulu S, Bukhman G, Kwan GF. Rheumatic Heart Disease. The Unfinished Global Agenda. Cardiol Clin. 2017;35:165-80.
5. Reményi B, Wilson N, Ferreira B et al. World Heart Federation criteria for echocardiographic diagnosis of rheumatic heart disease – an evidence-based guideline. Nat Rev Cardiol. 2012;9:297-309.
6. Chen SK, Costenbader KH. In: Wallace D, Hahn B (Eds.). Dubois' lupus erythematosus and related syndromes. 9th ed. St. Louis, MO: Elsevier; 2019.
7. Miner JJ, Kim AH. Cardiac manifestations of systemic lupus erythematosus. Rheum Dis Clin North Am. 2014;40:51.
8. Chen J, Tang Y, Zhu M, Xu A. Heart involvement in systemic lupus erythematosus: a systemic review and meta-analysis. Clin Rheumatol. 2016;35(10):2437-48.
9. D'Cruz D, Khamashta M, Hughes GRV. Cardiovascular manifestations of systemic lupus erythematosus. In: Wallace DJ, Hahn BH (Eds.). Dubois' lupus erythematosus. Philadelphia: Lippincott William and Wilkins; 2001. p. 645.
10. Turiel M et al. The role of echocardiographic techniques in connective tissue diseases. Autoimmun Rev. 2005;4(3):171-7.
11. Man BL, Mok CC. Serositis related to systemic lupus erythematosus: prevalence and outcome. Lupus. 2005;14:822-6.
12. Doria A, Iaccarino L, Sarzi-Puttini P et al. Cardiac involvement in systemic lupus erythematosus. Lupus. 2005;14:683.
13. Wislowska M et al. Systolic and diastolic heart function in SLE patients. Rheumatol Int. 2009;29(12):1469-76.
14. Maksimovic R et al. Cardiac imaging in rheumatic diseases. Rheumatology (Oxford). 2006;45 Suppl 4:iv26-31.
15. Cauduro SA et al. Clinical and echocardiographic characteristics of hemodynamically significant pericardial effusions in patients with systemic lupus erythematosus. Am J Cardiol. 2003;92(11):1370-2.
16. Ropes MW (Ed.). Systemic Lupus Erythematosus. Cambridge: Harvard University Press; 1976 (MA).
17. Apte M, McGwin G Jr, Vilá LM et al. Associated factors and impact of myocarditis in patients with SLE from LUMINA, a multiethnic US cohort (LV). [corrected]. Rheumatology (Oxford) 2008;47:362.
18. Kindermann I, Barth C, Mahfoud F et al. Update on myocarditis. J Am Coll Cardiol. 2012;59(9):779-92.
19. Perez-Villa F et al. Severe valvular regurgitation and antiphospholipid antibodies in systemic lupus erythematosus: a prospective, long-term, follow up study. Arthritis Rheum. 2005;53(3):460-7.
20. Bourre-Tessier J et al. Features associated with cardiac abnormalities in systemic lupus erythematosus. Lupus. 2011;20(14):1518-25.
21. Roldan CA, Shively BK, Crawford MH. An echocardiographic study of valvular heart disease associated with systemic lupus erythematosus. N Engl J Med. 1996;335(19):1424-30.
22. Vivero F, Gonzalez-Echavarri C, Ruiz-Estevez B, Maderuelo I, Ruiz-Irastorza G. Prevalence and predictors of valvular heart disease in patients with systemic lupus erythematosus. Autoimmun Rev 2016;15:1134-40.
23. Bulkley BH, Roberts WC. The heart in systemic lupus erythematosus and the changes induced in it by corticosteroid therapy. A study of 36 necropsy patients. Am J Med. 1975;58(2):243-64.
24. Panchal L, Divate S, Vaideeswar P, Pandit SP. Cardiovascular involvement in systemic lupus erythematosus: an autopsy study of 27 patients in India. J Postgrad Med. 2006;52(1):5-10, discussion 10.
25. Libman E, Sacks B. A hitherto undescribed form of valvular and mural endocarditis. Arch Intern Med. 1924;33:701.
26. Roldan CA. Diagnostic value of transesophageal echocardiography in Libman-Sacks endocarditis. Minerva Cardioangiol. 2009;57(4):467-81.
27. Roldan CA et al. Libman-Sacks endocarditis: detection, characterization, and clinical correlates by three-dimensional transesophageal echocardiography. J Am Soc Echocardiogr. 2015;28(7):770-9.
28. Roldan CA, Sibbitt Jr WL, Qualls CR, Jung RE, Greene ER, Gasparovic CM et al. Libman-Sacks Endocarditis and Embolic Cerebrovascular Disease. JACC: Cardiovascular Imaging. 2013;6:973-83.
29. Bernatsky S, Clarke A, Gladman DD, Urowitz M, Fortin PR, Barr SG et al. Mortality related to cerebrovascular disease in systemic lupus erythematosus. Lupus. 2006;15:835-9.
30. Hojnik M et al. Heart valve involvement (Libman-Sacks endocarditis) in the antiphospholipid syndrome. Circulation. 1996;93(8):1579-87.
31. Maksimović R, Seferović PM, Ristić AD et al. Cardiac imaging in rheumatic diseases. Rheumatology. 2006;45(suppl 4):iv26–iv31.
32. Al-Mohaissen MA, Chan KL. Echocardiography in the Assessment of Patients with Rheumatologic Diseases. Curr Cardiol Rep. 2016;18(8):72. p. 4 e 6.
33. Iaccarino L, Gatto M, Ze M, Doria A. Cardiac Involvement in Systemic Lupus Erythematosus. In: Atzeni F, Doria A, Nurmohamed M, Pauletto P. Handbook of Systemic Autoimmune Diseases. 2nd ed. Elsevier; 2017. p. 265-93.
34. Bengtsson C, Ohman ML, Nived O, Rantapää Dahlqvist S. Cardiovascular event in systemic lupus erythematosus in northern Sweden: incidence and predictors in a 7-year follow-up study. Lupus. 2012;21(4):452.
35. Manzi S, Meilahn EN, Rairie JE et al. Age-specific incidence rates of myocardial infarction and angina in women with systemic lupus erythematosus: comparison with the Framingham Study. Am J Epidemiol. 1997;145(5):408-15.
36. Elliott JR, Manzi S. Cardiovascular risk assessment and treatment in systemic lupus erythematosus. Best Pract Res Clin Rheumatol. 2009;23(4):481-94.
37. Arnaud L, Mathian A, Bruckert E, Amoura Z. Assessing the cardiovascular risk in patients with systemic lupus erythematosus. Rev Med Interne. 2014;35(11):723-9.
38. Corrao S, Messina S, Pistone G et al. Heart involvement in Rheumatoid Arthritis: Systematic review and meta-analysis. Int J Cardiol. 2013;167:2031-8.
39. Giles JT, Fernandes V, Lima JA, Bathon JM. Myocardial dysfunction in rheumatoid arthritis: epidemiology and pathogenesis. Arthritis Res Ther. 2005;7:195-207.
40. Maradit-Kremers H, Nicola PJ, Crowson CS, Ballman KV, Gabriel SE. Cardiovascular death in rheumatoid arthritis: a population-based study. Arthritis Rheum. 2005;52:722-32.
41. Coskun S, Özoran K, Mermerci B, Aydogdu S, Kelles T. Cardiac involvement in patients with rheumatoid arthritis. APLAR J Rheumatol. 2005;8:23-31.
42. Sugiura T, Kumon Y, Kataoka H, Matsumura Y, Takeuchi H, Doi Y. Asymptomatic pericardial effusion in patients with rheumatoid arthritis. Cardiology. 2008;110:87-91.
43. Guedes C, Bianchi-Fior P, Cormier B, Barthelemy B, Rat AC, Boissier MC. Cardiac manifestations of rheumatoid arthritis: a case-control transesophageal echocardiography study in 30 patients. Arthritis Rheum. 2001;45:129-35.
44. MacDonald WJ Jr, Crawford MH, Klippel JH et al. Echocardiographic assessment of cardiac structure and function in patients with rheumatoid arthritis. Am J Med. 1977;63(6):890-6.
45. Sigal LH, Friedman HD. Rheumatoid pancarditis in a patient with well controlled rheumatoid arthritis. J Rheumatol. 1989;16:368.
46. Ntusi NA, Piechnik SK, Francis JM, Ferreira VM, Matthews PM, Robson MD et al. Diffuse myocardial fibrosis and inflammation in rheumatoid arthritis: insights from CMR T1 mapping. JACC Cardiovasc Imaging. 2015;8:526-36.
47. Ntusi NA, Piechnik SK, Francis JM, Ferreira VM, Rai AB, Matthews PM et al. Subclinical myocardial inflammation and diffuse fibrosis are common in systemic sclerosis–a clinical study using myocardial T1-mapping and ex- tracellular volume quantification. J Cardiovasc Magn Reson. 2014;16(1):21.
48. Wislowska M, Sypula S, Kowalik I. Echocardiographic findings, 24-hour electrocardiographic Holter monitoring in patients with rheumatoid arthritis according to Steinbrocker's criteria, functional index, value of Waaler-Rose titre and duration of disease. Clin Rheumatol. 1998;17(5):369-77.
49. Roldan CA et al. Characterization of valvular heart disease in rheumatoid arthritis by transesophageal echocardiography and clinical correlates. Am J Cardiol. 2007;100(3):496-502.
50. Voskuyl AE. The heart and cardiovascular manifestations of rheumatoid arthritis. Rheumatology. 2006;45:iv4-7.
51. Solomon DH, Goodson NJ, Katz JN et al. Patterns of cardiovascular risk in rheumatoid arthritis. Ann Rheum Dis. 2006;65:1608.
52. Maradit-Kremers H, Crowson CS, Nicola PJ, Ballman KV, Roger VL, Jacobsen SJ et al. Increased unrecognized coronary heart disease and sudden deaths in rheumatoid arthritis: a population-based cohort study. Arthritis Rheum. 2005;52:402-11.

53. Crowson CS, Liao KP, Davis III JM, Solomon DH, Matteson EL, Knutson KL et al. Rheumatoid arthritis and cardiovascular disease. Am Heart J. 2013;166:622-28.e1.
54. Solomon DH, Karlson EW, Rimm EB, Cannuscio CC, Mandl LA, Manson JE et al. Cardiovascular morbidity and mortality in women diagnosed with rheumatoid arthritis. Circulation. 2003;107(9):1303-7.
55. Hollan I et al. Cardiovascular disease in autoimmune rheumatic diseases. Autoimmun Rev. 2013;12(10):1004-15.
56. Miyakis S, Lockshin MD, Atsumi T, Branch DW, Brey RL, Cervera R et al. International consensus statement on an update of the classification criteria for definite antiphospholipid syndrome (APS). J Thromb Haemost. 2006;4:295-306.
57. Petri M. Epidemiology of the antiphospholipid antibody syndrome. J Autoimmun. 2000;15:145-51.
58. Silbiger JJ. The cardiac manifestations of antiphospholipid syndrome and their echocardiographic recognition. J Am Soc Echocardiogr. 2009;22:1100-8. quiz 1195.
59. Turiel M, Muzzupappa S, Gottardi B, Crema C, Sarzi-Puttini P, Rossi E. Evaluation of cardiac abnormalities and embolic sources in primary antiphospholipid syndrome by transesophageal echocardiography. Lupus. 2000;9:406-12.
60. Tenedios F, Erkan D, Lockshin MD. Cardiac manifestations in the antiphospholipid syndrome. Rheum Dis Clin North Am. 2006;32:491-507.
61. Asherson RA, Cervera R, Piette J, Font J, Lie JT, Burcoglu A et al. Catastrophic antiphospholipid syndrome: clinical and laboratory features in 50 patients. Medicine. 1998;77:195-207.
62. Roldan CA. Valvular and coronary heart disease in systemic inflammatory diseases: systemic disorders in heart disease. Heart. 2008;94:1089-101.
63. Qaddoura F, Connolly H, Grogan M, Orszulak TA, Schaff HV, Chandrasekaran K et al. Valve morphology in antiphospholipid antibody syndrome: echocardiographic features. Echocardiography. 2005;22:255-9.
64. O'Neill D, Magaldi J, Dobkins D, Greco T. Dissolution of intracardiac mass lesions in the primary antiphospholipid antibody syndrome. Arch Intern Med. 1995;155:325-7.
65. Agirbasli MA, Hansen DE, Byrd III BF. Resolution of vegetations with anticoagulation after myocardial infarction in primary antiphospholipid syndrome. J Am Soc Echocardiogr. 1997;10:877-80.
66. Espinola-Zavaleta N, Vargas-Barron J, Colmenares-Galvis T, Cruz-Cruz F, Romero-Cardenas A, Keirns C et al. Echocardiographic evaluation of patients with primary antiphospholipid syndrome. Am Heart J. 1999;137:973-8.
67. Tenedios F, Erkan D, Lockshin MD. Cardiac manifestations in the antiphospholipid syndrome. Rheum Dis Clin North Am. 2006;32:491-507.
68. Niaz A, Butany J. Antiphospholipid antibody syndrome with involvement of a bioprosthetic heart valve. Can J Cardiol. 1998;14:951-4.
69. Denas G, Jose SP, Bracco A, Zoppellaro G, Pengo V. Antiphospholipid syndrome and the heart: a case series and literature review. Autoimmun Rev. 2015;14:214-22.
70. Kerr GS, Hallahan CW, Giordano J et al. Takyasu arteritis. Ann Intern Med. 1994;120:919.
71. Park MC, Lee SW, Park YB et al. Clinical characteristics and outcomes of Takayasu's arteritis: analysis of 108 patients using standardized criteria for diag- nosis, activity assessment, and angiographic classification. Scand J Rheumatol. 2005;34:284-92.
72. Soto ME, Espinola N, Flores-Suarez LF et al. Takayasu arteritis: clinical features in 110 Mexican Mestizo patients and cardiovascular impact on survival and prognosis. Clin Exp Rheumatol. 2008;26:S9-15.
73. Cong XL, Dai SM, Feng X et al. Takayasu's arteritis: clinical features and outcomes of 125 patients in China. Clin Rheumatol. 2010;29:973-81.
74. Numano F. Differences in clinical presentation and outcome in different coun- tries for Takayasu's arteritis. Curr Opin Rheumatol. 1997;9:12-5.
75. E. Miloslavsky and S. Unizony, "The heart in vasculitis". Rheumatic Disease Clinics of North America. 2014;40(1):11-26.
76. Bicakcigil M, Aksu K, Kamali S et al. Takayasu's arteritis in Turkey - Clinical and angiographic features of 248 patients. Clin Exp Rheumatol. 2009;27:S59-64.
77. Maksimowicz-McKinnon K, Clark TM, Hoffman GS. Limitations of therapy and a guarded prognosis in an American cohort of Takayasu arteritis patients. Arthritis Rheum. 2007;56:1000-9.
78. Panja M, Kar AK, Dutta AL et al. Cardiac involvement in non-specific aortoarteritis. Int J Cardiol. 1992;34:289-95.
79. Amano J, Suzuki A. Coronary artery involvement in Takayasu's arteritis. Collective review and guideline for surgical treatment. J Thorac Cardiovasc Surg. 1991;102:554-60.
80. Endo M, Tomizawa Y, Nishida H et al. Angiographic findings and surgical treatments of coronary artery involvement in Takayasu arteritis. J Thorac Cardiovasc Surg. 2003;125:570-7.
81. Talwar KK, Kumar K, Chopra P et al. Cardiac involvement in nonspecific aortoarteritis (Takayasu's arteritis). Am Heart J. 1991;122:1666-70.
82. Sharma BK, Jain S, Radotra BD. An autopsy study of Takayasu arteritis in India. Int J Cardiol. 1998;66(Suppl 1):S85-90 [discussion: S1].
83. Lee CK, Kim DK, Lee SH. Takayasu arteritis presented with acute febrile pericardial effusion. Int J Cardiol. 1998;66:101-5.
84. Weyand CM, Goronzy JJ. Giant-cell arteritis and polymyalgia rheumatica. Ann Intern Med. 2003;139:505-15.
85. Salvarani C, Cantini F, Boiardi L, Hunder GG. Polymyalgia rheumatica and giant-cell arteritis. N Engl J Med. 2002;347:261-71.
86. Evans JM, O'Fallon WM, Hunder GG. Increased incidence of aortic aneurysm and dissection in giant cell (temporal) arteritis. A population-based study. Ann. Intern. Med. 1995;122:502.
87. Unizony S, Arias-Urdaneta L, Miloslavsky E et al. Tocilizumab for the treatment of large-vessel vasculitis (giant cell arteritis, Takayasu arteritis) and polymyalgia rheumatica. Arthritis Care Res. (Hoboken) 2012;64:1720-9.
88. Lie JT. Aortic and extracranial large vessel giant cell arteritis: a review of 72 cases with histopathologic documentation. Semin Arthritis Rheum. 1995;24:422-31.
89. Save-Soderbergh J, Malmvall BE, Andersson R et al. Giant cell arteritis as a cause of death. Report of nine cases. JAMA. 1986;255:493-6.
90. Paulley JW. Ischaemic heart disease in giant cell arteritis. Lancet. 1980;1:421.
91. Karger B, Fechner G. Sudden death due to giant cell coronary arteritis. Int J Legal Med. 2006;120:377-9.
92. Guillaume M, Vachiery F, Cogan E. Pericarditis: an unusual manifestation of giant cell arteritis. Am. J. Med. 1991;91:662.
93. Kennedy LJ Jr, Mitchinson MJ. Giant cell arteritis with myositis and myocarditis. Calif Med. 1971;115:84-7.
94. Pugnet G, Pathak A, Dumonteil N et al. Giant cell arteritis as a cause of acute myocarditis in the elderly. J Rheumatol. 2011;38:2497.
95. Daumas A, Rossi P, Jacquier A et al. Myopericarditis revealing giant cell arter- itis in the elderly. J Rheumatol. 2012;39:665-6.
96. Sato O, Cohn DL. Polyarteritis and microscopic polyangiitis. In: Rheumatology, Klippel JH, Dieppe PA (Eds.). St Louis: Mosby; 2003.
97. Przybojewski JZ. Polyarteritis nodosa in the adult. Report of a case with repeated myocardial infarction and a review of cardiac involvement. S Afr Med J. 1981;60:512-8.
98. Holsinger DR, Osmundson PJ, Edwards JE. The heart in periarteritis nodosa. Circulation. 1962;25:610-8.
99. Pagnoux C, Seror R, Henegar C et al. Clinical features and outcomes in 348 patients with polyarteritis nodosa: a systematic retrospective study of patients diagnosed between 1963 and 2005 and entered into the French Vasculitis Study Group Database. Arthritis Rheum. 2010;62:616-2.
100. Schrader ML, Hochman JS, Bulkley BH. The heart in polyarteritis nodosa: a clinicopathologic study. Am Heart J. 1985;109:1353-9.
101. Jennette JC, Falk RJ, Bacon PA et al. 2012 revised International Chapel Hill Consensus Conference Nomenclature of Vasculitides. Arthritis Rheum. 2013;65:1.
102. Nguyen Y, Guillevin L. Granulomatose eosinofílica com poliangiite (Churg-Strauss). Semin Respir Crit Care Med. 2018 Ago.;39(4):471-81.
103. Guillevin L, Lhote F, Gayraud M et al. Prognostic factors in polyarteritis nodosa and Churg-Strauss syndrome. A prospective study in 342 patients. Medicine (Baltimore) 1996;75:17-28.
104. Gayraud M, Guillevin L, le Toumelin P et al. Long-term followup of polyarteritis nodosa, microscopic polyangiitis, and Churg-Strauss syndrome: analysis of four prospective trials including 278 patients. Arthritis Rheum. 2001;44:666-75.
105. Neumann T, Manger B, Schmid M et al. Cardiac involvement in Churg-Strauss syndrome: impact of endomyocarditis. Medicine. (Baltimore) 2009;88:236.

106. Corradi D, Maestri R, Facchetti F. Postpartum Churg-Strauss syndrome with severe cardiac involvement: description of a case and review of the literature. Clin Rheumatol. 2009;28:739.
107. Dennert RM, van Paassen P, Schalla S et al. Cardiac involvement in Churg-Strauss syndrome. Arthritis Rheum. 2010;62:627-34.
108. Leon-Ruiz L, Jimenez-Alonso J, Hidalgo-Tenorio C et al. Churg-Strauss syndrome complicated by endomyocardial fibrosis and intraventricular thrombus. Importance of the echocardiography for the diagnosis of asymptomatic phases of potentially severe cardiac complications. Lupus. 2002;11:765-7.
109. Vaglio A, Moosig F, Zwerina J. Churg-Strauss syndrome: update on pathophysiology and treatment. Curr Opin Rheumatol. 2012;24:24-30.
110. Hellmich B, Csernok E, Gross WL. Proinflammatory cytokine and autoimmunity in Churg-Strauss syndrome. Ann N Y Acad. Sci. 2005 June;1051:121-31.
111. Falk RJ, Gross WL, Guillevin L et al. Granulomatosis with polyangiitis (Wegener's): an alternative name for Wegener's granulomatosis. Arthritis Rheum. 2011;63:863.
112. Oliveira GH, Seward JB, Tsang TS et al. Echocardiographic findings in patients with Wegener granulomatosis. Mayo Clin Proc. 2005;80:1435-40.
113. Geri G, Wechsler B, Thi Huong du L et al. Spectrum of cardiac lesions in Behcet disease: a series of 52 patients and review of the literature. Medicine (Baltimore) 2012;91:25-34.
114. Owlia MB and Mehrpoor G. "Behcet's disease: new concepts in cardiovascular involvements and future direction for treatment," ISRN Pharmacol. 2012;2012:760484.
115. Taurog JD. Seronegative spondyloarthopathies. In: Klippel JH, Weyand CM, Wortmann R (Eds.). Primer on the rheumatic diseases. 11th ed. Atlanta: Arthritis Foundation; 1997. p. 180-3.
116. Davidson P, Baggenstoss AH, Slocumb CH, Daugherty GW. Cardiac and aortic lesions in rheumatoid spondylitis. Mayo Clin Proc. 1963;38:427-35.
117. Roldan CA, Chavez J, Wiest PW, Qualls CR, Crawford MH. Aortic root disease and valve disease associated with ankylosing spondylitis. J Am Coll Cardiol. 1998;32:1397-404.
118. Okinaka T, Isaka N, Nakano T. Coexistence of giant aneurysm of sinus of Valsalva and coronary artery aneurysm associated with idiopathic hypereosinophilic syndrome. Heart. 2000;84(3):e7.
119. Reveille JD, Arnett FC. Spondyloarthritis: update on pathogenesis and management. Am J Med. 2005;118:592-603.
120. Misukiewicz P, Carlson RW, Rowan L, Levitt N, Rudnick C, Desai T. Acute aortic insufficiency in a patient with presumed Reiter's syndrome. Ann Rheum Dis. 1992;51:686-7.
121. Morgan S, Asherson R, Hughes G. Distal aortitis complicating Reiter's syndrome. Br Heart J. 1984;52:115-6.
122. Hoogland YT, Alexander EP, Patterson RH, Nashel DJ. Coronary artery stenosis in Reiter's syndrome: a complication of aortitis. J Rheumatol. 1994;21:757-9.
123. Harris KM, Malenka DJ, Plehn JF. Transesophageal echocardiographic evaluation of aortitis. Clin Cardiol. 1997;20:813-5.
124. Chassaing N, Martin L, Calvas P, Le Bert M, Hovnanian A. Pseudoxanthoma elasticum: a clinical, pathophysiological and genetic update including 11 novel ABCC6 mutations. J Med Genet. 2005;42:881-92.
125. Bergen AA, Plomp AS, Schuurman EJ et al. Mutations in ABCC6 cause pseudoxanthoma elasticum. Nat Genet. 2000;25:228-31.
126. Jansen RS, Kucukosmanoglu A, de Haas M et al. ABCC6 prevents ectopic mineralization seen in pseudoxanthoma elasticum by inducing cellular nucleotide release. Proc Natl Acad Sci U St A 2013;110:20206-11.
127. Evrard S, Delanaye P, Kamel S, Cristol JP, Cavalier E. Vascular calcification: from pathophysiology to biomarkers. Clin Chim Acta. 2015;438:401-14.
128. Uitto J, Varadi A, Bercovitch L, Terry PF, Terry SF. Pseudoxanthoma elasticum: progress in research toward treatment: summary of the 2012 PXE international research meeting. J Invest Dermatol. 2013;133:1444-9.
129. Bière L, Donal E, Terrien G, Furber A, Martin L, Prunier F. Left ventricular function in a large cohort of pseudoxanthoma elasticum patients. PLoS One. 2014 Mar 20;9(3):e90364.
130. Kranenburg G, de Jong PA, Bartstra JW, Lagerweij SJ, Lam MG, Ossewaarde-van Norel J et al. Etidronate for Prevention of Ectopic Mineralization in Patients With Pseudoxanthoma Elasticum. J Am Coll Cardiol. 2018 Mar 13;71(10):1117-26.
131. Kuurila K, Kaitila I, Johansson R et al. Hearing loss in Finnish adults with osteogenesis imperfecta: a nationwide survey. Ann Otol Rhinol Laryngol. 2002;111:939-46.
132. Orioli IM, Castilla EE & Barbosa-Neto JG. The birth prevalence rates for the skeletal dysplasias. J Med Genet. 1986;23:328-32.
133. Stevenson DA, Carey JC, Byrne JL, Srisukhumbowornchai S & Feldkamp ML. Analysis of skeletal dysplasias in the Utah population. Am J Med Genet. A 2012;158A(5):1046-54.
134. Stynowick GA, Tobias JD. Perioperative care of the patient with osteogenesis imperfecta. Orthopedics. 2007;30:1043-9.
135. Bonita RE, Cohen IS, Berko BA. Valvular heart disease in osteogenesis imperfecta: presentation of a case and review of the literature. Echocardiography. 2010;27:69-73.
136. Ashraf SS, Shaukat N, Masood M et al. Type I aortic dissection in a patient with osteogenesis imperfecta. Eur J Cardiothorac Surg. 1993;7:665-6.
137. Radunovic Z, Wekre LL, Diep LM, Steine K. Cardiovascular abnormalities in adults with osteogenesis imperfecta. Am Heart J. 2011 Mar;161(3):523-9.
138. Rush ET, Li L, Goodwin JL, Kreikemeier RM, Craft M, Danford DA, Kutty S. Echocardiographic phenotype in osteogenesis imperfecta varies with disease severity. Heart. 2017 Mar;103(6):443-8.
139. Hortop J, Tsipouras P, Hanley J et al. Cardiovascular involvement in osteogenesis imperfecta. Circulation. 1986;73:54-61.
140. Folkestad L, Hald JD, Canudas-Romo V, Gram J, Hermann AP, Langdahl B et al. Mortality and Causes of Death in Patients With Osteogenesis Imperfecta: A Register-Based Nationwide Cohort Study. J Bone Miner Res. 2016 Dec;31(12):2159-66.
141. Radunovic Z, Steine K. Prevalence of Cardiovascular Disease and Cardiac Symptoms: Left and Right Ventricular Function in Adults With Osteogenesis Imperfecta. Can J Cardiol. 2015 Nov;31(11):1386-92.
142. Rogerson ME, Buchanan JD, Morgans CM. Left atrial rupture in osteogenesis imperfecta. Br Heart J. 1986 Aug;56(2):187-9.
143. Eskola M, Niemela K, Kuuninen P et al. Coronary artery dissection, combined aortic valve replacement and coronary artery bypass grafting in osteogenesis imperfecta. Interactive Cardiovascular and Thoracic Surgery. 2002;1:83-5.
144. Cravanas A, Bhatia A, Huang J. Delayed Recognition of Hypopharyngeal Perforation Injury Caused by Transesophageal Echocardiography in a Patient With Osteogenesis Imperfecta. J Cardiothorac Vasc Anesth. 2017 Oct;31(5):1724-7.
145. De Paepe A, Malfait F. The Ehlers-Danlos syndrome, a disorder with many faces. Clin Genet. 2012;82:1-11.
146. Beighton P, De Paepe A, Steinmann B, Tsipouras P, Wenstrup RJ. EhlersDanlos syndromes: revised nosology, Villefranche, 1997. Ehlers-Danlos National Foundation (USA) and Ehlers-Danlos Support Group (UK). Am J Med Genet. 1998;77:31-7.
147. Micheal S, Khan MI, Islam F et al. Identification of mutations in the PRDM5 gene in brittle cornea syndrome. Cornea. 2016;35:853-9.
148. Pepin MG, Murray ML, Byers PH. Vascular Ehlers-Danlos syndrome. In: Adam MP, Ardinger HH, Pagon RA et al. (eds.), GeneReviews [Internet]. Seattle (WA): University of Washington, Seattle; 1999 Sep. 2. p. 1993-2017.
149. Hurst BS, Lange SS, Kullstam SM et al. Obstetric and gynecologic challenges in women with Ehlers-Danlos syndrome. Obstet Gynecol. 2014:123(3):506-13is.
150. Pepin M, Schwarze U, Superti-Furga A, Byers PH. Clinical and genetic features of Ehlers-Danlos syndrome type IV, the vascular type. N Engl J Med. 2000;342:673-80.
151. Takahashi T, Koide T, Yamaguchi H et al. Ehlers-Danlos syndrome with aortic regurgitation, dilatation of the sinuses of Valsalva, and abnormal dermal collagen fibrils. Am Heart J. 1992;123:1709-12.
152. McDonnell NB, Gorman BL, Mandel KW, Schurman SH, Assanah-Carroll A, Mayer SA et al. Echocardiographic findings in classical and hypermobile Ehlers-Danlos syndromes. Am J Med Genet A. 2006 Jan 15;140(2):129-36.
153. Pope FM, Martin GR, McKusick VA. Inheritance of Ehlers-Danlos type IV syndrome. J Med Genet. 1977;14:200-4.
154. Zilocchi M, Macedo TA, Oderich GS et al. Vascular Ehlers-Danlos syndrome: Imaging findings. Am J Roentgenol. 2007;189(3):712-9.
155. D'hondt S, Van Damme T, Malfait F. Vascular phenotypes in nonvascular subtypes of the Ehlers-Danlos syndrome: a systematic review. Genet Med. 2018 Jun;20(6):562-73.
156. Atzinger CL, Meyer RA, Khoury PR, Gao Z, Tinkle BT. Cross-sectional and longitudinal assessment of aortic root dilation and valvular anomalies in hypermobile and classic Ehlers-Danlos syndrome. J Pediatr. 2011 May;158(5):826-830.e1.

157. Gabrielli A, Avvedimento EV, Krieg T. Scleroderma. N Engl J Med. 2009;360:1989-2003.
158. Wangkaew S, Tungteerabunditkul S, Prasertwittayakij N, Euathrongchit J. Comparison of clinical presentation and incidence of cardiopulmonary complications between male and female Thai patients with early systemic sclerosis: inception cohort study. Clin Rheumatol. 2019 Apr 19.
159. Tyndall AJ, Bannert B, Vonk M et al. Causes and risk factors for death in systemic sclerosis: a study from the EULAR Scleroderma Trials and Research (EUSTAR) database. Ann Rheum Dis. 2010;69:1809-15.
160. Au K, Singh MK, Bodukam V, Bae S, Maranian P, Ogawa R et al. Atherosclerosis in systemic sclerosis: a systematic review and meta-analysis. Arthritis Rheum. 2011 July;63(7):2078-90.
161. Steen VD, Medsger TA Jr. Severe organ involvement in systemic sclerosis with diffuse scleroderma. Arthritis Rheum. 2000;43:2437-44.
162. Follansbee WP, Miller TR, Curtiss EI, Orie JE, Bernstein RL, Kiernan JM et al. A controlled clinicopathologic study of myocardial fibrosis in systemic sclerosis (scleroderma). J Rheumatol. 1990;17:656-62.
163. Tennøe AH, Murbræch K, Andreassen JC, Fretheim H, Garen T, Gude E et al. Left Ventricular Diastolic Dysfunction Predicts Mortality in Patients With Systemic Sclerosis. J Am Coll Cardiol. 2018 Oct 9;72(15):1804-13.
164. Galie N, Humbert M, Vachiery JL et al. 2015 ESC/ERS Guidelines for the diagnosis and treatment of pulmonar hypertension: The Joint Task Force for the Diagnosis and Treatment of Pulmonary Hypertension of the European Society of Cardiology (ESC) and the European Respiratory Society (ERS): Endorsed by: Association for European Paediatric and Congenital Cardiology (AEPC), International Society for Heart and Lung Transplantation (ISHLT). Eur Respir J. 2015;46(4):903-75.
165. Fox BD, Shimony A, Langleben D et al. High prevalence of occult left heart disease in scleroderma-pulmonary hypertension. Eur Respir J. 2013;42(4):1083-91.
166. Avouac J, Airo P, Meune C et al. Prevalence of pulmonar hypertension in systemic sclerosis in European Caucasians and metanalysis of 5 studies. J Rheumatol. 2010;37(11):2290-8.
167. Bourji KI, Kelemen BW, Mathai SC, Damico RL, Kolb TM, Mercurio V et al. Poor survival in patients with scleroderma and pulmonar hypertension due to heart failure with preserved ejection fraction. Pulm Circ. 2017 Apr-Jun;7(2):409-420.
168. Allanore Y, Meune C, Vonk MC, Airo P, Hachulla E, Caramaschi P et al. Prevalence and factors associated with left ventricular dysfunction in the EULAR Scleroderma Trial and Research group (EUSTAR) database of patients with systemic sclerosis. Ann Rheum Dis. 2010;69:218-21.
169. Guerra F, Stronati G, Fischietti C, Ferrarini A, Zuliani L, Pomponio G et al. Global longitudinal strain measured by speckle tracking identifies subclinical heart involvement in patients with systemic sclerosis. Eur J Prev Cardiol. 2018 Oct;25(15):1598-606.
170. van Wijngaarden SE, Ben Said-Bouyeri S, Ninaber MK, Huizinga TWJ, Schalij MJ, Bax JJ et al. Progression of Left Ventricular Myocardial Dysfunction in Systemic Sclerosis: A Speckle-tracking Strain Echocardiography Study. J Rheumatol. 2019 Apr;46(4):405-15.
171. Morrisroe K, Stevens W, Sahhar J, Rabusa C, Proudman S, Nikpour M. Epidemiology and disease characteristics of systemic sclerosis related pulmonary arterial hypertension: results from a real-life screening program. Arthritis Res Ther. 2017;19(1):42.
172. Hekimsoy V, Kaya EB, Akdogan A, Sahiner L, Evranos B, Canpolat U et al. Echocardiographic assessment of regional right ventricular systolic function using two-dimensional strain echocardiography and evaluation of the predictive ability of longitudinal 2D-strain imaging for pulmonary arterial hypertension in systemic sclerosis patients. Int J Cardiovasc Imaging. 2018 Jun;34(6):883-92.
173. Humbert M, Sitbon O, Chaouat A, Bertocchi M, Habib G, Gressin V et al. Pulmonary arterial hypertension in France: results from a national registry. Am J Respir Crit Care Med. 2006;173(9):1023-30.
174. Hu S, Hou Y, Wang Q, Li M, Xu D, Zeng X. Prognostic profile of systemic sclerosis: analysis of the clinical EUSTAR cohort in China. Arthritis Res Ther. 2018 Oct 22;20(1):235.
175. Mathai SC, Hassoun PM. Pulmonary arterial hypertension inconnective tissue diseases. Heart Fail Clin. 2012;8(3):413-25.
176. Mukerjee D, St GD, Coleiro B, Knight C, Denton CP, Davar J et al. Prevalence and outcome in systemic sclerosis associated pulmonary arterial hypertension: application of a registry approach. Ann Rheum Dis. 2003;62(11):1088-93.
177. Chung L, Liu J, Parsons L, Hassoun PM, McGoon M, Badesch DB et al. Characterization of connective tissue disease-associated pulmonary arterial hypertension from REVEAL: identifying systemic sclerosis as a unique phenotype. Chest. 2010;138(6):1383-94.
178. Silver RM. Scleroderma. Clinical problems. The lungs. Rheum Dis ClinNorth Am. 1996;22:825-40.
179. Tedford RJ, Mudd JO, Girgis RE et al. Right ventricular dysfunction in systemic sclerosisassociated pulmonary arterial hypertension. Circ Heart Fail. 2013;6:953-63.
180. Mukherjee M, Mercurio V, Tedford RJ, Shah AA, Hsu S, Mullin CJ et al. Right ventricular longitudinal strain is diminished in systemic sclerosis compared with idiopathic pulmonary arterial hypertension. Eur Respir J. 2017 Nov 22;50(5). pii: 1701436.
181. Hromádka M, Seidlerová J, Suchý D, Rajdl D, Lhotský J, Ludvík J et al. Myocardial fibrosis detected by magnetic resonance in systemic sclerosis patients - Relationship with biochemical and echocardiography parameters. Int J Cardiol. 2017 Dec 15;249:448-53.
182. Blagojevic J, Matucci Cerinic M. Macrovascular involvement in systemic sclerosis: comorbidity or accelerated atherosclerosis? Curr Rheumatol. 2007;9:181-2.
183. Iacobellis G, Assael F, Ribaudo MC, Zappaterreno A, Alessi G, Di Mario U, Leonetti F. Epicardial fat from echocardiography: a new method for visceral adipose tissue prediction. Obes Res. 2003;11:304-10.
184. Temiz Karadag D, Sahin T, Tekeoglu S, Ozdemir Isik O, Yazici A, Cefle A. Epicardial adipose tissue thickness in systemic sclerosis patients without overt cardiac disease. Rheumatol Int. 2019 Jul;39(7):1191-200.
185. Loeys BL, Dietz HC, Braverman AC et al. The revised Ghent nosology for the Marfan syndrome. J Med Genet. 2010;47:476-85.
186. Ammash NM, Sundt TM, Connoly HM. Marfan Syndrome – Diagnosis and Management. Curr Probl Cardiol. 2008;33:7-39.
187. Webb GD, Davi TE. Marfan syndrome: a cardiovascular perspective. In: Gatzou-congenital heart disease. Philadelphia, PA: Churchill Livingstone; 2003. p. 481-6.
188. Erbel R, Alfonso F, Boileau C et al. Diagnosis and management of aortic dissection. Eur Heart J. 2001;22(18):1642-81.
189. Van Karnebeek CD, Naeff MSJ, Mulder BJM et al. Natural history of cardiovascular manifestation in Marfan syndrome. Arch Dis Child. 2001;84:129-37.
190. Backer JD, Loeys B, Paepa AD. Marfan and Marfan-like syndromes. Artery Research. 2009;3:9-16.
191. Melijboom LJ et al. Evaluation of left ventricular dimensions and function in Marfans's syndrome without significant valvular regurgitation. Am J Cardiol. 2005;95:795-7.
192. Rahman MAE, Haase D, Rentzsch A et al. Left ventricular systolic dysfunction in asymptomatic Marfan syndrome patients is related to the severity of gene mutation: insights from novel three dimensional speckle tracking echocardiography. PLos One. 2015;10(4):e0124112.
193. Teixido-Tura G et al. Determinants of aortic root dilatation and reference values among young adults over a 20 – year period: Coronary Artery Risk Development in Young Adults Study. Hypertension. 2015;66:23-9.
194. Hiratzka LF, Bakris GL, Beckman JA et al. CCF/AHA/AATS/ACR/ASA/SCA/SCAI/SIR/STS/SVM Guidelines for the Diagnosis and Management of Patients with Thoracic Aortic Disease. Circulation. 2010;121:e266-e369.
195. Davar J, Connoly HM, Caplin ME et al. Diagnosing and Managing Carcinoide Heart Disease in Patients with Neuroendocrine Tumors. J Am Coll Cardiol. 2017;69:1288-304.
196. Zuetenhorst J, Bonfrer CM, Bakker R et al. Carcinoid Heart Disease. Cancer. 2003;97:1609-15.
197. Dobson R, Buress MI, Valle et al. Serial surveillance of Carcinoid Heart Disease: Factors Associated with Echocardiographic Progression and Mortality. Br J Cancer. 2014;111(9):1703-9.
198. Dobson R, Cuthbertson DJ, Jones et al. Determination of Optimal Echocardiographic Scoring System to quantify Carcinoide Heart Disease. Neuroendocrinology. 2014;99:85-93.

DOENÇAS COM MAIOR ACOMETIMENTO NA FUNÇÃO VENTRICULAR DIREITA (DPOC, FIBROSE PULMONAR, OBESIDADE, CIRROSE HEPÁTICA)

Bruna Morhy Borges Leal Assunção ▪ Bráulio Muzzi Ribeiro de Oliveira

DOENÇA PULMONAR OBSTRUTIVA CRÔNICA E FIBROSE PULMONAR IDIOPÁTICA

A doença pulmonar obstrutiva crônica (DPOC) e a doença intersticial pulmonar, particularmente a fibrose pulmonar idiopática (FPI), podem estar associadas a significativas alterações cardiovasculares, por meio da hipertensão pulmonar (HP) induzida por hipóxia. A HP associada à DPOC e à FPI leva a aumento da pressão do ventrículo direito (VD), à hipertrofia ventricular direita (*cor pulmonale*) e, frequentemente, progressão para insuficiência cardíaca direita (ICD).[1] *Cor pulmonale* é um termo utilizado para descrever o aumento do VD, tanto por hipertrofia como por dilatação, como consequência de doenças do sistema respiratório.[2] A HP, invariavelmente, precede o *cor pulmonale*. O termo não implica, necessariamente, ICD. Porém, entende-se que caso a HP não seja revertida, o *cor pulmonale* será associado à ICD. As alterações cardíacas encontradas nos pacientes com DPOC e FPI são similares às alterações encontradas em qualquer outra etiologia de HP.

Segundo as diretrizes da Sociedade Europeia de Cardiologia e da Sociedade Europeia Respiratória, a HP é definida como uma pressão arterial pulmonar média (PAPm) medida em repouso pelo cateterismo cardíaco direito ≥ 25 mmHg. A PAPm normal em repouso é de 14 ± 3 mmHg e o limite superior da normalidade é de aproximadamente 20 mmHg. Já a definição de HP após o exercício, medida pelo cateterismo cardíaco direito, não deve ser utilizada devido à escassez de dados confiáveis que definem as implicações prognósticas das alterações dos níveis de PAPm induzidas pelo exercício.[3]

A Organização Mundial da Saúde (OMS), na sua última atualização, classificou a HP em cinco grupos, com base em suas características fisiopatológicas, apresentação clínica e opções terapêuticas. O grupo 3 engloba a HP provocada por doenças pulmonares e/ou hipóxia (Quadro 53-1).[4] A DPOC e a FPI representam a maioria dos casos neste grupo. Nestas doenças, o desenvolvimento da HP é acompanhado por uma deterioração da capacidade de exercício, piora da hipoxemia e diminuição da sobrevida.[5-7] Além disso, a severidade da HP geralmente é pouco associada à severidade da doença pulmonar de base.[8,9] A HP leve é comum tanto na FPI como na DPOC, enquanto a HP importante é incomum.[10]

A classificação de HP associada à doença pulmonar está descrita no Quadro 53-2.[10] Nos casos de HP importante associada à DPOC e

Quadro 53-1. Grupo 3 da Classificação da Hipertensão Pulmonar. Hipertensão Pulmonar Causada por Doença Pulmonar e/ou Hipóxia

3.1	Doença pulmonar obstrutiva crônica
3.2	Doença intersticial pulmonar
3.3	Outras doenças pulmonares
3.4	Doenças respiratórias relacionadas com o sono
3.5	Hipoventilação alveolar
3.6	Exposição crônica a altas altitudes
3.7	Anormalidades do desenvolvimento

Adaptado de Simonneau et al.[4]

Quadro 53-2. Classificação Hemodinâmica da Hipertensão Pulmonar Associada à Doença Pulmonar

Terminologia	Hemodinâmica (cateterismo cardíaco direito)
DPOC/FPI/CFPE sem HP	PAPm < 25 mmHg
DPOC/FPI/CFPE com HP	PAPm ≥ 25 mmHg
DPOC/FPI/CPFE com HP importante	PAPm > 35 mmHg, ou PAPm ≥ 25 mmHg na presença de IC diminuído (IC < 2,5 L/min)

DPOC: doença pulmonar obstrutiva crônica; FPI: fibrose pulmonar idiopática; CFPE: combinação de fibrose pulmonar e enfisema; HP: hipertensão pulmonar; PAPm: pressão arterial pulmonar média; IC: índice cardíaco.
Adaptado de Seeger et al.[10]

à FPI, deve-se descartar outras possíveis etiologias, como a HP associada ao tromboembolismo ou à doença cardíaca esquerda. Nos pacientes com doença pulmonar leve e HP importante, fica difícil definir se a HP está associada à doença pulmonar apenas ou se existe outra doença concomitante.

Epidemiologia

A incidência da HP em pacientes com DPOC e FPI tem sido difícil de ser estimada pela limitação dos estudos em selecionar uma amostra adequada de pacientes. O principal motivo é que o cateterismo cardíaco direito, o padrão-ouro para o diagnóstico de HP, não pode ser realizado em larga escala por razões éticas. Apesar de a ecocardiografia com Doppler ser o melhor método não invasivo na determinação da pressão arterial pulmonar (PAP), sua acurácia na avaliação de pacientes com HP tem sido questionada.[11,12] Como consequência, a incidência de HP descrita na literatura é ampla, variando de 36 a 90% em pacientes com DPOC e 32 a 84% em pacientes com FPI.[7,13-15]

A disfunção do VD é comum tanto em pacientes com DPOC como em pacientes com FPI, e é mais pronunciada na presença de HP. Em uma coorte de pacientes com DPOC, Freixas et al. encontraram uma dilatação do VD em 30% dos pacientes,[16] enquanto outro estudo que avaliou pacientes com FPI pré-transplante de pulmão encontrou 40% de disfunção sistólica do VD nesta população. Neste mesmo estudo, os pacientes sem HP e com HP apresentaram, respectivamente, 25 e 54% de disfunção sistólica do VD (p < 0,001).[17]

Fisiopatologia

A HP é um pré-requisito para o desenvolvimento do *cor pulmonale*. A PAP representa a soma da pressão arterial capilar pulmonar (PCWP) com o produto do débito cardíaco (Q) com a resistência vascular pulmonar (RVP): PAP = PCWP + (QxRVP). Nas doenças respiratórias crônicas, a HP resulta do aumento da RVP, enquanto o débito cardíaco e a pressão capilar pulmonar são normais; logo, a HP é supostamente pré-capilar.[1]

Em pacientes com doenças respiratórias crônicas, a HP geralmente é observada na presença de hipoxemia crônica pronunciada. A hipóxia alveolar crônica leva ao remodelamento do leito vascular pulmonar por vasoconstrição pulmonar, levando à hipertrofia da camada muscular média das artérias pulmonares de pequeno calibre, "muscularização" das arteríolas e fibrose da íntima. Esse remodelamento leva à elevação da RVP e à HP. Na verdade, o remodelamento dos vasos pulmonares pode ser observado precocemente em pacientes com DPOC na ausência de hipóxia evidente e com grau leve da doença.[18,19]

Outros fatores também contribuem para o desenvolvimento da HP, como a acidose hipercápnica e a hiperviscosidade causada pela policitemia, porém, com efeito menor quando comparado ao da hipóxia alveolar.[18,19] Na FPI, o aumento da RVP é causado por fatores anatômicos, como a perda do leito vascular pulmonar ou compressão de arteríolas e capilares pelo processo fibrosante.[20]

A HP leva à sobrecarga de pressão do VD, com consequente aumento do VD (associando hipertrofia e dilatação) que, por sua vez, pode resultar em disfunção ventricular (sistólica, diastólica) e, posteriormente, pode-se observar ICD. O intervalo entre o início da HP e o surgimento de ICD é desconhecido e pode variar de um paciente para outro. Existe uma relação entre a gravidade da HP e o desenvolvimento de ICD.[18,19]

Ecocardiografia na Avaliação da Doença Pulmonar Obstrutiva Crônica e Fibrose Pulmonar Idiopática

A ecocardiografia é um método não invasivo que desempenha papel importante na avaliação de pacientes com doenças pulmonares crônicas e com suspeita de HP, uma vez que permite estimar a pressão sistólica arterial pulmonar (PSAP), além de avaliar tamanho e função do VD. Porém, pode ser tecnicamente desafiador, uma vez que os pacientes com doenças pulmonares frequentemente apresentam janelas apical e paraesternal limitadas, em razão da interferência do tecido pulmonar e da posição cardíaca mais inferior e vertical. Somado a isso, a geometria do VD é complexa, sua trabeculação exuberante prejudica a definição do contorno endocárdico, a visualização da via de saída e a via de entrada do VD é realizada por janelas ecocardiográficas diferentes, além da proximidade com o esterno, Estes pacientes geralmente apresentam melhor imagem pela janela subcostal, onde todas as câmaras cardíacas são visualizadas.[21]

Avaliação do Tamanho e da Função do Ventrículo Direito

A avaliação do VD deve ser realizada em múltiplas janelas, incluindo as janelas apical de 4 câmaras, apical de 4 câmaras, focando na cavidade ventricular direita, paraesternal eixo longo e eixo curto, paraesternal demonstrando a via de entrada do VD e subcostal. Deve-se obter parâmetros quantitativos e qualitativos. Os parâmetros quantitativos incluem as medidas do tamanho e da função do VD. Os valores normais das medidas do VD encontram-se no Quadro 53-3.[22] O aumento do tamanho do VD é comum tanto em pacientes com DPOC como em pacientes com FPI (Fig. 53-1). Freixas et al., ao avaliarem 342 pacientes em sua primeira internação por exacerbação do DPOC, encontraram 30% de dilatação do VD.[16] Dois recentes estudos encontraram dilatação do VD em pacientes com DPOC em comparação com um grupo-controle.[23,24] Estudo com 88 pacientes com FPI descreveu 20% de dilatação do VD, sendo que

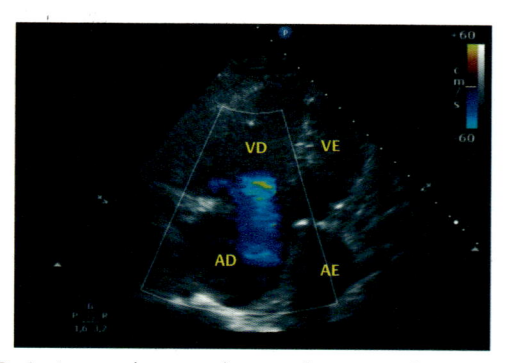

Fig. 53-1. Paciente com doença pulmonar obstrutiva crônica e *cor pulmonale*. Janela apical de 4 câmaras mostrando dilatação importante do ventrículo direito e átrio direito com insuficiência tricúspide importante associada ao deslocamento do septo interventricular para o ventrículo esquerdo.

Quadro 53-3. Valores Normais de Medidas do Ventrículo Direito

Parâmetros	Janela	Valores normais
Diâmetro basal do VD (mm)	Apical de 4 câmaras	25-41
Diâmetro do VD médio (mm)	Apical de 4 câmaras	19-35
Diâmetro longitudinal do VD (mm)	Apical de 4 câmaras	59-83
Diâmetro da VSVD (mm)	Paraesternal eixo longo	20-30
Diâmetro proximal da VSVD (mm)	Paraesternal eixo curto	21-35
Diâmetro distal da VSVD (mm)	Paraesternal eixo curto	17-27
Espessura da parede do VD (mm)	Paraesternal eixo curto ou subcostal	1-5
Área diastólica final do VD (cm^2) Homem Mulher	Apical de 4 câmaras	10-24 8-20
Área sistólica final do VD (cm^2) Homem Mulher	Apical de 4 câmaras	3-15 3-11
Área diastólica final do VD indexada para ASC (cm^2/m^2) Homem Mulher	Apical de 4 câmaras	5-12,6 4,5-11,5
Área sistólica final do VD indexada para ASC (cm^2/m^2) Homem Mulher	Apical de 4 câmaras	2-7,4 1,6-6,4
Volume diastólico final do VD indexado para ASC (mL/m^2) Homem Mulher	3D (volumétrico)	35-87 32-74
Volume sistólica final do VD indexado para ASC (mL/m^2) Homem Mulher	3D (volumétrico)	10-44 8-36

VD: ventrículo direito, VSVD: via de saída do ventrículo direito, ASC: área da superfície corporal.
Adaptado de Lang et al.[22]

74 pacientes apresentavam HP.[15] Além disso, a dilatação do VD é mais pronunciada em pacientes com FPI e HP em comparação com os pacientes sem HP.[17,25,26]

A função do VD pode ser estimada por algumas variáveis, entre elas: variação fracional da área do VD (FAC – do inglês: *fractional area change*), velocidade da onda sistólica do anel lateral tricúspide derivado do Doppler tecidual (S'), excursão sistólica do plano do anel tricúspide (TAPSE – do inglês: *tricuspid annular plane systolic excursion*), índice de *performance* do VD (IPVD), fração de ejeção pelo método tridimensional, *strain* longitudinal e *strain rate*. O IPVD corresponde ao tempo de contração isovolumétrico direito somado ao tempo de relaxamento isovolumétrico direito dividido pelo tempo de ejeção, e pode ser medido pelo Doppler convencional ou pelo Doppler tecidual. O TAPSE é um parâmetro utilizado para medir a distância da excursão sistólica da região anular do VD, ao longo do seu plano longitudinal, usando o modo M, entre o final da diástole e o pico sistólico (Fig. 53-2). A FAC é calculada pela variação da área do VD em sístole e diástole na janela apical de 4 câmaras (Fig. 53-3). A fração de ejeção do VD (FEVD) é calculada pela ecocardiografia da seguinte forma: (volume diastólico final do VD – volume sistólico final do VD)/volume diastólico final do VD). As medidas da fração de ejeção e volumes do VD por ecocardiografia tridimensional são superiores às medidas pela ecocardiografia bidimensional. A estimativa dos volumes diastólico e sistólico finais, assim como a fração de ejeção do VD por ecocardiografia bidimensional são subestimadas em comparação à ressonância magnética e sua utilização não é recomendada. A velocidade da onda sistólica

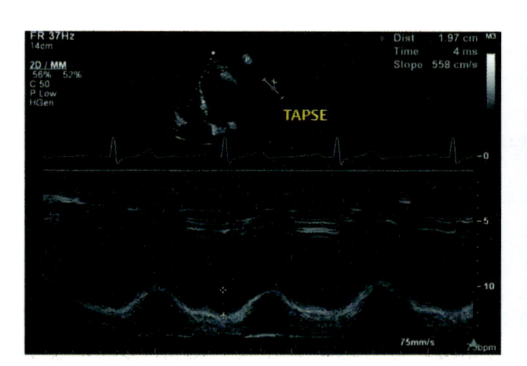

Fig. 53-2. Medida da excursão sistólica do plano do anel valvar tricúspide (TAPSE).

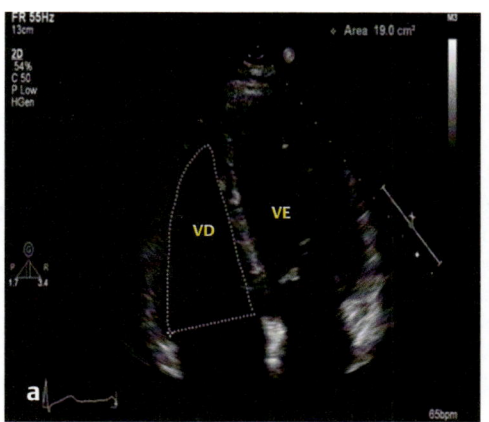

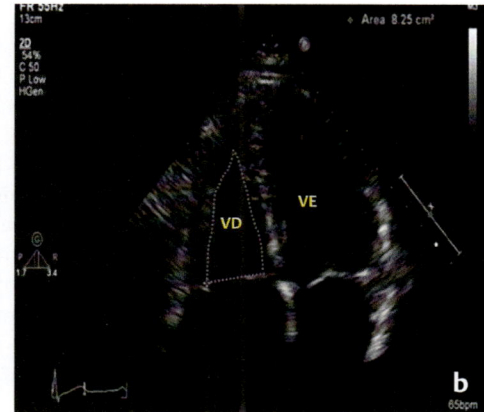

Fig. 53-3. Avaliação da função sistólica do ventrículo direito pela variação fracional da área (FAC). Janela apical de 4 câmaras com a área do ventrículo direito na diástole (**a**) e na sístole (**b**).

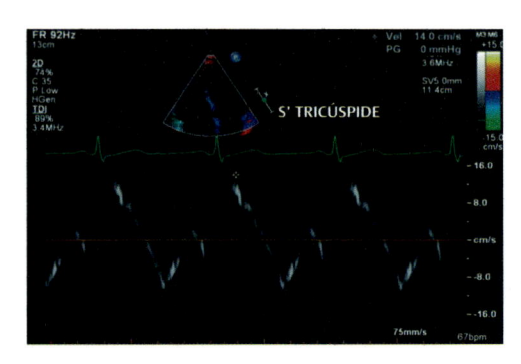

Fig. 53-4. Doppler tecidual do anel valvar tricúspide: velocidade da onda S´.

do anel lateral tricúspide derivado do Doppler tecidual (S') é obtida pelo posicionamento da amostra do Doppler tecidual no anel tricúspide ou no meio da região basal da parede livre do VD a partir da janela apical de 4 câmaras (Fig. 53-4). *Strain* é definido como a porcentagem de mudança na deformação miocárdica, enquanto sua derivada, o *strain rate*, representa a velocidade com que esta deformidade ocorre no tempo. O *strain* longitudinal global (SLG) pode ser derivado da parede livre e dos segmentos septais do VD ou apenas da parede livre do VD.[27]

O relato de disfunção do VD em pacientes com FPI na literatura é variável. Enquanto um estudo com pacientes em diferentes estágios da doença encontrou uma prevalência de 11% de disfunção do VD, outro estudo, que avaliou pacientes pré-transplante pulmonar, descreveu 40% de disfunção de VD.[15,17] Neste último estudo, os pacientes sem HP e com HP apresentaram, respectivamente, 25 e 54% de disfunção sistólica do VD (p < 0,001).[17] De maneira semelhante, em pacientes com DPOC, a disfunção do VD é mais pronunciada na presença de HP.[28,29]

A avaliação da função diastólica do VD é realizada pelo Doppler pulsátil do influxo tricúspide e Doppler tecidual do ânulo lateral tricúspide, Doppler pulsátil da veia hepática, medidas do tamanho e colapsibilidade da veia cava inferior e tamanho do átrio direito (AD). Os parâmetros recomendados são a razão E/A, tempo de desaceleração, a razão E/e', a razão e'/a' e a onda e'. Os valores normais da função sistólica e diastólica do VD estão descritos no Quadro 53-4.[22]

Hemodinâmica Pulmonar

A ecocardiografia fornece uma estimativa confiável da pressão arterial pulmonar, (PAP) pois, na ausência de obstrução do fluxo pulmonar, o pico de velocidade da regurgitação tricúspide e o tempo de aceleração da via de saída do VD têm correlações positivas e negativas lineares, respectivamente, com a PSAP e a PAPm medidas pelo cateterismo cardíaco direito.[30-40] Além disso, o pico das velocidades diastólica inicial e final da regurgitação pulmonar correlacionam-se significativamente com a PAPm e a pressão diastólica final da artéria pulmonar.[36,37] Entretanto, alguns cuidados devem ser tomados na estimativa da PAP para melhorar a acurácia do método. A medida da velocidade da insuficiência tricúspide (IT) deve ser realizada em múltiplas janelas ecocardiográficas, com o objetivo de encontrar o melhor envelope formado pela IT e a maior velocidade. Além disso, recomenda-se a utilização do Doppler colorido para obter melhor alinhamento entre o sinal do Doppler e o fluxo do jato da IT. Nos casos de IT discreta pode ser necessária a utilização de contraste (p. ex., solução salina agitada) para obtenção de melhor delineamento do envelope da IT. Finalmente, nos casos de IT importante, o pico da velocidade do jato pode não refletir o gradiente real de pressão átrio direito-VD em razão da equalização precoce da pressão entre o VD e o AD.

A PSAP pode ser estimada a partir da soma da velocidade de pico do jato da IT, por meio da equação simplificada de Bernoulli, e da estimativa da pressão do AD: [PSAP = $4(V)^2$ + Pressão do AD]. A pressão do AD é estimada por diâmetro e variação respiratória da veia cava inferior (VCI). Diâmetro de VCI ≤ 2,1 cm, com colapso inspiratório > 50%, sugere pressão do AD em torno de 3 mmHg (entre 0-5 mmHg), enquanto diâmetro VCI > 2,1 cm, com colapso inspiratório < 50%, sugere pressão do AD em torno de 15 mmHg (entre 10-20 mmHg). Em cenários nos quais o diâmetro da VCI e o colapso não se encaixam nestes valores, um valor intermediário de 8 mmHg (entre 5-10 mmHg) pode ser utilizado.[30-33]

A pressão diastólica da artéria pulmonar (PDAP) pode ser estimada pela soma da velocidade diastólica final do refluxo valvar pulmonar, pela equação de Bernoulli e pela pressão estimada do AD: [PDAP = 4 × (velocidade diastólica final do refluxo pulmonar)^2 + pressão do AD].

Quadro 53-4. Valores Normais da Função do Ventrículo Direito

Parâmetros	Valores normais
TAPSE (mm)	> 17
Onda S' do Doppler tecidual pulsátil (cm/s)	> 9,5
Onda S' do Doppler tecidual colorido (cm/s)	> 6
Variação fracional da área do VD (%)	> 35
Strain 2D da parede livre do VD (%)†	> 20
Fração de ejeção 3D do VD (%)	> 45
IPM VD Doppler pulsátil	< 0,43
IPM VD Doppler tecidual	< 0,54
Tempo de desaceleração da onda E (ms)	Entre 119 e 242
E/A	Entre 0,8 e 2
e'/a'	> 0,52
e'	> 7,8
E/e'	< 6

2D: bidimensional; 3D: tridimensional; IPM: índice de *performance* miocárdica; VD: ventrículo direito; TAPSE, excursão sistólica do plano do anel tricúspide (mm).
† dados limitados; valores podem variar de acordo com o equipamento e a versão do *software*.
Adaptado de Lang et al.[22]

A PAPm pode ser estimada por vários métodos. Sempre que possível, deve-se medir a PAPm por mais de um método para que os resultados possam ser comparados e confirmados. A PAPm pode ser estimada pela fórmula: [PAPm = 1/3 (PSAP) + 2/3 (PDAP)]. Também é possível medir a PAPm pelo método: [PAPm: 4 × (velocidade inicial máxima da IP)^2 + pressão estimada do AD].[37] Um método adicional para aferir a PAPm é através do tempo de aceleração (TA) pulmonar medido ao Doppler pulsátil do início do fluxo da artéria pulmonar até seu pico, onde: PAPm = 79 − (0,45 × TA). Em pacientes com TA < 120 m/s, é mais adequado utilizar a fórmula: PAPm = 90 − (0,62 × TA).[39] Mais recentemente foi descrita a estimativa da PAPm somando-se a pressão estimada do AD à integral da velocidade do refluxo tricúspide (TVI^{TR}): PAPm = TVI^{TR} + pressão AD.[41]

A RVP pode ser estimada pela relação do pico da velocidade da IT (em metros por segundo) pela integral da velocidade do fluxo na VSVD.[37,42] A medida invasiva normal da RVP é < 1,5 Woods unidades (120 dynes.cm/s^2), e é considerada HP importante quando a RVP > 3 Woods unidades (240 dynes. cm/s^2).[27] A estimativa da RVP pela ecocardiografia não está bem estabelecida para ser recomendada para uso rotineiro.[27]

Além de estimar a PAP, a ecocardiografia pode demonstrar sinais indiretos de HP, incluindo a hipertrofia do VD (espessura da parede livre do VD > 5 mm pela janela subcostal, em diástole), dilatação do VD (diâmetro basal > 42 mm; médio > 35 mm; longitudinal > 86 mm), dilatação do AD (área > 18 cm^2), retificação do septo interventricular e presença de derrame pericárdico.[43]

Ecocardiografia e Prognóstico

A FPI é uma doença fatal com mortalidade variável. Rivera-Lebron et al. acompanharam uma coorte de 135 pacientes com FPI por 2,5 anos (mediana).[44] Aproximadamente 50% dos pacientes foram submetidos ao transplante de pulmão e a sobrevida em 5 anos pós-transplante foi 52%. Os pacientes com FPI frequentemente apresentam HP, sendo que a HP está associada a pior prognóstico nesta população.[7,45] Em pacientes com HP, o desfecho clínico está diretamente relacionado com a capacidade do VD em se adaptar ao aumento da pós-carga.[46] Em pacientes com FPI, a dilatação moderada a importante do AD, VD e a disfunção do VD por ecocardiografia foram associadas significativamente e de maneira independente com morte por todas as causas.[44] Além disso, a PAPm medida pelo ecocardiografia e o SLG do VD estão, independentemente, associados à morte cardíaca em pacientes com FPI.[47]

De maneira semelhante, os pacientes com DPOC e *cor pulmonale* apresentam pior prognóstico.[48] Em pacientes com DOPC, tanto o tamanho do VD, medido pelo diâmetro diastólico final, como a função do VD, medida pelo IPVD, estão independentemente associados aos desfechos morte e transplante pulmonar.[49,50] As variáveis ecocardiográficas, independente e significativamente associadas aos desfechos clínicos dos pacientes com DPOC e FPI, como morte por todas as causas, morte cardíaca e transplante cardíaco, estão descritas no Quadro 53-5.

Conclusão

A ecocardiografia tem um papel importante na triagem dos pacientes com DPOC e FPI com risco de desenvolver HP e, consequentemente, *cor pulmonale*. É um método de imagem não invasivo de fácil acesso, baixo custo e seguro, que permite estimar a PSAP e a função do VD. Além disso, as variáveis fornecidas pela ecocardiografia têm valor prognóstico em pacientes com DPOC e FPI. Novas técnicas ecocardiográficas, como ecocardiografia tridimensional e *strain* do VD são promissoras na detecção precoce da disfunção do VD nesta população.

OBESIDADE

Obesidade e síndrome metabólica representam desordens de rápido aumento nos países ocidentais e associadas a uma variada gama de doenças cardiovasculares com elevado risco de morbidade e mortalidade. O estudo de Framingham demonstrou que o risco de se desenvolver insuficiência cardíaca na população com índice de massa corporal > 30 kg/m^2 era duas vezes maior que na população não obesa. Doenças associadas e alterações metabólicas como hipertensão arterial, diabetes, dislipidemia, elevação de marcadores inflamatórios e neuro-humorais, estado pré-trombótico e apneia do sono podem predispor à insuficiência cardíaca.[51]

Enquanto a influência da obesidade na função ventricular esquerda é mais bem compreendida, determinando aumento na massa ventricular e espessura parietal e disfunção sistólica e diastólica, há poucas evidências sobre sua influência na função ventricular direita.

Estudos avaliando a função ventricular direita em obesos por métodos convencionais não revelaram diferenças quando comparados com pacientes não obesos. Zeller et al. estudaram três grupos de pacientes (obesos com síndrome metabólica, obesos sem síndrome metabólica e não obesos).[52] Eles compararam a dimensão e a função sistólica ventricular direita baseando-se em medidas da excursão sistólica do anel tricúspide (TAPSE), velocidade sistólica anular tricúspide (velocidade onda S'), índice de *performance* miocárdica do VD (índice de Tei), diâmetros diastólico e sistólico do VD, área do átrio direito e pressão sistólica de artéria pulmonar. Os autores não observaram qualquer diferença significativa entre os três grupos e nem alteração dos valores após um ano de acompanhamento dos obesos submetidos à dieta que perderam peso em grau significativo. A análise da função diastólica, emprego de medidas por ecocardiografia tridimensional e avaliação da função do VD pela modalidade de *strain* não foram realizados. O tempo de evolução da obesidade dos pacientes também não era conhecido. Entretanto, a duração da obesidade foi um preditor independente de disfunção ventricular em outro estudo.[53]

Outro estudo comparou a função do VE e do VD em um grupo de 92 pacientes com obesidade mórbida.[54] Destes, 31 pacientes eram do grupo-controle. Avaliando a função sistólica pelo *strain* derivado do Doppler tecidual observaram diferença significativa nos valores do *strain* basal da parede livre do VD (25,8% ± 5,2 nos obesos *vs* 28,2% ± 5,2 no controle). Esses valores não se correlacionaram com as pressões de artéria pulmonar.

Quadro 53-5. Variáveis Ecocardiográficas Associadas a Desfechos Clínicos em Pacientes com FPI e DPOC

Estudo	Pacientes	FPI/DPOC	Parâmetros ecocardiográficos	Acompanhamento	Desfecho clínico
Rivera-Lebron et al.[44]	135 (98 homens; 58 ± 7 anos)	FPI	Dilatação moderada a importante do AD, VD e disfunção do VD	2,5 anos (mediana)	Morte
D'andrea et al.[47]	55 (29 homens; 66,5 ± 8,5 anos)	FPI	PAPm* ≥ 30 mmHg and SLG do VD ≤ 12%	19,5 ± 4 meses (média)	Morte cardíaca
Tanaka et al.[49]	49 (49 homens; 71,1 ± 6 anos)	DPOC	IPVD	–	Morte
Burgess et al.[50]	87 (55 homens; 57 ± 12 anos)	FPI (48) DPOC (25)	Diâmetro diastólico final do VD e pico de velocidade da onda A tricúspide	15,5 meses (média)	Morte e transplante pulmonar

*A pressão arterial pulmonar media (PAPm) foi calculada pela fórmula: (0,6 × PSAP + 2 mmHg).
FPI: fibrose pulmonar idiopática; DPOC: doença pulmonar obstrutiva crônica; AD: átrio direito; VD: ventrículo direito; IPVD: índice de *performance* do VD.

A disfunção ventricular direita subclínica tem sido descrita em pacientes obesos, independentemente da presença de apneia obstrutiva do sono ou comorbidades associadas.[55] Neste estudo, os pacientes com peso normal, com apneia obstrutiva, não apresentavam evidência de disfunção de VD avaliada pelo Doppler tecidual, sugerindo que a obesidade, e não a anormalidade do sono, era a responsável pela disfunção do VD. Esses autores constataram, ainda, diferenças significativas nos parâmetros de função sistólica e diastólica do VD avaliados pelo Doppler tecidual (velocidades das ondas S' e e') entre os diferentes graus de obesidade e não obesos. Por outro lado, as medidas da mudança fracional da área (FAC) com base no eco bidimensional não demonstraram diferenças, constatando a falta de sensibilidade do método na detecção de disfunção precoce do VD. As medidas de *strain* e *strain rate* longitudinal da parede livre do VD foram significativamente diferentes entre os grupos de não obesos e obesos em diferentes graus. Não se observou diferença de pressão arterial pulmonar estimada pela regurgitação tricúspide entre os grupos, tanto quando categorizados pelo índice de massa corporal quanto pela presença ou não de apneia obstrutiva do sono.

Os mecanismos da disfunção ventricular direita envolvidos na obesidade são, possivelmente, múltiplos. A dilatação ventricular secundária à sobrecarga de volume intravascular (pré-carga) pode aumentar o consumo miocárdico e o estresse parietal. A resistência à insulina aumentada determinando disfunção miocárdica já foi demonstrada em estudo in vitro e em estudo clínico.[56,57] Obokata et al. demonstraram que a interdependência entre VE e VD, que se encontra reforçada nos obesos, contribui para a IC com fração de ejeção preservada (ICFEP) no grupo dos obesos.[58] O aumento na gordura epicárdica observado nos obesos determina maior restrição pericárdica, determinando maior interdependência volumétrica/pressórica. Isso foi evidenciado pelo maior grau de retificação do septo interventricular no grupo dos obesos com ICFEP quando comparado aos não obesos com ICFEP, sendo que não havia diferença de pressão arterial pulmonar entre esses dois grupos. O aumento na pressão capilar pulmonar e nas pressões em cavidades direitas com o exercício foi significativamente mais pronunciado no grupo de obesos em relação aos não obesos, similar ao encontrado em outras situações de interdependência ventricular aumentada como IC direita por regurgitação tricúspide importante ou IC avançada com FE deprimida.

CIRROSE HEPÁTICA

Pacientes com cirrose hepática podem apresentar disfunção miocárdica; a expressão miocardiopatia cirrótica é usada para definir essa entidade. No Congresso Mundial de Gastroenterologia (Montreal/2005) definiu-se a miocardiopatia cirrótica como a disfunção sistólica e diastólica associada a prolongamento do intervalo QT na ausência de outras causas de cardiopatia. Recentemente, a função ventricular direita tem-se mostrado superior à função esquerda na predição de desfechos após o transplante (Tx) hepático.[59] Chen et al. compararam, prospectivamente, pacientes com cirrose que se submeteram a Tx (n = 41) com pacientes cirróticos que não se submeteram a Tx (n = 26) e grupo-controle (n = 48).[60] Os pacientes cirróticos apresentaram dilatação de ambos os ventrículos, além de comprometimento do *strain* longitudinal global do VE e do VD aferidos pelo *speckle-tracking* bidimensional. Os métodos convencionais de avaliação sistólica do VE (fração de ejeção) e do VD (TAPSE e FAC) não demonstraram diferença significativa. Os pacientes com cirrose apresentavam, ainda, área diastólica e sistólica de VD superiores, além de aumento da pressão sistólica de artéria pulmonar (medida através da equação de Bernoulli). Cerca de 18 meses após os transplantes houve uma redução significativa nas áreas diastólica e sistólica do VD e melhora no valor do *strain* longitudinal global do VD. Da mesma forma, autópsia de pacientes cirróticos revelou elevada taxa de dilatação de VD em aproximadamente um terço dos pacientes.[61] Tal fato também foi constatado por meio de medidas ecocardiográficas.[62] Isso pode ser explicado pelo retorno venoso aumentado para as câmaras direitas causado pelo desenvolvimento de veias colaterais portossistêmicas para contrabalançar a resistência vascular intra-hepática aumentada para o fluxo portal. Além disso, a pressão sistólica pulmonar aumentada pode contribuir para o aumento do VD.

A síndrome hepatopulmonar (SHP) representa uma entidade clinicamente reconhecida pela tríade de doença hepática avançada, hipoxemia arterial e dilatação vascular pulmonar. Pode estar presente em 4 a 29% das doenças hepáticas terminais.[63] Caracteriza-se pela presença de platipneia (dispneia causada pela posição de pé) e ortodeoxia (queda na oxigenação quando o paciente muda da posição supina para ortostatismo). A posição de pé resulta em redistribuição gravitacional do fluxo sanguíneo para as zonas inferiores dos pulmões. A dilatação microvascular pulmonar na SHP afeta as zonas pulmonares inferiores e há aumento associado no *shunt* direita-esquerda pulmonar, resultando em *mismatch* ventilação-perfusão.[64] A sobrevida em 5 anos de pacientes com SHP é menor em pacientes com cirrose sem o acometimento pulmonar, sendo a presença de *shunt* venoso-pulmonar um fator de risco independente para ocorrência de eventos. A pesquisa deste tipo de *shunt* pode ser feita com a injeção de solução salina agitada em veia periférica e subsequente pesquisa de aparecimento de "bolhas" em câmaras esquerdas, após sua passagem pelas câmaras direitas. Em situações normais, as bolhas não ultrapassam a rede capilar pulmonar normal em decorrência de seu diâmetro. Na presença de forame oval patente, dilatação vascular ou *shunts* arteriovenosos, ocorre a passagem das bolhas para as câmaras esquerdas. Em casos de forame oval patente, observam-se microbolhas no interior do átrio esquerdo logo nos primeiros ciclos cardíacos. Nas duas últimas situações, observa-se o contraste nas câmaras esquerdas mais tardiamente (em geral, após o 5º ciclo cardíaco (Fig. 53-5).[65] Lenci et al. pesquisaram *shunt* pela injeção de solução salina em 50 pacientes cirróticos.[66] Observaram, nos pacientes com SHP firmada, incremento na passagem das bolhas das câmaras direitas para as câmaras esquerdas quando o exame era feito em posição ortostática em relação à posição supina. Já Karabulut et al. compararam 46 pacientes cirróticos com 10 cirróticos portadores da SHP.[67] Constataram diferenças estatisticamente significativas na avaliação das funções diastólicas do VD bem como nos diâmetros diastólicos e espessura de parede do VD e nos níveis de pressão sistólica pulmonar: disfunção diastólica mais prevalente, diâmetro diastólico e espessura parietal mais altos, e níveis de pressão pulmonar mais elevados no grupo com SHP.

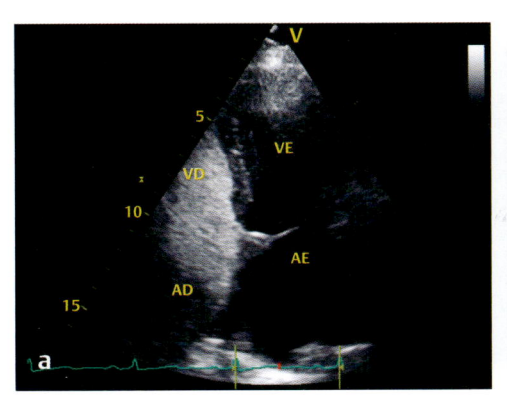

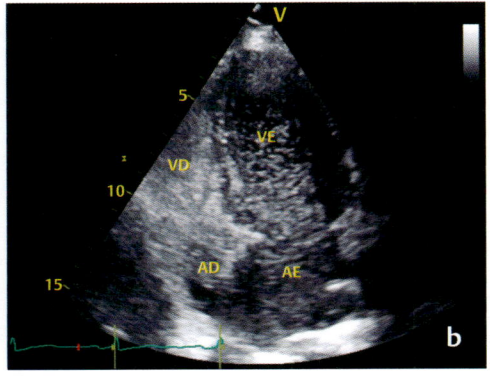

Fig. 53-5. Ecocardiografia bidimensional em corte apical de 4 câmaras após injeção de contraste obtido por microbolhas geradas pela injeção de solução salina agitada, em acesso venoso periférico. (**a**) Verificamos a presença de contraste em câmaras direitas e (**b**) sua migração para as câmaras esquerdas após 6 ciclos cardíacos, indicando dilatação vascular intrapulmonar. (Cortesia do Dr. José Luiz Barros Pena.)

REFERÊNCIAS BIBLIOGRÁFICAS

1. Weitzenblum E. Chronic Cor Pulmonale. Heart. 2003;89:225-30.
2. Palevsky HI, Fishman AP. Chronic cor pulmonale. Etiology and management. JAMA. 1990;263(17):2347-53.
3. Galiè N, Humbert M, Vachiery JL, Gibbs S, Lang I, Torbicki A et al. 2015 ESC/ERS Guidelines for the diagnosis and treatment of pulmonary hypertension. Eur Heart J. 2016 Jan 1;37(1):67-119.
4. Simonneau G, Gatzoulis MA, Adatia I, Celermajer D, Denton C, Ghofrani A et al. Updated clinical classification of pulmonary hypertension. J Am Coll Cardiol. 2013;62:34-41.
5. Oswald-Mammosser M, Weitzenblum E, Quoix E, Moser G, Chaouat A, Charpentier C, Kessler R. Prognostic factors in COPD patients receiving long-term oxygen therapy. Importance of pulmonary artery pressure. Chest. 1995;107:1193-8.
6. Kessler R, Faller M, Weitzenblum E, Chaouat A, Aykut A, Ducolone A et al. "Natural history" of pulmonary hypertension in a series of 131 patients with chronic obstructive lung disease. Am J Respir Crit Care Med. 2001;164:219-24.
7. Lettieri CJ, Nathan SD, Barnett SD, Ahmad S, Shorr AF. Prevalence and outcomes of pulmonary arterial hypertension in advanced idiopathic pulmonary fibrosis. Chest. 2006;129:746-52.
8. Thabut G, Dauriat G, Stern JB, Logeart D, Levy A, Marrash-Chahla R, Mal H. Pulmonary hemodynamics in advanced COPD candidates for lung volume reduction surgery or lung transplantation. Chest. 2005;127:1531-6.
9. Chaouat A, Bugnet AS, Kadaoui N, Schott R, Enache I, Ducolone A et al. Severe pulmonary hypertension and chronic obstructive pulmonary disease. Am J Respir Crit Care Med. 2005;172:189-94.
10. Seeger W, Adir Y, Barbera' JA, Champion H, Coghlan JG, Cottin V et al. Pulmonary hypertension in chronic lung diseases. J Am Coll Cardiol. 2013;62(Suppl):D109-D116.
11. Naeije R, Torbicki A. More on the non invasive diagnosis of pulmonary hypertension: Doppler echocardiography revisited. Eur Respir J. 1995;8:1445-9.
12. Arcasoy SM, Christie JD, Ferrari VA, Sutton MS, Zisman DA, Blumenthal NP et al. Echocardiographic assessment of pulmonary hypertension in patients with advanced lung disease. Am J Respir Crit Care Med. 2003;167:735-40.
13. Andersen KH, Iversen M, Kjaergaard J, Mortensen J, Nielsen-Kudsk JE, Bendstrup E et al. Prevalence, predictors, and survival in pulmonary hypertension related to end-stage chronic obstructive pulmonary disease. J Heart Lung Transplant 2012;31:373-80.
14. Scharf SM, Iqbal M, Keller C, Criner G, Lee S, Fessler HE; National Emphysema Treatment Trial (NETT) Group. Hemodynamic characterization of patients with severe emphysema. Am J Respir Crit Care Med. 2002;166:314-22.
15. Nadrous HF, Pellikka PA, Krowka, MJ, Swanson KL, Chaowalit N, Decker PA et al. Pulmonary Hypertension in Patients with Idiopathic Pulmonary Fibrosis. Chest. 2005;128(4):2393-9.
16. Freixa X, Portillo K, Paré C, Garcia-Aymerich J, Gomez FP, Benet M et al. Echocardiographic abnormalities in patients with COPD at their first hospital admission. Eur Respir J. 2013;41(4):784-91.
17. Alkukhun L, Wang XF, Ahmed MK, Baumgartner M, Budev MM, Dweik RA et al. Non-invasive screening for pulmonary hypertension in idiopathic pulmonary fibrosis. Respir Med. 2016;117:65-72.
18. Anon. Chronic cor pulmonale. Report of an expert committee. Circulation. 1963;27:594-15.
19. Fishman AP. Chronic cor pulmonale. Am Rev Respir Dis. 1978;114:775-94.
20. Pitsiou G, Papakosta D, Bouros D. Pulmonary hypertension in idiopathic pulmonary fibrosis: a review. Respiration. 2011;82(3):294-304.
21. Badano LP, Ginghina C, Easaw J, Muraru D, Grillo MT, Lancellotti P et al. Right ventricle in pulmonary arterial hypertension: haemodynamics, structural changes, imaging, and proposal of a study protocol aimed to assess remodelling and treatment effects. Eur J Echocardiogr. 2010;11(1):27-37.
22. Lang RM, Badano LP, Mor-Avi V, Afilalo J, Armstrong A, Ernande L et al. Recommendations for cardiac chamber quantification by echocardiography in adults: an update from the American Society of Echocardiography and the European Association of Cardiovascular Imaging. J Am Soc Echocardiogr. 2015;28(1):1-39.
23. Hilde JM, Skjørten I, Grøtta OJ, Hansteen V, Melsom MN, Hisdal J et al. Right ventricular dysfunction and remodeling in chronic obstructive pulmonary disease without pulmonary hypertension. J Am Coll Cardiol. 2013;62(12):1103-11.
24. Ozben B, Eryuksel E, Tanrikulu AM, Papila N, Ozyigit T, Celikel T et al. Acute Exacerbation Impairs Right Ventricular Function in COPD Patients. Hellenic J Cardiol. 2015;56(4):324-31.
25. D'Andrea A, Stanziola A, Di Palma E, Martino M, D'Alto M, Dellegrottaglie S et al. Right Ventricular Structure and Function in Idiopathic Pulmonary Fibrosis with or without Pulmonary Hypertension. Echocardiography. 2016;33(1):57-65.
26. Papakosta D, Pitsiou G, Daniil Z, Dimadi M, Stagaki E, Rapti A et al. Prevalence of pulmonary hypertension in patients with idiopathic pulmonary fibrosis: correlation with physiological parameters. Lung. 2011;189(5):391-9.
27. Rudski LG, Lai WW, Afilalo J, Hua L, Handschumacher MD, Chandrasekaran K et al. Guidelines for the echocardiographic assessment of the right heart in adults: a report from the American Society of Echocardiography endorsed by the European Association of Echocardiography, a registered branch of the European Society of Cardiology, and the Canadian Society of Echocardiography. J Am Soc Echocardiogr. 2010;23(7):685-713.
28. Caso P, Galderisi M, Cicala S, Cioppa C, D'Andrea A, Lagioia G et al. Association between myocardial right ventricular relaxation time and pulmonary arterial pressure in chronic obstructive lung disease: analysis by pulsed Doppler tissue imaging. J Am Soc Echocardiogr. 2001;14(10):970-7.
29. Vitarelli A, Conde Y, Cimino E, Stellato S, D'Orazio S, D'Angeli I et al. Assessment of right ventricular function by strain rate imaging in chronic obstructive pulmonary disease. Eur Respir J. 2006;27(2):268-75.
30. Hatle L, Angelsen BA, Tromsdal A. Non-invasive estimation of pulmonary artery systolic pressure with Doppler ultrasound. Br Heart J. 1981;45:157-65.
31. Kitabatake A, Inoue M, Asao M, Masuyama T, Tanouchi J, Morita T et al. Noninvasive evaluation of pulmonary hypertension by a pulsed Doppler technique. Circulation. 1983;68:302-9.
32. Yock PG, Popp RL. Noninvasive estimation of right ventricular systolic pressure by Doppler ultrasound in patients with tricuspid regurgitation. Circulation. 1984;70:657-62.
33. Currie PJ, Seward JB, Chan KL, Fyfe DA, Hagler DJ, Mair DD et al. Continuous wave Doppler determination of right ventricular pressure: a simultaneous Doppler-catheterization study in 127 patients. J Am Coll Cardiol. 1985;6:750-6.
34. Yared K, Noseworthy P, Weyman AE, McCabe E, Picard MH, Baggish AL. Pulmonary artery acceleration time provides an accurate estimate of systolic pulmonary arterial pressure during transthoracic echocardiography. J Am Soc Echocardiogr. 2011;24:687-92.
35. Kircher BJ, Himelman RB, Schiller NB. Noninvasive estimation of right atrial pressure from the inspiratory collapse of the inferior vena cava. Am J Cardiol. 1990;66:493-6.
36. Masuyama T, Kodama K, Kitabatake A, Sato H, Nanto S, Inoue M. Continuous-wave Doppler echocardiographic detection of pulmonary regurgitation and its application to noninvasive estimation of pulmonary artery pressure. Circulation. 1986;74:484-92.
37. Abbas AE, Fortuin FD, Schiller NB, Appleton CP, Moreno CA, Lester SJ. Echocardiographic determination of mean pulmonary artery pressure. Am J Cardiol. 2003;92:1373-6.
38. Chemla D, Castelain V, Humbert M, Hebert JL, Simonneau G, Lecarpentier Y et al. New formula for predicting mean pulmonary artery pressure using systolic pulmonary artery pressure. Chest. 2004;126:1313-7.
39. Dabestani A, Mahan G, Gardin JM, Takenaka K, Burn C, Allfie A et al. Evaluation of pulmonary artery pressure and resistance by pulsed Doppler echocardiography. Am J Cardiol. 1987;59:662-8.
40. Chan KL, Currie PJ, Seward JB, Hagler DJ, Mair DD, Tajik AJ. Comparison of three Doppler ultrasound methods in the prediction of pulmonary artery pressure. J Am Coll Cardiol. 1987;9:549-54.
41. Aduen JF, Castello R, Lozano MM, Hepler GN, Keller CA, Alvarez F et al. An alternative echocardiographic method to estimate mean pulmonary artery pressure: diagnostic and clinical implications. J Am Soc Echocardiogr. 2009;22:814-9.
42. Haddad F, Zamanian R, Beraud AS, Schnittger I, Feinstein J, Peterson T et al. A novel non-invasive method of estimating pulmonary vascular resistance in patients with pulmonary arterial hypertension. J Am Soc Echocardiogr. 2009;22:523-9.
43. Bossone E, D'Andrea A, D'Alto M, Citro R, Argiento P, Ferrara F et al. Echocardiography in pulmonary arterial hypertension: from diagnosis to prognosis. J Am Soc Echocardiogr. 2013;26(1):1-14.
44. Rivera-Lebron BN, Forfia PR, Kreider M, Lee JC, Holmes JH, Kawut SM. Echocardiographic and hemodynamic predictors of mortality in idiopathic pulmonary fibrosis. Chest. 2013;144(2):564-70.

45. Patel NM, Lederer DJ, Borczuk AC, Kawut SM. Pulmonary hypertension in idiopathic pulmonary fibrosis. Chest. 2007;132(3):998-1006.
46. McLaughlin VV, Presberg KW, Doyle RL, Abman SH, McCrory DC, Fortin T et al. Prognosis of pulmonary arterial hypertension: ACCP evidence-based clinical practice guidelines. Chest. 2004;126(1 Suppl):78S-92S.
47. D'Andrea A, Stanziola A, D'Alto M, Di Palma E, Martino M, Scarafile R et al. Right ventricular strain: An independent predictor of survival in idiopathic pulmonary fibrosis. Int J Cardiol. 2016;222:908-10.
48. Machraoui A, Barmeyer J, Ulmer WT. Prognosis in cor pulmonale: predictive value of two-dimensional echocardiography. Pneumologie. 1990;44:955-9.
49. Tanaka Y, Hino M, Mizuno K, Gemma A. Evaluation of right ventricular function in patients with COPD. Respir Care. 2013;58(5):816-23.
50. Burgess MI, Mogulkoc N, Bright-Thomas RJ, Bishop P, Egan JJ, Ray SG. Comparison of Echocardiographic Markers of Right Ventricular Function in Determining Prognosis in Chronic Pulmonary Disease. J Am Soc Echocardiogr. 2002;15(6):633-9.
51. Kenchaiah S, Evans JC, Levy D et al. Obesity and the risk of heart failure. N Engl J Med. 2002;347:305-13.
52. Zeller J, Strack C, Fenk S, Mohr M, Loew T, Schmitz G et al. Relation Between Obesity, Metabolic Syndrome, Successful Long-Term Weight reduction, and Right Ventricular Function. Int Heart J. 2016;5(4):441-8.
53. Orhan AL, Uslu N, Dayi SU et al. Effects of isolated obesity on left and right ventricular function: a tissue Doppler and strain rate imaging study. Echocardiography. 2010;27:236-43.
54. Barbosa MM, Beleigoli AM, Diniz MF, Freire CV, Ribeiro AL, Nunes MCP. Strain Imaging in Morbid Obesity: Insights Into Subclinical Ventricular Dysfunction Clin. Cardiol. 2011;34(5):288-93.
55. Wong CY, O' Moore-Sullivan T, Leano R et al. Association of subclinical right ventricular dysfunction with obesity. J Am Coll. 2006;47:611-6.
56. Hintz KK, Aberle NS, Ren J. Insulin resistance induces hyperleptinemia, cardiac contractile dysfunction but not cardiac leptin resistance in ventricular myocytes. Int J Obes Relat Metab Disord. 2003;27:1196-203.
57. Peterson LR, Herrero P, Schechtman KB et al. Effect of obesity and insulin resistance on myocardial substrate metabolism and efficiency in young women. Circulation. 2004;109:2191-6.
58. Obokata M, Reddy YNV. Pislaru SV, Melenovsky V, Borlaug BA. Evidence supporting the Existence of a Distinct Obese Phenotype of Heart Failure With Preserved Ejection Fraction Circulation. 2017;136:6-19.
59. Kia L, Shah SJ, Wang E, Sharma D, Selvaraj S, Medina C et al. Role of pretransplant echocardiographic evaluation in predicting outcomes following liver transplantation. Am J Transplant. 2013;13:2395-401.
60. Chen Y, Chan AC, Chan SC, Chok SH, Sharr W, Fung J et al. A detailed evaluation of cardiac function in cirrhotic patients and its alteration with or without liver transplantation. Journal of Cardiology. 2016;67:140-6.
61. Ortiz-Olvera NX, Castellanos-Pallares G, Gomez-Jimenez LM, Cabrera-Munoz ML, Mendez-Navarro J, Moran-Villota S, Dehesa-Violante M. Anatomical cardiac alterations in liver cirrhosis: an autopsy study. Ann Hepatol. 2011;10:321-6.
62. Lopez-Candales A, Menendez FL, Shah SA, Friedrich A. Measures of right ventricular systolic function in end stage liver disease patients awaiting transplant. Int J Cardiol. 2014;171:277-8.
63. Palma DT, Fallon MB. The hepatopulmonary syndrome. J Hepatol. 2006;45:617-25.
64. Schenk P, Schoniger-Hekele M, Fuhrmann V, Madl C, Silberhumer G, Muller C. Prognostic significance of the hepatopulmonary syndrome in patients with cirrhosis. Gastroenterology. 2003;125:1042-52.
65. Krowka MJ, Tajik AJ, Dickson ER et al: Intrapulmonary vascular dilatations in liver transplant candidates; screening by two-dimensional contrast enhanced echocardiography. Chest. 1990;97:1165-70.
66. Lenci I, Alvior A, Manzia TM, Toti L, Neuberger J, Steeds R. Saline Contrast Echocardiography in Patients With Hepatopulmonary Syndrome Awaiting Liver Transplantation J Am Soc Echocardiogr. 2009;22:89-9.
67. Karabulut A, Iltumur K, Yalcin K, Toprak N. Hepatopulmonary Syndrome and Right Ventricular Diastolic Functions: An Echocardiographic Examination. Echocardiography. 2006 Apr.;23:271-8.

CARDIOTOXICIDADE

André Luiz Cerqueira de Almeida ▪ Maria Verônica Câmara dos Santos ▪ Rafael Bonafim Piveta

INTRODUÇÃO

Com os avanços na terapêutica oncológica, houve um aumento expressivo na sobrevida dos pacientes com câncer.[1] Entretanto, esta população ficou exposta aos efeitos deletérios do tratamento antineoplásico, em especial à cardiotoxicidade relacionada com os quimioterápicos, que representa uma importante causa de morbidade e mortalidade nestes pacientes.[2,3] Esta complicação pode determinar a interrupção do tratamento oncológico e comprometer a cura ou o adequado controle do câncer.[4] Além disto, a insuficiência cardíaca (IC) relacionada com o tratamento contra o câncer frequentemente tem pior prognóstico que muitas neoplasias, com mortalidade de até 60% em dois anos.[2] A identificação precoce da cardiotoxicidade com a instituição de medidas cardioprotetoras tem potencial impacto prognóstico neste cenário.[5,6]

A cárdio-oncologia, união entre duas grandes especialidades, tem por objetivos o monitoramento e a detecção de alterações frequentemente subclínicas, permitindo a intervenção terapêutica precoce a fim de estabilizar ou diminuir a disfunção cardíaca e, assim, melhorar a qualidade de vida e o prognóstico dos pacientes com câncer.

Os critérios para se definir, classificar e monitorizar a presença de toxicidade cardíaca relacionada com o tratamento contra o câncer incluem parâmetros clínicos, laboratoriais e métodos de diagnóstico por imagem.[7]

IMPORTÂNCIA DO DIAGNÓSTICO PRECOCE DE CARDIOTOXICIDADE

Quando a detecção da cardiotoxicidade é precoce, com instituição de tratamento cardioprotetor, os pacientes têm maior potencial para recuperação funcional. Por outro lado, se esta toxicidade for detectada tardiamente, os pacientes não respondem ou respondem mal a este tratamento, e a IC é potencialmente irreversível (especialmente quando relacionada com o tratamento com antracíclicos).[8]

Nos casos de disfunção ventricular esquerda assintomática, o emprego precoce de betabloqueador, associado sempre que possível aos inibidores da enzima conversora da angiotensina (IECA), pode melhorar o prognóstico e possibilitar a manutenção do tratamento oncológico. Se iniciado nos primeiros meses do comprometimento miocárdico, há evidências de que o potencial na redução das complicações cardiovasculares é significativamente maior.[5]

Portanto, é de grande importância a busca por marcadores sensíveis e precoces de cardiotoxicidade, a fim de identificar pacientes de maior risco para desenvolvimento futuro de disfunção ventricular esquerda e IC.[9]

ESTRATIFICAÇÃO DO RISCO DE CARDIOTOXICIDADE

Os fatores associados ao aumento do risco de cardiotoxicidade são relativos ao protocolo de tratamento, como droga utilizada, dosagem cumulativa, protocolo de administração e associação de drogas quimioterápicas com ou sem radioterapia mediastinal; e ao paciente, como sexo feminino, extremos de idade, obesidade, doença cardiovascular prévia – em especial com fração de ejeção do ventrículo esquerdo (FEVE) inferior a 50% – e suscetibilidade genética.[10]

Segundo a Sociedade Americana de Oncologia Clínica (ASCO), são considerados pacientes de alto risco para o desenvolvimento de cardiotoxicidade aqueles cujo tratamento inclua:[11]

- Antraciclina em alta dosagem cumulativa (doxorrubicina > 250 mg/m² ou epirrubicina > 600 mg/m²).
- Radioterapia em dose ≥ 30 Gy (envolvendo o coração).
- Doses menores de antraciclina e radioterapia combinadas.
- Doses menores de antraciclinas ou trastuzumabe isolados associados a:
  - Mais de 2 fatores de risco cardiovascular (tabagismo, hipertensão arterial sistêmica, diabetes melitus, dislipidemia, obesidade)
  - Idade ≥ 60 anos.
  - Cardiopatia estrutural antes ou durante o tratamento (FEVE 50 a 55%, infarto agudo do miocárdio, doença valvar moderada/importante).
  - Combinação de doses baixas de antraciclina e trastuzumabe.

O PAPEL DOS BIOMARCADORES

O uso de biomarcadores cardíacos durante o tratamento quimioterápico pode ser considerado para a detecção precoce de cardiotoxicidade. Os principais desafios desta análise se relacionam com a definição do limite superior da normalidade para determinados parâmetros, o uso de diferentes métodos laboratoriais e com a definição da estratégia a ser adotada em casos de resultados anormais.[12]

As troponinas cardíacas são os principais biomarcadores para lesão miocárdica. A troponina I é um marcador sensível e específico para lesão miocárdica em adultos tratados com quimioterapia, e dados sugerem que a elevação de seus níveis séricos identifica pacientes com maior risco de desenvolver IC subsequente, representando um importante parâmetro de avaliação nos pacientes em tratamento contra o câncer.[12,13]

O peptídeo natriurético do tipo B (BNP) e o NT-proBNP podem ser úteis, contudo, seu papel na identificação precoce de cardiotoxicidade ainda não está estabelecido.[14,15]

DIAGNÓSTICO DE CARDIOTOXICIDADE E O PAPEL DA ECOCARDIOGRAFIA

Os sinais e sintomas de IC são importantes para o diagnóstico, no entanto, apresentam baixa sensibilidade.[16] Neste cenário, os métodos de diagnóstico por imagem têm papel fundamental, e o ecocardiograma tem sido a ferramenta mais utilizada em função de sua grande correspondência anatômica, caráter não invasivo, fácil acesso, baixo custo e isenção de radiação ionizante.[17]

Diferentes diretrizes têm sido propostas para o diagnóstico de cardiotoxicidade. A mais utilizada atualmente é a formulada pelas sociedades americana e europeia de ecocardiografia e com base em consenso de especialistas, em que o principal critério sugerido para o diagnóstico de cardiotoxicidade é a queda relativa da FEVE em mais de 10 pontos percentuais, para um valor inferior a 53% na presença ou não de sintomas de IC.[8,15]

Diante do expressivo impacto da FEVE nesta população, o seu cálculo deve ser preciso e realizado pelo melhor método disponível. Considerando a ecocardiografia convencional, é recomendado que ocorra pelo método de Simpson biplanar.[15]

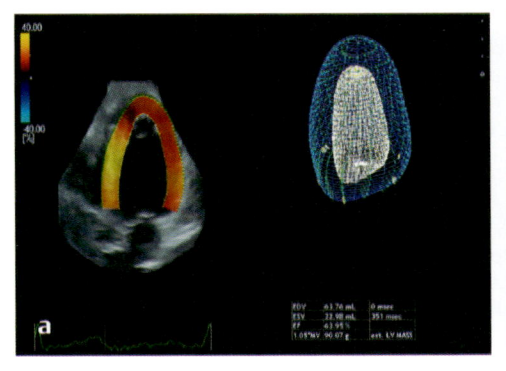

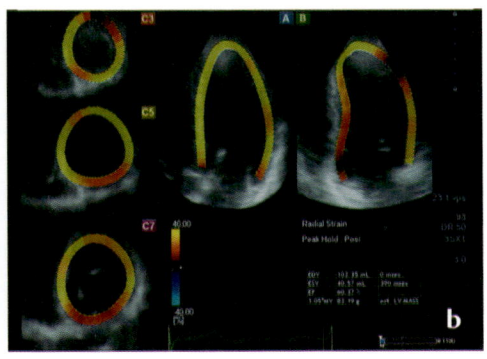

Fig. 54-1. Exemplo de estudo ecocardiográfico tridimensional apresentando análise do *full volume* e estimativa dos volumes, massa e fração de ejeção do ventrículo esquerdo.

Quando disponível, o cálculo da FEVE pela ecocardiografia tridimensional parece ser o método de escolha (Fig. 54-1), uma vez que proporcione maior proximidade à anatomia cardíaca e redunda em grande convergência de resultados com a ressonância magnética cardíaca (RMC).[15] Em pacientes com câncer submetidos à quimioterapia, o método tridimensional demonstrou ser mais acurado e reprodutível que a técnica bidimensional, com menor variabilidade temporal intra e interobservador.[15,18] Além disto, em sobreviventes de câncer tratados com antracíclicos, observou-se maior capacidade da técnica tridimensional em identificar pacientes com FEVE menor que 50%, com acurácia muito similar à RMC,[19] sugerindo que esta técnica possa ter maior potencial para a identificação precoce de cardiotoxicidade que a técnica bidimensional. Entretanto, devem-se destacar importantes limitações, como alto custo, baixa disponibilidade, maior dependência de imagens de alta qualidade e experiência do operador.

Nos casos em que as bordas endocárdicas não são adequadamente visibilizadas, fato frequentemente observado em pacientes com câncer de mama submetidos à mastectomia e naqueles tratados com radioterapia mediastinal, os volumes ventriculares podem ser subestimados, e a utilização de agentes de contraste ultrassonográfico pode minimizar esta limitação. Sua aplicação é recomendada quando dois ou mais segmentos do ventrículo esquerdo não são adequadamente visibilizados em incidências apicais, e seu benefício na população oncológica está bem documentado.[15]

A avaliação da função sistólica longitudinal do ventrículo esquerdo pela ecocardiografia convencional deve ser valorizada, especialmente quando novas tecnologias (como o *speckle-tracking*) não estão disponíveis.[15] O cálculo do deslocamento sistólico do anel mitral (MAPSE – do inglês, *mitral annular plane systolic excursion*) e a medida da velocidade sistólica endocárdica (onda S') do anel mitral pelo Doppler tecidual podem ser úteis na detecção precoce de cardiotoxicidade, precedendo queda da FEVE.[15,20] Embora não existam valores de referência para o diagnóstico de cardiotoxicidade subclínica, o progressivo declínio destes parâmetros deve ser considerado relevante.

Alterações precoces nos parâmetros relacionados com a função diastólica do ventrículo esquerdo foram descritas após o tratamento quimioterápico.[21,22] Entretanto, estudos longitudinais não foram capazes de reproduzir o valor prognóstico destes achados.[15,23] A utilização da presença de disfunção diastólica como marcador específico de cardiotoxicidade ainda é questionável, uma vez que as alterações podem ocorrer por mudanças nas condições de pré-carga, como resultado de reposições volêmicas expansivas associadas ao tratamento oncológico ou depleção de volume por causa de efeitos colaterais da quimioterapia, como náusea, vômito e diarreia, e, portanto, não representar uma mudança real no desempenho diastólico do ventrículo esquerdo.[15] Apesar disto, é recomendado que, na avaliação ecocardiográfica dos pacientes oncológicos, uma criteriosa análise da função diastólica seja sempre realizada e esteja de acordo com as orientações da diretriz publicada pelas sociedades americana e europeia de ecocardiografia.[24]

A prevalência do envolvimento do ventrículo direito (VD) e o seu valor prognóstico ainda não foram adequadamente estudados no cenário da cardiotoxicidade. Porém, anormalidades relacionadas com o VD podem ocorrer em pacientes oncológicos por diferentes razões, como comprometimento neoplásico (primário ou metastático) ou por efeitos tóxicos da quimioterapia.[25] Portanto, é recomendada sua criteriosa avaliação, incluindo análise subjetiva e parâmetros quantitativos.[15]

A ecocardiografia sob estresse pode ser útil na avaliação de pacientes com probabilidade pré-teste intermediária ou alta para doença arterial coronariana, em especial naqueles submetidos a regimes quimioterápicos mais relacionados com a doença isquêmica miocárdica (como 5-fluorouracil e bevacizumabe).[26] Além disso, a ecocardiografia sob estresse com dobutamina pode auxiliar na determinação da reserva contrátil em pacientes com evidência de cardiotoxicidade relacionada com os quimioterápicos, onde a melhora transitória da FEVE com baixas doses do fármaco pode estar relacionada com o melhor prognóstico.[27]

DETECÇÃO SUBCLÍNICA DE CARDIOTOXICIDADE – O PAPEL DO *STRAIN*

Apesar de importante e já estabelecido fator prognóstico, a FEVE (especialmente calculada pela técnica bidimensional) tem demonstrado baixa sensibilidade para o diagnóstico de cardiotoxicidade. É dependente de alguns fatores, como pré-carga cardíaca, qualidade da imagem e experiência do examinador. Além disso, pode subestimar o real dano cardíaco, uma vez que mecanismos hemodinâmicos compensatórios podem manter a FEVE preservada, a despeito de já existir disfunção dos miócitos.[9,28] Assim, a redução da FEVE pode ocorrer apenas em momento tardio, quando, mesmo com a intervenção terapêutica, a maioria dos pacientes não tem recuperação da função sistólica ventricular.[5,28] Desta forma, novos parâmetros estão sendo investigados para a detecção precoce e subclínica de cardiotoxicidade.

Tem sido crescente o número de publicações que demonstram a utilidade do estudo da deformação miocárdica (*strain*) pelo *speckle-tracking* bidimensional (ST2D) na detecção precoce e subclínica da cardiotoxicidade induzida por quimioterápicos, especialmente pela queda relativa do *strain* longitudinal global (SLG).[29-31]

Recente revisão sistemática, envolvendo 1.504 pacientes, confirmou o importante valor da análise da deformação miocárdica na detecção precoce de cardiotoxicidade induzida por quimioterápicos. Em todos os estudos envolvidos, houve alteração do *strain* antes da queda da FEVE calculada pela técnica bidimensional. O SLG derivado do ST2D mostrou-se o parâmetro mais consistente, sendo que a redução de 10 a 15% em relação ao valor basal (pré-quimioterapia) foi o melhor preditor de cardiotoxicidade (Figs. 54-2 e 54-3). As medidas de *strain* radial e circunferencial mostraram-se consistentemente alteradas, contudo, não revelaram valor expressivo para a identificação precoce de disfunção ventricular esquerda ou IC.[31]

A estratégia recomendada pelas diretrizes atuais para a detecção precoce de cardiotoxicidade, complementar à análise clínica criteriosa, inclui a medida do SLG pela técnica de *speckle-tracking*.[15] Queda do SLG superior a 15% em relação ao valor basal reflete alta probabilidade de cardiotoxicidade subclínica, principalmente quando associada à alteração de troponina I. O valor do SLG anormal deve ser confirmado com exames subsequentes dentro de 2 a 3 semanas. Queda inferior a 8% em relação ao basal não tem significado clínico.[15]

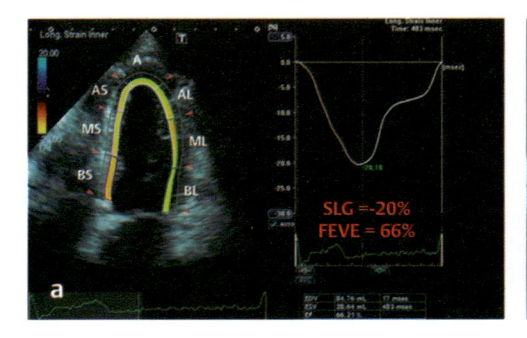

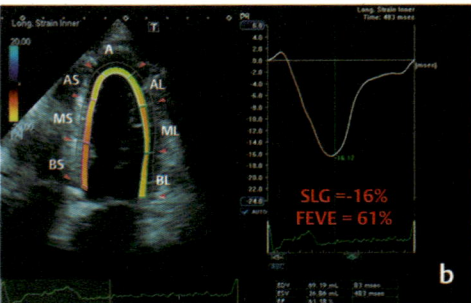

Fig. 54-2. *Speckle-tracking* bidimensional com a análise do *strain* longitudinal global (exemplo em incidência apical de quatro câmaras). (**a**) Análise realizada antes do início da quimioterapia revelando SLG de -20% e FEVE de 66%. (**b**) Análise realizada 7 meses após tratamento com 240 mg/m² de doxorrubicina, revelando SLG de -16% e FEVE de 61%. A despeito de a FEVE não ter apresentado queda significativa, a redução no SLG foi maior que 15%, compatível com o diagnóstico de cardiotoxicidade subclínica. SLG: *strain* longitudinal global; FEVE: fração de ejeção do ventrículo esquerdo.

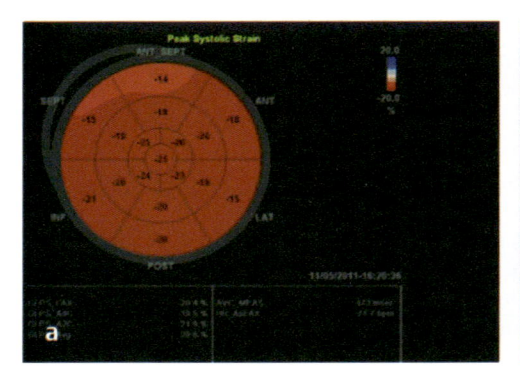

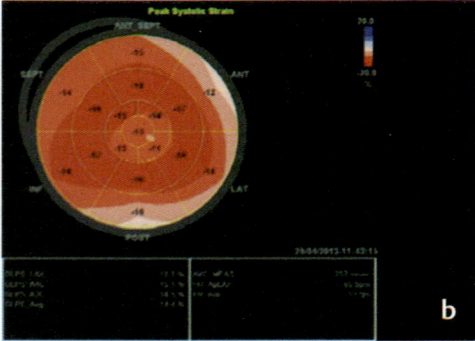

Fig. 54-3. *Speckle-tracking* bidimensional demonstrando a análise do *strain* longitudinal global. Na imagem, o *Bull's eye* de um paciente com câncer de mama pré-quimioterapia com *strain* longitudinal global de -20,6% (**a**) e após 3 meses de tratamento com antraciclinas e traztuzumabe com *strain* longitudinal global de -14,4% (**b**). Houve redução de 30% no valor do SLG.

Segundo recente revisão de literatura, com base em opinião de especialistas, na ausência de uma análise basal (pré-quimioterapia) para comparação, pode ser coerente considerar valores absolutos de SLG inferiores a 16% como sugestivo de cardiotoxicidade.[32]

Limitações técnicas relacionadas com o ST2D devem ser destacadas. Os valores normais do *strain* dependem essencialmente de uma boa qualidade de imagem, treinamento do ecocardiografista, além do aparelho e versão do *software* utilizados, o que resulta em considerável heterogeneidade de resultados. Estudos recentes avaliando os intervalos de normalidade para o *strain* têm demonstrado variações relacionadas também com sexo, idade e pós-carga aumentada no momento do exame.[33] Assim, o ideal é que a análise da deformação miocárdica ocorra em centros com ecocardiografistas bem treinados, que as medidas sejam realizadas no mesmo aparelho/*software*, e que os valores encontrados durante a quimioterapia sejam comparados aos estudos basais.

O *strain* também pode ser quantificado pelo *speckle-tracking* derivado da ecocardiografia tridimensional (Fig. 54-4). A vantagem desta técnica mais recente é apresentar maior precisão de análise e minimizar limitações relacionadas com a técnica bidimensional, além de possibilitar a análise de todos os diferentes componentes e movimentos da deformação miocárdica (radial, circunferencial, longitudinal, rotação, *twist*, torção e *area strain*) a partir de uma aquisição única, em um mesmo bloco volumétrico, constituindo-se um método atrativo e promissor.[34,35] Entretanto, ainda são escassos estudos robustos relacionando esta técnica com a identificação precoce da cardiotoxicidade secundária aos quimioterápicos.

É importante ressaltar que apesar de inúmeros autores demonstrarem o valor do SLG no diagnóstico precoce de cardiotoxicidade, são necessários resultados (em andamento), com número maior de pacientes, multicêntricos, com acompanhamentos em longo prazo e envolvendo diferentes tipos de neoplasias para se generalizar a recomendação de sua análise, e principalmente para se indicar de forma categórica o início de tratamento cardioprotetor com base exclusivamente na queda do SLG.[31,36]

O Quadro 54-1 mostra os principais parâmetros ecocardiográficos para a avaliação do paciente oncológico em tratamento quimioterápico.

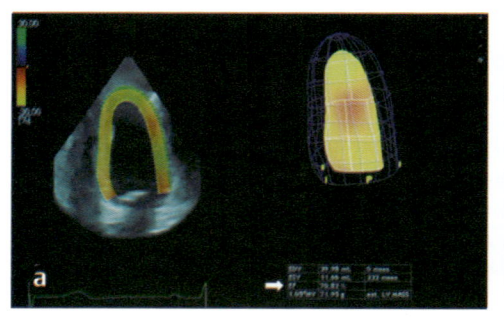

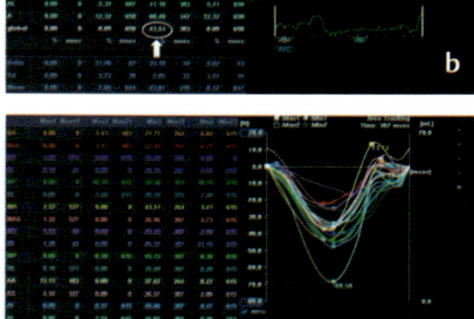

Fig. 54-4. *Speckle-tracking* tridimensional em paciente sob quimioterapia. (**a, b**) Avaliação pré-quimioterapia; (**a**) fração de ejeção do ventrículo esquerdo calculada pela técnica tridimensional de 0,70 (preservada) e (**b**) área *strain global* calculada pelo *speckle-tracking* tridimensional de -43,5%. (**c, d**) Avaliação após tratamento com 240 mg/m² de doxorrubicina; (**c**) fração de ejeção do ventrículo esquerdo calculada pela técnica tridimensional de 0,64 (preservada e sem queda significativa) e queda da área *strain* global calculada pelo *speckle-tracking* tridimensional para -36,2%.

Quadro 54-1. Principais Parâmetros Ecocardiográficos para a Avaliação do Paciente Oncológico em Tratamento Quimioterápico

- Estudo ecocardiográfico padrão seguindo as recomendações atuais
- Cálculo da fração de ejeção do VE pela técnica tridimensional:
  - Quando disponível é o método preferível
  - Aquisição do *full-volume* em incidência apical de quatro câmaras
- Cálculo da fração de ejeção do VE pela técnica bidimensional:
  - Utilizar método de Simpson biplanar
- *Strain* longitudinal global pelo *speckle-tracking* bidimensional:
  - Aquisição em incidências apicais de quatro, três e duas câmaras
  - Adquirir 3 ou mais ciclos cardíacos
  - Manter *frame rate* entre 50 e 90 *frames*/s ou ≥ 40% da FC
  - Treinamento adequado e imagem ecocardiográfica satisfatória
  - Descrever o aparelho, *software* e versão utilizados para a análise
- Medidas do MAPSE e onda S' mitral lateral e medial, especialmente quando o cálculo do *strain* longitudinal global não for disponível
- Avaliação do VD: análise subjetiva, TAPSE, onda S' e FAC
- Descrever sinais vitais do paciente (PA e FC) e o tempo (em dias) da realização do ecocardiograma em relação à infusão do quimioterápico

VE: ventrículo esquerdo; FC: frequência cardíaca; MAPSE: *mitral annular plane systolic excursion*; VD: ventrículo direito; TAPSE: *tricuspid annular plane systolic excursion*; FAC: *fractional area change*; PA: pressão arterial.

ACOMPANHAMENTO/MONITORIZAÇÃO DO TRATAMENTO

O acompanhamento dos pacientes oncológicos deve ser direcionado de acordo com o tipo de agente quimioterápico utilizado. Em relação às drogas relacionadas com a cardiotoxicidade do tipo I, representadas principalmente pelas antraciclinas (cardiotoxicidade dose-dependente e maior potencial de efeitos irreversíveis), recomendam-se reavaliações após o término da terapia, para regimes com doses cumulativas inferiores a 240 mg/m² e, se exceder esta dosagem, uma nova avaliação antes de cada ciclo adicional é considerada coerente. Em relação aos pacientes que receberam agentes relacionados com a cardiotoxicidade do tipo II, representados principalmente pelo trastuzumabe (cardiotoxicidade não dose-dependente e com maior potencial de reversibilidade), recomendam-se reavaliações a cada 3 meses durante o tratamento. Após o término do tratamento reavaliações anuais são recomendadas.[15,32]

Em recente publicação relacionada com o papel do ecocardiograma no acompanhamento do paciente oncológico, é recomendado que: nos pacientes que apresentarem FEVE maior que 60%, deve-se apenas otimizar o controle dos fatores de risco existentes, e aqueles com FEVE entre 50-59% e SLG superior a 16% (sem queda significativa) são considerados de maior risco para cardiotoxicidade. Os pacientes com FEVE entre 50-59% e queda percentual no SLG maior que 15% do valor basal (ou valor absoluto menor que 16%, na ausência de valor basal para comparação), são considerados portadores de disfunção miocárdica subclínica. Os pacientes que apresentarem queda de FEVE para um valor entre 40-49% são considerados portadores de disfunção miocárdica, sendo indicado início de terapia para IC e reavaliação junto ao oncologista quanto aos riscos e benefícios da terapia antineoplásica vigente. Aqueles pacientes com queda da FEVE para um valor menor que 40% têm indicação para tratamento de IC e reavaliação do oncologista quanto à possibilidade de uso de quimioterapia alternativa não cardiotóxica.[32]

A Figura 54-5 apresenta o fluxograma de avaliação e acompanhamento cardiológico do paciente oncológico em tratamento quimioterápico.[37]

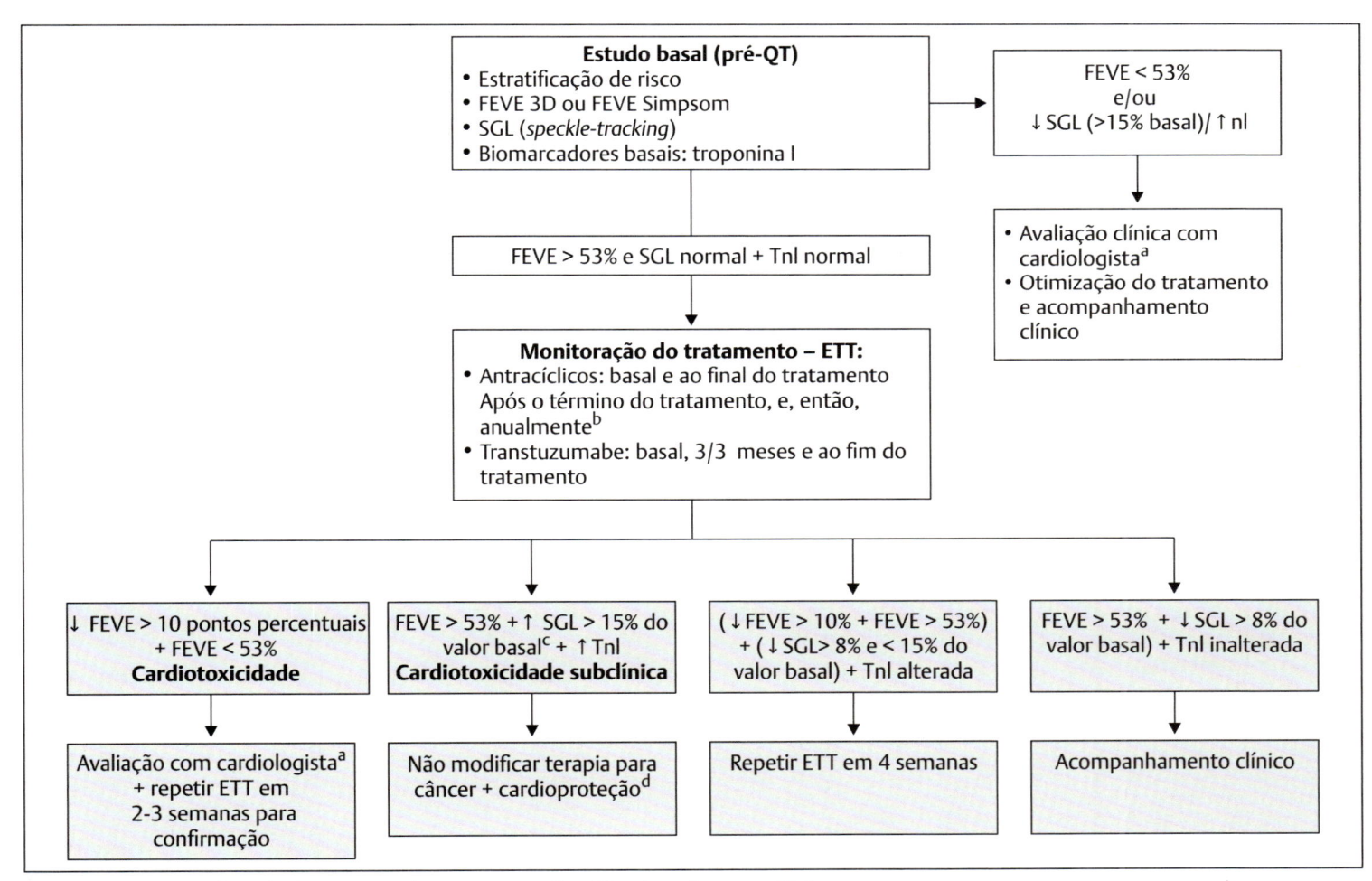

Fig. 54-5. Fluxograma de avaliação e acompanhamento ecocardiográfico do paciente oncológico.
[a] Preferencialmente cardio-oncologista.
[b] Se a dose cumulativa for superior a 240 mg/m² (ou equivalente), a reavaliação da FEVE e SLG é recomendada a cada novo ciclo de quimioterapia (50-60 mg/m²).
[c] Na ausência de SLG basal (pré-quimioterapia) para comparação, utilizar valor absoluto de SLG < 16% como representativo de alteração significativa.
[d] É sugerido início de tratamento cardioprotetor com inibidores de ECA e/ou betabloqueadores, apesar da ausência de dados científicos que suportem esta conduta.
[e] Seguir as recomendações da diretriz de 2013 ACC/AHA sobre o manejo do tratamento da IC estágio B.
3D: ecocardiograma tridimensional; FEVE: fração de ejeção do ventrículo esquerdo; ETT: ecocardiograma transtorácico; SGL: *strain* global longitudinal; TnI: Troponina I.
(Adaptada de: Liu J, Banchs J, *et. al.*. 2018; López-Fernández, *et al.* 2017; Plana JC, *et al.* 2014.)[15,33,37]

Medicina Nuclear

O cálculo da FEVE pela ventriculografia radioisotópica (MUGA – do inglês, *Multiple Gated Acquisition Scan*) pode ter maior acurácia que o ecocardiograma, com maior reprodutibilidade e menor variabilidade intra e interobservador, especialmente em pacientes com imagem ecocardiográfica inadequada e/ou submetidos à cirurgia ou irradiação torácica prévia.[38] Ambos são métodos aceitos para a análise da FEVE em pacientes com câncer tratados com quimioterapia, e as diretrizes atuais não especificam qual a técnica preferencial. Como desvantagens do método pode-se destacar a exposição do paciente à radioatividade e à limitação na identificação de outras anormalidades cardíacas estruturais, como disfunção diastólica, valvopatias e pericardiopatias.[39]

Estudo demonstrou vantagem na monitorização por MUGA para detectar um declínio mais precoce e subclínico na FEVE, antes do desenvolvimento de sintomas de IC.[40] Entretanto, em uma análise combinada de três grandes estudos envolvendo pacientes tratados com doxorrubicina, medidas da FEVE utilizando a técnica MUGA foram analisadas retrospectivamente e comparadas a sintomas clínicos de cardiotoxicidade; os autores concluíram que alterações da FEVE podem representar um parâmetro pouco sensível na identificação precoce de cardiotoxicidade.[41]

Além da ventriculografia radioisotópica, utilizando a técnica MUGA, outros marcadores nucleares específicos podem ser utilizados no estudo da cardiotoxicidade, incluindo o Indium-111-antimiosina e o 123-iodo-metaiobenzilguanidina.[42,43] Em estudo clínico, a expressão do ErbB2 (HER2) utilizando o marcador 111-Indium-trastuzumabe e a tomografia com emissão de pósitrons (SPECT) pôde ser visualizada e sugeriu que os pacientes que apresentaram a captação miocárdica do marcador representavam um grupo de maior risco à cardiotoxicidade induzida pelo quimioterápico. Contudo, não houve qualquer correlação com evidência clínica de cardiotoxicidade.[43]

Apesar de resultados preliminares promissores, não é completamente conhecido como estes marcadores radioativos poderiam ser utilizados na identificação de cardiotoxicidade induzida por quimioterápicos, não estando ainda incorporados de rotina na prática clínica.

Ressonância Magnética Cardíaca

A RMC é considerada o método padrão ouro para a avaliação dos volumes, massa e fração de ejeção do ventrículo esquerdo. Tem alta reprodutibilidade, com menores taxas de pressuposições geométricas e maior facilidade na demarcação endocárdica, representando uma técnica muito acurada para a avaliação da função ventricular esquerda em pacientes tratados com quimioterapia.[44]

Em recente estudo envolvendo pacientes com FEVE reduzida, além da dose do quimioterápico, a massa e o volume ventricular esquerdo calculados pela RMC foram os melhores preditores de eventos cardiovasculares.[45] Outra importante pesquisa envolvendo sobreviventes de câncer revelou que a RMC é o melhor método para identificar pacientes com FEVE inferior a 50%.[19] Este dado sugere que esta técnica é especialmente importante quando os valores de FEVE ao ecocardiograma são limítrofes.

A RMC fornece ainda vantagem substancial na avaliação de tumores cardíacos primários ou secundários.[46]

A identificação de realce tardio no miocárdio é um marcador confiável de fibrose tecidual ou disfunção capilar e representa um fenômeno amplamente utilizado para reconhecer viabilidade miocárdica, podendo também estar presente em outras condições, como distúrbios inflamatórios, infecciosos ou infiltrativos.[47]

Em pacientes tratados com antraciclinas e com trastuzumabe, a RMC tem o potencial para detectar alterações miocárdicas e deterioração da função cardíaca do ventrículo esquerdo de maneira precoce.[48] A presença de realce tardio após injeção de gadolínio, a variação de sua intensidade e a extensão da mesma correlacionaram-se, tanto em estudos experimentais quanto em seres humanos, com a presença de cardiotoxicidade clínica e subclínica.[49,50]

Apesar da necessidade de mais estudos que avaliem seu valor prognóstico, a RMC representa uma valiosa ferramenta para a identificação da cardiotoxicidade relacionada com os quimioterápicos. Porém, seu alto custo e disponibilidade ainda limitada tornam o método uma opção de segunda linha, a despeito de sua grande utilidade em circunstâncias específicas.[15]

É importante destacar que as diferentes técnicas (ecocardiograma, medicina nuclear e RMC) utilizam diferentes valores de referência para a FEVE e, assim, a mesma técnica deve ser utilizada para comparações e acompanhamento evolutivo dos pacientes em tratamento contra o câncer.[15]

REFERÊNCIAS BIBLIOGRÁFICAS

1. Siegel R, Miller K, Jemal A. Cancer statistics, 2015. CA Cancer J Clin [Internet]. 2015;65(1):29.
2. Felker GM, Thompson RE, Hare JM, Hruban RH, Clemetson DE, Howard DL, et al. Underlying causes and long-term survival in patients with initially unexplained cardiomyopathy. N Engl J Med. 2000;342(15):1077-84.
3. Hooning MJ, Botma A, Aleman BMP, Baaijens MHA, Bartelink H, Klijn JGM, et al. Long-term risk of cardiovascular disease in 10-year survivors of breast cancer. J Natl Cancer Inst. 2007;99(5):365-75.
4. Yeh ETH. Cardiovascular Complications of Cancer Therapy. Circulation. 2009;53(24):3122-31.
5. Cardinale D, Colombo A, Lamantia G, Colombo N, Civelli M, De Giacomi G, et al. Anthracycline-Induced Cardiomyopathy. Clinical Relevance and Response to Pharmacologic Therapy. J Am Coll Cardiol. 2010;55(3):213-20.
6. Negishi K, Negishi T, Haluska BA, Hare JL, Plana JC, Marwick TH. Use of speckle strain to assess left ventricular responses to cardiotoxic chemotherapy and cardioprotection. Eur Heart J Cardiovasc Imaging. 2014;15(3):324-31.
7. Altena R, Perik PJ, van Veldhuisen DJ, de Vries EG, Gietema JA. Cardiovascular toxicity caused by cancer treatment: strategies for early detection. Lancet Oncol. 2009;10(4):391-9.
8. Zamorano JL, Lancellotti P, Rodriguez Muñoz D, Aboyans V, Asteggiano R, Galderisi M, et al. 2016 ESC Position Paper on cancer treatments and cardiovascular toxicity developed under the auspices of the ESC Committee for Practice Guidelines. Eur Heart J. 2016;37(36):2768-801.
9. Eschenhagen T, Force T, Ewer MS, de Keulenaer GW, Suter TM, Anker SD, et al. Cardiovascular side effects of cancer therapies: a position statement from the Heart Failure Association of the European Society of Cardiology. Eur J Hear Fail. 2011;13(1):1-10.
10. Herrmann J, Lerman A, Sandhu NP, Villarraga HR, Mulvagh SL, Kohli M. Evaluation and management of patients with heart disease and cancer: cardio-oncology. Mayo Clin Proc. 2014;89(9):1287-306.
11. Armenian SH, Lacchetti C, Barac A, Carver J, Constine LS, Denduluri N, et al. Prevention and monitoring of cardiac dysfunction in survivors of adult cancers: American society of clinical oncology clinical practice guideline. J Clin Oncol. 2017;35(8):893-911.
12. Cardinale D, Sandri MT, Colombo A, Colombo N, Boeri M, Lamantia G, et al. Prognostic value of troponin I in cardiac risk stratification of cancer patients undergoing high-dose chemotherapy. Circulation. 2004;109(22):2749-54.
13. Ky B, Putt M, Sawaya H, French B, Januzzi JL, Sebag IA, et al. Early increases in multiple biomarkers predict subsequent cardiotoxicity in patients with breast cancer treated with doxorubicin, taxanes, and trastuzumab. J Am Coll Cardiol. 2014;63(8):809-16.
14. Thakur A, Witteles RM. Cancer therapy-induced left ventricular dysfunction: Interventions and prognosis. J Card Fail. 2014;20(3):155-8.
15. Plana JC, Galderisi M, Barac A, Ewer MS, Ky B, Scherrer-Crosbie M, et al. Expert consensus for multimodality imaging evaluation of adult patients during and after cancer therapy: A report from the American society of echocardiography and the European association of cardiovascular imaging. J Am Soc Echocardiogr. 2014;27(9):911-39.
16. Kalil Filho R, Hajjar LA, Bacal F, Hoff PM, Diz Mdel P, Galas FR, et al. I Brazilian Guideline for Cardio-Oncology from Sociedade Brasileira de Cardiologia. Arq Bras Cardiol. 2011;96:1-52.
17. Karanth NV, Roy A, Joseph M, De Pasquale C, Karapetis C, Koczwara B. Utility of prechemotherapy echocardiographical assessment of cardiac abnormalities. Support Care Cancer. 2011;19(12):2021-6.
18. Thavendiranathan P, Grant AD, Negishi T, Plana JC, Popović ZB, Marwick TH. Reproducibility of Echocardiographic Techniques for

Sequential Assessment of Left Ventricular Ejection Fraction and Volumes. J Am Coll Cardiol. 2013;61(1):77-84.
19. Armstrong GT, Plana JC, Zhang N, Srivastava D, Green DM, Ness KK, et al. Screening adult survivors of childhood cancer for cardiomyopathy: Comparison of echocardiography and cardiac magnetic resonance imaging. J Clin Oncol. 2012;30(23):2876-84.
20. Fallah-Rad N, Walker JR, Wassef A, Lytwyn M, Bohonis S, Fang T, et al. The utility of cardiac biomarkers, tissue velocity and strain imaging, and cardiac magnetic resonance imaging in predicting early left ventricular dysfunction in patients with human epidermal growth factor receptor II-positive breast cancer treated with a. J Am Coll Cardiol. 2011;57(22):2263-70.
21. Pellicori P, Calicchia A, Lococo F, Cimino G, Torromeo C. Subclinical Anthracycline Cardiotoxicity in Patients With Acute Promyelocytic Leukemia in Long-Term Remission After the AIDA Protocol. Congest Hear Fail. 2012.
22. Ho E, Brown A, Barrett P, Morgan RB, King G, Kennedy MJ, et al. Subclinical anthracycline- and trastuzumab-induced cardiotoxicity in the long-term follow-up of asymptomatic breast cancer survivors: a speckle tracking echocardiographic study. Heart. 2010;96(9):701-7.
23. Dorup I, Levitt G, Sullivan I, Sorensen K. Prospective longitudinal assessment of late anthracycline cardiotoxicity after childhood cancer: the role of diastolic function. Heart. 2004;90(10):1214-6.
24. Nagueh SF, Smiseth OA, Appleton CP, Byrd BF, Dokainish H, Edvardsen T, et al. Recommendations for the Evaluation of Left Ventricular Diastolic Function by Echocardiography: An Update from the American Society of Echocardiography and the European Association of Cardiovascular Imaging. J Am Soc Echocardiogr. 2016;29(4):277-314.
25. Mason JW, Bristow MR, Billingham ME, Daniels JR. Invasive and noninvasive methods of assessing adriamycin cardiotoxic effects in man: superiority of histopathologic assessment using endomyocardial biopsy. Cancer Treat Rep. 1978;62(6):857-64.
26. Yeh ET, Tong AT, Lenihan DJ, Yusuf SW, Swafford J, et al. C. Complications of Cancer Therapy: Diagnosis, Pathogenesis, and Management. Circ J. 2004;109:3122-31.
27. Civelli M, Cardinale D, Martinoni A, Lamantia G, Colombo N, Colombo A, et al. Early reduction in left ventricular contractile reserve detected by dobutamine stress echo predicts high-dose chemotherapy-induced cardiac toxicity. Int J Cardiol. 2006;111(1):120-6.
28. Ewer MS, Lenihan DJ. Left ventricular ejection fraction and cardiotoxicity: Is our ear really to the ground? J Clin Oncol. 2008;26(8):1201-3.
29. Negishi K, Negishi T, Hare JL, Haluska BA, Plana JC, Marwick TH. Independent and incremental value of deformation indices for prediction of trastuzumab-induced cardiotoxicity. J Am Soc Echocardiogr. 2013;26(5):493-8.
30. Sawaya H, Sebag IA, Plana JC, Januzzi JL, Ky B, Tan TC, et al. Assessment of echocardiography and biomarkers for the extended prediction of cardiotoxicity in patients treated with anthracyclines, taxanes, and trastuzumab. Circ Cardiovasc Imaging. 2012;5(5):596-603.
31. Thavendiranathan P, Poulin F, Lim KD, Plana JC, Woo A, Marwick TH. Use of myocardial strain imaging by echocardiography for the early detection of cardiotoxicity in patients during and after cancer chemotherapy: A systematic review. J Am Coll Cardiol. 2014;63(25 PART A):2751-68.
32. Liu J, Banchs J, Mousavi N, Plana JC, Scherrer-Crosbie M, Thavendiranathan P, et al. Contemporary Role of Echocardiography for Clinical Decision Making in Patients During and After Cancer Therapy. JACC Cardiovasc Imaging. 2018;11(8):1122-31.
33. Takigiku K, Takeuchi M, Izumi C, Yuda S, Sakata K, Ohte N, et al. Normal Range of Left Ventricular 2-Dimensional Strain. Circ J. 2012;76(11):2623-32.
34. Piveta RB, Rodrigues ACT, Vieira MLC, Fischer CH, Afonso TR, Daminello E, et al. Early Changes in Myocardial Mechanics Detected by 3-Dimensional Speckle Tracking Echocardiography in Patients Treated With Low Doses of Anthracyclines. JACC Cardiovasc Imaging. 2018 Nov;11(11):1729-31.
35. Zhang KW, Finkelman BS, Gulati G, Narayan HK, Upshaw J, Narayan V, et al. Abnormalities in 3-Dimensional Left Ventricular Mechanics With Anthracycline Chemotherapy Are Associated With Systolic and Diastolic Dysfunction. JACC Cardiovasc Imaging. 2018;30:1-10.
36. Negishi T, Thavendiranathan P, Negishi K, Marwick TH, Aakhus S, Murbræch K, et al. Rationale and Design of the Strain Surveillance of Chemotherapy for Improving Cardiovascular Outcomes: The SUCCOUR Trial. JACC Cardiovasc Imaging. 2018.
37. López-Fernández T, Martín García A, Santaballa Beltrán A, Montero Luis Á, García Sanz R, Mazón Ramos P, et al. Cardio-Onco-Hematology in Clinical Practice. Position Paper and Recommendations. Rev Esp Cardiol (Engl Ed). 2017 Jun;70(6):474-486.
38. Bellenger NG, Burgess MI, Ray SG, Lahiri A, Coats AJS, Cleland JGF, et al. Comparison of left ventricular ejection fraction and volumes in heart failure by echocardiography, radionuclide ventriculography and cardiovascular magnetic resonance. Are they interchangeable? Eur Heart J. 2000;21(16):1387-96.
39. Fazel R, Gerber TC, Balter S, Brenner DJ, Carr JJ, Cerqueira MD, et al. Approaches to enhancing radiation safety in cardiovascular imaging a scientific statement from the American Heart Association. Circulation. 2014;130(19):1730-48.
40. Gottdiener JS, Mathisen DJ, Borer JS, Bonow RO, Myers CE, Barr LH, et al. Doxorubicin cardiotoxicity: Assessment of late left ventricular dysfunction by radionuclide cineangiography. Ann Intern Med. 1981;94(4 I):430-5.
41. Swain SM, Whaley FS, Ewer MS. Congestive heart failure in patients treated with doxorubicin: A retrospective analysis of three trials. Cancer. 2003;97(11):2869-79.
42. Estorch M, Carrió I, Berná L, Martínez-Duncker C, Alonso C, Germá JR, et al. Indium-111-antimyosin scintigraphy after doxorubicin therapy in patients with advanced breast cancer. J Nucl Med. 1990;31(12):1965-9.
43. de Korte MA, de Vries EGE, Lub-de Hooge MN, Jager PL, Gietema JA, van der Graaf WTA, et al. 111Indium-trastuzumab visualises myocardial human epidermal growth factor receptor 2 expression shortly after anthracycline treatment but not during heart failure: A clue to uncover the mechanisms of trastuzumab-related cardiotoxicity. Eur J Cancer. 2007;43(14):2046-51.
44. Abbasi S, Ertel A, Shah R V, Dandekar V, Chung J, Bhat G, et al. Impact of cardiovascular magnetic resonance on management and clinical decision-making in heart failure patients. J Cardiovasc Magn Reson. 2013;15(1):89.
45. Neilan TG, Coelho-Filho OR, Pena-Herrera D, Shah RV, Jerosch-Herold M, Francis SA, et al. Left ventricular mass in patients with a cardiomyopathy after treatment with anthracyclines. Am J Cardiol. 2012;110(11):1679-86.
46. Goldman M, Matthews R, Meng H, Bilfinger T, Kort S. Evaluation of cardiac involvement with mediastinal lymphoma: The role of innovative integrated cardiovascular imaging. Echocardiography. 2012;29(8).
47. Kim RJ, Wu E, Rafael A, Chen E-L, Parker MA, Simonetti O, et al. The Use of Contrast-Enhanced Magnetic Resonance Imaging to Identify Reversible Myocardial Dysfunction. N Engl J Med. 2000;343(20):1445-53.
48. Wassmuth R, Lentzsch S, Erdbruegger U, Schulz-Menger J, Doerken B, Dietz RFM. Subclinical cardiotoxic effects of anthracyclines as assessed by magnetic resonance imaging a pilot study. Am Hear J. 2001;141(6):1007-13.
49. Lightfoot JC, D'Agostino RB, Hamilton CA, Jordan J, Torti FM, Kock ND, et al. Novel approach to early detection of doxorubicin cardiotoxicity by gadolinium-enhanced cardiovascular magnetic resonance imaging in an experimental model. Circ Cardiovasc Imaging. 2010;3(5):550-8.
50. Fallah-Rad N, Lytwyn M, Fang T, Kirkpatrick I, Jassal DS. Delayed contrast enhancement cardiac magnetic resonance imaging in trastuzumab induced cardiomyopathy. J Cardiovasc Magn Reson. 2008;10:5.

CAPÍTULO 55
DOENÇAS DA AORTA

Claudio Henrique Fischer ▪ Rodrigo Cordovil Pinto Lobo da Costa ▪ Maria Eduarda Menezes de Siqueira

INTRODUÇÃO

As doenças da aorta contribuem com uma gama variada de arteriopatias: aneurismas de aorta, síndromes aórticas agudas (que incluem dissecção, hematoma intramural, úlcera aterosclerótica penetrante e lesão aórtica traumática), pseudoaneurisma, ruptura aórtica, doenças inflamatórias e ateroscleróticas, doenças genéticas e anormalidades congênitas.

De maneira análoga a outras afecções, as doenças da aorta podem ser diagnosticadas após um longo período de desenvolvimento subclínico, culminando com uma apresentação aguda, que, na maioria das vezes, requer um diagnóstico rápido a fim de amenizar o prognóstico, geralmente reservado.[1] Nas últimas décadas as estatísticas mostram um aumento razoável na taxa de mortalidade global por aneurismas e dissecção de aorta (2,49 para 2,78/100.000 habitantes), sendo mais prevalente em indivíduos masculinos.[2] O avanço tecnológico nos métodos diagnósticos para as patologias aórticas tem sido acentuado, especialmente com o desenvolvimento da tomografia computadorizada *multislice* e da ressonância magnética. A avaliação da aorta não deve deixar de incluir um bom exame clínico, mas abrange a utilização de testes laboratoriais e principalmente da avaliação anatômica dos segmentos aórticos por técnicas de imagem derivadas de ultrassonografia, tomografia e ressonância.

As terapias endovasculares têm exercido cada vez mais um importante papel no tratamento das patologias aórticas, apesar de ainda serem necessários procedimentos cirúrgicos em um bom número de casos. Nesse cenário, torna-se preponderante o diagnóstico acurado das doenças aórticas agudas, cujo diferencial para as síndromes coronarianas é fundamental, uma vez que tratamentos distintos sejam a regra nessas situações emergenciais. Os aneurismas habitualmente são achados incidentais, porém não menos importantes do ponto de vista de morbimortalidade cardiovascular, devendo ser sempre lembrados por radiologistas e cardiologistas dentro do leque diagnóstico.

AORTA NORMAL

A aorta é um dos grandes vasos que sai do coração e é responsável pela perfusão de quase 200 milhões de litros de sangue para o corpo no decorrer de uma vida. É dividida pelo diafragma em aortas torácica e abdominal (Fig. 55-1).

Histologicamente, é composta por três camadas ou túnicas: a íntima, mais fina e composta de endotélio; a média, mais espessa, caracterizada por camadas concêntricas de fibras elásticas e colágenas limitadas por lâminas elásticas interna e externamente; e a adventícia, composta principalmente de colágeno e vasos linfáticos e *vasa vasorum*.

Além de sua função circulatória principal, a aorta também exerce importante papel no controle da resistência vascular sistêmica e da frequência cardíaca, por meio de barorreceptores localizados em seu segmento ascendente e no arco aórtico. Por meio de sua elasticidade, a aorta funciona como uma bomba secundária durante a diástole, extrapolando sua importância além da perfusão coronariana.

Em adultos, o diâmetro aórtico normal geralmente não ultrapassa os 40 mm, diminuindo gradativamente ao longo de seu trajeto. As dimensões aórticas são invariavelmente influenciadas por diversos fatores que incluem idade, gênero, biótipo (peso, altura e área de superfície corpórea) e pressão arterial; além de progredirem de acordo com o envelhecimento, numa média de 0,9 mm (homens) e 0,7 mm (mulheres) a cada década de vida.[3]

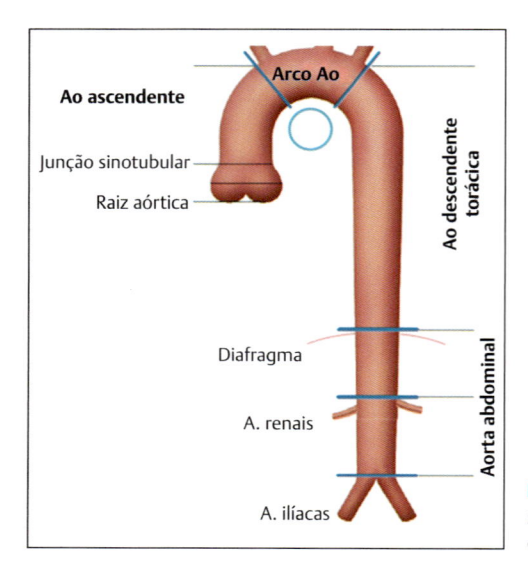

Fig. 55-1. Aorta e suas subdivisões. (Adaptada de Erbel *et al.*, 2014.)[1]

AVALIAÇÃO DA AORTA

Exame Clínico

As doenças aórticas podem ser silenciosas em muitos casos, porém uma ampla variedade de sintomas e sinais pode estar relacionada com diversas patologias da aorta:

- Dor torácica e/ou abdominal, aguda, profunda e latejante, que pode irradiar para o dorso, nádegas, virilhas ou pernas, sugestiva de dissecção de aorta ou outra síndrome aórtica aguda.
- Tosse, fôlego curto e disfagia, em grandes aneurismas de aorta torácica.
- Dor abdominal constante ou intermitente, pulsátil, associada à plenitude pós-prandial após pequena alimentação, em grandes aneurismas de aorta abdominal.
- AVE/AIT, claudicação intermitente secundários à aterosclerose aórtica.
- Rouquidão decorrente da paralisia de nervo laríngeo em lesões rapidamente progressivas.

O exame físico deve ser direcionado pelos sintomas referidos e incluem ausculta e palpação abdominal na busca por pulsações arteriais proeminentes ou fluxos turbulentos, que podem até ocasionar o aparecimento de sopros, apesar de infrequentes. A pressão arterial deve ser aferida em ambos os braços, e os pulsos periféricos comparados bilateralmente.

Exames Laboratoriais

A importância dos exames laboratoriais reside na avaliação dos fatores de risco cardiovasculares, tendo menor impacto no diagnóstico de patologias da aorta. Por outro lado, a avaliação de biomarcadores é útil para o diagnóstico diferencial e para o manejo precoce e melhora da sobrevida desses pacientes.

Exames de Imagem

A aorta é uma estrutura de geometria complexa, sendo muitas vezes necessárias inúmeras medidas para caracterizar sua forma e tamanho. Recomenda-se que os diâmetros sejam aferidos de modo perpendicular ao eixo do fluxo aórtico.

As medidas devem ser padronizadas para melhor avaliação dos diâmetros aórticos ao longo do tempo, minimizando achados equivocados quanto à dilatação progressiva da aorta (Quadro 55-1). Algumas limitações inerentes às tecnologias de aquisição de imagem devem ser explicitadas: nenhum dos métodos tem resolução perfeita, e a identificação acurada das paredes do vaso depende de uma sincronia apropriada entre o ritmo eletrocardiográfico e a imagem. É importante que as medidas sejam sempre realizadas da mesma maneira (íntima-a-íntima; adventícia-a-adventícia). Apesar de a medida perpendicular ao fluxo ser padronizada, deve-se ter a noção de que os vasos doentes não são necessariamente circunferenciais, particularmente os aneurismáticos. Não há consenso na literatura especializada se a parede da aorta deve ser inclusa ou exclusa da medida, o que pode ser uma diferença significativa, por exemplo, nos casos de placas trombóticas irregulares. Entretanto, estudos recentes de prognóstico em aneurismas de aorta ascendente consideraram a espessura da parede na medida da aorta.

Radiografia de Tórax

Geralmente obtidas por outras indicações, as radiografias de tórax (RX) podem identificar anormalidades da silhueta aórtica incidentalmente, impondo nesses casos a necessidade de outras técnicas de imagem para complementação diagnóstica. Em casos de síndrome aórtica aguda, RX pode identificar outras etiologias para o sintoma.

Ecocardiograma Transtorácico

A avaliação da aorta é um item de rotina dentro do exame ecocardiográfico padrão. Embora o ecocardiograma transtorácico (ETT) não seja a técnica de escolha para completa avaliação da aorta, é de grande valia no diagnóstico e acompanhamento das patologias de alguns segmentos específicos. É a técnica mais frequentemente utilizada na medida da aorta proximal na prática clínica. A raiz aórtica é avaliada nas visualizações paraesternais longitudinal e transversal e apical modificada de cinco câmaras, sendo possível identificar e quantificar a dilatação deste segmento, bem como a presença de regurgitação valvar. A avaliação seriada da aorta ascendente é de fundamental importância para a definição do melhor momento para uma intervenção cirúrgica ou minimamente invasiva. A abordagem supraesternal é fundamental no ETT (Fig. 55-2), pois permite a avaliação do arco aórtico e da emergência de seus três ramos, além da identificação de placas calcificadas, lâminas dissecantes e *flapping*, aneurismas e trombos, quando a qualidade da imagem é adequada. Através dessa janela também pode ser rastreada uma suspeita de coarctação de aorta, pela avaliação do fluxo através do Doppler contínuo, ou a persistência de um canal arterial com auxílio do fluxo em cores. Uma avaliação transversal da aorta descendente torácica é possível posteriormente ao átrio esquerdo nos cortes paraesternal longitudinal e apical. O segmento descendente abdominal pode ser avaliado pela janela subcostal, facilmente visualizada à esquerda da veia cava inferior, em orientação sagital.[4]

Ecocardiograma Transesofágico

A proximidade relativa do esôfago com a aorta torácica permite imagens de alta resolução pela abordagem transesofágica. O ecocardiograma transesofágico (ETE) e sua característica multiplanar descortinam uma avaliação pormenorizada da aorta, desde sua raiz até seu segmento descendente. É um método semi-invasivo que requer sedação e bom controle de parâmetros respiratórios e hemodinâmicos, além de ter limitações relativas quanto à presença de doenças do esôfago. As visualizações mais importantes se encontram ao nível do esôfago médio, sendo possível uma adequada avaliação da raiz aórtica, aorta ascendente e da valva aórtica (eixo longo a 120°-150° e eixo curto a 30°-60°) (Figs. 55-3 e 55-4). Em decorrência da interposição aérea de traqueia e brônquio direito, a transição aorta ascendente – arco aórtico habitualmente é mal visualizada (*blind spot*). A aorta descendente é facilmente visualizada em eixos curto (0°) e longo (90°), desde o tronco celíaco até a artéria subclávia esquerda. Prosseguindo com a retirada da sonda é possível avaliar o arco aórtico.[4]

Tomografia Computadorizada

A tomografia computadorizada (TC) exerce um papel preponderante no diagnóstico de doenças da aorta, bem como na estratificação de risco cardiovascular e no planejamento terapêutico. Comparada a outros métodos diagnósticos, a TC apresenta excelentes resoluções espacial e temporal bem como menor tempo para aquisição e processamento das imagens, além de fornecer a reconstrução tridimensional de toda a aorta. Para a redução de artefatos de movimento da raiz aórtica e do segmento ascendente, os protocolos de aquisição devem estar sincronizados ao eletrocardiograma (ECG). Dentre os

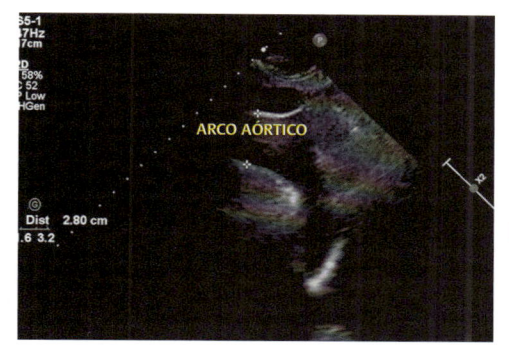

Fig. 55-2. Diâmetro do arco aórtico em janela supraesternal do ecocardiograma transtorácico.

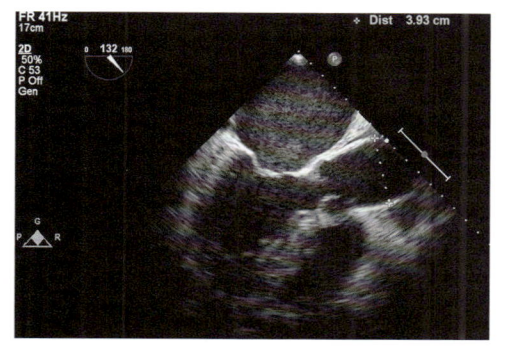

Fig. 55-3. Diâmetro da aorta ascendente em janela transesofágica (angulação de 132°).

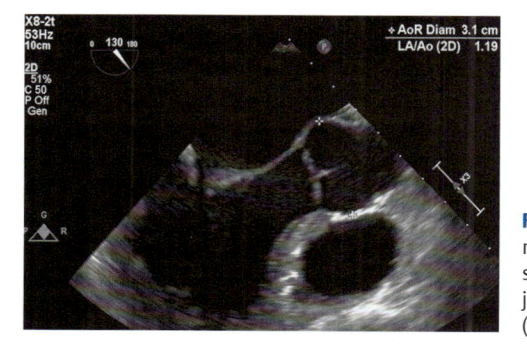

Fig. 55-4. Diâmetro da raiz aórtica ao nível dos seios de Valsalva, em janela transesofágica (angulação de 130°).

Quadro 55-1. Medidas Lineares da Aorta

	Valor absoluto (cm)		Valor indexado (cm/m²)	
	Masculino	Feminino	Masculino	Feminino
Anel aórtico	2,6 ± 0,3	2,3 ± 0,2	1,3 ± 0,1	1,3 ± 0,1
Seio de Valsalva	3,4 ± 0,3	3,0 ± 0,3	1,7 ± 0,2	1,8 ± 0,2
Junção sinotubular	2,9 ± 0,3	2,6 ± 0,3	1,5 ± 0,2	1,5 ± 0,2
Aorta ascendente proximal	3,0 ± 0,4	2,7 ± 0,4	1,5 ± 0,2	1,6 ± 0,3

tomógrafos disponíveis, aqueles com 16 canais ou mais são preferíveis por ter maiores resoluções temporal e espacial. A angiotomografia das artérias coronárias (angioTC), realizada simultaneamente, em equipamentos de 64 detectores ou mais, permite a detecção de doença aterosclerótica coronariana (DAC) e quantificação do grau de estenose e se torna uma ferramenta útil para avaliação não invasiva pré-operatória das patologias aórticas principalmente nos pacientes com baixa probabilidade pré-teste de DAC. A TC favorece a acurada localização do segmento aórtico acometido e possibilita a identificação da extensão da lesão aos ramos aórticos, a presença de ateroma, de trombo, de hematoma intramural, de úlceras penetrantes (Fig. 55-5) e de calcificações. Em casos de dissecção aórtica, a TC é a modalidade de imagem inicial mais indicada, com sensibilidade de 100% e especificidade de 98% (Fig. 55-6).[5] Permite delinear o *flap* dissecante e detectar áreas com perfusão comprometida, além de identificar pontos de ruptura, com extravasamento de contraste. A TC é capaz de prover medidas acuradas dos seios de Valsalva, junção sinotubular e morfologia da valva aórtica. Estendendo-se a aquisição de imagens para os ramos superiores e artérias iliacofemorais, é possível o planejamento de reparos cirúrgicos ou endovasculares. O ponto negativo relacionado com a TC consiste na administração de contraste iodado, que pode causar reações alérgicas e insuficiência renal. Preparo renal com hidratação pré e pós-exame em pacientes com disfunção renal prévia reduz a chance de nefropatia por contraste. Além disso, o uso de radiação ionizante pode limitar sua aplicabilidade em pessoas jovens, especialmente mulheres, e sua utilização para acompanhamento seriado em casos específicos, porém com a implementação de protocolos de redução de dose nos tomógrafos de nova geração, a dose de radiação tem-se tornado cada vez mais baixa.

Tomografia por Emissão de Pósitrons

A tomografia por emissão de pósitrons (PET) é com base na distribuição de um análogo da glicose, a Fluordesoxiglicose (FDG), que tem elevada afinidade por células hipermetabólicas (células inflamatórias, por exemplo), e pode ser utilizada na detecção de inflamação vascular em grandes vasos. Sua associação a imagens de TC de alta resolução tem-se mostrado bastante útil na avaliação do envolvimento aórtico com doenças inflamatórias vasculares (arterite de Takayasu e de células gigantes, por exemplo), infecção de enxertos e próteses vasculares, além de poder contribuir para o acompanhamento da progressão de determinadas lesões.[6]

Ressonância Magnética

A ressonância magnética (RM) é capaz de delinear com elevada acurácia o contraste intrínseco entre o sangue e a parede do vaso, sendo bem indicada para as patologias aórticas. A RM pode fornecer informações importantes para a decisão clínica, como diâmetro e formato da aorta, extensão das lesões, presença de trombos ou lâminas dissecantes e sua relação com estruturas adjacentes. Na prática clínica, o uso da RM é limitado por estar menos disponível e ser menos acessível que a TC. Com o advento de sequências rápidas, com menor tempo de repetição, o tempo de exame vem sendo reduzido substancialmente. Sua vantagem reside no fato de não utilizar radiação ionizante ou contraste iodado, o que torna sua aplicabilidade factível no contexto de pacientes crônicos, jovens e que necessitem de um *follow-up*.[7,8]

Aortografia Invasiva

A aortografia (AG) por cateter visualiza o lúmen aórtico, seus ramos e colaterais, provê a informação exata sobre tamanho e formato do vaso, bem como suas anormalidades, embora algumas doenças da parede da aorta *per se* possam passar despercebidas. As técnicas angiográficas permitem, além do diagnóstico, o tratamento concomitante de doença arterial coronariana, se necessário. A AG fornece também informações relevantes quanto à competência da valva aórtica e à função ventricular esquerda. Sua limitação reside no fato de ser um procedimento invasivo que requer o uso de agentes de contraste iodado. Métodos menos invasivos (como o ETE ou a TC) tem substituído a AG como diagnóstico por imagem, ficando sua utilização limitada àqueles casos em que as ferramentas de primeira escolha tenham resultado ambíguo ou incompleto.[9]

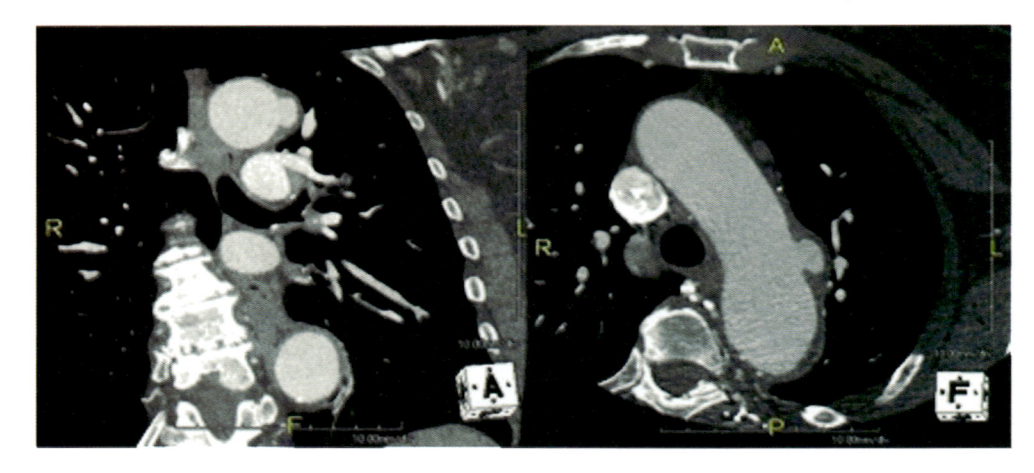

Fig. 55-5. Paciente do sexo masculino, 56 anos, com dor torácica e angiotomografia de aorta demonstrando úlcera penetrante em aorta torácica descendente (seta vermelha).

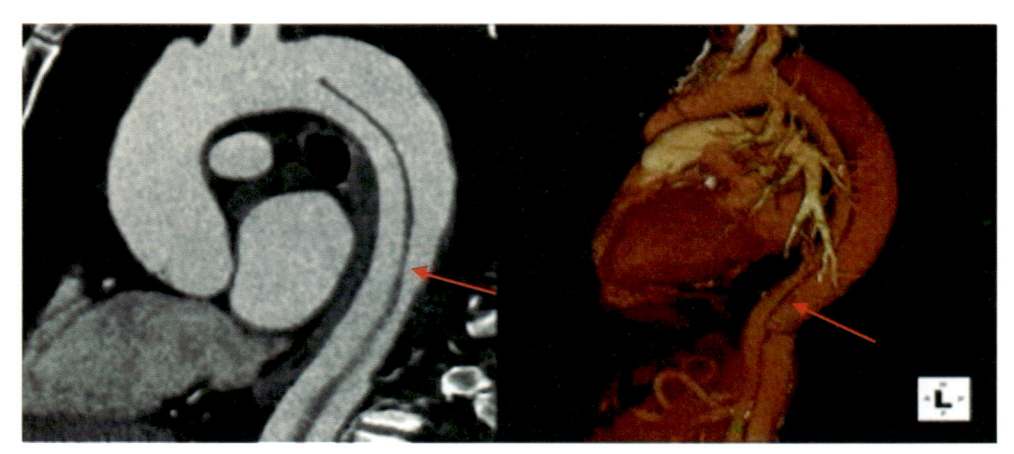

Fig. 55-6. Angiotomografia de aorta – aorta torácica com dissecção do tipo B da classificação de Stanford. Lâmina de dissecção em aorta descendente (seta vermelha) que tem início após o arco aórtico.

ANEURISMAS DE AORTA

O aneurisma é segunda doença da aorta mais prevalente depois da aterosclerose. Os aneurismas de aorta torácica são frequentemente assintomáticos e não produzem nenhum achado ao exame físico. Consequentemente, a grande maioria dos aneurismas aórticos torácicos permanece obscura até serem acidentalmente achados em exames de imagem solicitados por outras indicações. Os aneurismas tendem a acometer um determinado segmento da aorta, como, por exemplo, a raiz aórtica e a aorta ascendente; embora possam em alguns casos se estender de um segmento para o próximo. Raramente a totalidade da aorta torácica é aneurismática.

A definição de "aneurisma" é de um vaso sanguíneo dilatado, com diâmetro pelo menos 50% maior que o estabelecido como normal para a idade e superfície corpóreas. Entretanto, para os segmentos proximais da aorta, essa definição dificilmente se aplica, estando os valores de normalidade descritos no Quadro 55-1.

A maioria dos aneurismas de aorta é fusiforme, em que as paredes da aorta se distendem simetricamente (Fig. 55-7). Menos comuns são os considerados saculares, onde uma das paredes do vaso se dilata assimetricamente. Os pseudoaneurismas são raros e resultam de uma ruptura focal da parede aórtica que é contida pela adventícia remanescente e geralmente decorrem de uma úlcera aterosclerótica penetrante.

Dentre os aneurismas da aorta torácica, os que envolvem a raiz aórtica e aorta ascendente são os mais comuns (60%), seguidos da aorta descendente, arco aórtico e aorta abdominal. Geralmente, o achado de aneurisma de aorta em um segmento demanda uma investigação completa do vaso, geralmente por TC ou RM.

A associação à valva aórtica bicúspide é relativamente frequente. As causas mais comuns de aneurisma da raiz aórtica e aorta ascendente são: síndrome do aneurisma aórtico torácico familiar, síndrome de Marfan (Fig. 55-8) e síndrome de Turner. Menos comuns são as doenças do tecido conectivo, como síndrome de Loeys-Dietz e de Ehlers-Danlos tipo IV, ou arterites sistêmicas, como a de Takayasu. Entretanto, a maioria dos aneurismas de aorta ascendente permanece idiopática.

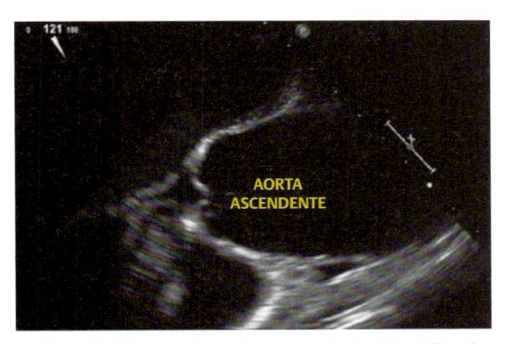

Fig. 55-7. Aneurisma fusiforme de aorta ascendente identificado ao ecocardiograma transesofágico (angulação de 121°).

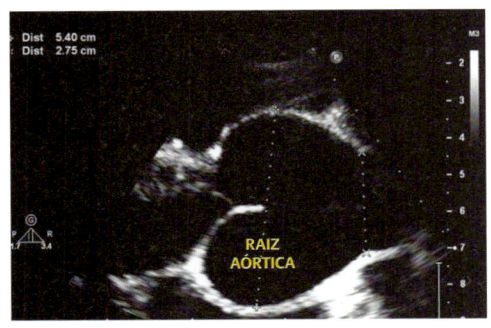

Fig. 55-8. Paciente portador de síndrome de Marfan, com aneurisma de raiz aórtica identificado ao ecocardiograma transesofágico. Diâmetro da raiz aórtica (seios de Valsalva) estimado em 54 mm e diâmetro da junção sinotubular estimado em aproximadamente 28 mm.

Os aneurismas do arco aórtico geralmente são resultado da extensão distal de outro aneurisma em segmento ascendente. Quando ocorrem, são por vezes saculares ou pseudoaneurismas. Aneurismas de aorta descendente estão relacionados com hipertensão crônica e aterosclerose e costumam se estender para o segmento abdominal. Sífilis terciária (hoje rara) pode causar inflamação crônica com consequentes aneurismas e dissecções em segmento descendente.

Aneurisma do Seio de Valsalva

Congênitos ou adquiridos, são raros. Em visualização paraesternal de eixo curto, o seio afetado aparece assimetricamente dilatado. Podem estar associados a pequenos defeitos subaórticos do septo interventricular. Nesse cenário, o seio aórtico costuma "prolapsar" na tentativa de fechamento do defeito septal, e com o tempo há a formação do aneurisma. Consequentemente, por falha de coaptação das válvulas aórticas, observa-se comumente regurgitação valvar aórtica associada.

A maioria dos casos é assintomática e descoberta acidentalmente em um ecocardiograma. Algumas vezes podem ocorrer compressão coronariana externa e, consequentemente, isquemia; mais raramente pode-se identificar uma fístula de alta pressão drenando em câmara direita como resultado da ruptura de um aneurisma.

Anormalidades Concomitantes

A insuficiência aórtica (IAo) frequentemente acompanha a dilatação da raiz aórtica. Embora possa ser causada por doença intrínseca da valva aórtica ou por sua degeneração senil, a IAo, quando secundária, é decorrente mormente da dilatação do vaso. Com o alargamento da junção sinotubular e afastamento radial das comissuras, as válvulas aórticas são tracionadas, impedindo seu fechamento completo durante a diástole e resultando em um jato regurgitante central. Em grandes aneurismas, especialmente os da aorta descendente, pode-se notar a presença de contraste espontâneo no segmento acometido, resultado do fluxo de sangue lentificado, bem como a formação de trombo mural na parede dilatada da aorta.

Vigilância de Aneurismas da Aorta Torácica

O ETT pode ser utilizado como método de imagem para acompanhamento dos casos de aneurismas de aorta torácica proximal (raiz aórtica e aorta ascendente). Embora a resolução do ETE seja melhor, é preferível que o acompanhamento desses casos seja feito de maneira menos invasiva. Os demais segmentos da aorta, quando aneurismáticos, devem ser avaliados, via de regra, por TC ou RM.

Recomenda-se o acompanhamento em 6 meses após o diagnóstico para identificar a estabilidade do aneurisma ou sua expansão rapidamente progressiva. Presumindo que não houve crescimento dos diâmetros do aneurisma em 6 meses, pode-se evoluir para uma avaliação anual. Em condições ideais, a vigilância deve-se dar utilizando-se da mesma técnica e, preferencialmente, no mesmo centro diagnóstico, para melhor comparação das imagens.[10]

LESÕES ATEROSCLERÓTICAS DA AORTA

Doença Aórtica Tromboembólica

Como resultado do processo aterosclerótico, a placa aórtica consiste no acúmulo de lipídeos na camada íntima-média da aorta, evoluindo com inflamação secundária, depósito de tecido fibroso e erosão superficial, com subsequente formação de um trombo, que pode culminar em um evento tromboembólico. Habitualmente, os êmbolos são grandes e comumente obstruem artérias de médio e grosso calibres, causando um acidente vascular encefálico, ataque isquêmico transitório, infarto renal e tromboembolismos periféricos. Também pode ocorrer formação de cristais de colesterol no *core* da placa aterosclerótica aórtica. Tais cristais, quando embolizados, tendem a ocluir artérias menores e arteríolas, causando isquemias periféricas isoladas e piora da função renal.[11]

Epidemiologia

Os fatores de risco são similares aos da aterosclerose de outros leitos vasculares: idade, gênero, hipertensão, diabetes, hipercolesterolemia, sedentarismo, tabagismo e inflamação. De acordo com estudos de patologia, as placas aórticas estão associadas a eventos embólicos cerebrovasculares e periféricos.[12] Por outro lado, os eventos embólicos podem também ser induzidos por intervenções, como o cateterismo cardíaco, balão de contrapulsação intraórtico e cirurgia cardíaca. A aterosclerose da aorta ascendente é um fator de risco maior para acidente vascular encefálico após cirurgia cardíaca. O grau do risco depende da localização e extensão da doença, quando há manipulação da aorta ascendente. Nos dias de hoje, com o advento dos implantes de valva aórtica transcateter (TAVI), inicialmente indicados para pacientes de alto risco e com comorbidades múltiplas (o que inclui alta prevalência de placas ateroscleróticas em aorta ascendente), a incidência de acidente vascular encefálico relacionada com o procedimento não pode ser negligenciada.[13]

Diagnóstico

O ETT oferece uma adequada imagem da raiz aórtica e aorta ascendente proximal; e o ETE é um método seguro e reprodutível para avaliação dos ateromas aórticos (Fig. 55-9), e o ETE 3D pode agregar vantagens diagnósticas adicionais. A TC é capaz de fornecer informações importantes quanto à anatomia e presença de calcificações. O ateroma aórtico pode ser subdividido em aterosclerose discreta, moderada e severa; ou em quatro graus de acordo com a gravidade.

Tratamento

Antitrombóticos

Por causa do risco tromboembólico, a terapia antiagregante plaquetária ou anticoagulação deve ser considerada. A varfarina tem sido utilizada largamente como profilaxia primária ou secundária, e estudos diversos têm equilibrado resultados benéficos tanto para a varfarina, quanto para antiagregantes (ácido acetilsalicílico e clopidogrel). Novos agentes antiagregantes, como prasugrel e ticagrelor, também podem ser inseridos no rol de possibilidades terapêuticas.[14]

Hipolipemiantes

O uso de estatinas para pacientes com acidente vascular encefálico causado por embolia aterosclerótica não tem embasamento em estudos randomizados multicêntricos, mas pequenos estudos com ETE, RM e PET mostram estabilização e até regressão da placa aterosclerótica.[15]

Intervenção

Os dados são limitados a pequenas séries de casos e não há evidências claras para a recomendação de endarterectomia profilática ou angioplastia com *stent* na prevenção de AVE.[16]

Trombo Aórtico

Os trombos aórticos móveis em pacientes jovens têm sido relatados desde que o uso regular do ETE no manejo e diagnóstico de pacientes com AVE ou embolia periférica foi instituído, e se localizam preferencialmente no arco aórtico. Sua fisiopatologia não está clara, uma vez que estados trombofílicos não sejam encontrados com frequência. Podem estar presentes em pacientes com embolia paradoxal por forame oval patente e aderidos tanto a uma placa ateromatosa pequena quanto à parede visualmente normal. Tratamentos com heparinização e intervenção endovascular ou cirúrgica podem ser propostos, mas cada caso deve ser avaliado individualmente.[17]

Oclusão Aórtica Aterosclerótica

Oclusão aórtica abdominal é uma entidade extremamente rara e resulta em alto risco de amputação ou morte, cujo fenômeno isquêmico agudo geralmente se manifesta de modo atenuado por causa da presença de circulação colateral extensa. Geralmente precipitada por um estado de hipercoagulabilidade, a oclusão arterial pode ter relação etiopatogênica com vasos de pequeno calibre, dissecção de aorta e coarctação. Pode-se manifestar como claudicação intermitente súbita e progressão sintomática associada à evolução do grau de obstrução, podendo afetar intestinos, rins e medula espinal, a depender da extensão da lesão. O diagnóstico pode ser feito por ETE, porém TC e RM fornecem informações mais detalhadas para o planejamento terapêutico, que geralmente requer endarterectomia, endoprótese ou *bypass* com enxerto vascular.[17]

"Aorta em Porcelana"

As calcificações ocorrem na camada média do vaso e têm relação direta com a extensão da aterosclerose. A presença de placas severas de ateroma na aorta causa uma imagem típica ao RX e à TC com aparência de casca de ovo, geralmente denominada como "aorta em porcelana". Essa calcificação tem repercussão negativa nas tentativas de canulação da aorta e na fixação de enxertos vasculares, aumentando significativamente o risco de AVE e embolia distal.[18]

Aorta em "Recife de Corais"

Doença estenótica calcificada extremamente rara da aorta abdominal justa e suprarrenal. Descritas como calcificações "rígidas como rochas", essas placas geralmente crescem em direção ao lúmen vascular e podem causar estenose significante e evoluir para isquemia intestinal, insuficiência renal e hipertensão secundária à isquemia renal. A etiologia não está bem esclarecida, porém a abordagem terapêutica com intervenções endovasculares tem-se mostrado promissora, principalmente em indivíduos de alto risco e múltiplas comorbidades.[19]

AORTITES

Definição, Tipos e Diagnóstico

Aortite é o termo genérico utilizado para definir a inflamação da parede aórtica, cujas causas mais comuns são inflamatórias não infecciosas, vasculite de células gigantes (arterite temporal) e a arterite de Takayasu. Aortites não infecciosas têm sido descritas também em outras condições inflamatórias, como doença de Behçet, doença de Buerger, doença de Kawasaki, Espondilite Anquilosante e síndrome de Reiter. Embora menos comuns, as infecções por *Staphylococcus*, *Salmonella*, *Mycobacterium* e *Treponema*.[20]

Arterite de Células Gigantes

A arterite de células gigantes (ACG) tende a afetar a população com mais idade, frequentemente mais mulheres do que homens. Quando a aorta é afetada, pode-se resultar em um aneurisma de aorta torácica. Contudo, por definição, a artéria temporal ou outras artérias cranianas estão envolvidas. O acometimento da aorta e de seus ramos acontece em 10-18% dos casos. Dilatações da aorta ascendente e da raiz aórtica são comuns e podem levar à dissecção e ruptura. Se o diagnóstico de ACG for suspeito, faz-se necessária a realização de ecocardiografia, TC e RM. É comum encontrar o espessamento da parede da aorta indicando inflamação e doença ativa. Estudos com PET sugerem que a atividade inflamatória subclínica está por vezes presente. A pesquisa de interleucina-6,

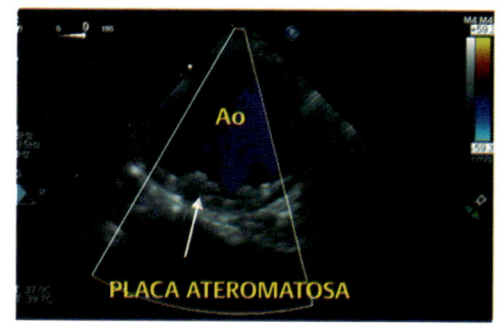

Fig. 55-9. Paciente sexo feminino, 67 anos, hipertensa e dislipidêmica, com isquemia cerebral transitória. Ecocardiograma transesofágico evidenciando placa ateromatosa extensa e espessa em aorta descendente torácica, sem sinais de ruptura ou ulceração.

bem como de outros marcadores inflamatórios, pode ser útil em pacientes com suspeita de ACG.[21]

Arterite de Takayasu

A arterite de Takayasu (AT) é uma vasculite rara de etiologia desconhecida que acomete grandes vasos e afeta principalmente mulheres jovens. É mais frequente na população asiática. A aorta torácica em seus ramos maiores são os locais mais comuns da doença, seguidos da aorta abdominal. A fase inicial inclui sinais e sintomas de inflamação sistêmica, enquanto que estágios mais tardios da doença se caracterizam pelo envolvimento vascular. O espectro de sintomas varia desde dor nas costas e/ou abdominal associado à febre, até insuficiência aórtica severa e o diagnóstico incidental de aneurisma da aorta torácica. Claudicação de extremidade superior, AVE, tontura e síncope geralmente sugerem obstrução de vasos supra-aórticos. A hipertensão geralmente é agressiva, indicando estreitamento da aorta ou das artérias renais. Síndrome aórtica aguda, incluindo dissecção, pode ocorrer. Na suspeita de AT, é necessária a realização de um exame de imagem da aorta inteira para um diagnóstico acurado, tendo todas as modalidades de reconstrução da aorta um papel importante no diagnóstico e no acompanhamento desses pacientes (Fig. 55-10). Ecocardiografia, TC e RM são úteis na demonstração de espessamento homogêneo circunferencial da parede aórtica, com suavização uniforme da superfície interna. Comparadas à ecocardiografia, TC e RM permitem melhor avaliação da aorta em sua integralidade, bem como de seus ramos proximais. A RM mostra edema da parede arterial, um marcador de atividade da doença. Em um estágio mais crônico, pode haver calcificação, mais bem avaliada pela TC. Marcadores inflamatórios, como a proteína C reativa e VHS, estão elevados em aproximadamente 70% dos pacientes em fase aguda.[22]

Tratamento

Em aortites não infecciosas, os corticosteroides são a terapia inicial padronizada. Em geral, 0,5-1,0 mg/kg de prednisona diariamente, por um período de 1 a 2 anos para evitar recorrência, embora a dose possa ser reduzida 3 meses após o início. Apesar do tratamento prolongado, aproximadamente metade dos pacientes apresenta recorrência dos sintomas, o que requer imunossupressão adicional. A utilização da quantificação do edema (PET/RM) no diagnóstico de recrudescimento da doença ainda está sob processo de validação. Agentes secundários de imunossupressão incluem metotrexato, azatioprina e agentes TNF-alfa. A abordagem cirúrgica desses pacientes quando evoluem para estreitamento aórtico ou aneurisma é consensual, porém é elevado o risco de falência do enxerto por causa da atividade inflamatória local. O uso de antibióticos de largo espectro é reservado para os casos de aortite infecciosa, com fármacos direcionados aos patógenos mais prevalentes (particularmente estafilococos e Gram-negativos).[23]

SÍNDROMES AÓRTICAS AGUDAS

O termo síndrome aórtica aguda (SAA) refere-se a um grupo de doenças da aorta que se caracterizam por apresentarem quadro clínico de dor torácica do tipo aórtico e comprometerem a integridade da parede aórtica e com isso cursarem com risco de ruptura da aorta e, consequentemente, risco iminente de morte.[24,25] São incluídos neste grupo a dissecção aórtica (DAo) clássica e suas variantes, como o hematoma intramural (HIM) e a úlcera aórtica aterosclerótica penetrante (UAP), assim como o aneurisma de aorta roto, tamponado ou não, e a ruptura traumática da aorta. Embora agrupadas, estas diferentes enfermidades têm diferentes fisiopatologias e velocidades de progressão, e não raramente a rapidez do diagnóstico conflita com sua precisão. Havendo a suspeita de SAA, diferentes métodos – como a tomografia computadorizada (TC), a ecocardiografia transtorácica (ETT) e transesofágica (ETE) e a ressonância magnética (RM) e, cada vez menos frequentemente, a angiografia – podem ser utilizados para seu diagnóstico, de acordo com a disponibilidade e prontidão em cada instituição. A TC, a ETE e a RM apresentam sensibilidade e especificidade semelhantes, próximas de 100% e, sempre que a evolução temporal permita, deve-se confirmar o diagnóstico por 2 métodos, conduta que determina a melhor acurácia diagnóstica e consequentemente a melhor terapêutica. Em diferentes séries, a TC é o exame solicitado em mais da metade dos casos agudos, seguida da ETE e, menos frequentemente, pela RM.[26] Isto se explica pela menor disponibilidade de ETE nos locais de admissão dos pacientes com suspeita de SAA e pelo maior tempo necessário para a realização da RM, em paciente com presença ou grande risco de instabilidade hemodinâmica. A ETE, embora menos rápida que a TC na aquisição das imagens e com necessidade muitas vezes de interpretação diagnóstica em tempo real, tem a vantagem de poder ser realizada onde quer que o paciente se encontre, seja em sala de emergência, unidade de terapia intensiva, centro cirúrgico ou sala de hemodinâmica. Também por este motivo, serve para monitorar a intervenção terapêutica, quer seja cirúrgica ou intervencionista. Por outro lado, quando há sinais de risco iminente de morte, como sinais de complicação, sobretudo envolvendo a raiz aórtica, mesmo uma ETT isolada – demonstrando dissecção aórtica com comprometimento significativo da função valvar aórtica ou hemopericárdio em progressão, por exemplo – pode ser suficiente para indicação de cirurgia de urgência.

Dissecção Aórtica

A dissecção da aorta (DAo) é a patologia clássica do grupo de SAA, e muitos autores consideram as demais situações que envolvem as camadas da parede aórtica como suas variantes. Este conceito motivou a classificação proposta pela Sociedade Europeia de Cardiologia,[27] como segue:

- Classe 1 = dissecção aórtica típica (clássica).
- Classe 2 = hematoma intramural.
- Classe 3 = dissecção aórtica localizada.

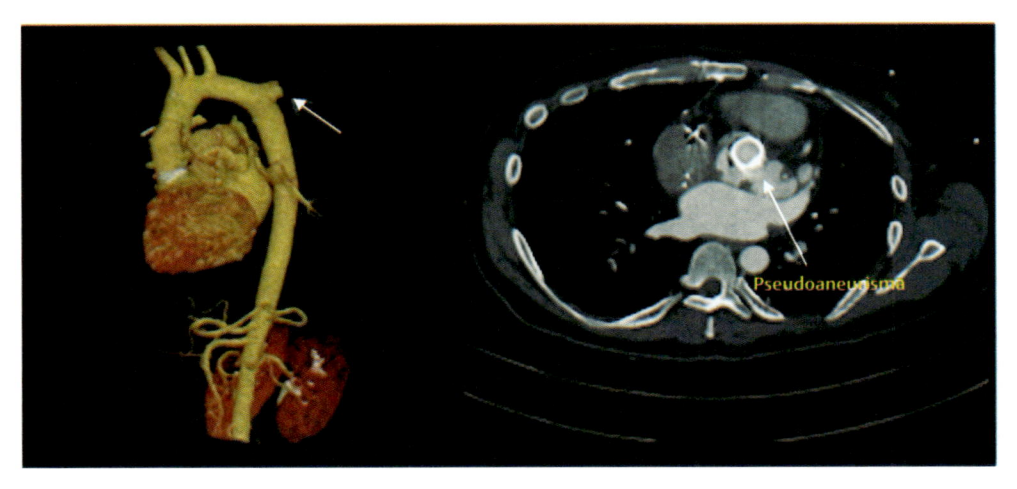

Fig. 55-10. Paciente com histórico de arterite de Takayasu, em pós-operatório de Bentall-De Bono, apresentando complicações da doença como formações saculares em aorta descendente (seta branca da reconstrução tridimensional) e pseudoaneurisma peri-prótese aórtica.

- Classe 4 = úlcera aterosclerótica penetrante.
- Classe 5 = dissecção aórtica traumática.

A fisiopatogênese da DAo envolve a perda da continuidade da camada íntima da parede aórtica e sua consequente delaminação. Conforme a localização da falsa luz (FL) gerada, a DAo é classificada em tipo A (quando acomete o segmento ascendente da aorta) ou tipo B de Stanford (quando poupa o segmento ascendente) ou em tipos I, II ou III de De Bakey (Fig. 55-11). Como o envolvimento ou não da aorta ascendente tem forte impacto na conduta, a classificação de Stanford tornou-se predominante. Alguns autores, em virtude de diferença na evolução clínica, denominam a DAo com envolvimento do segmento ascendente por extensão retrógrada da FL – a partir de um orifício comunicante (OC) presente no arco ou na aorta descendente proximal – como tipo B retrógrado. Caracteristicamente, a movimentação ondulatória (*flapping*) da membrana intimal delaminada, em sintonia com o fluxo, é tão mais intensa quanto mais próxima do OC proximal, assim como a dilatação da FL e o risco de ruptura. Por isso a evolução da DAo tipo A com OC principal no segmento ascendente costuma ser mais rápida e catastrófica, com mortalidade de 1% por hora no 1º dia, ao contrário do mecanismo retrógrado. Neste a progressão é lenta, o *flapping* é discreto, a dimensão da FL costuma ser menor que da verdadeira luz e observa-se fluxo progressivamente mais lento e formação de trombo na FL à medida que se distancia do OC (Fig. 55-12). Como apresenta melhor resolução temporal, o ETE possibilita melhor avaliação do sentido do fluxo na FL. Se retrógrado, indica que o enchimento da FL se faz por um OC distal, e vice-versa (Fig. 55-13). Também possibilita identificar frequentes OCs menores e entender o mecanismo de expansão e propagação da DAo e, assim, eventual compressão da verdadeira pela FL, que ocorre quando a FL não apresenta OC de saída distal. O local mais frequente desta compressão ocorre na transição toracoabdominal, sendo bem demonstrada pelo ETE em tempo real. Já a propagação da FL para vasos que emergem da aorta, sobretudo os vasos da base, e possível compressão da VL e redução de fluxo cerebral, é mais bem definida pela RM e pela TC, por sua melhor resolução anatômica e ausência de áreas cegas, como na ETE. Outro mecanismo pelo qual a DAo acarreta isquemia é pela oclusão transitória, dinâmica, do orifício do vaso emergente pelo

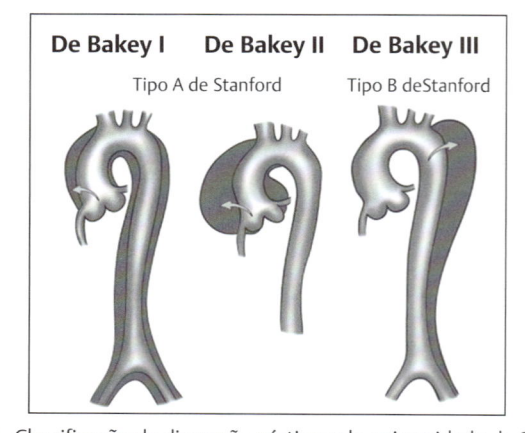

Fig. 55-11. Classificação da dissecção aórtica pela universidade de Stanford, conforme envolvimento da aorta ascendente (tipo A) ou não (tipo B), ou como proposto por De Bakey, considerando tipo I se acometesse toda a aorta, tipo II quando envolvesse apenas a aorta ascendente e tipo III quando exclusiva à aorta descendente.

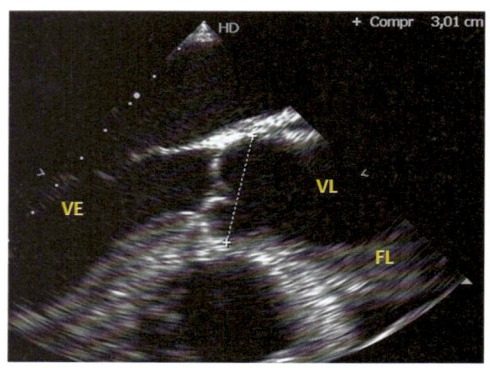

Fig. 55-12. Dissecção aórtica tipo "B retrógrado", onde embora atinja a aorta ascendente, A FL é estável, mais fina que a VL, com pouca mobilidade da membrana dissecante e tem melhor prognóstico, ao contrário de quando o orifício comunicante é proximal (tipo A clássico). VE: Ventrículo esquerdo; FL: falsa luz.

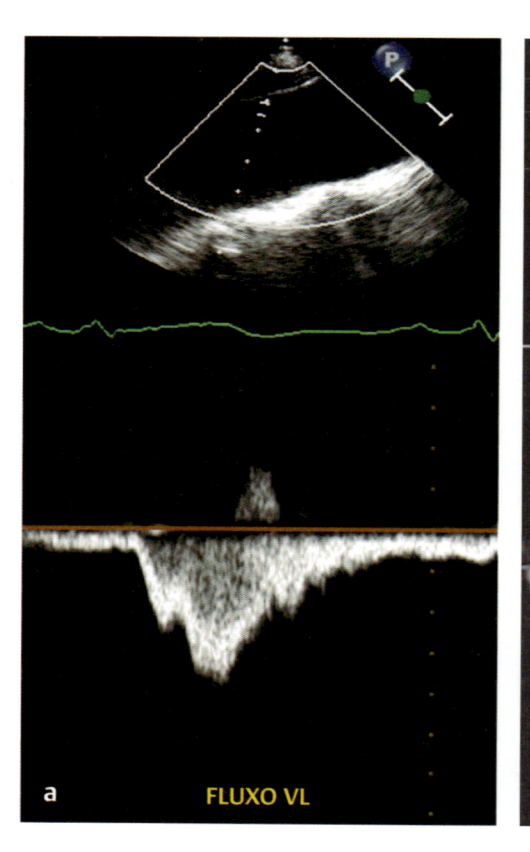

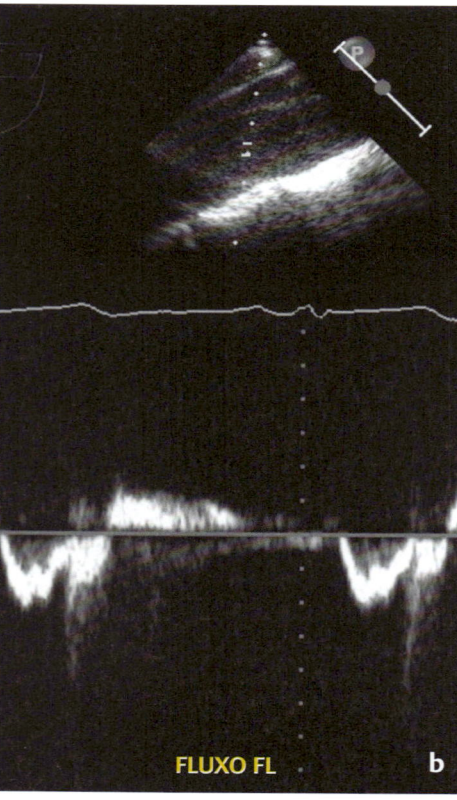

Fig. 55-13. Doppler pulsátil na VL (**a**) e na FL (**b**) permite definir se o sentido do fluxo é concordante (como demonstrado) ou não, e consequentemente se o orifício de "entrada" está proximal ou distal àquele ponto.

flapping da membrana intimal. Isto é crítico nas artérias coronárias com consequente isquemia miocárdica e deterioração clínica, bem demonstrável pelo ETE (Fig. 55-14). Outras graves complicações também ocorrem quando há envolvimento da raiz aórtica: derrame pericárdico hemorrágico que rapidamente progride até tamponamento, por esgarçamento e microlaceração da parede aórtica, facilmente demonstrado por todos métodos; e insuficiência valvar aórtica, de mecanismo variável, e quantificação mais bem realizada pelos métodos ecocardiográficos. A regurgitação aórtica ocorre por três mecanismos. O primeiro deles ocorre devido a dilatação da junção sinotubular pela DAo levando à mudança da arquitetura normal do complexo valvar e causando redução progressiva do ponto de coaptação das válvulas e consequente refluxo central. Quando a FL se insinua por um dos seios de Valsalva, causa um mau posicionamento e mesmo eversão da respectiva válvula, levando a um desarranjo da coaptação. E, por fim, o *flapping* da membrana intimal pode levá-la a se invaginar por entre as válvulas e tanto diminuir como, mais frequentemente, aumentar o refluxo (Fig. 55-15).

Tais informações sobre as características da DAo e possíveis complicações devem ser bem definidas pelos métodos diagnósticos pois vão determinar a conduta, se conservadora ou intervencionista. Para tal, a confirmação e complementação com outro exame propicia a melhor acurácia. Via de regra, faz-se a angiotomografia de aorta e complementa-se com a ETE, muitas vezes imediatamente antes da intervenção. Há sempre risco de erro de interpretação, sobretudo quando um artefato de reverberação se projeta na aorta ascendente e pode confundir com *flapping* da membrana intimal, tanto na ETE, como em TC mais antigas.

A DAo tipo A impõe intervenção cirúrgica, tão mais urgente, quanto mais próxima da raiz aórtica e quando com risco ou presença de complicações. A ETE permite acompanhamento perioperatório e identificação imediata de qualquer complicação cirúrgica, menos frequente quando optado por colocação de tubo valvado com implante das coronárias (Bentall-De Bono), e com maior importância, quando a valva aórtica é poupada. Também nos casos de DAo tipo B que se optou por intervenção percutânea, a ETE monitora a abertura da endoprótese e a exclusão da FL pela oclusão do OC principal (Fig. 55-16a). Em geral, o acompanhamento em longo prazo tanto na conduta conservadora como nos casos com intervenção é realizado pela TC, sobretudo para o acompanhamento da dilatação da aorta. Caso haja suspeita de nova alteração, pode-se utilizar outro método para confirmação.

Hematoma Intramural

A patogênese do HIM ainda é motivo de controvérsia. Classicamente, considera-se que, para seu diagnóstico, deve haver sangramento na parede da aorta e ausência de comunicação com a luz aórtica; caso haja descontinuidade da íntima, outros diagnósticos devem ser considerados – DAo com FL trombosada ou UAP com hematoma mural. Recentemente, Moral *et al.*, por meio de análise sequencial de TC e ETE de casos diagnosticados inicialmente como HIM, observaram presença de pequenas lacerações da íntima, com formação de recessos dentro do hematoma, sobretudo em fase subaguda, que desapareceram após a reabsorção do hematoma, em semanas de evolução.[28] Seriam estes casos comprovação de um mecanismo diverso de formação do HIM ou seriam outra variante da DAo clássica?

Até o presente, credita-se ao rompimento dos *vasa vasorum* – pequenos vasos que irrigam a parede da aorta – a gênese do HIM. Pode ocorrer em qualquer nível da aorta e tem como característica seu formato em crescente ou circular, circunscrevendo a luz aórtica, com extensão longitudinal variável. Enquanto a angiografia tem limitação em diagnosticar HIM, tanto a TC como a RM e a ETE (Fig. 55-16b) demonstram facilmente o HIM e possibilitam seu diagnóstico precoce. Caracteristicamente na TC, o HIM aparece como uma área em crescente de alta atenuação antes da injeção do contraste e que não se intensifica após sua administração (Fig. 55-17). À ETE, faz-se o diagnóstico diferencial com trombose mural pela identificação da linha de separação com a luz aórtica, mais ecogênica e que torna a superfície lisa, determinada pela camada intimal. A dilatação da aorta também costuma ser menos intensa que no aneurisma fusiforme com trombose mural. Para um diagnóstico preciso

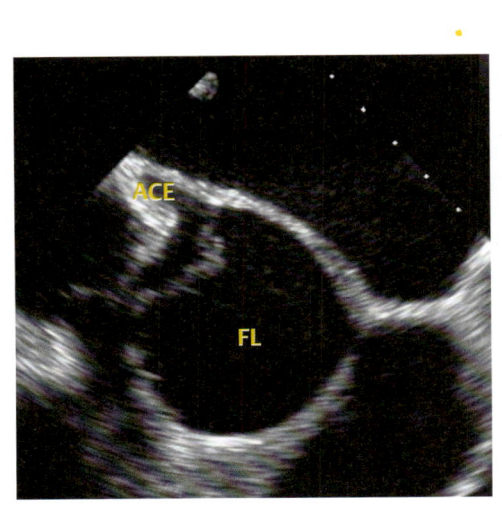

Fig. 55-14. Oclusão dinâmica do óstio da artéria coronária esquerda pela membrana dissecante que ocorre na diástole, quando há movimento retrógrado da membrane da falsa luz.

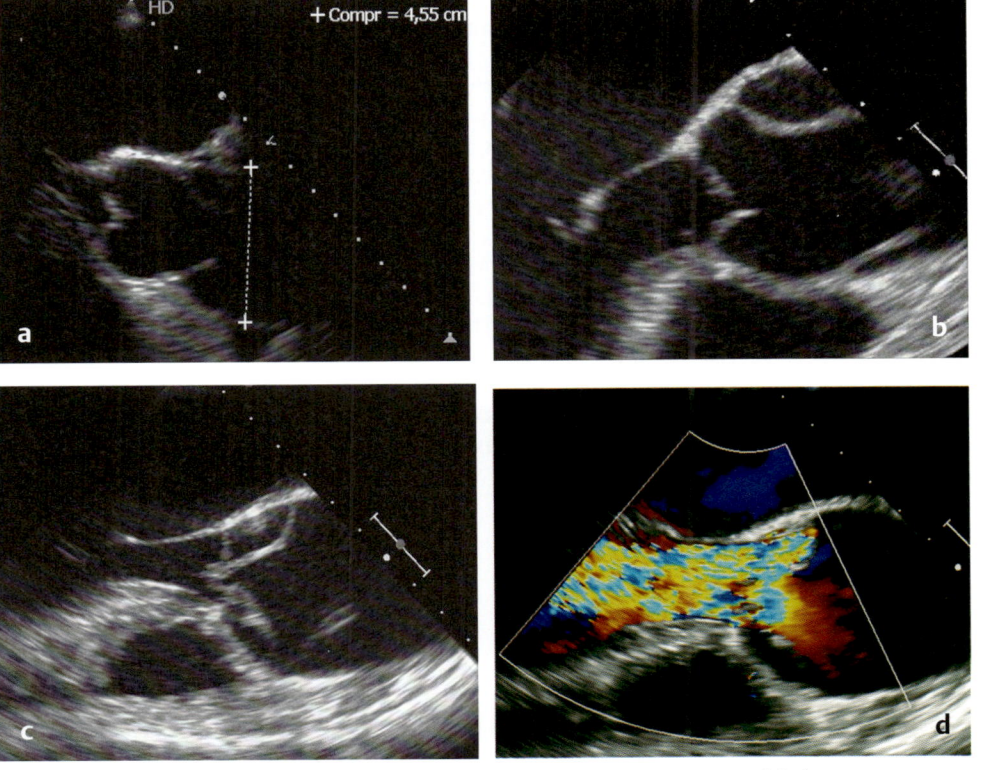

Fig. 55-15. Mecanismos de insuficiência secundária da valva aórtica na DAo tipo A: (**a**) alargamento da junção sinotubular e consequente afastamento das válvulas; (**b**) envolvimento de um dos seios de Valsalva pela FL levando ao desabamento da válvula correspondente; (**c**) invaginação da membrana da FL através do orifício valvar aórtico, levando à IAo importante; (**d**) regurgitação aórtica com preenchimento diastólico total da via de saída do ventrículo esquerdo.

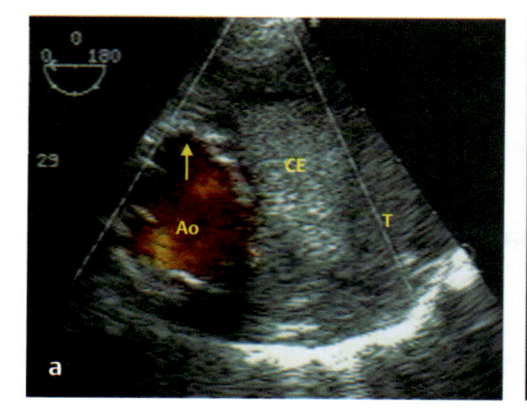

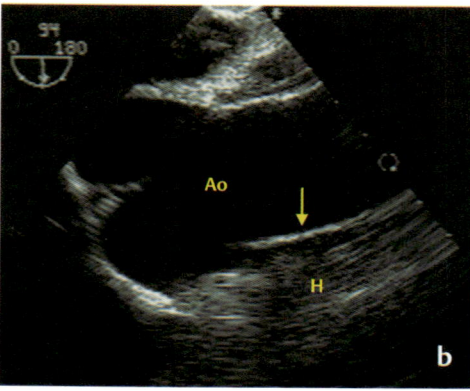

Fig. 55-16. Endoprótese (stent) na aorta descendente ocluindo o OC e causando trombose da FL (**a**), enquanto na aorta ascendente se observa prótese tubular (seta) a partir da junção sinotubular (**b**). Ao: Aorta; CE: contraste espontâneo; H: hematoma; T: trombose.

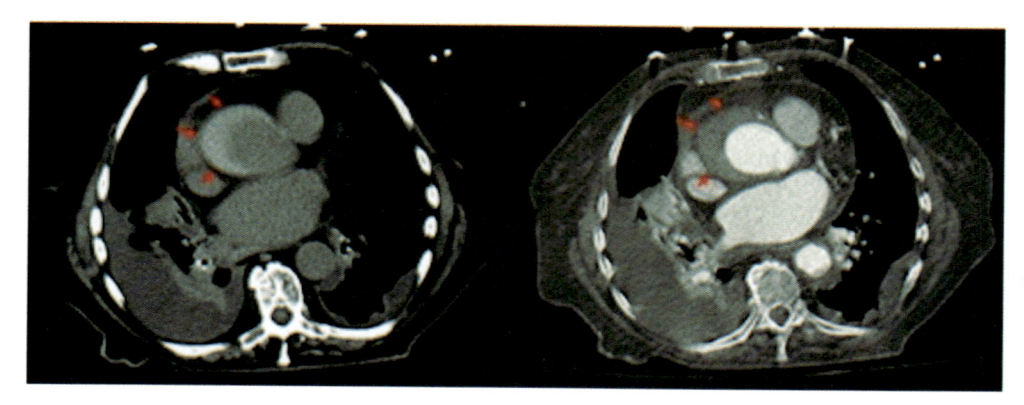

Fig. 55-17. Hematoma intramural. Angiotomografia sem contraste demonstrando área em crescente na aorta ascendente de alta atenuação antes da injeção do contraste que não se intensifica após sua administração.

e definitivo de HIM é fundamental a análise detalhada de toda sua extensão, à procura de alguma descontinuidade da íntima que excluiria seu diagnóstico. Enquanto a TC e a RM têm a vantagem da melhor visualização de toda parede aórtica, por completo, a ETE pode definir melhor o fluxo de entrada em um eventual OC (DAo trombosada) ou no local de invasão da camada média pela úlcera aterosclerótica (UAP; Fig. 55-18), cujo diagnóstico errôneo de HIM pode explicar a evolução com ruptura aórtica e morte em alguns casos de HIM no passado. Porém não exclui esta evolução desfavorável em alguns casos verdadeiros de HIM, comprovados por estudo anatomopatológico.

Em virtude deste possível desfecho negativo, a conduta frente a casos de HIM tem sido a intervenção cirúrgica, à semelhança da DAo clássica, na maioria das instituições médicas de referência. Porém, da mesma forma que a fisiopatogênese, a escolha da melhor opção terapêutica continua controversa. Passo importante é definir o local de acometimento e a presença de complicações. Quando o hematoma não envolve a aorta ascendente (tipo B) e não tem complicações, há tendência pela conduta conservadora. Mas quando o HIM é tipo A, relatos clínicos de diferentes centros mostram resultados conflitantes no que diz respeito ao melhor tratamento. Enquanto em centros asiáticos do Japão e da Coreia, onde o diagnóstico de HIM tem alta prevalência em relação à DAo clássica (25,5%), a maioria dos pacientes é tratada clinicamente e tem boa evolução (mortalidade < 6%), com regressão do hematoma, em centros americanos, em que a prevalência de HIM é em torno de 11%, o tratamento conservador é restrito a 49% dos casos, com resultados menos satisfatórios (21% de mortalidade), sendo mais frequente a opção cirúrgica. Mais divergentes ainda são os dados do IRAD (International Registry of Acute Aortic Dissection), com apenas 3,5% de diagnóstico de HIM e com 84% de opção cirúrgica.[29]

Úlcera Aterosclerótica Penetrante

A UAP e suas complicações, embora descritas há mais de 30 anos, continuam sendo subdiagnosticadas e interpretadas erroneamente, como DAo ou HIM.[30] Quando uma úlcera da placa aterosclerótica ultrapassa o limite entre as camadas íntima e média, ocorre um enfraquecimento da parede neste local, com formação de um pseudoaneurisma, que pode culminar em ruptura da adventícia e, consequentemente, da aorta. Neste caso a evolução é catastrófica e rápida, retardada caso haja tamponamento da ruptura (Fig. 55-19). Este diagnóstico requer *expertise* na interpretação, mas pode ser realizado por quaisquer dos métodos – TC, ETE e RM. Outras vezes a UAP é mais insidiosa e se torna achado incidental.[31] Outra possibilidade é a UAP evoluir com divulsionamento da camada média da aorta. Essa FL é facilmente confundida como DAo. Porém, caracteristicamente, a "membrana dissecante" não tem movimentação ondulatória (*flapping*), por ser mais espessa e ser composta pela

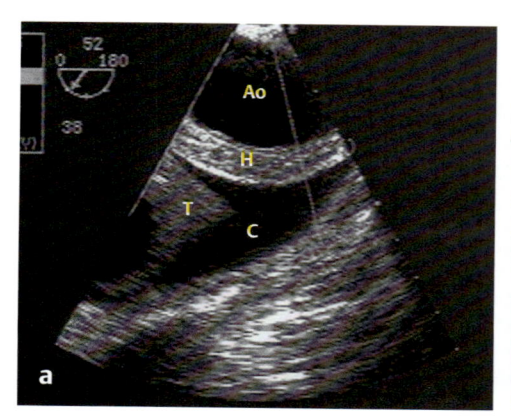

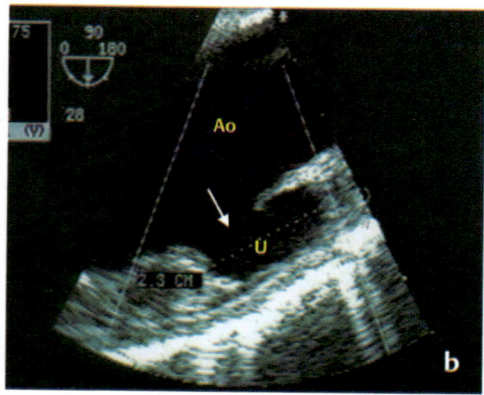

Fig. 55-18. Diagnóstico inicial de HIM com ruptura tamponada na aorta torácica distal (**a**) descartado após avaliação da aorta descendente proximal, onde se observou UAP (**b**). Ao: aorta; C: coleção pleural; H: hematoma mural; T: trombo; U: úlcera.

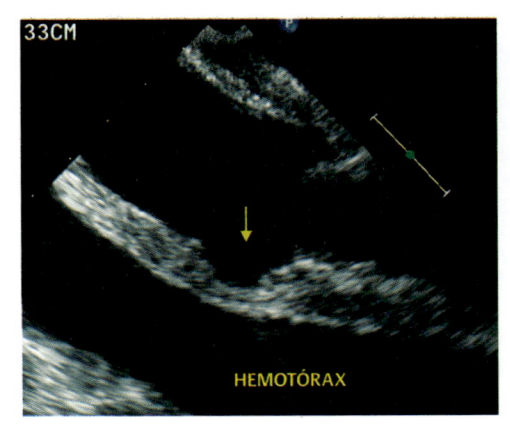

Fig. 55-19. UAP (seta) na aorta torácica descendente com ruptura para a pleura (hemotórax) tamponada.

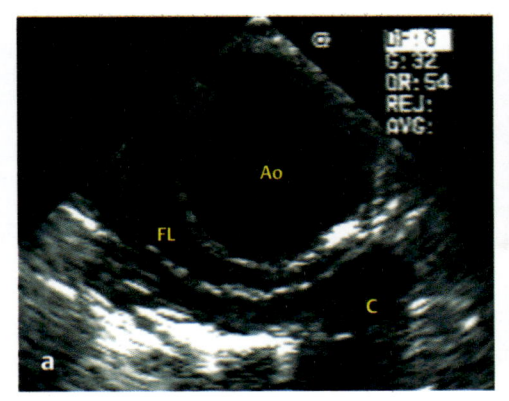

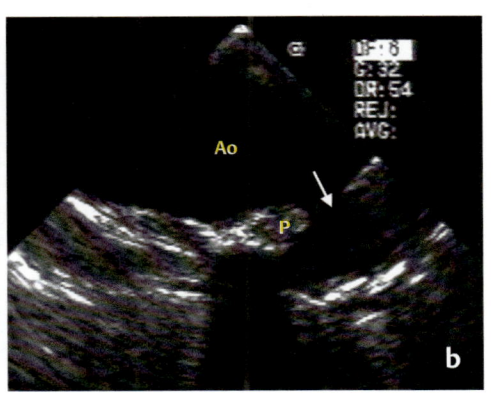

Fig. 55-20. UAP (seta) simulando DAo tipo B na avaliação da aorta torácica distal (**a**), desmascarada na avaliação da aorta descendente proximal (**b**). Ao: aorta; P: placa aterosclerótica.

íntima mais parte da camada média, e tem componente de placa aterosclerótica junto ao "OC". A FL pode-se estender longitudinalmente, à semelhança da DAo, ou evoluir com trombose de toda FL (trombose mural) e confundir com HIM (Figs. 55-18 e 55-20). Em ambas situações, o diagnóstico correto depende de análise detalhada de toda a aorta envolvida, à procura da lesão de continuidade na camada intimal. Este processo é facilitado na TC e na RM, que tem melhor visualização de toda a aorta e sua relação espacial. À ETE, deve-se explorar retrogradamente a lesão em eixo transversal à luz aórtica em busca do OC, cuja ausência confirmará diagnóstico de HIM, ou presença com bordas grossas e com *flapping*, junto a uma placa aterosclerótica, o de UAP.

Ruptura Traumática da Aorta

Além da ruptura aórtica decorrente das patologias citadas anteriormente, a aorta pode sofrer ruptura ou transecção durante trauma fechado com intensa desaceleração, como ocorre nos acidentes automobilísticos. O local mais frequente é a região do istmo, transição entre segmentos móvel e fixo da aorta, seguido da aorta ascendente supravalvar e porção diafragmática da aorta.[32] A TC *multislice* é hoje o método de escolha, pela sua rapidez, alta definição da imagem e gama de possibilidades diagnósticas em virtude do trauma. A ETT se mostra limitada para este diagnóstico e a ETE, embora vantajosa em virtude de ser realizado à beira do leito, com mínima mobilização do paciente, deve ser evitada se houver suspeita de lesão cervical. Pode-se identificar local de ruptura tamponada ou descontinuidade circunferencial da parede aórtica, mantida apenas pela camada adventícia, com imagem de pseudoaneurisma sacular quando incompleta e com imagem de transecção e aneurisma fusiforme quando envolve toda circunferência da aorta.[9,33] Outras possíveis lesões são o HIM e a DAo traumática, em geral menos extensa que a DAo clássica.[9]

TUMORES AÓRTICOS

Os tumores malignos primários da aorta são raros e abrangem uma classe de sarcomas com características histológicas heterogêneas. Dentre eles, o sarcoma intimal é o mais comum, e pode ser derivado de células endoteliais (angiossarcoma) ou de miofibroblastos. Os sarcomas também podem-se desenvolver a partir de células da camada média e da adventícia. Os sintomas são inespecíficos e mimetizam aqueles da doença aterosclerótica, doença arterial periférica, cólica renal ou intestinal e até hérnia de disco. A principal manifestação clínica é em decorrência de um evento embólico. O diagnóstico, quando realizado, reside no exame imuno-histopatológico de espécimes retirados por endarterectomia, porém pode ser suspeito por imagens de ressonância magnética. O tratamento recomendado envolve a ressecção em bloco do segmento acometido com margem cirúrgica de segurança, seguida de interposição de enxerto vascular. Dado o diagnóstico comumente tardio, quando já há acometimento de estruturas adjacentes e metástases *in loco* ou a distância, a intervenção não é factível na maioria dos casos. Em alguns casos, pode-se alcançar um aumento de sobrevida desses pacientes por quimioterapia adjuvante ou paliativa, associada à radioterapia. O prognóstico é ruim na grande maioria dos casos, com óbito em um curto período de tempo. A sobrevida média de 3 anos é de 11,2%, subindo para 16,5% após intervenção cirúrgica.[34]

REFERÊNCIAS BIBLIOGRÁFICAS

1. Erbel R, Aboyans V, Boileau C, Bossone E, Bartolomeo RD, Eggebrecht H, et al. 2014 ESC Guidelines on the diagnosis and treatment of aortic diseases: Document covering acute and chronic aortic diseases of the thoracic and abdominal aorta of the adult. The Task Force for the Diagnosis and Treatment of Aortic Diseases of the European Society of Cardiology (ESC). Eur Heart J. 2014;35(41):2873-926.
2. Sampson UK, Norman PE, Fowkes FG, Aboyans V, Song Y, Harrell FE Jr., et al. Estimation of global and regional incidence and prevalence of abdominal aortic aneurysms 1990 to 2010. Glob Heart. 2014;9(1):159-70.
3. Vriz O, Aboyans V, D'Andrea A, Ferrara F, Acri E, Limongelli G, et al. Normal values of aortic root dimensions in healthy adults. Am J Cardiol. 2014;114(6):921-7.
4. Flachskampf FA, Badano L, Daniel WG, Feneck RO, Fox KF, Fraser AG, et al. Recommendations for transoesophageal echocardiography: update 2010. Eur J Echocardiogr. 2010;11(7):557-76.
5. Agarwal PP, Chughtai A, Matzinger FR, Kazerooni EA. Multidetector CT of thoracic aortic aneurysms. Radiographics. 2009;29(2):537-52.
6. Tokuda Y, Oshima H, Araki Y, Narita Y, Mutsuga M, Kato K, et al. Detection of thoracic aortic prosthetic graft infection with 18F-fluorodeoxyglucose positron emission tomography/computed tomography. Eur J Cardiothorac Surg. 2013;43(6):1183-7.
7. Shiga T, Wajima Z, Apfel CC, Inoue T, Ohe Y. Diagnostic accuracy of transesophageal echocardiography, helical computed tomography, and magnetic resonance imaging for suspected thoracic aortic dissection: systematic review and meta-analysis. Arch Intern Med. 2006;166(13):1350-6.
8. Nienaber CA. The role of imaging in acute aortic syndromes. Eur Heart J Cardiovasc Imaging. 2013;14(1):15-23.
9. Goldstein SA, Evangelista A, Abbara S, Arai A, Asch FM, Badano LP, et al. Multimodality imaging of diseases of the thoracic aorta in adults: from the American Society of Echocardiography and the European Association of Cardiovascular Imaging: endorsed by the Society of Cardiovascular Computed Tomography and Society for Cardiovascular Magnetic Resonance. J Am Soc Echocardiogr. 2015;28(2):119-82.
10. Teo EP, Isselbacher, EM. Diseases of the Aorta. In: Zipes DP, Libby P, Bonow RO, Mann DL, Tomaselli GF. Braunwald's Heart Disease. 11th Ed. Philadelphia, PA: Elsevier; 2019. 354-68.
11. Saric M, Kronzon I. Aortic atherosclerosis and embolic events. Curr Cardiol Rep. 2012;14(3):342-9.
12. Amarenco P, Duyckaerts C, Tzourio C, Henin D, Bousser MG, Hauw JJ. The prevalence of ulcerated plaques in the aortic arch in patients with stroke. N Engl J Med. 1992;326(4):221-5.
13. Eggebrecht H, Schmermund A, Voigtlander T, Kahlert P, Erbel R, Mehta RH. Risk of stroke after transcatheter aortic valve implantation (TAVI): a meta-analysis of 10,037 published patients. EuroIntervention. 2012;8(1):129-38.
14. Tunick PA, Nayar AC, Goodkin GM, Mirchandani S, Francescone S, Rosenzweig BP, et al. Effect of treatment on the incidence of stroke

and other emboli in 519 patients with severe thoracic aortic plaque. Am J Cardiol. 2002;90(12):1320-5.
15. Tahara N, Kai H, Ishibashi M, Nakaura H, Kaida H, Baba K, et al. Sinvastatin attenuates plaque inflammation: evaluation by fluorodeoxyglucose positron emission tomography. J Am Coll Cardiol. 2006;48(9):1825-31.
16. Stern A, Tunick PA, Culliford AT, Lachmann J, Baumann FG, Kanchuger MS, et al. Protruding aortic arch atheromas: risk of stroke during heart surgery with and without aortic arch endarterectomy. Am Heart J. 1999;138(4 Pt 1):746-52.
17. Laperche T, Laurian C, Roudaut R, Steg PG. Mobile thrombosis of the aortic arch without aortic debris. A transesophageal echocardiographic finding associated with unexplained arterial embolism. The Filiale Echocardiographie de la Societe Francaise de Cardiologie. Circulation. 1997;96(1):288-94.
18. Leon MB, Smith CR, Mack M, Miller DC, Moses JW, Svensson LG, et al. Transcatheter aortic-valve implantation for aortic stenosis in patients who cannot undergo surgery. N Engl J Med. 2010;363(17):1597-607.
19. Sagban AT, Grotemeyer D, Rehbein H, Sandmann W, Duran M, Balzer KM, et al. [Occlusive aortic disease as coral reef aorta--experience in 80 cases]. Zentralbl Chir. 2010;135(5):438-44.
20. Gornik HL, Creager MA. Aortitis. Circulation. 2008;117(23):3039-51.
21. Pipitone N, Versari A, Salvarani C. Role of imaging studies in the diagnosis and follow-up of large-vessel vasculitis: an update. Rheumatology (Oxford). 2008;47(4):403-8.
22. Gravanis MB. Giant cell arteritis and Takayasu aortitis: morphologic, pathogenetic and etiologic factors. Int J Cardiol. 2000;75 Suppl 1:S21-33; discussion S5-6.
23. Maksimowicz-McKinnon K, Clark TM, Hoffman GS. Limitations of therapy and a guarded prognosis in an American cohort of Takayasu arteritis patients. Arthritis Rheum. 2007;56(3):1000-9.
24. Vilacosta I, Aragoncillo P, Canadas V, San Roman JA, Ferreiros J, Rodriguez E. Acute aortic syndrome: a new look at an old conundrum. Heart. 2009;95(14):1130-9.
25. Macura KJ, Corl FM, Fishman EK, Bluemke DA. Pathogenesis in acute aortic syndromes: aortic dissection, intramural hematoma, and penetrating atherosclerotic aortic ulcer. AJR Am J Roentgenol. 2003;181(2):309-16.
26. Harris KM, Strauss CE, Eagle KA, Hirsch AT, Isselbacher EM, Tsai TT, et al. Correlates of delayed recognition and treatment of acute type A aortic dissection: the International Registry of Acute Aortic Dissection (IRAD). Circulation. 2011;124(18):1911-8.
27. Erbel R, Alfonso F, Boileau C, Dirsch O, Eber B, Haverich A, et al. Diagnosis and management of aortic dissection. Eur Heart J. 2001;22(18):1642-81.
28. Moral S, Cuellar H, Avegliano G, Ballesteros E, Salcedo MT, Ferreira-Gonzalez I, et al. Clinical Implications of Focal Intimal Disruption in Patients With Type B Intramural Hematoma. J Am Coll Cardiol. 2017;69(1):28-39.
29. Song JK. Update in acute aortic syndrome: intramural hematoma and incomplete dissection as new disease entities. J Cardiol. 2014;64(3):153-61.
30. Stanson AW, Kazmier FJ, Hollier LH, Edwards WD, Pairolero PC, Sheedy PF, et al. Penetrating atherosclerotic ulcers of the thoracic aorta: natural history and clinicopathologic correlations. Ann Vasc Surg. 1986;1(1):15-23.
31. Hayashi H, Matsuoka Y, Sakamoto I, Sueyoshi E, Okimoto T, Hayashi K, et al. Penetrating atherosclerotic ulcer of the aorta: imaging features and disease concept. Radiographics. 2000;20(4):995-1005.
32. Steenburg SD, Ravenel JG. Multi-detector computed tomography findings of atypical blunt traumatic aortic injuries: a pictorial review. Emerg Radiol. 2007;14(3):143-50.
33. Willens HJ, Kessler KM. Transesophageal echocardiography in the diagnosis of diseases of the thoracic aorta: part II-atherosclerotic and traumatic diseases of the aorta. Chest. 2000;117(1):233-43.
34. Rusthoven C, Shames ML, Bui MM, Gonzalez RJ. High-grade undifferentiated pleomorphic sarcoma of the aortic arch: a case of endovascular therapy for embolic prophylaxis and review of the literature. Vasc Endovascular Surg. 2010;44(5):385-91.

Parte VIII   Miscelâneas

**Coordenador: Marcos Valério
Coimbra de Resende**

DOENÇAS DO PERICÁRDIO

CAPÍTULO 56

Henry Abensur ▪ Renato Hortegal

INTRODUÇÃO

As doenças do pericárdio são relativamente comuns na prática médica. A introdução do uso da ecocardiografia neste cenário foi para a detecção de líquido no espaço pericárdico, que era muito difícil de ser realizada antes do advento deste método há cerca de 65 anos.

O pericárdio é formado por um saco fibroso avascular que consiste em duas lâminas: o pericárdio visceral contíguo com o epicárdio e o pericárdio parietal que envolve o coração. Normalmente, há entre 10 e 50 mL de fluido entre as duas lâminas do pericárdio.

A pressão intrapericárdica é um reflexo da pressão intratorácica, ambas têm valores negativos, onde esta atua como força aspirativa para as veias cavas e aquela como força aspirativa que auxilia o *recoil* e o *untwisting* ventricular.[1]

O pericárdio envolve as quatro câmaras do coração, estendendo-se 1-2 cm para os grandes vasos e veias pulmonares, prevenindo a fricção entre o coração e as estruturas vizinhas, e limita a distensão do coração, de forma a manter o volume cardíaco máximo relativamente fixo.

PERICARDITE AGUDA

Na presença de pericardite aguda, a ecocardiografia pode ser completamente normal ou evidenciar alterações como aumento da refringência pericárdica e presença de derrame. Em alguns casos, o derrame pericárdico pode conter *strands* de fibrina.

A avaliação ecocardiográfica também pode ser pode ser útil para o diagnóstico diferencial, bem como para avaliação do impacto do derrame no enchimento ventricular. Se o processo inflamatório se expande para o miocárdio (miopericardite), pode ocorrer alteração da contração segmentar.[2]

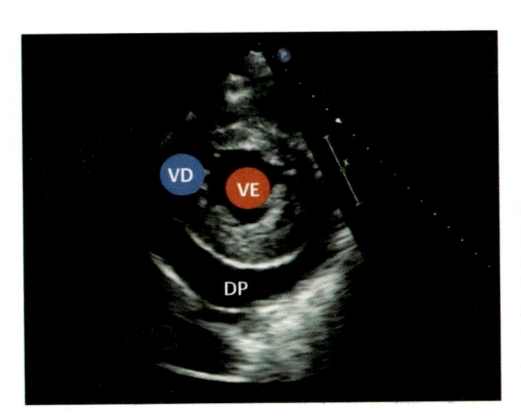

Fig. 56-1. Derrame pericárdico circunferencial. VE: ventrículo esquerdo; VD: ventrículo direito; DP: derrame pericárdico.

DERRAME PERICÁRDICO

O acúmulo de líquido no espaço pericárdico pode ser ocasionado por processo inflamatório que resulta em aumento da produção de líquido (exsudato pericárdico) ou reabsorção reduzida em decorrência de aumento da pressão venosa central por insuficiência cardíaca ou hipertensão arterial pulmonar (transudato pericárdico).

O derrame pericárdico pode-se distribuir pelo saco pericárdico circunferencialmente ao coração (derrame pericárdico circunferencial – Fig. 56-1), ou estar confinado a uma pequena área: derrame pericárdico loculado (Fig. 56-2).[2]

Quantifica-se o derrame pericárdico como discreto quando o espaço livre de ecos na diástole for menor que 10 mm, moderado quando for entre 10-20 mm e importante se maior que 20 mm.

Dentre os diagnósticos diferenciais, devemos considerar:

1. *Gordura epicárdica:* achado mais comum em idosos e/ou obesos. A gordura geralmente tem localização anterior à parede do ventrículo direito e pode ser diferenciada de um derrame pericárdico por sua densidade ecográfica mais alta (*white echoes*) comparada ao líquido.
2. *Derrame pleural:* o derrame pericárdico costuma se localizar posteriormente à parede inferolateral do coração, enquanto o derrame pleural se situa atrás da aorta torácica descendente.

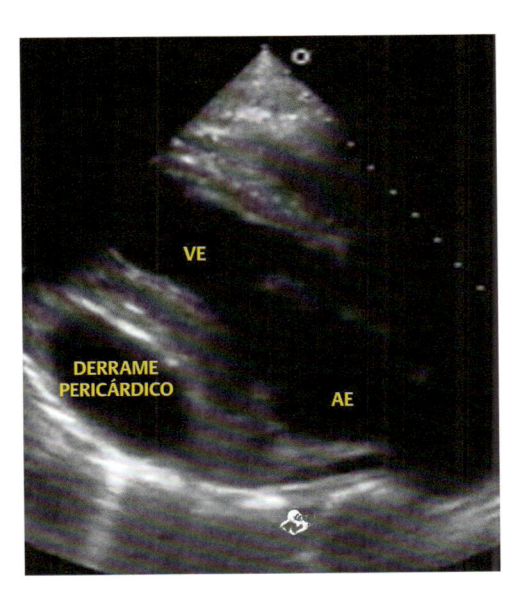

Fig. 56-2. Derrame pericárdico loculado. VE: ventrículo esquerdo; AE: átrio esquerdo.

ASPECTOS HEMODINÂMICOS RELEVANTES PARA O ESTUDO DO TAMPONAMENTO CARDÍACO E DA PERICARDITE CONSTRITIVA

Em condições de normalidade, há uma variação do fluxo sanguíneo para as câmaras direitas de acordo com a fase da respiração (Fig. 56-3).

Para melhor compreensão deste fenômeno, deve-se ter em conta que:

1. O pericárdio envolve ambos os ventrículos, o átrio direito e a grande parte do átrio esquerdo, logo, todos são sensíveis às variações da pressão intratorácica/intrapericárdica.
2. As veias pulmonares e a maior porção das cavas superior e inferior são externas ao pericárdio.
3. As veias pulmonares têm todo seu trajeto intratorácico, desta forma são sensíveis às variações da pressão intratorácica.
4. A maior parte das veias cavas superior e inferior tem localização extratorácica, resultando em uma insensibilidade destas às variações da pressão intratorácica.

Assim, durante a inspiração ocorre descenso do diafragma, redução da pressão intratorácica (5-10 mmHg) que se transmite para as câmaras cardíacas, sem redução da pressão das cavas. Logo, há aumento do gradiente pressórico cavas (+) => átrio direito (−), resultando em aumento do fluxo de entrada.

Em câmaras esquerdas, a redução da pressão intratorácica exerce um efeito equivalente no ventrículo esquerdo, no átrio esquerdo e nas veias pulmonares, o que mantém o gradiente e, consequentemente, o fluxo de entrada relativamente constante.

O aumento do fluxo de entrada para cavidades direitas durante a inspiração é facilmente acomodado diante de um ventrículo direito complacente e de um pericárdio com fisiologia normal, embora o aumento do raio do arco do ventrículo direito gere discreto aumento do *wall stress* do septo direito.[3] Isto reduz o *stroke volume* do VE, levando à queda da pressão intraventricular sistólica/pressão arterial sistólica de até 10 mmHg,[4] além de reduzir o gradiente protodiastólico AE-VE, produzindo uma variação na velocidade pico da onda E de até 25%.[5]

Em resumo, a inspiração resulta em:

1. Aumento do fluxo das veia cavas-AD sem alteração significativa do fluxo das veias pulmonares-AE.
2. Aumento do fluxo de entrada AD-VD e redução do fluxo de entrada AE-VE.
3. Redução da pressão sistólica intraventricular de ambos os ventrículos.

Durante a expiração, há redução do fluxo de entrada para as câmaras direitas enquanto o enchimento de câmaras esquerdas permanece relativamente constante.

TAMPONAMENTO CARDÍACO

O tamponamento cardíaco é um diagnóstico clínico, mas a avaliação ecocardiográfica da repercussão hemodinâmica do derrame pericárdico é indispensável na maior parte dos casos.

Um conceito-chave é que a relação entre o volume do derrame pericárdico e a elevação da pressão intrapericárdica não têm um comportamento linear. Isto se dá em razão da propriedades de histerese do tecido pericárdico, que é capaz de acomodar quantidades variáveis de líquido sem que haja uma elevação significativa da pressão intrapericárdica, ou seja, existe uma reserva pericárdica.[5]

A reserva pericárdica é determinada pela preservação das propriedades elásticas do pericárdio e pela velocidade de instalação do derrame (Fig. 56-4). Desta forma, derrames volumosos com instalação lenta e progressiva podem não ocasionar elevação significativa da pressão intrapericárdica a ponto de produzir tamponamento cardíaco, ao passo que pequenos acúmulos de instalação rápida podem resultar em pressão intrapericárdica alta o suficiente para causar tamponamento fatal.[2,4,6,7]

É preciso ter em conta que a pressão intrapericárdica necessária para gerar o tamponamento cardíaco não é fixa. Neste capítulo utilizaremos o termo "pressão crítica de tamponamento" para nos referirmos ao valor mínimo de pressão intrapericárdica necessário para atingir a equalização pressórica e gerar as características hemodinâmicas do tamponamento cardíaco.

A pressão das câmaras do coração varia durante o ciclo cardíaco e pode ser modificada também por diversos fatores. Estados de depleção volêmica como o pós-diálise com significativo balanço negativo, por exemplo, podem apresentar uma pressão crítica de tamponamento inferior a 4 mmHg (Fig. 56-5).[8]

Fatores como sobrecarga pressórica ventricular, hipertrofia e insuficiência de valvas semilunares aumentam a pressão intraventricular e atuam como fatores "protetores", diminuindo as chances de colapso da câmara.[9]

Inspiração
- Aumento do fluxo VCS e VCI
- Aumenta fluxo câmaras direitas
- Maior raio do arco de VD

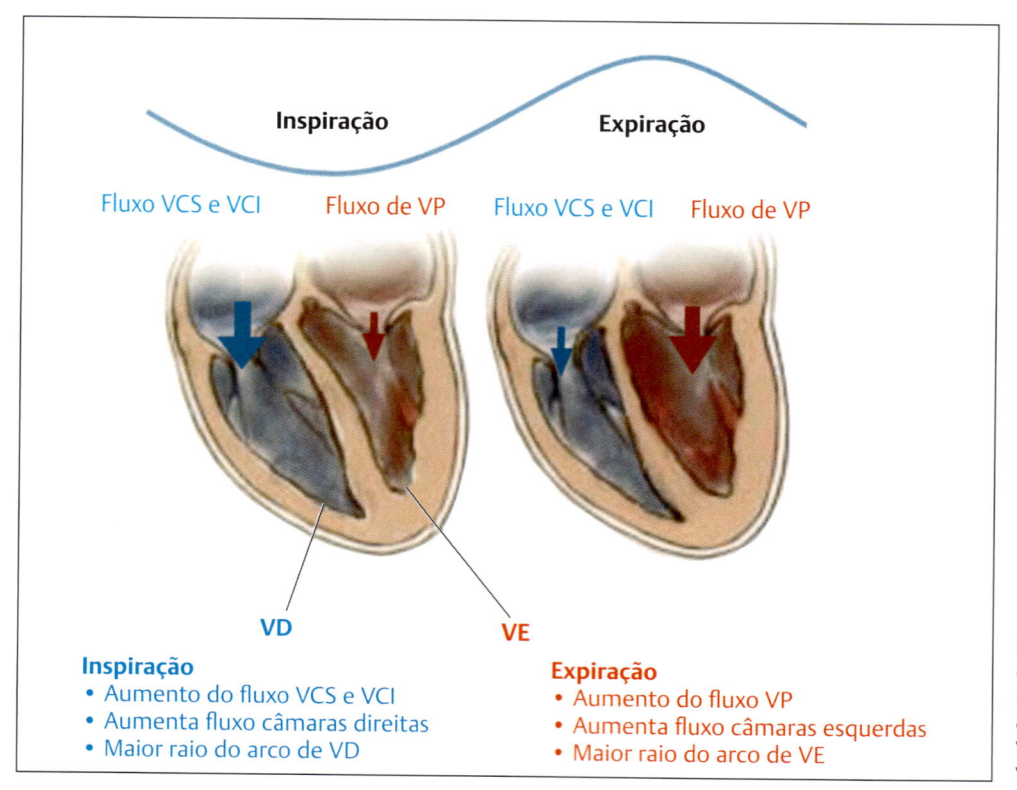

Expiração
- Aumento do fluxo VP
- Aumenta fluxo câmaras esquerdas
- Maior raio do arco de VE

Fig. 56-3. Variação fisiológica do fluxo sanguíneo de entrada e saída do coração de acordo com o ciclo respiratório (variação respirofásica). VD: ventrículo direito; VE: ventrículo esquerdo; AE: átrio esquerdo; VCS: veia cava superior; VCI: veia cava inferior; VP: veias pulmonares.

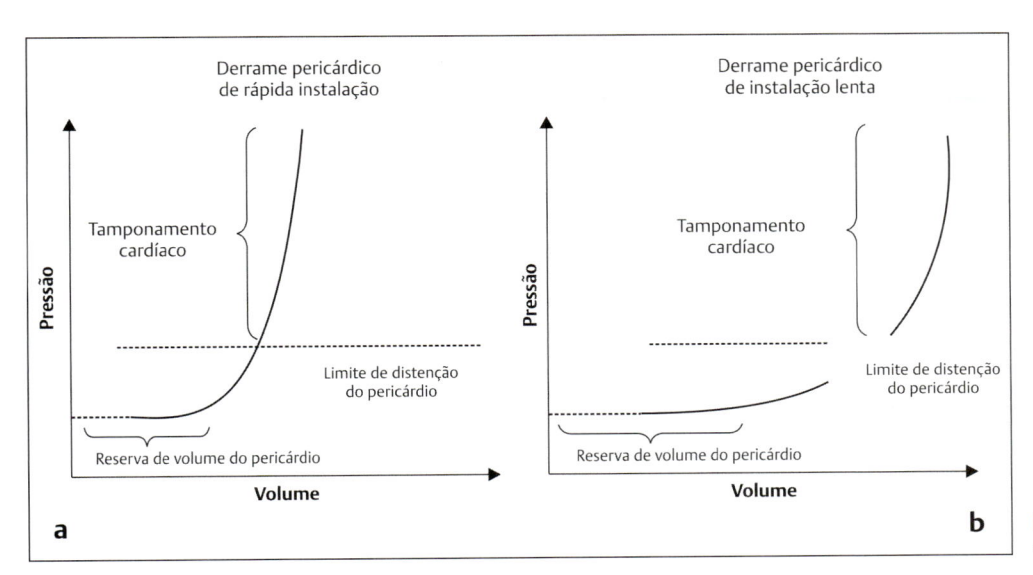

Fig. 56-4. A reserva pericárdica é determinada pela velocidade de instalação do derrame pericárdico.

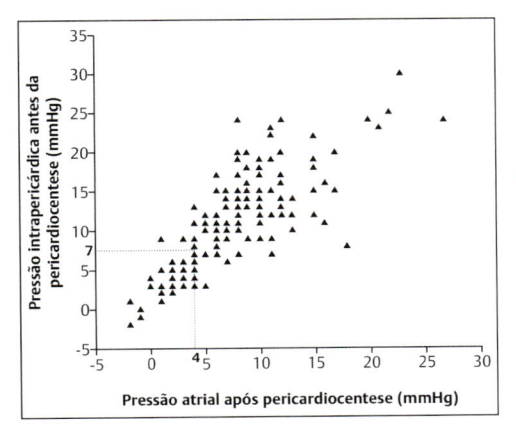

Fig. 56-5. Diferentes níveis da pressão crítica de tamponamento. Observe que um subgrupo de pacientes apresenta níveis de pressão crítica abaixo de 4 mmHg. (Adaptada de Sagristà-Sauleda et al.)[8]

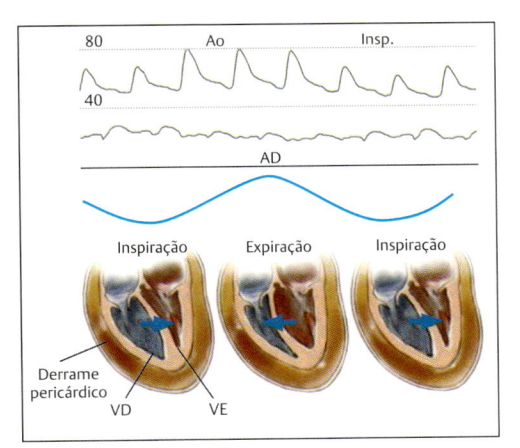

Fig. 56-6. Exacerbação do fenômeno de interdependência ventricular no tamponamento cardíaco resultando a jusante em redução do *stroke volume*, hipotensão arterial exacerbada durante a inspiração e, a montante, hipertensão venosa.

Elementos extrínsecos ao pericárdio podem promover incremento adicional da pressão intrapericárdica: compressão extrínseca por estruturas adjacentes, derrames pleurais volumosos, ventilação com pressão positiva. O somatório das forças pode resultar em uma repercussão hemodinâmica desproporcional ao tamanho do derrame pericárdico.[10-12]

Uma vez que ocorra a equalização pressórica, surge a fisiologia de tamponamento cardíaco: há restrição do enchimento ventricular fazendo com que o movimento de sangue entre as câmaras aconteça em bloco quase que exclusivamente durante o esvaziamento ventricular, há redução do *stroke volume* a jusante e hipertensão venosa com perda do colapso "y" a montante.[4]

A exacerbação do fenômeno do interdependência ventricular, durante a inspiração, gera aumento do *wall stress* do septo direito provocando incremento do vetor-força no sentido direita-esquerda e piorando a restrição ao enchimento ventricular esquerdo: eis o surgimento do "pulso paradoxal", definido como a queda da pressão sistólica superior a 10 mmHg durante a inspiração (Fig. 56-6).[13,14]

Com a utilização das modalidades uni e bidimensional da ecocardiografia, constata-se a presença de colapso das cavidades cardíacas. O átrio direito possui uma pressão inferior em relação às pressões intraventriculares, logo, seu colapso é um marcador sensível, mas com baixa especificidade (Fig. 56-7). Portanto, é importante graduar o momento do ciclo cardíaco em que acontece o colapso atrial (final da diástole atrial é o período de menor PAD), bem como sua duração. A especificidade deste achado aumenta quando acontece o movimento de inversão da parede livre na telediástole que se estende durante parte da sístole (diástole ventricular).[13]

O colapso do ventrículo direito consiste em um movimento de inversão da parede livre durante a diástole (Fig. 56-8), quando a pressão intrapericárdica supera a pressão no ventrículo direito na diástole ventricular.[2,13]

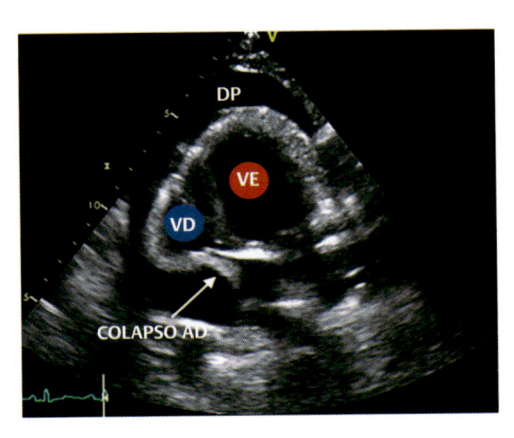

Fig. 56-7. Derrame pericárdico circunferencial com colapso do átrio direito.

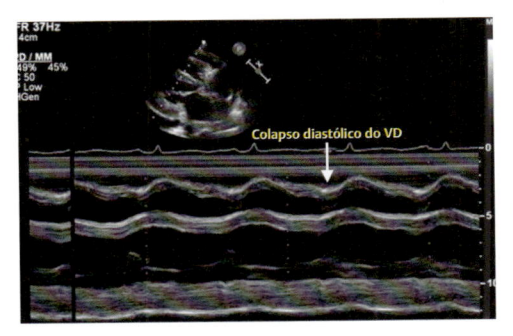

Fig. 56-8. Derrame pericárdico circunferencial com colapso diastólico do ventrículo direito.

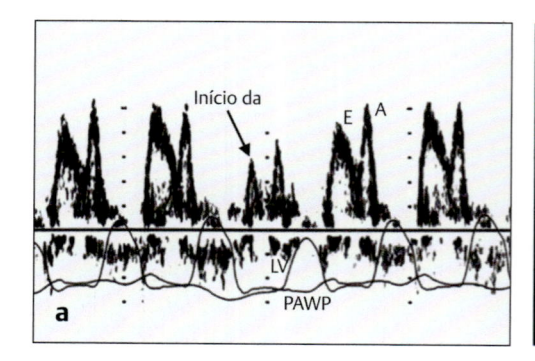

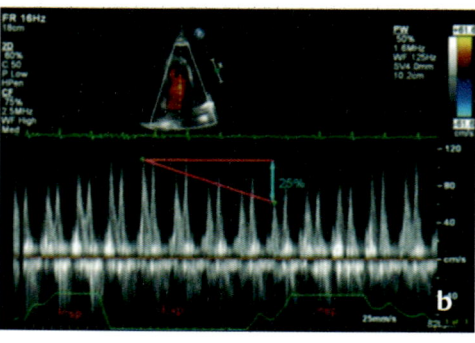

Fig. 56-9. (a) Avaliação da variação respiratória da onda E do fluxo transmitral. (b) Com a exacerbação do fenômeno de interdependência ventricular, a variação respiratória da onda E do fluxo transmitral costuma superar 25%.

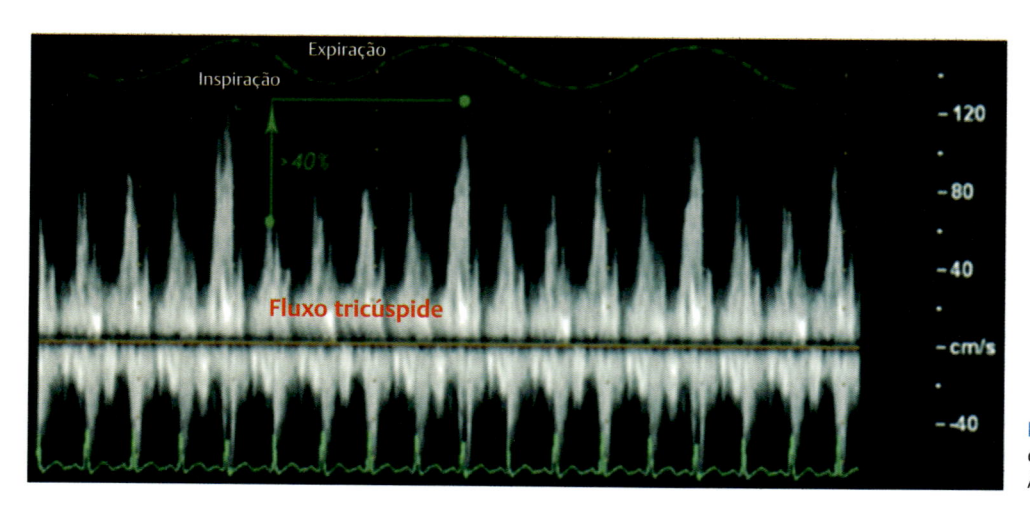

Fig. 56-10. Avaliação da variação respiratória da onda E de fluxo através da valva tricúspide. A variação costuma superar o valor de 40%.

Ao analisarmos a veia cava inferior, detectamos seu ingurgitamento com diminuição das variações respiratórias do seu diâmetro. Diante da ausência deste parâmetro, devemos ter cautela em diagnosticar repercussão hemodinâmica de um derrame pericárdico.

Em alguns casos, na presença de grandes derrames pericárdicos, o coração é visto com um movimento característico, o *swinging heart*, dentro do saco pericárdico. Este achado se correlaciona com o fenômeno de alternância elétrica na eletrocardiografia.

No tamponamento cardíaco ocorrem variações dos fluxos transvalvares que são considerados como uma exacerbação das variações normais dos fluxos intracardíacos (Fig. 56-9a). Nessa situação, a velocidade da onda E do fluxo transmitral será, no mínimo, 25% menor durante a inspiração quando comparado com expiração (Fig. 56-9b).[13]

Do lado direito ocorre o contrário: a velocidade do fluxo tricúspide na protodiástole será, no mínimo, 40% maior na inspiração que na expiração (Fig. 56-10).[9]

Sinais de tamponamento cardíaco ao Doppler relacionados com a variação respiratória são mais sensíveis que os critérios do modo bidimensional. Apresentamo-los a seguir:

- Aumento inspiratório da velocidade da onda E do fluxo de entrada tricúspide > 40%.
- Redução inspiratória da velocidade da onda E do fluxo de entrada mitral > 25%.
- Aumento expiratório no fluxo diastólico reverso da veia hepática.
- O fluxo anterógrado da veia cava superior é predominantemente sistólico, com redução ou perda do componente diastólico e aumento do fluxo reverso na expiração.
- O tempo de relaxamento isovolumétrico do VE aumenta na inspiração.
- Redução da velocidade das veias pulmonares na inspiração.

Sinais de tamponamento cardíaco ao modo bidimensional são mais específicos em relação aos exames baseados no Doppler:

- Colapso protodiastólico do VD.
- Colapso do AD ou do AE na diástole atrial (sístole ventricular).
- Veia cava inferior dilatada com perda da variação respiratória.
- Interdependência ventricular.
- *Swinging heart*.
- Pseudo-hipertrofia do VE secundária à congestão venosa do miocárdio.

AVALIAÇÃO ECOCARDIOGRÁFICA DA REPERCUSSÃO DA HEMODINÂMICA DO DERRAME PERICÁRDICO NO PÓS-OPERATÓRIO DE CIRURGIA CARDÍACA

No contexto de pós-operatório de cirurgia cardíaca, é mais frequente a presença de derrame pericárdico loculado de natureza hemorrágica. Esta situação tem particularidades hemodinâmicas que devem ser levadas em conta durante a avaliação ecocardiográfica:

1. Derrames loculados podem ter um comportamento de repercussão hemodinâmica desproporcional ao seu tamanho: do ponto de vista físico, a pressão é a razão entre a força aplicada e a área, logo, para uma mesma força aplicada em menor área é maior a pressão resultante. Isto pode causar compressão localizada de uma ou mais câmaras, assim como de veias pulmonares e/ou cavas, resultando em queda do *stroke volume*.
2. O derrame loculado pode estar em uma posição de difícil acesso ao método ecocardiográfico.
3. *Status* pós-operatório com predisposição à hipovolemia/hemorragia resulta em menor pressão crítica de tamponamento.
4. Dificuldades significativas de janela acústica e posicionamento impactam na qualidade geral do exame.
5. Associação a hematoma intrapericárdico.

Portanto, pacientes no pós-operatório de cirurgia cardíaca podem não apresentar os achados ecocardiográficos típicos de restrição ao enchimento das câmaras cardíacas, mesmo diante de um tamponamento cardíaco com profundo colapso hemodinâmico.[13]

PERICARDIOCENTESE

A pericardiocentese está indicada quando realizado o diagnóstico de tamponamento cardíaco. A utilização da punção guiada por ecocardiografia fornecerá o local mais adequado para a realização da punção, permitirá o cálculo da distância entre o local da punção até a região do derrame e, em tempo, real fornecerá informação sobre o resultado do procedimento e, posteriormente, ajudará no acompanhamento evolutivo pós-procedimento. O posicionamento adequado da agulha pode ser checado com o uso de solução salina agitada, em que a presença de bolhas confinadas no saco pericárdico é notada.

PERICARDITE CONSTRITIVA

Esta doença pode resultar de qualquer processo que comprometa as características elásticas do pericárdio. Assim, um dano inflamatório pode resultar, transitória ou definitivamente, em constrição do coração pelo pericárdio.[2]

O risco de progressão de um processo pericárdico para pericardite constritiva está estreitamente relacionado com sua etiologia: nos países desenvolvidos, a causa viral/idiopática corresponde a 42-49%, no pós-operatório de cirurgia cardíaca, 11-37%; pós-radioterapia (principalmente para câncer de mama e linfoma de Hodgkin), 9-31%; doença do tecido conjuntivo, 3-7%, pós-doença infecciosa (tuberculose, pericardite purulenta) 3-6%, outras: neoplasia, trauma, fármacos, sarcoidose, uremia 10%.[15] Nos países subdesenvolvidos, a tuberculose ainda é uma causa comum.

O padrão anatomopatológico é heterogêneo, entretanto, o mais comum é a fibrose densa e a fusão das camadas parietal e visceral sem haver, necessariamente, o espessamento pericárdico.[6] A calcificação pericárdica é frequente e está relacionada com a etiologia da pericardite (aqui, novamente, a tuberculose é uma causa que deve ser considerada).

Estas alterações estruturais resultam em perda das propriedades elásticas e de histerese do pericárdio,[5] fazendo com que o saco pericárdico apresente alto módulo de rigidez de tal forma a impedir a complacência ventricular.

Daí o termo constrição, do latim *constrictus*, que significa junto ou atado apertadamente. Diante de um saco pericárdico rígido, inelástico e/ou calcificado ao redor de ambos os ventrículos, há grande limitação da expansão radial telediastólica que compromete o enchimento ventricular.

Consequentemente, o aumento do fluxo sanguíneo para um ventrículo piora o enchimento do ventrículo contralateral. Na fisiologia da constrição temos, assim como no tamponamento cardíaco, a acentuação do fenômeno de interdependência ventricular via septo (Fig. 56-11).[6,16]

O pericárdio anômalo tem um efeito de âncora sobre o epicárdio (*epicardial tethering*), o que limita a função circunferencial de toda a base ventricular e a excursão longitudinal da parede lateral ventricular, este fenômeno está intimamente relacionado com baixa capacidade do ventrículo para acomodar volume, o que torna o enchimento dos ventrículos limitado à protodiástole. Surge, então, um movimento exacerbado compensatório da porção medial do anel mitral.

Após a fase de enchimento rápido, logo há interrupção súbita do enchimento ventricular pelo saco pericárdico mantendo as pressões atriais altas, de tal forma que, ao fim da diástole, as pressões de todas as câmaras estão equalizadas.[17]

Esta combinação gera o clássico sinal da raiz quadrada ou o *dip and plateau* na manometria do ventrículo direito (Fig. 56-12).

Na pericardite constritiva, a pressão intrapericárdica diverge da pressão intratorácica ("dissociação entre as pressões intratorácica e intrapericárdica"), o que faz com que as câmaras esquerdas tornem-se insensíveis às variações da pressão intratorácica. Assim, o fluxo de entrada passa a variar com a respiração de tal forma que durante a inspiração há redução da pressão das veias pulmonares sem redução da pressão das câmaras esquerdas, diminuindo o fluxo de entrada.

Em câmaras direitas, a inspiração acentua o gradiente transdiafragmático da veia cava inferior resultando em aumento do fluxo para um átrio direito já hipertenso, o que leva à competição de fluxo entre as cavas e hipertensão venosa jugular (sinal de Kussmaul).

A pericardite constritiva pode-se apresentar de maneira focal, tornando o diagnóstico mais complexo.

Alguns pacientes podem, ainda, apresentar derrame pericárdico associado ao quadro de constrição, recebendo a denominação pericardite efusivo-constritiva.

Avaliação Ecocardiográfica da Pericardite Constritiva

O diagnóstico de pericardite constritiva pode ser complexo e demandar abordagem multiparamétrica, bem como múltiplas modalidades de exames de imagem cardiovascular.

O ecocardiografia transtorácico tem baixa sensibilidade em detectar o espessamento pericárdico, enquanto a ecocardiografia transesofágica possui sensibilidade de 95% e especificidade de 86%. Embora a evidência de espessamento pericárdico possa auxiliar no diagnóstico, aproximadamente 20% dos pacientes com pericardite constritiva não possuem espessamento pericárdico. Por outro lado, o espessamento pericárdico não implica, necessariamente, a existência da fisiologia da pericardite constritiva.[6]

A pericardite constritiva, habitualmente, apresenta uma veia cava inferior dilatada e com variação respiratória ausente ou mínima. Assim, no tamponamento cardíaco, a ausência deste parâmetro torna o diagnóstico improvável.

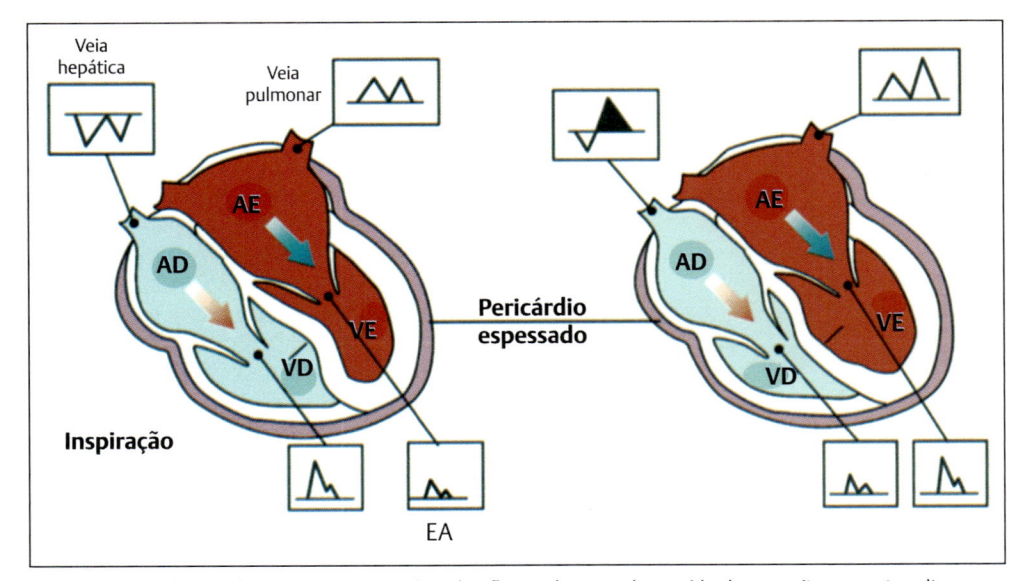

Fig. 56-11. Avaliação da variação respiratória dos fluxos de entrada e saída do coração na pericardite constritiva.

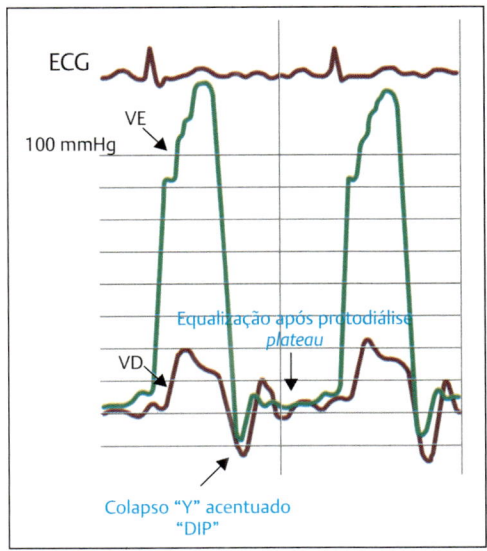

Fig. 56-12. Representação das curvas de pressão intraventricular esquerda e direita na pericardite constritiva: sinal da raiz quadrada ou *dip and plateau*.

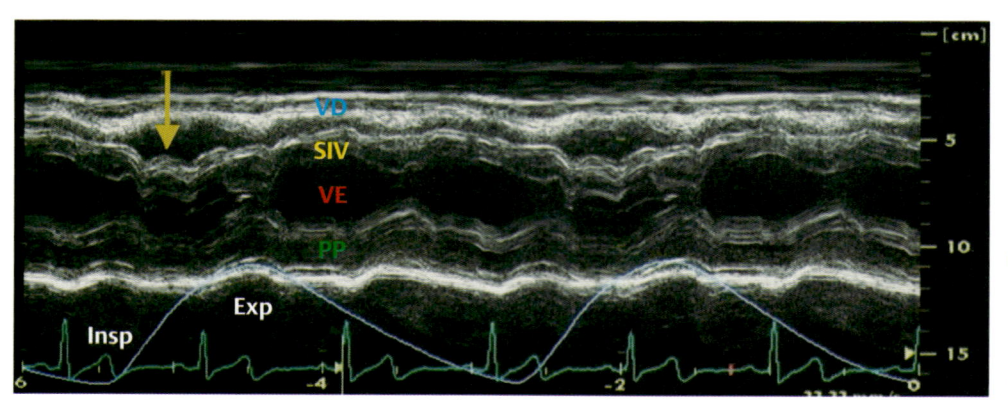

Fig. 56-13. Modo M no corte paraesternal com *notch* protodiastólico do septo interventricular (seta) direcionado posteriormente durante a inspiração. VD: ventrículo direito; SIV: septo interventricular; VE: ventrículo esquerdo; PP: parede posterior; Insp: inspiração; Exp: expiração.

A pericardite constritiva pode ser suspeitada por meio da visualização do movimento anômalo do septo interventricular. Aqui é fundamental discernir entre dois padrões:

1. O movimento anômalo septal (*septal bounce*), batimento a batimento, que pode ser encontrado na pericardite constritiva, assim como em outras patologias.
2. A aparição ou exacerbação do movimento anômalo com a respiração: *shift* da posição do septo interventricular que varia com a respiração, este é um elemento muito particular da fisiologia de constrição e de grande importância para seu diagnóstico.

O modo M permite avaliar a contração do miocárdio com altas taxas de resolução temporal. O septo, habitualmente, apresenta um *notch* protodiastólico direcionado posterior (Fig. 56-13) ou anteriormente. Outras anormalidades também podem ser evidenciadas: contração sistólica reduzida ou paradoxal do septo, *notch* sistólico atrial, *slope* E-F íngreme da valva mitral, abertura precoce da valva pulmonar, movimento descendente acentuado da parede posterior da aorta na protodiástole.[18,19]

Exploração com Doppler Pulsátil

A avaliação do fluxo de entrada mitral por meio de Doppler pulsátil habitualmente registra alta velocidade da onda E com rápida desaceleração frequentemente < 160 ms.

Aqui podemos explorar o fenômeno de dissociação entre a pressão intratorácica e as pressões intracardíacas: no início da inspiração, há redução do fluxo da velocidade da onda E e aumento do período de relaxamento isovolumétrico. Na expiração, a onda E aumenta ≥ 25% quando comparada à sua velocidade na inspiração (Fig. 56-14). Estas variações respirofásicas costumam ocorrer nos batimentos iniciais do ciclo respiratório e apresentam sensibilidade e especificidade de aproximadamente 90%. Pacientes que apresentam mínima variação respiratória após a pericardiectomia são assintomáticos comparados com aqueles que apresentam variação respiratória.[5,17]

Contudo, é imprescindível ter em conta o contexto hemodinâmico de cada caso: pacientes com pressões muito elevadas do átrio esquerdo podem não apresentar a redução esperada durante a inspiração. Neste caso, manobras que reduzam a pré-carga de câmaras esquerdas podem expor a real variação respiratória do fluxo mitral.[6]

Pacientes com doença pulmonar obstrutiva crônica (DPOC) podem cursar com grandes variações respirofásicas da onda E. No entanto, estes pacientes costumam apresentar uma variação mais gradual e tardia quando comparados com pacientes com pericardite constritiva (estes últimos apresentam a redução, habitualmente, no primeiro batimento da fase respiratória).

Adicionalmente, a avaliação do fluxo da veia cava superior de pacientes com DPOC mostra aumento considerável do fluxo (> 20 cm/s) para o átrio direito durante a inspiração (Fig. 56-15).[9]

Pacientes com miocardiopatia restritiva geralmente apresentam variações respiratórias da onda E do fluxo mitral em menor

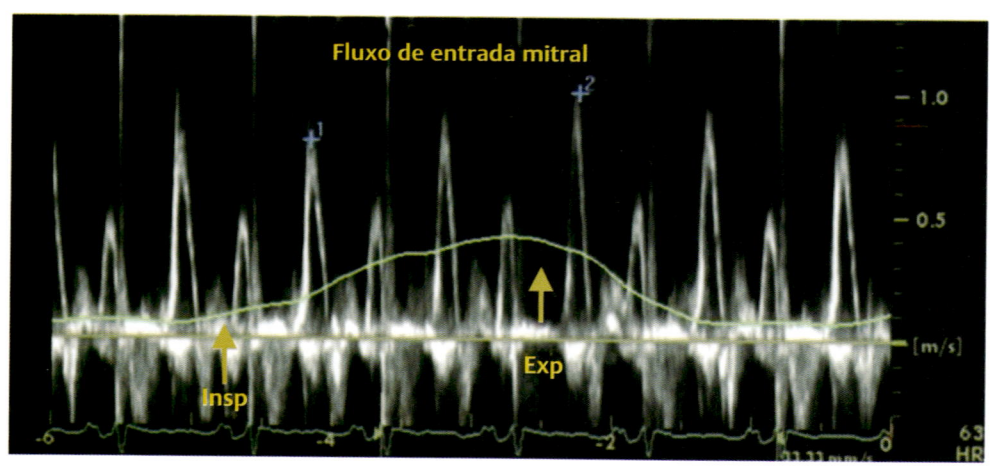

Fig. 56-14. Avaliação da variação respiratória da onda E de fluxo transmitral.

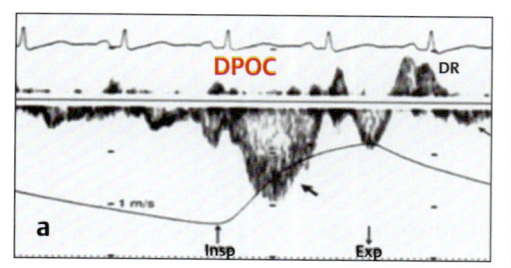

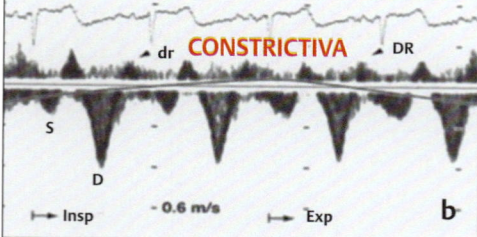

Fig. 56-15. Fluxo de veia cava superior (VCS) para diagnóstico diferencial de pericardite constritiva e doença pulmonar obstrutiva crônica (DPOC). Note o incremento significativo do fluxo durante a inspiração (seta) no paciente com DPOC. DR: fluxo diastólico reverso.

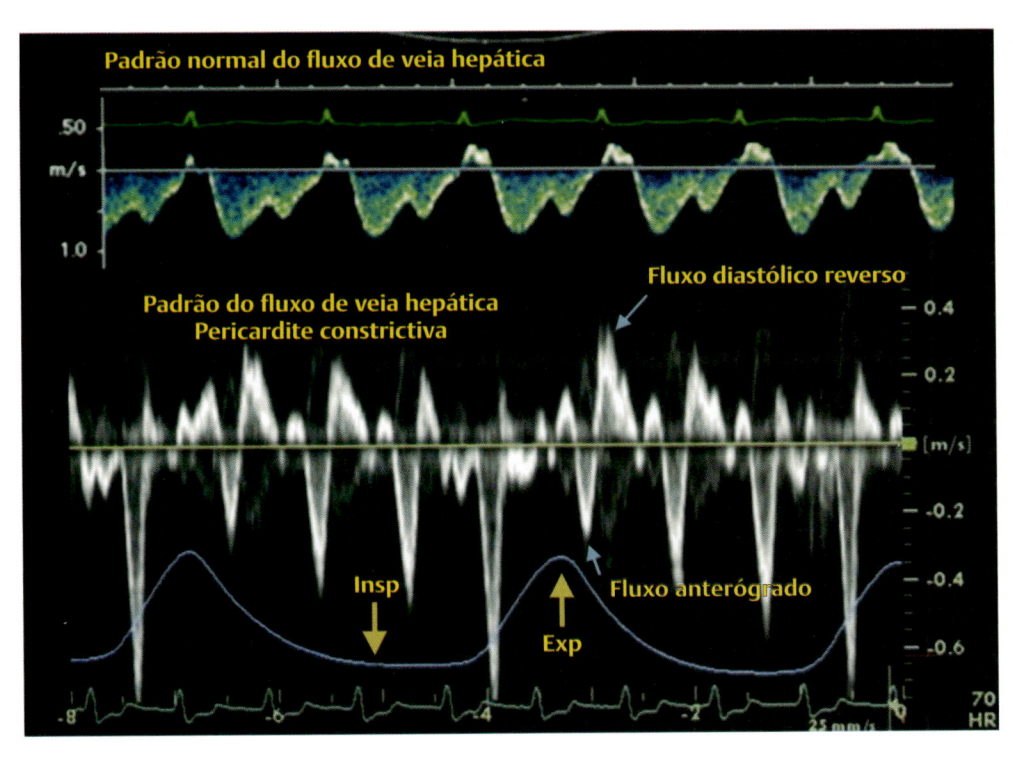

Fig. 56-16. Fluxo de veia hepática: na pericardite constritiva há fluxo reverso expiratório. Neste caso, razão da reversão diastólica durante a expiração é de aproximadamente 1,16.

proporção (< 20%). Welch et al.[19] propuseram o melhor valor de corte com base na curva ROC ≥ 14,6% de variação respiratória da onda E para diferenciação entre pericardite constritiva e pericardite não constritiva.

Em casos de sobreposição de pericardite constritiva e miocardiopatia restritiva, as variações respirofásicas são menos pronunciadas.

A avaliação do fluxo de veia hepática por Doppler pulsátil pode auxiliar no diagnóstico. O padrão normal do fluxo de veia hepática é constituído de duas ondas anterógradas (onda S e a onda D, onde, habitualmente, S > D) e uma pequena onda retrógada da contração atrial (onda A). A variação fisiológica normal segue o padrão das cavas: aumento do fluxo com a inspiração e redução do fluxo com a expiração. Na pericardite constritiva há fluxo telediastólico reverso que aumenta durante a expiração (Fig. 56-16). Em pacientes com miocardiopatia restritiva, o fluxo diastólico é mais pronunciado durante a inspiração. Em casos de constrição avançada ou fisiologia mista de restrição e constrição, pode haver fluxo reverso diastólico em ambas as fases da respiração.

Também podemos considerar a razão da reversão diastólica durante a expiração na veia hepática, definida como a razão entre a velocidade do fluxo diastólico reverso e a velocidade diastólica anterógrada durante a expiração (Fig. 56-16). Se este índice for ≥ 0,79 (o que podemos arredondar para ≥ 0,80), apresenta especificidade de 88% para o diagnóstico de pericardite constritiva.[19,20]

O fluxo de veias pulmonares apresenta grande variação em pacientes com pericardite constritiva. Aqui temos novamente uma exacerbação das variações fisiológicas do fluxo para o átrio esquerdo: o fluxo sistólico e, especialmente, o fluxo protodiastólico apresentam redução com a inspiração e aumento com a expiração. Tais variações das veias pulmonares podem ser mais pronunciadas do que as que acontecem no fluxo de entrada mitral.[6,9]

Pacientes com pericardite constritiva apresentam a velocidade e' da porção medial do anel mitral igual ou superior à velocidade e' da porção lateral; este fenômeno é denominado *annulus reversus* (Fig. 56-18). Quando a velocidade e' medial ≥ 9 cm/s e/ou a razão das velocidades e' medial/e' lateral ≥ 0,91, deve-se considerar o diagnóstico de pericardite constritiva.

A razão E/e' pode ser vista, do ponto de vista hemodinâmico, como uma relação pressão-volume (P/V), uma vez que a onda E estima o gradiente pressórico diastólico AE-VE, enquanto a onda e' infere a variação volumétrica global do ventrículo esquerdo a partir da análise dos seus segmentos basais durante a fase de enchimento rápido.[21] Este índice apresenta uma correlação linear positiva com as pressões de enchimento do ventrículo esquerdo em indivíduos sem doença pericárdica (a partir de uma maior razão E/e', infere-se maior elastância do VE e maior pressão de enchimento do VE).

Na pericardite constritiva a função circunferencial do ventrículo esquerdo é limitada pela constrição, levando à hiperfunção compensatória das fibras de orientação longitudinal. Isto resulta em aumento da velocidade protodiastólica (onda e') da porção medial (septal) do anel mitral. Assim, a razão E/e' septal apresenta correlação inversa com as pressões de enchimento das câmaras esquerdas (maior constrição, pior função circunferencial e menor tamanho da câmara, menor elastância, maior pressão intraventricular de enchimento, maior velocidade e' septal compensatória, menor razão E/e'), portanto, denominado como *annulus paradoxus*.[22]

A onda e' tem sua *performance* diagnóstica comprometida em casos de fibrilação atrial.

Deve-se, ainda, considerar que, em casos de associação de miocardiopatia restritiva e pericardite constritiva, a onda e' costuma ser inferior a 8 cm/s.

Doppler Colorido

Pacientes com pericardite constritiva apresentam regurgitação mitral e tricúspide de grau discreto. O modo M com color do fluxo de entrada do fluxo de entrada mitral mostra uma alta velocidade de propagação habitualmente superando os 100 cm/s (Fig. 56-17).

Exploração com Doppler Tecidual (TDI)

A tecnologia do Doppler tecidual possibilita explorar a fisiologia regional a altas taxas de resolução temporal.

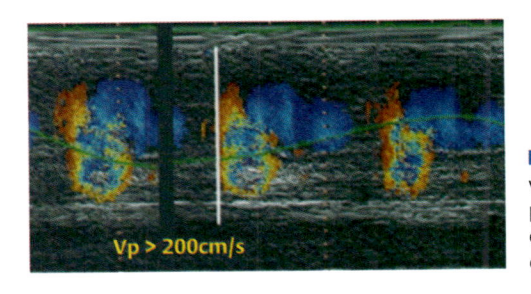

Fig. 56-17. Alta velocidade de propagação do fluxo de entrada do ventrículo esquerdo.

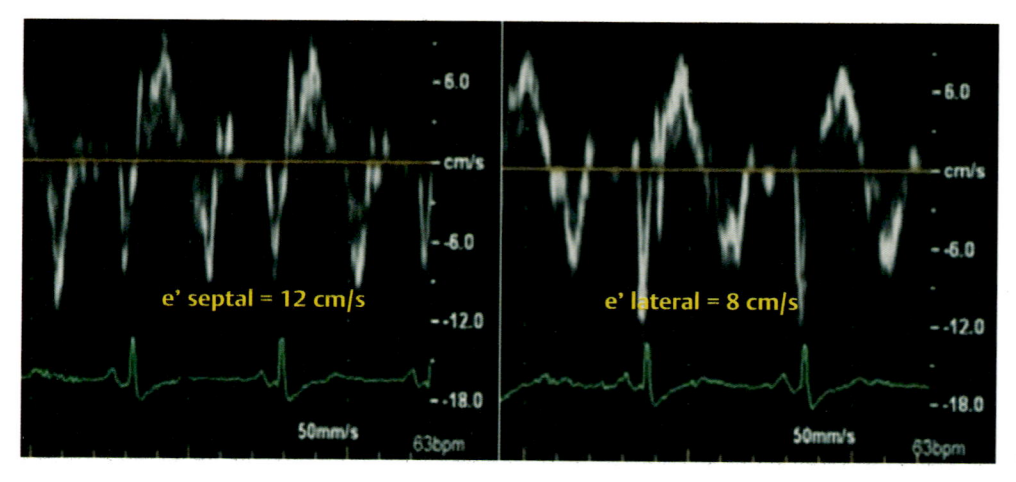

Fig. 56-18. Doppler tecidual evidenciando o *Annulus reversus*: a velocidade e' da porção septal do anel mitral é maior que a velocidade e' lateral. Neste caso, a razão e' medial/e' lateral = 1,5.

Avaliação da Deformação Cardíaca por *Speckle-Tracking*

O estudo da deformação na pericardite constritiva ainda é um tópico em investigação e com alguns pontos de divergência na literatura.

Os trabalhos iniciais evidenciam a deformação longitudinal relativamente preservada enquanto a deformação circunferencial, *torsion* e velocidade de *untwisting* apresentam redução significativa.[23]

Estas características divergem do padrão de deformação nas cardiomiopatias restritivas, que apresentam redução significativa da deformação no eixo longitudinal.

Contudo, o parâmetro Global Longitudinal Strain é *load*-dependente e, diante de um contexto de pré-carga ventricular reduzida, deve-se ter cautela na interpretação dos seus valores.

Critérios Diagnósticos Ecocardiográficos de Pericardite Constritiva Mayo Clinic

O grupo liderado pelo Dr. Jae K. Oh da Mayo Clinic avaliou a *performance* diagnóstica de variáveis ecocardiográficas para diagnóstico de pericardite constritiva. Os autores sugerem que a presença do *septal shift* relacionado com a respiração em combinação com e' septal ≥ 9 cm/s ou razão da reversão diastólica durante a expiração na veia hepática ≥ 0,79 como melhor combinação diagnóstica: sensibilidade de 87% e especificidade de 91%.[19,24]

A Figura 56-19 apresenta o algoritmo proposto para avaliar a presença de constrição.

AGENESIA PARCIAL DO PERICÁRDIO

A ausência congênita do pericárdio com frequência envolve o lado esquerdo do pericárdio. Graças ao defeito pericárdico, o movimento do coração é exagerado, principalmente a parede posterior do ventrículo esquerdo. O coração é deslocado mais para a esquerda e o ventrículo direito aparece aumentado no porte paraesternal.

CISTO PERICÁRDICO

Os cistos pericárdicos correspondem a 6% das massas do mediastino com incidência estimada de 1/100.000 casos. Sua localização mais frequente ocorre nos ângulos cardiofrênicos, onde podem ser visualizados como massa homogênea ecolucente com baixa atenuação, de forma oval, uni ou multiloculada.

Com a utilização das técnicas com Doppler, demonstra a ausência de fluxo no interior da estrutura. O ecocardiografia tridimensional pode fornecer detalhes do cisto pericárdico que não são apreciados ao exame transtorácico.

MASSAS PERICÁRDICAS

Ocasionalmente, massas pericárdicas são encontradas no estudo ecocardiográfico. Entretanto, a caracterização quanto à identificação da infiltração de estruturas adjacentes, como o próprio miocárdio, geralmente é difícil, necessitando de outros métodos diagnósticos como a ressonância.[25]

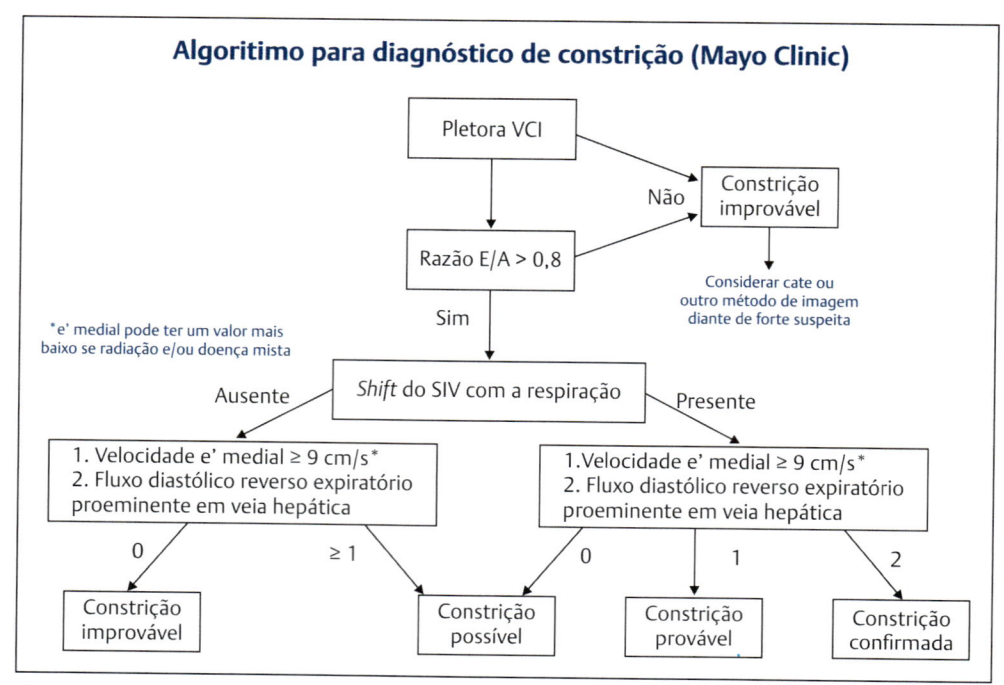

Fig. 56-19. Algoritmo proposto pela Mayo Clinic para avaliar a presença de constrição. VCI: veia cava inferior; SIV: septo interventricular.

REFERÊNCIAS BIBLIOGRÁFICAS

1. Sengupta PP, Korinek J, Belohlavek M, Narula J, Vannan MA, Jahangir A et al. Left Ventricular Structure and Function. Basic Science for Cardiac Imaging. J Am Coll Cardiol. 2006;48(10):1988-2001.
2. Adler Y, Charron P. The 2015 ESC Guidelines on the diagnosis and management of pericardial diseases. Eur Heart J. 2015;25:587-610.
3. Voigt JU. Global myocardial function, regional myocardial function, and the Daemon of Laplace. Eur Heart J Cardiovasc Imaging. 2016;17(6):633-4.
4. Shabetai R, Fowler NO, Guntheroth WG. The hemodynamics of cardiac tamponade and constrictive pericarditis. Am J Cardiol. 1970;26(5):480-9.
5. Lee JM, Boughner DR. Mechanical properties of human pericardium. Differences in viscoelastic response when compared with canine pericardium. Circ Res. 1985;57(3):475-81.
6. Dal-Bianco JP, Sengupta PP, Mookadam F, Chandrasekaran K, Tajik AJ, Khandheria BK. Role of Echocardiography in the Diagnosis of Constrictive Pericarditis. J Am Soc Echocardiogr. 2009;22(1):24-33.
7. Stein L, Shubin H, Weil MH. Recognition and Management of Pericardial Tamponade. JAMA J Am Med Assoc. 1973;225(5):503-6.
8. Sagristà-Sauleda J, Angel J, Sambola A, Alguersuari J, Permanyer-Miralda G, Soler-Soler J. Low-pressure cardiac tamponade: Clinical and hemodynamic profile. Circulation. 2006;114(9):945-52.
9. Sorrell V, Jayasuriya S. Questions, Tricks and Tips for the Echocardiography Boards. Wolters Kluwer Health; 2015. p. 361-73.
10. Saito Y, Donohue A, Attai S, Vahdat A, Brar R, Handapangoda I et al. The syndrome of cardiac tamponade with "small" pericardial effusion. Echocardiography. 2008;25(3):321-7.
11. Gowani SA, Danielian A, Villaneuva J, Pickett C. Large pleural effusions causing cardiac tamponade: A case report and review of the literature. Connecticut Medicine. 2014;78(3):149-52.
12. Kopterides P, Lignos M, Papanikolaou S, Papadomichelakis E, Mentzelopoulos S, Armaganidis A, Panou F. Pleural effusion causing cardiac tamponade: Report of two cases and review of the literature. Heart Lung. 2006;35(1):66-7.
13. Lancellotti P, Price S, Edvardsen T, Cosyns B, Neskovic AN, Dulgheru R et al. The use of echocardiography in acute cardiovascular care: recommendations of the European Association of Cardiovascular Imaging and the Acute Cardiovascular Care Association. Eur Heart J Cardiovasc Imaging. 2015;4(1):3-5.
14. Thavendiranathan P, Bagai A, Khoo C, Dorian P, Choudhry NK. Does this patient with palpitations have a cardiac arrhythmia? JAMA. 2009;302(19):2135-43.
15. Adler Y, Charron P. The 2015 ESC Guidelines on the diagnosis and management of pericardial diseases. Eur Heart J. 2015;36(42):2873-4.
16. Garcia MJ, Rodriguez L, Ares M, Griffin BP, Thomas JD, Klein AL. Differentiation of constrictive pericarditis from restrictive cardiomyopathy: Assessment of left ventricular diastolic velocities in longitudinal axis by Doppler tissue imaging. J Am Coll Cardiol. 1996;27(1):108-14.
17. Stouffer GA. Cardiovascular Hemodynamics for the Clinician. Cardiovascular Hemodynamics for the Clinician. 2008. p. 1-302.
18. Engel PJ, Fowler NO, Tei C, Shah PM, Driedger HJ, Shabetai R et al. M-mode echocardiography in constrictive pericarditis. J Am Coll Cardiol. 1985;6(2):471-4.
19. Welch TD, Ling LH, Espinosa RE, Anavekar NS, Wiste HJ, Lahr BD et al. Echocardiographic diagnosis of constrictive pericarditis Mayo Clinic criteria. Circ Cardiovasc Imaging. 2014;7(3):526-34.
20. Oh JK, Hatle LK, Seward JB, Danielson GK, Schaff HV, Reeder GS et al. Diagnostic role of Doppler echocardiography in constrictive pericarditis. J Am Coll Cardiol. 1994;23(1).
21. Hortegal R, Abensur H. Strain Echocardiography in Patients with Diastolic Dysfunction and Preserved Ejection Fraction: Are We Ready? Arq Bras Cardiol - Imagem Cardiovasc. 2017;30(4):132-9.
22. Ha JW, Oh JK, Ling LH, Nishimura RA, Seward JB, Tajik AJ. Annulus paradoxus: Transmitral flow velocity to mitral annular velocity ratio is inversely proportional to pulmonary capillary wedge pressure in patients with constrictive pericarditis. Circulation. 2001 Aug 28;104(9):976-8.
23. Amaki M, Savino J, Ain DL, Sanz J, Pedrizzetti G, Kulkarni H et al. Diagnostic concordance of echocardiography and cardiac magnetic resonance-based tissue tracking for differentiating constrictive pericarditis from restrictive cardiomyopathy. Circ Cardiovasc Imaging. 2014;7(5):819-27.
24. Geske JB, Anavekar NS, Nishimura RA, Oh JK, Gersh BJ. Differentiation of Constriction and Restriction. J Am Coll Cardiol. 2016 Nov 21;68(21):2329-47.
25. Barberato SH, Romano MMD, Beck AL de S, Rodrigues ACT, Almeida ALC de, Assunção BMBL et al. Position Statement on Indications of Echocardiography in Adults - 2019. Arq Bras Cardiol. 2019 Aug 8;113(1):135-81.

CAPÍTULO 57

TUMORES E MASSAS

Fábio Villaça Guimarães Filho ▪ Raphael Aparecido Barreto da Silva ▪ Marly Uellendahl

INTRODUÇÃO

As massas cardíacas incluem os tumores intracardíacos, trombos, vegetações, lesões calcificadas, doenças infiltrativas e material iatrogênico que mimetizam os tumores. Dentre elas, os trombos e vegetações são as causas mais comuns de massa intracardíaca. A ecocardiografia transtorácica bidimensional (ETT 2D) é o exame inicial de imagem na avaliação das massas cardíacas por sua portabilidade, larga disponibilidade, ausência de radiação, custo relativamente baixo, obtendo imagens com boa resolução espacial explorando a anatomia cardíaca. Podemos identificar a localização da massa, sua forma e dimensões, como está anexada, sua mobilidade, a relação espacial com as estruturas adjacentes, presença e extensão das alterações hemodinâmicas e a função ventricular.[1]

A ecocardiografia transesofágica bidimensional (ETE 2D) pode adicionar informações importantes sempre que a qualidade da imagem não é adequada ou se houver dúvidas quanto à interpretação das imagens obtidas no ETT 2D. Na confirmação da presença da massa intracardíaca, há melhor visualização de detalhes estruturais como local de anexação da massa, infiltração ou compressão de estruturas adjacentes.[1,2] Sua utilização também é fundamental na avaliação de variantes normais no átrio direito, que são remanescentes da vida fetal como a rede de Chiari, músculo pectíneo e valva de Eustáquio, que podem ter interpretação equivocada de massa. É também muito útil na avaliação de cateter venoso central e eletrodo quanto à presença de trombo, vegetação ou artefato. O ETE 2D tem melhor acesso a estruturas mais posteriores como o apêndice atrial esquerdo, melhor visualização de todo o septo interatrial, lesões < 1 cm, bem como diferenciar alterações como a excrescência de Lamblia, comumente encontradas em indivíduos com mais de 60 anos, podendo ser confundidas com vegetações e tumor.

A recente aquisição e utilização da ecocardiografia tridimensional (E 3D) tem permitido a avaliação volumétrica das massas intracardíacas, sendo superior à medida linear obtida pelo ETT 2D. Por meio dessa técnica, podemos obter a secção da amostra adquirida (*cropping*), com melhor visualização do local de anexação da massa, sua homogeneidade, presença de calcificação e vascularização, mobilidade e sua relação com estruturas adjacentes.[3]

Dentre as limitações da ecocardiografia, a qualidade da imagem pode ser subideal, os artefatos criados pelo ultrassom não são infrequentes podendo ser confundidos com massas anatômicas, o campo de visualização é mais limitado quando comparado com a tomografia cardíaca (TC) e a ressonância magnética cardíaca (RMC). As técnicas atuais de ecocardiografia não permitem uma caracterização do tecido, embora a utilização de contraste durante o exame possa evidenciar a vascularização ou não da massa. O uso do contraste permite uma avaliação visual e quantitativa do grau de vascularização da massa em relação ao miocárdio adjacente. Tem boa acurácia em diferenciar um tumor de um trombo que são avasculares, e também um tumor maligno com neovascularização anormal para suprir o rápido crescimento, de um benigno que são pouco vascularizados.[4]

A RMC tem sido considerada a metodologia de imagem não invasiva de escolha para melhor definição diagnóstica dos tumores cardíacos, pois tem um campo de visão maior, melhor resolução espacial e melhor contraste tecidual quando comparada com a ecocardiografia.

Os princípios do uso da RMC para avaliação de tumores baseiam-se nas diferenças intrínsecas de densidade de prótons de hidrogênio entre os tecidos normais e malignos, estes últimos com maior conteúdo de água intracelular, presença de reação inflamatória extracelular e aumento da permeabilidade capilar. Essas diferenças podem ser avaliadas por meio das propriedades de relaxamento de T1 e T2, em que se observam maiores tempos de relaxamento em tecidos com maior conteúdo de água livre e, consequentemente, presença de contraste entre os tecidos. A malignidade do tumor pode ser prevista com base na localização. Tumores em câmaras direitas, em geral, apresentam maior chance de malignidade. Outros preditores importantes de malignidade incluem: sinais de infiltração miocárdica, efeito de massa e efusões pericárdicas e pleurais associadas.[5]

Os protocolos de avaliação da RMC envolvem sequências para definição anatômica e caracterização tecidual (ponderadas em T1 com e sem saturação de gordura, ponderadas em T2 e sequência de realce tardio), sequências para avaliação dos efeitos funcionais das massas, cinerressonância e de perfusão para avaliação do grau de vascularização pela perfusão de primeira passagem do Gadolínio. A administração de contraste com base em gadolínio é útil para caracterização do tecido, para melhorar o delineamento da massa pelo aumento do contraste entre a massa e o sangue, e para avaliar a vascularização do tumor tanto na imagem de perfusão quanto no realce tardio.[6]

Os recentes avanços tecnológicos dos tomógrafos de múltiplos detectores (TCMD) que incluíram aumento da resolução espacial e temporal tornaram a tomografia computadorizada extremamente útil para a avaliação de massas cardíacas. Para que se obtenha uma resolução espacial adequada, o ideal é utilizar tomógrafos de múltiplos detectores com, no mínimo, 64 canais. A TCMD tem a vantagem da melhor resolução espacial para avaliar os pulmões, pleura e mediastino, principalmente se a suspeita clínica é de tumor extracardíaco primário ou metástase cardíaca e para detecção de calcificações, especialmente em tumores malignos. Tem importância, também, na detecção de doença arterial coronária concomitante, para o planejamento da intervenção ou abordagem cirúrgica do paciente.[7] Tanto a TCMD como a RMC podem diferenciar um derrame pericárdico seroso de hemorrágico. As vantagens e limitações da RMC e da TCM estão descritas nos Quadros 57-1 e 57-2, respectivamente.

Quadro 57-1. Vantagens e Limitações da Ressonância Magnética do Coração

Vantagens	Limitações
Método não invasivo	Dependente da colaboração do paciente
Reprodutível	Presença de arritimias frequentes
Melhor campo de visão	Lesões com menos de 1 cm
Melhor definição da localização do tumor e acometimento de estruturas contíguas	Presença de dispositivos ferromagnéticos ou clipes vasculares implantados
Caracterização tecidual da massa	Presença de disfunção renal importante (*clearence* de creatinina < 30 mL/kg/min)
Avaliação do impacto funcional	Maior tempo de aquisição comparado com os demais métodos

Quadro 57-2. Vantagens e Limitações do Uso da Tomografia Computadorizada de Múltiplos Detectores

Vantagens	Limitações
Caracterização de tecidos calcificados	Exposição à radiação
Avaliação simultânea das artérias coronárias	História de reações alérgicas ao contraste iodado
Melhor resolução espacial (0,4-0,6 mm vs. 1-2 mm da RM)	Presença de disfunção renal importante (*clearence* de creatinina < 30 mL/kg/min)
Menor tempo de aquisição de imagens	Dependente de controle de frequência cardíaca

Apesar de cada uma das modalidades de imagem oferecer vantagens e desvantagens e de se complementarem, no sentido de se utilizar multimodalidades para um diagnóstico preciso, há que se fazer o uso destas ferramentas de forma racional, considerando a disponibilidade, experiência do serviço e custo.

É fundamental que o médico que realiza a ecocardiografia saiba diferenciar a estrutura cardíaca normal ou variante anatômica e artefatos criados pelo ultrassom, das alterações patológicas, evitando assim uma interpretação equivocada do exame, gerando exames adicionais ou procedimentos invasivos desnecessários. Para diferenciar uma massa intracardíaca de um artefato de imagem, devemos realizar algumas manobras específicas como, por exemplo, mudar os ajustes de ganho, profundidade, frequência e foco do equipamento, para identificar ou tentar suprimir o artefato. Se a massa não estiver presente em diferentes abordagens do mesmo objeto, é mais provável que seja um artefato. As Figuras 57-1 a 57-8 ilustram alguns exemplos mais comuns e que devem ser diferenciados das massas.

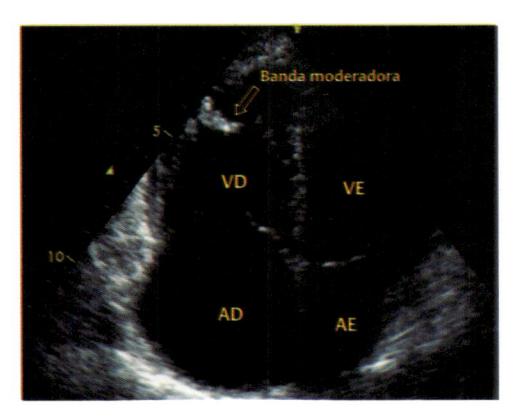

Fig. 57-3. A banda moderadora (seta) visualizada no ETT 2D é um tecido muscular situado no ventrículo direito que liga o septo interventricular ao músculo papilar anterior.

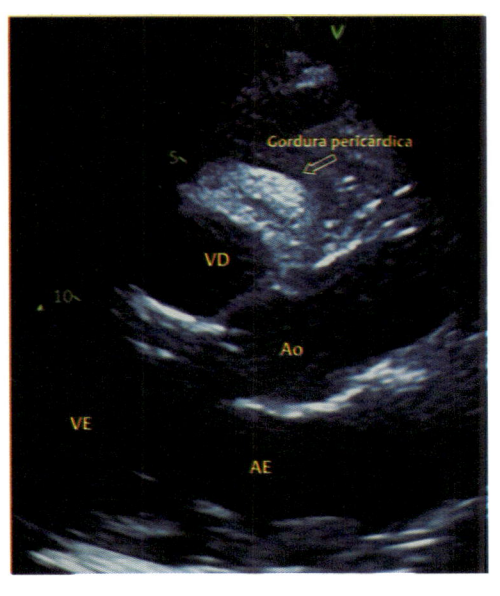

Fig. 57-4. No ETT 2D observa-se a presença de gordura pericárdica (seta), que é um depósito de tecido adiposo acumulado entre o pericárdio visceral e o miocárdio. A gordura epicárdica é distribuída de forma variável, sendo mais proeminente nos sulcos atrioventricular, interventricular e na parede lateral do ventrículo direito. Mais frequentemente encontrada em idosos e portadores de obesidade.

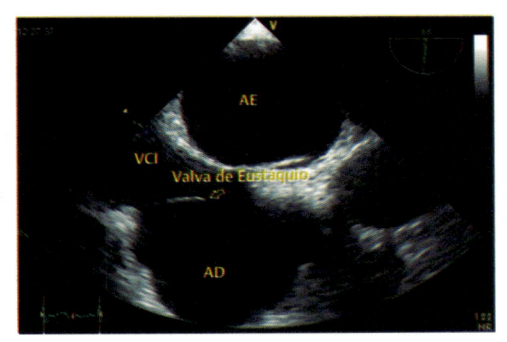

Fig. 57-1. ETE 2D demonstrando a valva de Eustáquio (seta). Trata-se de uma estrutura localizada na desembocadura da veia cava inferior (VCI) no átrio direito, que existe, normalmente, na vida intrauterina. Após o nascimento, costuma involuir, mas pode ser detectada no exame de rotina de pacientes adultos. Não possui significado patológico.

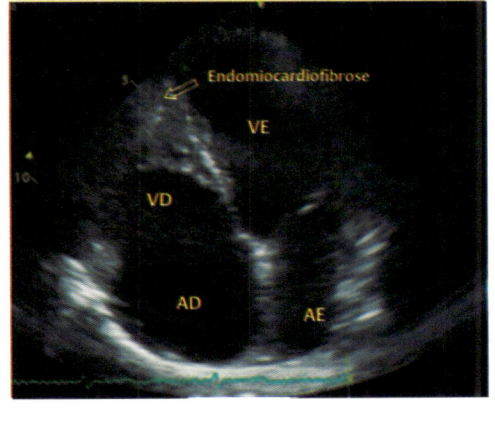

Fig. 57-5. No ETT 2D pode-se observar acometimento apical com fibrose apical do ventrículo direito, compatível com endomiocardiofibrose (seta).

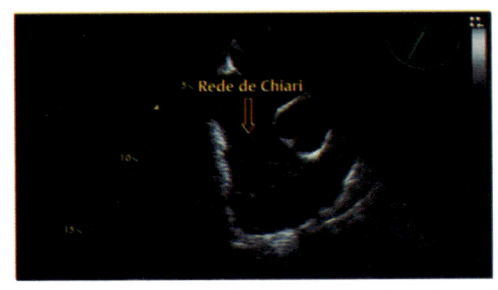

Fig. 57-2. ETE 2D onde se pode visualizar a presença da rede de Chiari (seta), localizada no átrio direito. É um remanescente embriológico em formato de rede, formado por um número variável de estruturas filamentosas, com movimento característico em "chicote". Pode ser fonte de trombos ou de vegetações em casos de endocardite.

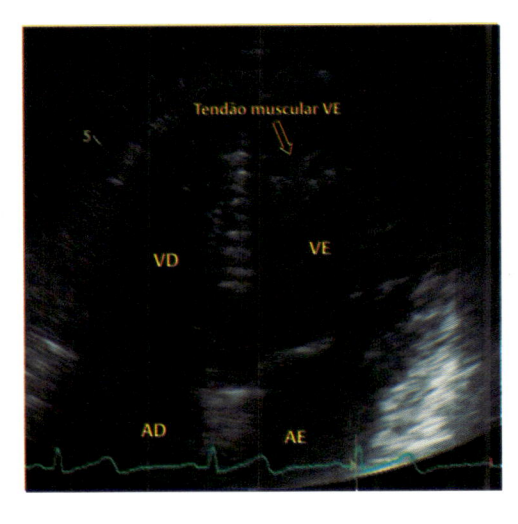

Fig. 57-6. Na região apical do ventrículo esquerdo, pode-se observar tendão muscular (seta), também chamado de falso tendão. Trata-se de estrutura fibromuscular, com vários comprimentos e espessura que atravessa a cavidade ventricular esquerda.

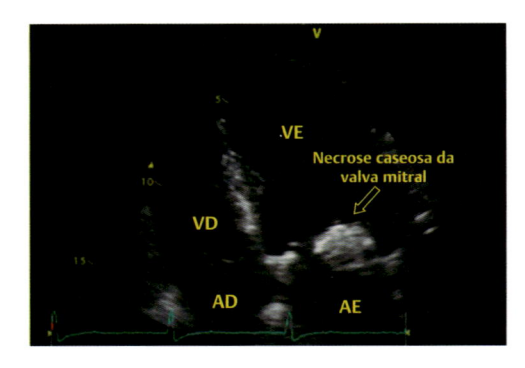

Fig. 57-7. No ETT 2D observa-se necrose caseosa da valva mitral (seta). Trata-se de uma forma de calcificação do anel mitral associado à grande massa ecodensa arredondada, semelhante a tumor.

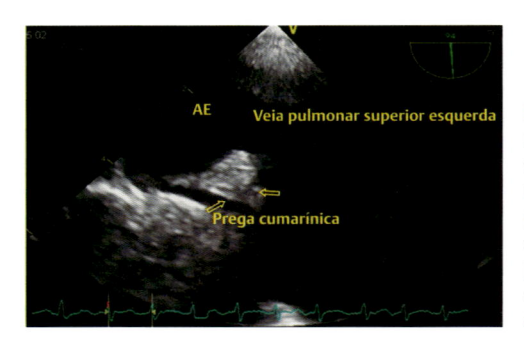

Fig. 57-8. No ETE 2D observa-se prega cumarínica (seta). É uma dobra triangular de pericárdio seroso, que quando proeminente pode ser confundida com trombo ou massa atrial.

TUMORES CARDÍACOS

São extremamente raros, com prevalência nas autópsias de 1:2.000 para os primários e 1:100 para os secundários, e uma relação de secundário/primário de 20:1.[8,9] Os primários podem-se desenvolver a partir do pericárdio, miocárdio, endocárdio e tecido conjuntivo não especializado dentro do coração; são classificados como benignos (mais de 90% dos primários) e malignos (raros em crianças). Os secundários são metástases de qualquer tumor extracardíaco, disseminado por vasos sanguíneos, linfáticos ou, ainda, propagação direta de um tumor de uma região mediastinal próxima.[10]

A grande maioria dos tumores é diagnosticada incidentalmente durante um exame de rotina de imagem cardiovascular em paciente assintomático.[11] Podem estar presentes em qualquer lugar no coração, com pedículo de implantação em qualquer superfície ou apresentar localização intramural, com sinais e sintomas frequentemente determinados por sua localização, em vez do tipo histológico. Muito embora a classificação de benigno e maligno seja importante fator prognóstico, qualquer tumor pode apresentar consequências hemodinâmicas e elétricas, dependendo do local e de suas dimensões no coração. Um tumor considerado histologicamente benigno, mas volumoso, pode levar à obstrução do fluxo sanguíneo e quadro de insuficiência cardíaca; por outro lado, um de menor volume pode levar à morte súbita caso se desenvolva em local que possa levar à arritmia fatal ou, ainda, embolia sistêmica ou pulmonar. No Quadro 57-3 podemos observar os tumores primários benignos, malignos, e os metastáticos mais comuns.[10,12]

Quadro 57-3. Tumores Primários Benignos, Malignos e Metastáticos mais Comuns

Tumor primário benigno	Tumor primário maligno	Tumor metastático
▪ Mixoma ▪ Lipoma ▪ Fibroelastoma papilar ▪ Rabdomioma ▪ Fibroma ▪ Hemangioma ▪ Teratoma	▪ Sarcoma ▪ Angiossarcoma ▪ Rabdomiossarcoma ▪ Osteossarcoma ▪ Linfoma	▪ Melanoma ▪ Pulmão ▪ Mama ▪ Ovário ▪ Rins ▪ Leucemia e linfoma ▪ Esôfago

TUMORES PRIMÁRIOS BENIGNOS

Mixoma

Os tumores cardíacos primários mais comuns (70%), principalmente nos adultos entre a quarta e a sexta décadas, com discreta predileção pelo sexo feminino. Crescem a partir do endocárdio, geralmente são isolados e de aparecimento esporádico. Podem, também, ser familiar ou fazer parte do complexo de Carney (neoplasia endócrina múltipla familial), com maior chance de recorrência após ressecção do tumor. Quanto à localização, 75% estão no átrio esquerdo, mais frequentemente fixados na fossa oval do septo interatrial, 20% no átrio direito, 5% nos ventrículos, sendo incomum nas valvas cardíacas e mais raramente em mais de um local.[13,14]

O dado diagnóstico mais importante na ecocardiografia é sua localização no átrio esquerdo, como mostra a Figura 57-9, ser pedunculado (10% são do tipo séssil) com a base de implantação na fossa oval. No Quadro 57-4 podemos observar as localizações mais frequentes, aspectos morfológicos observados no ET 2D e quadro clínico. O Doppler espectral e colorido são úteis na avaliação da presença de obstrução funcional e no enchimento atrial, evidenciando, na presença de obstrução, um padrão semelhante ao da estenose mitral ou da estenose tricúspide, como mostra a Figura 57-10, dependendo da localização do mixoma, se no átrio esquerdo ou direito.

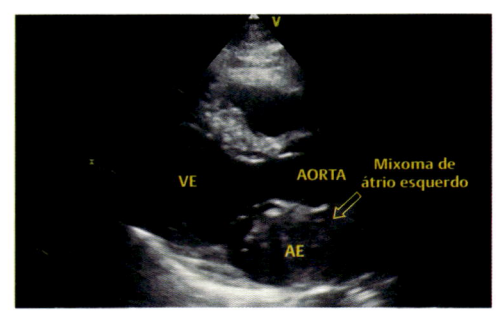

Fig. 57-9. Observa-se grande massa no interior do átrio esquerdo, compatível com mixoma (seta). Local mais frequente de localização deste tipo de tumor histológico, geralmente pedunculado, com sítio de implantação na membrana da fossa oval.

Quadro 57-4. Características mais Importantes dos Mixomas

Local	▪ 75% SAI na fossa oval ▪ 20% AD ▪ 5% nos ventrículos	

Forma em ETT 2D	▪ Massa móvel com ecogenicidade heterogênea
	▪ 1 a 15 cm de diâmetro
		▪ polipoide
		  • mais comum
		  • dimensões maiores
		  • pedunculado com base estreita
		  • superfície lisa ou lobulada
		  • raramente fragmentam
		▪ papilar ou viloso
		  • menos comum
		  • dimensões menores
		  • múltiplas vilosidades
		  • friáveis com risco de embolia

Quadro clínico	▪ Embolia ▪ Quadro obstrutivo ▪ Sintomas gerais (febre, perda ponderal, quadro articular)	

SAI: septo interatrial; AD: átrio direito; ETT2D: ecocardiografia transtorácica bidimensional.

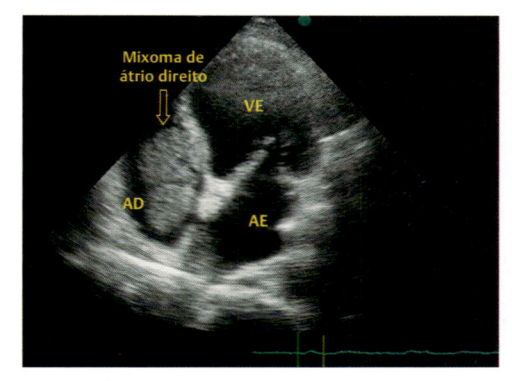

Fig. 57-10. Observa-se grande massa no interior do átrio direito causando disfunção da valva tricúspide, impedindo abertura e fechamento valvar.

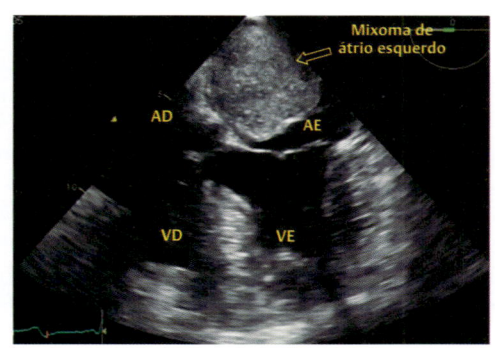

Fig. 57-11. Observa-se imagem de ETE 2D com massa pedunculada fixada no septo interatrial e situada no átrio esquerdo.

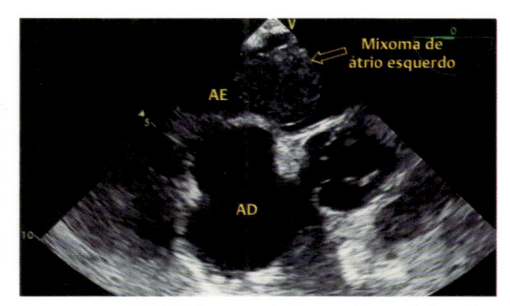

Fig. 57-12. ETE 2D fornece informações adicionais a ETT 2D ao determinar relações anatômicas do tumor com o septo interatrial.

Graus variáveis de regurgitação das valvas atrioventriculares são comuns, bem como aumento da pressão em câmaras direita.[13,14]

O ETE 2D é importante quando as imagens são subideais, principalmente se o mixoma preenche quase todo o átrio durante o ciclo cardíaco, tornando assim difícil a visualização do pedúnculo (Fig. 57-11). Também orienta o planejamento cirúrgico (Fig. 57-12), auxiliando a determinar se o mixoma se estende para veias pulmonares ou veias cavas.

O diagnóstico diferencial de mixoma deve ser realizado com trombo, embora o local onde o mixoma esteja mais frequentemente aderido, região da fossa oval, geralmente facilita o diagnóstico. A ressecção em bloco com margem de tecido normal, se anatomicamente possível, é o tratamento de escolha e também curativo do mixoma. O risco geral de recorrência após ressecção é de 13%, sendo muito mais comum no mixoma familiar do que esporádico, com realização de ETT 2D um ano após e, então, a cada 5 anos.[15]

As outras modalidades de imagem TCMD e RMC, muitas vezes, podem não acrescentar valor diagnóstico ao mixoma, quando as imagens da ecocardiografia são de boa qualidade, pois tais métodos podem não conseguir identificar o estreito pedúnculo desses tumores, sobretudo em pequenas massas e se a massa apresenta maior mobilidade.

Nas imagens de cine-RM, os mixomas são observados como massas ovais ou esféricas com contornos lisos, lobulados ou ramificados (Fig. 57-13). Possuem sinal hipointenso, em relação ao sinal do miocárdio em imagens ponderadas em T1, e hiperintenso em imagens ponderadas em T2. A perfusão pode ser negativa ou positiva (se houver processo inflamatório associado) e o realce tardio de padrão geralmente heterogêneo. Caso tenha ocorrido sangramento recente, podem apresentar sinal hipointenso tanto em imagens ponderadas em T1 quanto em T2 e, caso o sangramento seja antigo, um sinal hiperintenso em T1 e T2. O diagnóstico diferencial deve ser feito com trombo atrial e fibroelastoma papilífero.[5]

A maioria dos mixomas aparece na TCMD como massas intracavitárias pedunculadas de baixa atenuação, embora alguns tenham uma base maior contendo calcificações. Lesões grandes podem

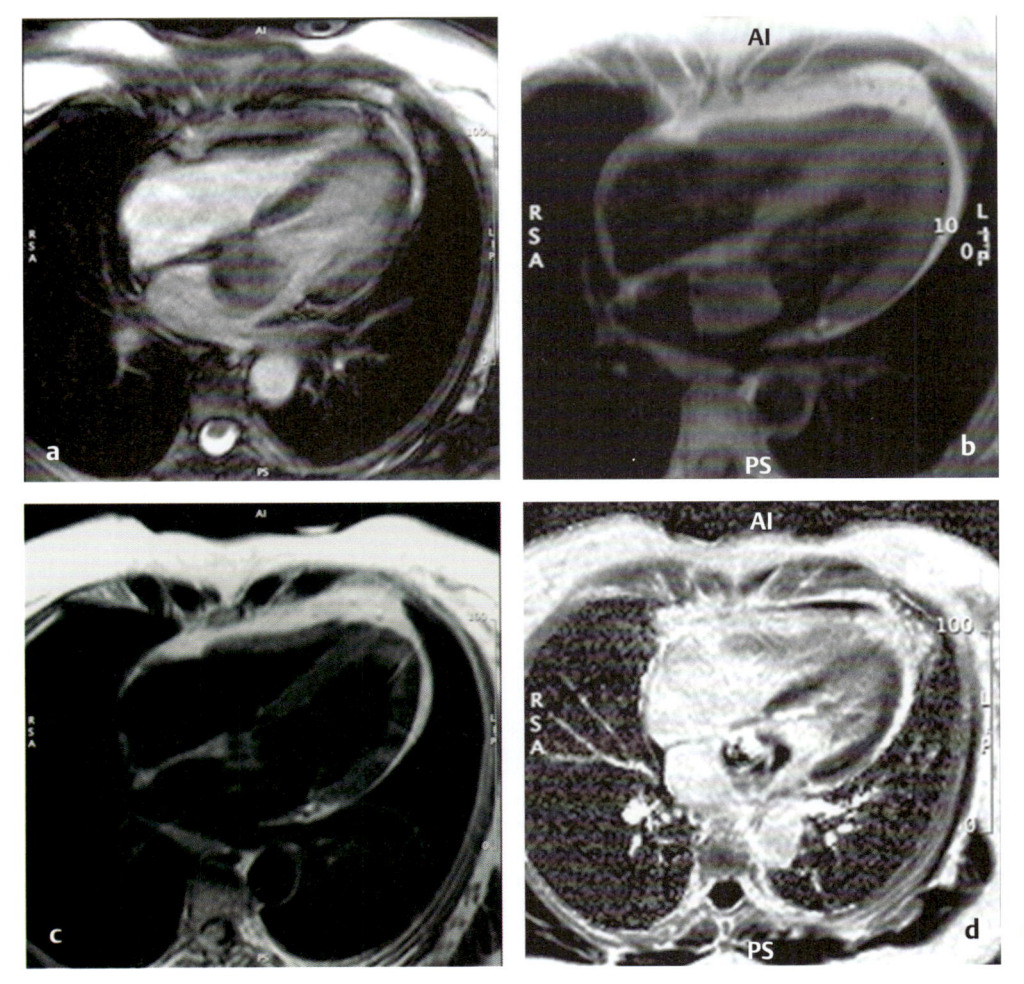

Fig. 57-13. RMC de mixoma atrial esquerdo em cine-RM (**a**); T2 (**b**); T1 (**c**); e realce tardio (**d**).

prolapsar pelos orifícios das valvas mitral ou tricúspide. Na fase de perfusão geralmente não é aparente, mas o realce geralmente é heterogêneo.[7]

Fibroelastoma Papilar (FP)

Ocupam o terceiro lugar quanto à prevalência dos tumores benignos nos adultos em estudos de autópsias, mas podem ser mais frequentes como podemos observar em estudos ecocardiográficos, pois frequentemente são assintomáticos. Podem ocorrer em qualquer idade, mas são, predominantemente, identificados entre a quarta e oitava décadas de vida, refletindo assim a maior utilização da ecocardiografia nessa faixa etária de pacientes, afetando igualmente homens e mulheres.[16] Há uma forte associação à cardiomiopatia hipertrófica, cirurgia, radiação e trauma hemodinâmico, sugerindo um crescimento reativo a trauma endocárdico.[17]

Podem crescer a partir de qualquer superfície endocárdica, sendo o tumor mais comum das valvas cardíacas principalmente do lado esquerdo do coração, embora possam ocorrer no endocárdio mural não valvar. É pedunculada com uma haste curta e alta mobilidade, geralmente único, mais encontrado na região a jusante das valvas, com aparência de uma pequena massa aderida. Na valva mitral ocorrem com mais frequência na face atrial, mas também podem ser encontrados anexados às cordoalhas ou ao músculo papilar.[17] Quanto à história natural desses tumores, são considerados de crescimento lento e, clinicamente, a manifestação mais comum é a embolização seja por fragmentação do tumor ou por trombo aderido à massa tumoral. Apesar de o FP nascer do endocárdio valvar, a disfunção valvar é rara.[17]

O FP é facilmente visualizado no ETT 2D (Fig. 57-14) como uma pequena massa móvel pedunculada aderida à valva cardíaca, de aspecto oval ou arredondada ou irregular, medindo menos de 20 mm, com mobilidade independente, textura homogênea, bordas bem demarcadas e apresentando a vibração característica da interface tumor-sangue com a borda pontilhada ou brilhante, mais bem visualizada com o *zoom* ou no ETE 2D. Tal aspecto confere ao FP a aparência de *sea anemone* (Fig. 57-15). Aqueles que se originam das valvas semilunares se projetam mais frequentemente na luz arterial, mas algumas vezes projetam-se nas cavidades ventricular; os que se originam nas valvas atrioventriculares projetam-se nos átrios.[18] No Quadro 57-5 podemos observar as principais características clínica e do diagnóstico à ecocardiografia do FP. O ETE 2D é melhor que o ETT 2D para detectar o FP, pois são tumores geralmente pequenos, reforçando a importância de sua pesquisa em pacientes na avaliação de evento embólico.[18]

O diagnóstico diferencial deve ser feito com a excrescência de Lambl (Fig. 57-16) e vegetações, por vezes sendo difícil de ser feito. O Quadro 57-6 mostra as principais características para o diagnóstico diferencial entre essas patologias.[19,20]

O FP pode ser visualizado na TCMD e RMC (Fig. 57-17), mas a ecocardiografia permanece como o exame principal de imagem por sua alta resolução temporal e utilização do *zoom* para o diagnóstico desse tipo de tumor, que é de pequenas dimensões e altamente móvel. Entretanto, apesar de suas pequenas dimensões e mobilidade, a RMC pode caracterizar os fibroelastomas como uma pequena massa de forma arredondada ou ovalada, em geral apresentando menos de 1,5 cm de diâmetro e ligados por um pequeno e fino pedúnculo na superfície atrial das valvas atrioventriculares e arterial das semilunares.[21] A captura de imagens do fibroelastoma pela RMC em sequências estáticas de T1 e T2 é difícil em razão do pequeno tamanho dos tumores e de sua inerente mobilidade, já que são fixados a um folheto valvar móvel.[5] Quando realizada aquisição adequada, é relatado um sinal iso ou hiperintenso em T1, hiperintenso em T2, sem a presença de realce tardio.[21] Nas imagens de cine-RM aparece como massa móvel hipointensa. O diagnóstico diferencial é realizado com vegetações, trombos e mixoma. As vegetações são, usualmente, associadas à destruição dos folhetos valvares e desenvolvimento de insuficiência do aparelho valvar, enquanto os fibroelastomas não necessariamente têm impacto funcional na valva, pois, geralmente, localizam-se longe das bordas livres dos folhetos.[5] A avaliação com a TCMD raramente é indicada, em geral surgindo como achado ocasional apresentando-se como um nódulo valvar de baixa atenuação.

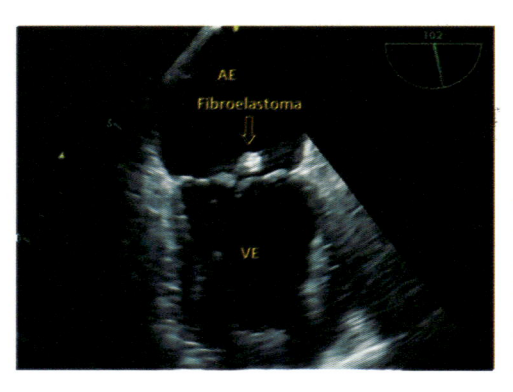

Fig. 57-14. Em ETE 2D, nota-se massa ecogênica arredondada pedunculada em face atrial da valva mitral, típica de fibroelastoma da valva mitral.

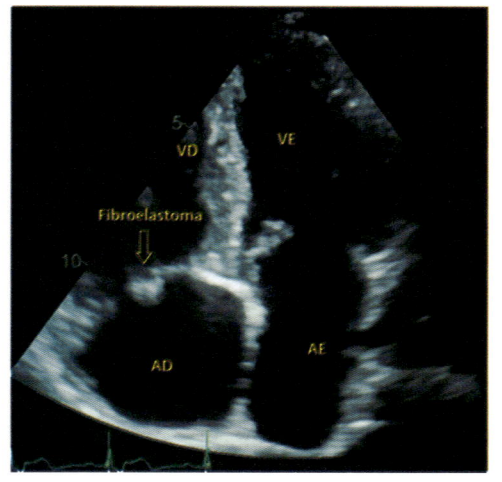

Fig. 57-15. No ETT 2D observa-se localização incomum de fibroelastoma na valva tricúspide (seta), com características deste tumor benigno, localizado na face atrial e com o aspecto típico de *sea anemone*.

Quadro 57-5. Fibroelastoma Papilar: Locais de Maior Frequência, Características do ETT2D e Quadro Clínico

Local	Mais comum nas valvas (aórtica > mitral) Geralmente a jusante
Forma no ETT 2D	Massa oval ou arredondada ou irregular pedunculada com haste curta 0,5 a 2 cm de diâmetro Altamente móveis
Quadro clínico	Embolia Quadro obstrutivo Sintomas constitucionais como febre, perda ponderal, quadro articular

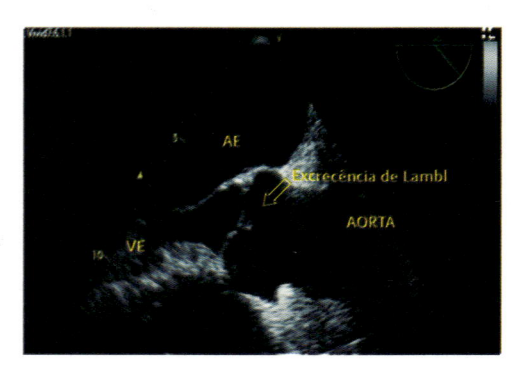

Fig. 57-16. ETE 2D onde se pode observar a excrescência de Lambl (seta) situada na valva aórtica. São processos filiformes localizados na face de fechamento das valvas cardíacas, encontrados na ausência de patologia cardíaca e formados por tecido de padrão granular causados pela deposição de ácido mucopolissacarídeo. Apresentam potencial emboligênico e eventos cerebrovasculares, e, por apresentarem movimentação independente da valva, devem ser diferenciados de fibroelastoma, vegetação ou trombo.

Quadro 57-6. Diagnóstico Diferencial do Fibroadenoma Papilar (FP)

Patologia	Quadro clínico	ETT 2D

FP	▪ 30% descoberta incidental
	▪ Quadro embólico
	   • AVC
	   • IAM
	   • Perda da visão
		▪ Mais comuns nas valvas (Ao > M)
		▪ Massa oval ou arredondada ou irregular
		▪ VM (face ventricular), VAo (face arterial)
		▪ Pedunculada com haste curta
		▪ 0,5 a 2 cm de diâmetro
		▪ Altamente móveis
		▪ Não causam disfunção valvar

Vegetação L-S	LES, SAF	▪ VM (face atrial) > VAo (face arterial) ▪ Massa irregular mais arredondada ▪ Não móvel ▪ Pode causar regurgitação valvar, mas não causam destruição ▪ Resolução com o tratamento adequado da doença de base
Vegetação marântica	Metástase de neoplasia ▪ Pulmão ▪ Pâncreas ▪ Estômago ▪ Síndrome mielodisplásica	▪ VM (face atrial), VAo (face ventricular) ▪ Espessamento difuso da cúspide ou folheto ajuda a diferenciar da EI ▪ Tamanho variável ▪ Textura e localização na ecocardiografia não é diferente da EI ▪ Incomum causar destruição valvar
Vegetação EI	Quadro infeccioso	▪ Anexada à borda do folheto ▪ Mitral (atrial), aórtica (ventricular) ▪ Morfologia irregular ▪ Diâmetro variável: diminuir em decorrência de cura ou embolização, ou aumentar ▪ Séssil ou pedunculada ▪ Altamente móvel ▪ Regurgitação valvar frequente
Excrecência de Lambl	Idosos assintomáticos	▪ Filamentar delicada, linear, sem apresentar ramificações ▪ ≤ 2 mm de diâmetro e < 10 mm de comprimento com movimento ondulante ▪ Linha de fechamento das valvas, VM (atrial), VAo (ventricular)

L-S: Libman-Sacks; EI: endocardite infecciosa; LES: lúpus eritematoso sistêmico; SAF: síndrome do anticorpo antifosfolipídeo; AV: atrioventricular; VAo: valva aórtica; VM: valva mitral.

Lipoma e Hipertrofia Lipomatosa do Septo Interatrial (HLSIA)

Lipomas são raros, menos de 5% dos tumores primários do coração removidos cirurgicamente. A maioria ocorre no subepicárdio ou subpericárdio, como uma massa de tecido lipídica homogênea encapsulada, que geralmente cresce na superfície epicárdica, mais frequentemente com um pedículo largo, crescendo no espaço pericárdico. Quando são localizados na região intramuscular, 25% dos casos, os locais mais frequentes são o ventrículo esquerdo, átrio direito e septo interatrial. Lipomas são, na maioria dos casos, assintomáticos, mas podem causar sintomas em decorrência de compressão, arritmias ou alteração da condução. Lipomas intrapericárdio podem causar compressão do coração, derrame pericárdico, ou aumento da área cardíaca na radiografia de tórax ou alargamento do mediastino.[22]

A HLSIA, frequentemente confundida como um tumor do coração, é uma condição não neoplásica benigna, resultante da hiperplasia das células adiposas, envolvendo o limbo da fossa oval preservando sua membrana. Pode ser tão larga quanto ≥ 7 mm na direção do átrio direito, com um formato típico de haltere (Fig. 57-18). É mais comum em mulheres, obesa e idosa.[22] O ETT 2D e ETE 2D são a modalidade de imagem de escolha para seu diagnóstico, particularmente o ETE 2D pela ótima visualização de todo o septo interatrial, obtendo a imagem típica do haltere causado pela infiltração adiposa das regiões proximal e distal do septo, preservando a fossa oval.[22,23]

Nas demais modalidades de imagem, TCMD e RMC, a HLSIA é visualizada como uma massa homogênea, no formato de haltere, com a atenuação da gordura que é confinada à região do septo interatrial, com as margens lisas e não realçadas. Para o diagnóstico diferencial da HLSIA devemos considerar os tumores que envolvem o septo interatrial como mixoma, linfoma, rabdomioma, fibroma, FP e mesotelioma.[23]

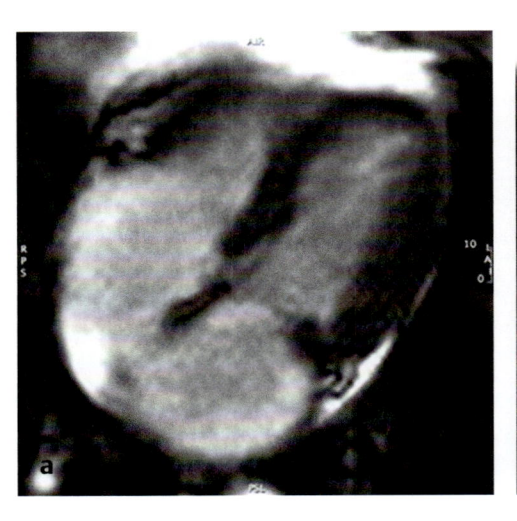

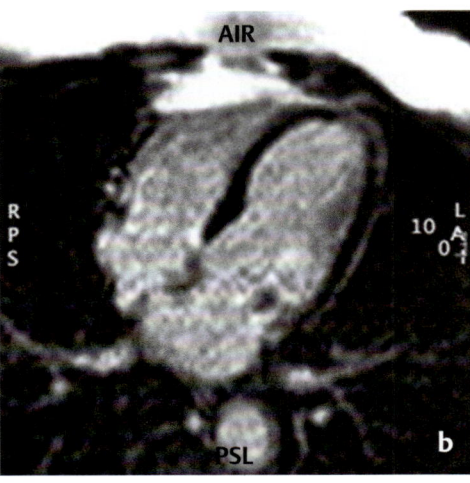

Fig. 57-17. Fibroelastoma no aparelho valvar mitral em cine-RM (**a**) e realce tardio (**b**).

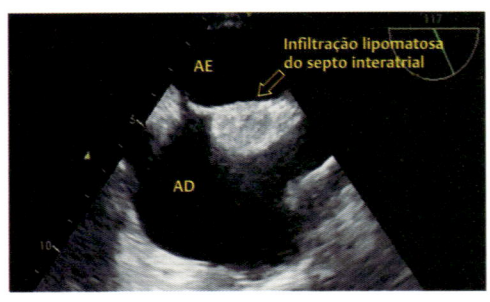

Fig. 57-18. Observa-se imagem de Infiltração lipomatosa do septo interatrial (seta) com área ecolucente homogênea, crescendo em direção ao átrio direito, poupando a membrana da fossa oval (imagem em haltere). Nota-se sua relação com as veias cavas, sem causar repercussão hemodinâmica na drenagem venosa em átrio direito.

A ressonância magnética tem importante papel na caracterização tecidual dos lipomas (Fig. 57-19), uma vez que as técnicas de saturação de gordura permitem definir o componente tecidual adiposo predominante da massa. Aparecem na RMC como coleções adiposas encapsuladas e algumas vezes com septações em seu interior.[5] Os lipomas têm características específicas na RMC, com um sinal homogêneo e hiperintenso em imagens ponderadas em T1 e um pouco menos intenso em imagens ponderadas em T2, com supressão do sinal das imagens de gordura quando utilizam-se técnicas de saturação da gordura. Não apresentam realce com administração do contraste. O diagnóstico diferencial são as infiltrações lipomatosas do septo interatrial.[5] Na TCMD, o lipoma aparece como uma lesão circunscrita com sinal de atenuação de gordura homogêneo (-50 a -150 HU).[7]

Rabdomioma

São um dos tumores primários menos comuns, mas são os tumores primários mais comuns em crianças; frequentemente são diagnosticados no primeiro ano de vida ou mesmo detectados em exame de ultrassonografia pré-natal. Em geral são múltiplos, surgem com igual frequência no ventrículo esquerdo (Fig. 57-20) e direito, na parede livre ou no septo, com dimensões variáveis de poucos milímetros a alguns centímetros, podem ser pedunculados e frequentemente causam obstrução intraventricular.[13,14] Os sintomas dependem da localização e das dimensões do tumor, podendo apresentar obstrução intracavitária levando à insuficiência cardíaca ou, ainda, arritmias, e podem estar associados à síndrome de Wolf-Parkinson-White. Aproximadamente 80% dos rabdomiomas cardíacos estão associados à esclerose tuberosa, que é autossômica dominante, caracterizada por hamartomas múltiplos, adenoma sebáceo, deficiência mental e epilepsia.[13,14]

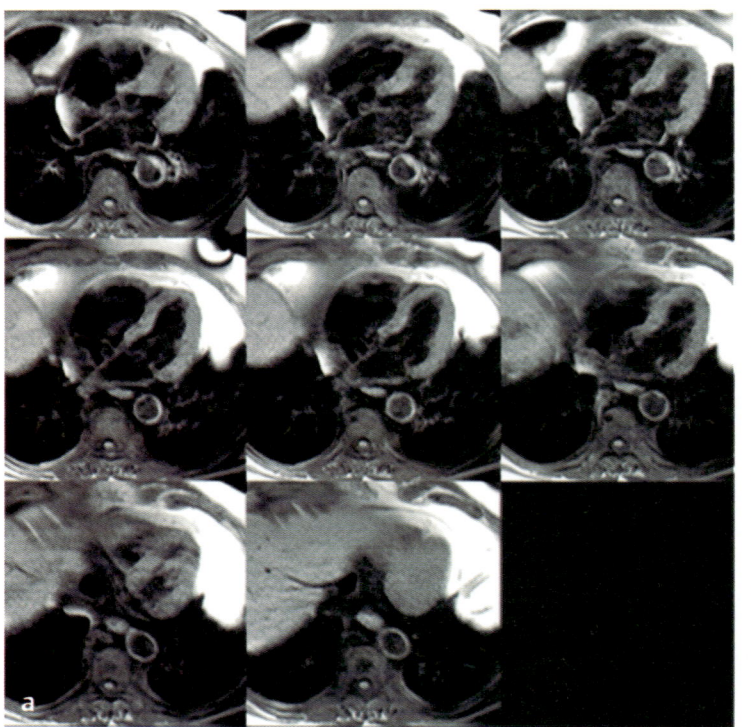

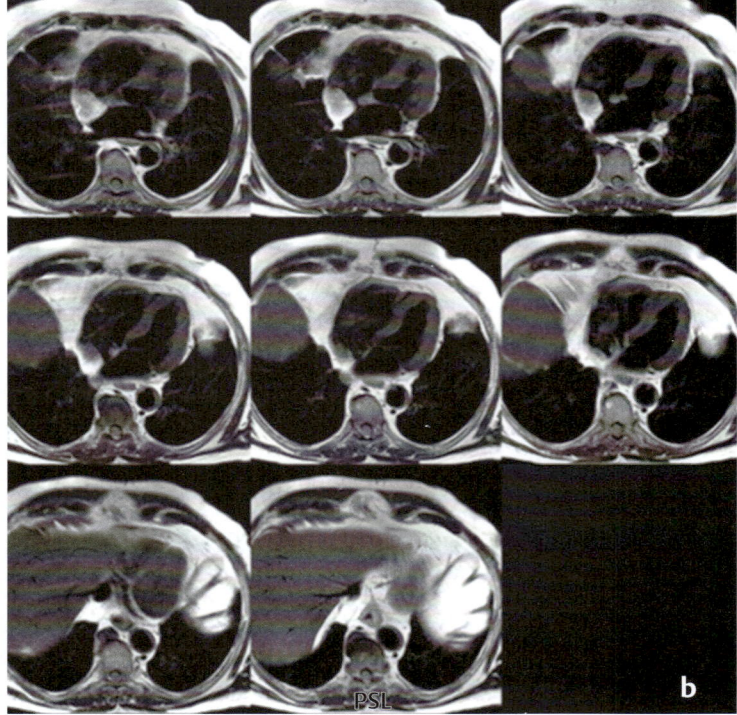

Fig. 57-19. RMC de lipoma inserido no septo interatrial e projetando-se para a cavidade atrial direita em sequência ponderada em T1(**a**) e T1 com saturação da gordura (**b**).

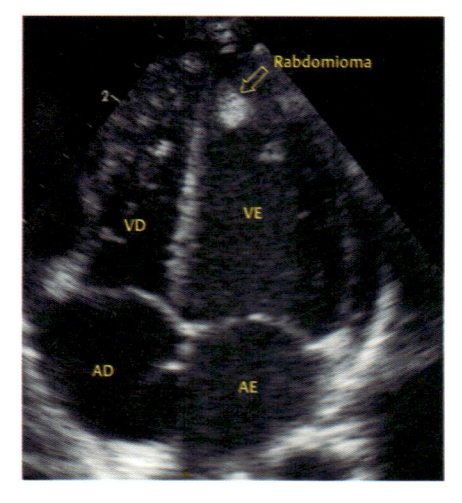

Fig. 57-20. ETT 2D em criança lactente com imagem hiperecogênica de rabdomioma relacionado com o segmento apical do septo interventricular.

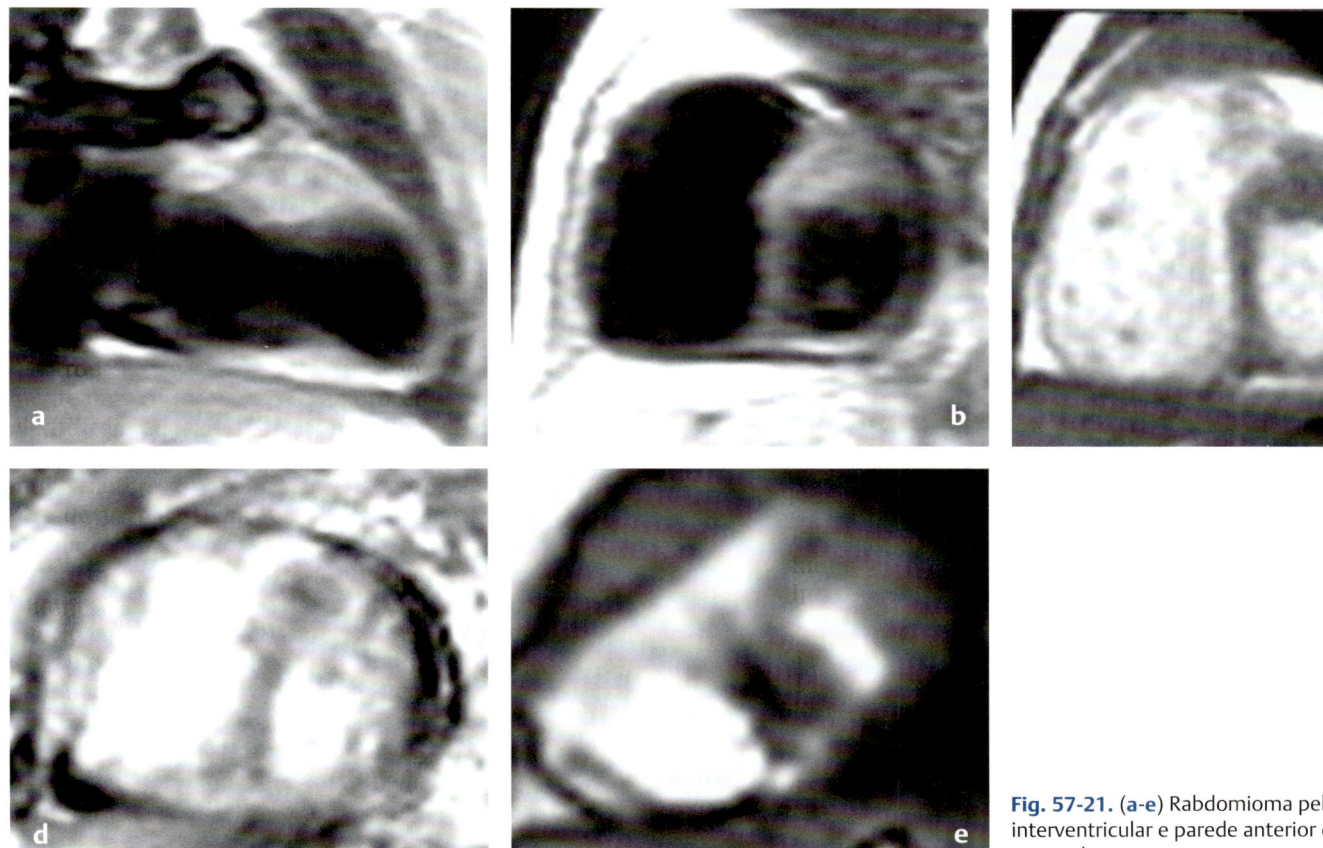

Fig. 57-21. (a-e) Rabdomioma pela RMC em septo interventricular e parede anterior do ventrículo esquerdo.

No ECTT 2D são visualizados múltiplos pequenos tumores, lobulados, intramurais, homogêneos e hiperecogênicos, brilhando mais do que o miocárdio adjacente. Um aspecto característico e peculiar dos rabdomiomas é da regressão espontânea do número ou dimensões dos tumores ou de ambos, na maioria dos pacientes com menos de 4 anos de idade.[13,14]

Exames adicionais de imagem, como a TCMD e RMC, podem ser úteis na avaliação desses pacientes. Nessa última apresentam sinal isointenso ou discretamente hiperintenso em T1 e hiperintensos em T2, sem presença de realce tardio (Fig. 57-21). A RMC pode ser útil para fazer distinção com os fibromas, também comum na faixa pediátrica. Na TCMD com contraste são visualizadas como áreas de miocárdio hipodenso; como essas lesões são das mais na população pediátrica, ela é menos utilizada em decorrência da exposição à radiação.[22]

Geralmente apresentam resolução espontânea, o manuseio é expectante nos assintomáticos, a cirurgia somente sendo indicada na presença de obstrução hemodinamicamente significativa e sintomática.

Fibroma

São o segundo tipo de tumor benigno mais comum em crianças e fetos, originando-se, geralmente, do miocárdio ventricular, com frequência na parede livre do ventrículo esquerdo ou septo interventricular. São sempre solitários, bem circunscritos, podem ter calcificação central, e em geral não regridem, ao contrário do rabdomioma. Com relação ao quadro clínico, um terço pode ser assintomático, e nos sintomáticos as formas de apresentação mais comuns são arritmias, insuficiência cardíaca, síncope.[24] Similar ao fibroma de ovário, o fibroma de coração pode estar associado à síndrome de Gorlin (câncer de pele, tumor cerebral anormalidades esqueléticas e macrocefalia), também conhecida como a síndrome do carcinoma basocelular nevoide. É então apropriado que os pacientes com esse tipo de câncer de pele sejam submetidos à avaliação ecocardiográfica para pesquisa de fibroma cardíaco.[13,14]

A imagem típica ao ETT 2D é de uma massa não contrátil de 1 a 10 cm, discretamente obstrutiva, geralmente homogênea, brilhando mais do que o miocárdio ao redor, podendo incorporar pequenas manchas com maior intensidade, sugerindo cálcio, visualizada na Figura 57-22. Quando o fibroma é mais extenso e localizado no septo interventricular, pode mimetizar a cardiomiopatia hipertrófica.

Na RMC os fibromas apresentam-se com sinal isointenso ou hipointenso em T1 e hipointenso em T2, com realce tardio negativo ou com o centro hipointenso e a superfície isointensa. Na TCMD, o fibroma se apresenta como massa circunscrita, de atenuação semelhante aos tecidos moles com alguns focos de calcificação, mais frequentemente vista em septo interventricular ou em parede livre do ventrículo esquerdo.[7]

Na TCMD aparecem como massa homogênea, solitária, intramural, com atenuação tecidual discreta que pode ser bem evidente ou infiltrativa, e frequentemente com calcificações.

Outros Tumores Benignos Primários

Hemangioma, teratomas e mesoteliomas do nó atrioventricular são tumores mais raros, que podem ocorrer dentro do coração. Os hemangiomas são canais vasculares dilatados, e sua aparência à ecocardiografia é de massas ecogênicas com ecolucência. Podem estar localizados no endocárdio, miocárdio, epicárdio ou pericárdio, e são mais comuns na parede livre do ventrículo direito ou parede lateral do ventrículo esquerdo. Por serem hipervascularizados, fica ainda mais acentuada sua visualização com uso de contraste ecocardiográfico.[25] Os teratomas são extremamente raros em adultos, em geral são encontrados no mediastino anterior, particularmente

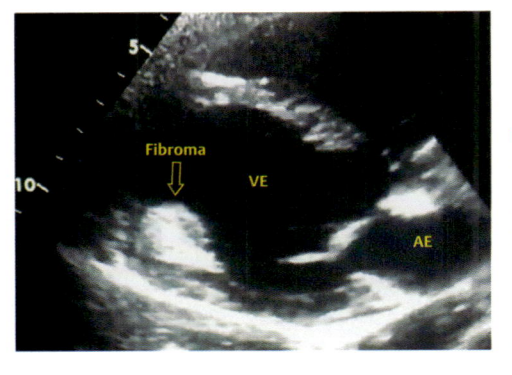

Fig. 57-22. Em ETT 2D observa-se fibroma de ventrículo esquerdo. Trata-se de imagem homogênea relacionada com a parede inferolateral do ventrículo esquerdo, em criança de 12 anos.

no pericárdio, anexados à aorta ascendente e, muito raramente, intracardíacos. Podem causar tamponamento ou compressão extrínseca do coração. A utilização da ecocardiografia fetal é muito útil em identificar massas mediastinais causando compressão cardíaca, e acúmulo de líquido no pericárdio.[26]

Na RMC os hemangiomas apresentam sinal de padrão heterogêneo isointenso ou hipointenso em imagens ponderadas em T1, hiperintensas em imagens ponderadas em T2 (algumas vezes com áreas de baixo sinal entremeadas às de sinal hiperintenso). Um padrão de realce hiperintenso heterogêneo é relatado após administração de contraste.[5] Os hemangiomas cavernosos têm fluxo muito lento e podem não apresentar realce tardio significativo.[21] Na TCMD, os hemangiomas aparecem como massas expansíveis, bem definidas, dentro do miocárdio ou pericárdio e podem conter calcificações; o realce geralmente é ávido e prolongado.[7]

Tumores Primários Malignos

São muito raros, constituindo aproximadamente 15% dos tumores primários do coração, e 95% deles são sarcomas. Linfomas e mesoteliomas representam os 5% restantes.[13,14] Os sarcomas acometem, principalmente, pacientes entre 30 e 50 anos de idade, são incomuns em crianças, sem predileção quanto ao sexo, sendo tipicamente encontrados nas cavidades direitas. A predileção pelo átrio direito e por ser uma grande massa, são pontos importantes que auxiliam em seu diagnóstico. São de rápido crescimento, altamente invasivos e fazem metástase de modo precoce. Podem causar insuficiência cardíaca direita por obstrução, obstrução da veia cava inferior ou dor precordial e derrame pericárdico por acometimento do pericárdio.[27] À ecocardiografia podem estar anexados em qualquer local da cavidade cardíaca, e muitos são sésseis (Fig. 57-23).

O angiossarcoma é o tipo histológico mais comum dos sarcomas, e um dado interessante é que apesar de terem envolvimento com o pericárdio resultando em derrame com ou sem tamponamento, a citologia do líquido frequentemente é inespecífica.[27,28] São visualizados ao ecocardiografia como massas lobuladas, heterogêneas,

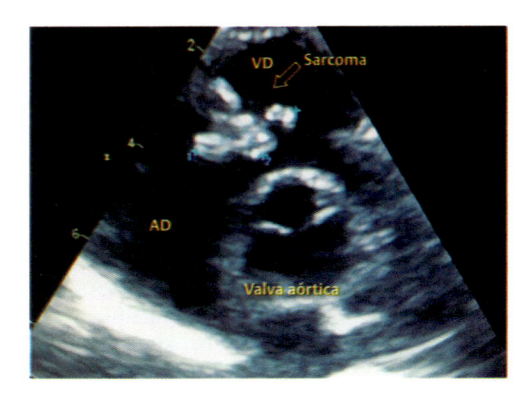

Fig. 57-23. Observa-se ETT 2D no corte de eixo curto no nível da valva aórtica, com imagem ecogênica heterogênea, lobulada, localizada em via de entrada do ventrículo direito, próximo ao anel da valva tricúspide, com diagnóstico histológico de osteossarcoma.

com áreas de hemorragia ou necrose, próximas da veia cava inferior e também do anel tricúspide, podendo levar à disfunção dessa valva. Geralmente não apresentam mobilidade, o que as diferencia dos mixomas e FP, com base larga de implantação na superfície endocárdica e invasão transmural até o pericárdio. Mesmo sendo vascularizada, a utilização de contraste ecocardiográfico nem sempre evidencia o realce.[25,27]

Nas imagens de cine-RM, os angiossarcomas apresentam-se como lesões predominantemente hiperintensas em relação ao miocárdio, com áreas de alto e baixo sinais dentro da massa correspondente à hemorragia e necrose, respectivamente. O tumor também apresenta uma aparência heterogênea nas imagens ponderadas em T1 com áreas de sinal intermediário, baixo e alto, refletindo a presença de tecido tumoral, necrose e de metemoglobina. Nas sequências ponderadas em T2, apresentam sinal heterogêneo, mas predominantemente hiperintenso. Um padrão heterogêneo característico foi descrito após a administração do contraste com marcado realce na superfície com aparência semelhante ao raio de sol.[5] O leiomiossarcoma (Figs. 57-24 e 57-25), assim como os demais sarcomas, apresentam-se como grandes massas, com a característica de serem invasivos e com realce tardio heterogêneo. Acometem,

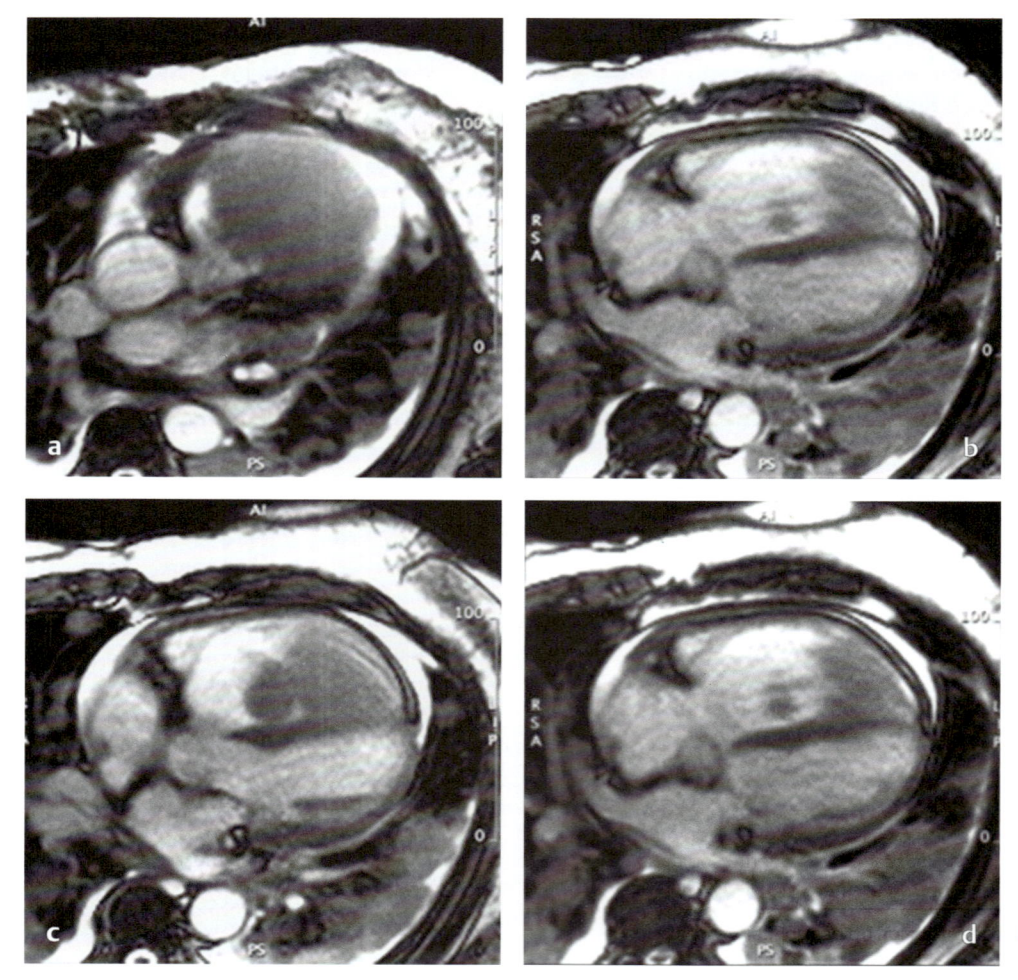

Fig. 57-24. (a-d) Cine-RM de leiomiossarcoma em cavidade ventricular direita.

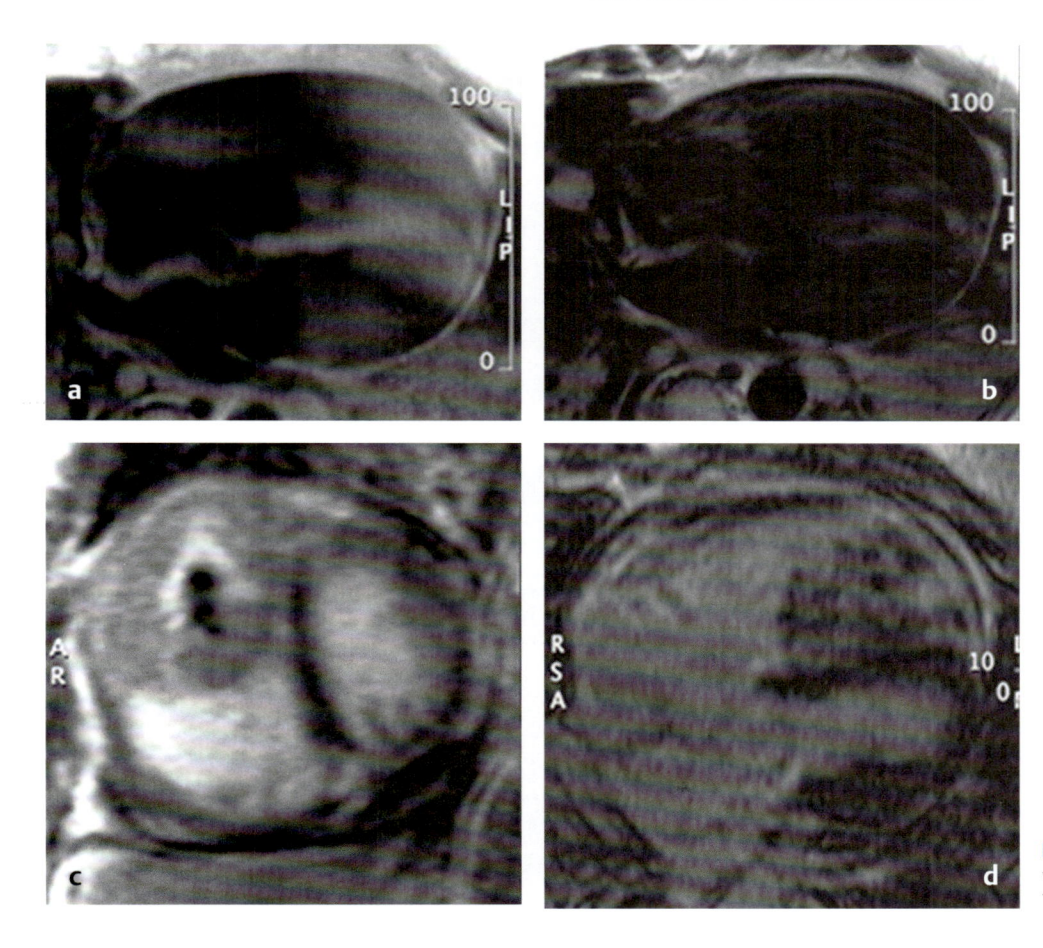

Fig. 57-25. RMC de leiomiossarcoma em cavidade ventricular direita, em sequências ponderadas em T2 (**a**) e T1(**b**) e realce tardio (**c, d**).

predominantemente, câmaras direitas envolvendo sarcoma indiferenciado. É o segundo tumor maligno primário mais frequente, com prevalência entre 24 a 37,5% e predominância na idade adulta, manifestando-se entre a quarta e quinta décadas. Em pelo menos 80% dos casos tem origem no átrio esquerdo e pode envolver as valvas cardíacas. Descrições de imagens de RMC são escassas, mas, em geral, apresenta-se como massa irregular de sinal isointenso infiltrando o miocárdio. O rabdomiossarcoma é o segundo tipo mais comum dos sarcomas. É mais comum em crianças, podem crescer em vários locais no coração, particularmente no átrio direito. Sua aparência à ecocardiografia lembra o mixoma. Por estarem presentes em vários locais no coração, podem causar obstrução em níveis diferentes. Apresentam crescimento rápido e invadem precocemente o pericárdio, com prognóstico ruim.[27]

O exame histológico diferencia os diferentes tipos de sarcoma, mas as características ecocardiográficas não apresentam subsídios que permita classificá-los, não permitindo uma distinção não invasiva confiável. O ETE pode ajudar em caracterizar melhor a invasão intramiocárdica, o que sugere a malignidade, bem como a invasão da veia cava.[27]

Linfoma Cardíaco

São não Hodgkin, extraganglionares do tipo B, envolvendo apenas o coração e pericárdio, e frequentemente associados a quadro de imunossupressão pós-transplante ou pacientes com a síndrome da imunodeficiência adquirida. Ao ETT 2D são visualizados como massa infiltrante homogênea, levando a aumento da espessura da parede, ou como massas nodulares fazendo saliência para dentro das cavidades preferencialmente direita e, particularmente, o átrio direito.[29] Frequentemente apresentam derrame pericárdico. Dependendo da localização da massa, os sinais e sintomas de obstrução da entrada do sangue no coração direito predominam como a síndrome da veia cava, bem como febre, perda ponderal e sudorese. O ETE 2D é superior ao ETT 2D na avaliação desse tipo de tumor e sua repercussão, e o exame citológico do líquido pericárdico faz o diagnóstico.

Nas imagens da RMC, as lesões aparecem pouco delineadas, heterogêneas, com sinal isso ou hipointenso nas imagens ponderadas em T1 e sinal isointenso a hiperintenso nas imagens ponderadas em T2. O realce tardio é heterogêneo e as imagens de inversão-recuperação do pericárdio podem apresentar um sinal de alta intensidade patológico no fluido pericárdico que indica efusão maligna. A TC demonstra lesões de baixa atenuação com realce com contraste heterogêneo usualmente associado à efusão pericárdica.[30]

A RMC é considerada a modalidade de imagem de escolha, com contribuição significativa na diferenciação entre tumores benignos e malignos do coração. Os sinais mais sugestivos da malignidade de um tumor cardíaco incluem a localização no átrio direito, diâmetro > 5 cm, líquido hemorrágico no pericárdio e realce tardio.[31,32] Tumores malignos geralmente têm um ponto de anexação de base larga, margens não bem definidas, são grandes, ocupando grande espaço da cavidade, podendo envolver mais de uma cavidade ou os grandes vasos. A presença de necrose central também pode ser visualizada, bem como vários pontos de calcificação. Acometimento pericárdico e extensão extracardíaca são frequentes. Esses achados têm credenciado a RMC para diferenciar um tumor benigno primário de um primário maligno, bem como por sua habilidade em localizar e delimitar o tumor, orientar o planejamento terapêutico.[31,32]

Tumores Metastáticos

O envolvimento metastático do coração é 20 vezes mais comum do que os tumores primários do coração. A frequência varia entre 0,7 a 3,5% em algumas publicações de autópsia na população em geral, e em 7,1% das pessoas que morreram de câncer. As metástases para o coração geralmente permanecem clinicamente silenciosas desse acometimento, e a ecocardiografia deve ser realizada sempre que surgem sintomas de insuficiência cardíaca, angina, embolia, arritmias, ou um novo sopro cardíaco ou, ainda, aumento da área cardíaca na radiografia de tórax.[33,34]

As metástases podem ocorrer por invasão direta pela proximidade do tumor, hematogênica, linfática e por extensão transvenosa pela veia cava inferior. Os tumores mais comuns de potencial metastático para o coração são: melanoma, pulmão, mama, esôfago, linfoma e leucemia. A disseminação via hematogênica geralmente leva a envolvimento do miocárdio e endocárdio, e o melanoma é o de maior propensão ao envolvimento do coração, chegando a mais de 50% dos casos.[33,34] O envolvimento da superfície do pericárdio é o mais comum nos melanomas, sendo geralmente subclínico e descrito como "coração de carvão".[35] Linfoma, sarcoma e câncer de pulmão se disseminam, geralmente, por via linfática, com acometimento do pericárdio e epicárdio. O Quadro 57-7 mostra as vias de disseminação mais comuns dos tumores mais frequentes que dão metástase cardíaca.

A grande maioria das metástases para o coração afeta o pericárdio, com uma pericardite no início e subsequente desenvolvimento de derrame hemorrágico ou sero-hemorrágico, silencioso ou sintomático. A ecocardiografia pode mostrar bandas densas do pericárdio, refletindo o processo inflamatório ou a invasão tumoral no pericárdio. A invasão no pericárdio também pode se projetar com um padrão tipo "couve-flor" no líquido do espaço pericárdico. Quando isso acontece, é sinal de má evolução e prognóstico.[33,34]

Tanto tumores benignos como malignos podem-se estender para o coração por meio da veia cava inferior. O benigno mais comum é a leiomatose da pelve ou do útero. Por outro lado, dos malignos, o hipernefroma é o mais comum, chegando a 43% dos casos evidenciando comprometimento do átrio direito, sendo descrita como um tumor trombo, com aparência da projeção de um dedo no átrio direito vindo da veia cava inferior (Figs. 57-26 e 57-27).[36] A embolia pulmonar é uma complicação grave, com mortalidade muito alta se ela acontecer. A ressecção desse tumor trombo melhora a sobrevida desses pacientes, mesmo na presença de doença metastática. Tumor de Wilms (comum em crianças), leiomiossarcoma de útero e hepatoma também podem dar metástase para o coração via veia cava inferior. O ponto de origem e a extensão na veia cava interior permite distinguir esses tumores metastáticos do mixoma, sendo mais bem visualizados no plano subcostal do ETT 2D.

Os pacientes com tumor carcinoide primário no íleo são os que apresentam a síndrome do carcinoide (rubor, hipermotilidade intestinal com diarreia secretória, broncospasmo e doença cardíaca carcinoide), e apenas aqueles com metástase hepática desenvolvem as lesões no coração. Essas lesões são geralmente localizadas no lado direito do coração e apenas ocasionalmente do lado esquerdo. Quando o tumor carcinoide primário é localizado no brônquio pulmonar, as lesões estão limitadas às valvas do lado esquerdo do coração, e o fígado podem estar livres de metástase.[37,38] A lesão valvar típica é um espessamento do endocárdio por fibrose que causa a retração e fixação dos folhetos da valva tricúspide e pulmonar, com folhetos permanecendo rígidos e fixados, permanecendo na posição aberta (Fig. 57-28). A regurgitação tricúspide é quase um achado universal (Fig. 57-29); estenose tricúspide, regurgitação e estenose pulmonar (estenose predomina) também podem ocorrer. No traçado do Doppler espectral, a regurgitação tricúspide apresenta velocidade baixa (2,5 m/s), com formato de adaga (pico precoce e rápida descida), consistente com rápida equalização das pressões nas cavidades direita.

Para tumores que estão localizados nas cavidades direitas do coração onde a análise histológica é necessária, a biópsia transjugular orientada guiada pelo ETE 2D é recomendada, permitindo a direta visualização da massa e do biótomo.

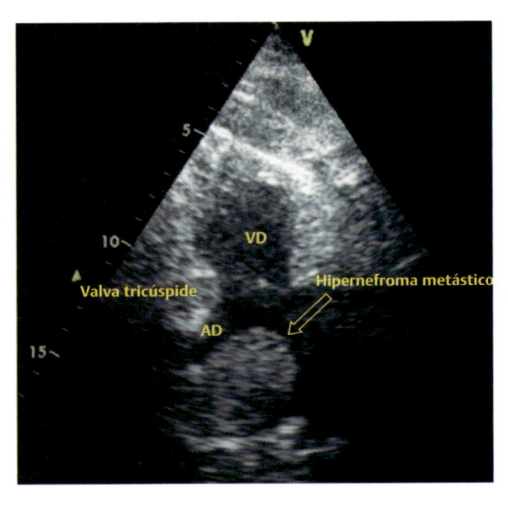

Fig. 57-26. Paciente portador de hipernefroma, com imagem ecogênica arredondada no átrio direito, pelo ETT 2D, correspondente a tumor metastático.

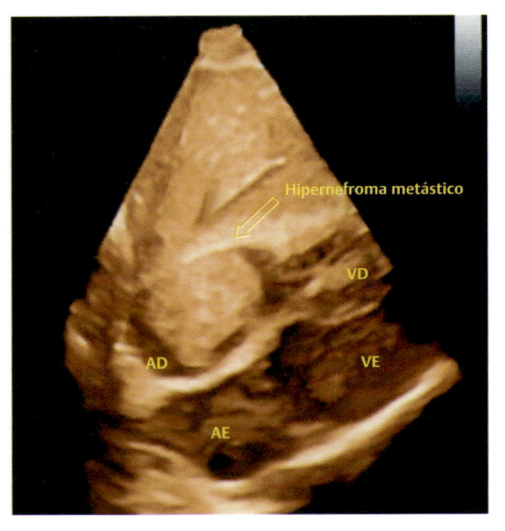

Fig. 57-27. ETT 3D do mesmo paciente da figura anterior, onde se pode observar a relação do tumor (seta) com a veia cava inferior e livrando o septo interatrial, característica dos tumores metastáticos, por sua disseminação hematogênica.

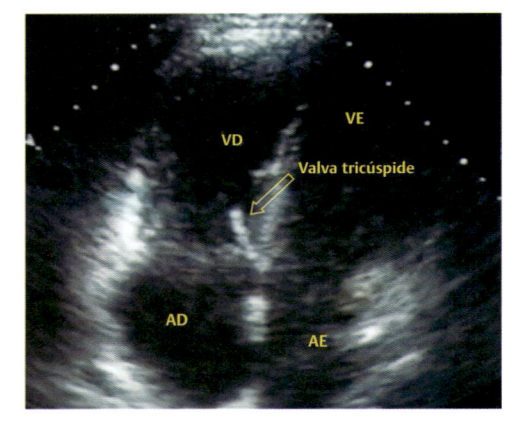

Fig. 57-28. ETT 2D realizado em paciente com diagnóstico de síndrome carcinoide e com três nódulos hepáticos. Observa-se acometimento da valva tricúspide, com retração valvar, aumento da espessura e redução da mobilidade.

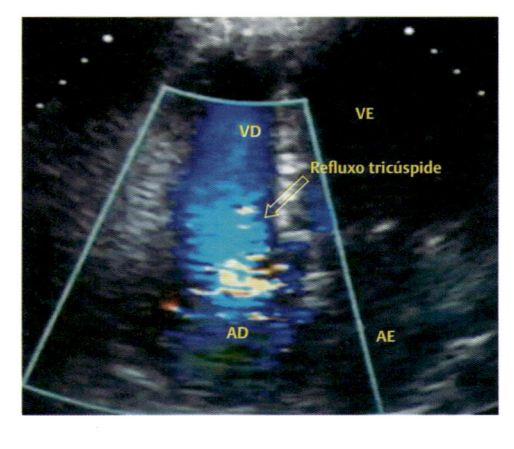

Fig. 57-29. Doppler colorido no ETT 2T do mesmo paciente da figura anterior, onde se pode observar que a falha de coaptação das cúspides da valva tricúspide ocasiona um refluxo tricúspide de grau importante, achado característico da lesão valvar tricúspide na síndrome carcinoide.

Quadro 57-7. Vias de Disseminação mais Comuns dos Tumores mais Frequentes que Causam Metástase Cardíaca

Venosa	Hematogênica	Direta	Linfática
Rim	Melanoma	Pulmão	Leucemia
Suprarrenal	Mama	Mama	Linfoma
Fígado	Pulmão	Esôfago	
Tireoide	GU	Mediastino	
Leiomiossarcoma	GI		
Pulmão			

GU: geniturinário; GI: gastrointestinal.

TROMBO INTRACARDÍACO

Trombos são a causa mais comum das massas intracardíacas, podendo localizar-se nos átrios, nos ventrículos ou ambos. Geralmente ocorrem em áreas de estase, e na presença de cavidade dilatada, baixo débito, fibrilação ou *flutter* atrial. Variam consideravelmente quanto ao tamanho, morfologia e mobilidade, conforme mostra a Figura 57-30.[39-41]

Trombo em Átrio Esquerdo

Os localizados no átrio esquerdo, estão, mais comumente, no apêndice atrial (Fig. 57-31), com risco elevado de embolização sistêmica. Estima-se que 75% dos episódios cardioembólicos têm origem em trombo no apêndice atrial, principalmente por seu formato que favorece a estase. O apêndice atrial esquerdo pode ser uni ou multilobulado (70% dos casos) com quatro diferentes tipos de morfologia "asa de frango, cactos, couve-flor, biruta". A morfologia do tipo "asa de frango" parece ter menos eventos trombogênicos em relação às demais.[42,43] A presença de trombo na cavidade atrial é menos frequente e geralmente condicionada à presença de um substrato anatômico. Pacientes com fibrilação atrial e doença valvar ou disfunção ventricular grave, mais de 50% dos trombos estão na cavidade atrial. Por outro lado, aqueles com fibrilação atrial e sem doença valvar, uma proporção bem menor se encontra fora do apêndice atrial. Assim, na vigência de doença cardíaca valvar mitral ou outros fatores que favoreçam a estase pela elevação da pressão e/ou dilatação do átrio esquerdo como a disfunção diastólica do ventrículo esquerdo com ou sem disfunção sistólica, temos maior possibilidade da formação do trombo.

A formação do trombo se dá em um processo contínuo, inicialmente com a formação do contraste espontâneo (*smoke*) pela formação de empilhamento de hemácias aderidas, indicando a estase do sangue. Há uma progressão para a formação de aumento da densidade do contraste espontâneo (*sludge*), terminando com a formação do trombo.[44] Embora os trombos possam ser identificados pelo ETT 2D e ter alta especificidade, a sensibilidade é inaceitavelmente baixa, em parte porque a maioria dos trombos se localiza na aurícula esquerda em vez de na cavidade atrial. O ETE 2D tem sensibilidade muito maior e alto valor preditivo negativo em relação ao ETT 2D na visualização do trombo no apêndice atrial, pois está mais próxima do transdutor, permitindo melhor visualização do apêndice atrial. Quando o trombo está no átrio esquerdo é visualizado como massa intraluminal de tamanho e morfologia variáveis, com ecogenicidade heterogênea e menor do que a parede atrial esquerda. Pode ser grande ocluindo parcialmente o átrio esquerdo, ter um pedúnculo que o liga à parede atrial ou ser séssil ou, ainda, flutuante *ball thrombus* dentro do átrio.

O desenvolvimento do ETE tridimensional tem melhorado a habilidade de avaliar o apêndice atrial, permitindo uma perspectiva seletiva da sua anatomia, bem como discriminar entre artefato que sugere massa ou trombo. A medida da velocidade do fluxo no apêndice atrial obtida pelo Doppler pulsado também é um indicador de risco da formação de trombo; o risco aumenta à medida que a velocidade diminui, particularmente, quando ≤ 20 cm/s há aumento da frequência de trombo nessa cavidade.[45]

Trombo em Ventrículo Esquerdo

Infarto do miocárdio recente, aneurisma ventricular e miocardiopatia dilatada estão frequentemente associadas à formação de trombo no ventrículo esquerdo, pela alteração regional ou difusa da contratilidade miocárdica, favorecendo a estase sanguínea. São mais comuns em pacientes com fração de ejeção < 40%, infarto em parede anterior e aneurisma.[46] No infarto agudo, além da alteração regional da contratilidade, há desequilíbrio entre a coagulação e fibrinólise, favorecendo a hipercoagulabilidade durante o evento agudo, contribuindo também para a formação do trombo. Na cardiomiopatia dilatada, o redemoinho criado pela baixa velocidade do sangue produzido pelo quadro de baixo débito cardíaco predispõe sua formação.

Quanto à morfologia, os trombos no ventrículo esquerdo podem ser classificados como mural ou laminar quando são planos e em paralelo com o endocárdio da parede ventricular (Fig. 57-32), ou então quando fazem saliência e projetam-se na cavidade ventricular (Fig. 57-33) ou, ainda, móveis com movimentação independente. Trombos mais recentes geralmente fazem protrusão na cavidade ventricular e são bastante móveis; os mais antigos frequentemente são sésseis.[19] Mais comumente estão localizados no ápex ou em região próxima em

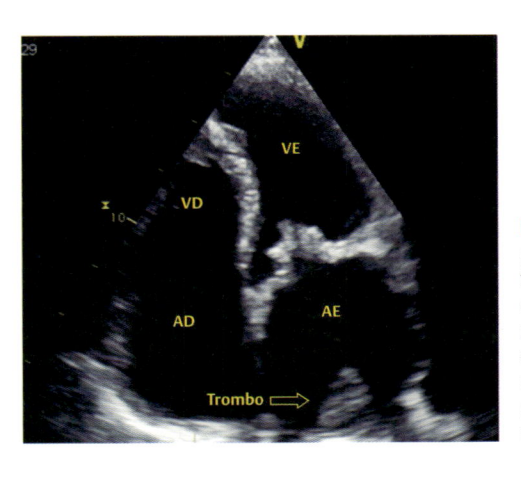

Fig. 57-30. ETT 2D em paciente portador de fibrilação atrial crônica e prótese biológica mitral, com imagem ecogênica no teto do átrio esquerdo (seta) compatível com trombo.

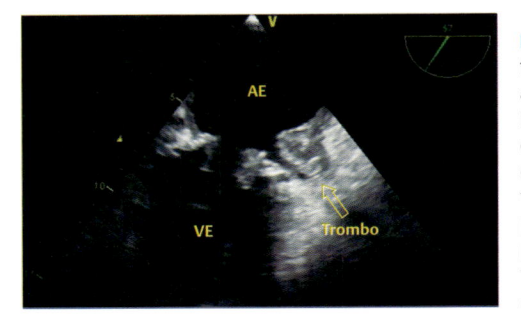

Fig. 57-31. ETE 2D focado no apêndice atrial esquerdo com imagem ecogênica ocupando sua cavidade, compatível com trombo (seta). ETE 2D possui maior acurácia para a identificação de trombos no apêndice atrial esquerdo.

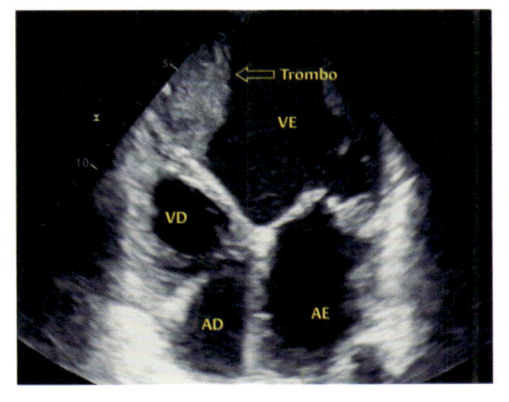

Fig. 57-32. Janela apical de 4 câmaras de ETT 2D em paciente portadora de miocardiopatia isquêmica com aneurisma apical e grande trombo mural do ventrículo esquerdo.

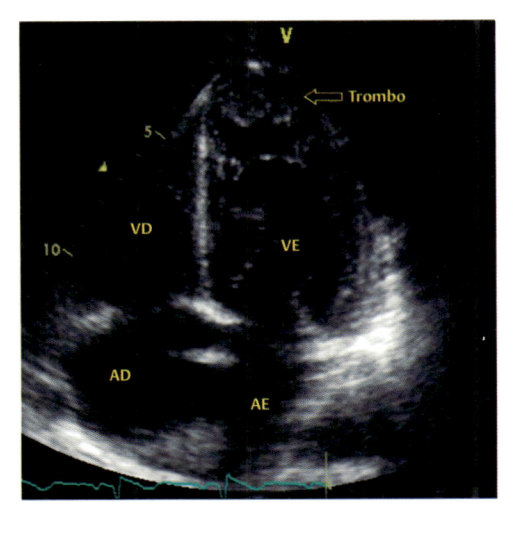

Fig. 57-33. Observa-se trombo apical em ETT 2D em paciente com as mesmas características da figura anterior, porém o trombo foi formado de forma protuberante, o que promove saliência para o interior da cavidade ventricular esquerda.

áreas com disfunção sistólica com ou sem formação de aneurisma, como no infarto do miocárdio, precocemente. Infarto do miocárdio que não afetam o ápex tem menos chance de desenvolver trombo; mais raramente também são encontrados na parede inferoposterior e septal. Os principais fatores de risco para o desenvolvimento de trombo no ventrículo esquerdo após infarto agudo são: infarto de grande extensão, acometimento da parede anterior, área de acinesia importante e presença de aneurisma.[19,47,48]

O ETT 2D é o exame de escolha para identificar trombo no ventrículo esquerdo, sendo superior em sensibilidade (95%) e especificidade (85 a 90%) ao ETE 2D para identificar trombo apical, pois o transdutor está a uma distância maior no ETE 2D.[47,48] A utilização do contraste ecocardiográfico tem sido utilizada especialmente em pacientes com janela acústica inadequada.[49] O trombo é visualizado como uma massa discretamente ecodensa, com margens bem definidas e que são distintas do endocárdio, vistas na sístole e diástole, localizado em região com alteração da contratilidade global ou regional, observada em pelo menos 2 cortes, geralmente o apical e o eixo curto. Algumas vezes a qualidade da imagem não é adequada na região apical, podendo produzir falso-negativo e falso-positivo. Para evitar falso-negativo, a escolha de um transdutor adequado é essencial, como por exemplo, um de mais alta frequência (5 MHz) que tenha foco mais curto, realizando também cortes da região apical não convencionais. Para evitar falso-positivo, é necessário não confundir com falso tendão no ventrículo esquerdo, trabeculação e descartar artefatos como reverberação. A presença de trombo no ventrículo esquerdo é um exemplo de massa não neoplásica, e muito embora a ecocardiografia não faça diagnóstico histológico, sua localização em região com alteração da contratilidade, localização apical e ser não vascularizado (Doppler colorido ou contraste ecocardiográfico) favorecem o diagnóstico de trombo.

A incidência de embolização é menor para os trombos murais e mais alta para os móveis e protrusão na cavidade ventricular, no entanto, avaliações ecocardiográficas seriadas são necessárias, pois a morfologia e o grau de mobilidade do trombo mudam nos primeiros meses após o infarto do miocárdio.[50-52] Outras características que estão associadas a mais eventos tromboembólicos são a ecolucência central (crescimento ativo), a hipercinesia do segmento miocárdico adjacente e o tamanho do trombo.[51,53] Também são incluídos como de alto risco para embolização a presença de fibrilação atrial, insuficiência cardíaca grave com dilatação importante da cavidade ventricular e disfunção sistólica grave, tromboembolismo prévio e indivíduos idosos. Os aneurismas do ventrículo esquerdo são menos propensos a embolizar, pela ausência de contratilidade na região do aneurisma.[19] No Quadro 57-8 podemos observar as características mais comuns dos trombos nas cavidades esquerda.

Doenças como a endomiocardiofibrose e a síndrome hipereosinofílica são também fatores de risco para predispor à formação de trombo no ventrículo esquerdo.[54]

Trombo em Cavidades Direitas

São menos comuns, mais observados quando há presença de cateter em cavidades direitas, eletrodos de marca-passo (Fig. 57-30), prótese tricúspide ou em casos de embolia pulmonar. Alguns estudos têm evidenciado que a presença de cateter central tem 6 vezes mais risco da presença de trombo em cavidades direita, com incidência variando entre 35 a 67%.[55,56] O ETE 2D é mais sensível na visualização de pequenos trombos, bem como a entrada das veias cavas no átrio direito. Os trombos podem-se formar localmente, por disfunção miocárdica do ventrículo direito, lesão endotelial, ou como êmbolo vindo dos membros. Geralmente assume o formato da câmara, a forma alongada da veia onde estava, ou arredondada e semelhante a uma bola quando no átrio direito (Fig. 57-34). Os com alto risco de embolia são móveis, têm a forma do vaso, e com mortalidade de 42% dentro da 1ª semana que são detectados (Fig. 57-35 e 57-36). Os de baixo risco têm a forma laminar, são sem mobilidade por estarem anexados à parede e têm curso clínico mais benigno.[57]

Quadro 57-8. Principais Características dos Trombos nas Cavidades Esquerdas

Características	Trombo
Fatores predisponentes	▪ Cavidade dilatada ▪ Baixo débito cardíaco e estase ▪ Alteração da contratilidade regional ou global do VE ▪ Fibrilação e *flutter* atrial ▪ Estenose mitral
Local	▪ Átrio esquerdo, apêndice atrial esquerdo e ápex do VE ▪ Área de acinesia e aneurisma ventricular ▪ Aneurisma do septo interatrial
Morfologia	▪ Geralmente sem pedículo de fixação ▪ Mural; protruindo para a cavidade; com mobilidade ▪ Tamanho variável ▪ Aumento da ecogenicidade em relação ao endocárdio ▪ Bordas bem delimitadas
Vascularização	▪ Sem vascularização com uso de contraste
Maior risco de embolização pelo ETT 2D para trombo no VE	▪ Com mobilidade ▪ Protruindo > 5 mm para a cavidade ▪ Ecolucência central ▪ Hipercinesia do segmento adjacente ▪ Trombos múltiplos
Maior risco de embolização por critérios clínicos (para trombo no VE)	▪ Idosos ▪ ICC grave com FE < 40% ▪ Tromboembolismo prévio ▪ Fibrilação atrial

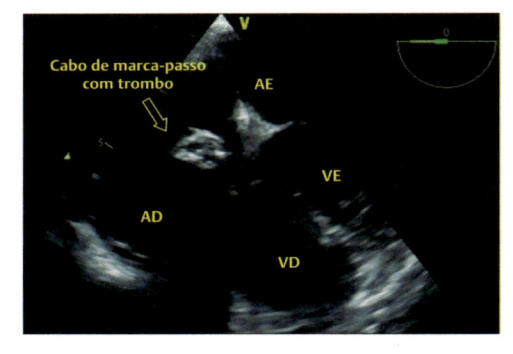

Fig. 57-34. ETE 2D em paciente portador de aumento importante de câmaras direitas e eletrodo de marca-passo em cavidades cardíacas direitas com imagem ecogênica aderida ao cabo relacionado com o átrio direito, compatível com trombo preso ao eletrodo.

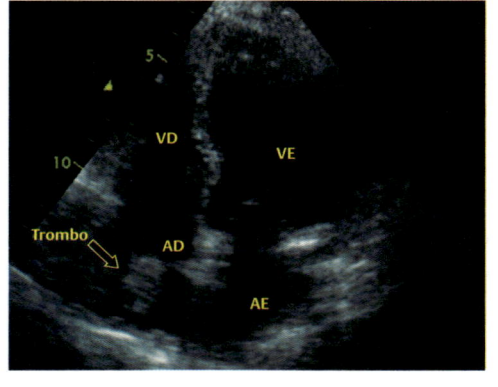

Fig. 57-35. Trombo no interior do átrio direito visualizado em ETT 2D, com formato arredondado, altamente móvel, que apresenta risco maior de embolização.

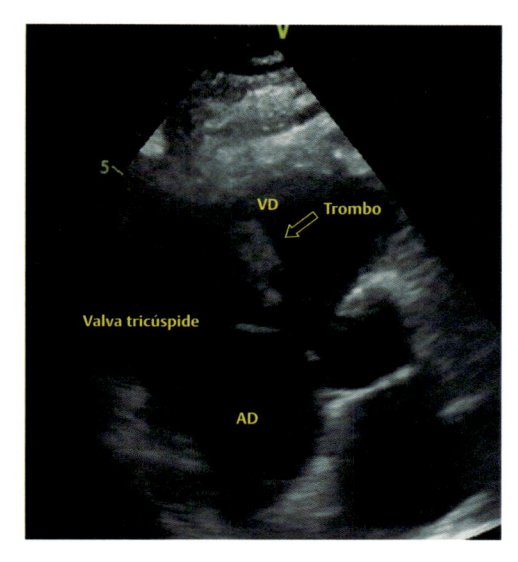

Fig. 57-36. ETT 2D de paciente portadora de câncer de mama, com tromboembolismo pulmonar com repercussão hemodinâmica. Observa-se trombo no interior do ventrículo direito altamente móvel, mais associado à embolização e com maior mortalidade associada.

Trombo na Ausência de Doença Cardíaca

São muito menos comuns, podendo ocorrer na presença de doenças autoimunes, gravidez, tumores malignos e outros estados que favoreçam a hipercoagulabilidade como, particularmente, a síndrome do anticorpo antifosfolipídeo com ou sem lúpus eritematoso sistêmico.[58]

Na RMC, a intensidade do sinal varia dependendo do tempo de formação do trombo. Aqueles de formação recente são hiperintensos tanto nas imagens ponderadas em T1 quanto nas ponderadas em T2, com realce tardio negativo. Os trombos subagudos são hiperintensos em T1 e hipointensos em T2, enquanto os crônicos são hipointensos em T1 e T2, podendo ter realce tardio presente na superfície.[5] Na TCMD, o trombo aparece como massa de baixa atenuação, bem circunscrita, que usualmente não realça. Raramente pode ocorrer realce periférico em decorrência da presença de pseudocápsula fibrosa. Trombos crônicos podem conter, ocasionalmente, calcificações.

Os cistos pericárdicos são de origem congênita e são, usualmente, encontrados no ângulo costofrênico direito, embora possam ocorrer em qualquer local do mediastino. São estruturas uniloculadas, não septadas, com conteúdo aquoso.[5] Na RMC demonstram sinal semelhante aos fluidos aquosos e não apresentam realce tardio. Ocasionalmente podem conter conteúdo proteico e, nesta situação, pode apresentar sinal hiperintenso tanto em T1 quanto em T2.[5] A TC apresenta-se como massa homogênea com atenuação semelhante à água e sem realce tardio.[7]

As múltiplas modalidades de imagem cardíaca são complementares no diagnóstico dos tumores cardíacos e podem auxiliar na diferenciação das massas cardíacas, na detecção precoce, direcionando os locais de biópsia adequados, na oportunidade cirúrgica dos tumores benignos e na decisão terapêutica, intervencionista ou quimioterápica nos tumores malignos.

AGRADECIMENTOS

Agradecemos a Maria Alexandra (Sandra) Pernetz, Cardiac Sonographer and Technical Director of Echo Lab at Emory University Hospital Atlanta USA, por nos ceder gentilmente algumas imagens, e ao Dr. Wagner Pires de Oliveira Jr pela revisão do texto.

REFERÊNCIAS BIBLIOGRÁFICAS

1. Douglas PS, Garcia MJ, Haines DE, Lai WW, Manning WJ, Patel AR et al. ACC/ASE/AHA/ASNC/HFSA/HRS/SCAI/SCMC/SCMR 2011 Appropriate use criteria of echocardiography. J Am Soc Echocardiogr. 2011;24(3):229-67.
2. Mugge A, Daniel WG, Haverich A, Lichtlen PR. Diagnosis of noninfective cardiac mass lesions by two-dimensional echocardiography: comparison of the transthoracic and transesophageal approaches. Circulation. 1991;83(1):70-8.
3. Zaragoza-Macias E, Chen MA, Gill EA. Real time three dimensional echocardiography evaluation of intracardiac masses. Echocardiography. 2012;29(2):207-19.
4. Porter TR, Mulvagh SL, Abdelmoneim SS, Becher H, Belcik JT, Bierig M et al. Clinical applications of ultrasonic enhancing agents in echocardiography: 2018 American Society of Echocardiography Guidelines Update. J Am Soc Echocardiogr. 2018;31(3):241-74.
5. Sparrow PJ, Kurian JB, Jones TR, Sivananthan MU. MR imaging of cardiac tumors. Radiographics. 2005;25(5):1255-76.
6. Grebenc ML, Rosado de Christenson ML, Burke AP, Green CE, Galvin JR. Primary cardiac and pericardial neoplasms: radiologic-pathologic correlation. Radiographics. 2000;20(4):1073-103.
7. Hoey E, Ganeshan A, Nader K, Randhawa K, Watkin R. Cardiac neoplasms and pseudotumors: imaging findings on multidetector CT angiography. Diagn Interv Radiol. 2012;18(1):67-77.
8. Basso C, Valente M, Thiene G. Cardiac tumor pathology. New York: Springer Humana Press; 2013.
9. Kassop D, Donovan MS, Cheezum MK, Nguyen BT, Gambill NB, Blankstein R et al. Cardiac masses on cardiac CT: a review. Curr Cardiovasc Imaging Rep. 2014;7:9281.
10. Thiene G, Valente M, Lombardi M, Basso C. Tumours of the heart. In: Camm JA, Luscher TF, Serruys PV (Eds.). ESC textbook of cardiovascular medicine, 2nd ed. Oxford: Oxford University Press; 2009. p. 735-61.
11. International Agency for Research on Cancer. WHO Classification of Tumours of the Lung, Pleura, Thymus and Heart, 4th ed. Geneva: World Health Organization; 2015.
12. Colucci WS. Primary tumors of the heart. 6th ed. Philadephia: WB Saunders; 2001.
13. Wu JC. Cardiac tumors and masses. In: Stergiopoulous K, Brown DL (Eds.). Evidence-based cardiology consult. New York: Springer; 2014. p. 377-90.
14. Bruce CJ. Cardiac tumors. In: Otto CM (Ed.). The practice of clinical echocardiography. Philadelphia: WB Saunders; 2007. p. 1108-37.
15. Jain S, Maleszewski JJ, Stephenson CR, Klarich KW. Current diagnosis and management of cardiac myxomas. Expert Rev Cardiovasc Ther. 2015;13(4):369-75.
16. Tamin SS, Maleszewski JJ, Scott CG, Khan SK, Edwards WD, Bruce CJ et al. Prognostic and bioepidemiologic implications of papillary fibroelastomas. J Am Coll Cardiol. 2015;65(22):2420-9.
17. Elbardissi AW, Dearani JA, Daly RC, Mullany CJ, Orszulak TA, Puga FJ et al. Survival after resection of primary cardiac tumors: a 48-year experience. Circulation. 2008;118(Suppl 14):S7e15.
18. Sun JP, Asher CR, Yang XS, Cheng GG, Scalia GM, Massed AG et al. Clinical and echocardiographic characteristics of papillary fibroelastomas a retrospective and prospective study in 162 patients. Circulation. 2001;103(22):2687-93.
19. Saric M, Armour AC, Arnaout MS, Chaudhry FA, Grimm RA, Kronzon I et al. Guidelines for the Use of Echocardiography in the Evaluation of a Cardiac Source of Embolism. J Am Soc Echocardiogr. 2016;29(1):1-42.
20. Dutta T, Karas MG, Segal AZ, Kizer JR. Yield of transesophageal echocardiography for non bacterial thrombotic endocarditis and other cardiac sources of embolism in cancer patients with cerebral ischemia. Am J Cardiol. 2006;97(6):894-8.
21. O'Donnell DH, Abbara S, Chaithiraphan V, Yared K, Killeen RP, Cury RC et al. Cardiac tumors: optimal cardiac MR sequences and spectrum of imaging appearances. AJR Am J Roentgenol. 2009;193(2):377-87
22. Laura DM, Donnino R, Kim EE, Benenstein R, Freedberg RS, Saric M. Lipomatous atrial septal hypertrophy: a review of its anatomy, pathophysiology, multimodality imaging, and relevance to percutaneous interventions. J Am Soc Echocardiogr. 2016;29(8):717-23.
23. Araoz PA, Mulvagh SL, Tazelaar HD, Julsrud PR, Breen JF. CT and MR imaging of benign primary cardiac neoplasms with echocardiographic correlation. Radiographics. 2000;20(5):1303-19.
24. ElBardissi AW, Dearani JA, Daly RC, Mullany CJ, Orszulak TA, Puga FJ et al. Analysis of benign ventricular tumors: long-term out come after resection. J Thorac Cardiovasc Surg. 2008;135(5):1061-8.
25. Kirkpatrick JN, Wong T, Bednarz JE, Spencer KT, Sugeng L, Ward RP et al. Differential diagnosis of cardiac masses using contrast echocardiographic perfusion imaging. J Am Coll Cardiol. 2004;43(8):1412-9.
26. Tollens M, Grab D, Lang D, Hess J, Oberhoffer R. Pericardial teratomas: prenatal diagnosis and course. Fetal DiagnTher. 2003;18(6):432-6.
27. Kupsky DF, Newman DB, Kumar G, Maleszewski JJ, Edwards WD, Klarich KW. Echocardiographic features of cardiac angiosarcomas: The Mayo Clinic experience (1976–2013). Echocardiography. 2016;33(2):186-92.

28. Roberts WC. Primary and secondary neoplasms of the heart. Am J Cardiol. 1997;80(5):671-82.
29. Miguel CE, Bestetti RB. Primary cardiac lymphoma. Int J Cardiol. 2011;149(3):358-63.
30. Van Beek EJ, Stolpen AH, Khanna G, Thompson BH. CT and MRI of pericardial and cardiac neoplastic disease. Cancer Imaging. 2007;7:19-26.
31. Puppala S, Hoey ET, Mankad K, Wood AM. Primary cardiac angiosarcoma arising from the interatrial septum: magnetic resonance imaging appearances. Br J Radiol. 2010;83(995):e230-4.
32. Buckley O, Madan R, Kwong R, Rybicki FJ, Hunsaker A. Cardiac masses, part 2: key imaging features for diagnosis and surgical planning. AJR Am J Roentgenol. 2011;197(5):W842-51.
33. Al-Mamgani A, Baartman L, Baaijens M, de Pree I, Incrocci L, Levendag PC. Cardiac metastases. Int J Clin Oncol. 2008;13(4):369-72.
34. Reynen K, Kockeritz U, Strasser RH. Metastases to the heart. Ann Oncol. 2004;15(3):375-81.
35. Waller BV, Gottdeiner JS, Virmani R, Roberts WC. The"charcoal heart": melanoma to the cor. Chest. 1980;77(5):671-6.
36. Almasi GH. Surgery for tumors with cavoatrial extension. Semin Thorac Cardiovasc Surg. 2000;12(2):111-8.
37. Kulke M, Mayer RJ. Medical progress: carcinoid tumors. N Engl J Med 1999;340(11):858-68.
38. Roberts WC. A unique heart disease associated with a unique cancer: carcinoid heart disease. Am J Cardiol. 1997;80(2):251-6.
39. Grider L, Rohr TM, McLaughlin T, Taliercio CP, Fetters J. Intracardiac thrombi: frequency, location, etiology, and complications: a morphologic review--Part I. Clin Cardiol. 1995;18(8):477-9.
40. Lobo A, Lewis JF, Conti CR. Intracardiac masses detected by echocardiography: case presentations and review of the literature. Clin Cardiol. 2000;23(9):702-8.
41. Meurin P, Brandao Carreira V, Dumaine R, Shqueir A, Milleron O, Safar B et al. Incidence, diagnostic methods, and evolution of left ventricular thrombus in patients with anterior myocardial infarction and low left ventricular ejection fraction: a prospective multicenter study. Am Heart J. 2015;170(2):256-62.
42. Agmon Y, Khandheria BK, Gentile F, Seward JB. Echocardiographic assessment of the left atrial appendage. J Am Coll Cardiol. 1999;34(7):1867-77.
43. Di Biase L, Santangeli P, Anselmino M, Mohanty P, Salvetti I, Gili S et al. Does the left atrial appendage morphology correlate with the risk of stroke in patients with atrial fibrillation? Results from a multicenter study. J Am Coll Cardiol. 2012;60(6):531-8.
44. Mahajan R, Brooks AG, Sullivan T, Lim HS, Alasady M, Abed HS et al. Importance of the underlying substrate in determining thrombus location in atrial fibrillation: implications for left atrial appendage closure. Heart. 2012;98(15):1120-6.
45. Handke M, Harloff A, Hetzel A, Olschewski M, Bode C, Geibel A. Left atrial appendage flow velocity as a quantitative surrogate parameter for thromboembolic risk: determinants and relationship to spontaneous echo contrast and thrombus formation-a transesophageal echocardiographic study in 500 patients with cerebral ischemia. J Am Soc Echocardiogr. 2005;18(12):1366-72.
46. Chiarella F, Santoro E, Domenicucci S, Maggioni A, Vecchio C. Predischarge two-dimensional echocardiographic evaluation of left ventricular thrombosis after acute myocardial infarction in the GISSI-3 study. Am J Cardiol. 1998;81(7):822-7.
47. Jugdutt BI, Sivaram CA. Prospective two-dimensional echocardiographic evaluation of left ventricular thrombus and embolism after acute myocardial infarction. J Am Coll Cardiol. 1989;13(3):554-64.
48. Asinger RW, Mikell FL, Elsperger J, Hodges M. Incidence of left-ventricular thrombosis after acute transmural infarction. Serial evaluation by two-dimensional echocardiography. N Engl J Med. 1981;305(6):297-302.
49. Senior R, Becher H, Monaghan M, Agati L, Zamorano J, Vanoverschelde JL et al. Contrast echocardiography: evidence-based recommendations by European Association of Echocardiography. Eur J Echocardiogr. 2009;10(2):194-212.
50. Meltzer RS, Visser CA, Fuster V. Intracardiac thrombi and systemic embolization. Ann Intern Med 1986;104(5):689-98.
51. Johannessen KA, Nordrehaug JE, von der Lippe G, Vollset SE. Risk factors for embolization in patients with left ventricular acute myocardial infarction. Br Heart J. 1988;60(2):104-10.
52. Haugland JM, Asinger RW, Mikell FL, Elsperger J, Hodges M. Embolic potential of left ventricular thrombi detected by two-dimensional echocardiography. Circulation.1984;70(4):588-98.
53. Domenicucci S, Bellotti P, Chiarella F, Lupi G, Vecchio C. Spontaneous morphologic changes in left ventricular thrombi two-dimensional echocardiographic study. Circulation. 1987;75 (4):737-43.
54. Vaidyanathan KR, Venkatraman R, Sankar MN, Cherian KM. Endomyocardial fibrosis in an adult mimicking left ventricular mass. Ann Thorac Surg. 2008;86(3):1004-6.
55. Heit JA. Risk factors for venous thromboembolism. Clin Chest Med. 2003;24(1):1-12.
56. Timsit JF, Farkas JC, Boyer JM et al. Central vein catheter-related thrombosis in intensive care patients: incidence, risk factors, and relationship with cateter related sepsis. Chest. 1988;114(1):207-13.
57. Chartier L, Béra J, Delomez M, Asseman P, Beregi JP, Bauchart JJ et al. Free-floating thrombi in the right heart: diagnosis, management, and prognostic indexes in 38 consecutive patients. Circulation. 1999;99(21):2779-83.
58. Silbiger JJ. The cardiac manifestations of antiphospholipid syndrome and their echocardiographic recognition. J Am Soc Echocardiogr. 2009;22(10):1100-8.

ECOCARDIOGRAFIA NA EMERGÊNCIA E UNIDADES DE TERAPIA INTENSIVA

CAPÍTULO 58

Dalton de Souza Barros

INTRODUÇÃO

A ecocardiografia tornou-se uma ferramenta indispensável na rotina do emergencista e intensivista, sendo atualmente considerado por muitos autores como uma extensão do exame físico. É a modalidade diagnóstica de primeira escolha na avaliação inicial do paciente em choque circulatório na emergência e medicina intensiva. Trata-se de um método não invasivo, portátil, que permite, em menos de dois minutos, o diagnóstico do perfil hemodinâmico do choque circulatório, mesmo por profissionais com pouco grau de treinamento.[1]

O foco deste capítulo será a utilização da ecocardiografia direcionada a objetivos específicos, realizada por profissionais não cardiologistas, indicada, principalmente, nos pacientes mais graves, no intuito de identificar rapidamente situações com risco de óbito, também denominada de ultrassonografia cardíaca focada (*focused cardiac ultrasound* - FOCUS), ecocardiografia *point-of-care* ou ecocardiografia focada.

A tendência atual é a abordagem da ecocardiografia focada em dois níveis de competência, conforme será discutido neste capítulo:[2]

- *Nível básico*: refere-se ao exame realizado por profissionais com grau mínimo de treinamento, com foco, principalmente, na avaliação funcional qualitativa, no intuito de avaliação diagnóstica inicial.
- *Nível avançado*: voltado aos profissionais com grau maior de treinamento, já capacitados para realizar medidas objetivas envolvendo parâmetros de função sistólica e diastólica, assim como estimativa de fluxos, gradientes e pressões intracavitárias. Neste nível, o profissional poderá utilizar a ecocardiografia para avaliação diagnóstica inicial mais apurada como também para avaliação hemodinâmica seriada.

ECOCARDIOGRAFIA FOCADA EM NÍVEL BÁSICO (FIG. 58-1)

Em nível básico, o emergencista/intensivista deverá estar apto para aquisição das incidências básicas da ecocardiografia transtorácica:[3]

- Incidência paraesternal (eixo longitudinal e transversal).
- Incidência apical (4 e 5 câmaras).
- Incidência subxifóidea (4 câmaras e veia cava inferior).

Recomendamos, ainda, a utilização integrada da ultrassonografia pulmonar básica, direcionada, sobretudo, para a pesquisa de sinais de congestão pulmonar (linhas B agrupadas e derrame pleural).[4]

A partir das imagens adquiridas, poderá guiar seu raciocínio diagnóstico-terapêutico para diagnosticar os diferentes perfis de choque circulatório: hiperdinâmico, hipovolêmico, cardiogênico e obstrutivo.

Avaliação de Sinais Extremos de Hipovolemia ou Hipervolemia

No nível básico, existem alguns sinais facilmente identificáveis à ultrassonografia que podem ajudar na orientação quanto ao estado volêmico. À ecocardiografia citamos o *kissing wall* (sinal do beijo) e uma veia cava inferior fina e/ou com colapso total à inspiração. À ultrassonografia pulmonar, podemos visualizar o sinal da cauda do cometa (ultrassonografia pulmonar).

Kissing Wall (Sinal do Beijo)

Embora inicialmente tenha sido descrito em uma ecocardiografia transesofágica, este sinal pode ser reconhecido em qualquer

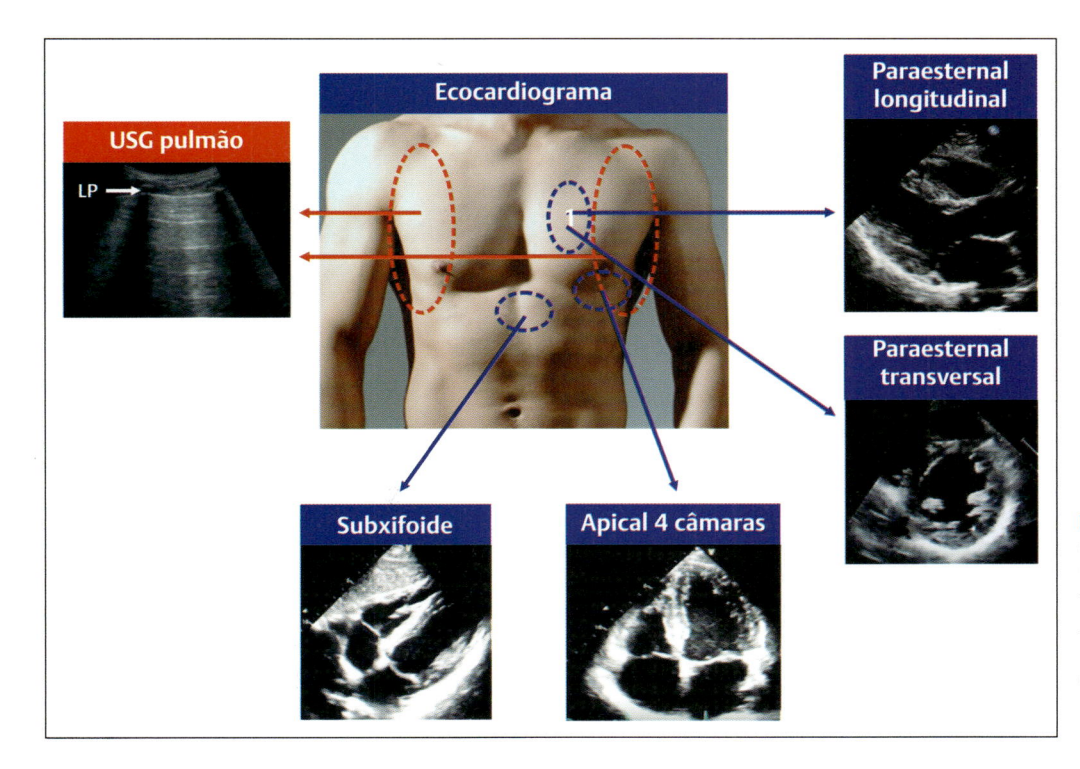

Fig. 58-1. Ecocardiografia focada nível básico. Observar 4 incidências ecocardiográficas básicas: paraesternal longitudinal, paraesternal transversal, apical de 4 câmaras e subxifoide. Atentar, ainda, para imagem básica do ultrassom pulmonar, obtida posicionando-se o transdutor longitudinalmente no tórax, perpendicular aos espaços intercostais. LP: linha pleural.

incidência ecocardiográfica básica, seja paraesternal ou apical. Representa a visualização da aproximação quase total das paredes opostas do ventrículo esquerdo ao final do sístole, constituindo um sinal de estado hipovolêmico e/ou hiperdinâmico, compatível com choque hipovolêmico e/ou distributivo.[5]

Veia Cava Inferior

A veia cava inferior está diretamente ligada ao átrio direito, sendo assim, o diâmetro máximo e a variação da veia cava inferior no ciclo respiratório decorrem das pressões atriais direitas. A última diretriz de câmaras direitas recomenda utilizar o Quadro 58-1 para estimativa da pressão atrial direita.[6]

Devemos lembrar que esta regra foi validada para pacientes sob ventilação espontânea. Nos pacientes em uso de ventilação mecânica, a pressão intratorácica positiva aumenta a pressão atrial direita, prejudicando esta inferência. Podemos dizer, contudo, que nos pacientes sob ventilação mecânica com veia cava inferior ≤ 12 mm de diâmetro máximo, a pressão atrial direita deve ser < 10 mmHg.[7]

Todavia, alguns trabalhos publicados mais recentemente demonstraram que a acurácia da veia cava inferior para estimar a pressão atrial direita não é tão boa.[8]

Embora não tenha a capacidade de estimar com precisão o valor exato da pressão atrial direita, a análise da veia cava inferior pode ter um papel importante nos casos mais extremos. Por exemplo, num paciente com choque circulatório e veia cava inferior fina (≤ 12 mm) ou com colapso total durante a respiração, a causa do choque provavelmente não é cardiogênica, sobretudo se estiver sob ventilação mecânica. Por outro lado, num paciente com choque circulatório e veia cava inferior muito dilatada (≥ 2,5 cm), e com variação respiratória mínima, será pouco provável que a causa do choque seja hipovolemia. É necessário, contudo, estar atento para que não haja insuficiência tricúspide importante, hipertensão pulmonar severa ou disfunção ventricular direita subjacente.

Sinal da Cauda do Cometa (Ultrassonografia Pulmonar) (Fig. 58-2)

Trata-se de um sinal obtido com a ultrassonografia pulmonar, que representa um artefato formado pela presença de múltiplas linhas longitudinais (linhas B) que se iniciam na linha pleural, vão até o final da tela e movimentam-se com a respiração do paciente. Tal padrão é nitidamente diferente do padrão de imagem da ultrassonografia pulmonar normal, formada por linhas A horizontais.[9]

As linhas B são formadas pela passagem do feixe de ultrassom pulmonar pelos septos interlobares e interlobulares edemaciados, seja de origem cardiogênica ou inflamatória. É um sinal extremamente sensível de edema pulmonar cardiogênico, mas não específico. Outras condições como pneumonia, fibrose pulmonar e síndrome do desconforto respiratório agudo também podem apresentar este sinal, embora com distribuição mais heterogênea do que no edema cardiogênico.

Num exame pulmonar normal, sem edema, pode haver até 2 linhas B por campo de observação à ultrassonografia pulmonar, sobretudo nas regiões basais e posteriores pulmonares. Acima de 2 linhas B por campo, principalmente se presente em segmentos anteriores e superiores do pulmão, sugere a presença de edema intersticial.

A presença de múltiplas linhas B difusas nas porções anteriores de ambos os hemitóraces indicou edema pulmonar com 97% de sensibilidade e especificidade de 95%. Trata-se de um sinal bastante sensível da presença de edema pulmonar.[9]

Sendo assim, num paciente com dispneia à admissão na emergência ou UTI, a ausência de linhas B à ultrassonografia pulmonar praticamente descarta a possibilidade de edema pulmonar cardiogênico.

Quadro 58-1. Estimativa da Pressão Atrial Direita

Diâmetro máximo (cm)	< 2,1 cm	< 2,1 cm	> 2,1 cm	> 2,1 cm
Variação respiratória (%)	> 50%	< 50%	> 50%	< 50%
Pressão atrial direita estimada (mmHg)	3 mmHg	8 mmHg	8 mmHg	15 mmHg

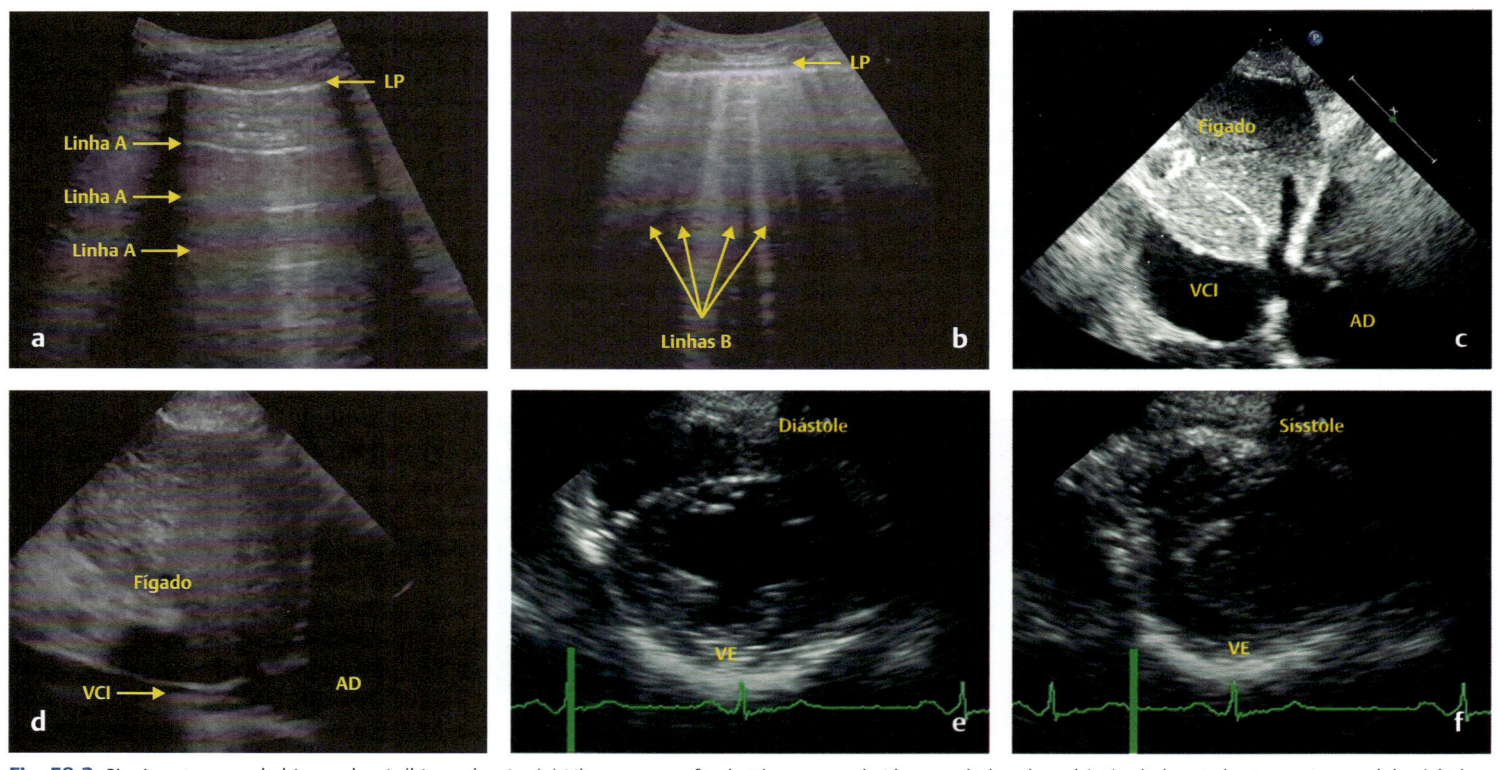

Fig. 58-2. Sinais extremos de hipervolemia/hipovolemia. (**a**) Ultrassonografia de tórax normal. Observar linha pleural (LP) e linhas A, horizontais, paralelas à linha pleural. (**b**) Ultrassom pulmonar com edema intersticial: "sinal da cauda do cometa" (múltiplas linhas B). (**c**). Veia cava inferior dilatada. (**d**) Veia cava inferior fina. (**e**) Janela paraesternal transversal na diástole. (**f**) Janela paraesternal transversal na sístole, onde observamos aproximação máxima das paredes do ventrículo esquerdo ao fim da sístole ("sinal do beijo"). VCI: veia cava inferior; AD: átrio direito; LP: linha pleural; VE: ventrículo esquerdo.

Avaliação da Função Sistólica do VE
Avaliação Qualitativa

O foco principal da avaliação sistólica do VE no nível básico deve ser a avaliação qualitativa. O profissional deve classificar a função sistólica nos seguintes níveis: hiperdinâmico, normal, disfunção discreta e disfunção moderada a importante.

Numa função sistólica normal, a redução do diâmetro diastólico final do ventrículo esquerdo situa-se em torno de 30 a 40%. Variações muito acima ou abaixo desta faixa de redução do diâmetro diastólico são facilmente percebidas mesmo por profissionais não ecocardiografistas. Outro parâmetro subjetivo indicativo de uma função sistólica normal é a aproximação da cúspide anterior da valva mitral durante a diástole.

Sobre a avaliação qualitativa das dimensões do VE, de forma bem simples, devemos lembrar que o diâmetro sistólico final do VE tem aproximadamente uma dimensão semelhante do átrio esquerdo e da aorta ascendente. Em casos de dilatação acentuada das cavidades esquerdas, átrio esquerdo e VE aparecerão nitidamente maiores que o diâmetro da aorta ascendente.

Diversos estudos já demostraram que profissionais não cardiologistas são capazes de estimar com boa acurácia a função sistólica do VE entre os padrões hiperdinâmico, normal, disfunção discreta e disfunção moderada a importante. Esta simples classificação é capaz de guiar o raciocínio clínico para o perfil hemodinâmico do choque circulatório:[10]

- *VE hiperdinâmico:* pensar em choque hipovolêmico ou distributivo.
- *VE normal ou com disfunção discreta:* não deverá tratar-se de componente cardiogênico puro na etiologia do choque. A não ser que esteja associado a estado de pós-carga baixa, como por exemplo, numa sepse grave, onde uma disfunção sistólica mais grave pode estar mascarada pela baixa resistência vascular sistêmica.
- *VE com disfunção moderada a importante:* deverá tratar-se de um componente cardiogênico. As possibilidades diagnósticas envolvem isquemia coronariana aguda, insuficiência cardíaca descompensada, edema agudo de pulmão hipertensivo, miocardite ou miocardiodepressão da sepse, por exemplo.

É importante lembrar, contudo, que caso o paciente seja portador de uma disfunção cardíaca moderada a importante prévia, a ecocardiografia, isoladamente, pode não dar pistas sobre a etiologia do choque. Neste cenário, o uso do ultrassom pulmonar associado à ecocardiografia pode ajudar. A presença de padrão de congestão pulmonar sugere que a descompensação cardíaca esteja implicada. Já a ausência de sinais de congestão pulmonar pode levantar a possibilidade de outra etiologia, como por exemplo, sepse em paciente com insuficiência cardíaca crônica.

Avaliação de Sinais de *Cor Pulmonale*

O VD é uma câmara sensível às variações de pré- e pós-carga. Consequentemente, a suspeita de um *cor pulmonale* exige a presença de sinais de sobrecarga de câmaras direitas à ecocardiografia. No paciente crítico com *cor pulmonale*, seja decorrente de tromboembolismo pulmonar ou de vasoconstricção hipóxica decorrente de síndrome do desconforto respiratório agudo, mais importante do que estimar o valor da pressão sistólica de artéria pulmonar é saber reconhecer os principais sinais de *cor pulmonale* agudo: aumento moderado a importante da área diastólica do VD e movimento paradoxal do septo interventricular.[6]

Relação VD/VE

Uma forma simples de avaliação da sobrecarga ventricular direita é comparar a dimensão do VD em relação à do VE, seja pela comparação do diâmetro basal das duas câmaras na incidência apical de 4 câmaras ou da área diastólica final:

- VD/VE < 0,6 – normal.
- VD/VE: 0,6 a 1 – aumento discreto do VD.
- VD/VE: 1 – aumento moderado do VD.
- VD/VE > 1 – aumento importante do VD.

Movimento Paradoxal do Septo Interventricular (Fig. 58-3)

Na vigência de sobrecarga volumétrica ou pressórica do VD, deve haver um desvio do septo interventricular para o ventrículo esquerdo, de predomínio sistólico (sobrecarga pressórica) ou diastólico (sobrecarga volumétrica). Tal sinal é mais facilmente visualizado na incidência paraesternal transversal na região dos músculos papilares, onde o VE adquire o formato de letra D, embora também possa ser evidenciado na incidência paraesternal, principalmente pelo modo M.

Trata-se de um sinal extremamente sensível de *cor pulmonale*. Na suspeita de um choque obstrutivo por tromboembolismo pulmonar, por exemplo, a ausência deste sinal torna este diagnóstico improvável. Nesse contexto, a pesquisa desse sinal é mais relevante do que a busca da estimativa da pressão sistólica de artéria pulmonar, sobretudo para profissionais com pouca experiência em ecocardiografia.

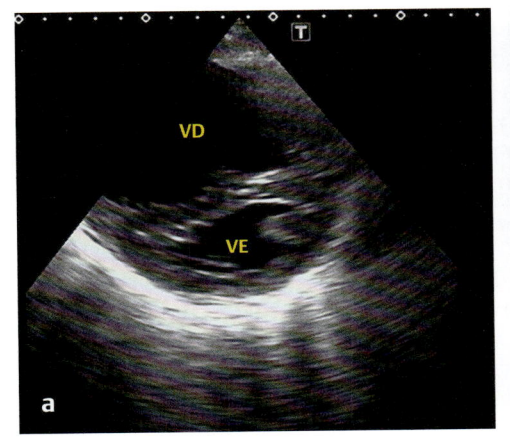

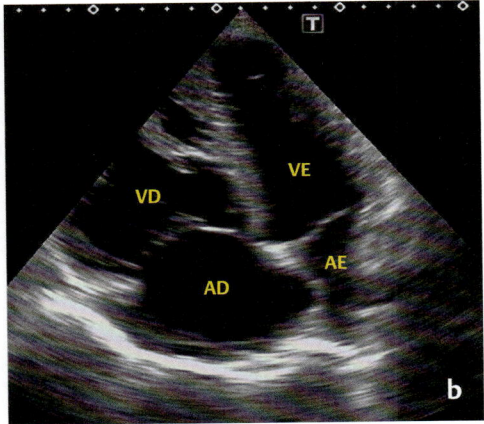

Fig. 58-3. Sinais de cor *pulmonale*. (**a**) Imagem paraesternal transversal. Observar dilatação do VD e movimento paradoxal do septo interventricular, retificado. (**b**) Imagem apical de 4 câmaras. Atentar para dilatação importante de VD e AD.
VD: ventrículo direito; VE: ventrículo esquerdo; AD: átrio direito; AE: átrio esquerdo.

Avaliação do Derrame Pericárdico e Tamponamento Pericárdico (Fig. 58-4)

O derrame pericárdico é um dos sinais mais fáceis de serem reconhecidos pela ecocardiografia, podendo ser visualizado em qualquer incidência. Recomendamos, contudo, que o derrame seja visualizado em pelo menos duas incidências, a fim de evitar diagnósticos equivocados, como em casos de derrame pleural ou ascite. A avaliação básica do derrame deve incluir a avaliação do aspecto, localização, estimativa da quantidade e a pesquisa de sinais de repercussão hemodinâmica:[11]

- Aspecto: derrames de aspecto homogêneo sugerem transudato (embora exsudato não possa ser excluído nesta condição); já aqueles com aspecto heterogêneo do líquido sugerem corresponder a pericardite inflamatória, infecciosa ou hemopericárdio.
- Localização: localizado ou difuso.
- Estimativa da quantidade: discreto < 10 mm; moderado de 10 a 20 mm; importante > 20 mm.
- Pesquisa de sinais de repercussão hemodinâmica:
  - Colapso de átrio direito: sinal altamente sensível.
  - Veia cava inferior túrgida e com variação reduzida: sinal altamente sensível.
  - Colapso diastólico do ventrículo direito: sinal de menor sensibilidade e maior especificidade em relação aos anteriores.
  - *Swinging heart:* movimento pendular de todo o coração no interior de derrame muito volumoso.

ECOCARDIOGRAFIA FOCADA NÍVEL AVANÇADO

Após ter adquirido maior segurança na aquisição das janelas ecocardiográficas básicas, o emergencista/intensivista também poderá realizar avaliações quantitativas envolvendo os principais perfis etiológicos do choque circulatório.

É consenso que para atingir o nível avançado, o profissional não cardiologista deve receber treinamento estruturado e continuado, tendo realizado pelo menos cerca de 100 a 150 exames.[1,2]

Avaliação da Função Sistólica do VE

Dentre os parâmetros objetivos de avaliação sistólica do VE, citaremos, inicialmente, alguns de simples execução, como o MAPSE e a distância E-septo. Posteriormente discutiremos a fração de ejeção, que embora seja um parâmetro de fácil realização pelo ecocardiografista, exige grau maior de treinamento para execução pelo profissional não cardiologista.

MAPSE

O MAPSE (*mitral annular plane systolic excursion*) representa a distância que o plano do anel mitral movimenta-se em direção ao ápice durante a sístole, medida pelo modo M. Trata-se de um parâmetro de fácil execução.

Um MAPSE ≥ 10 mm indica fração de ejeção do VE (FEVE) ≥ 55%, com sensibilidade de 92% e especificidade de 87%. MAPSE < 8 mm está associado a FEVE < 50%, com sensibilidade de 98% e especificidade de 82%.[12]

Em pacientes com choque, MAPSE reduzido demonstrou ser um preditor independente de mortalidade em 28 dias, com valor prognóstico melhor do que a FEVE.[13] Alguns estudos também já demonstraram boa correlação do MAPSE com o *strain* longitudinal do VE medido por *speckle-tracking*.[14]

São situações que dificultam a utilização do MAPSE: calcificação moderada a importante do anel mitral e alteração da contratilidade segmentar.

Distância E-Septo

A distância E-septo constitui a distância mínima atingida entre a extremidade da cúspide anterior da valva mitral e o septo interventricular durante a abertura da valva mitral na fase do enchimento ventricular rápido, medida, preferencialmente, pelo modo M. Uma distância E-septo < 7 mm se correlaciona com uma FEVE < 30%, com sensibilidade de 100%, mas especificidade de apenas 51%.[15] As limitações de uso da distância E-septo incluem miocardiopatia hipertrófica, estenose mitral, septo sigmoide e insuficiência aórtica.

Fração de Ejeção do Ventrículo Esquerdo (FEVE) (Fig. 58-5)

Avalia a função sistólica através das medidas do volume diastólico final (VDF) e volume sistólico final (VSF) do VE – FE = (VDF – VSF)/VDF.

Valor normal ≥ 52% para homens e ≥ 54% para mulheres.[16]

Os dois métodos habitualmente mais utilizados para o cálculo da FEVE são os métodos de Teichholz e de Simpson:

- *Método de Teichholz:* infere que o coração tem um formato de elipse, utilizando as medidas dos diâmetros para a estimativa dos volumes. Trata-se de um método de menos complexa execução, embora inapropriado para utilização em pacientes com alteração da contratilidade segmentar ou coração excessivamente dilatado.
- *Método de Simpson:* partindo do pressuposto que o coração é formado por um empilhamento de discos, obtém-se o VDF e o VSF pelos contornos das bordas endocárdicas nas incidências apical 4C e apical 2C. Exige maior nível de experiência e melhor qualidade da imagem para se obter o traçado adequado de todas as bordas endocárdicas. É melhor do que o Teichholz para a avaliação dos pacientes com alteração da contratilidade segmentar, embora possa, também, superestimar a função sistólica nos pacientes com alteração segmentar nas paredes septal anterior e inferolateral, uma vez que estes territórios não são avaliados nas incidências apical 4C e 2C.

Avaliação da Função Diastólica e Pré-Carga de Câmaras Esquerdas (Fig. 58-6)

A disfunção diastólica é comum nos pacientes críticos, estando associada a aumento do tempo de internação, insucesso do desmame da ventilação mecânica e aumento de mortalidade. Fatores de risco incluem hipertensão arterial, taquicardia, hipertrofia ventricular, obesidade, sepse e isquemia coronariana.[17]

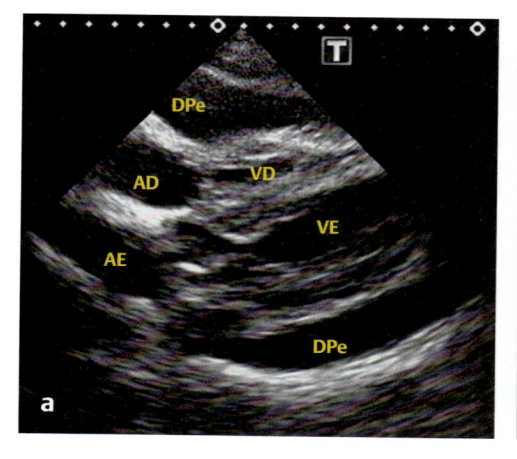

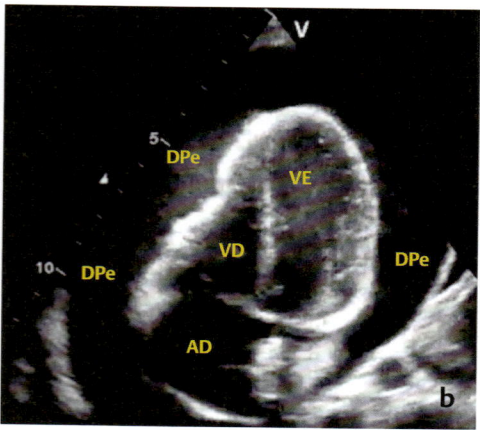

Fig. 58-4. Avaliação do derrame pericárdico e tamponamento pericárdico. (**a**) Incidência subxifóidea de 4 câmaras. Atentar para derrame pericárdico ao redor das câmaras cardíacas (DPe). (**b**) Incidência apical de 4 câmaras. Observar derrame pericárdico ao redor da silhueta cardíaca. VD: ventrículo direito; VE: ventrículo esquerdo; AD: átrio direito; AE: átrio esquerdo.

Fig. 58-5. Avaliação da função sistólica do ventrículo esquerdo (VE). (**a**) MAPSE: 3 mm. (**b**) Distância E-septo: 1 mm. (**c**) E-septo: 10 mm. (**d**) FEVE: 59% (Teichholz no modo bidimensional). (**e**) FEVE 29% (Teichholz no modo M). FEVE: fração de ejeção do VE. MAPSE: excursão sistólica do plano do anel mitral.

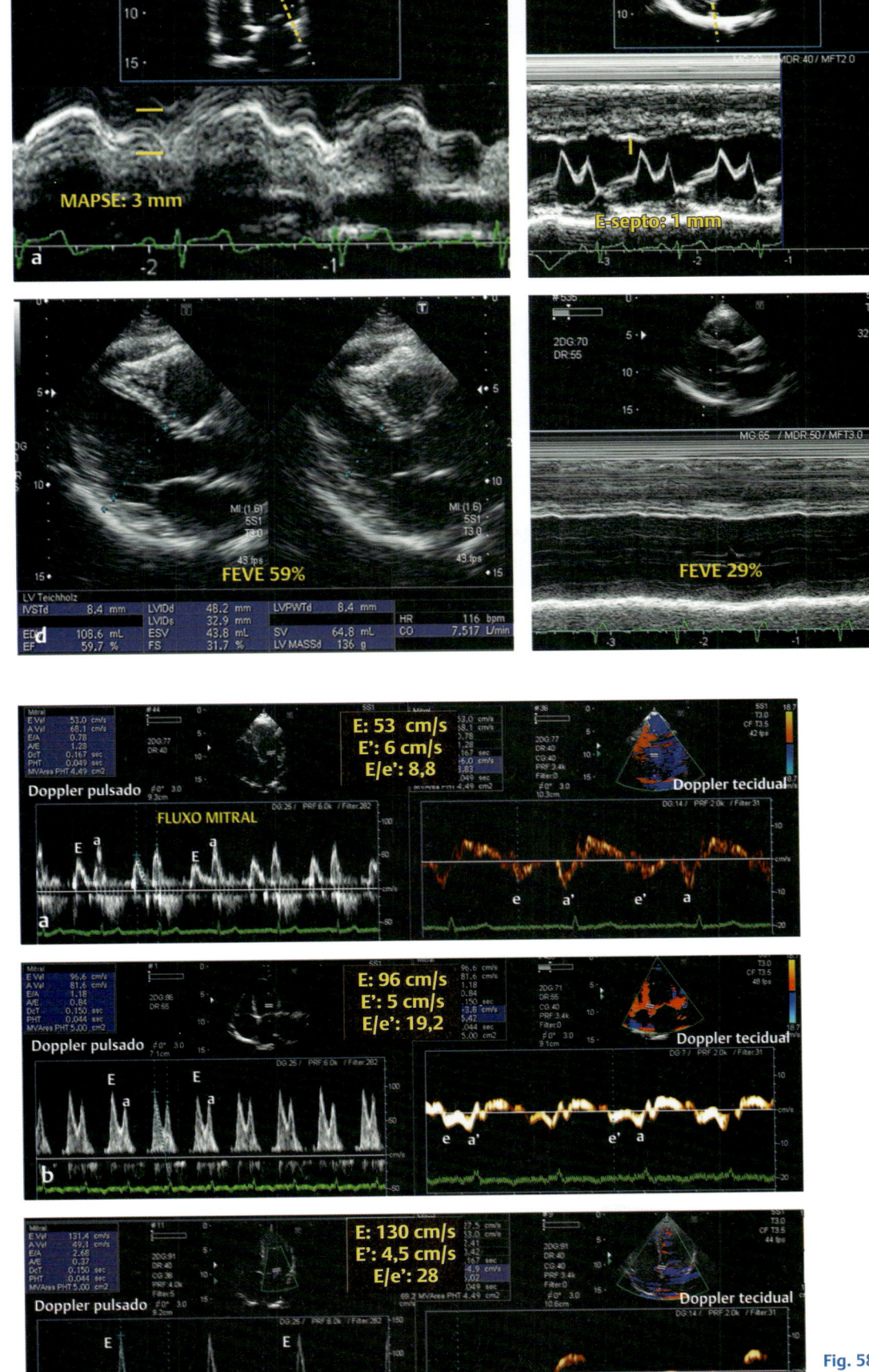

Fig. 58-6. Avaliação da função diastólica e pré-carga de câmaras esquerdas. (**a**). Disfunção diastólica discreta. Relação E/e' mitral: 8,8. (**b**) Padrão pseudonormal. Relação E/e' mitral: 19,2. (**c**) Padrão restritivo. Relação E/e' mitral: 28.

A função diastólica normal é aquela que permite o enchimento ventricular adequado sem elevação anormal das pressões de enchimento. É considerada elevação das pressões de enchimento uma pressão de oclusão da artéria pulmonar (POAP) > 12 mmHg ou pressão diastólica final do VE > 16 mmHg.[18]

A realização da ecocardiografia à beira do leito possui grande potencial no diagnóstico e acompanhamento destes pacientes. De acordo com Nagueh, a pressão de oclusão de artéria pulmonar (POAP) pode ser estimada pela relação E/e' mitral conforme a seguinte equação: PAOP = 1,24 × (E/e' lateral) + 1,9 mmHg.[19] Consequentemente, podemos estabelecer uma faixa de valores que apontam para extremos de pressões de enchimento:[18]

- Sinal de pressão de enchimento normal: relação E/e' < 8.
- Sinal de elevação das pressões de enchimento:
  - Relação E/e' lateral >13.
  - Relação E/e' septal > 15.
  - Relação E/e' média > 14.

Devemos lembrar que esta estimativa das pressões de enchimento pela relação E/e' tem alta especificidade, mas baixa sensibilidade para detectar elevação das pressões de enchimento, com acurácia maior em pacientes portadores de cardiopatias do que em indivíduos saudáveis.[20]

A avaliação atualmente preconizada da função diastólica envolve a utilização de quatro parâmetros: E' mitral, relação E/e', volume atrial esquerdo e velocidade máxima do jato regurgitante tricúspide.[20] Todavia, no intuito de facilitar esta avaliação, um algoritmo simplificado foi testado para uso nos pacientes críticos, com base apenas na utilização da onda e' mitral e da relação E/e', com boa acurácia em relação aos critérios da diretriz padrão e com maior facilidade de execução pelo médico não cardiologista.[21]

Devemos lembrar, ainda, que no paciente séptico, por conta da permeabilidade vascular aumentada, pode haver edema pulmonar a despeito de pressões de enchimento não elevadas. Consequentemente, é importante monitorizar o padrão respiratório para evitar congestão pulmonar. Tal monitorização poderá ser facilmente realizada, conforme já discutido anteriormente, com o auxílio de ultrassonografia pulmonar.[22]

Avaliação da Função Sistólica do VD

Em decorrência da peculiaridade de seu formato geométrico, a avaliação da função sistólica do VD constitui um desafio. Todavia, alguns parâmetros simples podem ser realizados à beira do leito pelo emergencista/intensivista: TAPSE (excursão sistólica do plano do anel tricúspide, onda S'e FAC (variação da área fracional).[6]

TAPSE

O TAPSE, de forma análoga ao MAPSE, representa a amplitude de deslocamento do anel tricúspide durante a sístole, medida pelo modo M. Considera-se normal valor ≥ 17 mm. Trata-se de um sinal de simples execução, sendo o parâmetro de avaliação da função sistólica do VD mais comumente utilizado na prática clínica.[23]

Médicos emergencistas treinados em ecocardiografia estimaram o TAPSE com acurácia de 94%.[24]

Todavia, o TAPSE pode subestimar a função sistólica do VD em pacientes com dilatação moderada a importante desta câmara, assim como sua acurácia está prejudicada em pacientes com alteração da contratilidade segmentar do VD.

Onda S'

Representa a velocidade máxima do deslocamento do anel tricúspide durante a sístole, pela utilização do Doppler tecidual. É considerado normal valor ≥ 9,5 cm/s. Sua acurácia está também prejudicada em pacientes com alteração da contratilidade segmentar do VD.

FAC (Fractional Area Change) – (Fig. 58-7)

Constitui uma variação da área interna do VD durante a sístole, medida na incidência apical de 4 câmaras, pela seguinte equação:

$$FAC = \frac{\text{área diastólica final} - \text{área sistólica final}}{\text{área diastólica final}}$$

Este parâmetro exige maior experiência para aquisição de imagem de melhor qualidade, que permita delimitação exata de toda a borda interna do VD. Todavia, é o melhor parâmetro objetivo de avaliação da função sistólica do VD, com a melhor correlação com a função avaliada por ressonância magnética cardíaca. Diferentemente do TAPSE e da onda S', que utiliza apenas uma região

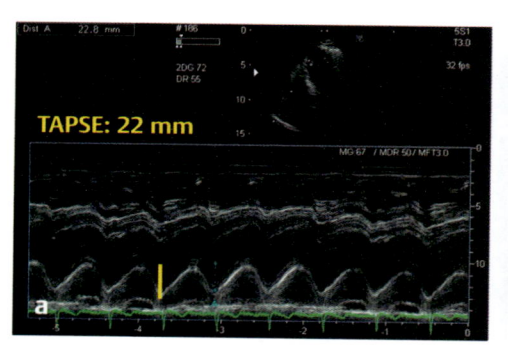

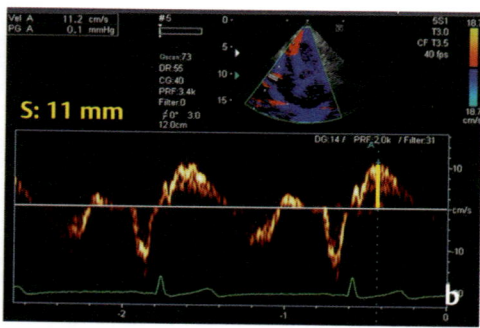

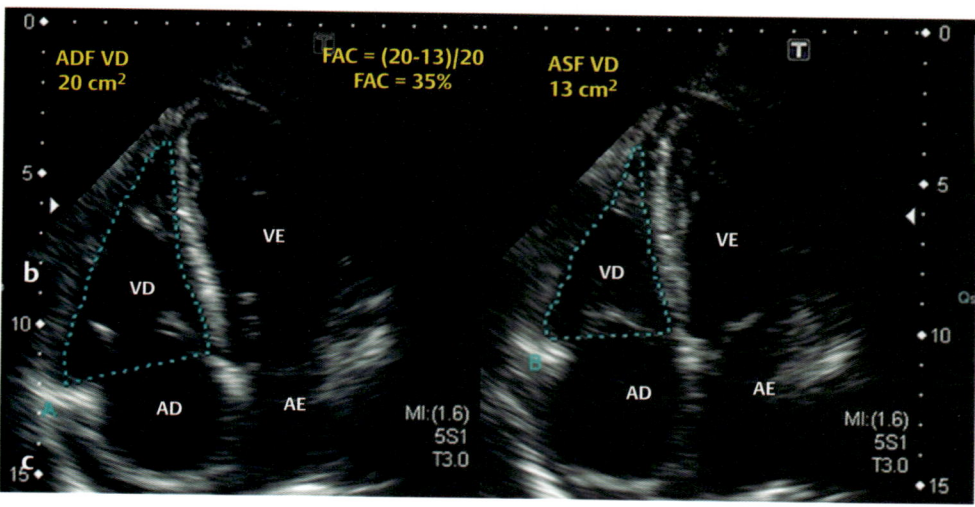

Fig. 58-7. Avaliação da função sistólica do VD. (**a**) Medida do TAPSE. (**b**) Medida da velocidade de pico da onda S' no Doppler tecidual. (**c**) Medida do FAC. TAPSE: excursão sistólica do plano do anel tricúspide. ADF: área diastólica final. ASF: área sistólica final; VD: ventrículo direito; VE: ventrículo esquerdo; AD: átrio direito; AE: átrio esquerdo. FAC: variação da área fracional.

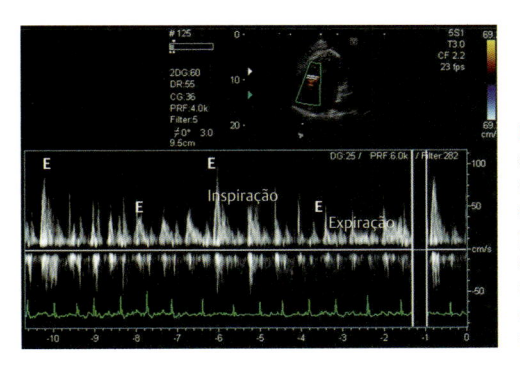

Fig. 58-8. Avaliação avançada do derrame pericárdico e tamponamento pericárdico. Variação acentuada do fluxo transvalvar (altura da onda E) pela valva tricúspide.

específica para inferir a função sistólica global do VD, o FAC permite uma avaliação mais abrangente do VD.

Avaliação Avançada do Derrame Pericárdico e Tamponamento Pericárdico (Fig. 58-8)

Além dos sinais previamente descritos na seção básica, um emergencista/intensivista com maior experiência em ecocardiografia pode avaliar, também, a presença dos seguintes sinais, que exigem um pouco mais de habilidade:[25]

- Variação acentuada dos fluxos transvalvares: mitral > 30% e tricúspide > 60%. Todavia, este não é um sinal específico de tamponamento pericárdico. Outras condições como hipovolemia, crise de broncospasmo e disfunção ventricular direita também podem cursar com este sinal.
- Colapso atrial direito com duração > 1/3 do ciclo cardíaco. Para melhor avaliação, deve ser analisado com o auxílio da monitorização eletrocardiográfica acoplada à ecocardiografia.
- Desvio inspiratório do septo interventricular à esquerda.

A presença destes sinais confere maior especificidade na avaliação dos sinais de repercussão hemodinâmica do derrame pericárdico.

Além desta avaliação diagnóstica mais acurada, a ecocardiografia poderá ser utilizada, também, para guiar a pericardiocentese de alívio. Diversos estudos já demonstraram o aumento da eficiência e a redução da incidência de complicações do procedimento guiado em comparação ao realizado por referências anatômicas.

Avaliação Básica das Valvopatias Cardíacas

Algumas diretrizes internacionais já recomendam que o emergencista/intensivista seja capaz de identificar alterações grosseiras nas valvas cardíacas, sobretudo mitral e aórtica.[26]

O objetivo do exame realizado pelo médico não ecocardiografista não é calcular o valor da área valvar nem estabelecer o diagnóstico definitivo de um refluxo, mas suspeitar que possa se tratar de uma valvopatia grave. Caso sejam identificados alguns sinais que apontem para esta suspeita, deverá, imediatamente, solicitar a confirmação por um ecocardiografista, ao mesmo tempo que já pode tomar algumas condutas terapêuticas iniciais que ajudem na estabilização do paciente.

Alguns critérios simples que podem ser avaliados pelo não cardiologista:

- Nos casos de estenose mitral/aórtica: aspecto, espessura, mobilidade e gradientes médios (ao Doppler contínuo).
- Nos casos de insuficiência mitral/aórtica: coaptação, tamanho do refluxo ao Doppler colorido, densidade do jato (ao Doppler contínuo).

Estimativa das Pressões de Artéria Pulmonar

Trata-se de um parâmetro que pode ajudar na investigação diagnóstica e no acompanhamento de alguns pacientes com suspeita de hipertensão pulmonar, seja decorrente de doença pulmonar ou cardíaca. Contudo, exige um pouco mais de experiência em ecocardiografia.[6]

Estimativa da Pressão Sistólica de Artéria Pulmonar (PSAP)

Classicamente, a PSAP pode ser estimada utilizando a pressão atrial direita (PAD) e a velocidade máxima da insuficiência tricúspide Vmáx(it), através da seguinte fórmula:

$$PSAP = Vmáx(it)^2 + PAD$$

Todavia, a estimativa da PSAP com base no refluxo tricúspide pode subestimar a pressão de artéria pulmonar em decorrência de disfunção ou dilatação ventricular direita grave, sobretudo nos casos de falha de coaptação tricúspide com insuficiência tricúspide importante.

Estimativa da Pressão Média de Artéria Pulmonar (PAPm) – (Fig. 58-9)

Utilizando o tempo de aceleração pulmonar (TAC), obtido com a aplicação do Doppler pulsado na via de saída do VD, podemos estimar a PAPm conforme abaixo:

$$PAPm \,(mmHg) = 79 - 0{,}45 \times (TAC)\,(ms)$$

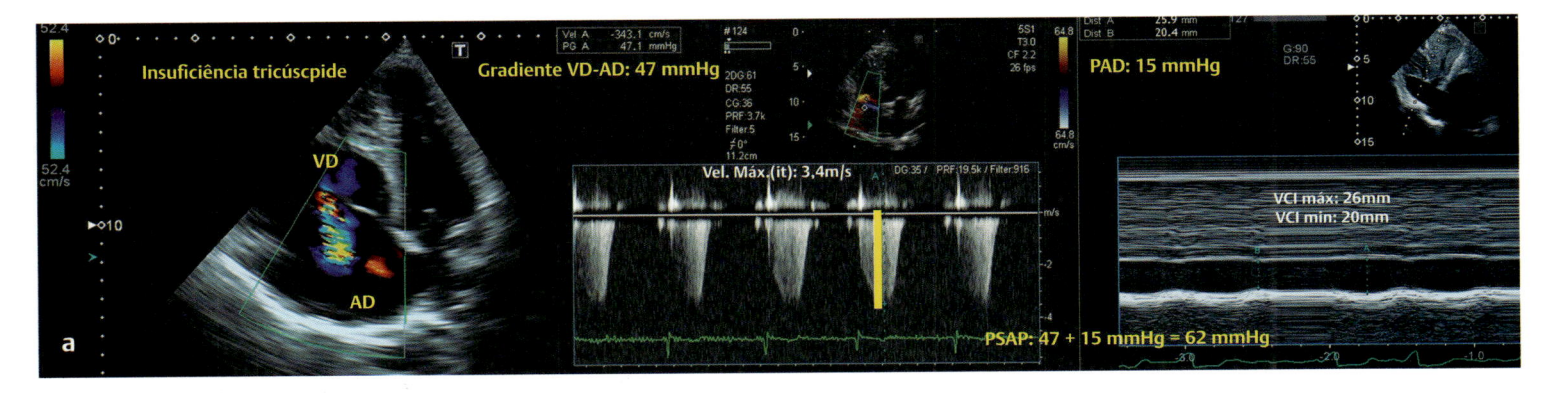

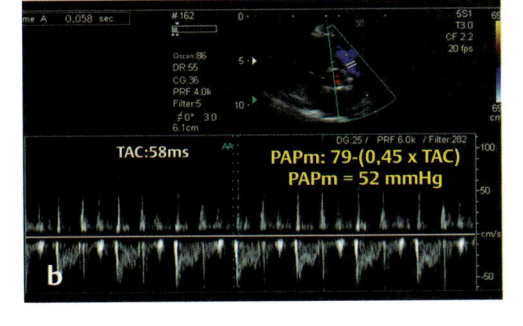

Fig. 58-9. Estimativa das pressões de artéria pulmonar. (a) Estimativa da PSAP pelo refluxo tricúspide. (b) Estimativa da pressão média de artéria pulmonar (PAPm) pelo tempo de aceleração pulmonar (TAC). AD: átrio direito; VD: ventrículo direito; PAD: pressão atrial direita; PSAP: pressão sistólica de artéria pulmonar.

Estimativa do Débito Cardíaco (DC) – (Fig. 58-10)

Pela medida do diâmetro da via de saída do ventrículo esquerdo (VSVE) na incidência paraesternal longitudinal e do VTI (integração da velocidade no tempo) da curva do Doppler pulsado da VSVE obtida na incidência apical de 5 câmaras, podemos estimar o volume sistólico (VS). Se associamos a frequência cardíaca, obtemos o débito cardíaco (DC) pela seguinte fórmula:

$$VS = \text{Área VSVE} \times \text{VTI VSVE} \longrightarrow DC = VS \times FC$$

Num estudo com 38 pacientes sob ventilação mecânica, 64 medidas do débito cardíaco obtidas com ecocardiografia transtorácica foram comparadas com as do cateter de artéria pulmonar. Houve uma correlação de 92% entre as duas medidas. Assim como aumento do débito cardíaco pela ecocardiografia de mais de 8% teve sensibilidade de 88% e especificidade de 66% para detectar aumento de mais de 10% no débito cardíaco aferido pelo cateter de artéria pulmonar.[27]

Mais recentemente, um estudo avaliou a acurácia do débito cardíaco obtido por 3 intensivistas com nível básico de treinamento, comparado com o débito do cateter de artéria pulmonar. De um total de 42 pacientes elegíveis, 14 pacientes (33%) foram excluídos por limitação de janela acústica e 8 pacientes foram excluídos por ritmo de fibrilação atrial. Foram examinados, então, 20 pacientes, estando 90% sob ventilação mecânica. A porcentagem média de erro entre os dois métodos foi de 17%.[28]

É importante ressaltar que pode haver erros na realização desta estimativa em até 28% dos casos, seja pela medida do diâmetro da via de saída, pelo registro do fluxo na VSVE ou pela realização do traçado na VSVE, sobretudo em profissionais iniciantes com a ecocardiografia.[29]

Mais recentemente, um estudo realizado em pacientes cirúrgicos demostrou boa correlação entre a estimativa do débito cardíaco entre a ecocardiografia e o cateter de artéria pulmonar (r = 0,76), todavia, a concordância entre os métodos foi moderada.[30]

Sendo assim, mais importante do que obter uma medida isolada acurada do débito cardíaco, é acompanhar as variações do VTI com as intervenções realizadas à beira do leito, como por exemplo, o aumento do VTI com a oferta de fluido.

Estimativa da Responsividade a Fluidos

O conceito atual de fluido-responsividade envolve o aumento do volume sistólico (e, consequentemente, do débito cardíaco) em torno de 10 a 15% provocado por oferta de fluidos, normalmente em torno de 500 mL ou 6 mL/kg de cristaloide ou cerca de 300 mL de coloide.[1]

Esta avaliação pode ser realizada, inclusive, com a utilização do débito cardíaco ou volume sistólico ou VTI da VSVE seriados por ecocardiografia. O aumento do VTI, VS ou DC após a prova de volume indica que o paciente respondeu positivamente à oferta de fluidos, devendo estar na fase pré-carga dependente da curva de Frank-Starling. Todavia, pode haver subestimativa do VTI, VS ou DC, principalmente por profissionais iniciantes com o método, prejudicando tal estratégia.

A ideia de utilizar um teste de previsão de fluido-responsividade é tentar prever, antes da prova de volume, se o paciente aumentará o débito cardíaco após a prova de volume, com o intuito de evitar a sobrecarga volêmica caso o paciente não seja fluido-responsivo.

Índice de Distensibilidade da Veia Cava Inferior

O índice de distensibilidade da veia cava inferior (ΔDVCI) constitui a variação do diâmetro da veia cava inferior durante a ventilação mecânica (aumento inspiratório do diâmetro), por ecocardiografia transtorácica.

O Quadro 58-2 compara alguns dos diferentes estudos sobre o tema.[31-34]

Podemos observar que os trabalhos mais recentes não demonstraram a mesma acurácia dos trabalhos iniciais. E o maior estudo sobre o tema (Vignon 2017) demonstrou acurácia de apenas 63%.[34]

Pré-requisitos: paciente sob ventilação mecânica controlada, sedado, sem *drive* respiratório, com volume corrente de 8 a 10 mL/kg, sem PEEP elevada, sem hipertensão pulmonar moderada a importante e sem disfunção ventricular direita ou refluxo tricúspide em grau moderado a importante.

Índice de Colapsibilidade da Veia Cava Inferior

O índice de colapsibilidade da veia cava inferior constitui a variação do diâmetro da veia cava inferior (VCI) durante a respiração espontânea (redução inspiratória do diâmetro), por ecocardiografia transtorácica, pela seguinte fórmula:

$$\text{Índice de colapsibilidade} = \frac{(D\text{ máx} - D\text{ mín})}{D\text{ máx}}$$

sendo D máx: diâmetro máximo da VCI e Dmín: diâmetro mínimo da VC

Em dois estudos iniciais com pacientes sob ventilação espontânea, foi evidenciado que a acurácia da variação da VCI não foi boa para previsão de fluido-responsividade (área sob a curva ROC de 0,63 e 0,65), com sensibilidade de 46 a 42% e especificidade de 84%. Obtiveram como melhor ponto de corte os valores de 40-42%.[35,36]

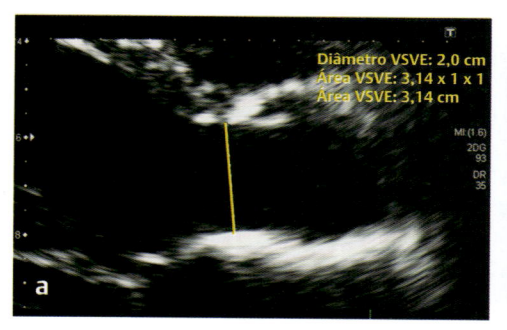

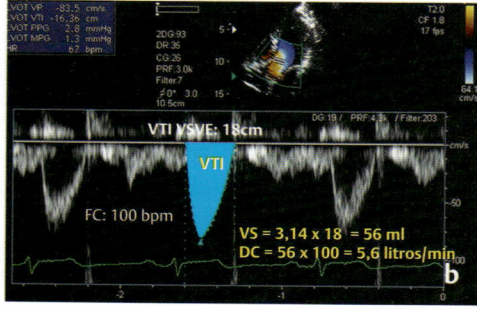

Fig. 58-10. Estimativa do débito cardíaco. (**a**) Medida do diâmetro da via de saída do ventrículo esquerdo (VSVE). (**b**) Medida da integral velocidade-tempo por Doppler pulsado aplicado na VSVE. Observar cálculo resultante do volume sistólico (VS) e do débito cardíaco (DC). FC: Frequência cardíaca.

Quadro 58-2. Comparativo dos Estudos do Índice de Distensibilidade da Veia Cava Inferior

Autor	Núm pcts	Cálculo do ΔDVCI	Definição de fluido-responsividade	Prova de volume	Ponto de corte	Área sob ROC
Barbier 2004[31]	20	(Dmáx – D mín)/Dmín	↑IC > 15% (Eco TT)	7 mL/kg coloide	18%	0,91
Machare-Delgado 2011[32]	25	(Dmáx – Dmín)/Dmín	↑IVS > 10% (Vigileo)	500 mL cristaloide	12%	0,81
Lu 2017[33]	49	(Dmáx – Dmín)/Dmín	↑10% IC (Eco TT)	200 mL SF0,9%	20,5%	0,81
Vignon 2017[34]	540	(Dmáx – Dmín)/Dmín	↑10% VS no (Eco TT)	NA	8%	0,63

VCI: veia cava inferior; Eco TT: ecocardiografia transtorácica; Dmáx: diâmetro máximo; Dmín: diâmetro mínimo; Dmédio: diâmetro médio; IVS: índice de volume sistólico; Núm pacts: número de pacientes; DC: débito cardíaco; IC: índice cardíaco; NA: não se aplica

Mais recentemente, dois estudos demonstraram melhora na acurácia do índice de colapsibilidade da VCI para previsão de fluido-responsividade em pacientes respirando espontaneamente. Em um deles foi avaliada a variação da VCI durante manobra de respiração profunda. Nos pacientes com índice de colapsibilidade > 48% houve aumento de 10% do índice cardíaco após infusão de 500 mL de gelatina 4%, com sensibilidade de 84% e especificidade de 90% (área sob a curva COR 0,89).[37] Em outro estudo, utilizando o ponto de corte de 25%, também foi evidenciada boa acurácia do índice de colapsibilidade da VCI (área sob a curva COR 0,84) em pacientes respirando, espontaneamente, em posição supina.[38]

Sendo assim, diante da heterogeneidade dos dados, devemos utilizar com muita cautela o índice de colapsibilidade da veia cava inferior para previsão de fluido-responsividade.

Pré-requisitos: paciente sob ventilação espontânea, sem disfunção ventricular direita, sem hipertensão pulmonar, sem regurgitação tricúspide moderada a importante e sem esforço respiratório significativo.

Elevação Passiva de Membros Inferiores (Fig. 58-11)

Avalia o aumento do VTI da VSVE induzido por manobra de elevação passiva dos membros inferiores, que gera mobilização transitória de cerca de 300 mL) de sangue da circulação dos membros inferiores e território esplâncnico em direção ao tórax. O aumento do VTI deve ser medido cerca de 1 minuto após a realização da manobra.

Caso haja aumento de 12 a 15% do volume sistólico ou VTI VSVE ou débito cardíaco com a manobra do PLR, deve haver aumento de 12 a 15% do débito cardíaco com a infusão de 500 mL de cristaloide com sensibilidade de 85, especificidade de 95% e área sob a curva ROC ≥ 0,88.[39]

A grande vantagem deste método é a possibilidade de utilização em pacientes em qualquer modo ventilatório, seja controlado ou espontâneo. A desvantagem é que se trata de um método trabalhoso que exige grande experiência para realização.

Pré-requisitos: ausência de hipertensão intra-abdominal e outras condições que contraindiquem a mobilização recomendada do paciente, como hipertensão intracraniana e fratura ortopédica.

Miniprova de Volume

Mais recentemente, um estudo demonstrou que o aumento de 10% do VTI VSVE imediatamente após infusão de 100 mL de coloide por 1 minuto teve boa acurácia para previsão de fluido-responsividade. Em outro estudo, o aumento de 9% no volume sistólico após infusão de 50 mL de cristaloide também teve boa acurácia.[40,41]

Todavia, é necessário um grau maior de experiência com a ecocardiografia para a realização deste método.

Pré-requisitos: ausência de arritmia.

Variação do Fluxo Aórtico

Constitui a variação da velocidade de pico do fluxo aórtico ou do VTI da via de saída do ventrículo esquerdo durante o ciclo respiratório.

Os pontos de corte para fluido-responsividade foram de 12% para a ecocardiografia transesofágica e 18% para o Doppler esofágico.[42,43]

Pré-requisitos: paciente em ventilação mecânica controlada, com volume corrente próximo de 8 mL/kg, sedado, sem *drive* respiratório, sem arritmia.

Obstrução Dinâmica da Via de Saída do Ventrículo Esquerdo (Fig. 58-12)

A obstrução dinâmica da via de saída do VE ocorre quando há uma redução significativa do calibre da via de saída durante a sístole, sobretudo na telessístole. Pode ser secundária à hipertrofia miocárdica septal (principalmente na região basal do septo, em formato sigmoide) e/ou hipovolemia extrema e/ou estado hiperdinâmico.[44]

Em condições normais, o gradiente VE-AO sistólico máximo geralmente é inferior a 10 mmHg. Normalmente há repercussão hemodinâmica quando o gradiente dinâmico na região da VSVE é superior a 30 mmHg.

A curva formada pelo traçado do Doppler contínuo tem formato característico, com pico telessistólico ("sinal da Adaga").

Tal condição pode causar instabilidade hemodinâmica, que pode piorar ainda mais com a administração de drogas cronotrópicas ou inotrópicas positivas.

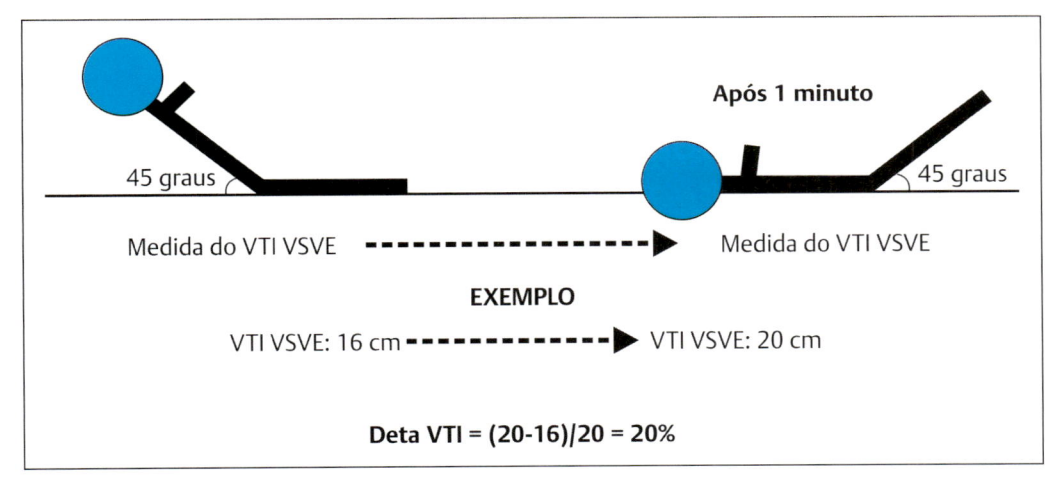

Fig. 58-11. Elevação passiva de membros inferiores. Deve-se, inicialmente, medir o VTI da VSVE com o paciente em decúbito dorsal com o tórax elevado a 45 graus. Em seguida, deve-se abaixar o tórax para 0 grau e elevar os membros inferiores a 45 graus. Após cerca de 1 minuto com o paciente nesta nova posição, deve-se medir novamente a medida do VTI VSVE e medir a variação. VTI VSVE: integral velocidade-tempo na via de saída do ventrículo esquerdo.

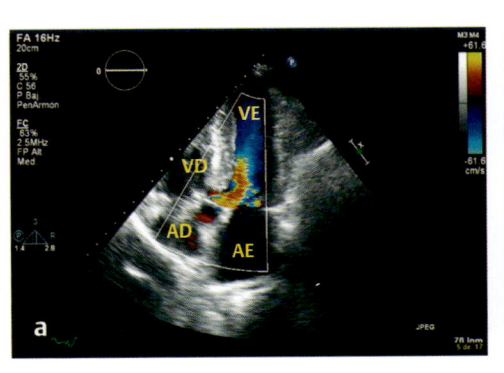

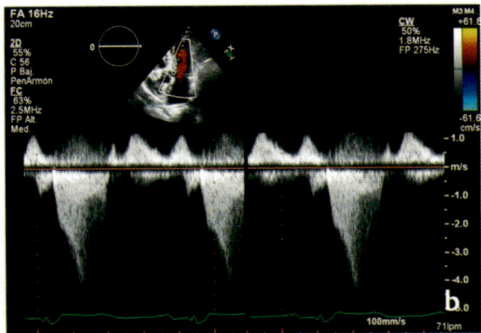

Fig. 58-12. Obstrução dinâmica da VSVE. (**a**). Incidência apical de 5 câmaras com mapeamento do fluxo na via de saída do ventrículo esquerdo (VSVE) com o Doppler colorido. Observar fluxo acelerado intraventricular (mosaico de cores) que se inicia próximo à via de saída do ventrículo esquerdo. (**b**) Curva espectral do Doppler contínuo do fluxo que passa na região da VSVE. Atentar para o padrão de velocidade de pico tardia durante a sístole (4 m/s), compatível com gradiente dinâmico de aproximadamente 64 mmHg. VD: ventrículo direito; VE: ventrículo esquerdo; AD: átrio direito; AE: átrio esquerdo.

ECOCARDIOGRAFIA EM SITUAÇÕES ESPECIAIS
Tromboembolismo Pulmonar

A ecocardiografia transtorácica é um exame de baixa sensibilidade para detectar alterações nos casos de tromboembolismo pulmonar periférico, de baixo risco. Todavia, nos casos graves, com hipoxemia e instabilidade hemodinâmica, a ecocardiografia é altamente sensível para revelar sinais de *cor pulmonale*: movimento paradoxal do septo interventricular e VD dilatado, com graus variáveis de disfunção.[45]

Sendo assim, num paciente com choque circulatório e suspeita de etiologia por tromboembolismo pulmonar, ecocardiografia normal afasta esta possibilidade etiológica.

Lembramos que o Sinal de McConnell (hipocinesia do segmento médio-basal da parede livre do VD associada à preservação da função sistólica do segmento apical do VD), antigamente considerado um sinal sugestivo de embolia pulmonar, foi demonstrado, mais recentemente, que é um sinal inespecífico de embolia pulmonar.

Eventualmente, podem ser visualizados trombos no interior das câmaras direitas ou artéria pulmonar, aumentando a especificidade da ecocardiografia para embolia pulmonar.

Choque Circulatório

A ecocardiografia é considerada, atualmente, o método de escolha na avaliação inicial do paciente em choque circulatório. Foi demonstrado que se realizado à beira do leito, mesmo por profissionais não ecocardiografistas, possibilita o diagnóstico rápido do mecanismo etiológico do choque circulatório em menos de 2 minutos.[1]

O uso de ecocardiografia focada demonstrou redução da incidência de lesão renal aguda em pacientes com choque circulatório.[46]

Podemos abordar o manejo do choque em dois níveis: nível básico e avançado.

Manejo do Choque com Ecocardiografia Focada Nível Básico (Fig. 58-13)

No nível básico, o objetivo da ecocardiografia deve ser responder a algumas perguntas simples:

A) Existem sinais de *cor pulmonale*?
 - Pesquisar aumento moderado a importante de câmaras direitas (incidência apical de 4 câmaras) e movimento paradoxal do septo interventricular (incidência paraesternal transversal – sinal do D)

B) Existem sinais de hipovolemia extrema?
 - Pesquisar ventrículo esquerdo com padrão hiperdinâmico/hipovolêmico ("sinal do beijo") ou veia cava inferior fina (< 12 mm) com variação respiratória acentuada em seu diâmetro. Tais sinais podem sugerir possibilidade de etiologia infecciosa/hemorrágica.

C) Existem sinais de tamponamento pericárdico?
 - Pesquisar presença de derrame pericárdico moderado a importante, colapso diastólico de câmaras cardíacas, veia cava inferior dilatada e com mínima variação respiratória do seu diâmetro, *swinging heart*.

D) Existem sinais de falência ventricular esquerda?
 - Observar presença de disfunção sistólica moderada a importante do VE (avaliação subjetiva qualitativa).

Num paciente com choque circulatório grave e ausência destes sinais anteriormente mencionados, podemos pensar na possibilidade de um choque distributivo (séptico ou vasoplégico). Considerando estas possibilidades, pode ser aventado um teste com expansão de fluidos e monitorização de edema pulmonar por meio de ultrassonografia pulmonar, conforme recomendado pelo protocolo FALLS (*Fluid Administration Limited by Lung Ultrasound*).[4]

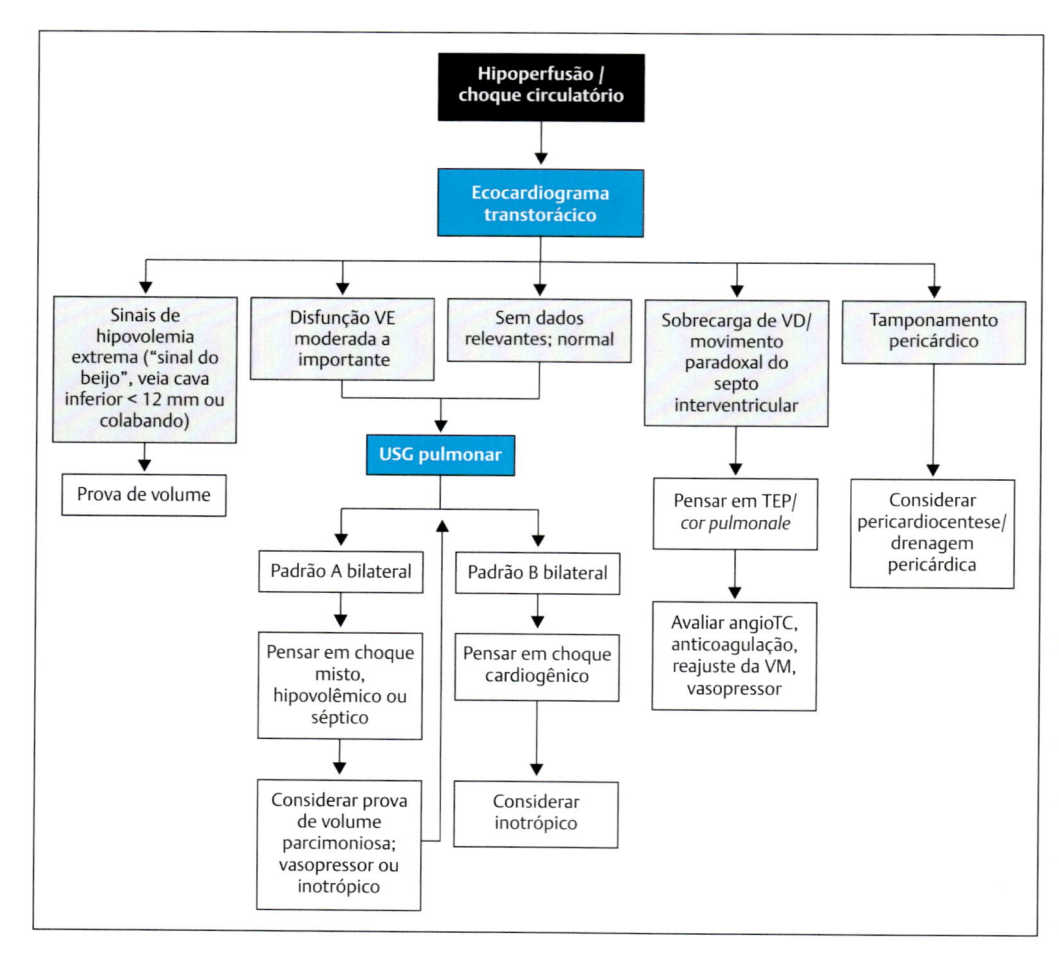

Fig. 58-13. Manejo do choque circulatório (nível básico). Deve ser realizada ecocardiografia básica em busca de alterações importantes sugestivas de algum padrão de choque circulatório. Caso não seja identificado ou seja evidenciado um padrão cardiogênico, pode-se realizar ultrassonografia pulmonar para pesquisar sinais de congestão. Caso não haja sinais de congestão, pode-se fazer expansão volêmica cautelosa, monitorizando o aparecimento de sinais de congestão após ultrassonografia seriada. VE: ventrículo esquerdo; VD ventrículo direito.

Manejo do Choque com Ecocardiografia Focada Nível Avançado (Fig. 58-14)

No nível avançado, o observador poderá proceder, além dos passos básicos anteriores, uma avaliação cardíaca mais detalhada do ponto de vista morfológico e funcional, devendo incluir os seguintes parâmetros:

- Avaliação da função sistólica biventricular com base em parâmetros objetivos.
- Avaliação da contratilidade segmentar esquerda.
- Avaliação de sinais de valvopatia grave (principais das valvas mitral e aórtica).
- Avaliação de critérios de pré-carga de câmaras esquerdas (relação E/e') e fluido-responsividade anterior à expansão volêmica.
- Monitorização do aumento do débito cardíaco e, depois, pela expansão volêmica para confirmar a responsividade a fluidos.
- Monitorização de sinais de congestão pulmonar por ultrassonografia pulmonar.

É importante ressaltar que o objetivo da ecocardiografia focada em nível avançado não é estabelecer o diagnóstico definitivo de alterações cardíacas complexas, mas complementar a avaliação básica e sugerir a confirmação posterior definitiva de novas alterações por um ecocardiografista especialista.

Sepse Grave e Choque Séptico

A sepse é responsável por cerca de 10% das admissões em UTI. O choque séptico, associado à mortalidade de 40 a 50%, pode-se apresentar dos mais diversos padrões hemodinâmicos: hiperdinâmico, distributivo, disfunção sistólica ou disfunção diastólica. Aproximadamente 50% dos pacientes com choque séptico manifestam disfunção cardíaca, que está associada à mortalidade aumentada.[47]

A fração de ejeção é dependente de pré- e pós-carga, podendo não refletir, fidedignamente, a contratilidade miocárdica em pacientes com sepse. Uma redução do *strain* longitudinal parece ter maior valor prognóstico do que a diminuição da fração de ejeção, embora demande maior grau de experiência em ecocardiografia.[48]

Um estudo avaliou, retrospectivamente, 6.361 pacientes internados em UTI com sepse. Nessa população, o uso precoce de ecocardiografia transtorácica teve um benefício significativo em termos de mortalidade em 28 dias, com mais fluidos administrados durante o primeiro dia e maior uso de dobutamina, assim como desmame mais precoce de vasopressores.[49]

Insuficiência Cardíaca (IC) Descompensada

Diversos estudos têm demonstrado a ótima acurácia do uso de ecocardiografia *point-of-care* associada ao uso de ultrassonografia pulmonar no diagnóstico rápido da insuficiência cardíaca descompensada.[50]

Num trabalho com 100 pacientes admitidos com dispneia na emergência, os pacientes foram avaliados por um protocolo cardiotorácico rápido de ultrassom (CaTUS) para investigação de IC descompensada, que consistiu na realização de uma ecocardiografia com relação E/e' mitral e ultrassonografia de tórax. Um CaTUS foi considerado positivo se houvesse relação E/e' > 15 e congestão à ultrassonografia pulmonar, definida pela presença de padrão de múltiplas linhas B bilateral ou derrame pleural bilateral. O protocolo CaTUS teve sensibilidade de 100% e especificidade de 96% para o diagnóstico de IC, com acurácia de 98%.[51]

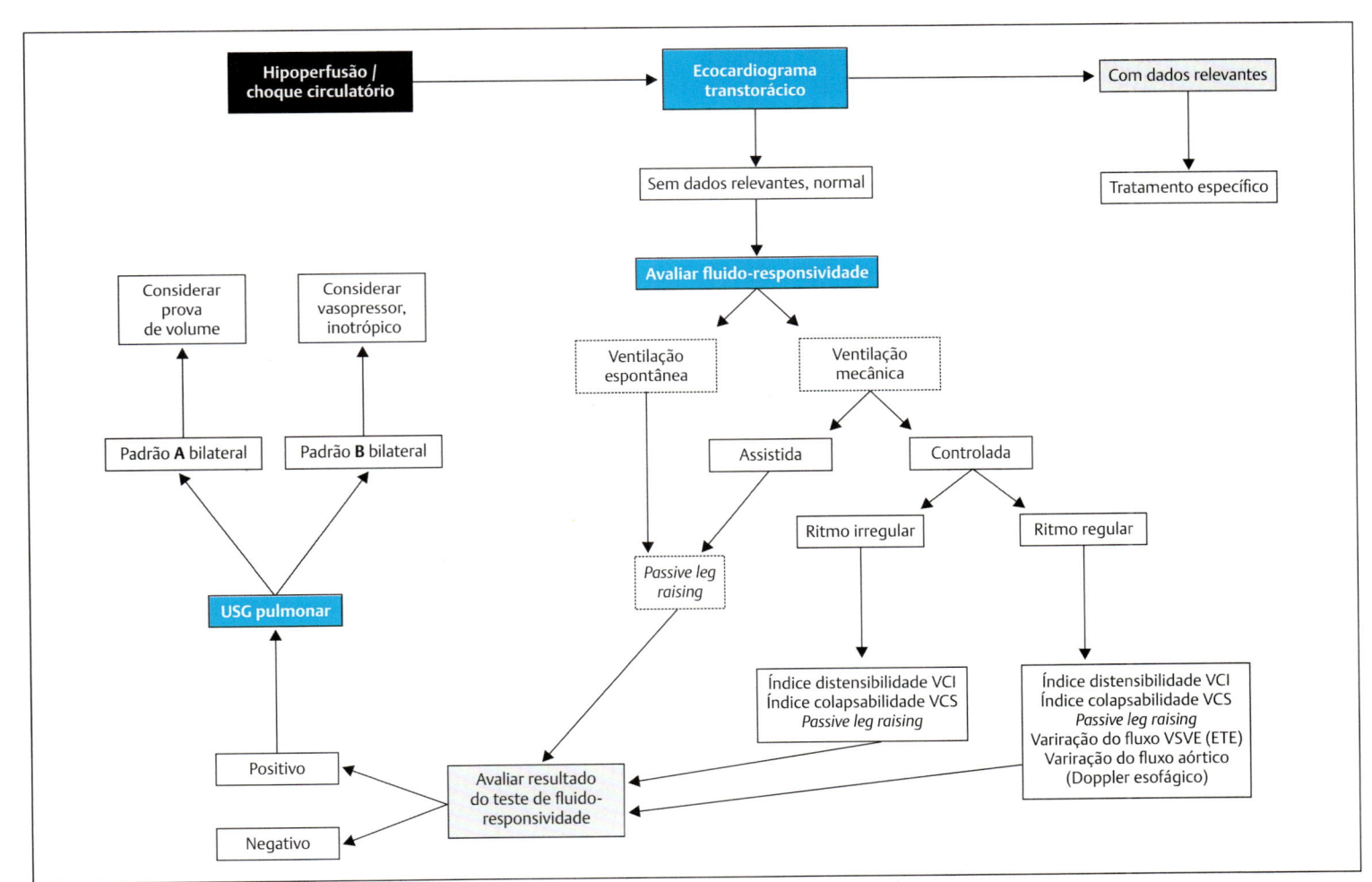

Fig. 58-14. Manejo do choque circulatório (nível avançado). Após ter sido realizada ecocardiografia básica e não ter sido evidenciada alteração significativa, partimos para avaliação dos critérios de responsividade a fluidos. A escolha do critério dependerá do modo ventilatório e do ritmo cardíaco do paciente. Caso seja obtida uma resposta positiva, devemos avaliar o risco de congestão pulmonar de acordo com a ultrassonografia pulmonar. VCI: veia cava inferior; VCS: veia cava superior; VSVE: via de saída do ventrículo esquerdo; ETE: ecocardiografia transesofágica; USG: ultrassonografia.

A última diretriz brasileira de IC inclusive recomenda a utilização integrada da ecocardiografia e ultrassonografia pulmonar como estratégia de escolha atual, podendo prescindir da dosagem de BNP (peptídeo natriurético cerebral). Por outro lado, nos pacientes com quadro clínico sugestivo de IC e BNP normal, é recomendado o uso de ecocardiografia/ultrassonografia pulmonar para afastar a possibilidade de IC.[52]

Síndrome do Desconforto Respiratório Agudo (SDRA)
A SDRA provoca vasoconstricção hipóxica, que propicia a hipertensão pulmonar, com risco de *cor pulmonale* agudo, que ocorre em cerca de 25% dos pacientes com SDRA moderada a grave.

Caso seja adotada uma estratégia ventilatória pulmonar com base em altos valores de pressão expiratória final positiva (PEEP) e hipercapnia permissiva, há risco aumentado de aparecimento e/ou piora do *cor pulmonale*. A coexistência de forame oval patente (FOP) nesses pacientes pode piorar ainda mais o grau de hipoxemia e a refratariedade às manobras de elevação das pressões de via aérea, uma vez que aumentará o *shunt* direita-esquerda. A investigação de FOP pode ser realizada com a ecocardiografia à beira do leito, por meio de infusão de solução salina agitada. Caso haja aparecimento precoce das microbolhas em câmaras esquerdas, até o terceiro batimento, sugere a existência de *shunt* intracardíaco. O uso da ecocardiografia esofágica pode estabelecer o diagnóstico definitivo do FOP.

O *cor pulmonale* agudo consiste na presença de desenvolvimento agudo de movimento paradoxal do septo interventricular e graus variados de dilatação e disfunção do VD. Quando o tamanho do VD é maior que o VE, na incidência apical de 4 câmaras, constitui o *cor pulmonale agudo* grave, que representa um marcador independente de mortalidade em pacientes com SDRA. Alguns fatores foram associados ao risco aumentado de desenvolvimento de *cor pulmonale agudo* grave: 1. pneumonia como causa da SDRA, 2. relação $PO_2/FiO_2 < 150$, 3. $PaCO_2 \geq 48$ mmHg, 4. pressão de distensão alveolar (pressão de Pico - PEEP) ≥ 18 mmHg.[53]

Sendo assim, os pacientes com SDRA que apresentem dois ou mais destes fatores de risco, devem ser monitorizados com realização diária de ecocardiografia na pesquisa de sinais de *cor pulmonale* agudo. Caso seja detectado *cor pulmonale*, deve-se reduzir as pressões de via aérea, evitar hipercapnia e considerar o uso de ventilação prona.

Perioperatório
A ecocardiografia é, atualmente, considerada uma ferramenta indispensável para o melhor manejo perioperatório do paciente pelo anestesista. Já foi demonstrado que a ecocardiografia acarreta mudanças significativas no tratamento de muitos pacientes, até mesmo em indivíduos assintomáticos.[54,55]

O paciente no pós-operatório de cirurgia cardíaca pode evoluir com distintos perfis hemodinâmicos: disfunção sistólica ventricular esquerda e/ou direita, tamponamento pericárdico, síndrome vasoplégica ou padrão hiperdinâmico/hipovolêmico com obstrução dinâmica de via de saída do VE.

Algumas vezes poderá ser necessário o uso de ecocardiografia transesofágica para melhor avaliação da *performance* cardíaca, sobretudo nos casos de choque associado à presença de hemopericárdio com dúvidas sobre a presença de sinais de tamponamento.[56]

No pós-operatório de transplante cardíaco, a ecocardiografia permite acompanhamento da função sistólica biventricular e da espessura miocárdica, como pode, também, auxiliar no acompanhamento da terapêutica instituída à base de vasopressores, inotrópicos e vasodilatadores pulmonares inalatórios.

Parada Cardiorrespiratória (PCR)
No paciente em PCR, a ecocardiografia está indicada, principalmente, naqueles casos de ritmos não chocáveis (atividade elétrica sem pulso e assistolia). O objetivo é diagnosticar causas reversíveis de PCR, como derrame pericárdico importante (tamponamento), sobrecarga de câmaras direitas (embolia pulmonar) ou hipovolemia severa. O uso da ultrassonografia pulmonar pode, ainda, detectar pneumotórax.[57]

A ecocardiografia pode esclarecer, ainda, entre um caso de AESP verdadeira (atividade elétrica organizada sem atividade contrátil cardíaca nem pulso central palpável) ou pseudo-AESP (atividade elétrica organizada com atividade contrátil cardíaca, mas com pulso central não detectado). Diversos estudos já demonstraram que os pacientes com pseudo-AESP possuem taxa maior de retorno à circulação espontânea do que aqueles com AESP verdadeira.[58] Tal dado sugere que podemos considerar maior esforço em continuar as manobras de RCP no subgrupo de pseudo-AESP.

Devemos lembrar que a ecocardiografia deve ser realizada no momento da checagem do pulso central, durante 5 a 10 segundos, sem atrasos às manobras tradicionais de RCP.

Diversos protocolos foram descritos neste cenário de RCP. Inicialmente com o uso limitado de ecocardiografia (FEEL).[59] Posteriormente, outros foram desenvolvidos utilizando também a ultrassonografia pulmonar para pesquisa de pneumotórax e derrame pleural (CAUSE).[60] Outros exploram, ainda, a ultrassonografia abdominal e vasos proximais, para pesquisa de coleção abdominal, aneurisma de aorta e pesquisa de trombose venosa profunda de membros inferiores (SESAME).[61]

Desmame Ventilatório (Fig. 58-15)
A falha de desmame ventilatório é definida como falha em passar no teste de ventilação espontânea ou necessidade de reintubação dentro de 48 horas após extubação, com incidência de até cerca de 25% dos pacientes, sendo associado a aumento do tempo de internação em UTI e mortalidade. A disfunção cardíaca induzida pelo desmame pode ocorrer mesmo em pacientes sem doença cardíaca prévia, embora os pacientes com maior risco sejam aqueles com disfunção sistólica ou diastólica moderada a importante. Os mecanismos da disfunção cardíaca induzida pelo desmame envolvem aumento do tônus adrenérgico, aumento do retorno venoso sistêmico e aumento da pós-carga ventricular esquerda.[62]

Uma metanálise que incluiu 10 estudos demonstrou que uma relação E/e' elevada (>10-13) foi associada à falha no desmame, embora tenha havido alta heterogeneidade entre os trabalhos.[63]

Sendo assim, é importante avaliar a existência de disfunção sistólica e diastólica entre os pacientes, assim como estar atento para elevação das pressões enchimento, antes de proceder à tentativa de extubação. Caso algum destes fatores seja identificado, deve-se tentar otimizar as condições de pré- e pós-carga dos pacientes.

Ecocardiografia Transesofágica Focada
Da mesma forma que a ecocardiografia transtorácica, existem dois níveis de treinamento em ecocardiografia esofágica: básico e avançado.[64]

É importante ressaltarmos que ambos os métodos são complementares, possuindo cada um suas vantagens, desvantagens e principais indicações.

A ecocardiografia transtorácica permite melhor alinhamento com o refluxo tricúspide, assim como com o fluxo da VSVE e com o fluxo valvar aórtico. Permite, também, melhor visualização de estruturas superficiais, como trombo apical e derrame pericárdico anterior. Todavia, a imagem fornecida pela ecocardiografia transtorácica é limitada em alguns pacientes, sobretudo naqueles em uso de drenos ou curativos torácicos, enfisema subcutâneo ou com hiperinsuflação pulmonar.

A ecocardiografia transesofágica é mais bem indicado na avaliação de pacientes com algumas patologias, como endocardite, dissecção aórtica, hematoma pericárdico localizado após cirurgia cardíaca, pesquisa de trombo atrial esquerdo, orientação de inserção de cânula de oxigenação por membrana extracorpórea (ECMO), assim como permite melhor avaliação da morfologia valvar, sobretudo da valva mitral e de valvas protéticas.

Comparado com a ecocardiografia transtorácica básica, a ecocardiografia transesofágica básica requer um período de treinamento

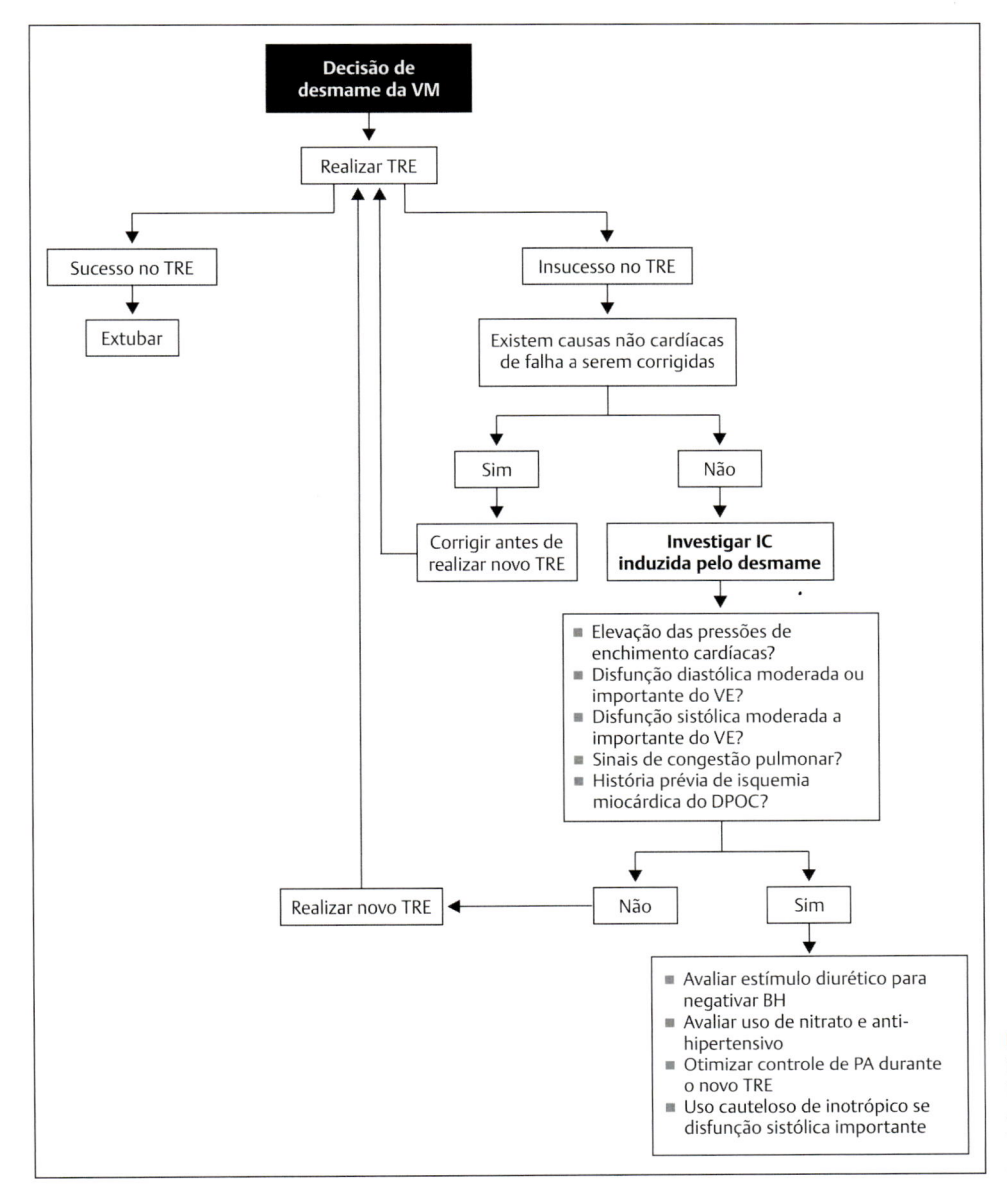

Fig. 58-15. Desmame ventilatório. Na presença de insucesso no TRE, deve-se pensar em investigar IC induzida por desmame e otimizar o paciente antes de nova tentativa de TRE. VM: ventilação mecânica; TRE: teste de respiração espontânea; IC: insuficiência cardíaca; BH: balanço hídrico; PA: pressão arterial.

menor, sendo a técnica menos dependente do operador e da janela acústica do paciente.

Geralmente a ecocardiografia transesofágica realizada pelo intensivista é executada nos pacientes sob ventilação mecânica, após dificuldade de realização do exame transtorácico. Algumas complicações podem acontecer com o uso do ecocardiografia transesofágica: lesão esofágica, lesão de hipofaringe e deslocamento de tubo orotraqueal. Todavia, esta incidência é menor do que o índice de complicações associados a outros procedimentos realizados habitualmente na UTI, como intubação orotraqueal e passagem de cateter venoso central.[65]

Um estudo publicado recentemente, que envolveu 550 pacientes com choque circulatório, comparou a utilização da monitorização hemodinâmica por ecocardiografia transesofágica em relação aos outros métodos convencionais. Não houve diferença em relação ao tempo de resolução do choque e mortalidade.[66]

Passagem de Marca-Passo Transvenoso Provisório

A estimulação temporária transvenosa é um procedimento crucial em medicina de emergência e de cuidados intensivos. Embora a passagem guiada por fluoroscopia seja considerada o padrão-ouro para o implante do eletrodo, seu uso geralmente é limitado pela disponibilidade e pelo tempo do equipamento.

Pelo ultrassom, com transdutor linear, pode-se realizar a punção venosa guiada para introdução do fio. Por outro lado, com o auxílio da ecocardiografia poderá ser visualizado o eletrodo no ventrículo direito. Para otimizar a captura e o comando da estimulação, pode-se acoplar os polos do eletrodo à derivação V1 da eletrocardiografia. E, por fim, a ultrassonografia pulmonar poderá ser realizada para descartar a possibilidade de pneumotórax.[67]

Uso de Membrana de Oxigenação Extracorpórea

Tanto o ETT como o ETE são ferramentas essenciais ao manejo da ECMO venovenosa e venoarterial. Eles são úteis em todas as seguintes etapas: avaliação da doença, inserção, manutenção e desmame.

Um estudo com 128 pacientes comparou a inserção das cânulas de ECMO guiadas por referência anatômica (14 pacientes), ecocardiografia (71 pacientes) e por fluoroscopia (43 pacientes). Mau posicionamento ocorreu em 3 casos, todos guiados por referência anatômica.[68]

A ecocardiografia é usada para orientar a colocação correta da cânula no átrio direito, sempre que uma cânula de duplo lúmen é usada e também para verificações seriadas da posição e função da cânula. Também é necessário para a avaliação contínua das funções do VD e VE, inclusive no período de desmame do suporte.[69]

CONSIDERAÇÕES FINAIS

A ecocardiografia focada, associada à ultrassonografia pulmonar, permite um diagnóstico rápido de situações com risco iminente de óbito, constituindo-se numa ferramenta indispensável ao cuidado dos pacientes admitidos na emergência e medicina intensiva.

Os pacientes hemodinamicamente instáveis devem receber pelo menos uma ecocardiografia focada para avaliação inicial. Cada unidade de emergência ou UTI deve ter alguns médicos treinados em ecocardiografia focada.

Existem dois níveis de proficiência em ecocardiografia focada: básico e avançado. O foco do nível básico é a avaliação qualitativa diagnóstica. Já no nível avançado, o profissional não cardiologista poderá avançar em relação à realização de avaliação quantitativa, uso do Doppler, estimativa dos fluxos e pressões intracardíacas e parâmetros de fluido-responsividade, podendo utilizar a ecocardiografia tanto para avaliação diagnóstica quanto ferramenta de avaliação hemodinâmica.

O treinamento estruturado e continuado é fundamental para a capacitação dos médicos em ecocardiografia focada em nível avançado. Médicos treinados na ecocardiografia focada devem reconhecer vantagens, benefícios e limitações deste método, devendo solicitar, em muitas ocasiões, a opinião definitiva de um ecocardiografista titulado.

Todavia, até o presente momento, não há evidência de que o uso da ultrassonografia/ecocardiografia focada reduza a mortalidade dos pacientes tratados na emergência/UTI em comparação aos outros métodos de monitorização hemodinâmica.

REFERÊNCIAS BIBLIOGRÁFICAS

1. Cecconi M et al. Consensus on circulatory shock and hemodynamic monitoring. Task force of the European Society of Intensive Care Medicine. Intensive Care Med. 2014;40:1795-815.
2. Vieillard-Baron A et al. A decade of progress in critical care echocardiography: a narrative review. Intensive Care Med. 2019 Jun;45(6):770-88.
3. Jensen MB, Sloth E, Larsen KM, Schmidt MB. Transthoracic echocardiography for cardiopulmonary monitoring in intensive care. Eur J Anaestesiol. 2004;21(9):200-7.
4. Lichtenstein D. FALLS-protocol: lung ultrasound in hemodynamic assessment of shock. Heart Lung Vessel. 2013;5(3):142-7.
5. Leung JM, Levine EH. Left ventricular end-systolic cavity obliteration as an estimate of intraoperative hypovolemia. Anesthesiology. 1994;81(5):1102-9.
6. Rudski LG et al. Guidelines for the Echocardiographic Assessment of the Right Heart in Adults: A Report from the American Society of Echocardiography. Endorsed by the European Association of Echocardiography, a registered branch of the European Society of Cardiology, and the Canadian Society of Echocardiography. J Am Soc Echocardiogr. 2010;23:685-713.
7. Jue J, Chung W, Schiller NB. Does inferior vena cava size predict right atrial pressures in patients receiving mechanical ventilation? J Am Soc Echocardiogr. 1992;5:613-9.
8. Magnino C et al. Inaccuracy of Right Atrial Pressure Estimates Through Inferior Vena Cava Indices. Am J Cardiol. 2017;120:1667-73.
9. Lichtenstein DA, MeziereGA. Relevance of lung ultrasound in the diagnosis of acute respiratory failure: the BLUE protocol. Chest. 2008;134:117-25.
10. Johnson BK et al. Internal medicine point-of-care ultrasound assessment of left ventricular function correlates with formal echocardiography. J Clin Ultrasound. 2016 Feb;44(2):92-9.
11. Imazio M, Adler Y. Management of pericardial effusion. Eur Heart J. 2013;34:1186-97.
12. Bergenzaun L, Ohlin H, Gudmundsson P et al. Mitral anular plane systolic excursion (MAPSE) in shock: Avaluable echocardiographic parameter in intensive care patients. Cardiovasc Ultrasound. 2013;11:16.
13. Prada G et al. Echocardiographic Applications of M-Mode Ultrasonography in Anesthesiology and Critical Care. J Cardiothoracic Vasc Anesth. 2019 Jun;33(6):1559-83.
14. Huang SJ et al. Longitudinal wall fractional shortening: an M-mode index based on mitral annular plane systolic excursion (MAPSE) that correlates and predicts left ventricular longitudinal strain (LVLS) in intensive care patients. Crit Care. 2017. Nov. 25;21(1):292.
15. CJ McKaigney, MJ Krantz, CL La Rocque et al. E-point septal separation: A bedside tool for emergency physician assessment of left ventricular ejection fraction. Am J Emerg Med. 2014;32:493-97.
16. Lang RM, Badano LP, Mor-Avi V et al. Recommendations for Cardiac Chamber Quantification by Echocardiography in Adults: An Update from the American Society of Echocardiography and the European Association of Cardiovascular Imaging. J Am Soc Echocardiogr. 2015;28(1):1-39.
17. Suárez JC, López P, Mancebo J et al. Diastolic dysfunction in the critically ill patient. Med Intensiva. 2016;40(8):499-510.
18. Nagueh SF, Smiseth OA, Appleton CP et al. Recommendations for the Evaluation of Left Ventricular Diastolic Function by Echocardiography: an update from the American Society of Echocardiography and the European Association of Cardiovascular Imaging. J Am Soc Echocardiogr. 2016;29:277-314.
19. Nagueh SF et al. Doppler tissue imaging: a noninvasive technique for evaluation of left ventricular relaxation and estimation of filling pressures. J Am Coll Cardiol. 1997;30:1527-33.
20. Lancellotti P et al. Echo-Doppler estimation of left ventricular filling pressure: results of the multicentre EACVI Euro-Filling study. European Heart Journal. Cardiovascular Imaging. 2017;18:961-8.
21. Lanspa MJ et al. A simplified definition of diastolic function in sepsis, compared against standard definitions. J Intensive Care. 2019 Feb 20;7:14.
22. Blanco PA, Cianciulli TF. Pulmonary Edema Assessed by Ultrasound: Impact in Cardiology and Intensive Care Practice. Echocardiography. 2016 May;33(5):778-87.
23. Huang SJ et al. The use of echocardiographic indices in defining and assessing right ventricular systolic function in critical care research. Intensive Care Med. 2018 Jun;44(6):868-83.
24. Daley J et al. Emergency physician performed tricuspid annular plane systolic excursion in the evaluation of suspected pulmonary embolism. Am J Emerg Med. 2017;35(1):106-11.
25. Tuck BC et al. Clinical Uptodate in Pericardial Diseases. Journal of Cardiothoracic and Vascular Anesthesia. 2019;33:184-99.
26. Via G, Hussain A, Wells M et al. International Liaison Committee on Focused Cardiac UltraSound (ILC-FoCUS); International Conference on Focused Cardiac UltraSound (IC-FoCUS). International evidence-based recommendations for focused cardiac ultrasound. J Am Soc Echocardiogr. 2014;27(7):683.e1-683.e33.
27. Mercado et al. Transthoracic echocardiography: an accurate and precise method for estimating cardiac output in the critically ill patient. Critical Care. 2017;21:136.
28. Villavicencio C et al. Basic critical care echocardiography training of intensivists allows reproducible and reliable measurements of cardiac output. Ultrasound J 2019;11:5.
29. Vignon P, Begot E, Mari A et al. Hemodynamic assessment of patients with septic shock using transpulmonary thermodilution and critical care echocardiography: a comparative study. Chest. 2018;153:55-64.
30. Olivieri PP et al. Echo is a good, not perfect, measure of cardiac output in critically ill surgical patients. J Trauma Acute Care Surg. 2019 Aug;87(2):379-85.
31. Barbier C, Loubières Y, Schmit C et al. Respiratory changes in inferior vena cava diameter are helpful in predicting fluid responsiveness in ventilated septic patients. Intensive Care Med. 2004;30(9):1740-6.
32. Machare-Delgado E, Decaro M, Marik PE. Inferior vena cava variation compared to pulse contour analysis as predictors of fluid-responsiveness: a prospective cohort study. J Intensive Care Med. 2011;26(2):116-24.
33. Lu N, Xi X, Jiang L, Yang D, Yin K. Exploring the best predictors of uid responsiveness in patients with septic shock. Am J Emerg Med. 2017;35:1258-61.
34. Vignon P, Repesse X, Begot E, Leger J, Jacob C, Bouferrache K et al. Comparison of echocardiographic indices used to predict uid responsiveness in ventilated patients. Am J Respir Crit Care Med. 2017;195:1022-32.
35. Airapetian N, Maizel J, Alyamani O et al. Does inferior vena cava respiratory variability predict uid responsiveness in spontaneously breathing patients? Crit Care. 2015;19:400.
36. Muller L, Bobbia X, ToumiM et al. Respiratory variations of inferior vena cava diameter to predict uid responsiveness in spontaneously breathing patients with acute circulatory failure: need for a cautious use. Crit Care. 2012;16(5):R188.
Preau S, Bortolotti P, Colling D et al. Diagnostic Accuracy of the Inferior Vena Cava Collapsibility to Predict Fluid Responsiveness in Spontaneously Breathing Patients With Sepsis and Acute Circulatory Failure. Crit Care Med. 2017;45(3):e290-e297.
37. Corl KA, George NR, Romanoff J et al. Inferior vena cava collapsibility detects uid responsiveness among spontaneously breathing critically-ill patients. J Crit Care. 2017;41:130-7.
38. Cherpanath TG, Hirsch A, Geerts BF et al. Predicting uid responsiveness by passive leg raising: a systematic review and meta-analysis of 23 clinical trials. Crit Care Med. 2016;44(5):981-91.

39. Muller L, Toumi M, Bousquet PJ et al. An increase in aortic blood ow after an infusion of 100 ml colloid over 1 minute can predict fluid responsiveness: the mini-fluid challenge study. Anesthesiology. 2011;115(3):541-7.
40. Wu Y, Zhou S, Zhou Z et al. A 10 second fluid challenge guided by transthoracic echocardiography can predict fluid responsiveness. Crit Care. 2014;18(3):R108.
41. Feissel M, Michard F, Mangin I et al. Respiratory changes in aortic blood velocity as an indicator of uid responsiveness in ventilated patients with septic shock. Chest. 2001;119(3):867-73.
42. Guinot PG, de Broca B, Abou Arab O et al. Ability of stroke volume variation measured by oesophageal Doppler monitoring to predict uid responsiveness during surgery. Br J Anaesth. 2013;110(1):28-33.
43. Caselli S et al. Pathophysiology of dynamic left ventricular outflow tract obstruction in a critically ill patient. Echocardiography. 2010 Nov;27(10):E122-4.
44. Fields JM et al. Transthoracic Echocardiography for Diagnosing Pulmonary Embolism: A Systematic Review and Meta-Analysis. J Am Soc Echocardiogr. 2017 Jul;30(7):714-23.
45. Kanji HD, McCallum J, Sirounis D, MacRedmond R, Moss R, Boyd JH. Limited echocardiography-guided therapy in subacute shock is associated with change in management and improved outcomes. J Crit Care. 2014;29:700-5.
46. Aneman A, Viellard-Baron A. Cardiac dysfunction in sepsis. Intensive Care Med. 2016;42:2073-6.
47. Nafati C, Lanc¸on V, Blasco V et al. Two-dimensional-strain echocardiography in intensive care unit patients: a prospective, observational study. J Clin Ultrasound. 2016;44:368-74.
48. Feng M, McSparron JI, Kien DT, Stone DJ, Roberts DH, Schwartzstein RM et al. Transthoracic echocardiography and mortality in sepsis: analysis of the MIMIC-III database. Intensive Care Med. 2018;44:884-92.
49. Price S et al. Expert consensus document: Echocardiography and lung ultrasonography for the assessment and management of acute heart failure. Nat Rev Cardiol. 2017 Jul;14(7):427-40.
50. Ohman J et al. Rapid cardiothoracic ultrasound protocol for diagnosis of acute heart failure in the emergency department. European Journal of Emergency Medicine. 2019 Apr;26(2):112-7.
51. Rohde LEP et al. Diretriz Brasileira de Insuficiência Cardíaca Crônica e Aguda. Arq Bras Cardiol. 2018;111(3):436-539.
52. Mekontso Dessap A et al. Acute cor pulmonale during protective ventilation for acute respiratory distress syndrome: prevalence, predictors, and clinical impact. Intensive Care Med. 2016 May;42(5):862-70.
53. Canty DJ, Royse CF, Kilpatrick D, Bowman L, Royse AG. The impact of focused transthoracic echocardiography in the pre-operative clinic. Anaesthesia. 2012;67:618-25.
54. SK Shillcutt, DP Walsh, WR Thomas. The implementation of a preoperative transthoracic echocardiography consult service by anesthesiologists. Anesth Analg. 2017;125:1479-81.
55. RT Hahn, T Abraham, MS Adams et al. Guidelines for performing a comprehensive transesophageal echocardiographic examination: Recommendations from the American Society of Cardiovascular Anesthesiologists. J Am Soc Echocardiogr. 2013;26:921-64.
56. Atkinson P et al. International Federation for Emergency Medicine Consensus Statement: Sonography in hypotension and cardiac arrest (SHoC): An international consensus on the use of point of care ultrasound for undifferentiated hypotension and during cardiac arrest. CJEM. 2017 Nov;19(6):459-70.
57. Flato UA, Paiva EF, Carballo MT, Buehler AM, Marco R, Timerman A. Echocardiography for prognostication during the resuscitation of intensive care unit patients with non-shockable rhythm cardiac arrest. Resuscitation. 2015;92:1-6.
58. Breitkreutz R, Walcher F, Seeger FH. Focused echocardiographic evaluation in resuscitation manag: Concept of an advanced life support. Crit Care Med. 2007; 35(Suppl):S150-61.
59. Hernandez C, Shuler K, Hannan H et al. C.A.U.S.E.: Cardiac arrest ultra-sound exam. A better approach to managing patients in primary non-arrhythmogenic cardiac arrest. Resuscitation. 2008;76(2):198-206.
60. Lichtenstein D, Malbrain ML. Critical care ultrasound in cardiac arrest. Technological requirements for performing the SESAME-protocol-a holistic approach. Anaesthesiol Intensive Ther. 2015;47(5):471-81.
61. Routsi C et al. Weaning failure of cardiovascular origin: how to suspect, detect and treat - a review of the literature. Ann Intensive Care. 2019 Jan 9;9(1):6.
62. de Meirelles Almeida CA et al. Diastolic dysfunction as a predictor of weaning failure: A systematic review and meta-analysis. J Crit Care. 2016;34:135-41.
63. Expert round table on echocardiography in ICU. International consensus statement on training standards for advanced critical care echocardiography. Intensive Care Med. 2014 May;40(5):654-66.
64. Garcia YA, Quintero L, Singh K, Lakticova V, Lakovou A, Koenig SJ et al. Feasibility, safety, and utility of advanced critical care transesophageal echocardiography performed by pulmonary/critical care fellows in a medical ICU. Chest. 2017;152:736-41.
65. Merz TM et al. Continual hemodynamic monitoring with a single-use transesophageal echocardiography probe in critically ill patients with shock: a randomized controlled clinical trial. Intensive Care Med. 2019 Aug;45(8):1093-102.
66. Blanco P. Temporary transvenous pacing guided by the combined use of ultrasound and intracavitary electrocardiography: a feasible and safe technique. Ultrasoun J. 2019;11:8.
67. Ahn HJ et al. Point-of-care ultrasound-guided percutaneous cannulation of extracorporeal membrane oxygenation: make it simple. J Emerg Med. 2018 Apr;54(4):507-13.
68. Donker DW, Meuwese CL, Braithwaite SA, Broomé M, van der Heijden JJ, Hermens JA et al. Echocardiography in extracorporeal life support: a key player in procedural guidance, tailoring and monitoring. Perfusion. 2018;33:31-41.

ECOCARDIOGRAFIA NAS INTERVENÇÕES

CAPÍTULO 59

Rodrigo Bellio de Mattos Barretto ▪ David Costa de Souza Le Bihan ▪ Cintia Galhardo Tressino
Marcela Momesso Peçanha ▪ Marcelo Luiz Campos Vieira ▪ Sergio Barros-Gomes
Claudio Henrique Fischer ▪ Marcos Valério Coimbra de Resende

São inúmeras as aplicações da ecocardiografia no campo do que chamamos de procedimentos de intervenção por via percutânea ou transcateter. Estes procedimentos, realizados no laboratório de hemodinâmica ou em salas híbridas, têm diminuído significativamente a morbidade do tratamento em diversas situações clínicas.

Abordaremos neste capítulo o uso da ecocardiografia nas intervenções em procedimentos transcateter da valva aórtica, nos fechamentos percutâneos de *leaks* paraprotéticos, no implante de *MitraClip* e no fechamento percutâneo do apêndice atrial esquerdo. Estas intervenções não seriam possíveis sem a presença da ecocardiografia em sala adicionada aos exames com fluoroscopia.

A ecocardiografia 2D e mais recentemente a 3D, transtorácica ou transesofágica disponibilizam imagens de grande resolução para guiar a realização e monitorar os resultados imediatamente e em longo prazo. Além disto, ainda existe uma sensível diminuição à exposição à radiação durante os procedimentos.

Outras intervenções não descritas neste capítulo serão abordadas em outras partes deste livro.

PROCEDIMENTOS TRANSCATETER EM VALVA AÓRTICA

As lesões valvares aórticas são passíveis de tratamento transcateter, especialmente as estenoses. O ecocardiograma nas suas modalidades transtorácica e transesofágica constitui um dos pilares de imagem para a condução destes casos.

Até o início do século XXI, havia a utilização da valvotomia percutânea com balão para os casos de estenose aórtica grave, limitados pela pouca durabilidade de resultados, e sendo empregado em situações limítrofes, como para alívio de sintomas para pacientes inoperáveis, em choque cardiogênico ou mesmo como ponte para possível correção cirúrgica.[1]

O cenário, no entanto, transformou-se completamente quando Cribier *et al*. Implantaram, em 2001, a primeira prótese transcateter em um indivíduo com estenose aórtica grave, sem indicação cirúrgica dado o seu risco perioperatório.[2] A partir de então, uma revolução ocorreu no desenvolvimento de novas próteses, bem como em estudos que colocaram o implante transcateter de uma prótese aórtica como uma realidade.

Esta nova condição trouxe à cardiologia o reforço da necessidade de trabalho multidisciplinar, integrando clínicos, cirurgiões, hemodinamicistas e especialmente especialistas em imagem cardíaca, para uma melhor caracterização da doença valvar aórtica, de aspectos relevantes quanto à seleção de dispositivos e vias de acesso para que este possa ser executado. Seguramente o conceito de *heart team* foi muito ratificado com o advento deste tipo de procedimento.

O ecocardiograma tornou-se assim o primeiro método diagnóstico de imagem na abordagem destes pacientes com informações para a seleção, sugestão do tamanho da prótese, auxílio durante o procedimento e ainda para a aferição de complicações e dos resultados do implante. Uma proposta do fluxograma utilizado para o paciente que se submete a este tipo e tratamento segue descrita na Figura 59-1a. Quando não é possível realizar a tomografia, uma alternativa é a utilização da ecocardiografia tridimensional transesofágica, como segue na Figura 59-1b.

Seleção de Pacientes

A indicação deste tratamento na estenose aórtica está bem estabelecida por diretrizes nacionais e internacionais.[3-5]

A ecocardiografia tem como principal função a de identificar a estenose aórtica como grave, nas suas mais diversas apresentações.

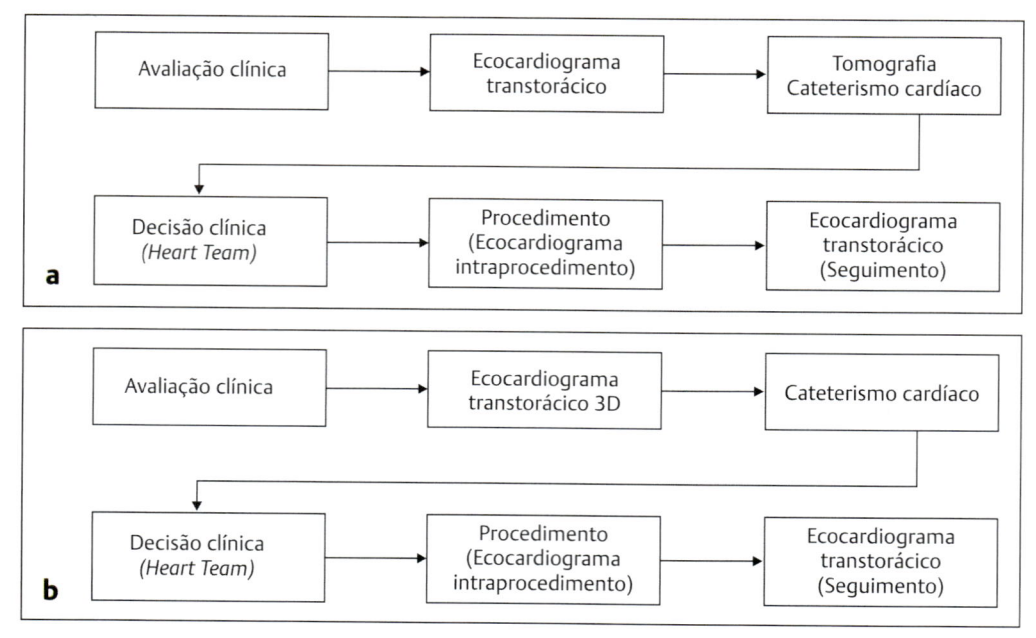

Fig. 59-1. Fluxograma habitualmente utilizado no protocolo tradicional de implante de prótese transcateter (**a**), e quando não se realiza tomografia computadorizada de aorta (**b**).

Além da avaliação pormenorizada da gravidade da doença, outros dados são de suma importância, como a caracterização da anatomia da valva, medidas do complexo aórtico, achados de outras lesões associadas, e definir a função ventricular.

A gravidade da doença já foi discutida em capítulo anterior e para a indicação do implante de próteses percutâneas, não há diferenças nessa avaliação.

Quanto à morfologia valvar o ecocardiograma deve prover informação quanto a valva aórtica ser bi ou trivalvular, e a distribuição de calcificação da mesma, que já permite antever ações e mesmo a possibilidade de dificuldades no implante da prótese. Por exemplo, a presença de valva aórtica bivalvular e sinais de calcificação com distribuição heterogênea são fatores associados à presença de regurgitações paraprotéticas com o implante.[6-8]

Uma importante avaliação para a inclusão em um protocolo de implante de prótese é a definição de parâmetros relacionados com o complexo aórtico. Faz-se necessário o conhecimento da anatomia da valva aórtica e das medidas que auxiliam na sugestão de tamanho da prótese, possibilidade de estratégias diferentes e suspeição de prováveis desafios e complicações do procedimento.

A valva aórtica projeta-se como uma continuidade da via de saída do ventrículo esquerdo e se estende até o final de sua raiz, onde se encontra com a junção sinotubular. Sua inserção é feita ainda na porção muscular do ventrículo esquerdo e há a origem da aorta ascendente. A despeito de não existir uma estrutura anelar clássica, na raiz aórtica distinguem-se três anéis: o primeiro na junção ventrículo-arterial, o segundo na função sinotubular e o terceiro, que ganhou maior importância para os procedimentos transcateter que é aquele na altura da base das válvulas da valva aórtica. A medida deste anel é a utilizada para a escolha do tamanho ideal de prótese.[9,10]

Reconhece-se que para a seleção dos candidatos uma série de medidas do complexo aórtico deve ser descrita. Em relação especificamente ao ecocardiograma bidimensional, torna-se necessária a medida em mesossístole do diâmetro da via de saída do ventrículo esquerdo e do anel aórtico. Para este último, atenção especial deve ser dada para que esta medida seja realizada no maior diâmetro separando a base de implantação das válvulas, obtido após múltiplas angulações.[11] Apesar de esta medida ter importante valor pela ecocardiografia bidimensional, na atualidade valoriza-se a medida da área e/ou perímetro do anel haja vista que este é frequentemente elíptico e uma medida linear não expressa sua dimensão real. Habitualmente este valor é fornecido pela tomografia computadorizada. Entretanto, pode-se utilizar a ecocardiografia tridimensional, em especial a por via transesofágica, que fornece dados semelhantes, muitas vezes sendo utilizada como alternativa ou durante o procedimento como um método de decisão final do tamanho da prótese.[12] Para esta medida, já existem alguns *softwares* que fazem a reconstrução tridimensional da via de saída do ventrículo esquerdo e do anel aórtico, tornando estas medidas ainda mais prática e rápida de serem obtidas, como demonstrado na Figura 59-2.[13]

Outras medidas relatadas no ecocardiograma a respeito do complexo aórtico são realizadas ao fim da diástole e são: diâmetro do seio de Valsalva, o diâmetro da junção sinotubular e a altura do seio de Valsalva, que compreende o comprimento entre o anel e a junção sinotubular.[11] Em resumo, as medidas do complexo aórtico são obtidas na janela paraesternal em eixo longo e estão exemplificadas na Figura 59-3.

Quando possível, deve-se também reportar a distância entre o anel e o óstio da artéria coronária direita. A distância até o óstio da coronária esquerda dificilmente é obtida pelo ecocardiograma transtorácico e mesmo pelo transesofágico, a não ser que se utilize a aquisição de imagens tridimensionais.

Todas as medidas descritas visam primariamente auxiliar na escolha do tamanho da prótese, cuja sub ou superestimativa estão relacionadas com complicações imediatas ao implante ou mesmo tardias, como a presença de regurgitações paraprotéticas.[14]

Além deste ponto principal, as demais medidas do complexo aórtico podem alertar quanto a possíveis obstáculos no sucesso do procedimento. Como exemplos: medidas de via de saída do ventrículo esquerdo menores, acompanhadas de hipertrofia do segmento basal do septo, aumentam a chance de embolia da prótese durante sua liberação como na Figura 59-4; aortas de dimensões reduzidas aumentam com risco de lesões de parede, como dissecção ou mesmo sua ruptura.[15]

A análise além das medidas numéricas oferece importante informações, como a distribuição assimétrica da calcificação da valva aórtica, relacionando-se com a incidência de regurgitação paraprotética, e mesmo a presença de sinais de calcificação que se estendem à via de saída do ventrículo esquerdo ilustrado na Figura 59-5, que aumentam a incidência de bloqueio atrioventricular quando do implante da prótese, haja vista a localização do nodo atrioventricular nesta região.[16]

Outro dado que merece especial atenção é a avaliação da função ventricular. Reconhece-se que, por causa do perfil de pacientes incluídos no protocolo de implante da prótese aórtica, há maior possibilidade de cursarem com redução da fração de ejeção do ventrículo esquerdo, ou mesmo de disfunções do ventrículo esquerdo detectadas por meio da análise de deformação miocárdica. Neste sentido, o uso desta técnica permite além da detecção precoce da disfunção ventricular, também sugestão da presença de amiloidose.[17,18]

É importante ressaltar que a seleção dos pacientes candidatos ao implante de prótese aórtica transcateter é feita quase que exclusivamente por meio do estudo transtorácico. A ecocardiografia transesofágica está reservada em situações onde não é possível estabelecer a gravidade da estenose aórtica, ou ainda situações onde a tomografia computadorizada deve ser evitada.

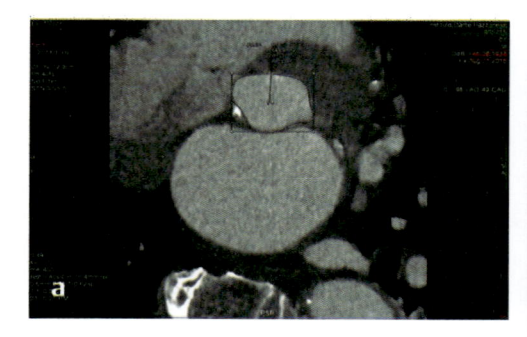

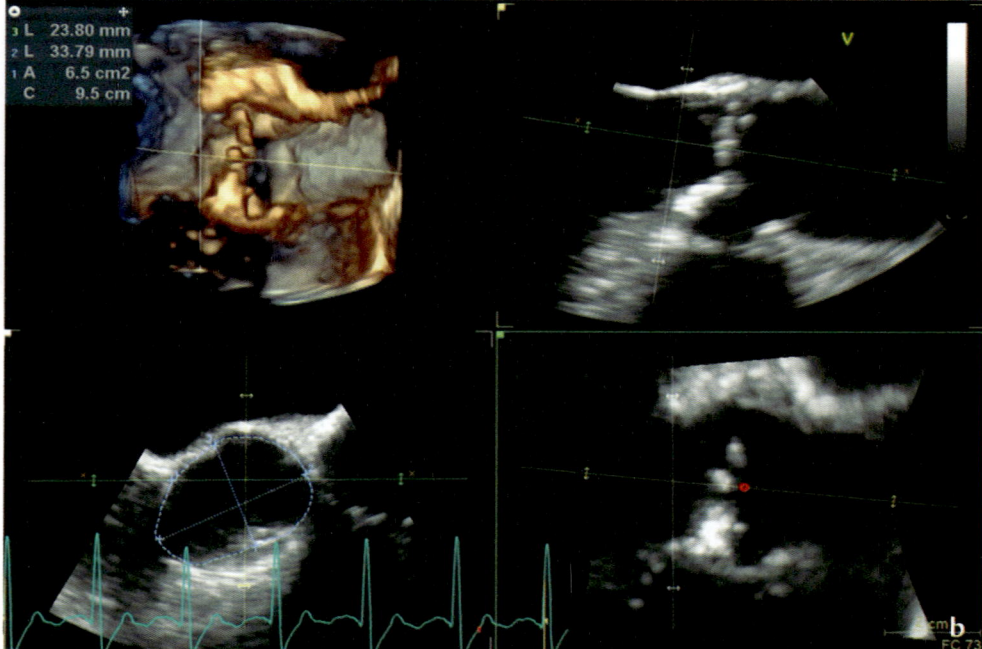

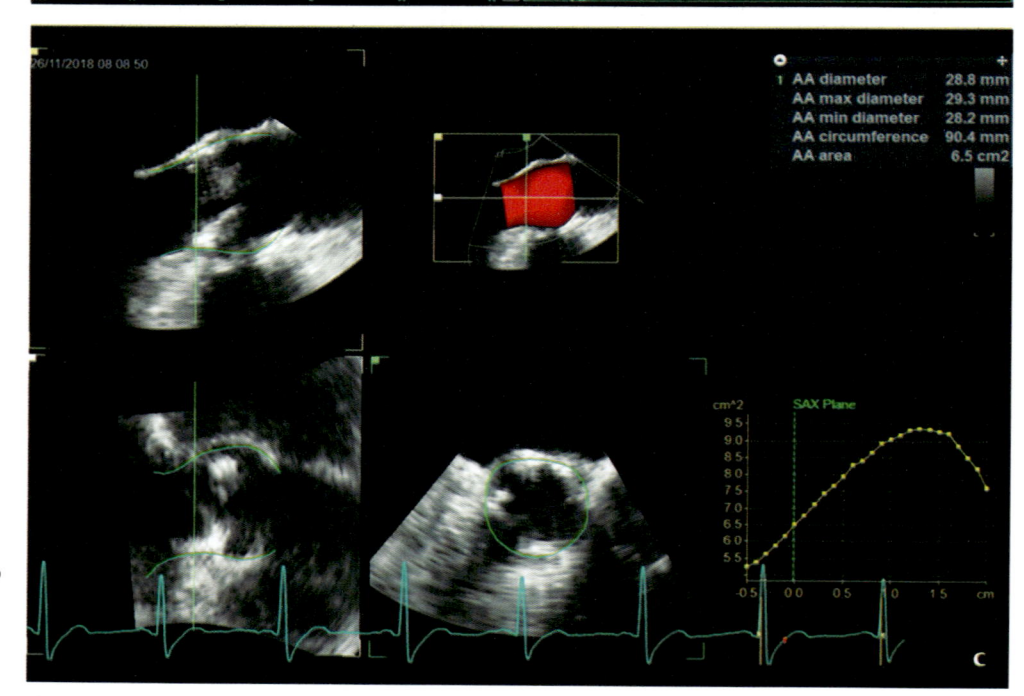

Fig. 59-2. Comparação das medidas do anel aórtico por meio da tomografia computadorizada (**a**), ecocardiografia transesofágica tridimensional (**b**) e por meio de *software* dedicado a medida do anel aórtico (**c**).

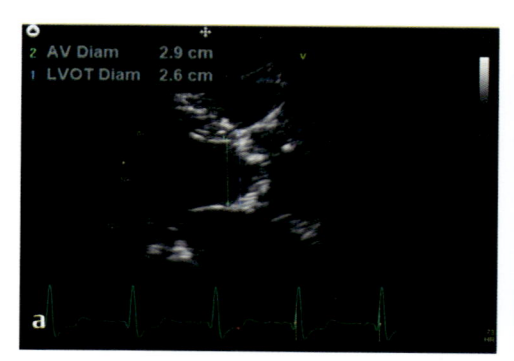

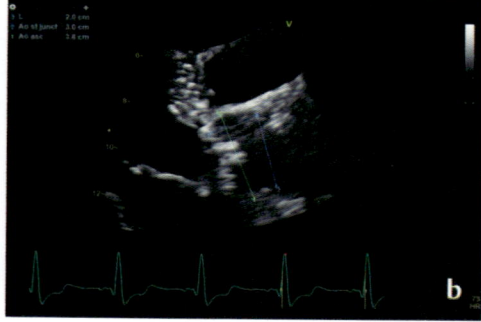

Fig. 59-3. Medidas do complexo aórtico realizadas por meio do ecocardiograma transtorácico bidimensional na janela paraesternal de eixo longo, (**a**) medidas na mesosístole: via de saída do ventrículo esquerdo (1) e anel aórtico (2) e (**b**) medidas no final de diástole: seio de Valsalva (1), junção sinotubular (2) e altura do seio de Valsalva (3).

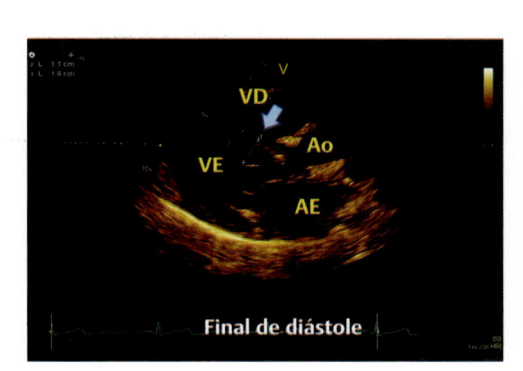

Fig. 59-4. Imagem paraesternal de eixo longo, demonstrando (seta) a presença de aumento da espessura do segmento basal do septo associado a presença de estenose valvar aórtica. AE: átrio esquerdo; VE: ventrículo esquerdo; VD: ventrículo direito; Ao: aorta.

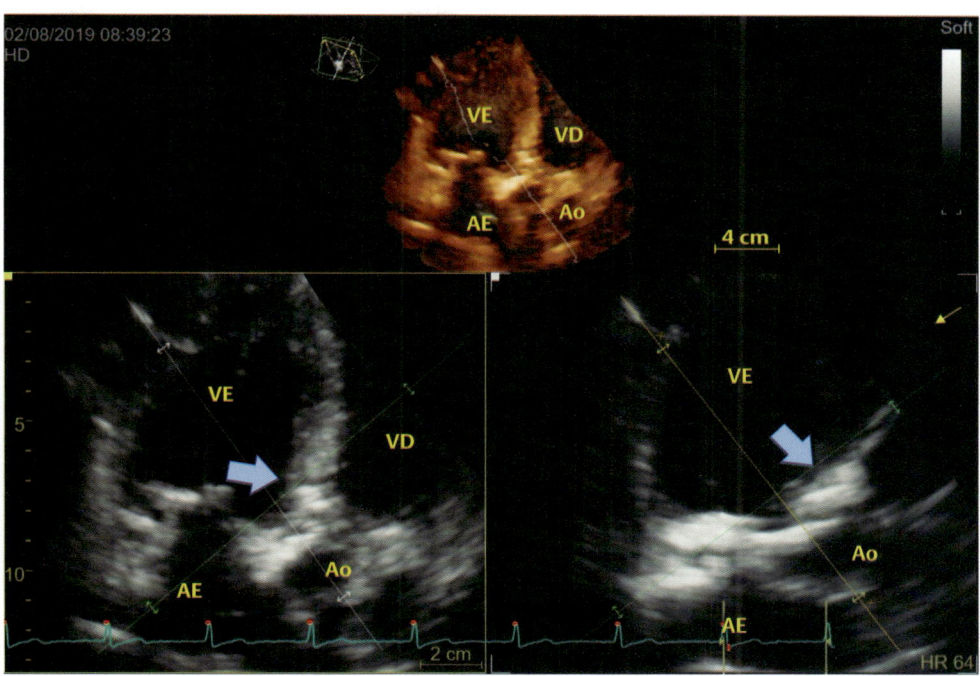

Fig. 59-5. Imagem bidimensional derivadas de aquisição tridimensional com foco na via de saída do ventrículo esquerdo, onde se observa a presença de sinais de calcificação da valva aórtica estendendo a esta região (seta). AE: átrio esquerdo; VE: ventrículo esquerdo; VD: ventrículo direito; Ao: aorta.

Avaliação Durante o Procedimento

A utilização da ecocardiografia durante o procedimento pode ser realizada tanto por meio do exame transtorácico como o transesofágico. O primeiro tem papel fundamental nos procedimentos por via transapical. Nesta técnica, o ecocardiograma provê informações sobre a localização do ápice do ventrículo esquerdo, permitindo a incisão cirúrgica no tórax do paciente em posição adequada ao procedimento.[19] Atualmente, também a ecocardiografia por via torácica é utilizada com frequência nas intervenções chamadas "minimalistas", onde se evita a sedação geral do paciente, e mesmo a passagem da sonda esofágica, ficando reservado o exame para a análise dos resultados pós-implante e/ou detecção de complicações.[20,21]

O ecocardiograma transesofágico quando realizado tem distintas funções para o procedimento. Inicialmente, faz-se necessária a reavaliação da gravidade da lesão estenótica, com a definição de gradientes, e orifício efetivo de fluxo, obtidos preferencialmente por via transgástrica. Reavaliam-se, além destas medidas, o grau de regurgitação valvar, as medidas do complexo aórtico e a presença de lesões associadas, assim como informações a respeito da função ventricular e derrame pericárdico.[14]

Quando disponível a possibilidade de exames tridimensionais, cabe ao ecocardiografista estimar o anel aórtico e a distância do anel para a origem das artérias coronárias, o que pode interferir na seleção adequada do tamanho da prótese,[14] como mostrado na Figura 59-6.

Há duas estratégias distintas para o procedimento. A primeira onde se realiza uma valvotomia com cateter balão para o preparo de implante da prótese. Neste cenário, a imagem durante a expansão do balão provê mais uma informação a respeito da escolha do tamanho ideal do dispositivo e permite antever locais de prováveis regurgitações paraprotéticas, relacionadas com observação da expansão irregular do balão. Além destes dados, obviamente analisam-se possíveis complicações desta fase do protocolo.

No implante propriamente dito da prótese, as imagens ecocardiográficas permitem a passagem segura do instrumental pela aorta, ou pelo ventrículo esquerdo (no caso de uso de via transapical) e a localização mais precisa do local final onde a prótese será liberada.

Há diversos tipos de próteses, com mecanismo de liberação por meio de balão ou de material autoexpansível, sendo que cada uma guarda relação diferente de sua posição em relação à via de saída do ventrículo esquerdo e anel aórtico. Na Figura 59-7, observamos o passo a passo da aproximação, posicionamento, liberação e resultado final de uma prótese balão expansível.

Imediatamente após a liberação da prótese, devem-se aferir a adequada expansão da prótese, a presença de regurgitações, protéticas e paraprotéticas. Trata-se de um momento do procedimento onde a ecocardiografia é a ferramenta capital para decidir o sucesso da intervenção, tendo importante papel na decisão de terminar ou seguir uma reintervenção, como se insuflar um balão para ajuste da expansão protética, como demonstrado na Figura 59-8.[22]

Em relação à presença de regurgitações paraprotéticas, dada a sua frequência e importância, uma série de métodos foi estabelecida para estratificar sua gravidade, como descritos no Quadro 59-1.[23] Entretanto a metodologia mais utilizada é aquela proposta pelo Valve Academic Research Consortium-2 – VARC-2 onde a gravidade da regurgitação se relaciona com quanto ela compreende do perímetro da prótese em imagem de eixo curto da mesma com mapeamento de fluxo em cores.[24] Caso este valor corresponda até 10% do perímetro, a regurgitação é considerada discreta, e se for maior que 30%, a regurgitação é grave. Na Figura 59-9, ilustra-se a avaliação realizada por meio do critério do VARC2 para se caracterizar a gravidade da regurgitação paraprotética.

Além destes dados, o ecocardiograma é a principal ferramenta diagnóstica de complicações advindas do implante da prótese, sendo necessário o ecocardiografista estar alerta para sua presença. Constituem algumas destas a presença de nova ou agravamento da regurgitação mitral, devendo-se atentar as possibilidades de dano de aparato valvar, bloqueio de cúspide anterior, ou mesmo dissincronia; sinais de obstrução coronária com nova alteração segmentar da contratilidade; a presença de derrame pericárdico ou mesmo tamponamento; a migração de prótese e até mesmo a detecção de danos à parede aórtica, com a presença de dissecção.[22,25]

Ao final do procedimento, o ecocardiograma deve assegurar a ausência de derrame pericárdico, especialmente após a retirada de fio de marca-passo provisório.[22,25]

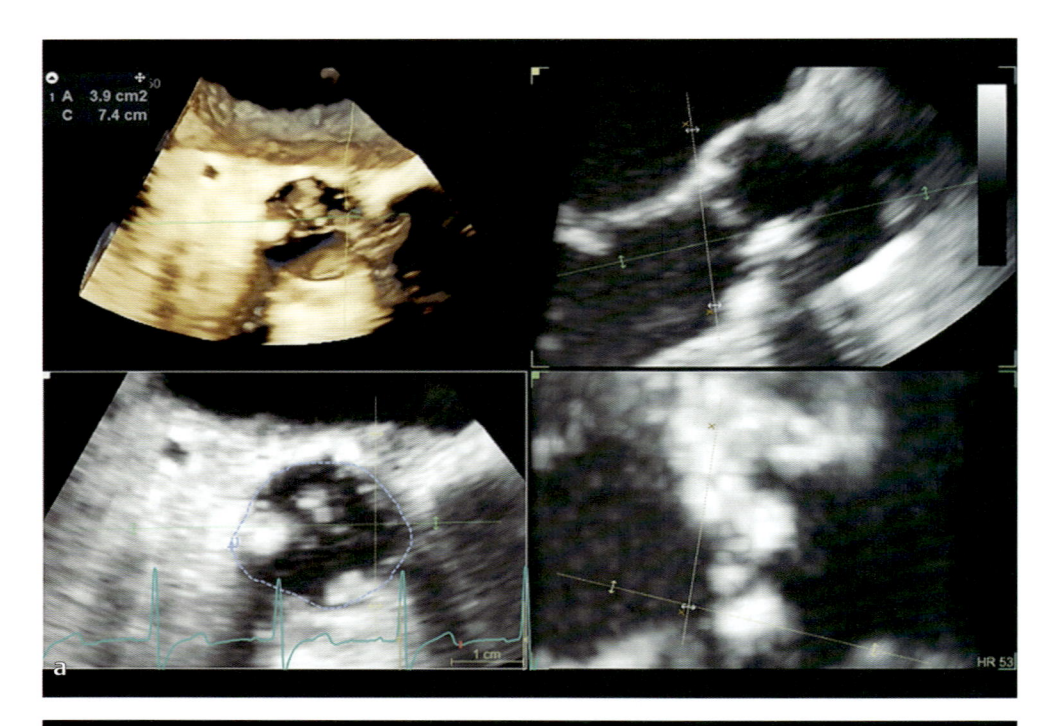

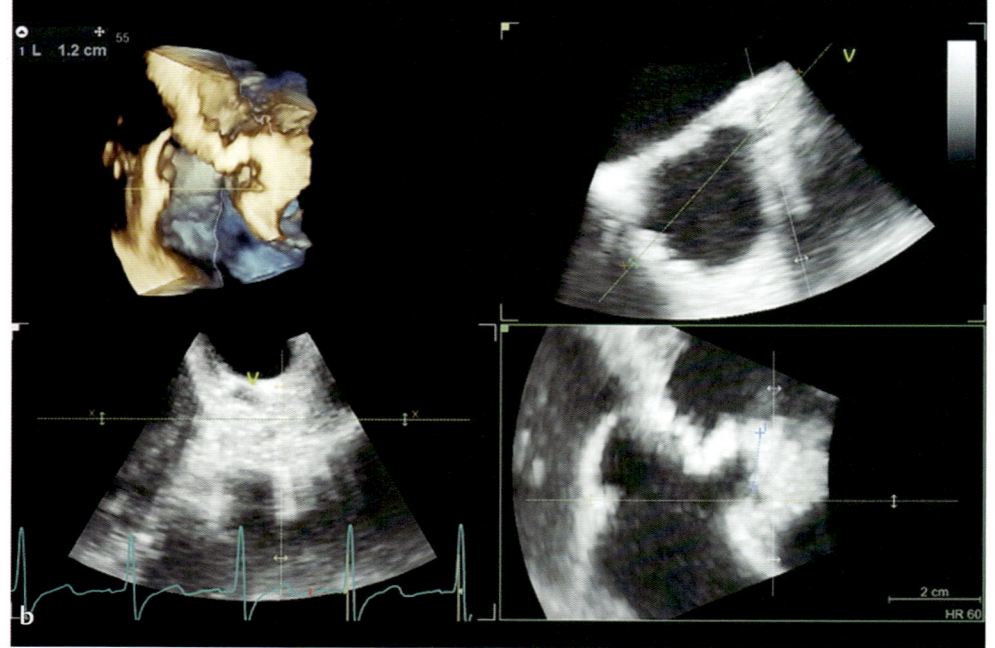

Fig. 59-6. Imagem do ecocardiograma tridimensional com medidas do anel aórtico (**a**) e da distância entre o anel aórtico e a origem da artéria coronária esquerda (**b**).

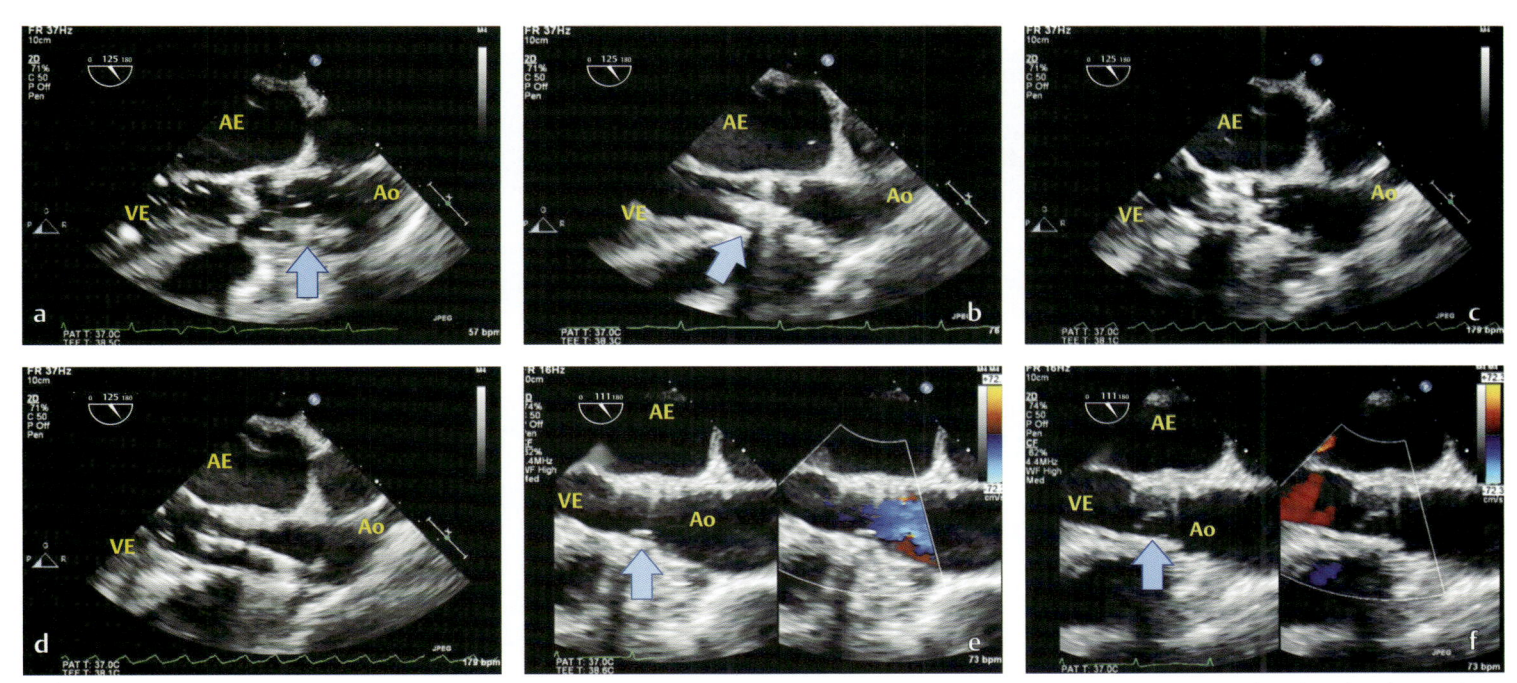

Fig. 59-7. Imagem ecocardiográfica de exame transesofágico demonstrando: (**a**) aproximação da prótese (seta); (**b**) posicionamento da prótese(seta) na razão de 50% em via de saída do ventrículo esquerdo e 50% em aorta; (**c, d**) liberação da prótese; (**e, f**) resultado final em sístole e diástole com visibilização dos folhetos com sua movimentação adequada. AE: átrio esquerdo; VE: ventrículo esquerdo; Ao: aorta.

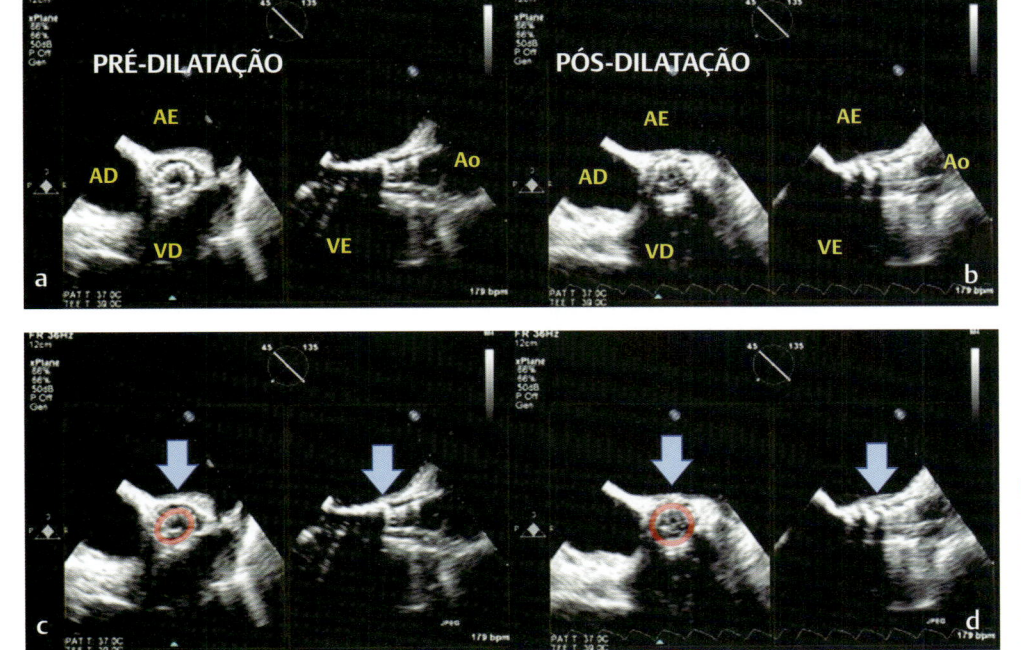

Fig. 59-8. Imagem biplanar de exame transesofágico de uma prótese autoexpansível demonstrando a expansão inadequada (**a, c**) e com o resultado satisfatório após dilatação com cateter balão (**b, d**). AE: átrio esquerdo; VE: ventrículo esquerdo; AD: átrio direito; VD: ventrículo direito; Ao: aorta.

Quadro 59-1. Avaliação Ecocardiográfica (Transtorácica ou Transesofágica) do Grau de Regurgitação Aórtica Pós-implante de Prótese Valvar Aórtica Transcateter

	Discreta	Moderada	Grave
Parâmetros estruturais			
Posição da prótese	Habitualmente normal	Variável	Frequentemente anormal
Morfologia do *stent* e folhetos	Habitualmente normal	Variável	Frequentemente anormal
Parâmetros Doppler			
Qualitativos			
Fluxo convergente proximal	Ausente	Variável	Frequentemente presente
Densidade da regurgitação aórtica	Discreta	Densa	Densa
Fluxo reverso em aorta descendente	Discreto, protodiastólico	Pode ser holodiastólico	Holodiastólico com velocidade final $\geq$ 20 cm/s
Fluxo reverso em aorta abdominal	Ausente	Ausente	Presente
Semiquantativos			
Largura da *vena contracta* (mm) MFC	< 3	3-6	> 6
Área da *vena contracta* (mm²) 3D MFC	< 10	1-29	> 30
Extensão do perímetro (%) MFC	< 10	10-30	> 30
PHT da Regurgitação CW (ms)	Habitualmente > 500	Variável 200-500	Habitualmente < 200
Quantitativos			
Volume regurgitante (mL)	< 30	30-59	> 60
Fração regurgitante (mL)	< 30	30-49	> 50
Orifício efetivo de refluxo (mm²)	< 10	10-29	$\geq$ 30

MFC: mapeamento de fluxo em cores; PHT: *pressure half time;* CW: Doppler contínuo.
Adaptado de Zoghbi et al.[23]

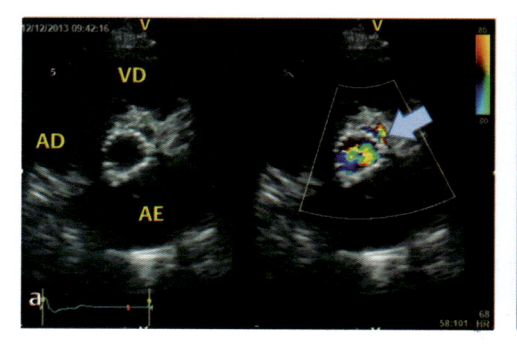

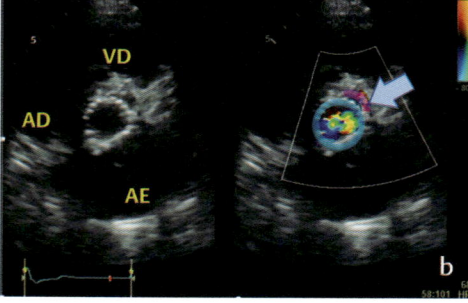

Fig. 59-9. Imagem transesofágica no eixo curto da aorta, observando-se a presença de prótese com presença de reguigitação paraprotética (**a**), cuja extensão contabiliza entre 10 e 30% do perímetro, configurando uma regurgitação de grau moderado (**b**). AE: átrio esquerdo; AD: átrio direito; VD: ventrículo direito.

Avaliação após o Procedimento

O tempo adequado para a realização do ecocardiograma que será o padrão de referência após o implante não está bem estabelecido. Acredita-se que com o retorno das condições hemodinâmicas e especialmente com acomodação deste novo *status*, o ecocardiograma deve ser realizado na sua modalidade transtorácica.

Faz-se necessária, assim como em uma avaliação de uma prótese cirúrgica, a descrição de parâmetros inerentes às condições da prótese, como a avaliação morfológica, os gradientes máximo, médio e a estimativa do orifício de fluxo.[26,27] Da mesma forma como analisado após o seu implante, a busca minuciosa por regurgitações paraprotéticas deve ser feita. A descrição do sítio deste refluxo deve atender àquele sugerido pela Sociedade Americana de Ecocardiografia como nas horas do relógio, como mostrado na Figura 59-10.[23]

No acompanhamento mais tardio, devem-se observar possíveis sinais de disfunção da prótese, como a deterioração da prótese, sinais sugestivos de endocardite e a possibilidade de trombose da prótese.[28] Neste último, reconhece-se que é mais frequente nas próteses transcateter, sendo o diagnóstico ecocardiográfico suspeito quando se observam: um aumento de pelo menos 50% dos gradientes transprotéticos, a redução da mobilidade dos folhetos, ou um aumento da espessura dos folhetos maior que dois milímetros.[29]

Desta forma, o ecocardiograma se configura como um método diagnóstico basilar na inclusão de pacientes nos protocolos de prótese transcateter em posição aórtica, no acompanhamento do implante propriamente dito e na avaliação dos resultados imediatos e em longo prazo.

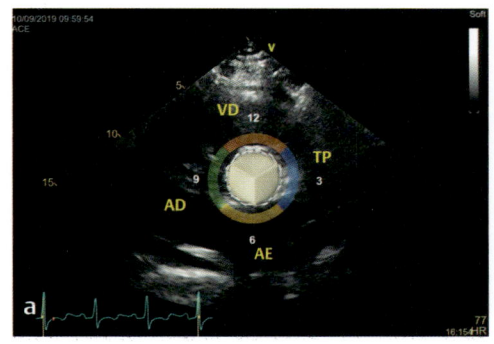

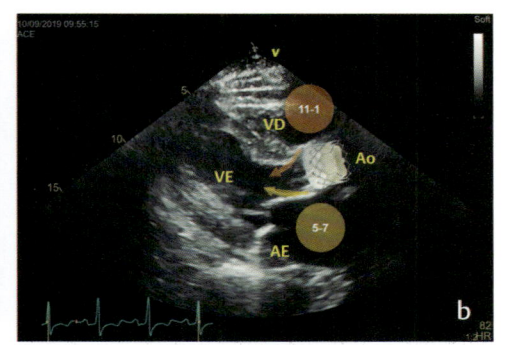

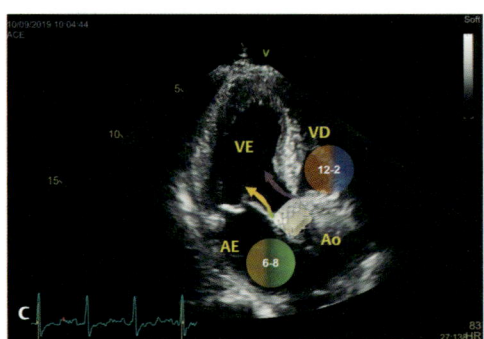

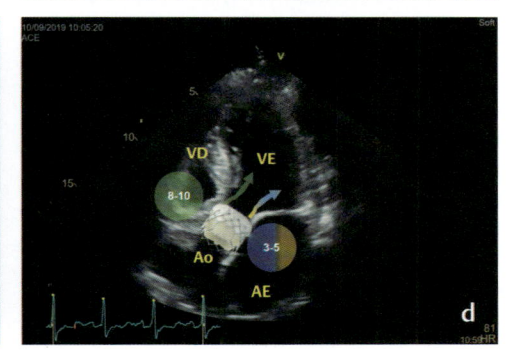

Fig. 59-10. Representação dos sítios de regurgitação paraprotética de acordo com as recomendações da Sociedade Americana de Ecocardiografia,[23] onde: (**a**) eixo curto paraesternal que define os sítios de regurgitação conforme as horas do relógio, (**b**) eixo longo paraesternal, com a correspondência dos locais, (**c**) apical eixo longo, ou chamado 3 câmaras com suas respectivas localizações e (**d**) apical 5 câmaras com as definições do mapeamento das regurgitações. AE: átrio esquerdo; VE: ventrículo esquerdo; AD: átrio direito; VD: ventrículo direito; Ao: aorta; TP: tronco pulmonar.

FECHAMENTO PERCUTÂNEO DE *LEAKS* PARAPROTÉTICOS

Observa-se a ocorrência de insuficiência paraprotética (*leak* paraprotética) em cerca de 7 a 17% dos pacientes portadores de próteses implantadas em posição mitral e em cerca de 2 a 10% dos pacientes portadores de próteses implantadas em posição aórtica.[30,31] A evidência de *leak* paraprotético é maior em pacientes portadores de próteses mecânicas, sendo que a maioria destes pacientes não apresenta sintomas. Podem ocorrer complicações graves em aproximadamente 1 a 5% dos casos em que há evidência de *leak* paraprotético, sendo que a observação de anemia hemolítica pode ocorrer em 1% dos pacientes portadores de prótese mecânica em posição mitral. *Leak* paraprotético pode ser decorrente do rompimento da sutura no local do implante da prótese, após a ocorrência de endocardite infecciosa, em locais em que havia a formação prévia de abscessos perivalvares ou após múltiplas cirurgias decorrente de frouxidão do tecido de fixação da sutura do anel protético.[30,31] A investigação diagnóstica do *leak* paraprotético deve ser realizada com o auxílio da ecocardiografia, sobretudo transesofágica, que adiciona informações ao melhor entendimento da anatômica dos elementos da prótese, da sua fixação e do grau de envolvimento hemodinâmico resultante da insuficiência paraprotética (Figs. 59-11 a 59-16). O emprego da ecocardiografia transesofágica redunda em maior sensibilidade, maior valor preditivo positivo e negativo para o diagnóstico quando comparado à utilização da ecocardiografia transtorácica (Figs. 59-11 e 59-12).

A abordagem terapêutica dos *leaks* paraprotéticos pode ser realizada atualmente de forma cirúrgica convencional ou pela abordagem percutânea vascular ou transapical com o implante de diferentes dispositivos (*plugs*).[1,2] A abordagem percutânea consiste em grande avanço terapêutico, possibilitando tratamento menos invasivo, permitindo resultados satisfatórios quando comparados ao tratamento cirúrgico convencional.[32-37] A manutenção da melhora dos sinais de insuficiência, ausência de anemia hemolítica e da ausência da evidência de insuficiência paraprotética pode ser observada em análise 30 dias e 12 meses após o tratamento percutâneo dos *leaks* paraprotéticos.[37] A indicação para o tratamento percutâneo deve considerar anatomia específica do *leak* paraprotético (topografia, relação anatômica com as demais estruturas, relação de seu perímetro com o perímetro do anel da prótese, ocorrência de *leaks* paraprotéticos múltiplos). *Leak* paraprotético único e a ocorrência de *leak* paraprotético, acometendo pequena proporção do perímetro do anel protético, relacionam-se com taxas maiores de sucesso para o tratamento percutâneo. *Leaks* paraprotéticos múltiplos relacionam-se com taxas maiores de insucesso de oclusão dos orifícios peraprotéticos, e, em casos de mais de 40% de descontinuidade do anel protético, o procedimento é considerado de risco alto, com taxas baixas de sucesso para a oclusão dos orifícios. A indicação para a oclusão dos *leaks* paraprotéticos está relacionada com ocorrência de insuficiência cardíaca associada à evidência de *leaks* paraprotéticos importantes, e também à evidência de anemia hemolítica decorrente da

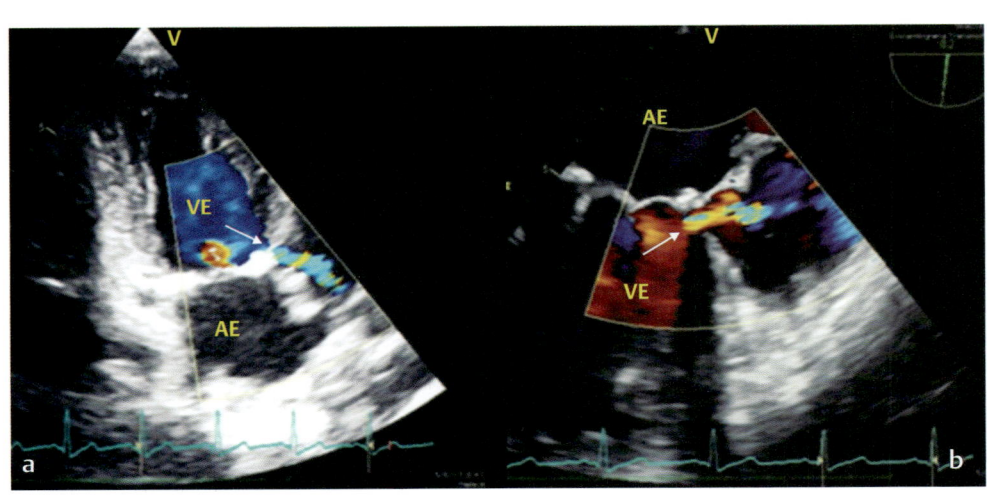

Fig. 59-11. Ecocardiograma transtorácico (**a**) e transesofágico (**b**) com Doppler colorido de paciente portador de prótese biológica em posição mitral apresentando *leak* paraprotético (seta). VE: ventrículo esquerdo; AE: átrio esquerdo; (Figura fornecida por cortesia do Dr. Bernardo Baptista da Cunha Lopes, Instituto do Coração – InCor, FMUSP, SP.)

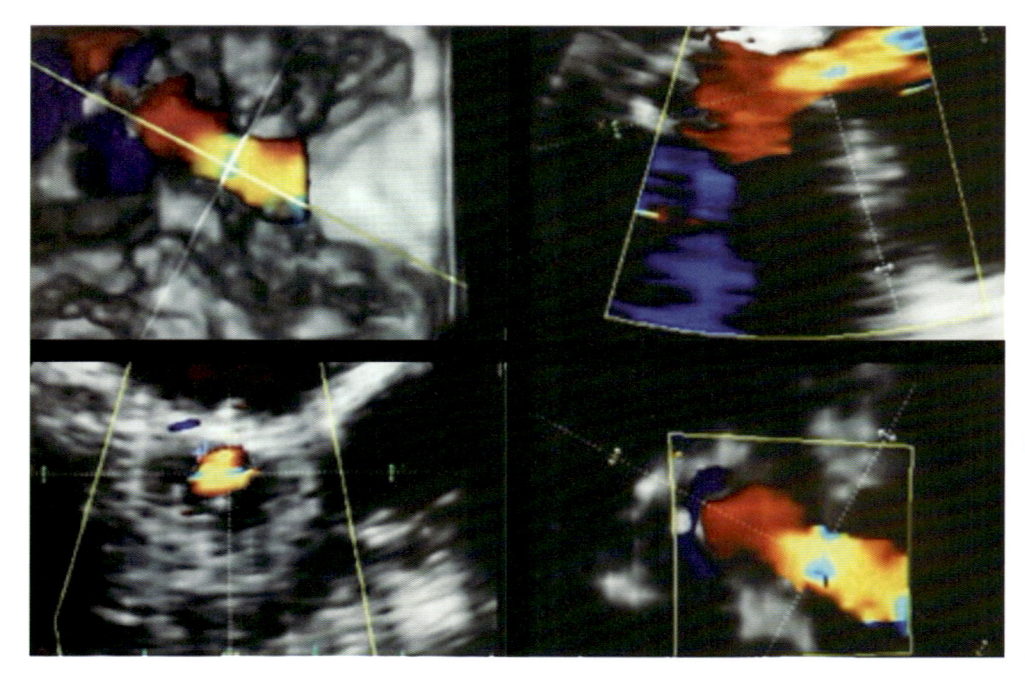

Fig. 59-12. Imagem de ecocardiograma transesofágico tridimensional de análise multiplanar de fluxo de insuficiência periprotética (paciente da Fig. 59-1). A segunda imagem inferior esquerda demonstra a observação em face do fluxo para a determinação da área do orifício regurgitante por análise tridimensional. (Figura fornecida por cortesia do Dr. Bernardo Baptista da Cunha Lopes, Instituto do Coração – InCor, FMUSP, SP.)

presença dos *leaks* paraprotéticos. Observa-se a necessidade de treinamento específico do grupo envolvido no fechamento percutâneo dos *leaks* paraprotéticos, tanto do ponto de vista do grupo de cardiologistas com treinamento específico em técnicas hemodinâmicas invasivas, assim como do grupo de cardiologistas com treinamento específico em ecocardiografia. Este é um bom exemplo da necessidade de um *heart team* com treinamento específico em valvopatias, constando habitualmente de hemodinamicista, ecocardiografista, cardiologista clínico, cirurgião cardíaco e preferentemente anestesista com vivência em procedimentos cardíacos valvares. Atenção especial deve ser tomada em relação à possibilidade de complicações durante o procedimento, como lesões de estruturas cardíacas adjacentes, desprendimento e a embolização do dispositivo oclusor, lesões pericárdicas e arteriais. Não resta dúvidas de que o emprego da ecocardiografia transesofágica tridimensional permite a melhor identificação anatômica estrutural das próteses cardíacas,[23,26,38,39] sobretudo para a análise anteroposterior das estruturas, propiciando o entendimento e abordagem do plano de elevação ou de profundidade das estruturas, auxiliando de forma inequívoca ao hemodinamicista durante a abordagem dos *leaks* paraprotéticos durante o procedimento e para a análise dos resultados após o implante dos dispositivos (Fig. 59-16). Por exemplo, para o fechamento dos *leaks* paraprotéticos em posição aórtica, é fundamental o conhecimento da relação da descontinuidade do anel com os seios coronarianos (esquerdo, direito e não coronariano), assim como com os óstios coronários; em relação aos *leaks* paraprotéticos em posição mitral é capital a determinação se a descontinuidade for justaposta ao apêndice atrial esquerdo (*leak* paraprotético lateral, de maior facilidade para a abordagem), ou se for ao contrário, relacionado com o septo ventricular (*leak* paraprotético medial), ou se for anterior (justaposto a valva aórtica), ou posterior. Esta determinação topográfica implica em maior dificuldade em seu tratamento percutâneo (mais difícil em *leaks* paraprotéticos septais ou mediais em casos de próteses em posição mitral) e também com relação à posição adequada para o local de punção transeptal (mais superior ou inferior) para que a angulação dos cateteres seja a mais favorável para o tratamento percutâneo, ou mesmo até para a escolha da abordagem transapical dependendo da posição anatômica do *leak*. A escolha do tamanho mais adequado do dispositivo para o fechamento do *leak* paraprotético é mais bem determinado com o

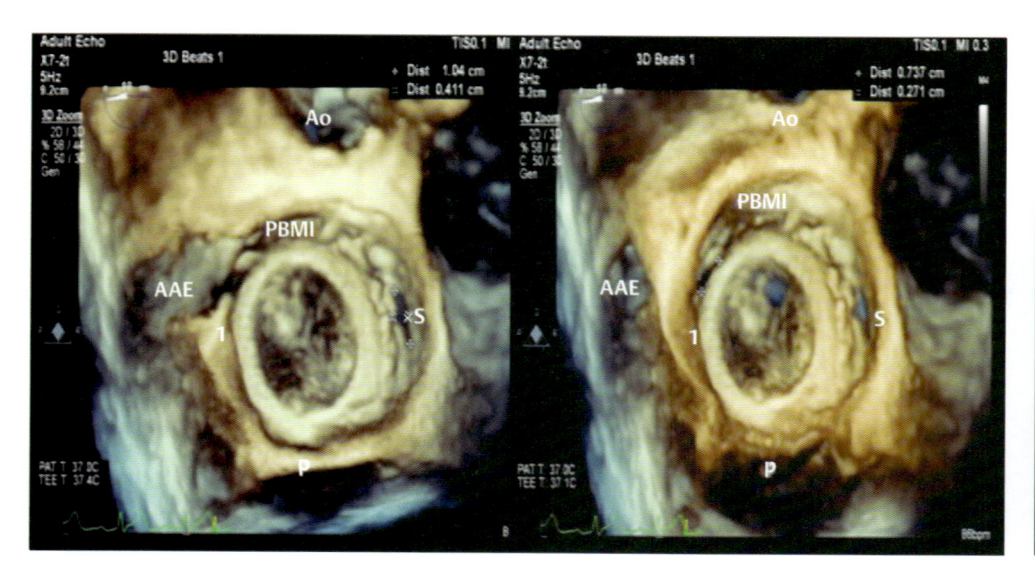

Fig. 59-13. Imagem de ecocardiograma transesofágico tridimensional de paciente portador de *leak* paraprotético (setas) em prótese biológica em posição mitral. Ao: Valva aórtica; s: posição septal (medial); 1: posição lateral, justaposta ao apêndice atrial esquerdo (AAE); p: hemi anel posterior da prótese; PBMI: prótese biológica em posição mitral. Medidas dos 2 *leaks* paraprotéticos: septal 10 × 4 mm; e lateral: 7 × 3 mm.

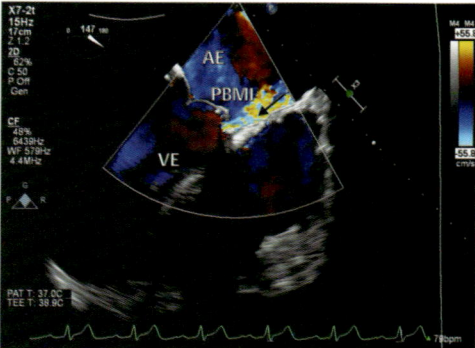

Fig. 59-14. Imagem de ecocardiograma transesofágico bidimensional com Doppler colorido de paciente portador de *leak* paraprotético (seta) em prótese biológica em posição mitral. VE: ventrículo esquerdo; AE: átrio esquerdo; PBMI: prótese biológica em posição mitral.

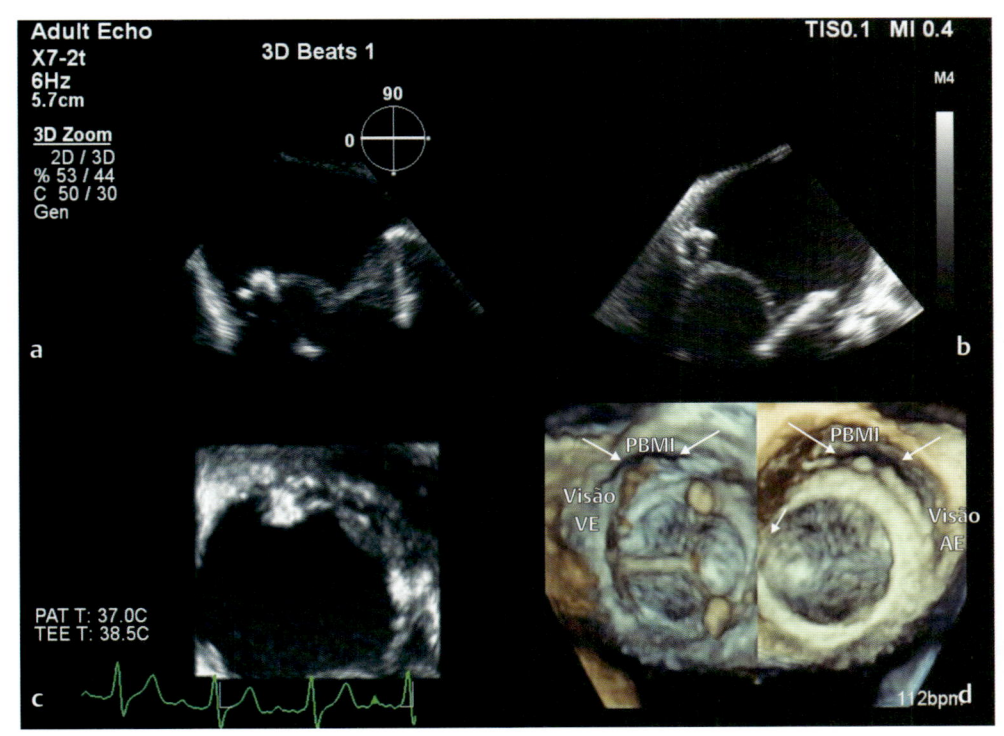

Fig. 59-15. (a-c) Imagem de ecocardiograma transesofágico tridimensional de paciente portador de *leak* paraprotético (setas) em prótese biológica em posição mitral. Visão simultânea a partir do átrio esquerdo e do ventrículo esquerdo (d). VE: ventrículo esquerdo; AE: átrio esquerdo; PBMI: prótese biológica em posição mitral.

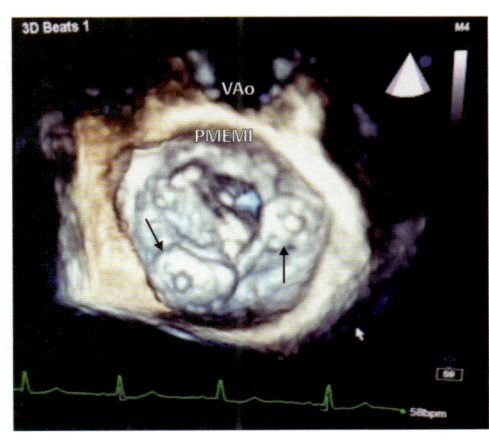

Fig. 59-16. Imagem de ecocardiograma transesofágico tridimensional de paciente portador de *leak* paraprotético em prótese mecânica em posição mitral (PMEMI), com a interposição dos dispositivos oclusores (setas). VAo: Valva aórtica.

emprego da ecocardiografia transesofágica tridimensional. O emprego da ecocardiografia tridimensional permite também a visão simultânea dos 2 lados da descontinuidade (por exemplo: a partir do átrio esquerdo e do ventrículo esquerdo em *leaks* paraprotéticos em posição mitral), o que pode facilitar a manipulação dos cateteres empregados durante o procedimento (Fig. 59-15).

REPARO MITRAL PERCUTÂNEO COM O SISTEMA MITRACLIP

O sistema MitraClip® (Abott laboratories, Abbot Park, IL, EUA) é utilizado no tratamento percutâneo de pacientes com insuficiência mitral (IM) importante e de alto risco cirúrgico.[40,41] O MitraClip® se baseia na cirurgia de Alfieiri, criando um orifício duplo pela união central das duas cúspides da valva mitral (VM) (Fig. 59-17).[42,43] Sua aplicação inicial foi limitada no tratamento de pacientes com IM predominantemente central (A2/P2), entretanto, cada vez mais tem sido utilizada com sucesso no tratamento de regurgitações periféricas e paracomissurais.[44] Em outubro de 2013, o MitraClip® foi aprovado nos Estados Unidos para o tratamento de IM degenerativa ou primária e, em março de 2019, aprovado para o tratamento de IM funcional ou secundária.[45-47]

O ecocardiograma tem um papel central na seleção desses pacientes, na orientação como guia do procedimento e na quantificação da regurgitação. Particularmente, o ecocardiograma transesofágico

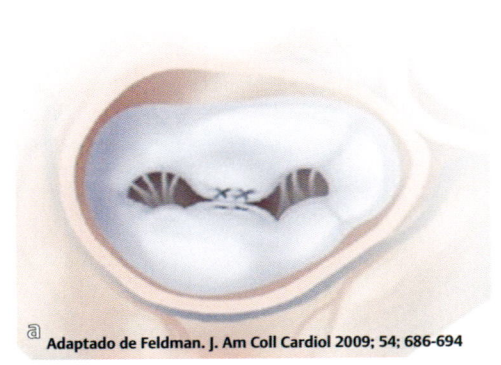

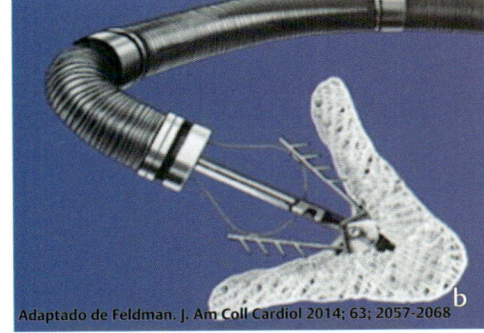

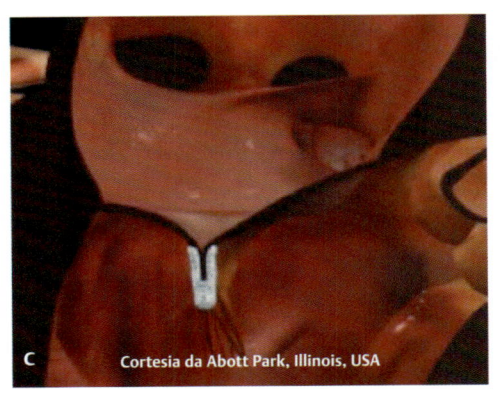

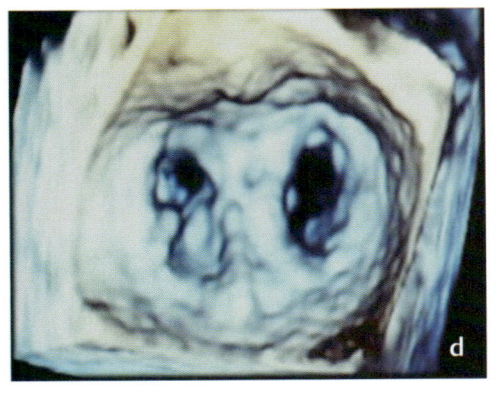

Fig. 59-17. (a) Ilustração da técnica de Alfieri mostrando o duplo orifício mitral; (b) o clipe com seus braços e garras que são utilizados para prender as cúspides; (c) clipe liberado na porção central das cúspides (A2/P2); (d) ETE 3D da valva mitral visualizando o duplo orifício mitral. ETE 3D, ecocardiograma transesofágico tridimensional.

tridimensional (ETE 3D) permite uma avaliação mais detalhada da anatomia cardíaca, incluindo a VM e sua relação entre diversas estruturas cardíacas.[48,49] Nesta seção, discutiremos o passo a passo do papel da ecocardiografia no planejamento pré-procedimento, durante e após o implante do MitraClip®.

Planejamento Pré-Procedimento

O planejamento pré-procedimento consiste na avaliação anatômica e fisiopatológica da VM (etiologia e mecanismo de regurgitação), quantificação da IM, confirmação de sua elegibilidade e exclusão de contraindicações.[50,51] Ele começa com uma avaliação sistemática da valva e do aparato subvalvar em múltiplos planos ecocardiográficos do esôfago médio e transgástrico. Além disso, o exame pré-procedimento registra antecipadamente os ângulos onde há maior falha de coaptação e volume regurgitante.

Elegibilidade da Valva Mitral

A elegibilidade começa com uma avaliação no local-alvo para a clipagem (anatomia, grau de calcificação, grau de coaptação e mecanismo).[50,51] O perfil ideal do candidato para a implantação do MitraClip® é mostrado no Quadro 59-2.[45] *Flail gap* deve ser medido nos planos de 4 câmaras, 3 câmaras e 5 câmaras do ETE 2D, onde o *flail gap* é maior; *flail width* deve ser medido no eixo curto do plano transgástrico, ou extrapolado e medido no plano comissural, ou pelo ETE 3D; *coaptation depth* deve ser medido no plano de 4 câmaras do ecocardiograma transesofágico bidimensional (ETE 2D), onde o *coaptation depth* é maior; e *coaptation length* no plano de 4 câmaras do ETE 2D, onde o *coaptation length* é menor (Fig. 59-18). O *flail gap* > 10 mm e *flail width* > 15 mm estão associados a um maior risco de falha no tratamento.[52] No entanto, a presença de perfuração, *clefts*, extensa calcificação na zona de clipagem, cúspide posterior < 7 mm, acometimento de múltiplos segmentos valvares (doença de Barlow), área valvar menor que 3 cm² e gradiente transmitral > 5 mmHg são consideradas variáveis anatômicas desfavoráveis. Vale lembrar que o perfil ideal do candidato para a intervenção vai além dos critérios do estudo EVEREST II, e cada paciente possui um perfil individualizado de elegibilidade.[53,54] Algumas condições anatômicas, que anteriormente eram consideradas contraindicações no estudo EVEREST II, mais recentemente passaram a ser aceitáveis com a maior experiência dos operadores.

Na IM secundária, o estudo COAPT mostrou benefício do MitraClip® *versus* terapia medicamentosa, enquanto que o MITRA-FR não mostrou benefício relacionado com o MitraClip®.[47,56] No COAPT, os pacientes eram sintomáticos apesar da rigorosa terapia clínica otimizada, possuíam IM mais grave, VE menores e melhor função sistólica em relação ao MITRA-FR. No estudo MITRA-FR, os

Quadro 59-2. Critérios Anatômicos na Elegibilidade do MitraClip

Candidato ideal	Candidato intermediário	Candidato não favorável
Geral		
IM originando de A₂/P₂	IM originando de A₁/P₁ ou A₃/P₃	*Cleft* ou perfuração
AVM > 4 cm²	AVM > 3 cm²	AVM < 3 cm² ou gradiente > 5 mmHg
Cúspide posterior ≥ 10 mm	Cúspide posterior 7-10 mm	Cúspide posterior < 7 mm
Ausência de endocardite e/ou doença reumática	–	Endocardite ativa e/ou doença reumática
Ausência de calcificação na área de clipagem	Calcificação presente, mas não na área de clipagem	Calcificação importante na área de clipagem
IM degenerativa	IM degenerativa	IM degenerativa
Flail gap < 10 mm, *flail width* < 15 mm	*Flail width* > 15 mm	–
IM funcional	IM funcional	IM funcional
Coaptation depth < 11 mm *Coaptation length* > 2 mm	*Coaptation depth* > 11 mm *Coaptation length* < 2 mm	– *Gap* entre as cúspides > 5 mm

Baseado no critério EVEREST II.[6]
AVM: área valvar mitral; IM: insuficiência mitral.

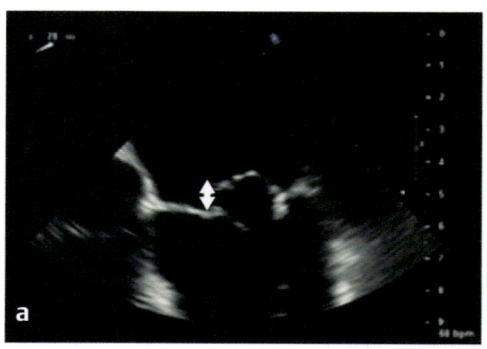

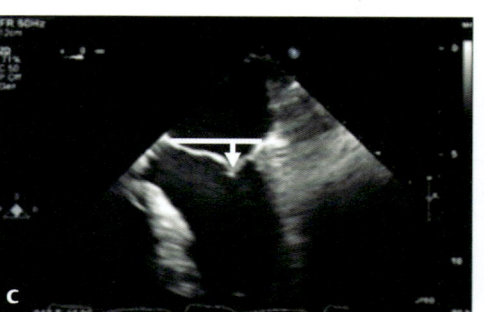

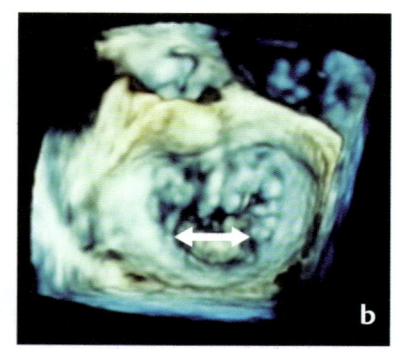

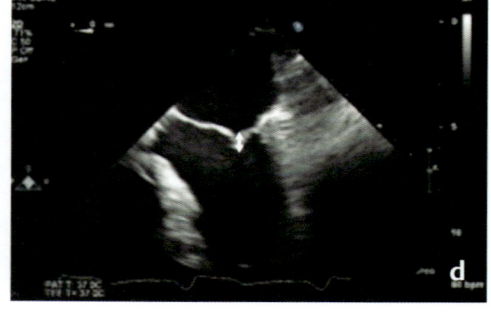

Fig. 59-18. Medidas realizadas no planejamento pré-procedimento. (**a**) *Flail gap* (separação máxima perpendicular ao anel mitral entre da face ventricular da cúspide com prolapso e a face atrial da cúspide oposta) no plano de 4 câmaras do esôfago médio; (**b**) *flail width* (largura ou o comprimento do *flail* ao longo da linha de coaptação) medido através do ETE 3D; (**c**) *coaptation depth* (distância do plano anular mitral até a extremidade das cúspides durante a sístole ventricular) medido no plano quatro câmaras; (**d**) *coaptation length* (comprimento da zona de aposição das cúspides A-P2 na região de *grasping*) medido no plano quatro câmaras. ETE 3D, ecocardiograma transesofágico tridimensional.

pacientes possuíam IM menos grave, VE maiores e com pior função sistólica, em estágio mais avançado de cardiomiopatia. A disfunção ventricular foi o principal causador da IC e de desfechos clínicos, e por isso a terapia com MitraClip® possa não ser tão benéfica.[57]

Um papel importante no planejamento pré-procedimento é a identificação de *cleft* mitral. *Cleft* é uma invaginação profunda no corpo das cúspides (geralmente cúspide posterior) que está associado a um grau variável de regurgitação mitral. O tratamento percutâneo por MitraClip® na presença de *clefts* geralmente resulta em desfecho clínico desfavorável.[50,58,59] O ecocardiograma bidimensional apresenta limitações na sua identificação, e o ETE 3D mostrou-se superior no diagnóstico de *clefts* (Fig. 59-19).[59] ETE 3D também mostrou-se superior na identificação de jatos comissurais, geralmente uma contraindicação ao procedimento (Fig. 59-20). ETE 3D identifica mais precisamente a origem de jatos não centrais (visualiza o formato, a largura, o número) e facilita estrategicamente a intervenção. Nesse contexto, o procedimento com ETE-3D está associado à maior taxa de sucesso em relação ao ETE 2D.[44]

Ecocardiograma como Guia do Procedimento

Durante o procedimento, o ETE 3D em tempo real possibilita uma informação mais detalhada da anatomia cardíaca em relação ao ETE 2D e fluoroscopia. O procedimento é dividido em 7 passos principais que serão descritos a seguir. Neles, é imprescindível uma comunicação clara e efetiva entre o ecocardiografista e o hemodinamicista.

Passo 1 – Punção Transeptal (PTS)

A PTS é um passo decisivo para o procedimento e representa um dos aspectos mais importantes para uma clipagem efetiva. Uma boa visualização da anatomia do septo interatrial é o segredo para uma punção de sucesso. O ETE 3D no modo 3D *zoom* ou no modo *full volume* visualiza todo o septo interatrial em um único plano de imagem tridimensional. Para maiores detalhes na obtenção do septo interatrial pelo modo 3D *zoom*, recomenda-se a excelente revisão de Faletra.[60] Uma vantagem desse método é a visualização simultânea (lado a lado) do septo atrial direito e esquerdo. Nas patologias centrais, o alvo da punção pela agulha de Brockenbrough é tipicamente posterior e superior. Uma punção muito alta dificulta o avanço do sistema de liberação do clipe (SLC), principalmente quando se avança abaixo do plano valvar. Para jatos laterais, uma punção mais inferior é recomendada pois o SLC ganha elevação lateral à medida que avança no átrio esquerdo (AE). É crucial a utilização de dois planos ortogonais (biplanar), pois visualizam-se simultaneamente as coordenadas superior-inferior (plano bicaval do esôfago médio – 90/100°) e anterior-posterior (eixo curto da valva aórtica no esôfago médio – 30/60°) (Fig. 59-21). A imagem biplanar assegura a altura

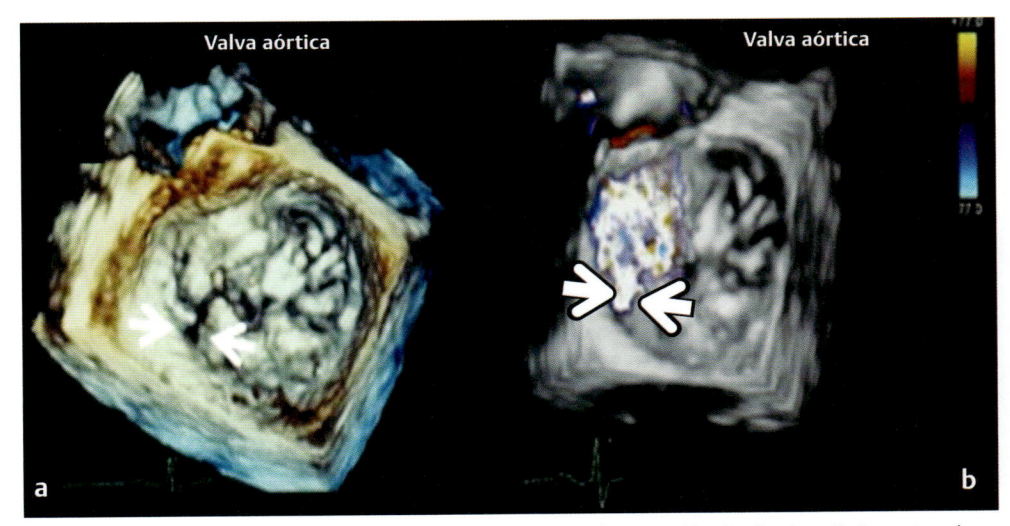

Fig. 59-19. (**a**) ETE 3D da valva mitral com a visão *en face* da valva mitral (visão do cirurgião) mostrando o *cleft* entre os segmentos P1 e P2. (**b**) O Doppler colorido confirma um refluxo mitral entre área do *cleft*. ETE 3D: ecocardiograma transesofágico tridimensional.

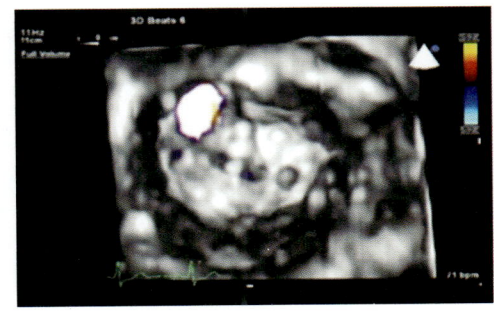

Fig. 59-20. ETE 3D com Doppler colorido com a visão da valva mitral a partir do ventrículo esquerdo identificando um jato comissural.

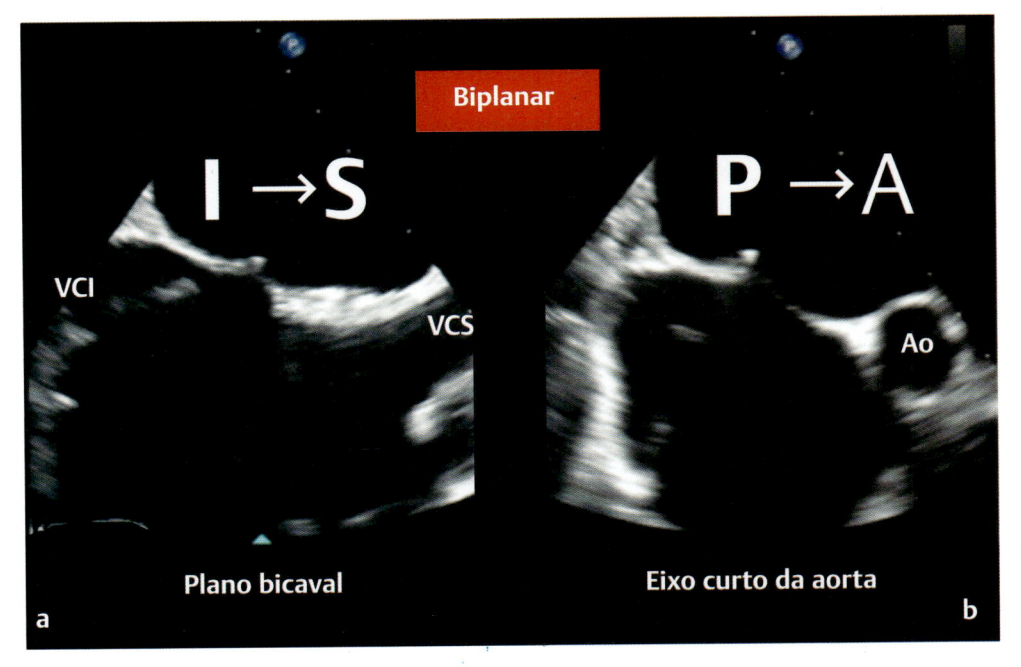

Fig. 59-21. Punção transeptal guiada pela imagem biplanar. (**a**) O plano bicaval (90/100°) de coordenada superior-inferior. (**b**) Eixo curto da valva aórtica (30/60°) com coordenada anterior-posterior.

da PTS em relação ao plano anular mitral (pelo plano bicaval) e assegura a distância da agulha de punção até a raiz aórtica (pelo eixo curto da aorta), evitando assim complicações fatais. ETE 3D auxilia sobretudo quando a agulha de punção não é vista pelo ETE 2D. Isso ocorre principalmente nas punções posteriores ou quando há muita manipulação da *probe*. No septo interatrial, a distância ideal (altura) do local de punção (local do *tenting*) até o plano do anel mitral (ou plano de coaptação das cúspides em caso de IM funcional) é de 4-5 cm. Essa altura deve ser medida no plano de quatro câmaras do esôfago médio (Fig. 59-22a), e é geralmente confirmada pelo ETE 3D (Fig. 59-22b). Variações extremas dessa medida resultam em grande dificuldade técnica no momento da clipagem. Depois da PTS, a bainha de Mueller e seu dilatador são avançados na direção do AE pela agulha de Brockenbrough, seguido pela retirada do dilatador. Um fio extrarrígido ponta J de Amplatz de 0,032 polegadas (opcional) e outro fio super-rígido ponta J de Amplatz de 0,035 polegadas são avançados sequencialmente pela bainha de Mueller e ancorados na veia pulmonar superior esquerda (fios de ancoragem) (Fig. 59-22c, d). Porque os fios são rígidos e a parede do AE é fina, é importante o constante monitoramento do cateter para evitar punções inadvertidas e, consequentemente, hemopericárdio com tamponamento. A bainha de Mueller é então removida pelo fio super-rígido de Amplatz e trocado por um dilatador septal de Inoue (opcional). Além disso, pode-se passar um cateter multiuso de 4 F sobre o fio extrarrígido de Amplatz para monitorização contínua da pressão do AE. A monitorização contínua da pressão atrial esquerda tem-se mostrado uma ferramenta valiosa sobretudo na avaliação hemodinâmica da IM após a clipagem.[61]

Passo 2 – Avançando o Cateter Direcionável com Guia (CDG) para o AE

O CDG é um cateter largo com uma bainha de 24 F e contém seu próprio dilatador. Nele, o SLC é avançado para o AE. O CDG é uma estrutura tubular de centro ecolucente e superfície ecodensa linear (aspecto de trilho de trem) com dois anéis brilhantes na sua extremidade (Fig. 59-23a). O CDG é avançado ao AE sobre o fio super-rígido e ancorado na veia pulmonar superior esquerda. Antes de ser ancorado, a distância do CDG até o plano do anel mitral pode ser confirmada por ETE 3D. Uma vez ancorado com sucesso na veia pulmonar superior esquerda, o dilatador do CDG e o fio super-rígido são retirados sequencialmente.

Passo 3 – Avançando SLC para o AE

O MitraClip®, modelo NTR, consiste em 2 braços, cada braço tem 4 mm de largura e 8 mm de comprimento. Os grampos são utilizados para prender as cúspides mitrais nos braços do clipe. A última geração do MitraClip® (modelo XTR) apresenta um adicional de 3 mm de comprimento em cada braço e 5 mm na largura, porém o modelo XTR é comercializado somente na Europa e Estados Unidos.

O SLC é introduzido no AE via CDG sob orientação fluoroscópica e ecocardiográfica. É importante garantir que a extremidade do CDG fique no septo interatrial e não se desloque profundamente no AE à medida que o SLC avança (Fig. 59-23b). Este passo exige atenção do ecocardiografista na obtenção de múltiplos planos ecocardiográficos para evitar punções acidentais da parede atrial esquerda.

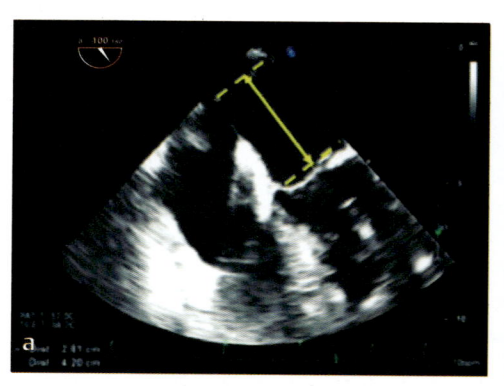

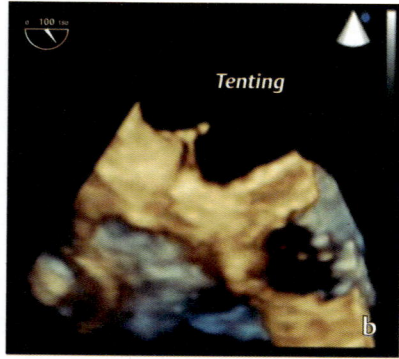

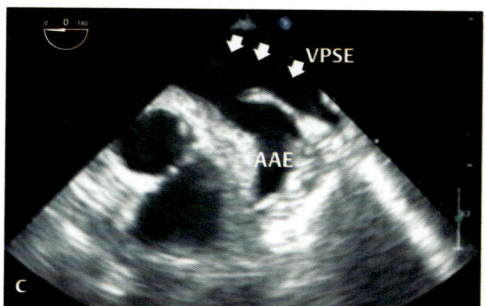

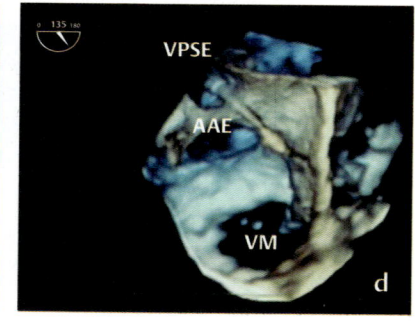

Fig. 59-22. (**a**) Altura ideal do local de punção deve ser medida no plano 4 câmaras do esôfago médio. (**b**) Confirmação do *tenting* com o ETE 3D. (**c**) ETE 2D mostrando o fio super rígido de Amplatz sendo ancorado na VPSE. (**d**) ETE 3D mostrando o fio super rígido sendo ancorado na VPSE. Nota-se proximidade dos orifícios da VPSE e AAE. AAE: apêndice atrial esquerdo; VM: valva mitral; VPSE: veia pulmonar superior esquerda.

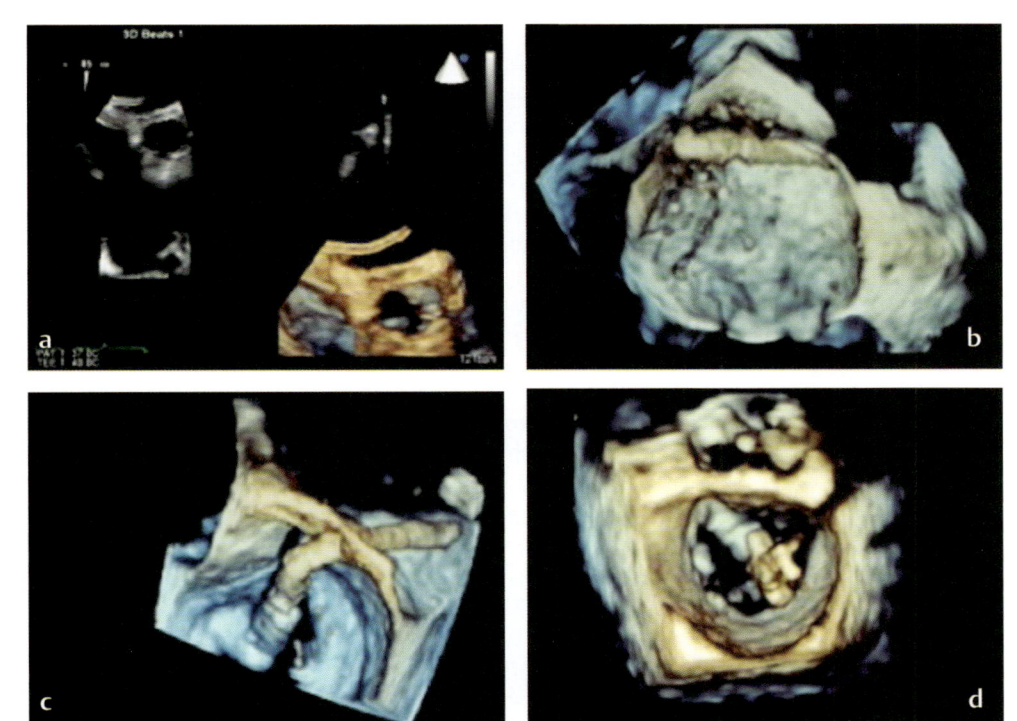

Fig. 59-23. (a) O CDG de centro ecolucente e superfície ecodensa lembrando a um trilho de trem. (b) ETE 3D mostrando o avanço do SLC através do CDG. (c) ETE 3D em tempo real visualizando o trajeto do MitraClip®; (d) ETE 3D em modo *full volume* com a visão *en face* da VM (visão do cirurgião). CDG: cateter direcionável com guia; SLC: sistema de liberação do clipe; VM: valva mitral.

Passo 4 – Posicionando o MitraClip® Acima da VM

Para posicionar o SLC acima do plano valvar, o CDG é angulado para baixo na direção da VM. Esse movimento exige várias manipulações precisas do CDG e SLC, que incluem torque posterior e retração do CDG, e torque medial do SLC. Aqui, em vez de múltiplos planos tomográficos, nós aconselhamos o ETE 3D em tempo real (seja modo *full volume* ou modo *zoom* com ângulo largo) permitindo uma visão *en face* da VM (visão do cirurgião) e do MitraClip® (Fig. 59-23c, d). É importante garantir que os braços do MitraClip® estejam perpendiculares ao plano de má coaptação das cúspides (orientação ideal para o *grasping*). Nesse momento, o ETE 3D com Doppler colorido auxilia na identificação da origem do jato.

Passo 5 – Avançando o MitraClip® para o Ventrículo Esquerdo (VE)

O avanço do MitraClip® é guiado essencialmente pelo ETE 2D (Fig. 59-24a). No entanto, ao avançá-lo na direção do VE, o MitraClip® pode girar-se em torno do seu próprio eixo perdendo sua orientação perpendicular do *grasping* (Fig. 59-24b). O ETE 3D auxilia no posicionamento perpendicular do MitraClip® (Fig. 59-24c). Se o SLC avançar no VE, uma dica importante é a diminuição do ganho total da imagem tridimensional para facilitar a visualização dos braços do clipe dentro da cavidade ventricular. O modo *full volume* com o Doppler colorido *en face* do VE também pode facilitar o posicionamento do MitraClip® na origem do jato regurgitante.

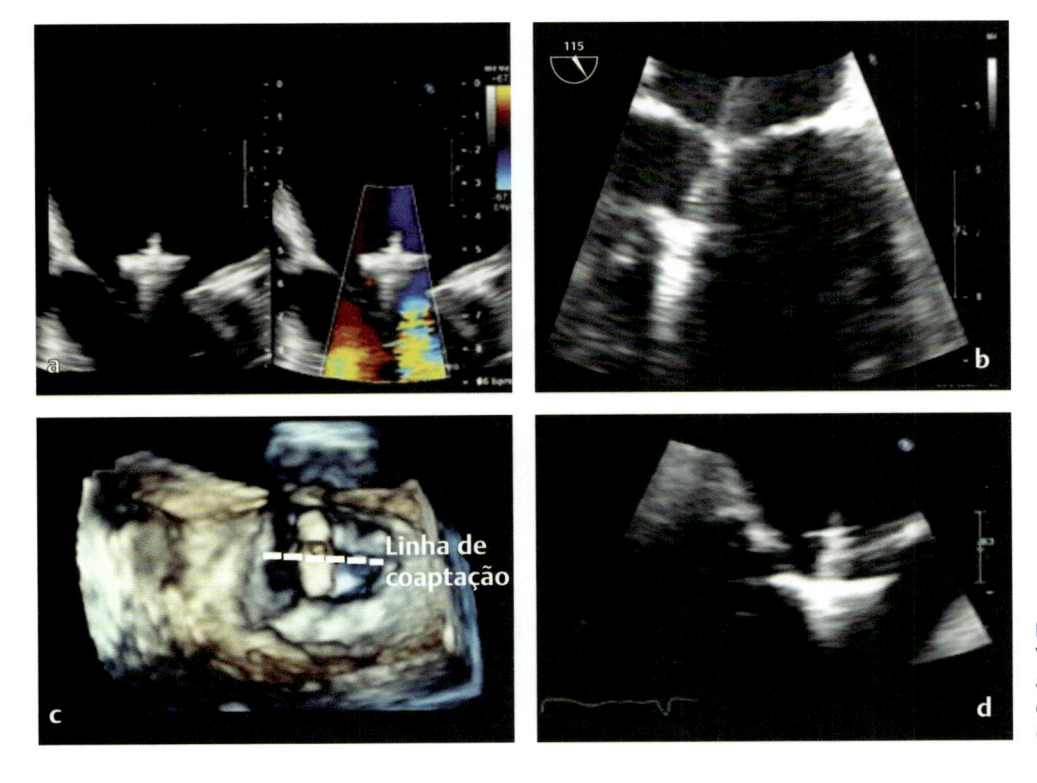

Fig. 59-24. (a) Avanço do MitraClip® em direção ao VE. (b) Nota-se a perda da orientação perpendicular ao plano das cúspides. (c) O uso do ETE 3D para confirmar a perpendicularidade do clipe. (d) *Grasping* das cúspides. VE: ventrículo esquerdo.

Passo 6 – Puxando o MitraClip® do VE para o AE

No passo 6, o MitraClip® é retrocedido do VE para AE até a aproximação e *grasping* das cúspides. Esse passo é primariamente guiado pelo ETE 2D por causa do melhor *frame rate* em relação ao ETE 3D (Fig. 59-24d).

Passo 7 – Confirmação do Grasping e Avaliação dos Resultados

O tecido das cúspides precisa ser visto entre os braços e as garras do clipe. A imagem biplanar ortogonal do eixo comissural e o eixo longo do VE, ou o eixo longo do VE isoladamente oferecem o melhor o plano de imagem para a visualização das cúspides aderidas no dispositivo (Fig. 59-25). Nesse momento, o procedimento é essencialmente guiado pelo ETE 2D. O *grasping* deve ser confirmado pela mobilidade restrita das cúspides aderida ao MitraClip®. Se o clipe não estiver bem posicionado e/ou não houver redução da IM após interrogação com o Doppler colorido nos planos comissural e eixo longo do VE, deve-se reposicioná-lo. É necessário avaliar a morfologia da VM, o grau de IM residual, e a presença de estenose. Na avaliação da IM, é fundamental estabelecer um nível de pressão arterial semelhante ao pré-procedimento. Nós aconselhamos a restauração da pré e pós-carga aos valores normais. Um outro aspecto importante é aferir continuamente a pressão atrial esquerda antes e após a clipagem. A avaliação da estenose se faz rapidamente pela obtenção do gradiente transmitral AE-VE (ideal ≤ 5 mmHg) e, mais adiante, pela planimetria 3D usando o método de reconstrução multiplanar. Uma vez confirmada a redução significativa da IM, o clipe é então liberado e se avalia a necessidade de um clipe adicional. Por fim, realizar o monitoramento da retirada do SLC e avaliar a presença de forame oval patente pós-punção.

FECHAMENTO PERCUTÂNEO DO APÊNDICE ATRIAL ESQUERDO

O apêndice atrial esquerdo (AAE), em virtude das suas características anatômicas – óstio relativamente estreito e corpo afastado da cavidade atrial e repleto de reentrâncias que propiciam estase sanguínea quando disfuncionante – é local frequente de formação de trombo e, assim, fonte de êmbolos. Estudos mostram que, em situações de fibrilação atrial e acidente vascular encefálico criptogenético, o trombo origina-se no AAE em 90% das vezes. Vista de outro modo, esta perda de capacidade contrátil decorrente da fibrilação atrial ou outra arritmia equivalente implica em risco anual de 5% de evento embólico, se nenhum tratamento for feito.[62] A opção terapêutica inicial e mais frequentemente utilizada é a antiagregação plaquetária e a anticoagulação, seguindo critérios estabelecidos em diretrizes específicas.[63,64] Porém, a maioria destes pacientes tem idade avançada, com risco de sangramento também aumentado, e muitos têm dificuldade de manter a anticoagulação em nível terapêutico adequado e de maneira constante. Varia de 25 a 40% o percentual de pacientes com tratamento clínico ineficaz, e aqueles com alto risco de sangramento têm o uso de anticoagulantes contraindicado.[65-67] Isto motivou a busca por técnicas de exclusão do AAE visando atenuar este risco.

Exclusão Cirúrgica

Em situações em que o paciente é submetido à cirurgia cardíaca, pode-se realizar a exclusão cirúrgica do AAE, quer seja por dispositivo (AtriClip®, Tiger Paw®) ou operatória, com sua excisão e sutura da parede atrial ou, mais frequentemente, com plicatura do seu óstio. Esta, porém, costuma evoluir com reabertura parcial nos primeiros meses de pós-operatório em até 60% dos casos, visto que resta alguma contração ao apêndice preservado, a qual força e esgarça a sutura do óstio, retornando o risco emboligênico (Fig. 59-26).[68] Nestas técnicas não se faz necessário qualquer método diagnóstico prévio ou durante o procedimento cirúrgico. Eventualmente, o ecocardiograma transesofágico (ETE) intraoperatório pode auxiliar na certeza de exclusão do AAE, mas no momento de saída de circulação extracorpórea o AAE costuma estar atordoado, com contratilidade bastante reduzida, não sendo neste momento que ocorre a reabertura do óstio.

Oclusão por Dispositivo

Outra opção de se excluir o AAE da circulação é por meio de sua oclusão por dispositivo implantável via cateter transcutâneo. Vários estudos demonstraram que esta é uma técnica viável e segura.

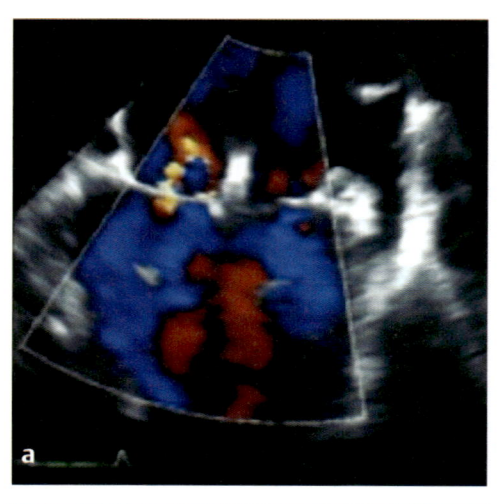

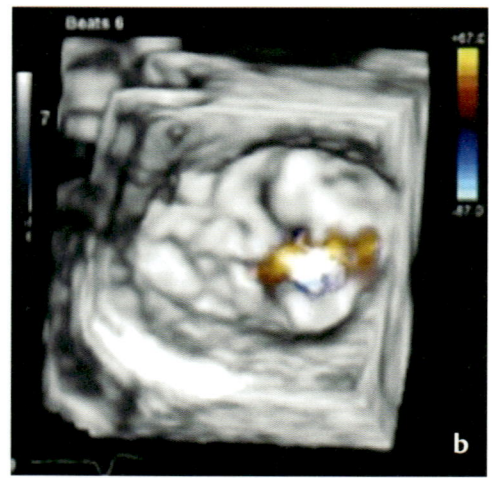

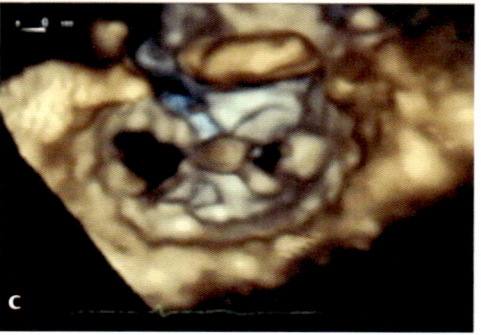

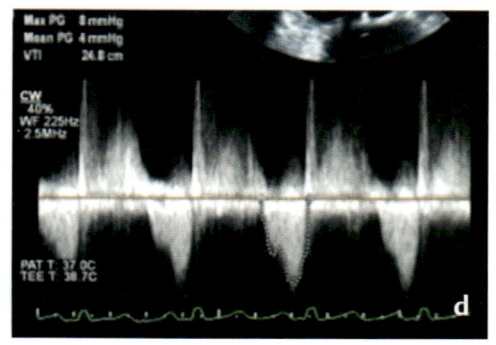

Fig. 59-25. (**a**) ETE 2D no eixo longo do VE mostrando uma clipagem efetiva com IM residual leve; (**b**) ETE 3D confirma a presença de um jato medial ao clipe; (**c**) ETE 3D com visão da VM a partir do VE ilustrando o duplo orifício mitral; (**d**) Doppler contínuo evidenciando ausência de estenose significativa após implante do clipe.
VE: ventrículo esquerdo; VM: valva mitral.

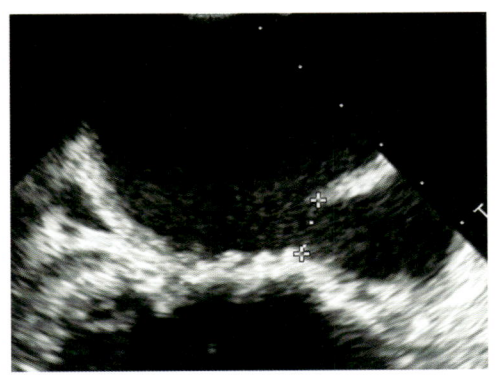

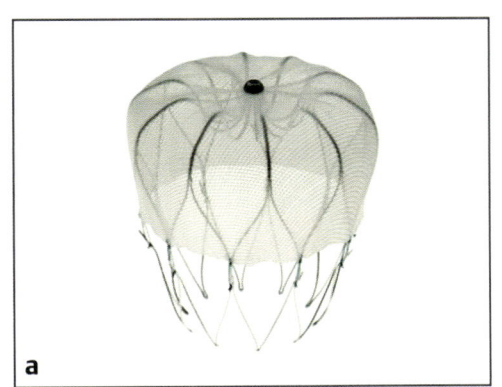

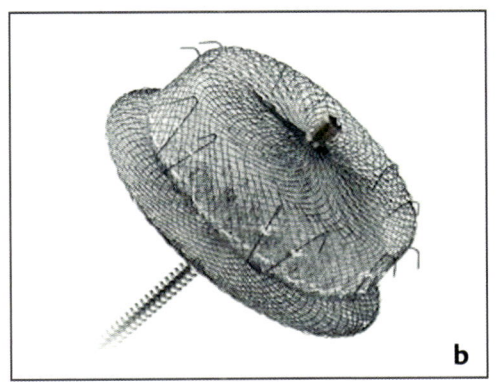

Fig. 59-26. Plicatura do AAE parcialmente aberta ao ETE 2D.

Fig. 59-27. Dispositivo de Watchman (**a**) e dispositivo de Amplatzer (**b**).

O primeiro a ser desenvolvido – PLAATO® – acabou sendo descontinuado por causa da alta frequência de complicações. Porém, como foi instalado em pacientes da Europa e América do Sul – nos Estados Unidos seu implante não fora aprovado – ainda é possível nos depararmos com este dispositivo em exames realizados em nosso meio.

Vários modelos foram tentados desde então. Os mais utilizados e aprovados pelas diferentes agências reguladoras são o dispositivo de Amplatzer (Amplatzer Cardiac Plug [ACP] ® ou Amulet ®) e o dispositivo de Watchmann® (Fig. 59-27). Os demais modelos têm suas diferentes especificidades, mas seguem as linhas gerais de implante e posicionamento destes dois dispositivos. Dispositivos intracardíacos não podem ser implantados, se houver trombo no AAE, e dependem de avaliações específicas de medidas e da anatomia para definir possibilidade do implante e tamanho do dispositivo. O de Watchman foi o primeiro a ser aprovado nos EUA. Consiste em uma estrutura de nitinol e cobertura de polietileno com formato semelhante a um guarda-chuva invertido que se molda e oclui o colo e/ou o corpo do AAE. O dispositivo de Amplatzer possui 2 componentes. O lobo, mais distal, garante a fixação do dispositivo no colo do AAE, e o disco, mais proximal, a oclusão do seu óstio.

Avaliação Pré-Procedimento

A decisão do dispositivo a ser implantado depende da avaliação da anatomia do AAE e suas dimensões. Presença de lobo acessório, sobretudo se proximal, dificulta ou mesmo impossibilita a fixação do Amplatzer e do Watchman. No caso do modelo de Amplatzer, é importante medir o óstio e a região de abertura do lobo no colo (*landing zone*), a 10 mm do óstio, ao nível da artéria circunflexa. A profundidade do colo também deve ser medida, mas raramente é uma limitação. Estas medidas devem ser realizadas em diferentes planos (0°, 45°, 90° e 135°), habitualmente ao ETE, mas também podem ser realizadas pela tomografia computadorizada.[69] Costumam ser confirmadas durante o procedimento pela angiografia, porém podem-se mostrar reduzidas por causa da diminuição da volemia provocada pelo jejum prévio. Para o modelo de Watchman, devem-se medir a largura e a profundidade do corpo do AAE, visto que sua liberação pode ocorrer tanto próximo ao óstio como mais para dentro do AAE. Vale ressaltar que, embora estes dispositivos sejam circunferenciais, o óstio e o colo do AAE são elipsoides, com eixo maior no sentido anteroposterior (a 90° e a 135°), que se moldarão ao formato do dispositivo. Sendo assim, considera-se a média destas medidas, sempre acrescidas de uma superestimação de 10 a 20% para garantir a fixação do dispositivo.

Monitorização do Implante

Os dispositivos de oclusão do AAE são inseridos, via de regra, por acesso venoso femoral. O primeiro ponto crítico é a passagem pelo septo interatrial (SIA). O ETE permite identificação do local de punção pelo abaulamento típico, em tenda, da membrana da fossa oval. Após a perfuração do SIA, o fio-guia e posteriormente o introdutor da bainha são guiados para o AAE com auxílio do ETE. É importante que a bainha fique alinhada com o eixo do AAE, perpendicular ao plano de fixação do dispositivo. Para tal, tanto o local da punção transeptal como a escolha do introdutor da bainha são determinantes. Isto auxilia o correto posicionamento do dispositivo, que ocorre muitas vezes após várias tentativas, sobretudo com o ACP. O ETE permite verificar imediatamente se a abertura do lobo do ACP foi alinhada com o eixo do AAE, evitando que um dos lados fique mais exposto e tendendo a se soltar, assim como se ele estivesse muito introduzido ou muito exteriorizado. Via de regra, espera-se que o lobo se posicione mais internamente que o plano da artéria circunflexa, porém respeitando a distância de 10 mm em relação ao óstio, ponto de abertura do disco oclusor. Além do posicionamento, o lobo deve assumir formato de pneu, mostrando certa tensão no eixo transversal, o que garante sua fixação. Se superdimensionado, o lobo ficará com formato irregular, como um morango, e se subdimensionado, como uma chupeta, ao ETE, acarretando risco de mobilização e embolia em ambos os casos. Após liberar também o disco, o ETE permite observar se o dispositivo ficou bem posicionado e se há algum *leak* com fluxo residual do AAE (Fig. 59-28).

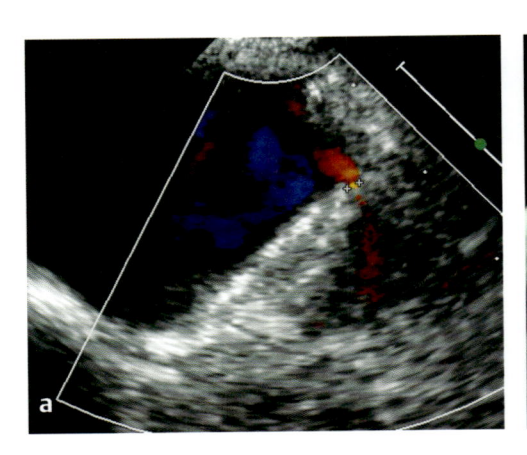

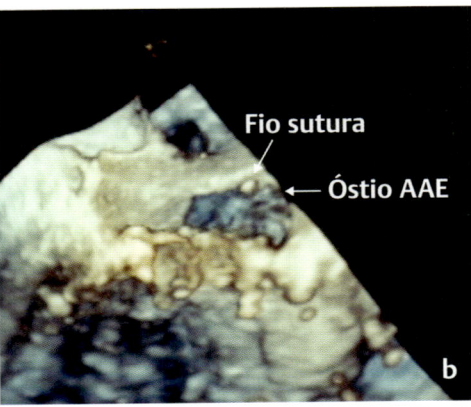

Fig. 59-28. (**a, b**) Mínima descontinuidade (*leak*) entre o disco do dispositivo de Amplatzer e a prega cumarínica observada ao mapeamento de fluxo em cores, antes da liberação definitiva do dispositivo.

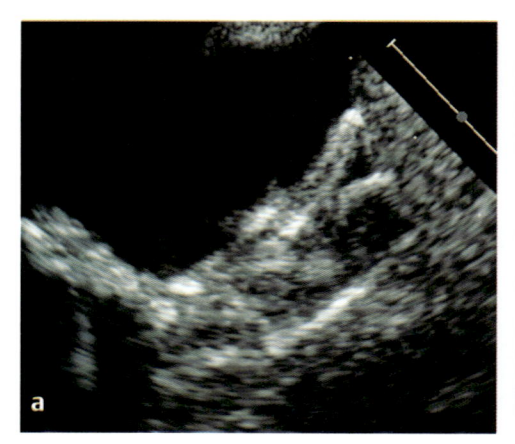

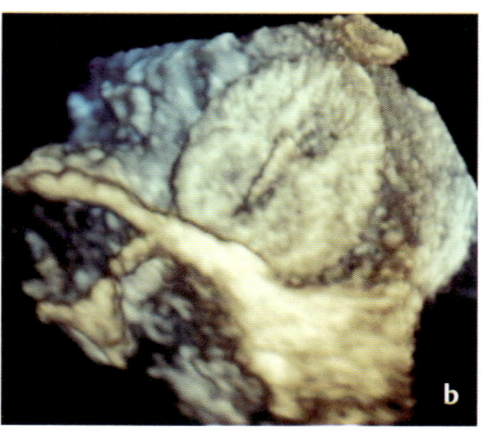

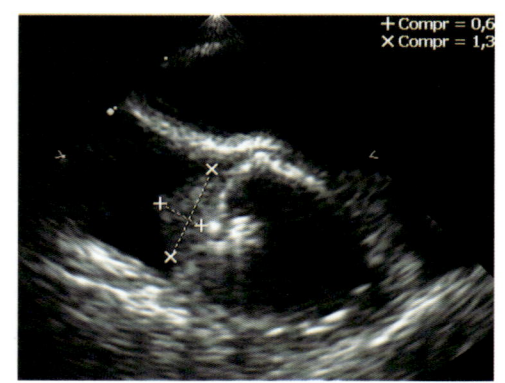

Fig. 59-29. Dispositivo de Amplatzer bem posicionado após sua liberação definitiva, ao ETE 2D (a) e ao ETE 3D (b).

Fig. 59-30. Trombo fixo na superfície do dispositivo de Watchman 8 dias após o seu implante, ao ETE 2D.

Além disso, permite afastar possíveis complicações, como o envolvimento da cúspide mitral, obstrução ao fluxo da veia pulmonar superior esquerda e principalmente surgimento de derrame pericárdico. Só então o dispositivo é totalmente liberado (Fig. 59-29). Todo o procedimento, sobretudo o momento decisivo do correto posicionamento do dispositivo, pode ser monitorado com o ETE 3D, em complementação às imagens 2D.

Avaliação no Acompanhamento

A presença do dispositivo no AAE estimula processo de endotelização. Após 1 mês, ocorre formação de fina camada de células endoteliais encobrindo o dispositivo, a qual se completa após pelo menos 3 meses. A partir de então o dispositivo é incorporado à parede do apêndice, e complicações são mais raras. Este processo, porém, pode durar mais tempo ou nunca se completar, sobretudo em dispositivos mau posicionados, mantendo parte deste exposto. Assim, enquanto houver exposição do dispositivo haverá risco de formação de trombo ou de vegetação, cujo diagnóstico poderá ser feito pela tomografia computadorizada (TC) ou pelo ETE (Fig. 59-30).[70,71]

Outros Dispositivos

Há diversas outras tentativas de desenvolvimento de dispositivos de exclusão do AAE, a maioria não ultrapassando a fase experimental. Porém um outro dispositivo que tem sido usado na prática, sobretudo nos EUA, é o Lariat. É realizado por sutura epicárdica por meio de laço metálico, posicionado no entorno do AAE com auxílio de ogiva imantada intracavitária posicionada no AAE por via transcutânea. O suporte do ETE é fundamental em todos os passos deste procedimento.

Perspectivas

Embora desenvolvidos há mais de uma década, os dispositivos de oclusão do AAE permanecem como tratamento de exclusão, quando o tratamento conservador se mostra ineficaz. Vários estudos demonstraram a não inferioridade do implante, tanto com o dispositivo de Watchman, como de Amplatzer, porém nenhum demonstrou superioridade ao tratamento anticoagulante eficaz em relação à prevenção de eventos isquêmicos.[72,73]

REFERÊNCIAS BIBLIOGRÁFICAS

1. Percutaneous balloon aortic valvuloplasty. Acute and 30-day follow-up results in 674 patients from the NHLBI Balloon Valvuloplasty Registry. Circulation. 1991;84(6):2383-97.
2. Cribier A, Eltchaninoff H, Bash A, Borenstein N, Tron C, Bauer F, et al. Percutaneous transcatheter implantation of an aortic valve prosthesis for calcific aortic stenosis: first human case description. Circulation. 2002;106(24):3006-8.
3. Baumgartner H, Falk V, Bax JJ, De Bonis M, Hamm C, Holm PJ, et al. 2017 ESC/EACTS Guidelines for the management of valvular heart disease. Eur Heart J. 2017;38(36):2739-91.
4. Nishimura RA, Otto CM, Bonow RO, Carabello BA, Erwin JP, 3rd, Fleischer LA, et al. 2017 AHA/ACC Focused Update of the 2014 AHA/ACC Guideline for the Management of Patients With Valvular Heart Disease: A Report of the American College of Cardiology/American Heart Association Task Force on Clinical Practice Guidelines. Circulation. 2017;135(25):e1159-e95.
5. Tarasoutchi F, Montera MW, Ramos AIO, Sampaio RO, Rosa VEE, Accorsi TAD, et al. Arq Bras Cardiol. 2017;109(6 suppl 2):1-34.
6. Kanjanahattakij N, Horn B, Vutthikraivit W, Biso SM, Ziccardi MR, Lu MLR, et al. Comparing outcomes after transcatheter aortic valve replacement in patients with stenotic bicuspid and tricuspid aortic valve: A systematic review and meta-analysis. Clin Cardiol. 2018;41(7):896-902.
7. Park JB, Hwang IC, Lee W, Han JK, Kim CH, Lee SP, et al. Quantified degree of eccentricity of aortic valve calcification predicts risk of paravalvular regurgitation and response to balloon post-dilation after self-expandable transcatheter aortic valve replacement. Int J Cardiol. 2018;259:60-8.
8. Pollari F, Dell'Aquila AM, Sohn C, Marianowicz J, Wiehofsky P, Schwab J, et al. Risk factors for paravalvular leak after transcatheter aortic valve replacement. J Thorac Cardiovasc Surg. 2019;157(4):1406-15 e3.
9. Piazza N, de Jaegere P, Schultz C, Becker AE, Serruys PW, Anderson RH. Anatomy of the aortic valvar complex and its implications for transcatheter implantation of the aortic valve. Circ Cardiovasc Interv. 2008;1(1):74-81.
10. Sievers HH, Hemmer W, Beyersdorf F, Moritz A, Moosdorf R, Lichtenberg A, et al. The everyday used nomenclature of the aortic root components: the tower of Babel? Eur J Cardiothorac Surg. 2012;41(3):478-82.
11. Lang RM, Badano LP, Mor-Avi V, Afilalo J, Armstrong A, Ernande L, et al. Recommendations for cardiac chamber quantification by echocardiography in adults: an update from the American Society of Echocardiography and the European Association of Cardiovascular Imaging. J Am Soc Echocardiogr. 2015;28(1):1-39 e14.
12. Rong LQ, Hameed I, Salemi A, Rahouma M, Khan FM, Wijeysundera HC, et al. Three-Dimensional Echocardiography for Transcatheter Aortic Valve Replacement Sizing: A Systematic Review and Meta-Analysis. J Am Heart Assoc. 2019;8(19):e013463.
13. Podlesnikar T, Prihadi EA, van Rosendael PJ, Vollema EM, van der Kley F, de Weger A, et al. Influence of the Quantity of Aortic Valve Calcium on the Agreement Between Automated 3-Dimensional Transesophageal Echocardiography and Multidetector Row Computed Tomography for Aortic Annulus Sizing. Am J Cardiol. 2018;121(1):86-93.
14. Bax JJ, Delgado V, Hahn RT, Leipsic J, Min JK, Grayburn P, et al. Transcatheter Aortic Valve Replacement: Role of Multimodality Imaging in Common and Complex Clinical Scenarios. JACC Cardiovasc Imaging. 2019.
15. Kiefer NJ, Salber GC, Burke GM, Chang JD, Guibone KA, Popma JJ, et al. The Impact of Basal Septal Hypertrophy on Outcomes after Transcatheter Aortic Valve Replacement. J Am Soc Echocardiogr. 2019.
16. Maeno Y, Abramowitz Y, Yoon SH, Israr S, Jilaihawi H, Watanabe Y, et al. Relation Between Left Ventricular Outflow Tract Calcium and Mortality Following Transcatheter Aortic Valve Implantation. Am J Cardiol. 2017;120(11):2017-24.

17. Agha AM, Parwani P, Guha A, Durand JB, Iliescu CA, Hassan S, et al. Role of cardiovascular imaging for the diagnosis and prognosis of cardiac amyloidosis. Open Heart. 2018;5(2):e000881.
18. Castano A, Narotsky DL, Hamid N, Khalique OK, Morgenstern R, DeLuca A, et al. Unveiling transthyretin cardiac amyloidosis and its predictors among elderly patients with severe aortic stenosis undergoing transcatheter aortic valve replacement. Eur Heart J. 2017;38(38):2879-87.
19. Moss RR, Ivens E, Pasupati S, Humphries K, Thompson CR, Munt B, et al. Role of echocardiography in percutaneous aortic valve implantation. JACC Cardiovasc Imaging. 2008;1(1):15-24.
20. Kotronias RA, Teitelbaum M, Webb JG, Mylotte D, Barbanti M, Wood DA, et al. Early Versus Standard Discharge After Transcatheter Aortic Valve Replacement: A Systematic Review and Meta-Analysis. JACC Cardiovasc Interv. 2018;11(17):1759-71.
21. Wood DA, Lauck SB, Cairns JA, Humphries KH, Cook R, Welsh R, et al. The Vancouver 3M (Multidisciplinary, Multimodality, But Minimalist) Clinical Pathway Facilitates Safe Next-Day Discharge Home at Low-, Medium-, and High-Volume Transfemoral Transcatheter Aortic Valve Replacement Centers: The 3M TAVR Study. JACC Cardiovasc Interv. 2019;12(5):459-69.
22. Hahn RT, Kodali S, Tuzcu EM, Leon MB, Kapadia S, Gopal D, et al. Echocardiographic imaging of procedural complications during balloon-expandable transcatheter aortic valve replacement. JACC Cardiovasc Imaging. 2015;8(3):288-318.
23. Zoghbi WA, Asch FM, Bruce C, Gillam LD, Grayburn PA, Hahn RT, et al. Guidelines for the Evaluation of Valvular Regurgitation After Percutaneous Valve Repair or Replacement: A Report from the American Society of Echocardiography Developed in Collaboration with the Society for Cardiovascular Angiography and Interventions, Japanese Society of Echocardiography, and Society for Cardiovascular Magnetic Resonance. J Am Soc Echocardiogr. 2019;32(4):431-75.
24. Kappetein AP, Head SJ, Genereux P, Piazza N, van Mieghem NM, Blackstone EH, et al. Updated standardized endpoint definitions for transcatheter aortic valve implantation: the Valve Academic Research Consortium-2 consensus document. J Am Coll Cardiol. 2012;60(15):1438-54.
25. Hahn RT, Little SH, Monaghan MJ, Kodali SK, Williams M, Leon MB, et al. Recommendations for comprehensive intraprocedural echocardiographic imaging during TAVR. JACC Cardiovasc Imaging. 2015;8(3):261-87.
26. Lancellotti P, Pibarot P, Chambers J, Edvardsen T, Delgado V, Dulgheru R, et al. Recommendations for the imaging assessment of prosthetic heart valves: a report from the European Association of Cardiovascular Imaging endorsed by the Chinese Society of Echocardiography, the Inter-American Society of Echocardiography, and the Brazilian Department of Cardiovascular Imaging. Eur Heart J Cardiovasc Imaging. 2016;17(6):589-90.
27. Zoghbi WA, Chambers JB, Dumesnil JG, Foster E, Gottdiener JS, Grayburn PA, et al. Recommendations for evaluation of prosthetic valves with echocardiography and doppler ultrasound: a report From the American Society of Echocardiography's Guidelines and Standards Committee and the Task Force on Prosthetic Valves, developed in conjunction with the American College of Cardiology Cardiovascular Imaging Committee, Cardiac Imaging Committee of the American Heart Association, the European Association of Echocardiography, a registered branch of the European Society of Cardiology, the Japanese Society of Echocardiography and the Canadian Society of Echocardiography, endorsed by the American College of Cardiology Foundation, American Heart Association, European Association of Echocardiography, a registered branch of the European Society of Cardiology, the Japanese Society of Echocardiography, and Canadian Society of Echocardiography. J Am Soc Echocardiogr. 2009;22(9):975-1014; quiz 82-4.
28. Capodanno D, Petronio AS, Prendergast B, Eltchaninoff H, Vahanian A, Modine T, et al. Standardized definitions of structural deterioration and valve failure in assessing long-term durability of transcatheter and surgical aortic bioprosthetic valves: a consensus statement from the European Association of Percutaneous Cardiovascular Interventions (EAPCI) endorsed by the European Society of Cardiology (ESC) and the European Association for Cardiothoracic Surgery (EACTS). Eur Heart J. 2017;38(45):3382-90.
29. Puri R, Auffret V, Rodes-Cabau J. Bioprosthetic Valve Thrombosis. J Am Coll Cardiol. 2017;69(17):2193-211.
30. Rihal CS, Sorajja P, Booker JD, et al. Principles of percutaneous paravalvular leak closure. JACC Cardiovasc Interv. 2012;5(2):121-30.
31. Sorajja P, Cabalka AK, Hagler DJ, et al. Percutaneous repair of paravalvular prosthetic regurgitation: acute and 30-day outcomes in 115 patients. Circ Cardiovasc Interv. 2011;4(4):314-21.
32. Swaans MJ, Post MC, van der Ven HA, et al. Transapical treatment of paravalvular leaks in patients with a logistic EuroSCORE of more than 15%: acute and 3-month outcomes of a "proof of concept" study. Catheter Cardiovasc Interv. 2012 Apr 1;79(5):741-7.
33. Smolka G, Pysz P, Jasinski M, et al. Transapical closure of mitral paravalvular leaks with use of amplatzer vascular plug III. J Invasive Cardiol. 2013;25(10):497-501.
34. Poliacikova P, Hildick-Smith D. Paravalvular leak closure for persisting aortic regurgitation after implantation of the CoreValve transcatheter valve. Catheter Cardiovasc Interv. 2014 Jul 1;84(1):155-9.
35. Azevedo AI, Braga P, Rodrigues A, et al. Percutaneous closure of periprosthetic paravalvular leaks: A viable alternative to surgery? Rev Port Cardiol. 2017;36(7-8):489-494.
36. Werner N, Zeymer U, Fraiture B, et al. Interventional treatment of paravalvular regurgitation by plug implantation following prosthetic valve replacement: a single-center experience. Clin Res Cardiol. 2018;107(12):1160-1169.
37. Smolka G, Pysz P, Jasiński M, et al. Multiplug paravalvular leak closure using Amplatzer Vascular Plugs III: A prospective registry. Catheter Cardiovasc Interv. 2016;87(3):478-87.
38. Franco E, Almería C, de Agustín JA, et al. Three-dimensional color Doppler transesophageal echocardiography for mitral paravalvular leak quantification and evaluation of percutaneous closure success. J Am Soc Echocardiogr. 2014;27(11):1153-63.
39. Hoffmann R, Kaestner W, Altiok E. Closure of a paravalvular leak with real-time three-dimensional transesophageal echocardiography for accurate sizing and guiding. J Invasive Cardiol. 2013;25(11):E210-1.
40. Maisano F, La Canna G, Colombo A, Alfieri O. The Evolution From Surgery to Percutaneous Mitral Valve Interventions. J Am Coll Cardiol. 2011;58:2174-2182.
41. Rogers JH, Franzen O. Percutaneous edge-to-edge MitraClip therapy in the management of mitral regurgitation. Eur Heart J. 2011 Oct;32(19):2350-7.
42. Alfieri O, Maisano F, De Bonis M, et al. The double-orifice technique in mitral valve repair: a simple solution for complex problems. J Thorac Cardiovasc Surg. 2001 Oct;122(4):674-81.
43. Feldman T, Kar S, Rinaldi M, et al. Percutaneous Mitral Repair With the MitraClip System. J Am Coll Cardiol. 2009;54:686-694.
44. Estévez-Loureiro R, Franzen O, Winter R, et al. Echocardiographic and clinical outcomes of central versus noncentral percutaneous edge-to-edge repair of degenerative mitral regurgitation. J Am Coll Cardiol. 2013 Dec 24;62(25):2370-2377.
45. Feldman T, Foster E, Glower DD, et al. Percutaneous repair or surgery for mitral regurgitation. N Engl J Med. 2011 Apr 14;364(15):1395-406.
46. Nishimura RA, Otto CM, Bonow RO, et al. 2014 AHA/ACC guideline for the management of patients with valvular heart disease: a report of the American College of Cardiology/American Heart Association Task Force on Practice Guidelines. J Am Coll Cardiol. 2014 Jun 10;63(22):e57-185.
47. Stone GW, Lindenfeld J, Abraham WT, et al. Transcatheter Mitral-Valve Repair in Patients with Heart Failure. N Engl J Med. 2019 May 16;380(20):1980-1981.
48. Biner S, Perk G, Kar S, et al. Utility of combined two-dimensional and three-dimensional transesophageal imaging for catheter-based mitral valve clip repair of mitral regurgitation. J Am Soc Echocardiogr. 2011 Jun;24(6):611-7.
49. Cavalcante JL, Rodriguez LL, Kapadia S, Tuzcu EM, Stewart WJ. Role of Echocardiography in Percutaneous Mitral Valve Interventions. JACC Cardiovasc Imaging. 2012 Jul;5(7):733-46.
50. Wunderlich NC, Siegel RJ. Peri-interventional echo assessment for the MitraClip procedure. Eur Heart J Cardiovasc Imaging. 2013 Oct;14(10):935-49.
51. Nyman CB, Mackensen GB, Jelacic S, Little SH, Smith TW, Mahmood F. Transcatheter Mitral Valve Repair Using the Edge-to-Edge Clip. J Am Soc Echocardiogr. 2018 Apr;31(4):434-453.
52. Lesevic H, Karl M, Braun D, et al. Long-Term Outcomes After MitraClip Implantation According to the Presence or Absence of EVEREST Inclusion Criteria. Am J Cardiol. 2017 Apr 15;119(8):1255-1261
53. Kische S, Nienaber C, Ince H. Use of four MitraClip devices in a patient with ischemic cardiomyopathy and mitral regurgitation. Catheter Cardiovasc Interv. 2012 Nov 15;80(6):1007-13.
54. Franzen O, Baldus S, Rudolph V, et al. Acute outcomes of MitraClip therapy for mitral regurgitation in high-surgical-risk patients: emphasis on adverse valve morphology and severe left ventricular dysfunction. Eur Heart J. 2010 Jun;31(11):1373-81.

55. Paranskaya L, D'Ancona G, Turan IB, et al. Percutaneous mitral valve repair with the MitraClip® system: perioperative and 1-year follow-up results using standard or multiple clipping strategy. Catheter Cardiovasc Interv. 2013 Jun 1;81(7):1224-31
56. Obadia J-F, Messika-Zeitoun D, Leurent G, et al. Percutaneous Repair or Medical Treatment for Secondary Mitral Regurgitation. N Engl J Med. 2018 Dec 13;379(24):2297-2306.
57. Barros-Gomes S, Tarasoutchi F, Rodrigues AC, Fischer CH, Brito FS Jr, Vieira MLC. Tratamento Percutâneo da Insuficiência Mitral Secundária por MitraClip: Mitra-FR vs. COAPT Arq. 2019:1-15.
58. Faletra FF, Pedrazzini G, Pasotti E, et al. Role of real-time three dimensional transoesophageal echocardiography as guidance imaging modality during catheter based edge-to-edge mitral valve repair. Heart. 2013 Aug;99(16):1204-15.
59. Mantovani F, Clavel M-A, Vatury O, et al. Cleft-like indentations in myxomatous mitral valves by three-dimensional echocardiographic imaging. Heart. 2015 Jul;101(14):1111-7.
60. Faletra FF, Leo LA, Paiocchi VL, et al. Revisiting Anatomy of the Interatrial Septum and its Adjoining Atrioventricular Junction Using Noninvasive Imaging Techniques. J Am Soc Echocardiogr. 2019 May;32(5):580-592.
61. Eleid MF, Sanon S, Reeder GS. Continuous Left Atrial Pressure Monitoring During MitraClip: Assessing the Immediate Hemodynamic Response. JACC Cardiovasc Interv. 2015 Jun;8(7):e117-9.
62. Blackshear JL, Odell JA. Appendage obliteration to reduce stroke in cardiac surgical patients with atrial fibrillation. Ann Thorac Surg. 1996;61:755-9.
63. January CT, Wann LS, Calkins H, Chen LY, Cigarroa JE, Cleveland JC Jr, et al. 2019 AHA/ACC/HRS Focused Update of the 2014 AHA/ACC/HRS Guideline for the Management of Patients With Atrial Fibrillation: A Report of the American College of Cardiology/American Heart Association Task Force on Clinical Practice Guidelines and the Heart Rhythm Society. J Am Coll Cardiol. 2019;74(1):104-132.
64. Kirchhof P, Benussi S, Kotecha D, Ahlsson A, Atar D, Casadei B, et al. 2016 ESC Guidelines for the management of atrial fibrillation developed in collaboration with EACTS. Eur Heart J. 2016;37(38):2893-2962.
65. Wyse DG. Bleeding while starting anticoagulation for thromboembolism prophylaxis in elderly patients with atrial fibrillation: from bad to worse. Circulation. 2007 May 29;115(21):2684-6.
66. Magalhães LP, Figueiredo MJO, Cintra FD, Saad EB, Kuniyoshi RR, Teixeira RA, et al. II Diretrizes Brasileiras de Fibrilação Atrial. Arq Bras Cardiol. 2016;106(4 Suppl 2):1-22.
67. Moussa Pacha H, Al-Khadra Y, Soud M, Darmoch F, Moussa Pacha A, Alraies MC. Percutaneous devices for left atrial appendage occlusion: A contemporary review. World J Cardiol. 2019 Feb 26;11(2):57-70
68. Kanderian AS, Gillinov AM, Pettersson GB, Blackstone E, Klein AL. Success of surgical left atrial appendage closure: assessment by transesophageal echocardiography. J Am Coll Cardiol. 2008 Sep 9;52(11):924-9.
69. Wunderlich NC, Beigel R, Swaans MJ, Ho SY, Siegel RJ. Percutaneous interventions for left atrial appendage exclusion: options, assessment, and imaging using 2D and 3D echocardiography. JACC Cardiovasc Imaging. 2015;8(4):472-488.
70. Saw J, Tzikas A, Shakir S, Gafoor S, Omran H, Nielsen-Kudsk JE, et al. Incidence and Clinical Impact of Device-Associated Thrombus and Peri-Device Leak Following Left Atrial Appendage Closure With the Amplatzer Cardiac Plug. JACC Cardiovasc Interv. 2017;10(4):391-399.
71. Khumri TM, Thibodeau JB, Main ML. Transesophageal echocardiographic diagnosis of left atrial appendage occluder device infection. Eur J Echocardiogr. 2008;9(4):565-6.
72. Bajaj NS, Parashar A, Agarwal S, Sodhi N, Poddar KL, Garg A, et al. Percutaneous left atrial appendage occlusion for stroke prophylaxis in nonvalvular atrial fibrillation: a systematic review and analysis of observational studies. JACC Cardiovasc Interv. 2014;7(3):296-304.
73. Reddy VY, Doshi SK, Kar S, Gibson DN, Price MJ, Huber K, et al. 5-Year Outcomes After Left Atrial Appendage Closure: From the PREVAIL and PROTECT AF Trials. J Am Coll Cardiol. 2017;70(24):2964-2975.

TRANSPLANTE CARDÍACO

Cecília Beatriz Bittencourt Viana Cruz ■ Marco Stephan Lofrano Alves
Marcos Valério Coimbra de Resende

INTRODUÇÃO

O transplante cardíaco é reconhecido como o melhor tratamento para pacientes com insuficiência cardíaca refratária. Quando é utilizada uma seleção criteriosa para a escolha do doador e do receptor, há um significativo aumento na sobrevida, na capacidade de exercício e na capacidade de trabalho desses pacientes, além de melhora da qualidade de vida.[1,2] Embora, nas últimas décadas, tenham sido obtidos avanços significativos na técnica cirúrgica, nos critérios de seleção do doador e do receptor e no manejo dos pacientes transplantados, a rejeição aguda e doença vascular do enxerto permanecem como limitações importantes para a sobrevida destes pacientes. Historicamente, a vigilância para estas duas condições tem sido feita com procedimentos invasivos, como a biópsia miocárdica (BM) e a angiografia coronariana, que possuem riscos inerentes e custos elevados. Assim, a busca por métodos não invasivos de detecção precoce da rejeição e da doença vascular do enxerto permanece como objetivo prioritário no acompanhamento de pacientes transplantados.[3]

O ecocardiograma é um método importante em vários momentos do transplante. Ele é utilizado desde a avaliação para indicação do transplante cardíaco, na avaliação do potencial doador, acompanhamento intraoperatório, no segmento da avaliação de rejeição e doença vascular do enxerto, podendo servir também como guia nas biópsias e na avaliação de suas complicações. Trata-se de método de custo acessível e ampla disponibilidade, podendo ser realizado à beira do leito, e com riscos mínimos ao paciente. Com este método, é possível monitorar-se a função cardíaca, dados hemodinâmicos, funções sistólica e diastólica de ambos os ventrículos, além de obter-se informações sobre o grau de hipertensão pulmonar e diagnóstico de alterações valvares e pericárdicas.[4]

AVALIAÇÃO DE POTENCIAIS DOADORES DE CORAÇÃO

É de fundamental importância o aproveitamento máximo dos órgãos doados; para isto, uma adequada avaliação da função cardíaca de potenciais doadores é essencial. Há atualmente tendência de ampliação dos critérios para aceitação de enxerto para o transplante cardíaco, com utilização de órgãos com defeitos estruturais menores, como hipertrofia discreta e defeitos valvares sem repercussão hemodinâmica significativa. Para tanto, é imperioso o correto diagnóstico.

O exame ecocardiográfico de potenciais doadores permite a avaliação da morfologia do órgão e exclusão de cardiopatias preexistentes, como miocardiopatias, valvopatias e doenças congênitas, e pode sugerir a presença de doença cardíaca hipertensiva e de doença arterial coronariana. Entretanto, mais do que excluir doadores, o ecocardiograma tem sido visto como ferramenta para inclusão de doadores que não seriam habitualmente utilizados com base apenas nos dados clínicos. Ademais, a avaliação ecocardiográfica hemodinâmica pode contribuir para o manejo do paciente, indicando o estado da função ventricular direita e esquerda, bem como o estado volêmico medido pelo grau de ingurgitamento e distensibilidade da veia cava inferior.[5] Por fim, a avaliação ecocardiográfica do potencial doador também tem demonstrado valor prognóstico em recentes estudos.[6,7]

Um especial desafio para a seleção do doador é a exclusão de doença arterial coronariana significativa. Por isso, a angiografia coronária está indicada em doadores masculinos com idade superior a 45 anos ou femininos com idade superior a 50 anos. Entretanto, em muitas situações, este exame é de difícil execução. Alternativamente, tem sido sugerido a realização do ecocardiograma com estresse farmacológico à beira do leito, que foi validado em potenciais doadores com morte cerebral.[8] Demonstrou-se que uma resposta ao estresse com hipercinesia global e ausência de anormalidades da contratilidade segmentar pode ser considerada como ausência de doença coronariana significativa e utilizada como critério para a seleção de um doador adequado.

ECOCARDIOGRAFIA TRANSESOFÁGICA INTRAOPERATÓRIA

O exame ecocardiográfico transesofágico realizado durante o procedimento cirúrgico é capaz de fornecer dados a respeito da função do enxerto, assim que seja retomada a circulação espontânea, presença de ar dentro das cavidades cardíacas, alinhamento das suturas, distorções de estruturas anatômicas e presença de insuficiências valvares, e pesquisar a presença de lesões estruturais preexistentes não diagnosticadas durante o ato operatório e que necessitem de intervenções específicas, como as comunicações interatrial e interventricular. Em especial, o ecocardiograma transesofágico fornece informações hemodinâmicas que auxiliam no manejo dos pacientes durante a saída da circulação extracorpórea; notadamente avaliam-se o grau de hipertensão pulmonar (em geral presente em receptores de transplante cardíaco), estado volêmico e função ventricular direita.

ACOMPANHAMENTO PÓS-OPERATÓRIO

Embora possa haver limitação para obtenção de imagens transtorácicas ideais no período pós-operatório, o acompanhamento com estudos ecocardiográficos seriados é possível na maioria dos casos e possui um papel fundamental na monitorização da função ventricular e no diagnóstico das complicações associadas ao transplante cardíaco. Nos pacientes com janela transtorácica inconclusiva, o ecocardiograma transesofágico é alternativa com excelente acurácia diagnóstica. No acompanhamento tardio, a ecocardiografia tem grande valor na detecção de rejeição aguda, doença vascular do enxerto e monitorização das pressões pulmonares. Em decorrência da variabilidade dos parâmetros derivados da ecocardiografia convencional com Doppler nesta população,[9] é importante ter em mãos um estudo basal abrangente do paciente para comparações futuras, sendo este estudo índice realizado após pelo menos seis meses do transplante cardíaco.[4]

Durante o primeiro ano após o transplante, deve-se fazer um ecocardiograma de acompanhamento a cada três meses. O exame também deverá ser realizado sempre que o paciente se submeter à BM com o intuito de avaliar uma possível complicação e, logicamente, toda vez que houver alguma descompensação clínica.[10]

Os achados ecocardiográficos em pacientes após o transplante cardíaco devem ser interpretados de acordo com os aspectos anatômicos decorrentes da técnica cirúrgica utilizada e das modificações da fisiologia cardíaca resultante da denervação do enxerto cardíaco, consequente à secção do plexo cardíaco.[11] Além disso, lesão miocárdica causada por má preservação do enxerto, adaptação à nova condição hemodinâmica e a ocorrência de rejeição também são informações que devem ser integradas na interpretação da função cardíaca.[12]

Atualmente, a técnica bicaval é a técnica cirúrgica mais utilizada para o transplante cardíaco ortotópico, seguida da técnica biatrial (convencional).[13] Na técnica convencional, o cirurgião realiza as anastomoses do coração do doador no nível médio de ambos os átrios do receptor, e da aorta ascendente e artéria pulmonar logo acima das valvas semilunares. Na técnica bicaval, realizam-se as anastomoses das veias cavas superior e inferior em vez da anastomose do átrio direito. A incisão do átrio esquerdo é realizada de modo a deixar apenas uma pequena porção de parede atrial ao redor das quatro veias pulmonares. A técnica biatrial convencional, menos utilizada atualmente, foi associada a uma mecânica atrial alterada, padrão anormal de enchimento ventricular, predisposição à formação de trombos atriais e maior incidência de insuficiência da valva tricúspide. A técnica bicaval por sua vez demonstrou uma melhor preservação da morfologia do átrio esquerdo, menor taxa de necessidade de marca-passo por complicações do nó sinoatrial e menor trombogênese.[11,14,15]

A denervação cardíaca é uma condição inevitável em ambas as técnicas cirúrgicas. Embora alguma inervação persista nos átrios do receptor na técnica convencional biatrial, nenhum impulso atravessa a linha de sutura dos átrios, sendo o átrio do doador responsável pela frequência cardíaca, que apresenta uma variabilidade diminuída em pacientes transplantados (com frequência intrínseca de aproximadamente 100 bpm). Além disso, a frequência cardíaca do receptor responde pouco à manobra de Valsalva ou ao estímulo do seio carotídeo. Drogas vagolíticas, como a atropina, são ineficazes, mas o coração do doador mantém responsividade às drogas simpaticomiméticas, como o isoproterenol, epinefrina, norepinefrina, dopamina e dobutamina. O mecanismo de Frank-Starling é mantido no coração transplantado, mas, em decorrência das frequências elevadas, o coração transplantado é mais dependente da pré-carga e necessita de maiores pressões de enchimento para produzir um volume de ejeção adequado.[11,16-19]

Achados Ecocardiográficos Característicos no Transplante Cardíaco

O ecocardiograma do paciente transplantado pode demonstrar uma marca hiperecogênica no plano de sutura atrial entre o átrio do doador e do receptor. A marca da anastomose é observada em ambos os átrios na técnica biatrial, e apenas no átrio esquerdo na técnica bicaval. A linha de sutura geralmente é bem visibilizada como uma linha hiper-refringente, não devendo ser confundida com massa atrial ou trombo intracavitário (Fig. 60-1). As suturas das veias cavas, artéria pulmonar e aorta ascendente geralmente não são bem visibilizadas pelo ecocardiograma transtorácico em adultos, sendo mais facilmente identificadas em crianças. Também se percebe o aumento do átrio esquerdo na técnica bicaval, e de ambos os átrios na técnica biatrial, principalmente nos seus eixos longitudinais. Vale ressaltar que o volume atrial esquerdo de pacientes transplantados se correlacionou inversamente com a sobrevida dos receptores de transplante cardíaco.[16]

Nos primeiros dias do pós-operatório, é comum observar dilatação e disfunção ventricular direita, geralmente transitória, por causa da exposição do coração transplantado a uma alta resistência vascular pulmonar previamente existente em alguns receptores. Tardiamente, o coração direito adapta-se à nova carga hemodinâmica.[20,21] Embora a maioria dos pacientes apresente melhora da função ventricular direita na primeira semana após o transplante cardíaco, a persistência da disfunção e dilatação do ventrículo direito é fator prognóstico reconhecido de mortalidade intra-hospitalar, sendo que a disfunção do ventrículo direito soma em torno de 20% dos óbitos no período precoce do transplante cardíaco.[22,23]

A utilização de parâmetros quantitativos de avaliação da função ventricular direita pode revelar alterações sutis da contratilidade (Fig. 60-2).[24] Em um estudo recente,[25] todos os parâmetros que medem a função sistólica do VD foram diminuídos em comparação às diretrizes atuais.[26] A média do TAPSE foi de 15 ± 4 mm, a do S foi de 10 ± 6 mm/s e a da variação fracional da área do VD foi de 40 ± 8%.

O movimento assincrônico e derrame pericárdico discreto são achados comuns no *status* pós-cirúrgico. Outro achado comum é o aumento da espessura do septo e da parede posterior, resultado da inflação e edema pós-cirúrgico que tendem a diminuir no pós-operatório. Porém, um aumento mais repentino do septo e parede posterior deve chamar atenção para presença de rejeição.[10]

Falência Precoce do Enxerto

É definida como disfunção biventricular, com baixo débito cardíaco e altas pressões de enchimento, sendo a principal causa de óbito nos primeiros 30 dias após o transplante. A falência precoce é atribuída à hipertensão pulmonar e consequente falência ventricular direita, lesão de reperfusão (tempo de isquemia fria prolongado) ou rejeição hiperaguda (por presença de anticorpos pré-formados do receptor reativos ao enxerto cardíaco).[3,12]

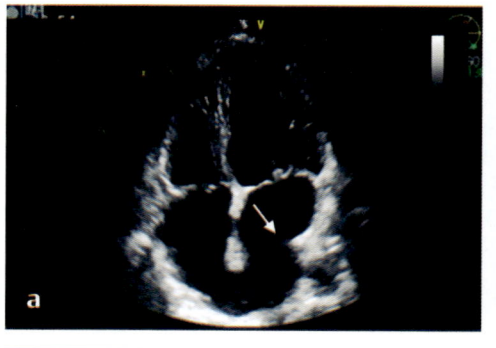

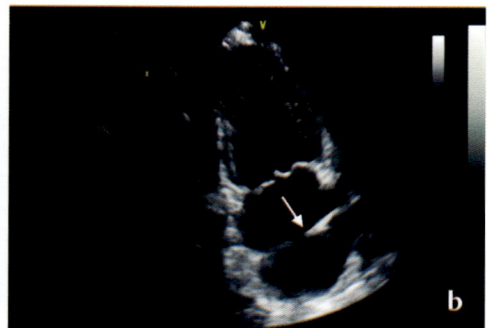

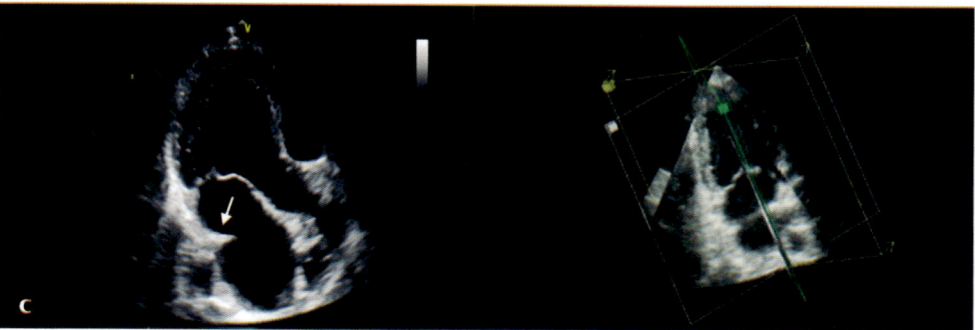

Fig. 60-1. Ecocardiograma bidimensional demonstrando a linha de sutura atrial esquerda em um paciente submetido ao transplante cardíaco pela técnica bicaval. (**a**) Projeção apical de 4 câmaras. (**b**) Apical de 2 câmaras. (**c**) Apical longitudinal.

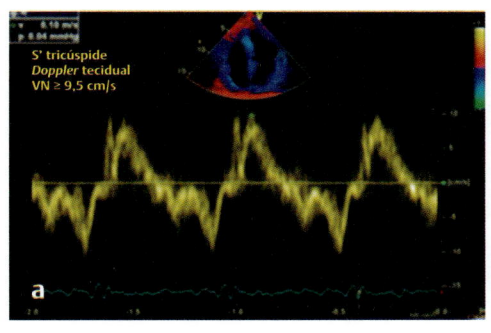

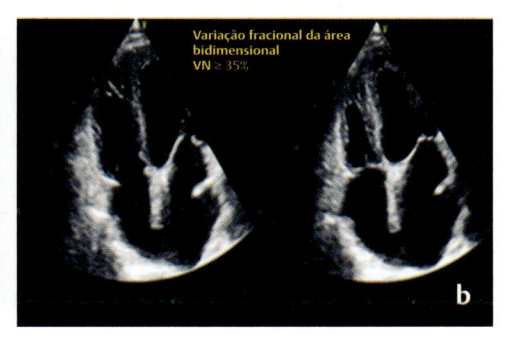

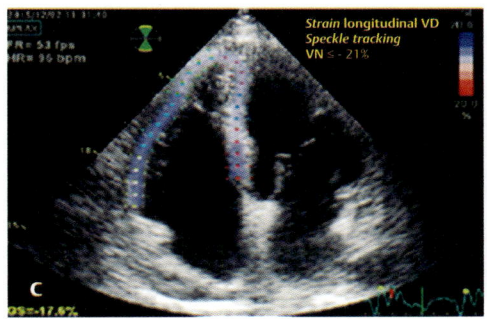

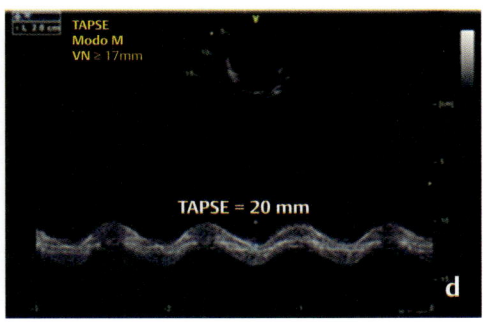

Fig. 60-2. Parâmetros quantitativos de avaliação da função ventricular direita. (**a**) Pico sistólico de velocidade do anel tricúspide lateral (S´) obtido pelo Doppler tecidual. (**b**) Variação fracional da área do ventrículo direito obtido pelo método bidimensional. (**c**) *Strain* longitudinal global do ventrículo direito obtido pela ecocardiografia com *speckle-tracking*. (**d**) Excursão sistólica do plano do anel tricúspide (TAPSE) obtido pelo modo M. VN: valor normal.

Rejeição Aguda do Enxerto

A rejeição aguda é frequente nos primeiros meses após o transplante, apesar de também ocorrer tardiamente. Sua incidência é estimada em 20-40%, sendo a maior causa de óbitos no primeiro ano após o transplante. A rejeição aguda é responsável por 12% de todos os óbitos.[3] É causada por uma reação imunomediada do receptor a antígenos do complexo maior de histocompatibilidade do doador, podendo ser mediada por reação do tipo celular (rejeição celular aguda) ou por anticorpos (rejeição humoral aguda). A rejeição celular aguda é caracterizada histologicamente por infiltrado inflamatório, edema intersticial e necrose miocitária, podendo levar a alterações estruturais e perda de função miocárdica. Por ser inicialmente assintomática, a vigilância sistemática é necessária, principalmente nos primeiros seis meses após o transplante, com monitorização estrita da imunossupressão, dados clínicos, laboratoriais e BM. O diagnóstico de rejeição celular aguda de grau 2R ou maior pelo sistema de graduação da International Society for Heart and Lung Transplantation (Quadro 60-1) é considerado clinicamente significativo e impõe ajustes da terapia imunossupressora, com altas doses de corticosteroides e agentes antilinfócitos em pacientes com instabilidade hemodinâmica.[27] Embora a BM seja o padrão ouro para o diagnóstico de rejeição celular aguda, seu valor pode ser limitado por erros de amostragem, variabilidade interobservador na interpretação dos achados histológicos, frequência de uso como método de vigilância e complicações inerentes ao procedimento, além de representar exclusivamente o ventrículo direito.

A ecocardiografia bidimensional com Doppler é uma ferramenta útil na avaliação das alterações estruturais e da função do enxerto cardíaco para o diagnóstico da rejeição celular aguda. Entretanto, na rejeição celular aguda discreta ou inicial, as alterações de parâmetros derivados da ecocardiografia bidimensional com Doppler são sutis e não são específicas ou reprodutíveis o suficiente para permitir o ajuste dos medicamentos imunossupressores.[28]

O primeiro sinal ecocardiográfico descrito relacionado com a presença de rejeição celular aguda foi o aumento da espessura de parede resultante do edema intersticial. Entretanto, a variação da espessura de parede pode ser sutil na maioria dos casos, com baixa sensibilidade e especificidade.[29] A presença de derrame pericárdico é comum no pós-operatório de transplante cardíaco, visto em aproximadamente 2/3 dos pacientes até 3 meses após a cirurgia, independentemente da ocorrência de rejeição aguda. Entretanto, a piora do derrame, assim como o aparecimento de um derrame novo foram relacionados com a ocorrência de rejeição aguda.[30,31]

As alterações histológicas, decorrentes da rejeição celular aguda, modificam principalmente as propriedades de relaxamento e complacência do miocárdio, levando a alterações precoces do enchimento ventricular e disfunção predominantemente diastólica. Os primeiros estudos apontaram uma relação clara entre disfunção diastólica precoce e progressão para disfunção do enxerto. O comprometimento da função sistólica geralmente é um fenômeno mais tardio no episódio de rejeição celular aguda, caracterizando uma maior gravidade do quadro. Muitos estudos utilizaram índices de função diastólica derivados da avaliação com o Doppler pulsátil do fluxo transmitral (p. ex., pico de velocidade E, pico de velocidade A, relação E/A, tempo de relaxamento isovolumétrico-TRIV, tempo de desaceleração da onda E) para o diagnóstico precoce de rejeição celular aguda. Entretanto, estes parâmetros possuem limitações, principalmente em razão de sua dependência da frequência cardíaca (geralmente elevada em pacientes transplantados, com fusão das ondas E e A) e das condições de carga. Estudos com parâmetros derivados do fluxo de veias pulmonares e velocidade de propagação do fluxo intraventricular também apresentaram resultados conflitantes.[32]

Por outro lado, demonstrou-se que parâmetros derivados do Doppler tecidual possuem um desempenho melhor, principalmente por causa de uma menor dependência da frequência cardíaca e das

Quadro 60-1. Classificação Histológica da Biópsia Endomiocárdica

Nova nomenclatura (2005)	Nomenclatura antiga (1990)	
Grau 0 R	Grau 0	Ausência de infiltrado
Grau 1 R	Grau 1 A	Focal leve • Infiltrado linfocitário focal sem necrose de fibra
	Grau 1 B	Difusa leve • Infiltrado linfocitário difuso sem necrose de fibra
Grau 2 R	Grau 2	Moderada focal • 1 foco com agressão de fibra
Grau 3 R	Grau 3 A	Moderada multifocal • Mais de um foco com agressão de fibra
	Grau 3 B	Difusa grave *borderline* • Infiltrado difuso com agressão de fibra
Grau 4 R	Grau 4	Difusa grave • Infiltrado difuso com necrose, hemorragia, neutrófilos e vasculite

condições de carga. Em um estudo, os valores preditivos negativo e positivo do pico de velocidade tecidual na fase precoce da diástole (e´) para o diagnóstico de rejeição celular aguda foram de 91 e 92%, respectivamente.[33] Em outro estudo,[34] em uma série de 54 pacientes transplantados, um escore ecocardiográfico, que compreende informações de diferentes segmentos do VE combinando parâmetros diastólicos e sistólicos, mostrou-se como uma ferramenta útil para o diagnóstico de RC > 3A, com sensibilidade de 88,2% e valor preditivo negativo de 92,9% para excluir a rejeição cardíaca grave.

Embora a probabilidade de rejeição celular aguda seja baixa na ausência de anormalidades ecocardiográficas, nenhum parâmetro deve ser utilizado isoladamente para a sua detecção. Assim, diferentes parâmetros devem ser avaliados, em conjunto com dados clínicos para o correto diagnóstico.

Falência Tardia por Doença Vascular do Enxerto

A doença vascular do enxerto caracteriza-se por um processo fibroproliferativo (hiperplasia difusa da camada íntima e proliferação das células musculares lisas) resultante de lesão endotelial cumulativa, levando a um estreitamento concêntrico e obliteração dos vasos coronarianos. Sua prevalência é de 20% em 3 anos, 30% em 5 anos e aproximadamente 50% após 10 anos de transplante.[3] O diagnóstico clínico de doença vascular do enxerto é desafiador por causa da ausência de sintomas anginosos em pacientes transplantados, decorrente da denervação simpática aferente. Insuficiência cardíaca, arritmias ventriculares e morte súbita são frequentemente as apresentações iniciais da doença. O tratamento desta condição inclui inibidores do sinal de proliferação, terapia antiagregante plaquetária, estatinas e revascularização miocárdica, quando possível.[35]

O padrão ouro para o diagnóstico é a cinecoronariografia. Entretanto, este método também apresenta alguma limitação, podendo subestimar a severidade da doença em razão de sua natureza difusa e pelo acometimento do leito coronário distal, sendo que a sua sensibilidade aumenta com o uso associado da ultrassonografia intracoronária (USIC). Além disso, por ser procedimento invasivo e de alto custo, a maioria dos serviços prefere utilizar a cinecoronariografia com USIC em intervalos regulares após o primeiro ano de transplante, intercalada com métodos de estresse não invasivos.[36,37]

A ecocardiografia de repouso possui sensibilidade baixa para o diagnóstico de doença vascular do enxerto. Alguns estudos, porém, demonstraram alta especificidade, sendo que a presença de anormalidades da contratilidade segmentar em repouso deve disparar uma investigação de doença vascular do enxerto com método invasivo.[38] O ecocardiograma com estresse tem sido utilizado como método diagnóstico de vigilância da doença vascular do enxerto.[39] Entretanto, a sensibilidade e o valor preditivo deste método para o diagnóstico de doença coronariana dependem da obtenção de um estresse hemodinâmico suficiente para atingir o limiar isquêmico, muitas vezes de difícil obtenção em pacientes transplantados por causa da resposta cronotrópica insatisfatória ao esforço em muitos casos.[40]

A ecocardiografia com estresse pela dobutamina (ESD) aparenta ser uma boa alternativa nesta população. Apresenta uma sensibilidade variável de 50-100% quando comparada à cinecoronariografia como padrão ouro para o diagnóstico de lesões com obstrução maior que 50%.[41] Curiosamente, a baixa especificidade da ESD nestes estudos (em torno de 50-60%) aumenta quando o padrão ouro é a cinecoronariografia associada à USIC, sugerindo que parte dos considerados "falsos-positivos" da ESD nesta população seja na verdade doença corretamente identificada por anormalidades da contratilidade, porém subestimada pela cinecoronariografia convencional. Isto sugere também que a ESD possui capacidade diagnóstica para doença microvascular, que seria indetectável pela cinecoronariografia.[42] O Quadro 60-2 apresenta resultados de diferentes estudos, utilizando a ecocardiografia com estresse para o diagnóstico de doença vascular do enxerto.[39,40,43-47]

Ainda assim, uma proporção considerável de pacientes não atinge a frequência-alvo utilizando a dobutamina como fator estressor. Em nosso serviço, a proporção de exames em que a resposta cronotrópica é adequada, utilizando-se o estresse pela dobutamina,

Quadro 60-2. Estudos Utilizando Ecocardiografia com Estresse para o Diagnóstico de Doença Vascular do Enxerto

Estudo	n	Padrão ouro	Estresse	Sens.	Espec.
Akosa et al.[43]	45	Coronariografia	Dobutamina	96%	52%
Spes et al.[39]	46	Coronariografia	Dobutamina	83%	53%
		USIC		79%	83%
Bacal et al.[44]	39	Coronariografia	Dobutamina	64%	91%
Ciliberto et al.[46]	80	Coronariografia	Dipiridamol	87%	100%
Collings et al.[40]	51	Coronariografia	Exercício	29%	82%
Cohn et al.[45]	51	Coronariografia	Exercício	33%	85%
		USIC		15%	85%
Rodrigues et al.[47]	35	Coronariografia	Dobutamina + contraste[a]	70%	96%

[a] Dextrose-albumina sonicada exposta ao perfluorocarbono (PESDA).

é em torno de 56%, sendo que a ocorrência de episódio prévios de rejeição aguda celular 2R ou maior e a frequência cardíaca de repouso abaixo de 80 bpm foram fatores preditores de resposta cronotrópica insatisfatória.[48] Vale a pena ressaltar que a utilização de atropina como agente vagolítico em associação à dobutamina teve pouca validade nesta população, em razão da secção do nervo vago após o transplante e ausência de reinervação vagal em longo prazo.[44,48,49] Alternativamente, a ecocardiografia com vasodilatação pelo dipiridamol pode ser utilizada nos casos de resposta cronotrópica inadequada.[46] Entretanto, os estudos realizados com este método são escassos, incluindo um número limitado de pacientes e poucos centros transplantadores, necessitando uma melhor validação.

A melhor evidência para a utilização da ecocardiografia com estresse farmacológico em pacientes transplantados é o seu valor prognóstico. A ausência de anormalidades da contratilidade segmentar em um exame submáximo associou-se à ausência de doença vascular do enxerto e bom prognóstico em diferentes estudos. Alterações contráteis detectadas na doença vascular do enxerto identificaram pacientes com risco aumentado de eventos cardíacos adversos. No entanto, a sensibilidade prognóstica do método para eventos variou com a duração do acompanhamento nos diferentes estudos, diminuindo naqueles estudos com acompanhamento prolongado, sendo de aproximadamente 60% quando o acompanhamento médio foi de 3 anos após o exame índice.[42,44] Desta forma, assume-se que para ter um valor prognóstico adequado, a ecocardiografia com estresse deve ser utilizada em intervalos regulares de aproximadamente um ano.

NOVAS TÉCNICAS

Nos últimos anos, novas tecnologias, como a ecocardiografia com *speckle-tracking* (EST), métodos de definição digital automática de bordas e aquisição de imagens tridimensionais (ECO 3D), têm sido estudadas com o intuito de aumentar a acurácia da ecocardiografia no transplante cardíaco.

Ecocardiografia com *Speckle-Tracking*

Em pacientes transplantados, demonstrou-se que o *strain* longitudinal global obtido pela EST em pacientes com doença vascular do enxerto foi menor do que em indivíduos saudáveis, além de se correlacionar com a severidade da doença.[50] Além disso, o *strain rate* associado à ecocardiografia com estresse pela dobutamina demonstrou acurácia satisfatória para o diagnóstico de doença vascular do enxerto.[51]

Em decorrência da possibilidade do cálculo do *strain* para os diferentes segmentos, esta técnica pode ser útil na detecção de rejeição celular aguda, já que esta condição pode ocorrer em focos isolados do miocárdio.[52] A mecânica contrátil do ventrículo esquerdo esteve alterada na rejeição celular aguda quando avaliada pela torção ventricular obtida com a EST. Uma diminuição de 25% na torção ventricular em relação ao basal durante o episódio de suspeição foi preditora de rejeição celular aguda grau 2R ou mais em pacientes com transplante cardíaco, com um valor preditivo positivo de 92,9%.[53] Além disso, a ausência de melhora no *strain* longitudinal global após o transplante cardíaco foi associado a incidências maiores de morte e eventos cardíacos adversos.[54]

Ecocardiografia Tridimensional

A ecocardiografia tridimensional (ECO 3D) apresenta um valor potencial para a avaliação de pacientes transplantados, uma vez que demonstra uma melhor definição anatômica das estruturas cardíacas e melhor acurácia e reprodutibilidade para o cálculo da massa do VE, bem como dos volumes ventriculares e atriais, quando comparada à ecocardiografia bidimensional (Fig. 60-3). Em estudo recente, a dissincronia mecânica avaliada pela ECO 3D demonstrou uma sensibilidade de 93% e especificidade de 73% para o diagnóstico de rejeição aguda.[55] Outros estudos sugerem que parâmetros obtidos com ecocardiografia convencional, como o TAPSE e o IPM, podem estar diminuídos por causa das alterações estruturais do ventrículo direito em pacientes transplantados, mesmo na presença de função ventricular preservada. Em um estudo, a ECO 3D foi superior à ecocardiografia convencional para as avaliações geométrica e funcional do ventrículo direito.[56]

GUIA NA BIÓPSIA MIOCÁRDICA

A BM continua sendo o padrão ouro no diagnóstico de rejeição aguda celular, apesar de tratar-se de procedimento invasivo associado a complicações. O ecocardiograma tem papel importante para guiar o procedimento, eliminando a exposição à radiação e fornecendo dados funcionais e anatômicos em tempo real. A janela subcostal é a mais utilizada, com o paciente em posição supina são obtidos planos do ventrículo direito e do septo bem definidos. Após a coleta das amostras, a ecocardiografia também possibilita a monitorização de complicações, como o tamponamento cardíaco e lesões valvares, destacando-se a ruptura de corda tricúspide (Fig. 60-4).[57,58]

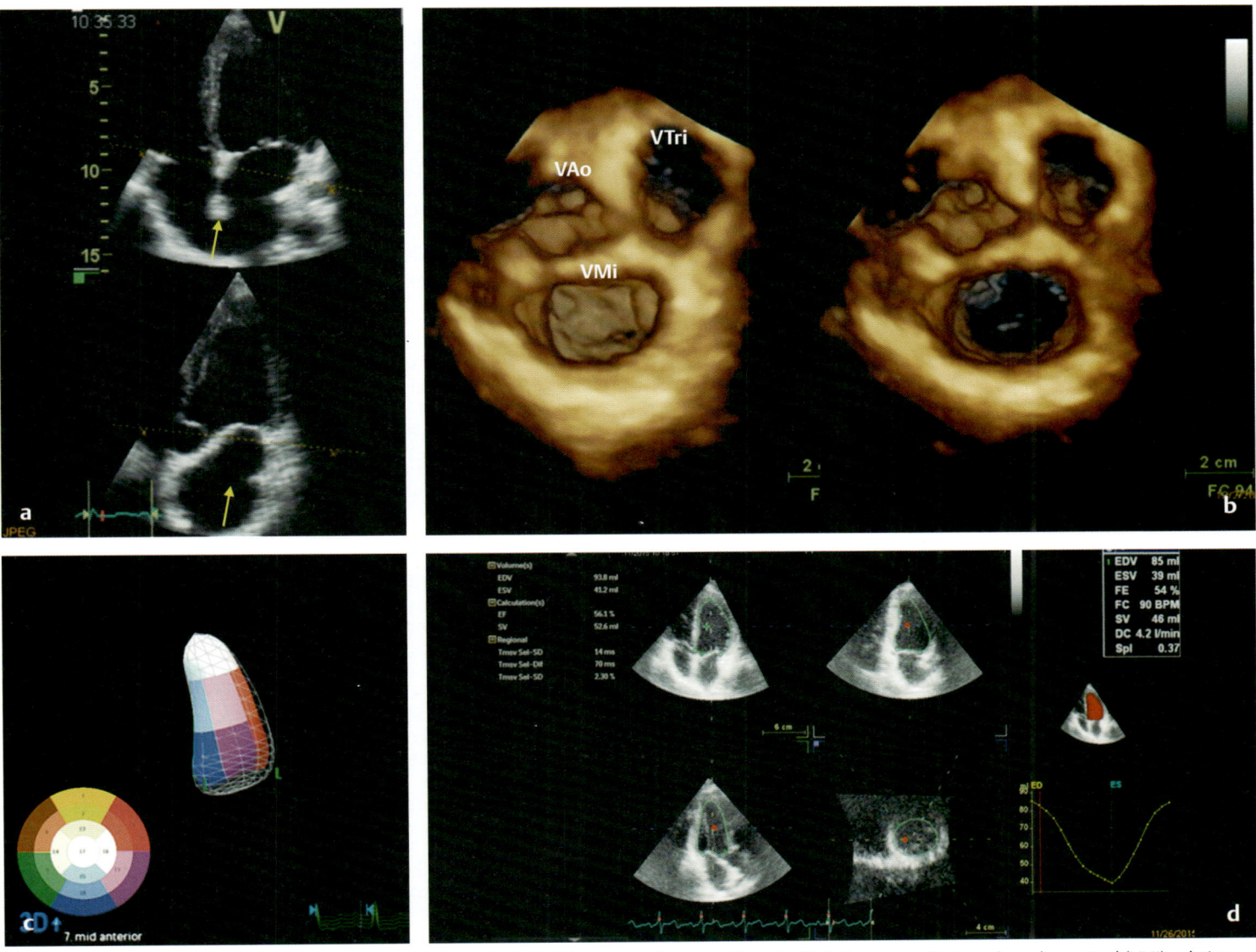

Fig. 60-3. Ecocardiografia tridimensional (3D) em um paciente submetido ao transplante cardíaco. (a, b) Detalhes anatômicos das valvas mitral (VMi), aórtica (VAo) e tricúspide (VTri) na visão atrial. (c, d) Cálculo dos volumes diastólico e sistólico do ventrículo esquerdo, volume de ejeção, fração de ejeção e débito cardíaco pelo método 3D.

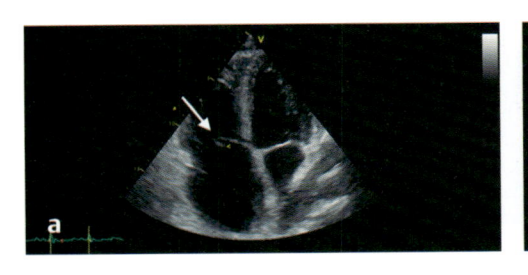

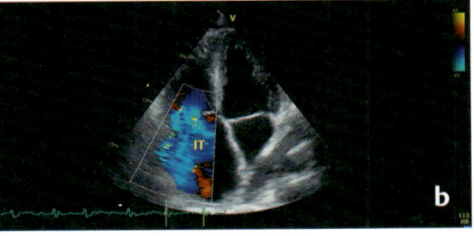

Fig. 60-4. Insuficiência tricúspide por ruptura de cordoalha após biópsia endomiocárdica do ventrículo direito em paciente com suspeita de rejeição aguda. (a) Detalhe de uma cordoalha rota observada no interior do átrio direito no início da sístole. (b) Observa-se a insuficiência da valva tricúspide demonstrada pelo Doppler colorido.

REFERÊNCIAS BIBLIOGRÁFICAS

1. Costanzo MR, Dipchand A, Starling R, et al. The International Society of Heart and Lung Transplantation Guidelines for the care of heart transplant recipients. J Heart Lung Transplant. 2010;29(8):914-56.
2. Luckraz H, Sharples LD, Charman SC, Tsui SS, Wallwork J, Parameshwar J, Large SR. Does heart transplantation confer survival benefit in all risk groups? J Heart Lung Transplant. 2005;24(9):1231-4.
3. Stehlik J, Edwards LB, Kucheryavaya AY, Benden C, Christie JD, Dipchand AI, et al. The Registry of the International Society for Heart and Lung Transplantation: 29th official adult heart transplant report--2012. J Heart Lung Transplant. 2012;31(10):1052-64.
4. Badano LP, Miglioranza MH, Edvardsen T, Colafranceschi AS, Muraru D, Bacal F, et al. European Association of Cardiovascular Imaging/Cardiovascular Imaging Department of the Brazilian Society of Cardiology recommendations for the use of cardiac imaging to assess and follow patients after heart transplantation. Eur Heart J Cardiovasc Imaging. 2015.
5. Goldfarb SB, Benden C, Edwards LB, Kucheryavaya AY, Dipchand AI, Levvey BJ, et al. The Registry of the International Society for Heart and Lung Transplantation: Eighteenth Official Pediatric Lung and Heart-Lung Transplantation Report-2015; Focus Thieme: Early Graft Failure. J Heart Lung Transplant. 2015;34(10):1255-63.
6. Venkateswaran RV, Townend JN, Wilson IC, Mascaro JG, Bonser RS, Steeds RP. Echocardiography in the potential heart donor. Transplantation. 2010;89(7):894-901.
7. Stoddard MF, Longaker RA. The role of transesophageal echocardiography in cardiac donor screening. Am Heart J. 1993;125(6):1676-81.
8. Leone O, Gherardi S, Targa L, Pasanisi E, Mikus P, Tanganelli P, et al. Stress echocardiography as a gatekeeper to donation in aged marginal donor hearts: anatomic and pathologic correlations of abnormal stress echocardiography results. J Heart Lung Transplant. 2009;28(11):1141-9.
9. Peteiro J, Calvino R, Redondo F, Castro A. Unreliability of echocardiographic and Doppler indexes in the diagnosis of heart transplant acute rejection. Rev Port Cardiol. 1996;15(7-8):575-81, 548.
10. Badano LP, Miglioranza MH, Edvardsen T, Colafranceschi AS, Muraru D, Bacal F, et al. European Association of Cardiovascular Imaging/Cardiovascular Imaging Department of the Brazilian Society of Cardiology recommendations for the use of cardiac imaging to assess and follow patients after heart transplantation, Eur Heart J Sept. 2015:919-948.
11. Peteiro J, Redondo F, Calvino R, Cuenca J, Pradas G, Castro Beiras A. Differences in heart transplant physiology according to surgical technique. J Thorac Cardiovasc Surg. 1996;112(3):584-9.
12. Russo MJ, Iribarne A, Hong KN, Ramlawi B, Chen JM, Takayama H, et al. Factors associated with primary graft failure after heart transplantation. Transplantation. 2010;90(4):444-50.
13. Miniati DN, Robbins RC. Techniques in orthotopic cardiac transplantation: a review. Cardiol ver. 2001;9(3):131-6.
14. Davies RR, Russo MJ, Morgan JA, Sorabella RA, Naka Y, Chen JM. Standard versus bicaval techniques for orthotopic heart transplantation: an analysis of the United Network for Organ Sharing database. J Thorac Cardiovasc Surg. 2010;140(3):700-8, 708 e1-2.
15. Dell'Aquila AM, Mastrobuoni S, Bastarrika G, Praschker BL, Aguero PA, Castano S, et al. Bicaval versus standard technique in orthotopic heart transplant: assessment of atrial performance at magnetic resonance and transthoracic echocardiography. Interact Cardiovasc Thorac Surg. 2012;14(4):457-62.
16. Locali RF, Matsuoka PK, Cherbo T, Gabriel EA, Buffolo E. [Should biatrial heart transplantation still be performed?: A Meta-analysis]. Arquivos brasileiros de cardiologia. 2010;94(6):829-40.
17. von Scheidt W, Bohm M, Schneider B, Autenrieth G, Erdmann E. Cholinergic baroreflex vasodilatation: defect in heart transplant recipients due to denervation of the ventricular baroreceptor. Am J Cardiol. 1992;69(3):247-52.
18. Mittal S. Antiarrhythmic effects of cardiac denervation: lessons learned from orthotopic heart transplant patients. Heart Rhythm. 2009;6(4):510-1.
19. Bacal F, Abuhab A, Mangini S, Fioreli AI, Santos RH, Stolf NG, Bocchi EA. Dobutamine stress echocardiography in heart transplant recipients' evaluation: the role of reinnervation. Transplant Proc. 2010;42(2):539-41.
20. Bacal F, Pires PV, Moreira LF, Silva CP, Filho JR, Costa UM, et al. Normalization of right ventricular performance and remodeling evaluated by magnetic resonance imaging at late follow-up of heart transplantation: relationship between function, exercise capacity and pulmonary vascular resistance. J Heart Lung Transplant. 2005;24(12):2031-6.
21. Goland S, Siegel RJ, Burton K, De Robertis MA, Rafique A, Schwarz E, et al. Changes in left and right ventricular function of donor hearts during the first year after heart transplantation. Heart. 2011;97(20):1681-6.
22. Stobierska-Dzierzek B, Awad H, Michler RE. The evolving management of acute right-sided heart failure in cardiac transplant recipients. Journal of the American College of Cardiology. 2001;38(4):923-31.
23. Bhatia SJ, Kirshenbaum JM, Shemin RJ, Cohn LH, Collins JJ, Di Sesa VJ, et al. Time course of resolution of pulmonary hypertension and right ventricular remodeling after orthotopic cardiac transplantation. Circulation. 1987;76(4):819-26.
24. Mastouri R, Batres Y, Lenet A, Gradus-Pizlo I, O'Donnell J, Feigenbaum H, Sawada SG. Frequency, time course, and possible causes of right ventricular systolic dysfunction after cardiac transplantation: a single center experience. Echocardiography. 2013;30(1):9-16.
25. Ingvarsson A, Werther Evaldsson A, Waktare J, Nilsson J, Smith GJ, Stagmo M, et al. Normal Reference Ranges for Transthoracic Echocardiography Following Heart Transplantation. J Am Soc Echocardiogr. 2018 Mar;31(3):349-360
26. Lang RM, Badano LP, Mor-Avi V, Afilalo J, Armstrong A, Ernande L, et al. Recommendations for cardiac chamber quantification by echocardiography in adults: an update from the american society of echocardiography and the European association of cardiovascular imaging. J Am Soc Echocardiogr. 2015;28:1-39.e14.
27. Stewart S, Winters GL, Fishbein MC, Tazelaar HD, Kobashigawa J, Abrams J, et al. Revision of the 1990 working formulation for the standardization of nomenclature in the diagnosis of heart rejection. J Heart Lung Transplant. 2005;24(11):1710-20.
28. Mondillo S, Maccherini M, Galderisi M. Usefulness and limitations of transthoracic echocardiography in heart transplantation recipients. Cardiovasc Ultrasound. 2008;6:2.
29. Sagar KB, Hastillo A, Wolfgang TC, Lower RR, Hess ML. Left ventricular mass by M-mode echocardiography in cardiac transplant patients with acute rejection. Circulation. 1981;64(2 Pt 2):II217-20.
30. Sun JP, Abdalla IA, Asher CR, Greenberg NL, Popovic ZB, Taylor DO, et al. Non-invasive evaluation of orthotopic heart transplant rejection by echocardiography. J Heart Lung Transplant. 2005;24(2):160-5.
31. Ciliberto GR, Anjos MC, Gronda E, Bonacina E, Danzi G, Colombo P, et al. Significance of pericardial effusion after heart transplantation. Am J Cardiol. 1995;76(4):297-300.
32. Valantine HA, Yeoh TK, Gibbons R, McCarthy P, Stinson EB, Billingham ME, Popp RL. Sensitivity and specificity of diastolic indexes for rejection surveillance: temporal correlation with endomyocardial biopsy. J Heart Lung Transplant. 1991;10(5 Pt 1):757-65.
33. Dandel M, Hummel M, Muller J, Wellnhofer E, Meyer R, Solowjowa N, et al. Reliability of tissue Doppler wall motion monitoring after heart transplantation for replacement of invasive routine screenings by optimally timed cardiac biopsies and catheterizations. Circulation. 2001;104(12 Suppl 1):I184-91.
34. Resende MVC, Vieira ML, Bacal F, Andrade JL, Stolf NA, Bocchi EA. Tissue doppler echocardiography in the diagnosis of heart transplantation rejection. Arq Bras Cardiol. 2011 Jul;97(1):8-16.
35. Mehra MR, Crespo-Leiro MG, Dipchand A, Ensminger SM, Hiemann NE, Kobashigawa JA, et al. International Society for Heart and Lung Transplantation working formulation of a standardized nomenclature for cardiac allograft vasculopathy-2010. J Heart Lung Transplant. 2010;29(7):717-27.
36. Spes CH, Klauss V, Rieber J, Schnaack SD, Tammen AR, Uberfuhr P, et al. Functional and morphological findings in heart transplant recipients with a normal coronary angiogram: an analysis by dobutamine stress echocardiography, intracoronary Doppler and intravascular ultrasound. J Heart Lung Transplant. 1999;18(5):391-8.
37. Spes CH, Mudra H, Schnaack SD, Klauss V, Reichle FM, Uberfuhr P, et al. Dobutamine stress echocardiography for noninvasive diagnosis of cardiac allograft vasculopathy: a comparison with angiography and intravascular ultrasound. Am J Cardiol. 1996;78(2):168-74.
38. Thorn EM, de Filippi CR. Echocardiography in the cardiac transplant recipient. Heart Fail Clin. 2007;3(1):51-67.
39. Spes CH, Klauss V, Mudra H, Schnaack SD, Tammen AR, Rieber J, et al. Role of dobutamine stress echocardiography for diagnosis of cardiac allograft vasculopathy. Transplant Proc. 1998;30(3):904-6.
40. Collings CA, Pinto FJ, Valantine HA, Popylisen S, Puryear JV, Schnittger I. Exercise echocardiography in heart transplant recipients: a comparison with angiography and intracoronary ultrasonography. J Heart Lung Transplant. 1994;13(4):604-13.

41. Estep JD, Shah DJ, Nagueh SF, Mahmarian JJ, Torre-Amione G, Zoghbi WA. The role of multimodality cardiac imaging in the transplanted heart. JACC Cardiovasc Imaging. 2009;2(9):1126-40.
42. Spes CH, Klauss V, Mudra H, Schnaack SD, Tammen AR, Rieber J, et al. Diagnostic and prognostic value of serial dobutamine stress echocardiography for noninvasive assessment of cardiac allograft vasculopathy: a comparison with coronary angiography and intravascular ultrasound. Circulation. 1999;100(5):509-15.
43. Akosah KO, McDaniel S, Hanrahan JS, Mohanty PK. Dobutamine stress echocardiography early after heart transplantation predicts development of allograft coronary artery disease and outcome. J Am Coll Cardiol. 1998;31(7):1607-1614.
44. Bacal F, Moreira L, Souza G, Rodrigues AC, Fiorelli A, Stolf N, et al. Dobutamine stress echocardiography predicts cardiac events or death in asymptomatic patients long-term after heart transplantation: 4-year prospective evaluation. J Heart Lung Transplant. 2004;23(11):1238-44.
45. Cohn JM, Wilensky RL, O'Donnell JA, Bourdillon PD, Dillon JC, Feigenbaum H. Exercise echocardiography, angiography, and intracoronary ultrasound after cardiac transplantation. Am J Cardiol. 1996;77(14):1216-1219.
46. Ciliberto GR, Massa D, Mangiavacchi M, Danzi GB, Pirelli S, Faletra F, et al. High-dose dipyridamole echocardiography test in coronary artery disease after heart transplantation. Eur Heart J. 1993;14(1):48-52.
47. Rodrigues AC, Bacal F, Medeiros CC, Bocchi E, Sbano J, Morhy SS, et al. Noninvasive detection of coronary allograft vasculopathy by myocardial contrast echocardiography. J Am Soc Echocardiogr. 2005;18(2):116-121.
48. Lofrano-Alves MS, Weber T, Rangel D, Majeski J, Bacal F, Mathias W, Bocchi E. Early atropine administration during dobutamine stress echocardiography after heart transplant: worth it? J Heart Lung Transplant. 2015;34(4):S312-S313.
49. Kociolek LK, Bierig SM, Herrmann SC, Labovitz AJ. Efficacy of atropine as a chronotropic agent in heart transplant patients undergoing dobutamine stress echocardiography. Echocardiography. 2006;23(5):383-7.
50. Clemmensen TS, Eiskjaer H, Logstrup BB, Mellemkjaer S, Andersen MJ, Tolbod LP, et al. Clinical features, exercise hemodynamics, and determinants of left ventricular elevated filling pressure in heart-transplanted patients. Transpl Int. 2015.
51. Eroglu E, D'Hooge J, Sutherland GR, Marciniak A, Thijs D, Droogne W, et al. Quantitative dobutamine stress echocardiography for the early detection of cardiac allograft vasculopathy in heart transplant recipients. Heart. 2008;94(2):e3.
52. Marciniak A, Eroglu E, Marciniak M, Sirbu C, Herbots L, Droogne W, et al. The potential clinical role of ultrasonic strain and strain rate imaging in diagnosing acute rejection after heart transplantation. Eur J Echocardiogr. 2007;8(3):213-21.
53. Sato T, Kato TS, Komamura K, Hashimoto S, Shishido T, Mano A et al. Utility of left ventricular systolic torsion derived from 2-dimensional speckle-tracking echocardiography in monitoring acute cellular rejection in heart transplant recipients. J Heart Lung Transplant. 2011;30(5):536-43.
54. Eleid MF, Caracciolo G, Cho EJ, Scott RL, Steidley DE, Wilansky S, et al. Natural history of left ventricular mechanics in transplanted hearts: relationships with clinical variables and genetic expression profiles of allograft rejection. JACC Cardiovasc Imaging. 2010;3(10):989-1000.
55. Pan C, Wang C, Pan W, Shu X, Chen H. Usefulness of real-time three-dimensional echocardiography to quantify global left ventricular function and mechanical dyssynchrony after heart transplantation. Acta Cardiol. 2011;66(3):365-70.
56. D'Andrea A, Riegler L, Nunziata L, Scarafile R, Gravino R, Salerno G, et al. Right heart morphology and function in heart transplantation recipients. J Cardiovasc Med (Hagerstown). 2013;14(9):648-58.
57. McCreery CJ, McCulloch M, Ahmad M, deFilippi CR. Real-time 3-dimensional echocardiography imaging for right ventricular endomyocardial biopsy: a comparison with fluoroscopy. J Am Soc Echocardiogr. 2001;14(9):927-33.
58. Miller LW, Labovitz AJ, McBride LA, Pennington DG, Kanter K. Echocardiography-guided endomyocardial biopsy. A 5-year experience. Circulation. 1988;78(5 Pt 2):III99-102.

AVALIAÇÃO DAS ARTÉRIAS CORONÁRIAS E MEDIDA DO FLUXO

José Sebastião de Abreu ▪ Marta Fernandes Lima ▪ Cecilia Beatriz Bittencourt Viana Cruz

O fluxo sanguíneo coronário do ser humano em repouso tem, em média, 225 mL/min e representa cerca de 4 a 5% do débito cardíaco.[1] Como o metabolismo basal do miocárdio é caracterizado por altas taxas de extração de oxigênio, a homeostase é estritamente fluxo-dependente, o que faz com que a medida do fluxo coronário seja um parâmetro funcional de excelência na avaliação da função cardíaca. Na prática, a avaliação da circulação coronária é adequadamente determinada pela análise da reserva de fluxo coronário (RFC), que é a capacidade que tem o miocárdio em aumentar seu fluxo frente a uma demanda metabólica ou a uma vasodilatação mediada por fármaco e é expressa como a relação entre o fluxo no estado hiperêmico e o fluxo no estado basal. Em indivíduos jovens e saudáveis, o fluxo pode aumentar em 3 a 6 vezes e, de acordo com o estudo experimental de Lance Gould et al., um valor de RFC de 2 discrimina entre estenoses coronárias significativas (> 70%) e não significativas (< 70%).[2]

O fluxo coronário é regulado pela relação entre a pressão de perfusão e a resistência arterial. A pressão de perfusão é dada pela pressão na raiz da aorta. A resistência, por sua vez, é complexa e constituída por três componentes: resistência da artéria epicárdica com pouca influência na resistência global, resistência arteriolar responsável pelo expressivo aumento do fluxo frente aos estímulos metabólicos, e a resistência decorrente de forças compressivas sobre os vasos intramurais durante a sístole e também das pressões de enchimento sobre os vasos subendocárdicos. Desta maneira, o comprometimento da RFC pode existir tanto por diminuição da pressão de perfusão como na doença arterial coronária (DAC) obstrutiva, como em várias outras situações onde há distúrbio primário da microcirculação. Anormalidades da estrutura e função da microcirculação, por vezes, pode representar epifenômeno, marcador de risco, ou mesmo podem contribuir com a patogênese.[3]

Tradicionalmente, a reserva de fluxo coronário RFC é adotada para avaliar funcionalmente a doença arterial coronária,[4] reflete o impacto da patência do vaso e a capacidade de vasodilatação da microcirculação coronária. Já em pacientes com coronárias epicárdicas angiograficamente normais, a RFC é função direta da microcirculação e é considerada um marcador de disfunção microvascular. Este parâmetro, cada vez mais, está sendo incorporado à rotina do laboratório de ecocardiografia para avaliação da microcirculação em diversas situações clínicas fora do contexto da doença arterial coronária obstrutiva, como hipertensão arterial, diabetes melito, hipercolesterolemia, síndrome X, cardiomiopatias e doenças vasculares inflamatórias.[5-13]

No passado, a medida da RFC só era possível por meio de métodos invasivos: clearance de óxido nitroso, técnicas de termodiluição e implantação cirúrgica de fluxômetros. Com o surgimento dos procedimentos de angioplastia e, posteriormente, do cateter de ultrassom Doppler intracoronário, grande foi a contribuição na avaliação da circulação coronária, tanto da artéria epicárdica por visão direta da sua parede, permitindo a caracterização da placa aterosclerótica, como da microcirculação do território alvo pelas mudanças do fluxo mediadas por vasodilatação provocada. A tomografia por emissão de pósitrons (PET) é considerada uma ferramenta de excelência para avaliação da RFC,[14] porém, seus altos custos e indisponibilidade reduzem sua aplicabilidade na prática clínica. A ecocardiografia e suas várias modalidades, como o mapeamento de fluxo em cores, transdutores de alta resolução, imagens em 2ª harmônica e o emprego de contraste à base de microbolhas, constituem, hoje, uma ferramenta exequível e versátil na quantificação do fluxo coronário, seja pela técnica de dopplerfluxometria das artérias coronárias epicárdicas, seja pela análise de fluxo perfusional utilizando a ecocardiografia contrastada.

DOPPLERFLUXOMETRIA

O fluxo coronário em um ponto do vaso é determinado pelo produto entre a área seccional deste vaso e a velocidade de fluxo. Como os agentes vasodilatadores normalmente empregados para este fim dilatam, essencialmente, vasos de resistência mantendo constante o calibre da artéria epicárdica, um índice relativo de velocidade de fluxo na artéria epicárdica exprime a magnitude do fluxo em termos volumétricos. Para estudo da microcirculação em pacientes sem doença coronária epicárdica, a artéria descendente anterior (ADA) é a artéria de mais fácil visualização e representa maior volume de massa miocárdica quando se pretende extrapolar a reserva de velocidade de fluxo coronário para um contexto de função miocárdica global. A curva de velocidade do fluxo coronário tem morfologia bifásica. O componente anterógrado de maior amplitude corresponde ao fluxo perfusional diastólico. O componente sistólico, por ser variável, não deve ser integrado à curva de fluxo, próximo aos ramos perfurantes, sua magnitude pode ser mínima em razão da contraposição da onda retrógrada oriunda de ramos intramurais durante a contração miocárdica, comportando-se, na verdade, como fluxo de condutância.

A análise do fluxo coronariano por meio de ecocardiografia transtorácica constitui ferramenta importante para o diagnóstico e prognóstico da DAC. Trata-se de uma técnica reprodutível, não invasiva e sem o uso de irradiação. Quando avaliada por meio das velocidades, pode ser realizada em equipamentos convencionais sem o uso do contraste de microbolhas.[15-18]

A avaliação do fluxo pode ser realizada no tronco da coronária esquerda, ADA, circunflexa ou descendente posterior. Contudo, na maioria das vezes é necessária a avaliação da reserva de fluxo, que pode ser verificada de forma simplificada, por meio do cálculo da reserva de velocidade de fluxo coronariano (RVFC), dividindo o pico hiperêmico de velocidade diastólica (PVD) pelo basal.

A maior parte dos estudos ecocardiográficos para a avaliação funcional não invasiva da coronária analisa a ADA. Após o adequado treinamento é possível o registro do seu fluxo (em repouso ou no estresse) em mais de 90% dos casos, quer seja utilizado o dipiridamol, a adenosina ou a dobutamina. O sucesso no registro da descendente posterior e da circunflexa é mais variável, conforme a *expertise* do pesquisador.[19-21]

Técnica do Exame

A ecocardiografia e a avaliação da ADA podem ser realizadas com o mesmo transdutor multifrequencial para paciente adulto. No corte apical de 2 câmaras ou 3 câmaras modificado e, por meio de pequenos deslizamentos, rotações e angulações do transdutor, o segmento médio-distal da coronária pode ser visualizado no sulco interventricular. O Doppler colorido evidencia a ADA como uma estrutura tubular à qual o Doppler pulsátil deve ser alinhado com a menor

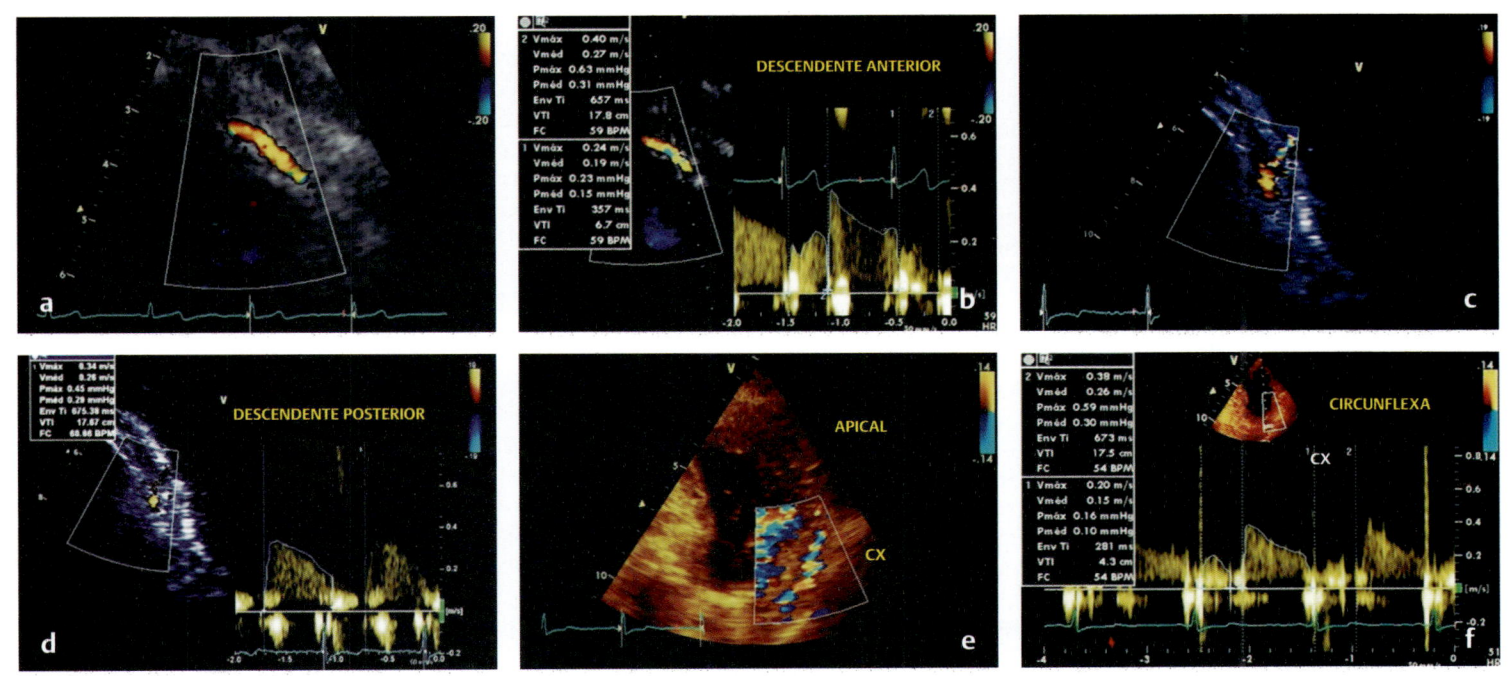

Fig. 61-1. Coronárias normais. Registro da imagem bidimensional e do Doppler com predomínio de fluxo diastólico. Coronária descendente anterior (**a, b**), coronária direita descendente posterior (**c, d**) e coronária circunflexa (**e, f**).

angulação possível, a fim de efetuar o registro das velocidades. Se o ecocardiógrafo não estiver com um *preset* para avaliação de coronária, o mesmo deve ser instalado. Na avaliação desta estrutura proximal, a imagem do ventrículo esquerdo (VE) ampliada (menor profundidade) facilita a visualização do vaso. Uma pequena caixa do Doppler colorido deve estar com limite Nyquist de aproximadamente 20 cm/s e a amostra de volume do Doppler pulsátil com dimensão de 2-3 mm. A escala de velocidade que, inicialmente, é definida para registros de até 1 m/s poderá ser ampliada quando necessário, devendo o filtro deve ser ajustado para suprimir ruídos sem comprometer o registro espectral (Fig. 61-1a, b).

A coronária descendente posterior geralmente é um ramo da coronária direita e pode ser registrada no corte apical de 2 câmaras. Após suaves inclinações posteriores do VE, aproximadamente adjacente ao seio coronário, a descendente posterior pode ser visualizada (Fig. 61-1c, d). A coronária circunflexa é visualizada no corte apical de 4 câmaras e discretas angulações laterais podem favorecer o registro do vaso (Fig. 61-1e, f). O tronco da coronária esquerda é visualizado no eixo curto paraesternal da aorta por meio de pequenas inclinações do transdutor.[17,21,22]

ANÁLISE DO FLUXO EM CONDIÇÃO DE REPOUSO

Em condições normais o Doppler pulsátil mostra fluxo com predomínio do componente diastólico e o pico da velocidade diastólica (PVD) geralmente entre 20 e 40 cm/s. Porém, o PVD pode estar acima ou abaixo desta faixa usual, de forma que podemos encontrar, por exemplo, PVD normal de 15 cm/s ou 60 cm/s. Estes valores terão influência direta no cálculo da RVFC e não há um limite preciso a partir do qual o PVD seja anormal, mas a partir de 70 cm/s é mais difícil obter uma RVFC normal (≥ 2). Além disso, quanto mais elevada a PVD basal, maior a possibilidade de haver estenose coronariana significativa. De qualquer forma, uma PVD basal bem elevada é forte indicadora de RVFC anormal (< 2) ou da ocorrência de isquemia durante o estresse (Fig. 61-2).

No primeiro momento do exame, o simples acionamento do Doppler colorido pode propiciar o diagnóstico de oclusão da ADA. Nestes casos, em vez do fluxo coronariano tubular em cor avermelhada, observamos a cor azulada decorrente do seu enchimento retrógrado por colateral (Fig. 61-3). Este achado permite o diagnóstico de oclusão da ADA com elevada sensibilidade (96%) e especificidade (100%).[23]

Em algumas ocasiões é possível verificar um *aliasing* do Doppler colorido e localizar o sítio da estenose da ADA. O estudo de Okayama *et al.* concluiu que uma relação PVD distal/PVD proximal ≤ 0,5 (ao sítio do *aliasing*) como preditora de estenose significativa da ADA com sensibilidade de 91% e especificidade de 72%.[24] O estudo de Ozumi et al. avaliou a reestenose da ADA após angioplastia, utilizando a relação entre a velocidade diastólica média em nível pré-estenótico e a obtida no sítio do *aliasing*.[25] Esta relação < 0,45 foi preditiva de reestenose com sensibilidade de 86% e especificidade de 93%.

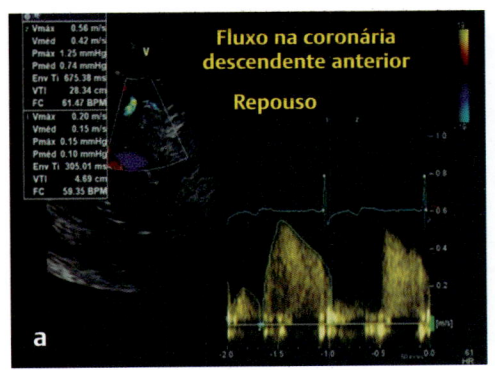

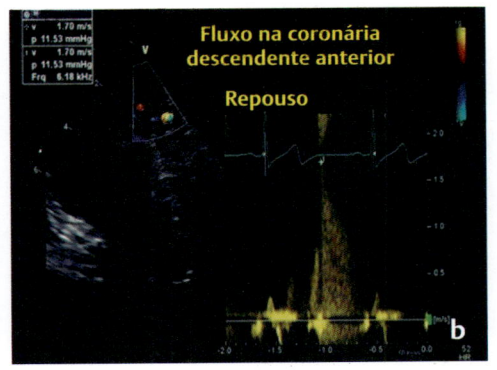

Fig. 61-2. Coronária descendente anterior normal em paciente com hipertrofia ventricular esquerda, denotando fluxo diastólico exuberante e com pico de velocidade diastólica (PVD) basal = 56 cm/s (**a**). Coronária descendente anterior com estenose (80%) e elevado PVD basal = 170 cm/s (**b**).

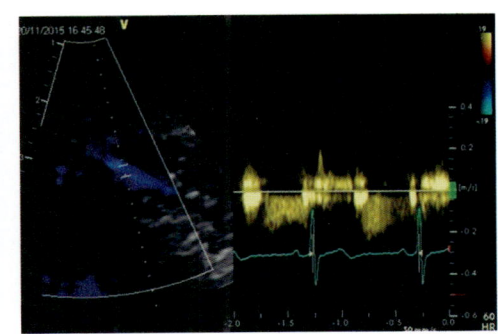

Fig. 61-3. Enchimento retrógrado (cor azul) de uma coronária descendente anterior com oclusão proximal.

ANÁLISE DO FLUXO DURANTE O ECOCARDIOGRAFIA DE ESTRESSE

Durante a ecocardiografia de estresse verifica-se que o dipiridamol, a adenosina e a dobutamina aumentam os componentes sistólico e diastólico do fluxo em coronária normal. Após esta fase hiperêmica, a reserva coronária pode ser calculada. Uma RVFC ≥ 2 é considerada normal, pois está associada à ausência de estenose significativa das grandes artérias epicárdicas ou comprometimento relevante da microcirculação. É interessante verificar que, à medida que aumenta o efeito inotrópico da dobutamina ocorre progressiva supressão do componente sistólico do fluxo (Fig. 61-4).[16,19,26-29]

A RVFC não substitui o diagnóstico de isquemia miocárdica evidenciada por anormalidade segmentar, visto que são informações complementares. O estudo de Lowenstein et al.[17] avaliou a ocorrência de isquemia em 752 pacientes submetidos à ecocardiografia de estresse com dipiridamol. A RVFC < 2 apresentou maior sensibilidade, enquanto a anormalidade da contração segmentar mostrou maior especificidade. Todavia, a acurácia para o diagnóstico de isquemia miocárdica de 80 e 81%, respectivamente, foi similar para as duas metodologias.

A publicação de D'Andrea et al. incluiu 280 pacientes que foram considerados como portadores de estenose intermediária da ADA (50-70%),[28] que se submeteram à angioplastia, apenas quando a RVFC < 2 após o estresse com o dipiridamol. O estudo constatou que os grupos com e sem angioplastia apresentaram evolução similar quanto à ocorrência de óbito ou evento cardíaco, o que sugere este ponto de corte da RVFC uma boa estratégia nestes casos. O estudo de Hyodo et al.[19] avaliou a reestenose (> 50%) após angioplastia em 238 pacientes, obtendo boa exequibilidade de registro para ADA (95%), coronária direita (85%) e circunflexa (81%). Considerando como ponto de corte a RVFC < 2 após a administração de adenosina, a acurácia diagnóstica de reestenose para ADA, coronária direita e circunflexa foi de 90, 92 e 91%, respectivamente, mostrando que a avaliação da RVFC é uma boa conduta nestas circunstâncias.

VALOR PROGNÓSTICO

A literatura tem evidenciado que a RVFC agrega valor prognóstico tanto em ecocardiografia de estresse positiva como em negativa para isquemia miocárdica. Neste contexto, o estudo de Cortigiani et al.[18] avaliou 460 pacientes com ecocardiografia de estresse negativos para isquemia. Em acompanhamento de 32 meses, constatou a ocorrência de 77 eventos (5 óbitos, 44 infartos do miocárdio e 28 revascularizações), sendo que a ocorrência nos casos com RVFC ≤ 2 ou > 2 foi 36 e 5%, respectivamente. Assim, o prognóstico dos pacientes com contratilidade normal durante o estresse com dipiridamol é mais bem avaliado quando é associado à RVCF adequada.

O valor adicional da RVFC durante a ecocardiografia de estresse com dipiridamol, positivo ou negativo para isquemia por anormalidade contrátil, foi constatado em outra publicação de Cortigiani et al.,[30] avaliando a ocorrência de óbito por todas as causas em uma amostra de 4.313 pacientes em um período de 4 anos. Considerando os pacientes com DAC conhecida, ocorreu mortalidade de 11,2% para o grupo em que o estresse foi positivo para isquemia por critério de contração segmentar e com a RVFC ≤ 2, enquanto para o grupo com os casos negativos para isquemia e a RVFC > 2 ocorreu mortalidade de 0,8%. A evolução dos pacientes com DAC provável foi similar àqueles com DAC conhecida, ocorrendo mortalidade de 10,7 e 0,6% para os grupos positivo e negativo, respectivamente.

Na ecocardiografia de estresse com dobutamina, a avaliação da isquemia efetua-se pela anormalidade contrátil, e seu principal mecanismo de ação reporta-se ao efeito inotrópico positivo. Todavia, a resposta do fluxo miocárdico para a dobutamina e a adenosina na DAC apresentam correlação linear, sendo a dobutamina comparável à adenosina em uma mesma população de pacientes com fração de ejeção preservada, determinando valores concordantes da RVFC para os dois fármacos.[31,32] Consiste na modalidade de estresse mais utilizada em nosso meio e, após o adequado treinamento, a RVFC na ADA pode ser obtida nos diversos estágios do exame em mais de 90% dos casos.[20,21,33,34]

Lowenstein et al.[29] avaliaram pacientes diabéticos e não diabéticos com ecocardiografia de estresse negativos para isquemia miocárdica (351 com dobutamina e 300 com adenosina), dos quais 128 deles apresentaram RVFC anormal (< 2). Após um acompanhamento de 35 ± 18 meses ocorreram 4,8% de eventos no grupo com RVFC normal e 18% no grupo anormal (p < 0,0001). O prognóstico de diabéticos e não diabéticos não diferiu quando a RVFC foi normal, mas os diabéticos apresentaram pior prognóstico que os não diabéticos, quando considerou-se o contexto da RVFC anormal. O estudo ainda mostrou que a RVFC anormal adicionou valor prognóstico tanto para o grupo dobutamina como para o grupo adenosina.

O estudo de Fortes et al.[34] em pacientes com baixo risco de doença cardiovascular mostrou alta exequibilidade (94%) de registro da RVFC na ADA durante o estresse com dobutamina. Os autores verificaram que, com apenas 75% da frequência cardíaca (FC) máxima (220-idade) prevista para o exame, 95% dos pacientes já apresentavam RVFC normal. Em publicação de Abreu et al.,[35] em que foram avaliados pacientes com distintos fatores de risco e fração de ejeção do VE preservada, este importante efeito vasodilatador

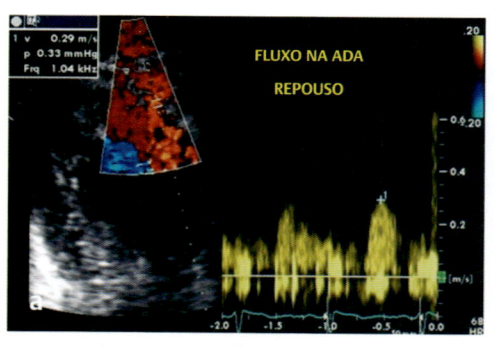

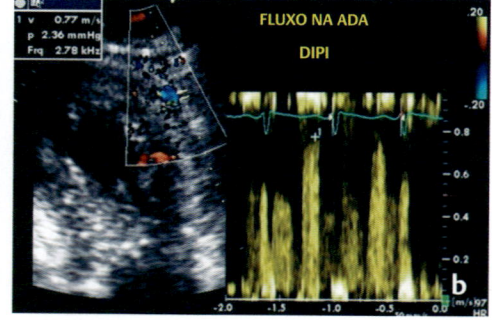

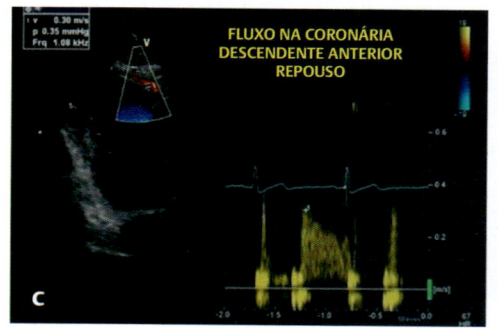

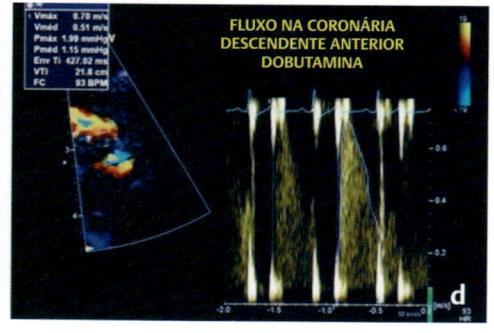

Fig. 61-4. Caso 1 em condição basal (**a**). Após o dipiridamol ocorre expressivo aumento do fluxo sistólico e diastólico (**b**). Caso 2 em condição basal (**c**). Durante o estresse com dobutamina e frequência cardíaca abaixo de 100 bpm, já ocorre expressivo aumento do fluxo diastólico, enquanto o fluxo sistólico é praticamente suprimido (**d**).

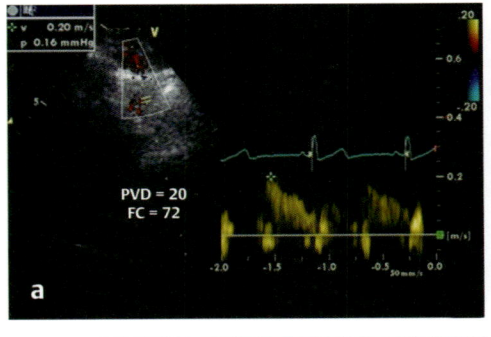

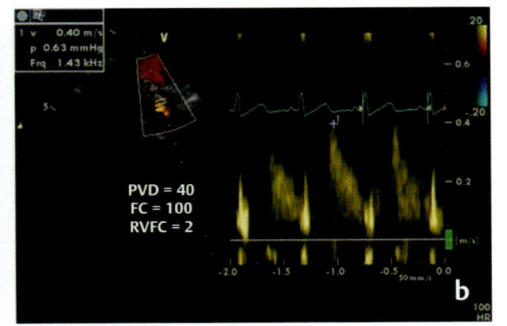

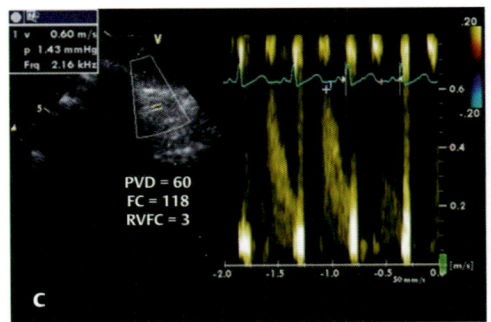

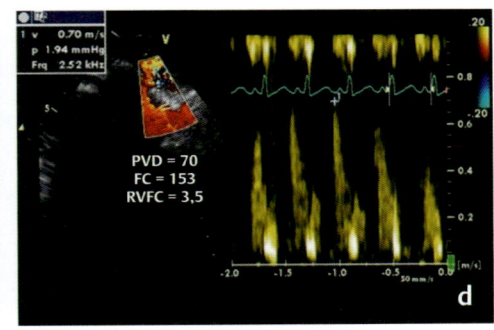

Fig. 61-5. Paciente do sexo masculino e idade de 56 anos. (**a**) O PVD em repouso mediu 20 cm/s e a frequência cardíaca (FC) basal 72 bpm.
(**b-d**) Durante o estresse com dobutamina em FC de 100, 118 e 153 bpm, a reserva de velocidade de fluxo coronariano foi normal, medindo, respectivamente, 2, 3 e 3,5. A reserva normal já foi alcançada com 61% da FC máxima para a idade.

da dobutamina pode ser constatado em estágios iniciais do estresse. A RVFC normal pôde ser obtida de forma precoce, ou seja, antes de atingir a FC submáxima (85% da FC máxima) em 37% dos casos (Fig. 61-5). Em acompanhamento de 28 ± 4 meses, os pacientes com RVFC normal e obtenção precoce apresentaram melhor prognóstico. O estudo sugeriu, ainda, que a partir do momento em que a RVFC normal é obtida não é necessário continuar seu registro.

RESERVA DE FLUXO MIOCÁRDIO PELA ECOCARDIOGRAFIA CONTRASTADA

A ecocardiografia com perfusão miocárdica em tempo real (EPMTR) é um método ideal para medir o fluxo microvascular coronário por sua excelente resolução espacial e temporal.[36] Baseia-se na infusão de microbolhas por via intravenosa com estabilidade suficiente para atravessar a barreira capilar pulmonar, contrastar as cavidades esquerdas e a circulação coronária, sendo, portanto, um marcador de fluxo sanguíneo. A dinâmica do fluxo sanguíneo miocárdico pode ser avaliada pela infusão contínua de microbolhas a uma taxa e concentração constantes até um estado de equilíbrio (platô). Na EPMTR, a emissão de um pulso de alta energia ultrassônica (*flash*) no estado de equilíbrio destrói as microbolhas dentro do miocárdio. A seguir, pode-se observar o repreenchimento progressivo da microcirculação pelas microbolhas em determinado campo ultrassônico e determinar a intensidade acústica e a taxa em que elas novamente alcançam o estado de platô. Utilizando programas computacionais específicos para quantificação de contraste miocárdico, traçam-se áreas de interesse nos segmentos miocárdicos (Fig. 61-6) e, por meio de leitura sequencial dos 12 primeiros *frames* após o *flash* de um ciclo cardíaco, duas variáveis são obtidas: a intensidade acústica máxima no miocárdio (parâmetro A, que representa o volume de sangue) e a taxa de repreenchimento do miocárdio pelas microbolhas (parâmetro β, que representa velocidade de fluxo). Aplicando um modelo matemático, estas duas variáveis são parametrizadas em uma função exponencial obtendo-se um índice de fluxo miocárdico (Fig. 61-7).[37] Uma das vantagens da EPMTR sobre outras modalidades para avaliação da perfusão miocárdica está no fato de poder medir ambos os componentes da perfusão miocárdica: velocidade de fluxo e volume sanguíneo.[38] Dessa forma, mecanismos fisiopatológicos podem ser escrutinados em cenários clínicos diversos de redução de fluxo coronário:

- Diminuição isolada do volume de sangue com velocidade normal, como por exemplo, área de infarto suprida por artéria recanalizada.
- Diminuição isolada da velocidade de fluxo com volume sanguíneo normal, como na estenose coronária crítica ou oclusão com fluxo colateral ou miocárdio hibernante.
- Diminuição tanto da velocidade de fluxo como do volume sanguíneo, como por exemplo, área de infarto suprida por artéria fluxo-limitante ou por fluxo colateral.

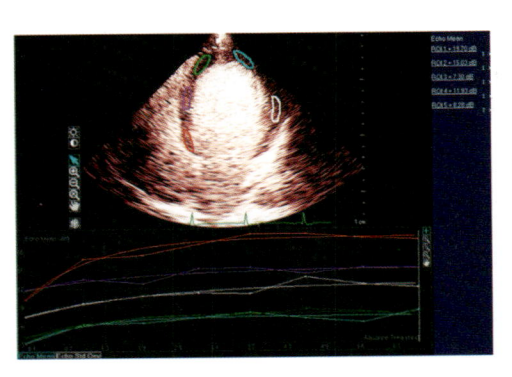

Fig. 61-6. Análise da perfusão miocárdica. Disposição das regiões de interesse (ROI) nos segmentos do ventrículo esquerdo e suas respectivas curvas exponenciais.

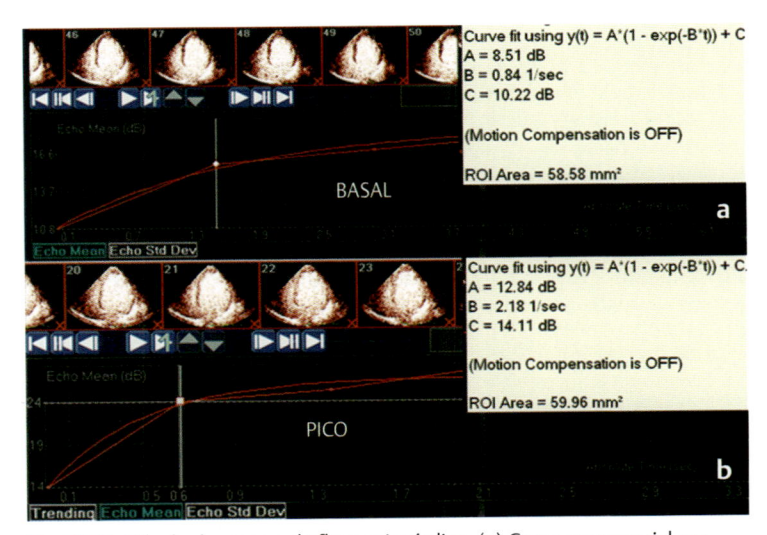

Fig. 61-7. Cálculo de reserva de fluxo miocárdico. (**a**) Curva exponencial em determinado segmento miocárdico com os valores de A e β na condição basal. (**b**) Curva exponencial no mesmo segmento miocárdico com os valores de A e β no pico do estresse. Em ambos os estágios o segundo quadro está demarcado com traço branco. Observa-se que, no basal, o levantamento acústico de 10 para 16 decibéis ocorreu com 1,3 segundo, enquanto no pico em apenas 0,6 segundo houve aumento da intensidade acústica de 14 para 24 decibéis.

Aplicação Clínica

A acurácia da ecocardiografia de contraste miocárdico (ECM) na detecção da doença arterial coronária (DAC) foi comprovada em estudo multicêntrico com sensibilidade e especificidade semelhantes à cintilografia miocárdica (SPECT).[39] Heinle et al. avaliaram 123 pacientes e obtiveram uma correlação global de 83% na comparação das imagens de perfusão entre o ecoestresse e SPECT com adenosina, e esta foi mais alta na doença multiarterial e em vasos normais.[40] A melhor resolução espacial da ecocardiografia de perfusão miocárdica tem mostrado maior habilidade na detecção de defeitos de perfusão subendocárdicos que não poderiam ser detectados com as imagens de baixa resolução do SPECT, bem como em pacientes com bloqueio de ramo esquerdo e portadores de marca-passo, cenários clínicos onde tanto a contratilidade como a convencional imagem de perfusão miocárdica não são adequadas à detecção de DAC. Na ecocardiografia de estresse com dobutamina, a avaliação da perfusão mostrou aumento da sensibilidade quando comparada à análise de contratilidade.[41] Na síndrome coronária aguda, a ECM é útil na identificação do fenômeno *no-reflow* em pacientes submetidos a trombolíticos e angioplastia após infarto agudo do miocárdio,[42] e também na sala de emergência, tem importância na estratificação de risco em pacientes com dor torácica e alterações segmentares, separando os pacientes com miocárdio atordoado e síndrome de Takotsubo daqueles com infarto agudo.

REFERÊNCIAS BIBLIOGRÁFICAS

1. Hall JE. Tratado de fisiologia médica, 10.ed. Rio de Janeiro: Elsevier.
2. Gould KL, Kirkeeide RL, Buchi M. Coronary flow reserve as a physiologic measure of stenosis severity. J Am Coll Cardiol. 1990;15(2):459-74.
3. Camici PG, Crea F. Coronary microvascular dysfunction. N Eng J Med. 2007;356(8):830-40.
4. Voci P, Pizzuto F, Romeo F. Coronary flow: a new asset for the echo lab? Eur Heart J. 2004;25(21):1867-79.
5. Strauer B, Brune I, Schenk H, Knoll D, Perings E. Lupus cardiomyopathy: cardiac mechanics, hemodynamics, and coronary blood flow in uncomplicated systemic lupus erythematosus. Am Heart J. 1976;92(6):715-22.
6. Opherk D, Mall G, Zebe H, Schwarz F, Weihe E, Manthey J et al. Reduction of coronary reserve: a mechanism for angina pectoris in patients with arterial hypertension and normal coronary arteries. Circulation. 1984;69(1):1-7.
7. Cannon RO, Watson RM, Rosing DR, Epstein SE. Angina caused by reduced vasodilator reserve of the small coronary arteries. J Am Coll Cardiol. 1983;1(6):1359-73.
8. Brilla C, Janicki J, Weber K. Impaired diastolic function and coronary reserve in genetic hypertension. Role of interstitial fibrosis and medial thickening of intramyocardial coronary arteries. Circul Res. 1991;69(1):107-15.
9. Nitenberg A, Valensi P, Sachs R, Dali M, Aptecar E, Attali J-R. Impairment of coronary vascular reserve and ACh-induced coronary vasodilation in diabetic patients with angiographically normal coronary arteries and normal left ventricular systolic function. Diabetes. 1993;42(7):1017-25.
10. Pitkänen O-P, Nuutila P, Raitakari OT, Rönnemaa T, Koskinen PJ, Iida H et al. Coronary flow reserve is reduced in young men with IDDM. Diabetes. 1998;47(2):248-54.
11. Hamasaki S, Al Suwaidi J, Higano ST, Miyauchi K, Holmes DR, Lerman A. Attenuated coronary flow reserve and vascular remodeling in patients with hypertension and left ventricular hypertrophy. J Am Coll Cardiol. 2000;35(6):1654-60.
12. Memmola C, Iliceto S, Napoli VF, Cavallari D, Santoro G, Rizzon P. Coronary flow dynamics and reserve assessed by transesophageal echocardiography in obstructive hypertrophic cardiomyopathy. Am J Cardiol. 1994;74(11):1147-51.
13. Lima MF, Mathias Jr W, Sbano JC, de la Cruz VY, Abduch MC, Lima MS et al. Prognostic value of coronary and microvascular flow reserve in patients with nonischemic dilated cardiomyopathy. J Am Soc Echocardiog. 2013;26(3):278-87.
14. Neglia D, Parodi O, Gallopin M, Sambuceti G, Giorgetti A, Pratali L et al. Myocardial blood flow response to pacing tachycardia and to dipyridamole infusion in patients with dilated cardiomyopathy without overt heart failure: a quantitative assessment by positron emission tomography. Circulation. 1995;92(4):796-804.
15. Hozumi T, Yoshida K, Ogata Y, Akasaka T, Asami Y, Takagi T et al. Noninvasive assessment of significant left anterior descending coronary artery stenosis by coronary flow velocity reserve with transthoracic color Doppler echocardiography. Circulation. 1998;97(16):1557-62.
16. Saraste M, Koskenvuo J, Knuuti J, Toikka J, Laine H, Niemi P et al. Coronary flow reserve: measurement with transthoracic Doppler echocardiography is reproducible and comparable with positron emission tomography. Clin Physiol. 2001;21(1):114-22.
17. Lowenstein J, Tiano C, Marquez G, Presti C, Quiroz C. Simultaneous analysis of wall motion and coronary flow reserve of the left anterior descending coronary artery by transthoracic Doppler echocardiography during dipyridamole stress echocardiography. J Am Soc Echocardiograp. 2003;16(6):607-13.
18. Cortigiani L, Rigo F, Sicari R, Gherardi S, Bovenzi F, Picano E. Prognostic correlates of combined coronary flow reserve assessment on left anterior descending and right coronary artery in patients with negative stress echocardiography by wall motion criteria. Heart. 2009;95(17):1423-8.
19. Hyodo E, Hirata K, Hirose M, Sakanoue Y, Nishida Y, Arai K et al. Detection of restenosis after percutaneous coronary intervention in three major coronary arteries by transthoracic Doppler echocardiography. J Am Soc Echocardiog. 2010;23(5):553-9.
20. Lowenstein J. Evaluation of the coronary flow reserve in three coronary territories by transthoracic echocardiography approach. Is it magic realism. Rev Bras Ecocardiogr Imagem Cardiovasc. 2010;23(3):82-98.
21. Abreu JSd, Lima JWO, Diógenes TCP, Siqueira JM, Pimentel NL, Gomes Neto PS et al. Coronary flow velocity reserve during dobutamine stress echocardiography. Arquivos Brasileiros de Cardiologia. 2014;102(2):134-42.
22. Youn HJ, Foster E. Demonstration of coronary artery flow using transthoracic Doppler echocardiography. J Am Soc Echocardiog. 2004;17(2):178-85.
23. Hirata K, Watanabe H, Hozumi T, Tokai K, Otsuka R, Fujimoto K et al. Simple detection of occluded coronary artery using retrograde flow in septal branch and left anterior descending coronary artery by transthoracic Doppler echocardiography at rest. J Am Soc Echocardiog. 2004;17(2):108-13.
24. Okayama H, Nishimura K, Saito M, Inoue K, Hiasa G, Sumimoto T et al. Significance of the distal to proximal coronary flow velocity ratio by transthoracic Doppler echocardiography for diagnosis of proximal left coronary artery stenosis. J Am Soc Echocardiog. 2008;21(6):756.
25. Hozumi T, Yoshida K, Akasaka T, Asami Y, Kanzaki Y, Ueda Y et al. Value of acceleration flow and the prestenotic to stenotic coronary flow velocity ratio by transthoracic color Doppler echocardiography in noninvasive diagnosis of restenosis after percutaneous transluminal coronary angioplasty. J Am Coll Cardiol. 2000;35(1):164-8.
26. Krams R, Sipkema P, Zegers J, Westerhof N. Contractility is the main determinant of coronary systolic flow impediment. Am J Physiology-Heart and Circulatory Physiology. 1989;257(6):H1936-H44.
27. Matsumura Y, Hozumi T, Watanabe H, Fujimoto K, Sugioka K, Takemoto Y et al. Cut-off value of coronary flow velocity reserve by transthoracic Doppler echocardiography for diagnosis of significant left anterior descending artery stenosis in patients with coronary risk factors. Am J Cardiol. 2003;92(12):1389-93.
28. D'Andrea A, Severino S, Mita C, Riegler L, Cocchia R, Gravino R et al. Clinical outcome in patients with intermediate stenosis of left anterior descending coronary artery after deferral of revascularization on the basis of noninvasive coronary flow reserve measurement. Echocardiograp. 2009;26(4):431-40.
29. Lowenstein JA, Caniggia C, Rousse G, Amor M, Sánchez ME, Alasia D et al. Coronary Flow Velocity Reserve during Pharmacologic Stress Echocardiography with Normal Contractility Adds Important Prognostic Value in Diabetic and Nondiabetic Patients. J Am Soc Echocardiograp. 2014;27(10):1113-9.
30. Cortigiani L, Rigo F, Gherardi S, Bovenzi F, Molinaro S, Picano E et al. Coronary flow reserve during dipyridamole stress echocardiography predicts mortality. JACC: Cardiovascular Imaging. 2012;5(11):1079-85.
31. Skopicki HA, Abraham SA, Picard MH, Alpert NM, Fischman AJ, Gewirtz H. Effects of dobutamine at maximally tolerated dose on myocardial blood flow in humans with ischemic heart disease. Circulation. 1997;96(10):3346-52.
32. Meimoun P, Sayah S, Tcheuffa JC, Benali T, Luycx-Bore A, Levy F et al. Transthoracic coronary flow velocity reserve assessment: comparison between adenosine and dobutamine. J Am Soc Echocardiog. 2006;19(10):1220-8.

33. Ahmari SAL, Modesto K, Bunch J, Stussy V, Dichak A, Seward J, et al. Doppler derived coronary flow reserve during dobutamine stress echocardiography further improves detection of myocardial ischemia. Eur J Echocardiog. 2006;7(2):134-40.
34. Forte EH, Rousse MG, Lowenstein JA. Target heart rate to determine the normal value of coronary flow reserve during dobutamine stress echocardiography. Cardiovasc Ultrasound. 2011;9(10).
35. de Abreu JS, Rocha EA, Machado IS, Parahyba IO, de Brito Rocha T, Paes FJVN et al. Valor Prognóstico da Reserva de Fluxo Coronariano Obtida Durante o Ecocardiograma sob Estresse com Dobutamina e sua Correlação com a Frequência Cardíaca Alvo. Arq Bras Cardiol. 2017;108(5):417-26.
36. Porter Thomas R, MD, Xie Feng, MD. Myocardial perfusion imaging with costrast ultrasound. JACC: Cardiovascular Imaging. 2010;3(2):176-87.
37. Wei K, Ragosta M, Thorpe J, Coggins M, Moos S, Kaul S. Noninvasive quantification of coronary blood flow reserve in humans using myocardial contrast echocardiography. Circulation. 2001;103:2560-5.
38. Kaul S. Myocardial contrast echocardiography. A 25-Year Retrospective. Circulation. 2008;118:291-308.
39. Senior R, Monaghan, Main ML et al. Detection of coronary artery disease with perfusion stress echocardiography using a novel ultrasound imaging agent in comparasion with radionuclilde perfusion imaging. Eur J Echocardiography. 2009;10:26-35.
40. Heinle SK, Noblin J, Goree-Best P et al. Assessment of myocardial perfusion by harmonic power Doppler imaging at rest and during adenosine stress: comparison with (99 m) TC-sestamibi SPECT imaging. Circulation. 2000;102:55-60.
41. Elhendy A, O'Leary EL, Xie F, McGrain AC, Anderson JR, Porter TR. Comparative accuracy of real-time myocardial contrast perfusion imaging and wall motion analysis during dobutamine stress echocardiography for the diagnosis of coronary artery disease. J Am Coll Cardiol. 2004;44:2185-91.
42. Ito H, Tomooka T, Sakaii N et al. Lack of myocardial perfusion immediately after successful thrombolysis: a predictor of poor recovery of left ventricular function in anterior myocardial infarction. Circulation. 1992;85:1699-705.

ASSISTÊNCIA VENTRICULAR

CAPÍTULO 62

Marco Stephan Lofrano Alves

INTRODUÇÃO

O transplante cardíaco é considerado o tratamento definitivo para insuficiência cardíaca (IC) refratária, porém o número insuficiente de doadores limita esta opção terapêutica para uma grande parcela dos pacientes.[1,2] Os dispositivos de assistência ventricular (DAV), principalmente os DAV de fluxo contínuo (DAV-FC) de longa permanência, tornaram-se uma opção terapêutica efetiva ao transplante cardíaco para pacientes refratários. Inicialmente utilizados como ponte para o transplante, os DAV-FC têm sido cada vez mais utilizados como terapia de destino em pacientes com contraindicação ao transplante cardíaco, sendo esta indicação responsável pela metade dos dispositivos implantados atualmente.[3]

A ecocardiografia é o método de imagem mais utilizado na avaliação dos DAV, graças a sua fácil realização à beira do leito, ampla disponibilidade e ao grande número de informações que permite coletar.[4,5] Entretanto, deve-se notar que uma série de peculiaridades pertinentes à avaliação do paciente portador de DAV impõe a necessidade de conhecimento aprofundado da matéria pelo ecocardiografista, para que a realização do exame e sua interpretação possam ser feitos da maneira plenamente adequada.[6] Este capítulo pretende discutir os princípios fundamentais da avaliação ecocardiográfica em um paciente portador de DAV.

VISÃO GERAL DOS DISPOSITIVOS DE ASSISTÊNCIA VENTRICULAR

Os DAV são propulsores eletromecânicos, na maioria das vezes, posicionados em paralelo com a circulação sistêmica ou pulmonar, utilizados com o objetivo de gerar débito circulatório adicional em pacientes com insuficiência cardíaca (IC) avançada e refratária ao tratamento medicamentoso.

Os DAV podem ser classificados segundo o tempo de utilização (*curta* ou *longa permanência*), segundo o mecanismo de geração de fluxo (*pulsátil* ou *contínuo; axial* ou *centrífugo*), segundo a câmara a ser descomprimida (univentricular à esquerda, univentricular à direita ou biventricular), segundo a posição (intracorpóreo ou paracorpóreo) e segundo a técnica de implante (cirúrgico ou percutâneo).

De modo geral, os dispositivos de longa duração mais utilizados em pacientes adultos são constituídos pelos seguintes componentes (Fig. 62-1); seus nomes tomam por referência a relação de cada um dos componentes com a bomba propulsora: 1. Cânula de influxo – retira sangue de uma câmara cardíaca (átrio ou ventrículo) e direciona para o dispositivo; 2. Propulsor – gerador de fluxo; 3. Cânula de efluxo – recebe sangue do propulsor e direciona para a circulação de destino (sistêmica ou pulmonar); 4. *Driveline* – cabo que conecta o propulsor a uma central de processamento, por via percutânea; 5. Central de processamento – responsável pelo recebimento e processamento de informações provenientes do dispositivo, bem como pelo controle do funcionamento do mesmo; é em geral paracorpórea; 6. Baterias – nos dispositivos implantáveis permitem a deambulação do paciente e alta hospitalar; são em geral paracorpóreas.

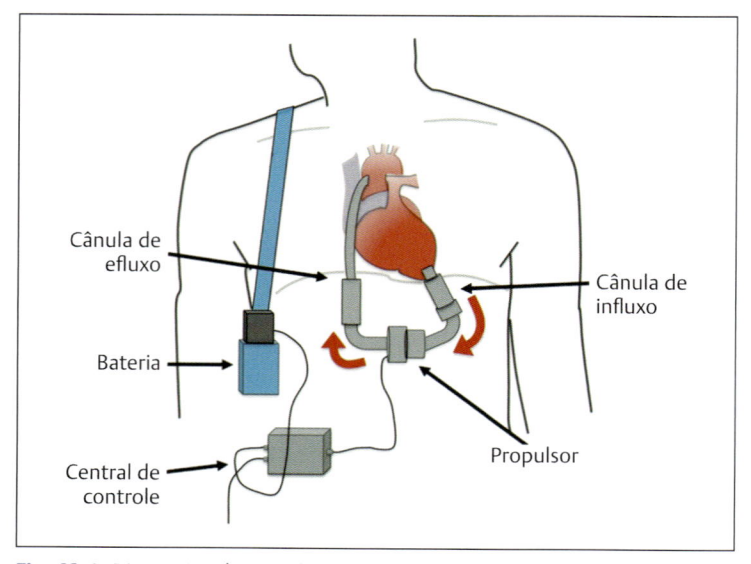

Fig. 62-1. Dispositivo de assistência ventricular de fluxo contínuo. O DAV-FC é composto de: uma cânula de influxo conectada ao ápice do VE (retira sangue e direciona para o dispositivo impulsor); propulsor mecanismo gerador de fluxo; cânula de efluxo, que recebe sangue do dispositivo propulsor e retorna à circulação-alvo; controlador externo e bateria externa recarregável.

PRINCÍPIOS FUNDAMENTAIS DA AVALIAÇÃO ECOCARDIOGRÁFICA

O ecocardiograma é uma ferramenta útil para a configuração individual dos parâmetros do dispositivo e no diagnóstico de complicações relacionadas com o mesmo. A avaliação ecocardiográfica após o implante de DAV deve ser direcionada para a percepção do mecanismo de funcionamento do dispositivo e seus efeitos na estrutura e fisiologia cardíacas. Após o implante, um ecocardiograma abrangente deve incluir medidas intracavitárias, avaliação hemodinâmica, estudo Doppler de fluxos transvalvares e das velocidades de fluxo nas cânulas. A avaliação seriada é fundamental para a detecção das complicações mais comuns, geralmente relacionadas com a obstrução ou regurgitação das cânulas, formação de trombos, insuficiências valvares, dissecção da aorta e tamponamento pericárdico. O ETE fornece uma alternativa nos casos de janela acústica transtorácica insatisfatória, comum para as projeções apicais em dispositivos de implante da cânula de influxo no ápice do ventrículo esquerdo.

Câmaras Esquerdas

Após o implante, alguns sinais indiretos indicam o bom funcionamento do dispositivo e descompressão eficaz das câmaras esquerdas. Entre estes, destacamos a redução das dimensões e volumes do VE, posição neutra do septo interventricular (SIV) e septo interatrial (SIA), valva aórtica persistentemente fechada (ou abertura intermitente) e diminuição da insuficiência mitral.[5] Nos casos de descompressão ineficaz, observa-se persistência das dimensões iniciais, com SIV deslocado para a direita e abertura da valva aórtica em

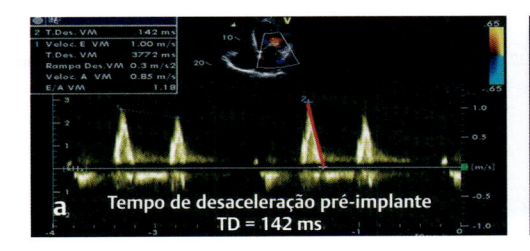

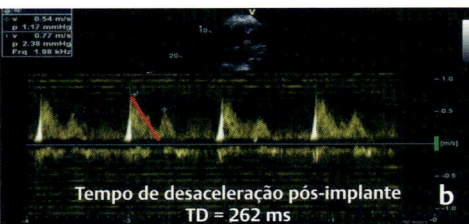

Fig. 62-2. (**a**, **b**) Avaliação do fluxo diastólico mitral antes e após o implante de um DAV-FC axial em um paciente com miocardiopatia dilatada. Observa-se o aumento do tempo de desaceleração mitral e o retorno de um padrão pseudonormal para um padrão normal após o implante do dispositivo. TD: tempo de desaceleração da onda E.

todos os ciclos. Em casos de descompressão excessiva, observam-se redução acentuada das câmaras esquerdas e deslocamento do SIV em direção ao VE. O deslocamento do SIV para a esquerda também pode ser indicativo de disfunção do ventrículo direito em pacientes em uso de DAV à esquerda. Em um estudo, o deslocamento do SIV para a esquerda, observado após 30 dias do implante de DAV à esquerda, foi preditor de desfechos adversos maiores em 90 dias.[7]

Espera-se também uma melhora na função diastólica e redução das pressões estimadas de enchimento (Fig. 62-2). No estudo de Topilsky et al., a estimativa da pressão do AE aumentada, tempo de desaceleração da onda E (TD) menor que 150 ms e o índice de desaceleração mitral menor que 2 (TD em ms, corrigido pelo pico de velocidade E em cm/s), medidos após 30 dias do implante de DAV, foram fatores de risco aumentados para eventos adversos após 90 dias do implante.[8]

Valva Mitral

Após o implante, deve ocorrer diminuição do grau de IM, sendo que a persistência ou piora pode ser indicativa de falha de descompressão do VE.[9] A presença de estenose mitral (EM) significativa é rara em pacientes candidatos ao DAV, porém sua identificação contraindica o implante por causa da restrição do fluxo pela valva estenótica. O diagnóstico de EM moderada ou importante demanda tratamento adequado com comissurotomia ou troca valvar por prótese biológica antes do implante de um DAV.[10]

Valva Aórtica

O diagnóstico e a quantificação da insuficiência aórtica (IAo) são essenciais para o manejo de pacientes candidatos ao implante ou em uso de DAV, à medida que a presença de IAo significativa cria um "ciclo fútil" e diminui o fluxo anterógrado gerado pelo dispositivo. O diagnóstico de IAo de grau moderado a importante indica a necessidade de tratamento cirúrgico da valva antes do implante de DAV. Adicionalmente, o implante de um DAV pode contribuir para o aparecimento de IAo ou agravar uma insuficiência preexistente. Isto se explica pelo fato de que o implante de DAV submete a valva aórtica a pressões sistólicas, com um gradiente Ao-VE aumentado. Além disso, o posicionamento da cânula de efluxo na aorta ascendente pode alterar a estrutura dos seios aórticos e diminuir a coaptação das válvulas.[11]

Estenose aórtica (EAo) também pode ocorrer em pacientes portadores de DAV de longa permanência em razão da trombose progressiva da valva e fusão comissural, estando associada à anticoagulação ineficaz, estase sanguínea e ausência de abertura da valva, principalmente nos dispositivos de primeira geração com fluxo pulsátil.[10] Nestes dispositivos, gerando débito cardíaco total, a abertura da valva aórtica não é essencial. Porém, para os dispositivos mais recentes de fluxo contínuo, que operam com suporte variável, a abertura intermitente da valva aórtica é desejável e contribui para o débito cardíaco total, além de ser um parâmetro indireto do inotropismo do VE e da eficácia da descompressão ventricular pelo dispositivo (Fig. 62-3). Consequentemente, pacientes com EAo importante não são candidatos ideais a este tipo de dispositivo e devem ser considerados para o tratamento previamente ao implante.[4]

Câmaras Direitas

Os efeitos de um DAV à esquerda sobre a função do ventrículo direito (VD) dependem do balanço entre o benefício causado pela descompressão das câmaras esquerdas, com a consequente queda da pós-carga ao VD, e o aumento da pré-carga ao mesmo. A descompressão das câmaras esquerdas também gera mudanças na geometria das câmaras direitas, como o deslocamento do septo interventricular (SIV) para a esquerda e alterações na estrutura do anel tricúspide, podendo piorar o grau de uma insuficiência tricúspide (IT) preexistente, gerando mais sobrecarga ao VD.[12]

Considerando que o débito cardíaco do VD determina a pré-carga ao VE, uma redução significativa da função ventricular direita resultará em diminuição do débito pelo DAV. De fato, estima-se que até 33% dos pacientes que recebem um DAV à esquerda evoluem com disfunção ventricular direita limitante, necessitando suporte ao VD no período pós-implante imediato. Por estes motivos, uma avaliação criteriosa da função ventricular direita é mandatória antes do implante de um DAV, sendo que a presença de disfunção moderada a importante indica preparação para o implante de suporte biventricular.[13]

Por causa da geometria complexa do VD, sua avaliação por imagem bidimensional (2D) utiliza diferentes projeções para a medida de suas dimensões. As imagens 2D oferecem também uma oportunidade para a avaliação semiquantitativa das contratilidades longitudinal e radial do VD, que devem ser complementadas por índices

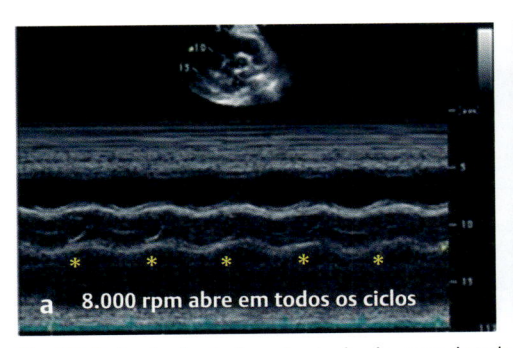

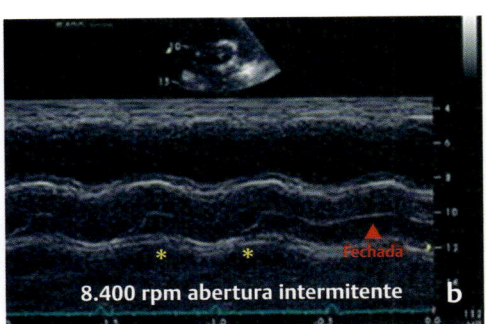

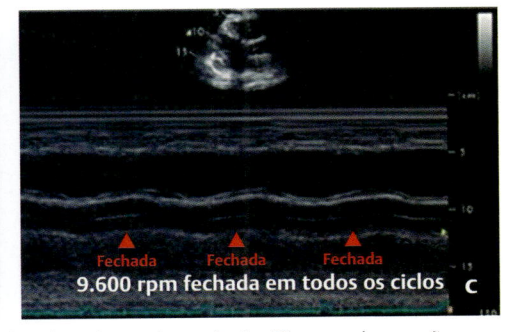

Fig. 62-3. Avaliação da frequência de abertura da valva aórtica em paciente em uso de DAV-FC. A abertura da valva aórtica depende da diferença de pressão gerada entre o VE e a aorta durante a sístole do VE. A geração deste gradiente pressórico em pacientes em uso de DAV depende, em última análise, da contratilidade miocárdica e da intensidade de suporte pelo dispositivo. Assim, a frequência de abertura da valva aórtica tem sido utilizada como um indicador indireto da efetividade da descompressão ventricular esquerda e do inotropismo cardíaco. Observa-se a valva aórtica aberta em todos os ciclos durante o tempo de observação (**a**). Com o aumento do suporte, observa-se abertura intermitente da valva aórtica (**b**). E com suporte elevado, a valva aórtica permanece fechada em todos os ciclos cardíacos (**c**).

quantitativos. Sugere-se o cálculo da variação fracional da área (VFA) como um índice substituto para a fração de ejeção do VD. Outros índices, como o deslocamento sistólico do plano do anel tricúspide (TAPSE) pelo modo M, a dP/dt do VD obtida pelo jato de IT pelo Doppler contínuo, a velocidade sistólica máxima do anel tricúspide lateral estimado pelo Doppler tecidual (S') e o índice de *performance* do VD também são recomendados.[14]

Entretanto, nenhum índice deve ser considerado isoladamente, mas sim integrados aos sinais clínicos de possível insuficiência cardíaca direita. Recentes estudos incluíram parâmetros clínicos associados aos ecocardiográficos em análises multivariadas e identificaram a relação entre as dimensões diastólicas do VD e do VE (VD/VE > 0,75) e o pico de *strain* longitudinal absoluto da parede livre do VD (quando < 9,6%) como potenciais fatores preditivos independentes de disfunção ventricular direita após o implante de DAV à esquerda.[15,16]

Valva Tricúspide

A IT funcional é um achado comum em pacientes com IC. Os efeitos hemodinâmicos de um DAV à esquerda podem agravar uma IT preexistente, resultando em piora da função ventricular direita e baixo débito. Porém, o resultado hemodinâmico final é variável e difícil de ser predito em diferentes pacientes. De fato, enquanto alguns estudos demonstraram piora da IT após implante de DAV, outros falharam em demonstrar este efeito. Portanto, o tratamento profilático universal da IT no período pré-implante de DAV é assunto controverso. Entretanto, reconhece-se que a presença de IT importante, associada à dilatação significativa do anel tricúspide, é um fator de risco elevado para disfunção do VD no período pós-implante de DAV.[17]

Estimativa da Pressão Sistólica na Artéria Pulmonar

Os pacientes com contraindicação ao transplante cardíaco por hipertensão pulmonar (HP) podem ser candidatos ao implante de DAV como terapia de destino. Além disso, diferentes grupos demonstraram consistentemente uma diminuição da PSAP em pacientes submetidos ao DAV, o que possibilitaria a reinclusão destes pacientes em fila de transplante.[18]

Valva Pulmonar

A presença de lesões importantes da valva pulmonar é rara em pacientes candidatos a DAV. Porém, insuficiência pulmonar (IP) significativa pode ser um fator de sobrecarga de volume e contribuir para disfunção do VD no período pós-implante de DAV. Em pacientes submetidos à DAVD, a presença de IP significativa pode criar um ciclo fútil, diminuindo o fluxo anterógrado para a circulação pulmonar (à semelhança da IAo em pacientes com DAV) e contribuir para um estado de baixo débito. A presença de estenose pulmonar (EP) e do aumento da pós-carga ao VD é um fator limitante para DAV, devendo ser quantificada e relatada na avaliação pré-implante.[4,6]

Pesquisa de Shunt

O forame oval patente (FOP) é um achado frequente na população e a causa mais comum de *shunt* no período pós-implante de DAV. Com o funcionamento do DAV, as pressões das câmaras esquerdas caem abaixo dos valores das câmaras direitas, e um *shunt* direita-esquerda se estabelece na presença de FOP, o que aumenta significativamente o risco de hipoxemia e embolia paradoxal.[19] Sugere-se que a pesquisa de FOP seja realizada com o ETE transoperatório, antes e logo depois do funcionamento do dispositivo. A identificação de FOP com *shunt* direita-esquerda significativo demanda a correção do mesmo.[5]

Pesquisa de Trombos

Após implante de dispositivo, o risco de formação de trombos é bastante significativo, chegando a 16% dos pacientes. Além do risco de formação de coágulos no interior do propulsor e das cânulas, a região apical (recessos formados entre o SIV, parede inferior e a cânula de influxo) e os seios aórticos (sobretudo quando a valva aórtica permanece fechada ou tem abertura limitada) são os locais de maior incidência de trombos. A utilização de agentes de contraste pode aumentar a sensibilidade e especificidade do método.[20]

AVALIAÇÃO DAS CÂNULAS

As cânulas são feitas de material hiperecogênico ao ultrassom e possuem diâmetro fixo, variando entre 16 a 25 mm de acordo com o fabricante. O estudo das cânulas utiliza imagens 2D em diferentes projeções para a determinação de suas relações com estruturas anatômicas. O Doppler colorido é útil na observação do padrão de fluxo, e o Doppler pulsátil (PW) e contínuo (CW) para o estudo das velocidades de fluxo.

O estudo ecocardiográfico seriado dos fluxos nas cânulas permite a detecção de disfunção de componentes do dispositivo ou da interferência de processos patológicos com o funcionamento do mesmo. Estima-se que 6% dos dispositivos apresentam disfunção mecânica após seis meses e 64% após dois anos de utilização.[21]

Cânula de Influxo

A cânula de influxo retira o volume sanguíneo de uma cavidade (átrio ou ventrículo) e o direciona para o propulsor. A posição da cânula e sua orientação devem ser determinadas com imagens 2D obtidas em pelo menos duas projeções. Na maioria dos DAV, a cânula de influxo está inserida no ápice do VE. Neste caso, utiliza-se a janela apical de quatro câmaras (A4C) para a determinação da sua relação com as paredes lateral e septal, e de duas câmaras (A2C) para avaliar sua relação com as paredes anterior e inferior. A cânula de influxo deve apontar para a via de entrada do VE (valva mitral) e estar livre de obstrução por paredes ou aparato subvalvar (Fig. 62-4).

O padrão de fluxo deve ser estudado com Doppler colorido, devendo ser laminar e unidirecional, proveniente do VE para a cânula. A observação de fluxo turbulento na entrada da cânula indica a possibilidade de obstrução por trombos ou parede ventricular. A detecção de altas velocidades de fluxo pelo Doppler espectral é importante no diagnóstico de obstrução fixa ou dinâmica da cânula de influxo. Utiliza-se o CW alinhado com a via de entrada do VE e o eixo longitudinal da cânula para a estimativa de altas velocidades neste trajeto. O PW é utilizado com o volume da amostra colocado na ponta da cânula de influxo.

Em dispositivos de fluxo pulsátil a frequência dos pulsos é determinada pelo dispositivo e não sincronizada com o eletrocardiograma do paciente (modos *fill to empty* e frequência fixa), com velocidades variando de zero até um valor de pico em cada ciclo do dispositivo. Considera-se o pico de velocidade normal quando menor que 2,3 m/s para os dispositivos de fluxo pulsátil.[22] Em dispositivos de fluxo contínuo, observa-se um padrão de pulsatilidade sincronizado com o eletrocardiograma, com pico de velocidade superimposto a uma velocidade contínua (valor de pico normal menor que 2 m/s, variável com a pré-carga e inotropismo do VE) (Fig. 62-5).[4]

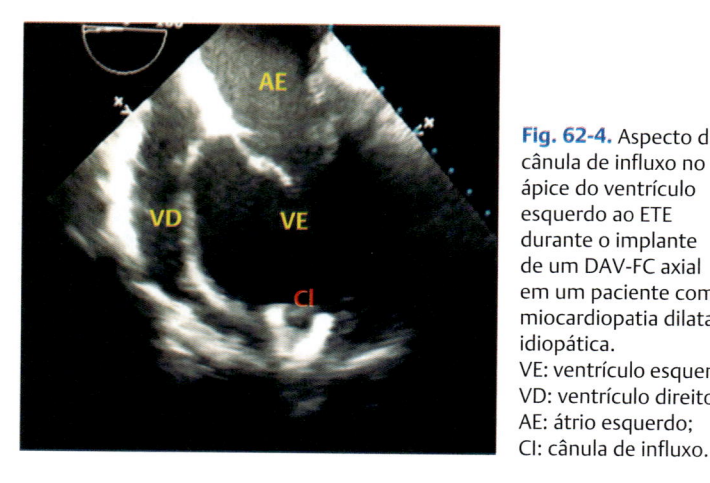

Fig. 62-4. Aspecto da cânula de influxo no ápice do ventrículo esquerdo ao ETE durante o implante de um DAV-FC axial em um paciente com miocardiopatia dilatada idiopática.
VE: ventrículo esquerdo;
VD: ventrículo direito;
AE: átrio esquerdo;
CI: cânula de influxo.

CAPÍTULO 62 ■ ASSISTÊNCIA VENTRICULAR

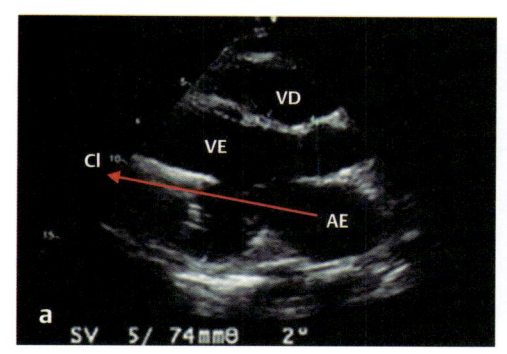

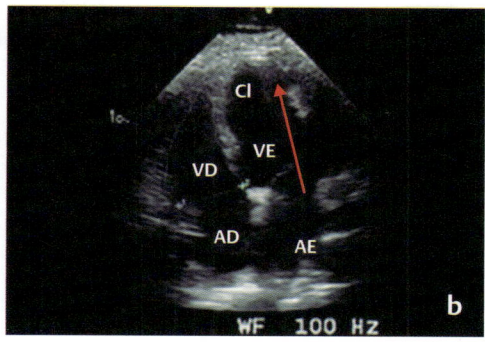

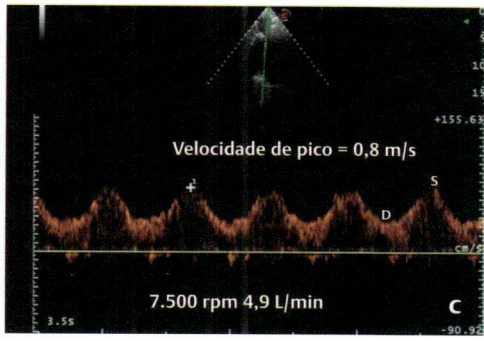

Fig. 62-5. Avaliação da cânula de influxo. (**a**) Janela paraesternal longitudinal (PEL). (**b**) Janela apical de quatro câmaras (A4C). As imagens 2D demonstram a relação da via de entrada do ventrículo esquerdo, valva mitral e aparato subvalvar com o orifício da cânula de influxo. (**c**) Avaliação das velocidades de fluxo pelo Doppler pulsátil no orifício da cânula de influxo em uma paciente com DAV-FC. Observe o padrão laminar de fluxo, com uma velocidade basal durante a diástole ventricular (D), e o pico de velocidade durante a sístole ventricular (s). Nesta paciente, a velocidade de pico na cânula de influxo foi de 0,8 m/s (VN < 2,0) e a velocidade basal de 0,25 m/s, com 7.500 revoluções por minuto e débito de 4,9 L/min pelo dispositivo.

Cânula de Efluxo

A cânula de efluxo recebe o volume sanguíneo do propulsor e o direciona para a circulação de destino, pulmonar nos DAV à direita ou sistêmica nos DAV à esquerda.

A anastomose da cânula de efluxo nos DAV à direita é mais frequentemente realizada com o tronco da artéria pulmonar ou com o seu ramo principal direito, podendo ser observada com o ETT nas projeções do eixo curto ao nível dos vasos da base, ou com o ETE no esôfago alto no plano longitudinal da artéria pulmonar.

Nos DAV à esquerda, a anastomose terminolateral da cânula é mais frequentemente realizada na posição anterolateral direita da aorta ascendente, podendo ser apreciada com o ETT na janela paraesternal alta do eixo longo da aorta ou com o ETE no corte de 120 graus do esôfago médio. Em determinados pacientes, utiliza-se o decúbito lateral direito e janelas intercostais altas para obtenção da imagem da anastomose entre a cânula de efluxo e a aorta ascendente.

O Doppler colorido deve demonstrar um padrão de fluxo laminar e unidirecional da cânula para a aorta. A velocidade máxima deve ser estimada pelo PW com o volume da amostra no interior da cânula, posicionado a 1 cm da anastomose (Fig. 62-6). Considera-se normal uma velocidade de pico de até 2 m/s.[4,23]

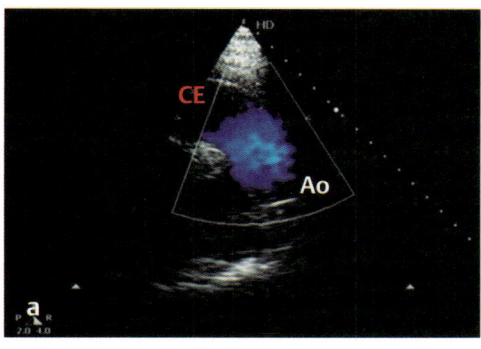

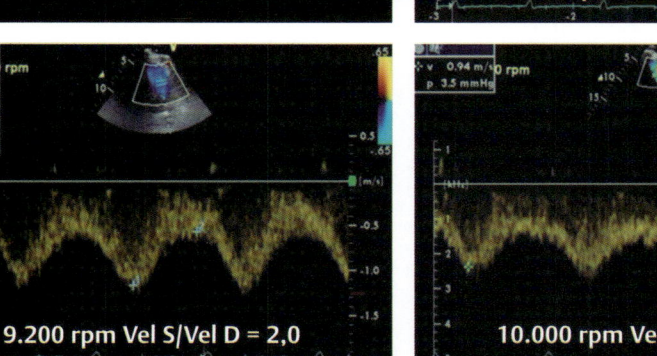

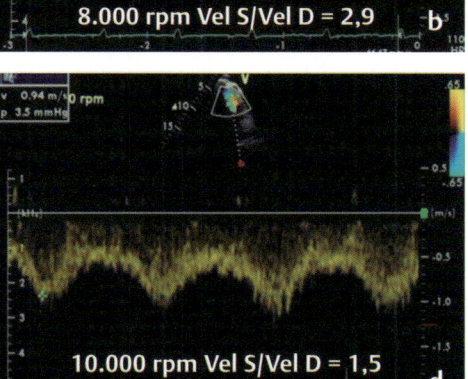

Fig. 62-6. Avaliação da cânula de efluxo. As imagens foram obtidas de uma paciente em uso de DAV-FC. (**a**) Obteve-se uma imagem da ponta da cânula de efluxo e sua anastomose com a porção lateral direita da aorta ascendente utilizando-se uma janela paraesternal direita alta, com a paciente em decúbito lateral direito. O estudo com Doppler colorido demonstra um padrão de fluxo laminar da cânula para a aorta. (**b**) Obteve-se a medida das velocidades de fluxo durante a sístole e diástole. A velocidade máxima durante a sístole (s) ventricular foi de 1,32 m/s (VN < 2,0), e a velocidade basal durante a diástole (D) foi de 0,79 m/s, com 8.000 revoluções por minuto. A velocidade do dispositivo foi aumentada para 9.200 (**c**) e 10.000 (**d**) revoluções por minuto. Observe a diminuição da relação s/d com o aumento da velocidade diastólica.

Cálculo do Débito

O PW pode ser utilizado para o cálculo do débito cardíaco total e do débito relacionado do dispositivo. Em pacientes com DAV à esquerda, o débito do lado esquerdo é a somatória entre o fluxo gerado pelo dispositivo somado ao fluxo pela valva aórtica. Por outro lado, todo o débito do VD é bombeado pela valva pulmonar, sendo representativo do débito cardíaco total.

O volume de ejeção do VD pode ser calculado pela multiplicação da área seccional da via de saída do VD pela integral da velocidade-tempo (IVT) do fluxo pulmonar. Multiplica-se, então, o volume de ejeção pela frequência cardíaca para obter-se o débito cardíaco total. O fluxo do dispositivo pode ser calculado da mesma forma, obtendo-se a área seccional da cânula multiplicada pela IVT do fluxo através desta área (Fig. 62-7).

O débito cardíaco total (débito do VD) será igual ao do DAV, se a valva aórtica permanecer fechada em todos os ciclos. Uma incompatibilidade (*mismatch*) entre os débitos obtidos pela valva pulmonar e pelo dispositivo pode ser observada em casos de disfunção do DAV, como falha de enchimento da câmara do dispositivo, regurgitação de válvulas nos DAV de fluxo pulsátil e insuficiência da valva aórtica.[6,24]

COMPLICAÇÕES RELACIONADAS COM OS DISPOSITIVOS

- *Obstrução da cânula de influxo:* a obstrução pode ser reconhecida por ecocardiografia pela observação de fluxo turbulento com o Doppler colorido, pela interrupção intermitente do fluxo diastólico laminar ou fenômeno de sucção (DAV de fluxo contínuo) ou detecção de altas velocidades na cânula pelo CW e PW (maior que 2 m/s em DAV-FC e maior que 2,3 m/s nos DAV de fluxo pulsátil) (Fig. 62-8).[23]
- *Obstrução da cânula de efluxo:* a obstrução da cânula de efluxo pode ocorrer no seu orifício ou por causa de distorções do corpo da cânula durante o seu trajeto (*kinking*). O posicionamento do paciente pode acentuar estas alterações da geometria da cânula e levar à obstrução. Outra causa comum é a presença de obstrução

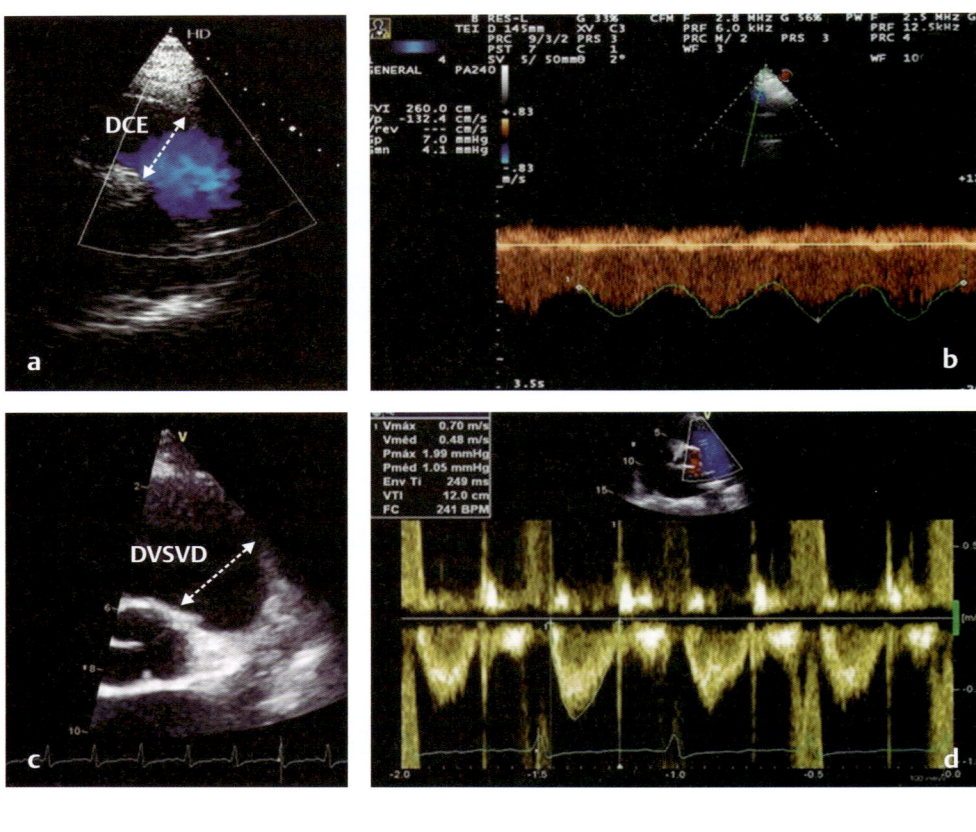

Fig. 62-7. Cálculo do débito cardíaco total e do débito pelo dispositivo em um paciente com DAVE de fluxo contínuo. (a) Medida do diâmetro da cânula de efluxo (DCE) para o cálculo da área seccional. (b) Obteve-se a integral da velocidade-tempo do fluxo pela cânula (IVTCE, neste caso obteve-se a média de 4 ciclos). O cálculo do volume ejetado pela cânula em um ciclo é obtido com a multiplicação da área seccional pela IVTCE. O valor obtido é multiplicado pela frequência cardíaca para a estimativa do débito pela cânula. (c) Medida do diâmetro da via de saída do ventrículo direito (DVSVD). (d) Integral da velocidade-tempo da via de saída do ventrículo direito (IVTVSVD). O débito cardíaco do ventrículo direito é estimado pela multiplicação da área da via de saída do VD pela IVTVSVD, podendo ser utilizado como débito cardíaco total (DC).

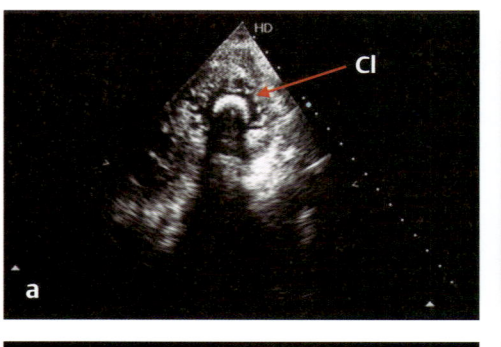

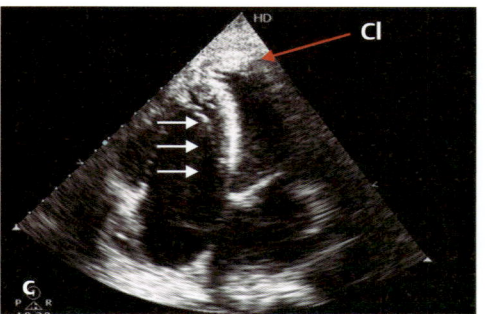

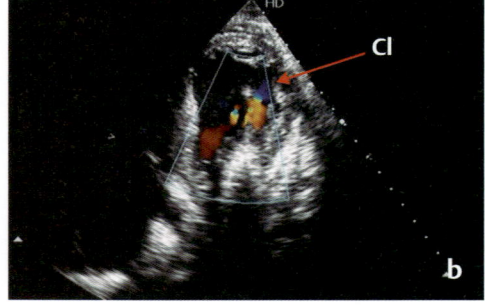

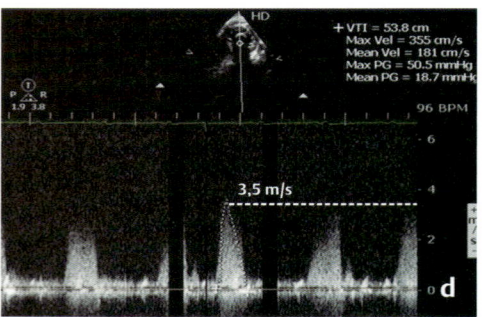

Fig. 62-8. Sinais de obstrução intermitente da cânula de influxo (fenômeno de sucção). As imagens foram obtidas em um paciente em uso de DAV-FC. (a-c) Observa-se a cânula de influxo e sua relação com o septo interventricular e o miocárdio adjacente durante a sístole, observa-se também a aceleração do fluxo na região apical do ventrículo esquerdo, próxima do orifício da cânula de influxo. (d) O estudo com Doppler contínuo alinhado com o eixo longitudinal da cânula demonstrou velocidade de pico de 3,5 m/s (VN < 2,3), sugerindo obstrução.

CAPÍTULO 63 ▪ DOENÇAS GENÉTICAS DETECTADAS POR ECOCARDIOGRAFIA FETAL E NO PERÍODO NEONATAL

Quadro 63-2. Cardiopatias Congênitas e Suas Associações a Síndromes Genéticas

Cardiopatias	Síndromes
Comunicação interventricular	▪ Síndrome de Holt-Oram ▪ Trissomias 21, 18, 13 ▪ Síndrome de deleção 22q11
Defeito do septo atrioventricular	▪ Trissomias autossômicas 21, 18, 13
Comunicação interatrial	▪ Síndrome de Holt-Oram ▪ Síndrome de Ellis-van Creveld
Estenose valvar pulmonar	▪ Síndrome de Noonan ▪ Síndrome de Alagille ▪ Síndrome de Costello ▪ Síndrome de Leopard ▪ Trissomia 8
Estenose de ramos pulmonares	▪ Síndrome de Alagille ▪ Síndrome de Williams-Beuren
Estenose valvar aórtica	▪ Síndrome de Jacobsen (del 11q) ▪ Trissomias 13, 18 ▪ Síndrome de Noonan ▪ Síndrome de Turner
Estenose supravalvar aórtica	▪ Síndrome de Williams-Beuren
Coarctação da aorta	▪ Síndrome de Turner
Tetralogia de Fallot	▪ Síndrome de deleção 22q11 ▪ Síndrome de Alagille ▪ Síndrome de Cat-eye ▪ Trissomias 21, 18, 13 ▪ Outras
Tronco arterial comum/interrupção de arco aórtico	▪ Síndrome de deleção 22q11, Trissomia 8 ▪ Síndrome de deleção 10p
Dupla via de saída de ventrículo direito	▪ Trissomias 9, 13, 18 ▪ Duplicação 2p, 12p
Atresia tricúspide	▪ Maioria esporádica
Anomalia de Ebstein	▪ Maioria esporádica
Drenagem anômala total de veias pulmonares	▪ Maioria esporádica

Fonte: Pierpont ME, Basson C, Woodrow Benson D et al. Genetic basis for congenital heart defects: current knowledge. Circulation 2007;115:3015-38

Trissomia do Cromossomo 21

A trissomia do cromossomo 21 é a anomalia cromossômica que mais afeta crianças nascidas vivas, sendo decorrente em 94% dos casos de não disjunção, em 4% de translocação e no restante de mosaicismo. O fenótipo bem definido corresponde a malformações cardíacas e extracardíacas, sendo as malformações cardíacas encontradas em torno de 40-50% dos casos.

As cardiopatias mais comumente relacionadas são o defeito embriológico do coxim endocárdico, que resulta na cardiopatia chamada defeito do septo atrioventricular (Fig. 63-1), seguido de comunicação interventricular, tetralogia de Fallot e canal arterial pérvio. São mais raros os casos de lesões obstrutivas do lado esquerdo como coarctação de aorta e estenose valvar aórtica.

O diagnóstico pré-natal é, na maioria das vezes, buscado por translucência nucal aumentada e idade materna avançada, assim como pode ser suspeitado pela presença de marcadores ultrassonográficas. A análise citogenética revela cariótipo 47, XX ou XY, +21. As formas em mosaico da trissomia do 21 teriam o mesmo risco de desenvolver cardiopatias quando se compara às formas completas da síndrome.

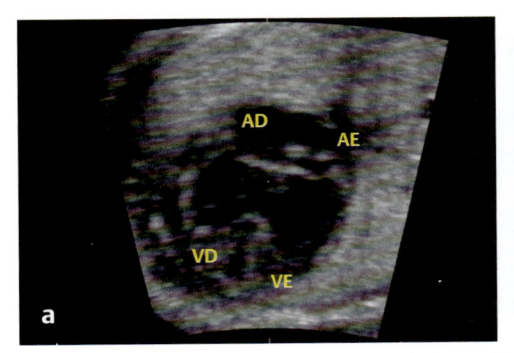

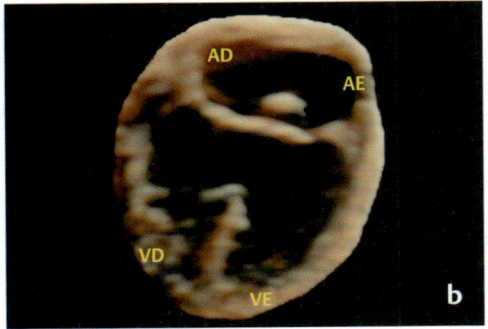

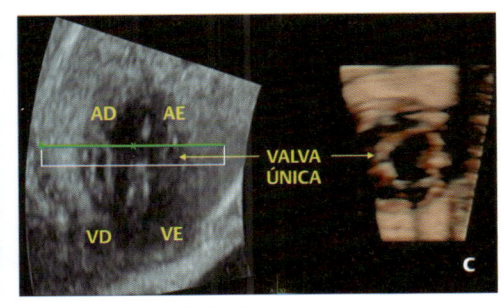

Fig. 63-1. Trissomia do cromossomo 21, síndrome de Down. (**a**) Defeito do septo atrioventricular forma total em ecocardiografia fetal. Posição de 4 câmaras demonstrando a valva única retificada, a comunicação interatrial tipo *ostium primum* (CIA) e a comunicação interventricular via de entrada ampla (CIV). (**b**) Mesmo aspecto em reconstrução tridimensional em modo de alta definição "HDlive" após aquisição de volume com "STIC". (**c**) Reconstrução tridimensional da valva atrioventricular única em plano transverso, aberta sobre os dois ventrículos. AD: Átrio direito; AE: átrio esquerdo; VD: ventrículo direito; VE: ventrículo esquerdo.

Trissomia do Cromossomo 18

É a segunda anomalia cromossômica autossômica frequente em humanos. Sendo decorrente de não disjunção em 80% dos casos, de mosaico em 10% dos casos e de translocação nos 10% restantes.

Nicolaides et al.[6] realizaram estudo citogenético de 2.086 fetos após exame ultrassonográfica em que apresentavam anomalias e/ou retardo de crescimento fetal, tendo encontrado a trissomia do cromossomo 18 como anomalia cromossômica mais frequente, seguida por trissomia do cromossomo 21, triploidias, síndrome de Turner, rearranjos não balanceados e trissomia do cromossomo 13. Van Praagh, em estudo baseado na análise de 41 casos de necropsia de trissomia 18,[7] encontram como malformações cardíacas a comunicação interventricular em todos os casos (Fig. 63-2), doença polivalvar em 93% dos casos, estenose subpulmonar infundibular em 98% dos casos, tetralogia de Fallot em 15% dos casos, dupla via de saída de ventrículo direito em 10% dos casos (sendo todos com atresia mitral), além de comentarem a impressionante ausência de transposição dos grandes vasos e qualquer inversão tanto cardíaca como visceral.

O diagnóstico pré-natal pode ser sugerido por sinais ultrassonográficos de restrição do crescimento, diminuição da atividade fetal, anomalias viscerais, cardíacas e de membros. A confirmação é feita por análise citogenética com cariótipo 47, XX ou XY, +18. O risco de recorrência é estimado em menos de 1%.

Trissomia do Cromossomo 13

Segundo alguns autores, a trissomia do cromossomo 13 é a terceira anomalia cromossômica mais frequente em fetos humanos. Decorrente em 80% dos casos de não disjunção e em 20% dos casos de translocação ou mosaicismo.

Dentre as malformações cardíacas destacam-se a dupla via de saída do ventrículo direito (Fig. 63-3), associada ou não à atresia mitral, a comunicação interventricular, as displasias valvares, *truncus arteriosus*, a comunicação interatrial e a coarctação de aorta. É conhecida a ocorrência de defeitos conotruncais incluindo a tetralogia de Fallot, *truncus arteriosus* e a dupla via de saída de ventrículo direito.

A análise citogenética revela cariótipo 47, XX ou XY, +13, sendo o risco de recorrência presumido em torno de 1% ou menos.

Monossomia do Cromossomo X – Síndrome de Turner

Monossomia X ou síndrome de Turner apresenta incidência de 1:5.000 mulheres nascidas vivas. A maioria dos conceptos evolui para aborto espontâneo. É decorrente de não disjunção em 80% dos casos e o restante por mosaicismo.

Aproximadamente 20 a 45% dos casos apresentam malformação cardíaca, mais comumente a coarctação de aorta seguida por valva aórtica bicúspide, estenose valvar aórtica e síndrome da hipoplasia do coração esquerdo, ou seja, malformações que fazem parte do espectro de lesões obstrutivas do lado esquerdo do coração (Fig. 63-4).

O diagnóstico pré-natal pode ser suspeitado na presença de translucência nucal aumentada, higroma cístico nucal volumoso, derrame pleural, ascite, anomalias renais e cardíacas. Sendo confirmado pela análise citogenética com cariótipo 45, X0. Tem expectativa de vida normal que pode ser alterada por doenças cardiovasculares e renais.

Nos mosaicos de cromossomo X pode ocorrer mais de uma linhagem celular, uma delas 45, X, e uma variedade de mosaicos, como: X/XX; X/XXX; X/XX/XXX; X/XY. Estas pacientes podem ter os mesmos estigmas que a síndrome de Turner (45,X), embora, em geral, a expressão do fenótipo seja modificada pela presença de outras linhagens celulares além da 45, X.

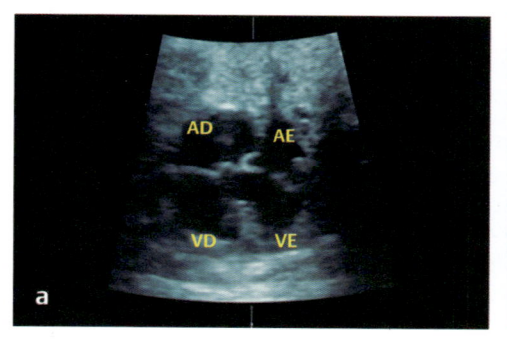

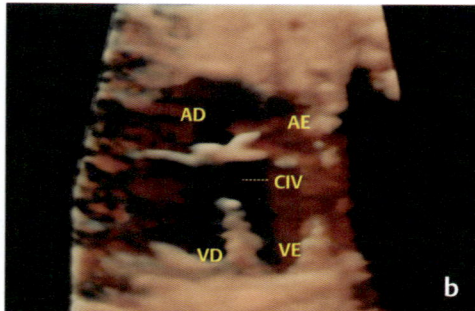

Fig. 63-2. Trissomia do cromossomo 18, síndrome de Edwards. (**a**) Comunicação ampla em região de via de entrada do septo interventricular, delimitada ao bidimensional pelo brilho de borda, também conhecido como artefato em T, mais visível, neste caso, na borda próxima ao ápex cardíaco.
(**b**) Reconstrução tridimensional em modo de alta definição "HDlive" após aquisição de volume com "STIC". AD: Átrio direito; AE: átrio esquerdo; VD: ventrículo direito; VE: ventrículo esquerdo; CIV: comunicação interventricular.

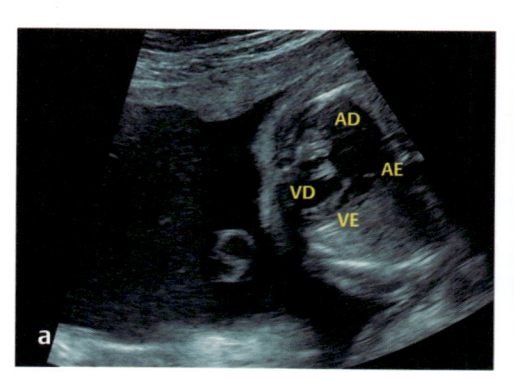

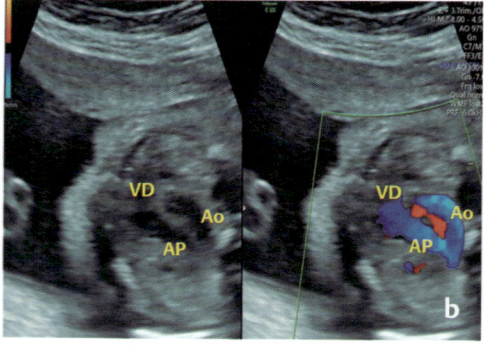

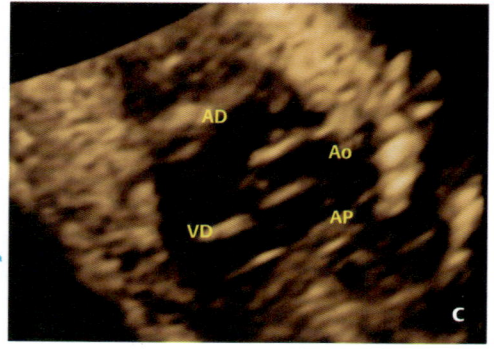

Fig. 63-3. Trissomia do cromossomo 13, síndrome de Patau. (**a**) Dupla via de saída de ventrículo direito em posição de 4 câmaras desbalanceada pela dilatação de câmaras direitas e hipoplasia de câmaras esquerdas. (**b**) Ambas as artérias emergem do ventrículo direito (VD), com a aorta (Ao) à direita da artéria pulmonar (AP). (**c**) Mesmo aspecto ao bidimensional à esquerda e Doppler colorido à direita. AD: átrio direito; AE: átrio esquerdo; VD: ventrículo direito; VE: ventrículo esquerdo.

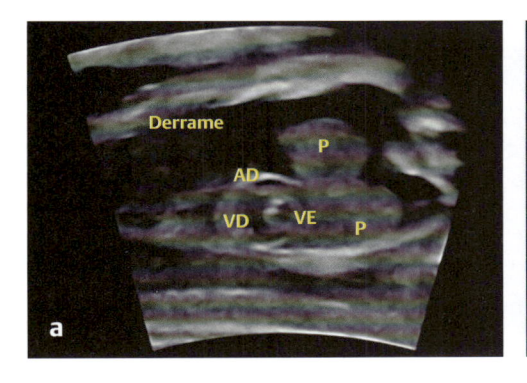

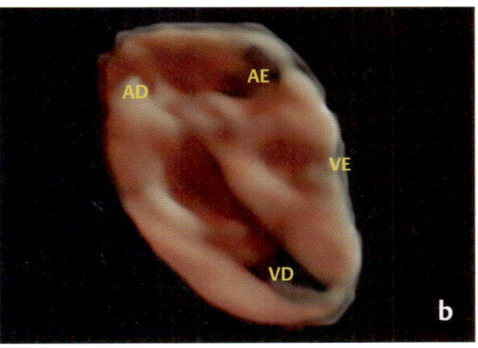

Fig. 63-4. Monossomia do cromossomo X, síndrome de Turner. (**a**) Hipoplasia do ventrículo esquerdo que se apresenta globular e ecogênica. Observa-se, também, grande derrame pleural. (**b**) Mesmo aspecto em reconstrução tridimensional em modo de alta definição "HDlive" após aquisição de volume com "STIC", demonstrando grave hipoplasia do ventrículo esquerdo. AD: átrio direito; AE: átrio esquerdo; VD: ventrículo direito; VE: ventrículo esquerdo; P: pulmão.

Síndrome Klinefelter

Aneuploidia ligada ao sexo onde 60% dos casos se originam da não disjunção e o restante de mosaicismo. Apresenta cariótipo 47, XXY, tendo padrão de anormalidades que não se torna evidente até a adolescência, com fenótipo masculino, sendo inférteis.

Cerca de 50% dos casos apresentam malformação cardíaca, como: comunicação interventricular, atresia pulmonar com septo íntegro (Fig. 63-5) e prolapso da valva mitral. Dentre as anomalias extracardíacas encontramos: circunferência cefálica reduzida, ausência de pelos, pernas muito longas e clinodactilia do quinto dedo. Apresentam nível de inteligência menor que as outras crianças, porém, sem retardo mental, com tendência a desenvolver doenças autoimunes, câncer e doenças cardiovasculares.

Triploidia

Anormalidade cromossômica que se caracteriza pelo cariótipo 69, XXX, resultando de um jogo extra de cromossomos haploides. É encontrada em terceiro lugar dentre as anomalias cromossômicas sexuais, quase sempre levam a abortos entre 7-17 semanas de gestação, sendo raros os casos que chegam ao termo. Aproximadamente 70% dos casos apresentam malformações cardíacas como: comunicação interventricular, tetralogia de Fallot, comunicação interatrial e canal arterial patente.

Dentre as anomalias extracardíacas encontramos: crescimento intrauterino restrito assimétrico e grave, ventriculomegalia leve, micrognatia, mielomeningocele, sindactilia e deformidade do hálux. A triploidia evolui para mola placentária nos casos onde o número extra de cromossomos é proveniente do pai. Sendo assim, raramente, a gestação progride até a 20ª semana. Porém, quando o número extra de material genético é proveniente da mãe, a gestação poderá evoluir até o terceiro trimestre.[5]

Trissomia do X

Aneuploidia sexual originada por não disjunção, caracterizada pelo cariótipo 47, XXX, fenótipo feminino e infertilidade infrequente. Aproximadamente 50% dos casos apresentam malformações cardíacas, dentre as quais destacam-se: canal arterial patente e comunicação interventricular. Entre as anomalias extracardíacas mais comuns, descrevem-se: pregas epicânticas, clinodactilia do quinto dedo, baixo peso ao nascimento, retardo mental leve com dificuldade de aprendizado. Há problemas psiquiátricos e mentais em 25% dos casos. Apresenta uma incidência de 1:1.000 nascimentos femininos vivos.

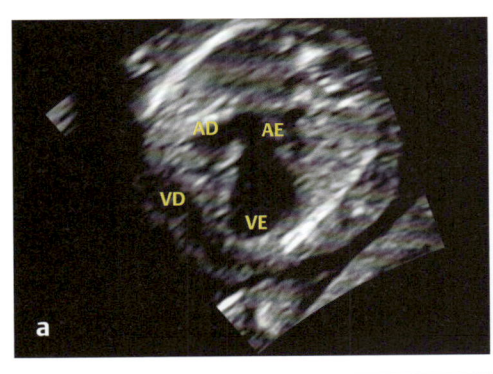

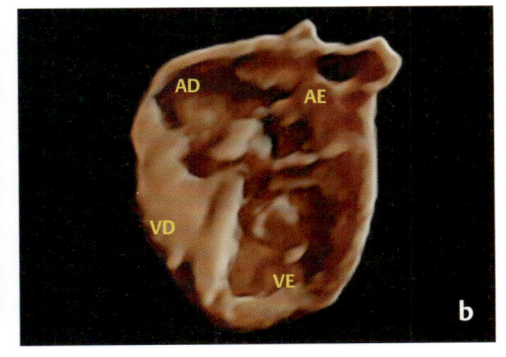

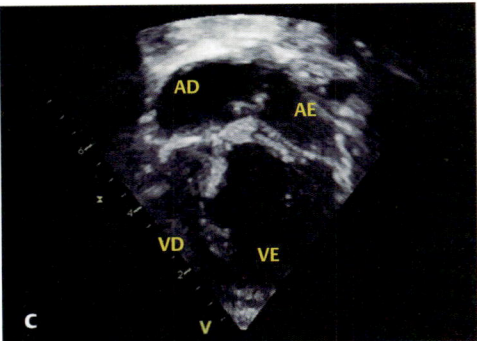

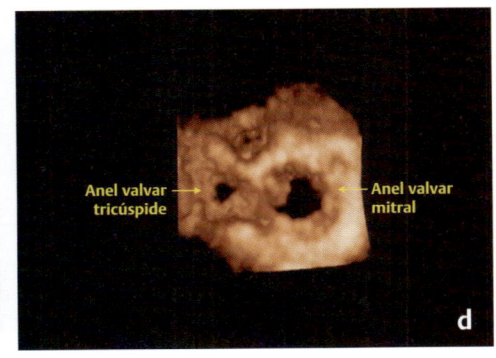

Fig. 63-5. Síndrome Klinefelter. (**a**) Ecocardiografia com 20 semanas demonstrando ventrículo direito e valva tricúspide hipoplásicos em atresia pulmonar com septo íntegro, posição de 4 câmaras. (**b**) Mesma posição em reconstrução tridimensional, modo de alta definição "HDlive" após aquisição de volume. (**c**) Ecocardiografia pediátrica demonstrando ventrículo direito e valva tricúspide muito hipoplásica, posição de 4 câmaras. (**d**) A partir do corte de 4 câmaras da figura anterior, após captura de volume tridimensional, é possível chegar ao corte transverso dos anéis valvares. Com o tridimensional nota-se com clareza a valva tricúspide pérvia com pequeno orifício de abertura. AD: átrio direito; AE: átrio esquerdo; VD: ventrículo direito; VE: ventrículo esquerdo.

SÍNDROMES GÊNICAS

As principais síndromes gênicas encontradas em nossa série foram:

- Síndrome de Marfan.
- Síndrome de Holt-Oram.
- Síndrome de DiGeorge.

Síndrome de Marfan

A síndrome de Marfan é a doença genética mais conhecida e mais bem estudada, com comprometimento importante do sistema cardiovascular, ocular e esquelético. A herança é monogênica autossômica dominante, com ampla variação na expressividade. Poderá ocorrer em famílias sem história prévia, por mutação gênica no gene que regula a proteína fibrilina do tecido conjuntivo. A manifestação cardíaca principal é o prolapso da valva mitral e a dilatação de aorta ascendente. Lopes et al.,[8] em 1995, relataram o primeiro caso da literatura de diagnóstico de síndrome de Marfan em feto de 34 semanas, com base nos achados ecocardiográficos. As alterações cardíacas eram graves e típicas da síndrome, consistindo em prolapso das valvas mitral e tricúspide com insuficiência mitral grave e tricúspide moderada, dilatação do seio de Valsalva, insuficiência discreta pulmonar e aórtica. O pai da criança apresentava a síndrome com expressividade discreta e o neonato foi a óbito com 2 meses de vida por insuficiência cardíaca congestiva (Fig. 63-6).

Síndrome de Holt-Oram

Afeta membros superiores e sistema cardiovascular, sendo a cardiopatia mais frequente a comunicação interatrial seguida da comunicação interventricular. Pelo menos 50% dos portadores apresentam cardiopatia. A herança é autossômica dominante com expressividade variável; a inteligência é normal (Fig. 63-7).

Síndrome de DiGeorge/CATCH 22

A síndrome de DiGeorge, síndrome da deleção do cromossomo 22, síndrome velocardiofacial, CATCH 22, e algumas formas isoladas de anomalias conotruncais estão frequentemente associadas à deleção do braço longo do cromossomo 22 (região crítica 22q11.2). CATCH 22 é um anacronismo para:

- Cardiac defect.
- Abnormal fancies.
- Thymic aplasia ou hypoplasia/T-cell deficiency.
- Cleft palate.
- Hypoparathyroidism/Hypocalcemia.

As anormalidades fenotípicos incluem implantação baixa dos pavilhões auriculares, hipoplasia de maxilar, *filtrum* curto, hipertelorismo e fissura palpebral anti-mongoloide. Em cerca de 90% dos pacientes com síndrome de DiGeorge observa-se a deleção ou a translocação do cromossomo 22 envolvendo o segmento 22q11.2, que podem, também, estar presentes na sequência velocardiofacial. Um pequeno número de pacientes com fenótipo compatível com DiGeorge não apresenta deleção do 22, mas o envolvimento de outros possíveis locos genéticos.[3]

Dentre as malformações cardíacas destacam-se a Tetralogia de Fallot, interrupção do arco aórtico, *truncus arteriosus* e anomalias do arco aórtico (Fig. 63-8).

Outras síndromes gênicas relacionadas com cardiopatia congênita são frequentemente citadas em literatura, como por exemplo:

- Síndrome de Noonan: estenose pulmonar, displasia da valva pulmonar, comunicação interatrial (autossômica dominante, cromossomo 12q).

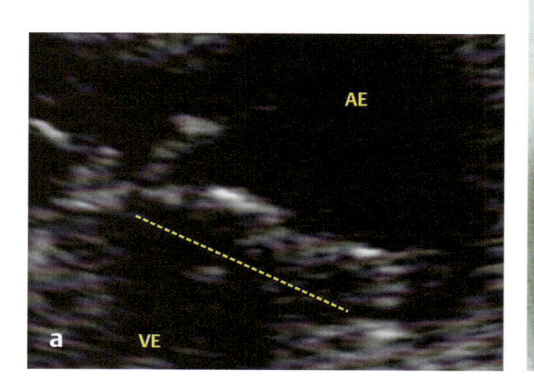

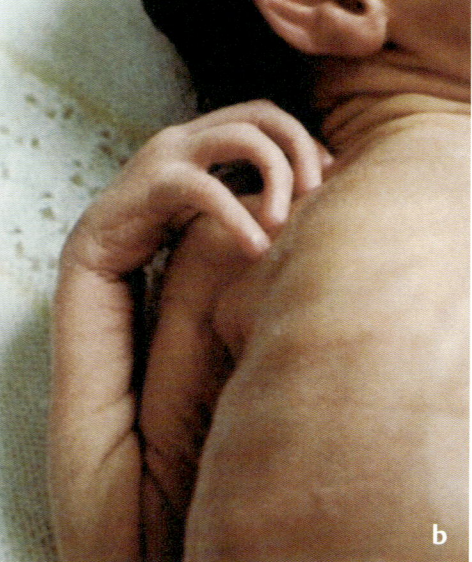

Fig. 63-6. Síndrome de Marfan. (a) Imagem em maior aumento de prolapso da valva mitral, que ultrapassa, significativamente, o plano do anel valvar, representado pela linha branca pontilhada. (b) Recém-nascido com a síndrome de Marfan confirmada, dedos longos e detalhe da aracnodactilia. AE: Átrio esquerdo; VE: ventrículo esquerdo.

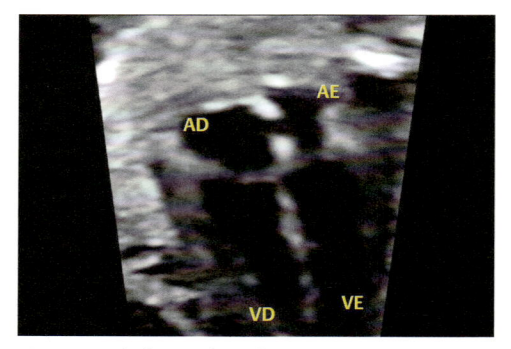

Fig. 63-7. Síndrome de Holt-Oram. Posição de 4 câmaras com amplo forame oval (seta) e agenesia da válvula do forame oval, caracterizando, então, uma comunicação *ostium secundum* desde vida fetal. AD: átrio direito; AE: átrio esquerdo; VD: ventrículo direito; VE: ventrículo esquerdo; CIA: comunicação interatrial.

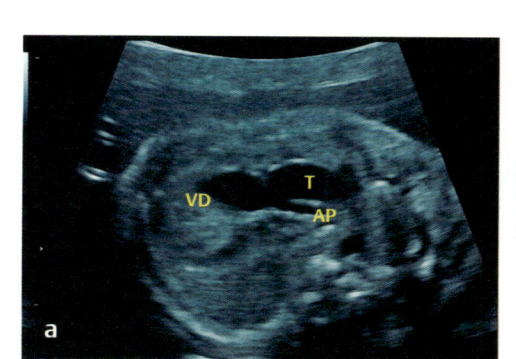

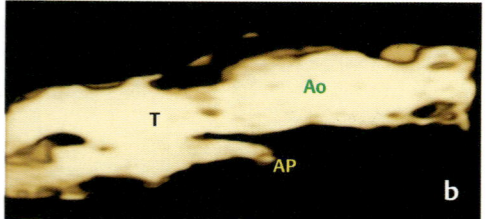

Fig. 63-8. Síndrome de DiGeorge. (a) *Truncus arteriosus comunis* ou tronco arterial comum com artéria pulmonar emergindo do *truncus* (T). (b) Comprovação do *truncus* e artéria pulmonar dele emergindo por tecnologia tridimensional de reconstrução chamada VCI/Heart Inversion (Advanced volume contrast imaging), que cria imagens semelhantes à angiotomografia pós-natal das cardiopatias congênitas. T: *truncus arteriosus*; Ao: aorta ascendente, AP: artéria pulmonar. AD: átrio direito; AE: átrio esquerdo; VD: ventrículo direito.

- Síndrome William: estenose supravalvar aórtica e estenose periférica dos ramos das artérias pulmonares (deleção de gene contíguo, cromossomo 7).
- Síndrome de Alagille: estenose periférica dos ramos das artérias pulmonares e tetralogia de Fallot (autossômica dominante, gene Jagged 1).
- Síndrome de Ellis-van Creveld: comunicação interatrial e átrio único (cromossomo 4).

PROGNÓSTICO

As lesões cardíacas associadas às anomalias cromossômicas apresentam prognóstico reservado na maioria dos casos, com mortalidade de 73% em nossa série, demonstrando a gravidade desta associação. Nos casos das síndromes gênicas, o prognóstico poderá ser um pouco melhor, dependendo da expressividade do gene.

REFERÊNCIAS BIBLIOGRÁFICAS

1. Allan LD, Sharland GK, Milburn A et al. Prospective diagnosis of 1006 consecutive cases of congenital heart disease in the fetus. J Am Coll Cardiol. 1994;23:1452.
2. Allan LD, Sharland GK, Chita SK et al. Chromosomal anomalies in fetal congenital heart disease. Ultrasound Obstet Gynecol. 19911:8.
3. Lopes LM. As síndromes genéticas e o coração fetal. In: Lopes & Zugaib. Atlas comentado de cardiologia fetal. São Paulo: RR Donnelley America Latina; 2003. p. 386.
4. Lacro R. Genetics of congenital cardiovascular malformations. In: Allan L, Hornberger L, Sharland G (Eds.). Textbook of fetal cardiology. London: Greenwich Medical Media; 2000. p. 499.
5. Moreira GNO. Tese de mestrado. Associação de cardiopatias e anomalias cromossômicas em fetos. São Paulo em Cardiologia Fetal na Clínica Obstétrica - Faculdade de Medicina, Universidade de São Paulo; 2002. p. 64.
6. Nicolaides KH, Snijders RJM, Gosden CM et al. Ultrasonographically detectable markers of fetal chromosomal abnormalities. Lancet. 1992;340:704.
7. Van Praagh S, Truman T, Firpo A et al. Cardiac malformations in trisomy-18: a study of 41 postmortem cases. JACC. 1989;17:1586.
8. Lopes LM, Cha SC, Moraes EA et al. Echocardiographic diagnosis of fetal Marfan syndrome at 34 weeks' gestation. Prenat Diagn, 1995;15(2):183.

Parte IX Cardiopatias Congênitas

Coordenadora: Samira Saady Morhy

NOMENCLATURA E ANÁLISE SEGMENTAR SEQUENCIAL

CAPÍTULO 64

Karen Saori Shiraishi Sawamura ■ Claudia Cosentino Gallafrio ■ Alessandro Cavalcanti Lianza

INTRODUÇÃO

Uma das áreas de maior evolução na cardiologia pediátrica foi, sem dúvida, a ecocardiografia. Com o avanço dos *softwares* e desenvolvimento de transdutores de maiores frequências, conseguimos uma qualidade de imagem suficiente para determinação anatomofuncional da grande maioria das cardiopatias congênitas.

Em decorrência da complexidade anatômica encontrada nas cardiopatias congênitas, cujas associações de vários defeitos simultâneos podem ocorrer, foi desenvolvida uma forma de realizar uma avaliação em que todos os segmentos cardíacos possam ser avaliados por meio da análise segmentar sequencial. Este tipo de avaliação é fundamental para a definição das malformações cardíacas complexas dentro do estudo das cardiopatias congênitas.[1,2] Outro aspecto a ser considerado é o uso adequado das terminologias para definição anatômica que auxilia, de forma acurada, a alcançar um diagnóstico preciso, além de facilitar a comunicação entre todos os profissionais que lidam com cardiopatias congênitas.

A primeira tentativa de normatização ocorreu na década de 1960 por dois grupos: um com base nos Estados Unidos, liderado por Richard Van Praagh *et al.*,[3] e outro da Cidade do México, liderado por Maria Victoria de la Cruz *et al.*[4] Os sistemas baseiam-se em descrever os diferentes arranjos dos componentes dentro de cada segmento cardíaco.

No início da década de 1980, Anderson *et al.*[5] padronizaram a análise segmentar sequencial como método baseado estritamente na descrição anatômica. De maneira clara e lógica, descrevem as estruturas cardíacas e suas conexões, além de enfatizar as características de cada segmento.

DETERMINAÇÃO DO *SITUS* E POSIÇÃO CARDÍACA

O primeiro passo é definir o *situs*: cardíaco e visceral, além da lateralidade cardíaca. O *situs* visceral é identificado pela posição das estruturas abdominais e, na ecocardiografia, principalmente pela relação entre a aorta, a veia cava inferior e a coluna. A lateralidade cardíaca é determinada pela posição que o coração ocupa no tórax.

Situs Abdominal

Avaliação ecocardiográfica permite determinar a relação espacial da aorta abdominal e veia cava inferior, assim como posição do fígado, estômago e baço para determinação do *situs* abdominal.[2,6]

No *situs solitus* (posição habitual), o fígado encontra-se à direita e baço e estômago à esquerda. A aorta abdominal está posterior e à esquerda da coluna vertebral, e a veia cava inferior (VCI) anterior e à direita (Fig. 64-1a).

No *situs inversus* ocorre a imagem em espelho, em que o fígado encontra-se à esquerda e baço e estômago à direita. A aorta abdominal continua posterior, mas está à direita da coluna vertebral e a VCI, anterior e à esquerda (Fig. 64-1b).

No *situs ambiguus* há várias formas de apresentação, mas com dois vasos localizados do mesmo lado da coluna. Quando há isomerismo esquerdo costuma haver interrupção da veia cava inferior, com as veias hepáticas drenando diretamente no átrio à direita, além de uma veia posterior à aorta, entre a coluna e a aorta (Fig. 64-1c), que pode ser a veia ázigos, se estiver à direita da aorta (Fig. 64-1d), ou a veia hemiázigos, se estiver à esquerda da aorta (Fig. 64-1e). O fígado, também mesoposicionado, com poliesplenia. No isomerismo direito teremos a VCI e aorta abdominal do mesmo lado da coluna vertebral, sendo a VCI anterior à aorta. Fígado na mesoposição e ausência de baço (Fig. 64-1f).

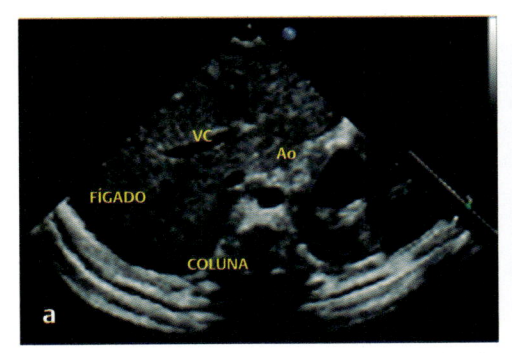

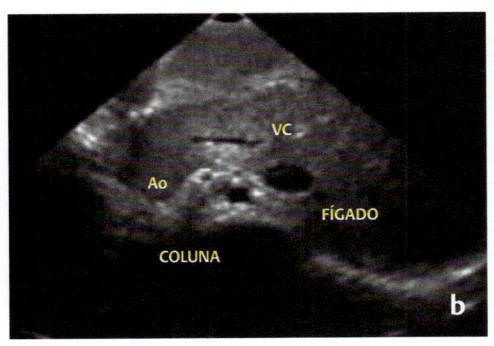

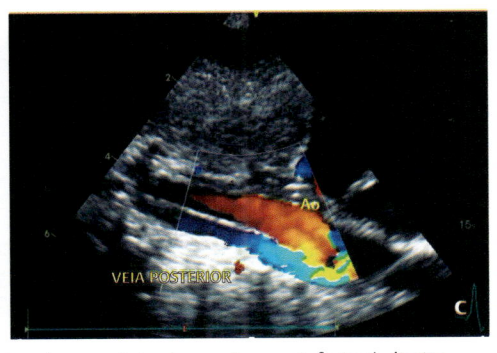

Fig. 64-1. (**a**) *Situs solitus*. Posição habitual; o fígado encontra-se à direita. Aorta abdominal está à esquerda da coluna vertebral e a veia cava inferior à direita. (**b**) *Situs inversus*, imagem em espelho. Fígado encontra-se à esquerda e a aorta abdominal está à direita da coluna vertebral e a veia cava inferior à esquerda. (**c**) *Situs ambiguus*. Isomerismo esquerdo. Veia posterior à aorta abdominal no plano subcostal longitudinal. *(Continua.)*

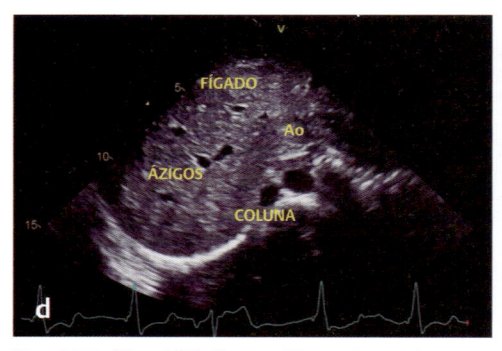

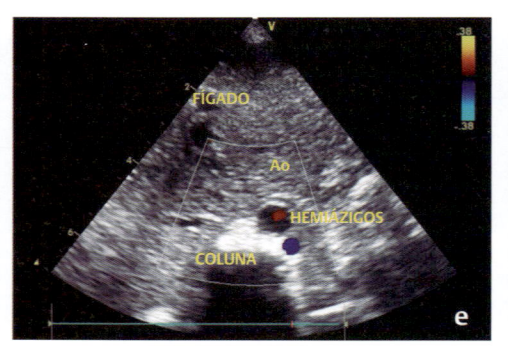

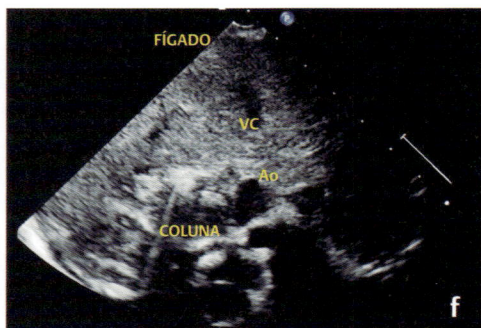

Fig. 64-1. *(Cont.)* (d) *Situs ambiguus*. Isomerismo esquerdo. Veia ázigos (direita da aorta) posterior à aorta (entre coluna e aorta). Fígado mesoposicionado com poliesplenia. (e) *Situs ambiguous*. Isomerismo esquerdo. Veia hemiázigos (esquerda da aorta) posterior à aorta. Fígado mesoposicionado com poliesplenia. (f) *Situs ambigus*. Isomerismo direito. Veia cava inferior e aorta abdominal do mesmo lado da coluna vertebral. Fígado na mesoposição e ausência de baço. Ao: aorta; VC: veia cava.

Situs Atrial

Também descrito como *situs* cardíaco, refere-se à disposição atrial. Vale lembrar que apesar de o *situs* cardíaco concordar em mais de 95% das vezes com o *situs* abdominal, pode haver discordância entre eles. Desta forma, é necessária a determinação do *situs* cardíaco pela morfologia atrial.[7,8]

A avaliação ecocardiográfica da morfologia atrial pode ser desafiadora, visto que, na maioria das vezes, sua determinação é difícil; contudo, podemos nos basear na morfologia exclusiva do apêndice atrial, que pode ser avaliado em planos paraesternais mais altos (plano dos anéis das valvas aórtica e pulmonar), ou por ecocardiografia transesofágica no esôfago médio (a sonda deve estar em anteflexão, com ângulo entre 90 e 110; quando realizada rotação à esquerda observa-se o apêndice atrial esquerdo e, à direita, o apêndice atrial direito).[9,10]

O apêndice atrial direito tem sua base mais alargada e morfologia triangular (Fig. 64-2a, c), já o apêndice atrial esquerdo apresenta base estreita e morfologia tubular, descrito como dedo de luva (Fig. 64-2b, c).

Posição Cardíaca

A posição cardíaca no tórax pode ser definida pela localização global do coração em relação à linha média: Levocardia – lado esquerdo do tórax (Fig. 64-3a); mesocardia – na linha média (Fig. 64-3b); ou dextrocardia – lado direito do tórax (Fig. 64-3c). Devemos lembrar que além da posição predominante, temos que descrever a direção da ponta: à direita, à esquerda ou em mesoposição.

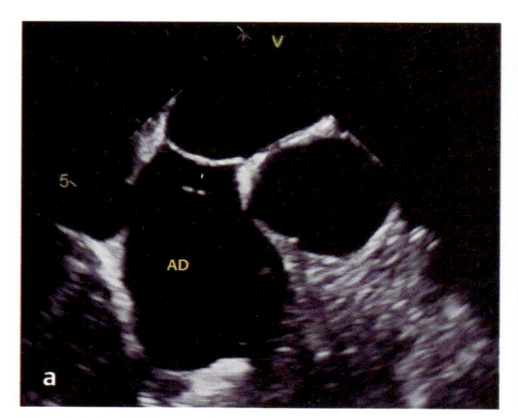

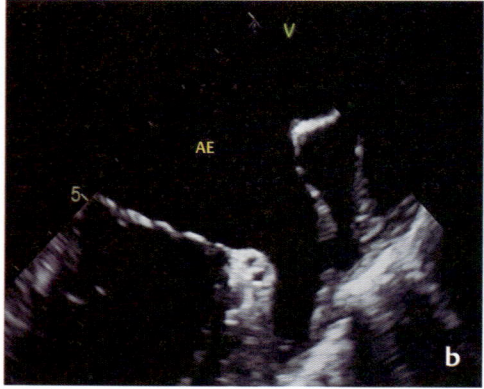

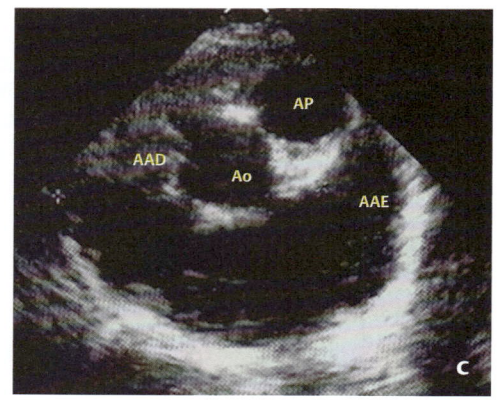

Fig. 64-2. (a) Átrio direito demonstrado na ecocardiografia transesofágica (esôfago médio, 90-110 graus, com rotação à direita). Apêndice atrial direito com base mais alargada e morfologia triangular. (b) Átrio esquerdo demonstrado na ecocardiografia transesofágica (esôfago médio, anteflexão, 90-110 graus, com rotação à esquerda). Apêndice atrial esquerdo apresenta base estreita e morfologia tubular, descrito como dedo de luva. (c) Apêndices atriais demonstrados na ecocardiografia transtorácica. AAD: Apêndice atrial direito; AAE: apêndice atrial esquerdo; AD: átrio direito; AE: átrio esquerdo; Ao: aorta; AP: artéria pulmonar.

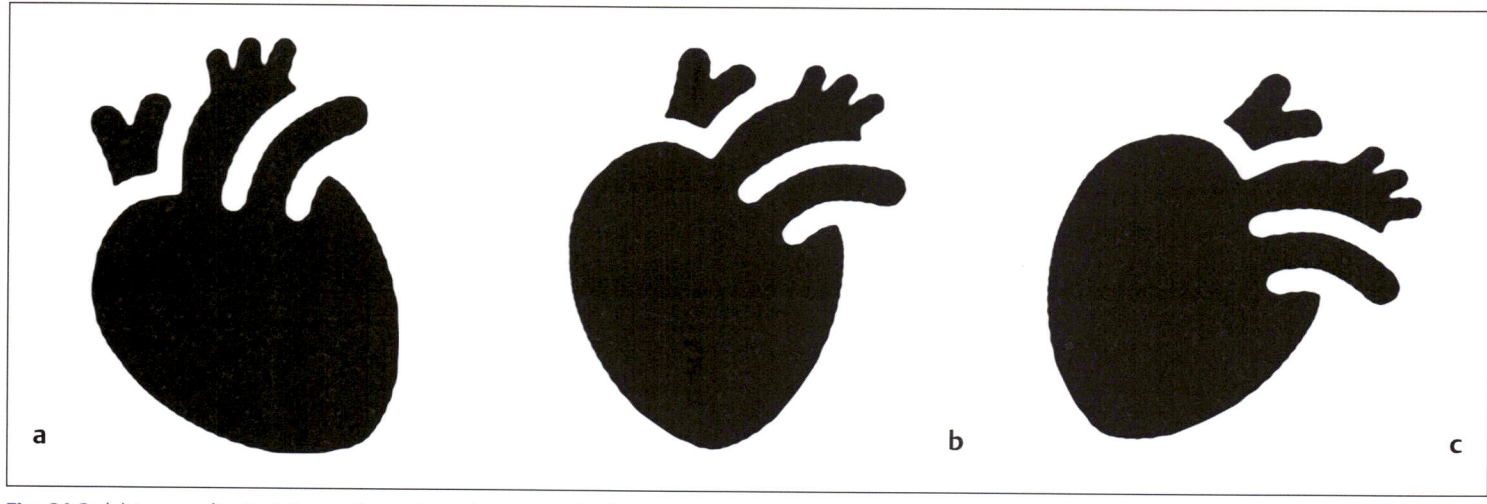

Fig. 64-3. (a) Levocardia. Posição cardíaca orientada à esquerda. (b) Mesocardia. Posição do ápex cardíaco orientado para a linha média. (c) Dextrocardia. Posição do ápex cardíaco orientado para a direita.

SEGMENTOS E CONEXÕES CARDÍACAS

Após a definição da posição, orientação e lateralidade (*situs*), o ecocardiografista deve examinar os segmentos cardíacos e suas conexões.

Segmento Venoso

Após determinação do *situs* e posição cardíaca, passamos à avaliação das conexões venoatriais sistêmica e pulmonar. A conexão venoatrial sistêmica é realizada pela avaliação da conexão das veias cavas inferior e superior ao átrio direito (Fig. 64-4a), realizada no plano subcostal, corte sagital (eixo das cavas). Nos planos paraesternal alto e supraesternal, é possível avaliação complementar da veia cava superior.

Também é necessária a avaliação do seio coronário, que pode encontrar-se dilatado, quando houver a persistência da veia cava superior esquerda que drena nessa estrutura.

A conexão venosa pulmonar é determinada pela visibilização das quatro veias pulmonares conectadas ao átrio esquerdo. O melhor corte ecocardiográfico para essa avaliação é o plano supraesternal transverso, "corte do caranguejo" (Fig. 64-4b), mas também pode ser avaliada nos planos subcostal e apical.

Segmento Atrial

A avaliação do segmento atrial é realizada pela morfologia dos átrios. Também descrito como *situs* cardíaco, refere-se à disposição atrial.

O átrio morfologicamente direito (AD) recebe a drenagem venosa sistêmica das veias cavas superior e inferior, além da drenagem venosa coronariana pelo seio coronário. Apresenta algumas características próprias, como o apêndice triangular, trabeculado, com a base larga, presença da musculatura pectínea. A válvula de Eustáquio (prega de tecido fibromuscular) próxima à desembocadura da veia cava inferior, pode apresentar-se como um remanescente fenestrado, recebendo nome de rede de Chiari. Também apresenta a válvula de Tebésio, prega fibrosa na abertura do seio coronário. O AD tem uma fase septal lisa, onde se encontra a fossa oval, característica morfológica dessa câmara.

O átrio morfologicamente esquerdo (AE) recebe a drenagem venosa pulmonar, por meio de quatro veias, apresenta o apêndice mais estreito, tubular, descrito como dedo de luva. O seio coronário encontra-se no sulco atrioventricular posterior.

É importante determinar, além da morfologia atrial, suas dimensões e presença ou ausência de comunicações no plano atrial.

Segmento Ventricular

A definição do tipo de ventrículo baseia-se em algumas características inerentes à morfologia ventricular.

O ventrículo direito (VD) apresenta três porções: via de entrada, porção trabecular e via de saída. A via de entrada corresponde à junção atrioventricular, composta pelo aparato valvar tricúspide. Na porção trabecular, encontra-se uma das características marcantes do VD, que é a trabeculação do miocárdio. Sendo o miocárdio do ventrículo direito (VD) mais trabeculado que o ventrículo esquerdo (VE). Em geral é uma câmara mais anterior do que o VE. Possui banda moderadora, que define esse ventrículo como anatomicamente direito (Fig. 64-5a). Sua via de entrada é distante da via de saída, sendo a valva tricúspide (VT) localizada em posição mais apical em relação à valva mitral (VM) (Fig. 64-5a). O aparato valvar da VT possui 3 músculos papilares, sendo um deles septal (insere-se no septo ventricular). A via de saída do VD é composta pelo septo infundibular, uma estrutura circunferencial muscular, que suporta o tronco e a valva pulmonar (Fig. 64-5b).[2,11]

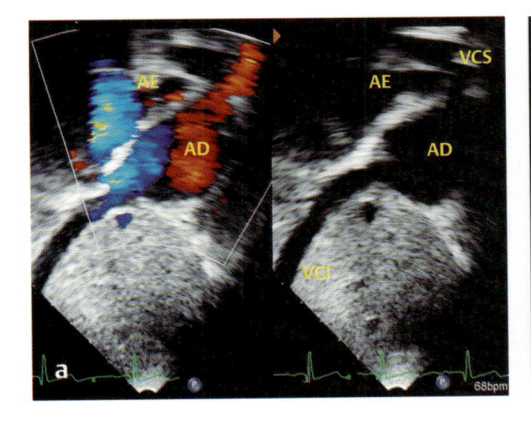

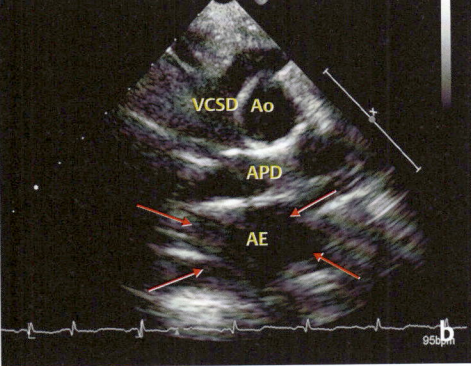

Fig. 64-4. (a) Imagem obtida na ecocardiografia transtorácica, no plano subcostal, corte sagital, onde se observam as veias cavas superior e inferior conectadas ao átrio direito. (b) Plano supraesternal transversal. As setas em vermelho mostram as veias pulmonares superiores direita e esquerda e as inferiores direita e esquerda conectadas ao átrio esquerdo. AD: átrio direito; AE: átrio esquerdo; Ao: aorta; APD: artéria pulmonar direita; VCS: veia cava superior; VCSD: veia cava superior direita; VCI: veia cava inferior.

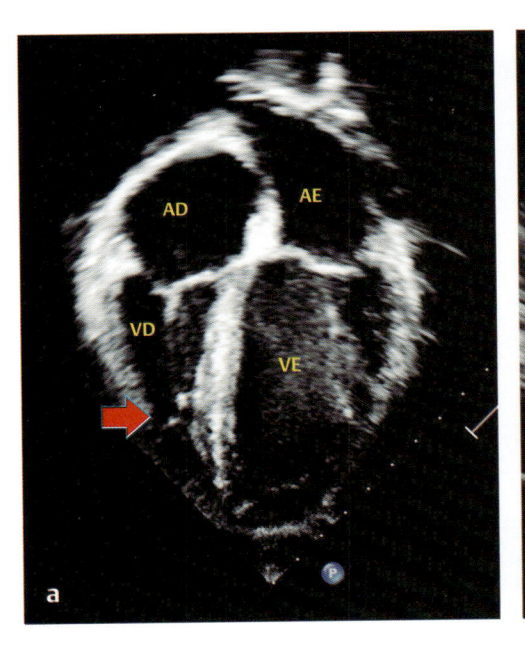

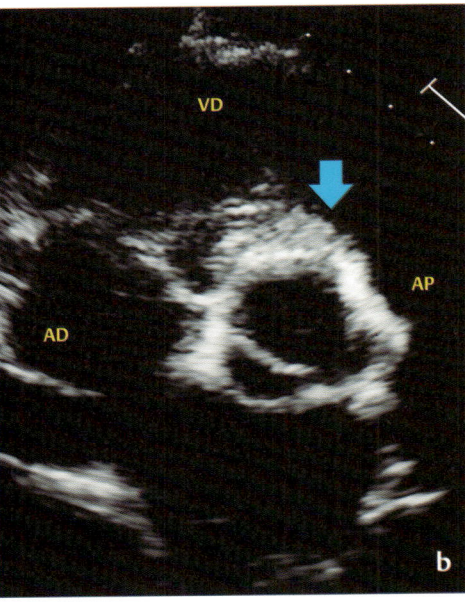

Fig. 64-5. (a) Corte apical de 4 câmaras. Observa-se a implantação mais apical da valva tricúspide em relação à valva mitral, bem como os papilares da valva mitral inseridos na parede livre do ventrículo esquerdo. A seta em vermelho ilustra a banda moderadora, característica morfológica do ventrículo direito. (b) Plano paraesternal transversal. Ilustra-se a via de saída do ventrículo direito. A seta azul demonstra a separação entre as valvas tricúspide e pulmonar pelo septo infundibular. AD: átrio direito; AE: átrio esquerdo; AP: artéria pulmonar; VD: ventrículo direito; VE: ventrículo esquerdo.

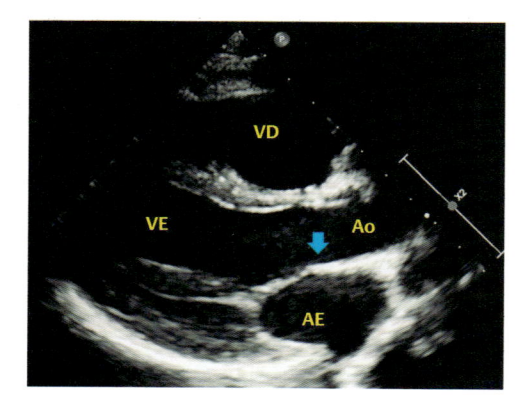

Fig. 64-6. Corte paraesternal de eixo longitudinal. A seta azul mostra a relação das valvas mitral e aórtica (continuidade mitroaórtica). AE: átrio esquerdo; Ao: aorta; VD: ventrículo direito; VE: ventrículo esquerdo.

O ventrículo esquerdo (VE), por sua vez, apresenta um formato cônico, também com sua porção de via de entrada, trabecular apical e via de saída. Possui paredes mais lisas (menos trabeculações), é uma câmara posterior (próxima ao estômago) em relação ao VD. Sua via de entrada está em continuidade com a via de saída (continuidade mitroaórtica – Fig. 64-6). O aparato subvalvar mitral apresenta 2 músculos papilares que não se inserem no septo interventricular.[8]

Segmento Arterial

As grandes artérias cardíacas são a aorta e a artéria pulmonar. As principais características ecocardiográficas da aorta são: 1) ausência de bifurcação; 2) emergência das artérias coronárias; 3) emergência dos vasos da base. Já a artéria pulmonar apresenta bifurcação próximo à sua emergência. No coração normal, a aorta sai do VE posterior e à direita em relação à artéria pulmonar e esta sai do VD anterior e à esquerda em relação à aorta (Fig. 64-7).

Conexão Atrioventricular

Para analisar com precisão a morfologia das junções atrioventriculares em corações anormais, é necessário, primeiro, conhecer o arranjo

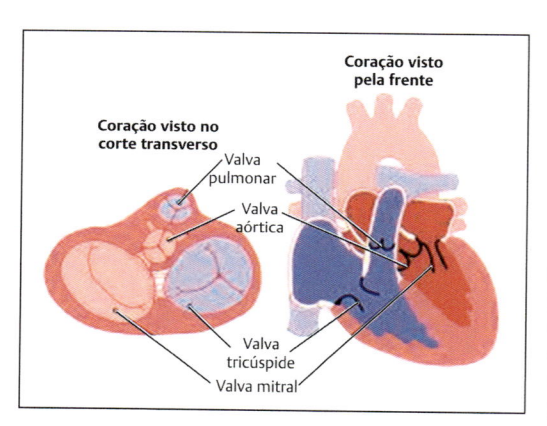

Fig. 64-7. Imagem ilustra as valvas cardíacas e demonstra a relação das valvas aórtica e pulmonar.

atrial. Bem como é necessário conhecer a morfologia da massa ventricular de modo a estabelecer qual o átrio está conectado a qual ventrículo. Dessa forma, é possível definir padrões de presença ou ausência de conexão ventricular e determinar a morfologia das valvas atrioventriculares. Em cardiopatias congênitas complexas é imprescindível descrever precisamente a topologia da massa ventricular para estabelecer a relação entre os ventrículos.

Outro aspecto relevante é a descrição da relação da valva com o septo e com a comunicação interventricular (CIV), quando o anel valvar cruza o plano da CIV, cavalgando do septo ventricular é chamado de *overriding*.[12] Nesses casos, é comum que ocorram variações na implantação do aparato subvalvar da valva atrioventricular. Quando a corda tendínea de uma valva atrioventricular atravessa a CIV e se insere no ventrículo contralateral é chamado de *straddling*.[12]

Inicialmente devemos definir se a conexão atrioventricular é biventricular ou univentricular.[13,14] Nas conexões biventriculares existem três possibilidades.

1. Conexão atrioventricular concordante, em que o átrio morfologicamente direito está conectado ao ventrículo direito, pela valva tricúspide, e o átrio morfologicamente esquerdo está conectado ao ventrículo esquerdo pela valva mitral (Fig. 64-8a).
2. Conexão atrioventricular discordante, em que o átrio morfologicamente direito está conectado ao ventrículo esquerdo, pela valva mitral, e o átrio morfologicamente esquerdo está conectado ao ventrículo direito pela valva tricúspide (Fig. 64-8b).
3. Conexões atrioventriculares ambíguas, quando estamos diante dos isomerismos atriais, com dois átrios morfologicamente direito ou esquerdo, conectados ao ventrículo direito e esquerdo (Fig. 64-8c), este tipo de conexão requer que o ecocardiografista especifique a morfologia e a topologia ventricular para completar a descrição.

Nas conexões atrioventriculares biventriculares deve-se descrever o modo de conexão, seja por duas valvas, tricúspide e mitral, ou por meio de valva atrioventricular única, como nos defeitos do septo atrioventricular total.[11]

As conexões univentriculares podem ser mais variáveis. No entanto, podemos, didaticamente, tentar dividir em três subgrupos.

1. Primeiro subgrupo, teríamos a de entrada única, com ausência de conexão da valva atrioventricular esquerda (Fig. 64-9a) ou direta (Fig. 64-9b).
2. Segundo subgrupo, teríamos a dupla via de entrada, com as duas valvas atrioventriculares conectadas a um ventrículo principal (Fig. 64-9c).
3. Terceiro subgrupo, teríamos uma conexão dos átrios com o ventrículo principal por uma valva atrioventricular única (Fig. 64-9d).

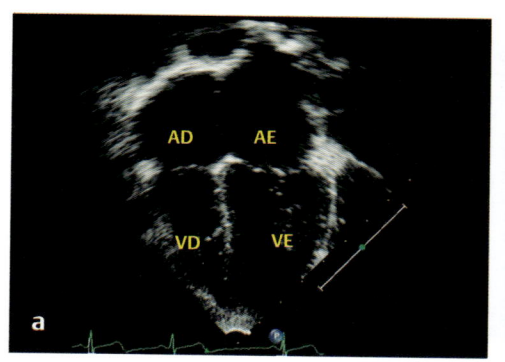

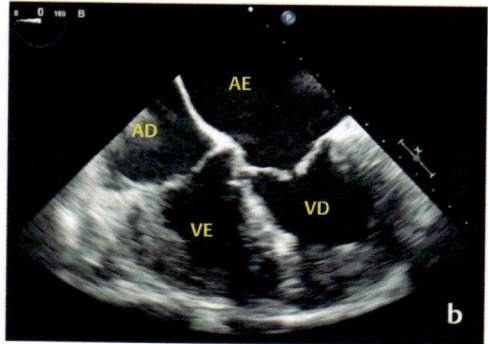

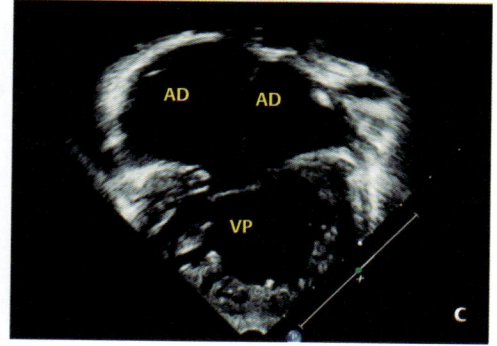

Fig. 64-8. (a) Imagem obtida pelo plano apical evidenciando conexão atrioventricular biventricular concordante. Átrio morfologicamente direito está conectado ao ventrículo direito pela valva tricúspide e o átrio morfologicamente esquerdo está conectado ao ventrículo esquerdo pela valva mitral. (b) Imagem da ecocardiografia transesofágica mostrando conexão atrioventricular biventricular discordante. Átrio morfologicamente direito está conectado ao ventrículo esquerdo por meio da valva mitral e o átrio morfologicamente esquerdo está conectado ao ventrículo direito pela valva tricúspide. (c) Plano apical com conexão ambígua (isomerismo direito). Observam-se dois átrios morfologicamente direitos conectados à um ventrículo principal. AD: átrio direito; AE: átrio esquerdo; VD: ventrículo direito; VE: ventrículo esquerdo; VP: ventrículo principal.

CAPÍTULO 64 ■ NOMENCLATURA E ANÁLISE SEGMENTAR SEQUENCIAL

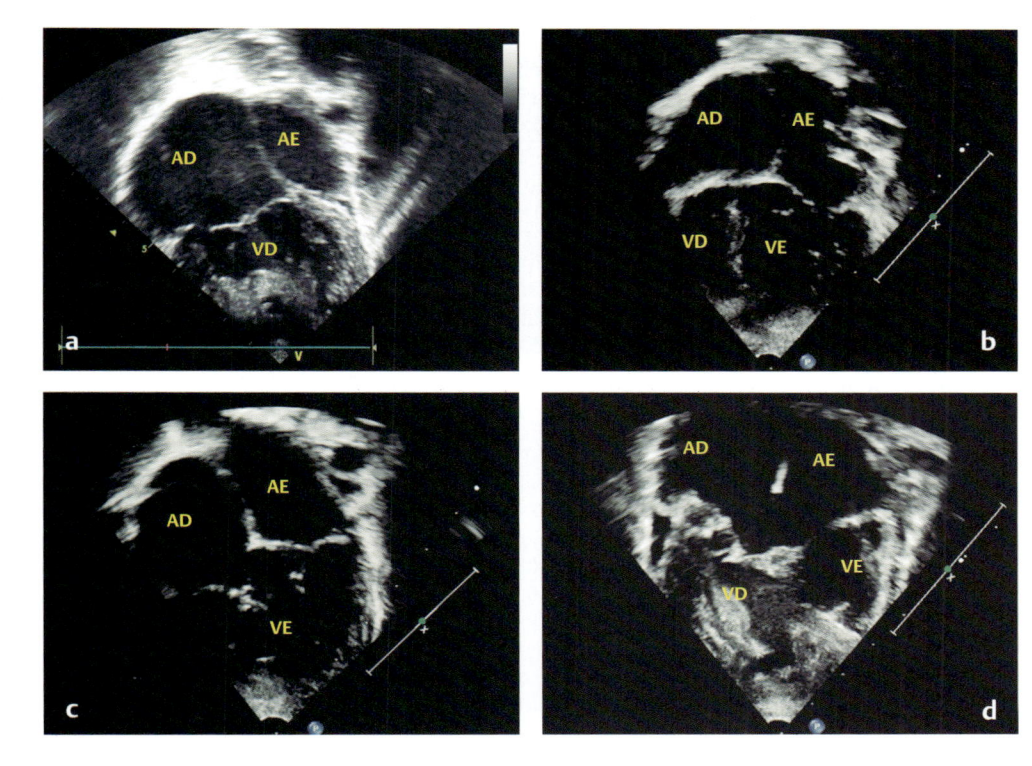

Fig. 64-9. (a) Imagem obtida pelo plano apical, evidenciando conexão univentricular, com entrada única, por ausência de conexão à esquerda. (b) Plano apical. Conexão univentricular, com entrada única, por ausência de conexão à direita. (c) Plano apical com conexão univentricular do tipo dupla via de entrada do ventrículo esquerdo (principal). (d) Imagem obtida por meio do plano apical, com conexão atrioventricular univentricular, em decorrência de defeito do septo atrioventricular desbalanceado. Átrio esquerdo e direito se conectam ao ventrículo principal direito por meio de valva atrioventricular única. AD: átrio direito; AE: átrio esquerdo; VD: ventrículo direito; VE: ventrículo esquerdo.

Conexão Ventriculoarterial

A definição da conexão ventriculoarterial baseia-se na avaliação criteriosa da origem das valvas arteriais e na sua relação com a morfologia dos ventrículos.[15]

Existem quatro tipos de conexões ventriculoarteriais:

1. Conexão ventriculoarterial concordante, ocorre quando a aorta emerge do ventrículo morfologicamente esquerdo e o tronco da pulmonar do morfologicamente direito (Fig. 64-10a, b), seja o ventrículo principal ou rudimentar.
2. Conexão ventriculoarterial discordante, em que a aorta emerge do ventrículo morfologicamente direito e o tronco pulmonar do morfologicamente esquerdo, nesse tipo de conexão os vasos da base assumem uma disposição "lado a lado" (Fig. 64-10c).
3. Dupla via de saída ventricular ocorre quando tanto a aorta quanto a artéria pulmonar estão conectadas ao mesmo ventrículo, seja ele morfologicamente direito (Fig. 64-10d), que é mais comum, esquerdo ou de padrão indeterminado.
4. Via de saída única. Este tipo de conexão ocorre nas atresias aórtica e pulmonar, ou quando existe um tronco arterial comum, que dá origem à circulação coronária, pelo menos uma artéria pulmonar e a maioria do fluxo sistêmico (Fig. 64-10e).

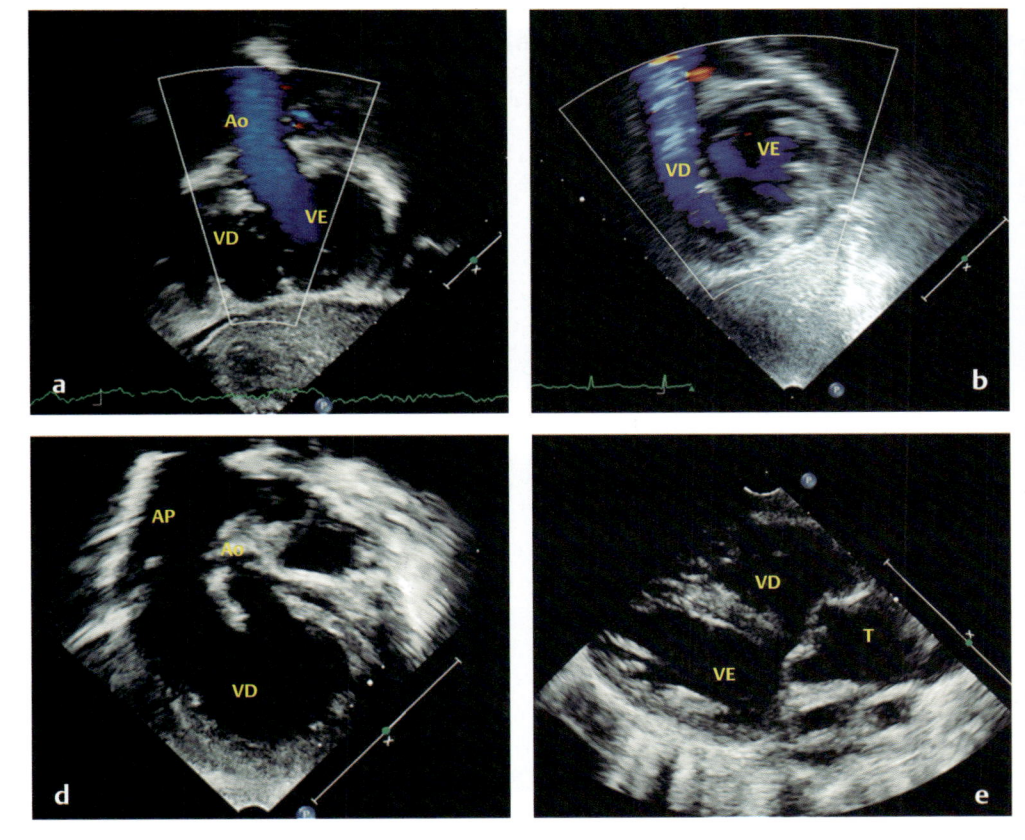

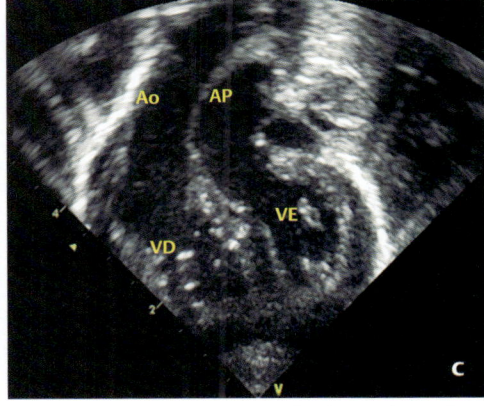

Fig. 64-10. (a) Imagem obtida pelo plano subcostal, evidenciando conexão ventriculoarterial concordante. Aorta emerge do ventrículo morfologicamente esquerdo. (b) Plano subcostal com conexão ventriculoarterial concordante. Artéria pulmonar emerge do ventrículo morfologicamente direito. (c) Imagem obtida pelo plano subcostal, evidenciando conexão ventriculoarterial discordante. Aorta emerge do ventrículo morfologicamente direito e artéria pulmonar emerge do ventrículo morfologicamente esquerdo. (d) Plano subcostal com dupla via de saída do ventrículo direito. Aorta e artéria pulmonar emergem do ventrículo morfologicamente direito. (e) Plano paraesternal, com via de saída única, com tronco arterial comum. AD: átrio direito; AE: átrio esquerdo; Ao: aorta; AP: artéria pulmonar; VD: ventrículo direito; VE: ventrículo esquerdo; T: tronco arterial comum.

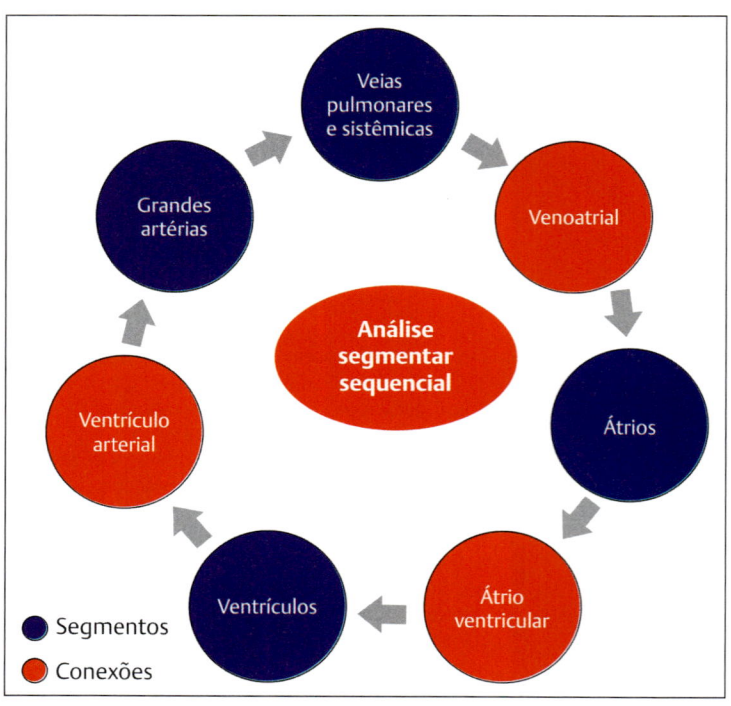

Fig. 64-11. Análise segmentar sequencial.

Vale ainda ressaltar a importância da descrição da relação espacial das valvas pulmonar e aórtica, dessa forma a posição da valva aórtica pode ser descrita como anterior, posterior, lado a lado, à direita ou à esquerda da valva pulmonar, independente do ventrículo a que está relacionado.

Na Figura 64-11 estão esquematizados, na forma de organograma, os passos para realização da análise segmentar sequencial.

CONCLUSÃO

A avaliação ecocardiográfica, por meio da análise segmentar sequencial, é extremamente importante na presença de cardiopatias congênitas, especialmente nas mais complexas, em que há alterações de conexões venoatrias, atrioventriculares ou ventriculoarteriais associadas ou não à alteração de lateralidade cardíaca, devendo ser utilizada como base para correta avaliação anatomofuncional.

O propósito deste capítulo é fazer uma revisão objetiva do sistema que norteia a avaliação anatômica cardíaca, e ele é válido para a análise de todas as cardiopatias congênitas, mesmo se nunca descritas anteriormente, visto que ela depende, exclusivamente, do reconhecimento e da descrição dos segmentos cardíacos.

REFERÊNCIAS BIBLIOGRÁFICAS

1. Tchervenkov CI, Jacobs JP, Weinberg PM et al. The nomenclature, definition and classification of hypoplastic left heart syndrome. Cardiol Young. 2006;16(04):339.
2. Franklin RCG, Jacobs JP, Krogmann ON et al. Nomenclature for congenital and paediatric cardiac disease: historical perspectives and The International Pediatric and Congenital Cardiac Code. Cardiol Young. 2008;18 Suppl 2:70-80.
3. Van Praagh R, Van Praagh S. The anatomy of common aorticopulmonary trunk (truncus arteriosus communis) and its embryologic implications. A study of 57 necropsy cases. Am J Cardiol. 1965;16(3):406-425.
4. de la Cruz M V, Nadal-Ginard B. Rules for the diagnosis of visceral situs, truncoconal morphologies, and ventricular inversions. Am Heart J. 1972;84(1):19-32.
5. Shinebourne EA, Macartney FJ, Anderson RH. Sequential chamber localization-logical approach to diagnosis in congenital heart disease. Br Heart J. 1976:327-40.
6. Lapierre C, Déry J, Guérin R, Viremouneix L, Dubois J, Garel L. Segmental Approach to Imaging of Congenital Heart Disease. RadioGraphics. 2010;30(2):397-411.
7. Anderson RH, Yen Ho S. Sequential segmental analysis - description and categorization for the millennium. Cardiol Young. 1997;7(1):98-116.
8. Anderson RH, Shirali G. Sequential segmental analysis. Ann Pediatr Cardiol. 2009;2(1):24-35.
9. Hahn RT, Abraham T, Adams MS et al. Guidelines for Performing a Comprehensive Transesophageal Echocardiographic Examination: Recommendations from the American Society of Echocardiography and the Society of Cardiovascular Anesthesiologists. J Am Soc Echocardiogr. 2013;26(9):921-64.
10. Puchalski MD, Lui GK, Miller-Hance WC et al. Guidelines for Performing a Comprehensive Transesophageal Echocardiographic. J Am Soc Echocardiogr. 2019;32(2):173-215.
11. Wyman W, Lai, Luc L. Mertens, Meryl S. Cohen TG. Echocardiography in Pediatric and Congenital Heart Disease: From Fetus to Adult, 2nd ed, 2015. v. 1.
12. Milo S, Siew Yen Ho, Macartney FJ et al. Straddling and overriding atrioventricular valves: Morphology and classification. Am J Cardiol. 1979;44(6):1122-34.
13. Bellsham-Revell H, Masani N. Educational Series in Congenital Heart Disease: The sequential segmental approach to assessment. Echo Res Pract. 2019;6(1):R1-R8.
14. Wernovsky G, Anderson RH, Krishna K et al. Paediatric Cardiology E-Book. Elsevier Health Sciences, 2019. https://books.google.com.br/books?id=SPWVDwAAQBAJ.
15. Eidem BW, O'Leary PW, Cetta F. Echocardiography in Pediatric and Adult Congenital Heart Disease. Second edi. Wolters Kluwer Health; 2014.

CARDIOPATIAS CONGÊNITAS COM HIPERFLUXO PULMONAR

Ivan Romero Rivera ▪ Adriana Mello Rodrigues dos Santos
Manuela Baima Costa Cabral ▪ Zilma Verçosa de Sá Ribeiro

INTRODUÇÃO

As cardiopatias congênitas apresentam incidência de aproximadamente 8 por mil nascidos vivos. Destas, cerca de 60% correspondem a cardiopatias acianóticas que produzem hiperfluxo pulmonar: comunicações interatrial e interventricular; defeito do septo atrioventricular e persistência do canal arterial.[1]

Do ponto de vista anatômico, podem ser únicas, isoladas ou haver uma associação de defeitos. Quando ocorrem de forma isolada, geralmente o *situs* é *solitus*.

Do ponto de vista fisiopatológico, embora possam existir associadas a algum grau de estenose pulmonar para produzir repercussão hemodinâmica, o requisito principal é sua capacidade de aumentar o fluxo arterial pulmonar, que determina a dilatação das câmaras cardíacas receptoras deste volume. Portanto, as comunicações pré-tricúspides, como as comunicações interatriais e do septo atrioventricular, produzem graus variáveis de dilatação das câmaras direitas e do tronco arterial pulmonar, e as pós-tricúspides como a comunicação interventricular e a persistência do canal arterial, levam à dilatação progressiva das câmaras esquerdas e do tronco arterial pulmonar. Esta dilatação é um reflexo do grau de hiperfluxo pulmonar, sendo mínima ou ausente em defeitos pequenos e importante quando estes defeitos são de tamanho moderado ou importante.[2,3]

Em algumas situações o cálculo da relação fluxo pulmonar/fluxo sistêmico (Qp/Qs) pode ser realizado na via de saída dos ventrículos ou medindo o hiperfluxo pela valva mitral. Este volume é igual à ITV x D^2 x 0,785; onde ITV é a integral de tempo e velocidade do fluxo na via de saída em centímetros (cm) e D é o diâmetro do vaso no mesmo lugar em cm^2, tanto para a o fluxo aórtico quanto para o pulmonar. Embora útil para se ter uma estimativa do grau de hiperfluxo, seu cálculo apresenta muita variabilidade, principalmente em decorrência de erros na medida do diâmetro da via de saída, que mesmo sendo pequenos, determinam grandes alterações no resultado. É importante lembrar que para a persistência do canal arterial, o fluxo pulmonar (Qp) é obtido na via de saída do ventrículo esquerdo e o fluxo sistêmico (Qs) na via de saída do ventrículo direito.[2,4]

Alguns estudos mostraram aumento do fluxo venoso pulmonar no seu retorno para o átrio esquerdo que pode ser quantificado pelo Doppler pulsátil e volta ao normal após o fechamento do defeito. Embora este aumento seja demonstrado em todas as cardiopatias com hiperfluxo, foi mais estudado na comunicação interatrial, onde, aparentemente, uma ITV do fluxo pulmonar > 30 cm pode identificar pacientes com repercussão hemodinâmica importante.[5-7]

A longo prazo, o aumento crônico do fluxo pulmonar determina, incialmente, aumento da pressão arterial pulmonar que pode ser quantificada pela soma da pressão estimada do átrio direito com o gradiente sistólico entre o ventrículo direito e o átrio direito quantificado pela equação de Bernoulli simplificada, no ponto máximo de refluxo tricúspide obtido pelo Doppler contínuo. Em situações particulares, como a comunicação interventricular ou a persistência do canal arterial, a pressão arterial pulmonar pode ser inferida, respectivamente, pela diferença de pressão entre os ventrículos ou entre a aorta e a artéria pulmonar subtraída da pressão arterial sistêmica.

A longo prazo, o hiperfluxo pulmonar determina aumento da resistência pulmonar, cujo cálculo ainda é uma limitação da ecocardiografia.[7]

DEFEITOS DO SEPTO INTERATRIAL

As comunicações interatriais (CIA) têm prevalência de aproximadamente 1,65 por 1.000 nascidos vivos e representam até 15% de todas as cardiopatias congênitas, com progressivo aumento na sua frequência em razão de maior disponibilidade e melhora dos equipamentos de ecocardiografia.[1] Representam a segunda cardiopatia congênita mais frequente, depois da comunicação interventricular.

Dependendo da sua localização, as comunicações são classificadas em 1. *ostium secundum*; 2. *ostium primum*; 3. seio venoso e 4. seio coronariano (Fig. 65-1). Do ponto de vista embriológico e anatômico, só a CIA *ostium secundum* é considerada um defeito septal; as outras comunicações estão localizadas fora dos limites do verdadeiro septo interatrial.[8-10]

Do ponto de vista fisiopatológico, todas estas comunicações determinam hiperfluxo pulmonar, com dilatação das câmaras direitas e do tronco arterial pulmonar pela passagem do fluxo do átrio esquerdo para o átrio direito que pode ser facilmente visibilizado pelo Doppler pulsátil e pelo mapeamento de fluxo em cores. O fluxo apresenta velocidade de aproximadamente 1 a 1,5 m/s, sendo mais evidente a partir da mesossístole, com incremento na telessístole e durante a contração atrial. Mesmo em condições de pressão pulmonar normal e em razão de curto período protossistólico onde a pressão atrial direita supera a esquerda, pode haver discreto fluxo reverso do átrio direito para o esquerdo nesta fase do ciclo cardíaco.

Assim, também, um gradiente transvalvar pulmonar discreto pode ser observado pelo estudo da valva pulmonar com Doppler. Aumentos da velocidade de até 2,5 m/s podem ser detectados quando o desvio de fluxo interatrial é importante. Acima desta velocidade, deve ser interrogada a possibilidade de estenose valvar pulmonar associada.[11-13]

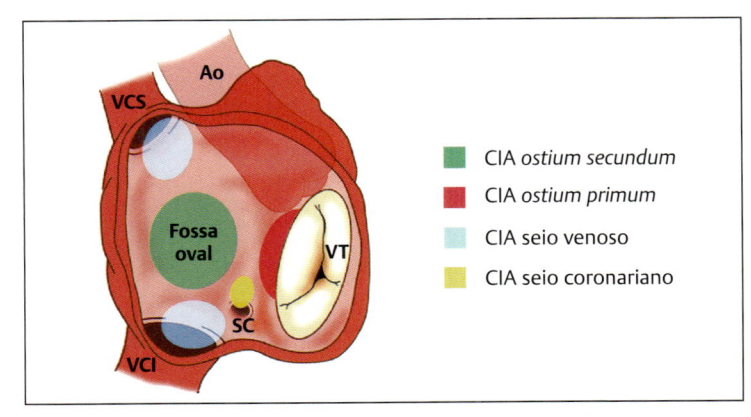

Fig. 65-1. Desenho mostrando o septo atrial visto pelo átrio direito e as possíveis comunicações interatriais.

Comunicação Interatrial Tipo *Ostium Secundum*

É o defeito mais comum, representando de 70 a 90% dos casos. Pode ser único ou múltiplo e, quando isolado, geralmente ocorre em *situs solitus*. Localiza-se na região da fossa oval por deficiência do denominado *septum primum* (Fig. 65-2). Pode apresentar múltiplos formatos, necessitando, portanto, múltiplos planos ecocardiográficos para seu diagnóstico.

A ecocardiografia transtorácica (ETT) é o método inicial de diagnóstico, sendo necessária a indicação do estudo transesofágico (ETE) nos poucos casos onde exista limitação na aquisição da imagem, principalmente em adultos, ou quando existe indicação de fechamento percutâneo e a definição das bordas do defeito é inadequada pelo ETT.

A imagem subcostal é a preferida para o diagnóstico por conta do alinhamento perpendicular do septo interatrial em relação ao feixe de ultrassom, enquanto a apical de 4 câmaras é a menos adequada pelo alinhamento paralelo ao feixe de ultrassom. Nesta última, imagens sugestivas de falta de tecido central podem levar a falso diagnóstico de comunicação, que, portanto, deverá ser sempre confirmado com a imagem subcostal, paraesternal transversal e apical de 4 câmaras discretamente oblíqua em direção ao esterno (Fig. 65-3). Para evitar um falso diagnóstico de comunicação, deve-se lembrar que o defeito verdadeiro apresenta engrossamento da sua borda livre, similar a uma T (Fig. 65-4).

Quando o defeito é amplo, todas as bordas devem ser adequadamente definidas, observando-se a separação do defeito das veias cavas, da veia pulmonar superior direita, das valvas atrioventriculares e do seio venoso coronariano.

Em algumas situações, a válvula de Eustáquio proeminente pode ser confundida com a borda inferior da comunicação. Deve-se lembrar, no entanto, que esta estrutura é sempre anterior, enquanto o septo é localizado posteriormente ao ponto de drenagem da veia cava inferior.

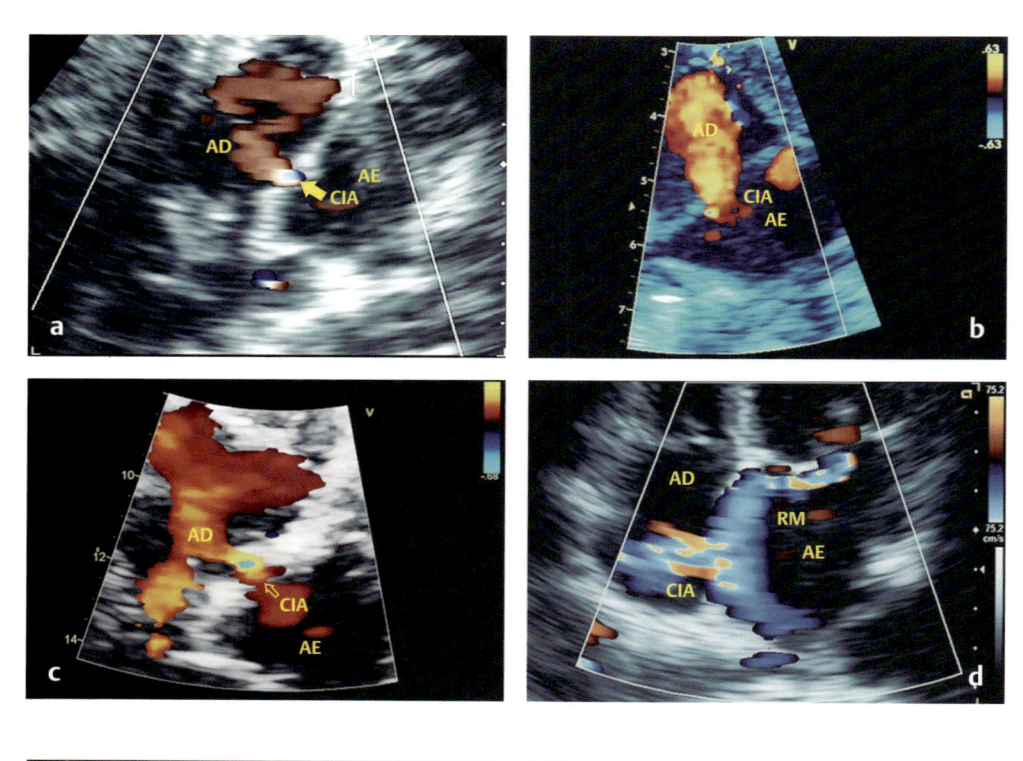

Fig. 65-2. Ecocardiografia transtorácica. (a-c) Imagens subcostais mostrando CIA com passagem de fluxo ao mapeamento de fluxo em cores. (d) Imagem apical de 4 câmaras mostrando CIA associada à RM. AE: átrio esquerdo; AD: átrio direito; CIA: comunicação interatrial; RM: regurgitação mitral.

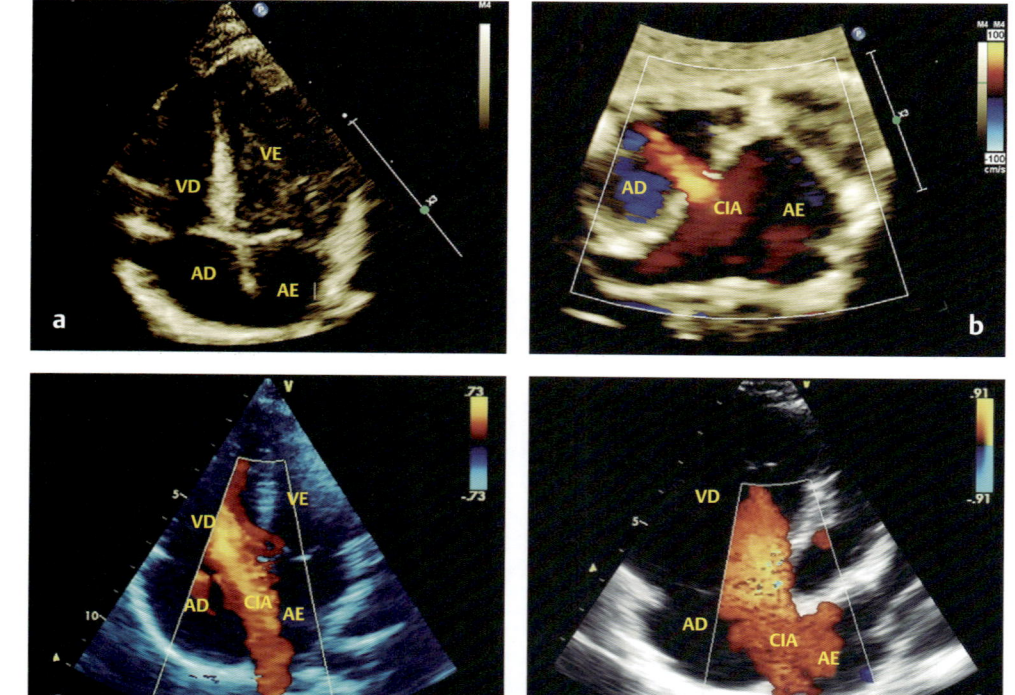

Fig. 65-3. Estudo ecocardiográfico mostrando em: (a) imagem apical de 4 câmaras sugestiva de comunicação na região posterior; (b) imagem subcostal da mesma paciente mostrando comunicação em local não compatível com A; (c, d) imagem apical de 4 câmaras com discreta lateralização em direção ao esterno, mostrando passagem de fluxo interatrial ao mapeamento de fluxo em cores. AE: átrio esquerdo; AD: átrio direito; CIA: comunicação interatrial; VD: ventrículo direito; VE: ventrículo esquerdo.

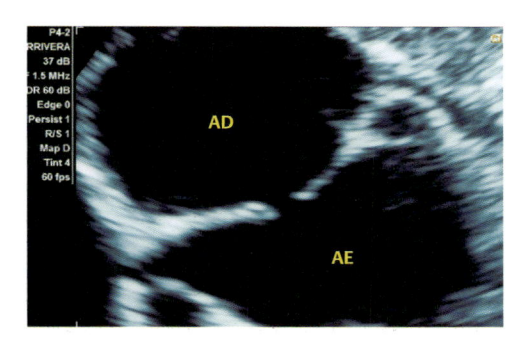

Fig. 65-4. Imagem ecocardiográfica subcostal. Comunicação interatrial demonstrando falha na porção média do septo interatrial com as bordas bem definidas. AE: átrio esquerdo; AD: átrio direito.

É importante excluir anomalias associadas que possam interferir na programação de tratamento percutâneo, bem como se a imagem é adequada, medir o tamanho das bordas do defeito.

Dado que a detecção de pequenas comunicações é frequente no recém-nascido, é bom lembrar que alguns estudos demonstraram o fechamento espontâneo do defeito quando apresenta tamanho inferior a 3 mm, diminuindo progressivamente a chance até tamanhos de 8 mm, onde a possibilidade de fechamento espontâneo é praticamente nula.[2,10,14]

Comunicação Interatrial Tipo Seio Venoso

Ocorre em aproximadamente 8 a 10% dos casos, localizada na região posterior e superior do septo, quase sempre com cavalgamento da veia cava superior sobre o septo interatrial e frequentemente associada à drenagem anômala da veia pulmonar superior direita, esta última, na maioria das vezes, localizada na sua posição habitual, mas drenando de forma conjunta com a veia cava superior à que está associada pela falta do septo que separa as duas estruturas venosas. Da mesma forma, quando acontece na veia cava inferior, é denominada comunicação interatrial tipo seio venoso inferior, frequentemente associada à drenagem anômala da veia pulmonar inferior direita.

Do ponto de vista ecocardiográfico, é importante definir a ausência de septo interatrial na região posterior e superior do defeito na malformação de tipo superior e, posterior e inferior no defeito de tipo inferior. Quando existe cavalgamento da veia cava, a localização das veias pulmonares direitas deve ser bem analisada para a adequada programação cirúrgica pela simples septação venosa ou reimplantando a veia cava superior mediante a técnica cirúrgica de Warden. Os melhores planos para a visibilização pelo ETT são o eixo curto subcostal ou coronal e o plano sagital ou longitudinal das duas cavas. O defeito tipo seio venoso inferior também pode ser visto no plano paraesternal transversal no lado oposto à borda aórtica.

Naqueles casos que geram dúvida, a ETE está indicada, com fácil visibilização do cavalgamento da veia cava superior, bem como da conexão anômala da veia pulmonar superior direita à veia cava superior que apresenta aspecto alongado em lugar da circular, normalmente no corte transversal (Fig. 65-5).[10,14]

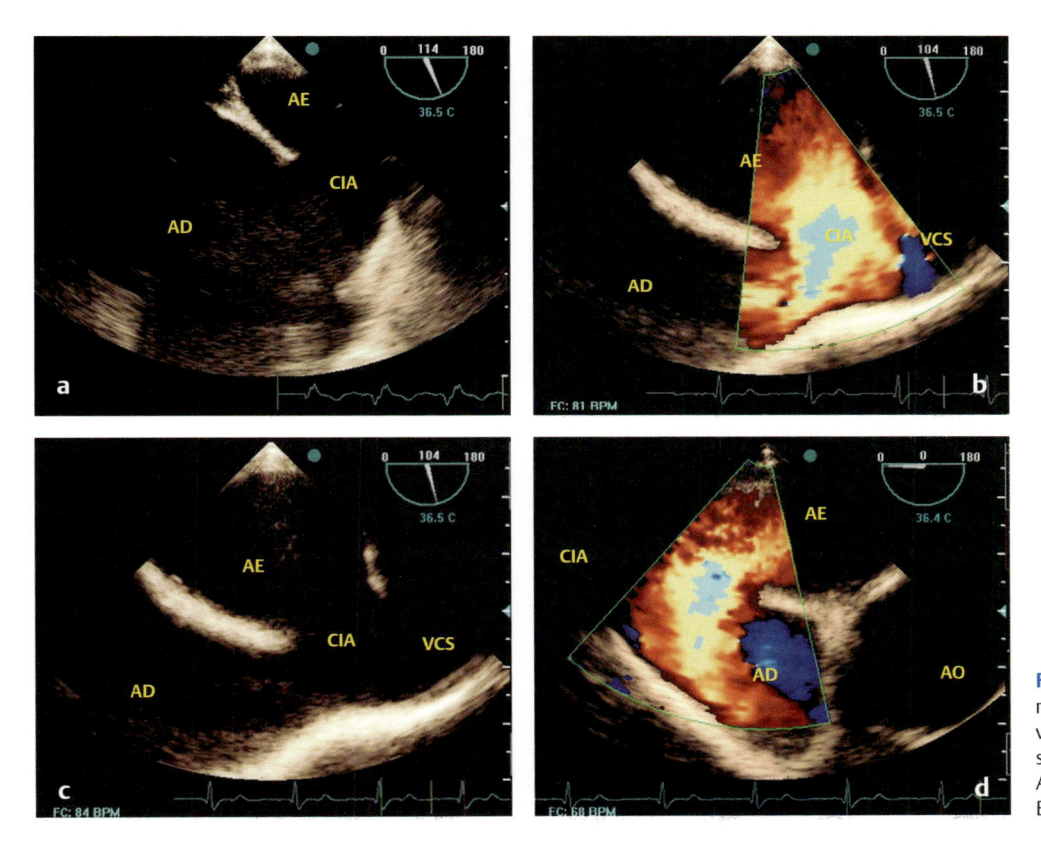

Fig. 65-5. (a-d) Imagem ecocardiográfica ETE, mostrando ausência do septo relacionado com a veia cava superior, com cavalgamento da veia cava superior sobre o defeito. AE: átrio esquerdo; AD: átrio direito; VCS: veia cava superior; ETE: ecocardiografia transesofágica.

Comunicação Interatrial Tipo Seio Coronariano

Quando o seio venoso coronariano, que cursa no sulco atrioventricular, apresenta falha no septo que o separa do átrio esquerdo, ocorre passagem de fluxo do átrio esquerdo para o seu interior, com posterior drenagem no átrio direito pelo óstio na sua localização habitual, determinando o defeito denominado comunicação interatrial tipo seio venoso coronariano, que pode ou não estar associado à persistência da veia cava superior esquerda, drenando no local, o que produz discreta insaturação arterial. Nestes casos, a injeção de soro fisiológico agitado numa veia do braço esquerdo demonstra aparecimento do contraste inicialmente no átrio esquerdo e, logo depois, no átrio direito, confirmando o diagnóstico.

Três formas foram descritas por Kirklin e Barratt-Boyes; na primeira o seio venoso coronariano não existe em razão da ausência do seu teto que deveria separá-lo do átrio esquerdo, não sendo, portanto, identificado à ecocardiografia. Quando existe veia cava superior esquerda persistente, na denominada síndrome de Raghib, esta drena diretamente no local entre a base do apêndice atrial esquerdo e a veia pulmonar superior esquerda (Figs. 65-6 e 65-7). A identificação do ponto de drenagem é importante para a confirmação diagnóstica.[15]

As outras duas formas diferem pela localização do ponto de comunicação com o átrio esquerdo, na porção central ou terminal do seio venoso coronariano. Nestas, a primeira observação ecocardiográfica pode ser a dilatação do seio venoso coronariano na imagem paraesternal longitudinal associada à dilatação das câmaras direitas. A progressiva inclinação do transdutor em direção às câmaras direitas permite a visibilização longitudinal do seio coronariano e seu ponto de drenagem no átrio direito.

Imagem Subcostal

Esta é a melhor janela ecocardiográfica para o diagnóstico da comunicação interatrial (Figs. 65-2 e 65-3b). Os cortes coronais de 4 câmaras e suas variantes rodando o transdutor progressivamente para a direita permitem visibilizar todos os defeitos, as bordas e a localização do defeito e sua relação com as estruturas vizinhas. Neste corte podemos observar a borda posterior e anteroinferior ou valvar. É equivalente à visibilização em 0° no ETE (Fig. 65-8). O defeito tipo *ostium secundum* é visibilizado na porção central, ao passo que o tipo seio venoso superior é visto na porção mais posterior, com

Fig. 65-6. Imagem ecocardiográfica paraesternal. (a, b) Seio venoso coronariano dilatado drenando no átrio direito; (c) veia cava superior esquerda persistente drenando no seio coronariano; (d) imagem apical de 2 câmaras com ausência do septo entre o átrio esquerdo e o seio coronariano na sua porção central. AE: átrio esquerdo; AD: átrio direito; VD: ventrículo direito; VE: ventrículo esquerdo; Ao: aorta; SVC: seio coronariano; VCSE: veia cava superior esquerda.

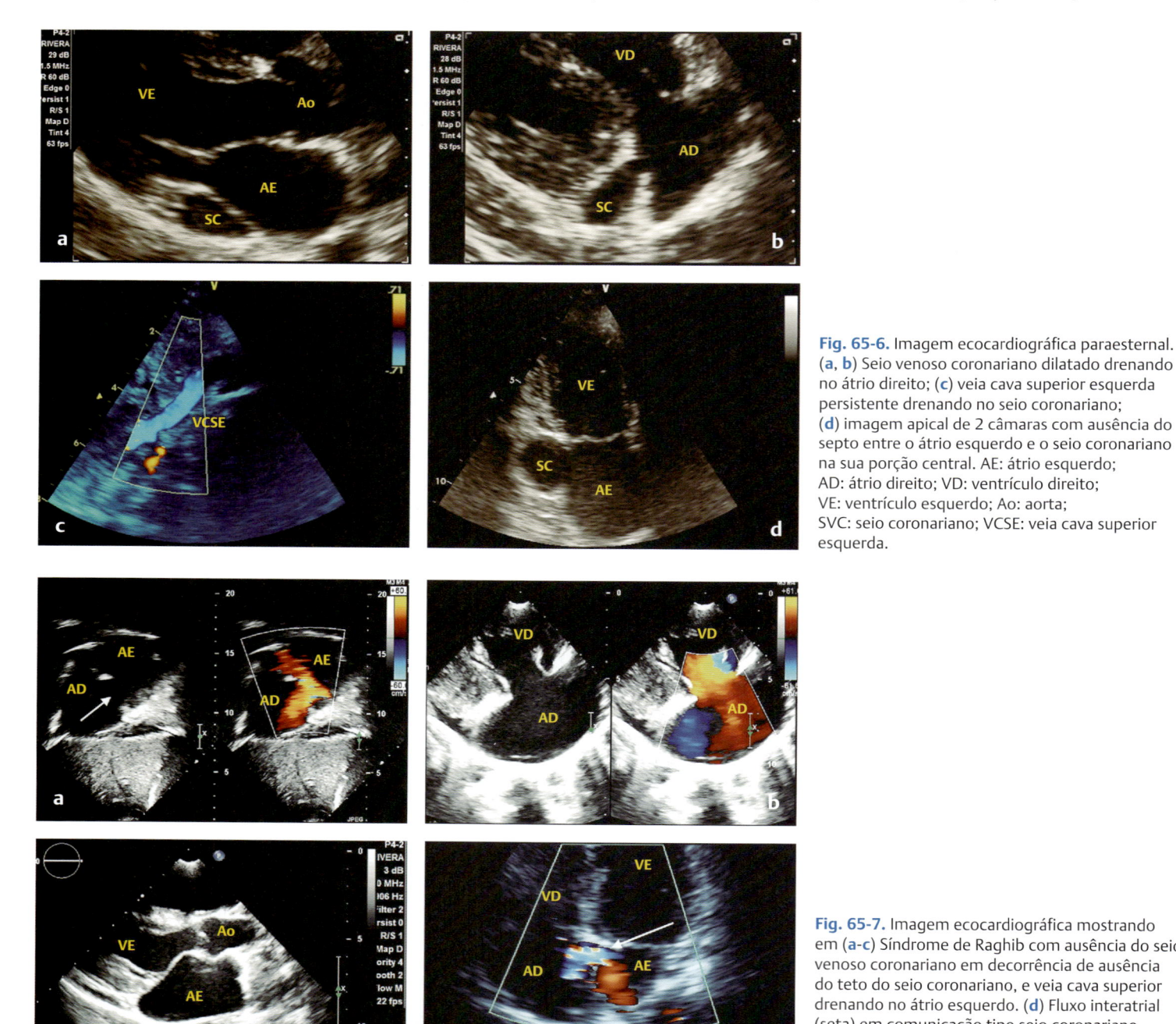

Fig. 65-7. Imagem ecocardiográfica mostrando em (a-c) Síndrome de Raghib com ausência do seio venoso coronariano em decorrência de ausência do teto do seio coronariano, e veia cava superior drenando no átrio esquerdo. (d) Fluxo interatrial (seta) em comunicação tipo seio coronariano na região próxima ao septo interatrial. AE: átrio esquerdo; AD: átrio direito; VD: ventrículo direito; VE: ventrículo esquerdo; Ao: aorta.

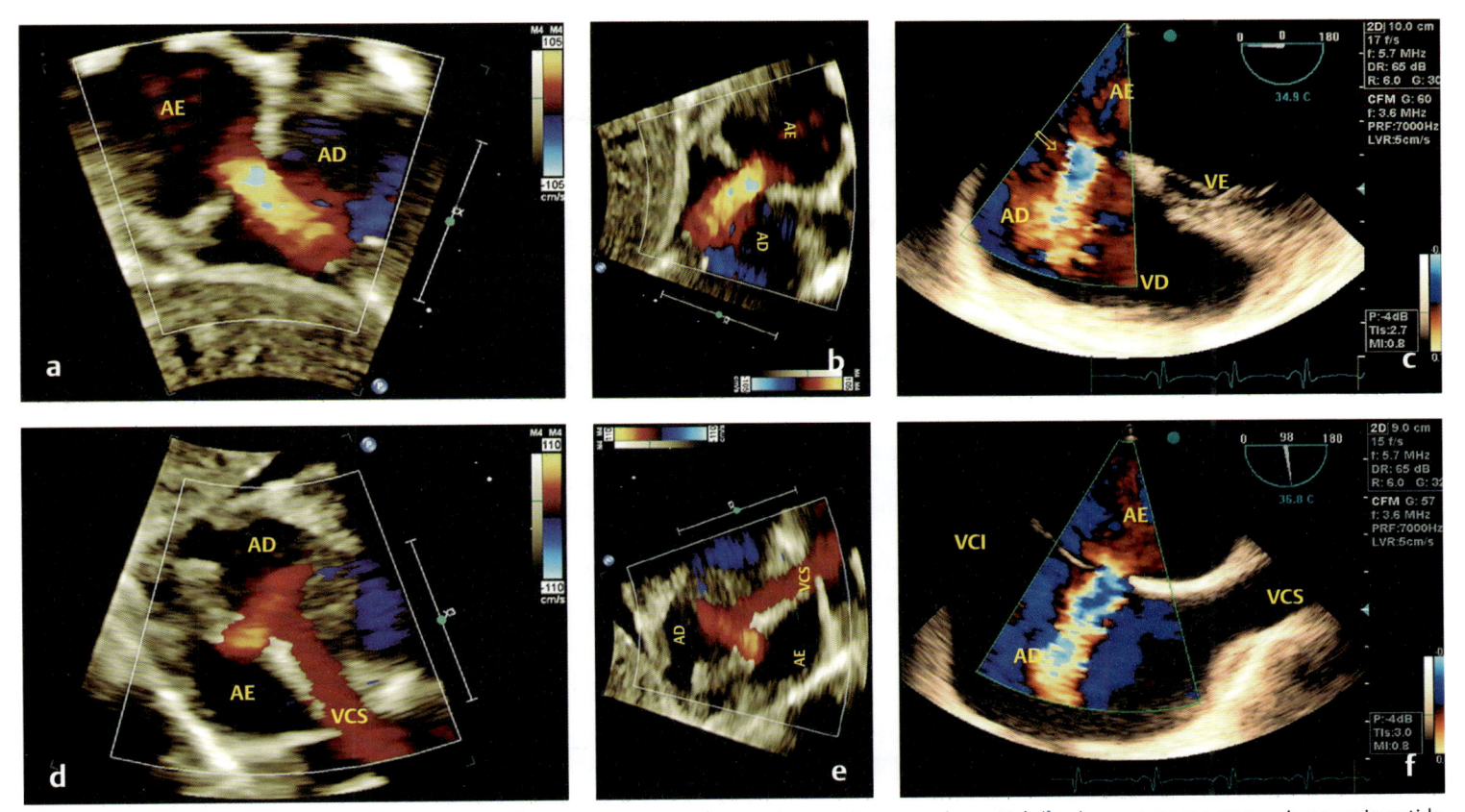

Fig. 65-8. (a-f) Imagem ecocardiográfica subcostal. (a, d) Representam a imagem real nos cortes coronal e sagital; (b, e) apresentam a mesma imagem invertida para melhor correlação com o exame transesofágico; (c, f) apresentam a imagem ao ETE similar à obtida pelo ETT. AE: átrio esquerdo; AD: átrio direito; VD: ventrículo direito; VE: ventrículo esquerdo; VCI: veia cava inferior; VCS: veia cava superior. ETE: eco transtorácica; ETE: ecocardiografia transesofágica.

ausência da borda posterior do septo e cavalgamento da veia cava superior ou drenagem anômala da veia pulmonar superior direita, com melhor visibilização se rodamos o transdutor discretamente à direita, onde o septo fica em posição quase longitudinal. A posteriorização da imagem de 4 câmaras permite a visibilização dos defeitos *ostium primum* e seio venoso coronariano.

Pelo corte sagital podemos visibilizar a entrada das duas cavas, semelhante à imagem de 90° no ETE (2), o que permite identificar as bordas posterossuperior e posteroinferior, sendo, portanto, a melhor imagem para a visibilização dos defeitos do tipo seio venoso (Fig. 65-5).

Imagem Paraesternal e Apical de 4 Câmaras

O septo interatrial não é visibilizado no corte paraesternal longitudinal; mas, nesta imagem podemos ver os efeitos da sobrecarga volumétrica decorrente da comunicação, como a dilatação do ventrículo direito e a movimentação anômala do septo interventricular.

No corte transversal da base, por outro lado, podemos identificar a dilatação do tronco arterial pulmonar e as bordas anterosseptal, relacionada com a aorta e a diametralmente oposta ou posterior. Defeitos tipo *ostium secundum* são centrais, enquanto os do tipo seio venoso inferior são caraterizados por ausência total da borda posterior (Fig. 65-9).

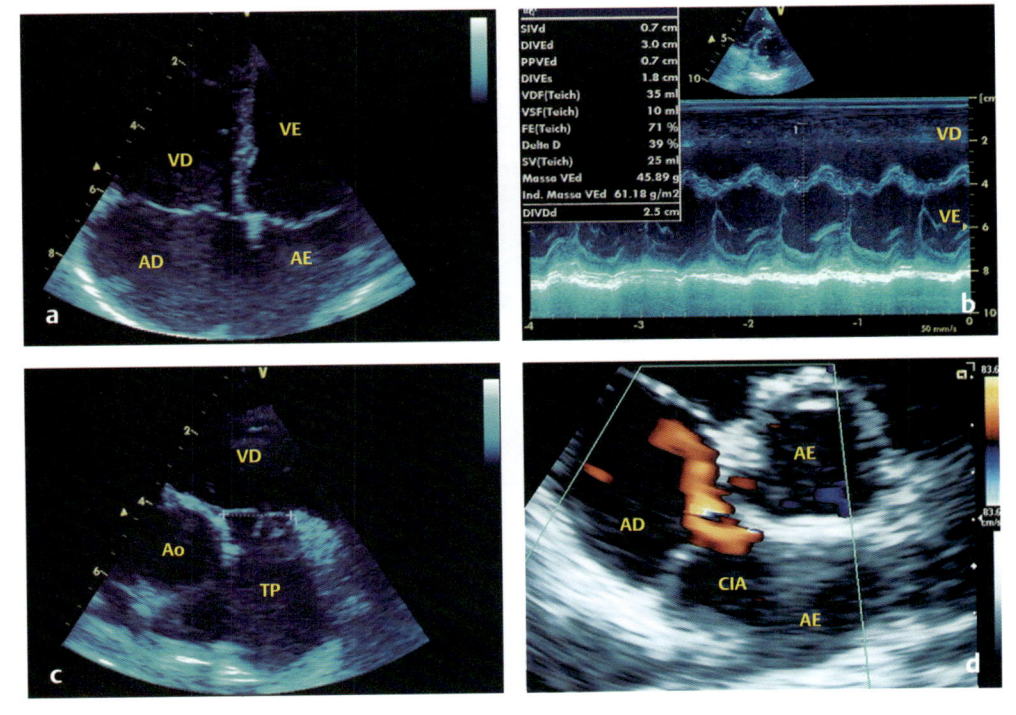

Fig. 65-9. Imagem ecocardiográfica mostrando em (a) dilatação das câmaras direitas; (b) dilatação do ventrículo direito e movimentação anômala do septo interventricular; (c) dilatação do tronco da artéria pulmonar; (d) plano paraesternal transversal mostrando comunicação *ostium secundum*.
AE: átrio esquerdo; AD: átrio direito; CIA: comunicação interatrial; VD: ventrículo direito; VE: ventrículo esquerdo; Ao: aorta; TP: tronco pulmonar.

A imagem apical de 4 câmaras permite visibilizar o grau de dilatação das câmaras direitas, o que indica a repercussão hemodinâmica do defeito. Exceto para os defeitos tipo *ostium primum* e seio venoso coronariano, que podem ser bem identificados nesta imagem, não é o mais adequado para o diagnóstico da CIAs por conta da posição paralela do septo interatrial em relação ao feixe ecocardiográfico. A discreta lateralização em direção ao esterno permite melhor identificação do defeito (Figs. 65-3a e 65-9).

Fechamento Percutâneo da Comunicação Interatrial

A avaliação ecocardiográfica em pacientes encaminhados para o fechamento percutâneo é de fundamental importância para a seleção apropriada do paciente, orientação durante o procedimento com avaliação da posição do dispositivo, suas complicações e acompanhamento a longo prazo.

Antes da escolha pelo tratamento percutâneo, deve-se definir o tipo anatômico do defeito e suas variações morfológicas relacionadas com tamanho, forma, consistência e tamanho das bordas, orientação espacial e sua distância das margens das estruturas vitais.[10,16]

Embora o ETT permita o diagnóstico e a definição das bordas da comunicação interatrial em crianças, esta definição pode ser mais difícil em adultos, onde o ETE é indicado para complementação diagnóstica. Além da definição do tamanho da CIA com maior acurácia que o ETT, as bordas do defeito devem ser medidas em todos os planos ecocardiográficos (Fig. 65-10).[2] No início do estudo, com o transdutor a aproximadamente 0°, a imagem de 4 câmaras permite a visibilização das bordas posterior e a inferior relacionada com as valvas atrioventriculares; se nesta imagem o transdutor é posteriorizado, o seio venoso coronariano pode ser facilmente visibilizado, medindo a distância que o separa do defeito. Se o transdutor é rodado a aproximadamente 90°, observamos a entrada das veias cavas superior e inferior, com suas respectivas bordas e se o transdutor é colocado numa posição intermediária, veremos as bordas posterior e aórtica, esta última relacionada com a imagem transversal deste vaso. Um posicionamento do transdutor mais superior e para além de 120° pode permitir a visibilização das veias pulmonares esquerdas (Fig. 65-11).

Atualmente, a maioria das CIAs *ostium secundum* são passíveis de fechamento por via percutânea, com exceção dos defeitos com ausência da borda posteroinferior (cava inferior).[16,17] A ETE pode ser utilizada durante o procedimento para definir o tamanho da prótese, geralmente 1 a 2 mm maior que o diâmetro estirado do defeito, medido com a insuflação de um balão por meio da comunicação.

Quando disponível, o uso do ETE tridimensional (3D) permite a visibilização do septo interatrial em sua face atrial direita ou esquerda. A posição, o tamanho e o número de defeitos podem ser mais bem apreciados, assim como a avaliação de suas relações com outras estruturas, como a aorta e as valvas atrioventriculares.

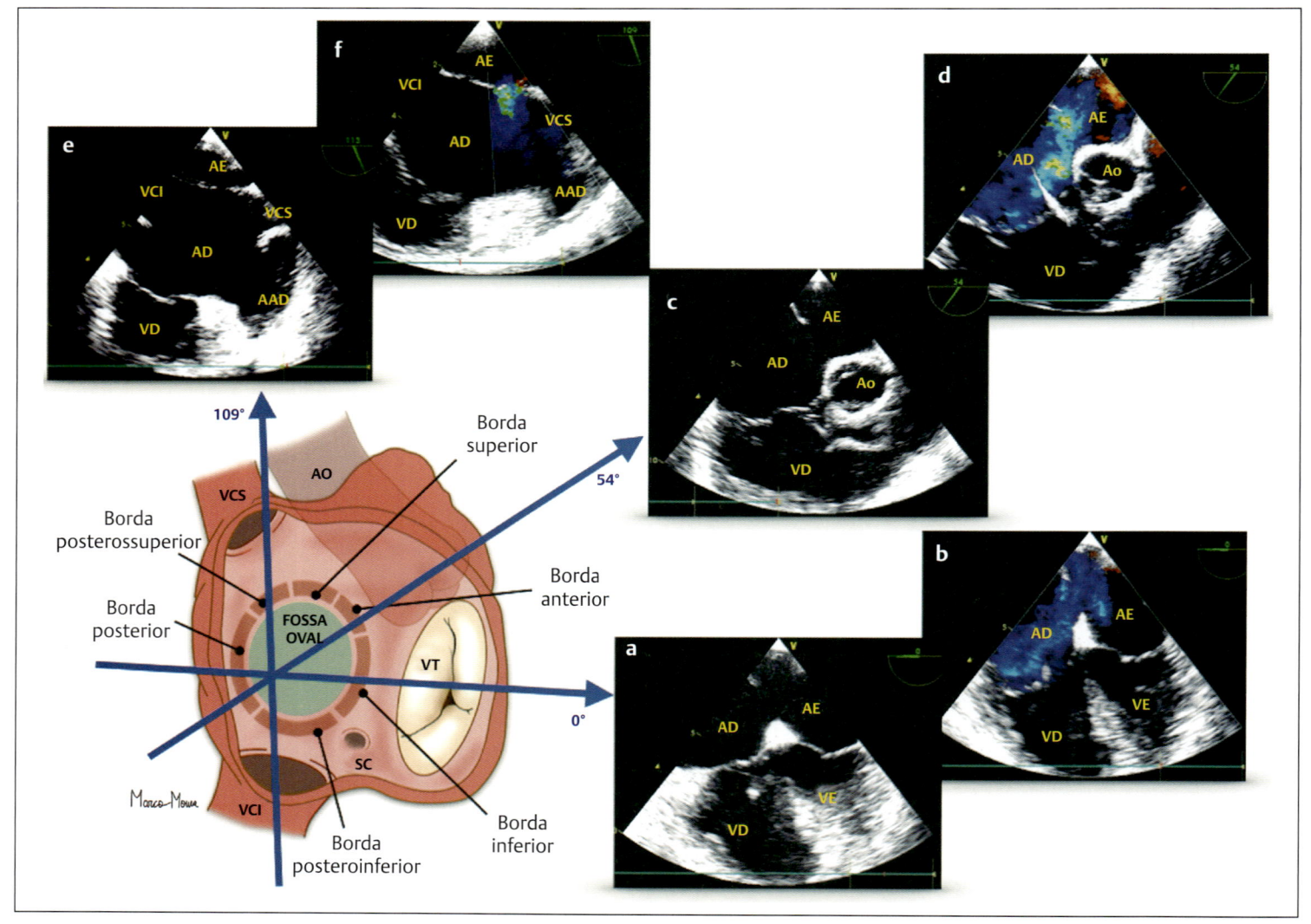

Fig. 65-10. Desenho esquemático do septo interatrial visto do átrio direito e suas correspondentes imagens à ecocardiografia transesofágica (ETE) bidimensional e com mapeamento de fluxo em cores, de comunicação interatrial *ostium secundum* (CIA OS), seguindo o protocolo sugerido para sua avaliação, com o objetivo de visibilizar todas as bordas e estruturas descritas. (**a, b**) ETE a 0°, 4 câmaras, CIA OS com as bordas posterior e inferior ou atrioventricular e fluxo (*shunt*) entre os átrios; (**c, d**) rotação para 54°, corte transversal da aorta mostrando CIA com as bordas anterior ou aórtica e posterior e fluxo entre os átrios; (**e, f**) rotação para 109° mostrando CIA com as bordas relacionadas com as veias cavas, com avaliação das bordas posterossuperior e posteroinferior e fluxo pela CIA. A varredura deve ser sequencial com giro da sonda de 0° a 135°, avaliando continuamente o tamanho, a forma e bordas do defeito, sua relação com demais estruturas cardíacas, avaliação da repercussão hemodinâmica e avaliação de outras malformações associadas. VCS: veia cava superior; VCI: veia cava inferior; SC: seio coronariano; AD: átrio direito; VD: ventrículo direito; VT: valva tricúspide, AAD: apêndice atrial direito; AE: átrio esquerdo; VE: ventrículo esquerdo; Ao: aorta.

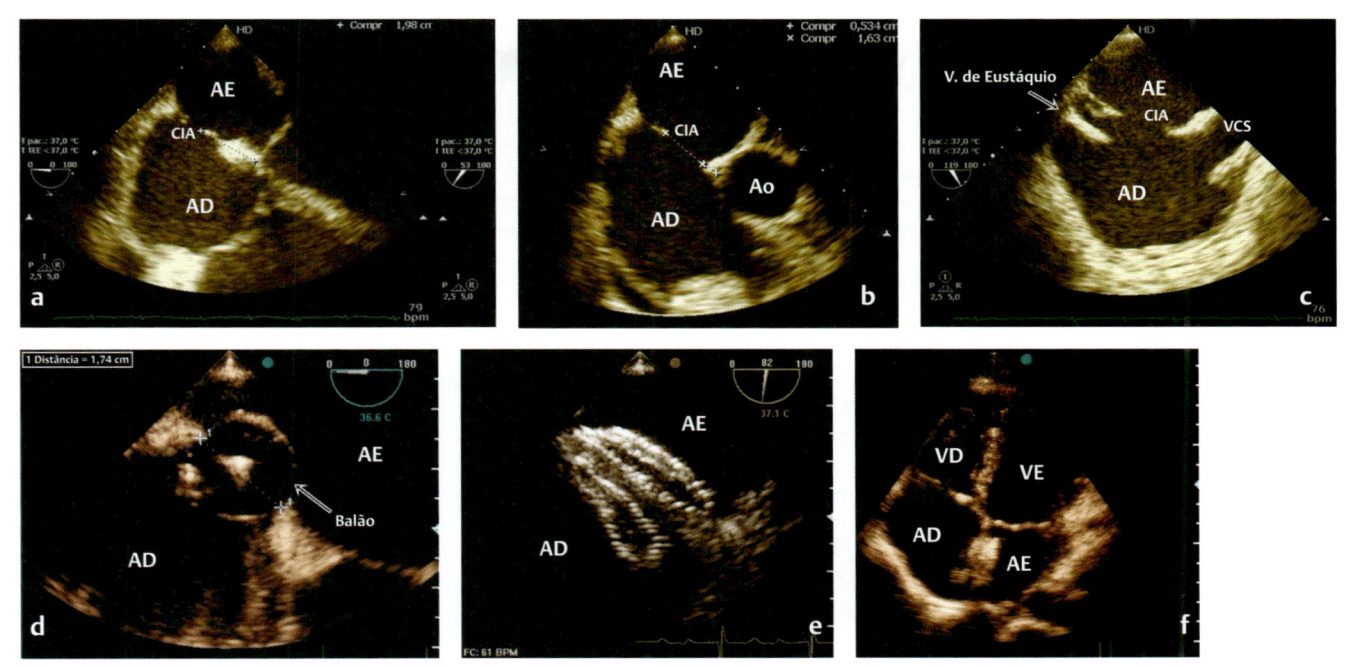

CAPÍTULO 65 ■ CARDIOPATIAS CONGÊNITAS COM HIPERFLUXO PULMONAR

Fig. 65-11. Imagem ecocardiográfica mostrando em: (**a**) ETE de 4 câmaras com as bordas posterior e inferior ou atrioventricular; (**b**) ETE transversal mostrando as bordas aórtica e posterior; (**c**) ETE mostrando as bordas relacionadas com as veias cavas. Valva de Eustáquio proeminente perto da via cava inferior; (**d**) ETE mostrando o posicionamento do balão para medição do diâmetro estirado; (**e**) ETE mostrando a prótese de Amplatzer posicionada ocluindo o defeito; (**f**) ETT de 4 câmaras mostrando a prótese. AE: átrio esquerdo; AD: átrio direito; VD: ventrículo direito; VE: ventrículo esquerdo; Ao: aorta; VCS: veia cava superior; VCI: veia cava inferior; ETE: eco transtorácico; ETE: ecocardiografia transesofágica.

Modalidades *Live 3D* podem facilitar os procedimentos em pacientes com defeitos múltiplos ou com próteses já posicionadas, mas com *shunt* residual, permitindo melhor avaliação do tamanho e da distância entre os defeitos. Durante o procedimento, as imagens 3D podem confirmar a posição do cateter dentro do defeito desejado (no caso de defeitos múltiplos), avaliar a oclusão total ou parcial do defeito e a necessidade de dispositivo único ou múltiplo.[16,17]

DEFEITOS DO SEPTO ATRIOVENTRICULAR

A junção atrioventricular (AV) é a região cardíaca em que o miocárdio atrial torna-se contíguo ao miocárdio ventricular, porém, separados por tecido fibrogorduroso dos sulcos AV, que formam a maior parte dos anéis valvares (dando sustentação aos folhetos valvares), tendo também um componente central que separa as junções AV e delimita a via de saída do ventrículo esquerdo (VE).

No coração normal há duas valvas AV e, portanto, duas junções AV que circundam os orifícios das valvas mitral e tricúspide, sendo a inserção do folheto septal da valva tricúspide mais apical em relação à inserção da valva mitral (Fig. 65-12a). A região que separa o átrio direito (AD) do VE é composta pelos seguintes elementos – "sanduíche muscular" (porção posteroinferior da área entre as inserções septais dos folhetos das valvas AV); e porção AV do septo membranoso ou septo AV verdadeiro, anterossuperior ao "sanduíche muscular", separando o AD da extensão posterior da via de saída do VE.[18] A via de saída do VE interpõe-se entre os dois orifícios das valvas AV, fazendo com que a valva aórtica se encontre profundamente encaixada entre as margens anterossuperiores das valvas mitral e tricúspide (Fig. 65-13a).[18] As dimensões da via de entrada e via de saída do VE são aproximadamente iguais (Fig. 65-14a).

O termo defeitos do septo AV (DSAV) refere-se a um espectro de defeitos cardíacos, independentemente de sua classificação com as seguintes características anatômicas em comum:[19,20]

1. Junção AV comum (guardando valva AV também comum) (Figs. 65-12b e 65-15; Vídeo 65-1).[19,21,22] A valva AV geralmente é incompetente, sendo comum a regurgitação valvar do ventrículo direito (VD) em direção ao AD, do VE em direção ao átrio esquerdo (AE) e também frequentemente do VE para o AD (Fig. 65-16 e Vídeo 65-2).

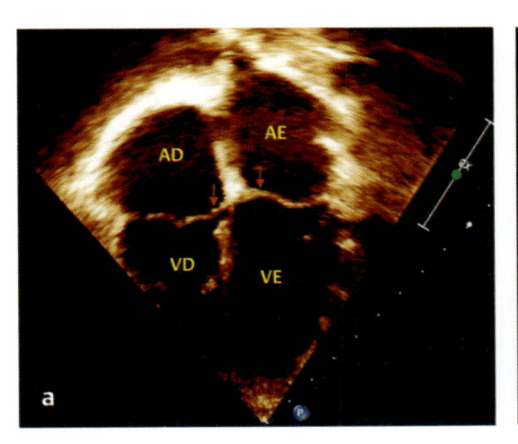

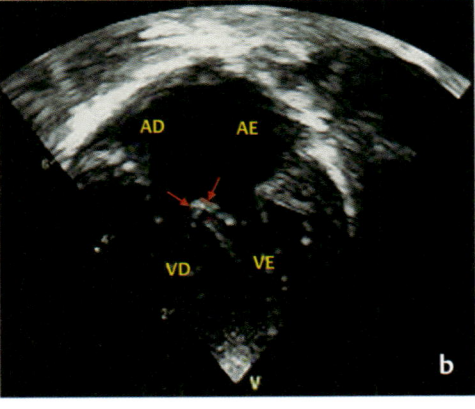

Fig. 65-12. Corte apical de 4 câmaras. (**a**) Coração normal. A inserção do folheto septal da valva tricúspide é mais próxima do ápice ventricular em relação à inserção da valva mitral, resultando em um afastamento (*off-setting*) da inserção dessas valvas. (**b**) DSAV. A junção AV é única nesse exemplo com dois orifícios: não há afastamento (*off-setting*) entre as inserções dos folhetos dos componentes direito e esquerdo da valva AV única. Observa-se, ainda, grande comunicação *ostium primum* (funcionalmente átrio único) sem comunicação interventricular associada (os folhetos estão aderidos ao topo do septo interventricular). AD: Átrio direito; AE: átrio esquerdo; VD: ventrículo direito; VE: ventrículo esquerdo.

2. Deficiência das estruturas que se interpõem entre o AD e o VE (sanduíche muscular e septo AV verdadeiro) associada a graus variáveis de deficiência na formação dos septos atriais e ventriculares.
3. O formato da junção AV comum é oval, não mais resultando no encaixamento da via de saída do VE entre as valvas mitral e tricúspide do coração normal. Em vez disso, o orifício aórtico posiciona-se anterossuperiormente à junção AV comum (Fig. 65-13b).
4. Há uma combinação de encurtamento da via de entrada (em consequência da deficiência na formação do septo AV, tornando o septo interventricular escavado) e alongamento da via de saída (em consequência do não encaixamento da valva aórtica) resultando em desproporção entre essas duas medidas (Fig. 65-14b).
5. Rotação anti-horária dos músculos papilares que suportam os folhetos da valva AV esquerda (Fig. 65-17).

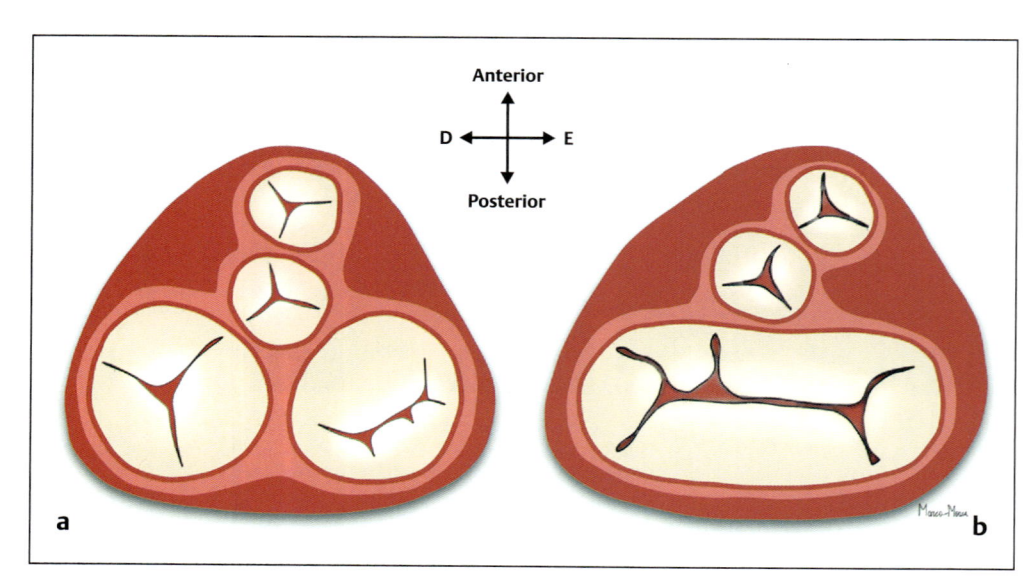

Fig. 65-13. Diagrama do eixo curto da base do coração. (a) No coração normal, a valva aórtica encontra-se profundamente encaixada entre as margens anterossuperiores das valvas mitral e tricúspide. (b) No defeito do septo atrioventricular, o formato da junção atrioventricular (AV) comum é oval, o orifício aórtico ocupa posição anterossuperior à junção AV comum, não mais resultando no encaixamento da via de saída do ventrículo esquerdo entre as valvas AV. D: Direita; E: esquerda.

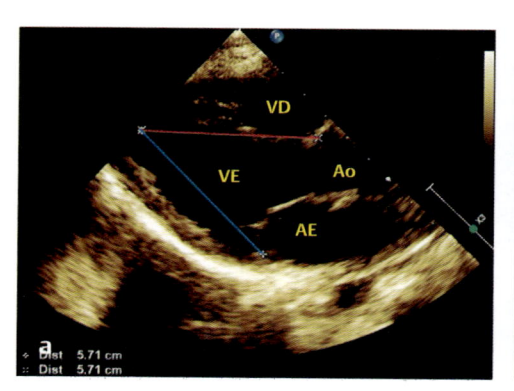

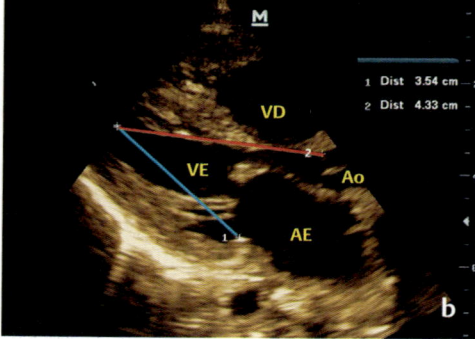

Fig. 65-14. Corte paraesternal longitudinal. (a) Coração normal: as dimensões da via de entrada e via de saída do ventrículo esquerdo (VE) são aproximadamente iguais. (b) Defeito do septo atrioventricular: encurtamento da via de entrada e alongamento da via de saída do VE. VD: Ventrículo direito; VE: ventrículo esquerdo; Ao: aorta; AE: átrio esquerdo.

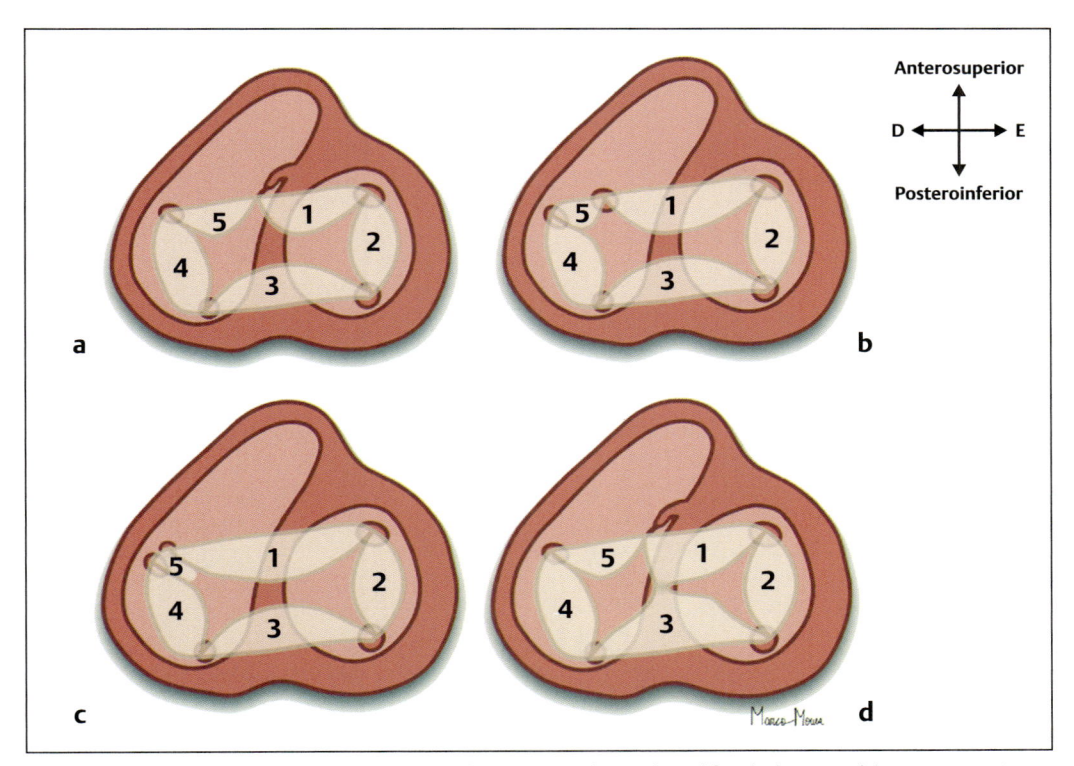

CAPÍTULO 65 ■ CARDIOPATIAS CONGÊNITAS COM HIPERFLUXO PULMONAR 557

Fig. 65-15. Desenho esquemático de valva AV única como demonstrado no corte subcostal modificado (intermediário entre os eixos coronal e curto). *1*. folheto ponte superior; *2*. folheto mural esquerdo; *3*. folheto ponte inferior; *4*. folheto mural direito; *5*. folheto anterossuperior direito. (**a**) Valva AV única com um orifício tipo A de Rastelli: o folheto ponte superior está quase que inteiramente restrito ao VE, suas cordas tendíneas conectadas ao topo do septo ventricular. O músculo papilar medial, que se origina do lado direito do septo ventricular (em posição relativamente normal) dá suporte à zona de aposição do folheto ponte superior com o folheto anterossuperior do VD. (**b**) Valva AV única com um orifício tipo B de Rastelli: o folheto ponte superior estende-se mais em direção ao VD, suas cordas inserem-se em músculo papilar anômalo, que se origina do corpo da trabécula septomarginal. (**c**) Valva AV única com um orifício tipo C de Rastelli: o folheto ponte superior é flutuante, cruza o septo interventricular e suas cordas inserem-se em músculo papilar anterior. Observa-se que à medida que o folheto ponte superior estende-se em direção ao VD (**a-c**), há redução recíproca do folheto anterossuperior direito. (**d**) Valva AV única com dois orifícios: observa-se tecido ("lingueta") conectante, unindo os folhetos ponte superior e inferior, dividindo a junção AV única em dois orifícios. O componente esquerdo da valva AV única tem três folhetos (mural esquerdo, ponte superior e ponte inferior), muito diferente, portanto, da valva mitral normal (com folhetos anterior e posterior). O erroneamente denominado *cleft*, no DSAV, na verdade é o espaço entre os componentes esquerdos dos folhetos ponte superior e inferior. D: direita; E: esquerda.

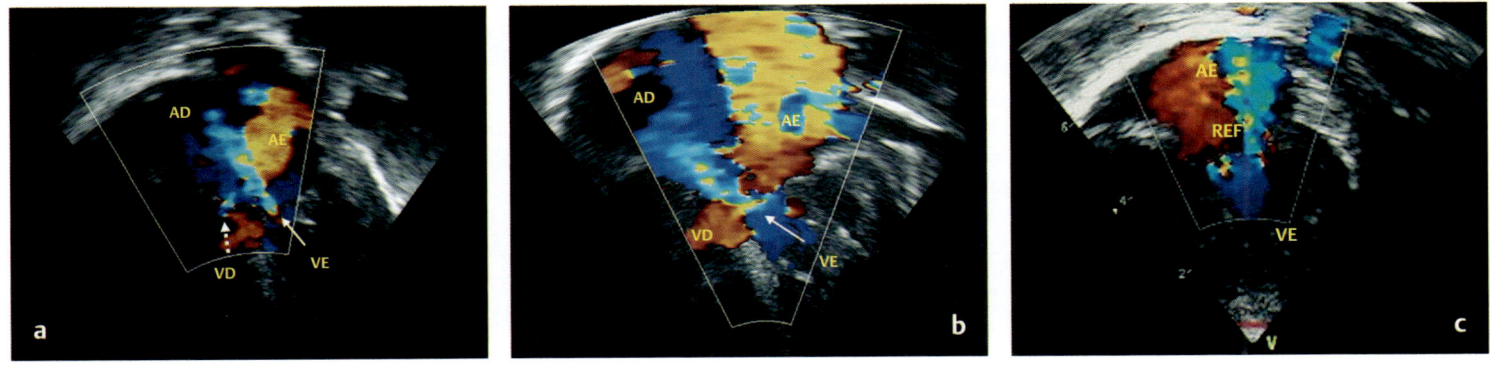

Fig. 65-16. Corte apical de 4 câmaras. (**a**) Defeito do Septo Atrioventricular (DSAV) com orifício atrioventricular (AV) único, Comunicação Interatrial (CIA) e Comunicação Interventricular (CIV). Observam-se dois pequenos jatos regurgitantes: um do ventrículo direito (VD) em direção ao átrio direito (AD) (seta pontilhada) e outro do ventrículo esquerdo (VE) para o AD (seta sólida). (**b**) DSAV com orifício AV único, CIA e CIV. Observa-se grande jato VE-AD e grande retorno venoso pulmonar. (**c**) DSAV com dois orifícios AV (CIA *ostium primum*) e jato regurgitante moderado direcionado do VE para o átrio esquerdo (AE).

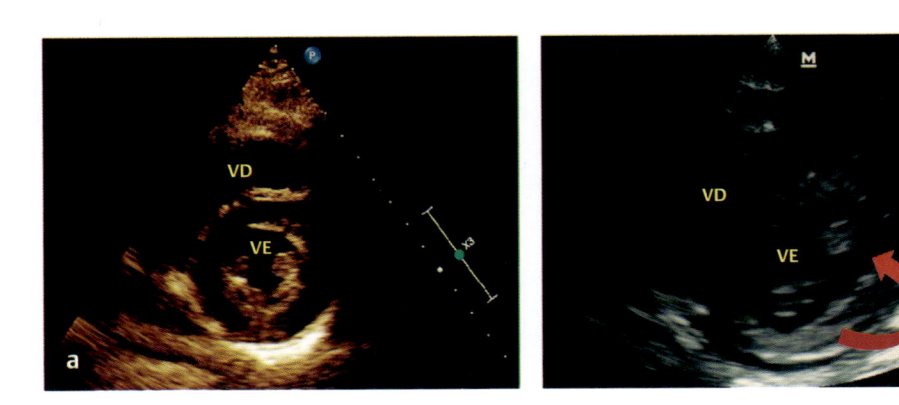

Fig. 65-17. Corte paraesternal eixo curto. (**a**) Coração normal: músculos papilares da valva mitral posicionados às 4 horas (anterolateral) e às 8 horas (posteromedial). (**b**) Defeito do septo atrioventricular: rotação anti-horária dos músculos papilares que suportam os folhetos da valva atrioventricular esquerda, que passam à posição anterossuperior e posteroinferior. VD: Ventrículo direito; VE: ventrículo esquerdo.

Classificação

Há várias maneiras de se classificar os DSAV.

O arranjo dos folhetos da valva AV em relação à junção AV comum (que define se a valva AV única tem orifício único ou é dividida em dois orifícios) e; a variação entre a relação dos folhetos ponte da valva AV com a deficiência no septo AV (e, portanto, o potencial de fluxo entre os átrios e/ou ventrículos); é que permitem a classificação dos defeitos em subtipos que terão importantes diferenças na apresentação clínica, detalhamento anatômico e correção cirúrgica:[21,22]

1. Quanto à presença de um ou dois orifícios valvares:
   - Havendo lingueta de tecido conectando os dois folhetos ponte, a valva fica separada em orifícios direito e esquerdo (Fig. 65-15d). Na maioria desses casos, os folhetos ponte também estão fundidos ao topo do septo interventricular, permitindo que haja fluxo apenas entre os átrios: comunicação interatrial (CIA) ostium primum, também denominada DSAV "parcial" (Fig. 65-18a). Entretanto, esta fusão dos folhetos ponte ao topo do septo interventricular não é universal nos defeitos com dois orifícios valvares. Em alguns casos, os folhetos ponte podem estar aderidos à parte inferior do septo atrial de maneira que haja fluxo apenas entre os ventrículos, ou seja: apenas comunicação interventricular (CIV) (Fig. 65-18c). Em raros casos, a valva AV pode ter dois orifícios sem haver aderência ao septo atrial ou ventricular (portanto, com fluxo entre os átrios e entre os ventrículos). E, ainda, há casos chamados de "formas transicionais" por alguns autores em que se observam dois orifícios valvares, associados à CIA ostium primum e CIV pequena (restritiva) (Fig. 65-18b).[20,22] É importante salientar que embora haja dois orifícios separados, essas valvas não se assemelham às valvas mitral e tricúspide normais, portanto, o termo cleft valvar (ou fenda) mitral nos corações com DSAV é equivocado.[21,23] O chamado cleft, no DSAV, na verdade é o espaço entre os componentes esquerdos dos folhetos ponte superior e inferior (Fig. 65-15d), tendo orientação perpendicular ao septo interventricular, diferente da orientação de um cleft isolado (verdadeiro) da valva mitral, que é direcionado à via de saída do VE.[21,23,24]
   - Na maioria dos DSAV, no entanto, não há lingueta conectando os dois folhetos ponte, sendo o orifício valvar único (Fig. 65-15a-c).[25] Nesses casos geralmente há passagem de fluxo tanto ao nível atrial quanto ao nível ventricular (também denominados de DSAV forma "total") (Fig. 65-18d). Raramente a valva com orifício único pode-se situar mais superiormente, fechando a CIA e permitindo passagem de fluxo apenas entre os ventrículos e ainda, muito raramente, os folhetos da valva com orifício único podem estar aderidos ao septo interventricular, permitindo a passagem de fluxo apenas pela CIA.

2. Quanto ao fluxo (*shunt*) atrial e/ou ventricular (Fig. 65-19):
   - A situação mais comum é a passagem de fluxo tanto em nível atrial como ventricular (Figs. 65-19b e 65-20) (Vídeo 65-3), mas pode haver passagem de fluxo apenas em nível atrial (Figs. 65-19a e 65-12b; Vídeo 65-4), apenas ao nível ventricular (Fig. 65-19c) e, ainda, raramente, pode haver DSAV sem passagem de fluxo entre os átrios ou entre os ventrículos (Fig. 65-19d).[21]
   - É importante salientar que esses dois aspectos (número de orifícios da junção AV comum e o potencial para a passagem de fluxo) são independentes, portanto, se tentarmos combiná-los com o objetivo de identificar variantes "totais" e "parciais", teremos arranjos discrepantes apresentando nomes controversos como as chamadas formas transicionais ou intermediárias, que devem, portanto, ser evitadas (Fig. 65-18).[21,23,26]
   - Na descrição ecocardiográfica das CIAs e CIVs é importante a mensuração do tamanho dos defeitos, bem como a descrição da direção do fluxo de sangue e, nos casos de CIV restritiva, o uso do Doppler contínuo para se estimar o gradiente de pressão interventricular e aferir, desta forma, a pressão sistólica pulmonar. Nas grandes CIVs, as pressões no VD e VE estão equalizadas.

Classificação de Rastelli

A classificação de Rastelli pode ser usada para subdividir os defeitos do septo AV com orifício valvar único e é baseada no local de inserção das cordas do folheto ponte superior (Fig. 65-15):[27]

- *Tipo A:* o folheto ponte superior está quase inteiramente restrito ao VE. É o tipo mais comum (67%) (Vídeo 65-1 e Fig. 65-21).[26,28]
- *Tipo B:* é o tipo mais raro (10%).[26,28] O folheto ponte superior se estende mais em direção ao VD. Suas cordas inserem-se em músculo papilar anômalo, próximo ao septo ventricular no VD (Vídeo 65-5).
- *Tipo C:* o folheto ponte superior é flutuante, estendendo-se ainda mais em direção ao VD e suas cordas inserem-se em músculo papilar anterior. É mais comum na síndrome de Down e, frequentemente, associado à tetralogia de Fallot ou dupla via de saída de VD.

À medida que o folheto ponte superior se estende mais em direção ao VD, o tamanho do folheto anterossuperior direito diminui (Fig. 65-15).

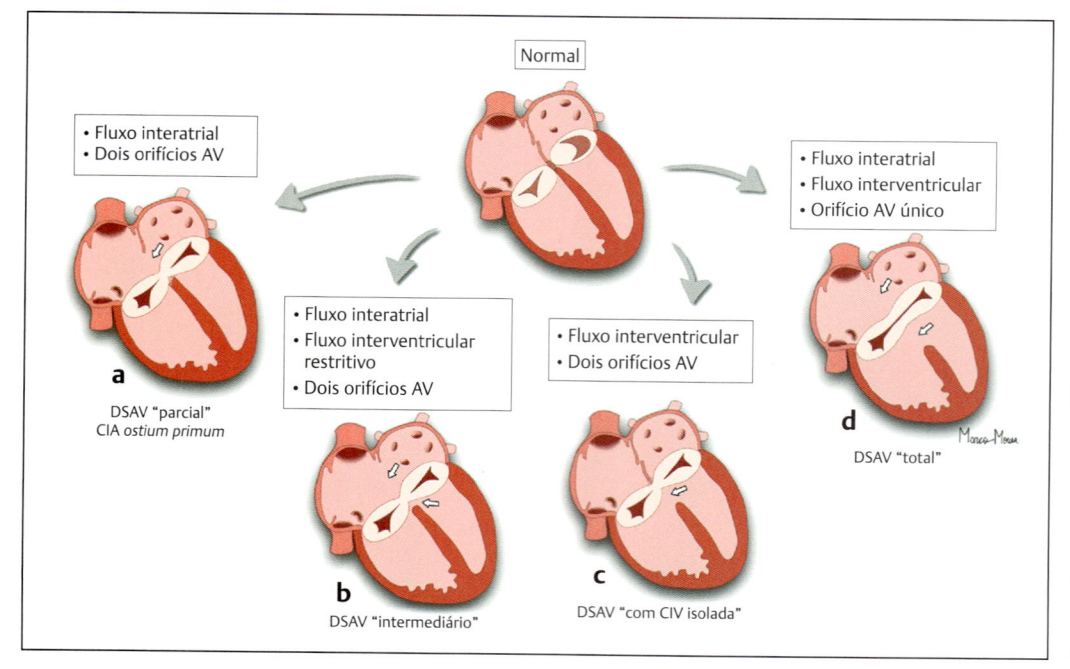

Fig. 65-18. (a-d) Desenho esquemático de coração normal e dos subtipos mais comuns de defeito do septo atrioventricular (DSAV). As setas demonstram os locais onde há comunicações anormais entre as câmaras cardíacas. Observem que no DSAV, ainda que com dois orifícios, a valva atrioventricular (AV) esquerda tem três folhetos, sendo, portanto, muito diferente da valva mitral normal, com dois folhetos. CIA: comunicação interatrial; CIV: comunicação interventricular.

- a: DSAV "parcial" — CIA *ostium primum* — Fluxo interatrial; Dois orifícios AV
- b: DSAV "intermediário" — Fluxo interatrial; Fluxo interventricular restritivo; Dois orifícios AV
- c: DSAV "com CIV isolada" — Fluxo interventricular; Dois orifícios AV
- d: DSAV "total" — Fluxo interatrial; Fluxo interventricular; Orifício AV único

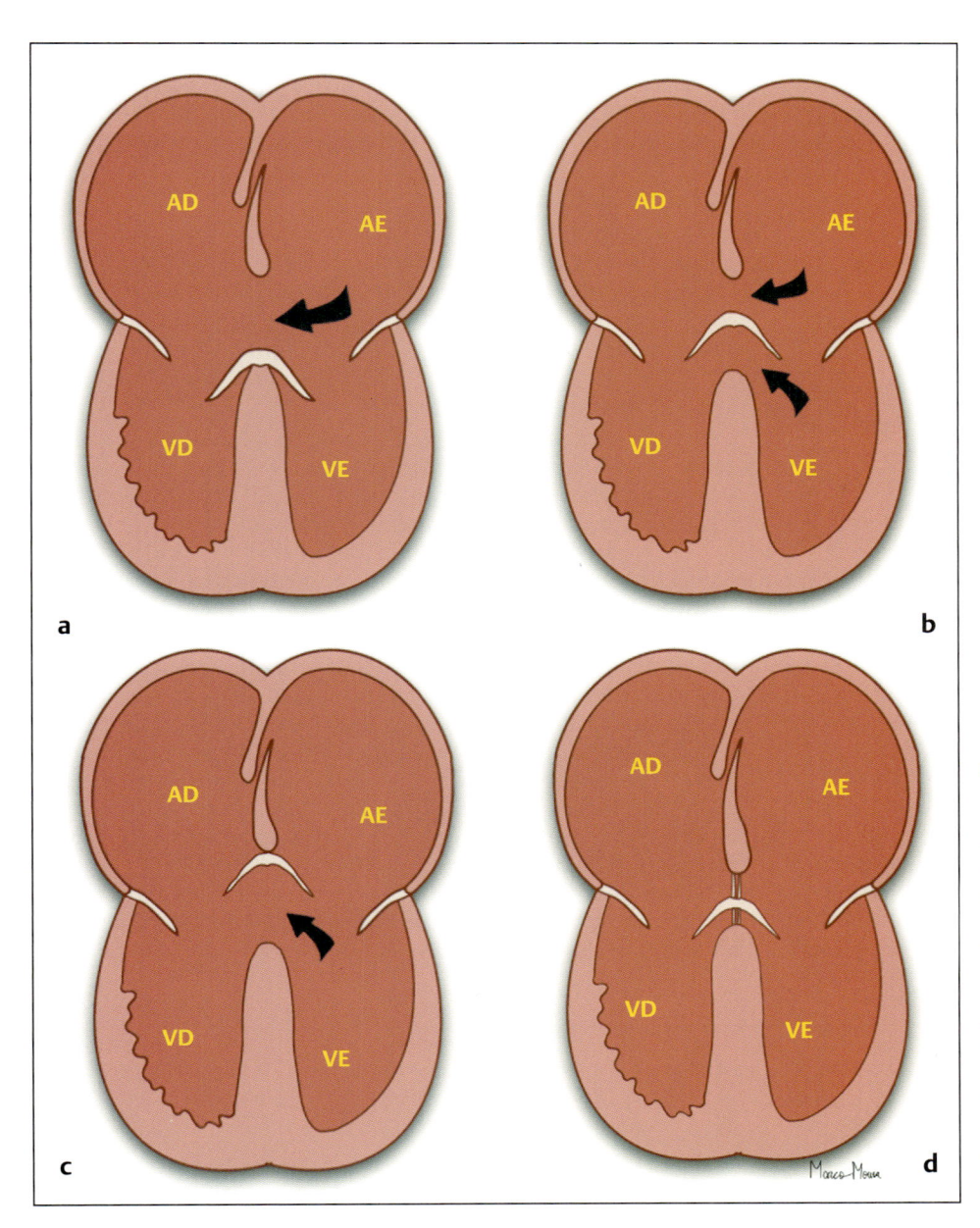

CAPÍTULO 65 ▪ CARDIOPATIAS CONGÊNITAS COM HIPERFLUXO PULMONAR

Fig. 65-19. Desenho esquemático de Defeito do Septo Atrioventricular (DSAV) no corte apical de 4 câmaras. (**a**) Os folhetos ponte estão aderidos ao topo do septo ventricular, a passagem de fluxo (*shunt*) ocorre em nível atrial (CIA). (**b**) Os folhetos ponte não estão aderidos à porção inferior do septo atrial nem ao topo do septo ventricular (folhetos flutuantes), havendo passagem de fluxo tanto em nível atrial (CIA) como ventricular (CIV), sendo esta a situação mais comum. (**c**) Os folhetos estão aderidos à porção inferior do septo atrial, a passagem de fluxo se dá em nível ventricular (CIV). (**d**) Raramente pode haver DSAV sem passagem de fluxo entre os átrios nem entre os ventrículos, quando os folhetos ponte estiverem aderidos tanto à porção inferior do septo atrial quanto ao topo do septo ventricular. AD: átrio direito; AE: átrio esquerdo; VD: ventrículo direito; VE: ventrículo esquerdo.

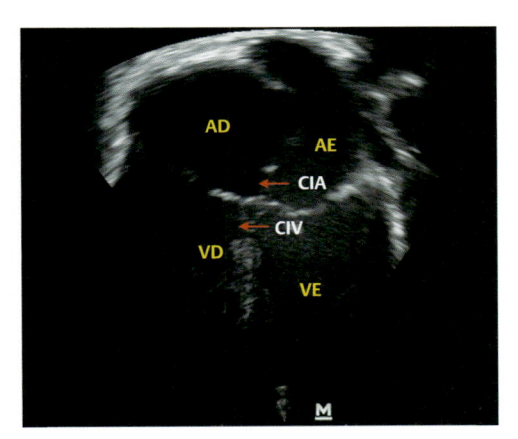

Fig. 65-20. Corte apical de 4 câmaras. Valva atrioventricular (AV) única, Comunicação Interatrial (CIA) *ostium primum* e Comunicação Interventricular (CIV). Também chamado de Defeito do Septo Atrioventricular (DSAV) forma total. AD: átrio direito; AE: átrio esquerdo; VD: ventrículo direito; VE: ventrículo esquerdo.

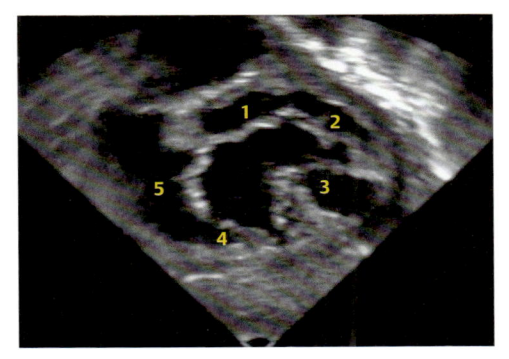

Fig. 65-21. Corte subcostal intermediário. Valva atrioventricular única com orifício tipo A de Rastelli. O folheto ponte superior tem cordas que se inserem no topo do septo ventricular. *1.* folheto ponte superior; *2.* folheto mural esquerdo; *3.* folheto ponte inferior; *4.* folheto mural direito; *5.* folheto anterossuperior direito.

Ao contrário do folheto ponte superior que pode ter diferentes tipos de inserções de suas cordas, como exposto acima, o folheto ponte inferior tem extensas inserções de suas cordas ao topo do septo interventricular. O corte subcostal sagital (eixo curto), bem como cortes intermediários (entre o subcostal coronal e sagital) são ideais para determinação da classificação de Rastelli. O corte apical de quatro câmaras, por ser mais posterior, é importante na avaliação das inserções do folheto ponte inferior.[20]

Classificação em Relação à Dominância de Câmaras (Fig. 65-22)

Ventriculares

Na maioria dos DSAV (seja a valva AV única dividida em dois orifícios ou não) a junção é igualmente relacionada com ambos os ventrículos, produzindo o chamado arranjo balanceado, em que os ventrículos são de tamanhos semelhantes. Em 6 a 10% dos casos, a junção AV comum se relaciona, predominantemente, com um dos ventrículos, tornando a conexão desbalanceada, mais comumente com o VD, produzindo a dominância ventricular direita (Fig. 65-22c), que pode levar à hipoplasia do VE, frequentemente associada à coarctação ou interrupção de arco aórtico.[25] Quando a junção está conectada, principalmente, ao VE, há dominância ventricular esquerda, com possível hipoplasia do VD, comumente associada à estenose pulmonar. Existe um espectro de corações com dominância ventricular, cujo extremo é a hipoplasia do ventrículo não dominante. Na avaliação quanto à opção cirúrgica ideal são usados alguns critérios, dentre eles destacam-se: valor Z dos diâmetros dos componentes direito e esquerdo da valva AV, valor Z do volume ventricular pelo método de Simpson, índice da valva AV (área da valva AV esquerda/área total da valva AV), ângulo das vias de entrada do VD/VE.[29-33] Além da escolha entre reparo uni ou biventricular, existe, ainda, a possibilidade de reparo em dois estágios (mantendo-se a CIA e a CIV associada ou não à divisão assimétrica da valva AV) com o objetivo de desenvolver o ventrículo hipoplásico e a valva AV que o acompanha, possibilitando o reparo biventricular em segundo estágio.[33]

Atriais (Fig. 65-22a, b)

Mais raramente, a junção AV tem conexão desbalanceada com os átrios, havendo mau alinhamento dos septos atrial e ventricular, também chamada de dupla via de saída atrial quando, nas formas extremas, o esvaziamento do átrio contralateral é realizado, exclusivamente, pelo componente atrial do DSAV (Fig. 65-22 e Vídeo 65-6).[19]

Lesões Associadas

Anormalidades no componente esquerdo da valva AV única ocorrem em 5% dos DSAV, sendo mais comuns nas valvas com dois orifícios. Os mais típicos são o duplo orifício da valva AV esquerda e valva AV esquerda em paraquedas (músculo papilar único).[22]

Em razão da posição anteriorizada e não encaixada da aorta, previamente descrita, a via de saída do VE é particularmente susceptível à obstrução. O grau de obstrução é maior nos casos em que o folheto ponte superior é firmemente aderido ao topo do septo interventricular, ou seja, nos defeitos tipo CIA *ostium primum*. É importante salientar, no entanto, que os gradientes pré-operatórios não serão significativos. Os eixos longitudinais dos cortes paraesternal e subcostal são particularmente úteis na demonstração do alongamento da via de saída do VE, classicamente descrito como *goose neck* (pescoço de ganso) (Vídeo 65-7). Além disso, qualquer lesão que cause estenose subvalvar aórtica no coração normal pode contribuir para o estreitamento adicional no DSAV.

Deve-se estar atento, ainda, à possível presença de canal arterial, coarctação de aorta, CIA *ostium secundum*, CIVs adicionais, além da Tetralogia de Fallot.

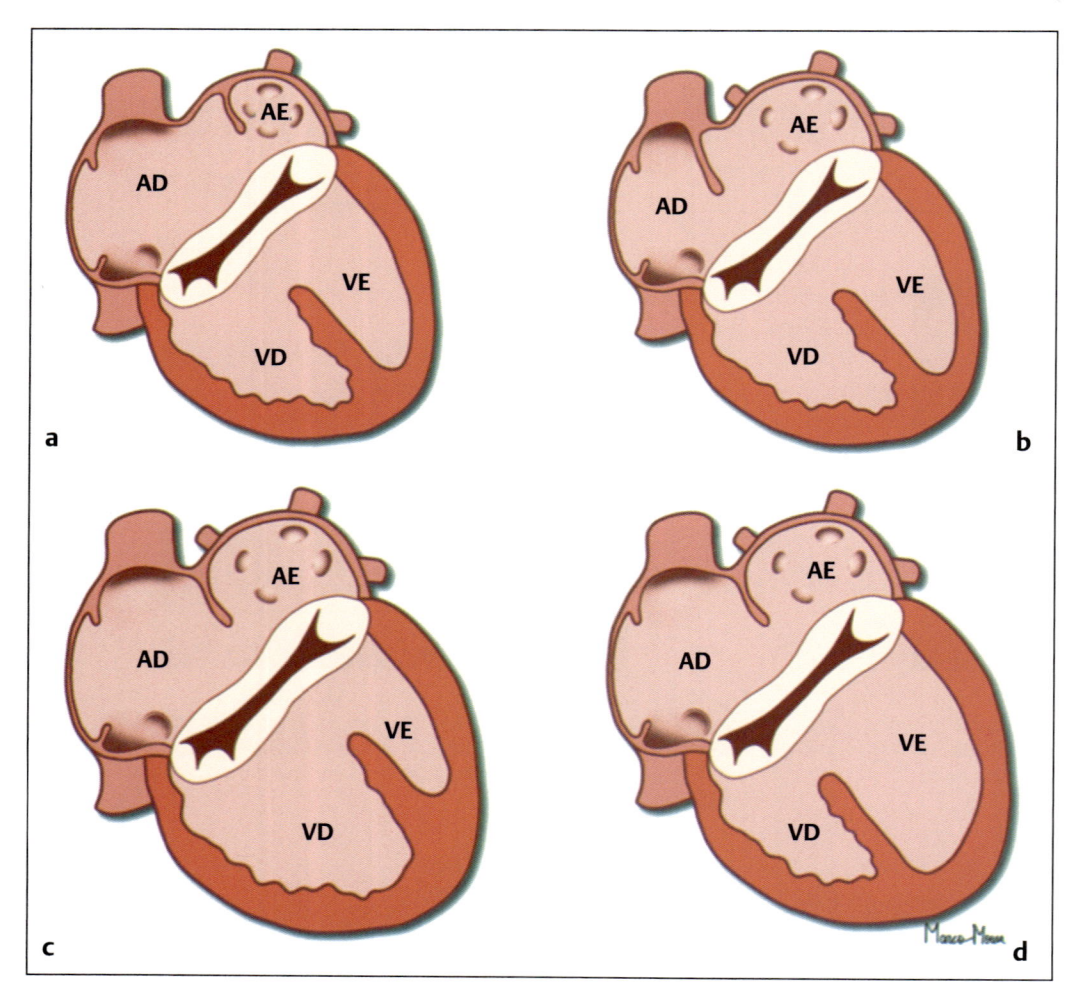

Fig. 65-22. Desenho esquemático de corte apical de 4 câmaras. (**a**) Defeito do septo atrioventricular (DSAV) com mau alinhamento dos septos atrial e ventricular e dominância atrial direita. (**b**) DSAV com mau alinhamento dos septos atrial e ventricular e dominância atrial esquerda. (**c**) DSAV desbalanceado com dominância ventricular direita e hipoplasia de VE. (**d**) DSAV desbalanceado com dominância ventricular esquerda e hipoplasia de VD. AD: átrio direito; AE: átrio esquerdo; VD: ventrículo direito; VE: ventrículo esquerdo.

DEFEITOS DO SEPTO INTERVENTRICULAR

A comunicação interventricular (CIV) é definida como a presença de descontinuidade no septo interventricular. É a cardiopatia congênita mais comum com uma prevalência em torno de 3/1.000 nascidos vivos e correspondendo a cerca de 35% de todas as cardiopatias congênitas.[1,34]

É prevalente em pacientes portadores de síndromes genéticas como síndrome de Patau (trissomia do 13), síndrome de Edwards (trissomia do 18) e síndrome de Down (trissomia do 21).[35]

Pode apresentar-se como defeito isolado ou associado a outras malformações intracardíacas. Aproximadamente metade dos defeitos isolados apresentam fechamento espontâneo e 15-20% necessitarão de algum procedimento, que pode ser realizado cirurgicamente ou por fechamento percutâneo, sendo este último restrito às CIVs perimembranosas ou musculares.[35,36]

A ecocardiografia transtorácica é considerada exame de escolha no diagnóstico e acompanhamento de pacientes com CIV.[37] Em alguns pacientes, principalmente adultos, a ecocardiografia transesofágica pode ser necessária.

Nesse capítulo, abordaremos somente as formas isoladas de apresentação.

Anatomia

O conhecimento da anatomia do septo interventricular é essencial para uma adequada descrição do defeito.

O septo interventricular é composto por uma pequena porção de tecido fibroso (septo membranoso) e, em sua maior porção, por tecido muscular (septo muscular).[35,38]

O septo membranoso localiza-se na base do coração, próximo à comissura anterosseptal da valva tricúspide, entre as porções de entrada e saída do septo muscular e logo abaixo da comissura posterior direita da valva tricúspide.[39]

Em decorrência do deslocamento mais apical da valva tricúspide, o folheto septal divide o septo membranoso em dois componentes: o atrioventricular, que separa o átrio direito do ventrículo esquerdo e o interventricular.[35]

O septo muscular, que forma a maior porção do septo interventricular, quando avaliado pelo ventrículo direito, pode ser subdividido em porção de entrada (próximo à valva tricúspide), porção trabecular (região das trabeculações) e porção de saída (próximo ao infundíbulo subpulmonar).[36]

As bordas que delimitam a região membranosa são formadas pelas valvas tricúspide, pulmonar e aórtica, e as subdivisões do septo muscular determinadas pelas bandas musculares (septal, parietal e moderadora), presentes no ventrículo direito (Fig. 65-23).[38]

Classificação

Apesar de ser a cardiopatia congênita mais prevalente, não há consenso em relação à melhor forma de classificação. Existem classificações que se baseiam na localização geográfica do defeito no septo interventricular visto pelo ventrículo direito e outras na localização das estruturas adjacentes ao defeito (bordas).[38,39]

Em atualização recente do código internacional das doenças (CID 11), foi incorporada à classificação proposta pela Sociedade internacional para nomenclatura das doenças cardíacas pediátricas e congênitas (ISNPCHD), porém, não a utilizaremos nesse capítulo, aguardamos a publicação referente aos parâmetros ecocardiográficos que deverão ser utilizados nessa classificação.[39]

Sabemos que as duas formas de classificação mencionadas anteriormente não são excludentes, pelo contrário, se complementam. Por isso, utilizaremos a classificação com base, primeiramente, nas bordas com uma subclassificação referente à localização do defeito no septo interventricular.

Sendo assim, serão classificadas em (Fig. 65-24):

- Perimembranosa:
  - Via de entrada.
  - Via de saída.
- Muscular:
  - Anterior.
  - Posterior.
  - Apical.
  - Médio-trabecular.
- Via de entrada:
- Duplamente relacionada ou subarterial.

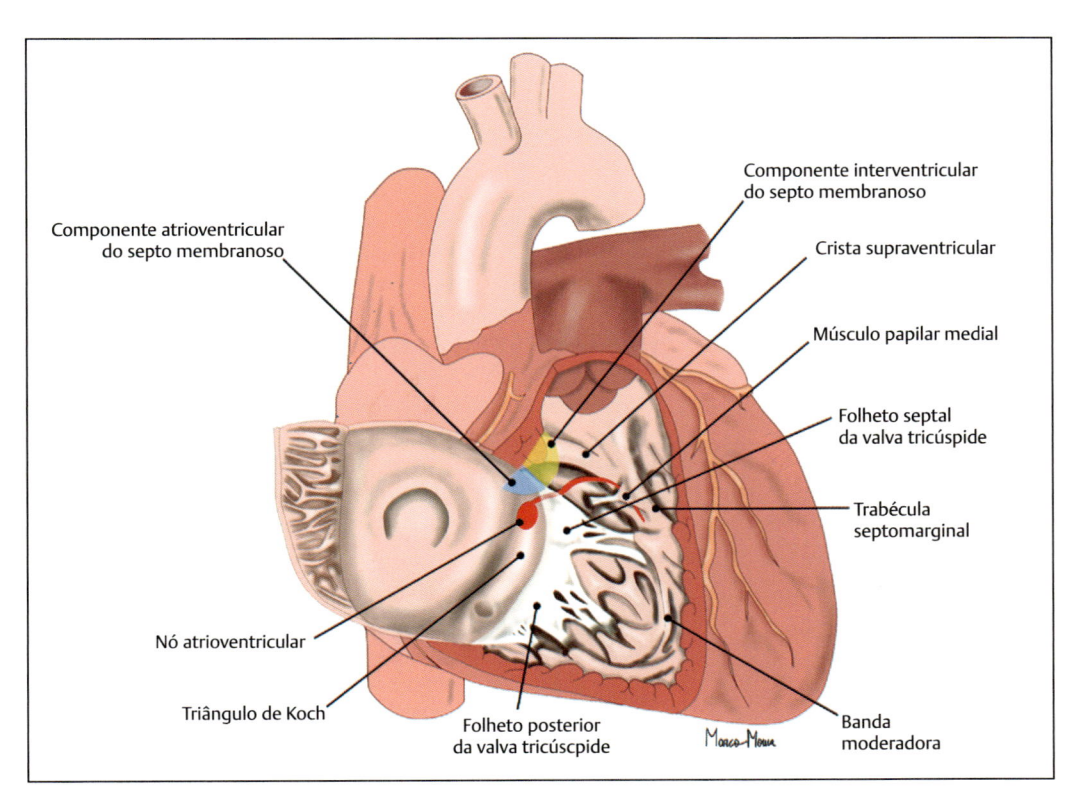

Fig. 65-23. Ilustração do septo ventricular normal visto pelo ventrículo direito. Notem o septo membranoso e sua relação com a valva tricúspide além das estruturas anatômicas presentes no septo muscular.

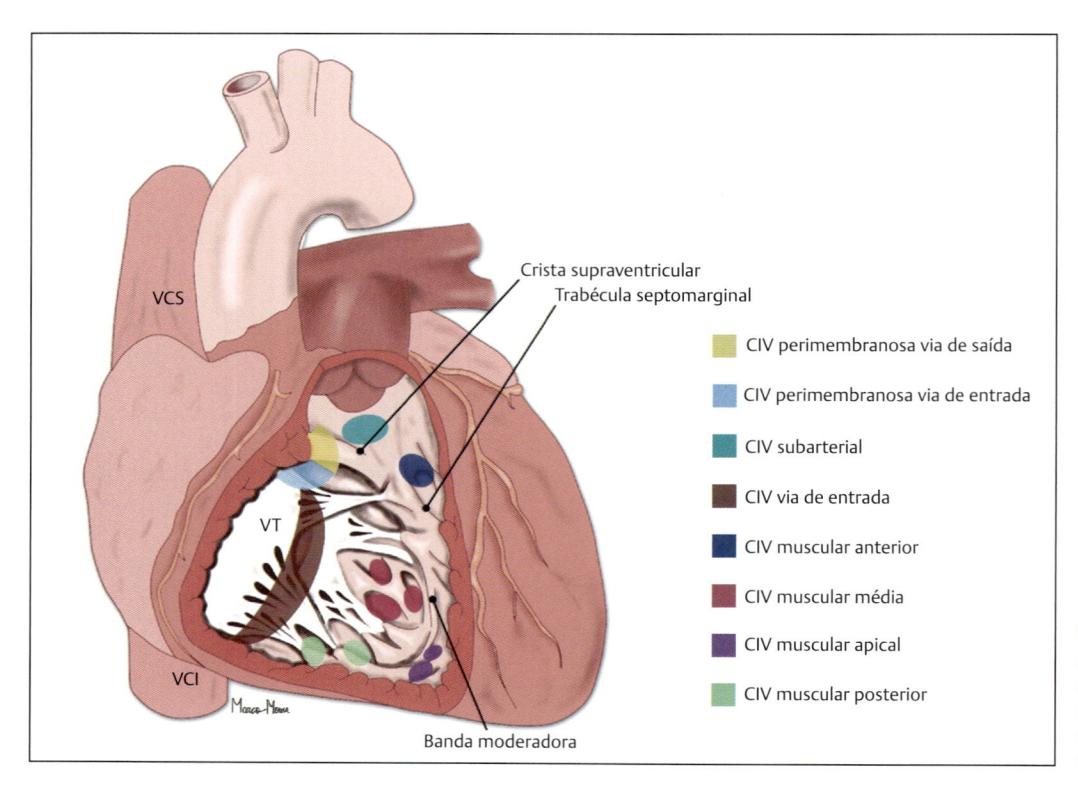

Fig. 65-24. Ilustração demonstrando locais das comunicações interventriculares no septo membranoso, septo muscular e suas respectivas classificações. VCS: veia cava superior, VCI: veia cava inferior, VT: valva tricúspide.

Avaliação Ecocardiográfica

Na avaliação ecocardiográfica devemos realizar avaliação anatômica e hemodinâmica completas.[34,35]

Os parâmetros listados abaixo devem ser analisados:

- Tipo, localização, número e tamanho dos defeitos.
- Presença ou ausência de mau alinhamento entre os septos.
- Presença de acometimento valvar.
- Repercussão hemodinâmica: direcionamento do fluxo, gradiente entre os ventrículos, magnitude do fluxo (Qp:Qs) (Fig. 65-25).
- Lesões associadas.

Perimembranosa

É o tipo de CIV mais comum, presente em aproximadamente 70-80% dos casos.[38] Está localizada no septo membranoso, próximo à cúspide anterosseptal da valva tricúspide, da comissura posterior direita da valva aórtica e da cúspide anterior da valva mitral (Fig. 65-24).

Pode-se estender mais próximo da valva tricúspide ou da valva aórtica. Quando mais próximo da tricúspide, recebe o nome de perimembranosa de via de entrada e, quando mais próximo da valva aórtica, perimembranosa de via de saída.[38,40]

Pela proximidade da valva tricúspide em CIVs perimembranosas de via de entrada pode acontecer fechamento parcial ou total da CIV pela cúspide septal (Vídeos 65-8 e 65-9).

Em CIV's perimembranosas de via de saída, pode ocorrer comprometimento da valva aórtica. Em 10% dos casos com prolapso da válvula não coronariana ou coronariana direita e em 6% dos casos regurgitação valvar. Pode haver fechamento total do defeito pela valva aórtica (Vídeo 65-10).

Em CIVs perimembranosas de via de entrada com mau alinhamento dos septos atrial e ventricular, a proximidade da valva tricúspide com a CIV pode levar a distorção valvar, *straddling* e/ou *overriding* valvar.

Comunicações interventriculares perimembranosas de via de saída também podem se apresentar com mau alinhamento, sendo este entre o septo de saída ou infundibular e o restante do septo muscular. Tal apresentação pode ocorrer de forma isolada, porém, é mais comum associada a doenças mais complexas.

O mau alinhamento com deslocamento anterior do septo infundibular (em direção a via de saída do ventrículo direito) pode promover estenose subpulmonar na forma isolada ou, mais comumente, estar associado às alterações encontradas na Tetralogia de Fallot (Vídeo 65-11).

O deslocamento posterior do septo promove obstrução na região subaórtica isolada ou associado à coarctação ou interrupção do arco aórtico (Vídeo 65-12).

À ecocardiografia, as CIVs perimembranosas são avaliadas nos cortes subcostal, apical de 5 câmaras, eixo longo, eixo curto (Fig. 65-26 e Vídeos 65-13 e 65-14).

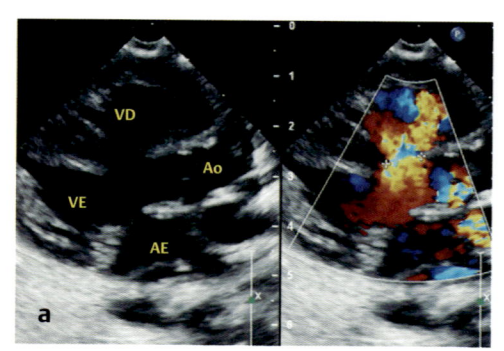

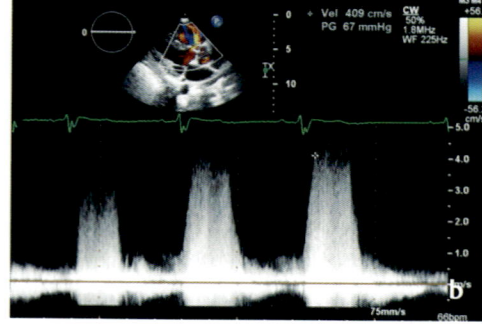

Fig. 65-25. Parâmetros avaliados à ecocardiografia. (a) Observação da direção do fluxo do VE para o VD por mapeamento de fluxo em cores. (b) Avaliação do gradiente entre os ventrículos ao Doppler contínuo. Ao: aorta; VD: ventrículo direito; VE: ventrículo esquerdo; CIV: comunicação interventricular.

Subarterial ou Duplamente Relacionada

Corresponde a 3% das CIVs.[38] Está localizada entre os braços anterossuperior e posteroinferior da trabécula *septomarginalis,* havendo, portanto, continuidade fibrosa entre os folhetos das valvas aorta e pulmonar (Fig. 65-24).

Em CIVs subarteriais, assim como CIVs perimembranosas, a proximidade da valva aórtica com o defeito pode levar a prolapso das válvulas não coronariana e/ou coronariana direita com distorção valvar e/ou insuficiência valvar aórtica. O fechamento espontâneo total do defeito nesse tipo de CIV é muito raro.

À ecocardiografia, as CIVs subarteriais são avaliadas nos cortes apical de 5 câmaras, paraesternal eixo longo e paraesternal eixo curto (Fig. 65-26 e Vídeo 65-15).

Via de Entrada

Corresponde a 5% das CIVs.[38] Está localizada mais posterior e imediatamente abaixo das valvas atrioventriculares (Fig. 65-24).

É o tipo de CIV mais comumente associado à valva atrioventricular única (defeito atrioventricular), podendo ocorrer, também, com duas valvas atrioventriculares distintas.

Quando há mau alinhamento entre os septos atrial e ventricular, pode haver *straddling* e/ou *overriding* das valvas atrioventriculares. A valva atrioventricular mais acometida em CIVs de via de entrada é a valva tricúspide e o ventrículo direito pode apresentar-se com variados graus de hipoplasia (Vídeo 65-16).

À ecocardiografia, as CIVs de via de entrada são avaliadas ao corte apical de 4 câmaras, eixo curto dos ventrículos (Fig. 65-26).

Muscular

São as CIVs localizadas na porção muscular do septo interventricular. Correspondem a 20% das comunicações interventriculares.[38] Podem ser únicas ou múltiplas e costumam ser de pequeno tamanho (Vídeo 65-17).

São subclassificadas de acordo com sua localização no septo muscular quando vistas do ventrículo direito (Fig. 65-24):

- *Anterior:* localizada na porção anterior da trabécula septo marginal do ventrículo direito.
- *Posterior:* também chamada de muscular de via de entrada, localizada abaixo das valvas atrioventriculares porém, as valvas atrioventriculares estão separadas do CIV por tecido muscular (Vídeo 65-18).
- *Médio-septal:* localizada posterior a trabécula septomarginal e anterior à banda moderadora (Vídeos 65-19 e 65-20).
- *Apical:* localizada abaixo da banda moderadora (Vídeos 65-21 e 65-22).

À ecocardiografia, as CIVs musculares são avaliadas nos cortes apical de 4 câmaras, paraesternal eixo longo e paraesternal eixo curto (Fig. 65-26).[38]

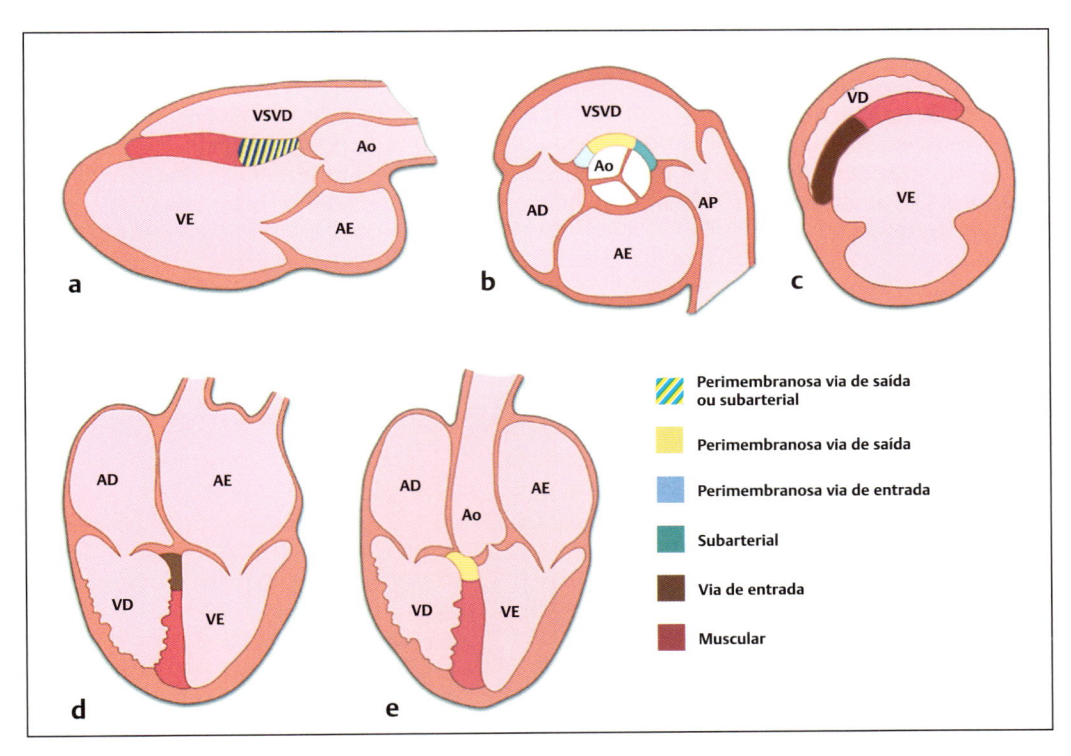

Fig. 65-26. Ilustração representando os locais das CIV's em cada corte ecocardiográfico. (**a**) Paraesternal eixo longo demonstrando CIV muscular, perimembranosa de via de saída e subarterial. (**b**) Paraesternal eixo curto demonstrando CIV perimembranosa via de entrada, perimembranosa via de saída e subarterial. (**c**) Paraesternal eixo curto na região dos músculos papilares demonstrando CIV's musculares. (**d**) Apical de 4 câmaras demonstrando CIV muscular e via de entrada. (**e**) Apical de 5 câmaras demonstrando CIV perimembranosa e muscular.
AE: átrio esquerdo; AD: átrio direito; VE: ventrículo esquerdo; VD: ventrículo direito; Ao: aorta; AP: artéria pulmonar; VSVD: via de saída do ventrículo direito.

PERSISTÊNCIA DO CANAL ARTERIAL

O canal arterial patente é um defeito cardíaco comum, correspondendo a 10,1% das cardiopatias congênitas.[1] Pode ocorrer de forma isolada ou associada a outras anomalias cardíacas. No recém-nascido, sua prevalência é inversamente relacionada com a idade gestacional e associa-se a aumento da morbimortalidade, principalmente nos prematuros com peso de nascimento inferior a 1.000 gramas.[41]

A ecocardiografia é o principal método para diagnóstico, permitindo definir as características morfológicas do canal arterial e suas implicações hemodinâmicas no sistema circulatório.

Anatomia

O canal arterial (CA) é uma persistência anormal do *ductus arteriosus* fetal. De forma geral, conecta a porção mais alta da aorta torácica descendente (logo abaixo da artéria subclávia esquerda) com a junção superior da artéria pulmonar principal e a artéria pulmonar esquerda (Fig. 65-27). Na presença de arco aórtico à direita o CA pode ser visto à direita (entre a aorta descendente e a porção proximal da artéria pulmonar direita), à esquerda (o canal situa-se entre a artéria inominada ou artéria subclávia esquerda e a artéria pulmonar esquerda) ou bilateral (um canal é visto na posição habitual e o outro surge da artéria subclávia ou inominada contralateral).[42,43]

O canal arterial varia em tamanho (comprimento e diâmetro), ângulo e topografia em relação às estruturas adjacentes. Normalmente, ao nascer, o comprimento do canal varia de 7-10 mm e apresenta diâmetro de 4-5 mm.[44] Morfologicamente, pode ter **forma tubular** (o tronco pulmonar, a aorta descendente e o *ductus* formam um canal contínuo e amplo, sem constrição na extremidade aórtica ou pulmonar); **forma de funil ou cônica** (com constrição geralmente na extremidade pulmonar); **forma de ampulheta; forma sacular** (com constrição nas extremidades aórtica e pulmonar, com centro amplo), **alongado** (*ductus* estreito com constrição na extremidade pulmonar). Pode, ainda, ser longo e **serpenteante** (mais associado à cardiopatia congênita); *curto* (relembra uma janela entre a bifurcação da artéria pulmonar e o arco) e **aneurismatico**.[45] Este último é raro, visto mais nos fetos, recém-nascidos, lactentes e apresenta dilatação sacular adjacente e à esquerda do tronco pulmonar, com diâmetro máximo na extremidade aórtica e, em geral, com extremidade pulmonar ocluída. Pode haver trombo no seu interior e apresenta risco de ruptura, dissecção, embolização e efeito de pressão sobre as estruturas vizinhas.

Ecocardiografia

Ecocardiografia Bidimensional

De forma geral, o único plano que não é adequado para a visibilização do canal é o apical de 4 câmaras. Os planos ecocardiográficos eixo curto, eixo curto paraesternal esquerdo alto e eixo longo supraesternal permitem a visibilização direta do canal arterial pelo estudo bidimensional.[46]

- No eixo curto paraesternal, o canal pode ser visto surgindo da artéria pulmonar principal, lateralmente ao ramo pulmonar esquerdo e conectando-se a aorta torácica descendente na extremidade oposta (Vídeo 65-23). Uma leve inclinação do transdutor para cima e para esquerda (na direção das artérias pulmonares) permite alongar a aorta descendente e obter melhor imagem do canal. Para a visão de maior porção longitudinal da aorta descendente e do comprimento inteiro do ductus pode ser necessário rodar levemente o transdutor no sentido horário.
- No plano eixo curto paraesternal esquerdo alto, conhecido como corte do canal, é possível alongar a aorta descendente, visibilizar a artéria pulmonar principal e avaliar o trajeto inteiro do CA. Esse corte é obtido colocando-se o transdutor na área infraclavicular esquerda, entre a fúrcula supraesternal e o plano paraesternal convencional. O plano do ultrassom é orientado na mesma direção do eixo longo supraesternal, atravessando a artéria pulmonar esquerda (APE). Assim, com leve rotação do transdutor, objetivando obter o eixo longo da aorta, é possível visibilizar o trajeto do canal arterial. No caso de canal à direita pode-se obter imagem similar no plano paraesternal direito alto. O plano do canal permite uma medida mais precisa do tamanho do canal, normalmente adquirida em seu ponto mais estreito, adjacente à extremidade da artéria pulmonar esquerda, ao bidimensional. O Doppler colorido tende a superestimar a medida do CA.[41]
- No plano supraesternal eixo longo, o canal pode ser visto conectando-se à aorta descendente, imediatamente após a artéria subclávia esquerda, e a artéria pulmonar principal. Uma leve angulação do transdutor na direção da artéria pulmonar esquerda permite uma visão mais clara do canal.

Avaliação das Câmaras Cardíacas

Os sinais e sintomas da persistência do canal arterial são consequências do *shunt* esquerda-direita através da comunicação. A magnitude desse *shunt* depende do tamanho da comunicação e da relação entre a resistência vascular sistêmica e pulmonar. Ao nascimento, a aeração pulmonar estimula a redução da resistência vascular pulmonar, soma-se a este fato o clampeamento do cordão umbilical, causando aumento da resistência vascular sistêmica. Assim, ocorre uma inversão do gradiente de pressão entre a circulação sistêmica e pulmonar. O fluxo esquerda-direita pelo canal arterial se eleva e, consequentemente, ocorre aumento do fluxo sanguíneo e do retorno venoso pulmonar, o que gera sobrecarga de volume do coração esquerdo. Os planos ecocardiográficos subcostal, apical de 4 câmaras e paraesternal permitem avaliar o tamanho do átrio e do ventrículo esquerdos na imagem bidimensional. Na presença de um grande canal arterial, o átrio esquerdo é maior que o direito ou raiz da aorta e o septo interatrial abaúla para a direita, além disso, a dimensão diastólica do ventrículo esquerdo está aumentada pela elevação da pré-carga nesses pacientes (Vídeo 65-24). A função ventricular esquerda é frequentemente hiperdinâmica. No recém-nascido prematuro, uma das variáveis utilizadas para avaliar a repercussão hemodinâmica do *shunt* esquerda-direita é a relação átrio esquerdo e raiz aórtica pelo modo M (AE/AO), medidas no plano paraesternal eixo longo, considerando-se a relação AE/AO > 1,5 como sinal de canal arterial com diâmetro significativo.[47] Esta medida, apesar de ser facilmente obtida, é influenciada pelo fluxo do forame oval patente e, como medida isolada, tem baixa especificidade na avaliação da repercussão hemodinâmica do canal arterial.

Exame Doppler

O exame Doppler fornece informações quanto à direção e volume do *shunt*, modelo do fluxo Doppler e velocidade pelo canal arterial.

Doppler Colorido

O mapeamento de fluxo colorido melhora a visibilização e permite detectar o canal arterial patente de pequeno calibre (inferior a 1 mm) que não é adequadamente visto ao bidimensional, além de permitir melhor alinhamento do Doppler espectral, otimizando a estimativa dos gradientes de pressão durante o ciclo cardíaco.

A direção e o volume do fluxo pelo canal, visibilizados ao Doppler colorido, são demonstrados nas Figuras 65-28 a 65-30 que se seguem. A direção do fluxo pode ser esquerda-direita (Figs. 65-28 e 65-29);

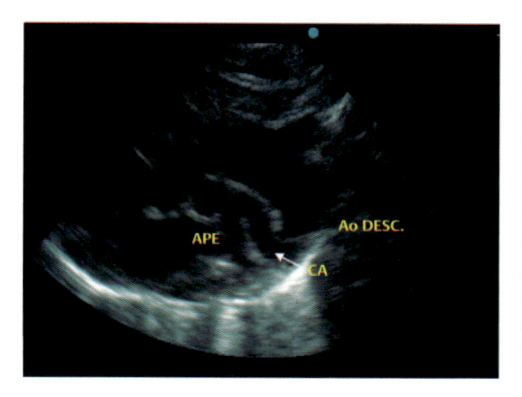

Fig. 65-27. Plano supraesternal eixo longo demonstrando canal arterial tubular (seta). O tronco pulmonar, a aorta descendente e o *ductus* formam um canal contínuo e amplo. APE: artéria pulmonar esquerda; Ao DESC: aorta descendente; CA: canal arterial.

direita-esquerda na presença de hipertensão pulmonar importante ou de cardiopatias associadas em que o fluxo sistêmico depende do canal arterial, como na estenose aórtica crítica e interrupção do arco aórtico ou bidirecional (Vídeo 65-25 e Fig. 65-30).

No recém-nascido normal, o fluxo bidirecional pelo canal está presente nas primeiras horas de vida em razão da circulação transicional fetal. Este fluxo evolui para fluxo esquerda-direita contínuo antes do fechamento funcional do mesmo.[48] Naturalmente, no período pós-natal, o canal arterial fecha em duas etapas: a primeira é completada dentro de 10-15 horas após o nascimento no recém-nascido a termo, pela constrição da musculatura lisa da camada média do CA. A segunda etapa finaliza, geralmente, em 2-3 semanas de vida por proliferação fibrosa difusa da íntima. Essas mudanças levam ao permanente fechamento do lúmen e produz o cordão fibroso. Em 88% dos lactentes com sistema cardiovascular normal, o CA está completamente fechado em 8 semanas.[43]

Doppler Espectral

De forma geral, a direção do fluxo é determinada pela diferença de pressão relativa de cada extremidade (aórtica e pulmonar). As velocidades de fluxo sanguíneo inferiores a 1 m/s são, preferencialmente, registradas com Doppler pulsátil e as velocidades superiores a 1 m/s, devem ser registradas usando Doppler contínuo.

O registro Doppler espectral obtido diretamente do canal arterial, na região central do *shunt*, permite determinar de forma mais precisa, quando comparada ao Doppler colorido, a direção do *shunt* e o gradiente de pressão pelo canal arterial, observando-se diferentes modelos de fluxo sanguíneo.

O fluxo esquerda-direita (da aorta para a artéria pulmonar) ocorre quando a pressão pulmonar é claramente inferior à pressão sistêmica e forma uma deflexão positiva ao Doppler contínuo (Fig. 65-31).

O fluxo direita-esquerda apresenta deflexão negativa (*shunt* da pulmonar para aorta) pelo Doppler contínuo geralmente durante a sístole. Este modelo de fluxo puro é incomum, normalmente está associado a hipertensão arterial pulmonar grave, com pressão pulmonar superior à pressão sistêmica, ou a cardiopatia congênita, como nas obstruções graves ao fluxo do coração esquerdo (Fig. 65-32).

O fluxo bidirecional ocorre quando a pressão pulmonar é próxima da pressão sistêmica, mas não claramente superior ou inferior. Neste caso, vários modelos de fluxo bidirecional são vistos pelo canal arterial (Fig. 65-33), sendo este o típico formato visto no neonato nas primeiras horas de vida.

O uso da técnica Doppler contínuo com a amostra de volume na região do CA permite inferir a pressão da artéria pulmonar. Assim, se a pressão pulmonar é normal, a velocidade do sinal obtido será alta e forma uma deflexão positiva, acima da linha de base. Se a pressão da artéria pulmonar é elevada, a velocidade do sinal do

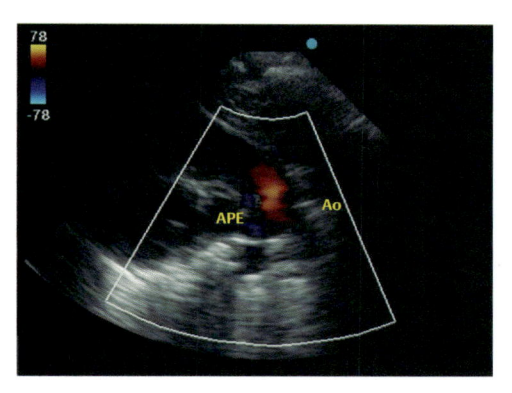

Fig. 65-28. Plano paraesternal esquerdo alto com Doppler colorido demonstrando canal arterial amplo, com *shunt* esquerda-direita volumoso (fluxo vermelho entre aorta e artéria pulmonar). APE: artéria pulmonar esquerda; Ao: aorta descendente.

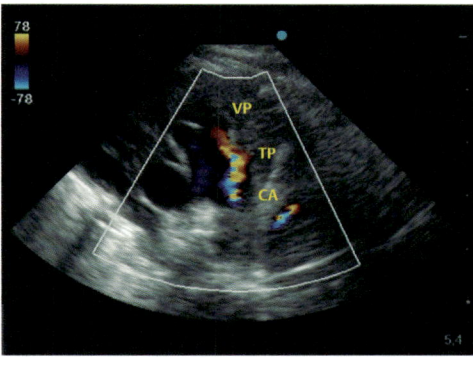

Fig. 65-29. Mapeamento do fluxo em cores no plano eixo curto paraesternal demonstrando canal arterial pequeno, com fluxo turbulento, de alta velocidade, predominando da esquerda para direita. O mosaico de cores é causado por exceder o limite Nyquist do Doppler colorido (*aliasing*). CA: canal arterial; TP: tronco pulmonar; VP: valva pulmonar.

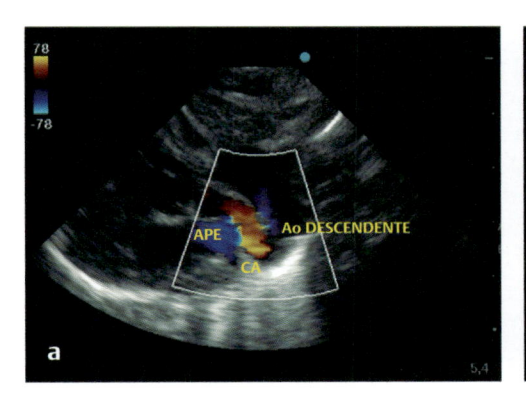

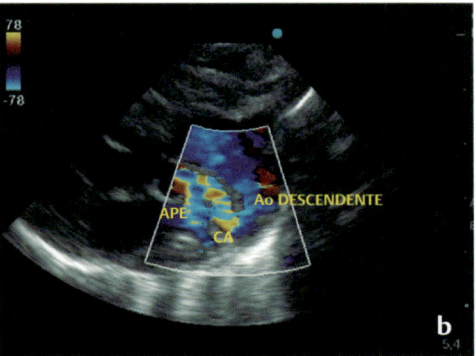

Fig. 65-30. Recém-nascido no primeiro dia de vida com diagnóstico de atresia pulmonar e comunicações interventriculares múltiplas, sendo visibilizado no plano supraesternal eixo longo um canal arterial longo e serpenteante com *shunt* bidirecional. (**a**) O Doppler colorido demonstra um fluxo esquerda-direita na sístole tardia que se estende até o final da diástole (em vermelho) e (**b**) um fluxo direito-esquerdo na sístole (em azul). APE: artéria pulmonar esquerda; CA: canal arterial; Ao descendente: aorta descendente.

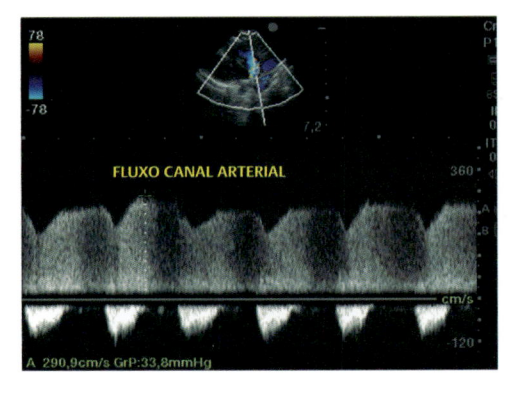

Fig. 65-31. Imagem do Doppler espectral pelo canal arterial: observa-se uma deflexão positiva gerada pelo *shunt* esquerda-direita (da aorta para a artéria pulmonar) na sístole precoce e estende-se até final da diástole.

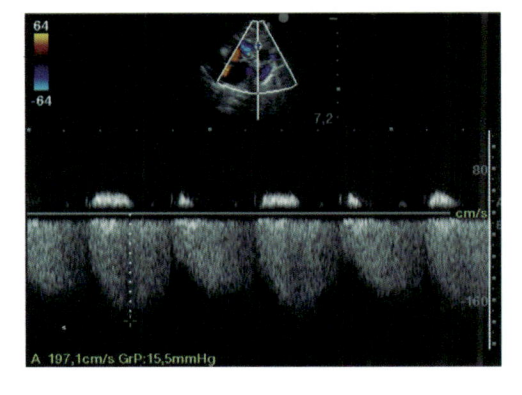

Fig. 65-32. Demonstra Doppler contínuo pelo canal arterial com componente direita-esquerda (deflexão negativa).

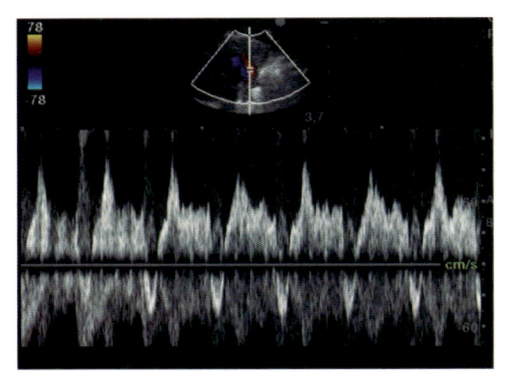

Fig. 65-33. Fluxo bidirecional com ambos os componentes: esquerda-direita (deflexão positiva) durante a diástole e direita-esquerda (deflexão negativa ao Doppler espectral) durante a sístole em um paciente em ventilação de alta frequência.

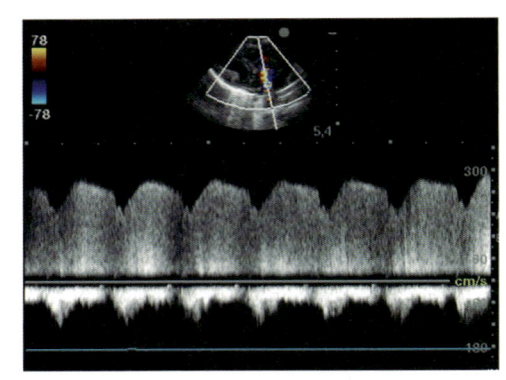

Fig. 65-34. Padrão de fluxo Doppler transductal contínuo e restritivo, com alta velocidade de fluxo durante a sístole e durante a diástole e velocidade máxima no final da diástole maior que 2 m/s.

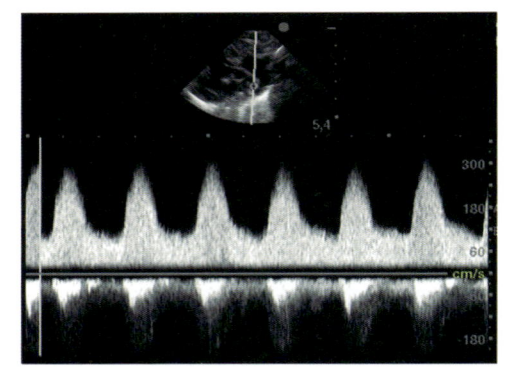

Fig. 65-35. Padrão de fluxo Doppler transductal *pulsado não restritivo* com velocidade máxima no final da diástole menor que 1 m/s e uma grande diferença entre a velocidade sistólica máxima e diastólica final.

fluxo é diminuída. Já a quantificação da pressão pulmonar pode ser feita usando a equação de Bernoulli modificada ($4.V^2$, V = velocidade máxima do fluxo do canal) e esta medida se correlaciona com o gradiente de pico instantâneo entre a aorta e a artéria pulmonar medidas pelo cateterismo cardíaco. Então, se a pressão sistólica sistêmica do paciente é aferida simultaneamente à realização do exame e o gradiente de pressão de pico sistólico pelo canal é determinado pelo Doppler contínuo, pode-se derivar a pressão sistólica da artéria pulmonar subtraindo-se o gradiente de pico do canal arterial do valor aferido da pressão arterial sistólica.

Algumas particularidades na avaliação neonatal são: a estimativa da pressão sistólica da artéria pulmonar em recém-nascidos com *shunt* direita-esquerda pelo canal é realizada somando-se o gradiente de pressão obtido pela equação de Bernoulli à pressão sistólica sistêmica aferida no momento do exame e se o padrão de fluxo Doppler é bidirecional, com *shunt* direita-esquerda ocupando menos de 30% do ciclo cardíaco, provavelmente a pressão pulmonar é inferior à sistêmica e, neste caso, devemos usar a maior velocidade Doppler do fluxo esquerda-direita para estimar a pressão sistólica da artéria pulmonar.[49,50]

Existem algumas limitações para estimar a pressão pulmonar pelo uso do gradiente Doppler, sendo a morfologia do CA e a posição da amostra de volume as principais. Na presença do *shunt* esquerda-direita, a amostra de volume deve ser colocada na extremidade pulmonar do CA para obter-se a velocidade de pico do *shunt* esquerda-direita e na presença do *shunt* direita-esquerda, a amostra de volume deve ser posicionada na extremidade aórtica.[46] Além disso, pode ocorrer interferência de sinal Doppler das estruturas adjacentes ao usar o Doppler contínuo, como o fluxo normal da artéria pulmonar esquerda que pode ser confundido com fluxo direita-esquerda do CA, sendo necessária a diferenciação dos fluxos, observando que o Doppler espectral da APE começa no início da sístole e alcança o pico precocemente, enquanto o fluxo direita-esquerda do CA começa mais tardiamente na sístole e tem amplitude máxima entre o meio e o final da sístole.[46]

Por todos os fatores descritos há maior probabilidade de erro de estimativa da pressão pulmonar ao usar o gradiente de pressão do CA com a equação de Bernoulli, quando comparada com a estimativa por meio da medida direta da velocidade de pico da regurgitação tricúspide.

O modelo de fluxo Doppler do canal arterial correlaciona-se com a repercussão hemodinâmica do canal arterial.[41,51,52] Em um canal arterial pequeno, restritivo, sem repercussão hemodinâmica, o Doppler evidencia uma alta velocidade de fluxo durante a sístole e durante a diástole, com velocidade máxima no final da diástole superior a 2 m/s (**fluxo transductal contínuo e restritivo**) (Fig. 65-34). O canal amplo, com significativa repercussão hemodinâmica, apresenta modelo de fluxo Doppler pulsátil, não restritivo, com velocidade máxima no final da diástole menor que 1 m/s (fluxo transductal pulsátil não restritivo), neste modelo há uma grande diferença entre a velocidade sistólica máxima e diastólica final (Fig. 65-35). O canal com moderada repercussão hemodinâmica tem modelo de fluxo pulsátil, não restritivo, com velocidade diastólica máxima menor que 2 m/s.

Exame do Tronco da Artéria Pulmonar e Artéria Pulmonar Esquerda

O padrão de fluxo Doppler na artéria pulmonar principal pode ser avaliado no eixo curto paraesternal. O canal arterial com *shunt* esquerda-direita volumoso apresenta ao Doppler da valva pulmonar principal um fluxo sistólico turbulento com velocidade superior a 1,5 m/s e fluxo diastólico anterógrado (abaixo da linha de base) que corresponde ao fluxo do CA refletido de volta ao longo da parede medial da artéria pulmonar quando a valva pulmonar fecha.[47]

Além disso, quando o *shunt* esquerda-direita do canal arterial é significativo, também ocorre aumento do fluxo anterógrado diastólico da artéria pulmonar esquerda. Esse aumento do fluxo diastólico anterógrado na artéria pulmonar esquerda tem sido considerado um marcador de *shunt* significativo nos neonatos. A velocidade diastólica média em artéria pulmonar esquerda (APE) é obtida no corte do canal, com a amostra de volume no terço proximal desta artéria, usando a planimetria da integral da área sob a curva de velocidade em função do tempo (VTI), dividido pela duração do ciclo cardíaco. Esta medida é facilmente obtida pelo programa do aparelho de ecocardiografia. A velocidade diastólica final é adquirida pelo Doppler pulsátil no mesmo local (Fig. 65-36). Hajjar *et al.*, (2005) demonstraram que a velocidade média da APE de 0,42 m/s ou a velocidade diastólica de 0,2 m/s são preditivos para um Qp:Qs superior a 2 com mais de 90% de especificidade e sensibilidade.[53]

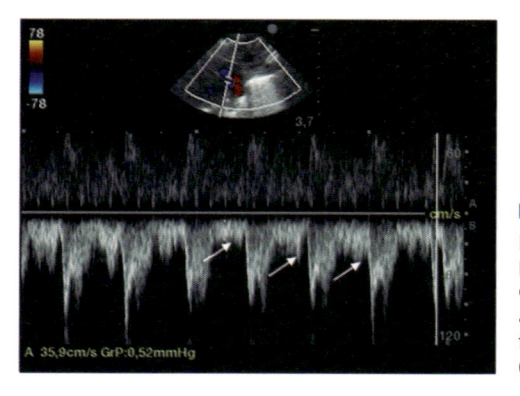

Fig. 65-36. Doppler pulsátil em artéria pulmonar esquerda com presença de fluxo anterógrado diastólico final com velocidade de 0,35 m/s.

Exame da Aorta Descendente e Mesentérica Superior

O modelo de fluxo diastólico na aorta descendente, pós-ductal, é uma medida útil para avaliar repercussão hemodinâmica do CA. Este fluxo normalmente é anterógrado (abaixo da linha de base), mas com grande volume de sangue desviado pelo canal a partir da aorta para artéria pulmonar (fenômeno de "roubo" de fluxo), a direção do fluxo diastólico da aorta descendente, após a emergência do CA deixa de ser anterógrada e torna-se progressivamente ausente e, finalmente, retrógrada (acima da linha de base), o que se associa a um Qp/Qs superior a 1,6 (Fig. 65-37). A presença de fluxo diastólico reverso pós-ductal é um dos sinais mais específicos de canal com importante repercussão hemodinâmica,[41,54] mas também pode ocorrer com regurgitação aórtica importante, janela aortopulmonar e *shunt* sistêmico-pulmonar.

No mesmo caminho pode-se avaliar a aorta descendente abdominal e artéria mesentérica superior no plano subcostal ou sagital abdominal (Fig. 65-38). O fluxo Doppler diastólico nesses vasos é fisiologicamente anterógrado (curva Doppler acima da linha de base) e torna-se ausente ou retrógrado com canal arterial com importante repercussão hemodinâmica.

Relação entre Fluxo Sistêmico e Pulmonar

O tamanho do *shunt* esquerda-direita é frequentemente expresso como a relação do fluxo sanguíneo pulmonar (Qp) e sistêmico (Qs). Considerando-se pequeno o Qp/Qs inferior a 1,5, moderado o Qp/Qs entre 1,5 e 2,2 e grande o Qp/Qs superior a 2,2.

A ecocardiografia pode avaliar a magnitude do *shunt* esquerda-direita pelo cálculo do fluxo sanguíneo sistêmico (Qs), pulmonar (Qp) e sua relação Qp/Qs, tendo boa correlação com valores obtidos durante o cateterismo.[55] No entanto, há uma peculiaridade em se tratando de canal arterial patente, como o fluxo do canal chega na artéria pulmonar principal, distal à valva pulmonar, então o cálculo do fluxo pela valva pulmonar corresponde ao fluxo sistêmico (Qs) e o cálculo do fluxo a partir da valva aórtica representa o fluxo pulmonar efetivo (soma do Qs com o fluxo do canal). A estimativa Doppler da relação Qp:Qs é menos confiável no neonato porque o *shunt* pelo forame oval pode alterar a estimativa do débito do ventrículo direito como medida do fluxo sistêmico (Qs).

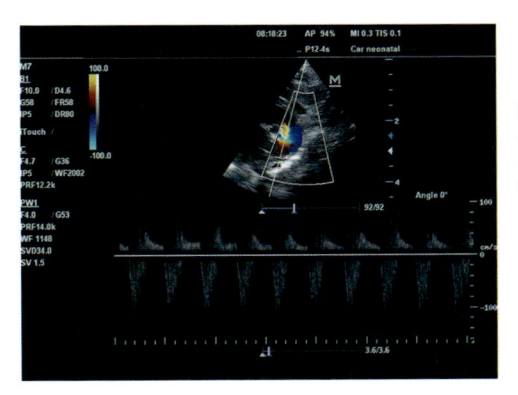

Fig. 65-37. Doppler da aorta descendente, com a amostra de volume distal ao canal, no plano supraesternal longitudinal, observa-se sinal de fluxo diastólico reverso (acima da linha de base) com pico de velocidade no início da diástole.

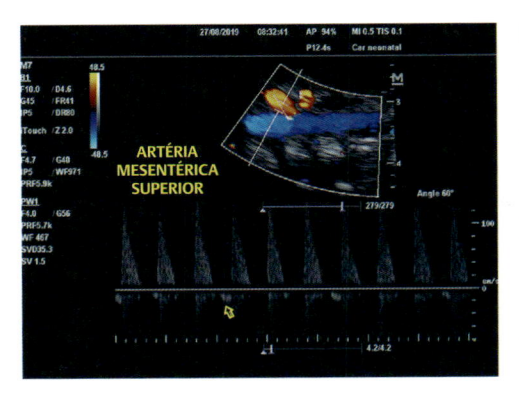

Fig. 65-38. Plano subcostal na aorta abdominal com a amostra de volume Doppler na artéria mesentérica superior, observa-se presença de fluxo diastólico retrógrado, na presença de canal arterial com importante repercussão hemodinâmica (curva Doppler abaixo da linha de base).

Fechamento Percutâneo do Canal Arterial Persistente

Krichenko *et al.*, (1989) descreveram o canal arterial isolado como visto pela angiografia em cinco grupos principais,[56] usando como referência o local de estreitamento do canal. Grupo A ou *ductus* cônico (extremidade pulmonar estreita e ampulheta na extremidade aórtica); grupo B ou *ductus* tipo janela (canal curto e estreito na região aórtica, amplo na região pulmonar); grupo C compreende o *ductus* tubular sem constrição na extremidade aórtica ou pulmonar; grupo D ou sacular (o *ductus* tem região central ampla com constrição aórtica e pulmonar) e grupo E canal é alongado, com constrição na extremidade pulmonar. Em neonatos prematuros que apresentam morfologia do canal que não se encaixam nesta classificação foram descritos como tipo F (fetal). Esse canal geralmente é amplo, longo e tortuoso, sem estenose significativa, similar ao *ductus arteriosus* visto na vida fetal (Fig. 65-39).[57]

Idealmente, o ecocardiografista deve fornecer informações ao laboratório de hemodinâmica referentes à morfologia do canal, medidas dos diâmetros na extremidade aórtica e pulmonar, comprimento total e descrever o local de maior constricção do *ductus*, porque a prótese percutânea, preferencialmente, deve ser posicionada na região mais estreita do canal.

Por causa da grande variedade anatômica do CA, atualmente não temos uma prótese única adequada para o fechamento percutâneo de todos os pacientes. As limitações para o procedimento percutâneo dependem não só do tamanho da comunicação, mas também do tamanho do paciente, com risco de lesão vascular (uso de calibrosos introdutores em crianças pequenas dependendo do tamanho da prótese escolhida) e também com risco de obstrução de ramo esquerdo de artéria pulmonar e da aorta descendente.

Com o surgimento de pequenos oclusores, a terapia transcateter para fechamento de canal tem sido expandida para tratar também o neonato prematuro.

Os canais pequenos (2-3 mm) podem ser fechados com *coils*, mas esses dispositivos vêm sendo progressivamente trocados por próteses de oclusão tipo Amplatzer Duct Occluder (ADO) que, no momento, é o dispositivo mais usado para o fechamento do canal. Embora tenha um excelente perfil de segurança, há preocupações com o uso deste dispositivo em lactentes pequenos, particularmente naqueles com grandes ductos, em razão do potencial risco de obstrução do ramo esquerdo da artéria pulmonar ou da aorta. O ducto cônico, curto e com ampola (tipo A na classificação angiográfica de Krichenko) é o mais comum e o mais adequado para o ADO. O ducto tubular longo é um desafio para o fechamento com o ADO I. Foram, então, desenvolvidos novos dispositivos: ADO II e ADO II AS. Recentes trabalhos têm mostrado o uso seguro nos prematuros de próteses como ADO II AS e novas próteses como a Amplatzer Vascular Plug-II (ainda não aprovas pelo FDA). Mesmo com o aumento da experiência no cateterismo de crianças menores e recém-nascidos doentes, permanecem dificuldades substanciais a serem superadas no cateterismo de bebês prematuros, principalmente lesões vasculares, com a maioria dos centros ainda considerando a indicação de fechamento via percutânea para crianças maiores.[58]

As principais complicações do fechamento percutâneo do canal arterial são: a) embolização do dispositivo de oclusão e a reabertura do *ductus*. O canal arterial tubular apresenta risco de embolizar a prótese durante a liberação, principalmente em *ductus* superiores a 5 mm. O canal arterial curto que relembra uma janela entre a bifurcação da artéria pulmonar e o arco aórtico requer fechamento cirúrgico com *patch*, mais do que ligadura ou fechamento percutâneo. O tipo com múltiplas constrições pode ser seguramente ocluído quando o dispositivo é colocado, preferivelmente, na extremidade pulmonar do canal; b) *shunt* residual: a modalidade Doppler da ecocardiografia apresenta boa sensibilidade para detectar *shunt* residual. No fechamento percutâneo, o *shunt* residual pelo canal pode estar localizado na margem superior do dispositivo ou na região central, dependendo do tipo de dispositivo oclusor utilizado; c) obstrução do ramo da artéria pulmonar esquerda e da porção descendente da aorta.

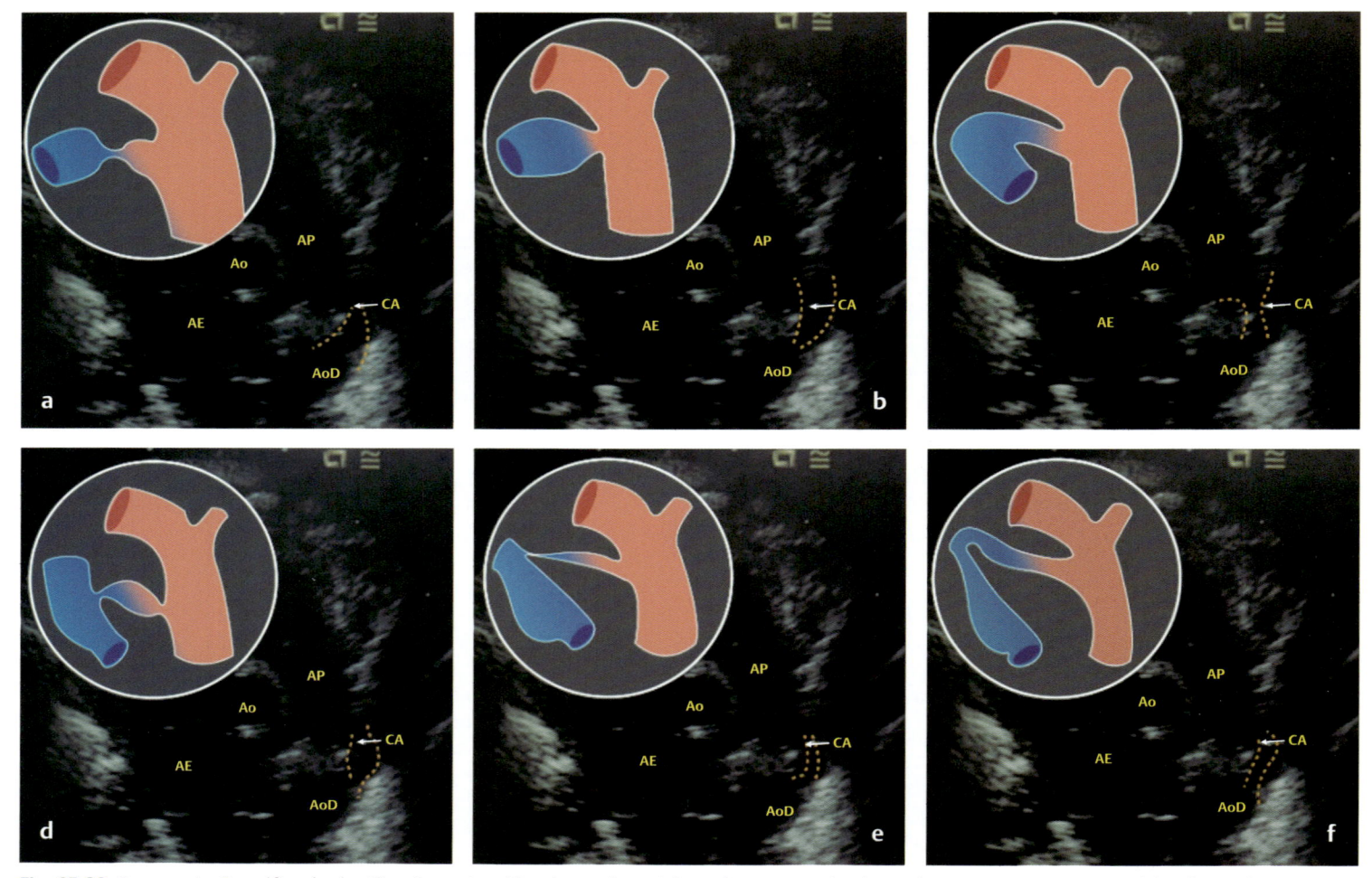

Fig. 65-39. Representação gráfica da classificação angiográfica do canal arterial com base em Krichenko *et al*. Imagem nem sempre visibilizada tão claramente à ecocardiografia. AP: artéria pulmonar; Ao: valva aórtica; CA: canal arterial; AoD: aorta descendente; AE: átrio esquerdo.

Situação Especial: Avaliação do Canal Arterial no Recém-Nascido Prematuro

A incidência de canal arterial patente em recém-nascidos prematuros é inversamente proporcional à idade gestacional, ocorrendo em 20% dos pacientes com idade gestacional superior a 32 semanas e em 80-90% dos prematuros com extremo baixo peso ao nascer (menor que 1.000 g) e idade gestacional inferior a 26 semanas.[59]

Quando a constrição fisiológica do canal falha após o nascimento, pode ocorrer, precocemente, grande *shunt* sistêmico-pulmonar e consequente aumento do fluxo pulmonar e redução do fluxo sistêmico.

A avaliação ecocardiográfica do prematuro é baseada em vários parâmetros, incluindo a anatomia segmentar (atenção à anomalia do arco aórtico e a presença de anel vascular), função ventricular, dimensão do *ductus*, direção do *shunt*, velocidade pelo canal, modelo de fluxo Doppler, marcadores de hiperfluxo pulmonar (débito do ventrículo esquerdo, relação AE/AO e velocidade diastólica final da APE) e marcadores de hipoperfusão sistêmica (fluxo em aorta descendente e mesentérica).[41,47,60,61]

É necessário considerar as peculiaridades do neonato com comunicação ao nível atrial superior a 3 mm que limitam a interpretação de dados obtidos na ecocardiografia, como: tamanho do átrio esquerdo, relação AE/AO e relação Qp:Qs.[62] Além disso, para definir quais pacientes com CA são candidatos a tratamento, seja ele clínico ou cirúrgico, deve-se estimar a pressão pulmonar, pois o tratamento de canal na presença de hipertensão pulmonar importante pode gerar severo comprometimento do fluxo sanguíneo pulmonar e falência cardíaca direita.[47]

Na avaliação do recém-nascido grave com suspeita clínica de persistência do canal arterial, vários parâmetros ecocardiográficos são utilizados em conjunto para interpretar a repercussão hemodinâmica do canal arterial:[41,47,60]

1. Características do *ductus*:
   - Tamanho do ductus: pequeno (CA < 1,5 mm), moderado (1,5 mm < CA < 3 mm) e grande (CA > 3 mm).
   - Velocidade máxima do ductus no fim da sístole (Vmáx): pequeno (Vmáx > 2 cm/s), moderado (1,5 cm/s < Vmáx < 2 cm/s) e grande (Vmáx < 1,5 cm/s).
   - Direção do *shunt* pelo canal.
   - Modelo do fluxo Doppler do canal.
2. Sinais de hiperfluxo pulmonar:
   - Relação AE/AO: leve (relação AE/AO < 1,4), importante (relação ≥ 1,5).
   - Aumento da velocidade no tronco da artéria pulmonar principal.
   - Aumento do fluxo diastólico na APE.
   - Relação E/A mitral: sinais de elevação da pressão de enchimento do coração esquerdo, com relação E/A mitral superior a 1,5 em canais grandes e relação E/A mitral 1 a 1,5 em canais moderados (Fig. 65-40).
3. Sinais de hipoperfusão sistêmica (fenômeno de "roubo" de fluxo, resultando em hipoperfusão de órgãos distais): fluxo retrógrado na aorta descendente e mesentérica superior.

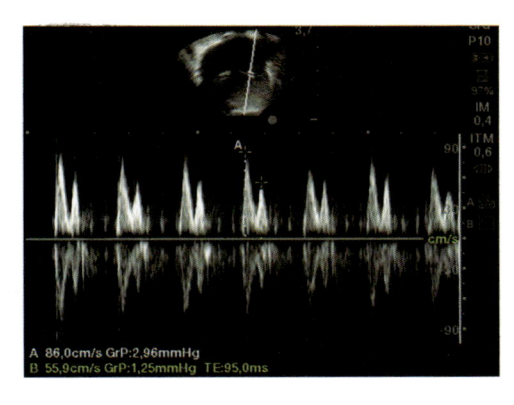

Fig. 65-40. Fluxo transmitral demonstra uma relação E/A mitral superior 1,5 na presença de canal arterial em neonato com significante repercussão hemodinâmica.

Ecocardiografia Transesofágica

A ecocardiografia transtorácica pode não visibilizar adequadamente o canal nas faixas etárias extremas (prematuros e adultos), estando a limitação técnica diretamente relacionada com a resolução lateral do transdutor. Nos adultos ou adolescentes com janela transtorácica limitada, pode-se utilizar a ecocardiografia transesofágica para identificação, mas o canal arterial pode ser de difícil visibilização por essa modalidade.

REFERÊNCIAS BIBLIOGRÁFICAS

1. Liu Y, Chen S, Zuhlke L, Black GC, Choy MK, Li N et al. Global birth prevalence of congenital heart defects 1970-2017: updated systematic review and meta-analysis of 260 studies. Int J Epidemiol. 2019.
2. Deri A, English K. Educational Series in Congenital Heart Disease: Echocardiographic assessment of left to right shunts: atrial septal defect, ventricular septal defect, atrioventricular septal defect, patent arterial duct. Echo Res Pract. 2018;5(1):R1-R16.
3. Mas MS, Bricker JT. Clinical physiology of left-to-right shunts. In: Garson JrA, Bricker JT, McNamara DG. The science and practice of pediatric cardiology. Pennsylvania: Lea & Fabiger; 1990. p. 999-1001.
4. Williams GA, Labovitz AJ. Doppler estimation of cardiac output: principles and pitfalls. Echocardiography. 1987;4:355-74.
5. Lam YY, Fang F, Yip GW, Li ZA, Yang Y, Yu CM. New pulmonary vein Doppler echocardiographic index predicts significant interatrial shunting in secundum atrial septal defect. Int J Cardiol. 2012;160(1):59-65.
6. Rivera IR, da Silva MA, Moises VA, de Andrade JL, Campos Filho O, de Paola AA et al. Echocardiograph pulmonary venous flow patterns in congenital heart defects with increased pulmonary flow. Arq Bras Cardiol. 2007;88(4):396-401.
7. Rivera IR, Mendonca MA, Andrade JL, Moises V, Campos O, Silva CC et al. Pulmonary venous flow index as a predictor of pulmonary vascular resistance variability in congenital heart disease with increased pulmonary flow: a comparative study before and after oxygen inhalation. Echocardiography. 2013;30(8):952-60.
8. McCarthy K, Ho S, Anderson R. Defining the morphologic phenotypes of atrial septal defects and interatrial communications. Images Paediatr Cardiol. 2003;5(2):1-24.
9. Naqvi N, McCarthy KP, Ho SY. Anatomy of the atrial septum and interatrial communications. J Thorac Dis. 2018;10(Suppl 24):S2837-S47.
10. Silvestry FE, Cohen MS, Armsby LB, Burkule NJ, Fleishman CE, Hijazi ZM et al. Guidelines for the Echocardiographic Assessment of Atrial Septal Defect and Patent Foramen Ovale: From the American Society of Echocardiography and Society for Cardiac Angiography and Interventions. J Am Soc Echocardiogr. 2015;28(8):910-58.
11. Snider AR, Serwer GA, Ritter SB. Defects in Cardiac Septation. In: Echocardiography in Pediatric Heart Disease. Missouri: Mosby, 1997.
12. Cabalka AK. Abnormalities of atria and atrial septation. In: Eidem BW, O'Leary PW, Ceta F. Echocardiography in Pediatric and Adult Congenital Heart Disease. 2nd ed. Philadelphia: Wolters Kluwer Health; 2015.
13. Radzik D, Davignon A, van Doesburg N, Fournier A, Marchand T, Ducharme G. Predictive factors for spontaneous closure of atrial septal defects diagnosed in the first 3 months of life. J Am Coll Cardiol. 1993;22(3):851-3.
14. Johri AM, Rojas CA, El-Sherief A, Witzke CF, Chitty DW, Palacios IF et al. Imaging of atrial septal defects: echocardiography and CT correlation. Heart. 2011;97(17):1441-53.
15. Xie MX, Yang YL, Cheng TO, Wang XF, Li K, Ren PP et al. Coronary sinus septal defect (unroofed coronary sinus): echocardiographic diagnosis and surgical treatment. Int J Cardiol. 2013;168 (2):1258-63.
16. Rana BS. Echocardiography guidance of atrial septal defect closure. J Thorac Dis. 2018 Sep;10(Suppl 24):S2899-S2908.
17. Lopez L, Acar P, Friedberg MK, Khoo NS, Ko HH, Marek J et al. Three-dimensional Echocardiography in Congenital Heart Disease: An Expert Consensus Document from the European Association of Cardiovascular Imaging and the American Society of Echocardiography. J Am Soc Echocardiogr. 2017Jan;30(1):1-27.
18. Anderson RH, Ho SY, Becker AE. Anatomy of the human atrioventricular junctions revisited. Anat Rec. 2000;260(1):81-91.
19. Ho SY, Baker EJ, Rigby ML, Anderson RH. Atrioventricular Septal Defect. Color Atlas of Congenital Heart Disease. 1995.
20. Poterucha JT, Maleszewski JJ, O'Leary P, Cetta F. Atrioventricular septal defect. In: Eidem B, O'Leary P, Cetta F. Echocardiography in Pediatric and Adult Congenital Heart Disease. 2nd ed. Philadelphia: Wolters Kluwer Health; 2015.
21. Anderson RH, Krishna K, Mussato KA, Redington A, Tweddell JS, Tretter J. Atrioventricular Septal Defects. In: Anderson's Pediatric Cardiology. 4th ed. 2019.
22. Lai WW, Mertens LL, Cohen MS, Geva T. Common Atrioventricular Canal Defects. Echocardiography in Pediatric and Congenital Heart Disease From Fetus to Adult; 2009.
23. Franklin RCG, Beland MJ, Colan SD, Walters HL, Aiello VD, Anderson RH et al. Nomenclature for congenital and paediatric cardiac disease: the International Paediatric and Congenital Cardiac Code (IPCCC) and the Eleventh Iteration of the International Classification of Diseases (ICD-11). Cardiol Young. 2017;27(10):1872-938.
24. Sulafa AK, Tamimi O, Najm HK, Godman MJ. Echocardiographic differentiation of atrioventricular septal defects from inlet ventricular septal defects and mitral valve clefts. Am J Cardiol. 2005;95(5):607-10.
25. Calkoen EE, Hazekamp MG, Blom NA, Elders BB, Gittenberger-de Groot AC, Haak MC et al. Atrioventricular septal defect: From embryonic development to long-term follow-up. Int J Cardiol. 2016;202:784-95.
26. Kouchoukos NT, Blackstone EH, Hanley FL, Kirklin JK (Ed.). Kirklin/Barratt-Boyes Cardiac Surgery. 4th ed. 2013.
27. Rastelli G, Kirklin JW, Titus JL. Anatomic observations on complete form of persistent common atrioventricular canal with special reference to atrioventricular valves. Mayo Clin Proc. 1966;41(5):296-308.
28. Ferrin LM, Atik E, Ikari NM, Martins TC, Marcial MB, Ebaid M. Complete atrioventricular septal defect. Anatomo-functional correlation between patients with and without Down's syndrome. Arq Bras Cardiol. 1997;69(1):19-23.
29. Cohen MS, Jacobs ML, Weinberg PM, Rychik J. Morphometric analysis of unbalanced common atrioventricular canal using two-dimensional echocardiography. J Am Coll Cardiol. 1996;28(4):1017-23.
30. Jegatheeswaran A, Pizarro C, Caldarone CA, Cohen MS, Baffa JM, Gremmels DB et al. Echocardiographic definition and surgical decision-making in unbalanced atrioventricular septal defect: a Congenital Heart Surgeons' Society multiinstitutional study. Circulation. 2010;122(11 Suppl):S209-15.
31. Cohen MS, Jegatheeswaran A, Baffa JM, Gremmels DB, Overman DM, Caldarone CA et al. Echocardiographic features defining right dominant unbalanced atrioventricular septal defect: a multi-institutional Congenital Heart Surgeons' Society study. Circ Cardiovasc Imaging. 2013;6(4):508-13.
32. Arunamata A, Balasubramanian S, Mainwaring R, Maeda K, Selamet Tierney ES. Right-Dominant Unbalanced Atrioventricular Septal Defect: Echocardiography in Surgical Decision Making. J Am Soc Echocardiogr. 2017;30(3):216-26.
33. Foker JE, Berry JM, Vinocur JM, Harvey BA, Pyles LA. Two-ventricle repairs in the unbalanced atrioventricular canal defect spectrum with midterm follow-up. J Thorac Cardiovasc Surg. 2013;146(4):854-60.e3.
34. Benson LN, Yoo SJ, Habshan FA, Anderson RH. Ventricular Septal Defects. In: Anderson's Pediatric Cardiology. 3rd ed. Churchill Livingstone Publishing; 2010. p. 591-624.
35. Natarajan S, Cohen MS. Ventricular Septal defects. In Lai WW, Mertens LL, Cohen SM, Geva T. Echocardiography in Pediatric and Congenital Heart Disease: From fetus to Adult. 2nd ed. Oxford: Blackwell Publishing; 2016. p. 215-29.
36. Ho SY, Baker JE, Rigby ML, Anderson HR. Atlas colorido de cardiopatias congênitas: correlações clinico-morfológicasas. Rio de Janeiro: Revinter; 1998. p. 91-100.
37. Sutherland GR, Godman JM, Smallhorn JF, Guiterras P, Anderson RH, Hunter S. Ventricular septal defects: two dimensional

echocardiographic and morphological corelations. Br Heart J. 1982 Apr; 47(4):316-28.
38. Gelehter S, Ensing G. Ventricular septal defects. In: Eidem BW, O' Leary PW, Cetta F. Echocardiography in Pediatric and Adult Congenital Heart Disease. 2nd ed. Philadelphia: Wolters Kluwer Publishing; 2015. p. 340-69.
39. Lopez et al. Classification of Ventricular Septal Defects for the Eleventh Iteration of the International Classification of diseases - Striving for Consensus: A report from the international Society for Nomenclature of Paediatric and Congenital Heart Disease. Ann Thorac Surg. 2018;106:1578-89.
40. Cabral MBCC, Afiune JY. Comunicação Interventricular. In Mathias Junior W, Tsutsui JM. Ecocardiografia. Barueri: Manole; 2012. p. 805-11.
41. Arlettaz R. Echocardiographic Evaluation of Patent Ductus Arteriosus in Preterm Infants. Front. Pediatr. 2017;5:147.
42. Sachdeva R. Patent ductus arteriosus and aortopulmonary window. In: Eidem BW, O'Leary PW, Cetta F. (eds). Echocardiography in pediatric and adult congenital heart disease, 2nd ed. Philadelphia: Wolters Kluwer Publishing; 2015. p. 771-95.
43. Kouchoukos NT, Blackstone EH, Hanley FL and Kirklin JK (Eds.). Kirklin/Barratt-Boyes Cardiac Surgery. In: Patent Ductus Arteriosus, 4th ed. Philadelphia, PA: Elsevier Saunders; 2013. 2 vol. p. 1343-58.
44. Di Nardo M, Matteis GM, Cecchetti C, Pasotti E, Tomasello C, Marano M et al. Echocardiographic evaluation and clinical management of ductal shunting in hemodynamically unstable preterm neonates without congenital heart disease in the pediatric intensive care unit. Minerva Anestesiol. 2010;76:209-14.
45. Matsui H, McCarthy KP, and Ho SY. Morphology of the patent arterial duct: features relevant to treatment. Images Paediatr Cardiol. 2008;10(1):27-38.
46. Snider AR, Serwer GA, Ritter SB. Methods for obtaining quantitative information from the echocardiographic examination. In: Snider AR, Gersony RA, Serwer GA, Ritter SB (Eds). Echocardiography in Pediatric Heart Disease. 2nd ed. Missouri: Mosby; 1997. p. 133-234.
47. Sehgal A and McNamara PJ. Does echocardiography facilitate determination of hemodynamic significance attributable to the ductus arteriosus? Eur J Pediatr. 2009;168:907-14.
48. Van Vonderen JJ, Te Pas AB, Kolster-Bijdevaate C, van Lith JM, Blom NA, Hooper SB et al. Non-invasive measurements of ductus arteriosus flow directly after birth. Arch Dis Child Fetal Neonatal Ed. 2014;99:F408-12.
49. Evans NJ. Funcional Echocardiography in the Neonatal Intensive Care Unit. In: Kleinman CS, Seri I (Eds.). Hemodynamics and cardiology: neonatology questions and controversies. 2nd ed. Philadelphia: Elsevier; 2012. p. 95-123.
50. Musewe NN, Popp D, Smallhorn JF et al. Doppler echocardiographic measurement of pulmonary artery pressure from ductal Doppler velocities in the newborn. JACC. 1990;15:446-56.
51. Su BH, Watanabe T, Shimizu M, Yanagisawa M. Echocardiographicas assessment of patent ductus arteriosus shunt flow pattern in premature infants. Arch Dis Child Fetal Neonatal Ed. 1997;77(1):F36-F40.
52. Paudel G, Joshi V. Echocardiography of the patent ductus arteriosus in premature infants. Congenital Heart Disease. 2019;14:42-5.
53. El Hajjar M, Vaksmann G, Rakza T et al. Severity of the ductal shunt: a comparison of diferente markers. Arch Dis Child Fetal Neonatal Ed. 2005;90(5):F419-FF22.
54. de Freitas Martins F, Rios DI, Resende MHF, Javed H, Weisz D, Jain A et al. Relationship of Patent Ductus Arteriosus Size to Echocardiographic Markers of Shunt Volume. J Pediatr. 2018;202:50-5.
55. Sanders SP, Yeager S, Williams RG. Measurement of systemic and pulmonary blood flow and Qp/Qs ratio using Doppler and two-dimensional echocardiography. Am J Cardiol. 1983;51:952-6.
56. Krichenko A, Benson LN, Burrows P, Möes CAF, McLaughlin P, Freedom RM. Angiographic classification of the isolated, persistently patent ductus arteriosus and implications for percutaneous catheter occlusion.
57. Philip R, Waller BR, Agrawal V, Wright D, Arevalo A, Zurakowski D, Sathanandam S. Morphologic Characterization of the Patent Ductus Arteriosus in the Premature Infant and the Choice of Transcatheter Occlusion Device. Catheter Cardiovasc Interv. 2016;87:310-7.
58. Agrawal H, Waller BR, Surendan S, Sathanandam S. New Patent Ductus Arteriosus Closure Devices and Techniques. Interv Cardiol Clin. 2019 Jan;8(1):23-32.
59. Heuchan AM, Clyman RI. Managing the patent ductus arteriosus: current treatment options. Arch Dis Child Fetal Neonatal Ed. 2014;99:F431-6.
60. McNamara PJ, Sehgal A. Towards rational management of the patent ductus arteriosus: the need for disease staging. Arch Dis Child Fetal Neonatal Ed. 2007;92:F424-7.
61. Santos AMR, Meira ZMA, Pereira MCN. Papel da Ecocardiografia na Avaliação das Alterações Cardiovasculares em Recém-Nascidos Prematuros de Muito Baixo Peso, com Ênfase na Presença do Canal Arterial. Arq Bras Cardiol: Imagem Cardiovasc. 2016;29(2):47-57.
62. Evans N, Iyer P. Assessment of ductus arteriosus shunt in preterm infants supported by mechanical ventilation: effect of interatrial shunting. J Pediatr. 1994;125(5 Pt 1):778-85.

CARDIOPATIAS CONGÊNITAS COM ANOMALIAS DAS VIAS DE SAÍDA DIREITA E ESQUERDA

Andressa Mussi Soares ▪ Gabriela Nunes Leal ▪ Cristiane Akina Monma

INTRODUÇÃO

A obstrução das vias de saída ventriculares ocorre em três níveis: valvar, supravalvar e subvalvar. Os aspectos morfológicos da obstrução subvalvar diferem entre os ventrículos direito e esquerdo, enquanto a morfologia da obstrução valvar e supravalvar é semelhante à direita e à esquerda.[1]

Antes de descrevermos as anomalias das vias de saída propriamente ditas, cabe uma breve revisão de aspectos anatômicos essenciais a todo ecocardiografista.

Cirurgiões habitualmente utilizam o termo "anel" da valva arterial, ainda que não exista, verdadeiramente, um anel fibroso dando suporte às valvas pulmonar e aórtica.

As válvulas das valvas pulmonar e aórtica formam estrutura semelhante a uma coroa com três pontas e aderem à parede arterial ao longo dos arcos localizados entre elas. Cada válvula tem um ponto superior e um ponto inferior de contato. Os pontos superiores de contato entre válvulas adjacentes formam as comissuras. O anel formado pela união das comissuras delimita a junção sinotubular. A união dos pontos inferiores de contato das válvulas com a via de saída ventricular forma também um anel, cujo diâmetro medido à ecocardiografia é reconhecido como a medida do "anel" valvar arterial pelo cirurgião (Fig. 66-1).[1]

As bordas das válvulas, que aderem às paredes arteriais e ventriculares, formam a junção ventriculoarterial hemodinâmica. Desta forma, parte da parede arterial acaba integrando o ventrículo funcional. E parte do miocárdio ventricular acaba fazendo parte do seio valvar (Fig. 66-1).[2]

ESTENOSE VALVAR PULMONAR

A estenose valvar pulmonar é uma alteração congênita, na maioria dos casos. Quando adquirida, normalmente tem origem reumática.

A valva pulmonar estenótica mostra-se espessada, exibe abertura sistólica em domo e, algumas vezes, é bivalvular (Fig. 66-2). A estenose valvar pulmonar constitui 2-13% das malformações cardíacas congênitas e a fusão das válvulas pulmonares ao longo das comissuras é o mecanismo fisiopatológico mais frequente.[3]

Em recém-nascidos, a estenose valvar pulmonar pode ser acompanhada de hipoplasia do anel valvar, assim como de tronco e ramos pulmonares. Valvas pulmonares extremamente displásicas e mixomatosas chegam a causar estenose crítica em alguns destes pacientes (Fig. 66-3 e Vídeo 66-1). Já nos casos diagnosticados ao

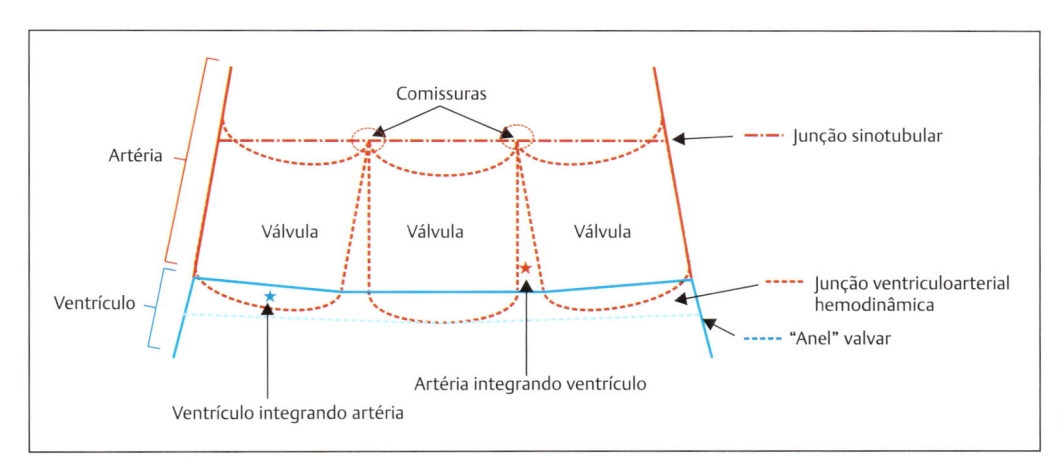

Fig. 66-1. Diagrama de uma valva arterial aberta. (Adaptado de Andreson *et al.*).

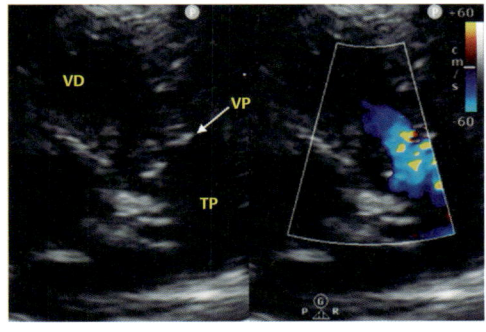

Fig. 66-2. Corte paraesternal eixo curto: valva pulmonar displásica e estenótica com abertura em domo. VD: ventrículo direito; VP: valva pulmonar; TP: tronco pulmonar.

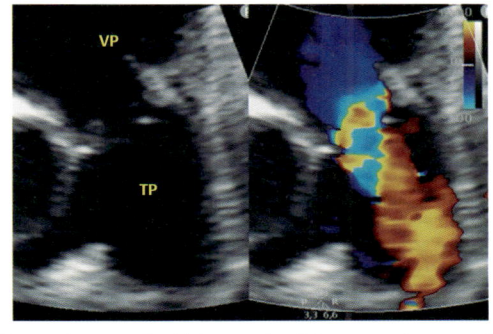

Fig. 66-3. Valva pulmonar displásica e estenótica ao corte paraesternal eixo curto. Há discreta dilatação pós-estenótica de tronco pulmonar. Nota-se insuficiência pulmonar de grau discreto ao color Doppler. O fluxo retrógrado em tronco pulmonar é proveniente de um canal arterial pérvio. VP: valva pulmonar; TP: tronco pulmonar.

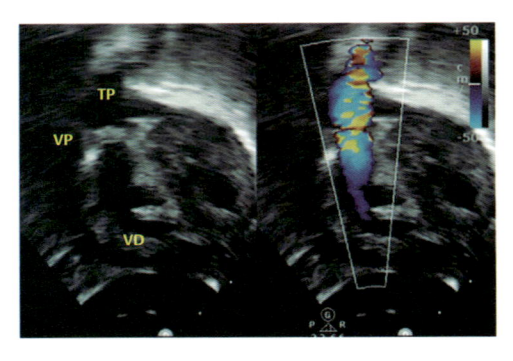

Fig. 66-4. Valva pulmonar displásica e estenótica ao corte subcostal coronal. O fluxo retrógrado em tronco pulmonar é proveniente de um canal arterial pérvio. VD: ventrículo direito; VP: valva pulmonar; TP: tronco pulmonar.

longo da infância e adolescência, o anel valvar pulmonar costuma apresentar tamanho normal. Pode haver, inclusive, dilatação pós-estenótica do tronco e ramos pulmonares. O grau de dilatação de tronco e ramos pulmonares não está relacionado com o grau de estenose valvar pulmonar, sendo encontrado até em casos leves.[3]

Os melhores cortes para avaliação da valva pulmonar são: paraesternal eixo curto, paraesternal eixo longo evidenciando artéria pulmonar e subcostal sagital e coronal (Fig. 66-4 e Vídeo 66-2).

Como a valva pulmonar estenótica habitualmente se abre em domo na altura da junção sinotubular, o diagnóstico de estenose supravalvar pulmonar associado pode ser perdido à análise pelo Doppler colorido. Por esta razão, deve-se sempre medir do diâmetro do anel pulmonar e compará-lo à medida da junção sinotubular ao bidimensional, pois na ausência de estenose supravalvar pulmonar essas medidas têm valores semelhantes.

O gradiente máximo através da valva pulmonar deve ser estimado pelo Doppler contínuo, com alinhamento entre o feixe de ultrassom e a direção do fluxo em via de saída do ventrículo direito (Fig. 66-5).

Gradiente sistólico máximo inferior a 20 mmHg caracteriza estenose valvar pulmonar de grau discreto; entre 36 e 64 mmHg, estenose de grau moderado; maior ou igual a 65 mmHg, estenose de grau importante. Cabe lembrar que o gradiente obtido pela valva pulmonar estenótica pode ser subestimado nos casos de disfunção sistólica do ventrículo direito ou nos casos em que a resistência vascular pulmonar encontra-se elevada (p. ex., persistência do padrão fetal no recém-nascido).[3]

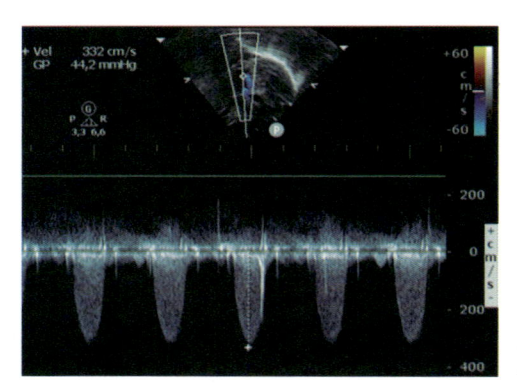

Fig. 66-5. Doppler contínuo pela valva pulmonar ao corte subcostal coronal. O gradiente máximo obtido foi de 44,2 mmHg.

Deve-se, ainda, avaliar a presença e o grau de insuficiência pulmonar, comum nos casos de valvas displásicas. Ao *color* Doppler, um jato de regurgitação pulmonar restrito ao plano valvar indica insuficiência pulmonar de grau discreto; refluxo presente desde o tronco pulmonar, insuficiência de grau moderado; refluxo detectado desde os ramos pulmonares, insuficiência de grau importante (Fig. 66-6).

A depender do grau de sobrecarga pressórica ao ventrículo direito, teremos diferentes graus de hipertrofia desta câmara. A espessura da parede livre do ventrículo direito é medida ao bidimensional, permitindo o cálculo do valor de escore z para cada paciente. Nos casos de estenose valvar pulmonar importante, o ventrículo direito hipertrófico começa a apresentar disfunção diastólica e há aumento de suas pressões de enchimento. Nesta condição ocorrem dilatação de átrio direito e insuficiência tricúspide por dilatação do anel valvar. Com o progresso da hipertrofia ventricular, o infundíbulo subpulmonar pode tornar-se estreito e contribuir para o gradiente sistólico gerado entre o ventrículo direito e a artéria pulmonar.

O aumento da pressão em ventrículo direito gera retificação do septo interventricular. Quando a pressão em ventrículo direito trona-se superior à do ventrículo esquerdo, nota-se abaulamento do septo interventricular para a esquerda ao final da sístole.

A abertura através de cateter-balão é a opção ideal para os casos onde existe fusão comissural e não há hipoplasia considerável do anel pulmonar, anel tricúspide ou do ventrículo direito. Valvas extremamente displásicas, como nos pacientes com síndrome de Noonan, oferecem maior dificuldade à intervenção percutânea. A incidência de estenose valvar pulmonar em Síndrome de Noonan é de 25%, sendo que 7% dos casos são de valvas displásicas (mixomatosas e com grande espessamento valvular).[1]

A ecocardiografia pós-intervenção deve avaliar a presença de gradiente residual pela valva pulmonar, bem como o grau de insuficiência pulmonar. Eventualmente pode ocorrer importante estenose subpulmonar pós-valvoplastia, com presença de gradiente dinâmico em via de saída do ventrículo direito, secundária à constricção do infundíbulo (ventrículo suicida).[3]

ESTENOSE CRÍTICA DA VALVA PULMONAR

A estenose crítica da valva pulmonar manifesta-se no período neonatal e caracteriza-se pela presença de cianose severa, secundária à grave obstrução ao fluxo em via de saída do ventrículo direito. A valva pulmonar geralmente é displásica e, por vezes, só se detecta fluxo retrógrado pela mesma, proveniente do canal arterial pérvio. O ventrículo direito apresenta hipertrofia importante e as pressões elevadas em cavidades direitas propiciam fluxo direcionado da direita para a esquerda pelo forame oval.[3]

Pacientes com estenose valvar pulmonar crítica exibem graus variados de hipoplasia da valva tricúspide e da cavidade ventricular direita. Além da hipoplasia, a valva tricúspide pode-se mostrar displásica. Neste cenário, a insuficiência tricúspide deve-se não apenas ao aumento das pressões em ventrículo direito, mas também a anormalidades anatômicas das válvulas, músculos papilares e cordas tendíneas (Fig. 66-7 e Vídeo 66-3).

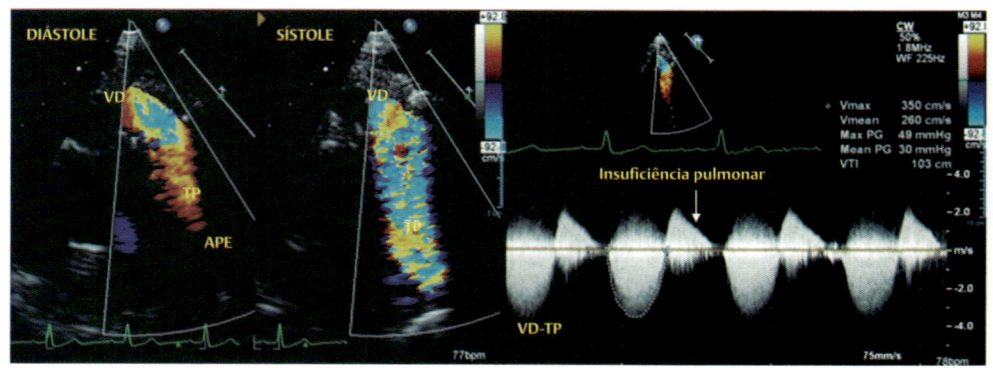

Fig. 66-6. Insuficiência pulmonar de grau importante: jato de regurgitação presente desde os ramos e rápida desaceleração da curva ao Doppler durante a diástole. VD: ventrículo direito; TP: tronco pulmonar; APE: artéria pulmonar esquerda.

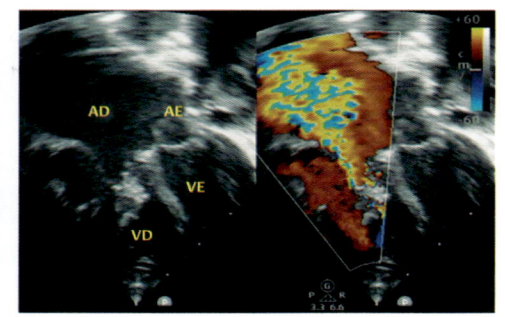

Fig. 66-7. Corte apical de 4 câmaras em recém-nascido com estenose valvar pulmonar crítica: valva tricúspide displásica, com insuficiência de grau importante. AD: átrio direito; AE: átrio esquerdo; VD: ventrículo direito; VE: ventrículo esquerdo.

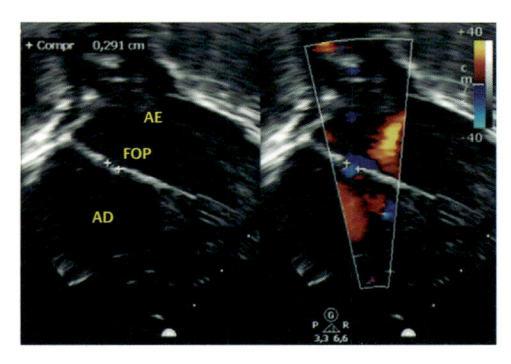

Fig. 66-8. Corte subcostal: forame oval pérvio com fluxo direcionado de átrio direito para átrio esquerdo, em recém-nascido com estenose valvar pulmonar crítica. AD: átrio direito; AE: átrio esquerdo; FOP: forame oval pérvio.

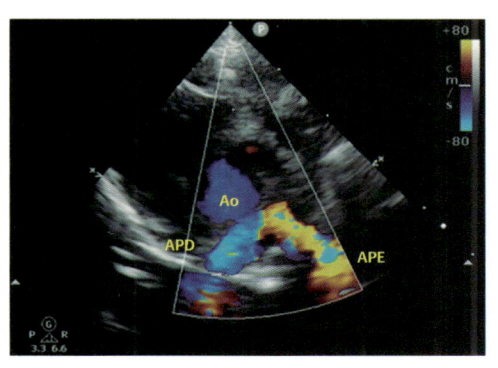

Fig. 66-11. Corte paraesternal eixo curto: atresia pulmonar muscular em recém-nascido. O fluxo para os ramos pulmonares é proveniente de um canal arterial pérvio. APD: artéria pulmonar direita; APE: artéria pulmonar esquerda; Ao: aorta.

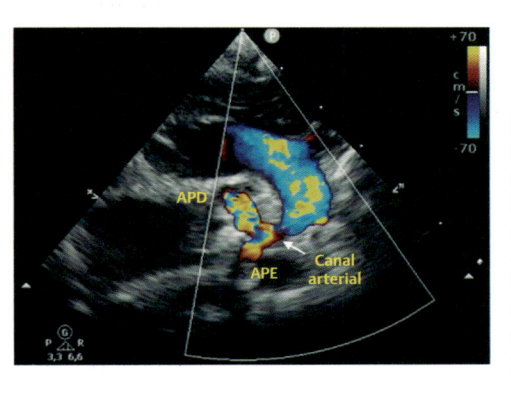

Fig. 66-9. Corte supraesternal: canal arterial pérvio, morfologia *ductus* dependente, em recém-nascido com estenose valvar pulmonar crítica. APD: artéria pulmonar direita; APE: artéria pulmonar esquerda.

Sempre que possível, deve-se estimar a pressão sistólica do ventrículo direito pelo jato de insuficiência tricúspide, identificando pressões suprassistêmicas que conferem gravidade à estenose valvar pulmonar. A perviedade do forame oval e do canal arterial devem ser avaliadas por ecocardiografia, visto que são essenciais à manutenção do fluxo sistêmico e pulmonar nestes recém-nascidos (Figs. 66-8 e 66-9 e Vídeo 66-4). Além de diagnosticar um forame oval restritivo, a ecocardiografia pode guiar a realização de atriosseptostomia por cateter-balão (procedimento de Rashkind) à beira leito.

ATRESIA PULMONAR COM SEPTO INTERVENTRICULAR ÍNTEGRO

A atresia pulmonar com septo íntegro tem incidência de 4-8 casos por 100.000 nascidos vivos e responde por 1-3% dos casos de cardiopatia congênita. Trata-se de patologia heterogênea, caracterizada pela obstrução total ao fluxo em via de saída do ventrículo direito e pela ausência de comunicação interventricular. O espectro da atresia pulmonar com septo íntegro varia desde forma membranosa (onde as válvulas estão formadas e fundidas) até a forma muscular (onde há obliteração total do infundíbulo pulmonar).

A forma membranosa é mais favorável à abertura por cateter-balão ou por radiofrequência, enquanto a forma muscular não permite abordagem percutânea (Fig. 66-10 e Vídeo 66-5).

A forma muscular é encontrada em 25% dos casos e está associada a graus mais severos de hipoplasia ventricular direita e a anomalias coronarianas (Fig. 66-11 e Vídeo 66-6).

A varredura ao corte subcostal coronal auxilia a definição do tipo de atresia pulmonar com septo íntegro. Na atresia muscular, a cavidade ventricular direita habitualmente termina muito antes do tronco pulmonar, ao bidimensional. Já na atresia membranosa, é essencial a utilização do *color* Doppler para confirmar a imperfuração valvar.[4]

O tronco pulmonar apresenta graus variados de hipoplasia, mas os ramos pulmonares geralmente têm diâmetro satisfatório. A manutenção do fluxo sistêmico e pulmonar dependem da perviedade do forame oval e do canal arterial, que deve sempre ser avaliada à ecocardiografia.

O tamanho e a morfologia do ventrículo direito também são bastante heterogêneos. Encontram-se desde ventrículos com hipoplasia importante, muito hiertróficos e com cavidade reduzida, até ventrículos dilatados e com paredes finas. O ventrículo direito com morfologia normal é tripartite, com via de entrada, porção trabecular, e via de saída 60 a 80% dos pacientes com atresia pulmonar e septo íntegro apresentam ventrículos tripartites e com dimensões normais. Na forma bipartite (15 a 30% dos casos), a obliteração da porção trabecular causa redução significativa da cavidade. Na forma unipartite (2 a 10% dos casos) há somente a via de entrada do ventrículo direito, com hipoplasia severa e pior prognóstico. Os cortes apical de 4 câmaras, subcostal coronal e sagital são bastante úteis para a definição da morfologia ventricular direita e avaliação das dimensões de suas três porções (Fig. 66-12).[5]

A valva tricúspide, em geral, apresenta-se displásica, com estenose e/ou regurgitação (Fig. 66-13).

O tamanho do anel tricúspide correlaciona-se com o grau de hipoplasia ventricular direita e com a presença de anomalias coronarianas. Escore z do anel tricúspide < −4 está associado a ventrículo direito unipartite. Escore z do anel tricúspide entre −2 e 0 está associado a ventrículo direito tripartite. Graus variáveis de hipoplasia ventricular direita são encontrados com escore z do anel tricúspide entre −4 e −2. Anomalia de Ebstein da valva tricúspide ocorre em 5 a 10% dos casos de atresia pulmonar com septo íntegro. A medida do anel tricúspide deve ser feita ao corte apical de 4 câmaras, seguida do cálculo do escore z.[5]

A definição da forma de abordagem cirúrgica da atresia pulmonar com septo íntegro leva em consideração o grau de hipoplasia

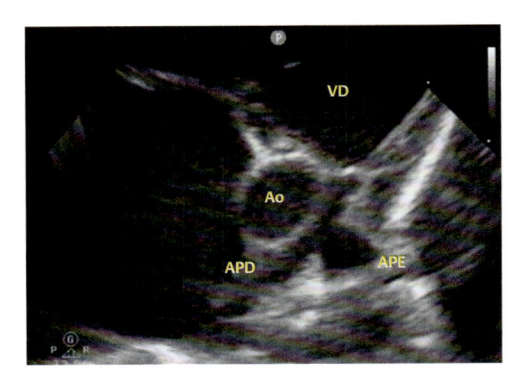

Fig. 66-10. Corte paraesternal eixo curto: atresia pulmonar membranosa. Nota-se valva pulmonar imperfurada, com hipoplasia do anel valvar. APD: artéria pulmonar direita; APE: artéria pulmonar esquerda; VD: ventrículo direito; Ao: aorta.

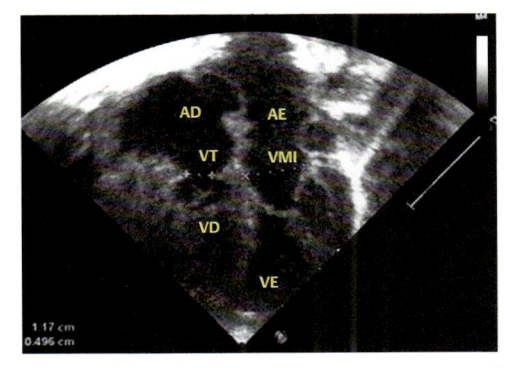

Fig. 66-12. Corte apical de 4 câmaras em um paciente com atresia pulmonar com septo interventricular íntegro: o ventrículo direito apresenta hipertrofia importante e cavidade reduzida. O canal tricúspide é hipoplásico. A porção trabecular encontra-se obliterada. AD: átrio direito; AE: átrio esquerdo; VT: valva tricúspide; VM: valva mitral; VD: ventrículo direito; VE: ventrículo esquerdo.

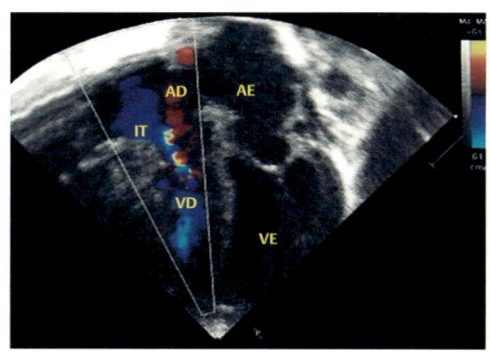

Fig. 66-13. Corte apical de 4 câmaras em paciente com atresia pulmonar com septo interventricular íntegro: o ventrículo direito apresenta hipertrofia importante e cavidade reduzida. Há insuficiência tricúspide de grau importante ao color Doppler. AD: átrio direito; AE: átrio esquerdo; VD: ventrículo direito; VE: ventrículo esquerdo; IT: insuficiência tricúspide.

Quadro 66-1. Aspectos Essenciais a Serem Avaliados à Ecocardiografia na Atresia Pulmonar com Septo Interventricular Íntegro

Valva pulmonar	Atresia membranosa ou muscular?
Morfologia do ventrículo direito	Uni, bi ou tripartite?
Valva tricúspide	Morfologia, função, escore z do anel tricúspide, relação anel tricúspide/anel mitral
Circulação coronariana	Dilatação coronariana? Fístulas coronário-cavitárias? Sinusoides?
Avaliar forame oval e canal arterial	Pérvios? Restritivos?

ventricular direita. Nos casos onde o ventrículo é unipartite e o escore z da valva tricúspide é < -3, é improvável que esta câmara venha a se desenvolver e a suportar a circulação pulmonar. Assim sendo, aconselha-se a correção univentricular. Quando o escore z do anel tricúspide é > -2 e a relação entre a medida do anel tricúspide e do anel mitral é > 0,5, a correção biventricular é mais favorável. A descompressão do ventrículo direito pode, então, ser feita por ampliação da via de saída com *patch* transanular, valvotomia pulmonar ou valvoplastia percutânea. Escore z do anel tricúspide entre -3 e -2 sugere abordagem híbrida (ventrículo 1,5). Ao mesmo tempo que é realizada a descompressão do ventrículo direito, garante-se a manutenção do fluxo pulmonar por meio de um *shunt* sistêmico-pulmonar (Blalock-Taussig), um *stent* no canal arterial ou uma anastomose de Glenn. Tão logo ocorra crescimento do ventrículo direito, este pode assumir a circulação pulmonar e é atingida a circulação biventricular. Neste ponto são ocluídos os *shunts* e realizada a retirada da anastomose de Glenn.[5,6]

A atresia pulmonar com septo íntegro está frequentemente associada a anomalias de coronárias. Em 50 a 70% dos casos ocorre persistência de sinusoides da vida fetal, que comunicam a cavidade ventricular direita ao leito coronariano. Acredita-se que a manutenção dos sinusoides deve-se ao regime de hipertensão na diminuta cavidade ventricular direita. Quanto menor a cavidade, maiores as chances de serem detectados sinusoides e fístulas coronarianas (Fig. 66-14).

A concomitância de estenoses proximais das artérias coronárias, ou até de atresia dos óstios coronarianos, faz com que a perfusão miocárdica dependa do fluxo retrógrado que chega da cavidade ventricular direita via sinusoides e fístulas coronário-cavitárias. Nesta condição, a descompressão do ventrículo direito é desaconselhada, pois pode propiciar isquemia miocárdica.[5,6]

À ecocardiografia, um escore z do anel da valva tricúspide < -2,5 prediz a existência de fístula coronariana com alta sensibilidade. A dilatação coronariana também aponta para a presença de fístulas coronário-cavitárias. Já a análise ao Doppler colorido pode evidenciar enchimento coronariano retrógrado e sugerir circulação coronariana dependente do fluxo proveniente de ventrículo direito. No entanto, a investigação completa da circulação coronariana, assim como a definição da dependência de fluxo proveniente do ventrículo direito, deve ser feita via estudo angiográfico.[5,6]

Os principais aspectos a serem avaliados à ecocardiografia na atresia pulmonar com septo interventricular íntegro, que vão orientar a abordagem terapêutica, estão definidos no Quadro 66-1.

ESTENOSE SUPRAVALVAR PULMONAR

Em 2/3 dos casos, a estenose supravalvar pulmonar encontra-se no tronco pulmonar, em sua bifurcação ou na porção proximal dos ramos pulmonares (Fig. 66-15).

A estenose supravalvar pulmonar é comum na síndrome de Noonan. Já a estenose pulmonar periférica é frequente em casos de rubéola congênita, síndrome de Alagille e de síndrome de Williams, podendo surgir em associação à estenose supravalvar aórtica nesta última (Fig. 66-16).[1,3]

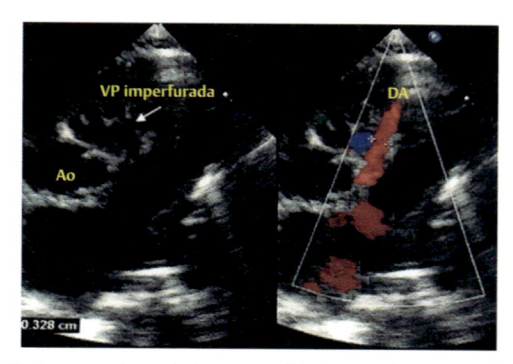

Fig. 66-14. Corte paraesternal alto: coronária descendente anterior dilatada em recém-nascido com atresia pulmonar com septo interventricular íntegro e ventrículo direito hipoplásico. Nesta condição, deve-se suspeitar da presença de fístula coronário-cavitária. Ao: aorta; VP: valva pulmonar; DA: coronária descendente anterior.

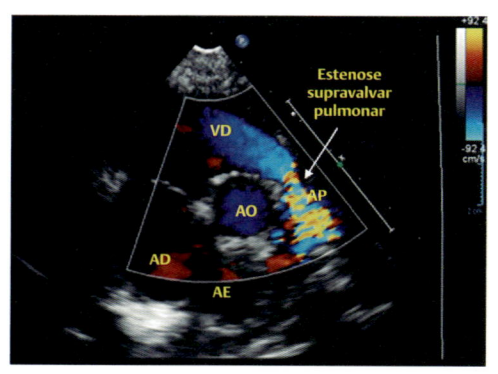

Fig. 66-15. Corte paraesternal eixo curto: nota-se aceleração do fluxo em região supravalvar pulmonar ao color Doppler. AD: átrio direito; AE: átrio esquerdo; VD: ventrículo direito; Ao: aorta; AP: artéria pulmonar.

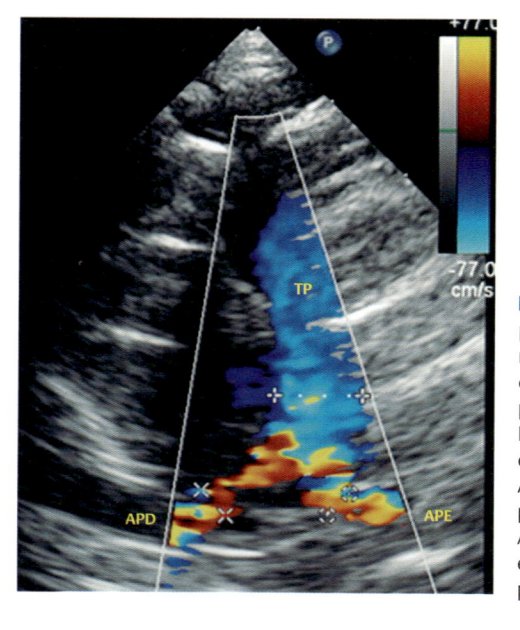

Fig. 66-16. Corte paraesternal eixo curto: nota-se aceleração do fluxo em ramos pulmonares ao color Doppler em paciente com síndrome de Alagille. APD: artéria pulmonar direita; APE: artéria pulmonar esquerda; TP: tronco pulmonar.

A junção sinotubular e o tronco pulmonar podem ser adequadamente avaliados aos cortes paraesternal eixo curto, paraesternal eixo longo, subcostal ou na varredura anterior a partir do corte apical de 4 câmaras. O diâmetro esperado da junção sinotubular é sempre semelhante ao do anel valvar pulmonar.

Os ramos pulmonares devem ser investigados ao corte paraesternal eixo curto e supraesternal, em busca de estreitamentos localizados ou difusos. O gradiente obtido pelos ramos pulmonares pelo *color* Doppler apresenta baixa correlação com as medidas invasivas feitas no laboratório de intervenção. No entanto, o padrão de "dentes de serra" ao Doppler (alta velocidade de pico e fluxo diastólico contínuo) sugere estenose significativa de ramos. A dilatação dos ramos pulmonares por cateter e o implante de *stents* vem-se firmando como opção terapêutica segura e eficaz, mesmo em pacientes jovens.[3,7]

ESTENOSE SUBVALVAR PULMONAR

A causa mais frequente de estenose subvalvar pulmonar é a presença de bandas musculares anômalas que se estendem anteriormente da banda septal até a parede livre do ventrículo direito, estreitando o infundíbulo. Cria-se uma "dupla câmara" no ventrículo direito, dividido pela banda anômala. A associação à comunicação interventricular é frequente (Fig. 66-17).[1,3]

Raramente a obstrução ao fluxo em via de saída ventricular direita é gerada pela presença de membrana subvalvar pulmonar ou por tecido acessório da valva tricúspide.

Os melhores cortes para avaliação da estenose subvalvar pulmonar são o subcostal coronal e sagital, além do paraesternal eixo curto e eixo longo. Muitas vezes o melhor alinhamento do feixe de ultrassom para obtenção do gradiente em via de saída ao Doppler é obtido justamente ao corte subcostal coronal.

INTERVENÇÃO FETAL EM ESTENOSE CRÍTICA OU ATRESIA VALVAR PULMONAR

O aumento progressivo da pós-carga ao ventrículo direito, nos casos de estenose crítica e de atresia pulmonar com septo íntegro, acarreta hipertrofia significativa e redução da complacência do ventrículo direito em vida fetal. A disfunção diastólica resulta em aumento do fluxo de átrio direito para átrio direito pelo forame oval, reduzindo o influxo para ventrículo direito. Este influxo reduzido culmina com hipoplasia ventricular direita ao nascimento e, muitas vezes, impede a correção biventricular.[8]

O objetivo da valvoplastia pulmonar fetal é justamente descomprimir o ventrículo direito e promover um bom desenvolvimento desta câmara, preservando sua capacidade de sustentar a circulação pulmonar após o nascimento. Os critérios de seleção dos fetos para realização de valvoplastia pulmonar ainda estão em evolução. Atresia pulmonar membranosa, escore z do anel valvar tricúspide < -2,5 e um ventrículo direito pequeno para a idade gestacional são características ecocardiográficas que sugerem benefício de intervenção fetal (Fig. 66-18).

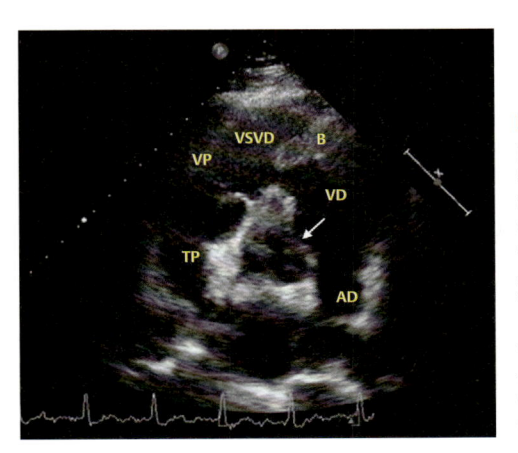

Fig. 66-17. Corte paraesternal eixo curto: banda muscular anômala (B) criando uma "dupla câmara" em ventrículo direito. AD: átrio direito; VD: ventrículo direito; B: banda anômala; VSVD: via de saída de ventrículo direito; VP: valva pulmonar; TP: tronco pulmonar.

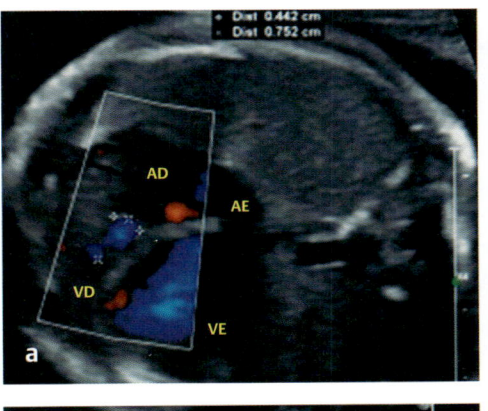

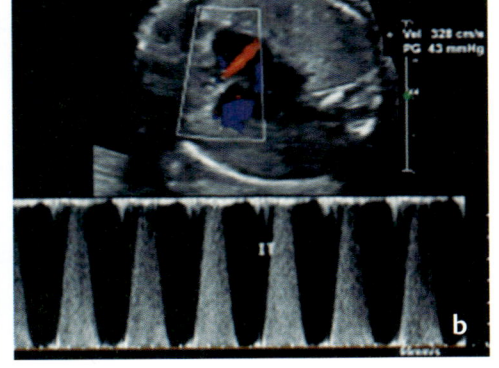

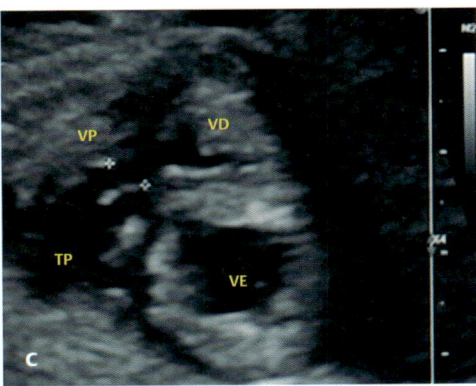

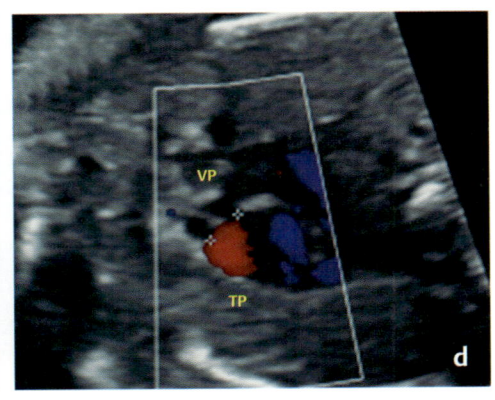

Fig. 66-18. Ecocardiografia fetal. (**a**) Ventrículo direito hipertrófico e hipoplásico; (**b**) insuficiência tricúspide importante; (**c**) fusão dos folhetos da valva pulmonar; (**d**) fluxo retrógrado em tronco pulmonar vindo do ducto arterioso. AD: átrio direito; AE: átrio esquerdo; VD: ventrículo direito; VE: ventrículo esquerdo; IT: insuficiência tricúspide; VP: valva pulmonar; TP: tronco pulmonar.

ANORMALIDADES DA VALVA AÓRTICA

A etiologia das lesões aórticas vai diferir de acordo com a faixa etária, podendo ser, na maioria dos casos, de origem congênita e, em alguns casos, principalmente na adolescência, secundária à doença reumática (Quadro 66-2).[9,10]

A estenose aórtica é uma forma comum de defeito cardíaco congênito, correspondendo a aproximadamente 75% dos casos das lesões obstrutivas do coração esquerdo e podendo ocorrer isoladamente ou em associação a múltiplas lesões.[11]

Na maior parte dos pacientes com valva aórtica bivalvular, as válvulas apresentam tamanhos marcadamente diferentes, provavelmente secundários à fusão ou ausência de uma das três comissuras, ou a presença de rafe.[12]

O plano transversal eixo curto possibilita determinar o número de válvulas assim como o movimento das mesmas da diástole para a sístole, preferencialmente em movimento lentificado (*slow-motion playback mode*).

Os tipos anatômicos de estenose valvar aórtica congênita incluem univalvular, bivalvular, trivalvular, quadrivalvular e valva aórtica não diferenciada.[11]

Na Figura 66-19 estão demonstrados os tipos morfológicos mais comuns de valvas aórticas: a morfologicamente normal com três válvulas, a com acometimento reumático (trivalvular com fusão comissural) e as bivalvulares com ou sem rafe.

A valva aórtica univalvular tem uma única comissura semelhante a uma fenda que, na sístole, aparece com formato circular ou ovalado de localização excêntrica. Geralmente resulta da ausência de duas das três comissuras, encontrando-se patente a comissura entre os folhetos esquerdo e não coronariano, resultado em uma valva com abertura excêntrica em forma de lágrima, que pode-se estender à esquerda e posteriormente ao anel. Essa forma unicomissural ou univalvular está associada, frequentemente, à estenose valvar aórtica crítica e necessidade de intervenção no neonato ou no lactente, podendo, também, ocorrer nas síndromes do coração esquerdo hipoplásicos.

A valva aórtica bivalvular ocorre em 2% da população, as válvulas em geral têm dimensões aproximadas e raramente são desproporcionais (Fig. 66-20 e Vídeo 66-7). Em diástole, uma rafe pode ou não estar presente. Quando a rafe não está presente, a valva costuma ter uma linha única de fechamento na diástole com orientação anteroposterior (Fig. 66-21 e Vídeo 66-8). Quando a rafe está presente (Fig. 66-22 e Vídeo 66-9), a valva parece ter três distintas linhas de fechamento na diástole, entretanto, na sístole as válvulas

Quadro 66-2. Características Etiológicas das Estenoses Aórticas

Reumática	▪ Fusão comissural ▪ Acometimento mitroaórtico ▪ Faixa etária: crianças maiores e adolescentes ▪ Associada a variados graus de insuficiência aórtica
Bivalvular	▪ Prevalência: 2% da população geral ▪ Associação à aortopatia (70% dos casos) ▪ Orientação laterolateral da fenda comissural: preditor evolutivo de estenose aórtica

Tarasoutchi F et al. Diretriz Brasileira de Valvopatias – 201710.

Fig. 66-19. Ver detalhes no texto. (Adaptada de C. Otto, Princípios da Ecocardiografia, 2007.)[14]

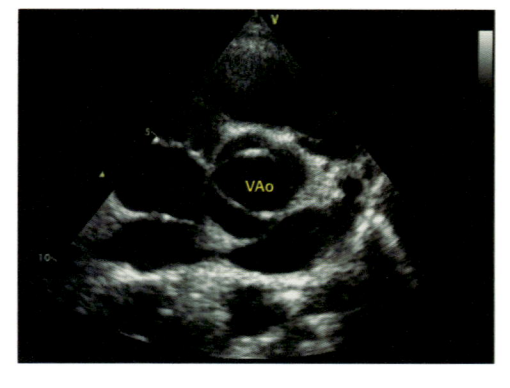

Fig. 66-20. Plano paraesternal transversal eixo curto mostrando valva aórtica (VAo) bivalvular com válvulas com dimensões proporcionais.

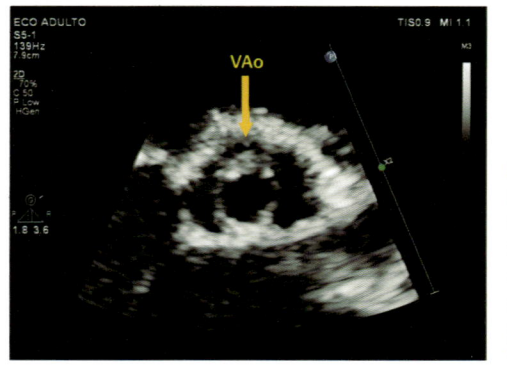

Fig. 66-21. Valva aórtica (VAo) bivalvular sem rafe com linha única de fechamento na diástole com orientação anteroposterior ao plano paraesternal transversal.

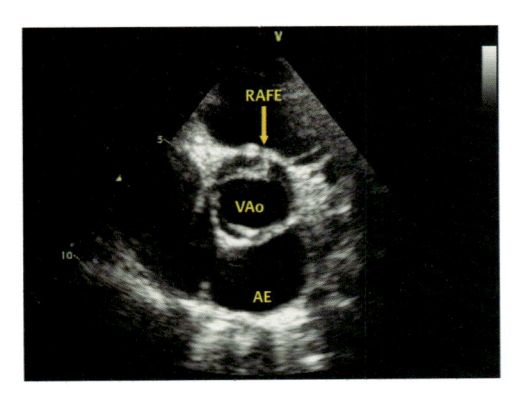

CAPÍTULO 66 ■ CARDIOPATIAS CONGÊNITAS COM ANOMALIAS DAS VIAS DE SAÍDA DIREITA E ESQUERDA

Fig. 66-22. Plano paraesternal transversal eixo curto demonstrando valva aórtica (VAo) bivalvular em sístole (com rafe e abertura em forma de boca de peixe (*fish-mouth shape*). AE: átrio esquerdo.

separam-se apenas ao longo de duas das linhas de fechamento valvar, o orifício de abertura valvar tem a forma de boca de peixe (*fish-mouth shape*).[13]

A valva aórtica trivalvular tem três válvulas, porém, com graus variados de fusão comissural (Fig. 66-1). Geralmente cursam com anel aórtico estreitado e tendem a acarretar sintomas ainda no período neonatal. O espessamento das bordas das válvulas desenha um padrão diastólico em "Y" mais fácil de ser visualizado no plano paraesternal eixo curto. Na sístole, um orifício valvar triangular restritivo pode ser visibilizado (Fig. 66-19).[14]

Valvas aórtica quadrivalvulares são extremamente raras, ocorrendo em 0,013% da população. Estas valvas em geral têm três válvulas de dimensões normais e uma pequena válvula acessória, porém, válvulas de dimensões uniformes podem estar presentes ou a válvula acessória pode ser grande. No plano paraesternal eixo curto, quatro linhas de fechamento diastólico estão presentes, formando um "X" e, em sístole, as válvulas abertas assumem uma configuração retangular (Fig. 66-23 e Vídeos 66-10 e 66-11).[15] A regurgitação aórtica ocorre mais frequentemente nas valvas com a cúspide acessória menor, em seu ponto de coaptação.

Em neonatos com estenose aórtica crítica, muitas vezes as válvulas aórticas não são diferenciadas nos planos paraesternal longitudinal ou eixo curto transversal, observando-se apenas um diafragma fibroso ou uma estrutura hiper-refringente que ocupa a posição da valva à ecocardiografia.[16]

Os planos paraesternal, apical de 5 câmaras e subcostal devem ser utilizados para avaliar a mobilidade das válvulas e a análise do anel valvar, sendo as medidas das dimensões realizadas no plano paraesternal longitudinal (Fig. 66-24). Neste plano e no supraesternal, pode-se avaliar a presença de dilatação da aorta ascendente, que geralmente ocorre em decorrência de turbulência do jato transvalvar aórtico na parede lateral direita ou anterior aórtica. A localização da dilatação pós-estenótica pode auxiliar o examinador para melhor obtenção da curva de fluxo ao Doppler, pois o jato estará seguindo esta direção (Fig. 66-25 e Vídeo 66-12).

Hipertrofia concêntrica ventricular esquerda secundária à estenose valvar moderada a severa geralmente se desenvolve na evolução, e deve ser avaliada por ecocardiografia nas suas diversas modalidades, assim como a dilatação atrial esquerda em consequência à disfunção diastólica (Fig. 66-26 e Vídeos 66-13 e 66-14).

Critérios diagnósticos ecocardiográficos de estenose aórtica de grau importante, segundo atualização da Diretriz Brasileira de Valvopatia, estão listados no Quadro 66-3.[10]

O momento da intervenção é estimado pelo gradiente de pressão da valva aórtica em pacientes pediátricos.

O gradiente de pressão transvalvar (P) é calculado a partir do pico ecocardiográfico instantâneo ao Doppler com medidas de

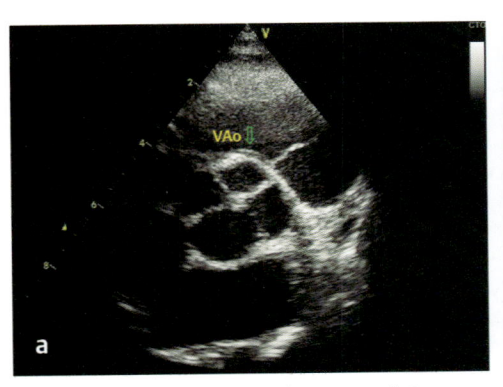

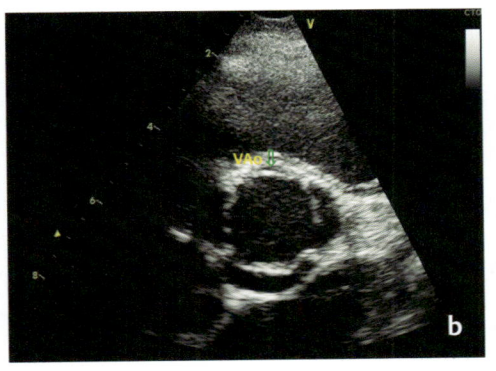

Fig. 66-23. Plano paraesternal transversal eixo curto mostrando valva aórtica (VAo) quadrivalvular com quatro linhas de fechamento diastólico formando um "X" (a) e, em sístole, as válvulas abertas assumem configuração retangular (b).

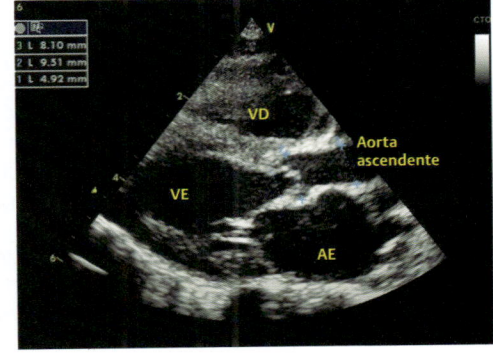

Fig. 66-24. Plano paraesternal longitudinal em neonato com estenose aórtica crítica com as medidas do anel aórtico, raiz aórtica e aorta ascendente. AE: átrio esquerdo; VE: ventrículo esquerdo; VD: ventrículo direito.

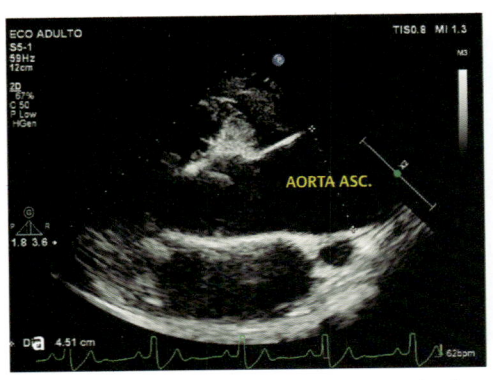

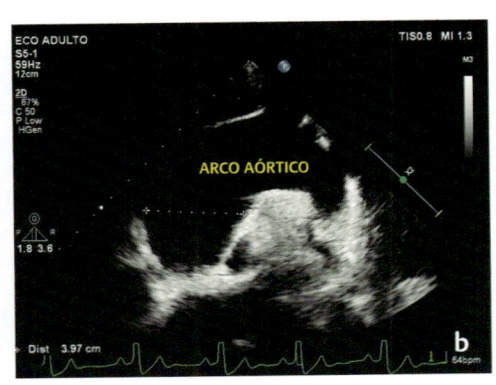

Fig. 66-25. (a, b) Plano paraesternal longitudinal e paraesternal alto demonstrando dilatação de aorta ascendente (Ao asc) pós-estenótica.

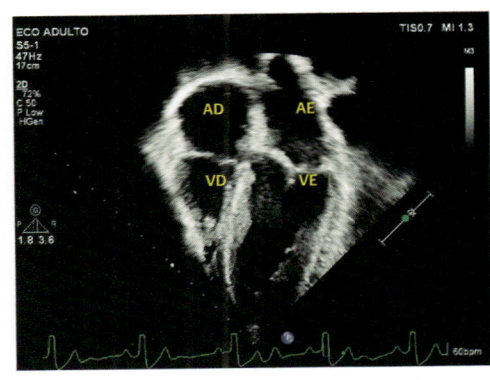

Fig. 66-26. Hipertrofia concêntrica ventricular esquerda secundária à estenose aórtica valvar no plano de 4 câmaras. AD: átrio direito; AE: átrio esquerdo; VD: ventrículo direito; VE: ventrículo esquerdo.

Quadro 66-3. Diagnóstico de Estenose Aórtica Importante

Ecocardiografia	• AVAo ≤ 1 cm² • AVAo indexada ≤ 0,6 cm²/m² • Gradiente sistólico ventrículo esquerdo/Ao médio ≥ 40 mmHg • Velocidade máxima do jato aórtico ≥ 4 m/s • Razão das velocidades de fluxo entre a via de saída do ventrículo esquerdo e valva aórtica < 0,25 • Impedância valvuloarterial > 5 mmHg/mL/m², sobretudo em pacientes com elevada pressão arterial
Ecocardiografia sob estresse com dobutamina	• Indicação: AVAo ≤ 1 cm² com fração de ejeção < 50% e gradiente médio ventrículo esquerdo/Ao ≤ 40 mmHg – EAo de baixo fluxo/baixo gradiente com fração de ejeção reduzida • Presença de reserva contrátil (aumento ≥ 20% do volume sistólico ejetado e/ou aumento > 10 mmHg no gradiente médio ventrículo esquerdo/Ao) + redução ou manutenção da AVAo (EAo importante se variação ≤ 0,2 cm²)

velocidade (V) obtidas de múltiplas direções e usando um método simplificado de Bernoulli.

A equação geralmente é usada para avaliar a gravidade da estenose valvar aórtica nessa faixa etária: $P = 4V^2$ (Fig. 66-27).[17]

Com base nos dados da história natural, na prática clínica pediátrica, o gradiente de pressão pico a pico máximo medido por cateter aorta-ventrículo esquerdo é a referência aceita na tomada de decisão para a realização de valvoplastia percutânea ou intervenções cirúrgicas na população pediátrica. O Doppler à ecocardiografia mede o gradiente de pressão de pico instantâneo, enquanto o cateterismo mede o gradiente de pressão pico a pico, por isso o gradiente transvalvar sistólico aferido pelo Doppler superestima o valor encontrado no estudo hemodinâmico.

Others et al. mostraram que a discrepância entre o gradiente instantâneo de pressão do pico do Doppler e o gradiente de pressão pico a pico medido pelo cateter ocorre, principalmente, porque o gradiente ao Doppler não leva em conta o fenômeno da recuperação da pressão adjusante.[18,19] Se a pressão recuperada for deduzida do gradiente instantâneo de pressão de pico do Doppler, a pressão líquida prediz com segurança o gradiente pico a pico do cateter.[20] A pressão recuperada pode ser derivada por ecocardiografia:

$$PR = 4V^2 \times 2AVA/AOA \times ((1 - AVA)/AOA)$$

onde PR é a pressão recuperada, AVA é a área da valva aórtica e AOA é a área transversal da aorta ascendente.[18,19]

O gradiente médio do Doppler também tem sido utilizado como estimativa da gravidade da estenose aórtica valvar, porque é diretamente comparável à média medida pelo cateter.

Na estenose aórtica valvar isolada, um gradiente valvar pico a pico de repouso (por cateter) de 50 mmHg é classe I de indicação para valvoplastia aórtica em crianças.[21]

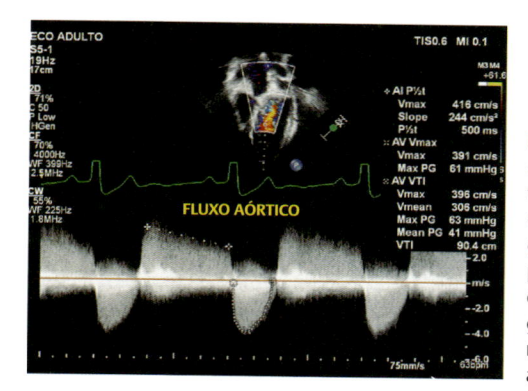

Fig. 66-27. Curva de fluxo ao Doppler transvalvar aórtico demonstrando gradiente sistólico de pico calculado pela equação de Bernoulli, gradiente médio e rampa de regurgitação aórtica.

Como o gradiente de pressão, calculado a partir da velocidade medida, pode não ser correto para avaliar a gravidade da estenose aórtica em estados de baixo fluxo, a área valvar aórtica (AVA) é empregada para avaliar com precisão a gravidade da lesão. A AVA é calculada pela equação de continuidade. A AVA obtida pela equação de continuidade usando ecocardiografia correlaciona-se intimamente, apesar de frequentemente subestimar o valor encontrado pelo cateterismo cardíaco usando a fórmula de Gorlin.[22]

Na prática clínica pediátrica, armadilhas no cálculo da área da via de saída do ventrículo esquerdo (VSVE) podem gerar aferições errôneas nas medições do diâmetro da VSVE, fazendo com que a equação de continuidade seja um método menos usado para avaliar a gravidade da EVA nesta faixa etária.

Outras medidas hemodinâmicas da gravidade da EVA, como índice de perda de energia, resistência ventriculoarterial, impedância valvuloarterial e reserva contrátil do ventrículo esquerdo também podem ser calculadas a partir dos dados adquiridos por ecocardiografia e cateterismo.[23] No entanto, baixo fluxo/baixo gradiente e alta impedância arterial não são aplicáveis nos pacientes pediátricos e suas medidas hemodinâmicas não serão, portanto, abordadas neste capítulo.

ESTENOSE VALVAR AÓRTICA CRÍTICA FETAL

Nos fetos com estenose valvar crítica, a morfologia valvar encontra-se muito alterada, com grave espessamento e mobilidade muito reduzida de suas válvulas. Nestes casos, a avaliação pelo Doppler não caracteriza o grau de estenose por conta da frequente associação à fibroelastose endocárdica e disfunção miocárdica grave.[24]

Os principais parâmetros funcionais que sugerem a possível evolução para a síndrome do coração esquerdo hipoplásico são:

- Fluxo reverso no arco transverso, isto é, vindo da aorta descendente para a aorta ascendente.
- Fluxo invertido no plano atrial, direcionado do AE para o átrio direito.
- Enchimento ventricular esquerdo monofásico (traçado de Doppler pela valva mitral mostrando onda de enchimento única, denotando aumento da pressão diastólica final do ventrículo esquerdo).
- Disfunção do ventrículo esquerdo moderada ou grave. O comprimento do ventrículo esquerdo (eixo longo) deve estar acima do valor mínimo para a idade gestacional (escore Z > -2), o que significa que este ventrículo não é hipoplásico ainda, sendo factível à valvoplastia aórtica intraútero. Ocasionalmente, pode-se realizar a valvoplastia aórtica em casos cujo ventrículo esquerdo já se encontra com algum grau de hipoplasia (escore Z > -4 < -2) com o intuito de permitir algum fluxo aórtico anterógrado que melhore o crescimento da aorta ascendente, os fluxos coronário e encefálico, mesmo considerando que chances de recuperação completa do ventrículo esquerdo sejam pequenas.

Em alguns casos, o ventrículo esquerdo está muito dilatado e com muita disfunção sistólica, a distinção entre miocardiopatia dilatada e estenose valvar aórtica crítica deverá ser realizada pela análise valvar morfológica minuciosa, a ausência de dilatação pós-estenótica e fluxo laminar na aorta ascendente (Fig. 66-28 e Vídeos 66-15 a 66-19).

Outro subgrupo da estenose valvar aórtica com insuficiência mitral maciça e átrio esquerdo gigante foi recentemente caracterizada como crítica. Este subgrupo também pode-se beneficiar da valvoplastia aórtica isolada ou associada à atriosseptostomia, com o objetivo de diminuir o risco de óbito fetal ou neonatal imediato, em razão da grave hidropisia que costumam apresentar. Dilatação do ventrículo esquerdo, fluxo reverso no arco transverso, disfunção ventricular esquerda associada à hidropisia fetal são observadas.

A valvoplastia aórtica fetal deve ser realizada entre 22 e 30 semanas de idade gestacional.

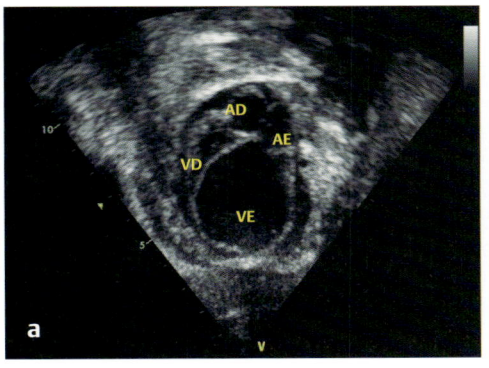

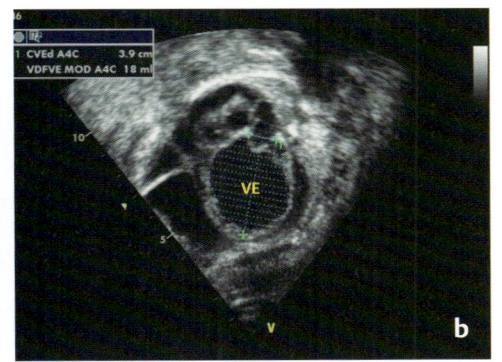

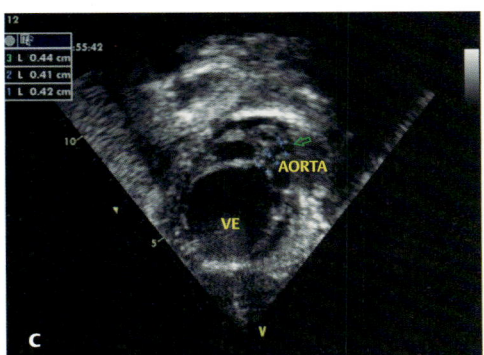

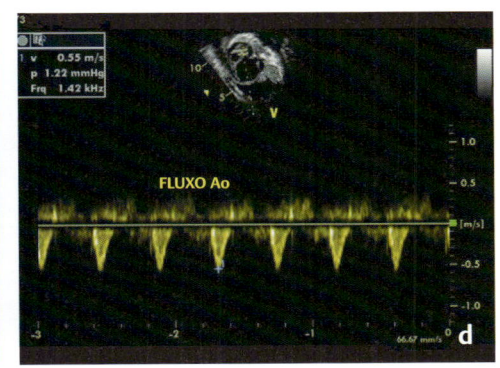

Fig. 66-28. Ecocardiografia fetal demonstrando ventrículo esquerdo muito dilatado (**a**) e com disfunção importante (**b**), diâmetros reduzidos de valva aórtica e de aorta ascendente (**c**), abertura valvar aórtica preservada e fluxo laminar transvalvar aórtico ao Doppler (**d**), caracterizando miocardiopatia dilatada grave em feto já hidrópico. AD: átrio direito; AE: átrio esquerdo; VE: ventrículo esquerdo; Fluxo Ao: aórtico.

ESTENOSE VALVAR AÓRTICA CRÍTICA NEONATAL

As válvulas aórticas geralmente são espessadas e em dome, em alguns casos mais severos o local exato da abertura sistólica é de difícil identificação. O anel aórtico destes recém-nascidos geralmente é pequeno, ocorre dilatação pós-estenótica e fibroelastose pode ser observada na base dos músculos papilares e ao longo do endocárdio como áreas de maior hiper-refringência à ecocardiografia (Fig. 66-29 e Vídeos 66-20 a 66-23).

Em razão do padrão de fluxo fetal, o ventrículo direito e artéria pulmonar podem estar dilatados. O septo interventricular pode estar abaulado para a esquerda, dando um formato de "banana-shape" ao ventrículo esquerdo. Nestes casos, é interessante observar o formato do ventrículo esquerdo e área seccional diastólica ventricular esquerda. Em caso de estenose aórtica crítica, o ventrículo esquerdo é elipsoide e ocupa o ápice cardíaco no plano de 4 câmaras e sua área seccional diastólica ventricular ≥ 1,7 cm² no plano paraesternal longitudinal correlaciona-se com melhores resultados pós-valvoplastia aórtica. Já no coração esquerdo hipoplásico o ventrículo esquerdo tem forma arredondada (*donut*) e não consegue se estender até o ápice do coração.

Alguns estudos têm tentado identificar fatores preditores de insucesso para a valvoplastia aórtica. O clássico estudo de Leung et al. relacionou como fatores de risco:[25]

1. Dimensão da via de entrada de ventrículo esquerdo (medida do anel posterior da valva mitral ao ápice) < 25 mm.
2. Diâmetro do anel mitral < 9 mm.
3. Relação entre maior eixo do ventrículo esquerdo e maior eixo do coração ≤ 0,8.
4. Diâmetro da junção ventrículo esquerdo-aorta < 5 mm.
5. Diâmetro indexado da raiz aórtica ≤ 3,5 cm².
6. Área valvar indexada ≤ 4,75 cm².
7. Índice de massa ventricular < 35 g/m².

Todas as medidas foram realizadas no plano de 4 câmaras ou paraesternal longitudinal no fim da diástole.

Avaliação da severidade da estenose aórtica:

- A classificação dos estenose valvar e a regurgitação devem ser baseadas nas recomendações da Sociedade Americana de Ecocardiografia (ASE).[18,19] A classificação da estenose valvar e a regurgitação com base nas velocidades de fluxo/gradientes médios podem não ser confiáveis na presença de uma comunicação interatrial e/ou interventricular grande e também com disfunção cardíaca, por isso, a mobilidade valvar e o espessamento da valva devem ser sempre avaliadas.[26]

Indicadores indiretos de severidade da estenose aórtica:

- Índice de massa ventricular esquerda.[27]
- Razão entre o tempo de aceleração da velocidade transvalvar aórtica (TAC) e o tempo de ejeção ventricular esquerdo (TEJ). A razão normal é < 0,30, quando a razão TAC/TEJ é > 0,30, o gradiente de pressão deve ser > 50 mmHg. Quando a razão é > 0,55, a obstrução geralmente é importante e necessita de intervenção.[17] Lembrar que regurgitação mitral severa ou disfunção ventricular esquerda

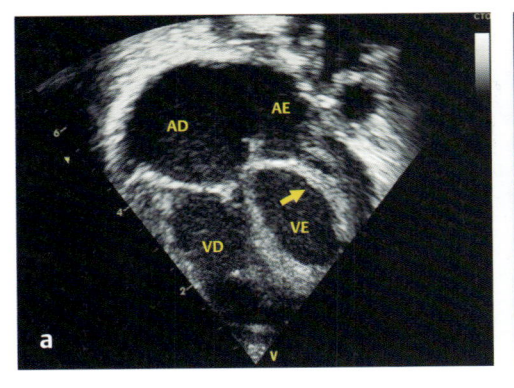

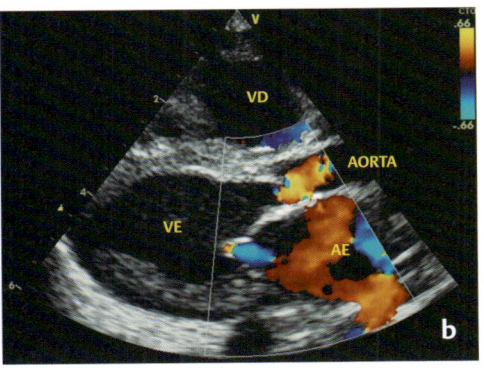

Fig. 66-29. Ecocardiografia de recém-nascido com estenose valvar aórtica crítica, onde se observa ventrículo esquerdo (VE) com áreas de maior hiper-refringência (fibroelastose endocárdica) na base dos músculos papilares e ao longo do endocárdio (seta) ao plano de 4 câmaras (**a**). No plano paraesternal longitudinal é demonstrado fluxo transvalvar aórtico turbulento e discreta insuficiência mitral ao mapeamento em cores (**b**). AD: átrio direito; AE: átrio esquerdo; VD: ventrículo direito.

podem aumentar a razão por encurtar o TEJ, assim como na presença de regurgitação aórtica associada, a razão TAC/TEJ pode estar encurtada pelo aumento do TEJ. Portanto, nestes casos esta razão não poderá ser utilizada.

Alguns aspectos bem específicos do recém-nascidos e lactentes serão explorados no tópico a seguir.

CRITÉRIOS DE GRAVIDADE EM NEONATOS E LACTENTES JOVENS

Estudos relevantes de fatores de risco para mortalidade em neonatos com obstrução crítica em via de saída ventricular esquerda, ventrículo esquerdo pequeno ou ambos,[28] têm sido publicados na literatura desde a década de 1990, como os listados no Quadro 66-4.[30-32]

Deste modo, com base nos diferentes estudos demonstrados, as seguintes medidas morfométricas das estruturas cardíacas esquerdas favorecem o reparo com dois ventrículos:[33]

- Anel aórtico indexado de 3,0 cm/m^2.
- Raiz aórtica indexada de 3,5 cm/m^2.
- Área valvar mitral indexada de 4,75 cm^2/m^2.
- Relação do eixo longo do ventrículo esquerdo para a do coração de 0,8.
- Área transversal do ventrículo esquerdo de 2 cm^2.

Com base em alguns dos parâmetros morfométricos, Rhodes *et al.* desenvolveram uma equação para previsão de sobrevivência:[29]

> Escore de Discriminação = 14 (área da superfície corporal) + 0,943 (raiz da aorta indexada) + 4,78 (LAR) + 0,157 (área valvar mitral) - 12,03

onde LAR é a razão entre o eixo longo do ventrículo esquerdo e o do coração.

Uma pontuação de discriminação inferior a ± 0,35 é preditivo de mau resultado após reparo de dois ventrículos.

Em um outro estudo, com 320 neonatos, realizado por Lofland *et al.*, foram encontrados fatores preditivos de sobrevivência em 5 anos para o procedimento de Norwood e reparo biventricular entre eles: grau de fibroelastose endocárdica,[16] escore z do anel da valva aórtica baixo no nível do seio de Valsalva, baixa idade, diâmetro da aorta ascendente, ausência de regurgitação tricúspide moderada ou severa, baixo escore z do comprimento de VE. O uso da equação multivariada obtida por meio deste estudo é muito útil no manejo estratégico do neonato com estenose aórtica crítica e está disponível no *site* da CHSS (Congenital Heart Surgery Society): www.chssdc.org.[34]

Em estudo mais recente, Colan *et al.* publicaram nova equação de discriminação com maior precisão para prever a sobrevida com circulação biventricular.[35]

> 10,98 (área da superfície corporal) + 0,56 (escore z do anel aórtico) + 5,89 (relação do ventrículo esquerdo para o eixo longo do coração) – 0,79 (grau 2 ou 3 fibroelastose endocárdica) – 6,78

Com um ponto de corte de -0,65, o resultado foi previsto com precisão em 90% dos pacientes. Os autores desta publicação concluíram que a análise discriminante revisada produziu um modelo semelhante à equação original com 90% de precisão na previsão de sobrevida com circulação biventricular entre neonatos com estenose aórtica e escore z da área valvar mitral > −2.

ESTENOSE SUBVALVAR AÓRTICA

A estenose subvalvar aórtica representa 10 a 20% de todas as formas de obstrução na via de saída ventricular esquerda, compreende uma variedade de lesões que podem ocorrer isoladamente ou associadas a outros defeitos congênitos. Três tipos de estenose subvalvar aórtico têm sido descritos:[36]

- Estenose subaórtica por membrana: a membrana geralmente está localizada a poucos centímetros da valva aórtica, possui aderências na base da cúspide anterior da valva mitral e no septo interventricular, logo abaixo da válvula aórtica direita (Fig. 66-30 e Vídeos 66-24 a 66-27).
- Estenose subaórtica por anel fibromuscular: ocorre uma dobra fibromuscular espessa que forma um tipo de "colarinho" no trato da via de saída de ventrículo esquerdo a poucos centímetros da valva aórtica (Fig. 66-31 e Vídeos 66-28 e 66-29).
- Estenose subaórtica por túnel fibroso: esta é a forma mais grave de obstrução, onde ocorre estreitamento da via de saída ventricular esquerda por vários centímetros formando um túnel.

A estenose subaórtica pode ocorrer como consequência de defeito do septo interventricular por desvio posterior do septo muscular de via de saída (Vídeos 66-30 a 66-35), sendo frequente a associação à coarctação ou interrupção de aorta nestes casos; ou pode ocorrer por aneurisma septal ventricular e discreto mau alinhamento anterior do septo. Outra causa de estenose subaórtica é a presença de tecido acessório da mitral aderido na via de saída ventricular esquerda causando obstrução (Fig. 66-32 e Vídeo 66-36).

A estenose subvalvar aórtica apresenta, ao modo M, fechamento sistólico precoce causado pela corrente de jato (fenômeno de Venturi) na via de saída ventricular esquerda. Em pacientes com estenose subaórtica por túnel é frequente o movimento anterior sistólico da valva mitral.

Quadro 66-4. Fatores de Risco para Mortalidade em Neonatos e Lactentes Jovens

Estudo	N° de pacientes	Tipo de pacientes	Fatores de risco significativo para mortalidade	Comentários
Rhodes *et al.* (1991)[29]	65	Neonatos e lactentes, EAO crítica	SCI, Raiz aórtica indexada, razão de VE/comprimento do coração, VM indexada	Pacientes pré-selecionados para reparo biventricular, todos tinham valvotomia
Parsons *et al.* (1991)[30]	25	< 3 meses, valvotomia aórtica	Idade, diâmetro valvar mitral, DDVE, dimensão AE e volume diastólico de VE e área seccional	Área seccional de VE < 2 cm^2 e DDVE < 15 mm no plano paraesternal longitudinal – fatores de risco para morte perioperatória
Kovalchin *et al.* (1997)[31]	28	Neonatos, estenose valvar aórtica crítica	Anel aórtico indexado, raiz aórtica, aorta ascendente, comprimento eixo longo de VE, direção do fluxo em aorta ascendente e arco transverso	Determinação ecocardiográfica da morfologia e direção do fluxo aórtico
Tani *et al.* (1999)[32]	20	Neonatos, obstrução do arco aórtico, coarctação, estenose aórtica não crítica		Revisão de 20 neonatos com escore de Rhodes que deveriam impedir a cirurgia biventricular, passando por reparo biventricular com sucesso

AE: Átrio esquerdo; DDVE: diâmetro diastólico de ventrículo esquerdo; VE: ventrículo esquerdo; SCI: superfície corpórea indexada.

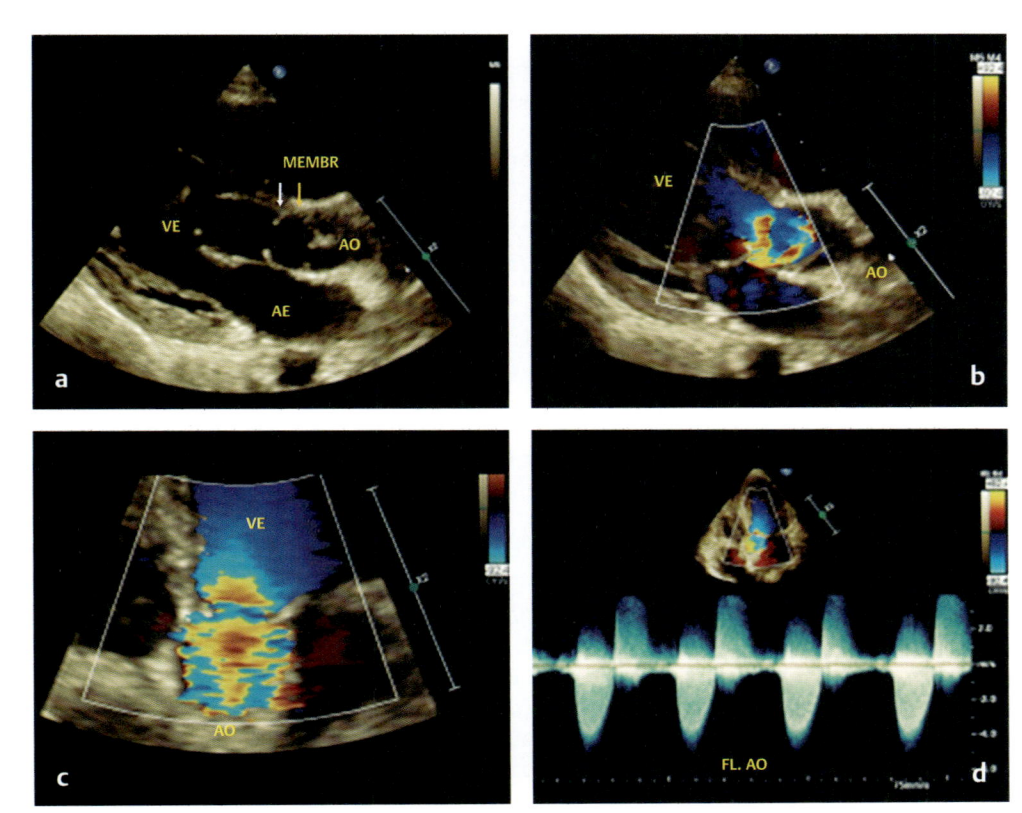

CAPÍTULO 66 ■ CARDIOPATIAS CONGÊNITAS COM ANOMALIAS DAS VIAS DE SAÍDA DIREITA E ESQUERDA

Fig. 66-30. Estenose subaórtica fixa por membrana (membr) no plano paraesternal longitudinal ao bidimensional (**a**), ao mapeamento em cores (**b**), no plano de 5 câmaras ao mapeamento em cores (**c**) e ao Doppler demonstrando gradiente sistólico e refluxo aórtico (**d**). AD: átrio direito; AE: átrio esquerdo; VD: ventrículo direito; VE: ventrículo esquerdo.

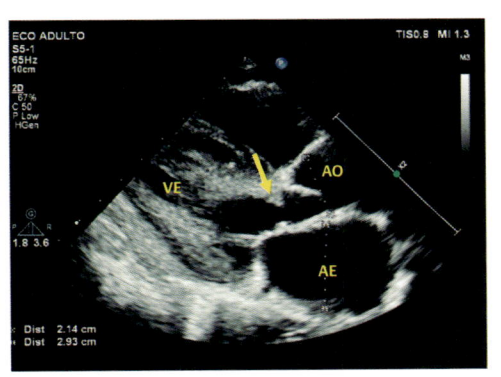

Fig. 66-31. Plano paraesternal longitudinal onde se demonstra anel fibroso muscular em via de saída de ventrículo esquerdo (estenose subaórtica fixa). AE: Átrio esquerdo; VE: ventrículo esquerdo; Ao: aorta.

À ecocardiografia bidimensional, a estenose subvalvar é mais bem identificada nos planos paraesternal e apical de 5 câmaras. A membrana subaórtica é vista como uma delgada e linear imagem hiper-refringente na via de saída ventricular. Por conta do equipamento, algumas vezes a membrana é vista apenas parcialmente adjunta ao septo interventricular, no plano paraesternal. Já no plano apical, a membrana subaórtica será mais bem visualizada em sua totalidade, pois estará com alinhamento perpendicular ao feixe e na direção da resolução axial do equipamento.

Quando a membrana subaórtica está muito próximo da valva aórtica, pode ser difícil a detecção da mesma, movimentos de anteriorização e posteriorização do transdutor associados à lentificação na obtenção dos quadros (*slow motion*) são manobras que contribuem para o diagnóstico.

A obstrução por anel muscular subaórtico pode ser facilmente detectada nos planos paraesternal, apical e subcostal como uma "dobra em prateleira" (*shelf*), espessa e hiper-refringência se projetando para dentro da via de saída. Na obstrução por túnel uma grande extensão do trato de via de saída está estreitado e geralmente ocorre hipertrofia ventricular concêntrica.

Outras anormalidades estão presentes em 71% dos casos de estenose subaórtica, como comunicação interventricular (36%), coarctação ou interrupção de arco aórtico (28%), valva aórtica bivalvular (16%), estenose supravalvar mitral (10%) e veia cava superior esquerda persistente drenado em seio coronário (16%). Pode estar associada a múltiplas lesões obstrutivas do coração esquerdo como anel supravalvar mitral, valva mitral em paraquedas, valva aórtica bivalvular e coarctação de aorta como no complexo de Shone.

A comunicação interventricular pode estar localizada acima ou abaixo da estenose fibromuscular. Uma associação comum ocorre com o defeito septal ventricular duplamente relacionado (supracristal) e severa coarctação de aorta com hipoplasia do arco transverso.

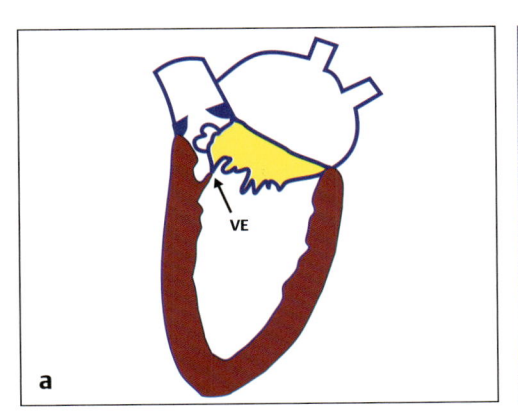

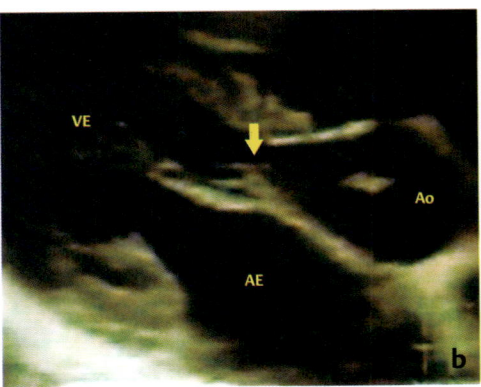

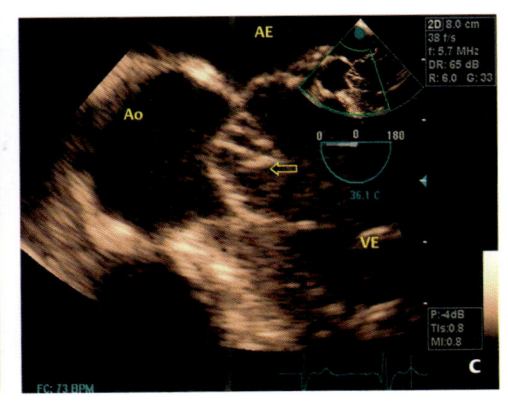

Fig. 66-32. Esquema didático de tecido acessório de valva mitral causando obstrução subaórtica (**a**), no plano paraesternal longitudinal à ecocardiografia transtorácica (**b**) e à transesofágica (**c**). AE: Átrio esquerdo; VE: ventrículo esquerdo; Ao: aorta.

Um aspecto em relação à presença de ampla comunicação interventricular deve ser ressaltado. Nestes casos, o *shunt* esquerdo-direto pela comunicação pode descomprimir o ventrículo esquerdo e minimizar o gradiente na via de saída ventricular esquerda, acarretando uma subestimação do gradiente sistólico ao Doppler.[37] A avaliação morfológica ao bidimensional deve ser preferencial neste tipo de associação, observando-se a dimensão do trato de via de saída e a hipertrofia ventricular esquerda.

ESTENOSE SUPRAVALVAR AÓRTICA

Ocorre mais raramente em cerca de 8 a 14% dos casos. Está frequentemente relacionada com a síndrome de Williams (retardo mental e fácies élfica) por desordem das fibras de elastina, podendo ocorrer, nestes casos, estenose de artérias pulmonares.[38] Outras lesões associadas são coarctação de aorta e estenose de vasos braquiocefálicos.

É uma forma de obstrução de via de saída ventricular esquerda caracterizada por estreitamento localizado na luz da aorta ascendente causado por um diafragma fibroso acima dos seios de Valsalva, com mínimo ou nenhum estreitamento da parede da aorta (60 a 75%). Ou ainda, pode ser causado por um estreitamento em ampulheta da aorta ascendente (25 a 40%), logo acima da margem superior dos seios de Valsalva, envolvendo a região parietal. Os planos paraesternal longitudinal e o paraesternal alto podem visibilizar com detalhes a aorta ascendente (Fig. 66-33). Em lactentes e crianças menores também pode-se utilizar o plano subcostal nesta análise.

A valva aórtica e as artérias coronárias estão expostas a pressões muito elevadas nestes pacientes, resultando em espessamento valvar e, em alguns casos, prolapso diastólico para a via de saída ventricular esquerda, além de dilatação das artérias coronarianas.

Pode ocorrer hiperplasia intimal que contribui para a formação de diafragma fibroso que se estende até o orifício da coronária, principalmente da coronária esquerda, causando lesão estenótica ostial, com consequente isquemia miocárdica e infarto.

Os óstios coronarianos devem ser cuidadosamente analisados no plano paraesternal transversal para avaliar a presença de membrana recobrindo a saída dos mesmos ou estreitamento ostial com dilatação pós-estenótica da coronária. Hiperplasia intimal na aorta distal próxima à saída dos vasos da base também pode ser observada no plano supraesternal.

O jato de fluxo pela área estenótica supravalvar frequentemente é direcionado para a artéria inominada, sendo assim, o valor de pico sistólico mais elevado frequentemente é obtido pelo feixe do Doppler paralelo à inominada no plano supraesternal.

ANEURISMA DO SEIO DE VALSALVA/DILATAÇÃO DA RAIZ AÓRTICA

Podem ocorrer por alterações genéticas com desordens do tecido conjuntivo como síndrome de Marfan, síndrome de Ehlers-Danlos, na síndrome de Turner ou ainda por processos inflamatórios envolvendo a raiz aórtica como endocardite bacteriana, febre reumática e arterite de Takayassu (Fig. 66-34 e Vídeos 66-37 a 66-39). São bem analisados no plano paraesternal longitudinal à ecocardiografia. As válvulas mais envolvidas com o aneurisma são à direita, seguida da posterior. A válvula esquerda raramente está envolvida.[39]

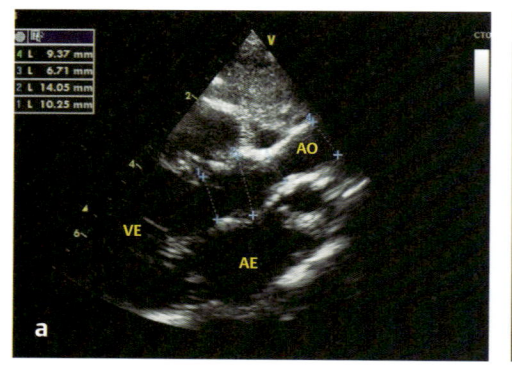

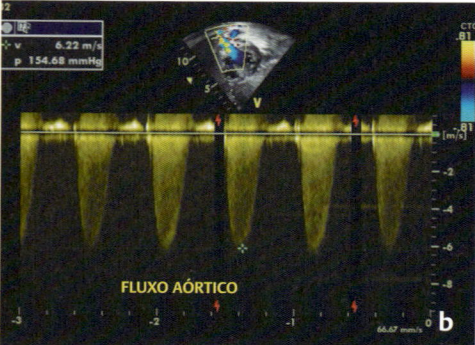

Fig. 66-33. Ecocardiografia de criança com síndrome de Williams com estenose supravalvar aórtica de grau importante, onde se observa estreitamento após a valva aórtica no plano paraesternal longitudinal (**a**) com gradiente sistólico de pico ao Doppler de 154 mmHg ao plano de 5 câmaras (**b**). Ao: Aorta.

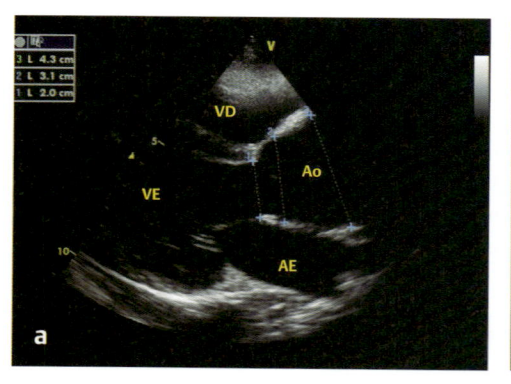

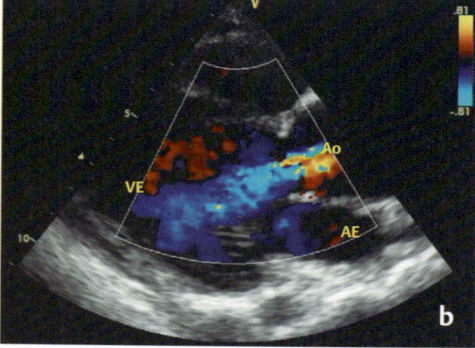

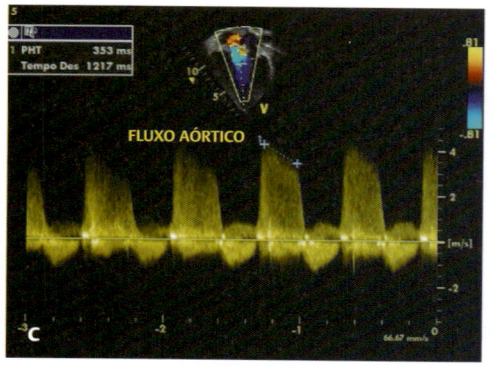

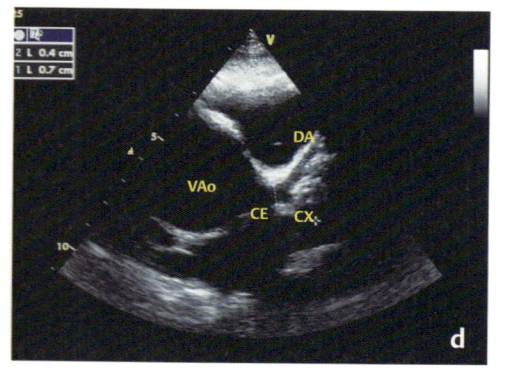

Fig. 66-34. Dilatação importante de raiz aórtica e aorta ascendente ao plano paraesternal longitudinal bidimensional (**a**) e regurgitação aórtica ao mapeamento em cores (**b**) e ao Doppler (**c**) em criança de 8 anos com arterite de Takayassu. Observa-se, também, dilatação de artérias coronárias ao bidimensional (**d**). AD: átrio direito; AE: átrio esquerdo; VD: ventrículo direito; VE: ventrículo esquerdo; CE: coronária esquerda; DA: descendente anterior; CX: circunflexa.

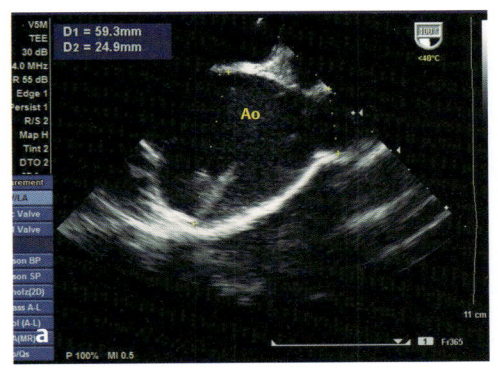

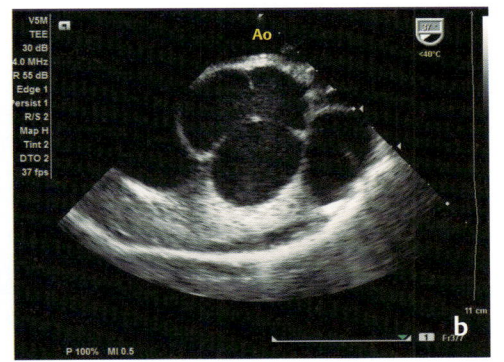

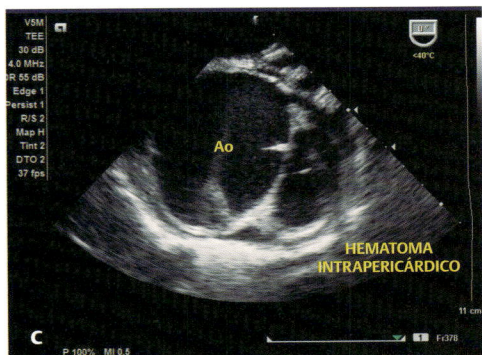

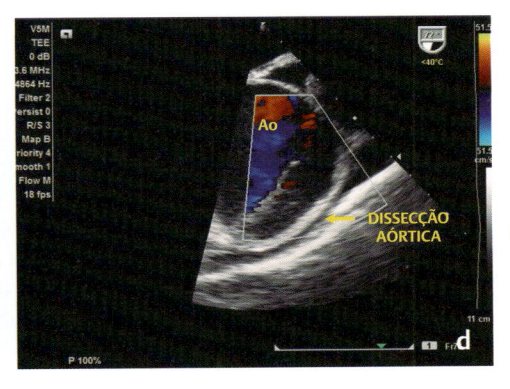

CAPÍTULO 66 ■ CARDIOPATIAS CONGÊNITAS COM ANOMALIAS DAS VIAS DE SAÍDA DIREITA E ESQUERDA

Fig. 66-35. Ecocardiografia transesofágica em adolescente com síndrome de Marfan demonstrando aneurisma de raiz aórtica e de região sinotubular com 5,9 cm de diâmetro (**a**, **b**), dissecção próxima ao seio de Valsalva direito (**c**) e hematoma intrapericárdico (**d**).

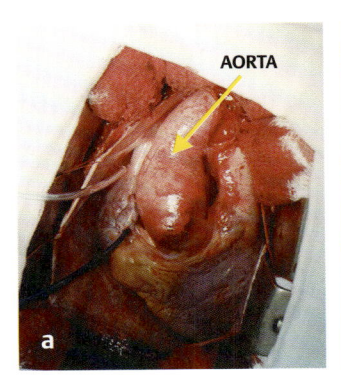

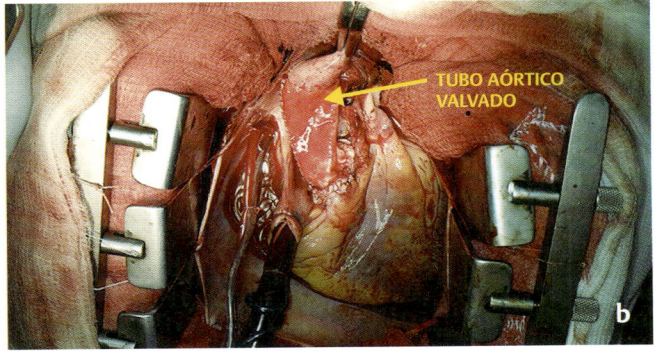

Fig. 66-36. Imagem anatômica da aorta durante o ato cirúrgico (**a**) para correção do aneurisma com dissecção onde foi realizada interposição de tubo aórtico valvado (**b**) e implante de prótese biológica aórtica.

A expansão do aneurisma geralmente ocorre em direção à menor resistência, como as câmaras direitas.[40] O aneurisma pode simplesmente se expandir para uma câmara ou pode se romper e desenvolver comunicações com ela, como por exemplo para o ventrículo ou átrio direitos. A ruptura do seio de Valsalva para o ventrículo esquerdo resulta em regurgitação aórtica. Esta avaliação deve ser realizada com o mapeamento em cores e o Doppler pulsátil e contínuo.

O aneurisma de Valsalva não roto pode causar obstrução na via de saída ventricular direita, na artéria pulmonar direita, na aorta ascendente, oclusão coronariana e regurgitação tricúspide.[41]

Quando existe ruptura do seio de Valsalva, o orifício de abertura é visto abaixo do óstio coronariano, diferentemente do túnel ventrículo esquerdo-aorta em que a abertura do túnel ocorre acima do óstio coronariano.

Em pacientes com síndrome de Marfan, a dilatação da raiz aórtica pode acontecer ao longo dos anos. A dilatação inicial envolve os seios de Valsalva e a aorta ascendente e com o tempo pode ocorrer dilatação da raiz aórtica, levando ao prolapso das cúspides e refluxo aórtico e risco de dissecção e ruptura (Figs. 66-35 e 66-36; Vídeos 66-40 a 66-42).[42]

As medidas dos diâmetros máximos do anel aórtico, raiz aórtica, junção sino-tubular e aorta descendente devem ser realizadas no plano paraesternal longitudinal ao ecocardiografia e indexadas pela superfície corpórea com z-escore (parameters z) em avaliações seriadas (Fig. 66-37), para tentar se identificar risco de desenvolver dissecção de aorta ou ruptura que necessitem de abordagem cirúrgica eletiva. Na população adulta, a indexação por superfície corpórea não está claramente definida e a categorização da dilatação da aorta é feita pelo diâmetro máximo, sendo considerada leve, diâmetros entre 3,5 e 3,9 cm, moderada 4 e 4,9 cm, e severa ≥ 5 cm.[42]

Dilatação da raiz aórtica também pode ocorrer na evolução tardia de pacientes com transposição das grandes artérias que realizaram cirurgia de Jatene (Fig. 66-38 e Vídeos 66-43 e 66-44).

Apesar de frequente no pós-operatório tardio de cirurgia de Jatene (até 2/3 dos pacientes), a taxa de refluxo aórtico e necessidade de reintervenção continuam baixas nas diversas casuísticas até o momento.[43]

1- Anel aórtico
2- Raiz aórtica
3- Região sinotubular
4- Aorta ascendente

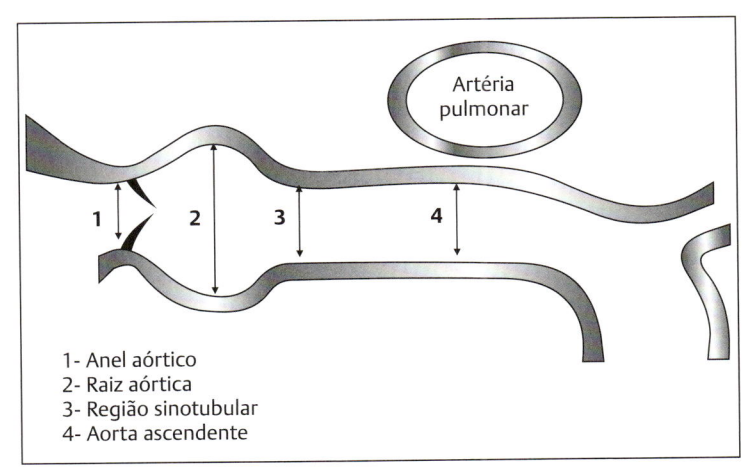

Fig. 66-37. Desenho esquemático dos locais das medidas que devem ser realizadas no plano paraesternal longitudinal à ecocardiografia bidimensional.

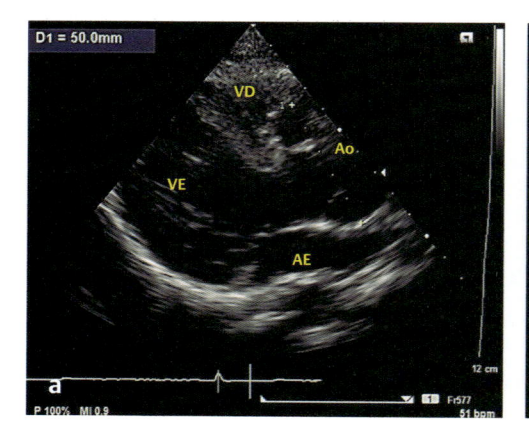

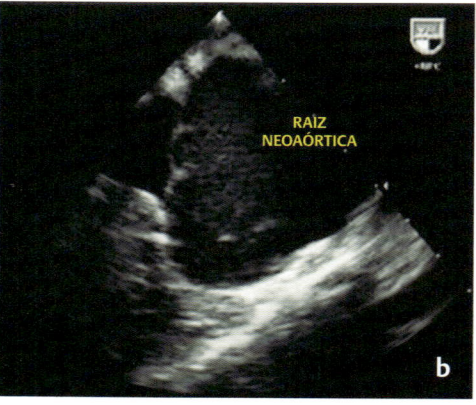

Fig. 66-38. Dilatação importante de raiz neoaórtica em adolescente em pós-operatório tardio de cirurgia de Jatene no plano paraesternal longitudinal à ecocardiografia transtorácica (a) e à transesofágica (b). AD: átrio direito; AE: átrio esquerdo; VD: ventrículo direito; VE: ventrículo esquerdo.

Alguns fatores parecem predispor o aparecimento desta dilatação como:[44]

- Antecedente de cerclagem de artéria pulmonar.
- Regurgitação neoaórtica (pacientes que desenvolvem insuficiência aórtica até um ano da cirurgia de Jatene têm que ser seguidos ambulatorialmente em intervalos menores).
- Idade mais avançada ao realizar a cirurgia de Jatene.
- Cerclagem de artéria pulmonar prévia.
- Presença de comunicação interventricular em via de saída.

A teoria mais aceita é de que os paciente em pós-operatório de cirurgia de Jatene apresentam diferenças nas estruturas da aorta e da artéria pulmonar com uma *down regulation* dos marcadores de células musculares lisas e uma desdiferenciação destas células, facilitando a formação do aneurisma do seio de Valsalva.

REGURGITAÇÃO AÓRTICA

Em pacientes pediátricos, regurgitação aórtica ocorre incomumente como anormalidade cardíaca primária, mas ocorre, frequentemente, em associação a outras formas de defeitos cardíacos congênitos, dilatação de raiz aórtica ou processos infecciosos envolvendo a raiz aórtica ou a valva aórtica.

Os defeitos cardíacos congênitos que mais comumente podem cursar com regurgitação aórtica incluem comunicação interventricular, estenose subaórtica e tronco arterial comum. Regurgitação aórtica pode se desenvolver em 5% de todas as comunicações interventriculares e geralmente aumentam em frequência com a idade.

Os tipos mais comuns de comunicação interventricular que cursam com regurgitação aórtica são:

- Comunicação interventricular duplamente relacionada (CIV supracristal) – estes defeitos estão localizados no septo interventricular logo abaixo das valvas aórtica e pulmonar. Compreendem cerca de 1/3 das CIV's que podem se associar à regurgitação aórtica.
- Comunicação interventricular de via de saída (CIV infracristal) – estão localizados abaixo e à direita da valva aórtica, próximos à valva tricúspide. Compreendem cerca de 1/2 a 1/3 das CIV's que se podem associar à regurgitação aórtica.
- Comunicação interventricular de via de saída associada à dextroposição de aorta ou anomalias conotruncais como tetralogia de Fallot, atresia pulmonar e troncos arteriosos comum. Em razão do *overriding* da valva, o jato da regurgitação aórtica pode-se direcionar para o ventrículo direito, esquerdo ou ambos.

Sempre que ocorre prolapso da valva aórtica nos pacientes com comunicações interventriculares, deve ser indicado o fechamento do defeito septal pelo risco de piora progressiva do prolapso e necessidade de intervenção na valva aórtica.

Regurgitação da valva aórtica frequentemente se desenvolve em associação à estenose subaórtica. A ressecção cirúrgica precoce da estenose subaórtica em geral, pode preservar a integridade da valva aórtica.

As anormalidades cardíacas primárias que mais podem acarretar regurgitação valvar são as anormalidades da valva aórtica, como a valva bivalvular, quadrivalvular ou uma apresentação mais rara e muito grave, a ausência de válvulas (tão chamado *unguarded* orifício aórtico). Os túneis ventrículo esquerdo-aorta são outra anormalidade rara que cursam com regurgitação aórtica e serão discutidos no próximo tópico.

A quantificação da gravidade da regurgitação aórtica obedece os critérios utilizados pela ASE.[18,19]

O direcionamento do jato de regurgitação aórtica pode, eventualmente, estar direcionado à cúspide anterior da valva mitral, acarretando alteração em sua mobilidade e função, como demonstrado na Figura 66-39 (Vídeos 66-45 a 66-48).

As medidas dos ventrículos em pediatria também deverão ser indexadas pela superfície corpórea (parâmetros z).[45] A regurgitação aórtica leva ao aumento do enchimento do ventrículo esquerdo na diástole (aumento da pré-carga), o que pode acarretar aumento progressivo de seus diâmetros e volumes que devem ser acompanhados para indicação de intervenção cirúrgica, assim como a sua

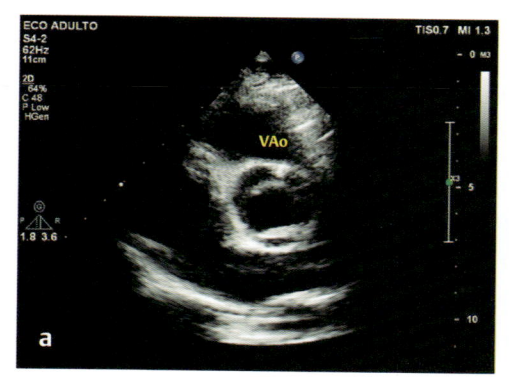

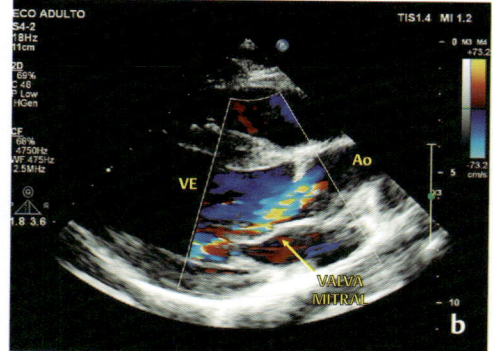

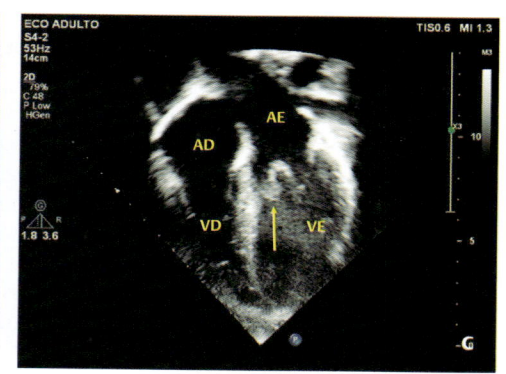

Fig. 66-39. Paciente com valva aórtica bivalvular ao plano transversal com rafe (a) com regurgitação aórtica ao mapeamento em cores (b) e jato direcionado para cúspide anterior da valva mitral que apresenta mobilidade aumentada, como demonstrado no plano de 4 câmaras (c). AD: átrio direito; AE: átrio esquerdo; VD: ventrículo direito; VE: ventrículo esquerdo; VAo: valva aórtica.

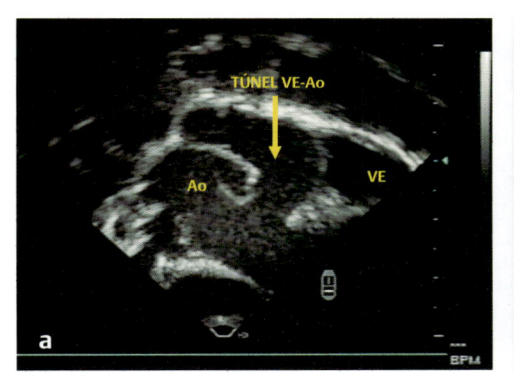

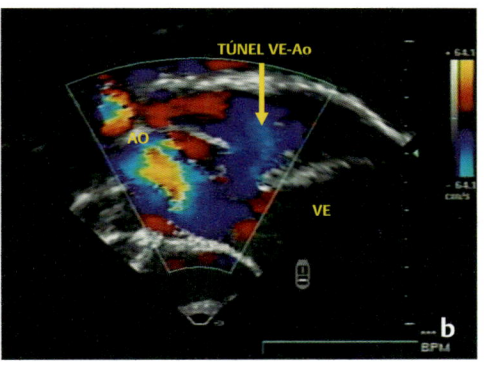

Fig. 66-40. Ecocardiografia transesofágica biplanar mostrando o ventrículo esquerdo (VE) com a via de saída no eixo longo, aorta (Ao) e o túnel comunicando o VE com a aorta ascendente ao bidimensional (**a**) e ao mapeamento em cores (**b**).

fração de ejeção. O uso da deformação global pelo *strain* pela técnica do *speckle-tracking* tem sido muito útil na indicação cirúrgica deste grupo de pacientes com regurgitação aórtica, por detectar alterações miocárdicas mais precoces em relação aos métodos convencionais de avaliação da função cardíaca.[46]

A hipertrofia de ventrículo esquerdo compensatória, que ocorre na regurgitação aórtica, apesar de diminuir o estresse da parede, pode levar a alterações de contração e relaxamento anormal, isquemia subendocárdica e maior suscetibilidade à arritmias cardíacas. Pacientes com dupla lesão aórtica (regurgitação e estenose aórtica) desenvolvem sintomas e alterações eletrocardiográficas com uma relação massa/volume (relação > 1,4) menor do que aqueles que apresentam lesão aórtica estenótica pura (relação > 2,1), conforme o clássico estudo de Li et al. Desta maneira, avaliações ecocardiográficas seriadas de massa/volume de ventrículo esquerdo pode permitir a identificação de pacientes com regurgitação aórtica com risco de desenvolvimento de isquemia subendocárdica.[47]

TÚNEL VENTRÍCULO ESQUERDO-AORTA

O túnel forma uma comunicação entre a aorta e o ventrículo esquerdo, geralmente está localizado na parede anterior aórtica, abaixo do nível do óstio da coronária direita.[48] A desembocadura do túnel ocorre no ventrículo esquerdo acima das válvulas direitas e esquerdas. O segmento extracardíaco do túnel fica entre a aorta e a artéria pulmonar passa através do septo conal para a região intracardíaca "bypassando" a valva aórtica. Dilatação aneurismática de algum segmento do túnel pode ocorrer. Em alguns casos, a valva aórtica é congenitamente espessada, estenótica e pode ser bivalvular.

O túnel ventrículo esquerdo-aorta pode ser distinguido anatomicamente da ruptura do aneurisma do seio de Valsalva porque o túnel se abre na aorta acima das artérias coronárias enquanto na ruptura do aneurisma do seio de Valsalva, a comunicação está situada abaixo das artérias coronárias.

À primeira vista, o final do túnel para o ventrículo esquerdo pode assemelhar-se a uma grande comunicação subaórtica, porém ao se analisar com mais cautela, observa-se que a comunicação ocorre com a aorta e não com o ventrículo direito. Em neonatos, a parede anterior do ventrículo direito, o septo e a parede posterior do ventrículo esquerdo estão marcadamente espessos, a dimensão diastólica final e a fração de ejeção estão aumentados, sugerindo sobrecarga volêmica ventricular esquerda.

Na avaliação ecocardiográfica pré-operatória é importante determinar a proximidade do óstio da coronária direita da extremidade ventricular do túnel, principalmente se a proposta cirúrgica for o fechamento do túnel com patch.[49]

Os planos paraesternal longitudinal, transversal eixo curto e subcostal são particularmente úteis para adequada avaliação do túnel ventrículo esquerdo aorta, tanto na avaliação bi ou tridimensional, assim como a avaliação transesofágica (Fig. 66-40). A avaliação com o mapeamento em cores e ao Doppler mostra regurgitação aórtica severa através do túnel para o ventrículo esquerdo. Significativo refluxo aórtico retrógrado diastólico usualmente é detectado na aorta descendente.

TÚNEL VENTRÍCULO DIREITO-AORTA

É uma rara malformação congênita que consiste em uma comunicação que se estende de uma abertura na aorta acima do nível do seio de Valsalva, para o ventrículo direito.

Este defeito geralmente não está associado a anormalidades na valva aórtica, mas pode ocorrer com estenose pulmonar valvar crítica.[50]

O túnel ventrículo direito-aorta, assim como como o ventrículo esquerdo-aorta geralmente tem porções aneurismáticas.

O ventrículo direito geralmente está dilatado e hipertrofiado em razão do aumento de pressão e de volume por conta da regurgitação da aorta para o ventrículo direito.

Na estenose pulmonar valvar crítica do neonato, pode ser difícil distinguir o túnel ventrículo direito-aorta da fístula coronário-cavitária para o ventrículo direito. Deve-se observar ao ecocardiografia que no túnel ventrículo direito-aorta, a dimensão (escore z) e distribuição das artérias coronárias são normais, enquanto na estenose pulmonar valvar crítica neonatal com fístula coronário-cavitária, a artéria coronária envolvida está muito dilatada.

CISTO SANGUÍNEO GIGANTE NA VALVA AÓRTICA

Cistos sanguíneos na valva aórtica raramente requerem intervenção cirúrgica. A maioria deles são achados incidentais de autópsia em fetos e crianças. A maioria dos cistos sanguíneos tem menos de 2 mm e dificilmente é observada após 6 meses de idade. Os cistos têm sido descritos na superfície ventricular da valva pulmonar, na via de saída ventricular esquerda e, muito raramente, na valva aórtica.

A patogênese do cisto sanguíneo cardíaco ainda é desconhecida. Ecocardiografias seriadas em acompanhamento de pacientes que apresentaram o cisto sanguíneo reforçam a hipótese de que cistos sanguíneos gigantes podem representar a progressão de pequenos cistos sanguíneos congênitos presentes durante a infância.[51]

DeGroff *et al.* descrevem um cisto sanguíneo gigante numa criança de 12 anos com valva aórtica bivalvular que necessitou de abordagem cirúrgica aos 16 anos, enfocando a importância do acompanhamento ecocardiográfico nestes casos.[52] O cisto pôde ser observado adjunto à face ventricular da valva aórtica, na via de saída ventricular esquerda como uma imagem elipsoide hiper-refringente com conteúdo anecoico, abaixo das válvulas aórticas.

REFERÊNCIAS BIBLIOGRÁFICAS

1. Ho SY, Baker EJ, Rigby ML, Anderson RH. Color atlas congenital heart disease: morphologic and clinical correlations. London: Mosby-Wolfe; 1995. p. 192.
2. Anderson RH, Mori S, Spicer DE, Brown NA, Mohun TJ. Development and Morphology of the Ventricular Outflow Tracts. World J Pediatr Congenit Heart Surg. 2016 Sep;7(5):561-77.
3. Eidem BW, O'Leary PW, Cetta F. Echocardiography in pediatric and adult congenital heart disease. 2.ed. Philadelphia: Wolters Kluwer; 2015. 720p.
4. Chen RHS, Chau AKT, Chow PC, Yung TC, Cheung YF1, Lun KS1. Achieving biventricular circulation in patients with moderate hypoplastic right ventricle in pulmonary atresia intact ventricular septum after transcatheter pulmonary valve perforation. Congenit Heart Dis. 2018 Nov;13(6):884-91.

5. LaPar DJ, Bacha E. Pulmonary atresia with intact ventricular septum with borderline tricuspid valve: how small is too small. Semin Thorac Cardiovasc Surg Pediatr Card Surg Annu. 2019;22:27-31.
6. Cohen MS. Assessing the borderline ventricle in a term infant: combining imaging and physiology to establish the right course. Curr Opin Cardiol. 2018 Jan;33(1):95-100.
7. Cunningham JW, McElhinney DB, Gauvreau K, Bergersen L, Lacro RV, Marshall AC et al. Outcomes after primary transcatheter therapy in infants and young children with severe bilateral peripheral pulmonary artery stenosis. Circ Cardiovasc Interv. 2013 Aug;6(4):460-7.
8. Schidlow DN, Freud L, Friedman K, Tworetzky W. Fetal interventions for structural heart disease. Echocardiography. 2017 Dec;34(12):1834-41.
9. Ho_man JIE, Christianson R. Congenital heart disease in a cohort of 19,502 births with long-term follow-up. Am J Cardiol. 1978;42:641-47.
10. Tarasoutchi F, Montera MW, Ramos AIO et al. Atualização das Diretrizes Brasileiras de Valvopatias: Abordagem das Lesões Anatomicamente Importantes. Arq Bras Cardiol. 2017;109(6)supl. 2.
11. Edwards JE. Pathology of left ventricular outflow tract obstruction. Circulation. 1965;31:586-99.
12. Sievers HH, Schmidtke C. A classification system for the bicuspid aortic valve from 304 surgical specimens. J Thorac Cardiovasc Surg. 2007;133:1226-33.
13. Roberts WC. The congenitally bicuspid aortic valve: A study of 85 autopsy cases. Am J Cardiol. 1970;26:72-83.
14. Otto C. Princípios da Ecocardiografia, 2007.
15. Feldman BJ et al. Incidence, descriptionand funtional assessment of isolated quadricuspid aortic valves. Am J Cardiol. 1990;65:937.
16. Lofland GK, McCrindle BW, Williams WG et al. Critical aortic stenosis in the neonate: a multi-institutional study of management outcomes and risk factors. Congenital Heart Surgeons Society. J. Thorac. Cardiovasc. Surg. 2001;121:10-27.
17. Hatle L, Angelsen BA, Tromsdal A. Noninvasive assessment of aortic valve stenosis by Doppler Ultrasound. Br. Heart J. 1980;43:284-9.
18. Baumgartner H, Stefenelli T, Niederberger J, Schima H, Maurer G. 'Overestimation' of catheter gradients by Doppler ultrasound in patients with aortic stenosis: A predictable manifestation of pressure recovery. J Am Coll Cardiol. 1999;33:1655-61.
19. Baumgartner H, Hung J, Bermejo J, Chambers JB, Edvardsen T, Goldstein S et al. Recommendations on the echocardiographic assessment of aortic valve stenosis: a focused update from the European Association of Cardiovascular Imaging and the American Society of Echocardiography. European Heart Journal. Cardiovascular Imaging 2017;18:254-75.
20. Barker PCA, Ensing G, Ludomirsky A, Bradley DJ, Lloyd TR, Rocchini AP. Comparison of simultaneous invasive and noninvasive measurements of pressure gradients in congenital aortic valve stenosis. J. Am. Soc. Echocardiogr. 2002;15:1496-502.
21. Feltes TF, Bacha E, Beekman RH 3rd, Cheatham JP, Feinstein JA, Gomes AS, et al. Indications for cardiac catheterization and intervention in pediatric cardiac disease: A scientific statement from the American Heart Association. Circulation. 2011;123:2607-52.
22. Oh JK, Taliercio CP, Holmes DR Jr Reeder GS Bailey KR Seward JB Tajik AJ. Prediction of the severity of aortic stenosis by Doppler aortic valve area determination: Prospective Doppler–catheterization correlation in 100 patients. J Am Coll Cardiol. 1988;11:1227-34. [CrossRef]
23. Donati F, Myerson S, Bissell MM, Smith NP, Neubauer S, Monaghan MJ et al. Beyond Bernoulli: Improving the accuracy and precision of noninvasive estimation of peak pressure drops. Circ Cardiovasc Imaging. 2017;10:e005207.
24. Mäkikallio K, McElhinney DB, Levine JC, Marx GR, Colan SD, Marshall AC et al. Fetal aortic valve stenosis and the evolution of hypoplastic left heart syndrome: Patient selection for fetal intervention. Circulation. 2006;113:1401-5.
25. Leung MO et al. Critical aortic stenosis in early infancy: anatomic and echocardiographic substrates of successful open valvotomy. J Thorac Cardiovasc Surg. 1991;101:526.
26. Nishimura RA, Otto CM, Bonow RO, Carabello BA, Erwin JP 3rd, Fleisher LA et al. 2017 AHA/ACC Focused Update of the 2014 AHA/ACC Guideline for the Management of Patients with Valvular Heart Disease: A Report of the American College of Cardiology/American Heart Association Task Force on Practice Guidelines. J Am Coll Cardiol. 2017;11;70(2):252-89.
27. Friedberg MK, Su X, Tworetzky W, Soriano BD, Powell AJ, Marx GR. Validation of 3D echocardiographic assessment of left ventricular volumes, mass, and ejection fraction in neonates and infants with congenital heart disease: a comparison study with cardiac MRI. Circ Cardiovasc Imaging. 2010;3:735-42.
28. Hickey EJ, Caldarone CA, Blackstone EH et al. Critical left ventricular outflow obstruction: The disproportionate impact of biventricular repair in borderline cases. JTCVS 2007;134:1429-36.
29. Rhodes LA, Colan SD, Perry SB, Jonas RA, Sanders SP. Predictors of survival in neonates with critical aortic stenosis. Circulation.1991;84:2325-35.
30. Parsons MK, Moreau GA, Graham TP, Johns JA, Boucek RJ. Echocardiographic estimation of critical left ventricular size in infants with isolated aortic valve stenosis. J Am Coll Cardiol. 1991;18:1049-55.
31. Kovalchin J, Brook M, Silverman N. Growth of the hypoplastic left ventricle? Pediatr Cardiol. 1997;18:451-2.
32. Tani LY, Minich LL, Pagotto LT, Shaddy RE, McGough EC, Hawkins JA. Left heart hypoplasia and neonatal aortic arch obstruction: Is the Rhodes left ventricular adequacy score applicable? J Thorac Cardiovasc Surg. 1999;118:81-6.
33. Gautam KS. Review – Congenital aortic valve stenosis. Children. 2019;6:69.
34. Congenital Heart Surgeon's Society (CHSS). (Accessed June 2004). Available at: www.chssdc.org.
35. Colan SD, McEhinney DB, Crawford EC et al. Validation and Re-Evaluation of a Discriminant Model Predicting Anatomic Suitability for Biventricular Repair in Neonates with Aortic Stenosis. J Am Coll Cardiol. 2006;47:1858-65.
36. Reis RL et al. Congenital fixed subvalvular aortic stenosis: an anatomical classification and correlations with operative results. Circulation. 1971;43(suppl I):I-11.
37. Frommelt MA et al. Echocardiographic assessment of subvalvular aortic stenosis before and after operation. J Am Coll Cardiol. 1992;19:1018.
38. Williams JCP, Barrat-Boyes BG, Lowe JB. Supravalvular aortic stenosis. Circulation 1961;24:1311.
39. Terdjman M et al. Aneurysms of sinus of Valsalva: two-dimensional echocardiographic diagnosis and recognition of rupture into the right heart cavities. J Am Coll Cardiol. 1984;3:1127.
40. Verma S, Siu S. Aortic dilatation in patients with bicuspid aortic valve. N Engl J Med. 2014;370:1920-9.
41. Khoo C, Cheung C, Jue J. Patterns of aortic dilatation in bicuspid aortic valve-associated aortopathy. J Am Soc Echocardiogr. 2013;26:600-05.
42. Stout KK, Daniels Curt J, Aboulhosn JA et al. 2018 AHA/ACC Guideline for the Management of Adults With Congenital Heart Disease. JACC. 2019;73(12):81-192.
43. Hourihan M, Colan SD, Wernovsky G et al. Growth of the Aortic Anastomosis, Annulus, and Root After the Arterial Switch Procedure Performed in Infancy. Circulation. 1993;88:615-20.
44. Lange R, Cleuziou J, Horer J et al. Risk factors for aortic insufficiency and aortic valve replacement after the arterial switch operation. European Journal of Cardiothoracic Surgery. 2008;34:711-7.
45. Pettersen MD, Du W, Skeens ME, Humes RA. Regression equations for calculation of z scores of cardiac structures in a large cohort of healthy infants, children, and adolescents: an echocardiographic study. J Am Soc Echocardiogr. 2008 Aug;21(8):922-34.
46. Smedsrud MK, Pettersen E, Gjesdal O et al. Detection of left ventricular dysfunction by global longitudinal systolic strain in patients with chronic aortic regurgitation. J Am Soc Echocardiogr. 2011 Nov;24(11):1253-9.
47. Li JS et al. Relation of mass/volume ratio to EKG abnormalities and symptoms in children with aortic stenosis/ insufficiency. J Am Soc Echo. 1994;7:S26.
48. Sousa-Uva M, Touchot A, Fermont L, Piot D, Delezoide AL, Serraf A et al. Aortico-left ventricular tunnel in fetuses and infants. Ann Thorac Surg. 1996; 61:1805-10.
49. Wu J-R et al. Aortic-left ventricular tunnel two-dimensional echocardiographic and angiographic features. Am Heart J 1989;117:697.
50. Jureidini SB et al. Aortico-right ventricular tunnel and critical pulmonary stenosis: diagnosis by two-dimensional and Doppler echocardiography and angiography. Pediatric Cardiol. 1989;10:99.
51. Nakae S, Kurata A, Ishihara A. Subaortic stenosis caused by an unusual fibrous blood-filled cyst of the left ventricle with outflow tract obstruction associated with a ventricular septal defect. Br Heart. 1992;67:502-3.
52. DeGroff C, Silberbach M, Sahn DJ et al. Giant Blood Cyst of the aortic valve. J Am Soc Echocardiogr. 1995;8:543-5.

CARDIOPATIAS CONGÊNITAS CIANÓTICAS

CAPÍTULO 67

Claudia Regina Pinheiro de Castro Grau ■ Simone Rolim Fernandes Fontes Pedra ■ Renata de Sá Cassar
Daniela Lago Kreuzig ■ Bianca Saraiva Santoro ■ Márcio Miranda Brito

TRANSPOSIÇÃO DAS GRANDES ARTÉRIAS

Definição
A transposição das grandes artérias (TGA) é uma anomalia conotruncal caracterizada pela discordância ventriculoarterial, onde a artéria pulmonar está relacionada com o ventrículo morfológico esquerdo (VE), e a aorta ao direito (VD). As circulações sistêmica e pulmonar encontram-se em paralelo, com o sangue desoxigenado recirculando através do corpo e o sangue oxigenado pelos pulmões.

Epidemiologia
Trata-se da segunda cardiopatia congênita cianogênica mais comum, representando 5-7% de todas. É mais prevalente no sexo masculino (2:1).[1,2]

Classificação
Em sua forma simples, não apresenta outro defeito intracardíaco associado (TGA com septo interventricular íntegro), o que corresponde a 60% dos casos, enquanto nos casos complexos (40%) pode estar presente comunicação interventricular (20%), obstrução das vias de saída ventriculares (5%) e/ou anomalias do arco aórtico, como coarctação da aorta.[3,4]

Ecocardiografia
A ecocardiografia é o principal método diagnóstico, fornecendo avaliação anatômica e hemodinâmica muito acurada.

O diagnóstico pré-natal desta patologia requer a visibilização das vias de saída, tendo em vista que o corte de 4 câmaras pode ser absolutamente normal. Portanto, a realização dos cortes dos 3 vasos e paraesternal longitudinal é fundamental para a identificação desta cardiopatia (Fig. 67-1 e Vídeo 67-1).[5,6]

Características Ecocardiográficas e Aspectos Relevantes Pré-Operatórios

- *Discordância ventriculoarterial:* é possível demonstrar os vasos paralelos pelos cortes subcostal, apical de 5 câmaras e paraesternal eixo longo, em que as vias de saída e grandes artérias são investigadas (Figs. 67-2 e 67-3; Vídeos 67-2 e 67-3). O VE dá origem à artéria pulmonar que se bifurca e o VD à aorta, alongada e que dá origem aos vasos da base mais superiormente. Esta disposição é claramente reconhecida quando movimentos de anteriorização e posteriorização são realizados.[3,4]

- *Disposição das grandes artérias:* usualmente a valva aórtica está posicionada anteriormente e à direita (Fig. 67-4 e Vídeo 67-4), havendo continuidade mitropulmonar e infundíbulo-subaórtica. Esta característica pode ser observada no corte paraesternal eixo curto, em que os vasos são avaliados transversalmente. A valva aórtica está localizada mais superiormente do que a pulmonar, tendo em vista a presença do infundíbulo subaórtico na TGA em 88 a 96% dos pacientes.[7,8]

- *Septo interatrial:* um dos pontos mais importantes da primeira avaliação é determinar a presença e o tamanho do forame oval patente (FOP) ou da comunicação interatrial (CIA) pelo corte

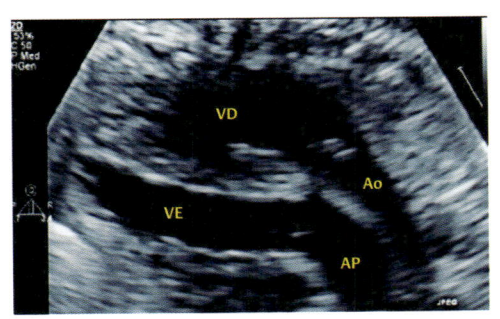

Fig. 67-1. Ecocardiografia fetal com imagem das vias de saída ventriculares e grandes vasos em paralelo, em corte paraesternal longitudinal.

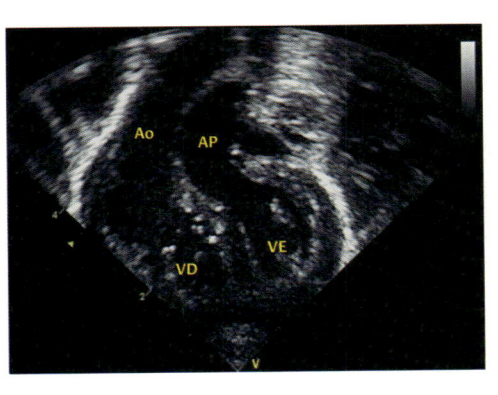

Fig. 67-2. Corte subcostal bidimensional com as vias de saída evidenciando os vasos em discordância ventriculoarterial na transposição das grandes artérias simples. Ao: Aorta; AP: artéria pulmonar; VD: ventrículo direito; VE: ventrículo esquerdo.

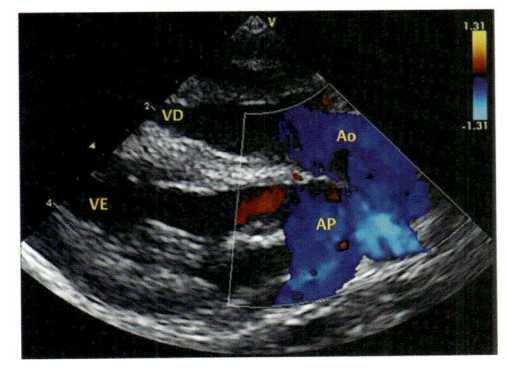

Fig. 67-3. Corte paraesternal de eixo longo com mapeamento a cores demonstrando os grandes vasos em paralelo na transposição das grandes artérias simples. Ao: aorta; AP: artéria pulmonar; VD: ventrículo direito; VE: ventrículo esquerdo.

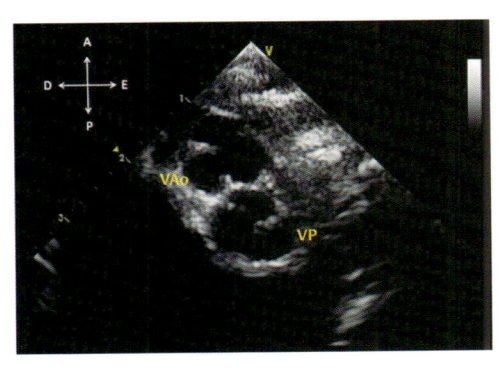

Fig. 67-4. Corte paraesternal alto para avaliação da disposição das grandes artérias nesta patologia: valva aórtica anterior e à direita da valva pulmonar. VAo: valva aórtica; VP: valva pulmonar.

subcostal. É possível acessar a direção e a magnitude do fluxo através do mapeamento a cores (Vídeo 67-5). No caso de restrição ao fluxo, o mais comum é a lâmina da fossa oval encontrar-se tensa, com mistura de sangue inadequada e paciente insaturado (Fig. 67-5a). Nestes casos é necessária a realização de atriosseptostomia com cateter balão (Vídeo 67-6). Na grande maioria das vezes, este procedimento é guiado por exame transtorácico à beira do leito. O Doppler espectral do fluxo transeptal evidencia gradiente médio elevado apenas se houver hipertensão pulmonar importante associada (Fig. 67-5b).

- *Canal arterial (CA):* a avaliação do CA é feita pelos cortes paraesternal alto e supraesternal sagital. Determina-se sua patência, tamanho e fluxo.
- *Artérias coronárias:* o padrão anatômico é bastante variável e algumas apresentações afetam desfecho cirúrgico.[9,10] Lança-se mão dos seguintes cortes ecocardiográficos para esta tarefa desafiadora: subcostal, paraesternal eixo longo, paraesternal eixo curto alto e apical. A disposição habitual é a artéria coronária direita (CD) com origem no seio de Valsalva direito (seio 2) e o tronco da artéria coronária esquerda (TCE) do esquerdo (seio 1), presente em 65% dos casos. Em 13%, a artéria circunflexa (CX) tem origem da CD com trajeto posterior à pulmonar (Figs. 67-6 e 67-7; Vídeos 67-7 e 67-8) e, em 7,5%, óstio único à direita.[9] O rastreio do trajeto inicial da coronária deve ser criterioso, na tentativa de se identificar curso intramural. Uma dica que sugere este achado é a origem de uma coronária do seio oposto, com pertuito entre as valvas semilunares, além de origem angulada, justacomissural ou alta (próximo à região sinotubular).[11] Vale lembrar, ainda, da importância em se avaliar o alinhamento das comissuras entre as valvas semilunares, tendo em vista a translocação cirúrgica das artérias coronárias. Entretanto, a ecocardiografia ainda apresenta limitações para a definição precisa da anatomia coronária em alguns casos.[12]

Anomalias Associadas

1. *Comunicação interventricular (CIV) (Fig. 67-8; Vídeos 67-1 e 67-9):* é bastante frequente e pode acometer a região central, de via de entrada ou de saída do septo interventricular. Sendo assim, pode ser encontrado CIV perimembranosa, duplamente relacionada ou muscular, com ou sem mau alinhamento. Além do tipo e tamanho da CIV, deve-se observar a direção do fluxo e o gradiente transeptal. Em se tratando de múltiplas CIVs, sua identificação antes da cirurgia é difícil, pois há equalização das pressões ventriculares.

2. *Valvas atrioventriculares:* deve ser investigado *straddling* das valvas atrioventriculares na presença de CIV de via de entrada perimembranosa.

3. *Obstrução da via de saída:* é imprescindível a caracterização do seu mecanismo e da sua severidade. A obstrução da via de saída do ventrículo esquerdo está presente em cerca de 10% dos casos de TGA com CIV e tem implicação na escolha do tipo de tratamento cirúrgico.[2] Há seis mecanismos distintos: desvio posterior do septo infundibular (Fig. 67-8 e Vídeo 67-9), membrana subpulmonar, *straddling* da valva mitral, tecido acessório

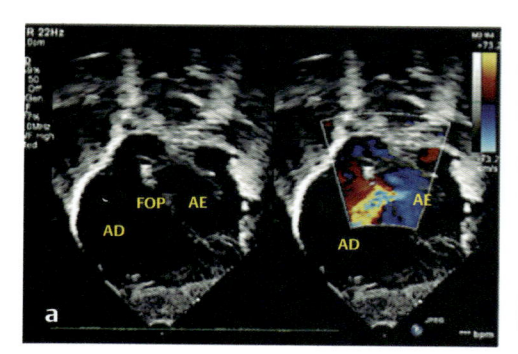

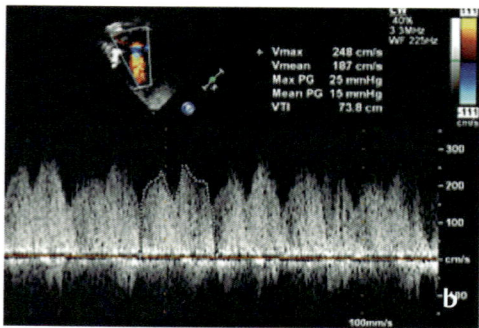

Fig. 67-5. (a) Corte subcostal bidimensional e com mapeamento a cores evidenciando fluxo acelerado pelo forame oval restritivo na transposição das grandes artérias simples; (b) traçado do Doppler pelo forame oval com gradiente transeptal elevado na presença de hipertensão pulmonar importante. AD: átrio direito; AE: átrio esquerdo; FOP: forame oval patente.

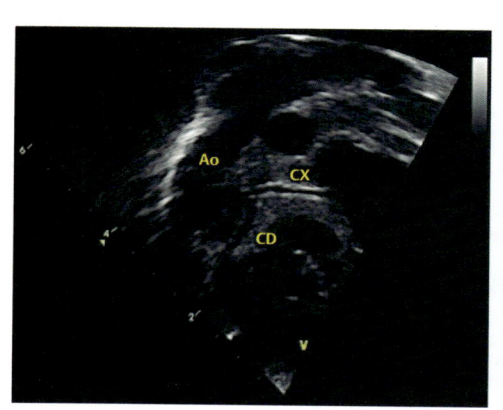

Fig. 67-6. Corte subcostal exemplificando anomalia de coronária mais comumente encontrada na transposição das grandes artérias: a artéria circunflexa origina-se da artéria coronária direita. Ao: aorta; CX: artéria circunflexa; CD: artéria coronária direita.

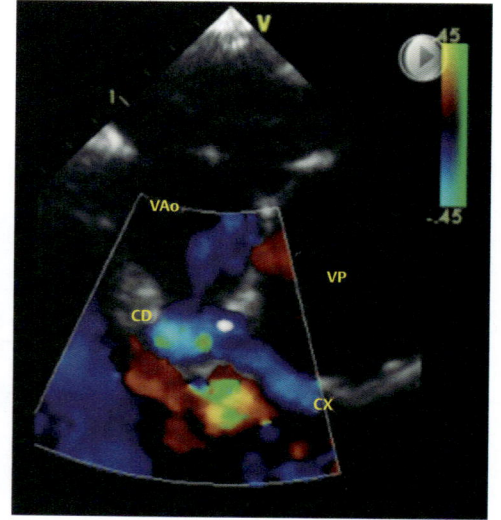

Fig. 67-7. Corte paraesternal alto exemplificando anomalia de coronária mais comumente encontrada na transposição das grandes artérias: a artéria circunflexa origina-se da artéria coronária direita e tem trajeto retropulmonar. VAo: valva aórtica; VP: valva pulmonar; CX: artéria circunflexa; CD: artéria coronária direita.

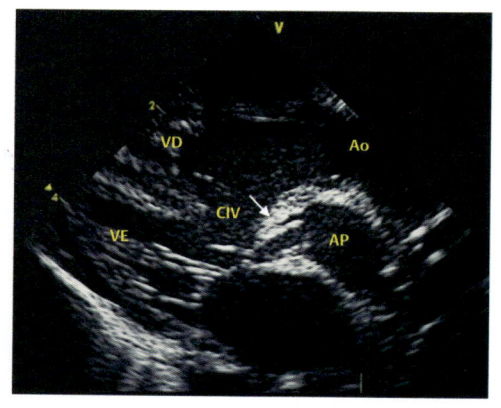

Fig. 67-8. Corte paraesternal eixo longo de transposição das grandes artérias complexa com comunicação interventricular e estenose subvalvar e valvar pulmonar. Ao: aorta; AP: artéria pulmonar; VD: ventrículo direito; VE: ventrículo esquerdo; CIV: comunicação interventricular subpulmonar; seta: desvio posterior do septo infundibular.

da valva mitral, protrusão de tecido da valva tricúspide pela CIV e estenose da própria valva. O comprometimento da via de saída do VD é menos frequente e decorre, principalmente, do desvio anterior do septo infundibular. Os cortes subcostal e paraesternal são valiosos para esta caracterização anatômica. Os gradientes máximo e médio devem ser obtidos por cortes que permitam o alinhamento paralelo do fluxo.

4. *Arco aórtico:* é mais frequente a presença de hipoplasia do arco, coarctação ou interrupção nas TGAs mais complexas com obstrução da via de saída do VD, marcadamente com o desvio anterior do septo infundibular. Coarctação da aorta está presente em 5 a 10% dos casos.[2] O corte supraesternal fornece a melhor imagem para esta avaliação. Atentar para o fato de o arco aórtico ser mais anterior e com orientação menos aguda na TGA.

Atualmente, a intervenção preconizada visa a restabelecer o VE como ventrículo sistêmico na TGA simples com a operação de Jatene ou *switch* arterial. Nela, os grandes vasos são seccionados e trocados e as artérias coronárias translocadas para a neoaorta; restabelecendo-se a fisiologia normal do coração. Um aspecto ecocardiográfico interessante é a disposição peculiar das artérias pulmonares no pós-operatório com manobra de LeCompte, onde ambas cavalgam anteriormente à aorta ascendente. Este achado é bem avaliado no corte paraesternal alto (Fig. 67-9 e Vídeo 67-10).

Ao se considerar este tipo de correção e dependendo do tempo de vida do paciente, é importante estar atento à massa do VE, pois ocorre progressiva regressão. Isto depende das resistências sistêmica e pulmonar, lesões associadas e fluxo pelo CA.[13] Quando é obtida massa do VE pelo modo M > 35 g/m² (idealmente > 50-65 g/m²) e identificada uma geometria favorável do septo interventricular (configuração circular com convexidade para o VD no eixo curto paraesternal ou subcostal),[14,15] a evolução pós-operatória costuma ser satisfatória com a correção anatômica. A conformação do septo reflete a relação de pressão entre os dois ventrículos. Curvatura septal côncava para o VD reflete pressão ventricular esquerda maior que 2/3 da direita, septo retificado, pressões equivalentes e quando o septo abaúla para o VE reflete que houve queda da pressão pulmonar e que a pressão do VE é menor que 50% da do VD.

TETRALOGIA DE FALLOT
Definição
A tetralogia de Fallot (TF) é a anomalia cardíaca congênita cuja principal característica morfológica é o desvio anterior do septo infundibular, resultando em estenose subpulmonar e dextroposição da aorta, ambos em graus variados, comunicação interventricular perimembranosa subaórtica (CIV), além da hipertrofia concêntrica do ventrículo direito (VD).[16,17]

Epidemiologia
Trata-se da malformação cardíaca congênita cianogênica mais comum e apresenta incidência de 4 em cada 10.000 nascidos vivos.[18] A maior acurácia no diagnóstico e no manejo clínico-cirúrgico dos pacientes portadores de TF tem contribuído para maior taxa de sobrevida. Estudos realizados na última década demostram taxa de sobrevida superior a 98% após a correção cirúrgica, geralmente indicada no primeiro ano de vida, e sobrevida a longo prazo em torno 90%.[19,20]

Ecocardiografia
A ecocardiografia é o principal método de imagem utilizado para avaliação dos aspectos anatômicos da TF que deve ser realizado seguindo a análise segmentar sequencial.[21-23] Os principais objetivos da avaliação ecocardiográfica pré-operatória são:

- Definir extensão e posição da comunicação interventricular.
- Grau de cavalgamento da valva aórtica em relação ao septo ventricular.
- Identificar e quantificar as características anatômicas da obstrução subpulmonar, valvar e supravalvar pulmonar.
- Suprimentos adicionais ao fluxo pulmonar.
- Lateralidade do arco aórtico.
- Origem e trajeto das artérias coronárias.
- Defeitos associados.

A comunicação interventricular (CIV) deve ser avaliada por meio da imagem bidimensional, associando-se o mapeamento de fluxo em cores em diversos planos ecocardiográficos, identificando sua localização, dimensão e direção do fluxo. Na maioria dos casos é do tipo perimembranosa subaórtica ampla (74%) e raramente restritiva (1,5%). A CIV duplamente relacionada incide em 5%, associada ao defeito do septo atrioventricular com extensão subaórtica 2% e de via de entrada com *straddling* da valva tricúspide em 1% dos casos.[24] Os principais planos ecocardiográficos indicados para avaliação são o subcostal (Fig. 67-10), apical de 5 câmaras (Fig. 67-11), paraesternal eixo longo (Fig. 67-12), e paraesternal eixo curto (Fig. 67-13). No plano apical de 5 câmaras define-se o tipo anatômico, dimensão da CIV e permite uma avaliação inicial

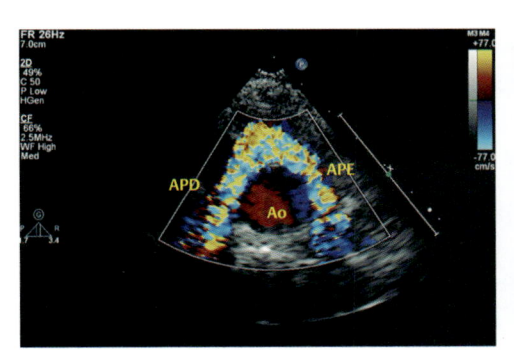

Fig. 67-9. Corte paraesternal alto em paciente submetido à cirurgia de Jatene com manobra de LeCompte, em que as artérias pulmonares situam-se anteriormente à aorta. Ao: aorta; APD: artéria pulmonar direita; APE: artéria pulmonar esquerda.

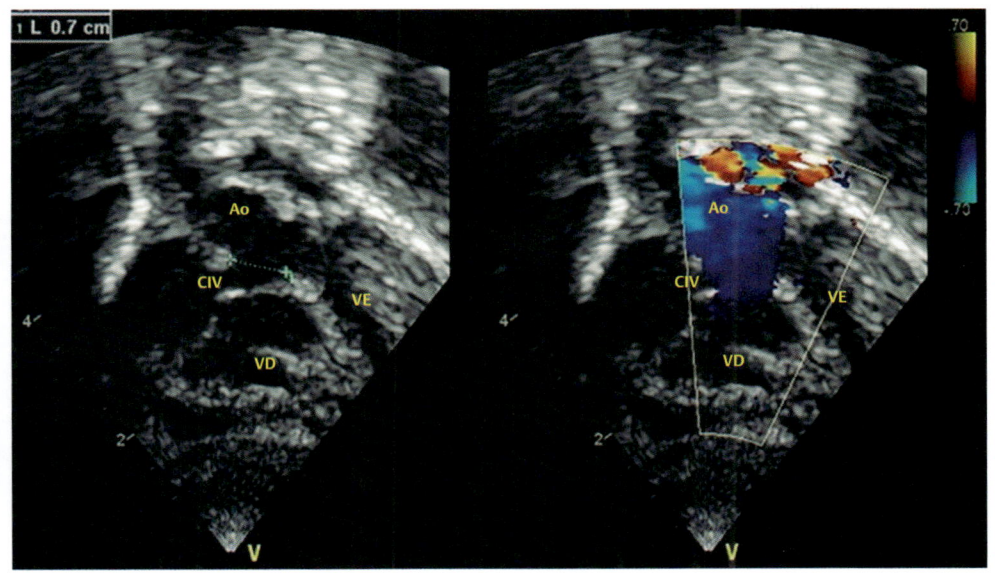

Fig. 67-10. Plano subcostal: imagem bidimensional associada ao mapeamento de fluxo em cores demonstrando a dimensão e direção do fluxo pela CIV subaórtica. Ao: Aorta; CIV: comunicação interventricular; VD: ventrículo direito; VE: ventrículo esquerdo.

da relação da CIV com a aorta (Vídeo 67-11). O plano paraesternal eixo longo é o padrão-ouro para determinação do grau cavalgamento da valva aórtica em relação ao septo ventricular que pode variar de 10 a 95% e possibilita a visibilização da continuidade mitroaórtica (Fig. 67-14; Vídeo 67-12).[22,23] Neste plano, por meio do Doppler associado ao mapeamento de fluxo em cores, avalia-se a direção do fluxo por meio da CIV (Vídeo 67-13).

O desvio anterior do septo infundibular, principal marca anatômica da TF, causando a obstrução subpulmonar em grau variável, é identificado na imagem bidimensional obtida no corte subcostal coronal (Fig. 67-15 e Vídeo 67-14) naqueles com janela ecocardiográfica favorável, entretanto, sua avaliação deve ser confirmada no paraesternal eixo curto (Fig. 67-16).[22] Neste plano observa-se a via de saída do VD alongada e naqueles casos com desvio do septo infundibular mais acentuado forma-se uma terceira câmara ventricular. A avaliação ecocardiográfica deve ser complementada com o mapeamento de fluxo em cores.

A obstrução valvar pulmonar é realizada avaliando as características morfológicas da valva pulmonar frequentemente espessada e com grau variável de displasia. A valva pulmonar é bivalvular em 51%, trivalvular em 43%, e atrésica em 3%.[23] A medida da dimensão da valva pulmonar, assim como a estimava do escore Z é realizada nos planos subcostal coronal e paraesternal eixo curto, sendo um dado importante para o planejamento cirúrgico. Nos mesmos planos citados, por meio do Doppler contínuo associado ao mapeamento de fluxo em cores, quantifica-se o grau de obstrução subvalvar e valvar pulmonar aferindo o gradiente total sistólico máximo entre o VD e a artéria pulmonar. O padrão da curva espectral ao estudo com Doppler contínuo possibilita identificar na mesma imagem o componente subvalvar obstrutivo dinâmico, caracterizado por um pico tardio e o componente valvar fixo (Fig. 67-17).

A TF com agenesia da valva pulmonar incide em aproximadamente 2% dos casos.[23] Neste caso a valva pulmonar não é visibilizada e há um anel fibroso ou remanescente embrionário da mesma. A obstrução na via de saída do VD ocorre próxima ao plano da valva em grau variável e há dilatação acentuada do tronco e das artérias pulmonares, associado ao grau importante de regurgitação pulmonar (Figs. 67-18 e 67-19).[22]

A avaliação das características anatômicas da artéria pulmonar (tronco pulmonar e artérias pulmonares) é parte integrante mandatória da avaliação pré-operatória, auxiliando no planejamento da técnica cirúrgica, sendo frequente a presença de estenose supravalvar localizada na porção proximal do tronco pulmonar.

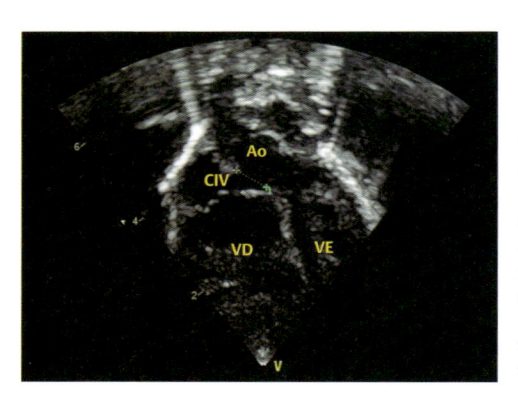

Fig. 67-11. Plano apical de 5 câmeras: imagem bidimensional demonstrando a dimensão da CIV subaórtica. Ao: Aorta; CIV: comunicação interventricular; VD: ventrículo direito; VE: ventrículo esquerdo.

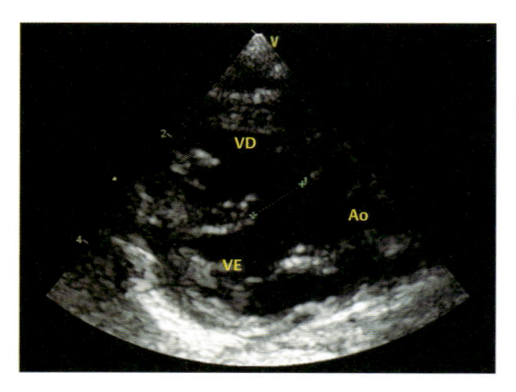

Fig. 67-12. Plano paraesternal de eixo longo: imagem bidimensional demonstrando a dimensão da comunicação interventricular subaórtica. Ao: Aorta; VD: ventrículo direito; VE: ventrículo esquerdo.

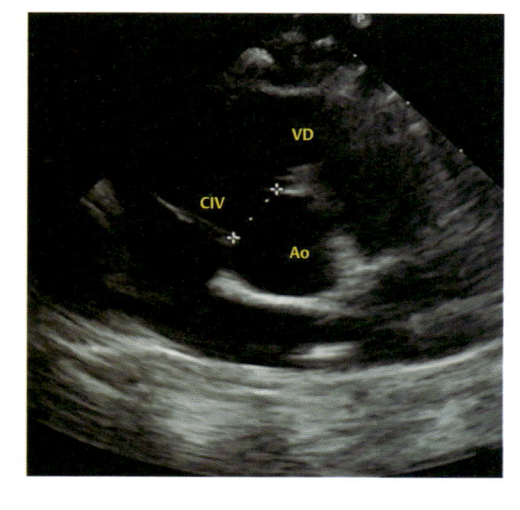

Fig. 67-13. Plano paraesternal de eixo curto: imagem bidimensional demonstrando a posição e a dimensão da CIV. Ao: Aorta; CIV: comunicação interventricular; VD: ventrículo direito.

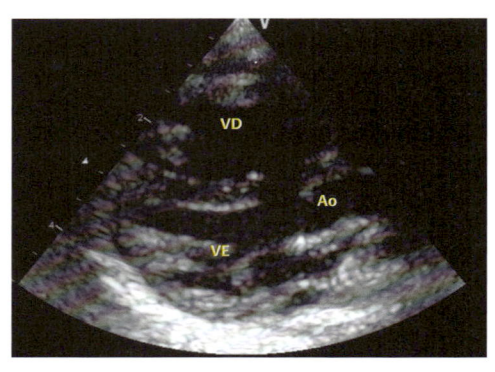

Fig. 67-14. Plano paraesternal de eixo longo: imagem bidimensional demonstrando o grau de cavalgamento da valva aórtica em relação ao septo ventricular. Ao: aorta; VD: ventrículo direito; VE: ventrículo esquerdo.

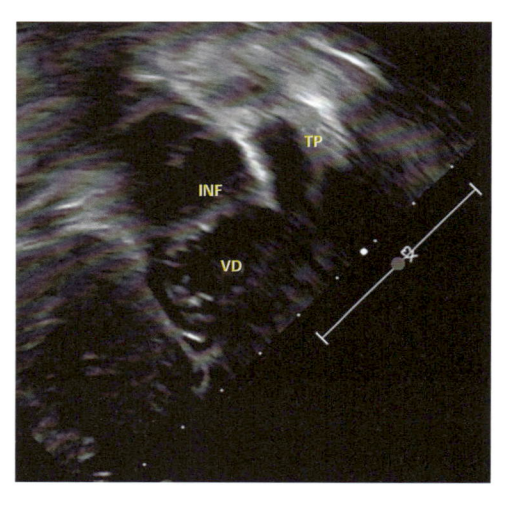

Fig. 67-15. Plano subcostal coronal: imagem bidimensional demonstrando o desvio anterior do septo infundibular. Inf: Infundíbulo; VD: ventrículo direito; TP: tronco pulmonar.

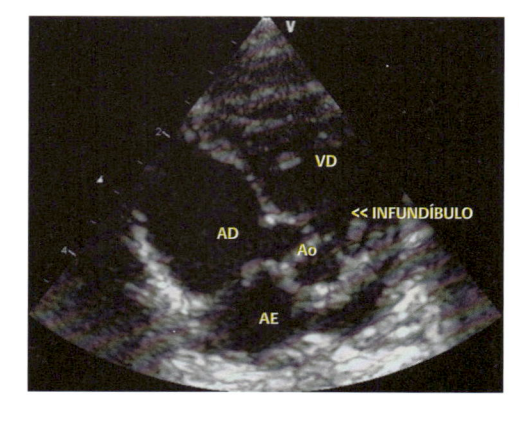

Fig. 67-16. Plano paraesternal transverso de eixo curto demonstrando o desvio anterior do septo infundibular, marca anatômica da TF. AD: átrio direito; AE: átrio esquerdo; Ao: aorta; VD: ventrículo direito; TF: tetralogia de Fallot.

A dimensão e o escore Z do tronco pulmonar são realizados por meio da imagem bidimensional no paraesternal eixo curto (Fig. 67-20). Avalia-se a confluência das artérias pulmonares no paraesternal eixo curto e paraesternal alto. O aspecto anatômico, a dimensão e o escore Z da artéria pulmonar direita é avaliada ao bidimensional no plano supraesternal transverso e da artéria pulmonar esquerda no paraesternal esquerdo alto (Fig. 67-21). Com o auxílio do color Doppler investigamos a presença da obstrução supravalvar, sendo o Doppler pulsátil particularmente útil para identificar o local da obstrução e o contínuo para aferir o gradiente sistólico máximo.

Suprimentos adicionais ao fluxo sanguíneo pulmonar devem ser investigados. O fluxo sanguíneo pulmonar pode ser inteiramente fornecido pelo fluxo anterógrado por meio da valva pulmonar, pelo canal arterial ou por meio de vasos colaterais aortopulmonares (Fig. 67-22 e 67-23).[23] O canal arterial é mais bem visibilizado no corte paraesternal esquerdo alto e no supraesternal do eixo longo. O Doppler com mapeamento de fluxo em cores é fundamental para avaliação precisa da fisiologia ductal. A presença de fluxo contínuo direcionado da esquerda para a direita é sugestiva de obstrução grave da via de saída do VD. O suprimento adicional ao fluxo sanguíneo pulmonar por meio de colaterais aortopulmonar é mais comum na atresia pulmonar com CIV.

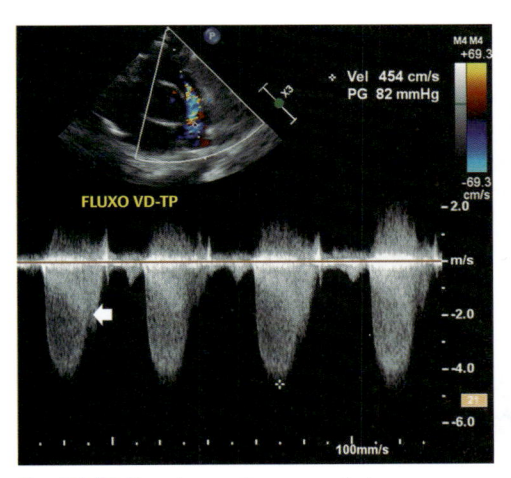

Fig. 67-17. Doppler contínuo associado ao mapeamento de fluxo em cores demonstrando o gradiente sistólico entre o VD-TP. A seta representa o gradiente infundibular (dinâmico). VD: ventrículo direito; TP: tronco pulmonar.

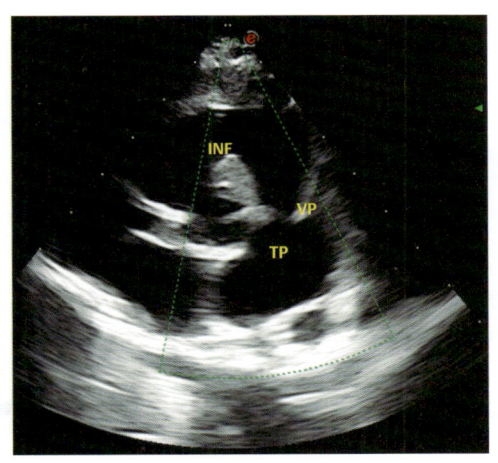

Fig. 67-18. Plano paraesternal eixo curto: imagem bidimensional demonstrando exemplo de TF com agenesia da valva pulmonar. Observa-se remanescente da valva pulmonar e dilatação acentuada do tronco pulmonar. Inf: infundíbulo; TF: tetralogia de Fallot; TP: tronco pulmonar; VP: valva pulmonar.

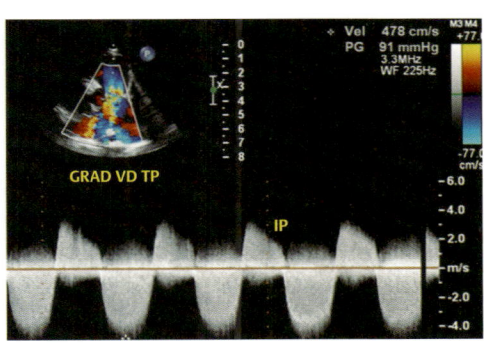

Fig. 67-19. Doppler contínuo associado ao mapeamento de fluxo em cores demonstrando o grau acentuado de obstrução e insuficiência pulmonar. Grad: gradiente; IP: insuficiência pulmonar; VD: ventrículo direito; TP: tronco pulmonar.

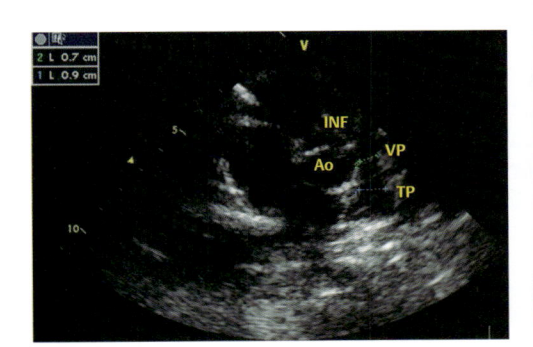

Fig. 67-20. Plano paraesternal eixo curto, imagem bidimensional. Medida da valva e tronco pulmonar. Ao: aorta; Inf: infundíbulo; TP: tronco pulmonar; VP: valva pulmonar.

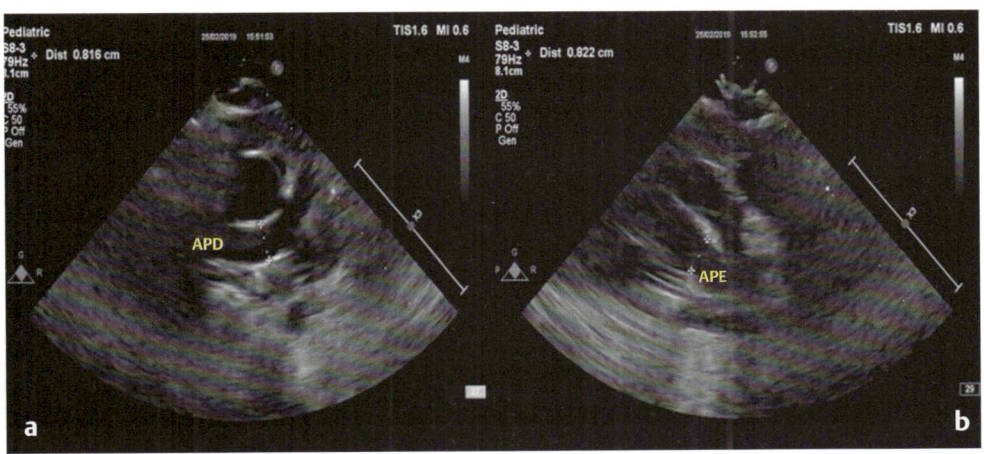

Fig. 67-21. Imagem bidimensional da morfologia e dimensões das artérias pulmonares. (**a**) Plano supraesternal transverso evidenciando a artéria pulmonar direita (APD). (**b**) Plano paraesternal esquerdo alto evidenciando a artéria pulmonar esquerda (APE).

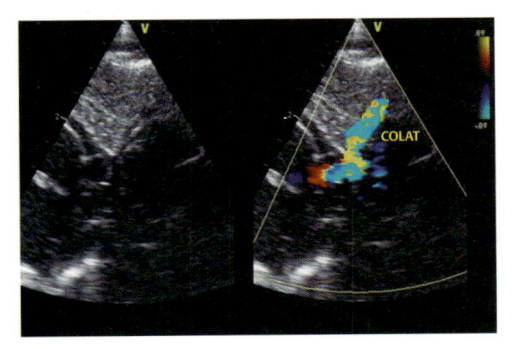

Fig. 67-22. Plano supraesternal: imagem bidimensional associada ao mapeamento de fluxo em cores demonstrando vaso colateral sistêmico pulmonar. Colat: vaso colateral sistêmico pulmonar.

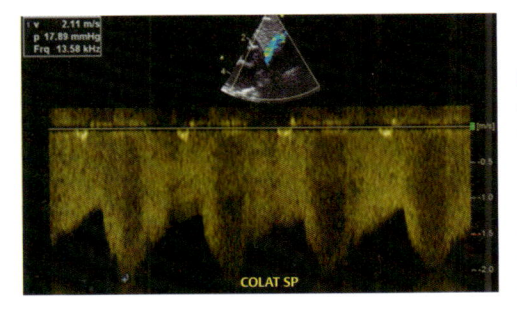

Fig. 67-23. Imagem da curva espectral ao estudo com Doppler demonstrando fluxo contínuo de baixa velocidade no vaso colateral. Colat SP: vaso colateral sistêmico pulmonar.

A definição da lateralidade do arco aórtico é realizada no plano supraesternal. O arco aórtico à direita incide em 25 a 30% dos casos. A suspeita diagnóstica é realizada demonstrando a emergência do tronco braquiocefálico à esquerda, bifurcando em artérias carótida comum esquerda e subclávia esquerda (Fig. 67-24). Realizando uma rotação anti-horária do transdutor o arco aórtico é visibilizado em toda extensão.

A incidência de anomalias das artérias coronárias é de aproximadamente 18% e pode interferir no planejamento cirúrgico.[25] Sua avaliação é realizada no plano paraesternal eixo curto ao bidimensional associada ao mapeamento de fluxo em cores (Fig. 67-25). A anomalia mais identificada é a visibilização de uma artéria coronária cruzando a via de saída do VD, sendo frequente a presença de um ramo da artéria conal que nutre o infundíbulo proeminente emergindo da artéria coronária direita. Entretanto, a anomalia mais importante é a origem da artéria coronária descendente anterior da coronária direita. Para diferenciar um ramo proeminente da artéria conal da descendente anterior deve-se acompanhar o trajeto, levando em consideração que a artéria conal termina no infundíbulo, enquanto a descendente anterior ocupará o sulco interventricular.

Anomalias Associadas

1. Comunicação interatrial *ostium secundum* está presente em um terço dos casos de TF e muitos apresentam o forame oval patente.[23]
2. Persistência da veia cava superior esquerda drenando no seio coronário ocorre em cerca de 90% dos pacientes portadores de TF.[24]
3. A conexão atrioventricular é concordante na maioria dos casos. O defeito do septo atrioventricular ocorre em 2%,[22] principalmente nos pacientes com trissomia do 21.
4. A CIV muscular trabecular e apical está associada em 5% dos casos e sua visibilização ao Doppler colorido na avaliação pré-operatória pode estar limitada pela elevada pressão do VD.
5. A janela aortopulmonar e outro defeito raro associado à TF. Nos casos em que o defeito é amplo, as pressões entre a pulmonar e a aorta podem estar equalizadas, resultando em hipertensão pulmonar mesmo na presença de estenose pulmonar acentuada.[26]

CONEXÃO ANÔMALA DAS VEIAS PULMONARES

A conexão anômala das veias pulmonares (CAVP) é uma anomalia congênita venosa pulmonar em que todas as veias pulmonares (forma total) ou algumas (forma parcial) drenam para uma veia sistêmica ou para o átrio direito, e não para o átrio esquerdo.

Neste capítulo falaremos sobre a conexão anômala das veias pulmonares totais (CAVPT), onde todas as veias pulmonares (VPs) estão conectadas à circulação venosa sistêmica.

Incidência

A CAVPT é uma doença rara, tendo ocorrido em 1,5% dos casos com anormalidades cardiovasculares no estudo de Baltimore Washington Infant (1981-1987).[27]

Apesar de pouco frequente, apresenta mortalidade em torno de 80 a 90% no primeiro ano de vida, necessitando de tratamento cirúrgico precoce.[28,29]

Classificação

A CAVPT pode ser classificada como tipo I, conexão anômala na região supracardíaca; tipo II, conexão anômala na região cardíaca [no seio coronariano (SC)]; tipo III, conexão anômala na região infracardíaca; e tipo IV, conexão anômala em dois ou mais dos níveis acima.[30] Segundo a experiência Castañeda, 42% são do tipo supracardíaca; 24% cardíaca; 26% infracardíaca e em 8% podemos ter a forma mista. (Desenho esquemático).

Em relação ao tipo de apresentação, podem ser da forma obstrutiva ou não obstrutiva. Na forma obstrutiva há compressão do sistema pulmonar por estruturas adjacentes. Em cada um dos tipos a obstrução ocorrerá em um local do trajeto da conexão anormal; por exemplo, na passagem da veia vertical ascendente entre o brônquio esquerdo e artéria pulmonar esquerda no tipo supracardíaco, e no tipo infracardíaco é universalmente obstrutiva na região do diafragma, do hiato esofágico ou na drenagem direta no fígado via sistema porta, cujo parênquima é sólido e pouco complacente para receber o excesso de fluxo. Ainda pode coexistir com quadro de estenose individual de uma ou mais veias.

Fisiologia

Estes pacientes não podem sobreviver sem uma comunicação interatrial (CIA) ou forame oval patente (FOP); consequentemente, uma CIA é considerada parte do complexo, e o fluxo através da CIA geralmente é direcionado da direita para a esquerda (Fig. 67-26). Na avaliação ecocardiográfica, a presença de fluxo da direita para a esquerda por meio de uma CIA ou FOP deve alertar para a possibilidade de CAVPT.

A distribuição do fluxo sanguíneo dentro das cavidades cardíacas está na dependência do tamanho da comunicação interatrial. Caso seja restritiva, haverá menor passagem de sangue para o átrio esquerdo, resultando em elevadas pressões intra-atriais direitas e, consequentemente, queda do débito cardíaco. Na maioria dos pacientes a comunicação interatrial não é restritiva, ficando o fluxo sanguíneo na dependência da complacência de cada cavidade ventricular e da relação entre as resistências vasculares pulmonar e sistêmica.

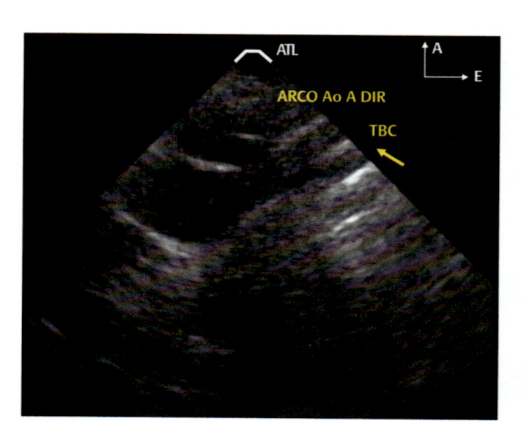

Fig. 67-24. Plano supraesternal: imagem bidimensional demonstrando a emergência do tronco braquiocefálico à esquerda (seta) evidenciando a lateralidade à direita do arco aórtico. Ao: aórtico; Dir: direita.

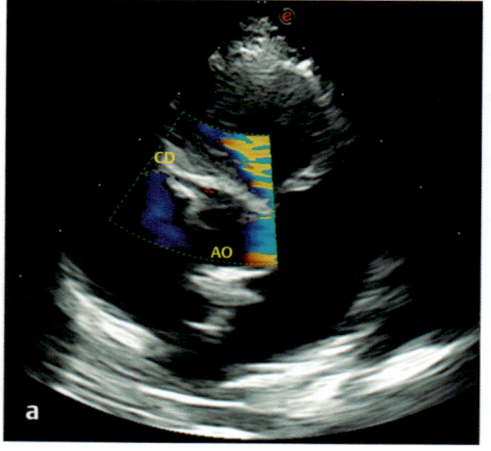

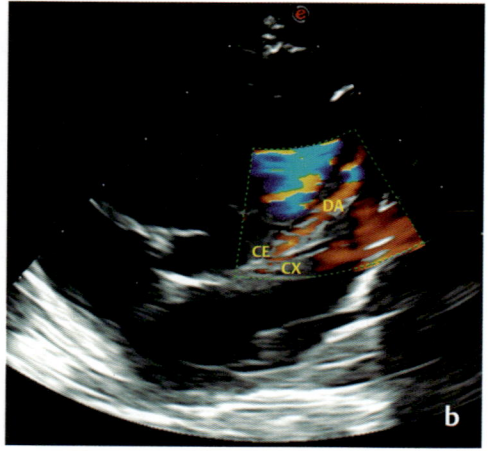

Fig. 67-25. Plano paraesternal eixo curto: imagem bidimensional associada ao mapeamento em cores demonstrando origem e trajeto das artérias coronárias direita (**a**) e esquerda com a bifurcação em descendente anterior e circunflexa (**b**). Ao: aorta; CD: coronária direita; CE: coronária esquerda; CX: circunflexa; DA: descendente anterior.

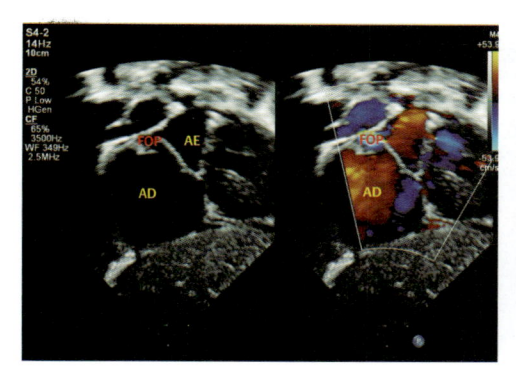

Fig. 67-26. Imagem plano subcostal: eixo longitudinal, no nível dos átrios, demonstrando a excursão da lâmina da fossa oval, apresentando fluxo totalmente direita-esquerda. AD: átrio direito; AE: átrio esquerdo; FOP: forame oval.

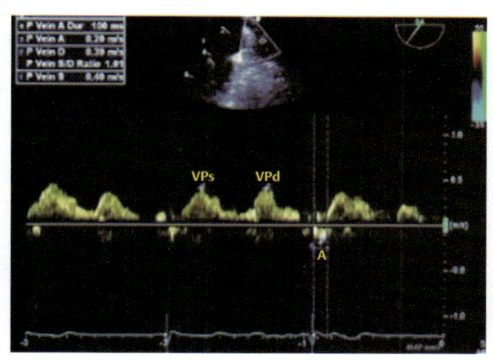

Fig. 67-27. Estudo do fluxo da veia pulmonar com Doppler pulsátil evidenciando onda anterógrada durante a sístole (VPs) e diástole (VPd) e onda retrógrada coincidente com sístole atrial (A).

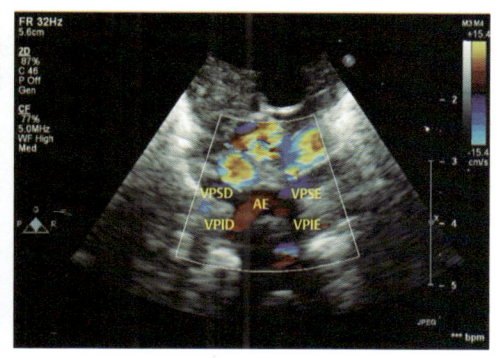

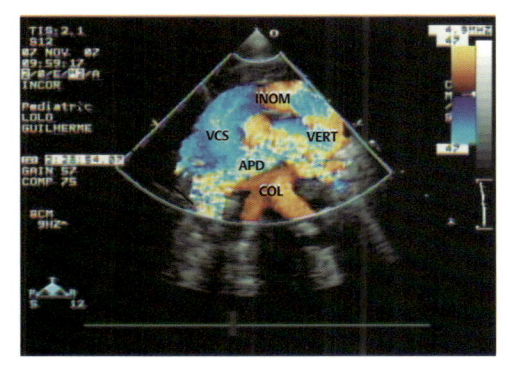

Fig. 67-28. Imagem de plano supraesternal, eixo transversal, onde se identifica a confluência das veias pulmonares normais no átrio esquerdo (corte do caranguejo). AE: átrio esquerdo; VPSD: veia pulmonar superior direita; VPID: veia pulmonar inferior direita; VPSE: veia pulmonar superior esquerda; VPIE: veia pulmonar inferior esquerda.

Ecocardiografia

A ecocardiografia é o principal método de imagem utilizado para avaliação dos aspectos anatômicos da CAVPT, e deve ser realizada seguindo a análise segmentar sequencial.[22,23] Os principais objetivos da avaliação ecocardiográfica pré-operatória são:

1. Identificar o número de veias pulmonares não conectadas ao átrio morfológico esquerdo.
2. Determinar o local da conexão venosa anômala.
3. Identificar a presença de obstrução no trajeto.
4. Afastar estenose das veias pulmonares.
5. Avaliar a dimensão, direção do fluxo e gradiente pela CIA, principalmente nos casos obstrutivos.
6. Identificar cardiopatias complexas associadas à CAVPT.
7. Estimar a pressão sistólica da artéria pulmonar.

A ecocardiografia transtorácica (ETT) pode diagnosticar com precisão a CAVPT e o padrão preciso de drenagem venosa pode ser delineado.[31,32] Os principais planos ecocardiográficos indicados para avaliação são o subcostal, apical de 4 câmaras, paraesternal eixo curto e supraesternal, utilizando sempre imagens bidimensionais associadas ao mapeamento de fluxo em cores e estudo das curvas de Doppler. As projeções subcostal e apical de 4 câmaras oferecem boa identificação das veias pulmonares superior direita e inferior esquerda, ao passo que a incidência paraesternal alta, mais próxima a região infraclavicular esquerda, permite a visibilização das demais. Quando a janela acústica for favorável, as quatro veias podem ser vistas conectadas ao átrio esquerdo pela via supraesternal.

Quando o ETT não define por completo a conexão de todas as veias pulmonares e é observada dilatação das cavidades direitas sem achados que justifiquem essa dilatação, métodos complementares devem ser utilizados, como a angiotomografia ou ressonância nuclear magnética.

A ecocardiografia transesofágica (ETE) é pouco usada para o diagnóstico da CAVPT, porém, pode complementar a ETT e pode ser utilizada para confirmar o diagnóstico pré-operatório na sala de cirurgia. O ETE intraoperatório também avalia o resultado cirúrgico logo após a saída de circulação extracorpórea, podendo evitar reoperações.[33] No entanto, em lactentes com CAVPT, a sonda do ETE pode comprimir a confluência venosa pulmonar e resultar em instabilidade hemodinâmica e, portanto, nesses pacientes, a passagem da sonda ETE é mais segura após a esternotomia.[34,35]

Drenagem Venosa Pulmonar Normal

Ecocardiografia Transtorácica (ETT)

Normalmente, todas as VPs entram no átrio esquerdo (AE) ao longo da porção superior da parede posterior. O número de VPs é variável, mas geralmente três VPs retornam do pulmão direito, e duas da esquerda. A avaliação pelo ETT da drenagem venosa pulmonar normal consiste em vistas subcostal, apical, paraesternal e supraesternal. A partir do corte apical de 4 câmaras, pode-se identificar a entrada de um ou duas VPs no AE, mais tipicamente, a VP inferior esquerda, e a VP superior direita ou média à direita. O mapeamento de fluxo em cores deve ser usado para identificar as VPs. O padrão de fluxo venoso pulmonar pode ser obtido colocando a amostra volume de 2 a 3 mm a 2 cm na VP inferior esquerda. Três ondas distintas são demonstradas: uma onda anterógrada durante a sístole (VPs) e diástole (VPd) e uma onda retrógrada coincidente com sístole atrial (VPa) (Fig. 67-27). As quatro VPs podem ser visualizadas no corte de eixo curto paraesternal alto com angulação inferior ou no corte supraesternal, fúrcula com angulação posterior (corte do caranguejo) (Fig. 67-28). Mais comumente, no corte do caranguejo, a VP superior direita é bem-vista, embora seja possível ver todas as VPs, simultaneamente.

À não identificação dessas estruturas conectadas ao átrio esquerdo, deve-se procurar uma confluência venosa, que normalmente é identificada como uma estrutura não pulsátil, atrás do átrio esquerdo, sem conexão com este.

Conexão Anômala das Veias Pulmonares Totais Supracardíacas

Na CAVPT supracardíaca, todas as VPs drenam em uma câmara comum. A câmara comum geralmente drena por uma veia vertical ascendente esquerda na veia inominada e essa na veia cava superior (VCS), formando a ferradura venosa responsável pela típica imagem em boneco de neve na radiografia de tórax; e, menos, frequentemente, a câmara comum drena diretamente na VCS, geralmente em sua junção com o átrio direito (AD), e raramente à veia ázigos (Vídeo 67-15). A confluência das VPs anômalas está atrás do átrio esquerdo, em geral diretamente abaixo das artérias pulmonares, pode ser identificada pelo plano paraesternal alto e supraesternal (Fig. 67-29). Para

Fig. 67-29. Imagem de plano supraesternal, eixo transversal, onde se identifica a confluência das veias pulmonares que segue por uma veia vertical anômala ascendente à esquerda, direcionando-se para a veia inominada e veia cava superior, formando a imagem clássica da "ferradura venosa". APD: artéria pulmonar direita; COL: câmara coletora; INOM: veia inominada; VERT: veia vertical; VCS: veia cava superior.

identificação do trajeto da ferradura venosa, o plano paresternal alto localiza o lago venoso, visibilizando-se as quatro veias pulmonares nele conectadas. Nessa mesma projeção já é possível identificar as porções baixas e médias da veia vertical ascendente. A obstrução, em geral, ocorre nessas porções, e podemos observar uma redução no calibre do vaso e com mais frequência uma elevação da velocidade de fluxo no local, tanto ao mapeamento de fluxo em cores quanto na investigação com Doppler pulsátil e contínuo. A ferradura venosa deve ser completamente vista pelo plano supraesternal, formando um verdadeiro arco venoso acima e atrás do arco aórtico.[22,28] Chama a atenção que ao Doppler colorido a porção esquerda da ferradura venosa apresente fluxo de coloração avermelhada (fluxo que se dirige ao transdutor) e que em sua porção direita o fluxo seja azulado (fluxo que se afasta do transdutor) (Vídeo 67-16).

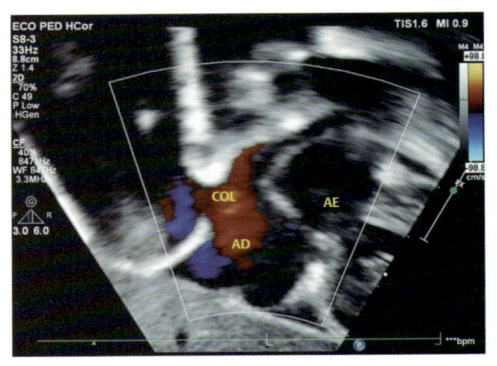

Fig. 67-30. Imagem de plano subcostal, eixo longitudinal, no nível dos átrios, onde se pode observar drenagem anômala total do tipo intracardíaca, com a câmara coletora conectada diretamente no átrio direito. AD: átrio direito; AE: átrio esquerdo; COL: câmara coletora.

Conexão Anômala das Veias Pulmonares Total Cardíaca

Na CAVPT do tipo cardíaca esse lago venoso se abre diretamente no SC ou menos frequentemente diretamente no próprio AD, podendo-se vê-la bem pelo plano subcostal coronal dos átrios, na sua porção mais posterior (Fig. 67-30 e Vídeos 67-17 e 67-18). Nesses casos, não há confluência; quando a conexão se faz no seio coronário (SC), este será notavelmente dilatado em razão do aumento do fluxo através dele.

Ao ETT na CAVPT cardíaca, o diagnóstico é feito pelo plano subcostal eixo coronal e plano paraesternal eixo longo, onde a confluência venosa comum é vista como um espaço livre de eco atrás do AE. Na CAVPT cardíaca drenando para o SC, o SC é dilatado. A imagem das VPs drenando no SC foi denominada de "cauda da baleia", em decorrência de uma aparência ecocardiográfica típica (Fig. 67-31 e Vídeo 67-19). A VCS esquerda persistente drenando em SC pode causar dilatação do SC e deve ser excluída.

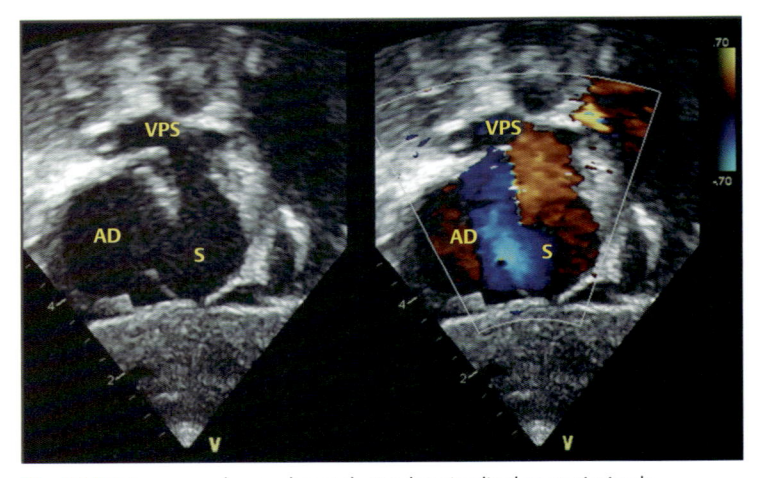

Fig. 67-31. Imagem plano subcostal: eixo longitudinal posteriorizado demonstrando veias pulmonares chegando em coletor venoso conectado ao seio coronário que se encontra bastante dilatado, formando a imagem do "sinal da cauda da baleia", característico da drenagem anômala de veias pulmonares, forma intracardíaca no seio coronário. AD: átrio direito; VPs: veias pulmonares; SC: seio coronário.

Conexão Anômala das Veias Pulmonares Totais Infracardíacas

No tipo infracardíaco, a confluência venosa pulmonar está situada atrás do AE e pode ser visualizada melhor no plano supraesternal (Vídeo 67-20). A confluência geralmente é orientada em um plano mais vertical, de superior para inferior, resultando em um arranjo em "árvore de Natal" (Fig. 67-32). O lago venoso pode ser visto no plano paraesternal, mas a visibilização da veia descendente é feita por via subcostal, no mesmo plano utilizado para visualizar a aorta no seu eixo longitudinal. A veia descendente é vista a partir da sua porção infradiafragmática e pode ser distinguida da aorta pela ausência de pulsação. A partir daí, deve-se seguir essa veia e o seu trajeto em direção ao fígado, quando você identifica o fluxo venoso intenso que toma vários canais, às vezes tortuosos, dentro do fígado e se abre na veia cava inferior, que pode apresentar algum grau de dilatação (Fig. 67-33). Portanto, o plano subcostal mostra o tamanho, o curso, e a posição da veia vertical, que está drenando o fluxo venoso longe do coração inferiormente. A conexão da veia vertical ao sistema venoso portal, veia hepática ou veia cava inferior pode ser observada nos cortes no plano subcostal (Vídeo 67-21).

Obstrução Venosa Pulmonar na CAVPT

A presença de obstrução venosa pulmonar em CAVPT é um preditor de desfecho a longo prazo e determinante do plano cirúrgico.[37,38]

Na CAVPT do tipo supracardíaco, a obstrução pode ocorrer em qualquer ponto ao longo do curso da veia vertical, ou na junção da veia vertical a inominada ou com a VCS. O mapeamento de fluxo em cores e o Doppler pulsátil e contínuo são usados para demonstrar a obstrução. No local da obstrução, um fluxo monofásico de alta velocidade é observado (Fig. 67-34). A obstrução na junção da veia inominada com a VCS pode ser visualizada ao ETT no plano paraesternal alto e no plano supraesternal.

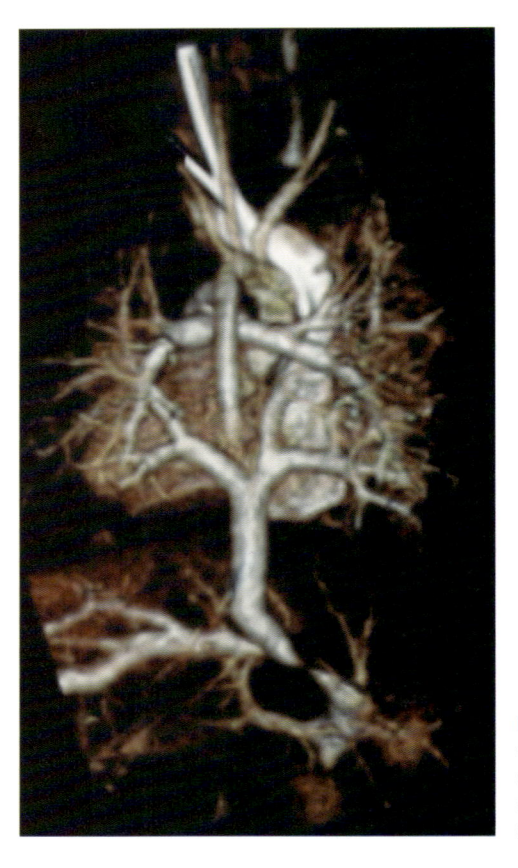

Fig. 67-32. Imagem de angiotomografia computadorizada característica de "árvore de natal".

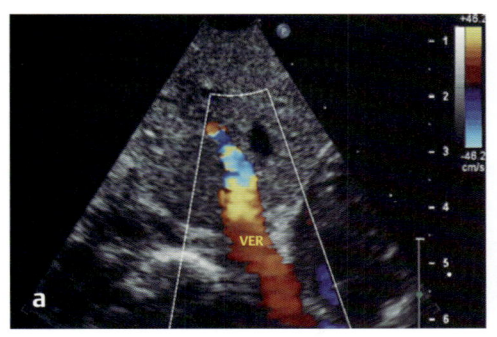

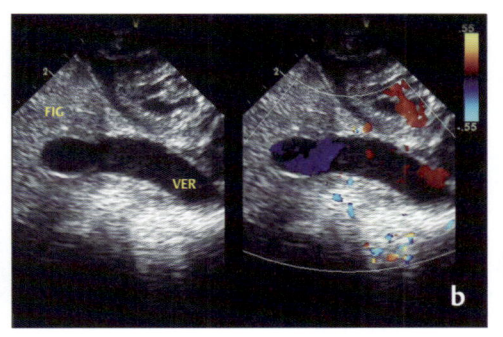

Fig. 67-33. (a, b) Imagem de plano subcostal: eixo longitudinal das veias sistêmicas onde se nota drenagem anômala de veias pulmonares infracardíacas com imagem de coletor venoso direcionado para a região infradiafragmática através de uma veia vertical descendente. VER: veia vertical; FIG: fígado.

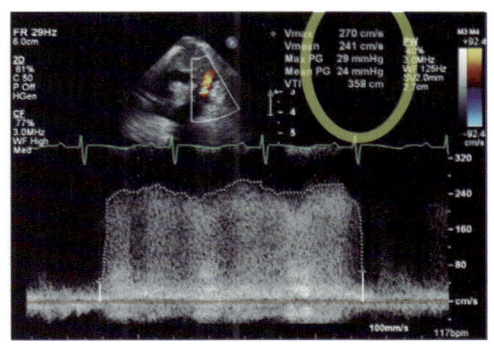

Fig. 67-34. Imagem de plano supraesternal, eixo longitudinal, com curva do Doppler contínuo demonstrando importante aceleração de fluxo, com perda do padrão fásico.

Na CAVPT do tipo cardíaca, pode ocorrer obstrução no nível de entrada das VPs individuais na confluência pulmonar ou no nível de confluência pulmonar para SC, mas geralmente apresenta apenas velocidade de fluxo discretamente aumentada, sem perder padrão fásico ao estudo com Doppler. No ETT será mais bem identificada no plano subcostal coronal ou paraesternal longitudinal (Fig. 67-35).

A CAVPT do tipo infracardíaco está associada à obstrução na maioria dos casos, seja no ponto em que a veia se conecta à veia porta ou canal venoso, ou pode ser comprimida na passagem pelo diafragma (Vídeo 67-22). No ETT o plano utilizado é o subcostal corte sagital e coronal. A obstrução ocorre mais frequentemente na junção entre a veia vertical e a veia porta, o canal venoso ou a veia hepática, e os traçados de Doppler são caracterizados por um aumento em velocidades venosas absolutas e por uma perda fásica (Vídeo 67-23). A perda do fluxo fásico nas VPs é uma indicação de obstrução.[39]

Achados Comuns a Todos os Tipos de CAVPT

As cavidades direitas são sempre muito dilatadas e desproporcionalmente maiores que as esquerdas, sendo bem avaliadas aos cortes apical de 4 câmaras e paraestenal eixo longo e eixo curto (Fig. 67-36). Por causa do aumento do ventrículo direito a dilatação do anel tricúspide e consequente insuficiência valvar. Essa regurgitação tricúspide é útil para a estimativa da pressão pulmonar, o que facilita a monitorização da hipertensão pulmonar, em particular no período pós-operatório (Fig. 67-37). Artéria pulmonar é bastante dilatada e o canal arterial raramente é persistente.

O estudo detalhado do septo interatrial é obrigatório à identificação do local e das dimensões da comunicação entre os átrios que será responsável pelo débito cardíaco esquerdo, sendo necessário identificar se a mesma é restritiva. Utilizamos, principalmente, o plano subcostal para avaliar tamanho de fluxo da CIA. Quanto menor a comunicação interatrial, menor será o tamanho das cavidades esquerdas. A hipoplasia das cavidades esquerdas é uma exceção. Em alguns casos de comunicação interatrial restritiva, a abertura do septo interatrial via percutânea pode estar indicada.

Após a identificação de cada uma das veias pulmonares do seu trajeto coletor e de drenagem, o mapeamento de fluxo em cores e o estudo com Doppler pulsátil permite identificar locais de obstrução em que se observam aumento na velocidade de fluxo em mudança do padrão habitual de fluxo das veias pulmonares.[38]

Anomalias Associadas

A forma complexa está associada à presença de outras anomalias, como isomerismo atrial, corações com fisiologia univentricular ou outras anomalias complexas (tetralogia de Fallot, interrupção arco aórtico, dupla via de saída do ventrículo direito, defeito do septo atrioventricular, transposição das grandes artérias, tronco arterial comum).[28,39]

O diagnóstico ecocardiográfico de determinadas variedades de CAVPT pode ser mais complicado, como na conexão direta no AD por veias individuais e no tipo mista. Nesses casos a angiotomografia ou a ressonância magnética estão indicadas (Fig. 67-38).[38,39] Ao se basear uma decisão cirúrgica por ecocardiografia, os riscos de identificar claramente o sistema venoso pulmonar, devem ser pesados contra os riscos de procedimentos invasivos. Em CAVPT, estudos não invasivos possibilitam um diagnóstico correto com algumas deficiências potenciais nos tipos mistos e na visualização do canal descendente

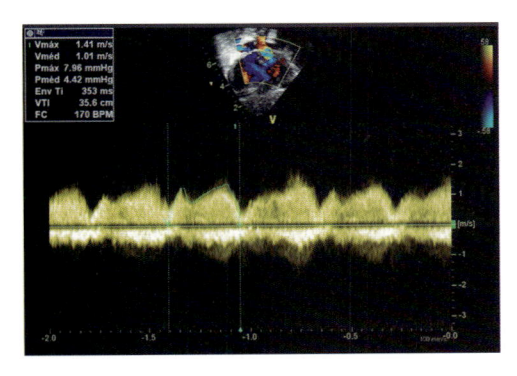

Fig. 67-35. Imagem de plano subcostal com curva do Doppler demonstrando discreta aceleração de fluxo em caso de conexão venosa anômala total intracardíaca em seio coronário.

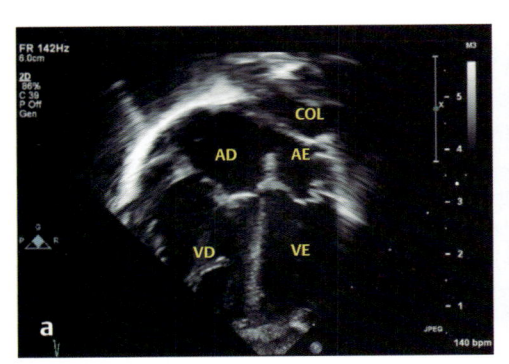

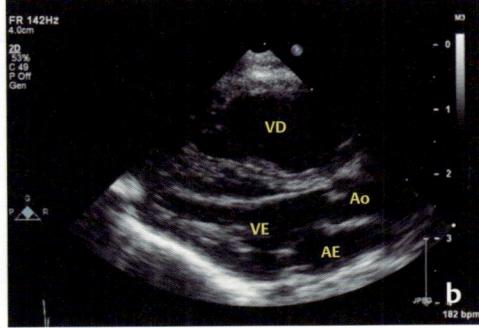

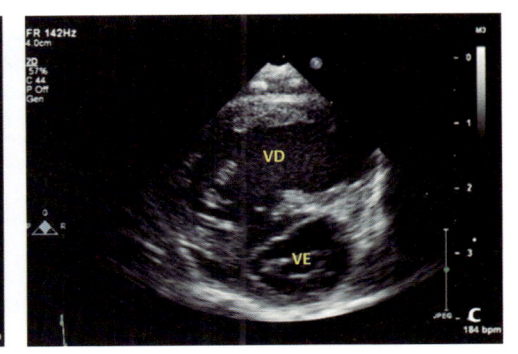

Fig. 67-36. (a) Imagem plano apical de 4 câmaras, com dilatação das câmaras cardíacas direitas, e imagem de câmara coletora venosa com posição posterossuperior ao átrio esquerdo. (b) Imagem de plano paraesternal, eixo longitudinal, com dilatação das câmaras cardíacas direitas. (c) Imagem plano paraesternal, eixo curto, com dilatação das câmaras cardíacas direitas. VD: ventrículo direito; VE: ventrículo esquerdo; AD: átrio direito; AE: átrio esquerdo; Ao: aorta; COL: coletor.

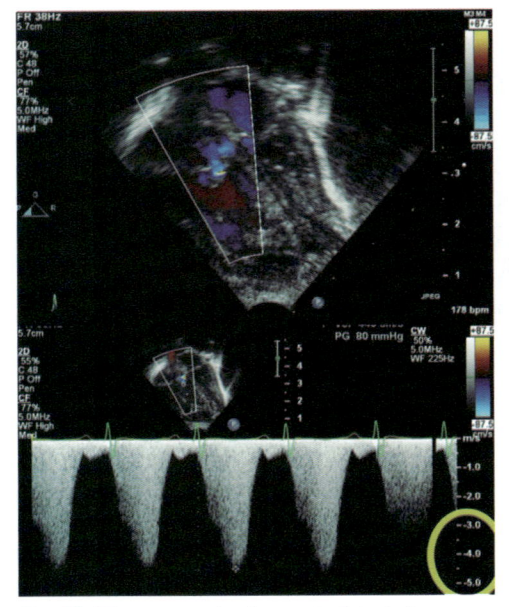

Fig. 67-37. Imagem de plano apical de 4 câmaras mostrando valva tricúspide com regurgitação. Ao Doppler contínuo é detectada velocidade aumentada do refluxo tricúspide indicando pressão do ventrículo direito aumentada.

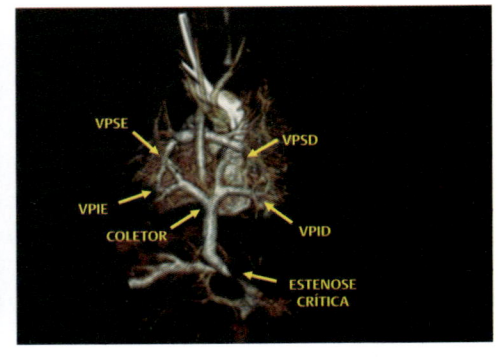

Fig. 67-38. Imagem de angiotomografia computadorizada em caso de CAVPT infracardíaca obstrutiva. VPSD: veia pulmonar superior direita; VPID: veia pulmonar inferior direita; VPSE: veia pulmonar superior esquerda; VPIE: veia pulmonar inferior esquerda.

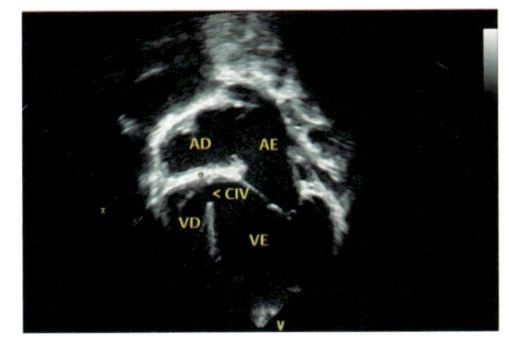

Fig. 67-39. Imagem de corte apical quatro câmaras, onde se identifica ventrículo direito (VD) hipoplásico, e assoalho fibromuscular em topografia de valva tricúspide (marcado com *). AD: átrio direito; AE: átrio esquerdo; CIV: comunicação interventricular; VE: ventrículo esquerdo.

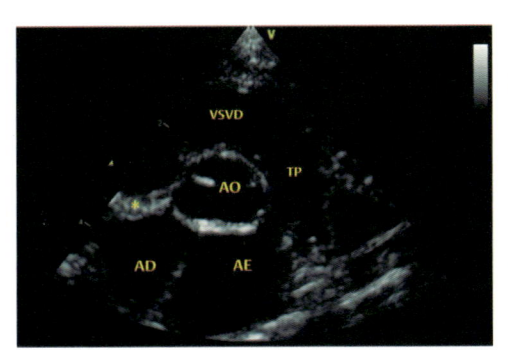

Fig. 67-40. Imagem em corte paraesternal eixo curto, demonstrando atresia da valva tricúspide (identificada com *). AD: átrio direito, AE: átrio esquerdo; Ao: aorta; VSVD: via de saída do ventrículo direito; TP: tronco pulmonar.

abaixo do diafragma. O cateterismo cardíaco é reservado, principalmente, para casos raros em que é necessária intervenção pré-operatória, seja seja em decorrência de uma CIA restritiva ou a uma de obstrução venosa pulmonar (Vídeo 67-24).[40]

ATRESIA TRICÚSPIDE

Definição
Completa ausência da valva tricúspide, sem comunicação entre o átrio e o ventrículo direito (VD).[28,41] Esse tipo de defeito cursa com vários graus de hipoplasia do VD. Na maioria dos casos há assoalho muscular na topografia da valva tricúspide (Figs. 67-39 e 67-40, Vídeo 67-25), ou pode tratar-se de uma valva tricúspide imperfurada.[22]

Epidemiologia
Terceira forma mais comum de cardiopatia congênita cianogênica, depois de transposição de grandes artérias e tetralogia de Fallot. Nos Estados Unidos, a estimativa é de que 1 a cada 10.000 nascidos vivos apresentem atresia tricúspide (AT).[42]

AT representa 1,6 e 2% de todos os diagnósticos em neonatos e crianças, respectivamente, pelo banco de dados da sociedade de cirurgiões torácicos em cirurgia cardíaca congênita de 2016.[43] Na ausência de qualquer intervenção, 90% de mortalidade ao final do primeiro ano de vida.

Classificação
A classificação da AT (proposta por Edwards e Burchell em 1949, modificada por Keith em 1958) está descrita no Quadro 67-1.[44,45] Apesar dessa classificação, o mais indicado atualmente é a descrição seguindo a análise segmentar sequencial, para descrever detalhadamente a anatomia e os defeitos associados.

Ecocardiografia
A ecocardiografia fornece ampla gama de informações diagnósticas e geralmente não há necessidade de outros exames complementares. Deve-se caracterizar a ausência de conexão atrioventricular à direita, a caracterização do ventrículo dominante, da conexão ventriculoarterial e a presença ou ausência de obstrução ao fluxo pulmonar e aórtico, a comunicação interventricular e as demais lesões associadas.[1,22,46]

A ecocardiografia inicial deve avaliar, especificamente, os seguintes aspectos: septo interatrial: mais bem avaliado nos planos subcostais, para caracterização da comunicação interatrial (CIA), fundamental para sobrevida dos pacientes (Fig. 67-41). O Doppler colorido demonstrará um fluxo direita-esquerda, às vezes bidirecional. Não é comum a presença de CIA restritiva, mas deve ser avaliado com o Doppler pulsado, determinando-se o gradiente médio.[22]

Septo interventricular: deve-se caracterizar o tamanho e localização da comunicação interventricular (Figs. 67-42 a 67-45, Vídeo 67-26), e caracterizar se é restritiva ou não, e se tem potencial para restrição, o que pode mudar a programação terapêutica (Vídeo 67-27).[1,22,28,43,46]

Quadro 67-1. Classificação da Atresia Tricúspide

Tipo I ▪ Relação normal das grandes artérias	A. Septo interventricular íntegro com atresia pulmonar B. Pequena comunicação interventricular (CIV) e estenose pulmonar C. Grande CIV sem obstrução ao fluxo pulmonar
Tipo II ▪ Transposição das grandes artérias	A. CIV com atresia pulmonar B. CIV com estenose pulmonar C. CIV sem obstrução ao fluxo pulmonar
Tipo III ▪ Levotransposição das grandes artérias ("inversão ventricular")	Associado a lesões complexas

Edwards e Burchell, modificada por Keith.[44,45]

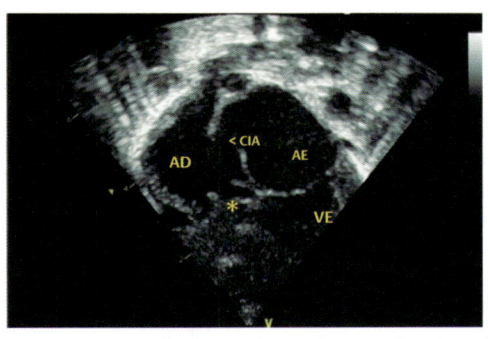

CAPÍTULO 67 ■ CARDIOPATIAS CONGÊNITAS CIANÓTICAS

Fig. 67-41. Imagem em corte de plano subcostal, eixo coronal, onde se identifica a comunicação interatrial (CIA), o início da via de entrada do ventrículo esquerdo (VE), e pode-se notar o tecido fibromuscular em topografia de valva tricúspide (identificado com *). AD: átrio direito; AE: átrio esquerdo.

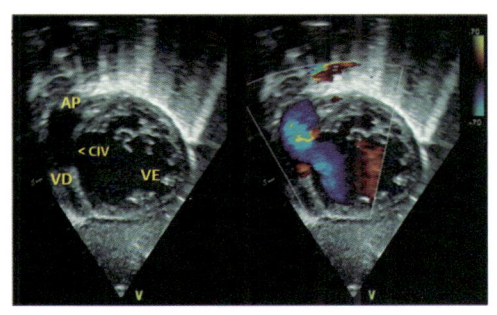

Fig. 67-42. Corte em plano subcostal, com discreta angulação anterior, onde nota-se ventrículo esquerdo (VE) principal, à esquerda, conectado ao ventrículo direito (VD) através de comunicação interventricular (CIV). Nesse caso, em concordância ventriculoarterial: artéria pulmonar (AP) originando-se do VD.

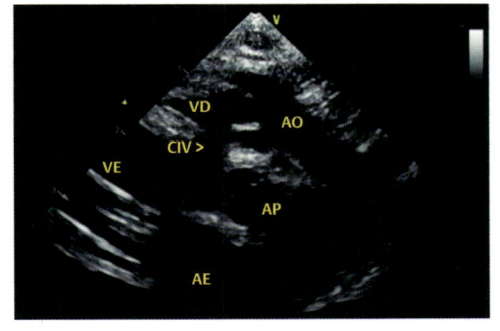

Fig. 67-43. Imagem em corte de paraesternal eixo longo onde se evidencia os grandes vasos em paralelo - discordância ventriculoarterial: aorta anterior, originando-se do ventrículo direito (anterior), e artéria pulmonar, posterior, originando-se do ventrículo esquerdo, e a comunicação interventricular entre os ventrículos esquerdo e direito. AE: átrio esquerdo; Ao: aorta; AP: artéria pulmonar; CIV: comunicação interventricular; VD: ventrículo direito; VE: ventrículo esquerdo.

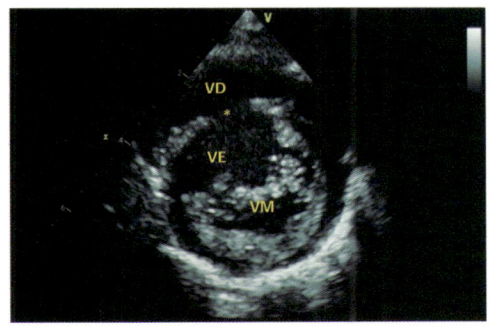

Fig. 67-44. Corte paraesternal eixo curto, demonstrando ventrículo direito (VD) anterior, ventrículo esquerdo (VE), posterior, VM: valva mitral e comunicação interventricular ampla, sem restrição, identificada com *.

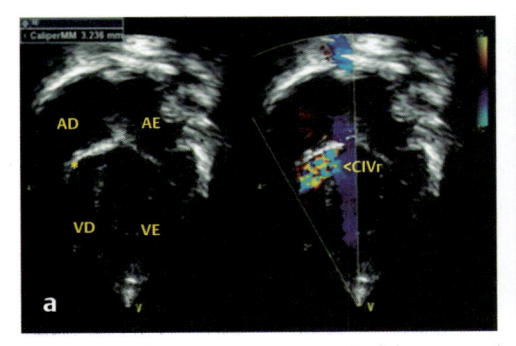

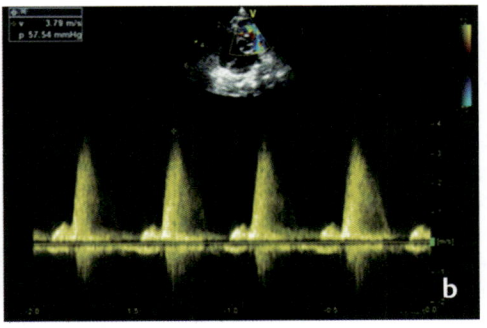

Fig. 67-45. (a) Imagem em corte apical de quatro câmaras, evidenciando-se a comunicação interventricular restritiva. (b) Avaliação do gradiente na comunicação interventricular, com Doppler contínuo, demonstrando gradiente elevado – comunicação interventricular restritiva (CIVr). AD: átrio direito; AE: átrio esquerdo; VD: ventrículo direito; VE: ventrículo esquerdo.

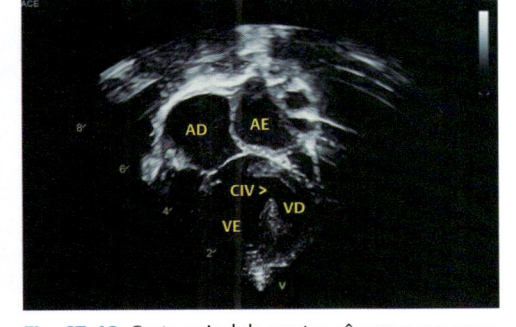

Fig. 67-46. Corte apical de quatro câmaras, em caso de levotransposição. Nota-se "inversão ventricular": ventrículo esquerdo (VE), principal, à direita e ventrículo direito (VD), hipoplásico, à esquerda, tratando-se de ausência de conexão atrioventricular a esquerda, sendo atresia tricúspide (identificada com *), em situs solitus. AD: átrio direito; AE: átrio esquerdo; CIV: comunicação interventricular.

Valva mitral: geralmente é bem formada, com dilatação do anel mitral. Podemos encontrar um *cleft* na sua cúspide anterior, mais comumente associado à transposição das grandes artérias.[6] Deve ser avaliada como as valvas tricúspide e mitral, habitualmente, pelo mapeamento de fluxo a cores e do fluxo transvalvar com o Doppler.

Ventrículos: ventrículo direito pequeno, anterior, e um ventrículo esquerdo grande, posterior (Fig. 67-44). Em uma minoria dos casos o ventrículo direito pequeno, anterior, pode estar localizado à esquerda, e ventrículo esquerdo, posterior e à direita (em "inversão ventricular") – (Fig. 67-46 e Vídeo 67-28).

Em geral, o ventrículo direito é muito hipoplásico, sem o componente da via de entrada, às vezes apresentando apenas a via de saída (Fig. 67-40).[1,22,41]

Ventrículo esquerdo, em geral, é dilatado e deve-se avaliar a sua função, fator importante para programação da realização dos estágios paliativos.

Função ventricular: podemos utilizar o modo-M na ausência de alterações segmentares e nos casos onde não há deformação importante do ventrículo esquerdo principal. Pode-se utilizar, ainda, o volume ventricular para estimativa de fração de ejeção, mais recentemente a estimando através da ecocardiografia tridimensional, as velocidades miocárdicas e técnicas de *strain* e *strain rate*. Todas essas avaliações quantitativas têm valor seriado, porém, o significado isolado segue obscuro.[1]

Dessincronia é prevalente nesses casos e pode estar associada à disfunção sistólica e à fibrose miocárdica. A função diastólica também deve ser avaliada, porém, o significado clínico dessas medidas, isoladamente, ainda é incerto.[1]

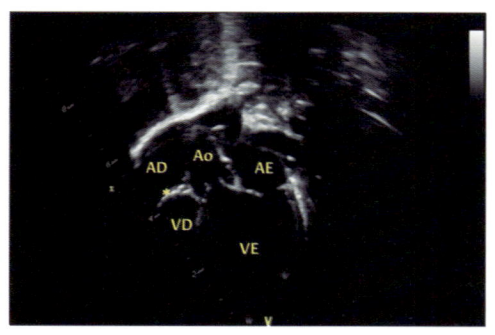

Fig. 67-47. Corte apical de cinco câmaras, onde nota-se concordância ventrículo arterial. Visualizamos ainda o assoalho fibromuscular (identificado com *) em topografia da valva tricúspide, impedindo a comunicação direta do átrio direito (AD) com o ventrículo direito (VD). AE: átrio esquerdo; Ao: aorta; VE: ventrículo esquerdo.

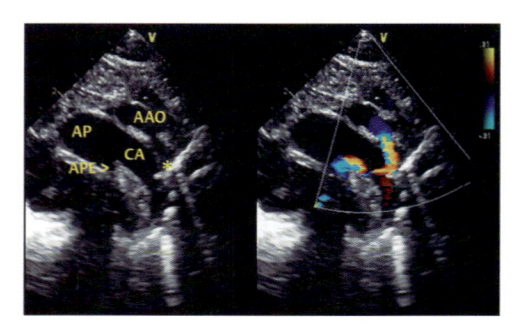

Fig. 67-49. Corte supraesternal, onde notamos arco aórtico hipoplásico, com coarctação de aorta. Istmo conectado à amplo canal arterial. AAo: arco aórtico; AP: artéria pulmonar; APE: artéria pulmonar esquerda; CA: canal arterial; e istmo identificado com *.

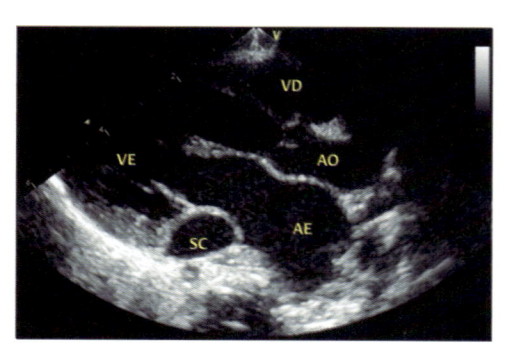

Fig. 67-48. Corte paraesternal eixo longo, onde nota-se concordância ventriculoarterial (aorta originando-se do ventrículo esquerdo) e seio coronário dilatado, sugerindo a presença de veia cava superior esquerda persistente. AE: átrio esquerdo; Ao; aorta; SC: seio coronário; VD: ventrículo direito; VE: ventrículo esquerdo.

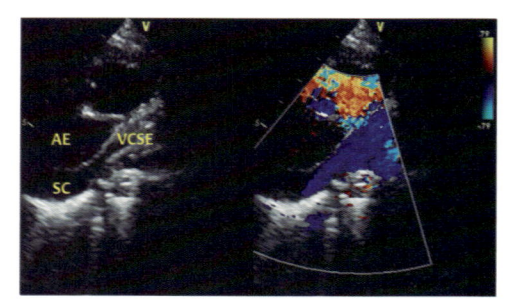

Fig. 67-50. Imagem em corte supraesternal modificado, onde se evidencia a veia cava superior esquerda persistente, drenando em seio coronário dilatado. AE: átrio esquerdo; SC: seio coronário; VCSE: veia cava superior esquerda persistente.

Grandes artérias: na maioria dos casos encontramos relação normal dos grandes vasos, com artéria pulmonar anterior e aorta posterior. Nesses casos, a valva aórtica está alinhada ao ventrículo esquerdo (Fig. 67-47), em continuação fibrosa com a valva mitral (Fig. 67-48); e a artéria pulmonar está alinhada ao infundíbulo ou via de saída da câmara hipoplásica (ventrículo direito) – Vídeo 67-29.[1,22] Valva pulmonar, tronco e artérias pulmonares podem ser bem formados, mas pode apresentar obstrução grave e, inclusive, atresia pulmonar (incomum).

Quando visualizadas as grandes artérias cursando em paralelo, sugere-se tratar de transposição de grandes artérias (Fig. 67-43).[22]

Em raros casos pode ocorrer dupla via de saída do ventrículo direito, rudimentar,[46] com vasos normoposicionados ou, muito mais raro, em transposição das grandes artérias.

Obstrução pulmonar pode ocorrer em decorrência da comunicação interventricular restritiva, por restrição causada por mau alinhamento do septo infundibular ou bandas musculares, ou, em menor frequência, por estenose valvar propriamente dita. Em relação ao fluxo pulmonar, é importante, ainda, a avaliação do calibre e fluxo no tronco pulmonar e nas artérias pulmonares.[1,22]

A obstrução subaórtica pode ocorrer pelos mesmos motivos nos casos de transposição das grandes artérias, apesar de ser a estenose valvar aórtica muito menos comum do que a estenose valvar pulmonar.[1,22] A obstrução subaórtica está muito associada às lesões obstrutivas aórticas, sendo muito comum a presença de coarctação de aorta e hipoplasia do arco aórtico (Fig. 67-49), onde, nesses casos, a circulação sistêmica é dependente do canal arterial (muito mais frequente nos casos de discordância ventriculoarterial).[1,22,28,41]

Arco aórtico. Devem-se buscar obstruções, principalmente nos casos de transposição de grandes vasos e obstrução ao fluxo aórtico.[1,22,28,41] O achado mais comum, nesses casos, é de coarctação de aorta (Fig. 67-49, Vídeo 67-30). No neonato, tal achado requer diagnóstico imediato para manutenção do canal arterial até o momento da intervenção terapêutica.[22] A investigação do gradiente pelo Doppler não é confiável em razão do fluxo pelo canal arterial.

Defeitos Associados

Veia cava superior esquerda persistente drenando em seio coronário ocorre em maior frequência (Fig. 67-50),[1,22] cerca de 1/6 dos pacientes, e implica na abordagem cirúrgica, no momento da realização do cavopulmonar (cirurgia de Glenn).

Justaposição de apêndice atrial à esquerda ocorre em cerca de 10% dos casos, nesses casos há grande comunicação interatrial associada à angulação do *septum primum* em relação ao septo *secundum*,[28] podendo dificultar a realização de atriosseptostomia por balão nos casos de comunicação interatrial restritiva. Cerca de 20% dos pacientes apresentam outras anomalias extracardíacas (incluindo defeitos gastrointestinais e neurológicos).[22]

Estratégias Terapêuticas

A via final comum para os pacientes com atresia tricúspide é a paliação cirúrgica. Para tal, o primeiro ponto fundamental é a caracterização ecocardiográfica aliada à clínica do paciente, do fluxo pulmonar e sistêmico, além da avaliação completa pós-operatória interestágios.[47] Nos casos onde não há restrição de fluxo pulmonar, os pacientes podem ser submetidos à bandagem pulmonar.[1,22,28,41-43] Nos casos dos pacientes "equilibrados", com algum grau de restrição ao fluxo pulmonar, pode-se postergar o procedimento paliativo inicial, e proceder diretamente à cirurgia de cavo pulmonar bidirecional (cirurgia de Glenn).[1,22,28,41-43] Nos casos dos pacientes com hipofluxo pulmonar e restrição importante ao fluxo pode ser realizado o *shunt* sistêmico pulmonar, em geral a cirurgia de Blalock-Taussig.[1,22,28,41-43] E, por fim, nos pacientes com restrição ao fluxo sistêmico, podemos realizar o procedimento de Damus-Kaye-Stansel ou de Norwood, e abordagem do arco aórtico nos casos de hipoplasia do arco aórtico e coarctação de aorta.[1,22,28,41-43] Num segundo momento, por volta dos 3-6 meses, realiza-se o cavo pulmonar bidirecional (cirurgia de Glenn), e como último estágio, o cavo pulmonar total (cirurgia de Fontan).[1,22,28,41-43] As estratégias cirúrgicas e sua avaliação será detalhada posteriormente em outro capítulo.

ATRESIA PULMONAR COM SEPTO INTERVENTRICULAR ÍNTEGRO

Definição

A atresia pulmonar com septo interventricular íntegro (AP com SIVI) é uma cardiopatia congênita cianogênica caracterizada por concordância atrioventricular e ventriculoarterial em que há uma atresia membranosa ou muscular da valva pulmonar e graus variáveis de hipoplasia do ventrículo direito (VD) e da valva tricúspide (VT). É frequente a associação com fístulas coronárias e sinusoides nos casos em que o ventrículo direito é gravemente hipoplásico.

Epidemiologia

Corresponde a 1-3% de todas as cardiopatias congênitas. Acomete 4 a 8 de recém-nascidos a cada 100.000 nascimentos.[1]

Classificação

A atresia da valva pulmonar é do tipo membranoso com anel valvar desenvolvido e fusão comissural completa em 75% dos casos.[1] Já no tipo muscular, caracteriza-se por ausência de aparato valvar e presença de tecido fibromuscular em continuidade com o tronco pulmonar.

Ecocardiografia

A ecocardiografia é um método diagnóstico importante, fornecendo avaliação anatômica e hemodinâmica detalhadas.

O diagnóstico pré-natal desta patologia requer a visibilização da via de saída do VD e do fluxo invertido no plano do canal arterial, isto é, direcionado da aorta para o tronco pulmonar. O corte de 4 câmaras evidencia o ventrículo direito hipertrófico e hipertenso, com o septo interventricular abaulando para o VE, e aprecia os graus variáveis de hipoplasia do VD e da VT (Fig. 67-51; Vídeos 67-31 e 67-32).[48,49]

Características Ecocardiográficas

- **Septo interatrial:** o forame oval ou comunicação interatrial (CIA) estão sempre presentes e permitem a passagem de fluxo direcionado do átrio direito para o esquerdo (Fig. 67-52 e Vídeo 67-33). O tamanho do defeito septal, a direção e a magnitude do fluxo são avaliados pelo corte subcostal modo bidimensional e com mapeamento a cores. Apenas em 5-10%, o defeito é restritivo e há necessidade de ampliação percutânea com cateter balão caso o VD seja significativamente hipoplásico.[1] Evita-se a ampliação da CIA em casos de VD *borderline* ou discretamente hipoplásico para que a elevada pressão do átrio direito force o enchimento diastólico do VD e facilite seu crescimento.
- **Valva tricúspide:** sempre exibe alterações morfofuncionais. Ela pode apresentar displasia do tipo Ebstein em cerca de 10% dos casos, com regurgitação concomitante.[50] No entanto, aderências da cúspide septal com mobilidade reduzida e graus de hipoplasia são mais comumente encontrados (Fig. 67-53 e Vídeo 67-34). A atresia tricúspide funcional pode estar presente nos quadros mais graves de hipoplasia do VD. Esta valva é mais bem acessada pelos cortes apical de 4 câmaras, paraesternal eixo curto e paraesternal eixo longo (ao angular para a via de entrada do VD).[51] Na prática clínica, fazemos a medida do anel valvar como primeiro parâmetro quantitativo e utilizamos o escore z para caracterização do desvio padrão em relação à população normal.[52] A graduação da insuficiência valvar segue os parâmetros ecocardiográficos normais e permite a estimativa da pressão sistólica ventricular direita (PSVD) (Figs. 67-54 e 67-55; Vídeo 67-35).
- **Valva pulmonar e artérias pulmonares:** na AP membranosa ou valva imperfurada, há fusão comissural completa. No entanto, há patência do infundíbulo e é possível se medir o anel valvar (Fig. 67-56 e Vídeo 67-36). Esta avaliação pode ser feita pelos cortes subcostal coronal e paraesternal.[51-53] Habitualmente, o tronco pulmonar e as artérias pulmonares apresentam dimensões normais.

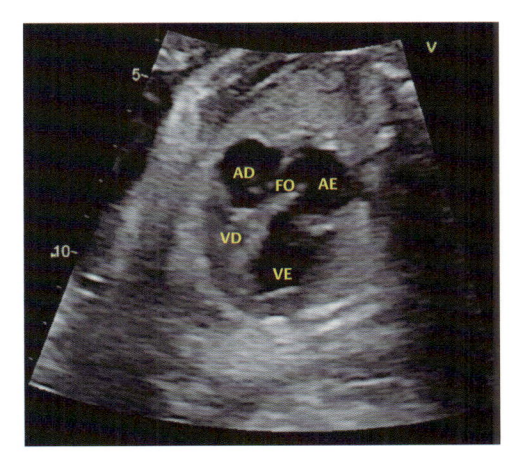

Fig. 67-51. Ecocardiograma fetal, corte de 4 câmaras, com hipertrofia importante do ventrículo direito em caso de atresia pulmonar com septo interventricular íntegro. AD: átrio direito; AE: átrio esquerdo; FO: forame oval; VD: ventrículo direito; VE: ventrículo esquerdo.

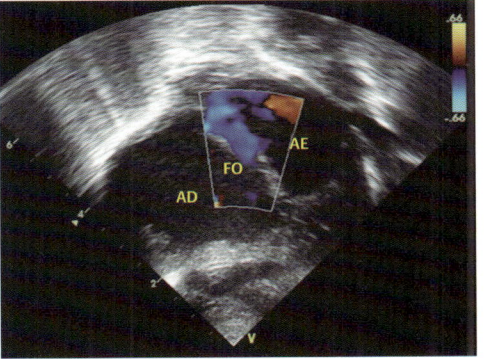

Fig. 67-52. Corte subcostal com mapeamento a cores evidenciando aumento do átrio direito, septo interatrial abaulado para a esquerda e fluxo direito-esquerdo no plano atrial. AD: átrio direito; AE: átrio esquerdo; FO: forame oval.

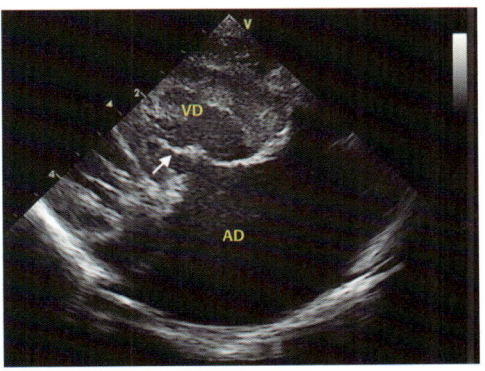

Fig. 67-53. Corte paraesternal eixo longo com abertura da via de entrada do ventrículo direito: valva tricúspide com dimensões reduzidas e aderências da cúspide septal. AD: átrio direito; VD: ventrículo direito; seta: aderências da cúspide septal.

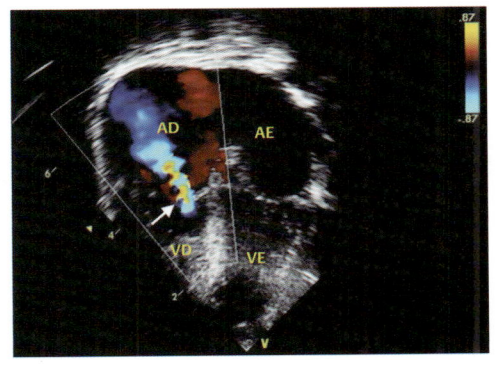

Fig. 67-54. Corte apical 4 câmaras com mapeamento a cores demonstrando insuficiência tricúspide de grau moderado. AD: átrio direito; AE: átrio esquerdo; VD: ventrículo direito; VE: ventrículo esquerdo; seta: jato de insuficiência tricúspide.

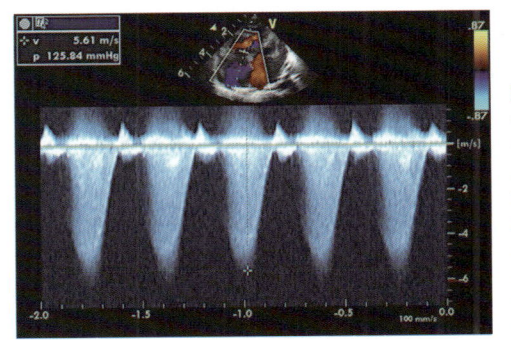

Fig. 67-55. Traçado do Doppler contínuo da valva tricúspide evidenciando refluxo tricúspide com pressão sistólica do ventrículo direito (PSVD) suprassistêmica e enchimento diastólico valvar monofásico.

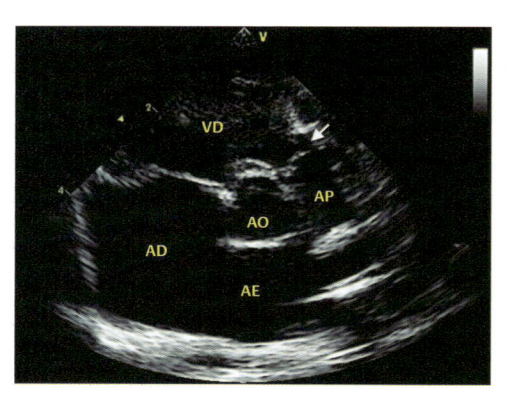

Fig. 67-56. Corte paraesternal eixo curto de atresia pulmonar com septo interventricular íntegro do tipo membranoso. AD: átrio direito; AE: átrio esquerdo; Ao: aorta; AP: artéria pulmonar; VD: ventrículo direito; seta: valva pulmonar imperfurada na sístole.

- *Tamanho e morfologia ventricular direita (Figs. 67-57 e 67-58; Vídeos 67-37 e 67-38):* o VD é tripartite em 59% dos casos, com as porções da via de entrada, trabecular e da via de saída bem desenvolvidas. Em 34%, apresenta-se bipartite, geralmente com porção trabecular inexistente. E, mais raramente (7%), monopartite com apenas via de entrada presente.[54] Os ventrículos bipartites se beneficiam da descompressão pré e pós-natal, na tentativa de se atingir uma correção biventricular caso o crescimento ventricular direito seja adequado após a primeira intervenção.[55] Esta classificação está baseada na análise qualitativa criteriosa pelos cortes subcostal sagital e coronal, apical de 4 câmaras e paraesternal eixos longo e curto. Vale ressaltar que pode haver certa dificuldade nesta etapa por conta da grande hipertrofia ventricular, principalmente da porção trabecular, capaz de reduzir a cavidade ventricular funcional. Pode coexistir fibrose difusa e fibroelastose nos ventrículos muito pequenos e hipertróficos; caracterizado por hiperecogenicidade subendocárdica à ecocardiografia bidimensional.
- *Canal arterial (CA):* a avaliação do CA é feita pelos cortes paraesternal alto e supraesternal sagital. Determina-se sua patência, tamanho e fluxo. Nesta doença, o CA pode ter um trajeto verticalizado, com morfologia ducto dependente nos casos de hipoplasia importante do VD e o fluxo está direcionado da aorta para o tronco pulmonar. Nos outros espectros da doença, o canal tem morfologia habitual, o que permite manter sua patência com o implante percutâneo de *stent*.
- *Artérias coronárias:* o regime de pressão aumentada no interior do VD, suprassistêmica, predispõe à formação de sinusoides e fístulas coronárias (Fig. 67-59).[56] Fístulas coronário-cavitárias e sinusoides estão presentes em 50 a 60% dos pacientes e, em 10 a 20% destes, a perfusão coronariana é dependente da circulação do VD.[57] Existe forte correlação entre o grau de hipoplasia do VD e escore Z da VT mais negativo com a presença de fístulas coronário-cavitárias e sinusoides. A ecocardiografia permite identificar algumas destas alterações; porém, não consegue determinar se há dependência do VD. É necessária a complementação por estudo angiográfico, visto que a descompressão do VD pode resultar em isquemia e infarto. Em 9% dos casos, observa-se atresia proximal das artérias coronárias ou estenose.[57]

A sobrevida dos pacientes portadores de AP com SIVI varia substancialmente conforme sigam para uma correção do tipo uni ou biventricular. Um dos principais determinantes da sobrevida é a presença de fístulas coronárias, particularmente aquelas que envolvem a coronária esquerda. Nestes casos, a confecção de uma anastomose sistêmico-pulmonar pode levar a significativo roubo de fluxo coronário e culminar com infarto do VE e óbito neonatal.[56,57]

Atualmente, lança-se mão de parâmetros ecocardiográficos para auxiliarem na definição da melhor proposta terapêutica, visando à correção bi ou univentricular com melhor prognóstico.

1. *Escore Z da valva tricúspide:* casos com valores menores do que -4 têm melhor prognóstico com paliação univentricular, inicialmente *shunt* sistêmico-pulmonar ou implante de *stent* no canal arterial + atriosseptostomia. Já valores ≥ -2 indicam reparo biventricular com descompressão do VD (usualmente por valvotomia pulmonar percutânea).[58,59] E os intermediários, com VD *borderline*, intervenção estadiada (valvotomia pulmonar percutânea + stent no canal arterial) e, se evolução desfavorável, sem o crescimento esperado do VD após descompressão, correção de um ventrículo e meio (fluxo anterógrado pulmonar, porém, mantendo suprimento adicional pulmonar pela veia cava superior – Glenn).[50,51]
2. *Relação entre os diâmetros dos anéis das valvas tricúspide e mitral:* valores > 0,5 são considerados adequados para correção biventricular. Além disso, anel valvar tricúspide ≥ a 8 mm indicam VD de dimensões normais; ≤ a 5 mm, muito hipoplásicos e, entre 5 e 8 mm, intermediários.[60]
3. *Área do VD:* a área é obtida pela planimetria do VD na diástole pelo corte apical de 4 câmaras. Também se pode utilizar a relação entre a área do VD e VE. Valores iniciais da área do VD ≥ 6 cm²/m² ou relação área VD:VE > 0,45 predizem bons resultados com correção biventricular.[53]
4. *Volume do VD:* volume diastólico acima de 11 ml/m² é adequado para biventricular e abaixo de 5 ml/m² para univentricular.

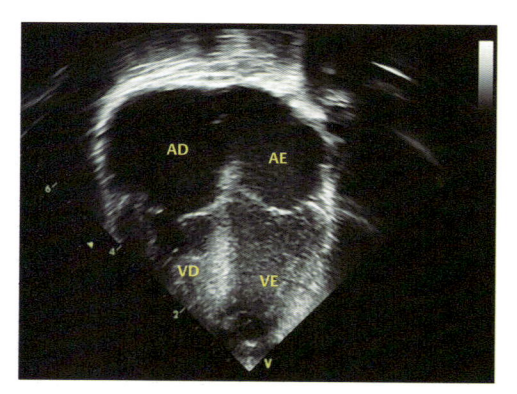

Fig. 67-57. Corte apical 4 câmaras com dilatação do átrio direito e ventrículo direito muito hipertrófico e com dimensão próxima ao normal. AD: átrio direito; AE: átrio esquerdo; VD: ventrículo direito e VE: ventrículo esquerdo.

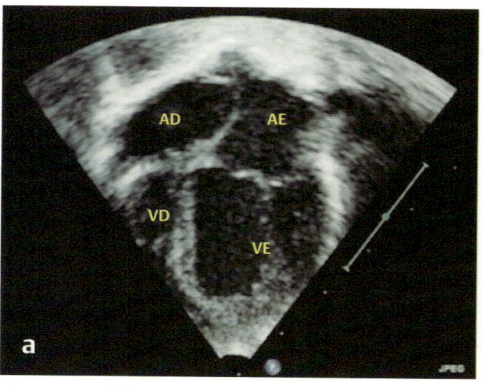

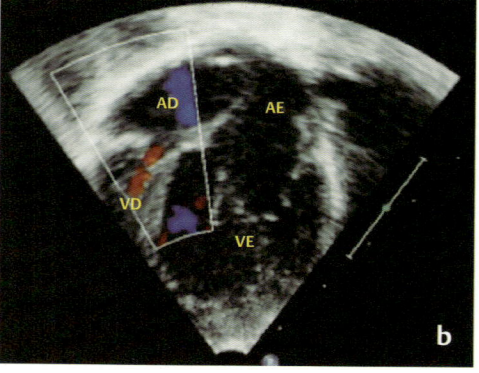

Fig. 67-58. (a) Bidimensional do corte apical 4 câmaras: ventrículo direito exibindo hipoplasia importante (sístole), (b) Mapeamento a cores evidenciando mínimo fluxo anterógrado através da valva tricúspide (diástole). AD: átrio direito; AE: átrio esquerdo; VD: ventrículo direito; VE: ventrículo esquerdo.

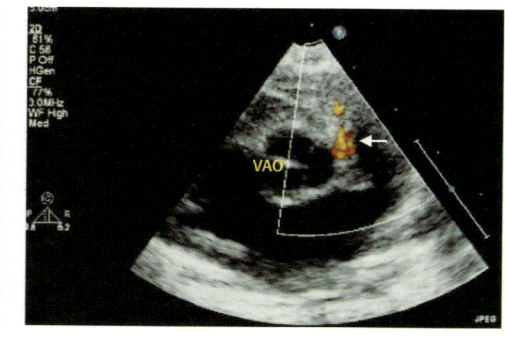

Fig. 67-59. Corte paraesternal eixo curto de atresia pulmonar com septo interventricular íntegro e fístula coronário-cavitária. VAo: valva aórtica; seta: fístula da artéria descendente anterior para o ventrículo direito.

5. *Grau de regurgitação tricúspide:* presença de refluxo moderado ou importante tem maior correlação com reparo biventricular, pois há maior desenvolvimento e crescimento do VD pela sobrecarga volumétrica.[55]

Apesar da grande importância da obtenção das medidas supracitadas, vale ressaltar que estas são obtidas em recém-nascidos cujos corações direitos são pequenos. Pequenas variações do cursor para um ou outro lado podem resultar em grandes variações de medidas quando indexadas para a superfície corpórea. Por isso, não se deve deixar de levar em conta a análise subjetiva que, para o ecocardiografista experiente, pode ser de maior valia e considerar que a descompressão do VD (isso é, a abertura da valva pulmonar) deve ser realizada sempre que possível, abrindo caminho para uma possível correção biventricular ou de um ventrículo e meio.

REFERÊNCIAS BIBLIOGRÁFICAS

1. Geva T, Cohen MS, Mertens LL, Lai WW. Echocardiography in Pediatric and Congenital Heart Disease – from Fetus to Adult, 2nd ed. Wiley Blackwell, 2016.
2. Cohen MS et al. Multimodality Imaging Guidelines of Pacients with Transposition of the Great Arteries: a report from the American Society of Echocardiography developed in collaboration with the Society for Cardiovascular Magnetic Resonance and the Society of Cardiovascular Computed Tomography. Journal of the American Society of Echocardiography. 2016;29:571-621.
3. Mahle WT, Gonzalez JH, Kreeger J, Marx G, Duldani G and Silverman NH. Echocardiography of transposition of the great arteries. Cardiology in the Young. 2012;22:664-70.
4. Thadani SR and Foster E. Echocardiographic evaluation in transposition of the great arteries in the adult. Echocardiography. 2015;32 suppl 2s:57-65.
5. Shih J-C, Huang S-C, Lin C-H et al. Diagnosis of Transposition of the great arteries in the Fetus. Journal of Medical Ultrasound. 2012;20(2):65-71.
6. Huhta JC. Evaluating the fetus with transposition. Cardiology in the Young. 2005;15 suppl:188-92.
7. Anderson RH and Weinberg PM. The clinical anatomy of transposition. Cardiology in the Young. 2005;15 suppl:176-87.
8. Van Praagh R. What Determines Whether the Great Arteries Are Normally or Abnormally Related. American Journal of Cardiology. 2016;118(9):1390-98.
9. McMahon CJ, El Said HG, Feltes TF et al. Preoperative identification of coronary arterial anatomy in complete transposition, and outcome after the arterial switch operation. Cardiology in the Young. 2002;12(03):240-47.
10. Hutter PA, Bennink GB, Ay L et al. Influence of coronary anatomy and reimplantation on the long-term outcome of the arterial switch. European Journal of Cardiothoracic Surgery. 2000;18(2):207-13.
11. Metton O, Calvaruso D, Gaudin R et al. Intramural coronary arteries and outcome of neonatal arterial switch operation. European Journal of Cardiothoracic Surgery. 2010;37(6):1246-53.
12. Gremmels DB, Tacy TA, Brook MM and Silverman NH. Accuracy of coronary artery anatomy using two-dimensional echocardiography in d-transposition of great arteries using a two-reviewer method. Journal of the American Society of Echocardiography. 2004;17:454-60.
13. Edwin F, Mamorare H, Brink J et al. Primary arterial switch operation for transposition of the great arteries with intact ventricular septum - is it safe after three weeks of age? Interactive Cardiovascular and Thoracic Surgery. 2010;11(5):641-44.
14. Lacour-Gayet F, Piot D, Zoghbi J et al. Surgical management and indication of left ventricular retraining in arterial switch for transposition of the great arteries with intact ventricular septum. European Journal of Cardiothoracic Surgery. 2001;20(4):824-9.
15. Watanabe N, Mainwaring RD, Carrillo SA et al. Left Ventricular Retraining and Late Arterial Switch for D-Transposition of the Great Arteries. Annals of Thoracic Surgery. 2015;99(5):1655-61; discussion 1661.
16. Aiello VD, Décourt LV. Tetralogy of Fallot: considerations about morphologic features of a well described entity]. Arq Bras Cardiol. 1994 May;62(5):307-11.
17. Anderson RH, Weinberg PM. The clinical anatomy of tetralogy of Fallot. Cardiol Young. 2005;15(Suppl1):38-47.
18. Hoffman JI, Kaplan S, Liberthson RR. Prevalence of congenital heart disease. Am Heart J. 2004 Mar;147(3):425-39.
19. Al Habib HF, Jacobs JP, Mavroudis C, Tchervenkov CI, O'Brien SM, Mohammadi S et al. Contemporary patterns of management of tetralogy of Fallot: data from the Society of Thoracic Surgeons Database. Ann Thorac Surg. 2010 Sep;90(3):813-9; discussion 9-20.
20. Chiu SN, Wang JK, Chen HC, Lin MT, Wu ET, Chen CA et al. Long-term survival and unnatural deaths of patients with repaired tetralogy of Fallot in an Asian cohort. Circ Cardiovasc Qual Outcomes. 2012 Jan;5(1):120-5.
21. Morris DC, Felner JM, Schlant RC et al. Echocardiographic diagnosis of tetralogy of Fallot. Am J Cardiol. 1975;36:908-13.
22. BW Eidem BW, O'Leary PW, Cetta F. Echocardiography in Pediatric and Adult Congenital Heart Disease, 2nd ed, 2015.
23. Snider RA, Serwer GA, Ritter SB. Echocardiography in Pediatric Heart Disease, 2nd ed. St. Louis: Mosby, 1997.
24. Suzuki A, Ho SY, Anderson RH, Deanfield JE. Further morphologic studies on tetralogy of Fallot, with particular emphasis on the prevalence and structure of the membranous flap. J Thorac Cardiovasc Surg. 1990 Mar;99(3):528-35.
25. Berry JM, Einzig S, Krabill KA, Bass JL. Evaluation of coronary artery anatomy in patients with tetralogy of Fallot by two-dimensional echocardiography. Circulation. 1988 Jul;78(1):149-56.
26. Carminati M, Borghi A, Valsecchi O, Quattrociocchi M, Balduzzi A, Rusconi P et al. Aortopulmonary window coexisting with tetralogy of Fallot: echocardiography diagnosis. Pediatr Cardiol. 1990 Jan;11(1):41-3.
27. Correa-Villaseñor A, Ferencz C, Boughman JA, Neill CA. Total anomalous pulmonary venous return: familial and environmental factors. The Baltimore-Washington Infant Study Group. Teratology. 1991 Oct;44(4):415-28.
28. Geva T, Van Praagh S. Anomalies of the pulmonary veins. In: Moss and Adam's heart disease in infants, children and adolescents: including the fetus and young adult, 7th ed. Baltimore: Williams & Wilkins, 2001.
29. Karamlou T, Gurofski R, Sukhni A, Coles JG, Williams WG, Caldarone CA et al. Factors associated with mortality and reoperation in 377 children with total anomalous pulmonary venous connection. Circulation. 2007;115(12):1591-8.
30. Craig JM, Darling RC, Rothney WB. Total pulmonary venous drainage into the right side of the heart; report of 17 autop- sied cases not associated withother major cardiovascular anomalies. Lab Invest. 1957 Jan-Feb;6(1):44-64.
31. Smallhorn JF, Sutherland GR, Tommasini G, Hunter S, Anderson RH, Macartney FJ. Assessment of total anomalous pulmonary venous connection by two-dimensional echocardiography. Br Heart J. 1981 Dec;46(6):613-23.
32. Lee ML, Wu MH, Wang JK, Lue HC. Echocardiographic assessment of total anomalous pulmonary venous con- nections in pediatric patients. J Formos Med Assoc 2001 Nov;100(11):729-35.
33. Mishra A, Madhavan J, Ghuman BPS, Raj R, Kumar A, Dutta V et al. impact and cost effectiveness of routine intraoperative transthoracic and transesophageal echocardiography on surgical decision making in pediatric cardiac surgery. J Perioper Echocardiogr. 2014 Jan;2(1):3-9.
34. Chang YY, Chang CI, Wang MJ, Lin SM, Chen YS, Tsai SK, Lue HC. The safe use of intraoperative transesophageal echocardiography in the management of total anomalous pulmonary venous connection in newborns and infants: a case series. Paediatr Anaesth. 2005 Nov;15(11):939-43.
35. Frommelt PC, Stutz EA. Transesophageal echocardiographic in total anomalous pulmonary venous drainage: hypotension caused by compression of the pulmonary venous conflu- ence during probe passage. J Am Soc Echocardiogr. 1994 Nov-Dec;7(6):652-54.
36. Kumar A, Dutta V, Puri GD, Barwad P. Perioperative echocardiographic features of total anomalous pulmonary venous connection. Journal of Perioperative Echocardiographic. 2016 Jul-Dec 4;(2):51-8.
37. Seale AN, Uemura H, Webber SA, Partridge J, Roughton M, Ho SY et al. Total anomalous pulmonary venous connection: morphology and outcome from an international population-based study. Circulation. 2010 Dec;122(25):2718-26.
38. Breckenridge IM, de Leval M, Stark J, Waterston DJ. Correction of total anomalous pulmonary venous drainage in infancy. J Thorac Cardiovasc Surg. 1973 Sep;66(3):447-53.
39. Grosse-Wortmann L, Al-Otay A, Goo HW, Macgowan CK, Coles JG, Benson LN et al. Anatomical and functional evaluastion of pulmonary veins in children by magnetic resonance imaging. J Am Coll Cardiol. 2007 Mar;49(9):993-1002.
40. Krasemann T. Complications of cardiac catheterisation in children. Heart. 2015 June;101(12):915.

41. Anderson RH, Baker EJ, Redington A, Rigby ML, Penny D, Wernovsky G. Paediatric Cardiology, 3rd ed. Philadelphia: Elsevier, 2010.
42. Frock BW, Jna, AJ, Newberr, DM. Living with tricuspid atresia: case report with review of literature. Florida: Spinger Publishing Company, 2017. v. 36. n. 4.
43. Ungerleider RM, Meliones JN, McMillan KN, Cooper DS, Jacobs JP. Critical Heart Disease in Infants and Children, 3rd ed. Philadelphia: Elsevier, 2019.
44. Edwards JE, Burchell HB. Congenital tricuspid atresia; a classification. Medical Clinics of North America. 1949;33:1177-96.
45. Keith JD, Rowe RD, Vlad P. Heart Disease in Infancy and Childhood. New York: The Macmillan Company, 1958.
46. Martinez RM, Anderson RH. Echo-morphological correlates in atrioventricular valvar atresia. Saint Petesburg. Cardiol Young 2006;16 (Suppl. 1):27-34.
47. Macias EZ, Schwaegler RG, Stout KK. Echocardiographic evaluation of univentricular physiology and cavopulmonary shunts. Washington: Wiley Periodicals, Inc, 2014.
48. Lowenthal A, Lemley B, Kipps AK, Brook MM and Moon-Grady AJ. Prenatal tricuspid valve size as a predictor of postnatal outcome in patient with severe pulmonary stenosis or pulmonary atresia with intact ventricular septum. Fetal Diagnosis and Therapy. 2014;35:101-7.
49. Daubeney PEF, Sharland GK, Cook AC, Keeton BR, Anderson RH and Webber SA. Pulmonary atresia with intact ventricular septum: impact of fetal echocardiography on incidence at birth and postnatal outcome. Circulation. 1998;98:562-6.
50. Kwiatkowski DM, Hanley FL and Krawczeski CD. Right ventricular outflow tract obstruction: pulmonary atresia with intact ventricular septum, pulmonary stenosis and Ebstein's malformation. Pediatric Critical Care Medicine. 2016;17:S323-S329.
51. Lopez L, Colan SD, Frommelt PC, Ensing GJ, Kendall K, Younoszai AK et al. Recommendations for quantification methods during the performance of a pediatric echocardiogram: a report from the pediatric measurements writing group oh the American Society of Echocardiography Pediatric and Congenital Heart Disease Council. Journal of the American Society of Echocardiography. 2010;23:465-95.
52. Pettersen MD, Du W, Skeens ME and Humes RA. Regression equations for calculation of z score of cardiac structures in a large cohort of healthy infants, children and adolescents: an echocardiographic study. Journal of the American Society of Echocardiography. 2008;21:922-34.
53. Maskatia SA, Petit CJ, Travers CD, Goldberg DJ, Rogers LS, Glatz AC et al. Echocardiography parameters associated with biventricular circulation and right ventricular growth following right ventricular decompression in patients with pulmonary atresia and intact ventricular septum: results from a multicenter study. Congenital Heart Disease. 2018;1-11.
54. Piers EF, Daubeney F, Delany DJ, Anderson RH, Sandor GGS et al. Pulmonary atresia with intact ventricular septum: range of morphology in a population based study. American Journal of Cardiology. 2002;39:1670-9.
55. Petit CJ, Glatz AC, Qureshi AM et al. Outcomes after decompression of the right ventricle in infants with pulmonary atresia with intact ventricular septum are associated with degree of tricuspid regurgitation: results from the congenital catheterization research collaborative. Circulation Cardiovascular Interventions. 2017;10:1-11.
56. Schneider AW, Blom NA, Bruggemans EF and Hazekamp MG. More than 25 years of experience in managing pulmonary atresia with intact ventricular septum. Annals of Thoracic Surgery. 2014;98:1680-6.
57. Satou GM, Perry SB, Gauvreau K and Geva T. Echocardiographic Predictors of Coronary Artery Pathology in Pulmonary Atresia with Intact Ventricular Septum. American Journal of Cardiology. 2000;85:1319-24.
58. Cleuziou J, Schreiber C, Eicken A et al. Predictors for biventricular repair in pulmonary atresia with intact ventricular septum. Thoracic Cardiovascular Surgeon. 2010;58:339-44.
59. Drighil A, Aljufan M, Slimi A, Yamani S, Mathewson J and AlFadly F. Echocardiographic determinants of successful balloon dilation in pulmonary atresia with intact ventricular septum. European Journal of Echocardiography. 2010;11:172-5.
60. Minich LL, Tani LY, Ritter S, Williams RV, Shaddy RE and Hawkins JA. Usefulness of the preoperative tricuspid/mitral valve ratio for predicting outcome in pulmonary atresia with intact ventricular septum. American Journal of Cardiology. 2000;85:1325-8.

CARDIOPATIAS COMPLEXAS

Estela Suzana Kleiman Horowitz ▪ Gláucia M. P. Tavares ▪ Célia Toshie Nagamatsu

ANOMALIA DE EBSTEIN

A anomalia de Ebstein é uma malformação congênita da valva tricúspide secundária a uma miopatia, com falha de delaminação das cúspides valvares, determinando uma variação ampla da sua morfologia e fisiopatologia, de acordo com o grau de comprometimento da porção funcional do ventrículo direito e da regurgitação, que costuma ser de intensidade importante. A apresentação clínica também é variável, desde neonatos com sintomas graves até adultos assintomáticos, às vezes com diagnósticos tardios. É uma lesão rara, incidindo em 1:20.000 nascidos vivos,[1] correspondendo a cerca de 1% de todas as cardiopatias congênitas.[2]

Os achados anatômicos característicos são: falha na delaminação das cúspides da valva tricúspide; deslocamento apical do orifício funcional da valva tricúspide; dilatação do ventrículo direito e "atrialização" da sua via de entrada; fenestração e fixação anormal da cúspide anterior; dilatação da junção atrioventricular direita e afilamento da parede livre do ventrículo direito.[1] O número de cordas é variável, de poucas a nenhuma (neste caso as cúspides se inserem diretamente na parede ventricular), e é comum a fenestração das cúspides. O diagnóstico diferencial com outras lesões congênitas que cursam com regurgitação é a medida do deslocamento apical da cúspide septal, medido no plano apical de 4 câmaras, devendo este índice de deslocamento ser igual ou superior a 8 mm/m^2 de superfície corpórea.[3] Este deslocamento não é apenas linear para o ápice, mas associado a uma rotação em espiral. O deslocamento apical divide o VD em duas porções: a de via de entrada, funcionalmente integrada ao átrio direito, e a porção apicotrabecular e de via de saída, que constituem o VD funcional. Em dois terços dos casos há dilatação inclusive desta porção funcional do VD, podendo ocorrer abaulamento do septo interventricular à esquerda, provocando obstrução ao fluxo na via de saída do ventrículo esquerdo em casos extremos.

O comprometimento é classificado em graus leve, moderado e importante pelo ecocardiografia, e também pela classificação de Carpentier,[4] om base no aspecto anatômico cirúrgico, em quatro tipos, de acordo com a intensidade crescente de acolamento das cúspides e diminuição da cavidade funcional :

- *Tipo A:* pouca aderência das cúspides septal e posterior, preservando volume adequado do VD funcional e mobilidade da cúspide anterior (acometimento mínimo; pequena porção atrializada do VD).
- *Tipo B:* VD com redução parcial do componente funcional, com a cúspide anterior com movimentação livre, apesar de ter cordas anormais. O componente atrializado é maior, com redução da porção funcional do VD (acometimento intermediário).
- *Tipo C:* a cúspide anterior tem movimentação muito restrita, podendo causar obstrução significativa da VSVD. O componente atrializado do VD é muito grande, com redução importante da porção funcional (doença severa).
- *Tipo D:* cúspide anterior imóvel e atrialização quase completa do VD, exceto por um pequeno componente infundibular.

As lesões associadas mais comuns são comunicação interatrial e o forame oval pérvio, com fluxo direcionado do átrio direito para o esquerdo, em função da pressão aumentada na câmara direita e da regurgitação tricúspide. Este *shunt* pode contribuir para cianose e embolia paradoxal em adultos, principalmente sistêmica.[1] Menos frequentemente associados estão a comunicação interventricular, a estenose e a atresia pulmonar, o canal arterial pérvio e, raramente, a coarctação da aorta. A valva mitral também pode apresentar alterações como prolapso, *cleft*, deformidade do aparelho subvalvar em paraquedas e duplo orifício.[5] A anomalia de Ebstein também pode ocorrer na transposição corrigida das grandes artérias, com suas consequências diretamente associadas à circulação sistêmica (Figs. 68-1 e 68-2). Não compactação do ventrículo esquerdo é outra associação eventualmente observada.

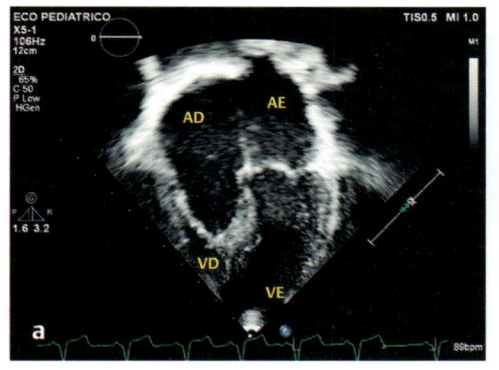

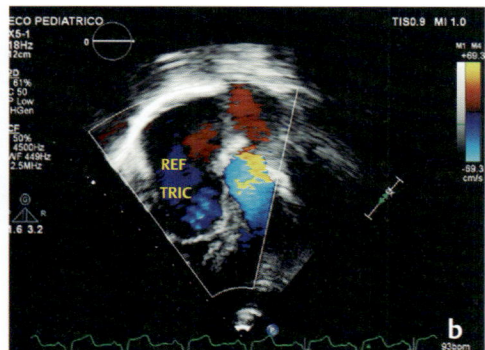

Fig. 68-1. Plano apical de 4 câmaras (**a**) e com mapeamento de fluxo em cores (**b**) evidenciando o refluxo tricúspide moderado (REF TRIC) secundário à displasia de Ebstein da valva tricúspide. Observa-se dilatação do átrio direito (AD), atrialização da via de entrada do ventrículo direito (VD) e redução de sua porção funcional, além do acolamento da cúspide septal. AE: átrio esquerdo; VE: ventrículo esquerdo.

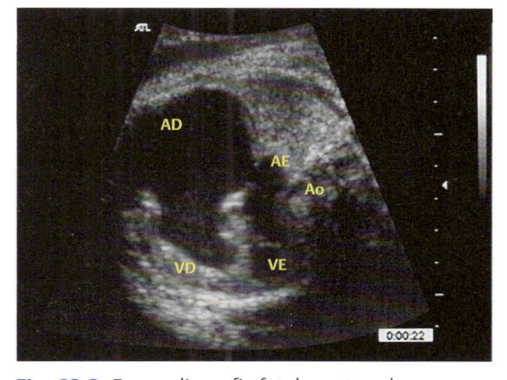

Fig. 68-2. Ecocardiografia fetal mostrando, no plano apical de 4 câmaras, anomalia de Ebstein caracterizada por acolamento extenso das cúspides septal e posterior, com acometimento comprometendo quase a totalidade da porção funcional do ventrículo direito (VD), além de dilatação aneurismática do átrio direito (AD). AE: átrio esquerdo; VE: ventrículo esquerdo; Ao: aorta descendente.

A ecocardiografia é o exame de imagem padrão para o diagnóstico e avaliação anatômica para a escolha da estratégia terapêutica, permitindo uma caracterização adequada das cúspides e do aparelho subvalvar, e a mensuração do tamanho das câmaras e da função ventricular, além do diagnóstico e avaliação dinâmica das lesões associadas, intensidade e característica dos fluxos.

Os achados favoráveis para a plastia valvar incluem a mobilidade da cúspide anterior, com tecido livre nas bordas, e presença de tecido da cúspide septal.[1] Para o sucesso da cirurgia do cone (reconstrução circunferencial, que é a técnica mais anatômica e de escolha na atualidade), qualquer delaminação das cúspides inferior e septal são importantes, assim como, por outro lado, a fixação da cúspide ao endocárdio com muscularização dificultam o reparo. Também é desfavorável para a correção no adulto a dilatação exagerada do anel, que pode chegar a mais de 8 cm.[1]

Os aspectos que devem ser criteriosamente avaliados e descritos na ecocardiografia são:

- Características anatômicas das cúspides valvares tricúspide: grau de comprometimento de cada um, com a medida do acolamento da cúspide septal, tamanho e mobilidade e da cúspide anterior, acometimento da cúspide inferior, características do aparelho subvalvar e músculos papilares.
- Medidas e indexação das estruturas de acordo com a superfície corpórea (Z escore): anéis valvares, tronco e ramos pulmonares, câmaras cardíacas.
- Graduação do refluxo valvar tricúspide.
- Medida da porção atrializada e da cavidade funcional do ventrículo direito.
- Obstrução da via de saída do ventrículo direito por tecido da cúspide tricúspide.
- Obstrução da via de saída do ventrículo esquerdo por abaulamento do septo interventricular à esquerda.
- Aspectos funcionais das valvas tricúspide, mitral, pulmonar e aórtica.
- Espessura miocárdica (parede livre do VD costuma ser afilada).
- Função contrátil dos ventrículos (septo pode ter movimento paradoxal).
- Pesquisa de lesões associadas (CIA, CIV, EPV, canal arterial, coarctação de aorta, não compactação do VE) e direção dos fluxos nos *shunts*.

A avaliação das cúspides septal e anterior pode ser feita adequadamente no plano apical de 4 câmaras. Por sua vez, a cúspide posterior (ou inferior) pode ser avaliada nos planos paraesternal eixo curto e eixo longo modificado, focado na de via de entrada do VD, ou no subcostal eixo longo da junção atrioventricular e coronal.

O grau de regurgitação valvar pode ser aferido pelo mapeamento em cores e Doppler espectral, porém, a quantificação pode ser dificultada quando se observam múltiplos jatos ou nos casos extremos, quando o refluxo é total, e de tão intenso não gera curva bem definida de velocidade, não permitindo o cálculo da variação de pressão entre as câmaras direitas, assim como nos casos de disfunção ventricular direita. O fluxo nas veias cavas, hepáticas e seio coronário também deve ser analisado para inferir a gravidade do refluxo.

É muito importante a avaliação do fluxo anterógrado pela via de saída e transvalvar pulmonar para a decisão terapêutica, especialmente em neonatos.

A função contrátil pode ser avaliada por meio da variação fracional da área (FAC) e índice de desempenho miocárdico, além da avaliação qualitativa, que também é comumente considerada na graduação do refluxo valvar.

A estratégia terapêutica cirúrgica pode consistir em plastia – e a técnica de escolha atualmente é a cirurgia do Cone – ou troca valvar, além da abordagem de lesões associadas e plicatura do átrio direito. Outra alternativa é a realização da cirurgia cavopulmonar bidirecional, em adjuvância à abordagem da valva tricúspide, reduzindo assim em um terço o retorno venoso sistêmico às câmaras direitas, ou mesmo a exclusão do ventrículo direito, em casos extremos, com a oclusão da valva tricúspide com retalho cirúrgico e colocação de *shunt* sistêmico pulmonar (*Blalock Taussig*).

A avaliação ecocardiográfica pós-operatória específica consiste na análise anatômica e funcional da valva tricúspide, dimensões das cavidades, quantificação da função ventricular direita e esquerda, avaliação do fluxo pulmonar e revisão do resultado cirúrgico de eventuais lesões associadas abordadas, além dos demais aspectos habituais do exame.

TRUNCUS ARTERIOSUS

Definição

Malformação cardíaca onde há falha de septação do septo aorticopulmonar, impedindo a separação das duas grandes artérias. Há uma grande artéria dilatada e única, de onde emergem aorta, artérias pulmonares e artérias coronárias, em continuidade com a valva mitral, se originando da base do coração e sobrepondo uma comunicação interventricular mal alinhada.

Classificação (Van Praagh, Modificado da Classificação de Collett And Edwards)[6,7]

Tipo A (com CIV) e tipo B (sem CIV-raro):

1. Tronco pulmonar curto se origina do tronco comum e se bifurca em artérias pulmonares direita e esquerda.
2. Artérias pulmonares se originam separadamente da porção posterior do tronco comum (Fig. 68-3).
3. Somente uma artéria se origina do tronco comum, uma colateral supre o pulmão contralateral.
4. Anteriormente chamado de *pseudotruncus*. Não há artérias pulmonares, mas colaterais provenientes da aorta descendente. Inclui interrupção do arco aórtico.

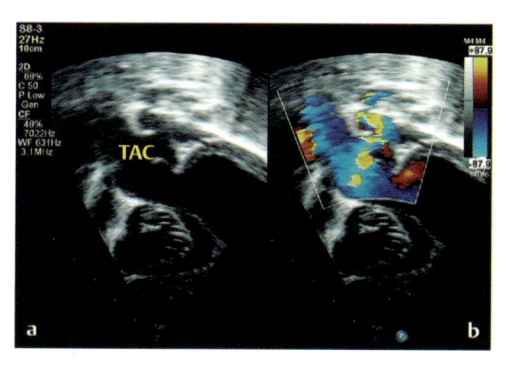

Fig. 68-3. Plano subcostal mostrando valva truncal e tronco arterial comum (TAC), (a) com imagem simultânea com mapeamento de fluxo em cores (b).

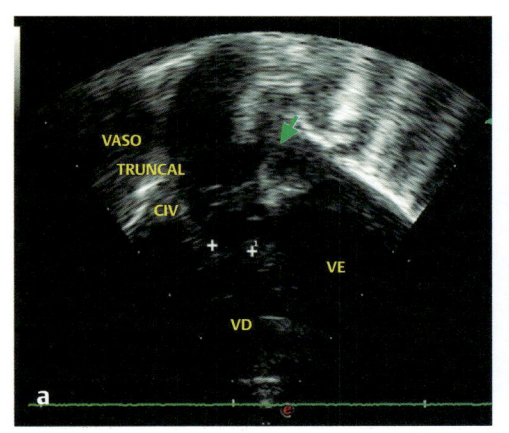

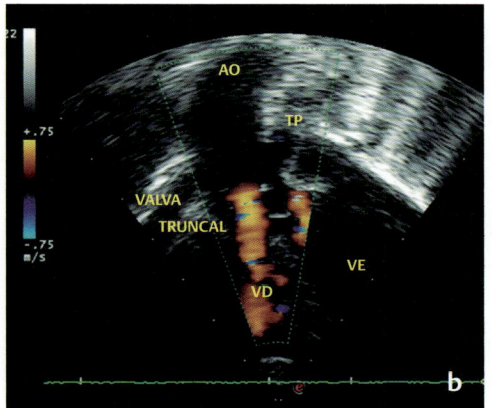

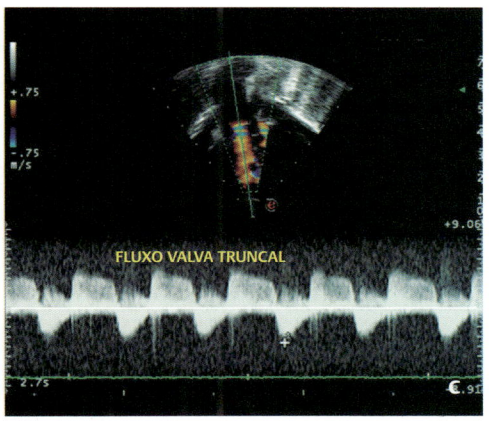

Fig. 68-4. Plano apical de 5 câmaras em paciente portador de TAC tipo 1. (**a**) Vaso truncal, CIV e TP (seta). (**b**) Mapeamento de fluxo em cores da valva truncal evidenciando o refluxo (em tons alaranjados). (**c**) Curva espectral do Doppler demonstrando dupla disfunção valvar truncal (refluxo em positivo e estenose em negativo; gradiente de 49 mmHg). CIV: comunicação interventricular; Ao: aorta; TP: tronco pulmonar; VD: ventrículo direito; VE: ventrículo esquerdo.

Morfologia

A valva truncal é displásica e espessada. Tem três cúspides em 66% dos casos, em 25% é quadrivalvular e menos de 10% bivalvular. Há estenose em 33% dos pacientes e algum grau de insuficiência em torno de 50% dos pacientes (Figs. 68-4 e 68-5).[8]

Artérias coronárias: a anormalidade mais comum é a origem da artéria coronária esquerda mais alta e posterior. Em 13-18% dos casos há ostio único.

Arco aórtico à direita em 33% dos pacientes. Interrupção do arco aórtico em 20% (principalmente tipo B, entre as artérias carótida e subclávia esquerdas).

Ausência do canal arterial, exceto em interrupção do arco aórtico.

A avaliação pré-operatória detalhada deve conter:

- Tipo de *truncus*.
- Anatomia de artérias pulmonares.
- Anatomia e trajeto das artérias coronárias: anomalia mais comum é a origem da artéria coronária esquerda mais alta e posterior.
- Avaliação da valva truncal:
  - Estenose valvar: gradiente pico e médio do fluxo transvalvar.
  - Insuficiência valvar: jato regurgitante e PHT.
- Avaliação do tamanho e posição da CIV e presença de outras CIVs.
- Anomalias associadas: arco aórtico à direita, VCSE persistente (12% dos pacientes), interrupção do arco aórtico, comunicação interatrial.

A avaliação pós-operatória deve conter:

- Presença ou não de *shunt* residual pela CIV.
- Estenose do tubo entre VD e artéria pulmonar.
- Grau de insuficiência pulmonar.
- Avaliação de estenose das artérias pulmonares.
- Avaliação da valva truncal (neoaorta).
- Hipertensão arterial pulmonar.
- Avaliação do arco aórtico.
- Função e tamanho ventricular.

Avaliação no adulto:

- Ênfase na evolução da valva truncal e no tubo pulmonar.
- Na idade adulta, muitos pacientes já trocaram a valva truncal e evoluem com insuficiência ou estenose valvar.
- Avaliação da insuficiência deve conter: extensão do fluxo reverso diastólico em aorta descendente, avaliação de PHT, função e dilatação do ventrículo esquerdo.
- Avaliação da estenose deve conter: gradiente transvalvar (pico e médio), morfologia valvar, função e hipertrofia do ventrículo esquerdo.

CONEXÃO ATRIOVENTRICULAR UNIVENTRICULAR

A dupla via de entrada do ventrículo único tipo esquerdo (excluídos atresia mitral e tricúspide) é a forma mais comum.

O ventrículo direito é hipoplásico: bipartite (somente porção trabecular e via de saída) ou monopartite (somente trabecular). Está localizado anterior e à esquerda em 63-74% dos casos.[9]

Não há septo interventricular de via de entrada e as valvas atrioventriculares estão próximas uma da outra, em posição posterior ao septo trabecular (Fig. 68-6).

A conexão entre os ventrículos e as artérias podem ser:

- Discordante: mais comum (85% dos casos), a aorta está anterior e a esquerda da artéria pulmonar e emerge do ventrículo direito hipoplásico. Se houver comunicação interventricular restritiva pode haver associação à coarctação de aorta.[10]
- Concordante: rara (15% dos casos). Chamado de "Coração de Holmes", a artéria pulmonar é anterior e a direita da aorta e a comunicação interventricular frequentemente é restritiva, resultando em estenose subpulmonar.

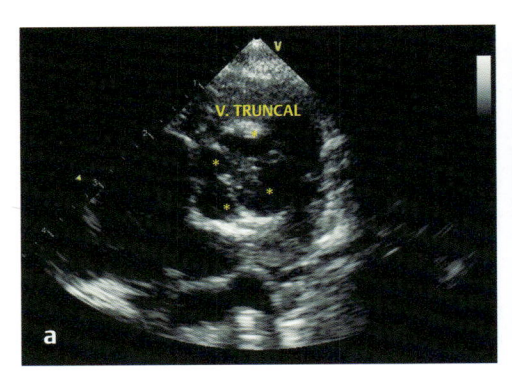

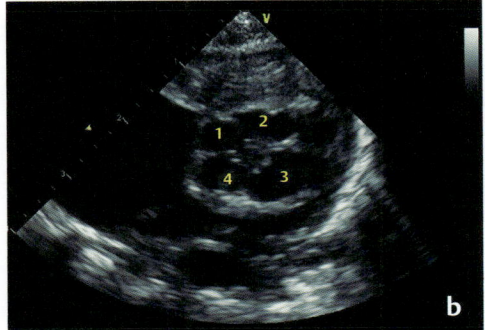

Fig. 68-5. (**a**, **b**) Plano paraesternal de eixo curto evidenciando a valva truncal (V. Truncal) tetravalvular, com aspecto espessado e displásico.

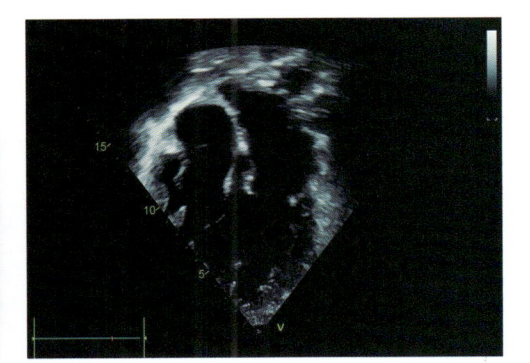

Fig. 68-6. Plano apical de 4 câmaras demonstrando a conexão atrioventricular univentricular, por meio de dupla via de entrada em ventrículo tipo esquerdo. Observa-se que as duas valvas atrioventriculares relacionam-se total ou principalmente com o ventrículo dominante.

Avaliação ecocardiográfica deve conter:

- Comunicação interatrial: posição, número e tamanho, importante se houver estenose ou atresia de um dos componentes valvares.
- Valvas atrioventriculares: medida do anel valvar, morfologia e função das cúspides. Podem apresentar estenose ou atresia. Localização dos músculos papilares e relação das cordoalhas com os ventrículos (*straddling* e/ou *overriding*).
- Morfologia do ventrículo dominante (direito, esquerdo ou indeterminado), localização da câmara rudimentar ou de via de saída.
- Comunicação interventricular (também chamada de forame bulboventricular): pode ser ou se tornar obstrutiva. Pacientes com comunicação interventricular com área < 2 cm²/m² apresentam alto risco de desenvolver obstrução.[11] Se aorta origina do ventrículo direito pode haver estenose subaórtica e coarctação de aorta; se artéria pulmonar se originado do ventrículo direito pode haver obstrução subpulmonar e cianose.
  - Origem, relação e tamanho das duas grandes artérias.
  - O débito sistêmico e pulmonar é determinado pela presença de hipoplasia ou estenose de uma das artérias e pela resistência pulmonar ou do sistema vascular sistêmico. O fluxo pulmonar depende da presença ou não de estenose valvar, supra ou subvalvar pulmonar, resistência vascular pulmonar, obstrução de veias pulmonares e pressão de átrio esquerdo. O fluxo sistêmico depende da presença ou não de estenose valvar, supra ou subvalvar aórtica, arco aórtico e resistência vascular sistêmica.
- Função ventricular: limitado pela geometria assumida pelo ventrículo esquerdo. Modo M, Simpson's e ECO 3D.

A dupla via de entrada do ventrículo único direito é muito raro. Ambas as valvas atrioventriculares estão conectadas ao ventrículo direito e dele saem as artérias aorta e pulmonar.

HIPOPLASIA DO CORAÇÃO ESQUERDO

A síndrome do coração esquerdo hipoplásico (SCEH) ou hipoplasia do coração esquerdo é definida como um espectro de malformações cardíacas nas quais o ventrículo esquerdo é incapaz de prover perfusão sistêmica adequada. Geralmente, apresenta hipoplasia significativa do ventrículo esquerdo incluindo atresia, estenose ou hipoplasia da valva aórtica e/ou mitral e hipoplasia da aorta ascendente e arco aórtico. A SCEH ocorre em aproximadamente 0,16 a 0,36 por 1.000 nascidos vivos, correspondendo a 7,5% dos recém-nascidos com cardiopatia congênita. É mais frequente no sexo masculino. A recorrência em irmãos é de 0,5% e outras formas de cardiopatias congênitas em 13,5%.[12] A SCEH associada à síndrome de Turner é bem descrita e sempre deve ser investigada em pacientes do sexo feminino.

Morfologia e Classificação

A SCEH pode ser subdividida em três tipos anatômicos principais:

1. Estenose mitral e aórtica.
2. Estenose mitral e atresia aórtica.
3. Atresia mitral e aórtica.

Apesar de não haver uma diferença em termos prognósticos nos diferentes tipos anatômicos, a combinação de estenose mitral com atresia aórtica tem maior risco de mortalidade.[13]

Avaliação Ecocardiográfica

A avaliação ecocardiográfica na SCEH tem os seguintes objetivos:

1. Determinação dos componentes anatômicos: átrio esquerdo, valva mitral, cavidade ventricular esquerda, a valva aórtica, a aorta ascendente e istmo, o canal arterial.
2. Tamanho da comunicação interatrial e avaliação do padrão de fluxo.
3. Avaliação das dimensões e padrão de fluxo no canal arterial.
4. Avaliação da morfologia e função da valva tricúspide.
5. Avaliação das dimensões e função do ventrículo direito e sua via de saída.
6. Visualização das artérias coronárias, presença de fístulas coronário-cavitárias.
7. Detecção de lesões associadas como veia levocardinal.

Paraesternal Longitudinal

Neste plano, há visível desproporção entre o tamanho do ventrículo esquerdo e do ventrículo direito. O ventrículo esquerdo apresenta-se, usualmente, com formato globoso, é muscularizado, e não ocupa o ápice cardíaco, geralmente hipocontrátil. Podem-se identificar áreas hiper-refringentes que correspondem à fibroelastose endocárdica. Nos casos típicos, o átrio esquerdo costuma ser pequeno e hipertrófico, mas pode apresentar dimensões aumentadas caso o septo interatrial seja restritivo ou intacto. Tanto a valva mitral quanto a aórtica apresentam-se com dimensões diminutas, podendo ser atrésicas ou estenóticas. Este aspecto muitas vezes já pode ser evidenciado em ecocardiografia fetal.

Em alguns casos é difícil a distinção entre estenose aórtica crítica e hipoplasia ventricular esquerda. O diagnóstico diferencial possibilita o estabelecimento de circulação biventricular aos primeiros, que usualmente apresentam área diastólica final do VE ≥ 1,7 cm² e aorta ascendente ≥ 5 mm de diâmetro ao eixo paraesternal longitudinal. Indicadores de hipoplasia ventricular esquerda incluem a medida da via de entrada do VE ao ápice cardíaco < 25 mm e anel valvar mitral < 6 mm de diâmetro.

Paraesternal Eixo Curto

É possível a abordagem do tamanho global do ventrículo esquerdo comparativo ao ventrículo direito, permitindo a identificação de fibroelastose, que se apresenta como áreas brilhantes no endocárdio do VE. No plano dos vasos da base define-se o tamanho da raiz aórtica, comparativo com o diâmetro da artéria pulmonar principal, que na maioria das vezes é dilatada. A artéria pulmonar principal conecta-se ao canal arterial e, subsequentemente, à aorta descendente, com fluxo também retrógrado para aorta ascendente.

A artéria pulmonar, usualmente aumentada de calibre, e o grau de regurgitação valvar ao Doppler podem ser avaliados nesse plano, bem como a regurgitação tricúspide e a estimativa da pressão sistólica na artéria pulmonar.

Apical de 4 Câmaras

Identifica-se o ventrículo esquerdo diminuto (Fig. 68-7), comparativo ao tamanho do ventrículo direito, que usualmente é dilatado e ocupa o ápice cardíaco. Neste corte pode-se não conseguir identificar toda a câmara hipoplásica, sendo possível fazê-lo movendo-se o

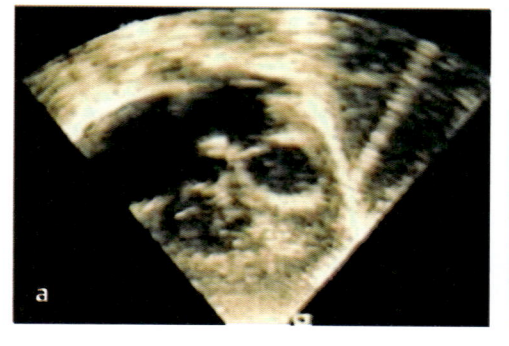

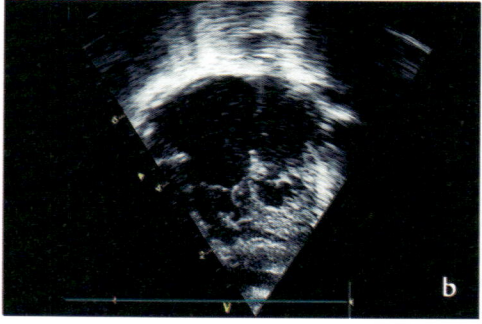

Fig. 68-7. Corte de 4 câmaras demonstrando a diminuta cavidade ventricular esquerda.
(**a**) O ventrículo esquerdo tem aspecto globoso e dimensões extremamente reduzidas. (**b**) Observa-se importante fibroelastose endocárdica.

transdutor posterior, lateral e inferiormente. A morfometria da valva mitral e suas cúspides, bem como inserções anormais de suas cúspides diretamente na musculatura papilar é realizada neste corte.

O ventrículo esquerdo apresenta-se hipocontrátil, enquanto o ventrículo direito possui fração de encurtamento próxima do normal. Também é possível identificar a extensão da fibroelastose endocárdica neste plano. Conexões arteriais ventriculocoronárias, também chamadas de sinusoides ou fístulas coronariocavitárias, podem ocorrer no subtipo com hipoplasia mitral e atresia aórtica, e não estão associadas a obstruções segmentares coronarianas. Geralmente não há dependência da circulação coronariana dessas fístulas.

Várias morfologias do VE podem ser observadas neste corte.

A inspeção da valva aórtica em um plano mais anterior tem por objetivo determinar o grau de hipoplasia e a presença de fluxo anterógrado pela mesma.

A avaliação da valva tricúspide também pode ser obtida neste corte, assim como a quantificação da regurgitação tricúspide. Ecocardiografia tridimensional tem sido bastante útil em identificar o mecanismo da regurgitação.[14]

Subcostal

A visualização do septo interatrial neste plano é crucial para tomada de decisão (Fig. 68-8). Neste plano a anatomia do septo interatrial (SIA) pode ser avaliada. O SIA pode estar intacto, ou possuir uma comunicação de diâmetro variável, pode ser restritivo se possuir morfologia com *septum primum* longo, espesso e que tenha ampla sobreposição com o *septum secundum*, formando um túnel.

Se o septo interatrial for intacto e a valva mitral atrésica, a única drenagem sanguínea do átrio esquerdo é pela veia levocardinal, que usualmente se origina diretamente do átrio esquerdo e pode ter drenagem em vários locais, como veia cava superior direita, veia inominada, veia jugular e eventualmente em uma veia cava superior esquerda persistente. O Doppler colorido demonstra fluxo afastando-se do átrio esquerdo pela veia levocardinal, simulando uma veia vertical.

Dependendo do tamanho do forame oval, a pressão intra-atrial esquerda pode ser elevada. Pode-se identificar uma membrana abaulando para o interior do átrio direito.

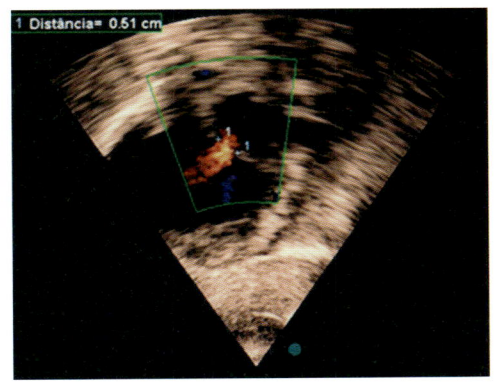

Fig. 68-8. Corte subcostal demonstrando comunicação interatrial restritiva.

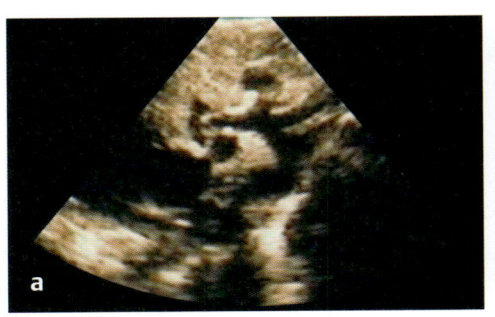

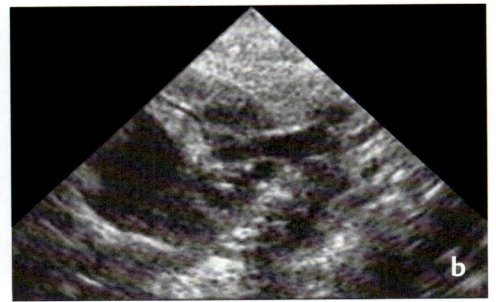

Fig. 68-9. Arco aórtico. Aorta ascendente diminuta até a origem do tronco braquiocefálico. (**a**) A aorta ascendente apresenta hipoplasia mais acentuada. (**b**) A aorta ascendente tem diâmetro adequado e visualiza-se a coronária direita calibrosa.

A drenagem venosa pulmonar pode ser avaliada neste plano, sendo descrita uma incidência de 6% de drenagem venosa anômala nos pacientes com hipoplasia do ventrículo esquerdo, que pode ser total ou parcial.

Supraesternal

É o plano onde se define a anatomia do arco aórtico, do canal arterial e a área adjacente à sua inserção (Fig. 68-9). A medida da aorta ascendente e a eventual presença de coarctação ou interrupção do arco aórtico, devem ser avaliadas nesse plano. Deve-se também, avaliar a presença de fluxo reverso na aorta ascendente, permitindo perfusão coronariana na diástole.

Em recém-nascidos pode-se utilizar o espaço infraclavicular para obter imagens do arco aórtico e do canal arterial. A aorta ascendente extremamente hipoplásica até a origem da artéria inominada, onde costuma aumentar de calibre.

A avaliação ao Doppler do fluxo ductal e da aorta descendente são importantes para determinar o equilíbrio entre o fluxo sistêmico e pulmonar. Na SCEH, o canal arterial costuma ser muito amplo e a direção do fluxo no canal é determinada com Doppler pulsátil e mapeamento em cores nos cortes supraesternal e infraclavicular. Na sístole o fluxo vai da artéria pulmonar para a aorta e na diástole o fluxo é retrógrado da aorta para a artéria pulmonar. Ao Doppler espectral, observa-se fluxo direita-esquerda na sístole e esquerda-direita na diástole.

ISOMERISMOS E JUSTAPOSIÇÕES ATRIAIS

Heterotaxia ou Isomerismo

Perda da regulação da assimetria entre os lados direito e esquerdo, tanto em órgãos não pareados como fígado, baço, coração e estômago, como em diferenças morfológicas de órgãos pareados como pulmões, brônquios e apêndices atriais. Estas alterações se estendem para segmentos cardíacos como átrios, ventrículos e artérias e em combinação com anormalidades das veias sistêmicas e pulmonares, formam a grande complexidade dos defeitos cardíacos encontrados.

São classificados em dois grupos:[15,16]

1. Isomerismo atrial direito ou síndrome da asplenia: (mais complexas e de pior prognóstico), frequentemente (Figs. 68-10 e 68-11):
    - Drenagem anômala total de veias pulmonares.
    - Veia cava superior bilateral.
    - Seio coronário sem teto.
    - Átrio único.
    - Defeito do septo atrioventricular total.
    - Ventrículo único (em geral, de morfologia direita).
    - Estenose ou atresia pulmonar.
    - Transposição das grandes artérias.

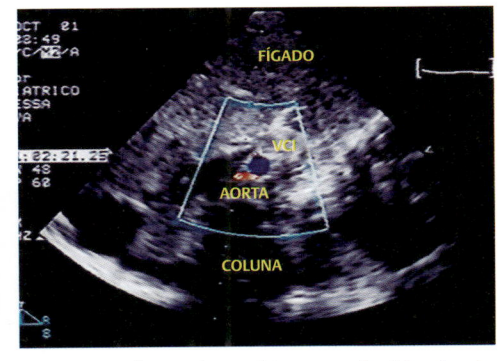

Fig. 68-10. Plano subcostal transversal evidenciando os dois vasos posicionados no mesmo quadrante abdominal, estando a aorta anterior à coluna (com fluxo em vermelho no mapeamento em cores) e a veia cava inferior (VCI), anterior e levemente à direita da aorta (com fluxo em azul no mapeamento em cores), caracterizando isomerismo direito.

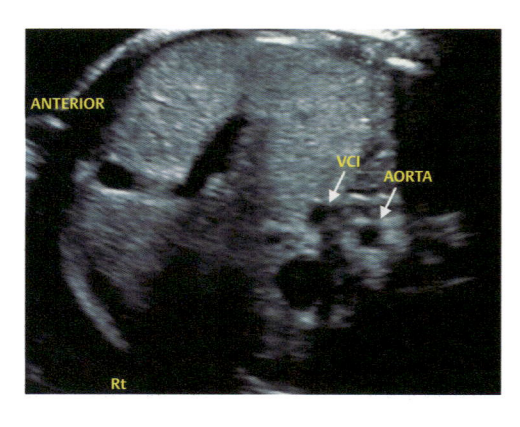

Fig. 68-11. Ecocardiografia fetal no plano subcostal, mostrando situs abdominal com a veia cava inferior (VCI) anterior à aorta e ambas do mesmo lado do abdome.

- Septo interatrial e apêndices atriais.
- Anatomia e função da valva atrioventricular.
- Tamanho, morfologia e função ventricular.
- Tamanho e localização das comunicações interventriculares.
- Padrão do fluxo pulmonar.
- Presença e tipo de obstrução da via de saída ventricular.
- Arco aórtico; lateralidade e vasos da base.

Justaposição de Apêndices Atriais

Malposição de um ou dos dois apêndices atriais.

Na justaposição do apêndice atrial direito,[18] os dois apêndices estão do lado esquerdo dos grandes vasos (no *situs solitus*) e do lado direito (no *situs inversus*). Está associado à dextrocardia, estenose ou atresia tricúspide, hipoplasia de ventrículo direito e anomalias conotruncais. Deve-se suspeitar quando houver alteração na orientação do septo interatrial e visibilização do apêndice atrial direito mal posicionado.[19]

Na justaposição do apêndice atrial esquerdo,[20] os dois apêndices estão à direita (*situs solitus*) e à esquerda (*situs inversus*). É mais raro e está associado à estenose ou à atresia da valva mitral, obstrução da via de saída do ventrículo esquerdo, defeito do septo atrioventricular e heterotaxia (Fig. 68-14).

CRISS CROSS E VENTRÍCULO SUPEROINFERIOR

É um termo utilizado para descrever uma rara e complexa anomalia congênita (8/1.000.000), caracterizada por distorção da conexão atrioventricular (AV) e entrecruzamento dos fluxos de entrada. Resulta de uma anomalia de rotação embrionária da massa ventricular no seu eixo longo no sentido horário quando a conexão atrioventricular for discordante ou anti-horário, quando a conexão atrioventricular for concordante, sem movimentação concomitante dos átrios. Assim os ventrículos alteram sua relação espacial e se posicionam contralateralmente aos átrios aos quais se conectam.[21]

2. Isomerismo atrial esquerdo ou síndrome da polisplenia, frequentemente apresentam (Figs. 68-12 e 68-13):
   - Interrupção da veia cava inferior e continuidade com veia ázigos, veias hepáticas drenam diretamente no átrio.
   - Veia cava superior bilateral.
   - Veias pulmonares drenando para átrio do mesmo lado.
   - Defeito do septo atrioventricular.
   - Obstrução da via de saída do ventrículo esquerdo.
   - Raramente: transposição das grandes artérias e estenose pulmonar.

Pela alta variabilidade e complexidade da anatomia, devemos ter abordagem detalhada e um exaustivo *checklist* das estruturas.[17] Avaliação deve conter:

- *Situs* abdominal visceral: relação entre aorta e veia cava inferior.
- Mesocardia ou dextrocardia.
- Conexões venosas sistêmicas, incluindo veias hepáticas.
- Presença de seio coronário.
- Anatomia e drenagem das veias pulmonares.

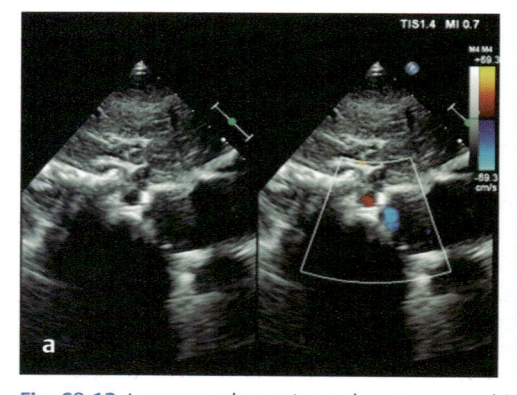

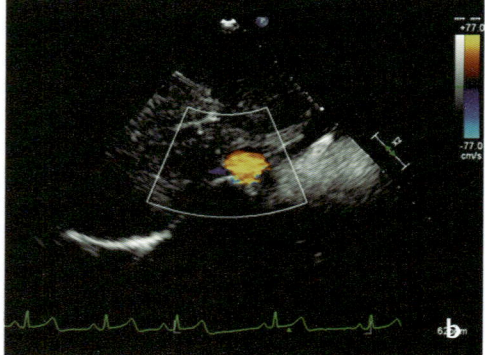

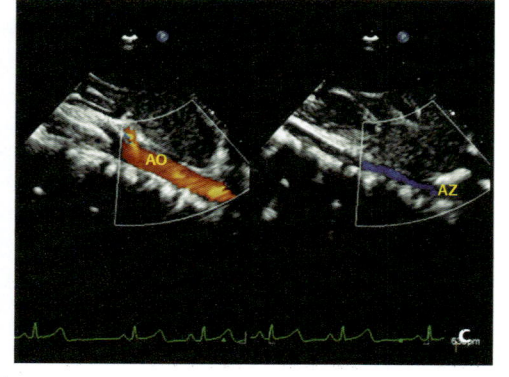

Fig. 68-12. Imagens subcostais no plano transversal (a, b) e no plano longitudinal (c) com mapeamento de fluxo em cores, mostrando a aorta (fluxos positivos avermelhados) e a veia ázigos ou hemiázigos (fluxos negativos ou azuis) posicionadas posteriormente, à direita ou à esquerda da aorta. Ao: aorta; AZ: veia ázigos.

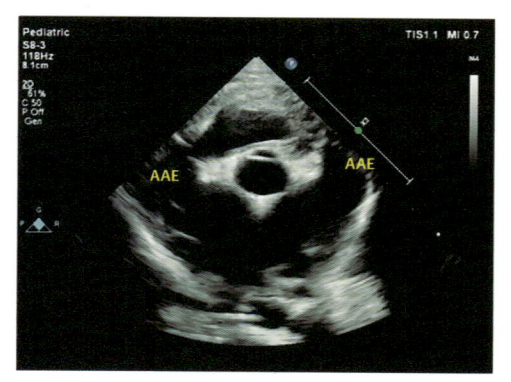

Fig. 68-13. Eixo curto paraesternal na região mediastinal alta, no plano das aurículas, evidenciando simetria entre os apêndices atriais, com morfologia esquerda bilateralmente (AAE).

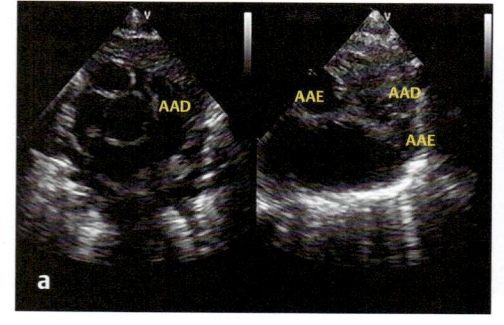

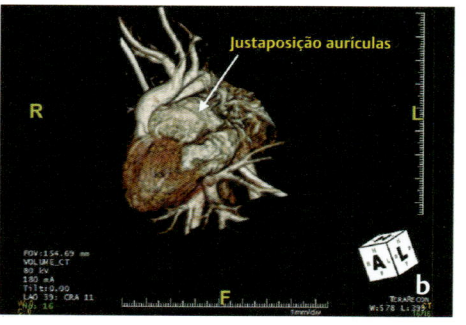

Fig. 68-14. (a) Imagem ecocardiográfica paraesternal de eixo curto no plano das aurículas, evidenciando a justaposição dos apêndices atriais à esquerda, em paciente com situs solitus. (b) A imagem correspondente da angiotomografia do mesmo paciente. AAD: apêndice atrial direito; AAE: apêndice atrial esquerdo.

Nos corações com *criss cross*, o septo interventricular apresenta posicionamento anômalo, e os ventrículos perdem parcialmente ou totalmente sua posição espacial e habitualmente apresentam-se em orientação superior-inferior. Conexão atrioventricular tipo *criss cross* ocorre mais frequentemente em corações com conexão atrioventricular biventricular, podendo ser concordantes ou discordantes. Mais raramente pode ocorrer em pacientes com conexão atrioventricular tipo dupla via de entrada. Nesta situação, as duas valvas atrioventriculares conectam-se com o ventrículo dominante, porém a valva AV direita é anterossuperior em relação à valva AV esquerda, com entrecruzamento dos fluxos de entrada.

A avaliação ecocardiográfica deve ser realizada seguindo a análise sequencial segmentar utilizada para descrever cardiopatias congênitas.[22]

A conexão atrioventricular deve ser definida pela morfologia dos ventrículos, identificando-se as trabeculações características, a banda moderadora e as características do aparato subvalvar, uma vez que o nível de implantação das valvas atrioventriculares fica difícil de definir nesta condição.

Em seguida deve-se definir a posição espacial dos ventrículos, seu tamanho relativamente ao das valvas atrioventriculares, e a posição do septo interventricular, e em decorrência da malposição ventricular, as relações atrioventriculares são entrecruzadas em planos superior e inferior. Se a conexão atrioventricular é concordante, o átrio direito conecta-se ao ventrículo direito ainda em posição anterior, porém à esquerda, enquanto que o átrio esquerdo conecta-se ao ventrículo esquerdo em posição posterior, porém, à direita. A posição de nossas mãos cruzadas com polegares sobrepostos pode ajudar a compreender a posição ventricular, com os dedos da mão direita representando o átrio direito, e a palma, a parede septal do VD, com o dorso da mão representando a parede livre do VD; e a mão esquerda representando as cavidades esquerdas. Quando a conexão atrioventricular é discordante, a palma da mão direita representa o ventrículo esquerdo (anterior e à esquerda) conectado ao átrio direito, e vice-versa.

As características das vias de saída e a orientação dos grandes vasos, bem como a lateralidade do arco aórtico devem ser definidas. É frequente a associação à dupla via de saída do ventrículo direito, e com conexão ventrículo arterial discordante. Deve-se observar a presença de lesões associadas, com comunicação interventricular de via de entrada na maior parte dos casos, devendo-se excluir a presença de *straddling* e *overriding* das valvas atrioventriculares, bem como estenose das mesmas. Por fim, define-se a conexão venosa pulmonar e sistêmica, sendo frequente a associação com veia cava superior esquerda persistente.

Em corações com *criss cross* das vias de entrada, a maior parte deles apresenta *situs solitus* (96%), levocardia (80%) e conexão atrioventricular concordante (81%), dupla via de saída do VD (54%) ou conexão ventriculoarterial discordante (30%). A comunicação interventricular costuma ser perimembranosa, usualmente de via de entrada. Cerca de 55% dos pacientes apresentam algum grau de obstrução da via de saída do VD. Anormalidades da valva tricúspide, como anomalia de Ebstein, *straddling*, *overriding*, e estenose da mesma, hipoplasia aórtica, cordoalhas mitrais com tecido acessório e movimento anterior da valva mitral obstrutivo às vias de saída são descritos. Defeitos associados podem coexistir, como comunicação interatrial e veia cava superior esquerda drenando no seio coronário.

O diagnóstico ecocardiográfico acurado dessa cardiopatia requer escaneamento em diferentes planos, e com cortes modificados, com rotação e angulação dos transdutores, na tentativa de demonstrar o entrecruzamento das vias de entrada, que usualmente não podem ser vistas no mesmo plano ecocardiográfico.

Não é possível obter uma visão de 4 câmaras nos cortes apical ou subcostal, pois não se encontra um plano mostrando as quatro câmaras e ambas as valvas atrioventriculares simultaneamente.[21,23] Não se pode definir qualquer conexão entre os átrios e ventrículos do mesmo lado, encontrando-se abundante quantidade de tecido mural no local em que seriam as conexões atrioventriculares em um corte apical de 4 cavidades com o transdutor em posição tradicional. Em corações com conexão AV concordante, somente com a angulação do transdutor posteriormente, e realizando uma varredura posteroanterior, pode-se, inicialmente, demonstrar o átrio esquerdo abrindo-se o ventrículo esquerdo situado à direita, pela valva mitral. Com uma angulação mais anterior do transdutor, identifica-se o átrio direito à direita conectado ao ventrículo direito situado à esquerda, definido o entrecruzamento das vias de entrada em situação espacial. Em vez de as duas vias de entrada apresentarem-se paralelas ao corte de 4 câmaras, elas estão posicionadas superoinferiormente. A incapacidade de demonstrar o paralelismo das vias de entrada é a característica ecocardiográfica mais importante para o diagnóstico dos corações com *criss cross*.

Ao mapeamento de fluxo em cores, demonstra-se o fluxo das junções atrioventriculares em situação "cruzada", sem haver mistura sanguínea em nível valvar, e realizando o diagnóstico diferencial com conexão atrioventricular ausente ou dupla via de entrada ventricular.

Angulando o transdutor no nível das valvas AVs em direção ao ápice cardíaco, com o index em 12 horas, demonstra-se o eixo curto dos ventrículos com o ventrículo direito superior ao ventrículo esquerdo e o septo interventricular em posição horizontal.

Ao corte subcostal pode-se identificar aumento da distância entre a veia cava inferior e o orifício valvar tricúspide, refletindo o deslocamento anterior da valva tricúspide. Neste corte pode-se, também, identificar a comunicação interventricular perimembranosa na maioria dos pacientes.

A conexão ventriculoarterial é extremamente variável, sendo a CVA discordante a forma mais comum, seguida de dupla via de saída do ventrículo direito com ou sem estenose pulmonar (Figs. 68-15 a 68-19).

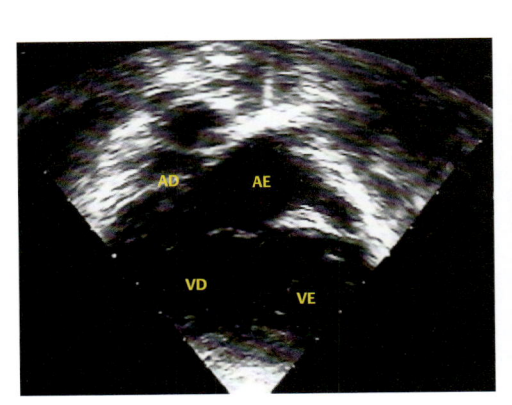

Fig. 68-15. *Criss cross* com conexão AV discordante. Neste corte de 4 câmaras é possível visualizar o AE conectado ao VD. O AD está em outro plano.

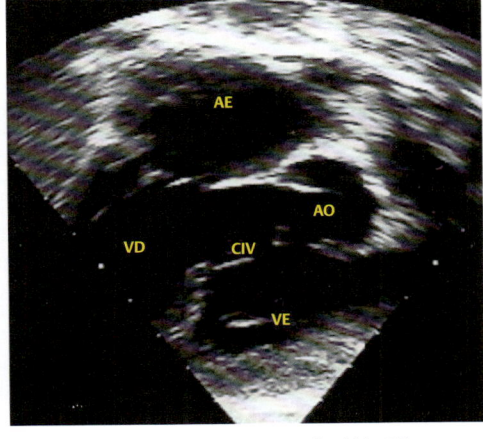

Fig. 68-16. *Criss cross* com conexão AV e VA discordantes. Observe o AE conectado ao VD, CIV subaórtica e aorta saindo do VD.

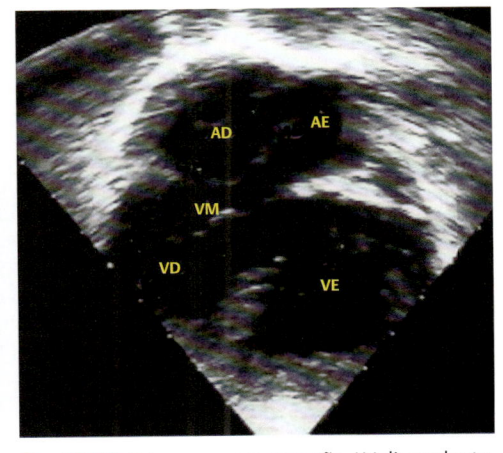

Fig. 68-17. *Criss cross* com conexão AV discordante em corte de 4 câmaras apical.

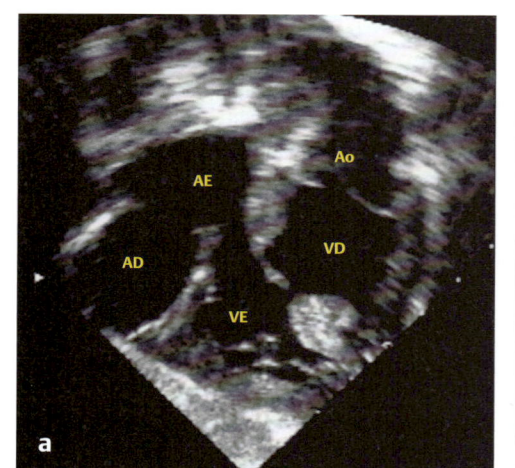

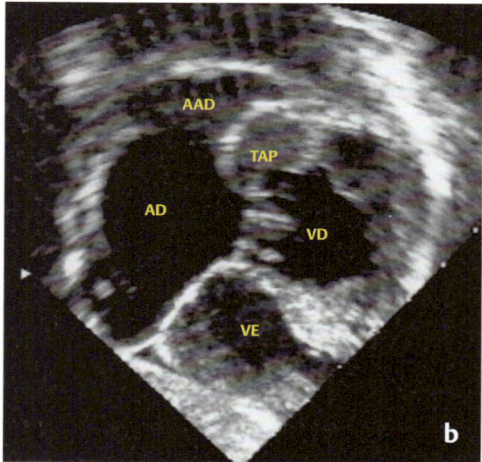

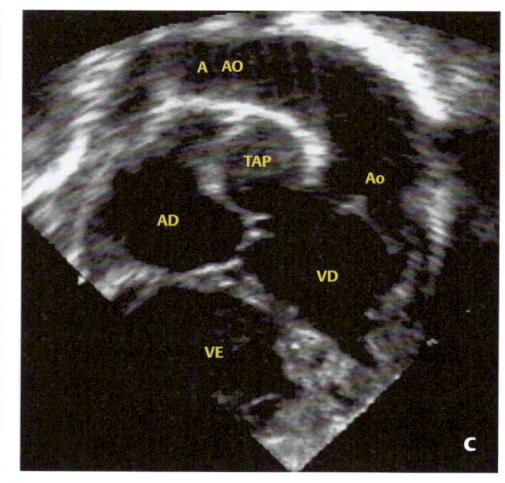

Fig. 68-18. (a-c) Ecocardiografia transesofágica em paciente com criss cross, conexão AV concordante e dupla via de saída do VD.

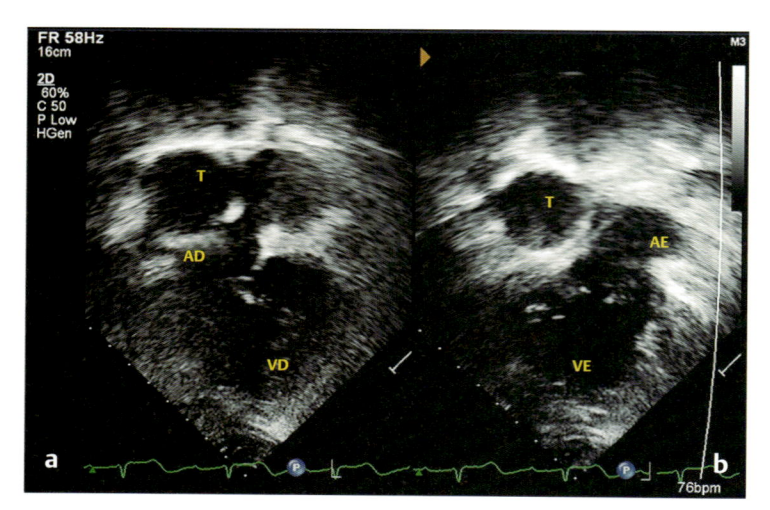

Fig. 68-19. Plano apical de quatro câmaras evidenciando a conexão atrioventricular concordante, com disposição espacial cruzada (*criss cross*), mostrando a abertura da valva tricúspide (a) e a abertura da valva mitral (b). AD: Átrio direito; VD: ventrículo direito; AE: átrio esquerdo; VE: ventrículo esquerdo; T: túnel da cirurgia de Fontan.

O quadro clínico depende das malformações associadas, dimensões da comunicação interventricular, estenose pulmonar, *straddling* da valva mitral e dimensões das cavidades ventriculares. O reparo cirúrgico biventricular é possível quando os ventrículos apresentarem dimensões adequadas e houver possibilidade de fechamento da comunicação interventricular. Caso contrário, estes pacientes evoluem para correções univentriculares.

REFERÊNCIAS BIBLIOGRÁFICAS

1. Holst KA, Connolly KA, Dearani JA. Ebstein's Anomaly. Methodist Debakey Cardiovasc J. 2019:15(2):138-44.
2. Dearani JA, Mora BN, Nelson TJ, Haile DT, O'Leary PW. Ebstein anomaly review: what's now, what's next? Expert Review of Cardiovascular Therapy. 2015 Sep;13 (10):1101-9.
3. Attenhofer Jost CH, Connolly HM, Dearani JA, Edwards WD, Danielson GK. Ebstein's anomaly. Circulation. 2007 Jan 16;115(2):277-85.
4. Carpentier A, Chauvaud S, Macé L, Relland J, Mihaileanu S, Marino JP et al. A new reconstructive operation for Ebstein's anomaly of the tricuspid valve. J Thorac Cardiovasc Surg. 1988 Jul;96(1):92-101.
5. Salzer-Muhar UE. Echocardiography in Pediatric and Congenital Heart Disease. In: Lai WW, Mertens LL, Cohen MS, Geva T, Wiley-Blackwell, 2012. c. 13. Tricuspid valve and right atrial anomalies. p. 188-213.
6. Van Praagh R, Van Praagh S. The anatomy of common aorticopulmonary trunk (truncus arteriosus communis) and its embryologic implications. A study of 57 necropsy cases. Am J Cardiol. 1965 Sep;16(3):406-25.
7. Calder L, Van Praagh R, Van Praagh S et al. Truncus arteriosus communis. Clinical, angiocardiographic, and pathologic findings in 100 patients. Am Heart J. 1976 Jul;92(1):23-38.
8. Lewin MB, Salerno JC. Truncus Arteriosos. In: Lai WW, Mertens LL, Cohen MS, Geva T (Eds.). Echocardiography in Pediatric and Congenital Heart Disease from Fetus to Adult. Oxford, UK: Blackwell Publishing Lt; 2009.
9. Bevilacqua M, Sanders SP, Van Praagh S et al. Double-inlet single left ventricle: Echocardiographic anatomy with emphasis on the morphology of the atrioventricular valves and ventricular septal defect. J AM Coll Cardiol. 1991;18:559-68.
10. Moniotte SLJ, Barrea C. Functionally Univentricular Heart. In: Lai WW, Mertens LL, Cohen MS, Geva T (Eds.). Echocardiography in Pediatric and Congenital Heart Disease from Fetus to Adult. Oxford, UK: Blackwell Publishing Lt; 2009.
11. Matitiau A, Geva T, Colan SD, Sluysmans T, Parness IA, Spevak PJ et al. Bulboventricular foramen size in infants with double-inlet left ventricle or tricuspid atresia with transposed great arteries: influence on initial palliative operation and rate of growth. J Am Coll Cardiol. 1992 Jan;19(1):142-8.
12. Hoffman JI, Kaplan S. The incidence of congenital heart disease. J Am Coll Cardiol. 2002;39:1890-900.
13. Goldberg DJ, Rychik J. Hypoplastic Left Heart Syndrome. In: Echocardiography in Pediatric and Congenital Heart Disease: From Fetus to Adult, 2nd ed. John Wiley & Sons, Ltd., 2016. Chapter 20.
14. Takahashi K, Inage A, Rebeyka IM et al. Real-time 3-dimensional echocardiography provides new insight into mechanisms of tricuspid valve regurgitation in patients with hypoplastic left heart syndrome. Circulation. 2009;120:1091-8.
15. Sapire DW, Ho SY, Anderson RH, Rigby ML. Diagnosis and significance of atrial isomerism. Am J Cardiol. 1986 Aug 1;58(3):342-6.
16. Van Praagh S, Kreutzer J, Alday L, Van Praagh R. Systemic and pulmonary venous connections in visceral heterotaxy, with emphasis on the diagnosis of the atrial situs: a study of 109 postmortem cases. In: Clark EB, Takao A (Eds.) Developmental Cardiology: Morphogenesis and Function. Mount Kisko, NY: Futura Publishing Co.; 1990. p. 671-727.
17. Lytrivi I, Lai W. Cardiac Malpositions and Heterotaxy Syndrome. In: Lai WW, Mertens LL, Cohen MS, Geva T. (Eds.). Echocardiography in Pediatric and Congenital Heart Disease from Fetus to Adult. Oxford, UK: Blackwell Publishing Ltd; 2009.
18. Van Praagh S, O'Sullivan J, Brili S et al: Juxtaposition of the morphologically right atrial appendage in solitus and inversus atria: a study of 35 postmortem cases. Am Heart J. 1996;132:382-90.
19. Zhang YQ, Yu ZQ, Zhong SW et al. Echocardiographic assessment of juxtaposition of the right atrial appendage in children with congenital heart disease. Echocardiography. 2010 Aug;27(7):878-84.
20. Van Praagh S, O'Sullivan J, Brili S et al: Juxtaposition of the morphologically left atrial appendage in solitus and inversus atria: a study of 18 postmortem cases. Am Heart J. 1996;132:391-402.
21. Rubensfigueiroa J et al. Echocardiographic segmental analysis in patients with an atrioventricular criss-cross. Rev Esp Cardiol. 2009;62(9):1055-9.
22. Horowitz ESK, Casonato S. Criss-cross heart. In: Suaide CE (Ed.) Ecocardiografia: princípios e aplicações clínicas. 2. ed. Rio de Janeiro: Revinter; 2012. p. 1027-32.
23. Hoffman P, Szymanski P, Lubiszewska B, Rozanski J, Lipczynska M, Klisiewicz A. Crisscross hearts in adults: echocardiographic evaluation and natural history. J Am Soc Echocardiogr. 2009;22(2):134-40.

ECOCARDIOGRAFIA FETAL

CAPÍTULO 69

Paulo Zielinsky ■ Luiz Henrique Soares Nicoloso
Márcia Ferreira Alves Barberato ■ Antonio Luiz Piccoli Jr.

INTRODUÇÃO

A ecocardiografia fetal é a ferramenta fundamental para o diagnóstico intrauterino de anormalidades cardíacas no feto. Sua implicação imediata é de que muitas cardiopatias graves, com necessidade de atendimento clínico-cirúrgico de emergência logo após o nascimento, passaram a ter seu diagnóstico conhecido ainda na vida intrauterina, propiciando o planejamento antecipado das medidas terapêuticas a serem adotadas pela equipe médica no pós-parto imediato. Além disso, o reconhecimento precoce de algumas cardiopatias graves ou arritmias podem ser tratados intraútero, modificando sua história natural.

INDICAÇÕES

A ecocardiografia fetal pode ser realizada desde o final do primeiro trimestre até o termo. O período para realização é determinado por diversos fatores, como o motivo de sua indicação e a idade gestacional em que a alteração cardíaca e/ou extracardíaca foi detectada. Como rastreamento, deve ser feita a partir de 18-22 semanas de gestação. Com os avanços técnicos atuais, a ecocardiografia fetal pode ser realizada mais precocemente, no primeiro trimestre gestacional. Deve ser lembrado que este rastreamento inicial pode não identificar lesões evolutivas e algumas arritmias. Portanto, achados anômalos na rotina obstétrica devem ser prontamente encaminhados para novo exame.

As alterações cardíacas fetais são as mais frequentemente perdidas ao exame obstétrico, por isso a importância do rastreamento durante a ecografia pré-natal de rotina. Considerando a importância prognóstica do diagnóstico intrauterino de cardiopatias estruturais, funcionais e arritmias graves, todos os esforços devem ser mobilizados para que a avaliação do coração fetal seja realizada em todas as gestações.

As indicações para a realização da ecocardiografia fetal, nas gestações de risco, podem ser divididas em fetais, maternas e familiares, conforme o Quadro 69-1.[1]

O período e a frequência da realização da ecocardiografia fetal devem ser guiados pela severidade da lesão, por sinais de insuficiência cardíaca, mecanismos de progressão e avaliação para o manejo perinatal.

TÉCNICA DA ECOCARDIOGRAFIA FETAL

Corte de 4 Câmaras

Imediatamente adjacente e anteriormente ao corte transversal da coluna, observa-se a aorta descendente, em secção transversa, como uma estrutura circular. Uma vez identificada a aorta torácica, estará determinada a situação do átrio esquerdo, já que esta cavidade é a câmara mais próxima àquela.

Outros elementos morfológicos são a observação do *septum primum*, que tem mobilidade característica para o interior do átrio esquerdo, e a identificação do seio coronário cursando paralelamente ao anel atrioventricular esquerdo. A visualização da entrada nas veias pulmonares é um elemento adicional para o diagnóstico da cavidade atrial esquerda, além de ser essencial à exclusão de drenagem venosa pulmonar anômala.

Após a correta identificação da cavidade atrial esquerda, a câmara cardíaca mais facilmente determinada é o ventrículo direito, por meio de duas características morfológicas típicas: no ápice ventricular, é muito frequente a visibilização de uma estrutura transversa, hiper-refringente, que corresponde à banda moderadora, que só existe no ventrículo direito; além disso, a observação de que a valva atrioventricular direita (tricúspide), no coração normal, está sempre implantada mais apical que a esquerda (mitral), complementa os dados para a determinação da cavidade ventricular direita.

Assim, estando identificados o átrio esquerdo e o ventrículo direito, deduz-se que a outra cavidade atrial é o átrio direito e que a outra cavidade ventricular é o ventrículo esquerdo (Fig. 69-1). Também nesse caso é possível contar com elementos anatômicos adicionais, como a identificação da entrada das veias cavas inferior e superior no átrio direito, e a abertura da valva mitral dirigida para o ápice do ventrículo esquerdo.[2,3]

O eixo cardíaco pode ser determinado, a partir do reconhecimento da lateralidade do feto e de sua posição dentro do útero. Dividindo-se o tórax em 4 quadrantes, o eixo cardíaco normal é de

Quadro 69-1. Indicações para a Realização de Ecocardiografia Fetal em Gestações de Risco

Indicações fetais
■ Suspeita de cardiopatia ao ultrassom obstétrico
■ Alterações extracardíacas
■ Alterações cromossômicas (confirmadas ou suspeitas)
■ Arritmia
■ Gestação monocoriônica
■ Hidropisia fetal não imune
■ Condições que alterem o débito cardíaco fetal (fístula arteriovenosa, transfusão feto-fetal, anemia)
■ Translucência fetal alterada

Indicações maternas
■ Metabólicas: diabetes melito
• Fenilcetonúria
■ Doença autoimune: Síndrome Sjogren
• Lúpus eritematoso sistêmico
■ Exposição a teratógenos: álcool
• Lítio
• Ácido retinoico
• Antagonista da vitamina K
• Inibidores da enzima de conversão
• Inibidores dos receptores de serotonina
• Anti-inflamatórios não esteroides
■ Infecção materna
■ Fertilização *in vitro*
■ Mãe com cardiopatia congênita

Indicações familiares
■ Filho anterior com cardiopatia congênita
■ Pai com cardiopatia congênita
■ Consanguinidade
■ Síndromes mendelianas

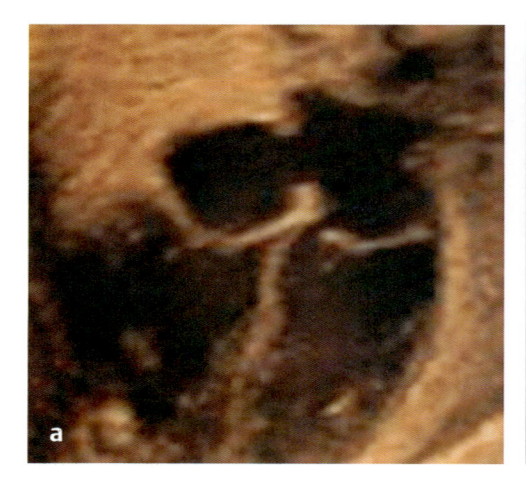

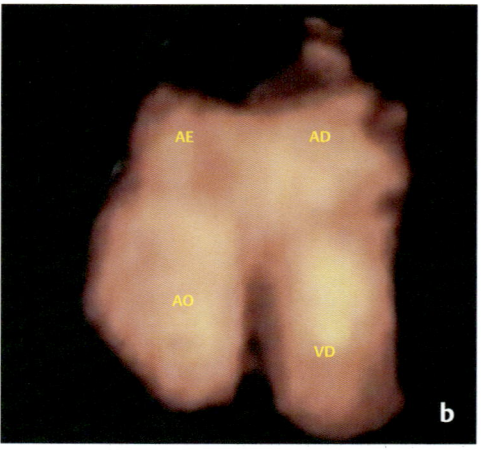

Fig. 69-1. Corte de 4 câmaras. (a) Ecocardiografia fetal bidimensional. (b) Ecocardiografia fetal 3D/4D.

aproximadamente 45 graus, com um desvio padrão para mais ou para menos de 20 graus.

Uma vez identificadas as quatro cavidades, é importante definir sua proporcionalidade e seu tamanho. Assim, deve-se ter em mente que no coração normal os dois ventrículos são aproximadamente do mesmo tamanho, podendo haver leve predominância do ventrículo direito, de 10 a 15%. Da mesma forma, quando os átrios, em vez de se mostrarem iguais, como é o habitual, forem de diâmetros diferentes, é certo que existe dilatação atrial ou hipoplasia da câmara contralateral. Em outras situações existe aumento global do coração, sendo diversas as causas possíveis de cardiomegalia. Normalmente o coração ocupa cerca de 1/3 do tórax.

A análise dos fluxos pelas valvas mitral e tricúspide pode ser realizada com o Doppler pulsátil, observando-se a característica curva bifásica, com a onda "E" (diástole precoce) menor do que a onda "A" (diástole tardia) em ambas as valvas. O mapeamento em cores mostra os dois fluxos laminares paralelos pelas valvas atrioventriculares, enchendo simetricamente os dois ventrículos. A análise Doppler-fluxométrica por Doppler pulsátil e do mapeamento em cores também é realizada rotineiramente no forame oval e nas veias pulmonares, lembrando que os fluxos são trifásicos em ambas (picos sistólico, diastólico e pré-sistólico), embora com onda "A" reversa no forame oval e anterógrada na veia pulmonar. O *Power Doppler* pode ser utilizado para melhor visibilização das veias pulmonares drenando no átrio esquerdo.

Cortes das Vias de Saída do Ventrículo Esquerdo e do Ventrículo Direito

Uma rotação ou ligeira angulação do transdutor, a partir do corte de 4 câmaras, permite a identificação da raiz aórtica, num corte que também é conhecido como "5 câmaras". O vaso que emerge do ventrículo esquerdo é reconhecido como aorta por seu curso anterior, além de se observar continuidade da valva semilunar com a valva mitral (Fig. 69-2). Uma vez identificada a aorta, é fácil a observação da artéria pulmonar, já que uma pequena angulação anterior ou posterior do transdutor demonstrará a via de saída do ventrículo direito em corte longitudinal (Fig. 69-3). O vaso que emerge desse ventrículo é reconhecido como artéria pulmonar pelo seu curso posterior, cruzando na frente da aorta (sinal do "X") e se bifurcando em ramos direito e esquerdo (Fig. 69-4).[2,3] Os fluxos pelas valvas aórtica e pulmonar são laminares, com velocidades da ordem de 1 m/s, observando-se ao mapeamento em cores uma cor uniforme, característica da ausência de turbulência.

Corte dos Três Vasos

A partir do corte de 4 câmaras, uma angulação anterior e uma pequena rotação podem demonstrar uma imagem característica da veia cava superior, da aorta e da artéria pulmonar em uma seção transversal, alinhados em torno de um eixo comum, em diagonal da direita para a esquerda: a veia cava superior acima, a aorta ascendente no meio e a artéria pulmonar abaixo (Fig. 69-5). Habitualmente é possível identificar a origem dos ramos pulmonares centrais e do ducto arterioso. Este corte, chamado de "corte dos três vasos", é útil no sentido de sugerir anomalias do *situs*, a presença de uma veia cava superior esquerda persistente, patologias que aumentem o calibre da veia cava superior, da aorta (tetralogia de Fallot) ou da artéria pulmonar (hipoplasia do coração esquerdo, constrição ductal) ou que diminuam seu calibre (aorta pequena na atresia aórtica, artéria pulmonar pequena na atresia pulmonar).[2,3]

Arco Aórtico

A demonstração do corte longitudinal do arco aórtico é possível ao se seguir a aorta ascendente, a partir da sua origem no ventrículo esquerdo, observando-se as ramificações braquiocefálicas (tronco inominado, carótida esquerda e artéria subclávia esquerda) e o seu curso ao longo da coluna como aorta descendente (imagem de "cabo de guarda-chuva") (Fig. 69-6).

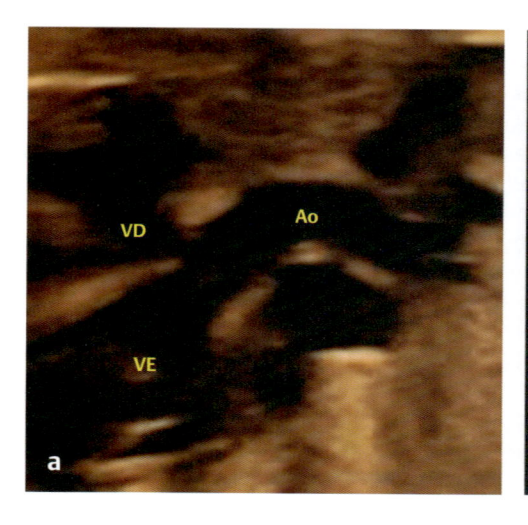

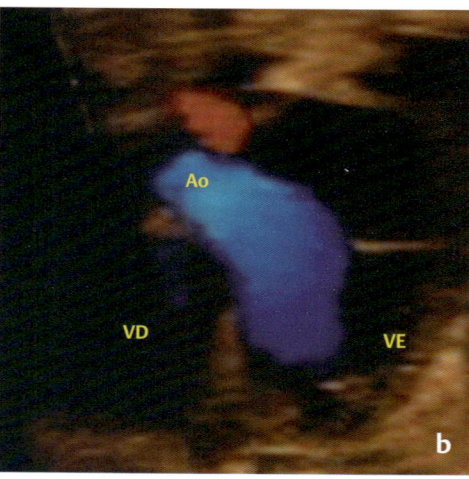

Fig. 69-2. Via de saída do ventrículo esquerdo. (a) Ecocardiografia fetal bidimensional. (b) Mapeamento com Doppler colorido. Ao: aorta; VD: ventrículo direito; VE: ventrículo esquerdo.

CAPÍTULO 69 ■ ECOCARDIOGRAFIA FETAL

Fig. 69-3. Via de saída do ventrículo direito. (a) Ecocardiografia fetal bidimensional. (b) Mapeamento com Doppler colorido. AP: artéria pulmonar; VD: ventrículo direito; VE: ventrículo esquerdo.

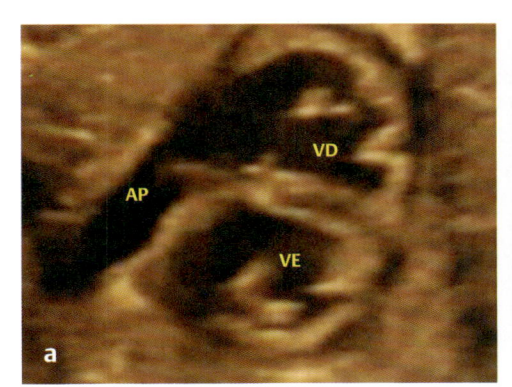

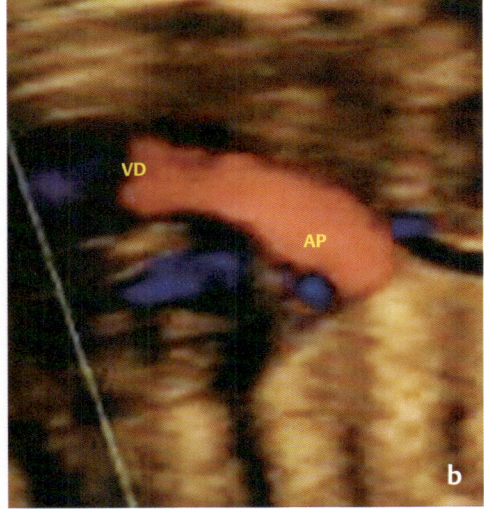

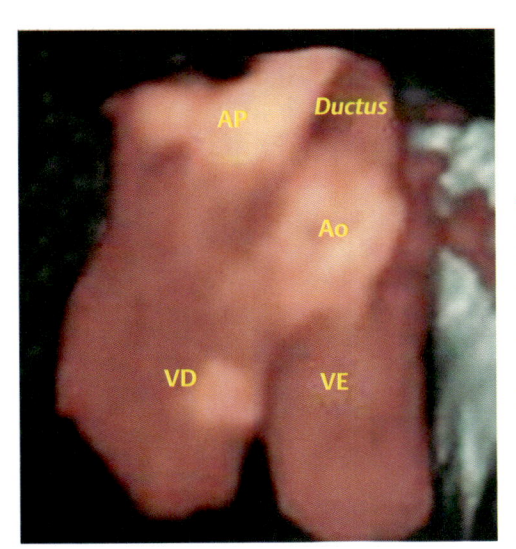

Fig. 69-4. Vias de saída dos ventrículos. Ecocardiografia fetal 3D/4D, observando-se visão espacial com artéria pulmonar e aorta entrecruzados, sendo a artéria pulmonar anterior. AP: artéria pulmonar; Ao: aorta; VD: ventrículo direito; VE: ventrículo esquerdo.

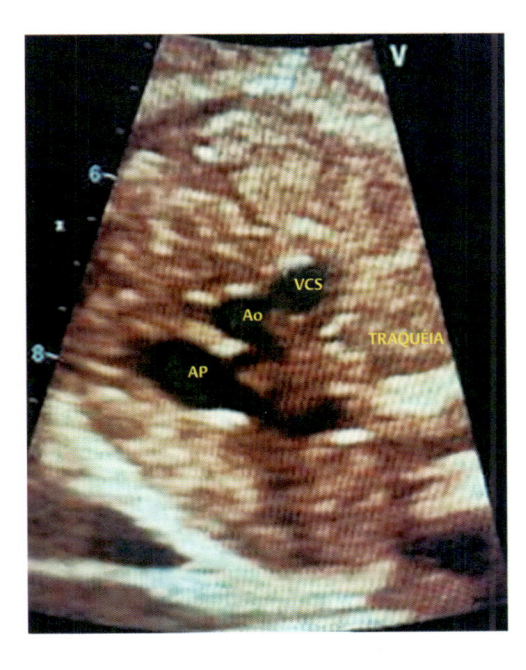

Fig. 69-5. Corte dos três vasos. AP: Artéria pulmonar; Ao: aorta; VCS: veia cava superior.

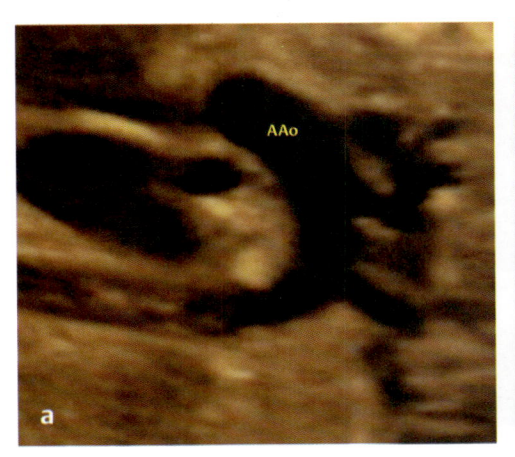

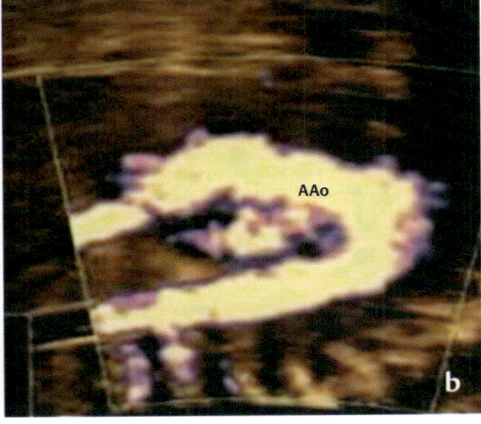

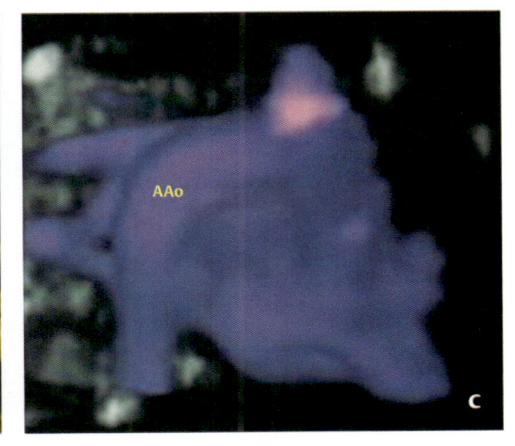

Fig. 69-6. Arco aórtico. (a) Ecocardiografia fetal bidimensional. (b) Mapeamento com Doppler a cores. (c) Ecocardiografia fetal 3D/4D. AAo: arco aórtico.

Arco Ductal

A identificação do ducto arterioso passou a ser fundamental à medida que a constrição ductal começou a ser reconhecida como anormalidade funcional frequente. Além disso, a avaliação do calibre do ducto arterioso e sua orientação anatômica são importantes ferramentas na análise de cardiopatias "canal-dependentes", isto é, aquelas cuja circulação pulmonar ou sistêmica, no período neonatal imediato, depende da patência do ducto.

O arco ductal pode ser identificado com mais facilidade a partir do acompanhamento da imagem longitudinal do tronco da artéria pulmonar e da aorta descendente. Diferentemente do arco aórtico, o arco ductal tem um ângulo mais obtuso, sendo o canal uma estrutura quase reta, dando o aspecto conhecido como imagem em "taco de hóquei" (Fig. 69-7).[2,3]

Sistema Venoso Justacardíaco

A identificação da entrada das veias cavas superior e inferior no átrio direito é fácil, quando se obtém um corte de 4 câmaras e se angula e rota ligeiramente o transdutor a partir da visão desta cavidade. As veias hepáticas são visibilizadas desembocando na veia cava inferior, junto à sua entrada no átrio direito. O mapeamento em cores e o *Power* Doppler auxiliam na demonstração desses vasos.

O vaso venoso mais importante, cuja identificação deve fazer parte da rotina ecocardiográfica fetal, é o ducto venoso, já que a análise do fluxo, neste vaso, é um dos melhores parâmetros atuais para a avaliação funcional do coração fetal. Do ponto de vista de diagnóstico anatômico, o primeiro passo é a identificação da veia umbilical intra-hepática, que é um grande vaso venoso que segue a inserção abdominal do cordão umbilical. O ducto venoso é a continuação da veia umbilical intra-hepática, levando o sangue mais oxigenado da placenta para o coração esquerdo pelo forame oval. O mapeamento de fluxo em cores simplifica, de modo importante, seu reconhecimento ecográfico, por seu fluxo turbulento, de alta velocidade, com curva trifásica anterógrada típica ao Doppler pulsátil (Fig. 69-8). O eixo das veias cavas superior e inferior pode ser analisado a partir da identificação da veia cava inferior no abdome fetal, e com uma pequena angulação demonstra a entrada dessa estrutura no átrio direito. A partir desse achado, uma leve rotação mostra, também, a inserção da veia cava superior, constituindo-se essa visão do "corte bicaval" (Fig. 69-9).

Ritmo Cardíaco e Diagnóstico de Arritmias Cardíacas

As irregularidades do ritmo cardíaco fetal acometem aproximadamente 0,5 a 2% das gestações e são responsáveis por 10 a 20% dos encaminhamentos para avaliação cardíaca intrauterina.[1] A avaliação do ritmo cardíaco fetal é realizada a partir da identificação simultânea da sístole atrial e ventricular. Para isso podem-se utilizar os modos unidimensional (modo M), bidimensional e o Doppler pulsátil, associados ou não ao mapeamento de fluxo em cores. Considera-se como ritmo cardíaco normal quando a relação entre as contrações atriais e ventriculares for 1:1, com frequência cardíaca variando entre 120 e 180 batimentos por minuto (bpm).[4-7]

O modo M permite a avaliação do movimento da parede atrial posterior (sístole atrial ou onda A), concomitantemente à abertura da valva aórtica (sístole ventricular ou onda V). Este traçado é obtido a partir da imagem bidimensional longitudinal do coração, com o cursor posicionado de forma que atravesse o ventrículo direito (VD), a valva aórtica (VAo) e o átrio esquerdo (AE). O ritmo sinusal é identificado quando, para cada movimento da parede atrial esquerda (onda A), corresponder um movimento de abertura da valva aórtica (onda V), ou seja, uma condução atrioventricular (A:V) 1:1.

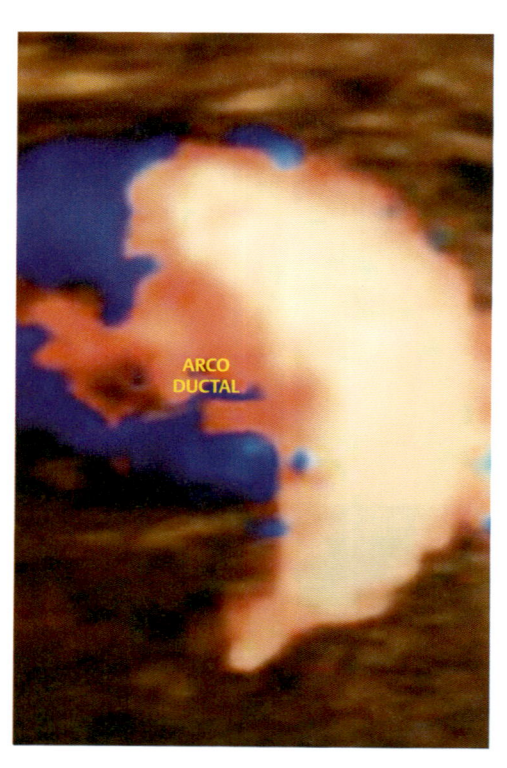

Fig. 69-7. Arco ductal.

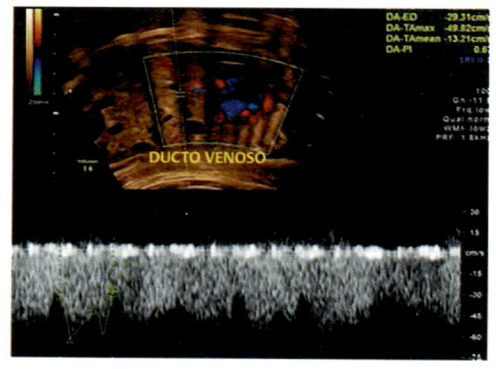

Fig. 69-8. Ducto venoso.

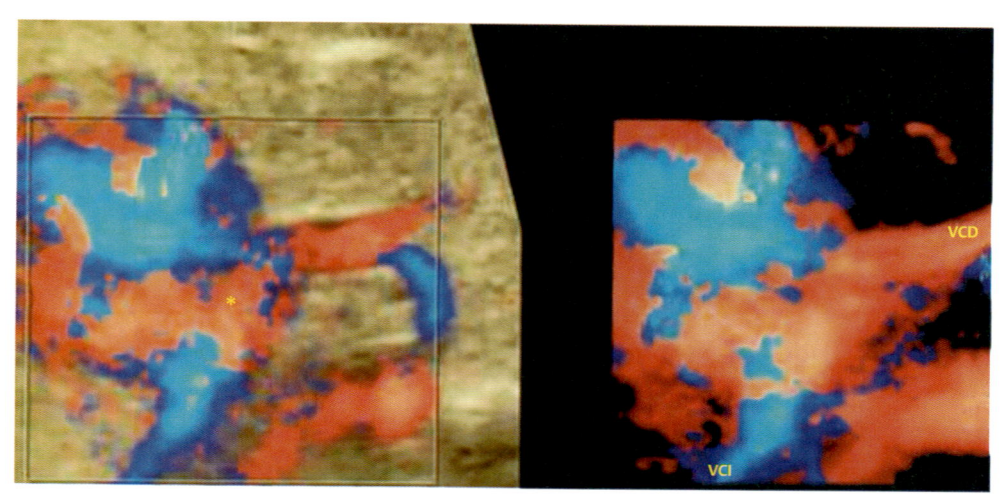

Fig. 69-9. Corte bicaval.

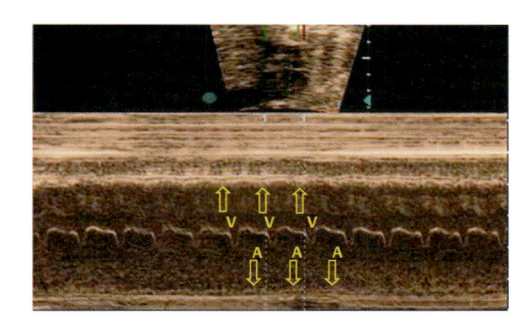

Fig. 69-10. Ritmo sinusal. Modo M mostrando movimento da parede atrial esquerda (atividade atrial [A]) e da parede ventricular (atividade ventricular [V]), com condução 1:1.

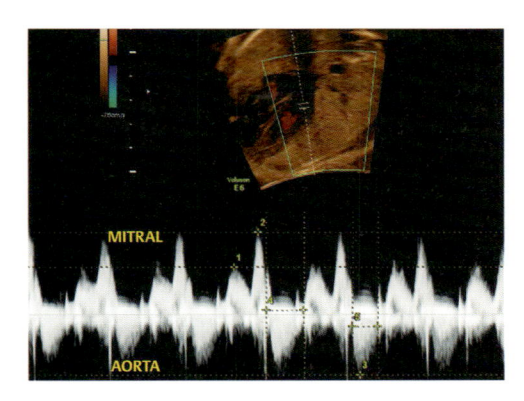

Fig. 69-11. Doppler via de entrada/via de saída do VE.

Outra forma que pode ser utilizada é posicionando-se o cursor simultaneamente sobre a parede atrial (onda A) e ventricular (onda V) (Fig. 69-10). Além disso, o acréscimo do modo-M colorido facilita a identificação do fluxo aórtico durante a sístole ventricular, bem como pode ser utilizado para identificação da atividade atrial esquerda, a partir do fluxo mitral.

O Doppler na veia pulmonar e a onda V, o fluxo sistólico da artéria pulmonar (Fig. 69-11).[4-14]

Extrassistolia
Extrassístoles ocorrem em 1 a 3% das gestações e, habitualmente, são benignas, sem determinar repercussões para o feto.

Extrassístoles Supraventriculares Isoladas
O diagnóstico é feito a partir da identificação de uma atividade atrial (onda A) precoce, com ou sem atividade ventricular, ou seja, conduzidas (Fig. 69-12) ou bloqueadas, respectivamente. Podem ocorrer bi e trigeminismo, pausas compensatórias e em salvas.[4]

Extrassístoles Ventriculares
Identificadas na presença de um batimento ectópico ventricular sem relação com a condução atrial.

Bradicardia Fetal
Considera-se bradicardia fetal quando a frequência cardíaca fetal for abaixo de 110 bpm.

Bradicardia Sinusal
O ritmo cardíaco apresenta condução A:V 1:1 e frequência cardíaca abaixo de 110 bpm (Fig. 69-13). Frequentemente são associadas à resposta do tônus vagal secundária à hipóxia ou compressão do cordão umbilical pelo transdutor. Quando transitórias, geralmente são benignas. No entanto, aquelas persistentes significam um sinal de anormalidade fetal e devem ter sua causa identificada e tratada.[4,5,10,13,15]

Extrassístole Supraventricular Bigeminada Bloqueada
As extrassístoles supraventriculares bloqueadas apresentam uma condução A:V 2:1 e uma frequência ventricular que varia de 75 a 110 bpm. Aproximadamente 10-13% podem evoluir para taquicardia supraventricular.[13,16]

Bloqueio Atrioventricular Total (BAVT)
No BAVT identifica-se dissociação completa entre a atividade atrial e a ventricular, com frequência ventricular usualmente abaixo de 60 bpm (Fig. 69-14). Em 50 a 55% dos casos ocorre malformação do sistema de condução consequente a cardiopatias estruturais como transposição congenitamente corrigida dos grandes vasos e isomerismo esquerdo.[15,17-20] Em 40% está associado à doença autoimune materna com presença de anticorpos anti-SSA/SSB ou anti-Ro/LA.[16-21]

Menos frequentemente, pode ser de etiologia indeterminada.[17]

Em pacientes com doença autoimune com dosagem de anticorpos maternos anti-SSA\RO positiva e cujos fetos tenham ritmo cardíaco sinusal, o intervalo AV deve ser medido semanalmente da 18ª a 26ª semana (modo-M ou Doppler). Este é o intervalo de tempo que pode ser medido a partir do Doppler pulsátil, avaliando-se, simultaneamente, os fluxos mitral e aórtico, desde o início da onda A mitral ("A") até o início da sístole ventricular ("V") (Fig. 69-15).[16]

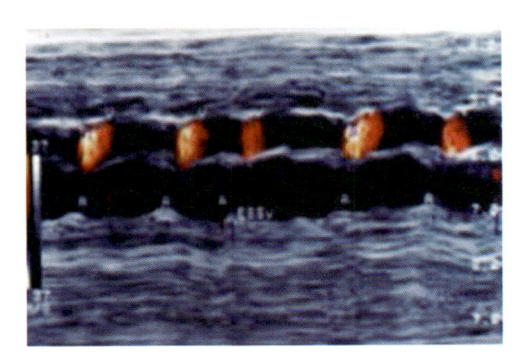

Fig. 69-12. Extrassístole supraventricular conduzida.

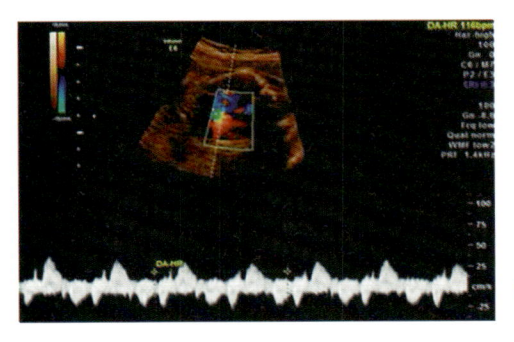

Fig. 69-13. Bradicardia sinusal.

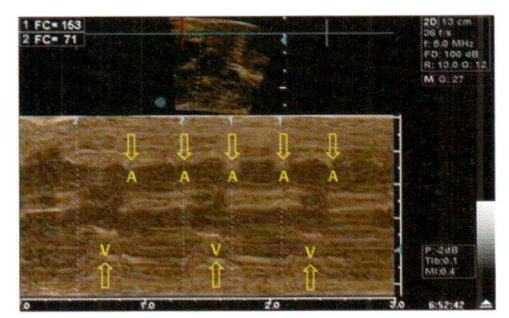

Fig. 69-14. Modo M demonstrando dissociação atrioventricular em feto com BAVT.

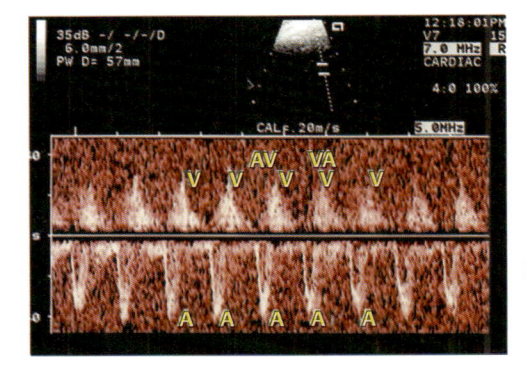

Fig. 69-15. Doppler pulsátil VCS/AO para avaliação do intervalo AV ("PR" mecânico).

Taquicardia Fetal

O diagnóstico de taquicardia no feto é realizado quando a frequência cardíaca fetal está acima de 180 bpm.[1,5,7-9,12,16,22-24]

Taquicardias Intermitentes

Taquicardia intermitente é definida quando estiver presente em período inferior a 50% do tempo de realização do exame, propondo-se um período mínimo de observação de 30 mim. A taquicardia sinusal é determinada por uma ativação atrial e ventricular com condução A:V 1:1 e frequência cardíaca acima de 160 bpm e, geralmente, abaixo de 180 bpm.[13-15] A taquicardia ventricular intermitente, com frequência ventricular acima de 200 bpm é extremamente rara.

Taquicardias Sustentadas

São identificadas quando ocorrem num período maior que 50% do tempo de exame.

A taquicardia atrial sustentada caracteriza-se por um ritmo cardíaco com condução A:V 1:1 e frequência cardíaca superior a 180 bpm, usualmente acima de 220 bpm (Fig. 69-16).[1,13-15] É importante o reconhecimento do mecanismo etiológico desta arritmia que pode ser realizado como descrito anteriormente, utilizando-se a avaliação simultânea da atividade atrial e ventricular. A partir do traçado desses fluxos, medem-se os intervalos AV e VA, que correspondem, em analogia, respectivamente, aos intervalos "PR" e "RP" da eletrocardiografia. Quando o intervalo VA for menor que o AV, o diagnóstico mais provável é uma taquicardia por reentrada (95%); quando o intervalo VA for maior que o AV, a possibilidade diagnóstica é uma taquicardia por foco ectópico atrial ou juncional reciprocante.[9,10,12]

O *flutter* atrial apresenta uma frequência atrial acima de 400 bpm, com variabilidade da condução AV (2:1; 3:1; 4:1) e, consequentemente, da frequência ventricular (de 200 a 250 bpm) (Fig. 69-17).[1,13-15,23]

Na taquicardia ventricular identifica-se uma dissociação AV, com frequência atrial menor que a ventricular, que varia de 100 e 400 bpm. Quando alternada com períodos de bradicardia, possivelmente é uma síndrome do QT longo, que pode apresentar taquicardia ventricular monomórfica, *torsade de pointes*, disfunção ventricular, insuficiência valvar atrioventricular e hidropisia fetal.[14,25]

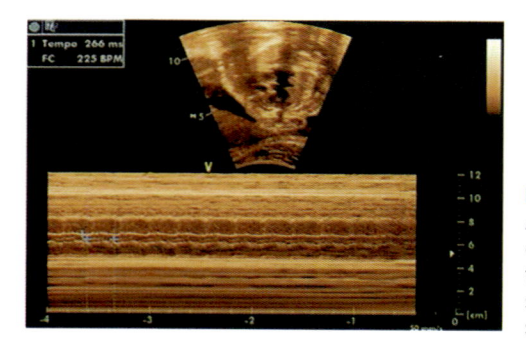

Fig. 69-16. Modo M. Aorta e AE demonstrando taquicardia supraventricular sustentada.

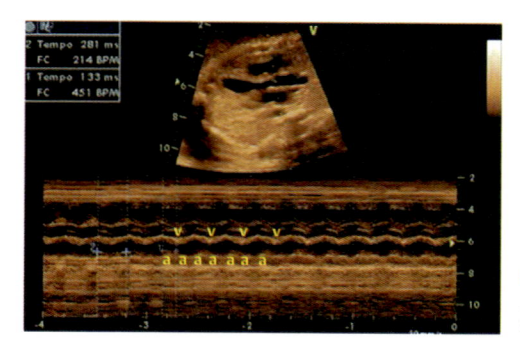

Fig. 69-17. Modo M. Aorta/AE demonstrando flutter atrial.

PRINCIPAIS TIPOS DE CARDIOPATIAS DETECTADOS À ECOCARDIOGRAFIA FETAL

A ecocardiografia fetal permite o diagnóstico de quase todas as formas de cardiopatias antes do nascimento. Entretanto, há algumas limitações, podendo ser perdidos, como pequenas comunicações interventriculares e interatriais, lesões valvares leves e drenagem parcial de veias pulmonares. Apesar de a maioria das cardiopatias já estarem presentes no início da gestação, algumas podem progredir no decorrer da mesma, como lesões valvares obstrutivas ou insuficiências, constrição ou fechamento do ducto arterial, restrição do forame oval, tumores e arritmias.

A fisiologia fetal tem características próprias e permite uma evolução intrauterina benigna para a maioria das anomalias cardíacas. Entretanto, ao nascimento, o comportamento destas cardiopatias pode mudar rapidamente, necessitando, por vezes, de uma atuação neonatal imediata.[2]

Assim, pode-se classificar as cardiopatias fetais de acordo com suas evoluções intrauterina e pós-natal, direcionando para um parto em local especializado ou não. As cardiopatias fetais podem ser divididas em subgrupos de estruturais, não estruturais, funcionais, com e sem comprometimento fetal e/ou neonatal.

Cardiopatias Estruturais sem Comprometimento Intrauterino e/ou Neonatal Imediato

Neste grupo estão as cardiopatias cuja apresentação pós-natal se dá com hiperfluxo pulmonar, pela presença de curtos-circuitos esquerda-direita, como comunicação interventricular, comunicação interatrial, defeito do septo atrioventricular e janela aortopulmonar. O canal arterial pérvio não é diagnosticado durante a vida fetal, por ser sua patência essencial à circulação fetal.

Também pertencem a este grupo malformações complexas cianóticas sem estenose pulmonar significativa, como dupla via de saída do ventrículo direito, tetralogia de Fallot, tronco arterial comum, drenagem venosa pulmonar anômala não obstrutiva e conexões atrioventriculares univentriculares sem obstruções significativas de vias de saída (Fig. 69-18). As lesões valvares obstrutivas não críticas, como estenose aórtica ou pulmonar, também estão entre as cardiopatias sem comprometimento intrauterino e neonatal.

Cardiopatias Estruturais com Comprometimento Neonatal

São cardiopatias complexas e/ou graves, que necessitarão de atendimento cardiológico neonatal imediato, mas que não costumam apresentar repercussão na vida intrauterina. Este grupo de cardiopatias é o que tem necessidade absoluta de nascer em ambiente cardiológico. Constituem os principais exemplos de cardiopatias estruturais com comprometimento neonatal:

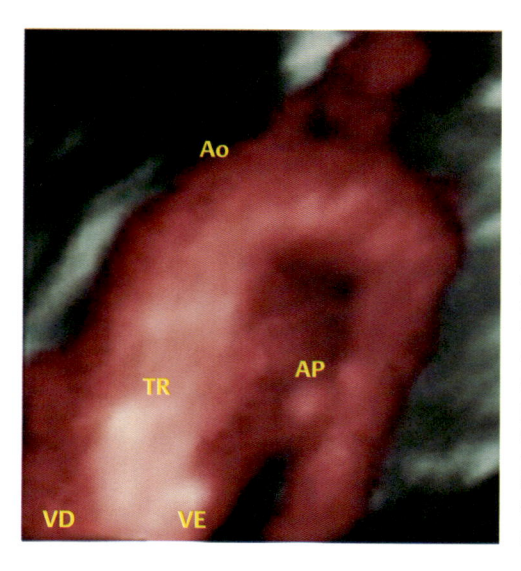

Fig. 69-18. *Truncus arteriosus*. Ecocardiografia fetal 3D/4D, observando-se visão espacial da via de saída única do coração, com grande vaso anterior dando origem à aorta e às artérias pulmonares pequenas. TR: *truncus arteriosus*; AP: artéria pulmonar; Ao: aorta; VD: ventrículo direito; VE: ventrículo esquerdo.

Cardiopatias com Circulação Sistêmica Dependente do Canal Arterial

Constituem-se nas obstruções severas ao fluxo arterial sistêmico, como hipoplasia de coração esquerdo, coarctação aórtica e interrupção do arco aórtico (Fig. 69-19).

Em comum, essas cardiopatias apresentam dependência da circulação sistêmica à patência do ducto arterial. Após o nascimento, com o fechamento fisiológico do canal arterial, os neonatos apresentam congestão pulmonar e falência circulatória, podendo evoluir para o óbito. Por isso, o diagnóstico pré-natal constitui-se no principal fator de modificação do prognóstico, propiciando o uso precoce de prostaglandina para a manutenção da permeabilidade do ducto arterial e o tratamento cirúrgico.

Cardiopatias com Circulação Pulmonar Dependente do Canal Arterial

Esse grupo de malformações fetais é representado pelas cardiopatias onde há obstrução importante ou total do fluxo para a artéria pulmonar. Após o nascimento, a circulação para os pulmões depende da presença do canal arterial. O conhecimento pré-natal da cardiopatia define a programação do parto, permitindo a presença da equipe especializada no momento do nascimento. A infusão de prostaglandina, para a manutenção da permeabilidade ductal, deve ser iniciada imediatamente, antes mesmo do transporte do recém-nascido para a unidade de tratamento intensivo. Assim sendo, o procedimento cirúrgico ou hemodinâmico ocorrerá antes da deterioração hemodinâmica, melhorando o prognóstico.

Os exemplos típicos desse subgrupo de malformações são a atresia pulmonar com septo intacto, a estenose valvar pulmonar crítica, a atresia pulmonar com comunicação interventricular (tetralogia de Fallot com atresia pulmonar), a tetralogia de Fallot com estenose pulmonar crítica e as cardiopatias complexas acompanhadas de estenose ou atresia pulmonar (dupla via de saída do ventrículo direito, conexões atrioventriculares univentriculares, isomerismos atriais) (Fig. 69-20).

Cardiopatias com Circulação Pulmonar e Sistêmica em Paralelo

O exemplo característico deste subgrupo é a transposição dos grandes vasos, em que existe discordância ventriculoarterial com conexão atrioventricular concordante (Fig. 69-21). Como as circulações pulmonar e sistêmica estão em paralelo, a saturação sistêmica depende, exclusivamente, do grau de mistura entre as duas circulações, isto é, de uma comunicação interatrial, da patência do canal arterial ou da eventual presença de uma comunicação interventricular. A importância do diagnóstico pré-natal da transposição dos grandes vasos está na necessidade de atendimento neonatal imediato, com a utilização de prostaglandina, eventual de atriosseptostomia com balão e preparo para a correção cirúrgica, habitualmente a troca arterial (cirurgia de Jatene).

Cardiopatias que Cursam com Hipertensão Pulmonar Precoce

A drenagem venosa pulmonar anômala total obstrutiva, entidade relativamente rara e de diagnóstico difícil durante a vida intrauterina, deve estar na mente do cardiologista fetal quando diante de um feto com aumento de câmaras direitas, em que se identifica uma confluência venosa pulmonar junto ao átrio esquerdo sem comunicação com o mesmo, especialmente ao se utilizar o mapeamento do fluxo com *power Doppler*.[26] Na presença de obstrução em algum ponto do trajeto da veia vertical oriunda da confluência venosa pulmonar, pode ser identificada a turbulência venosa, especialmente ao mapeamento em cores.

Cardiopatias Estruturais com Comprometimento Intrauterino

Esse grupo de malformações cardíacas fetais é aquele que tem a maior perspectiva de ser beneficiado com o avanço das técnicas invasivas de terapêutica pré-natal,[27] já que suas manifestações clínicas ocorrem durante a vida intrauterina.

A anomalia de Ebstein da valva tricúspide é uma das malformações de prognóstico reservado em vida fetal, quando em sua

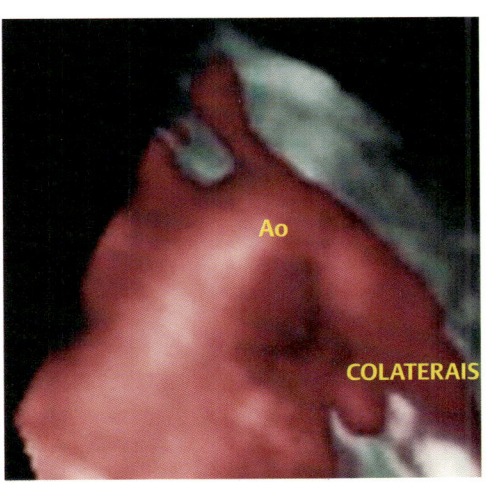

Fig. 69-20. Tetralogia de Fallot com atresia pulmonar e colaterais. Ecocardiografia fetal 3D/4D, observando-se visão espacial da aorta muito calibrosa e artéria pulmonar hipoplásica suprida por vasos colaterais da aorta.

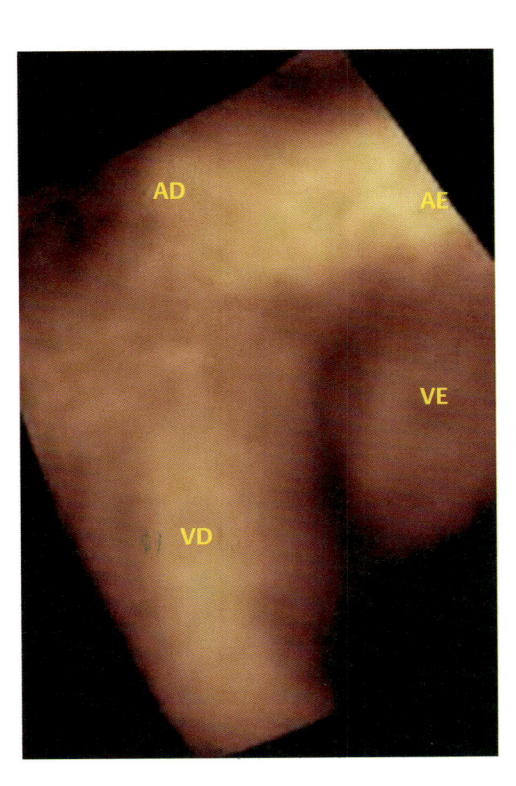

Fig. 69-19. Síndrome da hipoplasia do ventrículo esquerdo. Ecocardiografia fetal 3D/4D, observando-se visão espacial da desproporção ventricular, com ventrículo esquerdo hipoplásico.
AD: átrio direito;
AE: átrio esquerdo;
VD: ventrículo direito;
VE: ventrículo esquerdo.

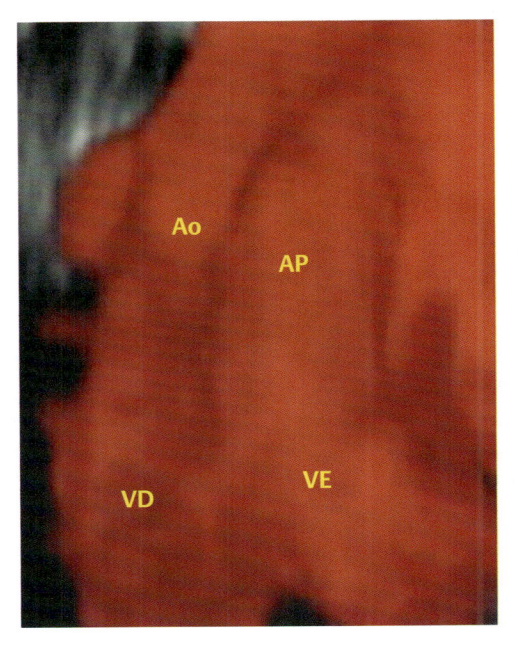

Fig. 69-21. Transposição dos grandes vasos. Ecocardiografia fetal 3D/4D, observando-se visão espacial da aorta (anterior) e da artéria pulmonar em paralelo, com discordância ventriculoarterial.
AP: artéria pulmonar;
Ao: aorta;
VD: ventrículo direito;
VE: ventrículo esquerdo.

forma grave, com importante displasia e deslocamento apical da valva tricúspide, ocasionando regurgitação importante para átrio direito e sendo, frequentemente, associado à estenose ou atresia pulmonar, podendo evoluir para insuficiência cardíaca fetal e não infrequentemente para o óbito fetal.

A estenose aórtica crítica durante a vida fetal é uma doença extremamente grave, com risco de insuficiência cardíaca e óbito fetal, especialmente nos casos em que o ventrículo esquerdo apresenta hipocontratilidade severa e fibroelastose endocárdica secundária.

Existem também as malformações complexas com isomerismo esquerdo com bloqueio atrioventricular total. Essas doenças podem apresentar comprometimento funcional severo intrautero em razão da frequência cardíaca baixa, com hidropisia fetal e prognóstico reservado.

Cardiopatias Funcionais

No forame oval restritivo isolado, há diminuição do orifício de passagem do fluxo interatrial. O sinal evidente à ecocardiografia fetal é a dilatação das câmaras direitas, com abaulamento do *septum primum* e turbulência do fluxo interatrial. Geralmente apresenta evolução benigna.[28]

A constrição do ducto arterial é caracterizada pelo estreitamento vascular transitório, que pode variar de intensidade, desde uma discreta redução de calibre ductal até seu completo fechamento. As manifestações ecocardiográficas mais frequentes são o aumento das câmaras direitas, a insuficiência tricúspide, a turbulência do fluxo no ducto, aumento das velocidades sistólica e diastólica e diminuição do índice de pulsatilidade (valores normais acima de 2,2) (Fig. 69-22).

Quando associado ao uso de drogas inibidoras da prostaglandina e dieta rica em polifenóis,[29] sendo afastado o agente etiológico, ocorre a reversão total das alterações, habitualmente sem evidência de complicações neonatais, embora seja recomendada a monitorização de eventuais sinais de hipertensão pulmonar neonatal.

Cardiopatias Não Estruturais

As cardiomiopatias dilatadas fetais são raras, podendo ocorrer por lesão miocárdica direta, como infecções virais com *Coxsakie* vírus, Parvovírus B19, entre outros, ou secundariamente a patologias que cursam com alto débito cardíaco (anemia fetal, fístulas arteriovenosas) ou decorrentes de distúrbios de ritmo.

As cardiomiopatias hipertróficas primárias também são raras, também podendo ser uma das manifestações de doenças genéticas, metabólicas ou síndromes dismórficas.

A forma mais comum de hipertrofia miocárdica observada no período pré-natal é a que ocorre em fetos de mães diabéticas, que pode apresentar evidências de disfunção diastólica, hoje passível de avaliação detalhada à ecocardiografia fetal.

ECOCARDIOGRAFIA FETAL TRIDIMENSIONAL E TETRADIMENSIONAL (3D/4D)

A ecocardiografia fetal, recentemente, dispõe de uma nova modalidade de imagem para aumentar a acurácia do diagnóstico das cardiopatias congênitas: o ultrassom 3D/4D. A introdução da tecnologia de imagem 3D/4D permitiu que os múltiplos planos fossem colocados juntos, permitindo uma representação mais fluida e fidedigna das estruturas cardíacas fetais.

As imagens podem ser avaliadas em modo multiplanar, assim como em modo de renderização. Essas imagens geradas podem ser observadas na forma estática (3D) ou em movimento (4D). A quarta dimensão é o tempo. A reconstrução tetradimensional permite uma sequência de imagens que simula um ciclo cardíaco completo (*cineloop*).[30]

O *software* de correlação de imagem espaço-temporal (STIC) tornou possível adquirir volumes cardíacos fetais e realizar a análise *off-line* subsequente. Além disso, permite a reconstrução tridimensional das imagens que facilitam a identificação e a compreensão das diferentes malformações cardíacas. Outra vantagem interessante desse método é a possibilidade de adequada demonstração da anatomia cardíaca aos diferentes profissionais envolvidos no cuidado e manejo do feto cardiopata.

Aquisição de Volumes Cardíacos Fetais Utilizando o STIC

Os aparelhos de ultrassom que dispõem da tecnologia 3D/4D utilizam o *software* de correlação de imagem espaço-temporal (STIC), e apresentam transdutores convexos com varredura automática. Os dados volumétricos obtidos necessitam de adequado ajuste dos parâmetros bidimensionais. Os volumes devem preferencialmente ser adquiridos com o feto em repouso. O ângulo de insonação deve ser selecionado de acordo com a idade gestacional da paciente. A faixa de variação é de 10 a 45 graus. Ângulos menores são reservados a idades gestacionais mais precoces, entretanto, no segundo e no terceiro trimestres, o ângulo pode variar de 20 a 25 graus e 35 a 40 graus, respectivamente. A duração do tempo de varredura pode variar de 7,5 a 15 segundos, e períodos de tempo maiores são preferíveis para eu sejam obtidas imagens com melhor qualidade de resolução. A exceção a essa orientação se dá na vigência de agitação fetal, situação em que se orienta um tempo de varredura menor para obtenção de imagens com melhor resolução.

A varredura pode ser realizada em 3D ou 4D por via transabdominal ou transvaginal. A via transvaginal está indicada em gestações em estágios iniciais ou obesidade materna. Entretanto, somente a aquisição 4D permite armazenamento do ciclo cardíaco, possibilitando assim a análise subsequente em tempo-real do movimento cardíaco fetal utilizando a técnica do *cineloop*.

Sugere-se a utilização de um plano apical ou transverso de 4 câmaras cardíacas e a varredura deve ser realizada em seções transversais pelo tórax e abdome fetal. Idealmente posiciona-se a coluna vertebral às 6 horas, e geralmente deve-se evitar seções em que a coluna esteja entre às 11 e 1 hora em razão de sombras acústicas. Entretanto, deve ser enfatizado que a utilização da varredura sagital pode favorecer a avalição dos arcos aórtico e ductal e das conexões venosas cardíacas.[31]

A adequada obtenção dos volumes cardíacos é necessária para que se possa fazer a análise correta do coração fetal e vasos adjacentes. Uma vez adquirido o volume, a avalição posterior das imagens reconstruídas é necessária. O armazenamento dos volumes cardíacos adquiridos deve seguir um protocolo específico para que o cardiologista fetal assistente, responsável pela análise *off-line*,

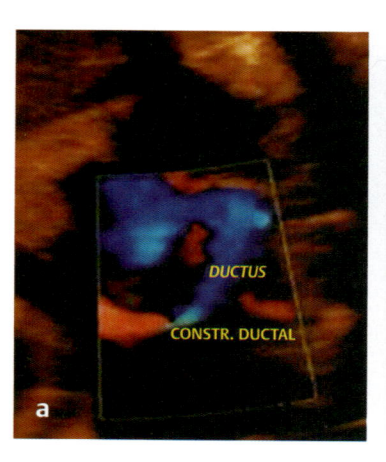

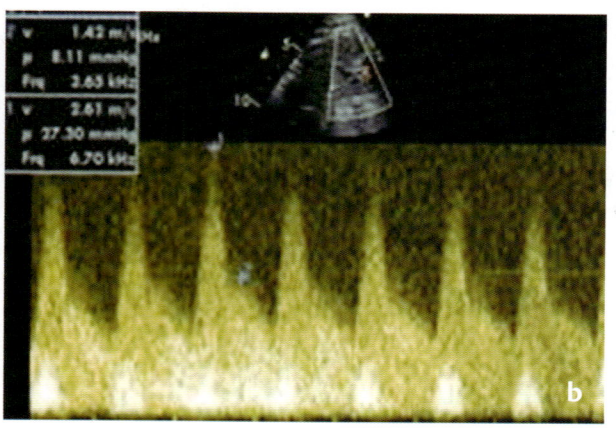

Fig. 69-22. Constrição ductal. (a) Ecocardiografia bidimensional com mapeamento de fluxo em cores mostrando o estreitamento do *ductus arteriosus*, com fluxo turbulento pelo mesmo. (b) Doppler pulsátil mostrando importante aumento das velocidades sistólica e diastólica, com diminuição do índice de pulsatilidade no *ductus*. O índice corresponde à razão entre a velocidade sistólica menos a diastólica e a velocidade média, e é obtido por traço manual da curva do Doppler, sendo o resultado expresso no aparelho.

possa estar ciente da posição das 4 câmaras cardíacas em relação ao eixo e aos lados direito e esquerdo do concepto.

Os dados do STIC podem ser obtidos em escala de cinza ou escala de cinza com Doppler colorido, essa modalidade permite a avaliação hemodinâmica do coração fetal. As imagens geradas podem ser observadas em diferentes modos de visualização – bidimensional, bidimensional com Doppler colorido, bidimensional com *power* Doppler, Doppler colorido e *power* Doppler. A qualidade das imagens processadas e reconstruídas depende do volume dos dados adquiridos. Após a captura dos dados do volume no plano das 4 câmaras cardíacas, automaticamente são geradas pelo dispositivo imagens em 3 planos ortogonais no modo multiplanar: axial, sagital e coronal.

Modo Multiplanar do STIC

Tendo em vista que as imagens bidimensionais adquiridas sequencialmente durante a aquisição do volume 3D estão "empilhadas" uma atrás da outra, um voxel é criado a partir desse volume de dados obtidos.

A análise dos diferentes planos com posterior rotação dos eixos proporciona a obtenção das imagens das diferentes estruturas cardíacas a serem avaliadas (Fig. 69-23).

A acurácia do STIC para o diagnóstico das cardiopatias congênitas tem sido demonstrada em diversos estudos.[32] Os achados de literatura e a experiência de nosso centro reforçam a ideia de que a prática e conhecimento de utilização da ecocardiografia fetal 3D/4D podem auxiliar na melhora nos índices de diagnósticos de cardiopatia congênita no período pré-natal.[33-35] Deve-se ter em mente que a avaliação remota dos volumes pode ser realizada em centros especializados por meio da telemedicina.

Imagens Tomográficas Paralelas (TUI – *Tomographic Ultrasound Image*)

A técnicas do TUI permite a obtenção de todos os planos axiais paralelos do coração fetal, com imagens similares as geradas pela tomografia computadorizada. É possível obter-se através de algoritmos previamente definidos ou dinamicamente os planos cardíacos usuais de avaliação da anatomia cardíaca fetal – 4 câmaras, 5 câmaras, 3 vasos e traqueia, vias de saída dos ventrículos e os arcos ductal e aórtico. Essa possibilidade auxilia na avaliação e determinação de diferentes diagnósticos como comunicações interventriculares, desproporções cavitárias e dos vasos da base, alteração das relações atrioventriculares e ventriculoarteriais, assim como doenças obstrutivas do arco aórtico (Fig. 69-24).

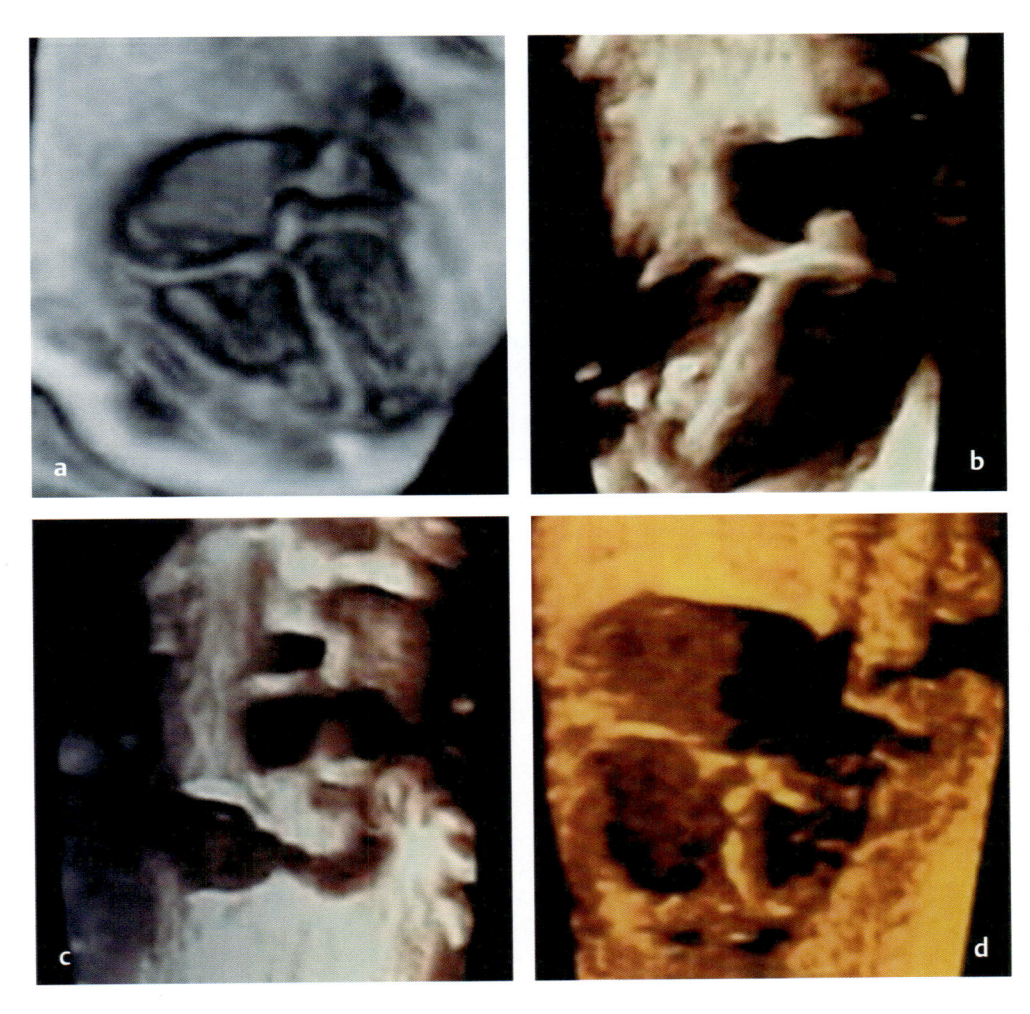

Fig. 69-23. (a-d) Imagens evidenciando o modo de volumes editados ou renderizados, utilizando-se o modo de superfície (*gray mode*).

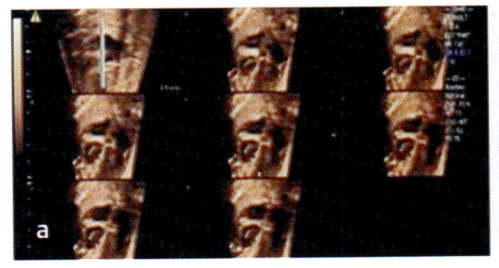

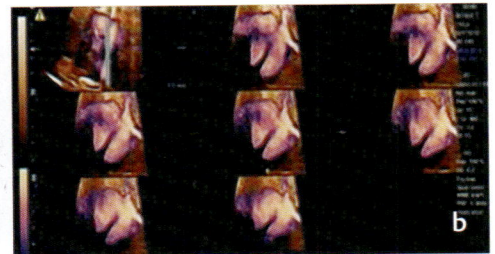

Fig. 69-24. (a, b) Imagens tomográficas paralelas (TUI) são obtidas por varreduras transversais captando múltiplas imagens paralelas simultaneamente à distância de 0,1 a 5 mm.

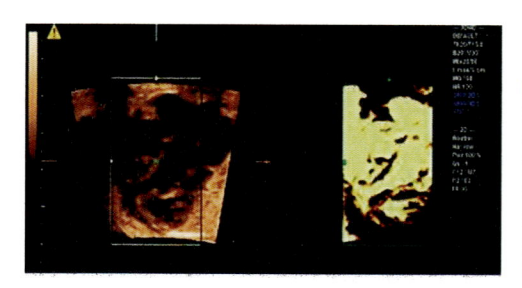

Fig. 69-25.
Renderização utilizando o modo de inversão: técnica pós-processada que inverte a escala de cinza para que se possam avaliar os fluidos.

B-flow e Modo de Inversão

A renderização com o B-flow identifica os tecidos moles e o *pool* sanguíneo ao examinar as estruturas cardiovasculares do feto. Há melhora da captura dos sinais refletidos pelo sangue e atenuação dos fortes sinais gerados pelas estruturas adjacentes.

O modo de inversão é uma técnica que inverte a escala de cinza para que se possa avaliar fluidos: os *voxels* ecogênicos tornam-se anecoicos. Esse tipo de visualização permite a melhor identificação das alterações vasculares, podendo-se avaliar alterações das conexões vasculares, permitindo a análise da relação dos vasos, calibre e posicionamento. Possibilita a reconstrução das cavidades efetivas cardíacas, arcos aórtico e ductal, e anormalidades do sistema venosos cardíaco (Fig. 69-25).[36-39]

CONSIDERAÇÕES FINAIS

A ecocardiografia fetal não é apenas um método diagnóstico, mas é a base sobre a qual se assenta a cardiologia fetal. Essa é uma ciência em plena atividade de expansão, com características radiais e crescimento geométrico, e que deve estar disponível para toda a população independentemente da presença de fatores de risco cardiológico.

O diagnóstico da maioria das malformações cardíacas fetais é possível de ser realizado ao ecocardiografia fetal. Entretanto, como enfatizado, é fundamental que o conhecimento básico do coração normal e patológico seja estendido aos ultrassonografistas obstétricos. Durante a ecografia rotineira, a observação de um achado potencialmente anormal deve levar o examinador a encaminhar a gestante para um centro especializado onde a ecocardiografia fetal confirmará ou afastará a suspeita de cardiopatia. Se o diagnóstico de uma malformação cardíaca for estabelecido, a conduta terapêutica dependerá do local de atendimento, do comprometimento funcional atual, potencial ou previsível e da maturidade fetal. A par do tratamento clínico medicamentoso, o transporte do feto *in utero*, o planejamento do atendimento perinatal ou a intervenção intrauterina podem ser equacionados.

Os avanços diagnósticos e terapêuticos da cardiologia fetal contemporânea estão caminhando lado a lado com desenvolvimento de inúmeras correntes de pensamento que buscam respostas a questões técnicas, científicas, éticas, morais, legais, religiosas e emocionais. Em última análise, o médico que se relaciona com um paciente protegido pelo útero materno precisa questionar-se, incessantemente, se suas atitudes e habilidades estão trazendo perspectivas de maior bem-estar ou de felicidade ao feto e sua família. Se a resposta naquele instante for positiva, a busca das fronteiras da vida pode transpor os limites do impossível.

REFERÊNCIAS BIBLIOGRÁFICAS

1. Donofrio MT, Moon-Grady AJ, Hornberger LK, Copel JA, Sklansky MS, Abuhamad A et al. Diagnosis and treatment of fetal cardiac disease: a scientific statement from the American Heart Association. Circulation. 2014;129(21):2183-242.
2. Pedra SRFF, Zielinsky P, Binotto CN, Martins CN, Fonseca ESVB, Guimarães ICB et al. Diretriz Brasileira de Cardiologia Fetal - 2019. Arq Bras Cardiol. 2019;112(5):600-48.
3. American Institute of Ultrasound in Medicine. AIUM practice guideline for the performance of fetal echocardiography. J Ultrasound Med. 2013;32(6):1067-82.
4. Hornberger LK, Sahn DJ. Rhythm abnormalities of the fetus. Heart. 2007;93(10):1294-300.
5. Zielinsky P. [Fetal heart rhythm disorders. Detection and prenatal management]. Arq Bras Cardiol. 1996;66(2):83-6.
6. Kleinman CS, Donnerstein RL, Jaffe CC, DeVore GR, Weinstein EM, Lynch DC et al. Fetal echocardiography. A tool for evaluation of in utero cardiac arrhythmias and monitoring of in utero therapy: analysis of 71 patients. Am J Cardiol. 1983;51(2):237-43.
7. Zielinsky P, Dillenburg RF, de Lima GG, Zimmer LP. Taquiarritmias Supraventriculares no Feto. Experiência de uma Unidade de Referência em Cardiologia Fetal. Arq Bras Cardiol. 1998;70(5):337-40.
8. Fouron JC, Proulx F, Miró J, Gosselin J. Doppler and M-mode ultrasonography to time fetal atrial and ventricular contractions. Obstet Gynecol. 2000;96(5 Pt 1):732-6.
9. Fouron JC, Fournier A, Proulx F, Lamarche J, Bigras JL, Boutin C et al. Management of fetal tachyarrhythmia based on superior vena cava/aorta Doppler flow recordings. Heart. 2003;89(10):1211-6.
10. Hornberger LK. Echocardiographic assessment of fetal arrhythmias. Heart. 2007;93(11):1331-3.
11. Carvalho JS, Prefumo F, Ciardelli V, Sairam S, Bhide A, Shinebourne EA. Evaluation of fetal arrhythmias from simultaneous pulsed wave Doppler in pulmonary artery and vein. Heart. 2007;93(11):1448-53.
12. Dancea A, Fouron JC, Miró J, Skoll A, Lessard M. Correlation between electrocardiographic and ultrasonographic time-interval measurements in fetal lamb heart. Pediatr Res. 2000;47(3):324-8.
13. Wacker-Gussmann A, Strasburger JF, Cuneo BF, Wakai RT. Diagnosis and treatment of fetal arrhythmia. Am J Perinatol. 2014;31(7):617-28.
14. Strasburger JF, Wakai RT. Fetal cardiac arrhythmia detection and in utero therapy. Nat Rev Cardiol. 2010;7(5):277-90.
15. Srinivasan S, Strasburger J. Overview of fetal arrhythmias. Curr Opin Pediatr. 2008;20(5):522-31.
16. Eliasson H, Wahren-Herlenius M, Sonesson SE. Mechanisms in fetal bradyarrhythmia: 65 cases in a single center analyzed by Doppler flow echocardiographic techniques. Ultrasound Obstet Gynecol. 2011;37(2):172-8.
17. Schmidt KG, Ulmer HE, Silverman NH, Kleinman CS, Copel JA. Perinatal outcome of fetal complete atrioventricular block: a multicenter experience. J Am Coll Cardiol. 1991;17(6):1360-6.
18. Breur JM, Oudijk MA, Stoutenbeek P, Visser GH, Meijboom EJ. Transient non-autoimmune fetal heart block. Fetal Diagn Ther. 2005;20(2):81-5.
19. Machado MV, Tynan MJ, Curry PV, Allan LD. Fetal complete heart block. Br Heart J. 1988;60(6):512-5.
20. Cuneo BF, Zhao H, Strasburger JF, Ovadia M, Huhta JC, Wakai RT. Atrial and ventricular rate response and patterns of heart rate acceleration during maternal-fetal terbutaline treatment of fetal complete heart block. Am J Cardiol. 2007;100(4):661-5.
21. Sonesson SE, Salomonsson S, Jacobsson LA, Bremme K, Wahren-Herlenius M. Signs of first-degree heart block occur in one-third of fetuses of pregnant women with anti-SSA/Ro 52-kd antibodies. Arthritis Rheum. 2004;50(4):1253-61.
22. Fouron JC. Fetal arrhythmias: the Saint-Justine hospital experience. Prenat Diagn. 2004;24(13):1068-80.
23. Lulić Jurjević R, Podnar T, Vesel S. Diagnosis, clinical features, management, and post-natal follow-up of fetal tachycardias. Cardiol Young. 2009;19(5):486-93.
24. Ekman-Joelsson BM, Mellander M, Lagnefeldt L, Sonesson SE. Foetal tachyarrhythmia treatment remains challenging even if the vast majority of cases have a favourable outcome. Acta Paediatr. 2015;104(11):1090-7.
25. Simpson JM, Maxwell D, Rosenthal E, Gill H. Fetal ventricular tachycardia secondary to long QT syndrome treated with maternal intravenous magnesium: case report and review of the literature. Ultrasound Obstet Gynecol. 2009;34(4):475-80.
26. Paladini D, Pistorio A, Wu LH, Meccariello G, Lei T, Tuo G et al. Prenatal diagnosis of total and partial anomalous pulmonary venous connection: multicenter cohort study and meta-analysis. Ultrasound Obstet Gynecol. 2018;52(1):24-34. Pedra SR, Peralta CF, Crema L, Jatene IB, da Costa RN, Pedra CA. Fetal interventions for congenital heart disease in Brazil. Pediatr Cardiol. 2014;35(3):399-405.
27. Gu X, Zhang Y, Han J, Liu X, Ge S, He Y. Isolated premature restriction or closure of foramen ovale in fetuses: Echocardiographic characteristics and outcome. Echocardiography. 2018;35(8):1189-95.
28. Zielinsky P, Busato S. Prenatal effects of maternal consumption of polyphenol-rich foods in late pregnancy upon fetal ductus arteriosus. Birth Defects Res C Embryo Today. 2013;99(4):256-74.
29. Simioni C, Nardozza LM, Araujo Júnior E, Rolo LC, Terasaka OA, Zamith MM et al. Fetal cardiac function assessed by spatio-temporal image correlation. Arch Gynecol Obstet. 2011;284(1):253-60.

30. Espinoza J. Contemporary clinical applications of spatio-temporal image correlation in prenatal diagnosis. Curr Opin Obstet Gynecol. 2011;23(2):94-102.
31. Bennasar M, Martínez JM, Gómez O, Bartrons J, Olivella A, Puerto B et al. Accuracy of four-dimensional spatiotemporal image correlation echocardiography in the prenatal diagnosis of congenital heart defects. Ultrasound Obstet Gynecol. 2010;36(4):458-64.
32. Gindes L, Hegesh J, Weisz B, Gilboa Y, Achiron R. Three and four dimensional ultrasound: a novel method for evaluating fetal cardiac anomalies. Prenat Diagn. 2009;29(7):645-53.
33. Yagel S, Cohen SM, Rosenak D, Messing B, Lipschuetz M, Shen O et al. Added value of three-/four-dimensional ultrasound in offline analysis and diagnosis of congenital heart disease. Ultrasound Obstet Gynecol. 2011;37(4):432-7.
34. Junior EA, Rolo LC, Simioni C, Nardozza LMM, Rocha LA, Martins WP et al. Comparison between multiplanar and rendering modes in the assessment of fetal atrioventricular valve areas by 3D/4D ultrasonography. Rev Bras Cir Cardiovasc. 2012;27(3):472-6.
35. Pooh RK, Korai A. B-flow and B-flow spatio-temporal image correlation in visualizing fetal cardiac blood flow. Croat Med J. 2005;46(5):808-11.
36. Gonçalves LF, Lee W, Espinoza J, Romero R. Examination of the fetal heart by four-dimensional (4D) ultrasound with spatio-temporal image correlation (STIC). Ultrasound Obstet Gynecol. 2006;27(3):336-48.
37. Hata T, Tanaka H, Noguchi J, Dai SY, Yamaguchi M, Yanagihara T. Four-dimensional volume-rendered imaging of the fetal ventricular outflow tracts and great arteries using inversion mode for detection of congenital heart disease. J Obstet Gynaecol Res. 2010;36(3):513-8.
38. Espinoza J, Gonçalves LF, Lee W, Mazor M, Romero R. A novel method to improve prenatal diagnosis of abnormal systemic venous connections using three- and four-dimensional ultrasonography and 'inversion mode'. Ultrasound Obstet Gynecol. 2005;25(5):428-34.

CARDIOPATIA CONGÊNITA NO ADULTO E AVALIAÇÃO PÓS-OPERATÓRIA TARDIA

CAPÍTULO 70

Vitor Coimbra Guerra ▪ Samira Saady Morhy

INTRODUÇÃO

Os avanços em cirurgia cardíaca para os defeitos congênitos nos últimos 60 anos têm levado a um aumento significativo da população de adultos com cardiopatia congênita. Antes da primeira cirurgia para correção da Tetralogia de Fallot, em 1954, a probabilidade de sobrevida até a idade adulta era inferior a 15%. Nos dias de hoje, mais de 85% dos pacientes com defeitos cardíacos considerados complexos sobrevivem até a idade adulta e esta porcentagem continua aumentando.[1] Atualmente, o número de adultos com cardiopatia congênita complexa ultrapassa o das crianças e é estimado em mais de 1 milhão na América do Norte.[2] Estudo de revisão sistemática de artigos sobre a prevalência de cardiopatia congênita estimou prevalência de 3.536 casos por milhão de adultos.[3] Refletindo este progresso da cirurgia e da intervenção pelo cateterismo, a maior população destes pacientes está situada na faixa etária entre os adolescentes mais velhos e os adultos até a idade de 40 anos.[1]

Apesar de a maioria destes pacientes apresentar bom quadro clínico na idade adulta, as complicações tardias aparecem e estas devem ser procuradas pelos métodos de imagem disponíveis. Estas complicações podem chegar perto dos 50% dos pacientes submetidos a cirurgias consideradas paliativas, como a Cirurgia de Fontan.[4]

A imagem cardiovascular é essencial ao acompanhamento desta população que está em constante aumento nas últimas décadas. Avaliação periódica dos pacientes é fundamental para detectar alterações hemodinâmicas e complicações, pois muitas vezes a sintomatologia pode ser de aparecimento tardio.[5] A ecocardiografia e as outras modalidades de imagem cardiovascular requerem uma abordagem diferente, combinando ambos, as imagens padronizadas para os adultos com foco na anatomia e alterações degenerativas e o foco na imagem das cardiopatias congênitas, o que segue a análise sequencial segmentar para estabelecer o diagnóstico anatômico. Ainda com relação à imagem dos defeitos congênitos, é importante conhecer as técnicas cirúrgicas e suas variações para melhor entendimento e, por consequência, uma avaliação correta. Cada defeito congênito tem específicas particularidades com relação à técnica cirúrgica e evolução pós-operatória. Alguns objetivos sempre devem ser alcançados pela imagem cardiovascular, e em específico a ecocardiografia (Quadro 70-1).

Deve-se ressaltar que, atualmente, a ecocardiografia continua sendo a modalidade na linha de frente no diagnóstico e acompanhamento de pacientes adultos com defeitos cardíacos operados ou não. Além disso, recomenda-se avaliação seriada de acordo com a fisiologia e anatomia da cardiopatia congênita, como a severidade das lesões residuais e o quadro clínico.[6]

TETRALOGIA DE FALLOT – AVALIAÇÃO PÓS-OPERATÓRIA TARDIA

Apesar da excelente sobrevida e qualidade de vida na era atual, defeitos residuais podem causar complicações nos pacientes operados.[7] Portanto, acompanhamento por toda a vida é recomendado nestes pacientes operados na infância.

A correção cirúrgica da tetralogia de Fallot, particularmente a reconstrução da via de saída do ventrículo direito, tem evoluído com o tempo. Em alguns pacientes a substituição por um tubo

Quadro 70-1. Principais Objetivos da Ecocardiografia na Avaliação de Pacientes Adultos Submetidos à Cirurgia Corretiva e/ou Paliativa

	Principais objetivos da ecocardiografia
Pós-operatório de tetralogia de Fallot	Dimensão e função do ventrículo direito
	Via de saída do ventrículo direito
	Artérias pulmonares
	Comunicações residuais (CIVs)
	Pressão do ventrículo direito
	Regurgitação tricúspide
	Regurgitação pulmonar
	Dimensão e função do ventrículo esquerdo
	Dimensão do anel aórtico
Pós-operatório de cirurgia de Fontan	Dimensão e função do ventrículo principal
	Regurgitação de valva atrioventricular
	Patência do circuito do Fontan
	Dimensão dos ramos pulmonares
	Obstrução da via de saída do ventrículo esquerdo (sistêmico)
	Regurgitação aórtica
Pós-operatório de transposição das grandes artérias (Senning/Mustard)	Dimensão e função do ventrículo sistêmico direito
	Retorno venoso sistêmico e pulmonar (túneis, *shunts* residuais ou obstruções)
	Shunts intracardíacos residuais
	Regurgitação tricúspide
	Dimensão e função do ventrículo esquerdo (subpulmonar)
	Obstrução da via de saída do ventrículo esquerdo (subpulmonar)
Pós-operatório de transposição das grandes artérias (cirurgia de Jatene)	Dimensão e função do ventrículo esquerdo
	Shunts intracardíacos residuais
	Artéria pulmonar e/ou ramos pulmonares (estenose)
	Dilatação da neoaorta e regurgitação
Transposição corrigida das grandes artérias	Dimensão e função do ventrículo sistêmico direito
	Shunts intracardíacos residuais
	Morfologia da valva tricúspide e regurgitação
	Regurgitação aórtica
	Dimensão e função do ventrículo esquerdo (subpulmonar)
	Obstrução da via de saída do ventrículo esquerdo (subpulmonar)

pode ser necessária (quando há hipoplasia importante ou mesmo atresia pulmonar, ou casos com anomalia das artérias coronárias). Em outro extremo, alguns pacientes podem ter a valva pulmonar nativa preservada.

A ecocardiografia transtorácica é o exame de linha de frente no acompanhamento e fornece informação compreensiva da via de saída do ventrículo direito, a presença de regurgitação pulmonar, comunicação ventricular residual, dimensões do ventrículo direito e esquerdo, como também avaliação da função ventricular. Em relação à função, estudos recentes têm mostrado alta correlação entre os achados pela ecocardiografia quando comparados à ressonância magnética.[8,9]

Via de Saída do Ventrículo Direito

Em pacientes mais jovens com boa janela subcostal, pode-se obter boa imagem tanto em eixo longo como em eixo curto. Na maioria dos pacientes pode ser avaliada pelo paraesternal em eixo longo e eixo curto, o que facilita a visualização da região do infundíbulo, estenose pulmonar residual, artéria pulmonar e os ramos. A dimensão da via de saída no local da valva pulmonar é importante atualmente, visando ao implante de valva pulmonar percutânea. Deve-se prestar atenção à presença de hipertrofia do VD, que é definida em adultos como parede livre do VD > 5 mm.[10] Na maioria dos pacientes, entretanto, a parede livre da via de saída (infundíbulo) é composta por *patch*, o que não necessariamente reflete a hipertrofia no restante do VD.

Ao avaliar a obstrução residual, é importante identificar o local usando Doppler colorido, Doppler pulsátil e contínuo (Vídeo 70-1 e Fig. 70-1). Nos casos de tubo VD-TP, a obstrução pode ocorrer em qualquer local ao longo do tubo, com ou sem envolvimento da porção proximal dos ramos pulmonares. Pelo Doppler também podemos diferenciar entre obstrução fixa e mecânica pelas características: a obstrução dinâmica tem o padrão de aceleração tardia. Em pacientes com débito cardíaco normal, o gradiente de pico > 4 m/s (> 64 mmHg) é considerado obstrução importante, entre 3-4 m/s (36-64 mmHg) é considerado moderada, e < 3 m/s (< 36 mmHg) considerada obstrução leve.[11] Deve-se lembrar que em algumas situações onde não se consegue um gradiente e/ou Doppler adequado, o que muitas vezes acontece nos tubos VD-TP, deve-se guiar pela velocidade do jato de regurgitação tricúspide.

Regurgitação Pulmonar

A regurgitação pulmonar no pós-operatório pode ocorrer por qualquer uma das causas: pela própria valvotomia pulmonar; pelo *patch*, para aumentar o anel pulmonar; ou por qualquer procedimento que altere a valva nativa. É um dos fatores mais importantes no pós-operatório tardio, sendo o fator que inicia a cascata de toda fisiopatologia que vai levar a dilatação do ventrículo direito e posteriormente a disfunção ventricular. Portanto é crucial a avaliação da regurgitação pulmonar na ecocardiografia pós-operatória de tetralogia de Fallot.

O jato de regurgitação pode ser visualizado pelo Doppler colorido na via de saída do VD, especialmente na janela paraesternal em eixo longo e curto (Vídeos 70-1 e 70-2).[12] Vários estudos têm comparado os achados do Doppler com a ressonância magnética.[13]

Os achados que caracterizam a severidade da regurgitação pulmonar inclui o fluxo reverso diastólico (tanto pelo Doppler colorido quanto pelo Doppler pulsátil) na artéria pulmonar ou nos ramos pulmonares associados à largura do jato regurgitante ≥ 50% do anel pulmonar. Alguns consideram a relação jato regurgitante/anel pulmonar > 0,7, predizendo uma fração de regurgitação ≥ 40%.[14] Um tempo de aceleração curto pelo Doppler e, geralmente, sinal de regurgitação severa e com frequência causa longo período "sem fluxo" ou fluxo anterógrado no final da diástole (Fig. 70-2). Isto se deve à rápida equalização das pressões da artéria pulmonar e a pressão diastólica do VD. A duração da regurgitação pelo Doppler, quando comparada ao tempo total da diástole, e o chamado Índice de Regurgitação Pulmonar: valor < 0,77, têm mostrado alta sensibilidade e especificidade em pacientes com fração de regurgitação pulmonar > 25% pela ressonância magnética.[15]

Artérias Pulmonares

São avaliadas combinando-se a imagem bidimensional e o Doppler colorido nas janelas supraesternal (Fig. 70-3), e pelo plano paraesternal alto direito e esquerdo. O tronco pulmonar deve ser medido

Fig. 70-1. Pós-operatório de tetralogia de Fallot com prótese biológica pulmonar: plano paraesternal eixo curto, com Doppler contínuo, demonstrando obstrução residual importante e refluxo discreto.

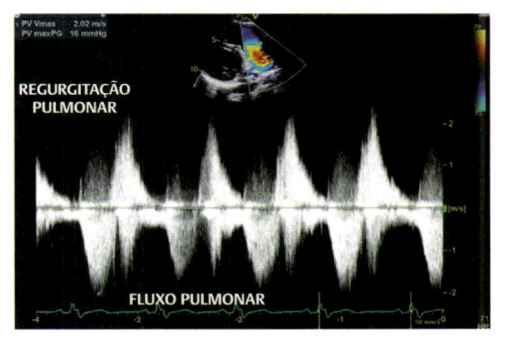

Fig. 70-2. Pós-operatório de tetralogia de Fallot: Doppler contínuo através da valva pulmonar demonstrando regurgitação pulmonar importante.

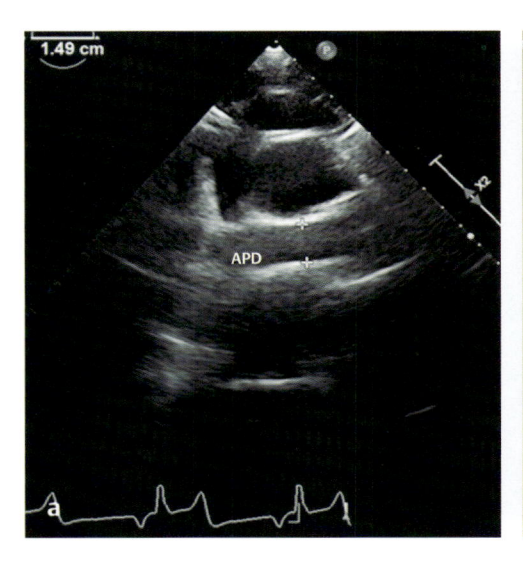

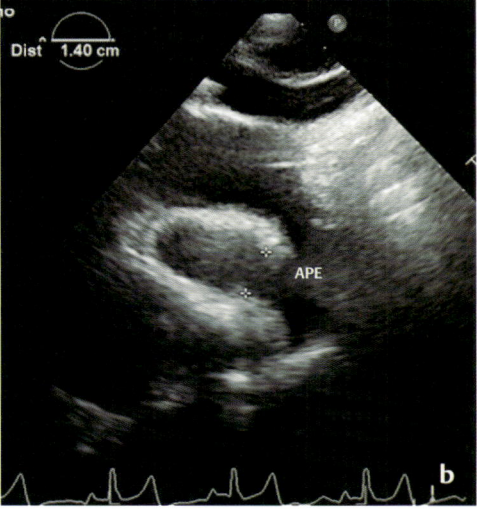

Fig. 70-3. Pós-operatório de Tetralogia de Fallot: plano supraesternal. (**a**) Artéria pulmonar direita. (**b**) Artéria pulmonar esquerda (APE).

na porção medial durante a sístole. Quando existe estenose supravalvar, deve-se medir o ponto de maior estreitamento. Os ramos pulmonares devem ser medidos no local de origem, e pontos de estreitamento devem ser medidos e documentados.

Morfologia da Valva Tricúspide e Função

A insuficiência tricúspide é muito comum no pós-operatório da tetralogia de Fallot e pode estar relacionada com diversos fatores: um deles seria a própria cirurgia para o fechamento da comunicação interventricular pela colocação do *patch* logo na região da comissura entre o folheto septal e o anterior. Outro mecanismo seria a dilatação do anel secundária à dilatação do ventrículo direito e ao deslocamento dos músculos papilares, tanto o basal-lateral como o da parede livre do VD. A dilatação do VD também altera a geometria do ventrículo, alterando o aparelho subvalvar. Em relação à quantificação da regurgitação, quando comparada com a regurgitação mitral, existem poucos dados na literatura. A largura da *vena contracta*, o diâmetro do jato regurgitante, a intensidade do sinal do Doppler, todos estes fatores têm sido usados para quantificar a insuficiência tricúspide. É importante lembrar que na dilatação do anel tricúspide o jato deve ser avaliado por múltiplos cortes ecocardiográficos. A largura da *vena contracta* > 0,7 cm é indicativa de insuficiência importante.[16] Além da avaliação pelo Doppler colorido e de medir a largura da *vena contracta*, o tamanho da veia cava inferior, do átrio direito e o fluxo reverso na veia supra-hepáticas auxiliam na avaliação da severidade da insuficiência tricúspide. Entretanto, estes achados indiretos são influenciados por outros fatores como a complacência do VD, a pré-carga do VD e a presença de arritmias atriais.

Ventrículo Direito

Dimensão

Existe dificuldade em determinar a dimensão do VD pela sua posição retroesternal, pela variação geométrica que, muitas vezes, não possibilita criação de modelos geométricos padronizados, e a própria dificuldade de obter uma imagem de toda a câmara pela ecocardiografia tridimensional em muitos pacientes. Por esta dificuldade, na prática usamos múltiplas janelas ecocardiográficas. O formato em "lua crescente" no paraesternal eixo curto é usado para definir a dilatação quando o diâmetro anteroposterior do VD é maior que o diâmetro do VE ao nível dos músculos papilares, sendo então considerado dilatação importante. O VD é medido no apical de 4 câmaras, sendo o feixe do ultrassom mais focado no VD, com ambos, a *crux-cordis* e o ápice bem visível (evitando o encurtamento do VD): área do VD no final da diástole < 20 cm²/m², superfície corpórea tem sido associada a um volume indexado < 170 mL/m².[17] Diâmetro > 42 mm medido na base e > 35 mm na porção média indica dilatação do VD (estes números não são indexados a superfície corpórea).[16]

Função

Apesar de existirem diretrizes e recomendações para avaliação de dimensão e função do VD em pacientes adultos, existe pouca informação quanto a acurácia, reprodutibilidade e valor prognóstico no contexto de pacientes operados de tetralogia de Fallot. Esta é uma das razões, porque a avaliação qualitativa é, ainda, a mais indicada.

A dilatação e a disfunção do VD no pós-operatório de tetralogia de Fallot alteram, de forma adversa, a geometria ventricular: as sobrecargas pressórica e volumétrica estão associadas à retificação ou mesmo desvio à esquerda do septo interventricular, o que muda a geometria do VE para o formato de D, alterando o enchimento do VE. Esta interação VD-VE é a explicação para o aparecimento de disfunção sistólica do VE. Outros fatores que também participam deste fenômeno seria o próprio arranjo das fibras miocárdicas, já que ambos os ventrículos dividem o mesmo espaço intrapericárdico. Ainda temos outro mecanismo reconhecido: a dessincronia eletromecânica, que afeta a função global ventricular.[18]

O cálculo da variação fracional da área (FAC) do VD é realizado pela fórmula (Área diastólica final – área sistólica final/área diastólica final) × 100. O valor de referência é 35%. Entretanto, no pós-operatório de Tetralogia de Fallot, este valor tem uma correlação modesta quando comparado com a ressonância magnética (Fig. 70-4).[19]

Outros métodos que não levam em conta a geometria do VD têm sido usados, como dP/dT e o índice de Tei (índice de desempenho miocárdico), porém, é questionável a utilização clínica nos pacientes operados de Tetralogia de Fallot.[20]

Outra medida da função longitudinal do VD é a excursão sistólica do plano do anel tricúspide (TAPSE) durante a sístole no plano apical de 4 câmaras, tanto pelo modo bidimensional quanto no modo M. O valor de referência é de 16 mm como limite inferior em pacientes adultos. Entretanto, o TAPSE tem mostrado correlação muito baixa com os dados de função obtidos pela ressonância magnética.[21]

O Doppler tecidual também permite a análise da velocidade do movimento do anel tricúspide, como da parede livre do VD. Ambos, a medida de velocidade como o Doppler tecidual colorido pode ser usada. De acordo com as recomendações da Sociedade Americana de Ecocardiografia valores da onda S' < 10 cm/s pelo Doppler tecidual sugere disfunção sistólica do VD.[10] Em crianças normais, o valor médio de referência é de 7,2 cm/s em recém-nascidos, e até 14,3 cm/s em pacientes com 18 anos de idade. Estudos têm demonstrado que o valor de corte < 11 cm/s se correlaciona com fração de ejeção do VD < 50% pela ressonância magnética.[22] Outros autores têm dividido o VD em porção de entrada e saída para correlacionar os valores do Doppler tecidual com a função global do VD: na presença de disfunção infundibular moderada a importante, definida como fração de ejeção menor que 30% na via de saída do VD pela ressonância magnética, a correlação da onda S' pelo Doppler tecidual com a fração de ejeção global do VD, obtida pela ressonância magnética foi fraca.[23]

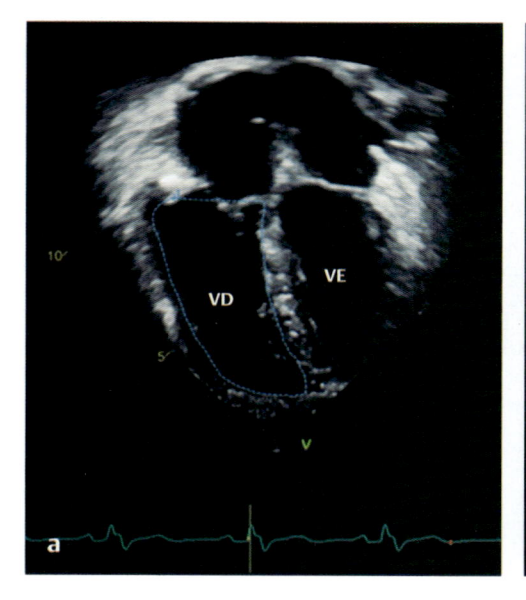

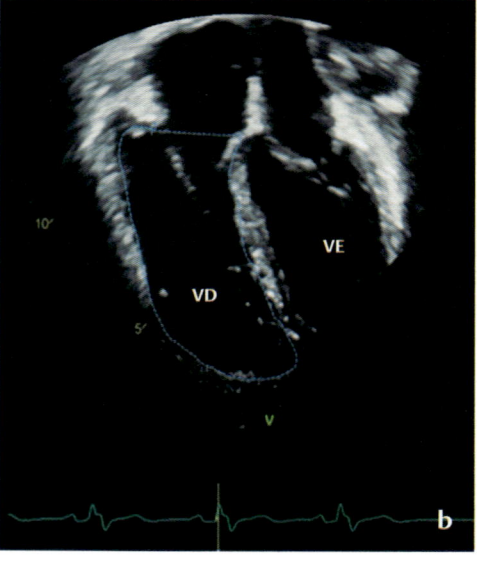

Fig. 70-4. Pós-operatório de tetralogia de Fallot: plano apical quatro câmaras para medida da variação fracional da área (FAC) do ventrículo direito (VD). (**a**) Sístole. (**b**) Diástole. VE: ventrículo esquerdo.

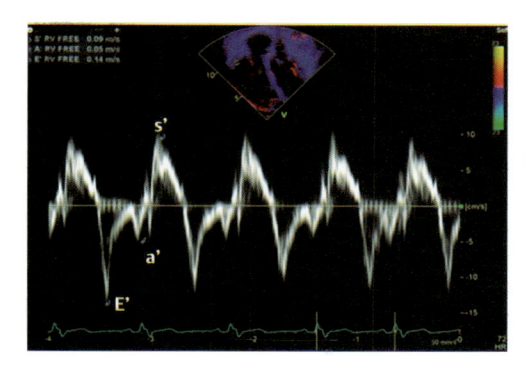

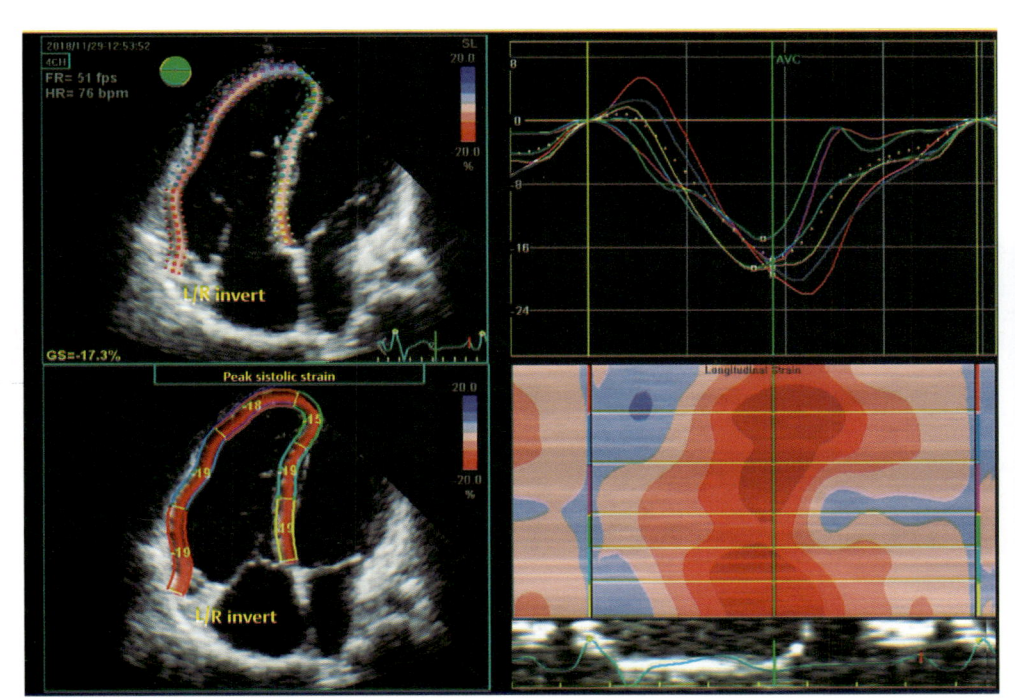

Fig. 70-5. Pós-operatório de tetralogia de Fallot: avaliação da função ventricular direita pelo Doppler Tecidual da parede livre do ventrículo direito.

Entretanto, na ausência de disfunção infundibular significativa, valores da onda S' < 8,4 cm/s e tempo de aceleração isovolumétrica < 95 cm/s são indicadores de disfunção ventricular direita, e estes pacientes devem ser encaminhados para avaliação da função do VD pela ressonância magnética (Fig. 70-5).[23]

Avaliação da deformação miocárdica (*strain* e o *strain rate*) tem sido incorporada à avaliação da função ventricular, mas ainda não é padronizada, especificamente, para o ventrículo direito e no pós-operatório de Tetralogia de Fallot ainda em investigação (Fig. 70-6).

A avaliação da função diastólica pelo Doppler é dificultada pelas variações de enchimento do ventrículo com a idade. Consequentemente, o Doppler padronizado para o fluxo tricúspide não é confiável para avaliar a função diastólica do VD. Em vez do Doppler pela valva tricúspide, usa-se uma combinação do Doppler na artéria pulmonar (incluindo o fluxo diastólico tardio), a dilatação do átrio direito, fluxo reverso nas veias hepáticas e alterações do calibre de veia cava inferior com a variação respiratória para avaliar a função diastólica do VD. As implicações da disfunção diastólica do VD no pós-operatório de T4F não está totalmente clara, entretanto, alguns autores consideram como fator para melhor resposta ao exercício a longo prazo.[5]

Uma vez que a pressão do átrio direito é estabelecida (ou mesmo presumida), a pressão sistólica do VD (na ausência de obstrução da via de saída do VD) pode ser estimada usando-se a velocidade do jato de regurgitação tricúspide com base na equação modificada de Bernoulli: 4v² + pressão do átrio direito. Usando, também, a equação de Bernoulli, pode-se estimar a pressão média e a pressão diastólica da artéria pulmonar pela medida da velocidade da regurgitação pulmonar.[10] Entretanto, em muitos pacientes submetidos à correção da T4F, a pressão entre a artéria pulmonar e o VD se equilibra no começo ou no meio da diástole pela ausência ou somente uma valva pulmonar monocúspide.

Na presença de pressão elevada do VD, sem obstrução na via de saída, devem-se pesquisar obstruções periféricas, doença vascular pulmonar, estenose de veia pulmonar ou mesmo alguma obstrução do lado esquerdo como *cor triatriatum*, estenose mitral, ou disfunção diastólica do VE.

Átrio Direito

As medidas do AD pelo bidimensional são obtidas no fim da sístole no plano apical de 4 câmaras, com o eixo maior traçado do meio da valva tricúspide à parede posterior do AD e o eixo menor obtido a partir de um ângulo de 90 graus do eixo maior. Em pacientes adultos, área de AD > 18 cm² é indicativo de aumento.[10] Para crianças, valores normais foram recentemente publicados.[24]

Em pacientes operados de T4F, estudos têm mostrado que o AD apresenta dilatação e alteração do esvaziamento quando comparado com pacientes normais.[25]

Ventrículo Esquerdo

A fração de ejeção do VE é um importante preditor de morte prematura no pós-operatório de T4F. Além disso, dimensão, função global e regional devem ser obtidas em diferentes planos ecocardiográficos.

A retificação do septo interventricular durante a sístole sugere aumento de pressão do VD, enquanto a retificação do septo durante a diástole sugere sobrecarga volumétrica.

Do ponto de vista técnico, as medidas tradicionais pela fração de encurtamento pelo modo M, ou mesmo as medidas da fração de ejeção pelo bidimensional, quando há dilatação importante do VD, não é confiável em razão da alteração geométrica do VE. Alguns estudos têm mostrado associação de medidas não geométricas a morte súbita e arritmias ventriculares: parâmetros como excursão sistólica do plano do anel mitral (MAPSE) < 12 mm e *strain* global longitudinal do VE < 15%, associados à área do átrio direito > 20 cm² e FAC do VD < 32%, foram os melhores parâmetros para predizer o prognóstico.[26]

Shunts Residuais

O Doppler colorido, por meio do septo interventricular, pode localizar comunicações interventriculares residuais, que são mais comuns na parte superior do *patch* (Fig. 70-7). Embora a velocidade alta do jato possa informar uma pressão baixa do VD, não se deve usar de forma

Fig. 70-6. Pós-operatório de Tetralogia de Fallot: avaliação da função ventricular direita pelo *strain*.

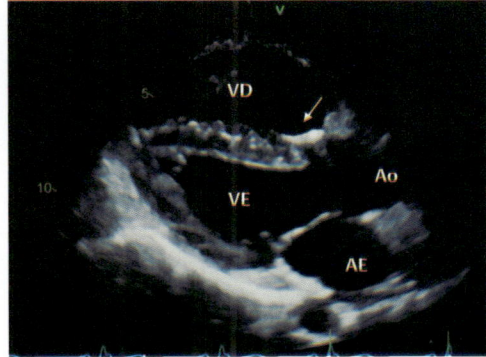

Fig. 70-7. Pós-operatório de tetralogia de Fallot: plano paraesternal eixo curto, com dilatação do ventrículo direito (VD) e o retalho cirúrgico ocluindo a comunicação interventricular (seta). AE: Átrio esquerdo; Ao: aorta; VE: ventrículo esquerdo.

isolada para determinar a pressão do VD porque o tamanho da CIV pode mudar durante o ciclo cardíaco e o jato pode ser excêntrico.

O septo interatrial também deve ser avaliado e, muito raramente, comunicações residuais como comunicação interatrial tipo seio venoso, ou mesmo seio coronário podem ser vistas no pós-operatório de T4F.

Valva Aórtica, Anel Aórtico e Aorta Ascendente

A dilatação do anel aórtico é muito comum no pós-operatório de T4F, principalmente naqueles que houve correção tardia. A medida padrão deve ser feita pelo plano paraesternal eixo longo.[27]

Outras Estruturas

A confirmação do arco aórtico e as próprias artérias coronárias podem ter relevância de acordo com a evolução pós-operatória, portanto, pode ser adicionado na avaliação.

CIRURGIA DE FONTAN

Existem inúmeros defeitos congênitos que do ponto de vista funcional são considerados "uni ventriculares", ou seja, que não seria possível um correção biventricular, como por exemplo, a síndrome hipoplásica do coração direito (p. ex.: atresia tricúspide, estenose valvar pulmonar crítica, atresia pulmonar) e síndrome hipoplásica do coração esquerdo, conexão atrioventricular univentricular. Estas lesões são submetidas a cirurgias consideradas paliativas, em estágios nos quais o último é chamado cirurgia de Fontan, realizada pela primeira vez em 1971, e que se tornou a mais realizada neste tipo de fisiologia (Figs. 70-8 e 70-9).[28]

A operação de Fontan para paliação de ventrículo único consiste na criação de uma conexão cavopulmonar completa, geralmente incorporando o fluxo da veia cava inferior em uma circulação arterial pulmonar, já recebendo fluxo da veia cava superior (cirurgia de Glenn) (Figs. 70-10 e 70-11). No defeito congênito com fisiologia de ventrículo único, submetido a este tipo de paliação, a anatomia é complexa e as complicações fisiopatológicas são frequentes; assim, a imagem cardíaca é um aspecto chave da avaliação clínica.

Enquanto o fluxo sistêmico é direcionado aos pulmões e o fluxo venoso pulmonar para a aorta, a circulação tipo Fontan tem várias desvantagens: o ventrículo único é suscetível à falência da valva atrioventricular, dilatação ventricular, arritmias atriais e ventriculares também são comumente observadas. O ventrículo não bombeia

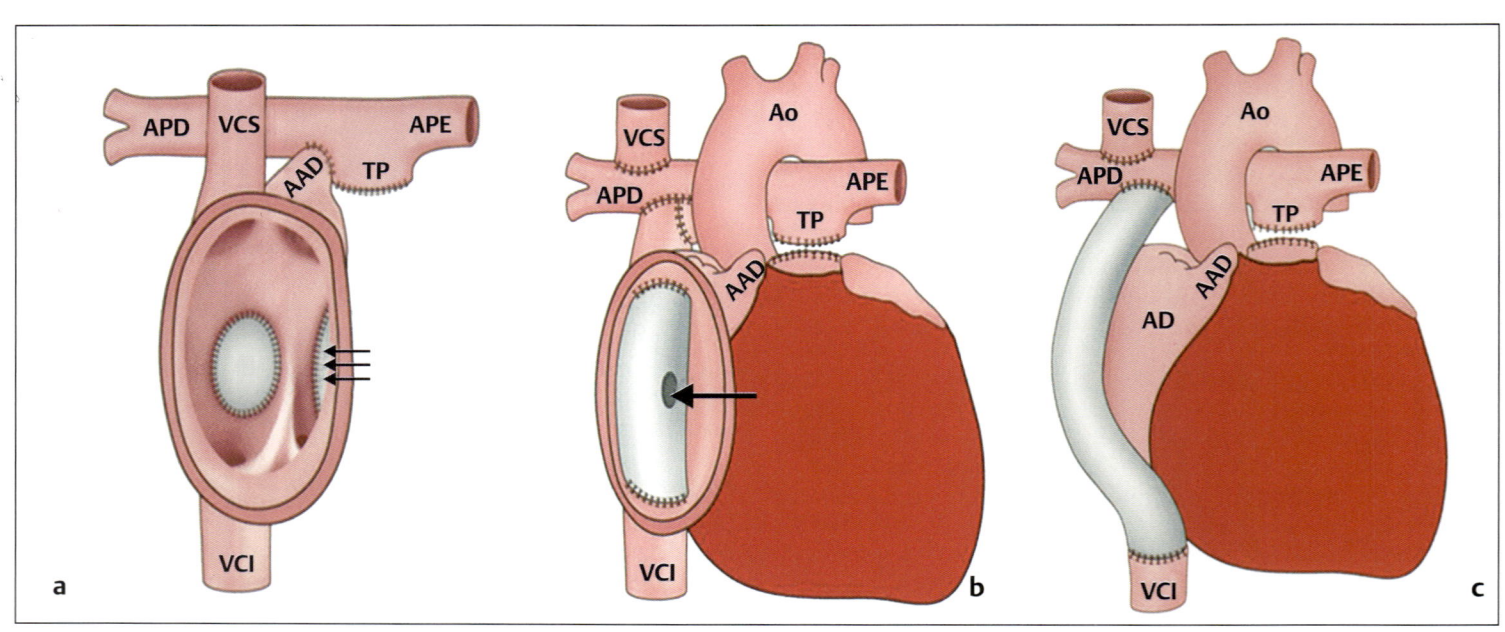

Fig. 70-8. Desenho esquemático dos tipos de Cirurgia de Fontan: (**a**) anastomose átrio-pulmonar. (**b**) Túnel intracardíaco com fenestração (seta). (**c**) Túnel extra cardíaco. AAD: apêndice atrial direito; AD: átrio direito; Ao: aorta; APD: artéria pulmonar direita; APE: artéria pulmonar esquerda; TP: tronco pulmonar; VCI: veia cava inferior; VCS: veia cava superior.

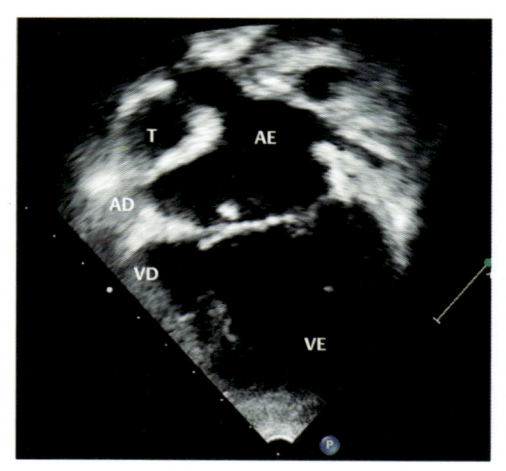

Fig. 70-9. Pós-operatório de Cirurgia de Fontan, em paciente com atresia tricúspide, plano apical quatro câmaras, demonstrando túnel intracardíaco (T). AD: átrio direito; AE: átrio esquerdo; VD: ventrículo direito; VE: ventrículo esquerdo.

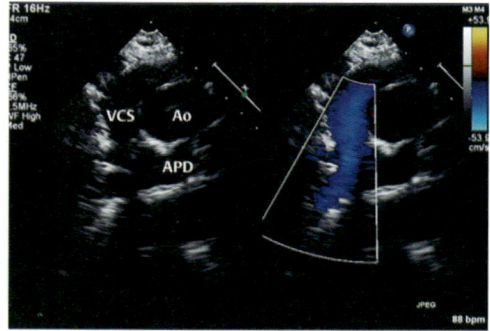

Fig. 70-10. Pós-operatório de Cirurgia de Glenn: Plano supraesternal demonstrando a anastomose da veia cava superior com a artéria pulmonar direita (Cirurgia de Glenn) com o mapeamento de fluxo em cores (fluxo em azul). APD: artéria pulmonar direita; Ao: aorta; VCS: veia cava superior.

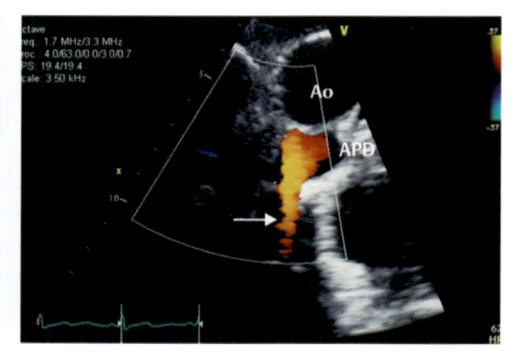

Fig. 70-11. Plano supraesternal demonstrando a anastomose distal do túnel do Fontan (seta, fluxo em vermelho ao mapeamento em cores) com a artéria pulmonar direita. Ao: Aorta. APD: artéria pulmonar direita.

sangue para a circulação pulmonar de baixa pressão, que, então, vai depender de conexões sem obstruções, artérias pulmonares de bom calibre e com resistência baixa distal. A pressão venosa sistêmica alta é uma das consequências, o que prejudica o débito cardíaco sistêmico e vai alterar a resposta ao exercício nestes pacientes.[29]

Os problemas da cirurgia de Fontan são múltiplos e de diversos tipos, mas podem ser divididos em três categorias:

1. Obstrução do trajeto venoso sistêmico (conexão das veias cavas com artéria pulmonar) que foi criado cirurgicamente.
2. Desenvolvimento de novos e desvantajosos fluxos (colaterais, regurgitação valvar).
3. Deterioração da função miocárdica.

A ecocardiografia teria que englobar estas três categorias, o que é muito desafiador pela janela ecocardiográfica limitada em pacientes maiores e mais velhos.

No entanto, mesmo com estas limitações, a padronização do exame ecocardiográfico englobando múltiplos planos e diversas janelas ecocardiográficas pode demonstrar sinais relevantes.[27] A análise ecocardiográfica quantitativa é fundamental na avaliação da função ventricular sistólica e diastólica, dos achados anatômicos pelo eco bidimensional (2D) e dos padrões de fluxo Doppler. Muitas das mudanças adversas na circulação de Fontan podem ser detectadas e monitorizadas usando esta abordagem; alguns dos exemplos específicos:

A) Obstrução do fluxo sistêmico venoso/pulmonar:
- Obtenção das imagens da veia cava inferior, que cursa superiormente em direção à artéria pulmonar, deve ser feita pelo plano subcostal. Mas também se deve combinar o plano subcostal com o paraesternal e supraesternal para avaliação completa da conexão das veias cavas inferior e superior com as artérias pulmonares (Figs. 70-10 a 70-13). Alguns sinais, como dilatação das veias sistêmicas e veias hepáticas devem levar a suspeita de obstrução. Em alguns casos, uma dilatação severa da veia cava inferior, com sinais de autocontraste, é sugestiva de obstrução. O ajuste do mapeamento de fluxo em cores e do Doppler pulsátil, lembrando-se que mesmo um gradiente estimado em 3 mmHg reflete uma obstrução importante do ponto de vista clínico.

B) Disfunção da(s) valva(s) atrioventriculares:
- A pressão atrial elevada impede o fluxo transpulmonar, e sem a pressão gerada pelo ventrículo na circulação tipo Fontan, é muito difícil haver um funcionamento adequado. A disfunção da(s) valva(s) atrioventriculares, incluindo insuficiência e/ou estenose é considerado um fator causal para o mau funcionamento da cirurgia de Fontan. A metodologia padronizada pelo bidimensional para avaliar as valvas atrioventriculares deve ser rotineiramente aplicada, incluindo avaliação da mobilidade, espessamento, prolapso e dimensão do anel. Geralmente o plano apical fornece todas essas informações, mas em alguns casos pela complexidade da anatomia, outros planos podem ser usados (Vídeo 70-3). Avaliação semiquantitativa da regurgitação deve ser aplicada.

C) Disfunção da valva semilunar:
- A valva aórtica (ou neoaorta, nos casos de síndrome hipoplásica do ventrículo esquerdo) pode ser em alguns casos malformada ou mesmo apresentar disfunção na evolução da cirurgia de Fontan. Em muitos pacientes submetidos a cirurgia de Fontan é muito comum a associação de hipoplasia da via de saída, que pode ser desde a região subaórtica, a valva aórtica, e/ou o arco aórtico. Nestes pacientes, antecedendo a cirurgia de Fontan, alguma abordagem já foi feita para ampliar o arco, ou a via de saída. Quando há atresia aórtica, a cirurgia de Norwood (primeiro estágio antes do Fontan) incorpora a valva pulmonar como a nova valva sistêmica (ou neoaorta), além da própria anastomose da aorta proximal com a artéria pulmonar, que pode causar alguma distorção e potencial para deterioração da função valvar com o tempo. A mesma situação ocorre para a anastomose tipo "Damus-Kaye-Stansel", feita mais comumente para obstruções subaórtica importantes em ventrículos únicos. Obstruções da via de saída ou regurgitação da valva semilunar aumentam a pressão diastólica final e consequentemente a pressão atrial, a qual é muito pouco tolerada na circulação tipo Fontan. Por isso é importante a inspeção pela ecocardiografia bidimensional da valva semilunar, com medidas dos diâmetros subvalvar, valvar, como também procurar por espessamento e prolapso, ou restrição da mobilidade dos folhetos. As medidas de todas as estruturas devem seguir as recomendações estabelecidas e as imagens padronizadas.[27]

D) Circulação colateral:
- A circulação venosa colateral para a lado venoso da circulação pulmonar (arteriovenosa) pode-se desenvolver gradualmente após a cirurgia, causando cianose progressiva.[30,31]
- Pela ecocardiografia geralmente somente inferimos sobre a possibilidade de colaterais quando se detecta fluxo contínuo na região do mediastino (paraesternal alto e supraesternal) ao reduzir a velocidade do Doppler colorido abaixo do *Nyquist*. Na possibilidade do uso de contraste salino agitado, pode-se injetar nos membros superiores, e se houver o aparecimento quase imediato no átrio seria diagnóstico mais provável de circulação colateral. Este não é um diagnóstico anatômico ou mesmo quantitativo, necessitando de complementação por outras modalidades como o cateterismo, ou mesmo tomografia ou ressonância magnética.

E) Disfunção ventricular:
- É considerado o pior fator prognóstico na cirurgia de Fontan. A disfunção diastólica é muito comum na falência de um coração univentricular, sendo difícil para a circulação tipo Fontan ser efetiva, e sobrepor com um aumento da pré-carga, por não haver uma câmara contráctil bombeando sangue na circulação pulmonar. Portanto, a circulação tipo Fontan é vulnerável para um débito cardíaco baixo quando ocorre a falência ventricular. Mesmo quando a função sistólica está aparentemente preservada, a disfunção diastólica pode ter efeito adverso clínico muito importante.
- A quantificação da função em ventrículos únicos é um desafio, especialmente pela dificuldade de definir a geometria ventricular.[27] Quando a morfologia do ventrículo é do tipo esquerdo, pode-se usar o método de Simpson para estimar a fração de ejeção.[27] Entretanto, o *eyeball* método ainda assim pode ser superior para avaliação qualitativa.

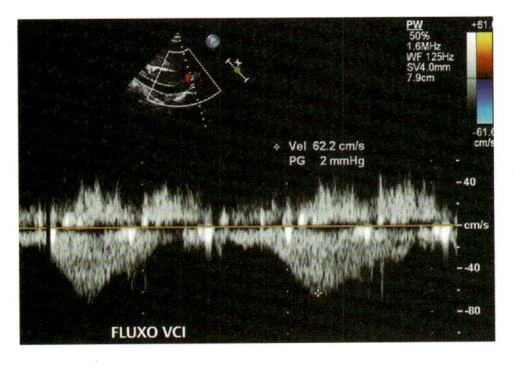

Fig. 70-12. Plano subcostal demonstrando velocidade do fluxo da veia cava inferior (VCI) no pós-operatório de cirurgia de Fontan.

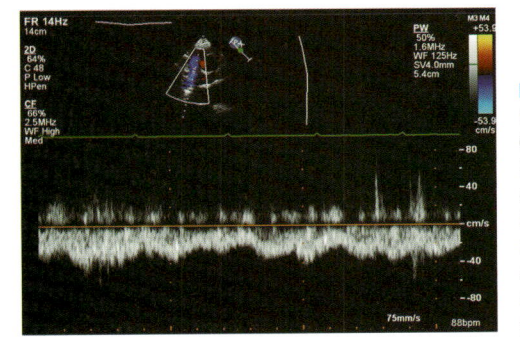

Fig. 70-13. Pós-operatório de Cirurgia de Fontan: Plano supra esternal demonstrando o Doppler pulsátil na anastomose da veia cava superior com a artéria pulmonar direita (cirurgia de Glenn).

- Um prolongamento da onda A (contração atrial) pelo Doppler de veia pulmonar (> 28 ms) indica uma pressão de enchimento elevado. Outra medida seria a relação E/E' pelo Doppler tecidual.[31]

F) Obstrução do arco aórtico:
- Mesmo obstruções discretas podem levar à hipertrofia ventricular e, a longo prazo, alterar a função diastólica e sistólica na circulação tipo Fontan. A ecocardiografia deve pesquisar obstruções residuais, com cuidadosa avaliação principalmente naqueles pacientes submetidos à reconstrução do arco previamente (p. ex.: Norwood).

G) Obstrução pelo septo atrial (comunicação restritiva):
- Geralmente, quando se completa a cirurgia de Fontan, o septo interatrial já foi inteiramente ressecado nos estágios iniciais dos estágios paliativos. Entretanto, por alguma razão pode ter alguma ressecção incompleta e causar obstrução. O Doppler de veia pulmonar pode revelar algum grau de hipertensão (geralmente pela alteração do Doppler, com uma onda A reversa de alta velocidade e duração), que compromete a circulação tipo Fontan. Portanto, a imagem ao bidimensional e o mapeamento de fluxo em cores é mandatório.

H) Fenestração e *shunt* residual pelo túnel do Fontan:
- A fenestração muitas vezes é deixada propositalmente, porém, a longo prazo deve ser fechada, pois pode não ter um benefício crônico.[32]

AVALIAÇÃO PÓS-OPERATÓRIA DE TRANSPOSIÇÃO DAS GRANDES ARTÉRIAS

Cirurgia de Senning e Mustard

Muitos adultos que foram operados há mais de três décadas atrás, tiveram a correção da transposição das grandes artérias (TGA) feita pela troca ou tunelização pelos átrios. As duas técnicas, Senning e Mustard, desenvolvidas por dois cirurgiões, têm em comum a criação de túneis que redirecionam o fluxo sanguíneo no plano atrial. Com a esta alteração, o ventrículo direito, continuará subaórtico, incluindo a valva tricúspide que se mantém como a valva sistêmica (Fig. 70-14).

A complicação mais comum em adultos operados com a tunelização atrial é justamente a falência do ventrículo direito (subaórtico), sendo que com o tempo há aumento da prevalência desta complicação. A regurgitação tricúspide desenvolve, com o tempo e com progressão, na medida em que a disfunção aumenta.

Os túneis podem ter alguma comunicação residual (*shunt*) e/ou mesmo algum grau de obstrução (Fig. 70-15 e Vídeo 70-4).

Avaliação ecocardiográfica do ventrículo direito sistêmico pode ser difícil em decorrência da geometria ventricular (Vídeo 70-5). Alguns métodos têm sido propostos para esta avaliação: TAPSE, FAC, índice de desempenho miocárdico e dP/dT (nos casos com insuficiência tricúspide).[33,34]

Mais recentemente tem crescido o interesse por métodos de avaliação de deformação miocárdica (Doppler tecidual e *strain*) para avaliação destes pacientes.[35] O padrão de contração do VD subaórtico parece se adaptar, porém, com mudança no padrão de deformação, mudando de um padrão de encurtamento longitudinal normal para um padrão circunferencial, mas com torção anormal.[36]

A avaliação do VD pela ressonância magnética e/ou tomografia computadorizada é geralmente superior em informar as dimensões e a função sistólica em relação à ecocardiografia. O ventrículo esquerdo subpulmonar geralmente apresenta a forma característica da letra "D" à ecocardiografia em posição de 4 câmaras após a correção pelo plano atrial, em decorrência abaulamento do septo interventricular em direção ao ventrículo esquerdo, por conta da sobrecarga pressórica e volumétrica do ventrículo direito (Vídeo 70-5). Em casos onde ocorra uma obstrução sub e/ou pulmonar e mesmo em casos com alguma comunicação (*shunt*) residual pelos túneis, ou hipertensão pulmonar, o VE pode apresentar uma forma "normal" pela mudança de posição do septo interventricular.

Cirurgia de Jatene

Em 1975, o Professor Adib Jatene descreveu pela primeira vez, uma correção com sucesso da Transposição das Grandes Artérias.[37] Hoje essa técnica é padronizada para a correção da TGA em todo o mundo. A aorta e a artéria pulmonar são secionadas acima dos seios, as artérias coronárias também são seccionadas em "botões" da aorta e então ressuturadas na nova aorta. O tronco pulmonar é movido anteriormente à aorta onde as artérias são trocadas e, então,

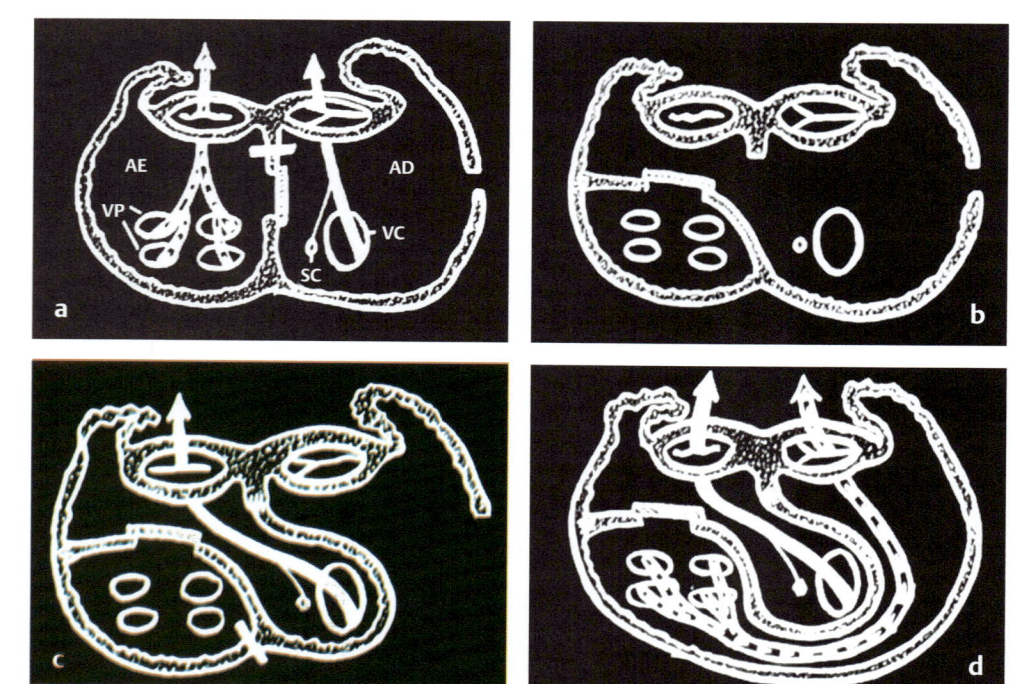

Fig. 70-14. Desenho esquemático da cirurgia de Senning, demonstrando os túneis intra-atriais venosos sistêmico e pulmonar. (**a**) Drenagem normal das veias pulmonares (VP) no átrio esquerdo (AE), e das veias cavas (VC) no átrio direito (AD). (**b**) A criação do túnel venoso pulmonar. (**c**) A criação do túnel venoso sistêmico. (**d**) Demonstração do túnel venoso sistêmico conectado com a valva mitral e ventrículo esquerdo e do túnel venoso pulmonar conectado com a valva tricúspide e o ventrículo direito

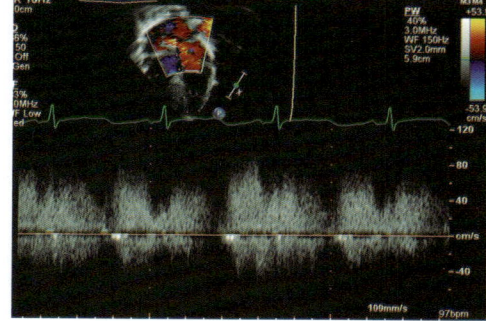

Fig. 70-15. Pós-operatório de cirurgia de Senning, plano apical 4 câmaras, com Doppler pulsátil no túnel venoso sistêmico, demonstrando fluxo turbulento, com velocidade aumentada, sugestivo de obstrução.

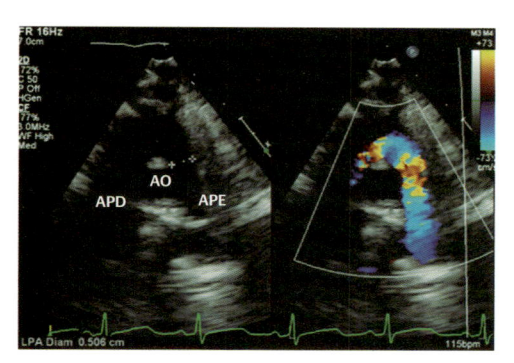

Fig. 70-16. Pós-operatório de cirurgia de Jatene plano supraesternal, demonstrando as artérias pulmonares anteriores à aorta (Ao) (Manobra de Lecompte. Mapeamento do fluxo em cores na artéria pulmonar esquerda (APE). APD: Artéria pulmonar direita.

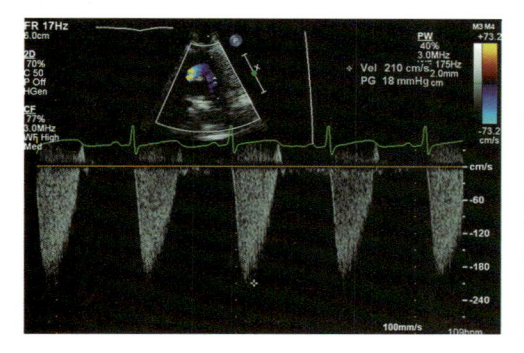

Fig. 70-17. Pós-operatório de cirurgia de Jatene plano supraesternal, demonstrando Doppler pulsátil na artéria pulmonar esquerda, com gradiente sistólico máximo de 18 mmHg.

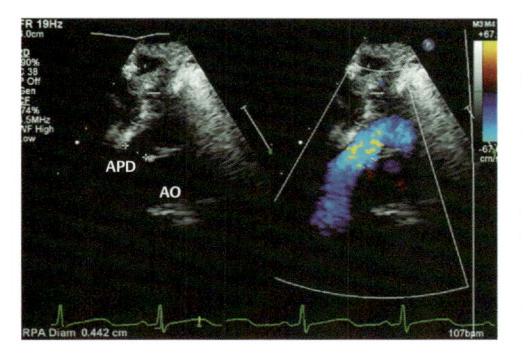

Fig. 70-18. Pós-operatório de cirurgia de Jatene plano supraesternal, demonstrando as artérias pulmonares anteriores à aorta (Ao) (Manobra de Lecompte. Mapeamento do fluxo em cores na artéria pulmonar direita (APD).

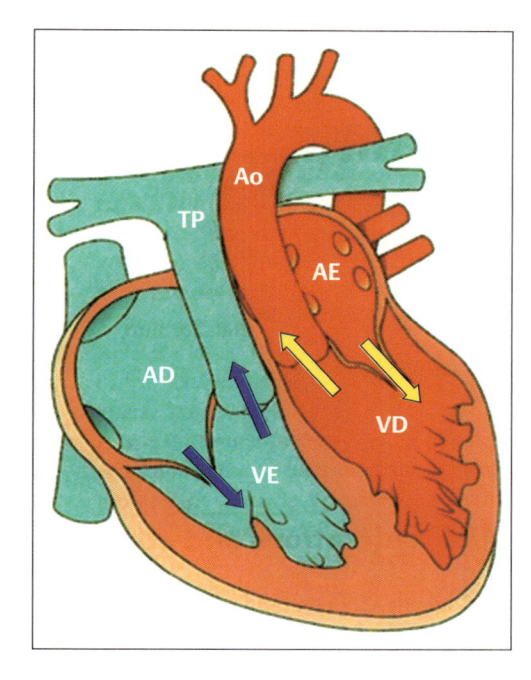

Fig. 70-19. Desenho esquemático da transposição corrigida das grandes artérias, com discordância atrioventricular e ventrículo arterial. AD: átrio direito; AE: átrio esquerdo; AO: aorta; VE: ventrículo esquerdo; VD: ventrículo direito; TP: tronco pulmonar.

suturadas. As principais complicações a longo prazo, presentes na idade adulta são a dilatação do anel aórtico (neoaorta), regurgitação aórtica, estenose de óstio coronariano, estenose supra valvar pulmonar (no local da sutura) e estenose de ramos pulmonares. Estenose ou obstrução das artérias coronárias podem ocorrer no pós-operatório tardio e, quando acontece, geralmente o paciente está assintomático, há alteração da contratilidade segmentar do ventrículo esquerdo, ou dilatação com disfunção ventricular podem ser sinais de obstrução das artérias coronárias, e a ecocardiografia de estresse pode ser um exame de triagem para esta avaliação.[38]

A ecocardiografia transtorácica em adultos no pós-operatório de Cirurgia de Jatene tem algumas limitações técnicas principalmente ao avaliar as artérias pulmonares e a região supravalvar pela posição anterior (Figs. 70-16 a 70-18). A complementação com outra modalidade de imagem, ressonância magnética e/ou tomografia computadorizada deve ser sempre considerada devido às limitações.

TRANSPOSIÇÃO CORRIGIDA DAS GRANDES ARTÉRIAS (TCGA)

A TCGA é uma anomalia congênita complexa com um amplo espectro morfológico e manifestação clínica variável. Para todos os casos, a definição básica é a discordância atrioventricular e ventrículo-arterial (Fig. 70-19 e Vídeos 70-6 a 70-8). O ventrículo morfológico direito funciona como o ventrículo sistêmico (subaórtico), enquanto o ventrículo morfológico esquerdo é subpulmonar. A relação espacial entre as grandes artérias é diferente do coração normal, se posicionam paralelas com a aorta anterior e à esquerda da pulmonar (L-transposição) (Vídeos 70-8 e 70-9). A relação espacial dos ventrículos também está alterada, diferentemente do coração normal, nesta cardiopatia, o VD usualmente não é anterior ao VE e, geralmente, os ventrículos estão posicionados lado a lado, e no plano paraesternal transversal dos ventrículos, o septo ventricular pode ser visto alinhado quase paralelo ao plano do feixe de ultrassom (Vídeo 70-10).

A natureza e a extensão dos defeitos associados vão predizer a apresentação clínica, assim como a indicação para correção cirúrgica nestes pacientes.[39,40]

Os defeitos associados mais frequentes são as comunicações interventriculares, estenose subvalvar/valvar pulmonar, anomalias da valva tricúspide (Ebstein) e bloqueio atrioventricular total.

Na ausência de defeitos associados, a sobrevida destes pacientes está relacionada com a presença de refluxo tricúspide e disfunção do ventrículo direito (Vídeo 70-11). A regurgitação tricúspide se relaciona fortemente com disfunção ventricular direita, trazendo a questão se a regurgitação tricúspide é causa ou consequência da disfunção do VD. Porém, outros fatores, além da sobrecarga volumétrica secundária à regurgitação tricúspide, podem contribuir para a disfunção ventricular direita: VD não foi "projetado" para trabalhar com pressão sistêmica, o fluxo sanguíneo coronariano pode ser inadequado, resultando em isquemia e fibrose, e ainda a interação biventricular que está alterada.[41]

Dependendo do defeito anatômico específico em cada paciente, a cirurgia convencional (ou clássica) envolve a plastia da valva tricúspide (ou troca), o fechamento da CIV, ou a conexão entre o VE e artéria pulmonar pela colocação de um tubo, deixando o VD como ventrículo sistêmico. Embora esta correção "clássica" em curto prazo apresente bons resultados, a longo prazo, o ventrículo direito sistêmico pode apresentar disfunção.[40,41] Nos últimos anos, uma nova abordagem tem sido feita realizando um "duplo-switch", restaurando o ventrículo esquerdo como o ventrículo sistêmico. Esta correção anatômica, compreende a tunelização ao nível dos átrios (cirurgia de Senning ou Mustard) e a troca arterial concomitantemente (cirurgia de Jatene). De acordo com as lesões anatômicas associadas, pode haver variações: pacientes com obstrução sub e/ou pulmonar, além da tunelização atrial e troca das artérias, haveria a colocação do tubo VD-TP. Do ponto de vista ecocardiográfico a avaliação pós-operatória será direcionada de acordo com a técnica usada, como mencionada no tópico anterior sobre cirurgia de Senning/Mustard e após a cirurgia de Jatene.

Nos pacientes que foram submetidos à cirurgia clássica, na qual o VD permanece como ventrículo sistêmico, a avaliação criteriosa de sinais de disfunção do VD e da presença de regurgitação tricúspide é importante, pois se correlaciona com dados clínicos e de ressonância magnética.[33] A avaliação ecocardiográfica é dificultada pelas limitações da janela ecocardiográfica, além da anatomia peculiar do ventrículo direito em posição sistêmica.

REFERÊNCIAS BIBLIOGRÁFICAS

1. Marelli AJ, Mackie AS, Ionescu-Ittu R, Rahme E, Pilote L. Congenital Heart Disease in the General Population. Circulation. 2007;115(2):163-72.
2. Dearani JA, Connolly HM, Martinez R, Fontanet H, Webb GD. Caring for adults with congenital cardiac disease: Successes and challenges for 2007 and beyond. Cardiol Young. 2007;17(Suppl. 2):87-96.
3. van der Bom T, Bouma BJ, Meijboom FJ, Zwinderman AH, Mulder BJM. The prevalence of adult congenital heart disease, results from a systematic review and evidence based calculation. Am Heart J. 2012;164:568-75.
4. Engelfriet P, Boersma E, Oechslin E, Tijssen J, Gatzoulis MA, Thilén U et al. The spectrum of adult congenital heart disease in Europe: Morbidity and mortality in a 5 year follow-up period - The Euro Heart Survey on adult congenital heart disease. Eur Heart J. 2005;26(21):2325-33.
5. Diller G-P, Dimopoulos K, Okonko D, Li W, Babu-Narayan S V, Broberg CS et al. Exercise intolerance in adult congenital heart disease: comparative severity, correlates, and prognostic implication. Circulation. 2005;112(6):828-35.
6. Kilner PJ. Imaging congenital heart disease in adults. Br J Radiol. 2011;84:1182-95.
7. Lindberg HL, Saatvedt K, Seem E, Hoel T, Birkeland S. Single-center 50 years' experience with surgical management of tetralogy of Fallot. Eur J Cardiothoracic Surg. 2011;40(3):538-42.
8. Greutmann M, Tobler D, Biaggi P, Mah ML, Crean A, Oechslin EN et al. Echocardiography for assessment of right ventricular volumes revisited: A cardiac magnetic resonance comparison study in adults with repaired tetralogy of fallot. J Am Soc Echocardiogr. 2010;23(9):905-11.
9. Greutmann M, Tobler D, Biaggi P, Mah ML, Crean A, Wald RM et al. Echocardiography for assessment of regional and global right ventricular systolic function in adults with repaired tetralogy of Fallot. Int J Cardiol. 2012;157(1):53-8.
10. Rudski LG, Lai WW, Afilalo J, Hua L, Handschumacher MD, Chandrasekaran K et al. Guidelines for the Echocardiographic Assessment of the Right Heart in Adults: A Report from the American Society of Echocardiography. Endorsed by the European Association of Echocardiography, a registered branch of the European Society of Cardiology, and . J Am Soc Echocardiogr. 2010;23(7):685-713.
11. Baumgartner H, Hung J, Bermejo J, Chambers JB, Evangelista A, Griffin BP et al. Erratum: Echocardiographic assessment of valve stenosis: EAE/ASE recommendations for clinical practice (European Journal of Echocardiography 10). Eur J Echocardiogr. 2009;10(3):479.
12. Kilner PJ, Balossino R, Dubini G, Babu-Narayan SV, Taylor AM, Pennati G et al. Pulmonary regurgitation: The effects of varying pulmonary artery compliance, and of increased resistance proximal or distal to the compliance. Int J Cardiol. 2009;133(2):157-66.
13. Geva T, Gauvreau K, Powell AJ, Cecchin F, Rhodes J, Geva J et al. Randomized trial of pulmonary valve replacement with and without right ventricular remodeling surgery. Circulation. 2010;122(11 Suppl. 1).
14. Renella P, Aboulhosn J, Lohan DG, Jonnala P, Finn JP, Satou GM et al. Two-dimensional and doppler echocardiography reliably predict severe pulmonary regurgitation as quantified by cardiac magnetic resonance. J Am Soc Echocardiogr [Internet]. 2010;23(8):880-6.
15. Li W, Davlouros PA, Kilner PJ, Pennell DJ, Gibson D, Henein MY et al. Doppler-echocardiographic assessment of pulmonary regurgitation in adults with repaired tetralogy of Fallot: Comparison with cardiovascular magnetic resonance imaging. Am Heart J. 2004;147(1):165-72.
16. Zoghbi WA, Enriquez-Sarano M, Foster E, Grayburn PA, Kraft CD, Levine RA et al. Recommendations for Evaluation of the Severity of Native Valvular Regurgitation with Two-dimensional and Doppler Echocardiography. J Am Soc Echocardiogr. 2003;16(7):777-802.
17. Gatzoulis MA, Balaji S, Webber SA, Siu SC, Hokanson JS, Poile C et al. Risk factors for arrhythmia and sudden cardiac death late after repair of tetralogy of Fallot: A multicentre study. Lancet. 2000;356(9234):975-81.
18. Mueller M, Rentzsch A, Hoetzer K, Raedle-Hurst T, Boettler P, Stiller B et al. Assessment of interventricular and right-intraventricular dyssynchrony in patients with surgically repaired tetralogy of Fallot by two-dimensional speckle tracking. Eur J Echocardiogr. 2010;11(9):786-92.
19. Lai WW, Gauvreau K, Rivera ES, Saleeb S, Powell AJ, Geva T. Accuracy of guideline recommendations for two-dimensional quantification of the right ventricle by echocardiography. Int J Cardiovasc Imaging. 2008;24(7):691-8.
20. Vogel M, Schmidt MR, Kristiansen SB, Cheung M, White PA, Sorensen K et al. Validation of myocardial acceleration during isovolumic contraction as a novel noninvasive index of right ventricular contractility: Comparison with ventricular pressure-volume relations in an animal model. Circulation. 2002;105(14):1693-9.
21. Morcos P, Vick GW, Sahn DJ, Jerosch-Herold M, Shurman A, Sheehan FH. Correlation of right ventricular ejection fraction and tricuspid annular plane systolic excursion in tetralogy of Fallot by magnetic resonance imaging. Int J Cardiovasc Imaging. 2008;25(3):263-70.
22. Pavlicek M, Wahl A, Rutz T, De Marchi SF, Hille R, Wustmann K et al. Right ventricular systolic function assessment: Rank of echocardiographic methods vs. cardiac magnetic resonance imaging. Eur J Echocardiogr. 2011;12(11):871-80.
23. Kutty S, Zhou J, Gauvreau K, Trincado C, Powell AJ, Geva T. Regional dysfunction of the right ventricular outflow tract reduces the accuracy of doppler tissue imaging assessment of global right ventricular systolic function in patients with repaired tetralogy of fallot. J Am Soc Echocardiogr. 2011;24(6):637-43.
24. Cantinotti M, Scalese M, Murzi B, Assanta N, Spadoni I, De Lucia V et al. Echocardiographic Nomograms for Chamber Diameters and Areas in Caucasian Children. J Am Soc Echocardiogr. 2014 Dec;27(12):1279-92.e2.
25. Hui W, Abd MY, Rahman E, Dsebissowa F, Rentzsch A, Gutberlet M et al. Quantitative analysis of right atrial performance after surgical repair of tetralogy of Fallot. Cardiology in the Young. 2004;520-6.
26. Diller GP, Kempny A, Liodakis E, Alonso-Gonzalez R, Inuzuka R, Uebing A et al. Left ventricular longitudinal function predicts life-threatening ventricular arrhythmia and death in adults with repaired tetralogy of fallot. Circulation. 2012;125(20):2440-6.
27. Lopez L, Colan SD, Frommelt PC, Ensing GJ, Kendall K, Younoszai AK et al. Recommendations for Quantification Methods During the Performance of a Pediatric Echocardiogram: A Report From the Pediatric Measurements Writing Group of the American Society of Echocardiography Pediatric and Congenital Heart Disease Council. J Am Soc Echocardiogr. 2010;23(5):465-95.
28. Fontan F BE. Surgical repair of tricuspid atresia. Thorax. 1971;26(3):240-8.
29. Hebson CL, McCabe NM, Elder RW, Mahle WT, McConnell M, Kogon BE et al. Hemodynamic phenotype of the failing Fontan in an adult population. Am J Cardiol. 2013;112(12):1943-7.
30. Heinemann M, Breuer J, Steger V, Steil E, Sieverding L, Ziemer G. Incidence and impact of systemic venous collateral development after Glenn and Fontan procedures. Thorac Cardiovasc Surg. 2001;49(3):172-8.
31. Li SJ, Wong SJ, Cheung YF. Atrial and ventricular mechanics in patients after fontan-type procedures: Atriopulmonary connection versus extracardiac conduit. J Am Soc Echocardiogr. 2014;27(6):666-74.
32. Lemler MS, Scott WA, Leonard SR, Stromberg D, Ramaciotti C. Fenestration Improves Clinical Outcome of the Fontan Procedure. Circulation. 2002;105(2):207-12.
33. Grewal J, Crean A, Garceau P, Wald R, Woo A, Rakowski H et al. Subaortic right ventricular characteristics and relationship to exercise capacity in congenitally corrected transposition of the great arteries. J Am Soc Echocardiogr. 2012;25(11):1215-21.
34. Morhy SS, Andrade JL, Soares AM, Ribeiro ZV, Wilberg TM, Jr WM et al. Non invasive assessment of right ventricular function in the late follow-up of the Senning procedure. Cardiol Young 2005;40:154-9.
35. Chow PC, Liang XC, Cheung EWY, Lam WWM, Cheung YF. New two-dimensional global longitudinal strain and strain rate imaging for assessment of systemic right ventricular function. Heart. 2008;94(7):855-9.
36. Pettersen E, Helle-Valle T, Edvardsen T, Lindberg H, Smith HJ, Smevik B et al. Contraction Pattern of the Systemic Right Ventricle. Shift From Longitudinal to Circumferential Shortening and Absent Global Ventricular Torsion. J Am Coll Cardiol. 2007;49(25):2450-6.
37. Jatene AD, Fontes VF, Paulista PP et al. Successful anatomic correction of transposition of the great vessels: A preliminary report. Arq Bras Cardiol. 1975;28:461.
38. Tsuda T, Bhat AM, Robinson BW, Baffa JM, Radtke W. Coronary Artery Problems Late after Arterial Switch Operation for Transposition of the Great Arteries. Circ J. 2015;79:2372-9.
39. Beauchesne LM, Warnes CA, Connolly HM, Ammash NM, Tajik AJ, Danielson GK. Outcome of the unoperated adult who presents with congenitally corrected transposition of the great arteries. J Am Coll Cardiol. 2002;40(2):285-90.
40. Langley SM, Winlaw DS, Stumper O, Dhillon R, De Giovanni JV, Wright JG et al. Midterm results after restoration of the morphologically left ventricle to the systemic circulation in patients with congenitally corrected transposition of the great arteries. J Thorac Cardiovasc Surg. 2003;125(6):1229-40.
41. Dobson R, Danton M, Nicola W, Hamish W. The natural and unnatural history of the systemic right ventricle in adult survivors. J Thorac Cardiovasc Surg. 2013;145(6):1493-503.

ÍNDICE REMISSIVO

Entradas acompanhadas por um *f* ou *q* em itálico indicam figuras e quadros, respectivamente.

[123]I-mIBG (Iodo-123 com Metaiodobenzilguanidina)
  avaliação com, 111
    da atividade simpática cardíaca, 111
      cardiotoxicidade, 113
      dispositivos implantáveis, 112
        seleção de pacientes para, 113
      IC, 111
2D (Bidimensional)
  ECO, *ver* ECO 2D
  ETT, 9-14
    imagem, 9
3D (Tridimensional)
  ecodopplercardiografia, 15-33
    dessincronia mecânica, 29
      do VE, 29
    ECO 3D, 15
      acrescentou ao ECO 2D, 15
      aplicações clínicas, 33
      como guia, 29
        de procedimentos intervencionistas, 29
      desafios do, 33
      futuro dos transdutores, 33
      limitações, 32
      na coronariopatia, 27
      na valvopatia, 18, 23, 25
        aórtica, 23
        mitral, 18
        tricúspide, 25
      no IAM, 28
      vantagens, 32
      VD 18
        FE do, 18
        volume do, 18
      VE, 16
        FE do, 16
        volume do, 16
    ecocardiografia 3D, 27
      no estresse, 27
    ETE 3D, 18, 23*f*
    miocardiopatias, 29
      dilatada, 31
      displasia arritmogênica do VD, 32
      hipertrófica, 32
      VE não compactado, 32
    pericardiopatias, 29
      cistos pericárdicos, 30
      derrame pericárdico, 29
      PC, 30

ETE, 36, 42
  aplicações, 42
  imagens, 42
    interpretação das, 42
    obtenção das, 42
  imagem, 43*f*
    de estenose mitral, 43*f*
      reumática, 43*f*

A

AAA (Aneurisma da Aorta Abdominal)
  acompanhamento do, 129*q*
    recomendação para, 129*q*
      do DIC, 129*q*
  DC do, 128
    corte transverso, 129*f*
    ramos, 129*f*
  rastreamento do, 129*q*
    recomendação para, 129*q*
      do DIC, 129*q*
AAD (Apêndice Atrial Direito) 169
AAE (Apêndice Atrial Esquerdo), 156
  fechamento percutâneo do, 508
    avaliação, 509, 510
      no acompanhamento, 510
      pré-procedimento, 509
    dispositivo, 508, 510
      oclusão por, 508
      outros, 510
    exclusão cirúrgica, 508
    monitorização do implante, 509
    perspectivas, 510
AC (Amiloidose Cardíaca)
  pesquisa de, 113
    com traçadores ósseos, 113
      cintilografia, 113
      diagnóstico, 113
ACG (Arterite de Células Gigantes), 446
Acometimento
  valvar, 202
    na IC, 202
ACU (Agentes de Contraste Ultrassonográficos)
  aplicações clínicas dos, 71
    VE, 71
      opacificação do, 71
  características comuns, 69*f*
  imagem dos, 69
  princípios físicos, 69
  segurança dos, 71
  tipos de, 69*q*

AD (Átrio Direito)
  avaliação morfológica 169-173
    anatomia, 169
    deformação miocárdica, 173
    medidas do, 171
      pela ecocardiografia, 171, 172
        2D, 171
        3D, 172
        valores de normalidade das, 172*q*
    referências anatômicas, 169
    STE, 173
    strain, 173
    variantes anatômicas, 169
  função, 169-173
    avaliação da, 171, 173
    fisiologia, 170
    PAD, 173
Adenosina
  prova farmacológica com, 106
Adulto(s)
  cardiopatia congênita no, 622-629
    cirurgia de Fontan, 626
    TCGA, 629
    TF, 622
    TGA, 628
  submetidos à cirurgia, 622*q*
    corretiva e/ou paliativa, 622*q*
      ecocardiografia na avaliação de, 622*q*
AE (Átrio Esquerdo)
  avaliação do, 156-158, 392
    morfológica, 156-158
      anatomia, 156
        ecocardiográfica, 156
      fisiologia, 156
    na HAS, 392
  diâmetro do, 156
    anteroposterior, 156
  estrutura do, 412
    no idoso, 412
      alterações normais da, 412
  função do, 17, 156-158
    aplicabilidade clínica da, 158
    pelo ECO 3D, 157
    pelos parâmetros convencionais, 157
    SAE, 157
  na IC, 202
    aumento do, 202
    função do, 202
  trombo em, 475
  volume do, 17, 156

AG (Aortografia)
  invasiva, 444
Agenesia
  da VP, 349
  parcial, 462
    do pericárdio, 462
Alcoolização
  septal, 242
    na CMPH, 241
Alteração(ões) Adaptativa(s)
  nas câmaras cardíacas, 397
    em atletas, 397
      Ao, 402
      átrios, 402
      VD, 400
      VE, 397
Amiloidose, 251
  o que é, 113
Análise
  da Ao, 42
    abdominal, 42
      proximal, 42
    torácica, 42
      descendente, 42
  da deformação miocárdica, 266
    do VE, 266
    na não compactação, 266
  da dP/dt, 143
  da função sistólica, 192, 193
    de VE, 192, 193
      pela deformação miocárdica, 192
      regional, 193
  do DC, 143
    pelo Doppler, 143
  segmentar sequencial, 543-548
    conexões cardíacas, 545
      atrioventricular, 546
      ventriculoarterial, 547
    determinação do situs, 543
      abdominal, 543
      atrial, 544
    posição cardíaca, 543
    segmentos, 545
      arterial, 546
      atrial, 545
      venoso, 545
      ventricular, 545
  semiquantitativa, 144
    análise, 144
    avaliação qualitativa, 145
    contratilidade segmentar, 144
    trabalho miocárdico, 144
Anel
  aórtico, 626
  mitral, 151, 311
    calcificação do, 151
      avaliação ecocardiográfica na, 15
  valvar, 331
    tricúspide, 331f
Aneurisma(s)
  apical, 27f
    VE com, 27f
  de Ao, 445, 582
    anormalidades concomitantes, 445
    do seio de Valsalva, 445, 582
    fusiforme, 445f

torácica, 445
  vigilância de, 445
periférico, 133
  DC no, 133
trombosado, 133f
  oclusivo, 133f
    na artéria femoral, 133f
Angiografia
  radioisotópica, 110
    cuidados, 110
    FE, 111
      cálculo da, 111
    indicações, 111
    informações obtidas, 110
    limitações, 111
    radiofármacos, 110
Angiotomografia
  de Ao, 444f
Anomalia(s)
  das vias de saída, 571-585
    cardiopatias congênitas com, 571-585
      direita, 571-585
      esquerda, 571-585
  de Ebsteins, 603
  mais frequentes, 534q
    em relação às cromossômicas, 534q
      cardíacas, 534q
      extracardíacas, 534q
Anormalidade(s)
  da VAo, 576
  do septo atrial, 38
    avaliação de, 38
      ETE na, 38
  intracardíacas, 72
    ACU na avaliação de, 72
      estruturais, 72
      massas, 72
  na IAo, 290
    da Ao, 290
    da valva, 290
Antitrombótico(s)
  na doença aórtica, 446
    tromboembólica, 446
Ao (aorta)
  abdominal, 42, 128
    DC da, 128
      impacto diagnóstico, 130
      metodologia, 129
      prognóstico, 130
      protocolo, 129
    proximal, 42
      análise da, 42
  angiotomografia de, 444f
  anormalidades da, 290
    na IAo, 290
  avaliação da, 392
    na HAS, 392
  doenças da, 38, 442-451
    aneurismas de, 445
      anormalidades concomitantes, 445
      da Ao torácica, 445
      do seio de Valsalva, 445
    aortites, 446
      definição, 446
      diagnóstico, 446
      tipos, 446
      tratamento, 447

avaliação das, 38, 442
  ETE na, 38
  exames, 442
    clínico, 442
    de imagem, 443
    laboratoriais, 442
lesões ateroscleróticas, 445
  Ao em porcelana, 446
  Ao em recifes de corais, 446
  oclusão aórtica, 446
  trombo aórtico, 446
  tromboembólica, 445
normal, 442
SAA, 447
  DAo, 447
  HIM, 449
  ruptura traumática, 451
  UAP, 450
  tumores, 451
EAo, 293
  reumática, 294
  VAo, 293
    bicúspide, 293
em atletas, 402
  alterações na, 402
    adaptativas, 402
intervenção na, 295
  indicação de, 295
    classe I para, 295
    classe II, 295
torácica, 24f, 42
  descendente, 42
  análise da, 42
Ao ASC (Aorta Ascendente), 24f
Aortite(s)
  definição, 446
  diagnóstico, 446
  tipos, 446
    ACG, 446
    AT, 447
  tratamento, 447
AP com SIVI (Atresia Pulmonar com Septo
  Interventricular Íntegro), 573
  características, 599
    ecocardiográficas, 599
  classificação, 599
  definição, 599
  ecocardiografia na, 574q, 599
    aspectos a serem avaliados, 574q
  ecocardiografia, 599
  epidemiologia, 599
  valvar, 575
    intervenção fetal em, 575
Aparato
  subvalvar, 330
    na VT, 330
Aparelho(s) Valvar(es)
  doença com maior acometimento dos,
    417-424
    AR, 419
    DCC, 424
    EA, 420
    ES, 422
    FR, 417
    LES, 418
    OI, 421
    PXE, 421

SAF, 419
SDM, 423
SED, 421
SR, 420
vasculites sistêmicas, 419
Apêndice(s)
atriais, 607
justaposição de, 608
AR (Artrite Reumatoide)
definição, 419
acometimento na, 419
DAC, 419
miocárdico, 419
pericárdico, 419
valvar, 419
Arco
na ecocardiografia fetal, 612
aórtico, 612
ductal, 614
Arritmia(s)
cardíacas, 614
diagnóstico de, 614
na ecocardiografia fetal, 614
na CAVD, 278
estratificação de risco de, 278
Artefato(s), 4
de refração, 5f
Artéria(s)
carotídea, 127f
placa ateromatosa na, 127f
coronárias, 520-524
avaliação das, 520-524
dopplerfluxometria, 520
valor prognóstico, 522
femoral, 133f
anastomose de prótese na, 133f
pseudoaneurisma após, 133f
poplítea, 133
doença cística da, 133
DC na, 133
pseudoaneurisma na, 133f
trombosado, 133f
renais, 128, 129f
DC das, 128, 129f
impacto diagnóstico, 130
metodologia, 129
prognóstico, 130
protocolo, 129
USV na avaliação das, 126
carótidas, 126
do grau de estenose, 127
do risco cardiovascular, 126
morfologia da placa
aterosclerótica, 127
vertebrais, 126
do grau de estenose, 127
Aspecto(s)
morfodinâmicos, 247q
do miocárdio, 247q
do pericárdio, 247q
Assistência
ventricular, 526-533
avaliação ecocardiográfica, 526
princípios fundamentais da, 526
dispositivos de, 526, 530
complicações relacionadas, 530
visão geral dos, 526

mudança de velocidade, 531
protocolos de, 531
recuperação miocárdica, 532
AT (Arterite de Takayasu), 446
AT (Arterite Temporal)
acometimento na, 420
dos aparelhos valvares, 420
AT (Atresia Tricúspide)
classificação, 596
defeitos associados, 598
definição, 596
ecocardiografia, 596
epidemiologia, 596
estratégias terapêuticas, 598
Ataxia
de Friedreich, 254
ATCo (Angiotomografia
de Coronárias), 119, 121f
contraste, 122
bolus tracking, 122
versus test bolus, 122
protocolos de injeção, 122
bifásico, 122
pacientes pediátricos, 122
trifásico, 122
indicações da, 123
na avaliação da DAC, 123q
modos de aquisição, 122
parâmetros de, 123f
sincronização eletrocardiográfica, 122
helicoidal, 122, 123
em espiral, 122
pitch elevado, 123
prospectiva, 123
retrospectiva, 122
prospectiva, 122
volumétrica prospectiva, 123
preparo, 121
FC, 122
controle de, 122
precaução renal, 122
vasodilatadores, 122
Atividade Cardíaca
simpática, 111
avaliação com 123I-mIBG da, 111
cardiotoxicidade, 113
dispositivos implantáveis, 112
seleção de pacientes para, 113
IC, 111
ATK (Arterite de Takayasu)
acometimento na, 419
dos aparelhos valvares, 419
Atleta
coração de, 278, 395-403
achados adaptativos, 396
e patológicos, 396
diferenciação entre, 396
alterações adaptativas, 397
nas câmaras cardíacas, 397
como diagnóstico diferencial, 278
da CAVD, 278
limites estruturais do, 399q
normal, 399q
morte súbita em, 385q
principais causas de, 385q
remodelamento cardíaco, 396
fatores que influenciam o, 396

triagem da participação, 395
exame ecocardiográfico em, 396q
estruturas analisadas, 396q
possíveis alterações, 396q
Átrio(s)
em atletas, 402
alterações nos, 402
adaptativas, 402
na CND, 223
avaliação dos, 223
Aumento
do AE, 202
na IC, 202
AVA (Área Valvar Aórtica)
na ecocardiografia Doppler, 295
projetada, 297
Avaliação
critérios ecocardiográficos para, 49q
de estenose mitral, 49q
de insuficiência mitral, 49q
da Ao, 442
exames, 442
clínico, 442
de imagem, 442
laboratoriais, 442
da atividade simpática cardíaca, 111
com 123I-mIBG, 111
da DAC, 123q
ATCo na, 123q
da deformação miocárdica, 63
na doença, 63
arterial coronariana, 63
de Chagas, 65
da FD, 147-154
do VE, 147-154
importância, 147
fisiologia da diástole, 147
disfunção diastólica, 148
ecocardiográfica, 148
complementar, 153
da função sistólica, 160-167, 481, 482, 484
do VD, 160-167, 484
anatomia, 160
dP/dT, 164
FAC, 163, 484
IPM, 164
IVA, 163
onda S', 484
pelo STE, 164
TAPSE, 163, 484
velocidade da onda S', 163
ao DT, 163
do VE, 481, 482
distância E-septo, 482
FEVE, 482
MAPSE, 482
qualitativa, 481
da função ventricular, 107
da VAo, 288
ao ETE, 289
ao ETT, 288
das artérias, 126
carótidas, 126
do grau de estenose, 127
do risco cardiovascular, 126
morfologia da placa
aterosclerótica, 127
vertebrais, 126
do grau de estenose, 127

das valvopatias cardíacas, 485
  básica, 485
de anormalidades intracardíacas, 72
  ACU na, 72
    estruturais, 72
    massas, 72
de câmaras esquerdas, 482
  da FD, 482
  da pré-carga, 482
de sinais, 479, 481
  de *cor pulmonale*, 481
  externos, 479
    de hipervolemia, 479
    de hipovolemia, 479
do derrame pericárdico, 482, 485
  avançada, 485
do *strain* global, 27f
  ECO 3D, 27f
do tamponamento pericárdico, 482, 485
  avançada, 485
do VD, 351
  ecocardiografia na, 351
    na IP, 351
ecocardiográfica, 150, 356-374, 526
  das cânulas, 528
    cálculo do débito, 530
    de efluxo, 529
    de influxo, 528
  das próteses valvares
    cardíacas, 356-374
  em situações especiais, 150
    bloqueio atrioventricular, 150
    calcificação do anel mitral, 151
    cardiomiopatias restritivas, 152
    CMPH, 152
    estimulação cardíaca artificial, 150
    FA, 150
    pericardite constritiva, 152
    taquicardia sinusal, 150
    transplantados cardíacos, 153
    valvopatias, 152
      aórticas, 152
      mitrais, 152
  princípios fundamentais da, 526
    câmaras, 526, 527
      direitas, 527
      esquerdas, 526
    estimativa da PSAP, 528
    pesquisa, 528
      de *shunt*, 528
      de trombos, 528
    VAo, 527
    VM, 527
    VP, 5287
    VT, 528
ecocardiográfica 3D, 19, 21, 24, 25
  da estenose valvar, 21, 24
    aórtica, 24
    mitral, 21
  na insuficiência valvar, 19, 25,
    aórtica, 25
    mitral, 19
ETE na, 37
  da endocardite infecciosa, 37
  das doenças, 38
    congênitas, 38
    da Ao, 38

de anormalidades, 38
  do septo atrial, 38
de massas, 38
de próteses valvares, 38
de tumores, 38
de valvas nativas, 38
hemodinâmica, 213-215, 406
  da IC, 213-215
    cálculo, 213
      da PSAP, 214
      do DC, 213
    estimativa, 213
      da PAD, 213
      da PEVE, 214
      da PVC, 213
  em gestantes, 406
    pela ecocardiografia, 406
morfológica, 139-145, 160-167
  do AD, 169-173
    anatomia, 169
    deformação miocárdica, 173
    medidas, 171
    referencias anatômicas, 169
    STE, 173
    strain, 173
    variantes anatômicas, 169
  do AE, 156-158
    anatomia, 156
      ecocardiográfica, 156
    fisiologia, 156
  do VD, 160-167
    2D, 161
    3D, 164
    quantitativa, 160-167
  do VE, 139-145
    funcional, 141
    massa ventricular, 140
    medidas lineares, 139
    quantitativa, 139-145
    volumétrica, 139
na CMPH, 235, 236, 240, 243
  da FD, 236
  da multimodalidade, 243
  de familiares, 235
  ecocardiográfica, 240
    da obstrução dinâmica, 240
na HAS, 392
  da Ao, 392
  da FD, 392
    na hipertensão, 392
  da função sistólica, 392
    do VE, 392
    do AE, 392
  pelo SGL, 392
    da função miocárdica, 392
pós-operatória tardia, 622-629
  cirurgia de Fontan, 626
  TCGA, 629
  TF, 622
  TGA, 628
USV na, 134
  dos membros superiores, 134
  dos vasos centrais, 134
AVC (Acidente Vascular Cerebral), 280
AVE (Acidente Vasacular Encefálico), 126
AVM (Área da Valva Mitral), 316

B

Barlow
  síndrome de, 20f, 49f
BAV (Bloqueio Atrioventricular), 106
  avaliação ecocardiográfica, 150
BAVT (Bloqueio Atrioventricular Total)
  na ecocardiografia fetal, 615
BD (Doença de Behçet)
  acometimento na, 420
    dos aparelhos valvares, 420
Biomarcador(es)
  na cardiotoxicidade, 436
    papel dos, 436
BNP (Peptídeo Natriurético Tipo B)
  na síndrome, 281
    de Takotsubo, 281
Bradicardia
  fetal, 615
    na ecocardiografia fetal, 615
      BAVT, 615
      extrassístole supraventricular
        bigeminada, 615
        bloqueada 615
      sinusal, 615
Brugada
  síndrome de, 279
    como diagnóstico diferencial, 279
      da CAVD, 279

C

CA (Canal Arterial), 600
  circulação dependente do, 617
    cardiopatias com, 617
      pulmonar, 617
      sistêmica, 617
Calcificação
  do anel mitral, 151
    avaliação ecocardiográfica na, 151
Cálcio
  escore de, 120
    indicações, 121
Cálculo
  do índice, 143f
    de desempenho miocárdico, 143f
  na IC, 213
    da PSAP, 214
    do DC, 213
CAM (Calcificação Anular Mitral)
  no idoso, 414
Câmara(s)
  esquerdas, 482
    avaliação de, 482
      da FD, 482
      da pré-carga, 482
Cânula(s)
  instalação de, 47
    com ETE, 47
      intraoperatória, 47
Cardiologia, 105-117, 119-123
  nuclear, 105-117
    AC, 113
      pesquisa com traçadores ósseos, 113
    aplicações, 105-117
    avaliação, 107, 111
      da atividade simpática cardíaca, 111
        com 123I-mIBG, 111
      da função ventricular, 107

de processos, 114
  infecciosos, 114
  inflamatórios, 114
CPM, 105
princípios, 105-117
viabilidade miocárdica, 116
  pesquisa de, 116
TC em, 119-123
  aplicações, 119-123
  ATCo, 121
  desvantagens, 119
  escore de cálcio, 120
    indicações, 121
  princípios, 119-123
    aquisição, 119
    radiação ionizante, 119
  vantagens, 119
Cardiomiopatia(s), 217-284
  arritmogênica, ver CMA
    do VD, ver CAVD
  dilatada, ver CMD
  doença de Chagas, 269-272
  EMF, 259-262
  hipertrófica, ver CMPH
  infiltrativas, ver CMPi
  na gestação, 408
  não isquêmicas, 230
    como diagnóstico diferencial, 230
      da CMD, 230
  restritiva, ver CMR
    idiopática, ver CMRI
  síndrome de Takotsubo, 280-282
  VE, 264-267
    não compactação do, 264-267
Cardiopatia(s)
  chagásica, 270
    crônica, 270
      ECO na, 270
Cardiotoxicidade, 436-440
  biomarcadores, 436
    papel dos, 436
  detecção de, 437
    subclínica, 437
      papel do *strain*, 437
  diagnóstico de, 436
    papel da ecocardiografia, 436
    precoce, 436
      importância do, 436
  na avaliação, 113
    com 123I-mIBG, 113
  pós-quimioterapia, 99
    RMC na, 99
  risco de, 436
    estratificação do, 436
  tratamento, 439
    acompanhamento do, 439
      medicina nuclear, 440
    monitorização do, 439
      RMC, 440
Carpentier
  classificação de, 300f
Catecolamina(s)
  ação das, 77
Cateter(es)
  instalação de, 47
    com ETE, 47
      intraoperatória, 47

CAVD (Cardiopatia Arritmogênica do Ventrículo Direito), 164, 230, 274-279
  arritmias, 278
    estratificação de risco de, 278
  definição, 274
  detecção precoce, 277
    papel da imagem na, 277
  diagnóstico, 274, 278
    critérios modificados, 274q
    diferencial, 278
      cardiopatias congênitas, 278
      CMD, 278
      coração de atleta, 278
      doenças autoimunes, 278
      miocardite, 278
      síndrome de Brugada, 279
      TV VSVD, 278
  ecocardiografia, 275
    avançada, 276
    convencional, 275
  patogênese, 274
  quadro clínico, 274
  RMC, 277
  TC, 277
Cavidade(s)
  tamanho das, 51
    avaliação do, 51
      ETE intraoperatória na, 51
  trombo em, 476
    direitas, 476
    esquerdas, 476q
      principais características, 476q
CAVP (Conexão Anômala das Veias Pulmonares)
  classificação, 592
  drenagem venosa pulmonar, 593
    normal, 593
    ETT, 593
  ecocardiografia, 593
  fisiologia, 592
  incidência, 592
  totais, ver CAVPT
CAVPT (Conexão Anômala das Veias Pulmonares Totais)
  achados comuns, 595
  anomalias associadas, 595
  cardíaca, 594
  infracardíacas, 594
  obstrução venosa na, 594
    pulmonar, 594
  supracardíacas, 593
CC (Cardiopatias Congênitas), 535, 541-629
  análise segmentar sequencial, 543-548
  avaliação pós-operatória tardia, 622-629
    cirurgia de Fontan, 626
    TCGA, 629
    TF, 622
    TGA, 628
  cianóticas, 587-601
    AP com SIVI, 599
    AT, 596
    CAVP, 592
    TF, 589
    TGA, 587
  com anomalias das vias de saída, 571-585
    direita, 571-585
    esquerda, 571-585

  com hiperfluxo pulmonar, 549-569
    defeitos do septo, 549
      AV, 555
      interatrial, 549
      interventricular, 561
      PCA, 564
  como diagnóstico diferencial, 278
    da CAVD, 278
  complexas, 603-610
    anomalia de Ebsteins, 603
    conexão atrioventricular
      univentricular, 605
    criss cross, 608
    hipoplasia do coração esquerdo, 606
    isomerismos atriais, 607
    justaposições atriais, 607
    truncus arteriosus, 604
    ventrículo superoinferior, 608
  e associações, 535q
    a síndromes genéticas, 535q
  ecocardiografia fetal, 611-620
    3D, 618
    4D, 618
    indicações, 611
    principais tipos detectados, 616
    técnica, 611
  ETE 3D nas, 47q
    indicações clínicas, 47q
  na gestação, 408
  no adulto, 622-629
    cirurgia de Fontan, 626
    TCGA, 629
    TF, 622
    TGA, 628
  nomenclatura, 543-548
  RMC nas, 100
CCTA (Angiotomografia de Coronárias)
  na síndrome, 282
    de Takotsubo, 282
CEC (Circulação Extracorpórea), 45
Chagas
  doença de, 63, 269-272
    cardiopatia chagásica, 270
      crônica, 270
    deformação miocárdica na, 63
      avaliação da, 65
    epidemiologia, 269
    história natural, 270
    IC por, 270q
      desenvolvimento de, 270q
    patogênese, 269
CHND (Cardiomiopatia Hipocinética Não Dilatada), 220
Choque
  ecocardiografia no, 488, 489
    circulatório, 488, 489
      manejo, 488, 489
    séptico, 489
CI (Carótida Interna)
  estenoses da, 128q
    quantificação das, 128q
CIA (Comunicações Interatriais), 345, 549
  fechamento percutâneo, 554
  possíveis, 549f
  tipo *ostium secundum*, 550
  tipo seio, 551, 552
    coronariano, 552
    venoso, 551

Cianótica(s)
    cardiopatias congênitas, 587-601
        AP com SIVI, 599
        AT, 596
        CAVP, 592
        TF, 589
        TGA, 587
Cineangiocoronariografia
    na síndrome, 282
        de Takotsubo, 282
Cinerressonância
    imagens de, 230*f*
    na CMD, 228
        com estresse, 229
Cintilografia
    com traçadores ósseos, 113
Circulação
    cardiopatias com, 617
        dependente do CA, 617
            pulmonar, 617
            sistêmica, 617
            pulmonar em paralelo, 617
                com sistêmica, 617
Cirrose
    hepática, 429-433
Cirurgia(s)
    de Fontan, 626
    de Jatene, 628
    de Senning e Mustard, 628
    não cardíacas, 53
        avaliação, 53
            ETE intraoperatória na, 53
Cisto(s)
    pericárdicos, 30, 462
    sanguíneo, 585
        gigante, 585
        na VAo, 585
CIV (Comunicação Interventricular), 345
    anatomia, 561
    avaliação ecocardiográfica, 562
    classificação, 561
    duplamente relacionada, 563
    muscular, 563
    perimembranosa, 562
    subarterial, 563
    via de entrada, 563
Classificação
    de Carpentier, 300*f*
CMA (Cardiomiopatia Arritmogênica), 274
    do VD, *ver CAVD*
CMD (Cardiomiopatia Dilatada), 219-233
    apresentação clínica, 219
    como diagnóstico diferencial, 278
        da CAVD, 278
    diagnóstico, 219
        papel dos métodos de imagem no, 219
            ecocardiografia, 219
            RMC, 228
        parâmetros ecocardiográficos, 220*q*
            valor prognostico, 220*q*
    diagnóstico diferencial, 230
        papel dos métodos de imagem no, 230
            cardiomiopatias não isquêmicas, 230
                CMI, 230
    epidemiologia, 219
    etiologia, 219

    prognóstico, 231
        papel da imagem no, 231
            ecocardiografia, 231
            RMC, 232
        parâmetros ecocardiográficos, 231*q*
    quimioterapia, 232
        papel da ecocardiografia na, 232
    recomendações, 219*q*
        da ecocardiografia, 219*q*
    terapias clínicas, 232
        papel da imagem nas, 232
            na avaliação da resposta, 232
            na indicação, 232
            na monitorização, 232
    terapias invasivas, 232
        papel da imagem nas, 232
            na avaliação da resposta, 232
            na indicação, 232
            na monitorização, 232
CMH (Miocardiopatia Hipertrófica), 32
    avaliação da, 50
        ETE intraoperatória na, 50
    RMC na, 97, 98
CMI (Cardiomiopatia Isquêmica)
    como diagnóstico diferencial, 230
        da CMD, 230
CMPH (Cardiomiopatia Hipertrófica), 235-243
    apical, 236*f*
        eletrocardiografia na, 236*f*
    avaliação, 152, 235, 236, 240, 243
        da FD, 236
        da multimodalidade, 243
        de familiares, 235
        ecocardiográfica na, 152, 240
            da obstrução dinâmica, 240
    critérios, 235
        diagnósticos, 235
    frequência, 235
    genética, 235
    hipertrofia, 235
        subtipos de, 235
    índices de prognóstico, 242
        marcadores convencionais, 242
            escore da sociedade europeia, 242
        marcadores não convencionais, 243
            de risco, 243
    mecanismos, 237
        de lesões valvares, 237
            associadas, 239
        de obstrução dinâmica, 237
            da VSVE, 237
        OMV, 239
    procedimentos terapêuticos, 241
        acompanhamento de, 241
        alcoolização septal, 242
        miectomia cirúrgica, 241
    técnicas avançadas, 241
        contraste, 241
        ECO 3D, 241
        strain, 241
CMPi (Cardiomiopatia Infiltrativas), 251-256
    amiloidose, 251
    ataxia de Friedreich, 254
    DAF, 252

    glicogenoses, 253
        com acometimento cardíaco, 253
            doença, 253, 254
                de Danon, 254
                de Pompe, 253
            síndrome do PRKAG2, 254
    hemocromatose hereditária, 255
    MPS, 255
    oxalose cardíaca, 254
    sarcoidose, 256
CMR (Cardiomiopatia Restritiva)
    avaliação ecocardiográfica na, 152
    classificação, 245*q*
CMRI (Cardiomiopatia Restritiva Idiopática), 245-249
    achados comuns à, 246*f*
    diagnóstico diferencial, 246
    mecânica miocárdica na, 248*q*
    métodos de imagem, 246
        ecocardiografia, 246
        RMC, 248
    modificações do fluxo, 246*q*
Comunicação
    avaliação da, 51
        ETE intraoperatória na, 51
            interatrial, 51
            interventricular, 51
Conexão(ões)
    AV, 52, 545, 605
        cardíacas, 545
            ventriculoarterial, 547
        univentricular, 52, 605
            avaliação da, 52
                ETE intraoperatória na, 52
Contraste
    na ATCo, 122
        bolus tracking, 122
            versus test bolus, 122
        protocolo de injeção do, 122
            bifásico, 122
            pacientes pediátricos, 122
            trifásico, 122
    na CMPH, 241
    TC com, 261
    na EMF, 261
Contratilidade
    segmentar, 144
        análise semiquantitativa, 144
        do VE, 144
Cor Pulmonale
    sinais de, 481
        avaliação de, 481
            movimento paradoxal, 481
                do septo interventricular, 481
            relação VD/VE, 481
Coração
    de atleta, 278, 395-403
        achados adaptativos, 396
            e patológicos, 396
                diferenciação entre, 396
        alterações adaptativas, 397
            nas câmaras cardíacas, 397
        como diagnóstico diferencial, 278
            da CAVD, 278
        limites estruturais do, 399*q*
            normal, 399*q*

morte súbita em, 385q
  principais causas de, 385q
 remodelamento cardíaco, 396
  fatores que influenciam o, 396
 triagem da participação, 395
do idoso, 411-415
 estrutura cardíaca, 411, 415q
  alterações normais na, 411
   AE, 412
   pericárdio, 415
   valvas cardíacas, 413
   VE, 411
  com o envelhecimento, 415q
 realização de exames, 415
  ESE, 415
  ETE, 415
lado direito do, 385
 EI do, 385
na gravidez, 405-409
 avaliação hemodinâmica, 406
  pela ecocardiografia, 406
 cardiomiopatias, 408
 CC, 408
 doença isquêmica, 408
 ETE, 409
 FD, 406
  do VE, 406
 função sistólica, 406
 hipertensão arterial, 409
 sistema cardiovascular, 405
  alterações hemodinâmicas, 405
 tromboembolismo pulmonar, 409
 valvopatias, 407
  avaliação das, 407
   EAo, 407
   EM, 407
   EP, 408
   ET, 408
   próteses valvares, 408
   RA, 407
   regurgitação pulmonar, 408
   RM, 407
   RT, 408
Corda(s)
 tendíneas, 313
Coronariopatia
 ECO 3D na, 27
Corte
 esofago, 39, 40f
  alto, 40f, 41
   longitudinal, 41f
   transverso, 41f
  baixo, 41
   transverso, 41
  médio, 39, 40f
   comissural, 40f
   de 2 câmaras, 40f
   de 3 câmaras, 40f
   de 4 câmaras, 39, 40f
   longitudinal, 40f
   transversal, 40
   transverso, 40f
 gástrico, 41
  profundo, 41
 na ecocardiografia fetal, 611
  de 4 câmaras, 611
   das VSVD, 612
   das VSVE, 612

   dos três vasos, 612
  transgástrico, 41
   da VT, 41f
   do eixo curto, 41f
   planos, 41
    longitudinal, 41
    transverso, 41
CP (Congestão Pulmonar), 89
 cascata de, 89f
CPM (Cintilografia de Perfusão Miocárdica)
 prova funcional, 105
  modalidades de, 105
   estresse farmacológico, 106
    com dobutamina, 106
   farmacológica, 106
    com adenosina, 106
    com dipiridamol, 106
   prognóstico, 106
   TE, 105
   valor diagnóstico, 106
Criss Cross, 608
Cromossomo
 trissomia do, 535
  13, 536
  18, 536
  21, 535
  X, 536
   monossomia do, 536
CT (*Crista terminalis*), 169
CTDI (*CT dose index*), 120
Cúspide(s), 312

D

DAC (Doença Arterial Coronariana), 80
 deformação miocárdica na, 63
 na AR, 419
 no LES, 419
DAF (Doença de Anderson Fabry), 252
Danon
 doença de, 254
DAo (Dissecção da Aorta), 447
 classificação da, 448f
  tipo B, 448f
  retrógrado, 448f
DAP (Doença Arterial Periférica), 128
 DC na, 131
  pós-revascularização, 131
DC (Débito Cardíaco), 53
 análise do, 143
  pelo Doppler, 143
 cálculo do, 213
  na IC, 213
 estimativa do, 486
DC (Doppler Colorido)
 arterial, 130
  dos membros inferiores, 131
   material, 130
  avaliação pelo, 303
   na IAo, 303
  da Ao abdominal, 128
   impacto diagnóstico, 130
   metodologia, 129
   prognóstico, 130
   protocolo, 129
  das artérias renais, 128, 129f
   impacto diagnóstico, 130
   metodologia, 129

   prognóstico, 130
   protocolo, 129
  venoso, 130
   dos membros inferiores, 133
   material, 130
DCC (Doença Cardíaca Carcinoide)
 acometimento na, 424
 dos aparelhos valvares, 424
DCR (Doença Cardíaca Reumática)
 critérios da, 417q
  morfológicos, 417q
  para diagnóstico, 417q
   ecocardiográfico, 417q
   patológicos, 417q
DCRQT (Disfunção Cardíaca Relacionada com a Quimioterapia), 232
DCV (Doenças Cardiovasculares), 126
Defeito(s)
 conotruncais, 52
  avaliação, 52
   ETE intraoperatória na, 52
 do septo, 549
  AV, 555
   classificação, 558
    de Rastelli, 558
    em relação à dominância de câmaras, 560
   lesões associadas, 560
  interventricular, 561
   CIV, 561
  do SIA, 550
   CIA, 550
    imagem, 552, 553
     apical de 4 câmaras, 553
     paraesternal, 553
     subcostal, 552
Deformação
 miocárdica, 55-66, 144, 173, 192, 266
  análise da, 59, 266
   imagens ecocardiográficas para, 59
    obtenção das, 59
   na não compactação do VE, 266
  análise pela, 192
   da função sistólica de VE, 192
  e anatomia cardíaca, 56
   correlação entre, 56
  na DAC, 63
  na doença, 63
   de Chagas, 63
  obtenção da, 56
  por *STE*, 144
  strain, 55, 173
   longitudinal, 57q
   principais aplicações, 61
   tipos de, 57
  strain rate, 55
   longitudinal, 57q
   valores de referência, 57
    para *strain* global, 58q
     circunferencial, 58q
     longitudinal, 58q
     radial, 58q
Deiscência
 das Prt, 373
Derrame
 pericárdico, 29, 455, 457f
  avaliação do, 482

circunferencial, 457f
  instalação do, 457f
    velocidade de, 457f
  loculado, 457f
  repercussão da hemodinâmica do, 458
    avaliação ecocardiográfica da, 458
      no pós-operatório de cirurgia cardíaca, 458
Desempenho
  miocárdico, 143f
    índice de, 143f
      cálculo do, 143f
Desmame
  ventilatório, 490
    ecocardiografia no, 490
Dessincronia
  cardíaca, 228
    na CMD, 228
  mecânica, 29
    do VE, 29
Detecção
  de isquemia miocárdica, 228
    na CMD, 228
Determinação
  do *situs*, 543
    abdominal, 543
    atrial, 544
Diâmetro
  anteroposterior, 156
    do AE, 156
      medida do, 156f
Diástole
  avaliação da, 148
    ecocardiográfica, 148
      fundamental, 148
  fases da, 147f
  fisiologia da, 147
DIC (Departamento de Imagem Cardiovascular)
  recomendações do, 129q
    para AAA, 129q
      acompanhamento, 129q
      rastreamento, 129q
DiGeorge
  síndrome de, 538
Dilatação
  da raiz aórtica, 582
Dimensão(ões)
  do VE, 201
    na IC, 201
Dipiridamol
  ESE com, 81
    acurácia do, 82
    contraindicações do, 82
    critérios diagnósticos, 81
    efeitos colaterais do, 82
    indicações do, 82
    valor prognóstico, 82
  prova farmacológica com, 106
Disfunção(ões)
  das Prt, 363
    avaliação hemodinâmica das, 363
      cálculo da AOE, 363
      lesões, 363, 364
        estenóticas, 363
        regurgitantes, 364

PPM, 365
pulmonares, 368
tricúspides, 368
deiscência das, 373
EI, 372
estrutural, 370
  primária, 370
hemólise, 374
pannus, 374
principais causas de, 370q
pseudoaneurisma, 373
strands, 372
trombose, 371
diastólica, 147
  alterações, 148
    da rigidez da câmara, 148
    do relaxamento, 148
  graduação da, 149
  mecanismos causais, 147
  presença de, 149f
    algoritmo para determinação da, 149f
  na ICFEP, 196
    atrial, 197
    diastólica, 196
    sistólica, 197
Displasia
  arritmogênica, 32
    do VD, 32
Dispositivo(s)
  implantáveis, 112
    seleção de pacientes para, 113
      avaliação com 123I-mIBG na, 111
  instalação de, 47
    com ETE, 47
      intraoperatória, 47
  intracardíacos, 384
    EI associada a, 384
Dissecção
  aórtica, 50
    avaliação da, 50
      ETE intraoperatória na, 50
Dissincronia
  cardíaca, 205-211, 228q
    IC com, 205-211
      duração do QRS, 207
      e TRC, 205
        causas de insucesso, 206
        indicação de, 205
        papel da ecocardiografia na, 207
        sequência de ativação do VD, 207
        na TRC, 207
    mecânica, 228q
      parâmetros ecocardiográficos de, 228q
Dobutamina
  ecocardiografia 3D com, 28
    no estresse, 28
      limitações, 28
      vantagens, 28
  ESE com, 77
    ação das catecolaminas, 77
    acurácia do, 80
    contraindicações do, 81
    critérios diagnósticos, 77
    efeitos colaterais do, 78
    indicações do, 80
    valor prognóstico, 81

estresse com, 106
  farmacológico, 106
Doença(s)
  abordagem ecocardiográfica das, 175-216
    IC, 175-216
    isquêmica, 175-216
  aórtica, 445
    tromboembólica, 445
      diagnóstico, 446
      epidemiologia, 446
      tratamento, 446
  autoimunes, 278
    como diagnóstico diferencial, 278
      da CAVD, 278
  cardíaca, 477
    ausência de, 477
      trombo na, 477
  cística, 133
    da artéria poplítea, 133
      DC na, 133
  com maior acometimento, 417-424, 429-433
    dos aparelhos valvares, 417-424
      AR, 419
      DCC, 424
      EA, 420
      ES, 422
      FR, 417
      LES, 418
      OI, 421
      PXE, 421
      SAF, 419
      SDM, 423
      SED, 421
      SR, 420
      vasculites sistêmicas, 419
    na função ventricular direita, 429-433
      cirrose hepática, 429-433
      DPOC, 429-433
      fibrose pulmonar, 429-433
      obesidade, 429-433
  congênitas, 38
    avaliação de, 38
      ETE na, 38
  da Ao, 38, 442-451
    aneurismas de, 445
      anormalidades concomitantes, 445
      da Ao torácica, 445
      do seio de Valsalva, 445
    aortites, 446
      definição, 446
      diagnóstico, 446
      tipos, 446
      tratamento, 447
    avaliação das, 38, 442
      ETE na, 38
      exames, 442
        clínico, 442
        de imagem, 443
        laboratoriais, 442
    lesões ateroscleróticas, 445
      oclusão aórtica, 446
      trombo aórtico, 446
    normal, 442
    SAA, 447
      DAo, 447

HIM, 449
ruptura traumática, 451
UAP, 450
tumores, 451
de Chagas, 63, 269-272
cardiopatia chagásica, 270
crônica, 270
deformação miocárdica na, 63
avaliação da, 65
epidemiologia, 269
história natural, 270
IC por, 270q
desenvolvimento de, 270q
patogênese, 269
de Danon, 254
de Davies, 259
de Pompe, 253
do pericárdio, 100, 455-462
agenesia parcial, 462
derrame pericárdico, 455, 457f
circunferencial, 457f
hemodinâmica do, 458
no pós-operatório de cirurgia cardíaca, 458
loculado, 457f
cisto pericárdico, 462
massas pericárdicas, 462
pericardiocentese, 458
pericardite, 455, 456, 459
aguda, 455
constritiva, 456, 459
RMC nas, 100
tamponamento cardíaco, 456
estudo do, 456
dos grandes vasos torácicos, 101
RMC nas, 101
em porcelana, 446
em recifes de corais, 446
genéticas, 534-539
detectadas por ecocardiografia, 534-539
fetal, 534-539
no período neonatal, 534-539
isquêmica, 177-186, 408
auxílio na UTI, 181-186
detecção de complicações, 181-186
no manejo do infarto agudo, 181-186
prognóstico, 181-186
IC, 177-180
na gestação, 408
SCA, 177-180
avanços da ecocardiografia nas, 178
ESE, 178
imagens do *strain*, 179
rate, 179
miocárdica, 148
determinantes da presença de, 148f
ecocardiográficos, 148f
identificação de, 148
valvares, 99, 354
múltiplas, 354
RMC nas, 99
Doppler
análise pelo, 143
do DC, 143
avaliação pelo, 142
da função sistólica, 142
convencional, 142

deformação miocárdica, 144
por *STE*, 144
DT, 143
contínuo, 305
na IAo, 305
ecocardiografia, 294
na EAo, 294
AVA, 295
gradientes, 294
espectral pulsado, 131f
arterial periférico, 131f
com estenose, 131f
normal, 131f
ETT, 9-14
princípios físicos do, 3-7
artefatos, 4
aspectos gerais de ajustes, 7
das imagens, 7
dos sinais, 7
imagens, 3
em segunda harmônica, 4
geração de, 3
resolução das, 4
técnicas de, 5
DT, 6, 7f
STE, 7
pulsado, 305
na IAo, 305
pulsátil, 6f
shift, 13
Dopplerfluxometria
técnica do exame, 520
Down
síndrome de, 535f
dP/dt (Derivada da Pressão em Função do Tempo), 164
análise da, 143
DPOC (Doença Pulmonar Obstrutiva Crônica), 429-433
avaliação da, 430
ecocardiografia na, 430
da função do VD, 30
do tamanho do VD, 430
hemodinâmica pulmonar, 431
prognóstico, 432
epidemiologia, 429
fisiopatologia, 429
pacientes com, 432q
desfechos clínicos em, 432q
variáveis ecocardiográficas associadas a, 432q
Drenagem
anômala, 51
das veias pulmonares, 51
avaliação da, 51
ETE intraoperatória na, 51
DSAV (Defeito do Septo Atrioventricular)
avaliação do, 51
ETE intraoperatória na, 51
DT (Doppler Tecidual), 247
velocidade ao, 163
da onda S', 163

E

EA (Espondilite Anquilosante)
acometimento na, 420
dos aparelhos valvares, 420

EAo (Estenose Aórtica), 293-299
avaliação da, 298
outros métodos na, 298
RM, 298
TC, 298
calcificação da, 293f
importante, 293f
calcificada, 291
características etiológicas, 576q
e Ao, 293
reumática, 294
VAo, 293
bicúspide, 293
e função de VE, 298
EAOLFLG, 296
e FE reduzida, 296
AVA projetada, 297
métodos diagnósticos, 297
ecocardiografia Doppler, 294
AVA, 295
gradientes, 294
etiologia, 293
importante, 578q
diagnóstico de, 578q
malformações congênitas, 290
na gravidez, 407
avaliação da, 407
reumática, 290
severa, 296
em paciente, 296
assintomático, 296
sintomático, 296
severidade da, 295q, 296
avaliação da, 296
exames de imagem, 296
sintomas, 296
quantificação da, 295q
subvalvar, 580
supravalvar, 582
valvar, 578
critica, 578
fetal, 578
neonatal, 579
EAOLFLG (EAo com Baixo Fluxo e Baixo Gradiente/*EAo Low Flow, Low Gradiente*)
e FE, 296, 297
reduzida, 296
AVA projetada, 297
métodos diagnósticos na, 297
preservada, 297
Ebsteins
anomalia de, 603
ECG (Eletrocardiograma), 120
na síndrome, 281
de Takotsubo, 281
realização do, 121q
indicações para, 121q
valores absolutos do, 121q
grau de calcificação de acordo com, 121q
ECMO (Membrana de Oxigenação Extracorpórea), 490
uso de, 491
ECMTR (Ecocardiografia com Contraste Miocárdico em Tempo Real), 71
ECO (Ecocardiograma)
achados no, 405q
na gestação normal, 405q

intraoperatório, 45
  indicações do, 45, 46q
 na cardiopatia chagásica, 270
  crônica, 270
 na não compactação, 265
  do VE, 265
   2D, 265f
 sob estresse, 240
  na obstrução dinâmica, 240
 transesofágico, ver ETE
 transtorácico, ver ETT
ECO 2D (Ecocardiograma Bidimensional)
 do VE, 139f
 ECO 3D acrescentou ao, 15
 true view, 29f
ECO 3D (Ecocardiograma Tridimensional)
 acrescentou ao ECO 2D, 15
 aplicações clínicas, 33
 como guia, 29
  de procedimentos intervencionistas, 29
 desafios do, 33
 função pelo, 157
  do AE, 157
 futuro dos transdutores, 33
 limitações, 32
 na CMPH, 241
 na coronariopatia, 27
 na valvopatia, 18, 23, 25
  aórtica, 23
  mitral, 18
  tricúspide, 25
 no IAM, 28
  complicações do, 29f
 transesofágico, ver ETE 3D
 true view, 29f
 vantagens, 32
 VD, 18
  FE do, 18
  volume do, 18
 VE, 16
  FE do, 16
   valores da, 16q
  volume do, 16
   em um batimento, 17f
Ecocardiografia(s)
 3D, 27, 308
  avaliação por, 308
   da IAo, 308
  no estresse, 27, 28
   com dobutamina, 28
 avaliação pela, 406
  hemodinâmica, 406
   em gestantes, 406
 de contraste, 69-76
  com microbolhas, 69-76
   ACU, 71
    aplicações clínicas dos, 71
    segurança dos, 71
    princípios físicos, 69
 de estresse, 153
  na avaliação, 153
   da FD, 153
 Doppler, 294
  na EAo, 294
   gradientes, 294
   AVA, 295

fetal, 534-539, 611-620
 3D, 618
  aquisição de volumes cardíacos, 618
   com STIC, 618
  B-flow, 620
  modo, 619, 620
   de inversão, 620
   multiplanar do STIC, 619
  TUI, 618
 4D, 618
  aquisição de volumes cardíacos, 618
   com STIC, 618
  B-flow, 620
  modo, 619, 620
   de inversão, 620
   multiplanar do STIC, 619
  TUI, 618
 doenças genéticas
  detectadas por, 534-539
  prognóstico, 539
  síndromes, 534, 538
   cromossômicas, 534
   gênicas, 538
 indicações, 611
  em gestações de risco, 611q
 técnica, 611
  arco, 612, 614
   aórtico, 612
   ductal, 614
  corte, 611
   de 4 câmaras, 611
   dos três vasos, 612
  diagnóstico de arritmias cardíacas, 614
  ritmo cardíaco, 614
  sistema venoso justacardíaco, 614
 tipos de cardiopatias detectados, 616
  estruturais
   com comprometimento, 616
    intrauterino, 617
    neonatal, 616
  estruturais
   sem comprometimento, 616
    intrauterino, 616
    neonatal imediato, 616
  funcionais, 618
  não estruturais, 618
 graduação por, 307q
  da IAo, 307q
   crônica, 307q
na cardiotoxicidade, 436
 papel da, 436
na CAVD, 275
 avançada, 276
 convencional, 275
na CMD, 219q
 papel da, 219q
  avaliação do VE, 220
   da FD, 223
   da função sistólica, 220
   da geometria, 220
   do tamanho, 220
  critérios diagnósticos, 220
  dessincronia cardíaca, 228
  HP, 225
  no prognóstico, 231
  RM, 226
  RT funcional, 225
  VD, 225

recomendações da, 219q
na CMRI, 246
na emergência, 479-492
 em situações especiais, 488
  choque, 488, 489
   circulatório, 488
   séptico, 489
  desmame ventilatório, 490
  ETE focada, 490
  IC descompensada, 489
  membrana de oxigenação
   extracorpórea, 491
  passagem de marca-passo, 491
   transvenoso provisório, 491
  PCR, 490
  perioperatório, 490
  SDRA, 490
  sepse grave, 489
  tromboembolismo pulmonar, 488
 focada, 479, 482
  em nível avançado, 482
  em nível básico, 479
na EMF, 260
 achados ecocardiográficos, 261f
 critérios ecocardiográficos, 261q
na EP, 346
 3D, 347
 ETE, 347
 na tomada de decisão, 347
  do tratamento, 347
na IP, 349
 anatomia da VP, 349
 quantificação da, 349
na PCA, 564
 2D, 564
 avaliação do CA, 568
  no recém-nascido prematuro, 568
 câmaras cardíacas, 564
  avaliação das, 564
 da Ao, 567
  descendente, 567
  mesentérica superior, 567
 da APE, 566
 do tronco, 566
  da artéria pulmonar, 566
 ETE, 569
 exame Doppler, 564
  DC, 564
  espectral, 565
 fechamento percutâneo, 567
 Qp/Qs, 567
na UTI, 479-492
 em situações especiais, 488
  choque, 488, 489
   circulatório, 488
   séptico, 489
  desmame ventilatório, 490
  ETE focada, 490
  IC descompensada, 489
  membrana de oxigenação
   extracorpórea, 491
  passagem de marca-passo, 491
   transvenoso provisório, 491
  PCR, 490
  perioperatório, 490
  SDRA, 490
  sepse grave, 489

tromboembolismo pulmonar, 488
   focada, 479, 482
      em nível avançado, 482
      em nível básico, 479
nas intervenções, 494-510
   fechamento percutâneo, 501, 508
      de *leaks* paraprotéticos, 501
      do AAE, 508
   procedimentos transcateter, 494
      em VAo, 494
   reparo mitral percutâneo, 503
      com o sistema *MitraClip*, 503
no período neonatal, 534-539
   doenças genéticas
      detectadas por, 534-539
      prognóstico, 539
      síndromes, 534, 538
         cromossômicas, 534
         gênicas, 538
novos avanços da, 178
   nas SCA, 178
   papel na ICFEP da, 195
      disfunção, 196
         atrial, 197
         diastólica, 196
         sistólica, 197
      estrutura do VE, 197
uso apropriado da, 200*q*
   na IC, 200*q*
Ecodopplercardiografia
   3D, 15-33
      dessincronia mecânica, 29
         do VE, 29
      ECO 3D, 15
         acrescentou ao ECO 2D, 15
         aplicações clínicas, 33
         como guia, 29
            de procedimentos
               intervencionistas, 29
         desafios do, 33
         futuro dos transdutores, 33
         limitações, 32
         na coronariopatia, 27
         na valvopatia, 18, 23, 25
            aórtica, 23
            mitral, 18
            tricúspide, 25
         no IAM, 28
         vantagens, 32
      VD 18
         FE do, 18
         volume do, 18
         VE, 16
            FE do, 16
            volume do, 16
      ecocardiografia 3D, 27
         no estresse, 27
      ETE 3D, 18, 23*f*
      miocardiopatias, 29
         dilatada, 31
         displasia arritmogênica do VD, 32
         hipertrófica, 32
         VE não compactado, 32
      pericardiopatias, 29
         cistos pericárdicos, 30
         derrame pericárdico, 29
         PC, 30

Ecodopplercardiograma
   na síndrome, 281
      de Takotsubo, 281
Edwards
   síndrome de, 536*f*
EGPA (Granulomatose Eosinofílica com Poliangiite)
   acometimento na, 420
      dos aparelhos valvares, 420
EI (Endocardite Infecciosa), 378-386
   armadilhas, 385*q*, 386
   complicações da, 380
   diagnóstico de, 378
   em Prt, 372
   em situações especiais, 383
      associada, 383, 384
         a dispositivos intracardíacos, 384
         à prótese valvar, 383
      do lado direito, 385
         do coração, 385
   em VAo, 379*f*, 382*f*
   em VM, 379*f*, 380*f*
   em VT, 385*f*
   limitações, 386
   limites, 385*q*
   modalidades ecocardiográficas na, 378
   perspectivas futuras, 386
   vegetações, 379*q*
      características ecocardiográficas, 379*q*
         que não sugerem, 379*q*
         que sugerem, 379*q*
Eletrocardiografia
   na CMPH, 236*f*
      apical, 236*f*
EM (Estenose Mitral), 315-319, 355
   consequências da, 317
      avaliação, 317
   diagnóstico, 315
   ESE, 318
   estadiamento da, 316*q*
   estratégia terapêutica, 318
      avaliação para, 318
         da morfologia valvar, 318
   ETE na, 318
   fisiopatologia, 315
   gravidade da, 316
      quantificação da, 316
         AVM, 316
         limitações para, 317*q*
   na gravidez, 407
      avaliação, 407
Emergência
   ecocardiografia na, 479-492
      em situações especiais, 488
         choque, 488, 489
            circulatório, 488
            séptico, 489
         desmame ventilatório, 490
         ETE focada, 490
         IC descompensada, 489
         membrana de oxigenação extracorpórea, 491
         passagem de marca-passo, 491
            transvenoso provisório, 491
         PCR, 490
         perioperatório, 490
         SDRA, 490

sepse grave, 489
   tromboembolismo pulmonar, 488
   focada, 479, 482
      em nível avançado, 482
      em nível básico, 479
EMF (Endomiocardiofibrose), 259-262
   métodos diagnósticos, 260
      ecocardiografia, 260
         achados ecocardiográficos, 261*f*
         critérios ecocardiográficos, 261*q*
      RMC, 261
      TC, 261
         com contraste, 261
   prognóstico, 262
   quadro clínico da, 260*f*
EMI (Espessura Mediointimal), 126*f*
Endocardite
   bacteriana, 21*f*
   infecciosa, 37
      avaliação da, 37
      ETE na, 37
Envelhecimento
   estruturas cardíacas no, 415*q*
      aspectos nas, 415*q*
         clínicos, 415*q*
         ecocardiográficos, 415*q*
EP (Estenose Pulmonar), 342, 345-351
   classificação morfológica, 345
   crítica, 346
      no neonato, 346
   ecocardiografia, 346
      3D, 347
      ETE, 347
      na tomada de decisão, 347
         do tratamento, 347
   fetal, 347
   fisiopatologia, 346
   na gravidez, 408
      avaliação da, 408
   RM, 348
   subvalvar, 575
   supravalvar, 574
   TC, 348
   valvar, 571
      crítica, 572
   VD, 348
      banda anômala do, 348
Equipamento
   de ETE, 46
      intraoperatória, 46
ERP (Espessura Relativa da Parede), 141
ES (Esclerose Sistêmica)
   acometimento na, 422
      dos aparelhos valvares, 422
Escore
   de cálcio, 120
      indicações, 121
ESE (Ecocardiografia Sob Estresse)
   avaliação por, 308
      da IAo, 308
   com dipiridamol, 81
      acurácia, 82
      contraindicações, 82
      critérios diagnósticos, 81
      efeitos colaterais, 82
      indicações, 82
      valor prognóstico, 82

com dobutamina, 77
  ação das catecolaminas, 77
  acurácia, 80
  contraindicações, 81
  critérios diagnósticos, 77
  efeitos colaterais, 78
  indicações, 80
  valor prognóstico, 81
critérios diagnósticos, 77-85
direções futuras, 84
fluxo de reserva, 82
  coronariano, 82
interpretação, 77-85
na EM, 318
na SCA, 178
  farmacológico, 178
    papel na estratificação de risco da, 178
      após IAM, 178
nos idosos, 415
prognóstico, 77-85
sob exercício, 83
  acurácia, 84
  contraindicações, 84
  indicações, 84
  protocolos, 83
  valor prognóstico, 84
Esôfago
  alto, 40f, 41
    corte, 41f
      longitudinal, 41f
    planos, 41
      longitudinal, 41
      transverso, 41
  baixo, 41
    corte, 41
      transverso, 41
  médio, 39, 40f
    corte, 39, 40f
      comissural, 40f
      de 2 câmaras, 40f
      de 3 câmaras, 40f
      de 4 câmaras, 39, 40f
      longitudinal, 40f
      transversal, 40
      transverso, 40f
Estadiamento Clínico
  papel da ecocardiografia no, 193
    da IC, 193
      e diagnóstico etiológico, 193
Estenose(s)
  crítica, 575
    intervenção fetal em, 575
  da CI, 128f
    quantificação das, 128q
  das artérias, 127
    renal, 130q
      quantificação das, 130q
        após implante de *stent*, 130q
        nativa, 130q
    USV na avaliação do grau de, 127
      carótidas, 127
      vertebrais, 127
  mitral, 43f, 49q
    avaliação de, 49q
      critérios ecocardiográficos para, 49q
    reumática, 43f
      imagem 3D de, 43f

    proximais, 128q
      da artéria vertebral, 128q
        critérios de velocidades nas, 128q
  valvar, 21, 22f, 23f, 332
    aórtica, 24
      avaliação ecocardiográfica 3D na, 24
    mitral, 21, 22f, 23f
      avaliação ecocardiográfica 3D na, 21
Estimativa
  da responsividade a fluidos, 486
    DDVCI, 486
    fluxo aórtico, 487
      variação do, 487
    índice da VCI, 486
      de colapsibilidade, 486
      de distensibilidade, 486q
    membros inferiores, 487
      elevação passiva de, 487
    miniprova de volume, 487
  na IC, 213
    da PAD, 213
    da PEVE, 214
    da PVC, 213
Estimulação Cardíaca
  artificial, 150
    avaliação ecocardiográfica na, 150
Estresse
  cinerressonância com, 229
    na CMD, 229
  ecocardiografia 3D no, 27, 28
    com dobutamina, 28
      limitações, 28
      vantagens, 28
  ecocardiografia de, 153
    na avaliação, 153
      da FD, 153
  ecocardiografia sob, *ver ESE*
  farmacológico, 106
    com dobutamina, 106
  perfusão miocárdica com, 229
Estrutura(s)
  anatômicas adjacentes, 331, 332f
    na VT, 331, 332f
Estudo
  Doppler, 13f
    variação no, 13f
      de frequência sonora, 13f
ET (Estenose Tricúspide), 334-338
  aspectos técnicos, 335
  considerações, 335
  diagnóstico, 334
    critérios para, 335q
  gravidade, 334
    avaliação da, 334
  na gravidez, 408
    avaliação da, 408
ETE (Ecocardiografia Transesofágica), 36-53
  avaliação, 289, 308
    da IAo, 308
    da VAo, 289
  complicações da, 37
  contraindicações da, 37
  cuidados com o paciente, 36
  da Ao, 442
  exame sistemático, 39
    planos esofágicos, 39
      análise na Ao, 42
        abdominal proximal, 42

        torácica descendente, 42
    esôfago, 39, 40f
      alto, 41
      baixo, 41
      médio, 39, 40f
  focada, 490
    na emergência, 490
    na UTI, 490
  indicações, 37
    avaliação, 37
      da endocardite infecciosa, 37
      das doenças da aorta, 38
      de anormalidades, 38
        do septo atrial, 38
      de doenças congênitas, 38
      de massas, 38
      de próteses valvares, 38
      de tumores, 38
      de valvas nativas, 38
    não diagnóstica, 37
    pesquisa, 37
      de fonte emboligênica, 37
  instrumentação, 36
  intraoperatória, 45-53
    3D, 46
      nas cardiopatias congênitas, 47q
    avaliações específicas, 47
      CIA, 51
      cirurgias não cardíacas, 53
      CIV, 51
      conexão atrioventricular, 52
        univentricular, 52
      congênitas, 51
      defeitos conotruncais, 52
      dissecção aórtica, 50
      drenagem anômala, 51
        das veias pulmonares, 51
      DSAV, 51
      função ventricular, 51
      miocardiopatia hipertrófica, 50
      procedimento de Mustard
        e Senning, 52
      reparo valvar, 48, 49
        aórtico, 49
        mitral, 48
      reparo, 50
        da VP, 50
        da VT, 50
      revascularização miocárdica, 47
      tamanho das cavidades, 51
      TF, 52
      TGA, 52
      transplante cardíaco, 53
      troca valvar, 48
        aórtica, 49
        mitral, 48
      veia cava esquerda, 51
        persistente, 51
    equipamento, 46
    imagens, 46
      aquisição das, 46
    indicações, 45, 46q
    instalação, 47
      de cânulas, 47
      de cateteres, 47
      de dispositivos, 47
    técnica, 46

monitorização, 38, 39
  intraoperatória, 38
  nos procedimentos intervencionistas, 39
  na EM, 318
  na EP, 347
  na gestação, 409
  na PCA, 569
  nos idosos, 415
  planos de imagem, 39
  riscos da, 37
  transdutor esofágico, 39
    movimentos com o, 39
ETE 3D (Ecocardiograma Transesofágico Tridimensional), 18, 23f, 24f, 36
  aplicações, 42
  da VM, 19f
    normal, 19f
  do AD, 169f
  imagens, 42
    interpretação das, 42
    obtenção das, 42
  nas cardiopatias congênitas, 47q
ETT (Ecocardiografia Transtorácica)
  conceitos básicos, 9
  do AE, 156
  não diagnóstica, 37
  do AD, 169f
  avaliação, 288
    da VAo, 288
    da Ao, 442
  2D 9-14
    imagem, 9
    modo M, 9-14
    Doppler, 9-14
EV (Ecografia Vascular), 126
  na avaliação, 126
    do risco cardiovascular, 126
EVA (Esclerose da Valva Aórtica)
  no idoso, 413
Exame Transesofágico
  sistemático, 39
    planos esofágicos, 39
      análise na Ao, 42
        abdominal proximal, 42
        torácica descendente, 42
      esôfago, 39, 40f
        alto, 41
        baixo, 41
        médio, 39, 40f
Exercício
  ecocardiografia sob, 83
    de estresse, 83
      acurácia, 84
      contraindicações, 84
      indicações, 84
      protocolos, 83
      valor prognóstico, 84
Extrassístole
  supraventricular, 615
    bigeminada, 615
    bloqueada 615
Extrassistolia(s)
  na ecocardiografia fetal, 615
    supraventriculares, 615
      isoladas, 615
    ventriculares, 615

F

FA (Fibrilação Atrial), 158
  avaliação ecocardiográfica na, 150
FAC (Variação Fracional da Área), 163
FAV (Fístulas Arteriovenosas)
  USV nas, 134
    adquiridas, 134
    congênitas, 134
FC (Frequência Cardíaca), 120
  controle de, 122
FD (Função Diastólica)
  avaliação da, 147-154, 160-167, 223, 236, 392
    do VD, 160-167
      anatomia, 160
      dP/dT, 164
      FAC, 163
      IPM, 164
      IVA, 163
      pelo STE, 164
      TAPSE, 163
      velocidade da onda S', 163
        ao DT, 163
    do VE, 147-154, 223
      complementar, 153
      disfunção diastólica, 148
      ecocardiográfica, 148
      fisiologia da diástole, 147
      importância, 147
      na CMD, 223
        trombos, 223
      na CMPH, 236
      na hipertensão, 392
    do VE, 406
      na gestação, 406
FE (Fração de Ejeção), 15
  cálculo da, 111
    angiografia no, 111
      radioisotópica, 111
  do VD, 18
Fechamento
  percutâneo, 501, 508
    de leaks paraprotéticos, 501
    do AAE, 508
      avaliação, 509, 510
        no acompanhamento, 510
        pré-procedimento, 509
      dispositivo, 508, 510
        oclusão por, 508
        outros, 510
      exclusão cirúrgica, 508
      monitorização do implante, 509
      perspectivas, 510
FEVE (Fração de Ejeção do Ventrículo Esquerdo), 24f, 71, 195
  avaliação quantitativa da, 141
    ECO 2D, 141
    ECO 3D, 141
  valores da, 16q
    pelo ECO 3D, 16q
Fibroma, 471
  de VE, 471f
Fibrose
  pulmonar, 429-433
    maior acometimento com, 429-433
      na função ventricular direita, 429-433

Fluxo
  análise do, 521
    em condição de repouso, 521
    na ESE, 522
  de reserva, 82
    coronariano, 82
  medidas de, 520-524
    dopplerfluxometria, 520
    valor prognóstico, 522
  miocárdico, 523
    reserva de, 523
      pela ecocardiografia contrastada, 523
Folheto(s)
  valvares, 330
    na VT, 330
Fontan
  cirurgia de, 626
Fonte
  emboligênica, 37
    pesquisa de, 37
      ETE na, 37
FP (Fibroelastoma Papilar), 468
  características, 468q
  diagnóstico diferencial do, 469q
  locais de maior frequência, 468q
  quadro clínico, 468q
FPI (Fibrose Pulmonar Idiopática)
  avaliação da, 430
    ecocardiografia na, 430
      da função do VD, 30
      do tamanho do VD, 430
      hemodinâmica pulmonar, 431
      prognóstico, 432
  epidemiologia, 429
  fisiopatologia, 429
  pacientes com, 432q
    desfechos clínicos em, 432q
    variáveis ecocardiográficas associadas a, 432q
FR (Febre Reumática), 418f
  acometimento na, 417
    dos aparelhos valvares, 417
Fração
  de encurtamento, 142
  do VE, 142
Friedreich
  ataxia de, 254
Função
  de VE, 298
    EAo e, 298
  do AD, 169-173
    avaliação da, 171, 173
    fisiologia, 170
    PAD, 173
  do AE, 17, 156-158, 202
    aplicabilidade clínica da, 158
    na IC, 202
    pelo ECO 3D, 157
    pelos parâmetros convencionais, 157
    SAE, 157
  do VD, 202
    sistólica, 202
      na IC, 202
  do VE, 201
    na IC, 201
      diastólica, 202
      sistólica 201
  miocárdica, 392
    avaliação da, 392
      pelo SGL, 392

ventricular, 51, 107, 228
　avaliação da, 51, 107
　　angiografia radioisotópica, 110
　　ETE intraoperatória na, 51
　　MUGA, 108
　　ventriculografia radioisotópica, 108
　na CMD, 228
　　avaliação da, 228
Função Sistólica
　do VE, 139-145, 192, 193, 220, 392, 481, 482
　　análise de, 192, 193
　　　pela deformação miocárdica, 192
　　　regional, 193
　　análise semiquantitativa, 144
　　　avaliação qualitativa, 145
　　　contratilidade segmentar, 144
　　　trabalho miocárdico, 144
　　avaliação da, 392, 481, 482
　　　na HAS, 392
　　　qualitativa, 481
　　avaliação quantitativa, 141
　　　deformação miocárdica, 144
　　　　por *STE*, 144
　　　FE, 141
　　　fração de encurtamento, 142
　　　pelo Doppler, 142
　　　　convencional, 143
　　　pelo DT, 143
　　na CMD, 220
　　　avaliação da, 220
　　na gestação, 406

G
Gated SPECT (Tomografia Computadorizada por Emissão de Fóton Único e Sincronização Eletrocardiográfica), 105
Gestação
　alterações hemodinâmicas na, 405
　　do sistema cardiovascular, 405
　　　anatômicas, 405
　　　　fisiológicas, 405
　avaliação hemodinâmica, 406
　　pela ecocardiografia, 406
　cardiomiopatias, 408
　CC, 408
　doença isquêmica, 408
　ETE, 409
　FD, 406
　　do VE, 406
　função sistólica na, 406
　hipertensão arterial, 409
　normal, 405q
　　achados no ECO, 405q
　tromboembolismo pulmonar, 409
　valvopatias, 407
　　avaliação das, 407
　　　EAo, 407
　　　EM, 407
　　　EP, 408
　　　ET, 408
　　　próteses valvares, 408
　　　RA, 407
　　　regurgitação pulmonar, 408
　　　RM, 407
　　　RT, 408

Gestante(s)
　avaliação em, 406
　　hemodinâmica, 406
　　　pela ecocardiografia, 406
Glicogenose(s)
　com acometimento cardíaco, 253
　　doença, 253, 254
　　　de Danon, 254
　　　de Pompe, 253
　　síndrome do PRKAG2, 254
GLS (*Strain* Longitudinal Global), 64
　valores de referência, 58q
GPA (Granulomatose com Poliangiite)
　acometimento na, 420
　　dos aparelhos valvares, 420
Grande(s) Vaso(s)
　torácicos, 101
　　doença dos, 101
　　　RMC nas, 101
Granulomatose
　de Wegener, 420
　　acometimento na, 420
　　　dos aparelhos valvares, 420
Gravidez
　coração na, 405-409
　　avaliação hemodinâmica, 406
　　　pela ecocardiografia, 406
　　cardiomiopatias, 408
　　CC, 408
　　doença isquêmica, 408
　　ETE, 409
　　FD, 406
　　　do VE, 406
　　função sistólica, 406
　　hipertensão arterial, 409
　　sistema cardiovascular, 405
　　　alterações hemodinâmicas, 405
　　tromboembolismo pulmonar, 409
　　valvopatias, 407
　　　avaliação das, 407
　　　　EAo, 407
　　　　EM, 407
　　　　EP, 408
　　　　ET, 408
　　　　próteses valvares, 408
　　　　RA, 407
　　　　regurgitação pulmonar, 408
　　　　RM, 407
　　　　RT, 408

H
HAS (Hipertensão Arterial Sistêmica), 391-393
　avaliação, 392
　　da Ao, 392
　　da FD, 392
　　　na hipertensão, 392
　　da função sistólica, 392
　　　do VE, 392
　　do AE, 392
　　pelo SGL, 392
　　da função miocárdica, 392
　geometria do VE, 391
　　padrões, 392q
　indicação clínica, 393
　MVE, 391

Hemocromatose
　hereditária, 255
Hemólise
　nas Prt, 374
HIM (Hematoma Intramural), 449, 450f
Hiperfluxo
　pulmonar, 549-569
　　cardiopatias congênitas com, 549-569
　　　defeitos do septo, 549
　　　　AV, 555
　　　　interatrial, 549
　　　　interventricular, 561
　　　PCA, 564
Hipertensão
　arterial, 409
　　da gestação, 409
　avaliação na, 392
　　da FD, 392
Hipertrofia
　subtipos de, 235
Hipervolemia
　sinais extremos de, 479
　　avaliação de, 479
　　　kissing wall, 479
　　　sinal da cauda do cometa, 480
　　　sinal do beijo, 479
　　　VCI, 480
Hipolipemiante(s)
　na doença aórtica, 446
　　tromboembólica, 446
Hipoplasia
　do coração esquerdo, 606
　　avaliação ecocardiográfica, 606
　　　apical de 4 câmaras, 606
　　　paraesternal, 606
　　　　eixo curto, 606
　　　　longitudinal, 606
　　　subcostal, 607
　　　supraesternal, 607
　　classificação, 606
　　morfologia, 606
Hipovolemia
　sinais extremos de, 479
　　avaliação de, 479
　　　kissing wall, 479
　　　sinal da cauda do cometa, 480
　　　sinal do beijo, 479
　　　VCI, 480
HLSIA (Hipertrofia Lipomatosa do Septo Interatrial), 469
Holt-Oram
　síndrome de, 538
HP (Hipertensão Pulmonar), 429
　cardiopatias que cursam com, 617
　classificação, 429q
　　hemodinâmica, 429q
　　　associada à doença pulmonar, 429q
　na CMD, 225
HVE (Hipertrofia Ventricular Esquerda), 148

I
IAM (Infarto Agudo do Miocárdio), 280
　ECO 3D no, 28
　　complicações do, 29f
　estratificação de risco após, 178
　　papel da ESE na, 178

IAo (Insuficiência Aórtica), 300-309, 355
  anormalidades, 291
    da Ao, 291
    da valva, 291
  avaliação, 302
    complementar, 308
      ecocardiografia 3D, 308
      ESE, 308
      ETE, 308
      RM, 309
    da gravidade, 302
      estrutural, 302
      pelo DC, 303
      pelo Doppler, 305
        contínuo, 305
        pulsado, 305
  classificação de Carpentier, 300f
  critérios específicos, 307q
    ecocardiográficos, 307q
  etiologia da, 301q
    adquirida, 302f
    congênita, 301f
  graduação da, 307q
    por ecocardiografia, 307q
  paciente com, 309
    assintomático, 309
      acompanhamento, 309
  parâmetros ecocardiográficos, 307q
    desvantagens dos, 307q
    vantagens dos, 307q
  quantificação, 302
    fisiopatologia, 302
IC (Insuficiência Cardíaca), 89, 116, 219
  avaliação da, 111
    com 123I-mIBG, 111
  avaliação hemodinâmica da, 213-215
    cálculo, 213
      da PSAP, 214
      do DC, 213
      estimativa, 213
        da PAD, 213
        da PEVE, 214
        da PVC, 213
  com dissincronia cardíaca, 205-211
    ativação do VD, 207
      sequência de, 207
    duração do QRS, 207
    e TRC, 205
      causas de insucesso, 206
      indicação, 205
    papel da ecocardiografia na, 207
      na TRC, 207
  definição de, 201q
    pela FEVE, 201q
  descompensada, 489
    ecocardiografia na, 489
  disfunção sistólica, 189-193
    do VE, 189-193
      FEVE, 191
      fração de encurtamento, 191
      índices dependentes do Doppler, 189
  ecocardiografia na, 200q
    uso apropriado da, 200q
  estadiamento clínico da, 193
    papel da ecocardiografia no, 193
    e diagnóstico etiológico, 193
  estágios da, 201q

estratificação de risco, 200-203
  avaliação ecocardiográfica, 200
fatores prognósticos, 200-203
  ecocardiográficos, 201
    acometimento valvar, 202
    AE, 202
      aumento do, 202
      função do, 202
    função sistólica do VD, 202
    strain, 203
    VE, 201, 202
      dimensões do, 201
      FD do, 202
      função sistólica do, 201
      remodelamento do, 201
paciente com, 201
  classificação do, 201
  estadiamento do, 201
por doença de Chagas, 270q
  desenvolvimento de, 270q
  estágios no, 270q
ICC (Insuficiência Cardíaca Congestiva), 97
ICFEI (Insuficiência Cardíaca com Fração de Ejeção Intermediária), 195
ICFEP (Insuficiência Cardíaca com Fração de Ejeção Preservada), 147, 158, 195-198
  definição, 195
  epidemiologia, 195
  fisiopatologia, 195
  paciente com suspeita de, 197
    abordagem diagnóstica, 197
  papel da ecocardiografia na, 195
    disfunção, 196
      atrial, 197
      diastólica, 196
      sistólica, 197
    estrutura do VE, 197
ICFER (Insuficiência Cardíaca com Fração de Ejeção Reduzida), 147, 195
Idoso
  coração do, 411-415
    estrutura cardíaca, 411, 415q
      alterações normais na, 411
        AE, 412
        pericárdio, 415
        valvas cardíacas, 413
        VE, 411
      com o envelhecimento, 415q
  realização de exames, 415
    ESE, 415
    ETE, 415
IM (Índice Mecânico)
  do ultrassom, 69
IM (Insuficiência Mitral), 152, 321-327
  classificação de, 321
  etiologias, 321
  parâmetros quantitativos, 326q
    com base em desfechos clínicos, 326q
    secundária, 325q
    para graduação, 326q
  quantificação da, 324
    aguda, 324
    crônica, 324
Imagem(ns)
  2D, 9
    de janela, 10f
      apical, 11f

paraesternal, 10f
obtenção de, 9f
aquisição das, 46
  de ETE, 46
    intraoperatória, 46
de Doppler, 7
  ajustes das, 7
  aspectos gerais de, 7
de mapeamento de fluxo, 14f
  em cores, 14f
  obtenção de, 14f
ecocardiográficas, 59
  para análise da deformação, 59
  obtenção das, 59
em modo M, 12f
  no ECO, 12f
    transtorácico, 12f
em segunda harmônica, 4
geração de, 3
na ETE 3D, 42
  aplicações, 42
  de estenose mitral, 43f
    reumática, 43f
  de resultado de reparo
    percutâneo, 44f
    de insuficiência mitral, 44f
  interpretação das, 42
  obtenção das, 42
na SCA, 179
  do *strain*, 179
    2D, 179
    rate, 179
papel da, 277
  na detecção precoce, 277
    da CAVD, 277
planos de, 39
  pela ETE, 39
resolução das, 4
Índice
  de desempenho miocárdico, 143f
    cálculo do, 143f
  de performance miocárdica, 142
  de Tei, 143f
Infarto(s)
  RMC nos, 96
Instalação
  com ETE, 47
    intraoperatória, 47
      de cânulas, 47
      de cateteres, 47
      de dispositivos, 47
Instrumentação
  e modalidades, 1-136
    cardiologia, 105-117, 119-123
      nuclear, 105-117
        aplicações, 105-117
        princípios, 105-117
      TC em, 119-123
        aplicações, 119-123
        princípios, 119-123
    deformação miocárdica, 55-66
    ecocardiografia, 69-76
      de contraste, 69-76
        com microbolhas, 69-76
    ecodopplercardiografia, 15-33
      3D, 15-33

ESE, 77-85
  critérios diagnósticos, 77-85
  interpretação, 77-85
  prognóstico, 77-85
ETE, 36-53
  intraoperatória, 45-53
ETT, 9-14
  2D 9-14
  Doppler, 9-14
  modo M, 9-14
princípios físicos, 3-7
  do Doppler, 3-7
  do ultrassom, 3-7
RMC, 95-101
  aplicações, 95-101
  princípios, 95-101
ultrassonografia, 89-92, 126-135
  do pulmão, 89-92
  vascular, 126-135
    aplicações, 126-135
ETE, 36
Insuficiência
  fetal, 575
    em atresia valvar, 575
      pulmonar, 575
    em estenose crítica, 575
  mitral, 44f
    reparo percutâneo de, 44f
      imagem 3D de resultado de, 44f
  valvar, 332
    aórtica, 25
      avaliação ecocardiográfica 3D na, 25
    mitral, 19
      avaliação ecocardiográfica 3D na, 19
      isquêmica, 21f
      tratamento percutâneo de, 22f
    RT, 331
Intervenção
  na doença aórtica, 446
    tromboembólica, 446
IP (Insuficiência Pulmonar), 343, 345-351
  agenesia da VP, 349
  apresentação clínica, 349
  ecocardiografia, 349
    anatomia da VP, 349
    avaliação do VD, 351
    quantificação da, 349
  fisiopatologia, 349
  graduação da, 351q
    parâmetros ecocardiográficos para, 351q
      disponíveis, 351q
  pressão pulmonar, 351
  tratamento, 351
IPM (Índice de Performance Miocárdica), 164
Isomerismo(s)
  atriais, 607
    heterotaxia, 607
Isquemia
  miocárdica, 96, 228
    detecção da, 228
      na CMD, 228
    RMC na, 96
IT (Insuficiência Tricúspide), 329, 334-338
  aspectos técnicos, 338
  considerações, 338
  diagnóstico, 336
  etiologia, 335
    isolada, 336
    primária, 335
    secundária, 335
  gravidade da, 338q
    avaliação da, 338q
      parâmetros para, 338q
  repercussão hemodinâmica, 336
  valvar, 26
    funcional, 26
    orgânica, 27
IVA (Aceleração Durante Contração Isovolumétrica), 163

J
Janela
  pulmonar, 90f
    na UP, 90f
Jatene
  cirurgia de, 628
    TGA, 628
Justaposição(ões)
  atriais, 607
    de apêndices, 607

K
Klinefelter
  síndrome, 537

L
Lactente(s)
  jovens, 580
    cardiopatias congênitas nos, 580
      critérios de gravidade em, 580
    mortalidade em, 580q
      fatores de risco para, 58q
Leaks
  paraprotéticos, 501
    fechamento percutâneo de, 501
Leiomiossarcoma
  em cavidade ventricular direita, 472f, 473f
    cine-RM de, 472f
    RMC de, 473f
LES (Lúpus Eritematoso Sistêmico)
  acometimento no, 418
    DAC, 419
    miocárdico, 418
    pericárdico, 418
    valvar, 418
  definição, 418
Lesão(ões)
  ateroscleróticas, 445
    da Ao, 445
      Ao em porcelana, 446
      Ao em recifes de corais, 446
      oclusão aórtica, 446
      trombo aórtico, 446
      tromboembólica, 445
  valvares, 239, 355q
    associadas, 239, 355q
      na CMPH, 239
Linfoma
  cardíaco, 473
Lipoma, 469
LVOT (Obstrução da Via de Saída do Ventrículo Esquerdo), 280

M
Mapeamento Venoso
  superficial, 133
    DC no, 133
MAPSE (*Mitral Annular Plane Systolic Excursion*), 482
Marcador(es)
  de necrose miocárdica, 281
    na síndrome, 281
      de Takotsubo, 281
  de percussão, 74
    ACU como, 74
  na CMPH, 242
    convencionais, 242
      escore da sociedade europeia, 242
    não convencionais, 243
      de risco, 243
Marca-Passo
  transvenoso, 491
    provisório, 491
      passagem de, 491
MAS (Movimento Anterior Sistólico), 237
Massa(s), 464-477
  avaliação de, 38
    ETE na, 38
  cardíacas, 100
    RMC nas, 100
      neoplasias, 100
      trombos, 100
  intracardíacas, 72
    avaliação de, 72
      ACU na, 72
  pericárdicas, 462
  trombo intracardíaco, 475
    em AE, 475
    em cavidades, 476
      direitas, 476
      esquerdas, 476q
    em VE, 475
    na ausência de doença cardíaca, 477
  ventricular, 140
    cálculo da, 140f
MCH (Cardiomiopatia Hipertrófica), *ver* CMPH
Mecânica
  cardíaca, 154
    quantificação da, 154
    técnicas avançadas da, 154
  miocárdica, 248q
    na CMRI, 248q
    na PC, 248q
Mecanismo(s)
  na CMPH, 237
    de lesões valvares, 237
      associadas, 239
    de obstrução dinâmica, 237
      da VSVE, 237
      OMV, 239
Medicina
  nuclear, 440
    na cardiotoxicidade, 440
Medida(s)
  da área, 43f
    da *vena contracta*, 43f
      guiada pelo método 3D, 43f
  do AD, 171
    avaliação das, 171
      por ecocardiografia, 171, 172

valores de normalidade das, 172q
  lineares, 139
    do VE, 139
Membro(s) Inferior(es)
  DC dos, 131
    arterial, 133
      indicações, 131
      técnica, 131
    venoso, 133
      indicações, 133
      técnica, 133
Miectomia
  cirúrgica, 241
    avaliação, 242
      na pós-CEC, 242
      na pré-CEC, 242
Miocárdio
  aspectos do, 247q
    morfodinâmicos, 247q
Miocardiopatia(s)
  dilatada, 31
  displasia arritmogênica, 32
    do VD, 32
  RMC nas, 97
    dilatadas, 97, 98
    hipertróficas, 97, 98
    restritivas, 97, 99
  VE não compactado, 32
Miocardite(s)
  como diagnóstico diferencial, 278
    da CAVD, 278
  RMC nas, 99
Mixoma(s), 466
  atrial, 467f
    RMC de, 467f
  características dos, 466q
    mais importantes, 466q
  em AD, 467f
  massa compatível com, 466f
  pedunculada, 467f
MNC (Miocárdio Não Compactado), 230, 264
Modo M
  ETT, 9-14
Monitorização
  intraoperatória, 38
    ETE na, 38
  nos procedimentos, 39
    intervencionistas, 39
      ETE na, 39
Monossomia
  do cromossomo X, 536
Morfologia
  cardíaca, 137-174
    fisiologia, 137-174
    hemodinâmica, 137-174
  da placa aterosclerótica, 127
    carotídea, 127
      USV na avaliação da, 127
Morte
  súbita, 385q
    em atletas, 385q
      principais causas de, 385q
Motilidade
  parietal, 71
    quantificação da, 71
      ACU na, 71

Movimento(s)
  com o transdutor, 39
    esofágico, 39
MPS (Mucopolissacaridoses), 255
MSC (Morte Súbita Cardíaca), 235
MUGA (Multigated Radionuclide Angiography)
  amplitude, 109
  análise de fase, 109
  cuidados, 108
  indicações, 110
  informações obtidas, 108
  protocolos de aquisição de imagem, 108
  radiofármacos, 108
Multimodalidade
  avaliação da, 243
    na CMPH, 243
Músculo(s)
  papilares, 313
Mustard e Senning
  procedimento de, 52
    avaliação do, 52
      ETE intraoperatória na, 52
MVE (Massa do Ventrículo Esquerdo), 391
  anormalidade da, 391q
    graus de, 391q

N

Necrose
  miocárdica, 281
    marcadores de, 281
      na síndrome de Takotsubo, 281
Neonato(s)
  cardiopatias congênitas nos, 580
    critérios de gravidade em, 580
  EP no, 346
    crítica, 346
  mortalidade em, 580q
    fatores de risco para, 58q
Neoplasia(s)
  cardíacas, 100
    RMC nas, 100
NIC (Nefrotoxicidade Induzida pelo Contraste), 122
Nomenclatura, 543-548
NT-ProBNP (N-Terminal Pró-Hormônio do Peptídeo Natriurético Tipo B)
  na síndrome, 281
    de Takotsubo, 281

O

Obesidade, 429-433
Obstrução Dinâmica
  na CMPH, 240
    avaliação da, 240
      ecocardiográfica, 240
    mecanismos de, 237
      da VSVE, 237
Oclusão
  aórtica, 446
    aterosclerótica, 446
OI (Osteogênese Imperfeita)
  acometimento na, 421
    dos aparelhos valvares, 421
OMV (Obstrução Medioventricular Esquerda)
  mecanismo da, 239

Onda(s)
  de ultrassom, 3
  S', 163
    velocidade da, 163
      ao DT, 163
Opacificação
  do VE, 71
    ACU na, 71
      quantificação, 71
        da motilidade parietal, 71
        dos volumes ventriculares, 71
Oxalose
  cardíaca, 254

P

Paciente
  com IAo, 309
    assintomático, 309
      acompanhamento do, 309
  com suspeita de ICFEP, 197
    abordagem diagnóstica, 197
  cuidados com o, 361
  ETE, 36
PAD (Pressão Atrial Direita)
  estimativa da, 173, 213
    na IC, 214
    valores de referência, 173q
PAE (Pressão em Átrio Esquerdo)
  aumento da, 214f
    diagnóstico de, 214f
PAN (Poliarterite Nodosa)
  acometimento na, 420
    dos aparelhos valvares, 420
Pannus
  nas Prt, 374
PAP (Pressão da Artéria Pulmonar), 429
  estimativa, 485
    PAPm, 485
    PSAP, 485
PAPm (Pressão Média de Artéria Pulmonar)
  estimativa da, 485
Parede
  atrial, 313
    esquerda, 313
  ventricular, 313
    esquerda, 313
Patau
  síndrome de, 536f
PBAo (Prótese Biológica em posição Aórtica), 25f
PC (Pericardite Constritiva), 30, 246, 247F
  achados comuns à, 246f
  avaliação, 152, 459
    ecocardiográfica da, 152, 459
  critérios diagnósticos
    ecocardiográficos, 462
    de Mayo Clinic, 462
  DC, 461
  deformação cardíaca, 462
    avaliação por STE, 462
  estudo da, 456
    aspectos hemodinâmicos no, 456
  exploração, 460
    com Doppler pulsátil, 460
    com TDI, 461
  mecânica miocárdica na, 248q
  modificações do fluxo, 246q

PCA (Persistência do Canal Arterial), 345
  anatomia, 564
  ecocardiografia, 564
    2D, 564
      avaliação do CA, 568
        no recém-nascido prematuro, 568
      câmaras cardíacas, 564
        avaliação das, 564
      da Ao, 567
        descendente, 567
        mesentérica superior, 567
      da APE, 566
      do tronco, 566
        da artéria pulmonar, 566
      ETE, 569
      exame Doppler, 564
        DC, 564
        espectral, 565
      fechamento percutâneo, 567
      Qp/Qs, 567
PCR (Parada Cardiorrespiratória)
  ecocardiografia na, 490
PDFVE (Pressão Diastólica Final do Ventrículo Esquerdo), 302
Performance
  miocárdica, 142
    índice de, 142
Perfusão
  marcadores de, 74
    ACU como, 74
  miocárdica, 229
    com estresse, 229
Pericárdio
  aspectos do, 247q
    morfodinâmicos, 247q
  doenças do, 100, 455-462
    agenesia parcial, 462
    cisto pericárdico, 462
    derrame pericárdico, 455, 457f
      circunferencial, 457f
      hemodinâmica do, 458
        no pós-operatório de cirurgia cardíaca, 458
      loculado, 457f
    massas pericárdicas, 462
    pericardiocentese, 458
    pericardite, 455, 456, 459
      aguda, 455
      constritiva, 456, 459
    RMC nas, 100
    tamponamento cardíaco, 456
      estudo do, 456
  estrutura do, 415
    no idoso, 415
Pericardiocentese, 458
Pericardiopatia(s)
  cistos pericárdicos, 30
  derrame pericárdico, 29
  PC, 30
Pericardite
  aguda, 455
Perioperatório
  ecocardiografia no, 490
Pesquisa
  de fonte emboligênica, 37
    ETE na, 37
  de viabilidade miocárdica, 116

PET (Tomografia por Emissão de Pósitrons)
  da Ao, 444
PEVE (Pressão de Enchimento do Ventrículo Esquerdo)
  estimativa da, 214
  na IC, 214
PHT (Tempo de Meia-Pressão), 316
Placa Ateromatosa
  na artéria, 127f
    carotídea, 127f
Placa Aterosclerótica
  artéria com, 128f
    vertebral, 128f
  carotídea, 127
    características, 127q
      morfológicas, 127q
    morfologia da, 127
      USV na avaliação da, 127
Plano(s)
  de imagem, 39
    pela ETE, 39
  longitudinal, 41
    corte transgástrico, 41
    esôfago alto, 41
  transverso, 41
    corte transgástrico, 41
    esôfago alto, 41
Plano(s) Esofágico(s)
  análise na Ao, 42
    abdominal proximal, 42
    torácica descendente, 42
  esôfago, 39, 40f
    alto, 41
    baixo, 41
    médio, 39, 40f
Pompe
  doença de, 253
Posição
  cardíaca, 543
PPM (Paciente-Prótese Mismatch)
  avaliação hemodinâmica, 365
Pressão(ões)
  de enchimento, 149, 151q
    do VE, 149, 151q
      avaliação das, 149
      estimativa da, 151q
  pulmonar, 351
    na IP, 351
  taxa de variação da, ver dP/dT
PRF (Frequência de Repetição de Pulsos), 3
PRKAG2
  síndrome do, 254
Procedimento(s)
  de Mustard e Senning, 52
    avaliação do, 52
      ETE intraoperatória na, 52
  intervencionistas, 29, 39
    ECO 3D como guia de, 29
    monitorização nos, 39
      ETE na, 39
  terapêuticos, 241
    na CMPH, 241
      acompanhamento de, 241
  transcateter, 494
    em VAo, 494
      avaliação, 497, 500
        após o, 500

durante o, 497
seleção de pacientes, 494
Processo(s)
  avaliação de, 114
    infecciosos, 114
    inflamatórios, 114
Prolapso
  valvar, 20f
    mitral, 20f
      do folheto posterior, 20f
    VM com, 42f
      visão da, 42f
        atrial, 42f
        ventricular, 42f
Prova Funcional
  modalidades de, 105
    estresse farmacológico, 106
      com dobutamina, 106
    farmacológica, 106
      com adenosina, 106
      com dipiridamol, 106
    prognóstico, 106
    TE, 105
    valor diagnóstico, 106
Prt (Próteses)
  ETE nas, 371q
    principais indicações do, 371q
  na artéria femoral, 133f
    anastomose de, 133f
      pseudoaneurisma após, 133f
  tamanhos, 367q
    diferentes, 367q
      AOE estimada, 367
  tipos, 367q
    diferentes, 367q
      AOE estimada, 367q
  valvar, 383
    EI associada à, 383
  valvares, 27, 38, 356-374, 408
    avaliação das, 38
      ETE na, 38
    cardíacas, 356-374
      disfunções das, 363
        avaliação hemodinâmica das, 363
      ideal, 356q
      normais, 358
      normofuncionantes, 361
      PrtB, 357
      PrtM, 356
      tipos de, 356q
    na gravidez, 408
      avaliação das, 408
    tricúspide, 27
PrtB (Próteses Biológicas), 357
  aórticas, 359f
  aspectos ecocardiográficos, 358
  autólogas, 358
  em posição, 360f
    aórtica, 360f
    mitral, 360f
  heterólogas, 357
  homólogas, 357
  padrões de fluxo, 361
    anterógrados, 361
    retrógados, 362
  tipos de, 357

PrtM (Próteses Mecânicas), 356
    aórticas, 359f
    aspectos ecocardiográficos, 358
    em posição mitral, 358f
    padrões de fluxo, 361
        anterógrados, 361
        retrógados, 362
PSAP (Pressão Sistólica da Artéria Pulmonar)
    cálculo da, 214
    na IC, 214
    estimativa da, 485
Pseudoaneurisma
    DC no, 133
        trombosado, 133f
            na artéria poplítea, 133f
    em Prt, 373
    pós-anastomose, 133f
        de Prt, 133f
            na artéria femoral, 133f
Pulmão
    ultrassonografia do, 89-92
        aplicações, 91
        exame, 89
            metodologia, 90
                principais sinais do, 89
        limitações, 91
        princípios técnicos, 89
        treinamento, 91
        vantagens, 91
PVC (Pressão Venosa Central)
    estimativa da, 213
    na IC, 213
PXE (Pseudoxantoma Elástico)
    acometimento, 421
        dos aparelhos valvares, 421

Q

Quimioterapia
    cardiotoxicidade após, 99
        RMC na, 99
    pacientes sob, 232
        na CMD, 232
            papel da ecocardiografia em, 232

R

RA (Regurgitação Aórtica), 294, 584
    na gravidez, 407
        avaliação da, 407
Rabdomioma, 470
    pela RMC, 471f
Radiação
    ionizante, 119
        monitorização da, 120
        redução de, 120
            técnicas para, 120
        na TC, 120q
            redução de dose de, 120q
            recursos para, 120q
Radiofármaco(s)
    na MUGA, 108
    na ventriculografia, 108
        radioisotópica, 108
Raiz
    aórtica, 582
        dilatação da, 582

Regurgitação
    pulmonar, 408
        na gravidez, 408
            avaliação da, 408
Remodelamento cardíaco
    em atletas, 396
        fatores que influenciam o, 396
            etnia, 396
            gênero, 396
            idade, 396
            modalidade esportiva, 396
Remodelamento
    do VE, 201
        na IC, 201
Reparo
    ETE intraoperatória no, 48-50
        da VP, 50
        da VT, 50
        valvar, 48, 49
            aórtico, 49
            mitral, 48
    mitral, 503
        percutâneo, 503
            com o sistema *MitraClip*, 503
    percutâneo, 44f
        de insuficiência mitral, 44f
            imagem 3D de resultado de, 44f
Resolução
    das imagens, 4
Responsividade a Fluido(s)
    estimativa da, 486
        DDVCI, 486
        fluxo aórtico, 487
            variação do, 487
        índice da VCI, 486
            de colapsibilidade, 486
            de distensibilidade, 486q
        membros inferiores, 487
            elevação passiva de, 487
        miniprova de volume, 487
Revascularização
    miocárdica, 47
        ETE na, 47
            intraoperatória, 47
Rim(ns)
    transplantado, 129f
        DC do, 129f
            protocolo para, 130
Ritmo
    cardíaco, 614
        na ecocardiografia fetal, 614
            bradicardia fetal, 615
            extrassistolia, 615
            taquicardia fetal, 616
RM (Regurgitação Mitral)
    funcional, 227q
        critérios quantitativos da, 227q
    na CMD, 226
RM (Ressonância Magnética)
    da Ao, 444
    na avaliação, 298, 308, 407
        da EAo, 298
        da gravidez, 407
        da IAo, 308
    na EP, 348

RMC (Ressonância Magnética Cardíaca), 15
    aplicações, 95-101
    cuidados, 95
    de leiomiossarcoma, 473f
        em cavidade ventricular direita, 473f
    indicações clínicas, 96
        cardiopatias congênitas, 100
        cardiotoxicidade, 99
            pós-quimioterapia, 99
        diretrizes, 101
        doenças, 99, 100
            do pericárdio, 100
            dos grandes vasos torácicos, 101
            valvares, 99
        infartos, 96
        isquemia miocárdica, 96
        massas cardíacas, 100
            neoplasias, 100
            trombos, 100
        miocardiopatias, 97
            dilatadas, 97
            hipertróficas, 97
            restritivas, 97
        miocardites, 99
        viabilidade miocárdica, 96
    limitações da, 464q
    na cardiotoxicidade, 440
    na CAVD, 277
    na CMRI, 248
    na EMF, 261
    na não compactação, 266
        do VE, 266
    na síndrome, 282
        de Takotsubo, 282
    papel na CMD da, 228
        no diagnóstico, 228
            avaliação, 228
                da função ventricular, 228
            caracterização tecidual, 229
            cinerressonância, 228
            detecção de isquemia miocárdica, 228
        no prognóstico, 232
    princípios, 95-101
        básicos, 95
        fundamentais, 95
    rabdomioma pela, 471f
    recomendações gerais, 101q
        sumário de, 101q
    uso de contraste, 95
    vantagens da, 464q
RT (Regurgitação Tricúspide), 148
    funcional, 225, 332
        na CMD, 225
    na gravidez, 408
        avaliação da, 408
    orgânica, 332
    primária, 332
    secundária, 332
Ruptura
    da Ao, 451
        traumática, 451
    de músculo, 29f
        papilar, 29f
            no IAM, 29f
    parcial de cordoalha, 20f
        do segmento P2, 20f
            da VM, 20f

RVFC (Reserva de Velocidade de Fluxo
    Coronariano), 520
RX (Radiografias)
    de tórax, 442
        Ao, 442

S

S VALS (Seios de Valsalva), 24f
SAA (Síndrome Aórtica Aguda)
    DAo, 447
    HIM, 449
    ruptura traumática, 451
    UAP, 450
SAE (*Strain* Bidimensional do AE), 157, 158f
SAF (Síndrome do Anticorpo
    Antifosfolipídeo)
    acometimento na, 419
        dos aparelhos valvares, 419
SAM (Movimento Sistólico Anterior)
    da mitral, 49f
    da VM, 280
Sarcoidose, 256
SC (Seio Venoso Coronário), 169
SCA (Síndrome Coronariana Aguda), 177-180
    ecocardiografia nas, 178
        novos avanços, 178
        ESE, 178
            farmacológico, 178
            papel da, 178
                na estratificação de risco, 178
                após IAM, 178
SCEH (Síndrome do Coração Esquerdo
    Hipoplásico), 606
SDM (Síndrome de Marfan), 538
    acometimento na, 423
        dos aparelhos valvares, 423
    diagnóstico de, 423q
        critérios para, 423q
            de Ghent, 423q
SDRA (Síndrome do Desconforto
    Respiratório Agudo)
    ecocardiografia na, 490
SED (Síndrome de Ehlers-Danlos)
    acometimento na, 421
        dos aparelhos valvares, 421
Segmento(s)
    arterial, 546
    atrial, 545
    venoso, 545
    ventricular, 545
Segunda Harmônica
    imagem em, 4
Seio
    de Valsalva, 445, 582
        aneurisma do, 445, 582
Senning e Mustard
    cirurgia de, 628
        TGA, 628
Sepse
    grave, 489
        ecocardiografia na, 489
Septo
    atrial, 38
        anormalidades do, 38
            ETE na avaliação de, 38

AV, 555
    defeito do, 555
        classificação, 558
            de Rastelli, 558
            em relação à dominância de
                câmaras, 560
        lesões associadas, 560
    interatrial, *ver* SIA
    interventricular, 561, 573
        defeito do, 561
            CIV, 561
SGL (*Strain Global* Longitudinal)
    avaliação pelo, 392
        da função miocárdica, 392
SIA (Septo Interatrial)
    defeito do, 549
        CIA, 550
        imagem, 552, 553
            apical de 4 câmaras, 553
            paraesternal, 553
            subcostal, 552
Sinal(is)
    de Doppler, 7
        ajustes dos, 7
        aspectos gerais de, 7
Sincronização
    eletrocardiográfica, 122
        na ATCo, 122
            helicoidal, 122, 123
                em espiral, 122
                pitch elevado, 123
            retrospectiva, 122
            prospectiva, 122
            volumétrica prospectiva, 123
Síndrome(s)
    cromossômicas, 534
        Klinefelter, 537
        monossomia, 536
            do cromossomo X, 536
        triploidia, 537
        trissomia, 535
            do cromossomo 13, 536
            do cromossomo 18, 536
            do cromossomo 21, 535
            do X, 537
    de Barlow, 20f, 49f
    de Brugada, 279
        como diagnóstico diferencial, 279
            da CAVD, 279
    de Down, 535f
    de Edwards, 536f
    de Patau, 536f
    de Takotsubo, 280-282
        apresentação clínica, 280
        diagnóstico, 280
            BNP, 281
            CCTA, 282
            cineangiocoronariografia, 282
            ECG, 281
            ecodopplercardiograma, 281
            escore Inter TAK, 281q
            marcadores de necrose
                miocárdica, 281
            NT-ProBNP, 281
            RMC, 282
            TC cardíaca, 282
            ventriculografia, 282

fisiopatologia, 280
prognóstico, 282
tratamento, 282
variantes anatômicas, 280
de Turner, 536, 537f
do PRKAG2, 254
genéticas, 535q
    associações a, 535q
        cardiopatias congênitas e, 535q
gênicas, 538
    CATCH 22, 538
    de DiGeorge, 538
    de Holt-Oram, 538
    de Marfan, 538
Sistema
    MitraClip, 503
        reparo mitral percutâneo com, 503
            ECO como guia, 505
            planejamento pré-procedimento, 504
    venoso, 614
        justacardíaco, 614
            na ecocardiografia fetal, 614
Situs
    determinação do, 543
        abdominal, 543
        atrial, 544
Sombra
    acústica, 5f
        exemplo de, 5f
Speckle Tracking, ver STE
SPECT (Tomografia Computadorizada por
    Emissão de Fóton Único), 105
SR (Síndrome de Reiter)
    acometimento na, 420
        dos aparelhos valvares, 420
STE (*Speckle Tracking*)
    avaliação pelo, 164
        funcional, 164
            do VD, 164
    deformação por, 144, 173
        miocárdica, 144, 173
    técnica de, 7
STIC (*Software* de Correlação de Imagem
    Espaço-Temporal)
    aquisição com, 618
        de volumes cardíacos, 618
            fetais, 618
    modo do, 619
        multiplanar, 619
Strain
    imagens do, 179
        na SCA, 179
            2D, 179
    longitudinal, 57q
        global, *ver* GLS
    na CMPH, 241
    na IC, 203
    principais aplicações, 61
    rate, 55, 179
        do VE, 57q
            longitudinal, 57q
        imagens do, 179
            na SCA, 179
    tipos de, 57
    valores de referência para, 58q
        global, 58q
            circunferencial, 58q
            radial, 58q

Strain Global
　avaliação do, 27*f*
　　ECO 3D, 27*f*
SVE (Sobrecarga Ventricular Esquerda), 236

T

Takotsubo
　síndrome de, 280-282
　　apresentação clínica, 280
　　diagnóstico, 280
　　　BNP, 281
　　　CCTA, 282
　　　cineangiocoronariografia, 282
　　　ECG, 281
　　　ecodopplercardiograma, 281
　　　escore Inter TAK, 281*q*
　　　marcadores de necrose miocárdica, 281
　　　NT-ProBNP, 281
　　　RMC, 282
　　　TC cardíaca, 282
　　　ventriculografia, 282
　　fisiopatologia, 280
　　prognóstico, 282
　　tratamento, 282
　　variantes anatômicas, 280
Tamanho
　das cavidades, 51
　　avaliação do, 51
　　　ETE intraoperatória na, 51
Tamponamento
　cardíaco, 456
　　estudo do, 456
　　　aspectos hemodinâmicos no, 456
　pericárdico, 482
　　avaliação do, 482
　pressão crítica de, 457*f*
　　diferentes níveis da, 457*f*
TAPSE (Excursão Sistólica do Plano do Ânulo Tricuspídeo), 163, 275
Taquicardia(s)
　fetal, 616
　　na ecocardiografia fetal, 616
　　　intermitentes, 616
　　　sustentadas, 616
　sinusal, 150
　　avaliação ecocardiográfica na, 150
TAVI (Implante Percutâneo de Prótese Aórtica/*Transcatheter Aortic Valve Implantation*), 39
TAVR (Reparo da Valva Aórtica por Método Percutâneo), 100
TC (Tomografia Computadorizada)
　cardíaca, 282
　　na síndrome, 282
　　　de Takotsubo, 282
　da Ao, 442
　de múltiplos detectores, 465*q*
　　limitações da, 465*q*
　　vantagens da, 465*q*
　em cardiologia, 119-123
　　aplicações, 119-123
　　ATCo, 121
　　desvantagens, 119
　　escore de cálcio, 120
　　　indicações, 121

　　princípios, 119-123
　　　aquisição, 119
　　　radiação ionizante, 119
　　　vantagens, 119
　na avaliação, 298
　　da EAo, 298
　na CAVD, 277
　na EMF, 261
　　com contraste, 261
　na EP, 348
TCGA (Transposição Corrigida das Grandes Artérias), 629
TE (Teste Ergométrico), 84, 105
Técnica(s)
　de Doppler, 5
　　STE, 7
　de DT, 6
TF (Tetralogia de Fallot)
　anomalias associadas, 592
　avaliação da, 52
　　ETE intraoperatória na, 52
　avaliação pós-operatória tardia, 622
　　AD, 625
　　anel aórtico, 626
　　Ao ascendente, 626
　　artérias pulmonares, 623
　　outras estruturas, 626
　　regurgitação pulmonar, 623
　　shunts residuais, 625
　　VAo, 626
　　VD, 624
　　　dimensão, 624
　　　função, 624
　　VE, 625
　　VSVD, 623
　　VT, 624
　　　função, 624
　　　morfologia da, 624
　classificação, 589
　definição, 589
　ecocardiografia, 589
　epidemiologia, 589
TGA (Transposição das Grandes Artérias)
　anomalias associadas, 588
　aspectos relevantes, 587
　　pré-operatórios, 587
　avaliação da, 52, 628
　　ETE intraoperatória na, 52
　　pós-operatória de cirurgia, 628
　　　de Jatene, 628
　　　de Senning e Mustard, 628
　características, 587
　　ecocardiográficas, 587
　classificação, 587
　definição, 587
　ecocardiografia, 587
　epidemiologia, 587
Trabalho
　miocárdico, 144
Traçador(es) Ósseo(s)
　cintilografia com, 113
　pesquisa com, 113
　　de AC, 113
　　　diagnóstico, 113
Transdutor(es)
　esofágico, 39
　　movimentos com o, 39

　tipos de, 91*f*
　UP e, 91*f*
Transplantado(s)
　cardíacos, 153
　　avaliação ecocardiográfica nos, 153
Transplante
　cardíaco, 53, 513-517
　　acompanhamento pós-operatório, 513
　　　achados ecocardiográficos, 514
　　　enxerto, 514, 515
　　　　falência precoce do, 514
　　　　falência tardia por doença vascular do, 516
　　　　rejeição aguda do, 515
　　avaliação do, 53
　　　ETE intraoperatória na, 53
　　biópsia miocárdica, 517
　　　guia na, 517
　　ETE, 513
　　　intraoperatória, 513
　　novas técnicas, 516
　　　ECO 3D, 517
　　　ecocardiografia com STE, 516
　　potenciais doadores, 513
　　　avaliação de, 513
Triploidia, 537
Trissomia
　do cromossomo, 535
　　13, 536
　　18, 536
　　21, 535
　do X, 537
Troca
　valvar, 48
　　e reparo aórtico, 49
　　mitral, 48
Trombo(s)
　aórtico, 446
　cardíacos, 100
　　RMC, 100
　intracardíaco, 475
　　em AE, 475
　　em cavidades, 476
　　　direitas, 476
　　　esquerdas, 476*q*
　　em VE, 475
　　na ausência de doença cardíaca, 477
Tromboangeíte
　obliterativa, 133
　　DC na, 133
Tromboembolismo
　pulmonar, 409, 488
　　ecocardiografia no, 488
　　gestação e, 409
Tromboflebite
　DC na, 133
Trombose
　das próteses, 371
　oclusiva, 131
　　DC na, 131
Truncus
　arteriosus, 604
　　classificação, 604
　　definição, 604
　　morfologia, 605

TUI (Imagens Tomográficas Paralelas/ Tomographic Ultrasound Image)
  na ecocardiografia fetal, 619
Tumor(es), 464-477
  aórticos, 451
  avaliação de, 38
    ETE na, 38
  cardíacos, 466
  causam metástase cardíaca, 474q
    vias de disseminação, 474
  linfoma cardíaco, 473
  primários, 466
    benignos, 466
      fibroma, 471
      FP, 468
      HLSIA, 469
      lipoma, 469
      mixoma, 466
      outros, 471
      rabdomioma, 470
    malignos, 466q, 472
    metastáticos, 466q, 473534
  relações anatômicas do, 467f
    com SIA, 467f
Túnel
  ventrículo, 585
    direito-aorta, 585
    esquerdo-aorta, 585
Turner
  síndrome de, 536, 537f
TV VSVD (Taquicardia Ventricular de Via de Saída do Ventrículo Direito)
  como diagnóstico diferencial, 278
    da CAVD, 278
TVP (Trombose Venosa Profunda)
  DC na, 133

U

UAP (Úlcera Aterosclerótica Penetrante), 450
  na Ao torácica, 451f
Ultrassom
  princípios físicos do, 3-7
    artefatos, 4
    imagens, 3
      em segunda harmônica, 4
      geração de, 3
      resolução das, 4
    ondas, 3
Ultrassonografia
  do pulmão, 89-92
    aplicações, 91
    exame, 89
      metodologia, 90
      principais sinais do, 89
    limitações, 91
    princípios técnicos, 89
    treinamento, 91
    vantagens, 91
  vascular, ver USV
UP (Ultrassonografia do Pulmão), 89
  bases físicas da, 90f
  diferenciação etiológica pela, 90f
    das síndromes pulmonares, 90f
      intersticiais, 90f

janela pulmonar, 90f
transdutores, 91f
  tipos de, 91f
USV (Ultrassonografia Vascular)
  aplicações, 126-135
  avaliação das artérias, 126
    carótidas, 126
      do grau de estenose, 127
      do risco cardiovascular, 126
      morfologia da placa aterosclerótica, 127
    vertebrais, 126
      do grau de estenose, 127
  DC, 128
    arterial, 130
      dos membros inferiores, 131
      material, 130
    da aorta abdominal, 128
      impacto diagnóstico, 130
      metodologia, 129
      prognóstico, 130
      protocolo, 129
    das artérias renais, 128
      impacto diagnóstico, 130
      metodologia, 129
      prognóstico, 130
      protocolo, 129
    venoso, 130
      dos membros inferiores, 133
      material, 130
  modalidades, 126-135
  outras aplicabilidades, 134
    avaliação, 134
      dos membros superiores, 134
      dos vasos centrais, 134
    FAV, 134
      adquiridas, 134
      congênitas, 134
UTI (Unidade de Terapia Intensiva)
  ecocardiografia na, 479-492
    em situações especiais, 488
      choque, 488, 489
        circulatório, 488
        séptico, 489
      desmame ventilatório, 490
      ECMO, 491
      ETE focada, 490
      IC descompensada, 489
      passagem de marca-passo, 491
        transvenoso provisório, 491
      PCR, 490
      perioperatório, 490
      SDRA, 490
      sepse grave, 489
      tromboembolismo pulmonar, 488
    focada, 479, 482
      em nível avançado, 482
      em nível básico, 479

V

Valor(es) de Referência
  na deformação miocárdica, 57
  para GLS, 58q
  para rotação, 58q
    apical, 58q
    basal, 58q
    twist, 58q

para strain, 58q
  global, 58q
    circunferencial, 58q
    radial, 58q
Valsalva
  seio de, 445, 582
    aneurisma do, 445, 582
    anormalidades concomitantes, 445
    da Ao torácica, 445
Valva(s)
  anormalidades da, 291
    na IAo, 291
  cardíacas, 413
    estrutura, 413
    no idoso, 413
  nativas, 38
    avaliação das, 38
    ETE, 38
Valvopatia(s)
  aórtica, 23, 152
    avaliação ecocardiográfica, 152
    ECO 3D na, 23
    anatomia, 23
  avaliação das, 407
    na gravidez, 407
      EAo, 407
      EM, 407
      EP, 408
      ET, 408
      próteses valvares, 408
      RA, 407
      regurgitação pulmonar, 408
      RM, 407
      RT, 408
  mitral, 18, 152
    avaliação ecocardiográfica, 152
    ECO 3D na, 18
    anatomia, 18
  tricúspide, 25
    ECO 3D na, 25
VAo (Valva Aórtica), 293
  anatomia da, 23, 287-291
    avaliação da, 288
      ao ETE, 289
      ao ETT, 288
    patologia, 290
      EAo, 290
      insuficiência, 291
  anormalidades da, 576
  bicúspide, 293
    indicação de intervenção, 294
      classe I, 294
      classe IIa, 294
  cisto na, 585
    sanguíneo, 585
    gigante, 585
  EI em, 379f, 382f
  ETE 3D 23f
  ETT 3D, 24f
  normal, 24f
  procedimentos transcateter em, 494
    avaliação, 497, 500
      após o, 500
      durante o, 497
    seleção de pacientes, 494

Vasculite(s)
　sistêmicas, 419
　　AT, 420
　　ATK, 419
　　BD, 420
　　EGPA, 420
　　GPA, 420
　　granulomatose de Wegener, 420
　　PAN, 420
Vasodilator(es)
　na ATCo, 122
VCI (Veia Cava Inferior), 169
　índice da, 486
　　de colapsibilidade, 486
　　de distensibilidade, 486q
　　　comparativo dos estudos, 486q
VCS (Veia Cava Superior), 169
VD (Ventrículo Direito)
　anatomia, 160
　　divisão anatômica, 160f
　　paredes do, 161f
　avaliação do, 160-167, 351
　　ecocardiografia na, 351
　　　na IP, 351
　　morfológica, 160-167
　　　2D, 161
　　　3D, 164
　　　quantitativa, 160-167
　banda anômala do, 348
　　na EP, 348
　dimensões do, 162q
　　valores normais para, 162q
　em atletas, 400
　　alterações no, 400
　　　adaptativas, 400
　função sistólica do, 160-167
　　avaliação da, 160-167
　　　dP/dT, 164
　　　FAC, 163
　　　IPM, 164
　　　IVA, 163
　　　pelo STE, 164
　　　TAPSE, 163
　　　velocidade da onda S', 163
　na CMD, 225
　na IC, 202
　　função do, 202
　　　sistólica, 202
VDF (Volume Diastólico Final)
　diferença no, 71f
　do VE, 24f
VDFVE (Volume Diastólico Final do Ventrículo Esquerdo), 302
VE (Ventrículo Esquerdo), 15
　ACU no, 71
　　anormalidades intracardíacas, 72
　　　estruturais, 72
　　　massas, 72
　　como marcadores de percussão, 74
　　opacificação do, 71
　　　quantificação, 71
　　　　da motilidade parietal, 71
　　　　dos volumes ventriculares, 71
　avaliação morfológica, 139-145
　　massa ventricular, 140

　　medidas lineares, 139
　　quantitativa, 139-145
　　volumétrica, 139
　com aneurisma, 27f
　　apical, 27f
　dessincronia do, 29
　　mecânica, 29
　em atletas, 397
　　alterações no, 397
　　　adaptativas, 397
　estrutura do, 411
　　no idoso, 411
　　　alterações normais da, 411
　FD, 147-154, 406
　　avaliação da, 147-154
　　　complementar, 153
　　　disfunção diastólica, 148
　　　ecocardiográfica, 148
　　　fisiologia da diástole, 147
　　　importância, 147
　　na gestação, 406
　função de, 298
　　EAo e, 298
　função sistólica, 139-145, 192, 193
　　análise, 144, 192, 193
　　　pela deformação miocárdica, 192
　　　regional, 193
　　　semiquantitativa, 144
　　avaliação qualitativa, 145
　　avaliação quantitativa, 141
　　　deformação miocárdica, 144
　　　　por STE, 144
　　　FE, 141
　　　fração de encurtamento, 142
　　　pelo Doppler, 142
　　　pelo DT, 143
　　contratilidade segmentar, 144
　　trabalho miocárdico, 144
　geometria do, 391
　　padrões, 392q
　massa do, 17
　na CMD, 220
　　avaliação do, 220
　　　da geometria, 220
　　　do tamanho, 220
　　　da função sistólica, 220
　na IC, 201
　　dimensões do, 201
　　FD do, 202
　　função sistólica do, 201
　　remodelamento do, 201
　não compactação do, 264-267
　　diagnóstico diferencial, 266
　　fisiopatologia, 264
　　métodos diagnósticos, 265
　　　análise da deformação miocárdica, 266
　　　ECO, 265
　　　RMC, 266
　　prognóstico, 266
　　quadro clínico, 264
　não compactado, 32
　normal, 27f
　pirâmide total para, 16f
　　cortes básicos da, 16f

　pressões de enchimento do, 149
　　avaliação das, 149
　strain do, 57q
　　circunferencial, 58q
　　longitudinal, 57q
　　radial, 58q
　strain rate do, 57q
　　longitudinal, 57q
　trombo em, 475
　VDF do, 24f
　volume do, 16, 17f
　　cálculo do, 17f
　　em um batimento, 17f
　　ECO 3D, 17f
　VSF do, 24f
Vegetação(ões)
　na EI, 379q
　　características
　　　ecocardiográficas, 379q
　　　que não sugerem, 379q
　　　que sugerem, 379q
Veia Cava
　esquerda persistente, 51
　　avaliação da, 51
　　　ETE intraoperatória na, 51
Veias
　pulmonares, 51
　　drenagem anômala das, 51
　　　avaliação da, 51
　　　　ETE intraoperatória nas, 51
Velocidade
　da onda S', 163
　　ao DT, 163
Vena Contracta
　área da, 43f
　　medida da, 43f
　　　guiada por 3D, 43f
Ventrículo
　superoinferior, 608
Ventriculografia
　na síndrome, 282
　　de Takotsubo, 282
　radioisotópica, 108
　　amplitude, 109
　　análise de fase, 109
　　cuidados, 108
　　indicações, 110
　　informações obtidas, 108
　　protocolos de aquisição
　　　de imagem, 108
　　radiofármacos, 108
Via(s) de Saída
　anomalias das, 571-585
　　cardiopatias congênitas com, 571-585
　　　direita, 571-585
　　　esquerda, 571-585
Viabilidade
　miocárdica, 96, 116
　　pesquisa de, 116
　　RMC na, 96
VM (Valva Mitral), 294
　anatomia da, 18, 23, 311-314
　　anel mitral, 311
　　cordas tendíneas, 313
　　cúspides, 312

músculos papilares, 313
normal, 19*f*
   ETE 3D da, 19*f*
   segmentos da, 19*f*
parede esquerda, 313
   atrial, 313
   ventricular, 313
com prolapso, 42*f*
   visão da, 42*f*
      atrial, 42*f*
      ventricular, 42*f*
EI em, 379*f*, 380*f*
patologia da, 311
SAM da, 280
segmento P2 da, 20*f*
   cordoalha do, 20*f*
      ruptura parcial de, 20*f*
visão do cirurgião, 48*f*
   em imagem 3D, 48*f*
Volume(s)
cardíacos, 618
   fetais, 618
      aquisição com STIC, 618
do AE, 17, 156
   avaliação do, 157*f*
do VD, 18
do VE, 16
   cálculo do, 17*f*
   em um batimento, 17*f*
      ECO 3D, 17*f*
ventriculares, 71
   quantificação dos, 71
      ACU na, 71
VP (Valva Pulmonar)
agenesia da, 349
anatomia da, 340-344, 349
   IP e, 349
patologia da, 340-344
   EP, 342
   IP, 343
reparo da, 50
   ETE intraoperatória no, 48-50
VSF (Volume Sistólico Final)
diferença no, 71*f*
do VE, 24*f*
VSVD (Via de Saída do Ventrículo Direito), 41*f*, 160, 275
cortes, 612
   na ecocardiografia, 612
      fetal, 612
taquicardia ventricular de, *ver TV VSVD*

VSVE (Via de Saída do Ventrículo Esquerdo)
cortes, 612
   na ecocardiografia, 612
      fetal, 612
obstrução da, 237, 487
   dinâmica, 237, 487
VT (Valva Tricúspide), 40*f*, 160
anatomia da, 329-332
   anel valvar, 331
   aparato subvalvar, 330
   estruturas adjacentes, 331
   folhetos valvares, 330
corte da, 41*f*
   transgástrico, 41*f*
EI em, 385*f*
estenótica, 334*f*
patologia da, 329-332
   estenose valvar, 331
   insuficiência valvar, 331
   RT, 332
reparo da, 50
   ETE intraoperatória no, 48-50

W

Wegener
granulomatose de, 420
   acometimento na, 420
      dos aparelhos valvares, 420